临床骨科药物学

名誉主编　邱贵兴
主　　编　宋修军　马玉林　许大庆　王明刚

科学技术文献出版社
Scientific and Technical Documents Publishing House
北　京

(京)新登字 130 号

内 容 简 介

许多骨科医生致力于精通各种手术操作而对临床用药研究不多,其原因之一是专门供骨科医师参考的药物学书籍缺乏。理解药物治疗原理并正确选择用药可以有效治疗疾病或配合手术治疗,同时减少药物的不良反应并降低治病费用。本书收录了治疗骨科疾病及骨科病人常见伴发病、各种急症处理的常用药物,按照说明书格式阐述其药物成分、药理毒理、适应证、禁忌证、用法用量、不良反应等,部分章节还附有相关疾病防治或用药的专家建议。全书分引论、骨科疾病药物治疗篇及骨科伴发疾病药物治疗篇,共37章。本书是治疗骨科疾病及伴发病(内科疾病)用药的参考用书,手执此书基本可以满足骨科医师临床处理各种病症的用药参考,适用于各级骨科医师,也可供其他各专科医师参考。

科学技术文献出版社是国家科学技术部系统惟一一家中央级综合性科技出版机构,我们所有的努力都是为了使您增长知识和才干。

临床骨科药物学
编委会

名誉主编 邱贵兴 院士 教授 博导 中国协和医科大学北京协和医院
主　编 宋修军 教授 硕导 青岛大学医学院附属青岛市立医院
　　　　　 马玉林 教授 硕导 宁夏医科大学第二附属医院
　　　　　 许大庆 主任药师　　 宁夏医科大学第二附属医院
　　　　　 王明刚 高级工程师　 青岛正大海尔制药有限公司
副主编 李　坚 主任医师 博士 浙江绍兴文理学院附属第二医院
　　　　　 丁　磊 主治医师 硕士 宁夏医科大学第二附属医院
　　　　　 刘向军 主治医师　　 胶南市人民医院
　　　　　 田秋林 主任医师　　 宁夏医科大学第二附属医院
编　委 李建民　郑国平　许文亮　邢秀华　纪　霞　周荣祥　邢成名
　　　　　 杨惠林　张国宪　王葵光　谢　平　杨卫芳　李永喜　亓玉琴
　　　　　 马庆军　李哲夫　丛　丽　尹凤媛　张宗亮　李　垟　傅廷友
　　　　　 周东生　阎　峻　时　飞　刘家玉　隋成江　曹新峰　戚　超
　　　　　 李　明　张云峰　孙福生　邹作君　艾登斌　马晓鸥　尚振平
　　　　　 薛庆云　赵延旭　胡海升　陈颜强　邢　怡　贺彩霞　肖芝秀
　　　　　 许觉先　王晓霞　贾少丹　张为忠　纪　仰　王少华　曲永明
　　　　　 孙东升　周　翔　梁晓凌　衣国华　俞俊兴　杨锋真　任　忠
　　　　　 陈继营　胡光亮　丁跃华　张　威　刘华强

名誉主编简介

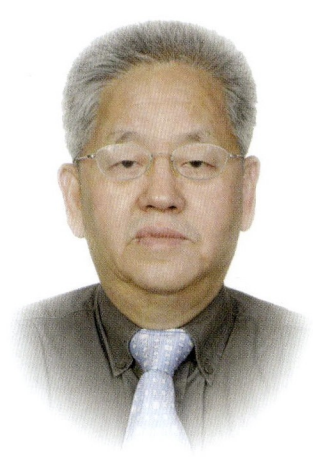

邱贵兴　院士，教授，博导。江苏无锡人，1968年毕业于中国协和医科大学（八年制）。现任中国协和医科大学北京协和医院外科学系主任、骨科主任、主任医师、教授、博士生导师，中国人民政治协商会议第十一届全国委员会委员，第十一届政协全国委员会科教文卫体委员会委员，中国工程院院士，享受政府特殊津贴，兼任中华医学会骨科学分会主任委员，中华医学会第23届理事会常务理事，北京医学会第17届理事会常务理事，《中华骨科杂志》、《中华关节外科杂志》、《中国骨与关节外科杂志》主编，《中华外科杂志》、 *Journal of Orthopaedic Surgery* (APOA)、*Spine* 等杂志副主编、编委，国际脊柱畸形矫形研究组（SDSG）中国部主席、国际脊柱功能重建学会（SAS）中国分会主任委员等职。

在脊柱外科及关节外科等方面开展了大量工作，尤其在国际上首次提出脊柱侧凸的中国分型方法（PUMC协和分型），对指导脊柱侧凸的诊治具有重要的临床指导意义，并受到了国内外广大同行的高度关注。

作为项目负责人，开展了特发性脊柱侧凸的协和(PUMC)分型及其临床应用研究、特发性脊柱侧弯相关基因的研究、老年骨关节炎的临床分期及优化防治等7项国家级、7项省部级科研课题。另外，还有多项院内课题。

主编、主译《骨科手术学》、《骨科学》等近30部专著。在国内外各种杂志发表论著400余篇，曾荣获国家科学技术二等奖2项、北京市科学技术二等奖、中华医学科技二等奖、国家教委三等奖、卫生部二等奖等奖项，并多次获得院内医疗成果奖及科技成果奖，获授权专利5项。

曾被评为中国科协先进个人(2006)、中央保健工作先进个人(2000、2005)、北京市总工会教育创新标兵 (2006、2008)、北京市教育工会师德先进个人 (2006)，北京市总工会经济技术创新标兵 (2002)、中华医学会优秀工作者(2005)等。

主 编 简 介

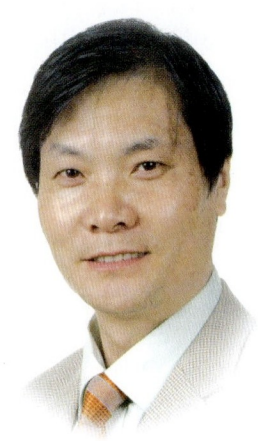

宋修军 1983年毕业于山东医学院。2000年始任青岛大学医学院附属青岛市立医院骨科主任医师，青岛大学和泰山医学院教授、硕士生导师，中国医药教育协会专家委员会、山东省手外科分会、青岛市显微外科分会副主任委员，中国康复医学会修复重建外科、创伤康复、骨质疏松、华裔脊柱外科专业委员会委员，《中国组织工程与临床康复》、《中华现代外科学杂志》等杂志编委。

掌握显微外科、关节外科、脊柱外科、创伤骨科及手外科技术。1985年起首创多项手术，如腱片移植治疗陈旧性槌状指；侧建束短缩术矫正爪形指畸形；屈指浅腱分裂带重建A_4滑车；第二足趾趾甲瓣移植；静脉血静脉皮瓣游离移植；腱周膜包绕腱缝合段防止指屈肌腱粘连；M-A指蹼成形术，指蹼上移术；1995年"旋风皮瓣"；1995年大段胫骨骨瓣及骨皮瓣移植；1992年自行设计实施人工肩胛骨全肩关节置换术。1999年奋战38小时完成了1例阴茎双睾丸阴囊完全离断再植。

发表论文50余篇，主参编著作5部。主持山东省及青岛市科研各1项。荣获省、市科技进步二、三等奖3项。"侧建束延长术治疗手内在肌挛缩"于1995年荣获卫生部科教司中华医学会第十次全国中青年医学学术交流会二等奖；"小腿外侧皮支皮瓣游离移植"于2001年荣获日本日中整形外科学术交流会杰出贡献奖，并荣获2003年中华显微外科学术会议二等奖；"肌腱穿皮瓣移植"于2001年荣获中华创伤骨折学术研讨会优秀论文奖；"颈椎黄韧带切除术"于2006年荣获中国康复医学会第八届运动疗法暨第六届创伤康复学术会议优秀论文二等奖；"四肢组织缺损修复的临床研究"、"吻合血管腓骨半关节移植"分别荣获2006年度和2009年度中华医学会第八届、第十一届骨科会议暨国际骨科COA学术大会优秀壁报奖。1994年及1998年被评为第二届、第三届青岛市卫生局专业技术拔尖人才，1996年荣获山东省第四届青年科技奖，1999年评为青岛市中青年学术工程技术带头人。

序 言

骨科用药问题从来不是临床医生关注的重点。骨科医生重视手术、轻视药物治疗的倾向已是众所周知。当然,其中不仅是骨科医生的问题,还有许多其他因素造成了这种现象。例如,专供骨科医生参照的药物学书籍少之又少。实际上,随着骨科学的进展和对骨科疾病认知的加深,以及医药技术的不断进步,骨科领域的药物治疗也有了飞速发展。以最常用的非甾体抗炎药为例,针对药物胃肠道刺激过大的问题,研制出COX-2选择性抑制剂,后来又发现这些药物有了其他副作用,为此又促进了更进一步的研究。针对慢性骨髓炎治疗中,局部药物浓度低、全身抗生素治疗事倍功半的特点,开发出含有特定抗生素的骨水泥产品,在局部释放维持较高的抗生素浓度,为骨科深部感染的治疗提供了强有力的手段。骨质疏松是骨科的常见疾病,通过对骨代谢的研究,已经开发出通过多种途径发挥疗效的药物,抗骨质疏松已经远远不是"钙+D"的时代了。又如,脊髓损伤时的脊髓保护一向是脊柱外科的难点问题,近年来以GM-1为代表的一批新药,为挽救脊髓功能,改善患者的预后做了有益的尝试。此外,随着我国逐渐步入老龄化社会,老年骨病患者逐步增多,在骨科手术中,如何针对老年人的特点调整围手术期用药,也是摆在广大骨科医生面前亟待解决的问题。正确选择用药,可以治疗疾病或有效地配合手术,减少药物的不良反应。随着我国医疗保险的日益普及,如何降低医疗(特别是药物)费用的问题已迫在眉睫。临床医生只有通过正确、安全、合理、有效地选择用药才能有效地解决这些问题。

由宋修军等人主编的《临床骨科药物学》一书,弥补了国内骨科用药领域专业书籍的空白。本书广泛收录了治疗骨科疾病及相关并发症的常见药物,从药物成分、药理毒理作用、适应证、用法用量、不良反应、禁忌证等方面对各种药物加以阐述。

本书涵盖范围广泛、内容充实、条理清晰,实为指导骨科医师治疗的难得参考用书。同时,也为正在全力推进的骨科规范化治疗提供了有力的支持。感谢宋修军教授及全体编者,正是他们的辛勤劳作,为广大骨科医生献上了一本难得的佳作。

中国工程院院士
中华医学会骨科学会主任委员 邱贵兴

前　言

药物是治疗疾病的主要手段，掌握药物的正确用法是每个医生必须做到的。

尽管在本科教育阶段已经学习了《药理学》，但医学的飞速发展，对疾病及药物的深入研究，老药新用或者淘汰，新药的不断开发，尤其面对不同状态病人的时候，要开具最适合的药物就必须不断学习药学知识。

各大医药公司每年都会花大力气在各地召开药学会议宣讲自己的药品，但是医生最终用药选择必须遵照药品的说明书。尽管各种药品的说明书宣传页也散发了许多，但用时往往烦于查找。因此，有必要将各种药物的说明书分门别类收集成书，以便于查找，还可以比较各个药物的异同，选择最恰当的药物。

疾病可以单病种研究，但病人却是各种生理病理状态的综合体。医生面对的可能是多科疾病合并存在的病人。比如糖尿病、高血压的高发病率，使这些病人罹患骨科疾病的时候就作为骨科伴发病需要同时处理，术前心功能不全、贫血、高血压及糖尿病情需要纠正，术后腹胀、喘憋、大小便困难及肺栓塞、下肢深静脉血栓等亟待处理，这些需要内分泌科、心血管内科、血液科、消化科、呼吸科、泌尿科等专科的用药治疗。科室间会诊通常程序上是必要的，但也不能保证会诊医师开具的用药方案是最合适的，况且病情在变化，最终执行的医嘱要由主管医师下达。所以，作为骨科医师，有必要掌握骨科伴发疾病的药物治疗。本书第二篇是骨科伴发疾病的药物治疗，经过一定的学习可减少对常见伴发病治疗的会诊依赖，同时，也可以作为相关科室医师会诊骨科病人的用药参考。

并不是读了一种药物的说明书就能用来恰当治疗疾病。疾病的正确治疗需要对疾病的深刻认识，综合考虑病人状况来选择用药。为此，本书的一些章节附加了疾病防治或用药的专家建议供参考。特别是近几年中华医学会骨科分会制定了有关骨科疼痛、深静脉血栓、骨关节炎、骨质疏松性骨折，以及中华医学会呼吸分会制定的肺栓塞防治的专家建议，这些有助于系统、便捷地掌握相关疾病治疗的用药知识。

本书由各专业临床一线专家及学科带头人编写，资料来源于药典、专著、药品说明书等，限于篇幅及有些资料不全，故未全部列入引文，在此，对原作者及出版者表示感谢。编著者力求资料真实、可靠，但医药学是不断发展的学科，一些重要的临床用药请参照随药品附带的说明书。

外科医生要切的每一刀都要知道其组织解剖，看不清的或者不知道的组织结构不切，这样可以避免手术操作上的失误。同样，不知道的药品不开具，开具的药品必须读懂其说明书，这样可以最大程度地避免不恰当用药的风险，以对生命负责。

本书意在为骨科医生提供一本可随手查阅的临床用药参考书。由于时间及编者水平有限，书中不妥之处在所难免，敬请读者、药品厂家、原文作者给予指正。

《临床骨科药物学》编委会
surgerybook@163.com

目　录

引论 ……………………………………………………………………………………… 1

第一篇　骨科临床用药

第一章　颈肩腰腿痛、跌打损伤口服药 …………………………………………… 11

第一节　颈肩腰腿痛口服药 …………………………………………………… 11
腰痹通胶囊/11　颈复康颗粒/11　颈痛颗粒/11　根痛平胶囊/12　天舒胶囊/12　骨筋丸胶囊/12

第二节　跌打损伤口服药 ……………………………………………………… 13
跌打丸/13　独圣活血片/13　独一味片/13　活血止痛胶囊/14　九分散/14　灵仙跌打片/14　三七伤药片/14　三七伤药胶囊/14　沈阳红药胶囊/14　舒筋活血定痛散/15　愈伤灵胶囊/15　云南白药胶囊/15

第二章　骨质增生与骨质疏松用药 ………………………………………………… 17

第一节　抗骨质增生药 ………………………………………………………… 17
抗骨增生胶囊/17　抗骨质增生丸/17　骨仙片/17　骨刺丸/17　骨刺片/18　颈复康冲剂/18　附桂骨痛片/18

第二节　骨质增生的治疗 ……………………………………………………… 18

第三节　骨质疏松用药 ………………………………………………………… 19
鲑鱼降钙素注射液/19　阿仑膦酸钠片/20　依替膦酸二钠/24　氯屈膦酸二钠/24　帕米膦酸钠/25　伊班膦酸钠/26　降钙素/26　鲑鱼降钙素喷鼻剂/27　依普黄酮/28　骨化三醇/30　骨化三醇胶丸/31　阿法骨化醇软胶囊/33　阿法骨化醇片/34　阿法骨化醇胶囊/34　碳酸钙片/35　一氟磷酸谷氨酰胺/36　替勃龙/36　结合雌激素/36　雌二醇凝胶/37

第四节　骨质疏松的治疗 ……………………………………………………… 37

第三章　促进骨折愈合药 …………………………………………………………… 40

第一节　促进骨折愈合药 ……………………………………………………… 40
鹿瓜多肽注射液/40　复方骨肽注射液/41

第二节　骨质疏松性骨折诊疗指南 …………………………………………… 42

第四章　解热镇痛药 ………………………………………………………………… 47

第一节　解热镇痛药 …………………………………………………………… 47
奥沙普秦片/47　阿司匹林肠溶胶囊/48　布洛芬缓释胶囊/50　美洛昔康胶囊/51

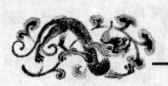

　　　　双氯芬酸钠缓释片/52　美索巴莫胶囊/52　酚氨咖敏片/53　吲哚美辛控释片/54
　　　　洛索洛芬钠片/55　尼美舒利分散片/56
　第二节　病人自控止痛法 …………………………………………………………………… 57
　第三节　解热镇痛药物的分类选择 ………………………………………………………… 58
　　一、水杨酸类
　　二、苯胺类
　　三、吲哚衍生物
　　四、丙酸类衍生物
　　五、选择性环氧酶-2抑制剂
　　六、其他解热镇痛抗炎药

第五章　止痛药 …………………………………………………………………………………… 61
　第一节　止痛药 ……………………………………………………………………………… 61
　　　　盐酸哌替啶片/61　盐酸布桂嗪片/62　盐酸奈福泮片/62　盐酸美沙酮片/63
　　　　硫酸延胡索乙素片/63　酒石酸布托啡诺注射液/64　氨酚双氢可待因片/65　硫酸
　　　　吗啡控释片/66　盐酸羟考酮控释片/67　注射用盐酸曲马多/69　氢溴酸高乌甲素
　　　　片/70　盐酸曲马多缓释片/70　复方曲马多片/71　盐酸哌替啶注射液/72　枸橼
　　　　酸芬太尼注射液/73　盐酸瑞芬太尼注射液/74　芬太尼透皮贴剂/77
　第二节　止痛药临床应用要点 ……………………………………………………………… 79
　第三节　骨科常见疼痛的处理专家建议 …………………………………………………… 80

第六章　骨骼肌松弛药 …………………………………………………………………………… 87
　第一节　骨骼肌松弛药 ……………………………………………………………………… 87
　　　　盐酸替扎尼定片/87　氯唑沙宗片/90　盐酸乙哌立松片/90　苯丙氨酯片/92
　　　　美索巴莫胶囊/92　丹曲林钠胶囊/92　阿曲库铵苯磺酸盐注射液/93　氯化琥珀胆
　　　　碱注射液/93　泮库溴铵注射液/94　注射用维库溴铵/95
　第二节　骨骼肌松弛药的分类及临床应用 ………………………………………………… 97

第七章　麻醉药与局部封闭 ……………………………………………………………………… 100
　第一节　局部麻醉药 ………………………………………………………………………… 100
　　　　盐酸罗哌卡因注射液/100　左旋布比卡因/103　盐酸利多卡因气雾剂/104　盐酸
　　　　利多卡因胶浆/105　碳酸利多卡因注射液/105　盐酸利多卡因注射液/106　盐酸
　　　　普鲁卡因注射液/108　普鲁卡因肾上腺素注射液/109　注射用盐酸丁卡因/110
　　　　盐酸布比卡因注射液/111
　第二节　全身麻醉药 ………………………………………………………………………… 112
　　一、静脉全麻药
　　　　注射用硫喷妥钠/112　盐酸氯胺酮注射液/113　羟丁酸钠注射液/114　丙泊酚注
　　　　射液/115
　　二、吸入性全麻药
　　　　异氟烷/116　七氟烷/117
　第三节　局部封闭和神经阻滞 ……………………………………………………………… 119

第八章　骨关节炎用药 ... 122

第一节　改善骨关节炎病情药 ... 122
玻璃酸钠注射液/122　玻璃酸钠注射液/122　玻璃酸钠注射液/123　硫酸氨基葡萄糖胶囊/124　硫酸软骨素片/125

第二节　骨关节炎的药物治疗 ... 126
一、控制症状药物
二、改变病情药

第三节　中国骨关节炎诊治指南（2007年版） ... 127

第九章　抗痛风药与抗风湿药 ... 131

第一节　抗痛风药 ... 131
别嘌醇/131　苯溴马隆片/132　磺吡酮/133　丙磺舒/133　秋水仙碱/134　痛风定胶囊/135

第二节　抗风湿药 ... 135
正清风痛宁缓释片/135　正清风痛宁注射液/135

第十章　调节血脂药及抗动脉粥样硬化药 ... 137

氯贝丁脂/138　氯贝酸铝/138　双贝特/139　心脑康片/139　脉舒片/139　菲诺贝特/139　苯扎贝特/139　利贝特/140　环丙贝特/140　吉非贝齐/140　吉非罗齐/140　洛伐他汀/141　辛伐他汀/141　普伐他汀/141　普伐他汀钠/141　阿托伐汀/142　弗伐他汀/142　普罗布考/142　泛硫乙胺/142　考来烯胺/143　地维烯胺/144　亚油酸/144　亚油酸乙酯/144　异去氧胆酸/144　降脂宁/145　鱼脂酸/145　益多脂/145　精制玉米油/145　月见草油/146　ω-3脂肪酸/146　心脑康/146　脑心舒/146　维生素E烟酸酯/147　右旋糖酐硫酸酯/147　糖酐酯/147　硫酸软骨素A/148　硫酸软骨素片/148　藻酸双酯钠/149　甘糖酯/149　夫拉扎勃/149　右旋甲状腺素钠/149　吡卡酯/150　阿西莫司/150　弹性酶/150　烟酸肌醇酯/151　通塞脉片/151

第十一章　促凝血药 ... 152

亚硫酸氢钠甲萘醌/152　氨基己酸/152　氨甲苯酸/153　血凝酶/154　酚磺乙胺/154　醋甘氨酸乙二胺/155　卡巴克络/155　人凝血因子Ⅷ/155　重组人血小板生成素/156　重组人白介素-11/157　云南白药/157　甲萘氢醌/157　维生素K_1/158　凝血质/159　氨甲环酸/159　鱼精蛋白/159　吸收性明胶海绵/160　氧化纤维素/160　醛基纤维素/161　凝血酶原复合物/161　依替巴肽/162

第十二章　溶栓、抗凝、抗血小板药 ... 163

第一节　溶栓药与降低纤维蛋白原药 ... 163
注射用尿激酶/163　链激酶/165　注射用重组链激酶/165　重组组织型纤溶酶原激活剂/166　注射用重组人组织纤维蛋白溶酶原激活剂(rt-PA)/168　阿替普酶/173　注射用瑞替普酶/173　替萘普酶/175　孟替普酶/176　吸血蝙蝠唾液纤溶酶

原激活剂(DSPAα_1,bat-PA)/176 去纤酶/176 巴曲酶/177 降纤酶/178

第二节 抗凝血药 179
枸橼酸钠/179 肝素钠注射液/179 肝素钙/180 低分子量肝素/181 低分子量肝素钠注射液/181 华法林钠片/182 东菱精纯抗栓酶注射液/183 蚓激酶胶囊/184 阿加曲班/184 双香豆素/185 双香豆素乙酯/186 醋硝香豆素/186 蝮蛇抗栓酶/187

第三节 抗血小板药 187
阿司匹林/187 磺吡酮/188 双嘧达莫/189 西洛他唑/190 噻氯匹定/190 吲哚布芬/191 氯吡格雷/191 依替巴肽/193 替罗非班/193 沙格雷酯/194 奥扎格雷/195 依前列醇/195 贝前列素/196 伊洛前列素/197 达唑氧苯/198 氯贝丁酯/198 曲克芦丁/200 注射用红花黄色素/200

第四节 预防骨科大手术深静脉血栓形成指南(草案) 201

第十三章 周围血管舒张药 206
罂粟碱/206 烟酸/207 烟酸肌醇酯/207 维生素E烟酸酯/208 西地那非/208 环扁桃酯/209 依前列醇/209 血管舒缓素/209 长春胺/209 灯盏花素/210 阿魏酸钠注射液/210 丁苯酞/210 盐酸法舒地尔/211 己酮可可碱/212 长春胺/213 长春西汀/213 托哌酮/213 注射用盐酸丁咯地尔/214 丁咯地尔/214 曲克芦丁/215 倍他司汀/215 地芬尼多/216 川芎嗪/216 银杏/216 前列地尔注射液/216 通塞脉片/217

第十四章 显微外科用药 219
第一节 显微血管外科术后"三抗"治疗 219
第二节 显微血管外科术后用药 221
一、抗凝与祛聚药
低分子右旋糖酐/221 阿司匹林/221 双嘧达莫(潘生丁)/221 低分子量肝素/221 丹参注射液/221

二、溶栓药
尿激酶/221 链激酶/221

三、解痉药物
盐酸罂粟碱注射液/221 盐酸利多卡因注射液/221 硝苯地平/221 硝苯地平控释片/221 山莨菪碱/221 妥拉苏林/221 盐酸普鲁卡因注射液/221 烟酸肌醇酯片/221

第十五章 脊髓神经损伤药物治疗 222
第一节 脊髓损伤用药 222
一、神经节苷脂
单唾液酸四己糖神经节苷脂(GM1)/222

二、利尿脱水剂
甘露醇/223 呋喃苯胺酸/224 高渗葡萄糖注射液/225

三、皮质类固醇

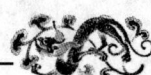

　　　　甲泼尼龙琥珀酸钠/226　地塞米松/229
　　四、其他药物
　第二节　脊髓损伤的药物治疗进展 ·· 230
　　一、甲泼尼龙
　　二、神经节苷脂
　　三、内皮素受体拮抗剂
　　四、钙离子通道阻滞剂
　　五、兴奋性氨基酸拮抗剂
　　六、阿片受体拮抗剂
　　七、一氧化氮合成酶抑制剂
　　八、抗氧化剂和自由基清除剂
　　九、血小板激活因子拮抗剂
　　十、神经营养素
　　十一、碱性成纤维细胞生长因子
　　十二、褪黑激素
　第三节　周围神经损伤用药 ·· 231
　　一、神经营养药物
　　　　弥可保/231　维生素B_1/232　维生素B_6/233　地巴唑片/233　维生素B_{12}/233
　　二、神经生长因子
　　　　注射用鼠神经生长因子/233　恩经复/234
　　三、神经节苷脂

第十六章　激素 ·· 236

　第一节　肾上腺糖皮质激素总论 ·· 236
　第二节　糖皮质激素 ·· 239
　　　　氢化可的松/239　醋酸曲安奈德注射液/241　曲安奈德/242　倍他米松磷酸钠注射液/243　倍他米松/245　康宁克通-A/245　泼尼松龙/245　泼尼松/246　甲泼尼龙/247　曲安西龙/247　布地奈德/248　氟替卡松/249　莫米松/249　地塞米松/250　氟氢可的松/250　氯倍他索/251　氟轻松/251　丁氯倍他松/252　倍氯米松/252　哈西奈德/252　可的松/253　氯泼尼醇/253　地夫可特/254　氟米龙/254　阿氯米松/254　卤米松/254　甲羟松/255　去羟米松/255　二氟拉松/255
　第三节　盐皮质激素 ·· 255
　　　　去氧皮质酮/255
　第四节　促皮质激素 ·· 256
　　　　促皮质素/256　美替拉酮/256

第十七章　利尿、脱水药 ·· 258

　第一节　利尿药 ·· 258
　　一、高效能利尿剂
　　　　呋塞米/258　依他尼酸/261　布美他尼/265　阿佐塞米/268　托拉塞米/270
　　二、中效能利尿剂

氢氯噻嗪/273　环戊噻嗪/276　苄氟噻嗪/276　美托拉宗/278　甲氯噻嗪/279　泊利噻嗪/279　三氯噻嗪/280　环噻嗪/280　氢氟噻嗪/281　苄噻嗪/284　贝美噻嗪/285　依匹噻嗪/286　氢苄噻嗪/286　美布噻嗪/286　对氟噻嗪/287　戊氟噻嗪/287　吲达帕胺/288　美夫西特/291

三、低效能利尿剂

螺内酯/291　氨苯蝶啶/293　阿米洛利/294　乙酰唑胺/296　双氯非那胺/298　二磺法胺/300　醋甲唑胺/300

四、黄嘌呤类化合物

第二节　脱水药 …………………………………………………………………… 302

甘露醇/302　山梨醇/305　异山梨醇/306　葡萄糖/307　甘油/309　甘油果糖（含钠）/311　甘油果糖注射液（含钙）/312　β-七叶皂苷钠/312

第三节　利尿剂的用药建议 …………………………………………………………… 312

第十八章　抗过敏药 …………………………………………………………… 313

第一节　抗组胺药 ……………………………………………………………………… 313

H_1 受体拮抗剂

氯苯那敏/314　苯海拉明/315　曲吡那敏/316　异丙嗪/316　美喹他嗪/318　去氯羟嗪/318　阿司咪唑/318　氯马斯汀/320　阿伐斯汀/320　左卡巴斯汀/320　咪唑斯汀/321　苯茚胺/321　赛庚啶/322　氯雷他定/322　西替利嗪/323　特非那定/323　美吡拉敏/324　非索非那定/324　依巴斯汀/326　地洛他定/326　氮䓬斯汀/327　司他斯汀/327　非尼拉敏/328　溴苯那敏/328　右溴苯那敏/328　右氯苯那敏/328　二甲茚定/328　托普帕敏/328　茶苯海明片/328　溴苯海拉明/329　卡比沙明/329　多西拉敏/329　恩布拉敏/329　曲美苄胺/329　氯吡拉敏/329　安他唑啉/330　希司咯定/330　茶异丙嗪/330　丙酰马嗪/330　阿列马嗪/330　奥索马嗪/330　二甲替嗪/330　甲地嗪/331　异西喷地/331　美可洛嗪/331　布可立嗪/331　赛克利嗪/331　氯环利嗪/331　高氯环嗪/331　羟嗪/332　奥沙米特/332　尼普拉嗪/332　阿扎他定/332　二苯拉林/332　克立咪唑/332　巴米品/333　地普托品/333　美海屈林/333　司奎那定/333

第二节　过敏反应介质阻释剂 ………………………………………………………… 333

色甘酸钠/333　色羟丙钠/334　酮替芬/334　噻拉米特/335　扎普司特/335　曲尼司特/335　四唑色酮/336　四唑硫蒽酮/336　丁呋罗林/336

第三节　其他抗过敏反应药 …………………………………………………………… 336

粉尘螨注射液/336　组胺丙种球蛋白/337

第十九章　骨与软组织肿瘤用药 …………………………………………… 338

第一节　骨与软组织肿瘤化疗概述 …………………………………………………… 338

第二节　抗肿瘤化疗药 ………………………………………………………………… 339

一、烷化剂类

注射用环磷酰胺/339　注射用盐酸阿柔比星/340　注射用异环磷酰胺/341　卡莫司汀注射液/342　美法仑片/343

二、抗代谢类药物

注射用氨甲蝶呤/343 复方氟尿嘧啶注射液/344

三、抗生素类
注射用放线菌素 D/345 注射用盐酸表阿霉素/346 注射用盐酸多柔比星/347 注射用盐酸吡柔比星/349

四、天然来源抗肿瘤药
注射用硫酸长春新碱/350 依托泊苷软胶囊/351

五、其他药物
顺铂/351 米托蒽醌/353 美司那注射液/353 注射用重组人白介素-2/354 注射用重组人白细胞介素-2/355 注射用转移因子/356 帕米膦酸二钠葡萄糖注射液/356

第三节 抗肿瘤辅助药 357
亚叶酸钙注射液/357 盐酸昂丹司琼注射液/358 盐酸格拉司琼注射液/360 胸腺肽注射液/360 注射用重组人粒细胞-巨噬细胞集落刺激因子/361 华蟾素注射液/362 康莱特注射液/363 康艾扶正胶囊/363 伊班膦酸钠注射液/363 参芪扶正注射液/364 重组人血管内皮抑制素注射液/364

第四节 骨肿瘤的化学药物治疗 367

第二十章 抗微生物药 370

第一节 抗微生物药物应用总则 370

第二节 抗生素 377

一、青霉素类
注射用青霉素钠/377 青霉素V钾分散片/379 注射用苯唑西林钠/380 注射用氨苄西林钠/380 阿莫西林胶囊/380 注射用哌拉西林钠/381 注射用美洛西林钠/381 注射用羧苄西林钠/381 注射用阿洛西林钠/381

二、头孢菌素类
头孢氨苄片/382 注射用头孢唑啉钠/383 注射用头孢拉定/385 注射用头孢硫脒/385 注射用头孢呋辛钠/386 头孢呋辛酯片/389 头孢克洛干混悬剂/389 头孢丙烯片/390 注射用头孢孟多酯钠/391 注射用盐酸头孢替安/391 注射用头孢尼西钠/392 头孢雷特赖氨酸盐/393 注射用头孢噻肟钠/393 注射用头孢曲松钠/393 注射用头孢哌酮钠/397 注射用头孢他啶/399 头孢克肟干混悬剂/401 头孢布烯胶囊/401 头孢泊肟酯片/401 头孢妥仑匹酯片/401 注射用头孢地秦钠/402 注射用头孢唑肟钠/402 注射用盐酸头孢甲肟/403 注射用盐酸头孢吡肟/404 注射用头孢克定/407 注射用硫酸头孢匹罗/407

三、β-内酰胺酶抑制剂
克拉维酸钾/408 注射用舒巴坦钠/408 他唑巴坦/409

四、与β-内酰胺类抗生素配伍的复方制剂
阿莫西林克拉维酸钾片/409 注射用替卡西林钠克拉维酸钾/410 注射用舒巴坦钠氨苄西林钠/410 注射用哌拉西林钠他唑巴坦钠/411 注射用头孢哌酮钠舒巴坦钠/419

五、碳青霉烯类和其他β-内酰胺类
注射用亚胺培南西司他丁钠/420 注射用美罗培南/424 注射用帕尼培南倍他米

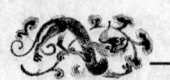

隆/428　注射用氨曲南/428　注射用头孢西丁钠/430　注射用头孢美唑钠/430　注射用头孢米诺钠/433　注射用拉氧头孢钠/435　注射用氟氧头孢钠/436　头孢替坦二钠/436

六、氨基糖苷类

注射用硫酸卡那霉素/436　注射用硫酸阿米卡星/436　硫酸妥布霉素注射液/437　硫酸庆大霉素氯化钠注射液/437　硫酸西索米星氯化钠注射液/439　硫酸奈替米星注射液/439　硫酸小诺霉素注射液/440　硫酸异帕米星注射液/440　注射用硫酸依替米星/441　注射用盐酸大观霉素/443　新霉素软膏/444　硫酸核糖霉素注射液/444

七、四环素类

四环素片/444　土霉素片/444　盐酸多西环素肠溶胶囊/444　盐酸米诺环素片/445　金霉素/445

八、酰胺醇类

氯霉素片/445　甲砜霉素肠溶片/446　注射用琥珀氯霉素/446　棕榈氯霉素混悬液/446

九、大环内酯类

红霉素肠溶片/446　琥乙红霉素片/447　罗红霉素分散片/447　克拉霉素片/447　注射用阿奇霉素/448　替利霉素/452　地红霉素肠溶胶囊/452　乙酰吉他霉素干混悬剂/452　乙酰麦迪霉素干混悬剂/452　交沙霉素胶囊/453　麦白霉素片/453　罗他霉素/453　乙酰螺旋霉素片/453　竹桃霉素/453　依托红霉素胶囊/453

十、其他抗菌抗生素

注射用盐酸去甲万古霉素/453　注射用盐酸万古霉素/454　注射用替考拉宁/456　注射用盐酸林可霉素/457　克林霉素磷酸酯氯化钠注射液/457　注射用磷霉素钠/458　达托霉素/458　利福昔明胶囊/458　多粘菌素/459　粘菌素/459　注射用夫西地酸钠/459

第三节　合成抗菌药 …………………………………………………………………… 460

一、磺胺类

注射用磺胺嘧啶钠/460　磺胺甲噁唑片/460　柳氮磺吡啶结肠溶胶囊/461　磺胺米隆/461　磺胺嘧啶银/461　磺胺异噁唑/461　磺胺多辛/461　磺胺醋酰钠/461　磺胺嘧啶锌/461

二、甲氧苄啶类

甲氧苄啶片/461

三、硝基呋喃类

呋喃妥因肠溶胶囊/462　呋喃唑酮片/462

四、喹诺酮类

吡哌酸片/462　诺氟沙星胶囊/462　氧氟沙星氯化钠注射液/462　乳酸左氧氟沙星氯化钠注射液/464　葡萄糖酸依诺沙星注射液/466　乳酸环丙沙星注射液/466　门冬氨酸洛美沙星注射液/467　甲磺酸培氟沙星注射液/469　盐酸芦氟沙星胶囊/469　司帕沙星片/469　氟罗沙星注射液/469　盐酸莫西沙星氯化钠注射液/469　加替沙星氯化钠注射液/474　甲磺酸帕珠沙星氯化钠注射液/477　甲苯磺酸托氟沙星胶囊/477

五、硝咪唑类
甲硝唑注射液/478　替硝唑注射液/479　奥硝唑注射液/480

六、噁唑酮类
利奈唑胺注射液/481

第四节　抗感染植物药制剂 …………………………………………………………… 482
大蒜素胶囊/482　盐酸小檗碱片/483　小儿鞣酸小檗碱片/483　板蓝根口服液/483　鱼腥草素钠片/484　穿心莲片/484　鞣酸苦参碱片/484　金荞麦胶囊/484　金莲花片/484　四季青消炎喉片/485　炎见宁片/485　百蕊草片/485　苦木片/485　双黄连口服液/485

第五节　抗结核病药 …………………………………………………………………… 485
异烟肼/487　对氨基水杨酸钠/488　利福平/489　利福定/489　利福喷丁/490　利福霉素钠/490　链霉素/491　乙胺丁醇/491　乙硫异烟胺/492

第六节　抗真菌药 ……………………………………………………………………… 493
注射用两性霉素B/493　硝酸咪康唑阴道软胶囊/494　酮康唑片/495　伊曲康唑注射液/498　氟康唑注射液/500　氟胞嘧啶注射液/502　盐酸特比萘芬片/503　美帕曲星/505　盐酸阿莫罗芬搽剂/505　注射用伏立康唑/505　灰黄霉素片/515　环吡酮胺软膏/515　制霉素片/515　盐酸萘替芬软膏/515　克念菌素/516　克霉唑片/516　硝酸益康唑栓/516　托萘酯/516　灭癣酚/516　西卡宁/516　二硫化硒洗液/516　复方土槿皮酊/516

第七节　抗病毒药 ……………………………………………………………………… 516
阿昔洛韦片/516　更昔洛韦注射液/518　盐酸伐昔洛韦胶囊/518　磷酸奥司他韦胶囊/519　阿巴卡韦片/519　注射用单磷酸阿糖腺苷/519　利巴韦林氯化钠注射液/519　齐多夫定注射液/520　拉米夫定片/521　阿德福韦酯片/521　恩替卡韦片/522　聚乙二醇干扰素α-2a注射液/522　奈韦拉平胶囊/524　司他夫定胶囊/524　利托那韦口服溶液/525　膦甲酸钠注射液/525　去羟肌苷/525　硫酸茚地那韦胶囊/525　碘苷/526　曲氟尿苷/526　羟苄唑/526　酞丁安搽剂/526　盐酸吗啉胍片/526　盐酸金刚烷胺胶囊/526

第八节　抗麻风病药及抗麻风病反应药 ……………………………………………… 527
氨苯砜片/527　醋氨苯砜注射液/527　苯丙砜/527　氯法齐明胶丸/527　沙利度胺片/528

第九节　其他类 ………………………………………………………………………… 528
乌洛托品片/528　孟德立胺/528　马尿酸乌洛托品/528　次水杨酸铋分散片/528

第十节　抗生素骨水泥 ………………………………………………………………… 529

第二十一章　外科用药及消毒防腐收敛药 ……………………………………………… 532
过氧乙酸/532　聚维酮碘/532　氯己定/533　甲酚磺酸/533　戊二醛/533　邻苯二醛/534　洗消净/535　氯溴异氰酸/535　二溴海因/535　氯羟二苯醚/536　腐植酸钠/536　洗必泰/536　苯扎溴铵/537　新霉素/537　洁肤柔抗菌洗手液/538　洁肤柔消毒凝胶/538　苯酚/538　甲酚/538　间苯二酚/538　六氯酚/538　愈创蓝油烃/539　鱼石脂/539　二氧化钛/539　铬酸/539　鞣酸/539　獾油/539　松节油/540　乙醇/540　苯氧乙醇/540　甲醛溶液/540　乳酸/540　硼酸/541　硼

砂/541 碘/541 碘仿/542 氯胺/542 甲紫/542 依沙吖啶/542 高锰酸钾/543 过氧化氢溶液/543 含氯石灰/543 呋喃西林/544 升汞/544 硫柳汞/544 硝甲酚汞/545 氯化氨基汞/545 汞溴红/545 硝酸银/545 硫酸铜/545 氧化锌/545 炉甘石/545 冰片/546 冬青油/546 消毒净/546 度米芬/546 氯己定碘/547 薄荷脑/547 冰醋酸/547 十一烯酸/547 苯甲酸/547 水杨酸/547 水杨酸苯胺/548 松馏油/548 糠馏油/548 黑豆馏油/548 煤焦油/548 升华硫/548 氯化铝/548 山梨酸/548 羟苯乙酯/549 三氯叔丁醇/549 乌洛托品/549 过氧戊二酸/549 氯化磷酸三钠/549 二氧化氯/549 环氧乙烷/550 异丙醇/550 二氯二甲基乙内酰脲/551 溴化十六烷三甲基铵/551

第二十二章 解毒药 ········· 552

一、金属中毒解毒药
谷胱甘肽/552 二巯丙醇/552 二巯丁二钠/553 依地酸钙钠/553 青霉胺/554 曲恩汀/554 喷替酸/555

二、有机磷中毒解毒药
碘解磷定/555

三、氰化物中毒解毒药
亚甲蓝/556 硫代硫酸钠/557 亚硝酸钠/557 4-二甲氨基苯酚/557

四、有机氟中毒解毒药
乙酰胺/558

五、苯二氮䓬类中毒解毒药
氟马西尼/558

六、吗啡类中毒解毒药
左洛啡烷/558

七、除虫菊酯类中毒解毒药
美芬新/559

八、对乙酰氨基酚中毒解毒药
乙酰半胱氨酸/559

九、麻醉性镇痛药急性中毒解救
盐酸纳洛酮/559

十、其他解毒药

第二十三章 急救与心肺复苏用药 ········· 562

第一节 休克与心肺复苏用药 ········· 562
一、改善心排量和血压药物
盐酸肾上腺素注射液/562 重酒石酸间羟胺注射液/563 盐酸去氧肾上腺素注射液/564 重酒石酸去甲肾上腺素注射液/565 盐酸多巴胺注射液/566 盐酸多巴酚丁胺注射液/568 盐酸异丙肾上腺素注射液/569 硝酸甘油注射液/570 注射用硝普钠/571 注射用氨力农/572 酚苄明/573 甲氧明/574

二、抗心律失常药物
三、碱性药物

碳酸氢钠注射液/574

第二节 心肺复苏方法 ... 575
第三节 肺栓塞防治用药 ... 578
一、溶血栓药物
二、抗凝药物
第四节 肺血栓栓塞症的诊断与治疗指南(草案) ... 579
第五节 呼吸窘迫综合征用药 ... 584
一、激素类
氢化可的松注射液/584　地塞米松磷酸钠注射液/584　注射用甲泼尼龙琥珀酸钠/585　前列地尔/585　猪肺磷脂注射液/586

二、其他药物
艾布芬/587　TNF-α单克隆抗体/587　己酮可可碱/587　氧自由基清除剂/587　血小板衍化因子抑制剂/587　静脉麻醉药/587

第六节 中枢兴奋药 ... 588
一、大脑皮层兴奋药
咖啡因/588　甲氯芬酯/589　吡拉西坦/589　哌醋甲酯/590

二、延脑呼吸中枢兴奋药
尼可刹米/590　洛贝林/591　吗乙苯比酮/591　二甲弗林/592　贝美格/592

第二十四章 维生素类、酶类及其他生化制剂 ... 593

第一节 维生素 ... 593
一、维生素A、维生素D属药物
维生素A/593　β胡萝卜素/594　维生素D/594　骨化三醇/595　阿法骨化醇片/595　双氢速甾醇/595　鱼肝油/595

二、维生素B属药物
维生素B_1/595　维生素B_2/596　月桂酸维生素B_2/596　烟酰胺/596　维生素B_6/597

三、维生素C及其他
维生素C/597　维生素E/598

第二节 酶类及其他生化制剂 ... 599
一、酶类药物
胰蛋白酶/599　糜蛋白酶/600　糜胰蛋白酶/601　糜木瓜酶/601　菠萝蛋白酶/601　链道酶/602　双链酶/602　抑肽酶/602　玻璃酸酶/603　溶菌酶/603　复合磷酸酯酶/604　泛癸利酮/604　超氧化物歧化酶/604　胶原酶/605　阿糖苷酶/605

二、其他生化制剂
三磷腺苷/605　脑蛋白水解物/606　爱维治/606　素高捷疗/606

第二十五章 水、电解质、酸碱平衡调节药 ... 608
一、电解质平衡调节药
氯化钠/608　氯化钾/609　氯化钙/610　葡萄糖酸钙/611　戊酮酸钙/611　乳酸

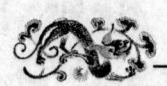

钙/611　甘油磷酸钙/611　聚磺苯乙烯/611

二、酸碱平衡调节药

乳酸钠溶液/612　氨丁三醇/612　碳酸氢钠注射液/613

三、葡萄糖及其他

葡萄糖/614　果糖/615

四、复方电解质输液及透析液

复方电解质葡萄糖注射液 M3A/615　复方电解质葡萄糖注射液 M3B/615　复方电解质葡萄糖注射液 MG3/616　复方电解质葡萄糖注射液 R2A/616　复方电解质葡萄糖注射液 R4A/616　复合磷酸氢钾注射液/617　腹膜透析液/617

第二十六章　生物制品 618

第一节　抗毒素药、免疫血清 618

白喉抗毒素/618　破伤风抗毒素/619　肉毒抗毒素/620　多价气性坏疽抗毒素/622　抗蛇毒血清/623　抗炭疽血清/624　抗狂犬病血清/625

第二节　血液制品 626

人血白蛋白/626　人血丙种球蛋白/627　人乙型肝炎免疫球蛋白/627　破伤风人免疫球蛋白/628

第三节　体内诊断用品 628

旧结核菌素/628　结核菌素纯蛋白衍生物/629　布氏菌素/629　锡克试验毒素/629

第二十七章　血浆代用品与大量输血 630

第一节　血浆及血浆代用品 630

右旋糖酐 40/630　右旋糖酐 70/631　右旋糖酐 10/631　聚明胶肽注射液/632　羟乙基淀粉 200/0.5/633　羟乙基淀粉 130/0.4/633　人血白蛋白/634　人胎盘血白蛋白/635　琥珀酰明胶注射液/636　聚维酮/636　羟乙基淀粉/636　羧甲基淀粉代血浆/637　氧化聚明胶/637　缩合葡萄糖/637　羧甲基淀粉代血浆/637

第二节　大量输血与成分输血 637

第二篇　骨科伴发病用药

第二十八章　骨科伴发血液病用药 647

第一节　抗贫血药 647

硫酸亚铁/647　多糖铁复合物/648　多糖铁胶囊/648　葡萄糖酸亚铁/648　琥珀酸亚铁/648　富马酸亚铁/649　乳酸亚铁/649　枸橼酸铁铵/649　右旋糖酐铁/649　蔗糖铁注射液/649　山梨醇铁/650　含糖氧化铁/650　复方二甲砷酸铁注射液/650　叶酸/651　亚叶酸钙/651　维生素 B_{12}/651　甲钴胺注射液/652　腺苷钴胺/652　红细胞生成素/653　氯化钴/654　肝精/654

第二节　促进白细胞增生药 654

重组人粒细胞巨噬细胞集落刺激因子/654　重组人粒细胞集落刺激因子/655　维生素 B_4/656　鲨肝醇/656　利可君片/656　茜草双酯/656　地菲林葡萄糖苷/

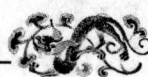

656　小檗胺/656　茴香烯/656　千金藤素/657　苦参总碱/657　肌苷/657　肌苷磷酸钠/657　核苷酸/657　氨肽素/657　白血生/657

　　第三节　骨科伴发血液病的药物治疗 ………………………………………………………………… 657

第二十九章　骨科伴发糖尿病用药 …………………………………………………………………………… 662

　　第一节　胰岛素 ………………………………………………………………………………………… 662

　　　　各种胰岛素共性/663

　　一、动物胰岛素

　　　　普通胰岛素/665　长效胰岛素/665

　　二、人胰岛素

　　　（一）诺和灵

　　　　诺和灵 R/666　诺和灵 N/666　诺和灵 30R/667　诺和灵 50R/668

　　　（二）优泌林

　　　　优泌林 R/668　优泌林 N/668　优泌林 70/30/668

　　　（三）甘舒霖

　　　　甘舒霖 30R /669　甘舒霖 R/669　甘舒霖 N/669

　　三、胰岛素类似物

　　　（一）赖脯胰岛素

　　　　优泌乐/669　优泌乐 25/670

　　　（二）门冬胰岛素

　　　　诺和锐/671　诺和锐 30/671

　　　（三）甘精胰岛素

　　　　来得时/672　长秀霖/673

　　第二节　口服降血糖药和抗高血糖药 ………………………………………………………………… 674

　　一、磺脲类

　　　　格列本脲/674　格列齐特/675　格列齐特缓释片/677　二甲双胍格列齐特片/678　格列吡嗪/678　格列吡嗪控释片/679　格列吡嗪缓释片/680　格列喹酮/681　亚莫利/681　佳和洛/684

　　二、格列奈类

　　　　瑞格列奈 /684　孚来迪片/686　那格列奈/686

　　三、双胍类

　　　　盐酸二甲双胍片/688　盐酸二甲双胍肠溶片/689　盐酸二甲双胍缓释片/689　苯乙双胍/690

　　四、α葡萄糖苷酶抑制剂

　　　　阿卡波糖片/690　卡博平/691　伏格列波糖 /691

　　五、噻唑烷二酮类

　　　　罗格列酮/693　二甲双胍马来酸罗格列酮/694　吡格列酮/694

　　第三节　2型糖尿病用药建议 ………………………………………………………………………… 698

第三十章　骨科伴发心血管疾病用药 ………………………………………………………………………… 700

　　第一节　强心药 ………………………………………………………………………………………… 700

一、洋地黄糖苷类
地高辛/700 毒毛花苷K/702 去乙酰毛花苷注射液/704

二、非苷类强心药
安力农注射液/706 米力农注射液/707 环磷腺苷葡胺注射液/708

第二节 抗心律失常药 708
普罗帕酮/708 盐酸普罗帕酮注射液/710 美西律/711 普鲁卡因胺/712 硫酸奎尼丁/713 艾司洛尔/715 胺碘酮/717 盐酸胺碘酮注射液/719 盐酸索他洛尔片/719 利多卡因/720 硫酸阿托品注射液/721

第三节 β肾上腺素能受体阻滞剂 723
普萘洛尔/723 阿替洛尔/725 酒石酸美托洛尔片/725 琥珀酸美托洛尔缓释片/726 注射用酒石酸美托洛尔/729 富马酸比索洛尔片/730 卡维地洛/731

第四节 血管紧张素转换酶抑制剂 733
卡托普利/733 复方卡托普利片/734 马来酸依那普利/736 盐酸贝那普利/736 雷米普利/738 赖诺普利/739 培哚普利/740 福辛普利钠/741

第五节 血管紧张素受体拮抗剂 743
厄贝沙坦/743 氯沙坦/743 氯沙坦钾氢氯噻嗪片/745 缬沙坦胶囊/745 缬沙坦氢氯噻嗪片/746 替米沙坦/747 坎地沙坦酯片/748

第六节 抗心绞痛药 751
硝酸甘油片/751 硝酸甘油注射液/752 硝酸异山梨酯/753 硝酸异山梨酯注射液/754 单硝酸异山梨酯片/754 单硝酸异山梨酯注射液/755 盐酸曲美他嗪片/756 丹参注射液/757 复方丹参注射液/757

第七节 血管扩张药 757
注射用硝普钠/757 盐酸肼屈嗪片/759

第八节 钙通道阻滞剂 760
硝苯地平片/760 硝苯地平控释片/762 苯磺酸氨氯地平片/765 尼群地平片/768 非洛地平片/769 盐酸乐卡地平片/769 盐酸尼卡地平片/770 盐酸尼卡地平缓释片/771 盐酸尼卡地平注射液/772 拉西地平片/774 尼索地平片/774 盐酸维拉帕米片/775 盐酸维拉帕米缓释片/778 盐酸维拉帕米注射液/780 盐酸地尔硫䓬片/782 盐酸地尔硫䓬缓释片/胶囊/784 注射用盐酸地尔硫䓬/785

第九节 α肾上腺素能受体阻滞药 786
妥拉苏林/786 哌唑嗪/786 盐酸特拉唑嗪/788 甲磺酸酚妥拉明注射液/788 盐酸乌拉地尔/789

第十节 利尿剂 791

第十一节 抗休克血管活性药 791

第十二节 血脂调节药 791

第十三节 心血管急症用药 791

第三十一章 骨科伴发呼吸系统疾病药物治疗 820

第一节 祛痰药 820
一、恶心性祛痰药
氯化铵/820 复方甘草浙贝氯化铵片/821 碘化钾/821 愈咳片/822 复方桔梗

片/823

二、刺激性祛痰药

复方愈创木酚磺酸钾口服溶液/824　复方安息香酊/824　愈创木酚/825

三、黏液溶解剂

盐酸溴己新/825　盐酸氨溴索/826　标准桃金娘油胶囊/827　溴环己酰胺/828　乙酰半胱氨酸/828　巯乙磺酸钠粉剂/829　羧甲司坦片/829　盐酸美司坦片/830　厄多司坦胶囊/830　脱氧核糖核酸酶/831　注射用胰蛋白酶/831　注射用糜蛋白酶/832　复方菠萝蛋白酶肠溶片/833　泰洛沙泊/833　碳酸氢钠注射液/833　高渗氯化钠/834

第二节　镇咳药 …… 834

一、中枢性镇咳药

磷酸可待因/834　复方可待因口服溶液/836　联邦止咳露/836　枸橼酸喷托维林/837　氢溴酸右美沙芬/837　萘磺酸左旋丙氧芬胶囊/838　氯苯达诺/838　异米尼尔/839　苯丙哌啉/839　盐酸地美索酯/840　普罗吗酯/840　布他米酯/840　羟蒂巴酚/841　齐培丙醇/841　福尔可定/841　布托啡诺/842　二氧丙嗪/842　盐酸依普拉酮/843　磷酸苯丙哌林/843　苯佐那酯/843　咳塞坦/844　奥昔拉定/844　地布酸钠/844　替培啶/844　吡考哌林/844　氯哌斯汀/845　普诺地嗪/845　那可丁片/845　阿斯美/845

二、外周性镇咳药

莫吉司坦片/845　奥索拉明/846　复方甘草合剂/846　甘草流浸膏/846

第三节　平喘药 …… 847

一、β肾上腺素能受体激动剂

盐酸肾上腺素注射液/847　盐酸异丙肾上腺素/848　沙丁胺醇/849　特布他林/850　盐酸克仑特罗/851　盐酸环仑特罗片/852　盐酸氯丙那林/852　甘草酸铵氯丙那林/853　氢溴酸非诺特罗/854　妥布特罗/854　盐酸丙卡特罗片/855　沙美特罗/855　福莫特罗/856　班布特罗/857　盐酸麻黄碱/858

二、磷酸二酯酶抑制剂

氨茶碱/859　茶碱缓(控)释胶囊/860　葆乐辉/861　二羟丙茶碱/862　多索茶碱/863　胆茶碱片/864　茶碱甘氨酸钠/864　三丙基黄嘌呤/865　羟丙茶碱/866

三、M胆碱受体拮抗剂

异丙托溴铵/867　噻托溴铵/869　氧托溴铵/870　溴化异丙东莨菪碱/870　替沃托品/871

四、糖皮质激素类

布地奈德/871　丙酸倍氯米松/872　丙酸氟替卡松/873　沙美特罗替卡松粉吸入剂/874　醋酸泼尼松片/876　氢化可的松/878　氢化可的松琥珀酸钠/879　甲基泼尼松龙/881　甲泼尼松龙琥珀酸钠/882　地塞米松/884

五、炎症介质拮抗药

扎鲁司特/885　孟鲁司特/886　普仑司特/887　齐留通/887

六、抗过敏平喘药

色甘酸钠气雾剂/888　酮替芬/889　曲尼司特/889　苯氮䓬呤酮/890　羟哌苯噻酮/890　盐酸曲普利定/891　呋塞米注射液/891

第三十二章 骨科伴发胃肠疾病用药 ········· 893

第一节 治疗消化性溃疡病药物 ········· 893

一、抗酸药

　　铝碳酸镁/893

二、胃酸分泌抑制剂

（一）H_2 受体拮抗剂

　　西咪替丁/893　雷尼替丁/894　法莫替丁胶囊/894

（二）质子泵抑制剂

　　奥美拉唑/894　泮托拉唑/895　达克普隆/896

三、胃黏膜保护剂

　　替普瑞酮/896　硫糖铝混悬液/897　枸橼酸铋钾/897　胶体次枸橼酸铋/897　比特诺尔/898

四、其他治疗消化性溃疡药

　　麦滋林-S 颗粒/898

五、促胃肠动力药

　　甲氧氯普胺/898　多潘立酮/899　西沙必利/900　莫沙必利/900　伊托必利/901　红霉素/902

第二节 胃肠解痉药 ········· 902

　　阿托品/902　山莨菪碱/903　溴丙胺太林/903　丁溴东莨菪碱/903　匹维溴铵/904　阿尔维林/904　曲美布丁/904

第三节 助消化药 ········· 905

　　得美通/905

第四节 止吐药和催吐药 ········· 906

　　格拉司琼/906　盐酸托烷司琼/907　昂丹司琼/907

第五节 泻药及止泻药 ········· 908

一、泻药

　　比沙可啶/908　酚酞/909　蓖麻油/909　硫酸镁/909　甘油/910　羧甲纤维素钠颗粒/910　非比麸/910　福松/911

二、止泻药

　　盐酸地芬诺酯/911　盐酸洛哌丁胺/911　蒙脱石散/912

第六节 微生态药物 ········· 913

　　促菌生/913　整肠生/913　培菲康/913　米雅/913　丽珠肠乐/913　乐托尔/913　乳酸菌素片/914

第三十三章 骨科伴发肝胆疾病用药 ········· 915

一、治疗肝性脑病药

　　门冬氨酸鸟氨酸注射液/915　乳果糖/916　谷氨酸/916　谷氨酸钠/916　支链氨基酸/916

二、治疗肝炎辅助用药

　　多烯磷脂酰胆碱注射液/917　肝水解肽注射液/917　注射用还原型谷胱甘肽钠/

918 注射用葡醛酸钠/919 联苯双酯/919 门冬氨酸钾镁/919 原卟啉钠/919 核糖核酸/920 水飞蓟宾/920 齐墩果酸/920 牛磺酸/920 促肝细胞生长素/920 托尼萘酸/921 双环醇/921 甘草酸二铵/921 甘草酸单铵/921 硫普罗宁/922

三、利胆药

托尼萘酸片/922 苯丙醇/923 非布丙醇/923 羟甲烟胺/923 曲匹布通/923 羟甲香豆素/923 去氢胆酸/924 熊去氧胆酸/924 亮菌甲素/924 腺苷蛋氨酸/924 二羟基二丁醚/925

四、其他消化系统用药

醋酸奥曲肽注射液/925 注射用生长抑素^1/927 注射用生长抑素^2/928 抑肽酶/928 加贝酯/929 美沙拉秦/929 奥沙拉秦/929 二甲基硅油/930

第三十四章 骨科伴发脑血管病用药 ... 931

第一节 防治颈颅动脉硬化药物 ... 931
第二节 抗血小板聚集药 ... 931
第三节 抗凝药物 ... 931
第四节 溶栓药物 ... 931
第五节 降低纤维蛋白原药物 ... 931
第六节 促凝血药 ... 931
第七节 降颅压及减轻脑水肿药物 ... 931
第八节 改善脑循环药物 ... 931

一、哌嗪类

桂利嗪/931 氟桂利嗪/931 马来酸桂哌奇特吡/932

二、二氢吡啶类

尼卡地平/933 尼莫地平/933

三、麦角类

复方双氢麦角碱/935 尼角麦林/935 双氢麦角碱/936

四、烟酸类

占替诺烟酸盐/936

五、其他脑血管扩张剂

第九节 脑代谢脑保护 ... 937

胞磷胆碱/937 三磷酸胞苷钠/937 细胞色素C/937 奥拉西坦/938 吡拉西坦/938 盐酸吡硫醇/939 乙胺硫脲/939 脑活素/939 都可喜/940 茴拉西坦/940 赖氨酸/940 艾地苯醌/941 单唾液酸四己糖神经节苷脂/941 依达拉奉/941

第三十五章 骨科伴发神经精神疾病用药 ... 943

第一节 镇静、催眠、抗惊厥药 ... 943

一、苯二氮䓬类
二、巴比妥类

苯巴比妥/943 司可巴比妥/945 水合氯醛/945 佐匹克隆/946 唑吡坦/946

第二节 抗癫痫药 ... 947

苯妥英钠/947　卡马西平/949　奥卡西平/951　妥吡酯/951　乙琥胺/952　丙戊酸钠/953　丙戊酰胺/954　拉莫三嗪/954　扑米酮/955

第三节　锥体外系疾病用药 …… 956

一、拟多巴胺类药物
左旋多巴/956　卡比多巴/960

二、多巴胺能受体激动剂
溴隐亭/960　α-二氢麦角隐亭/963　罗匹尼罗/963　吡贝地尔/963　盐酸普拉克索/964

三、单胺氧化酶（MAO）抑制剂
盐酸司来吉兰/966

四、儿茶酚氧位甲基转移酶抑制剂
托卡朋/966　恩他卡朋/967

五、中枢抗胆碱药
盐酸苯海索/969　丙环定/969

六、其他用药
盐酸金刚烷胺/970　盐酸美金刚胺/970

第四节　抗精神病药 …… 971

一、吩噻嗪类
氯丙嗪/971　奋乃静/973　氟奋乃静/974

二、丁酰苯类
氟哌啶醇/974

三、硫杂蒽类
氯普噻吨/975

四、苯酰胺类
舒必利/975　硫必利/976　舒托必利/976

五、苯二氮䓬类
氯氮平/977

六、其他抗精神病药物
利培酮/978　奥氮平/979

第五节　抗焦虑抑郁症用药 …… 980
地西泮/980　氯氮䓬/981　氯硝西泮/981　艾司唑仑/982　阿普唑仑/982　劳拉西泮/983　丁螺环酮/983　甲丙氨酯/984

第六节　抗抑郁药 …… 984
盐酸丙咪嗪/984　阿米替林/985　多塞平/986　氟西汀/986　帕罗西汀/987　氟伏沙明/987　舍曲林/988　文拉法辛/988　米安舍林/989　黛力新/989

第七节　抗躁狂抑郁症药 …… 990
碳酸锂/990　卡马西平/991　丙戊酸钠/991

第三十六章　骨科伴发泌尿系统疾病的药物治疗 …… 992

第一节　前列腺增生的药物治疗 …… 992

一、5α-还原酶抑制剂

非那雄胺片/992

二、α_1AR 阻滞剂

盐酸酚苄明片/994　盐酸阿夫唑嗪缓释片/995　盐酸特拉唑嗪/996　甲磺酸多沙唑嗪片/996　盐酸坦索罗辛胶囊/998

三、植物药疗法

伯泌松/998　普适泰片/999　前列欣胶囊/999　龙金通淋胶囊/999　癃闭舒胶囊/999

第二节　泌尿系结石的药物治疗 …………………………………………………………………… 1000

卡托普利片/1000　氢氧化铝凝胶/1002　枸橼酸铋钾胶囊/1002　碳酸氢钠/1003　吲哚美辛肠溶片/1003　枸橼酸(柠檬酸)氢钾钠颗粒/1003　肾石通冲剂/1004　排石颗粒/1004　黄体酮注射液/1004　山莨菪碱/1005

第三节　治疗尿崩症的药物 ………………………………………………………………………… 1005

鞣酸加压素/1005　醋酸去氨加压素/1006　氯磺丙脲/1006

第四节　急性肾衰竭的治疗 ………………………………………………………………………… 1007

第五节　肾性骨病的治疗 …………………………………………………………………………… 1008

第三十七章　骨科外用药 ……………………………………………………………………… 1011

第一节　贴剂 ………………………………………………………………………………………… 1011

奇正消痛贴膏/1011　复方南星止痛膏/1011　骨通贴膏/1012　一贴灵/1012　消痛贴膏/1012　特制狗皮膏/1012　麝香壮骨膏/1013　神农镇痛膏/1013　伤痛宁膏/1013　活血止痛膏/1013　复方紫荆消伤巴布膏/1014　东方活血膏/1014

第二节　膏剂 ………………………………………………………………………………………… 1014

青鹏膏剂/1014　酮洛芬凝胶/1015　肿痛凝胶/1015　多磺酸粘多糖乳膏/1015　复方地塞米松软膏/1016　地塞米松尿素乳膏/1016

第三节　气雾剂 ……………………………………………………………………………………… 1017

利多卡因氯己定气雾剂/1017　云南白药气雾剂/1017　红药气雾剂/1018

第四节　搽剂 ………………………………………………………………………………………… 1018

骨质宁搽剂/1018　克伤痛搽剂/1018　息伤乐酊/1018　麝香舒活精/1019　消肿止痛酊/1019

第五节　涂膜剂 ……………………………………………………………………………………… 1019

雪山金罗汉止痛涂膜剂/1019

附　药物不良反应及其处理 …………………………………………………………………………… 1020

主要参考文献 …………………………………………………………………………………………… 1025

引 论

药物学是一门综合性学科,涉及药物治疗学、药理学、药剂学、药物化学及人体病理、生理代谢等学科领域。理解药物学的基础知识对于全面掌握药物类型、作用机制、正确选择用药防治疾病非常重要。

一、药物的来源

药物来源于自然界或人工制备。来自自然界的药物为天然药物,包括中药及一部分西药;来自人工制备的药物为化学药物,包括大部分西药。

天然药物,特别是中药和长期使用的经典西药,大部分已经过长时期的临床验证,其疗效多已肯定,安全性较高。但是,习惯上认为中药较安全的看法也被近来"木通"类药物肾毒性所改变。相比之下,某些化学药物不良反应较大,有的不良反应还需要较长期使用后才能发现。比如,万络、康泰克广泛应用后,在长期的观察中发现其导致一部分人明显的毒副作用,而遭到淘汰。

较重要的植物药化学成分:①生物碱是一类含氮的碱性有机物,具有强烈的生理作用,如吗啡、可待因、奎宁、咖啡因、阿托品、东莨菪碱、士的宁、麻黄碱、可卡因、毒扁豆碱、毛果芸香碱、麦角新碱、麦角胺、小檗碱、延胡索乙素等;②多聚糖是由十个以上的单糖基通过苷键连接而成的,一般多聚糖常由几百甚至几千个单糖组成。许多中草药中含有的多糖具有免疫促进作用,如黄芪多糖。从香菇中分离出来的香菇多糖具有明显的抑制实验动物肿瘤生长的作用。鹿茸多糖则可抗溃疡;③其他还包括:苷、黄酮、内酯和香豆素、甾醇、木脂素、萜类、挥发油(精油)、树脂、树胶、鞣质、有机酸等11种。

二、药物与机体的相互作用

药物与机体之间可相互影响,药物对机体(含病原体)的作用属于药效学的范畴,机体对药物的作用属于药物代谢动力学的范畴。

(一)药物的作用及药效学

药物对机体的作用主要是生理功能的兴奋或抑制。有些药物可使人体原有生理功能加强,称为兴奋;有些药物则使生理功能减退,称为抑制。在人体内,同一药物对不同的器官可产生不同的作用,不同的剂量也可产生不同的作用。一种药物对机体各个器官、组织的作用也具有选择性。

药物是通过与机体效应器的某一位点,即受体结合而发挥作用。受体是位于细胞膜或细胞内的一种蛋白质,能与神经传导介质、激素、内源性活性物质及某些药物相结合,引起一系列生化反应,表现为细胞或组织器官的兴奋或抑制。受体有高度的特异性。已知的受体有胆碱受体、肾上腺素受体、多巴胺受体、5-羟色胺受体、吗啡受体(阿片受体)、组胺受体(H_1和H_2受体),以及各种激素(如肾上腺皮质激素、性激素、胰岛素)受体等。

受体激动剂(agonist)是指具有与受体结合的亲和力,又具有内在活性的药物,可以与相应的受体结合,并激动受体,继而产生一定的生物效应(如心脏收缩、腺体分泌),如乙酰胆碱。受体拮抗剂或阻滞剂(antagonist)是指只具有与受体结合的亲和力,但不能激动受体,甚至可以阻止激动剂与之结合而发生效应的一类药物,如阿托品,可以与胆碱受体结合而阻断乙酰胆碱的效应。

(二)药物的体内过程

药物进入机体后,可发生一系列的运动和体内过程,自用药部位被吸收进入血液循环,分布于各组织器官、组织间隙或细胞内,或与血浆蛋白质结合,或在肝脏等组织器官内被代谢。包括药物在体内位置的变化,即药物的转运,如吸收、分布、代谢和排泄；药物化学结构的变化，即药物的转化。

药物的体内过程：

1. 药物的吸收　药物浓度、吸收面积、局部血流速度及药物本身的理化性质均可影响药物吸收的快、慢、难、易。脂溶性物质可溶于类脂质中而扩散，较易吸收。水溶性物质可通过生物膜孔自由扩散而吸收。给药途径除静脉给药直接进入血流外，吸收的快慢顺序为：肺泡（雾化吸入）—肌内或皮下注射—黏膜（口服或舌下）—皮肤给药。

2. 药物的分布　药物吸收后随血液循环向全身分布，有的分布均匀，有的分布不均匀。影响分布的一个因素是药物与血浆蛋白的结合能力，另一个因素是不同的屏障，如毛细血管壁、血脑屏障、胎盘屏障等。

有些药物在血浆中有一部分与血浆蛋白结合，有一部分则保持游离状态。后者可通过血脑屏障，脑脊液中含量较高，故治疗流脑时为首选药物，如磺胺嘧啶。

有些药物对某种组织有特殊的亲和力，如碘浓集于甲状腺中，氯喹在肝中浓度比血浆中浓度约高数百倍，汞、锑、砷等重金属在肝、肾中沉积较多。中毒时这些器官首先受累。

药物分布至作用部位必须通过不同的屏障。脂溶性或水溶性小分子易透过毛细血管壁，非脂溶性药物透过的速度与其分子大小成反比，大分子药物如右旋糖酐通过毛细血管很慢，停留在血液中的时间较长，故可作为血浆代用品。水溶性药物难以通过血脑屏障，脂溶性物质如乙醚、氯仿等则易通过。青霉素不易通过血脑屏障，进入脑脊液的比率很小，故用青霉素治疗流脑时必须加大剂量，才能保证脑脊液中有足够的浓度。非解离型高脂溶性药物如某些全身麻醉药、巴比妥类，易通过胎盘屏障，而高解离或脂溶性低的药物，如右旋糖酐、季铵类，则通过率很低。孕妇用药时，必须考虑药物会不会通过胎盘进入胎儿体内而造成不良后果。

3. 药物的代谢　多数药物在体内都要经过氧化、还原、分解、结合等代谢过程，代谢后药理作用可减弱或消失，也有少数药物需要经过体内代谢才能发挥作用。例如，环磷酰胺本身并无活性，在体内经水解释放出氮芥后才发挥抗肿瘤作用。肝脏是药物体内代谢的主要场所，肝功能不良时，药物代谢必然受到影响，容易引起中毒。

4. 药物的排泄　药物最终都要从肌体排出。肾脏是药物排泄的主要途径，当肾功能不全、少尿或无尿时，肾脏排泄药物的能力大大减弱，因此，必须酌减药物用量与给药次数。

酸性药物在碱性尿中排泄较多，碱性药物则在酸性尿中易排出。这一规律可用于某些药物中毒的治疗。例如，苯巴比妥十一弱酸，给予碳酸氢钠可使其排泄增加；氯化铵可使尿液酸性化，因而使碱性药物排泄增加。

除肾脏外，挥发性药物主要通过呼吸道排泄，口服后未被吸收的药物多随粪便排泄。被吸收的药物也可随粪便排泄，部分经肝脏排入胆汁，随胆汁进入肠中，进入肠中药物可部分被重新吸收，形成肠肝循环，使药物排泄缓慢，作用延长，如洋地黄毒苷。此类药物中毒时，可采用阻断肠肝循环等措施以减少吸收。乳腺、汗腺分泌物中也有部分药物排泄。授乳妇女用药时须注意，以免引起乳儿中毒。

各种药物排泄快慢不一致。一般说来，水溶性药物比非水溶性药物排泄快，挥发性药物比不挥发性药物排泄快。青霉素排泄一半量的时间不过半小时，水杨酸、碘化钾等排泄则较慢，溴化物及某些重金属、类金属等排泄更慢，约需1周以上的时间排泄一半。

药物半衰期是指药物血浆浓度从最高值下降一半所需的时间。药物可根据其排泄速度，按半衰期确定给药间隔时间。

（三）药物代谢动力学

药物代谢动力学（pharmacokinetics）是研究药物在体内量的变化规律，并且从速度论的观点出发，寻找数学公式来阐明药物在体内的位置、数量、浓度与时间的关系。对药理学、临床药理学、临床药学、药效学、药物设计及生物药剂学都具有指导意义。

1. 生物膜及药物转运　药物在体内的转运必须通过各种组织细胞所组成的膜，如胃肠道黏膜、毛细血管壁、血脑屏障等；进入细胞则须通过细胞膜，在细胞内则为细胞器的膜，如溶酶体膜。这些膜统称为生物膜。药物的转运，实质上是药物通过生物膜的过程，又称为跨膜转运，包括3种形式：

①被动转运 药物按物理扩散及浓度差简单扩散或滤过通过生物膜,不消耗能量。②易化扩散 膜内载体促进扩散,不耗能,也不能逆浓度差转运。③主动转运 药物由低浓度一侧转运到高浓度一侧,属逆流转运,必须有细胞膜载体且耗能。

2. 生物利用度 生物利用度(bioavailability, F)是指药物剂型中能被吸收进入体循环的药物相对分量及速度,一般以吸收百分率或分数表示。《中国药典》对制剂的生物利用度均有规定,但同一药物制剂由于各药厂的制造工艺不同,甚至同一药厂的生产批号不同,其生物利用度也可能发生较大的差异。

3. 临床给药方案的计算 根据药物的动力学参数及其方程式估算给药的适当剂量、恰当的给药时间和在体内及早达到并维持稳态平衡血药浓度。给药方案的设计是根据所需达到的有效浓度制定剂量和给药间隔时间,如可以固定剂量而调整给药间隔时间,也可固定给药间隔时间而调整剂量。

三、影响药物作用的因素

药物在体内的效应常常受到多种因素的影响,如药物的剂量、制剂、给药途径、联合应用、患者的生理因素、病理状态等。

(一)剂量

药物不同剂量产生的药物作用是不同的。一般来说,在一定范围内剂量愈大,药物在体内的浓度愈高,作用也就愈强。临床应用既可获得良好疗效而又较安全的剂量称为治疗量或常用量。药物的极量即指达到最大的治疗作用但尚未引起毒性反应的剂量,超过了即可能引起中毒。一般用药应在这个范围以内。不同个体对同一剂量的药物的反应存在差异。大多数药物的常用剂量对多数患者还是可以达到治疗效果的,只有少数人需要加大或减少剂量。

有的药物在不同剂量下会产生不同性质的作用,如阿托品在逐渐增加剂量时,可依次出现心悸、散瞳、腹胀、面部潮红、兴奋躁动、神经错乱等效应。

(二)制剂和给药途径

同一药物的不同制剂和不同给药途径会引起不同的药物效应。一般而言,注射药物比口服吸收快,作用显著。口服制剂中,溶液剂比片剂、胶囊容易吸收;注射剂中,水溶性制剂比油溶液或混悬剂吸收快。硫酸镁内服导泻,肌肉内注射或静脉滴注则有镇静、解痉、降颅内压等作用。

(三)联合用药

某些药物与其他药物同时应用或先后应用,有可能产生一定的相互影响。联合用药的结果使药物效应加强,为协同作用;如使药物效应减弱或抵消,则为拮抗作用。前者如磺胺甲噁唑与甲氧苄啶的合用,后者如甲氧氯普胺与阿托品的合用。两种或两种以上药物配伍在一起,引起药理上或物理化学上的变化,影响治疗效果甚至影响患者用药安全,称为配伍禁忌。

(四)病人因素

1. 年龄 年龄是影响药物作用的一个重要因素。小儿和老年人对某些药物的反应与成年人不同。

(1)药物对胎儿的影响:药物的致畸作用大多发生在胚胎期,可使婴儿出生时已经畸形,如肢体、体表、体内器官及某种组织或生化产物的缺损,也可使婴儿在出生后发育过程中产生畸形。妊娠前3月,胎儿生长发育极其活跃,此时孕妇用药不当就有可能致畸,如应用雌孕激素、糖皮质激素、抗癫痫药、抗肿瘤药、抗甲状腺药、降糖药等。妊娠3月至出生前,胎儿器官继续迅速生长发育,胎儿药效学与新生儿或儿童无差异,但在药物代谢动力学方面有所不同。胎儿吞饮羊水经胃肠道再次吸收形成羊水-肠道循环。药物经脐静脉进入全身循环前大部分先经过肝脏,也有首过效应。药物在胎儿肝、脑分布较多。胎儿血浆蛋白含量低,进入组织的自由型药物较多。胎儿无将药物与葡萄糖醛酸相结合的能力,故水杨酸盐易中毒。胎儿肾排泄能力很差,体内停滞时间长,容易在胎儿体内蓄积,如地西泮。四环素可蓄积于牙齿,导致牙齿染黄、釉质发育不全、骨生长迟缓。链霉素可使听神经功能减退。抗癫痫药及地西泮可使胎儿慢性中毒、中枢抑制、凝血功能障碍。磺胺类药物可致出血、贫血。咖啡因、苯妥英钠等可导致肢体畸形。地西泮、吲哚美辛、地塞米松、阿糖胞苷等可导致唇腭裂。

(2)小儿药代动力学特点:小儿的肝肾功能、中枢神经系统、内分泌系统等尚未发育完善,因此,应用某些在肝内代谢的药物易引起中毒。例如,氯霉素主要在肝脏内代谢,早产儿及新生儿的肝功能发育未完善,对氯霉素代谢缓慢,服用后极易引起中毒(灰婴综合征)。新生儿的肾功能尚未完善,经肾排泄的药物如巴比妥类、氨苄西林、地高辛等排泄缓慢,应用时剂量必须减少。肾上腺皮质激素可影响蛋白质和钙磷的代谢,小儿处于生长发育阶段,如长期应用可能影响其生长发育。

(3)老年人药代动力学特点:老年人的生理功能和代偿适应能力都逐渐衰退,对药物的代谢和排泄功能降低,对药物的耐受性也较差,用药剂量一般应比成人量减小。老年人因多病,用药品种也较多,约有1/4老年患者同时用4~6种药,因此不良反应发生率也较高,且其发生率与用药种数成正比。不少药物在老年人比在青年人中更易引起不良反应。老年人用药不良反应多属于药代动力学方面的原因,只有少数药物的不良反应属于药效学方面的原因。

老年人胃酸分泌减少,胃排空时间延长,肠蠕动减弱,血流量减少。虽然影响药物吸收,但研究表明,大多数药物在老年人吸收速率或吸收量与青年人并无差别。需在胃酸环境水解而生效的前体药物,在老年人缺乏胃酸时,其生物利用度大大降低。老年人的心输出量每年递减1%,体液总量随着年龄增长而减少,减少的主要是细胞内液,细胞外液量并无减少,因而对药物的分布影响不大。虽然血流量的减少可影响药物到达组织器官的浓度,但并不占主要因素。老年人脂肪成分增加,女性比男性明显,在脂肪中分布的药物如地西泮就存在性别差异。老年人血浆蛋白含量随着年龄增长而降低,但药物与血浆蛋白的结合率变化不大。因此,老年人单独应用血浆蛋白结合率高的药物时,血浆蛋白含量的降低对该药在血浆中自由药物浓度的影响并不明显,而在同时应用几种药物时,由于竞争性结合,则对药物的血浆浓度影响较大。例如,未结合水杨酸盐浓度,在未服用其他药物的老年人,占血浆总浓度的30%,而在同服其他药物的老年人则可增高至50%。老年人的肾脏组织重量、肾单位数量、肾小球表面积、近曲小管长度及容积、肾血流量、肾小球滤过率、肾血流量、肾小管分泌功能等均下降,药物自机体排泄延缓,导致药物的血浆浓度增高,从而使老年人更容易发生不良反应。因此,给老年人用药时,应根据其肾功能调整用药剂量或给药间隔时间。老年人肝血流量减少,功能性肝细胞减少,对药物的代谢减少。老年人应用经肝代谢的药物如氯霉素、利多卡因、普萘洛尔、洋地黄毒苷、氯氮䓬可导致血药浓度增高或消除延缓而出现更多的不良反应,故需适当调整剂量。在给老年人应用经肝脏代谢后才具有活性的药物时,应考虑上述特点而选用适当的药物。如可的松在肝转化为氢化可的松而起作用,老年人应使用氢化可的松而不用可的松。

某些药物对老年人的影响:对乙酰氨基酚血浆半衰期明显延长。肝素用药后出血发生率增加,特别是女性患者。华法林用药作用及不良反应均增加。苯妥英钠对低蛋白学血症或肾功能低下的老年患者,可增加神经或血液方面的不良反应。阿米替林、丙咪嗪对大多数老年人会出现不安、失眠、健忘、激动、定向障碍、妄想等症状。老年人对庆大霉素、卡那霉素半衰期延长而增加耳肾毒性。青霉素由于老年人肾脏分泌功能减退,血药浓度增高,可出现中枢神经的毒性反应,如诱发癫痫及昏迷等。博莱霉素对老年人易发生肺毒性反应,如肺纤维化。地高辛易出现中枢性毒性,如恶心、呕吐或心脏毒性。普萘洛尔可发生头痛、眩晕、嗜睡、心动过缓、低血压、心脏传导阻滞等。左旋多巴可产生低血压、晕厥、恶心、呕吐、抑郁、定向障碍、妄想等。哌替啶可增加恶心、低血压及呼吸抑制。老年人应慎用巴比妥类药物,容易延长中枢抑制作用或出现兴奋激动等。吩噻嗪类易发生震颤麻痹。锂盐易蓄积中毒。氯氮䓬、地西泮长期服用后,中枢神经抑制不良反应的发生率增加。

2. 性别　妇女在月经、妊娠期子宫对泻药或其他强刺激性药比较敏感,用药不慎,就有引起月经过多、流产、早产的危险。在妊娠期和哺乳期,由于某些药物能通过胎盘进入胎体或经乳汁被乳儿吸入体内,有引起中毒的可能。例如,临产前不可用吗啡,因吗啡可通过胎盘,故有可能导致胎儿娩出后呼吸受到抑制。激素、抗代谢药物可致畸胎或影响胎儿发育。影响性功能的药物如性激素,对男、女会出现不同的反应,女性使用雄激素或同化激素,可引起男性化,如长胡须、多毛症、声音变粗、阴蒂肥大、月经紊乱等。

3. 精神状态　病人的精神状态与药物的治疗效果有密切的关系。病人如果能以乐观态度正确对待疾病,不但可以减轻对疾病痛苦的主观感受,而且还能增强对疾病的抗御能力,有利于疾病的治愈。相反,如果病人对疾病有很重的思想包袱,悲观失望,往往就会降低治疗效果。

4. 感应性　不同病人对同一药物感应性可以不同,有的病人对某些药物特别敏感。例如普通病人服0.6～1.2g以上的奎宁,才有耳鸣、头痛等症状,但敏感者仅服用0.3g以下的剂量即可出现此症状,称为高敏性。相反,有的病人对某种药物特别耐受,必须用较大剂量才能产生应有的药物作用,这称为耐受性。

还有一种变态反应,是指少数经过致敏的病人对某种药物产生由免疫反应异常所引起的特殊反应,如有人在应用青霉素时引起的过敏性休克即属于变态反应,亦称过敏反应。

5. 营养状况　病人的营养状况也能影响药物的作用,营养不良的病人对药物较敏感,对药物毒性反应的耐受性也较差。

病人饮食对药物作用有一定的影响。食物能延缓胃排空,因而能延缓口服药物的吸收,推迟药效的出现,并能影响药物作用的强度和持续时间。食物可增加呋喃妥因、普萘洛尔、苯妥英钠、螺内酯、氢氯噻嗪、地西泮、双香豆素等药物的生物利用度,这些药物以饭后服用为好。灰黄霉素与高脂肪食物一起服用时可增加其生物利用度,故宜在进餐时服用。还有一些药物如异烟肼、利福平、氨苄西林等的生物利用度可因食物的影响而降低,最好在饭前1小时服用。

6. 病理状态　病人的病理状态对药物作用有一定影响。例如,解热药对发热病人有效,但对正常人并无降低体温的作用。结肠溃疡病人服用磺胺咪后往往引起中毒,即由于此药从肠溃疡面大量吸收之故。肝功能严重不足时,在肝内代谢的药物如氯霉素的作用将加强,而在肝内活化的药物如泼尼松的作用将减弱。肾功能不足时,药物排泄减慢,如庆大霉素,用于肾功能严重不足的病人时,半衰期可长达24小时(正常肾功能病人为2～3小

时),故必须延长给药间隔,以免蓄积中毒。

四、药物的用法和用量

(一)药物的用法

1. 口服　口服是最安全、方便的用药法,最常用。药物口服后,可经过胃肠吸收而作用于全身,或留在胃肠道行效于胃肠局部。但在患者昏迷、胃肠疾病不能吸收、口服不能达到药物作用时,应采取其他方法。

2. 注射　注射方法有皮下、肌内、静脉、鞘内等。皮下注射只适用于少量药液。肌肉注射吸收较皮下快,剂量可较大。静脉注射一次量可以很大。鞘内注射适用于药物不能进入脑脊液。

3. 局部用药　主要是引起局部作用,包括涂擦、撒粉、喷雾、含漱、湿敷、洗涤、滴入、灌肠、吸入、植入、离子透入、舌下给药、肛门塞入、阴道给药等。

4. 用药的次数　为了使药物获得治疗效果,并且不产生不良反应,应注意用药的时间和次数。大多数药物每日3次,这样血药浓度比较平稳。体内消除快的药物,给药次数可稍多;消除慢的药物,可每日2次,警惕蓄积中毒。

(二)药物的用量

凡能产生药物治疗作用所需要的用量,称为剂量或药用量。一般所说的剂量,是指成人一次的平均用量。60岁以上的老人,一般可用成人剂量的3/4,小儿剂量比成人小,一般按年龄折算。简易公式:1岁以内用量=0.01×(月龄+3)×成人剂量;1岁以上用量=0.05×(年龄+2)×成人剂量。

五、药物的选择及药物的不良反应

(一)药物的选择

从疗效出发,应选用疗效最好的药物。从不良反应方面考虑,应选用毒副作用较小的药物。尽量选用价廉物美的药物。

避免不合理用药(如药物适应证选择不当、剂量不当、疗程不当、给药方式不当、药物配伍不当,等等)。如卫生部于2008年8月印发的卫医发【2008】28号文中,明确规定了抗生素的临床合理应用原则。手术切皮前30分钟至2小时内应用抗生

素,手术时间超过3小时或失血>1500ml时术中应追加给药,Ⅰ类切口用药24小时内停药;Ⅱ类切口用药48小时内停药;Ⅲ类切口用药3~7天。联合用抗生素必须有指征和协同作用。药物选择、用药途径、用量及每日次数、溶媒种类或体积等必须正确。超长时间用药、无指征联合用药、不恰当应用高档抗生素等均属于不合理使用抗生素。

使用抗生素注意患者病史和药物过敏史。选择最适宜的给药方法。注意防止蓄积中毒。注意年龄、性别和个体差异性。注意避免药物相互作用及配伍禁忌。

使用新药时须慎重。1956—1961年,欧洲、南美、日本发生了震惊世界的"反应停"(沙利度胺)事件。治疗妊娠反应的新药"反应停"在世界上导致海豹样畸胎1万人以上,死亡5000人。2006年5月我国齐二药生产的亮菌甲素注射液因含有二甘醇导致全国8省11人死亡。其实该悲剧在1937年美国、1990年1月至1992年12月的孟加拉国、1995—1997年海地、1992年阿根廷、1998年印度等国都造成了大量患者,尤其是儿童肾衰竭死亡。1930—1960年,世界各国使用醋酸铊治疗头癣患者大都发生铊中毒,半数用药者死亡(>1万人)。万艾可(伟哥)由于有强烈副作用,一些心脏病人不能使用;且万艾可绝对不能与任何形式的硝酸酯类药物混用,否则,会使血压降低,导致生命危险、猝死。1999年上市的止痛药万络是美国默沙东公司推出的治疗风湿和骨关节新药,后来一项临床研究表明,使用万络18个月以上可引起患者患心肌梗死和心脏猝死的几率增加3倍。默沙东公司不得以于2004年9月在全球停止销售此药。

(二)药物的不良反应

1. 消化系统反应　比较多见,刺激胃肠道黏膜可引起恶心、呕吐。
2. 肝脏毒性反应　黄疸、肝功能损害、肝炎、肝硬化,严重者肝功能衰竭。
3. 泌尿系统反应　蛋白尿、血尿、管型尿、肾功能减退,严重者肾衰竭。
4. 神经系统反应　锥体外系反应、癫痫发作、共济失调、眼球震颤、复视、头痛、头晕、耳聋、耳鸣、失眠、乏力、走路飘浮感、精神错乱等。
5. 造血系统反应　再生障碍性贫血、溶血性缺铁性贫血、血小板减少、白细胞增多等。
6. 循环系统反应　心律失常、室性早搏、心动过速、心房颤动等。
7. 过敏反应　常见的过敏反应包括皮疹、荨麻疹、皮炎、哮喘、过敏性休克等。
8. 骨骼系统反应　皮质类固醇激素造成骨坏死、骨溶解。老年女性雌激素水平下降造成骨质疏松。北京因感染"SARS"而被治愈的病人目前50%出现股骨头坏死症状,原因是大剂量、长时间应用激素造成股骨头内血管内皮细胞损伤、血管闭塞。

六、耐受性、耐药性及依赖性

耐受性是机体对药物反应性降低的一种状态,有先天性和后天性之分。

耐药性又称抗药性,是指病原体对药物反应性降低。

药物依赖性是由药物与机体相互作用造成的一种精神状态,表现出一种强迫性使用或定期使用该药的行为和反应。躯体依赖性也称生理依赖性,中断用药后可产生一种强烈的躯体损害,即戒断综合征,表现为精神和躯体出现一系列特有的症状,非常痛苦,甚至有生命危险。精神依赖又称心理依赖,产生强迫用药行为,以获得满足或避免不适感。

七、致畸和致癌

某些药物应用于孕妇可引起胎儿畸形。如己烯雌酚、孕酮、雄激素、阿司匹林、地西泮、苯妥英钠、四环素、甲苯磺丁脲、糖皮质激素等均有致畸的报告。乙醇、苯海拉明、局部麻醉药物、碘化物、大剂量维生素A、维生素D均可使胎儿致畸或产生不良后果。

某些药物可诱发恶性肿瘤。如长期使用解热镇痛药的肾脏病患者其肾盂癌及膀胱癌发病率高。抗肿瘤药物中的烷化剂与抗代谢剂在治疗肿瘤的同时又可诱发某些肿瘤。己烯雌酚可能导致女性生殖道腺癌并可使胎儿致癌。砷剂可导致皮肤癌。氯贝丁酯可导致肠道癌。黄体酮可导致宫颈癌。异烟肼及灰黄霉素可使动物致癌。

1956—1961年,欧洲、南美、日本发生的海豹样畸胎1万人以上,死亡5000人。1922—1970年间,世界各国统计应用退热、止痛药氨基比林的患者中,粒细胞缺乏症的发病率显著升高,已有2082人死亡。1933—1972年,美国使用己烯雌酚保胎(先兆流产)妇女中有300多人患阴道腺癌。我国1986—1991年用乙双吗啉治疗银屑病的患者中,诱发白血病44例。许多具有潜在致畸和致癌作用的药物通过诱导基因突变、染色体长臂或短臂变异、缺失、抑制骨髓造血、刺激骨髓粒细胞系恶性变、子宫内膜腺体过度增生等而导致畸形或癌症的发生。

因此,在开具药物治疗疾病的同时,应该考虑这些药物的潜在危害以权衡利弊。

第一篇　骨科临床用药

兩民氣剝序言 第一卷

第一章 颈肩腰腿痛、跌打损伤口服药

第一节 颈肩腰腿痛口服药

腰痹通胶囊

【成分】三七、川芎、延胡索、白芍等。

【性状】本品为胶囊剂,内容物为棕褐色的颗粒;气香,味辛、微苦。

【功能主治】活血化瘀,祛风除湿,行气止痛。主治血瘀气滞、脉络闭阻证。用于腰腿疼痛,痛有定处,痛处拒按,轻者俯仰不便,重者则因剧痛而不能转侧,腰椎间盘突出症见上述症状者。

【用法用量】口服。宜饭后服,每次3粒,每日3次。30天为1疗程。

【禁忌证】孕妇忌服。消化性溃疡患者慎服或遵医嘱。

【规格】每粒装0.42g。

【贮藏】密封。

【包装】10粒/板×3板/袋×1袋/盒。铝塑泡罩。

【有效期】1年半。

【生产企业】江苏康缘药业股份有限公司。

颈复康颗粒

【成分】白芍、苍术、川芎、丹参、党参、地龙、葛根、红花、花蕊石、黄柏、黄芪、没药、羌活、秦艽、乳香、生地黄、石决明、桃仁、土鳖虫、王不留行、威灵仙。

【性状】本品为黄褐色或棕褐色的颗粒;味微苦。

【功能主治】活血通络,散风止痛。用于风湿瘀阻所致的颈椎病。症见头晕、颈项僵硬、肩背酸痛、手臂麻木。

【用法用量】开水冲服。每次1~2袋,每日2次。饭后服用。

【禁忌证】孕妇忌服。

【注意事项】(1)忌生冷、油腻食物。

(2)有高血压、心脏病、肝病、糖尿病、肾病等慢性病严重者应在医师指导下服用。

(3)儿童、经期及哺乳期妇女、年老体弱者应在医师指导下服用。

(4)消化道溃疡、肾性高血压患者慎服或遵医嘱。

(5)如有感冒、发烧、鼻咽痛等患者,应暂停服用。

(6)头晕或手臂麻木严重者,应去医院就诊。

(7)服药7天症状无缓解,应去医院就诊。

(8)对本品过敏者禁用,过敏体质者慎用。

(9)本品性状发生改变时禁止使用。

(10)儿童必须在成人监护下使用。

(11)请将本品放在儿童不能接触的地方。

(12)如正在使用其他药品,使用本品前请咨询医师或药师。

【药物相互作用】如与其他药物同时使用可能会发生药物相互作用,详情请咨询医师或药师。

【贮藏】密封。

【规格剂型】每袋装5g,颗粒剂。

颈痛颗粒

【成分】三七、川芎、延胡索、羌活、白芍、威灵仙、葛根。辅料为倍他环糊精。

【性状】本品为黄棕色的颗粒；气香，味辛、微苦。

【功能主治】活血化瘀，行气止痛。用于神经根型颈椎病，属于血瘀气滞、脉络闭阻证。症见颈、肩及上肢疼痛、发僵或窜麻、窜痛。

【规格】每袋装 4g。

【用法用量】开水冲服。每次 1 袋，每日 3 次，饭后服用。2 周为 1 疗程。

【不良反应】过敏体质患者在用药期间可能有皮疹、瘙痒出现，停药后会逐渐消失，一般不需要作特殊处理。

【禁忌证】孕妇禁用。

【注意事项】(1)忌烟、酒及辛辣、生冷、油腻食物，忌与茶同饮。

(2)高血压、心脏病等慢性病严重者及年老体弱者应在医师指导下服用。

(3)妇女月经期停止用药，消化道溃疡及肝肾功能减退者慎用。长期服用应向医师咨询，定期检测肝肾功能。

(4)服药 7 天症状无缓解，应去医院就诊。

(5)对本品过敏者禁用，过敏体质者慎用。

(6)本品性状发生改变时禁止使用。

(7)请将本品放在儿童不能接触的地方。

(8)如正在使用其他药品，使用本品前请咨询医师或药师。

【药物相互作用】如与其他药物同时使用可能会发生药物相互作用，详情请咨询医师或药师。

【贮藏】密封。

【包装】铝塑复合膜包装，4g×12 袋/盒。

根痛平胶囊

【成分】白芍、葛根、桃仁(燀)、红花、乳香(醋炙)、没药(醋炙)、续断、狗脊(烫)、伸筋草、牛膝、地黄、甘草。

【性状】本品为硬胶囊，内容物为棕褐色的粉末；气香，味苦。

【功能主治】活血，通络，止痛。用于风寒阻络所致颈椎病。症见肩颈疼痛，活动受限，上肢麻木等。

【用法用量】口服。每次 3 粒，每日 3 次；饭后服用或遵医嘱。

【禁忌证】孕妇忌用。

【注意事项】本品对胃肠道有轻度刺激作用，宜饭后服用。

【规格】每粒装 0.5g。

【贮藏】密闭，防潮。

【包装】铝塑板包装。每板 12 粒，每盒 2 板。

天舒胶囊

【作用类别】本品为头痛类非处方药药品。

【成分】川芎、天麻。辅料：二氧化硅。

【性状】本品为胶囊剂，内容物为棕黄色至棕褐色的颗粒；有特殊的香气，味微苦涩。

【功能主治】活血平肝。主要用于血瘀所致血管神经性头痛。症见头痛日久，痛有定处，或兼头晕，夜寐不安。

【用法用量】饭后口服。每次 4 粒，每日 3 次。

【不良反应】偶见胃部不适，头胀，月经量过多。

【禁忌证】孕妇及月经量过多者禁用。

【注意事项】(1)主要治疗颈部外伤后遗症及血瘀所致的血管神经性头痛轻症病者。

(2)服药 3 天后，症状无改善，或出现其他严重症状时，应去医院就诊。

(3)除非在医生指导下，否则不得超过推荐剂量使用。

(4)药品性状发生改变时禁止服用。

(5)儿童必须在成人监护下使用。

(6)请将此药品放在儿童不能接触的地方。

(7)如正在服用其他药品，使用本品前请咨询医师或药师。

【规格】0.34 克/粒。

【贮藏】密封。

【包装】10 粒/板×3 板/袋×2 袋/盒。铝塑泡罩。

骨筋丸胶囊

【成分】秦艽、独活、三七、没药、红花、血竭、白芍、牛膝、桂枝、马钱子(制)等 14 味。

【性状】本品为胶囊剂，内容物显棕色；气香，味苦、涩。

【功能主治】活血化瘀，舒筋通络，祛风止痛。用于肥大性脊椎炎、颈椎病、跟骨刺、增生性关节炎、大骨节病等。

【用法用量】口服。每次3～4粒,每日3次。

【禁忌证】妊娠妇女忌服。月经期停用。

【注意事项】本品含剧毒药马钱子,应严格在医生指导下按规定量服用。不得任意增加服量,不宜长期连续服用。严重心脏病、高血压、肝肾疾病及孕妇忌服。月经期停用。

【规格】0.3g/粒。

【贮藏】密封。

【包装】(1)塑料瓶装,24粒×2瓶/盒。

(2)塑料瓶装,48粒×1瓶/盒。

(3)塑料板包装,12粒×2板/盒。

(衣国华 曹新峰)

第二节 跌打损伤口服药

跌打丸

【作用类别】本品为急慢性软组织扭挫伤类非处方药药品。

【成分】三七、当归、白芍、赤芍、桃仁、红花、血竭、北刘寄奴、骨碎补(烫)、续断、苏木、牡丹皮等24味。

【性状】本品为黑褐色至黑色的大蜜丸;气微腥,味苦。

【功能主治】活血散瘀,消肿止痛。用于跌打损伤,瘀血肿痛,闪腰岔气。

【规格】每丸重3g。

【用法用量】口服。每次1丸,每日2次。

【不良反应】未见明显毒副作用。

【禁忌证】孕妇禁用。

【注意事项】(1)忌生冷、油腻食物。

(2)孕妇禁用。

(3)有高血压、心脏病、肝病、糖尿病、肾病等慢性病严重者慎用。

(4)过敏体质者慎用。

独圣活血片

【作用类别】本品为急性软组织扭挫伤类非处方药药品。

【成分】三七、香附(四炙)、当归、延胡索(醋炙)、鸡血藤、大黄、甘草。

【性状】本品为糖衣片,除去糖衣后显棕褐色;味苦、辛。

【功能主治】活血化瘀,消肿止痛,理气解郁。用于跌打损伤,瘀血肿胀及气滞血瘀所致的痛经。

【规格】每片重0.4g,9片/板×3板/盒;9片/板×4板/盒。

【用法用量】口服。每次3片,每日3次。

【不良反应】未见明显毒副作用。

【注意事项】(1)忌生冷、油腻食物。

(2)孕妇慎用。

(3)高血压、糖尿病、肾病等慢性病严重者慎用。

(4)发热患者暂停使用。

【药物相互作用】如与其他药物同时使用可能会发生药物相互作用,请参照其他药物说明。

独一味片

【作用类别】本品为急性软组织扭挫伤类非处方药药品。

【成分】本品为唇形科植物独一味的干燥全草的浸膏片。

【性状】本品为糖衣片,除去糖衣后,显深棕色;味微苦。

【功能主治】活血消痛。适用于手术后,软组织、关节及腰挫伤,小骨骨折、外伤、风湿性关节炎等疼痛。

【规格】每片相当于原药材1g,12粒/板×2板/盒。

【用法用量】口服。每次3片,每日3次,温开水送服。疗程1周,或必要时服用。

【不良反应】未见明显毒副作用。

【贮藏】密闭,置阴凉干燥处。

【注意事项】孕妇慎用。

活血止痛胶囊

【作用类别】本品为骨伤科软组织扭挫伤类非处方药药品。

【成分】当归、土鳖虫、三七、乳香(制)、冰片、自然铜(煅)。

【性状】本品为胶囊剂,内容物为灰褐色的粉末;气香、味辛、苦、凉。

【功能主治】活血散瘀,消肿止痛。用于跌打损伤,瘀血肿痛。

【规格】每粒0.25g。

【用法用量】用温黄酒或温开水送服。每次4粒,每日3次。

【不良反应】未见明显毒副作用。

【禁忌证】孕妇及6岁以下儿童禁用。肝肾功能异常者禁用。

【注意事项】对本品过敏者禁用,过敏体质者慎用。

九分散

【作用类别】中药产品/骨伤科药。

【成分】马钱子粉(调制)、麻黄、乳香(制)、没药(制)。

【性状】本品为黄褐色至深黄褐色的粉末,遇热或重压易粘结;气微香,味微苦。

【功能主治】活血散瘀,消肿止痛。用于跌扑损伤,瘀血肿痛。

【用法用量】饭后口服,每次2.5g,每日1次;外用,创伤青肿未破者以酒调敷患处。

【注意事项】(1)本品含毒性药,不可多服。

(2)孕妇禁用。

(3)小儿及体弱者遵医嘱服用。

(4)破伤出血者不可外敷。

【规格】每袋装2.5g,10袋/盒。

灵仙跌打片

【作用类别】本品为急性软组织扭挫伤类非处方药药品。

【成分】威灵仙、五灵脂、制川乌。

【性状】本品为糖衣片,除去糖衣后显棕褐色;味苦。

【功能主治】散风祛湿,活血止痛。用于手足麻痹,时发疼痛,跌打损伤,痛不可忍或瘫痪等症。

【用法用量】口服。每次1~2片,每日2次。

【不良反应】未见明显毒副作用。

三七伤药片

【成分】三七、草乌(蒸)、雪上一枝蒿、骨碎补、红花、接骨木、赤芍、冰片。

【性状】本品为薄膜衣片,除去包衣后显棕褐色;味微苦。

【功能主治】舒筋活血,散瘀止痛。用于跌打损伤,风湿瘀阻,关节痹痛,急慢性扭挫伤,神经痛见上述症候者。

【规格】各个厂家规格不一。

【用法用量】口服。每次3片,每日3次;或遵医嘱。

【禁忌证】孕妇及对本品过敏者禁用。

【注意事项】(1)心血管疾病患者及过敏体质者慎用。

(2)本品药性强烈,应按规定量服用。

(3)药品性状发生改变时禁止使用。

(4)请将本品放在儿童不能接触的地方。

三七伤药胶囊

【成分】三七52.5g,草乌(蒸)52.5g,雪上一枝蒿23.0g,冰片1.05g,骨碎补492.2g,红花157.5g,接骨木787.5g,赤芍87.5g,糊精270g。制成1000粒。

【性状】本品为胶囊剂,内容物为棕色至棕褐色的粉末;味微苦。

【功能主治】舒筋活血,散瘀止痛。用于急慢性挫伤、扭伤、关节痛、神经痛、跌打损伤等。

【用法用量】口服,每次3粒,每日3次;或遵医嘱。

【禁忌证】孕妇忌用。

【注意事项】本品药性剧烈,应按规定量服用;心血管疾病患者慎用。

【规格贮藏】每粒装0.25g。密封。

沈阳红药胶囊

【作用类别】本品为骨伤科软组织扭挫伤类非处方药药品。

【成分】三七、川芎、土鳖虫、红花、白芷、当归、延胡索。

【性状】本品为胶囊剂,内容物为浅薄黄色至棕黄色粉末;味甜,微辛苦。

【功能主治】活血止痛,去瘀生新。用于跌打损伤,筋骨肿痛,风湿麻木。

【规格】0.25g×36粒/盒。

【用法用量】口服。每次2粒,每日3次。

【不良反应】未见明显毒副作用。

【禁忌证】孕妇禁用。经期及哺乳期妇女禁用。

【注意事项】(1)儿童、年老体弱者应在医师指导下服用。

(2)高血压、心脏病、肝病、糖尿病、肾病等慢性病严重者应在医师指导下服用。

舒筋活血定痛散

【作用类别】本品为急性软组织扭挫伤类非处方药药品。

【成分】乳香(醋炙)、没药(醋炙)、当归、红花、延胡索(醋炙)、血竭、香附(醋炙)、自然铜(醋淬)、骨碎补。

【性状】本品为红褐色的粉末;气微香,味微苦。

【功能主治】舒筋活血,散瘀止痛。用于跌打损伤,闪腰岔气,伤筋动骨,血瘀肿痛。

【规格】每袋装12g。

【用法用量】温黄酒或温开水冲服。每次6克,每日2次;或用白酒调敷患处。

【不良反应】未见明显毒副作用。

【禁忌证】孕妇禁用。

【注意事项】(1)高血压、糖尿病、肾病等慢性病严重者应在医师指导下服用。

(2)发热患者暂停使用。

愈伤灵胶囊

【作用类别】本品为骨伤科软组织扭挫伤类非处方药药品。

【成分】三七、红花、黄瓜子(炒)、土鳖虫、当归、自然铜(煅)、冰片、续断、落新妇。

【性状】本品为胶囊剂,内容物显棕色至棕褐色;气香,味苦、微辛、凉。

【功能主治】活血散瘀,消肿止痛。用于跌打挫伤,筋骨瘀血肿痛。

【规格】每粒装0.3g。

【用法用量】口服,每次4~5粒,每日3次。

【禁忌证】孕妇禁用。经期及哺乳期妇女禁用。风寒外感,湿热有痰时禁用。

【注意事项】(1)高血压、心脏病、肝病、糖尿病、肾病等慢性病严重者应在医师指导下服用。

(2)对本品过敏者禁用,过敏体质者慎用。

云南白药胶囊

【作用类别】中药产品/骨伤科药。

【成分】三七、重楼等。

【性状】本品为胶囊剂,内容物为灰黄色至浅棕黄色粉末;具特异性香气,味略感清凉,并有麻舌感。保险子为红色的球形或类球形水丸,剖面显棕色或棕褐色;气微,味微苦。

【药理作用】(1)止血:明显促进大鼠及家兔的血小板聚集,增强血小板的活化百分率及血小板表面糖蛋白的表达,能缩短大鼠及家兔的凝血时间、出血时间及凝血酶原时间,对家兔动脉血管条有明显的收缩作用。

(2)活血化瘀:抑制大鼠静脉血栓形成,缓解高分子右旋糖酐造成的大鼠微循环障碍,降低大鼠全血黏度,改善血流状态,加快小鼠耳廓微循环血流速度。有一定的对抗大鼠毛细血管急性血栓形成的作用,不会出现血管内异常凝血。

(3)抗炎:对佐剂、角叉菜胶、异性蛋白、化学致炎剂及棉球肉芽肿等致炎因子造成的动物炎症模型均有明显的对抗作用。

(4)愈伤:可明显促进小鼠碱性成纤维细胞生长因子(bFGF)和血管内皮细胞生长因子(VEGF)的生成,以及可显著促进大鼠手术区bFGF的表达和肉芽组织的增生,bFGF与VEGF可促进成纤维细胞与血管内皮细胞生成,因此可以加速血管的生长及结缔组织增生,达到促进伤口愈合的作用。

【功能主治】化瘀止血,活血止痛,解毒消肿。用于跌打损伤,瘀血肿痛,吐血、咯血、便血、痔血、崩漏下血,手术出血,疮疡肿毒及软组织挫伤,闭合性骨折,支气管扩张及肺结核咯血,溃疡病出血,以及皮肤感染性疾病。

【用法用量】刀、枪、跌打诸伤,无论轻重,出血者用温开水送服；瘀血肿痛与未流血者用酒送服；妇科各症，用酒送服；但月经过多、红崩用温开水送服。毒疮初起，服 0.25g，另取药粉用酒调匀，敷患处；如已化脓，只需内服，其他内出血各症均可内服。

口服。每次 1～2 粒，每日 4 次（2～5 岁按 1/4 剂量服用，6～12 岁按 1/2 剂量服用）。凡遇较重之跌打损伤可先服保险子 1 粒，轻伤及其他病症不必服。

【不良反应】偶有过敏反应。

【禁忌证】孕妇忌用，过敏体质者忌用。

【注意事项】(1)服药 1 天内，忌食蚕豆、鱼类及酸冷食物。

(2)保险子放置在泡罩的中间处。

(3)外用前务必清洁创面。

【规格包装】每粒装 0.25g，0.25g×16 粒；铝塑铝热带包装。

【贮藏】密封，置阴凉干燥处。

【生产企业】云南白药集团股份有限公司。

（曹新峰　宋修军）

第二章 骨质增生与骨质疏松用药

骨质增生患者常伴有骨质疏松。骨质疏松常由缺钙引起,但患者血钙往往反而会增加,这是因为缺钙使甲状腺功能代偿,动员骨钙释出,使骨钙缺少;而血钙、细胞内钙和组织间钙增加。由于血钙增加,使降钙素功能增加,促进成骨活动及新骨形成,在骨骼某些部位形成骨质增生。因此,骨质增生常常是骨骼对骨质疏松的一种代偿反应。鉴于此,建议颈肩腰腿痛患者,应重视隐匿的缺钙现象,按常规补充钙剂。

第一节 抗骨质增生药

抗骨增生胶囊
【成分】熟地黄、肉苁蓉、狗脊、女贞子、淫羊藿、鸡血藤、莱菔子、骨碎补、牛膝。
【性状】本品为硬胶囊,内容物为棕黄色至棕褐色的颗粒和粉末;味甜、微涩,或味微苦涩。
【功能主治】补腰肾,强筋骨,活血止痛。用于骨性关节炎肝肾不足、瘀血阻络证。症见关节肿胀、麻木疼痛、活动受限。
【用法用量】口服。每次5粒,每日3次。
【规格】每粒装0.35g。
【包装】10粒/板×5板/袋×2袋/盒;铝塑泡罩。
【生产企业】江苏康缘药业股份有限公司。

抗骨质增生丸
【成分】狗脊、骨碎补、鸡血藤、莱菔子、牛膝、女贞子、肉苁蓉、熟地黄、淫羊藿。
【性状】本品为黑色的小蜜丸或大蜜丸;味甘、微涩。
【功能主治】补腰肾,强筋骨,活血,利气,止痛。用于增生性脊椎炎(肥大性胸椎、腰锥炎),颈椎综合征,骨刺等骨质增生症。
【用法用量】口服。小蜜丸每次3g,大蜜丸每次1丸,每日3次。
【贮藏】密闭,防潮。
【规格】每袋装3g。

骨仙片
【成分】枸杞子、骨碎补、广防己、黑豆、牛膝、女贞子、熟地黄、菟丝子、仙茅。
【性状】本品为糖衣片,除去糖衣后显棕褐色;味微苦、酸涩。
【功能主治】填精益髓,壮腰健肾,强壮筋骨,舒筋活络,养血止痛。用于因骨质增生引起的疾患。
【用法用量】口服。每次4～6片,每日3次。
【注意事项】感冒发烧勿服。
【贮藏】密封,置阴凉处。
【规格】每片含干膏0.28g;每片重0.41g(含干浸膏0.28g)(薄膜衣)。

骨刺丸
【成分】白芷、穿山龙、当归、甘草、红花、绵萆薢、秦艽、天南星、徐长卿、薏苡仁、制草乌、制川乌。
【性状】本品为棕黄色的大蜜丸;气香,味甜、微苦。
【功能主治】祛风止痛。用于骨质增生,风湿性关节炎,风湿痛。
【用法用量】口服。每次1丸,每日2～3次。

【注意事项】肾病患者慎用。
【贮藏】密闭,防潮。
【规格】每丸重 9g。

骨刺片
【成分】白芍、党参、杜仲叶、附片、骨碎补、桂枝、鸡血藤、昆布、马钱子粉、牡蛎、三七、威灵仙、延胡索、制草乌、制川乌。
【性状】本品为糖衣片,除去糖衣后显棕黑色;气微、味苦。
【功能主治】散风邪,祛寒湿,舒筋活血,通络止痛。用于颈椎、胸椎、腰椎、跟骨等骨关节增生性疾病,对风湿、类风湿性关节炎有一定疗效。
【用法用量】饭后服用。每次 3 片,每日 3 次。或遵医嘱。
【注意事项】本品含士的宁、乌头碱,应严格在医生指导下服用;不得任意增加服量;不宜长期连续服用。严重心脏病、高血压、肝肾疾病及孕妇忌服。
【贮藏】密闭,置阴凉干燥处。

颈复康冲剂
【成分】黄芪、党参、川芎、白芍、桃仁、生地黄、红花、地龙、葛根、穿山甲、威灵仙、丹参、王不留行、羌活、秦艽、乳香、没药、生石决明等。
【功能主治】益气养血,活血通络,散风止痛。适用于颈椎骨质增生引起的脑供血不足的头痛、头晕、颈项僵痛、肩背酸痛、手臂麻木等症。
【用法用量】口服。每次 1～2 袋,每日 2 次,饭后服用为宜,少量黄酒为引,效果更佳。15 天为 1 疗程,总疗程为 1 个半月。
【注意事项】(1)孕妇忌服本品,经期停药。消化性溃疡、肾性高血压等患者慎用。
(2)如有外感发热、咽痛暂停服用,服药后如有恶心、出汗过多等症状可减少剂量或停药。
(3)密闭贮藏。
【制剂】冲剂每袋装 10g(相当于原药材 27.9g)。

附桂骨痛片
【成分】附子(制)、川乌(制)、肉桂、当归、白芍等。
【性状】本品为咖啡色糖衣片、片芯褐色。
【功能主治】温阳散寒,益气活血,消肿止痛。适用于阳虚寒湿型颈椎及膝关节增生性关节炎。症见局部骨节疼痛、屈伸不利、麻木或肿胀、遇热则减、畏寒肢冷等。
【用法用量】口服。每次 6 片,每日 3 次,饭后服,疗程 3 个月。如需继续治疗,必须停药 1 个月后,遵医嘱服用。
【禁忌证】孕妇及有出血倾向者、阴虚内热者禁用。
【注意事项】(1)服用后,少数可见胃脘不舒,停药后可自行消除。
(2)服药期间应注意血压变化。
(3)高血压、严重消化道疾病患者慎用。
【贮藏】密闭,防潮。
【剂型规格】片剂,每片重 0.33g。

第二节 骨质增生的治疗

1. 直流电药物离子导入法 也称理疗,药物离子主要经皮肤汗腺导管口毛孔进入皮内或经黏膜、上皮细胞间隙进入黏膜组织。其生理治疗作用除电流作用外,主要由导入药物离子的药理特性决定,直流电药物离子导入法充分发挥了药物的作用,但因导入药物为液体,易挥发,药效不持久,限制了该方法的治疗效果。

2. 紫外线疗法 其治疗作用主要表现在:杀菌作用;消炎作用;止痛作用;促进伤口愈合作用;脱敏作用;促进维生素 D_3 的形成;调解机体免疫功能等。

3. 按摩与牵引 按摩有助于改善局部血液循环,起到消炎止痛作用;牵引可减轻骨刺对局部神经、组织的压迫而起到暂时缓解疼痛的作用。适用于颈、腰椎骨质增生症。按摩与牵引完全靠外力的作用,只对局部进行治疗却忽视了对人体内整体地调节,因此,只能起到暂时的止痛作用,而不能达到治疗的目的。

4. 针灸　针灸可通经活血并有止痛作用,可消除局部的水肿和炎症。但对骨质增生来说,针灸只能起辅助作用。

5. 西药治疗　目前西医对本症尚无有效的治疗药物,常采用对症处理,如疼痛时可服一些解热镇痛的药;麻木者可选用 B 族维生素类药物;关节肿胀有积液者可给予局部抽取积液或局部封闭等疗法。但实践证明,这些治疗方法均不理想,只是治标不治本,病情易复发。

6. 手术治疗　手术治疗不是骨质增生的首选疗法。当选用保守治疗无效且病情较重、严重影响患者生活时,可考虑手术治疗。

7. 中医中药治疗　由于本症属于多发病、常见病,而西药又无较理想治疗方法,所以近年来国内大量运用中医中药治疗本症,方法各异,取得了很大进展。疗法大体可分为两类:一类属于内治法,即内服汤药、丸药、散剂、酒剂等;另一类属于外治法,即膏贴、酒类外搽剂、熏洗、外敷等法。不论内治、外治都有一定疗法,但见效较慢,需要一定的时间。

(刘向军　张云峰)

第三节　骨质疏松用药

鲑鱼降钙素注射液　Salmon Calcitonin Injection

【商品名】密盖息(Miacalcic)。

【成分】合成鲑鱼降钙素(32 个氨基酸单链组成)。

【性状】本品为无色澄明液体。

【药理毒理】本品单剂量给药就可在人体内产生明显的临床生物学效应。用药后,尿中钙、磷和钠(通过减少肾小管再吸收)的排泄增加,尿羟脯氨酸排泄显著下降。长期非肠道应用本品可致骨转换标志物(如胶原吡啶交联和骨碱性磷酸同工酶等)明显降低。降钙素抑制胃和胰腺的分泌。

【药代动力学】本品肌肉注射和皮下注射后,绝对生物利用度约为 70%,1 小时内达到血浆浓度峰值,消除半衰期是 70~90 分钟。95%药物及其代谢物经肾排泌,2%以原型排泌,表观分布容积为 0.15~0.3L/kg,并且 30%~40%为蛋白结合型。

【适应证】(1)骨质疏松:早期和晚期绝经后骨质疏松症。为了防止骨质进行性丢失,使用本品的病人必须根据需要给予足量的钙和维生素 D。

(2)Paget 骨病(变形性骨炎)。

(3)高钙血症和高钙血症危象。由下列原因引起:①乳房癌、肺或肾癌、骨髓瘤和其他恶性肿瘤骨转移所致的大量骨溶解;②甲状旁腺机能亢进症、缺乏活动或维生素 D 中毒(包括急救和长期治疗)。

(4)痛性神经营养不良症或 Sudeck 病(神经营养不良性症候群)。常见病因和易患因素包括创伤后痛性骨质疏松症、神经反射不良症、肩—臂综合征、灼性神经痛、药源性神经营养不良症候群。

【用法用量】本品可以通过皮下、肌肉和静脉(仅在高钙血症急性期可用于静脉注射或滴注)途径给予。

(1)骨质疏松症:由于本品具有很好的耐受性,所以在治疗骨质疏松时推荐优先使用鼻喷剂。如果对鼻喷剂不能耐受,应考虑非肠道给药。非常精确的最低有效剂量目前不清楚,推荐剂量如下:标准维持量,每日 50U 或隔日 100U,皮下或肌肉注射。遵医嘱调整剂量。

(2)Paget 骨病:每日 100U 皮下或肌肉注射。皮下注射耐受良好,在医护人员合理的指导下,病人也可以自己注射。隔日注射只限于某些患者。临床症状和体征改善之后,可考虑 50U,每日 1 次。必要时,每日剂量可以增加到 200U。治疗时间应至少持续 3 个月或更长时间。

(3)高钙血症:①高钙血症危象的紧急处理对紧急状况或严重病例,静脉滴注是最有效的给药方法。每日每公斤体重 5~10U 溶于 500ml 生理盐水中,静脉滴注至少 6 小时以上或每日剂量分 2~4

次缓慢静脉注射。必须给病人补充液体。在紧急处理后,对原发的疾病应进行特殊的治疗。②慢性高钙血症状态的长期处理 注射剂:根据病人临床和生物化学反应,剂量为每日每公斤体重5~10U,1次或分2次皮下或肌肉注射。如果注射剂量超过2ml,应在不同部位肌肉注射。

(4)痛性神经营养不良症(神经营养不良性症候群):早期诊断非常重要,而且一旦确诊,应尽早使用本品治疗。注射剂:每日100U,皮下或肌肉注射,持续2~4周;然后每周3次100U,维持6周以上。这取决于病人的反应。特殊说明对Paget骨病治疗需持续几个月甚至几年时间。

治疗使血清碱性磷酸酶和尿羟脯氨酸排泌显著下降,通常可降至正常值,而且疼痛可部分或完全缓解。然而,偶有降低后再升高现象。此时,医师应根据临床表现,决定是否继续治疗。

停药后,异常的骨代谢在一到几个月后可能复发,需要重新使用本品治疗。

尽管长期使用降钙素治疗的某些病人可以出现抗体,但通常并不影响药物的临床疗效。长期药物治疗有时发生药物失效("脱逸现象"),这可能是结合部位饱和所致,而与抗体产生无关。治疗中断后,降钙素的治疗反应又可恢复。

【不良反应】有恶心、呕吐、头晕、关节痛和轻微面部潮红(伴有热感)的报告。这些反应与剂量有关。静脉注射比肌肉注射或皮下给药发生频率高。罕见多尿和寒战。这些反应通常会自发性停止,只有个别情况才有必要暂时减少药物剂量。

在罕见的病例中,本品可以引起过敏反应,包括注射部位的局部反应或全身性皮肤反应。个别病例过敏反应表现为皮疹、高血压或周围性水肿。过敏性反应和个别过敏性休克病例已有报道。通常鼻内给药比注射给药的不良反应少。

【禁忌证】对本品或其赋形剂过敏者。

【注意事项】由于鲑鱼降钙素是一种多肽,故有可能发生过敏反应。过敏性反应,包括过敏性休克,已有报道。对有过敏倾向的病人,用药前应做皮试。使用本品安瓿中稀释的灭菌溶液(合成鲑鱼降钙素)。

【孕妇及哺乳期妇女用药】动物生殖研究证明,本品没有潜在的胚胎毒性或致畸危险,但在妊娠妇女中尚未进行对照试验。本品不能通过动物的胎盘。哺乳期不推荐使用本品治疗。尚不知道鲑鱼降钙素是否在人类乳汁中排泌。

【儿童用药】由于缺乏在儿童中长期使用本品的充分资料,所以除非医生认为有长期治疗的指征,一般治疗时间不要超过几周。

【老年人患者/特殊人群用药】在治疗老年患者的大量临床经验中没有发现老年人的耐受性降低,或需调整用药剂量的证据。同样适用于肝、肾功能损害的病人,尽管没对这些人群进行特殊的研究。

【药物相互作用】降钙素与锂合用可能导致血浆中锂浓度下降30%。锂的剂量可能需要调整。

【药物过量】根据用药的剂量,非肠道用药可增加恶心、呕吐、潮热和眩晕等症状,已经发现非肠道过量使用密盖息后出现恶心、呕吐的报道,迄今尚无因过量引起严重不良反应的报道。对于药物过量病人应根据症状进行治疗。

【规格包装】1ml:50U。5支/盒。

【贮藏】冰箱内2~8℃保存。避免儿童误取。

【生产企业】Novartis Pharma Stein AG, Novartis Pharma Schweiz AG。

阿仑膦酸钠片 Alendronate Sodium Tablets

【商品名】福善美®。

【成分】阿仑膦酸钠。其化学名称为:(4-氨基-1-羟基亚丁基)二膦酸单钠盐三水合物。分子式:$C_4H_{12}NNaO_7P_2 \cdot 3H_2O$。分子量:325.12。

【性状】白色片。

【作用机制】动物研究发现,本品有下述作用方式:在细胞水平,阿仑膦酸钠对骨吸收部位特别是破骨细胞作用的部位有亲嗜性。正常情况下,破骨细胞黏附于骨表面但边缘并不粗糙,而粗糙的边缘则是骨吸收活跃的标志。阿仑膦酸钠不影响破骨细胞的聚集或黏附,但它确实能抑制破骨细胞的活性。小鼠体内进行的有关标记有放射活性的[^{3}H]阿仑膦酸钠在骨内作用部位的研究显示,破骨细胞表面的摄入是成骨细胞表面的10倍。标记有放射活性的阿仑膦酸钠分别给予大鼠6天和小鼠49天后,检查其骨组织发现,正常骨形成于阿仑膦酸钠上面,后者与基质结合后不再具有药理活性,因此,阿仑膦酸钠必须持续服用以抑制新形成的吸收表面的破骨细胞。狒狒和大鼠的组织形态测量学显示,阿仑膦酸钠能降低骨转换(骨重建部位的数量),而且在这些重建部位,骨形成超过骨吸收,从而使骨量逐渐增加。

【动物毒理】急性毒性:对雌性大鼠和小鼠来说,口服阿仑膦酸钠的 LD50 值分别为 552mg/kg(3256mg/m²)和 966mg/kg(2898mg/m²)(相当于人类口服剂量 27600mg 和 48300mg)。对雄性鼠,数值偏高,分别为 626mg/kg 和 1280mg/kg。而狗口服剂量达 200mg/kg(4000mg/m²)仍未见致死作用(相当于人类口服剂量 10000mg)。以患者的体重为 50kg 计。

慢性毒性:对大鼠和狗分别进行的长达 1 年和 3 年的重复剂量-毒性研究发现,阿仑膦酸钠的相关变化有以下几个方面:在内源性软骨骨形成区保留了最初的松质骨;碱性磷酸酶活性持续下降;血钙和血磷的浓度一过性下降。这些都与阿仑膦酸钠预期的药理活性相关。对肾毒性最敏感的物种(如狗)出现肾毒性的剂量相当于人类至少应用 100mg,大鼠需要更高的剂量才表现出这种肾毒性,胃肠毒性只出现在啮齿动物,可能是由于对黏膜的直接作用,仅发生在剂量超过每日 2.5mg/kg 时。

【药代动力学】吸收:以静脉剂量作参考,空腹及标准早餐前 2 小时给予阿仑膦酸钠 5~70mg,其平均口服生物利用度在女性为 0.64%,在男性口服 10mg 为 0.6%,两者相似。如果在标准早餐前 1 小时或 1.5 小时给药,其生物利用度在两性有类似下降(约 40%)。骨质疏松研究证明,在每天第一次进食或喝饮料前至少 30 分钟给予本品才发挥作用。

如果在标准早餐后 2 小时或 2 小时以上给药,其生物利用度可以忽略不计。阿仑膦酸钠与咖啡或橘汁同服可使其生物利用度下降约 60%。对健康者来说,口服给予泼尼松(20mg,每日 3 次,连用 5 天)对阿仑膦酸钠的口服生物利用度的影响没有临床意义(平均增加 20%~44%)。

分布:研究表明,静脉给予大鼠阿仑膦酸钠 1mg/kg 后,其瞬间分布于软组织,但接着迅速再分布于骨组织或通过尿排泄,其在人体内的平均稳态分布容积,除了骨组织外,至少为 28L。口服给予治疗剂量的阿仑膦酸钠由于其在血浆内的浓度过低,难以进行检验分析(<5ng/ml),其血浆蛋白结合率约为 78%。

代谢:还没有证据表明,阿仑膦酸钠在动物或人体内代谢。

清除:一次性静脉给予 ^{14}C 标记的阿仑膦酸钠发现,约 50% 的放射活性在 72 小时内由尿排泄,粪便中没有或只有很少量的放射性活性,一次性静脉给予 10mg 阿仑膦酸钠后测定其肾清除率为 71ml/分,全身清除率不超过 200ml/分。静脉给药后 6 小时内其血浆浓度下降 95% 以上。其在人体内的终末半衰期估计 >10 年,这提示阿仑膦酸钠从骨骼中释放。

病人特征:临床前研究表明,此药不在骨内沉积而迅速由尿排泄,在动物身上长期累积静脉给药 35mg/kg 没有发现骨吸收饱和的证据。尽管还没有临床资料,但肾功能受损时,和动物研究的结果一样,阿仑膦酸钠通过肾的清除很可能会下降。因此,当肾功能受损时,阿仑膦酸钠在体内的蓄积可能会增加。

【适应证】适用于治疗绝经后妇女的骨质疏松,以预防髋部和脊柱骨折(椎骨压缩性骨折)。适用于治疗男性骨质疏松,以增加骨量。

【用法用量】本品必须在每天第一次进食、喝饮料或应用其他药物治疗之前的至少半小时,用白水送服,因为其他饮料(包括矿泉水)、食物和一些药物有可能会降低本品的吸收(见【药物相互作用】)。为尽快将药物送至胃部,降低对食道的刺激,本品应在清晨用一满杯白水送服,并且在服药后至少 30 分钟之内和当天第一次进食前,病人应避免躺卧。本品不应在就寝时及清早起床前服用,否则,会增加发生食道不良反应的危险。

如食物中摄入不足,所有骨质疏松患者都应补充钙和维生素 D。

老年患者或伴有轻至中度肾功能不全的患者不需要调整剂量。因缺乏相关用药经验,对于更严重的肾功能不全患者,不推荐使用本品。

绝经后妇女骨质疏松的治疗:推荐剂量为每周 1 次,每次 1 片 70mg。或每日 1 次,每次 1 片 10mg。

治疗男性骨质疏松以增加骨量:推荐剂量为每日 1 次,每次 1 片 10mg。

作为一种选择,每周 1 次,每次 1 片 70mg 也可以考虑。

【不良反应】在临床研究中,本品一般耐受性良好,在上述5年的研究中,不良反应一般是轻微的,一般不需要停止治疗。

治疗绝经后妇女骨质疏松:两个(美国和多国)大型、实际上设计完全相同的为期3年、安慰剂对照、双盲、多中心研究中,每日应用本品10mg,结果显示,其总的安全性情况与安慰剂组相似,研究者所报告的在≥1%的接受本品10mg的病人中,所发生的可能、很可能或一定和药物相关且发生率高于安慰剂组的上消化道不良反应包括:腹痛(本品组6.6%,安慰剂组4.8%)、消化不良(3.6%,3.5%)、食管溃疡(1.5%,0.0%)、咽下困难(1.0%,0.0%)和腹胀(1.0%,0.8%)。发疹和红斑很少发生。另外,研究者所报告的在≥1%的接受本品10mg每日治疗的病人中,发生的可能、很可能或一定与药物相关且发生率高于安慰剂组的不良反应有:肌肉骨骼疼痛(本品组4.1%,安慰剂组2.5%)、便秘(3.1%,1.8%)、腹泻(3.1%,1.8%)、胀气(2.6%,0.5%)和头痛(2.6%,1.5%)。

在以上研究的2年延长期(治疗4年和5年)中,本品每日10mg的总体安全性状况与有安慰剂对照的3年期间所观察到的相似。另外,由于任何临床不良反应而停用本品每日10mg的患者比例也与该研究的前3年相似。

下表是研究者报告可能与药物有关的不良事件,其发生于为期1年临床中任一组≥1%的病人中,或发生于为期3年临床中≥1%的接受阿仑膦酸钠每日10mg的病人且发生率高于安慰剂组。

	1年临床		3年临床	
	阿仑膦酸钠每周70mg组 (n=519) (%)	阿仑膦酸钠每日10mg组 (n=370) (%)	阿仑膦酸钠每日10mg组 (n=196) (%)	安慰剂组 (n=397) (%)
胃肠道				
腹痛	3.7	3.0	6.6	4.8
消化不良	2.7	2.2	3.6	3.5
反酸	1.9	2.4	2.0	4.3
恶心	1.9	2.4	3.6	4.0
腹胀	1.0	1.4	1.0	0.8
便秘	0.8	1.6	3.1	1.8
腹泻	0.6	0.5	3.1	1.8
吞咽困难	0.4	0.5	1.0	0.0
肠胀气	0.4	1.6	2.6	0.5
胃炎	0.2	1.1	0.5	1.3
胃溃疡	0.0	1.1	0.0	0.0
食管溃疡	0.0	0.0	1.5	0.0
肌肉骨骼				
肌肉骨骼(骨、肌肉或关节)痛	2.9	3.2	4.1	2.5
肌肉痉挛	0.2	1.1	0.0	1.0
神经系统				
头痛	0.4	0.3	2.6	1.5

治疗男性骨质疏松症:在一项为期2年疗程的双盲、安慰剂对照、多中心的临床研究中,146例每日服用本品10mg的男性患者的安全性资料与绝经后妇女的一致。

其他研究：一项10周的内窥镜研究（包括男、女性共277人，平均年龄55岁）发现，本品每周1次70mg的治疗组与安慰剂组在引起上消化道病变方面没有差别。

另一项为期1年的研究（包括男、女性共335人，平均年龄50岁）发现，本品每周1次70mg的治疗组与安慰剂组在总的安全性与耐受性方面相似，并且男女之间没有差别。

药品上市应用后已报告的不良反应如下：

全身反应：过敏反应，包括荨麻疹和罕见的血管性水肿。同其他二膦酸盐一样，在开始服用本品时，会发生一过性的急性期反应（肌痛、不适和罕见发烧）。在存在诱因条件时，会发生罕见的低钙血症。

胃肠道反应：恶心，呕吐，食管炎，食道糜烂，食管溃疡，罕见食管狭窄或穿孔，口咽溃疡，罕见胃和十二指肠溃疡。某些较为严重并有并发症，尽管它们与药物的因果关系尚未确定（见【注意事项】及【用法用量】）。

皮肤：皮疹（偶尔并发对光过敏），瘙痒，罕见的严重皮肤反应有Stevens-Johnson综合征和毒性表皮坏死松懈。

特殊感觉：罕见眼色素层炎，罕见巩膜炎。

实验室结果：在双盲、多中心、安慰剂对照组的临床研究中，本品组分别有18%和10%的病人发生无症状性、轻微且短暂的血清钙和血清磷下降，安慰剂组中分别为12%和3%。但是血清钙＜8.0mg/dl（2.0mmol/L）和血清磷≤2.0mg/dl（0.65mmol/L）的发生率，两组情况相似。

【禁忌证】导致食管排空延迟的食管异常，如狭窄或弛缓不能。不能站立或坐直至少30分钟者。对本产品任何成分过敏者。低钙血症（见【注意事项】）。

【注意事项】和其他二膦酸盐一样，本品可能对上消化道黏膜产生局部刺激。

在服用本品的病人中，已报告的食管不良反应有食管炎、食管溃疡和食管糜烂，罕有食管狭窄或穿孔的报告。其中有些病例，因这些不良反应严重而需要住院治疗，因此，医生应该警惕可能发生食管反应的任何症状和体征，应指导病人如果出现咽下困难、吞咽痛或胸骨后疼痛或新发胃灼热或胃灼热加重，即刻停用本品并就医。

尽管在大规模临床试验中未观察到胃和十二指肠溃疡危险性的增加，但上市后却有极少量的报告。但是，它们与药物的因果关系尚未确定。

因为本品对上消化道黏膜有刺激作用并有可能加重潜在的疾病，故应慎用于患有活动性上消化道疾病如咽下困难、食管疾病、胃炎、十二指肠炎、溃疡或最近有胃肠道病史（近1年内），如消化道溃疡或活动性胃肠道出血或消化道手术（除外幽门成形术）的病人。

为了便于将本品送至胃部从而降低对食管的刺激，应指导病人用一满杯水吞服药物，并且在至少30分钟内及在当天第一次进食之前不要躺卧。病人不应该咀嚼或吮吸药片，以防口咽部溃疡，应该特别指导病人在就寝前或清早起床前不要服用本品，若不遵医嘱就可能增加出现食管问题的危险性。如果发生食管疾病的症状（如吞咽困难或疼痛、胸骨后疼痛或新发胃灼热或胃灼热加重），应该停服本品并请医生诊断治疗。

除雌激素缺乏和老龄之外，还应考虑其他造成骨质疏松的原因。

在开始应用本品治疗之前，必须先纠正低钙血症（见【禁忌证】），其他影响矿物质代谢的异常（如维生素D缺乏），也应该得到有效治疗。由于阿仑膦酸钠可增加骨密度，因此可出现轻度的、无症状的血钙和磷酸盐下降，特别是使用糖皮质激素治疗的患者，可能他们的钙吸收减少。因此，使用糖皮质激素的患者保证摄入足够的钙和维生素D是很重要的。

【孕妇及哺乳期妇女用药】本品未在孕妇和哺乳期妇女中做过研究，故不宜使用。

【儿童用药】本品未在儿童中做过研究，儿童不宜使用。

【老年患者用药】在临床研究中，未发现本品有年龄相关性的疗效和安全性方面的差异，或遵医嘱。

【药物相互作用】如果同时服用钙补充制剂、抗酸药物和其他口服药物，可能会干扰本品吸收。因此，病人在服用本品以后，必须等待至少半小时后，才可服用其他药物。

预计无其他具有临床显著性的药物相互作用。

两项为期一年或两年的临床研究对绝经后骨质疏松妇女同时应用激素替代治疗(雌激素±孕激素,静脉同时经皮给药或口服给药)和本品进行了评价。与单独应用相比,联合应用激素替代治疗和本品能更多地增加骨量,更多地降低骨转换。在这些研究中,联合治疗与单独治疗在安全性和可耐受性方面是一致的。

特异性相互作用研究尚未进行,在治疗男性和绝经后妇女的骨质疏松研究中,本品已与各种常用处方药同时使用,无明确的临床不良相互作用。

【药物过量】目前尚无关于本品过量用药的资料,口服药物过量可能会导致低钙血症、低磷血症和上消化道不良反应,如胃部不适、胃灼热、食管炎、胃炎或溃疡,应给予牛奶或抗酸剂以结合阿仑膦酸盐。由于食管刺激的危险,不应该诱导呕吐,病人应保持直立。

【规格包装】70mg(以阿仑膦酸计)。铝塑板,每盒1片,每盒2片。

【贮藏】15～30℃保存。

【生产企业】Merck Sharp & Dohme S.P.A.分装厂家:杭州默沙东制药有限公司。

依替膦酸二钠 Etidronate Disodium Tablets

【商品名】洛迪。

【成分】依替膦酸二钠。其化学名称为:(1-羟基亚乙基)二膦酸二钠盐。

【性状】本品为白色片剂。

【药理作用】本品为骨代谢调节药。对体内磷酸钙有较强的亲和力,能抑制人体异常钙化和过量骨吸收,减轻骨痛;降低血清碱性磷酸酶和尿羟脯氨酸的浓度;在低剂量时可直接抑制破骨细胞形成及防止骨吸收,降低骨转换率,增加骨密度达到骨钙调节作用。

【药代动力学】正常成人每次口服20mg/kg,1小时后血清中浓度达到最高,半衰期为2小时,24小时后为0.03mg/ml,连续服药7天未见积蓄倾向。吸收率约6%,进入体内在骨及肾脏中浓度最高,随尿液排出8%～16%,随粪便排出82%～94%。

【适应证】用于绝经后骨质疏松症和老年性骨质疏松症。

【用法用量】口服。每次0.2g,每日2次,两餐间服用。

【不良反应】腹部不适、腹泻、呕吐、口炎、咽喉灼热感、头痛、皮肤瘙痒、皮疹等症状。

【注意事项】(1)本品需间隙、周期服药,服药2周后需停药11周为1周期,然后重新开始第2周期,停药期间需补充钙剂及维生素D_3。长期服用,请遵医嘱。

(2)服药2小时内,避免食用高钙食品(如牛奶或奶制品)及含矿物质的维生素或抗酸药。

(3)肾功能损害者慎用。

(4)若出现皮肤瘙痒、皮疹等过敏症状时,应停止用药。

【孕妇及哺乳期妇女用药】动物实验中发现,高剂量可引起胎儿骨骼异常,而且药物可进入母乳,故孕妇不宜使用。

【儿童用药】可能影响骨生长,曾有长期服用引起佝偻病样症状的报告,应慎用。

【老人用药】适量减量。

【贮藏】遮光,密封,在干燥处保存。

氯屈膦酸二钠 Clodronate Disodium Tablets

【成分】氯屈膦酸二钠。

【性状】白色或类白色片。

【药理作用】本品是骨代谢调节剂,能进入骨基质羟磷灰石晶体中,当破骨细胞溶解晶体,药物被释放,能抑制破骨细胞活性,并通过成骨细胞间接起抑制骨吸收作用。

【药代动力学】本品注射后作用迅速,给药后很快从血中清除,其清除由骨转化率所控制,血清半衰期为2小时,30%被骨吸收,70%以原形在24小时内随尿排出。在动物(大鼠)骨内半衰期至少3个月。

【适应证】恶性肿瘤并发的高钙血症。溶骨性癌转移引起的骨痛。可避免或延迟恶性肿瘤溶骨性骨转移。各种类型骨质疏松。

【用法用量】(1)Paget病:300mg/d,静脉滴注3小时以上,共5天,以后改口服。

(2)高钙血症:300mg/d,静脉滴注3～5天或一次给予1.5g静脉滴注,血钙正常后改口服。

【不良反应】少数情况下会出现眩晕和疲劳,但往往随治疗的继续而消失。有时可出现血清乳酸脱氢酶等肝酶水平升高,白细胞减少及肾功能异常等不良反应。

【禁忌证】对本品过敏者禁用。严重肾损害者、骨软化症患者禁用。

【注意事项】(1)用于治疗骨质疏松时,应遵医嘱决定是否需要补钙。如需要补钙,本品与钙剂分开应用,用本品后2小时再用钙剂,以免影响本品的吸收,降低疗效。

(2)用药期间,对血细胞数、肾脏和肝功能应进行监测。

【孕妇及哺乳期妇女用药】安全性尚不明确,不宜使用。

【儿童用药】小儿长期用药可能影响骨代谢,应慎用。

【贮藏】密封,在干燥处保存。

【规格剂型】0.2g(以依替膦酸计)。片剂。

帕米膦酸钠 Dinatril Pamidronas
注射用帕米膦酸二钠

【成分】帕米膦酸二钠。本品化学名为氨羟丙基二膦酸二钠,是二钠-3-氨基-羟基亚丙基-1,1-二膦酸五水化合物。另外,尚含甘露醇作为赋形剂。

【药理作用】本品是破骨细胞性骨溶解抑制剂。它与羟基磷灰石结晶体结合,抑制这些结晶体在体外的形成和溶解。在体内对破骨细胞性骨溶解的抑制,部分是由于这些物质连接到矿物质的骨基质上。本药能牢固地吸附在骨小梁的表面,形成一层保护膜,阻止破骨前体细胞吸附于骨及随后被转化成为成熟的破骨细胞。在大多数高钙血症病人中,本品通过降低血清钙水平,改善肾小球滤过率,并减低血清肌酐水平。

【药代动力学】在骨转移的病人,当以60mg的剂量,超过1小时恒速静脉滴注时,帕米膦酸钠的平均峰浓度达到9.25nmol/ml。在患Paget病的病人,当以每小时15mg恒速滴注本药30mg时,产生3~4nmol/ml的稳态血浆水平。在人体,54%的本品与血浆蛋白结合。如果钙浓度超过正常水平,结合部分会增高。部分滴注的帕米膦酸钠将不经肾排泄,而结合到血管外组织。输注60mg后1~5小时,本品平均血浆半衰期为0.62小时。在静脉滴注期间,平均肾廓清率为每分钟69ml。在肿瘤病人,静脉滴注60mg后0~72小时,原型物质的总的尿排泄量为输注剂量的47%~55%。在有轻度肾功能损害的病人,本品的清除率与肌酐清除率相关。尚未发现肝功能异常对本品代谢有影响。单次用药后,解除临床症状的起效时间为2~7天,一般为3天。作用持续时间从10天到1年不等,平均为28天。其中,治疗肿瘤性骨溶解持续时间>1个月,多为5~6个月。治疗肿瘤性高钙血症的持续时间为3周到数月。

【适应证】恶性肿瘤及其骨转移引起的高钙血症及骨质破坏溶解,消除疼痛,改善运动能力,减少病理性骨折,减少患者对放射治疗的要求。可延缓骨溶解性病变的发展,而对有关并发症(如骨折、死亡率)没有作用。

【用法用量】成人及老年病人,一般用量是30~90mg加入0.9%生理盐水或5%葡萄糖250~500ml中,静脉点滴1~4小时以上。用于1疗程的治疗总量取决于病人治疗前的血清钙水平。总量可以1次滴注,亦可在2~4天中分次滴注。每个疗程的最大总量为90mg。治疗肿瘤引起的高钙血症,滴注速率不应超过15~30mg/2小时,在滴注溶液中,本品的浓度不应>15mg/125ml。注射后24~48小时,血清钙水平明显下降。在多数情况下,3~7天内可获得正常的血钙水平。若血钙未达正常,可重复治疗直至血钙降至正常,但随着疗程次数的增多,疗效会减低。

【不良反应】有时出现一过性感冒样症状,一般在输液后3~24小时发生,持续24小时,再次输入时,很少发生同样症状。此外,还可见发热、寒战、头痛、肌肉酸痛,以及胃肠道反应如厌食、腹痛、便秘或腹泻。偶可发生过敏反应,静脉滴注部位的局部反应。淋巴细胞、血小板减少和低钙血症。

【禁忌证】对本品或其他二膦酸盐过敏者。

【警告】本品不应用于儿童。

【注意事项】严重肾功能损害者、心血管疾病者及驾驶员慎用。本品不可一次静脉推注。不应将本品与其他二膦酸盐合用于治疗高钙血症。治疗期间,应定期检查血清电解质,尤其是钙和磷、血小板数及肾功能。

【孕妇及哺乳期妇女用药】目前尚无在孕妇和

儿童中使用本品的经验，妊娠及哺乳妇女慎用。

【药物过量】尚未有用药过量的报道。大量使用时可见轻度及暂时性低钙血症，惟一的症状是轻度麻痹，应对病人进行密切监测，如出现明显的低钙血症，应静脉滴注葡萄糖酸钙治疗。

【用药须知】15mg 干粉应以注射用水配制至5ml，30mg 干粉应以注射用水配制至 10ml，稀释后缓慢滴注。不应将本品加入含钙的溶液中滴注。

【贮藏】防潮保存。配制好的溶液室温中保持稳定 24 小时。

伊班膦酸钠　Ibandronate Sodium

【商品名】艾本。

【用法用量】本品应在医院内使用。在用本品治疗前应适当给予 0.9％生理盐水进行水化治疗。本品用量应依据高血钙的程度及肿瘤种类决定。在大多数重度高血钙的病人，可单剂量给予 4mg；在中度高血钙的病人，2mg 即为有效剂量；国外临床研究最高剂量 6mg，但本剂量并未使疗效进一步增加。多数病人升高的血清钙水平，在 7 天内降至正常范围。在给药 2～4mg 的病人，复发（经白蛋白纠正的血钙水平再次升高＞3mmol/L）的平均天数为 18 天，在给药达 6mg 的病人，复发的平均天数为 26 天。应将本品稀释于不含钙离子的 0.9％生理盐水或 5％葡萄糖溶液 500～750ml 中，静脉缓慢滴注时间不少于 2 小时。一般情况下，本品只做一次使用。如有需要可遵医嘱重复使用。在高钙血症复发或疗效不好的病人，可考虑再次给药治疗。

【药理作用】本品为双膦酸盐类骨吸收抑制剂，可能主要通过与骨内羟磷灰石结合，抑制羟磷灰石的溶解和形成，从而产生抗骨吸收的作用。其作用机制可能还与本品直接改变破骨细胞的形态学或直接抑制成骨细胞介导的细胞因子等有关。

【适应证】伴有或不伴有骨转移的恶性肿瘤引起的高钙血症。

【不良反应】少数病人可出现体温升高，有时也会出现判以流感的症状，如发烧、寒战、类似骨骼和肌肉疼痛的情况。大多数情况下不需要专门治疗，几小时或几天之后，症状会自动消失。个别病例还会出现胃肠道不适。由于肾脏钙的排泄减少，常伴有血清膦酸盐水平降低（通常不需治疗）。血清钙的水平可能会降至正常以下。

【禁忌证】对本品或其他双膦酸盐过敏者禁用。儿童、孕妇及哺乳期妇女禁用。严重肾功能不全者禁用。

【注意事项】（1）本品不得与其他种类双膦酸类药物合用。

（2）动物实验中，本品曾发生肝、肾毒性，故肝、肾功能损伤者慎用。

（3）使用本品过程中，应注意监测血清钙、磷、镁等电解质水平及肝、肾功能。

（4）有心功能衰竭危险的病人应避免过度水化治疗。

（5）未研究输注本品对司机和使用机器者的反应能力及警觉性的影响。

【贮藏】贮藏遮光，密闭保存。

【制剂】1ml：1mg（以伊班膦酸计）。

降钙素　Caltonin

【适应证】降钙素的作用主要是通过对骨骼、肾脏和胃肠道的调节使血钙降低。

（1）用于治疗变形性骨炎。

（2）治疗老年性骨质疏松症。

（3）治疗骨转移性肿瘤、甲状旁腺功能亢进、甲状旁腺癌和甲状腺功能亢进引起的高血钙症。

（4）口服后可直接抑制胃壁细胞分泌胃酸，以治疗胃及十二指肠溃疡。

（5）亦可用于高磷酸血症及早期诊断甲状腺髓样癌等。

【用法用量】（1）变形性骨炎：肌注，隔日 1 次或每周 3 次，每次 1MRC 单位。

（2）老年性骨质疏松：肌注，每次 1MRC 单位，每周 3 次。

（3）骨转移性肿瘤高钙血症：静脉推注，15～20MRC 单位，10～15 分钟内推完，作用可维持12～18 小时。

（4）甲状旁腺癌和甲状腺功能亢进引起的高钙血症：皮下或肌注，开始剂量为每 12 小时每千克体重 4MRC 单位。若效果不好，可适当增加剂量。

（5）胃及十二指肠溃疡：口服。

【注意事项】（1）常见面部潮红、恶心、腹泻和尿频，偶有寒战。应用动物来源的降钙素时，可引起过敏反应。治疗过程中如出现耳鸣、眩晕、哮喘和便意等应停用。妊娠和哺乳期妇女忌用。

(2) 多数病人用小剂量的降钙素(1MRC 单位)是有效的,而且较安全。大剂量(40～100MRC 单位)做短期治疗时,在少数病人易引起继发性甲状腺功能低下。

(3) 对怀疑过敏者,可先用 1:100 降钙素稀释做皮试,有过敏、喘息、眩晕、便意、耳鸣等时应立即停药。

【药品规格】针剂降钙素:每瓶 400MRC 单位降钙素(4ml 含 16%白明胶稀释剂)。

鲑鱼降钙素喷鼻剂　Salcatonin Nasal Spray

【商品名】金尔力。

【性状】无色液体。

【药理毒理】药理作用:所有降钙素都含有一个带 32 个氨基酸的单链,它的氨基酸排列顺序因物种不同而有差异。由于鲑鱼降钙素对受体结合部位的亲和力比来自哺乳类(包括合成的人的降钙素)的降钙素更大,所以,在临床上的作用更强、更持久。

(1) 降钙素是矿物质和骨代谢的主要调节因子。在维持骨量方面,它通过对骨和钙平衡的作用来影响甲状旁腺素的作用。在患骨吸收和骨形成的疾病中,降钙素显著地减少骨钙的丢失,诸如骨质疏松、变形性骨病和恶性骨质溶解症。抑制破骨细胞活性和刺激成骨细胞的形成及活性。降钙素抑制溶骨作用,从而使异常增高的血清钙降低。另外,它通过减少肾小管的再摄取而增加尿钙、磷和钠的排泄。但是,血清钙不会降低到正常范围以下。

(2) 降钙素具有止痛作用,特别是伴有骨痛的疾病。这种作用可能是作用于中枢神经系统,因为在中枢神经系统某些区域发现有与鲑鱼降钙素特异性结合的部位。

(3) 降钙素能减少胃液和胰腺外分泌腺的分泌。降钙素已显示有利于急性胰腺炎的内科治疗。

毒理研究:(1) 急性毒性:小鼠静脉注射鲑鱼降钙素原料药(8000μg/kg)及其制剂(750μg/kg)后,动物均未出现毒性反应,但注射 1 天后,动物均表现为显著的体重降低,而后又逐渐恢复。肉眼解剖检查未见异常。

小鼠皮下,注射鲑鱼降钙素原料药(12000μg/kg)及其制剂(750μg/kg)后,动物均未出现明显毒性反应,但注射 1 天后,制剂组动物均表现为显著的体重下降,而后又逐渐恢复;原料药组未见异常。

(2) 慢性毒性:分别给小猪、兔和犬肌肉注射鲑鱼降钙素 $1.78\mu g/(kg\cdot d)$、$5.8\mu g/(kg\cdot d)$ 和 $19.4\mu g/(kg\cdot d)$ 达 6 个月,给药初期犬有轻微呕吐,进食和饮水量显著下降,体重减轻,排泄量减少,6 周后恢复。3 个月时,动物产生抗体。无其他变化。

大鼠皮下注射鲑鱼降钙素 $1.5\mu g/(kg\cdot d)$、$6\mu g/(kg\cdot d)$ 和 $24\mu g/(kg\cdot d)$ 达 6 个月。动物进食、饮水和体重减少。无其他变化。

【药代动力学】(1) 注射:鲑鱼降钙素肌肉和皮下注射后,生物利用度大约 70%,1 小时内达到最大的血浆浓度。半衰期 70～90 分钟。鲑鱼降钙素及其代谢产物 95%是通过肾脏排泄。表观分布容积 0.15～0.3L/kg,蛋白结合型占 30～40%。

(2) 鼻内:各研究者使用不同的方法所获得的生物利用度的数据差异甚大。正如其他多肽激素情况一样,鲑鱼降钙素的血浆浓度是不能预测治疗反应的。相反,骨代谢适当的指标测定,诸如碱性磷酸酶和尿羟脯氨酸排泄,已证明与剂量有关,且可作为生物活性的可靠结果,而且应该被用来评估临床疗效。按照生物活性观点,鲑鱼降钙素喷鼻剂的生物活性大约是肌肉注射或皮下注射药物的一半。

【适应证】(1) 骨质疏松:①早期和晚期的绝经后骨质疏松;②老年性骨质疏松;③继发性骨质疏松,例如,皮质类固醇治疗或缺乏活动。为了防止骨质进行性丢失,应根据个体需要适量地摄入钙和维生素 D。

(2) 伴有骨质溶解或骨质减少的骨痛:Paget 骨病(变形性骨炎),特别是伴有下列情况的病人:①骨痛;②神经并发症;③骨周转增加,表现在血清碱性磷酸酶增高和尿羟脯氨酸排泄增加;④骨病变进行性蔓延;⑤不完全或反复骨折。

(3) 由下列情况引起的高钙血症和高钙现象:①继发性乳房癌、肺癌或肾癌、骨髓瘤和其他恶性疾病的肿瘤性骨溶解;②甲状旁腺机能亢进,缺乏活动或维生素 D 中毒。必须对高钙血症危象的紧急情况进行急诊治疗,并对慢性状态进行长期治疗,直至对基本疾病进行有效的特殊治疗。

(4)神经营养不良症或 Sudeck 病:由各种病因和易患因素所致,诸如创伤后痛性骨质疏松、交感神经反射不良症、肩-臂综合征、灼痛和药物引起的神经病变。

(5)急性胰腺炎。

【用法用量】(1)骨质疏松:每日 20μg 或隔日 40μg,一次或分次给药;取决于病情和病人的反应。

(2)伴有骨质溶解和/或骨质减少的骨痛视个体需要而调整剂量,每日 40～80μg,40μg 可以一次性给药。当需要大剂量时,应分次给药。治疗几天,直至完全发挥药物的止痛作用,为了能长期治疗,通常应减少初起的日剂量和/或延长给药的间期。

(3)变形性骨病:每日 40μg,一次或分次给药。某些病例,开始治疗时,必须每日给以 80μg。无论使用何种方式给药,应连续至少 3 个月,如果需要时可更长些,剂量视病人的需要进行调整。在变形性骨病和其他一些骨高周转性慢性疾病中,鲑鱼降钙素的治疗应至少几个月至几年时间。治疗能使血清碱性磷酸酶显著下降,并明显地减少了尿羟脯氨酸的排泄,常至正常值。然而,极少数病例,初期下降后再次升高,医生必须根据临床表现作出判断是否应该中止治疗及何时再恢复治疗。中止治疗后 1 个月或几个月可以再次发生骨代谢紊乱,对此必须重新应用 1 个疗程的鲑鱼降钙素治疗。

(4)高钙血症:慢性高钙血症的长期治疗每日 40～80μg,40μg 可以一次性给药。当需要大剂量时,应分次给药(高钙血症危象给药最有效的方法为静脉滴注)。

(5)神经营养不良症:该症的早期诊断非常重要,一旦确诊,就应开始治疗。在 2～4 周期间,每日 1 次给药 40μg,根据临床情况可以进一步隔日给药 40μg 达 6 周。

备注:首次使用喷鼻剂之前(一喷规格除外),反复按压启动器以便启动排气泵直至释放均匀细小的气雾。一旦使用,喷雾瓶应贮藏在室温下,并且在 1 个月内用完。如果喷雾器阻塞,可以通过强力按压启动器来解除,请不要使用尖锐的物体,因为这会损伤喷雾器。

【不良反应】可以出现恶心、呕吐、头晕、轻度的面部潮红伴发热感。这些副反应与剂量有关,静脉注射比肌注或皮下注射常见,后者比喷鼻给药常见。罕见有多尿或寒战的报告。这些反应常常自发性地消退,仅在极少数病例,需暂时性减少剂量。在罕见的病例中,给予鲑鱼降钙素导致过敏反应。据报道,个别过敏反应可导致心动过速、低血压和虚脱。喷鼻给药时,副作用较少见。

【禁忌证】对鲑鱼降钙素过敏(见【不良反应】)。

【注意事项】(1)使用鲑鱼降钙素喷鼻剂的慢性鼻炎病人应定期医疗检查,因为鼻黏膜炎症时,可以增加药物的吸收。

(2)由于鲑鱼降钙素是一种多肽,所以也可能出现过敏反应。对有过敏史的病人,用药前应进行皮试。

(3)鲑鱼降钙素应放置于儿童拿不到的地方。

【孕妇及哺乳期妇女用药】鲑鱼降钙素不能通过动物胎盘,然而妊娠的妇女不宜使用。哺乳期不主张使用本品,因为鲑鱼降钙素可以进入乳汁。

【儿童用药】由于缺乏在儿童中长期使用本品的充足资料,一般治疗期不要超过数周。

【规格】每次喷量 0.090ml,每喷含鲑鱼降钙素 20μg。1 喷,7 喷,16 喷,28 喷。

【贮藏】避光、2～8℃保存。

【包装】喷雾瓶装。

依普黄酮 Ipriflavone Tablets

【成分】依普黄酮。

【性状】本品为白色或类白色片。

【药理作用】本品是用于改善骨质疏松所致的骨量减少的药物,对卵巢切除和泼尼松龙造成的实验性骨质疏松模型大鼠均有抑制骨量减少的作用。其作用机制包括:直接抑制骨吸收;通过雌激素样作用增加降钙素的分泌,间接产生抗骨吸收作用;促进骨的形成。

【毒理作用】安全性药理:小鼠经口给予本品 1000mg/kg(按体表面积折算,约相当于临床日推荐量的 8.1 倍)以上时,有镇静作用。大鼠经口给予本品 300mg/kg(按体表面积折算,约相当于临床日推荐量的 4.9 倍)时,有降低体温及降低胃液酸度的作用,但均为轻度。重复给药毒性:大鼠和犬连续1年经口给药,未见明显毒性反应,无影响剂量分别为3000mg/(kg·d)和1500mg/(kg·d)(按体表面积折算,分别相当于临床日推荐剂量的49倍和81倍)。

遗传毒性:本品 Ames 试验、CHL 细胞染色体畸变试验和小鼠微核试验结果均为阴性。

生殖毒性:(1)一般生殖毒性:妊娠前及妊娠初期的大鼠经口给予本品,剂量达 3000mg/(kg·d)时,对亲代动物的一般状态、繁殖机能和胎仔均无异常影响。

(2)致畸敏感期毒性:大鼠及家兔在胎仔器官形成期经口给予本品,剂量达 3000mg/(kg·d)时,可见有抑制雌性大鼠体重增长的倾向。此外,未见其他异常。

(3)围产期毒性:围产期大鼠经口给予本品300mg/(kg·d)、1000mg/(kg·d) 和 3000mg/(kg·d),各给药组仔鼠的体重增长均有被抑制的倾向。在1000mg/(kg·d)(按体表面积折算,约相当于临床日推荐剂量的16倍)以上剂量,可见仔鼠外耳道开通或全身发育迟缓。由于本品对妊娠中用药的安全性尚未确立,除非其预期治疗益处大于潜在危险时,才可用于孕妇或可能怀孕的妇女。动物试验表明,本品可进入大鼠乳汁中。因此,哺乳妇女应慎用本品。

【药代动力学】本品经口服在小肠形成 7 种代谢物与原形一起吸收,约 1.3 小时后原形的血药浓度达到峰值,其中 4 种代谢物具有生物效能。主要分布在胃、肠、肝和骨中,经门静脉入肝脏代谢,单剂量200mg 口服,半衰期9.8 小时;48 小时内尿总排泄率为 42.9%,均以代谢产物形式;每日 600mg,连续服药 6 天,血药浓度达稳态,半衰期 23.6 小时。继续服药后原药及代谢物无体内蓄积,血药浓度不再升高。

【适应证】改善骨质疏松的骨量减少。

【用法用量】通常成人每次 1 片(200mg),每日 3 次,饭后口服。此剂量应根据年龄及患者的症状进行调整。

【不良反应】罕见:不良反应发生率少于0.1%。偶见:少于 0.1~5%。常见:5%以上。

(1)重要的不良反应:①消化性溃疡、胃肠道出血 罕见出现消化性溃疡、胃肠道出血或恶化症状。当出现这种情况时,应立即停药,并给予适当的处理。故有消化道溃疡及有消化道溃疡病史者应慎用。②黄疸 罕见出现黄疸,故应密切观察。如有异常状况,立即停用该药,并进行适当处理。

(2)其他不良反应:①过敏反应 出疹、瘙痒等症状偶见,此时应停止用药。②消化器官 偶见恶心、呕吐、食欲不振、胃部不适、烧心、腹痛、腹部胀满、腹泻、便秘、口腔炎、口干、舌炎、味觉异常等。③神经系统 偶见眩晕、轻微头晕,罕见头痛等。④血液 罕见粒细胞减少,偶见贫血等。⑤肝脏 偶见胆红素 GOT、GPT、ALP、LDH 上升,罕见 Y-GTP 上升。⑥肾脏 罕见尿素氮、肌酐上升。⑦其他 罕见男子女性型乳房,若此情况出现,应停止用药。⑧罕见舌唇麻木,偶见浮肿、不适。

【禁忌证】对本品过敏者禁用。低钙血症患者忌用。

【注意事项】(1)本品的用药对象为确认为骨质疏松的患者。

(2)本品在给予高龄患者长期应用时,用药过程中应仔细观察患者的情况,若出现消化系统不良反应症状时,要进行适当处理。

(3)重度食道炎、胃炎、十二指肠炎、溃疡和胃肠功能紊乱患者慎用。

(4)中重度肝、肾功能不全患者慎用。

(5)服药期间需补钙。

(6)对男性骨质疏松无用药经验。

【孕妇及哺乳期妇女用药】妊娠、哺乳期妇女不宜服用。

【儿童用药】儿童、青少年不宜服用。

【老人用药】高龄患者应慎重用药。

【药物相互作用】(1)对摘除卵巢的动物,并用雌酮,可增强雌激素的作用,故在并用本品与雌激素制剂时应慎重用药。

(2)并用茶碱时,可使茶碱的血浓度上升,故在并用本品与茶碱时,应减少茶碱用量并慎重用药。

(3)并用香豆素类抗凝血剂,可增强香豆素类抗凝血剂的作用,故在并用本品与抗凝血剂的作用时,应减少香豆素类抗凝血剂的用量并慎重用药。

【贮藏】密闭,在凉暗干燥处保存。

【规格剂型】0.2g,片剂。

骨化三醇 Calcitriol Soft Capsules

【商品名】罗盖全。

【适应证】①绝经后骨质疏松；②慢性肾功能低下；③术后甲状腺功能低下；④特发性甲状旁腺功能低下；⑤假性甲状腺功能低下；⑥维生素 D 依赖性佝偻病；⑦低血磷性维生素 D 抵抗型佝偻病等。

【用法用量】应根据每个病人血钙水平制定本品的每日最佳剂量。开始以本品治疗时，应尽可能使用最小剂量，并且不能在没有监测血钙水平的情况下增加用量。确定了本品的最佳剂量后，应每月复查 1 次血钙水平。采集血钙标本时，不能使用止血带。若血钙超过正常范围（9～11mg/100ml 或 2250～2750μmol/L）1mg/100ml（250μmol/L），或血肌酐＞120μmol/L，则必须减少剂量或完全中止治疗直至血钙正常。在血钙增高期间，必须每日测定血钙及血磷水平，血钙正常后可服用本品，但日剂量应低于前剂量 0.25μg。每日应估计钙摄入量并酌情进行调整。本品最佳疗效的先决条件是足够但不过量的钙摄入量（成人每日约 800mg），治疗开始时，补钙是必要的。因为胃肠道对钙吸收的改善，有些病人可能宜保持较低的钙摄入量。有高血钙倾向的病人，可能只需要小剂量补钙或完全不需要补钙。每日钙总摄取量（如从食物和药物）平均大约为 800mg，不应超过 1000mg。

口服。具体方法如下：

(1)绝经后骨质疏松：推荐剂量为每次 0.25μg，每日 3 次。服药后分别于第 4 周、第 3 个月、第 6 个月监测血钙和血肌酐浓度，以后每 6 个月监测 1 次。

(2)肾性骨营养不良（包括透析病人）：起始阶段的每日剂量为 0.25μg，血钙正常或略有降低的病人隔日 0.25μg 即可。如 2～4 周内生化指标及病情未见明显改善，则每隔 2～4 周将本品的每日用量增加 0.25μg，在此期间至少每周测定血钙 2 次。大多数病人最佳用量为每日 0.5～1.0μg。

(3)甲状腺功能低下和佝偻病：推荐起始剂量为每日 0.25μg，晨服。如生化指标和病情未见明显改善，则每隔 2～4 周增加剂量。在此期间，每周至少测定血钙浓度 2 次。甲状旁腺功能低下者，偶见吸收不佳现象，因此，该种病人需要较大剂量或遵医嘱。

【不良反应】由于骨化三醇能产生维生素 D 的作用，所以可能发生的不良反应与维生素 D 过量相似。如高血钙综合征或钙中毒（取决于高钙的严重程度及持续时间）。偶见的急性症状包括食欲减退、头痛、呕吐和便秘。慢性症状包括营养不良、感觉障碍、伴有口渴的发热、尿多、脱水、情感淡漠、发育停止及泌尿道感染。长达 15 年临床使用本品治疗所有适应证。结果显示，不良反应发生率很低，包括高钙血症在内的发生率为 0.111％或更低。并发高钙血症和高磷血症的病人[浓度＞6mg/(100mmol·L)]可能发生软组织钙化，这些表现可通过放射学检查而观察到。肾功能正常的病人，慢性高钙血症也许与血肌酐增高有关。由于骨化三醇的生物半衰期较短，其药代动力学研究表明，停药或减量数天后升高的血钙即回复正常范围，这一过程要比维生素 D_3 快许多。对敏感体质的病人可能会发生过敏反应。

【禁忌证】本品禁用于有维生素 D 中毒迹象的病人。

【注意事项】(1)高血钙同本品的治疗密切相关。对尿毒症骨营养不良病人的研究表明，高达 40％使用骨化三醇治疗的病人中发现高血钙。饮食改变(例如，增加奶制品的摄入)以至于钙摄入量迅速增加或不加控制地服用钙制剂均可导致高血钙。应告知病人及其家属，必须严格遵守处方饮食，并教会他们如何识别高钙血症的症状。

(2)骨化三醇能增加血无机磷水平，这对低磷血症的病人是有益的。但对肾衰竭的病人来说，则要小心不正常的钙沉淀所造成的危险。在这种情况下，要通过口服适量的磷结合剂或减少磷质摄入量将血磷保持在正常水平。患维生素 D 抵抗性佝偻病病人（家族性低磷血症），以本品治疗时应继续口服磷制剂。但必须考虑本品可能促进肠道对磷的吸收，这种作用可能使磷的摄入需要量减少。因此，需要定期进行测定，每周至少测定血钙 2 次。

(3)由于骨化三醇是现有的最有效的维生素 D 代谢产物，故不需要其他维生素 D 制剂与其合用，从而避免高维生素 D 血症。如果病人由服用维生素 D_3 改服用骨化三醇时，则可能需要数月时间使血中维生素 D_3 恢复至基础水平。

(4)肾功能正常的患者服用本品时必须避免脱

水,故应保持适当的水摄入量。

(5)对驾驶车辆和操作机器的影响 基于所报道的不良反应的药效学特性,推测本品对驾驶车辆及操作机器者是安全的或者说影响很小。

【孕妇及哺乳期妇女用药】在给予家兔骨化三醇最大推荐量的2~6倍时,胎儿出现外表和骨骼畸形;同样剂量对大鼠没有致畸作用。目前没有适当的和良性对照的试验研究说明本品对孕妇的影响,因而孕妇使用本品,需要权衡利弊。骨化三醇吸收后骨化三醇可以进入乳汁,由于许多药物都可以进入乳汁,而且骨化三醇的潜在副作用还没有确定。因此,哺乳期妇女在服用骨化三醇期间不应哺乳。

【儿童用药】本品儿童用药的安全性和有效性尚未建立。

【老年用药】老年病人无需特殊剂量,但建议监测血钙和血肌苷浓度。对于正进行透析的老年病人使用的安全性和有效性尚未建立。

【规格】0.25μg。

【包装】10粒/瓶,168瓶/箱。

【生产企业】R. P. Scherer GmbH & Co. KG。

骨化三醇胶丸　Calcitriol Soft Capsules

【商品名】盖三淳。

【成分】骨化三醇。化学名称为:9,10-开环胆甾-5Z,7E,10(19)-三烯-1α,3β,25-三醇。

【性状】本品为胶丸,内含黄色或淡黄色的油状液体。

【适应证】①绝经后和老年性骨质疏松;②慢性肾衰竭,尤其是接受血液透析病人的肾性骨营养不良症;③术后甲状旁腺功能低下;④特发性甲状旁腺功能低下;⑤假性甲状旁腺功能低下;⑥维生素D依赖性佝偻病;⑦低血磷性维生素D抵抗型佝偻病等。

【规格】0.25μg。

【用法用量】用法:口服。应根据每个病人血钙水平制定本品的每日最佳剂量。开始以本品治疗时,应尽可能使用最小剂量,并且不能在没有监测血钙水平的情况下增加用量。确定了本品的最佳剂量后,应每月复查1次血钙水平(或参照下面有关个别适应证之详细说明)。采集血钙标本时,不能使用止血带。若血钙超过正常范围(9~11mg/100ml 或2250~2750μmol/L)1mg/100ml(250μmol/L),或血肌酐>120μmol/L,则必须减少剂量或完全中止治疗直至血钙正常。

在血钙增高期间,必须每日测定血钙及血磷水平,血钙正常后可服用本品,但日剂量应低于前剂量0.25μg。每日应估计钙摄入量并酌情进行调整。

本品最佳疗效的先决条件是足够但不过量的钙摄入量(成人每日约800mg),治疗开始时,补钙是必要的。因为胃肠道对钙吸收的改善,有些病人可能宜保持较低的钙摄入量。有高血钙倾向的病人,可能只需要小剂量补钙或完全不需要补钙。每日钙总摄入量(如从食物和药物中获得)平均大约为800mg,不应超过1000mg。

具体用量如下:

绝经后和老年性骨质疏松:推荐剂量为每次1粒(0.25μg),每日2次。服药后分别于第4周、第3个月、第6个月监测血钙和血肌酐浓度,以后每6个月监测1次。

肾性骨营养不良(包括透析病人):起始阶段的每日剂量为1粒(0.25μg)。血钙正常或略有降低的病人隔日1粒(0.25μg)即可。如2~4周内生化指标及病情未见明显改善,则每隔2~4周将本品的每日用量增加1粒(0.25μg),在此期间至少每周测定血钙2次。大多数病人最佳用量为每日2~4粒(0.5~1.0μg)。

甲状旁腺功能低下和佝偻病:推荐起始剂量为每日1粒(0.25μg),晨服。如生化指标和病情未见明显改善,则每隔2~4周增加剂量。在此期间,每周至少测定血钙浓度2次。甲状旁腺功能低下者,偶见吸收不佳现象,因此,该种病人需要较大剂量或遵医嘱。

【不良反应】由于骨化三醇能产生维生素D的作用,所以可能发生的不良反应与维生素D过量相似。如高血钙综合征或钙中毒(取决于高血钙的严重程度及持续时间)。偶见的急性症状包括食欲减退、头痛、呕吐和便秘。慢性症状包括营养不良、感觉障碍、伴有口渴的发热、尿多、脱水、情感淡漠、发育停止及泌尿道感染。长达15年临床使用本品治疗所有适应证。结果显示,不良反应的发生率很低,包括高钙血症在内的发生率为0.001%或更低。

并发高钙和高磷血症的病人(浓度>6mg/100ml或1.9mmol/L)可能发生软组织钙化,这些表现可通过放射学检查而观察到。肾功能正常的病人,慢性高钙血症也许与血肌酐增高有关。由于骨化三醇的生物半衰期较短,其药代动力学研究表明,停药或减量数天后升高的血钙即回复正常范围,这一过程要比维生素D_3快许多。对敏感体质的病人可能会发生过敏反应。

【禁忌证】本品禁用于与高血钙有关的疾病。禁用于已知对本品或同类药品及其任何赋形剂过敏的病人。禁用于有维生素D中毒迹象的病人。

【注意事项】(1)高血钙同本品的治疗密切相关。对尿毒症性骨营养不良病人的研究表明,高达40%使用骨化三醇治疗的病人中发现高血钙。饮食改变(例如,增加奶制品的摄入)以至于钙摄入量迅速增加或不加控制地服用钙制剂均可导致高血钙。应告知病人及其家属,必须严格遵守处方饮食,并教会他们如何识别高钙血症的症状。一旦血钙浓度比正常值(9~11mg/100ml,或2250~2750μmol/L)高出1mg/100ml,或血肌酐>120μmol/ml,应立即停止服用本品直至血钙正常(详见【用法用量】)。

(2)肾功能正常的患者,慢性高血钙可能与血肌酐增加有关。卧床病人,如术后卧床病人发生高血钙机会更大些。

(3)骨化三醇能增加血无机磷水平,这对低磷血症的病人是有益的。但对肾衰竭的病人来说,则要小心不正常的钙沉淀所造成的危险。在这种情况下,要通过口服适量的磷结合剂或减少磷质摄入量将血磷保持在正常水平(2~5mg/100ml或0.65~1.62mmol/L)。

(4)患维生素D抵抗性佝偻病病人(家族性低磷血症),以本品治疗时应继续口服磷制剂。但必须考虑本品可能促进肠道对磷的吸收,这种作用可能使磷的摄入需要量减少。因此需要定期进行血钙、磷、镁、碱性磷酸酶及24小时内尿中钙、磷定量等实验室检查。本品治疗的稳定期,每周至少测定血钙2次(详见【用法用量】)。

(5)由于骨化三醇是现有的最有效的维生素D代谢产物,故不需要其他维生素D制剂与其合用,从而避免高维生素D血症。如果病人由服用维生素D_3改服用骨化三醇时,则可能需要数月时间才能使血中维生素D_3恢复至基础水平(详见【用法用量】)。

(6)肾功能正常的患者服用本品时,必须避免脱水,故应保持适当的水摄入量。

【孕妇及哺乳期妇女用药】在给予家兔骨化三醇最大推荐量的2~6倍时,胎儿出现外表和骨骼畸形;同样剂量对大鼠没有致畸作用。目前没有适当的和良性对照的试验研究说明本品对孕妇的影响,因而孕妇使用本品,需权衡利弊。骨化三醇吸收后可以进入乳汁,由于许多药物都可以进入乳汁,而且骨化三醇的潜在不良反应还没有确定。因此,哺乳期妇女在服用骨化三醇期间不应哺乳。

【药物相互作用】由于骨化三醇是维生素D_3最重要的代谢产物之一,因此,在骨化三醇治疗期间禁止使用药理学剂量的维生素D及其衍生物制剂,以避免可能发生的附加作用和高钙血症。要对病人进行饮食指导,特别是要观察钙质的摄入情况并要对钙制剂的使用进行控制。与噻嗪类利尿剂合用会增加高钙血症的危险。对正在进行洋地黄类药物治疗的病人,应谨慎制定骨化三醇的用量,因为该类病人如发生高钙血症可能会诱发心律失常。

在维生素D类似物和激素之间存在功能性拮抗关系,维生素D类制剂能促进钙的吸收,而激素类制剂则抑制钙的吸收。

含镁药物(如抗酸药)可能导致高镁血症,故长期接受透析的病人使用本品进行治疗时,不能服用该类药物。

由于本品影响磷在肠道、肾脏及骨髓内的输送,故应依据血磷浓度(正常值2~5mg/100ml,或0.6~1.6mmol/L),调节磷结合型制剂的用量。

维生素D对抗型佝偻病病人(家族性低磷血症)应继续口服磷制剂。但应考虑骨化三醇可能刺激肠道磷吸收,因为该影响可能改变磷的需要量。

使用二苯乙内酰胺或苯巴比妥等酶诱导剂,可能会增加骨化三醇的代谢从而使其血浓度降低。如同时服用这类制剂,则应增加骨化三醇的药物剂量。

消胆胺能降低脂溶性维生素在肠道的吸收,故可能诱导骨化三醇在肠道的吸收不良。

【药物过量】超剂量服用骨化三醇可引起高血

钙、高尿钙和高血磷。同时服用大剂量的钙制剂和磷制剂也可能引起相似的异常。透析池中钙浓度过高也可引起高血钙。急性中毒症状表现为食欲减退、恶心、头痛、呕吐、便秘。慢性中毒症状表现为营养不良（乏力、体重减轻）、感觉障碍，以及可能会产生伴有口渴的发热、多尿、脱水、表情淡漠、发育停止和泌尿道感染等。高血钙症还可能导致肾皮质，以及心肌、肺和胰腺等组织的转移性钙化。

治疗急性药物过量时，可考虑以下处理方法：①立即停药并洗胃或诱导呕吐，防止药物的进一步吸收；②口服液体石蜡，促进药物经肠道的排泄；③反复检测血清的钙浓度，如果血钙水平仍高，可选用磷酸盐和皮质类固醇，并采取措施以适当利尿。

【药理毒理】毒理研究：尚不明确。药理作用：骨化三醇是维生素 D_3 最重要活性代谢产物之一，通常在肾脏内由其前体 25-羟基维生素 D_3（25-HCC）转化而成，正常生理性每日生成量为 $0.5\sim1.0\mu g$，并在骨质合成增加期内（如生长期或妊娠期）其生长量稍有增加。骨化三醇促进肠道对钙的吸收并调节骨的矿化。单剂量骨化三醇的药理作用可持续 3～5 天。

骨化三醇在调节钙平衡方面的关键作用，包括对骨骼中成骨细胞活性的刺激作用，为治疗骨质疏松提供了充分的药理学基础。

肾性骨营养不良的患者，口服本品使肠道吸收钙的能力恢复正常，纠正低血钙，及过高的血碱性磷酸酶和血甲状旁腺素浓度。本品能减轻骨与肌肉疼痛，并矫正发生在纤维性骨炎和其他矿化不足病人中的组织学改变。

维生素 D 依赖性佝偻病病人，血中骨化三醇水平降低或缺失，由于肾脏内生产骨化三醇不足，可考虑本品作为一种替代性治疗。

维生素 D 抵抗性佝偻病病人和低磷血症的病人中，血钙水平降低，本品治疗能降低磷的管式清除，并结合磷制剂的治疗，恢复骨的生长。

即使在很高剂量，也无证据表明维生素 D 对人具有致畸作用。

【药代动力学】吸收：骨化三醇在肠道内被迅速吸收，口服单剂本品 $0.25\sim1.0\mu g$，3～6 小时内达到血药峰浓度。多次用药后，在 7 天内血清骨化三醇浓度达到稳态，与给药剂量有关。

分布：在血液转运过程中，骨化三醇和其他维生素 D 代谢产物与特异血浆蛋白结合。可以设想，外源性骨化三醇能通过母体血液进入胎儿的血和乳汁中。

代谢：已鉴别出数种骨化三醇的代谢产物，各有不同的维生素 D 活性。

排泄：血中骨化三醇的清除半衰期为 3～6 小时，但单剂量骨化三醇的药理学作用可持续 3～5 天。骨化三醇被分泌进入胆汁并参与肝肠循环。

肾病综合征或接受血液透析的病人中，骨化三醇血药浓度降低，达峰时间延长。

【贮藏】避光，密闭，阴凉处（不超过 20℃）保存。

【包装】铝塑包装，外套复合膜袋。10 粒/板，20 粒/板，1 板/袋，1 袋/盒。

【生产企业】青岛正大海尔制药有限公司。

阿法骨化醇软胶囊 Alfacalcidol Soft Capsules
【商品名】盖诺真。
【成分】阿法骨化醇。化学名称：9,10-开环胆甾-5Z,7E,10(19)-三烯-1,3β-二醇。
【性状】本品的内容物为淡黄色至深黄色油状液。
【适应证】佝偻病和软骨病；肾性骨病；骨质疏松；甲状旁腺功能减退症。
【规格】$0.25\mu g$。
【用法用量】口服。成人，慢性肾功能不全和骨质疏松：每次 2 粒（$0.5\mu g$），每日 1 次，或遵医嘱。儿童，应遵医嘱。
【不良反应】小剂量单独使用（$<1.0\mu g/d$）一般无不良反应，偶见食欲不振、恶心、呕吐及皮肤瘙痒感等。长期大剂量用药或与钙剂合用可能会引起高钙血症和高钙尿症。
【禁忌证】对维生素 D 及其类似物过敏、具有高钙血症、有维生素 D 中毒征象者禁用。
【注意事项】(1)青年患者只限于青年特发性骨质疏松及糖皮质激素过多引起的骨质疏松症。
(2)用药过程中应注意监测血钙、血尿素氮、肌酐，以及尿钙、尿肌酐。
(3)出现高钙血症时必须停药，并予以有关处理。待血钙恢复正常,按末次剂量减半给药。

(4)超大剂量服药可能出现胃肠道系统、肝脏、精神神经系统、循环系统等方面的不良反应,如胃痛、便秘、GOT 及 GPT 升高、头痛、血压轻度升高等。

【孕妇及哺乳期妇女用药】孕妇不宜用,安全性尚未确定。妊娠动物摄入过量维生素 D 可致胎仔畸形。

【药物相互作用】(1)钙剂:与钙剂合用可能会引起血钙升高,应监测血钙。

(2)噻嗪类利尿剂:此类利尿剂可促进肾脏对钙的吸收,合用时有发生高钙血症的危险。

(3)洋地黄糖苷类:应用洋地黄类药物的患者,若出现高钙血症易诱发心律失常。若与本品合用应严密监测血钙。

(4)巴比妥类、抗惊厥药:这些药可加速活性维生素 D 代谢物在肝内代谢,降低药效,故应适当加大本品剂量。

(5)胃肠吸收抑制剂:消胆胺或含铝抗酸药可减少本药吸收,两者不宜同服,应间隔 2 小时先后服药。

(6)磷剂:本品与大剂量磷剂合用,可诱发高磷血症。

【药理作用】(1)增加小肠和肾小管对钙的重吸收,抑制甲状旁腺增生,减少甲状旁腺激素合成与释放,抑制骨吸收。

(2)增加转化生长因子-β(TGF-β)和胰岛素样生长因子-I(IGF-I)合成,促进胶原和骨基质蛋白合成。

(3)调节肌肉钙代谢,促进肌细胞分化,增强肌力,增加神经肌肉协调性,减少跌倒倾向。

【药代动力学】经小肠吸收后在肝内经 25-羟化酶作用转化为 1,25-$(OH)_2D_3$。现知成骨细胞也表达 25-羟化酶 mRNA,也可将 1α-OH-D_3 转化为活性形式。转化后的血 1,25-$(OH)_2D_3$ 高峰出现于用药后 8~12 小时,半衰期($t_{1/2}$)17.6 小时。

【贮藏】遮光,密封,在凉暗(不超过 20℃)干燥处保存。

【包装】外套复合膜的铝塑包装;10 粒/板/盒,20 粒/板/盒,20 粒/板×2 板/盒,20 粒/板×4 板/盒。

【生产企业】青岛正大海尔制药有限公司。

阿法骨化醇片 Alfacalcidol Tablets

【成分】阿法骨化醇,阿法 D_3。

【性状】白色片。

【药理毒理】对去势(摘除卵巢)、激素(肌注强的松龙)和肝素(皮下注射肝素)诱发的大鼠骨质疏松有抑制作用。

【适应证】骨质疏松。

【用法用量】口服。每次 0.5μg,每日 1 次,或遵医嘱。

【不良反应】大部分不良反应均是由于超大剂量服药引起的高钙血症所致,下列症状一旦发生,应严密监测血钙水平。

(1)胃肠道方面:厌食、恶心、呕吐、腹胀、腹泻、便秘、胃痛等。

(2)神经精神方面:头痛、眩晕、失眠、兴奋、记忆减退等。

(3)肾脏方面:尿素氮、肌酐、尿钙升高。

(4)肝脏方面:GOT、GPT、LDH、α-GTP 升高。

(5)其他:瘙痒、皮疹、结膜充血等。

【禁忌证】高钙血症患者禁用。

【注意事项】(1)服用本品的同时,根据医嘱,酌情补充钙剂。

(2)服药期间,应在医生指导下,严密监测血钙、尿钙水平,调整剂量,发生高钙血症时,立即停药。血钙值恢复到正常范围后,可重新减量给药。

【贮藏】遮光,密封,在凉暗干燥处保存。

阿法骨化醇胶囊 Alfacalcidol Capsule

【药品类别】甲状旁腺及钙代谢调节药。

【药理毒理】(1)增加小肠和肾小管对钙的重吸收,抑制甲状旁腺增生,减少甲状旁腺激素合成与释放,抑制骨吸收。

(2)增加转化生长因子-β(TGF-β)和胰岛素样生长因子-I(IGF-I)合成,促进胶原和骨基质蛋白合成。

(3)调节肌肉钙代谢,促进肌细胞分化,增强肌力,增加神经肌肉协调性,减少跌倒倾向。

【药代动力学】经小肠吸收后在肝内经 25-羟化酶作用转化为 1,25-$(OH)_2D_3$。现知成骨细胞也表达25-羟化酶mRNA,也可将1α-OH-D_3转化为活性形式。转化后的血1,25-$(OH)_2D_3$高峰出现于用药后8~12小时,半衰期为17.6小时。

【适应证】佝偻病和软骨病;肾性骨病;骨质疏松;甲状旁腺功能减退症。

【用法】口服。成人,每日0.25~1μg。

【不良反应】小剂量单独使用(<1.0μg/d)一般无不良反应,长期大剂量用药或与钙剂合用可能会引起高钙血症和高钙尿症。

【禁忌证】对维生素D及其类似物过敏、具有高钙血症、有维生素D中毒征象者禁用。

【注意事项】(1)用药过程中应注意监测血钙、血尿素氮、肌酐,以及尿钙、尿肌酐。

(2)青年患者只限于青年特发性骨质疏松及糖皮质激素过多引起的骨质疏松症。

(3)出现高钙血症时必须停药,并予以有关处理,待血钙恢复正常,按末次剂量减半给药。

【孕妇及哺乳期妇女用药】孕妇不宜用,安全性尚未确定。妊娠动物摄入过量维生素D可致胎仔畸形。

【药物相互作用】(1)钙剂:与钙剂合用可能会引起血钙升高,应监测血钙。

(2)噻嗪类利尿剂:此类利尿剂可促进肾脏对钙的吸收,合用时有发生高钙血症的危险。

(3)洋地黄糖苷类:应用洋地黄类药物的患者若出现高钙血症易诱发心律失常,若与本药合用应严密监测血钙。

(4)巴比妥类、抗惊厥药:这些药可加速活性维生素D代谢物在肝内代谢,降低药效,故应适当加大本品剂量。

(5)胃肠吸收抑制剂:消胆胺或含铝抗酸药可减少本品吸收,两者不宜同服,应间隔2小时先后服药。

(6)磷剂:本品与大剂量磷剂合用,可诱发高磷血症。

【贮藏】密闭,置阴凉处保存。

【包装】0.25μg。

碳酸钙片 Calcium Carbonate Tablets

【性状】本品为白色薄膜衣片,除去包衣后显类白色。

【药理作用】本品参与骨骼的形成与骨折后骨组织的再建,以及肌肉收缩、神经传递、凝血机制并降低毛细血管的渗透性等。

【适应证】用于预防和治疗钙缺乏症,如骨质疏松、手足抽搐症、骨发育不全、佝偻病,以及儿童、妊娠和哺乳期妇女、绝经期妇女、老年人钙的补充。

【用法用量】口服,每日1~6片,分次饭后服用。

【不良反应】嗳气、便秘。偶可发生奶-碱综合征,表现为高血钙、碱中毒及肾功能不全(因服用牛奶及碳酸钙、或单用碳酸钙引起)。过量长期服用可引起胃酸分泌反跳性增高,并可发生高钙血症。

【禁忌证】高钙血症、高钙尿症、含钙肾结石或有肾结石病史患者禁用。

【注意事项】(1)心肾功能不全者慎用。

(2)对本品过敏者禁用,过敏体质者慎用。

(3)本品性状发生改变时禁止使用。

(4)请将本品放在儿童不能接触的地方。

(5)儿童必须在成人监护下使用。

(6)如正在使用其他药品,使用本品前请咨询医师或药师。

【孕妇及哺乳期妇女用药】尚不明确。

【药物相互作用】(1)本品不宜与洋地黄类药物合用。

(2)大量饮用含酒精和咖啡因的饮料及大量吸烟,均会抑制钙剂的吸收。

(3)大量进食富含纤维素的食物能抑制钙的吸收,因钙与纤维素结合成不易吸收的化合物。

(4)本品与苯妥英钠及四环素类同用,二者吸收减少。

(5)维生素D、避孕药、雌激素能增加钙的吸收。

(6)含铝的抗酸药与本品同服时,铝的吸收增多。

(7)本品与噻嗪类利尿药合用时,易发生高钙血症(因增加肾小管对钙的重吸收)。

(8)本品与含钾药物合用时,应注意心律失常的发生。

(9)如与其他药物同时使用,可能会发生药物相互作用,详情请咨询医师或药师。

【规格剂型】每片含碳酸钙0.5g(相当于钙

0.2g)。片剂。

一氟磷酸谷氨酰胺 Glutamine Monofluorop Hosphate

【商品名】特乐定。化学名：单氟磷酸盐＋钙片（MFP＋Ca）

【成分】本品含一氟磷酸谷氨酰胺、葡萄糖酸钙、枸橼酸钙。每片相当于含氟5mg，钙150mg。

【作用机制】氟是骨和牙齿生长及维持所必需的自然元素。用氟治疗骨质疏松的活性霉素是氟离子。氟离子通过以下机制发挥作用：(1)氟离子取代羟磷灰石(三磷酸钙)中的羟离子，形成氟磷灰石晶体，其晶体比羟磷灰石更能抵抗骨的重吸收；(2)氟磷灰石产生的压电流较羟磷灰石强，因而对成骨细胞具有较强的激活及成骨作用；(3)氟抑制成骨细胞特异性的酸性磷酸-酪氨酸-蛋白磷酸酶，从而使成骨细胞的磷酸-酪氨酸-蛋白含量增多，促进成骨细胞的有丝分裂和刺激成骨细胞的运动。

【适应证】骨质疏松。

【用法用量】特乐定片必须嚼碎后吞服，并同时饮水或其他液体。推荐剂量：每日3次，每次1片，最好在进餐时服用。特乐定的耐受性很好，其疗程甚至可持续1年以上。

【禁忌证】儿童或生长发育期、妊娠或哺乳妇女、骨软化症患者、严重肾衰、高钙血症及高尿钙等人群禁用。

【不良反应】很少情况下，在长期服用后会有关节痛发生，尤其是下肢。在此情况下特乐定应减量或暂时停用。胃肠道副作用偶有发生。

【注意事项】(1)特乐定片必须嚼碎后吞服。
(2)切勿使儿童擅取。

替勃龙 Tibolone

【性状】本品为白色或黄白色片。

【药理作用】本品能够稳定妇女在更年期卵巢功能衰退后的下丘脑-垂体系统。这一中枢作用是来自本品所具有的多种激素特性的综合结果。例如，雌激素活性、孕激素活性及弱雄激素活性，这些特性将由下述各种效应所证实：本品在每日口服2.5mg剂量时，能够抑制绝经后妇女的促性腺激素水平和抑制生育期妇女的排卵。此一剂量的本品并不刺激绝经后妇女的子宫内膜，仅有极少数病人出现轻度子宫增生；其增生的程度并不随着服药时间的延长而增加。同时也观察到本品对阴道黏膜的刺激作用。同样剂量的本品具有抑制绝经后妇女骨丢失的作用。绝经期症状特别是血管舒缩症状如潮热、多汗等均受到抑制，对性欲和情绪也都有良好的作用。

【药代动力学】像其他甾体化合物一样，7-甲异炔诺酮也是在肝脏内代谢，转化为代谢产物由粪、尿中排出。其中一些代谢产物可能与该药的生物活性有关。

【适应证】适用于更年期妇女综合征及骨质疏松的防治。

【用法用量】口服。每次2.5mg，每日1次，最少连续治疗3个月方能达到最好的疗效。

【禁忌证】妊娠。已确诊或怀疑的激素依赖性肿瘤。血栓性静脉炎、血栓栓塞形成等心血管疾病或脑血管疾病，或者上述疾病既往史者。原因不明的阴道流血。严重肝病。

【孕妇及哺乳期妇女用药】见禁忌证。

【药物相互作用】酶诱导物能加速7-甲异炔诺酮的代谢，从而降低其活性。

结合雌激素 Conjugated Estrogens

【商品名】妊吗雌酮，结合雌激素。

【药物作用】药物作用与内源性雌激素相同。口服有效，不易被肝脏灭活。主要用于治疗绝经期症状或预防骨质疏松，以及治疗雌激素低下症。

【适应证】用于卵巢功能不全、子宫发育不良、功能性子宫出血、绝经期综合征、老年性阴道炎及前列腺癌等。用于鼻出血、妇产科出血及手术时出血。

【用法用量】(1)口服：通常每次0.5～2.5mg，每日1～3次。用于绝经期综合征，每日0.625～3.75mg。前列腺癌，每日7.5mg。

(2)肌注：通常1次20mg。对功能性子宫出血，注射生效后改口服每日2.5～7.5mg，连服20天(最后5天加用孕激素)。

(3)绝经期：每日0.3～1.25mg，每月加用甲羟孕酮每日4mg，共10天。

(4)预防骨质疏松：每日0.625mg。

(5) 雌激素低下症：每日 0.3～1.25mg。

【不良反应】长期过量应用可引起内膜癌、血栓栓塞性疾病。

【注意事项】可有恶心、呕吐、乳房胀等不良反应。肝功能不全者慎用。

【规　格】（1）片剂：每片 0.25mg、0.3mg、0.625mg、1.25mg、2.5mg。（2）每支 20mg(1ml)。（3）软膏剂：1g。

雌二醇凝胶　Estradiol Gel

【商品名】雌二醇。

【适应证】临床用于卵巢机能不全或卵巢激素不足引起的各种症状，主要是功能性子宫出血、原发性闭经、绝经期综合征及前列腺癌等。

【规格】40g：24mg。

第四节　骨质疏松的治疗

骨质疏松(osteoporosis，OP)是一种以低骨量和骨组织微结构破坏为特征，导致骨质脆性增加和易于骨折的代谢性骨病。OP可分为原发性和继发性两类。继发性者的原发病因明确，常由内分泌代谢疾病(如性腺功能减退症、甲亢、甲旁亢、Cushing综合征、1型糖尿病等)或全身性疾病(如器官移植术后、肠吸收不良综合征、神经性厌食、肌营养不良症、慢性肾衰竭、骨髓纤维化、白血病、系统性红斑狼疮、营养不良症等)引起。原发性者又可分为两种亚型，即Ⅰ型和Ⅱ型。Ⅰ型即绝经后骨质疏松(postmenopausal osteoporosis，PMOP)，发生于绝经后女性，其中多数患者的骨转换(turnover)率增高，亦称高转换型 OP；Ⅱ型(老年性)OP多见于60岁以上的老年人，女性的发病率为男性的2倍以上。本节主要介绍原发性骨质疏松。

一、一般治疗

1. 运动　运动可增加和保持骨量，并可使老年人的应变能力增强，减少骨折意外的发生。运动的类型、方式和量应根据患者的具体情况而定。

2. 钙剂　不论何种骨质疏松均应补充适量钙剂，使每日元素钙的总摄入量达800～1200mg。除有目的地增加饮食钙含量外，尚可补充碳酸钙、葡萄糖酸钙、枸橼酸钙等制剂。

3. 维生素D　成年人如缺乏阳光照射，每日摄入维生素D $5\mu g$(200U)即可满足基本生理需要，但预防骨质疏松和继发性甲旁亢则用量宜增加。水下或矿井作业者需补充 20～50μg(800～2000U)/d，一般应维持血 $25\text{-}(OH)_2D_3$ 在100～150nmol/L范围内。在补充适量钙剂的同时(如为骨质疏松-骨软化、骨软化或佝偻病，应先补给钙剂后数日)补充维生素D 400U/d，或骨化三醇[$1,25\text{-}(OH)_2D_3$，钙三醇]0.25～0.5μg/d，阿法骨化醇 0.25～1μg/d 等。近年来，有维生素D碳酸钙合剂，每日口服1～2片亦可满足钙和维生素D的需要。

4. 其他辅助性治疗　主要包括多从事户外活动、戒除烟酒、少饮咖啡，停用致骨质疏松药物及进食富含钙镁与异黄酮类(如豆制品)食物等。

二、对症治疗

1. 有疼痛者可给予适量非甾体抗炎药，如阿司匹林，每次 0.3～0.6g，每日不超过3次；或吲哚美辛(消炎痛)，每次 25mg，每日3次；或桂美辛(吲哚拉新)每次 150mg，每日3次。如发生骨折，或遇顽固性骨质疏松性疼痛时，首先应除外可能存在的继发性甲旁亢及 $1,25\text{-}(OH)_2D_3$ 缺乏和(或)肾小管病变，随后考虑短期应用降钙素制剂(见后)。

2. 有骨畸形者应局部固定或采用其他矫形措施防止畸形加剧。

3. 有骨折者应给予牵引、固定、复位或手术治疗，同时应尽早辅以物理疗法和康复治疗，努力恢复运动功能。必要时，由医护人员给予被动运动，以减少制动或废用所致的骨质疏松。

三、特殊治疗

(一)雌激素和选择性雌激素受体调节剂

1. 适应证和禁忌证　雌激素补充治疗适应证：①主要用于绝经后骨质疏松的预防，有时也可作为治疗的方案之一,适用于有或无骨质疏松患者;②围绝经期伴有或不伴有骨量减少者;③卵巢早衰或因各种原因切除卵巢者。不宜或暂不宜使用雌激素制剂的情况主要有:①子宫内膜癌和乳腺癌者;②子宫内膜异位者;③不明原因阴道出血者;④活动性肝炎或其他肝病伴肝功能明显异常者;⑤系统性红斑狼疮者;⑥活动性血栓栓塞性病变者。

2. 制剂与剂量　制剂很多,主要有:①微粒化17-β-雌二醇,或戊酸雌二醇 1～2mg/d;②炔雌醇 10～20μg/d;③替勃龙 1.25～2.5mg/d;④尼尔雌醇 1～2mg/w;⑤雌二醇皮贴剂 0.05～0.1mg/d。选择性雌激素受体调节剂(selective estrogen receptor modulators,SERM)对某些组织表现为雌激素激动剂而对另一些组织则表达雌激素的拮抗作用,如他莫昔芬(Tamoxifen)、雷洛昔芬(Raloxifen)等,主要适应于治疗无更年期症状、无血栓栓塞疾病的PMOP。雌、孕激素合剂或雌、孕、雄激素合剂的用量小,综合作用强;皮肤贴剂可避免药物首经肝及胃肠道;而近年推出的鼻喷雌激素制剂(Aerodiol)具有药物用量低、疗效确切等优点。

3. 治疗监测　主要监测内容包括:①定期进行妇科检查和乳腺检查;②定期BMD测量;③定期阴道B超,观察子宫内膜厚度变化,如子宫内膜厚度＞5mm应加用孕激素;④反复阴道出血者宜减少用量或停药。

(二) 雄激素

天然的雄激素主要有睾酮、雄烯二酮及二氢睾酮。雄激素能增加骨细胞的分化和ALP活性,促进IGF-2受体和TGF-β的合成。雄激素可增加骨量,减少骨折发病率,用于男性骨质疏松的治疗。可选用雄酮类似物苯丙酸诺龙(19-去甲 17-苯丙酸睾酮(Nandrolonephenylpropion)或司坦唑醇(吡唑甲睾酮,Stanozolol)。雄激素对肝有损害,并常导致水钠潴留。

(三) 降钙素

1. 适应证和禁忌证　降钙素为骨吸收的抑制剂,主要适用于:①高转换型骨质疏松患者;②骨质疏松伴或不伴骨折(主要是脊椎压缩性骨折),其止痛效果好;③变形性骨炎者;④急性高钙血症或高钙血症危象者。

2. 制剂与剂量　主要有:①鲑鱼降钙素(Miacalcic,又名Salcalcitonin)为人工合成鲑鱼降钙素,活性为人或猪天然降钙素的20～40倍。注射用鲑鱼降钙素,每日皮下或肌内注射 50～100U,每日 1～2次,有效后减量;如需长期使用,可每周注射 2次,每次 50～100U。②鳗鱼降钙素(Elcatonin)为半人工合成的鳗鱼降钙素,每周肌注 2次,每次 20U,或根据病情酌情增减。

3. 注意事项　降钙素为多肽类物质,有过敏史或有过敏反应者慎用或禁用。应用降钙素制剂前需补充数日钙剂和维生素D。有报道,降钙素可通过胎盘,故孕妇禁用。

(四) 二膦酸盐

二膦酸盐是一类与钙有高度亲和力的人工合成化合物。

1. 作用机制　二膦酸盐的作用机制未明。实验观察显示其对骨代谢主要有两种作用:①改变骨基质特性,抑制破骨细胞生成和骨吸收;②破骨细胞胞饮二膦酸盐,并抑制其活性。

2. 适应证和禁忌证　二膦酸盐主要用于骨吸收明显增强的代谢性骨病,如变形性骨炎、多发性骨髓瘤、甲旁亢、肿瘤性高钙血症、骨纤维结构不良症、骨干发育不全、成骨不全、系统性肥大细胞增多症等。亦可用于治疗原发性和继发性骨质疏松,主要适应于高转换型者,尤其适应于高转换型PMOP又不宜用雌激素治疗者,对类固醇性骨质疏松也有良效。骨转换率正常或降低者不宜单独用二膦酸盐治疗。

3. 制剂与用量　目前已有9种二膦酸盐制剂可供选用。常用的有3种:①依替膦酸二钠(Etldronale,l-羟基乙膦酸钠)400mg/d,于清晨空腹时口服,服药1小时后方可进餐或饮用含钙饮料,一般连服2～3周。通常需隔月1个疗程。②帕米膦酸钠(Pamidronate,3-氨基-1 羟基乙膦酸钠)注射液,用前用注射用水稀释成 3mg/ml 浓度后加入生理盐水中,缓慢静脉滴注,至少不得短于24小时,每月注射1次,可连用3次,此后改为每3个月注射1次或改为口服制剂。本药的用量要根据血钙和病情而定,一般每次用量为 20～90mg,两次给药的间隔时间不得少于1周。③阿仑膦酸钠(Alendronate,

4-氨基-1羟丁基乙膦酸钠),常用量为10mg/d,服药期间无需间歇。

其他新型二膦酸盐制剂有唑来膦酸二钠(Zoledronate)、氯屈膦酸二钠(Clodronate)、因卡膦酸二钠(Incadronate)等,可酌情选用。

4. 注意事项

(1)本类药物的作用机制未明,长期用药可损害骨矿化,一般主张低剂量间歇给药。

(2)用药期间需补充钙剂。

(3)消化道反应较多见,偶可发生浅表性消化性溃疡;阿仑膦酸钠等二膦酸盐类对胃和食管的毒性作用类似于水杨酸盐类和非甾体抗炎药,但只要应用得当,此类药物并不改变胃肠黏膜的通透性。

(4)静脉注射可导致二膦酸盐-钙螯合物沉积,故有血栓栓塞性疾病、肾功能不全者禁用。

(5)治疗期间追踪疗效,并监测血钙、磷和骨吸收生化标志物。

四、预防

骨质疏松的预防必须加强卫生宣教工作和实施有效预防方案。高危人群的预防应在达到PBM前开始,以争取获得较理想的PBM。其中运动、保证充足的钙剂摄入较为可行和有效。成年后的预防主要包括两个方面:一是尽量延续骨量丢失的速率和程度,对绝经后妇女来说,公认的措施是及早补充雌激素或雌、孕激素合剂;二是预防骨质疏松患者发生骨折,避免骨折的危险因素可明显降低骨折发生率。

(王明刚 张云峰 宋修军)

第三章 促进骨折愈合药

第一节 促进骨折愈合药

鹿瓜多肽注射液 Cervus and Cucumis Polypeptide Injection

从鹿科动物梅花鹿的骨骼和葫芦科植物甜瓜的干燥种子中提取的多肽类活性成分，具有促进成骨、调节骨代谢和促进创伤修复、消炎镇痛等广泛药理作用。

【成分】本品为复方制剂。其组分为：鹿科动物梅花鹿(Cervus nippon Temminck)的骨骼和葫芦科植物甜瓜(Cucumis melo L.)的干燥成熟种子，经分别提取后制成的灭菌水溶液。主要含有以下成分：骨诱导多肽类生物因子；甜瓜籽提取物；多种游离氨基酸；有机钙、磷离子。

【作用机制】(1)促进骨折愈合：①促进机体内影响骨形成和吸收的骨源性生长因子的合成，包括骨形态发生蛋白(BMPs)、转化生长因子-β(TGF-β)、成纤维细胞生长因子(FGF)等；②促进未分化的间充质细胞转化成软骨和骨细胞，并促进已分化的软骨细胞和成骨细胞有丝分裂，从而促进受损软骨与骨的修复；③直接促进细胞外基质的合成，并显著抑制合成的细胞外基质的降解，促进骨胶原蛋白及非胶原蛋白的合成。

(2)消炎镇痛作用：①促进骨愈合，有效控制滑膜炎症，控制和减轻关节损害；②降低局部毛细血管通透性，减少炎症渗出；③调节机体免疫力；④作用于淋巴细胞和巨噬细胞，缓解炎性反应的破坏性；⑤协助巨噬细胞来源的某些细胞因子在组织修复中发挥作用；⑥改善局部血液循环，为病变部位的修复提供良好的血供环境；⑦调节钙、磷代谢平衡，增强骨钙沉积，调节维持骨容量。

【性状】本品为浅黄色的澄明液体。

【药理毒理】本品中骨诱导多肽类生物因子可有效促进机体内影响骨形成和吸收的骨源性生长因子的合成，包括骨形态发生蛋白(BMPs)、转化生长因子-β(TGF-β)、成纤维细胞生长因子(FGF)等，从而具有多种生物活性。其主要药理作用有：促进细胞有丝分裂、分化作用、趋化作用和溶骨活性。其中，BMPs是一组酸性低分子量糖蛋白。作为一种高效骨诱导物质，BMPs是间充质细胞向骨系细胞分化的最初信号分子，能诱导血管周围游动的间充质细胞转化为不可逆性的骨系细胞，即软骨细胞和成骨细胞，从而促进骨痂形成，诱导新骨形成，促进骨折修复。此外，BMPs还可调节细胞外基质成分的改变，并通过与TGF-β和FGF相互之间的协调作用更好地诱导新骨形成，使骨组织更成熟。TGF-β则是一族具有多种功能的蛋白多肽，对成骨细胞及成软骨细胞有促进分化或降低分化的双重调节作用，与多种因子如细胞外基质和其他分化调节生长因子一起协同参与对细胞分化的调节；TGF-β可促进细胞外基质合成，可以直接刺激成纤维细胞外基质的合成，并对其新合成的基质降解有显著抑制作用；对于成骨细胞，TGF-β可促进其合成Ⅰ型胶原、骨粘连素和骨桥蛋白；同时，TGF-β对淋巴细胞和巨噬细胞的作用表明，它既能缓解炎性反应的破坏性，又能协助巨噬细胞来源的某些细胞因子在组织修复中发挥作用。FGF是一组肝素粘合多肽，可刺激细胞的趋向移动、增殖和分化，增加合成胶原细胞的数量，促进骨胶原蛋白及非胶原蛋白的合成，增加骨钙素的合成。

甜瓜籽提取物是从葫芦科植物甜瓜的干燥成熟种子经特殊工艺提取而成,能降低骨折局部毛细血管通透性,减少炎性渗出,促进局部血运障碍的恢复;同时还能降低全血黏度及红细胞聚集程度,改善骨痂局部的血液循环,为骨细胞提供一个良好的供血环境。另外,还能抑制前列腺素的释放,达到止痛效果。在促进骨折早期愈合中,甜瓜籽提取物与补充的骨诱导多肽类生物因子具有协同作用,促进骨源性生长因子的合成。

本品富含的多种游离氨基酸,为骨细胞合成BMPs、TGF-β、FGF等骨源性生物因子提供原料,促进骨源性生物因子的合成。有机钙、磷离子可参与钙磷代谢,维持骨容量。

【适应证】用于各种类型骨折、创伤修复、风湿、类风湿性关节炎、强直性脊柱炎及腰腿疼痛等。

【用法用量】(1)肌内注射,每次2~4ml,每日4~8ml。

(2)静脉滴注。每日8~12ml,加入250~500ml 5%葡萄糖注射液或0.9%氯化钠注射液中静脉滴注,10~15天为1疗程。或遵医嘱。小儿酌减。

【不良反应】尚未见不良反应发生,如出现发热或皮疹,请酌情减少用量或停药。

【禁忌证】对本品过敏者禁用。

【注意事项】(1)静脉滴注给药时,本品宜单独使用,不宜与其他药物同时滴注。

(2)过敏体质者慎用。

(3)使用时发现药品破损或混浊勿用。

【孕妇及哺乳期妇女用药】尚不明确。

【药物相互作用】尚不明确。

【规格】2ml:4mg;4ml:8mg。

【贮藏】密闭保存。

【有效期】2年。

【生产企业】哈尔滨誉衡药业有限公司。

复方骨肽注射液 Compound Ossotide Injecton

复方骨肽注射液是在骨肽注射液基础上添加全蝎提取物,采用现代生物工程技术制成的复方肽类制剂。具有以下特点:①富含多种骨生长因子,相互协同作用,促进骨愈合,调节骨代谢,平衡骨生长,针对病因有效治疗多种骨科疾病;②在普通骨肽注射液的基础上添加全蝎多肽,具有良好的抗炎镇痛消肿作用,且无胃肠道反应和成瘾性,安全有效地缓解骨科患者的痛苦;③肽类药物靶向性强,易到达作用部位,静脉给药,无需植入,使用方便,患者接受度高;④采用全新提取工艺,每毫升药液中肽类物质含量是普通骨肽注射液的3倍,BMPs含量显著增加,增强治疗效果;⑤采用精微超滤工艺,确保热原物质和大分子蛋白完全被去除,无刺激、无不良反应。

【成分】分子量1万以下骨多肽及全蝎多肽,每1ml含多肽物质不低于15.0mg,其有效成分含量是普通骨肽注射液的3倍。

复方骨肽注射液的有效成分为骨多肽和全蝎多肽。经分离研究,骨多肽中含有骨形态发生蛋白(BMPs)、转化生长因子-β(TGF-β)、成纤维细胞生长因子(FGF)等骨生长因子,它们协同作用,能够快速促进骨愈合。全蝎多肽中含有蝎毒镇痛肽(SAP)和蝎毒抗炎肽(SPP)等活性成分,对骨科常见的创伤、类风湿性关节炎(RA)、骨关节炎(OA)等具有良好的抗炎镇痛消肿作用。

在整个生产过程中,由于采用了高效的细胞破碎和分子筛技术,复方骨肽注射中肽类物质含量达到普通骨肽注射液的3倍,其中BMPs含量增加尤为显著;而精微超滤工艺则保证了热源物质和大分子蛋白被100%去除。因此,复方骨肽注射液的综合疗效明显优于普通骨肽注射液。

【作用机制】(1)骨多肽:骨生长促进作用;BMPs促进其他骨生长因子诱导成骨中的基因表达;促进前体细胞分化、增殖为成骨细胞和成软骨细胞;调节成骨细胞复制和基质合成;调节骨钙磷代谢。

(2)全蝎多肽:抗炎消肿镇痛作用促进内源性镇痛物质释放,作用无成瘾性;拮抗急性非特异性炎症和慢性非特异性炎症。

改善骨折部位血液循环,增强局部细胞代谢活动,消除肿胀。

【药理作用】复方骨肽注射液含有多种骨生长因子,具有调节骨代谢和生长作用,能参与骨钙的吸收及释放,促进骨痂和新生血管的形成。全蝎多肽具有抗炎镇痛作用。

【药效学】复方骨肽注射液对关节炎急性炎症

模型及免疫性炎症模型具有明显的抗炎作用。同时,对小鼠疼痛模型也具有明显的镇痛作用。

【适应证】(1)促进骨细胞生长和骨新生,用于骨折和骨科手术后骨愈合。

(2)增加成骨细胞的衍化和增殖,抑制破骨细胞的吸收,治疗和预防骨质疏松;治疗颈椎疾病及骨关节退行性病变。

(3)具有抗炎镇痛作用,用于治疗风湿、类风湿性关节炎。

【用法用量】肌注 2～4ml,每日1次,静滴 4～10ml,溶于 250ml 葡萄糖或生理盐水中静脉滴注,每日1次,15～30天为1疗程,亦可在痛点和穴位注射。或遵医嘱。

【不良反应】偶见发热、皮疹。

【注意事项】对本品过敏者,严重肝、肾功能不全,孕妇禁用;儿童慎用;不可与氨基酸类药物、碱性药物同时使用。

【规格与包装】2ml:30mg/2ml/支×10支;5ml:75mg/5ml/支×5支。

【有效期】2年。

(宋修军 刘向军)

第二节 骨质疏松性骨折诊疗指南

中华医学会骨科学分会

一、概述

骨质疏松是一种以骨量降低、骨强度下降、骨微结构破坏、骨脆性增加、骨折风险性增大为特征的骨骼系统疾病,可分为原发性骨质疏松和继发性骨质疏松。

本《指南》所称的骨质疏松性骨折(脆性骨折)指患原发性骨质疏松后,因骨密度和骨质量下降导致骨强度减低,受到轻微暴力甚至在日常活动中即可发生的骨折,属于病理性骨折,是骨质疏松最严重的后果。常见的骨折部位是脊柱、髋部、桡骨远端和肱骨近端。

骨质疏松性骨折的特点及治疗难点:①骨质疏松患者罹患骨折并卧床后,将发生快速骨丢失,会加重骨质疏松;②骨折部位骨量低,骨质量差,多为粉碎性骨折,复位困难,不易达到满意效果;③内固定治疗稳定性差,内固定物及植入物易松动、脱出,植骨易吸收;④骨折愈合过程缓慢,恢复时间长,易发生骨折延迟愈合甚至不愈合;⑤同一部位及其他部位发生再骨折的风险明显增大;⑥多见于老年人,常并发其他器官或系统的疾病,全身状况差,治疗时易发生并发症,增加治疗的复杂性与风险性;⑦致残率、致死率较高,严重威胁老年人的身心健康、生活质量和寿命。因此,骨质疏松性骨折的治疗有别于一般的创伤性骨折,既要重视骨折本身的治疗,也要积极治疗骨质疏松。

二、诊断与鉴别诊断

骨质疏松性骨折以女性多见,老年人群多发。多为轻微外伤(指平地或身体重心高度跌倒所引起的损伤)或没有明显外伤史,甚至在日常活动中也可发生。

(一)临床表现

1. 骨折的一般表现 与一般骨折相同,可出现疼痛、压痛、肿胀和功能障碍。但骨质疏松性骨折患者也可没有疼痛或仅有轻微疼痛,或表现为原有疼痛加重,功能障碍也可很轻微,甚至患肢仍可活动。

2. 骨折的特有表现 可出现畸形、骨擦感、反常活动。但临床上也有患者发生骨质疏松性骨折后没有上述表现。

3. 骨质疏松的表现 可出现身高变矮、脊柱侧弯或驼背畸形等。

(二)影像学检查

X线检查可确定骨折的部位、类型、移位方向和程度,对骨折诊断和治疗具有重要价值。X线片除有骨折的特殊表现外,还有骨质疏松的表现,如骨密度降低、骨小梁稀疏、骨皮质变薄、骨髓腔扩大等。一般要求拍摄正、侧位X线片,必要时可加拍特殊位置。摄片范围应包括损伤部位的上、下邻近关节,髋部骨折应包括双侧髋关节,脊柱骨折应结合查体确定投照部位,避免漏诊。合理进行CT和MRI检查,CT能够准确显示骨折粉碎的程度,并能显示椎管内压迫情况,CT三维成像技术能清晰显示关节内或关节周围骨折,MRI对于发现隐匿性骨折及鉴别新鲜和陈旧性骨折具有重要意义。

（三）骨密度检查

在不增加患者痛苦的前提下,拟诊为骨质疏松性骨折的患者有条件可行骨密度检查。骨密度的检查方法较多(如DXA、pDXA、QCT、pQCT、QUS等),双能X线吸收法(DXA)是目前国际公认的骨密度检查方法。参照WHO推荐的诊断标准,DXA测定:骨密度值低于同性别、同种族健康成人的骨峰值不足1个标准差属于正常(T值≥-1.0SD);降低1～2.5个标准差为骨量低下或骨量减少,(-2.5SD＜T值＜-1.0SD);降低程度≥2.5个标准差为骨质疏松(T值≤-2.5SD);降低程度符合骨质疏松诊断标准,同时伴有一处或多处骨折为严重骨质疏松。临床上常用的测量部位是第1～4腰椎、髋部。

（四）实验室检查

1. 根据需要可选择检测血、尿常规,肝、肾功能,血糖、钙、磷、碱性磷酸酶、性激素、1-25-$(OH)_2D_3$和甲状旁腺激素等。

2. 根据病情监测、药物选择、疗效观察和鉴别诊断的需要,有条件者可检测骨代谢和骨转换指标(包括骨形成和骨吸收指标),以便进行骨转换分型,评估骨丢失速率、骨折风险及病情进展,选择干预措施。临床常用的检测指标有血清钙、磷等。骨形成指标包括血清碱性磷酸酶、骨钙素、骨源性碱性磷酸酶、Ⅰ型前胶原C端肽和N端肽。骨吸收指标包括尿钙/肌酐比值、血浆抗酒石酸酸性磷酸酶及Ⅰ型胶原C端肽、尿吡啶啉和脱氧吡啶啉、尿Ⅰ型胶原C端肽和N端肽等。低骨密度而高骨转换率提示骨折风险明显增加。

3. 联合检测与评估优于单一骨密度或骨生化指标检测。

（五）鉴别诊断

注意与骨转移瘤、多发性骨髓瘤等骨肿瘤及甲状旁腺功能亢进等其他骨病导致的继发性骨质疏松性骨折进行鉴别。

（六）诊断标准

骨质疏松性骨折的诊断应结合患者的年龄、性别、绝经史、脆性骨折史、影像学检查和/或骨密度检查等因素进行综合分析。

三、治疗概述

复位、固定、功能锻炼和抗骨质疏松治疗是治疗骨质疏松性骨折的基本原则,理想的治疗是上述四者的有机结合。在尽可能不加重局部血运障碍的前提下将骨折复位,在骨折牢固固定的前提下尽可能不妨碍肢体活动,早期进行功能锻炼,使骨折愈合和功能恢复均达到比较理想的结果。同时合理选择和使用抗骨质疏松药物,以避免骨质疏松加重或发生再骨折。

骨质疏松性骨折的治疗应强调个体化,可以采用非手术治疗或手术治疗,具体方法应根据骨折部位、损伤情况、骨质疏松程度和患者全身状况而定。必须正确、全面地评估骨质疏松性骨折患者全身与局部状况,权衡手术与非手术治疗的利弊,做出合理选择。

骨质疏松性骨折多见于老年人,整复和固定应以方法简便、安全有效为原则,以尽早恢复伤前生活质量为目的。应尽量选择创伤小、对关节功能影响少的方法,不应强求骨折的解剖复位,而应着重于功能恢复和组织修复。对于确需手术治疗者,要充分考虑骨质疏松性骨折骨质量差、愈合缓慢等不同于一般创伤性骨折的特点,可酌情采取以下措施:①使用特殊内固定器材,如锁定加压钢板、粗螺纹的螺钉、膨胀型髓内钉、具有特殊涂层材料的器械等;②使用应力遮挡较少的器材,减少骨量的进一步丢失;③采用特殊的内固定技术,如螺钉固定时穿过双侧骨皮质,增加把持力;④采用内固定强化技术,如螺钉周围使用骨水泥、膨胀器及生物材料强化;⑤骨缺损严重者,可考虑采用自体或异体骨移植及生物材料(如骨水泥、硫酸钙等)充填;⑥视骨折的牢固程度,酌情选用外固定,外固定应可靠,保持足够的时间,并尽可能减少对骨折邻近关节的固定。

骨质疏松性骨折患者的康复治疗既要遵循一

般骨折术后的康复规律，又要考虑到该类患者骨质量差、内固定不牢固及骨折愈合缓慢的特点。强调早期进行肌肉的主动和被动锻炼，尽早活动未固定的关节，尽量减少卧床时间。

对老年骨质疏松性骨折患者除防治骨折引起的局部并发症外，还应重视全身状况的改善，如积极防治下肢深静脉血栓（DVT）、坠积性肺炎、泌尿系感染和压疮等并发症，降低病死率及致残率。

四、常见骨折部位、特点及外科治疗

骨质疏松性骨折常见于脊柱、髋部、桡骨远端和肱骨近端。

（一）脊柱骨折

脊柱是骨质疏松性骨折最常见的部位，其中约85%有疼痛症状，其余15%可无症状。脊柱胸腰段的骨质疏松性骨折约占整个脊柱骨折的90%。脊柱骨质疏松性骨折主要包括椎体压缩骨折和椎体爆裂骨折，往往外伤较轻，或无明显外伤史，易漏诊或误诊为腰背肌劳损。

诊断主要依靠患者的年龄、病史和影像学检查，其中外伤后胸背部疼痛、身高降低、脊柱侧弯或脊柱后凸，X线平片显示骨小梁稀疏、骨皮质变薄、椎体楔形变、双凹变形等是诊断的主要依据。骨密度测定通常采用DXA法，可以确定骨质疏松的程度。CT扫描可以确定骨折类型、椎体破坏程度，以及椎管内压迫情况。MRI检查可以确定骨折是否为新鲜骨折，以及显示脊髓、神经受压迫的状况。

椎体爆裂骨折若无神经压迫症状者，可采取非手术治疗，主要措施为卧床休息2～3周，然后支具外固定3个月，若症状不缓解，可采取手术治疗。椎体爆裂骨折若伴有神经压迫症状者，可手术行神经减压、骨折复位、内固定及融合治疗。椎体压缩骨折应根据具体情况合理选择非手术或手术治疗。若椎体压缩程度较小（高度丢失＜1/3）、疼痛不剧烈者，可采取非手术治疗。对于椎体压缩程度明显（高度丢失＞1/3）、椎体后壁尚完整，或为多节段骨折、疼痛明显、经保守治疗效果不明显者，可以考虑微创手术治疗。经皮椎体成形术和后凸成形术是目前建议采用的微创手术治疗措施，可达到减轻疼痛、稳定脊椎、恢复脊柱生理弧度和早期活动等目的。手术应在X线密切监视下进行，手术医生必须经过正规培训，手术技术应规范，避免发生骨水泥渗漏等主要并发症。对于多椎体压缩骨折，需根据临床具体情况选择治疗节段。

（二）髋部骨折

髋部骨质疏松性骨折主要包括股骨颈骨折和股骨转子间骨折，其特点是致畸致残率高、康复缓慢、病死率高。

根据患者具体情况可以采取非手术或手术治疗。若骨折移位不明显或为嵌插骨折、或一般情况较差而无法耐受手术，可以采用非手术治疗。非手术治疗包括卧床、牵引（骨牵引或皮牵引）、支具固定、预防感染、营养支持等治疗措施。在非手术治疗期间，要严密观察病情变化，及时调整肢体位置和牵引重量，采取综合措施防治呼吸系统、泌尿系统感染和压疮等并发症。手术治疗包括外固定架、内固定、人工关节置换（人工股骨头置换、人工全髋关节置换）等。

股骨颈骨折愈合率低、股骨头坏死率高，若移位不明显，经牵引复位后可采用经皮多枚空心加压螺钉内固定；若内固定疗效不确切，对年龄较大者可考虑人工股骨头置换或人工全髋关节置换。至于是选择人工股骨头置换还是人工全髋关节置换，主要根据患者的年龄、全身状况、预期寿命、髋臼有无破坏而定。对高龄、全身情况较差、预期寿命不长、髋臼基本完整，可考虑行人工股骨头置换，可缩短手术时间，减少出血，且高龄患者术后活动较少，基本能满足日常生活的要求；否则，可行人工全髋关节置换。

股骨转子间骨折可切开复位内固定。内固定包括髓内固定和髓外固定，髓内固定系统包括Gamma钉、股骨近端髓内钉、股骨重建钉等，髓外固定系统包括动力髋螺钉、动力髁螺钉、锁定加压钢板、髋部解剖钢板等。可根据患者具体情况及术者经验选择髓内或髓外固定。对于骨质量较差的患者而言，髓内固定更符合生物力学的要求。如患者系多发伤或全身情况较差，不能承受较大手术，可在局麻下进行闭合复位，外固定架固定，固定后患者可早期进行功能锻炼。

（三）桡骨远端骨折

桡骨远端骨质疏松性骨折多为粉碎性骨折，且常常累及关节面,骨折愈合后易残留畸形和疼痛,常造成腕关节和手部功能障碍。

治疗多采用手法闭合复位,石膏或小夹板外固定。手法复位应尽量恢复关节面的平整及正常的掌倾角和尺偏角。但对累及关节面的桡骨远端粉碎性骨折、不稳定的桡骨远端骨折、手法复位不满意者也可采用手术治疗。可根据骨折的具体情况选用外固定支架、切开复位内固定等术式。如果桡骨远端关节面明显塌陷伴骨缺损,则关节面复位后植骨或生物材料填充关节软骨下骨缺损,再辅以内固定或外固定支架固定。

无论何种治疗方式,对老年人应强调患肘、肩的功能锻炼,以免术后发生肩手综合征。

(四)肱骨近端骨折

无移位的肱骨近端骨折占85%,可以采取非手术治疗,只有15%有移位的肱骨近端骨折经手法复位不满意后才考虑手术治疗。

非手术治疗主要行颈腕吊带悬吊或贴胸位绷带固定,3周后行功能锻炼。若采取手术治疗,根据患者具体情况可采用切开复位内固定或人工关节置换等手术。切开复位内固定可采用肱骨近端解剖型钢板或锁定加压钢板,松动概率小,对周围软组织干扰少,尤其适合于骨质疏松性骨折的治疗。克氏针、螺钉、张力带钢丝操作简便,对组织损伤小,肩关节功能恢复快,在保证固定牢靠的前提下可以用来固定肱骨大结节,但对于严重的粉碎性骨折不适用。对高龄肱骨近端3块或3块以上的严重粉碎性骨折患者,可考虑行人工肱骨头置换术。

术后肩关节应早期功能锻炼,有利于恢复关节功能,减少肩关节粘连、僵硬等并发症的发生。

五、抗骨质疏松治疗

在骨质疏松性骨折外科治疗的同时,特别强调积极治疗骨质疏松。

(一)基础措施

1. 调整生活方式

(1)富含维生素D、钙、低盐和适量蛋白质的均衡膳食。

(2)适度肌力锻炼和康复治疗。

(3)避免嗜烟、酗酒,慎用影响骨代谢的药物。

2. 基本骨营养补充剂　钙剂摄入可减缓骨量丢失,改善骨矿化。用于治疗骨质疏松时,应与其他药物联合使用。维生素D缺乏可导致继发性甲状旁腺功能亢进,骨吸收加剧,从而引起或加重骨质疏松。摄入适量维生素D有利于增进钙在胃肠道的吸收,促进骨基质矿化,减少尿钙排出,增强肌肉力量,改善神经肌肉协调及平衡能力。

(二)药物治疗

骨质疏松性骨折源于骨质疏松,因此,采用有效药物治疗骨质疏松是治疗骨质疏松性骨折的必要基础。药物治疗的目的是抑制快速骨丢失,减轻疼痛症状,提高骨强度,改善骨质量,减少再骨折的发生率,以及在不妨碍骨折愈合的前提下治疗骨质疏松。

根据患者具体情况,可考虑选用下列药物:

双膦酸盐(Bisphosphonates)能抑制破骨细胞介导的骨吸收作用,降低骨转换,有较强地抑制骨吸收及增加骨量的作用。循证医学研究表明,双膦酸盐可提高腰椎和髋部骨密度,降低椎体及髋部等部位骨折发生的风险。

降钙素(Calcitonin)能适度抑制破骨细胞的生物活性和减少破骨细胞的数量,在用药后2周快速有效抑制骨吸收,且具有较好的中枢镇痛作用。

雌激素(Estrogen)治疗骨质疏松的机制包括对钙调激素的影响、对破骨细胞刺激因子的抑制及对骨组织的作用,仅用于绝经后女性患者。雌激素治疗方案、剂量、制剂选择及疗程等应个体化,应使用最低有效剂量,限期使用,坚持定期随访和安全性监测。

甲状旁腺激素(PTHl-34)具有促进骨形成,增加成骨细胞分泌胶原,促进基质形成及基质矿化等作用。

选择性雌激素受体调节剂(SERMs)在骨骼及心脏中有雌激素样作用,但在乳房及子宫中起阻断雌激素的作用。SERMs对骨的作用在于针对雌激素受体发挥类似雌激素样作用,有效地抑制破骨细胞的活性,在骨质疏松防治应用中不增加乳腺癌的发生率。该药仅限用于绝经后女性患者。

锶盐类(Strontium)如雷奈酸锶,在抗骨吸收的同时也有促进成骨的作用,有助于恢复骨的动态平衡。

对于临床应用表明能够改善患者的相关症状、增加骨矿密度、减少骨丢失、降低脆性骨折发生率的中草药制剂,可以适当选用。

(三)骨折后抗骨质疏松用药建议

1. 合理使用钙剂,钙吸收主要在肠道,故钙剂补充以口服效佳。适量补钙,每日钙需要量为800～1200mg,最好分次补充。应充分考虑骨质疏松性骨折患者的快速骨丢失,故其补钙剂量应酌情加大。钙剂选择要考虑其安全性和有效性,避免过量摄入后发生肾结石或心血管疾病。

2. 活性维生素 D_3 不仅能够增进肠钙吸收,促进骨形成和骨矿化,增加骨量,降低再骨折的风险,而且有助于增强肌力,提高神经肌肉协调性,防止跌倒倾向。建议老年骨质疏松性骨折患者补充活性维生素 D,成年人推荐剂量为 $0.25\sim0.5\mu g/d$。临床应用时,应注意个体差异和安全性,定期监测血钙、尿钙或血清 $1,25\text{-}(OH)_2D_3$ 水平。

3. 降钙素能够提高骨密度,改善骨质量,增强骨的生物力学性能,对降低椎体骨质疏松性骨折发生率有明显作用。骨质疏松性骨折患者早期应用降钙素既可以止痛,又能改善或防止快速骨丢失,因此,骨质疏松性骨折早期治疗可选择降钙素。常规剂量对骨质疏松性骨折的修复与重建未见不良影响。治疗早期可短期联合应用非甾体类药物,以确保止痛效果,提高患者顺应性。一般情况下,推荐剂量为鲑鱼降钙素皮下或肌肉注射 50U/d,鼻喷剂 200U/d。应用降钙素后,少数患者可有面部潮红、恶心等不良反应,其中多数患者症状可在数小时内自行缓解,有明显药物过敏史者禁用。

4. 双膦酸盐可提高腰椎和髋部骨密度,降低骨折风险及骨折后患者死亡率。推荐使用的双膦酸盐包括阿仑膦酸钠、利塞膦酸钠、唑来膦酸钠等。目前阿仑膦酸钠有口服 70mg/周和(或)10mg/d。应在当日首次就餐前 30 分钟一杯清水送服,为减低药物对胃与食管的刺激,患者服药后应保持立位或直坐至少 30 分钟。对卧床患者应考虑使用该类药物的依从性。其他不良反应主要是胃肠道反应,如恶心、呕吐、腹痛、腹泻等。

5. SERMs 在提高骨密度、降低绝经后骨质疏松性骨折发生率方面有良好疗效;但有研究表明,SERMs 可增加卧床病人下肢静脉血栓的风险,因此,骨折后卧床病人慎用。少数患者服药期间会出现潮热和下肢痉挛症状,潮热症状严重的围绝经期妇女不宜使用,有静脉栓塞病史及血栓倾向者(如长期卧床、久坐)禁用。

6. 锶盐具有双重作用机制,可提高骨强度、降低椎体及髋部骨折的风险。一般剂量为雷奈酸锶 2g(袋)/d,睡前服用。常见不良反应为头痛、恶心、腹泻、稀便、皮炎、湿疹等。有静脉栓塞病史者慎用。

7. 中草药可能对改善疼痛、肿胀、提高骨密度等有效,可酌情选用。

8. 骨质疏松属于慢性骨代谢疾病,骨质疏松性骨折患者为治疗骨质疏松及防止发生再骨折,应在医生的指导下坚持长期药物治疗。

六、预防

(一)危险因素

1. 主要危险因素 跌倒、低骨密度、脆性骨折史、高龄≥65 岁、有骨折家族病史。

2. 次要危险因素 嗜烟、酗酒、低体重指数 (kg/m^2)、性腺机能减退、早期绝经(<45 岁)、药物使用史(激素、肝素等)、类风湿性关节炎、甲状腺功能亢进、甲状旁腺功能亢进患者、长期营养不良。

(二)预防措施

1. 戒烟限酒。

2. 适度控制体重。

3. 坚持日常适度肌力锻炼及全身平衡性与协调性锻炼。

4. 适当户外活动,增加日照。

5. 采取防止跌倒的各种措施。

6. 预防性正确用药。

(本《指南》仅为学术性指导意见。随着医学的发展,本《指南》的某些内容需不断完善,请根据患者及医疗的具体情况酌情参考本《指南》。采取各种预防及治疗措施前,请参阅相关产品说明。)

(《骨质疏松性骨折诊疗指南》制定专家组,邱贵兴,卫小春等)

第四章 解热镇痛药

第一节 解热镇痛药

奥沙普秦片 Oxaprazin Tablets
【商品名】奥克清。
【主要成分】奥沙普秦。
【性状】本品为白色或类白色片。
【作用类别】本品属于丙酸类非甾体抗炎药。
【药理毒理】本品具有抗炎、镇痛、解热作用。通过抑制环氧合酶，进而抑制前列腺素生物合成。本品的药效较持久。急性毒性：小鼠 LD50 灌胃给药为 1342mg/kg，腹腔注射为 342mg/kg。大鼠灌胃给药 25～400mg/(kg·d)，6 个月，高剂量组有抑制体重增加及消化道反应、轻度贫血、肝细胞肿大、肾脏毒性等。最大无毒剂量为 25mg/(kg·d)。狗灌胃给药 6.4～40mg/(kg·d)，6 个月，高剂量组引起较轻度贫血及消化道反应。最大无毒剂量为 6.4mg/(kg·d)。

【药代动力学】口服后吸收良好，成人一次口服 0.4g，血药浓度在 3～4 小时达峰值，半衰期约 50 小时。0.4g/d 1 次或分 2 次口服连续 10 天，血药浓度 4～6 天达稳态。血浆量的结合率达 98%。本品主要在肝代谢并经肾脏排泄，尿中排泄物有原形及其代谢产物。主要代谢物是奥沙普秦葡萄糖醛酸酯和奥沙普秦苯环的羟基化物。

【适应证】适用于风湿关节炎、类风湿性关节炎、骨关节炎、强直性脊椎炎、肩关节周围炎、颈肩腕症候群、痛风及外伤和手术后消炎镇痛。
【用法用量】口服。一次 0.2～0.4g（1～2 片），每日 1 次，连续服药 1 周以上或遵医嘱。饭后服用，最大剂量每日 0.6g（3 片）。
【不良反应】主要为消化道症状，包括胃痛、胃不适、食欲不振、恶心、腹泻、便秘、口渴和口炎，发生率 3%～5%，大多不需停药或给予对症药物即可耐受。少见的为头晕、头痛、困倦、耳鸣和抽搐，及一过性肝功能异常。

【禁忌证】消化性溃疡，严重肝肾疾病患者，对其他非甾体抗炎药过敏患者，血液病患者，粒细胞减少症，血小板减少症。
【注意事项】(1)有消化道溃疡、出血病史患者慎用。
(2)长期服用者有肝肾功能、血象异常则宜停药观察。
(3)当与口服抗凝剂并用时应慎重。
【孕妇及哺乳期妇女用药】禁用。
【儿童用药】禁用。
【老年患者用药】老年患者由于肝、肾功能发生减退，易发生不良反应，应慎用或适当减量使用。
【药物相互作用】(1)本品与阿司匹林合用可能增加阿司匹林的毒性，因本品可置换与血浆蛋白结合的水杨酸盐。
(2)在老年人及肾功能下降者将降低地高辛的清除率使该药血药浓度增高而增加其毒性。
(3)大剂量用于治疗肿瘤时，影响氨甲蝶呤的排出，使氨甲蝶呤血浓度增高而致中毒。
(4)影响降压药（血管紧张素转换酶抑制剂和 β-受体抑制阻滞剂）的降压效果。
(5)降低利尿药利尿及排钠效果。
【药物过量】尚无本品过量的资料。本品过量的症状可能类似非甾体抗炎药过量时的表现，如嗜睡、恶心、呕吐、上腹部痛，通常在对症处理后可逆转。非甾体药物过量时可出现胃肠道出血和昏迷，高血压、急性肾衰竭和呼吸抑制较为少见。发生药物过量时，无特效的拮抗剂。应及时给予消化道去污剂，同时给予催吐或洗胃、口服活性炭，给予对症和支持疗法。由于本品血浆蛋白结合率高，利尿、碱化尿液或血液透析可能无效。

【贮藏】遮光，密封保存。

【规格】0.2g×12片/盒。

阿司匹林肠溶胶囊　Aspirin Delayed-release Capsules

【商品名】益欣雪。

【成分】乙酰水杨酸。

【性状】本品为胶囊剂，内容物为肠溶包衣小丸，除去肠溶包衣显白色。

【药理毒理】(1)镇痛作用：主要是通过抑制前列腺素及其他能使痛觉对机械性或化学性刺激敏感的物质(如缓激肽、组胺)的合成，属于外周性镇痛药。但不能排除中枢镇痛(可能作用于下视丘)的可能性。

(2)抗炎作用：确切的机制尚不清楚，可能由于本品作用于炎症组织，通过抑制前列腺素或其他能引起炎性反应的物质(如组胺)的合成而起抗炎作用。抑制溶酶体酶的释放及白细胞趋化性等也可能与其有关。

(3)解热作用：可能通过作用于下视丘体温调节中枢引起外周血管扩张，皮肤血流增加，出汗，使散热增加而起解热作用。此中枢性作用可能与前列腺素在下视丘的合成受到抑制有关。

(4)抗风湿作用：本品抗风湿的机制，除解热、镇痛作用外，主要在于抗炎作用。

(5)抑制血小板聚集的作用：是通过抑制血小板的环氧酶，减少前列腺素的生成而起作用。

【药代动力学】本品在小肠上部可吸收大部分。但肠溶片剂吸收慢，阿司匹林的蛋白结合率低，水解后的水杨酸盐蛋白结合率为65%～90%。血药浓度高时结合率相应地降低。肾功能不全及妊娠时结合率也低。半衰期为15～20分钟；水杨酸盐的半衰期长短取决于剂量的大小和尿pH值，一次服小剂量时为2～3小时；大剂量时可达20小时以上，反复用药时可达5～18小时。本品在胃肠道、肝及血液内大部分很快水解为水杨酸盐，然后在肝脏代谢。代谢物主要为水杨尿酸(salicyluric acid)及葡萄醛酸结合物，小部分氧化为龙胆酸(gentisic acid)。一次服药后1～2小时达血药峰值。镇痛、解热时血药浓度为25～50μg/ml；抗风湿、抗炎时为150～300μg/ml。血药浓度达稳定状态所需的时间随每日剂量而增加，在大剂量用药(如抗风湿)时一般需7天，但需2～3周或更长时间以达到最佳疗效。长期大剂量用药的患者，因药物主要代谢途径已经饱和，剂量微增即可导致血药浓度较大的改变。本品以结合的代谢物和游离的水杨酸从肾脏排泄。服用量较大时，未经代谢的水杨酸的排泄增多。个体间可有很大的判别。尿的pH值对排泄速度有影响，在碱性尿中排泄速度加快，而且游离的水杨酸量增多，在酸性尿中则相反。

【适应证】(1)镇痛、解热：可缓解轻度或中度的疼痛，如头痛、牙痛、神经痛、肌肉痛及月经痛，也用于感冒和流感等退热。本品仅能缓解症状，不能治疗引起疼痛和发热的病因，故需同时应用其他药物对病因进行治疗。

(2)抗炎、抗风湿：为治疗风湿热的常用药物，用药后可解热，使关节症状好转并使血沉下降，但不能去除风湿热的基本病理改变，也不能治疗和预防心脏损害及其他并发症。

(3)关节炎：除风湿性关节炎外，本品也用于治疗类风湿关节炎，可改善症状，但须同时进行病因治疗。此外，本品也用于骨关节炎、强直性脊柱炎、幼年型关节炎，以及其他非风湿性炎症的骨骼肌肉疼痛，也能缓解症状。但近年来，在这些疾病已很少应用本品。

(4)抗血栓：本品对血小板聚集有抑制作用，可防止血栓形成。临床用于预防一过性脑缺血发作、心肌梗死、心房颤动、人工心脏瓣膜、动静脉瘘或其他手术后的血栓形成，也可用于治疗不稳定型心绞痛。

【用法用量】(1)用于抗血栓形成：应用小剂量，每日75～300mg，每日1次。

(2)解热、镇痛：每次0.3～0.6g，每日3次，必要时每4小时1次。

(3)抗风湿：每日3～6g，分4次口服。

【不良反应】一般用于解热镇痛的剂量很少引

起不良反应。长期大量用药(如治疗风湿热),尤其当药物血浓度>200μg/ml 时较易出现不良反应。血药浓度愈高,不良反应愈明显。

(1)较常见的有恶心、呕吐、上腹部不适或疼痛(由于本品对胃黏膜的直接刺激引起)等胃肠道反应(发生率 3%～9%),停药后多可消失。长期或大剂量服用可有胃肠道出血或溃疡。

(2)中枢神经:出现可逆性耳鸣、听力下降,多在服用一定疗程,血药浓度达 200～300μg/L 后出现。

(3)过敏反应:出现于 0.2% 的病人,表现为哮喘、荨麻疹、血管神经性水肿或休克。多为易感者,服药后迅速出现呼吸困难,严重者可致死亡,称为阿司匹林哮喘。有的是阿司匹林过敏、哮喘和鼻息肉"三联征",往往与遗传和环境因素有关。

(4)肝、肾功能损害:与剂量大小有关,尤其是剂量过大使血药浓度达 250μg/ml 时易发生。损害均是可逆性的,停药后可恢复。但有引起肾乳头坏死的报道。

【禁忌证】(1)对本品过敏者禁用。

(2)下列情况应禁用:①活动性溃疡或其他原因引起的消化道出血;②血友病或血小板减少症;③有阿司匹林或其他非甾体抗炎药过敏史者,尤其是出现哮喘、血管神经性水肿或休克者。

【注意事项】(1)交叉过敏反应。对本品过敏时也可能对另一种水杨酸类药或另一种非水杨酸类非甾体抗炎药过敏,但非绝对。必须警惕交叉过敏的可能性。

(2)对诊断的干扰:①长期每日用量超过 2.4g 时,硫酸铜尿糖试验可出现假阳性,葡萄糖酶尿糖试验可出现假阴性;②可干扰尿酮体试验;③当血药浓度超过 130μg/ml 时,用比色法测定血尿酸可得假性高值,但用尿酸酶法则不受影响;④用荧光法测定尿 5-羟吲哚醋酸(5-HIAA)时可受本品干扰;⑤尿香草基杏仁酸(VMA)的测定,由于所用方法不同,结果可高可低;⑥由于本品抑制血小板聚集,可使出血时间延长。剂量小到 40mg/d 也会影响血小板功能,但临床上尚未见小剂量(<150mg/d)引起出血的报道;⑦肝功能试验,当血药浓度>250μg/ml 时,丙氨酸氨基转移酶、门冬氨酸氨基转移酶及血清碱性磷酸酶可有异常改变,剂量减少时可恢复正常;⑧大剂量应用,尤其是血药浓度>300μg/ml 时,凝血酶原时间可延长;⑨每日用量超过 5g 时血清胆固醇低;⑩由于本品作用于肾小管,使钾排泄增多,可导致血钾降低,大剂量应用本品时,用放射免疫法测定血清甲状腺素(T4)及三碘甲状腺素(T3)可得较低结果;⑪由于本品与酚磺酞在肾小管竞争性排泄,而使酚磺酞排泄减少(即 PSP 排泄试验)。

(3)下列情况应慎用:①有哮喘及其他过敏性反应时;②葡萄糖-6-磷酸脱氢酶缺陷者(本品偶见引起溶血性贫血);③痛风(本品可影响其他排尿酸药的作用,于小剂量时可能引起尿酸滞留);④肝功能减退时可加重肝脏毒性反应,加重出血倾向,肝功能不全和肝硬变患者易出现肾脏不良反应;⑤心功能不全或高血压,大量用药时可能引起心力衰竭或肺水肿;⑥肾功能不全时有加重肾脏毒性的危险;⑦血小板减少者。

(4)长期大量用药时应定期检查红细胞压积、肝功能及血清水杨酸含量。

【药物相互作用】(1)与其他非甾体类消炎药同用时,胃肠道不良反应增加,而疗效并不加强。

(2)抗酸药(长时间大量应用)或尿碱化药:因使尿液碱化可增加本品排泄,使血药浓度降低。

(3)与口服抗凝药同用时可能增加出血的危险。

(4)与其他水杨酸类药合用,可使水杨酸血浆浓度升高甚至引起毒性反应的水平。

(5)碳酸酐酶抑制药可使尿碱化,不仅能导致水杨酸盐排泄增加,血药浓度降低,而且因继发可引起代谢性酸中毒透入脑组织中的量增加,出现毒性反应。

(6)糖皮质激素可增加水杨酸盐的排泄,合用时为了维持本品的血药浓度,必要时增加本品的剂量。

(7)胰岛素或口服降糖药的药效,可因与大量的水杨酸类药同用而更明显。

(8)与氨甲蝶呤同用时,可减少氨甲蝶呤与蛋白的结合,减少其从肾脏的排泄,使血浓度升高而毒性反应增加。

(9)尿酸化药:酸性尿可减低水杨酸盐的排泄,使后者血药浓度升高。水杨酸血浓度已达稳定状态的患者加用尿酸化药后可能导致水杨酸盐血浓度升高,毒性反应增加。

【贮藏】遮光,密封,在干燥处保存。

【规格】0.15g。

布洛芬缓释胶囊 Ibuprofen Sustained Release Capsules

【商品名】芬必得。

【性状】本品为缓释胶囊,内容物为白色球形小丸。

【药理毒理】布洛芬是有效的环氧合酶抑制剂,具有解热、镇痛及抗炎作用。

【药代动力学】口服易吸收,与食物同服时吸收减慢,但吸收量不减少。与含铝和镁的抗酸药同服不影响吸收。血浆蛋白结合率为99%。服药后1.2~2.1小时血药浓度达峰值,用量200mg,血药浓度为22~27μg/ml;用量400mg时为23~45μg/ml;用量600mg时为43~57μg/ml。一次给药后$t_{1/2}$一般为1.8~2小时。服药5小时后关节液浓度与血药浓度相等,以后的12小时内关节液浓度高于血浆浓度。本品在肝内代谢,60%~90%经肾由尿排出,100%于24小时内排出,其中约1%为原形物,一部分随粪便排出。

【适应证】本品系非甾体抗炎药。适用于:①缓解类风湿关节炎、骨关节炎、脊柱关节病、痛风性关节炎、风湿性关节炎等各种慢性关节炎的急性发作期或持续性的关节肿痛症状,无病因治疗及控制病程的作用;②治疗非关节性的各种软组织风湿性疼痛,如肩痛、腱鞘炎、滑囊炎、肌痛及运动后损伤性疼痛等;③急性轻、中度疼痛如手术后、创伤后、劳损后、原发性痛经、牙痛、头痛等;④对成人和儿童的发热有解热作用。

【用法用量】口服。成人及12岁以上儿童:每日2次(早、晚各1次),每次0.3~0.6g(1~2粒),或遵医嘱。晚间服药可使疗效保持一夜,亦有助于防止晨僵。12岁以下儿童用量请咨询医师或药师。

【不良反应】本品耐受性良好,副作用低,一般为肠、胃部不适或皮疹、头痛、耳鸣。

【禁忌证】活动期消化道溃疡;对本药物过敏者,因服用阿司匹林和其他非类固醇类抗炎药诱发哮喘、鼻炎或荨麻疹的患者。

【注意事项】(1)肠胃病患者慎用。对其他抗风湿药物耐受性差者可能对本品有良好耐受性。

(2)有支气管哮喘病史患者,可能会引起支气管痉挛。

(3)并用抗凝血剂的患者,服药的最初几日应随时监测其凝血酶原时间。

(4)心功能不全及高血压患者慎用。

(5)过量服药可能引起头痛、呕吐、倦睡、低血压等,一般症状在停药后即可自行消失。

(6)服药期间饮酒可增加胃肠道副作用,并有致溃疡的危险。

【孕妇及哺乳期妇女用药】慎用。

【儿童用药】儿童必须在成人监护下使用。

【老年患者用药】老年患者由于肝、肾功能发生减退,易发生不良反应,应慎用或适当减量使用。

【药物相互作用】(1)与其他非甾体抗炎药同用时增加胃肠道副作用,并有致溃疡的危险。长期与对乙酰氨基酚同用时可增加对肾脏的毒副作用。

(2)与阿司匹林或其他水杨酸类药物同用时,药效不增强,而胃肠道不良反应及出血倾向发生率增高。

(3)与肝素、双香豆素等抗凝药及血小板聚集抑制药合用时有增加出血的危险。

(4)与呋塞米同用时,后者的排钠和降压作用减弱。

(5)与维拉帕米、硝苯啶同用时,本品的血药浓度增高。

(6)本品可增高地高辛的血浓度,同用时须注意调整地高辛的剂量。

(7)本品可增强抗糖尿病药(包括口服降糖药)的作用。

(8)本品与抗高血压药同用时可影响后者的降压效果。

(9)丙磺舒可降低本品的排泄,增加血药浓度,从而增加毒性,故同用时宜减少本品剂量。

(10)本品可降低氨甲蝶呤的排泄,增高其血浓度,甚至可达中毒水平,故本品不应与中或大剂量氨甲蝶呤同用。

【药物过量】过量服药可引起头痛、呕吐、倦睡、低血压等,一般症状在停药后即可自行消失。服药超量时应作紧急处理,包括催吐或洗胃、口服活性炭、抗酸药或(和)利尿药,并给予监护及其他支持疗法。

【贮藏】遮光,在阴凉干燥处保存。

【规格】0.3g×10粒/盒;0.3g×10粒×2板/盒。

美洛昔康胶囊 Meloxicam Capsules

【商品名】统克。

【性状】本品内容物为淡黄色颗粒。

【药理毒理】(1)大剂量的其他非甾体抗炎药(NSAID)包括水杨酸盐:同时使用一种以上的NSAID可能通过协同作用而增加胃肠道溃疡和出血的可能性。

(2)口服抗凝剂,氨苯噻哌啶、系统地使用肝素、溶栓剂,可增加出血的可能。如果上述合并用药不可避免,必须密切监视抗凝剂的作用。

(3)锂:据报道NASID可增加锂的血浆浓度。故建议在开始使用、调节和停用本品时,监控血浆锂水平。

(4)氨甲蝶呤:与其他NASID相似,本品会增加氨甲蝶呤的血液毒性。在这种情况下,建议严格监控血细胞数。

(5)避孕:据报道NASID会降低宫内避孕器的效能。

(6)利尿剂:用NASID时,可能使因利尿脱水患者发生急性肾功能不全,故使用本品和利尿剂的病人应补充足够的水,在治疗开始前还应监控肾功能。

(7)抗高血压药(例如,β-受体阻断剂,ACE抑制剂,血管舒张药,利尿剂):有报道在应用NSAID治疗期间,通过抑制致血管舒张作用的前列腺素使得抗高血压药作用降低。

(8)在胃肠道中,消胆胺与本品结合可加快本品的消除。

(9)通过肾前列腺素间接的作用,NSAID会提高环孢菌素的肾毒性,在结合治疗期间要测定肾功能。

(10)同时使用抗酸药、西咪替丁、地高辛和速尿时,没有观察到有关的药代动力学药物之间的相互作用。

(11)与口服降糖药的相互作用不能排除。

【适应证】本品是一种非甾体抗炎药,适用于类风湿性关节炎、疼痛性骨关节炎(关节病、退行性骨关节病)的治疗。

【用法用量】(1)类风湿性关节炎:15mg/d,根据治疗后反应,剂量可减至7.5mg/d。骨关节炎:7.5mg/d,如果需要,剂量可增至15mg/d。

(2)对于不良反应有可能增加病人:治疗开始剂量7.5mg/d。严重肾衰竭病人透析时:剂量不应超过7.5mg/d。

(3)儿童适用的剂量尚未确定,目前只限于成人使用。

(4)本品最大剂量建议为15mg/d,用水或流食送服。

【不良反应】(1)胃肠道:频率超过1%,包括消化不良、恶心、呕吐、腹痛、便秘、胀气、腹泻;频率介于0.1%~1%,包括短暂的肝功能指标异常(如转氨酶或胆红素升高)、食道炎、胃十二指肠溃疡,隐伏或肉眼可见的胃肠道出血;频率<0.1%,包括胃肠道穿孔、结肠炎。

(2)血液:频率超过1%,包括贫血,频率介于0.1%~1%,血细胞计数失调,包括白细胞分类计数、白细胞减少和血小板减少,同时使用潜在的骨髓毒性药物,特别是氨甲蝶呤,是导致出现血细胞减少的因素之一。

(3)皮肤病学:频率超过1%,包括瘙痒、皮疹。频率介于0.1%~1%,包括口炎、荨麻疹;频率<0.1%,有感光过敏。

(4)呼吸道:频率<0.1%,已有报道在使用阿司匹林或其他NSAID,包括美洛昔康之后有个体出现急性哮喘。

(5)中枢神经系统,频率多于1%,有轻微头晕、头痛;频率介于0.1%~1%,有眩晕、耳鸣、嗜睡。

(6)心血管:频率多于1%,有水肿;频率介于0.1%~1%,有血压升高、心悸、潮红。

(7)泌尿生殖系统:频率介于0.1%~1%,有肾功能指标异常(血清肌酐和/或血清尿素升高)。

(8)过剂量:因为没有已知的解毒药,所以,在过剂量情况时应采取胃排空及支持疗法。有临床试验表明,消胆胺可促进美洛昔康的排泄。

【禁忌证】对本品过敏者,活动性消化性溃疡者,严重肝功能不全者,非透析严重肾功能不全者,使用乙酰水杨酸或其他 NSAID 后出现哮喘、鼻腔息肉、血管水肿或荨麻疹等症状的病人，<15 岁的儿童、青少年，以及妊娠、哺乳期妇女忌用。

【注意事项】(1)与使用其他 NSAID 一样，对于具有上消化道病史和正在使用抗凝剂的病人使用本品应该注意，若出现消化性溃疡或胃肠道出血应该停止使用本品。

(2)对出现黏膜与皮肤不良反应的病人应特别注意并且考虑停止使用本品。

(3)NSAID 对在维持肾灌注中起支持作用的肾前列腺素的合成有抑制作用。因此，对于肾血流和血容量减少的病人，使用 NSAID 可能助长明显的肾脏失代偿，但停用 NSAID 后，肾功能通常恢复到用药前水平。下列病人最有可能出现上述反应：脱水病病人、充血性心脏衰竭病人、肝硬变病人、肾病综合征病人、明显肾疾病患者、使用利尿剂治疗的病人，以及因做大外科手术而导致血容量减少的病人。在治疗初期对上述病人的利尿容量和肾功能应仔细监控。

(4)有很少报道 NSAID 可能会引起间质性肾炎、肾小球肾炎、肾髓质坏死或肾病综合征。对晚期肾衰竭血液透析病人使用本品的剂量不应高于 7.5mg，对中度或轻度肾操作病人剂量可以不减（即肌酸酐清除率>25ml/分的病人）。

(5)与使用大部分其他 NSAID 一样，偶有报道血清转氨酶或其他肝功能参数外升高者，大部分情况只是很小和短暂高于正常范围，如果这一异常为显著或持续的，应停用本品并进行追踪检查。

(6)对于临床稳定的肝硬化病人剂量可以不减。

(7)因虚弱或衰竭病人对副作用耐受较差，故应仔细监护。与使用其他 NSAID 一样，对可能有肾、肝及心功能损坏的老年患者，用药应加小心。

(8)药物对人驾车和使用机械能力的影响没有做过专门的研究，然而，当不良反应如眩晕和嗜睡出现时，建议限制这些活动。

【贮藏】遮光、密闭保存，存放于儿童伸手不及处。

【规格】7.5mg×10 粒/盒。

双氯芬酸钠缓释片 Diclofenac Sodium Sustained Release Tablets

【商品名】扶他林。

【性状】本品为白色与粉红色的双层片。

【药理毒理】本品为非甾体抗炎药。可选择性切断花生四烯酸代谢过程中环加氧酶的作用环节，阻断前列腺素合成途径，具有消炎、镇痛、解热作用。

【适应证】急慢性风湿性或类风湿性关节炎、急慢性关节炎、急慢性强直性脊椎炎；肩周炎、滑囊炎、肌腱炎及腱鞘炎；腰背痛、扭伤、劳损及其他软组织损伤；急性痛风；痛经、牙痛和术后疼痛。

【用法用量】口服（须整片吞服），成年人每次 1 片，每日 1~2 次。或遵医嘱。

【不良反应】(1)可引起头痛及腹痛、便秘、腹泻、胃烧灼感、恶心、消化不良等胃肠道反应。过敏性皮疹不常见。

(2)少见的有肾功能下降，可导致水钠潴留，表现尿量少、面部水肿、体重骤增等。极少数可引起心律不齐、耳鸣等。

(3)本品有导致骨髓抑制或使之加重的可能。

【禁忌证】对本品过敏者禁用。本品、阿司匹林或其他非甾体抗炎药可引起哮喘、荨麻疹或其他变态反应的患者禁用。

【注意事项】(1)孕妇及哺乳期妇女不宜服用。

(2)消化性溃疡、血液系统异常、肝、肾功能损害、高血压、心脏病患者慎用。

(3)本品因含钠，对限制钠盐摄入的病人应慎用。

【贮藏】密封、阴凉、干燥处保存。

【规格】75mg×10 片/盒。

美索巴莫胶囊 Methocarbamol Capsules

【性状】本品为胶囊剂，内容物为白色粉末或白色颗粒。

【药理毒理】本品为中枢肌肉松弛剂，对中枢神经系统有选择作用，特别对脊椎中神经元的作用明显，抑制与骨骼肌痉挛有关的神经突触反射，并具有抗炎、解痛、镇痛作用。

【适应证】用于腰及关节韧带急性扭伤、坐骨神经痛、增生性脊柱炎、风湿性关节炎、类风湿关节炎、肌肉劳损等。

【用法用量】口服。每次0.75~1.0g(3~4粒)，每日3次，饭后服用。或遵医嘱。

【不良反应】思睡、头晕、感觉无力、轻度恶心、感觉无力，偶尔出现皮疹，不宜与全身麻醉药、催眠药、安定药等合用。肝、肾功能障碍者禁用。

【禁忌证】本品有肾功能障碍的患者禁用；孕妇禁用；对本品过敏者禁用。

【注意事项】肝肾功能障碍者慎用。服药期间不宜驾驶机动车辆。

【贮藏】遮光，密闭保存。

【规格】0.25g×60粒/瓶。

酚氨咖敏片 Paracetamol, Aminophenazone, Caffeine

【性状】本品为白色片。

【药理毒理】本品中氨基比林能抑制下视丘前列腺素的合成与释放，恢复体温调节中枢感受神经元的正常反应性而起退热作用；同时还通过抑制前列腺素等的合成而起镇痛作用。氨基比林并能抑制炎症局部组织中前列腺素的合成与释放，稳定溶酶体酶，影响吞噬细胞的吞噬作用而起抗炎作用。对乙酰氨基酚属于外周性镇痛药。作用机制是通过抑制下丘脑体温调节中枢前列腺素(PGE_1)的合成及释放，而产生周围血管扩张，引起出汗以达到解热作用，同时能抑制PGE_1、缓激肽和组胺等的作用，提高痛阈而产生镇痛效果。咖啡因为中枢神经兴奋药，能兴奋大脑皮层，提高对外界的感应性，并有收缩脑血管，加强前两药缓解头痛的效果。马来酸氯苯那敏具有较强的组胺H_1受体阻断作用，可减轻过敏引起的呼吸道其他症状，对中枢神经系统也有轻度抑制作用。

【适应证】用于感冒、发热、头痛、神经痛和风湿痛等。

【用法用量】口服。每次1片，每日3次。或遵医嘱。

【不良反应】本复方所含氨基比林均有明显不良反应。服用氨基比林可有呕吐、皮疹、发热、大量出汗及发生口腔炎等，少数可致中性粒细胞缺乏、再生障碍性贫血、渗出性红斑、剥脱性皮炎、龟头糜烂等。

【禁忌证】对氨基比林、咖啡因、马来酸氯苯那敏过敏者禁用；胃溃疡患者禁用；新生儿或早产儿禁用。

【注意事项】(1)本品长期服用可导致肾脏损害，严重者可致肾乳头坏死或尿毒症，甚至可能诱发肾盂癌和膀胱癌。

(2)氨基比林在胃酸下与食物发生作用，可形成致癌性亚硝基化合物，特别是亚硝胺，因此有潜在致癌性。

(3)不宜长久使用，以免发生中性粒细胞缺乏，用药超过1周要定期检查血象。

(4)长期服用可造成依赖性，并产生耐受。

(5)对各种创伤性剧痛和内脏平滑肌绞痛无效。

(6)本品不可应用于下呼吸道感染和哮喘发作的患者(因可使痰液变稠而加重疾病)。

(7)交叉过敏，对其他抗组胺药或下列药品过敏者，对本品也可能过敏，如麻黄碱、肾上腺素、异丙肾上腺素、间羟异丙肾上腺素(羟喘)、去甲肾上腺素等拟交感神经药，对碘过敏者对本品可能也过敏。

(8)下列情况慎用：膀胱颈部梗阻、幽门十二指肠梗阻、消化性溃疡所致幽门狭窄、心血管疾病、青光眼(或有青光眼倾向者)、高血压、高血压危象、甲状腺机能亢进、前列腺肥大体征明显时。

(9)驾驶机动车辆、操作机器及高空作业者不宜服用。

【孕妇及哺乳期妇女用药】小量氯苯那敏可由乳汁中排出，由于本品具有抗M胆碱受体作用，泌乳可能受到抑制，因此，哺乳期妇女应慎用。

【儿童用药】新生儿或早产儿禁用。

【老年患者用药】老年人对常用剂量的反应较敏感，应注意适当减量。

【药物相互作用】(1)异烟肼和甲丙氨酯能促使咖啡因增效，提高后者脑组织内浓度达55%，肝和肾内浓度则有所下降。

(2)口服避孕药有可能减慢咖啡因的清除率。

(3)同时饮酒或服用中枢神经抑制药，可促使抗组胺药效增强。

(4)本品可增强金刚烷胺、抗胆碱药、氟哌啶醇、吩噻秦类及拟交感神经药等的作用。

(5)奎尼丁与本品同用,其类似阿托品样的效应加剧。

(6)本品与三环类抗抑郁药同时服用,可使后者增效。

【药物过量】长期或过量服用可引起中枢神经、肝肾功能、血液系统等损害,表现为:烦躁不安、惊扰、耳鸣、眼花并出现盲点或闪烁光、肌肉震颤、心跳增快并有早搏;排尿困难或排尿痛、头晕、口腔鼻喉部干燥、头痛、食欲减退、恶心、上腹部不适感或胃痛、皮疹。儿童易发生烦躁、焦虑、入睡困难和神经过敏。

【贮藏】遮光,密封保存。

吲哚美辛控释片 Indometacin Controlled-release Tablets

【商品名】意施丁,消炎痛。

【性状】本品为绿色异型薄膜衣片。

【药理毒理】本品具有抗炎、解热及镇痛作用,其作用机制为通过对环氧化酶的抑制而减少前列腺素的合成。制止炎症组织痛觉神经冲动的形成,抑制炎性反应,包括抑制白细胞的趋化性及溶酶体酶的释放等。至于退热作用,由于作用于下视丘体温调节中枢,引起外周血管扩张及出汗,使散热增加。这种中枢性退热作用也可能与在下视丘的前列腺素合成受到抑制有关。

【药代动力学】据报道,本品口服5~6小时后,血药浓度达峰值,峰浓度为16~18ng/ml。本品血浆蛋白结合率90%,少量吲哚美辛可透过血脑屏障,并可透过胎盘。肝内在微粒体酶作用下转化为O-去甲基化物和N-去氯苯甲酰化物。代谢物大部分以葡萄糖醛酸结合物的形式随尿排出,部分随粪便排出。本品为控释片,其血药浓度比较平稳,单次剂量药效可维持24小时。

【适应证】用于类风湿性关节炎、风湿性关节炎、强直性脊椎炎、骨关节炎及急性痛风发作期等。

【用法用量】口服。每次75mg(3片),每日1次;或每次25mg(1片),每日2次;或遵医嘱服用。类风湿病人开始时服用50~75mg(2~3片),每日1次,1周后逐渐增加25~50mg(1~2片),以达到满意的效果。每日最大剂量不得超过200mg(8片)。急性病情,如痛风性关节炎,开始时服用100mg(4片),每日1次,以后为75mg(3片),每日2次,以控制疼痛,然后迅速减量并停止服药。上述用法不适用于儿童。

【不良反应】(1)胃肠道:出现消化不良,腹泻、胃痛,胃烧灼感,恶心反酸等症状者有12.5%~14%。出现溃疡、胃出血及胃穿孔为2%~5%。

(2)神经系统:出现头痛、头晕、眩晕、焦虑及失眠等10%~25%,严重者可有精神行为障碍或抽搐等。

(3)肾:出现血尿、水肿、肾功能不全,在老年人多见。

(4)各型皮疹,最严重的为大疱性多形红斑(Stevens-Johnson综合征)。

(5)造血系统受抑制而出现再生障碍性贫血,白细胞减少或血小板减少等。

(6)过敏反应、哮喘、血管性水肿及休克等。

【禁忌证】肾功能不全者、孕妇、哺乳妇女和14岁以下小儿、有活动性胃肠道病灶、血友病和其他出血性疾病或对非甾体抗炎药过敏者慎用。老人、癫痫、帕金森病或情绪、精神障碍者慎用。

【注意事项】(1)交叉过敏反应:本品与阿司匹林有交叉过敏性。由阿司匹林过敏引起的喘息病人,应用本品时可引起支气管痉挛。对其他非甾体抗炎药过敏者也可能对本品过敏。

(2)对诊断的干扰:本品因对血小板聚集有抑制作用,可使出血时间延长,停药后此作用可持续1天;用药期间,血尿素氮及血肌酐含量也常增高。

(3)下列情况应慎用:①活动性溃疡病、溃疡性结肠炎及其他上消化道疾病及病史者禁用;②癫痫、帕金森病及精神病患者,本品可使病情加重;③本品能导致水钠潴留,故心功能不全及高血压等患者应慎用;④本品由肝脏代谢,经肾脏排泄,对肝肾均有一定毒性。故肝、肾功能不全时应慎用或禁用;⑤因本品可使出血时间延长,加重出血倾向,故血友病及其他出血性疾病患者应慎用。此外,本品对造血系统有抑制作用,再生障碍性贫血、粒细胞减少等患者也应慎用;⑥对本品过敏或对阿司匹林或对其他非甾体抗炎药过敏,有血管性水肿或支气管痉挛时禁用。

(4)用药期间,应定期随访检查:①血象及肝、肾功能;②长期用药者应定期进行眼科检查,本品能导致角膜沉着及视网膜改变(包括黄斑病变)。遇有视力模糊时应立即作眼科检查。

(5)为减少药物对胃肠道的刺激,本品宜于饭后服用,或与食物或制酸药同服。

【孕妇及哺乳期妇女用药】孕妇、哺乳妇女禁用。

【儿童用药】14岁以下小儿禁用。

【老年患者用药】老人慎用。

【药物相互作用】(1)与对乙酰氨基酚长期合用可增加肾脏毒副反应,与其他非甾体抗炎药同用时消化道溃疡的发病率增高。

(2)与阿司匹林或其他水杨酸盐同用时并不能加强疗效,而胃肠道副作用则明显增多,由于抑制血小板聚集的作用加强,可增加出血倾向。

(3)饮酒或与皮质激素、促肾上腺皮质激素同用,可增加胃肠道溃疡或出血的危险。

(4)与洋地黄类药物同用时,本品可使洋地黄的血浓度升高(因抑制从肾脏的清除)而增加毒性,因而需调整洋地黄剂量。

(5)与肝素、口服抗凝药及溶栓药合用时,因本品与之竞争性结合蛋白,使抗凝作用加强。同时本品有抑制血小板聚集作用,因此有增加出血的潜在危险。

(6)本品与胰岛素或口服降糖药合用,可加强降糖效应,需调整降糖药物的剂量。

(7)与呋塞米同用时,可减弱后者排钠及抗高血压作用。其原因可能是由于抑制了肾脏内前列腺素的合成。本品还有阻止呋塞米、布美他尼及吲达帕胺等对血浆肾素活性(plasma rennin activity,PRA)增强的作用,对高血压病人评议其PRA的意义时应注意此点。

(8)与氨苯蝶啶合用时,可致肾功能减退(肌酐清除率下降、氮质血症)。

(9)本品与硝苯地平或维拉帕米同用时,可致后二者血药浓度增高,因而毒性增加。

(10)丙磺舒可减少本品自肾及胆汁的清除,增高血药浓度,使毒性增加,合用时需减量。

(11)与秋水仙碱、磺吡酮合用时,可增加胃肠溃疡及出血的危险。

(12)与锂盐同用时,可减少锂自尿排泄,使血药浓度增高,毒性加大。

(13)本品可使氨甲蝶呤血药浓度增高,并延长高血浓度时间。正在用本品的病人如需作中或大剂量氨甲蝶呤治疗,应于24~48小时前停用本品,以免增加其毒性。

(14)与抗病毒药齐多夫定(Zidovudine)同用时,可使后者清除率降低,毒性增加。同时,本品的毒性也增加,故应避免合用。

【药物过量】用量过大(尤其是每日超过150mg时)容易引起毒性反应,而治疗效果并不会相应增加。

【贮藏】遮光、密封保存。

【规格】25mg×24片/盒。

洛索洛芬钠片 Loxoprofen Sodium Tablets

【商品名】乐松。

【性状】薄膜衣片,除去包衣后为白色或类白色。

【药理毒理】洛索洛芬钠为前体药物,经消化道吸收后在体内转化为活性代谢物,其活性代谢物通过抑制前列腺素的合成而发挥镇痛、抗炎及解热作用。毒理研究生殖毒性:当大鼠给予洛索洛芬钠剂量为8mg/kg时,出现黄体数、植入着床数减少,死胎率增加,胎儿死亡率增加,体重减少及发育轻微延缓。洛索洛芬钠可致大鼠分娩延迟并可通过其乳汁分泌。

【药代动力学】根据文献报道,本品口服后,在胃肠道很快被吸收,以洛索洛芬钠及反—OH代谢物(活性代谢物)两种形式出现于血液,并以较高的浓度分布在肝、肾、血浆中。健康成人口服本品60mg后达峰值时间原形药为30分钟,活性代谢物为50分钟左右,原形物的蛋白结合率为97.0%,活性代谢物的蛋白结合率为92.8%,其后大部分变成原形物的葡萄糖醛酸结合物或羟基化物的葡萄醛酸结合物,主要经尿迅速排泄,口服后8小时内约排出50%。连续口服5天,没有积蓄性。原形物的半衰期为1.2小时,活性代谢物的半衰期为1.3小时。

【适应证】类风湿性关节炎、骨性关节炎、腰痛、肩周炎、颈肩腕综合征,以及手术后、外伤后及拔牙后的镇痛消炎、急性上呼吸道炎症的解热镇痛。

【用法用量】饭后口服。慢性炎症疼痛:成人每次60mg(1片),每日3次;急性炎症疼痛:顿服60~

120mg(1~2片)。可根据年龄、症状适当增减,每日最大剂量不超过180mg(3片)。

【不良反应】洛索洛芬钠是一前体药物,在吸收入血前对胃肠道无刺激,也没有明显治疗作用,只有吸收入血后转化成活性代谢物才发挥作用。因此,对胃肠道无明显刺激作用,耐受性好,副作用低。消化系统不适较多见如腹痛、胃部不适、恶心、呕吐、食欲不振、便秘、烧心等,有时会出现皮疹、瘙痒、水肿、困倦、头痛、心悸等,偶见休克、急性肾功能不全、肾病综合征、间质性肺炎及贫血、白细胞减少、血小板减少、嗜酸性粒细胞增多,以及 AST、ALT、ALP 升高等。

【禁忌证】消化性溃疡患者;严重肝、肾功能损害者;严重心功能不全者;严重血液学异常患者;对本品过敏者;以往有服用非甾体类抗炎镇痛药引发哮喘的患者;妊娠晚期及哺乳期妇女。

【注意事项】(1)要注意用消炎镇痛药治疗是对症治疗。

(2)慢性疾病,手术后及外伤时应避免同一种药物长期使用。

(3)如长期用药,要定期进行尿液、血液学及肝、肾功能等临床检查,如发现异常,应采取减量、停药等适量措施。

(4)应用于因感染而引起的炎症时,要合用适当的抗菌药物,并仔细观察,慎重给药。

(5)避免与其他消炎镇痛药同用。

(6)有消化性溃疡既往史,心、肝、肾功能障碍及既往史,血液学异常及既往史,支气管喘息、过敏症既往史及高龄患者慎用。

【孕妇及哺乳期妇女用药】关于妊娠期给药的安全性还没有明确,因此在对妊娠期或可能妊娠期的妇女进行治疗时,仅限于治疗有利性超过危险性时才给药。动物实验有关于延迟分娩及向乳汁移行、导致胚胎动脉管收缩的报道,因此,妊娠期晚期及哺乳期不要给药。

【儿童用药】关于儿童用药的安全性尚不明确。

【老年患者用药】本品老年人服用安全性较高,但仍应从小剂量开始给药,并密切观察患者的状态,慎重给药。

【药物相互作用】(1)本品与香豆素类抗凝血药、磺酰脲类降血糖药同时应用时,会增加这些药物的作用,这些药物应减量使用。

(2)与新喹诺酮类抗菌药(依诺沙星等)合用,有时会引起痉挛。

(3)与磺酮类降血糖药合用时,能增强这些药物的降血糖作用,应注意减量。

(4)与噻嗪类利尿剂合用时,能减弱这些药物的利尿剂降血压作用。

(5)与锂制剂合用时,可能增加血液中锂浓度而导致锂中毒,合用时应减量。

【药物过量】服药超量时应作紧急处理,包括催吐或洗胃、口服活性炭、抗酸药或(和)利尿药,并给予监测及其他支持治疗。

【贮藏】密闭,在干燥处保存。

【规格】60mg×20 片/盒。

尼美舒利分散片 Nimesulide Dispersible Tablets

【商品名】皇星云舒。

【性状】本品为淡黄色异形片。

【药理毒理】本品属于非甾体类抗炎药,具有抗炎、镇痛、解热作用。其作用机制尚未完全清楚,可能主要与抑制前列腺素的合成、白细胞的介质释放和多形核白细胞的氧化反应有关。

【药代动力学】据报道,尼美舒利通过口服吸收,服药后1~2小时达到最大血药浓度,半衰期为3~5小时,6~8小时仍能持续作用。本品几乎全部通过尿液排泄,即使多次服用也不会出现积累现象。

【适应证】本品为非甾体抗炎药,具有抗炎、镇痛、解热作用,可用于慢性关节炎症(如类风湿性关节炎和骨关节炎等);手术和急性创伤后的疼痛和炎症;耳鼻咽部炎症引起的疼痛;痛经;上呼吸道感染引起的发热等症状的治疗。

【用法用量】口服。成人,一次 0.05~0.1g(半片至1片),每日2次,餐后服用,按病情的轻重和患者的需要,可以增加到一次 0.2g(2片),日服2次。儿童常用剂量为 5mg/(kg·d),分2~3次服用。老年病人的服药量应严格遵照医生的规定。医生可以根据情况适当减少以上所列的剂量。

【不良反应】主要有:胃灼热、恶心、胃痛,但症状都很轻微、暂短,很少需要中断治疗。极少情况下,患者服药后出现过敏性皮疹。即使使用尼美舒利未产生上述副作用,也须注意到本品如同其他非甾体消炎药一样,可能产生头晕、思睡、胃溃疡或肠胃出血及 Stevens-Johnson 综合征。

【禁忌证】对本品、乙酰水杨酸或对其他非甾体类药过敏者禁用。活动性消化道出血、消化道溃疡活动期的患者禁用。严重的肝功能不全、严重的肾功能障碍(肌酐清除率<30ml/分)的患者禁用。

【注意事项】尼美舒利对以下患者要慎重使用:具有出血症病史的患者;具有胃肠道疾病的患者;接受抗凝血剂治疗或是服用抗血小板聚集药物的患者。因本品主要通过肾脏系统排出体外,如果肾功能不全,应根据肾小球滤过率减少服药的剂量。对于肾衰竭的患者,应禁用此药。在并用其他非甾体消炎药之后,如出现视力下降,应停止治疗,进行眼科检查。

【孕妇及哺乳期妇女用药】尼美舒利同所有的新药一样,在尚未通过试验证实尼美舒利对胎儿是否有毒性的情况下,并不建议在妊娠期间使用本品。在尚不清楚尼美舒利是否可能通过母乳排出体外的情况下,同样不建议在哺乳期间使用本品。

【老年患者用药】老年病人的服药量,应严格遵照医生规定,医生可以根据情况适当减少用药剂量。

【药物相互作用】本品可能与阿司匹林、其他非甾体类抗炎药有交叉反应,因此,对这些药物过敏的病人禁用;本品为高度蛋白质结合药物,所以可能置换其他蛋白质结合药物;并用其他非甾体类抗炎药后,如出现视力下降,应停止治疗,进行眼科检查。

【药物过量】目前尚未见报道,在过量服用的情况下,可采用支持疗法进行解毒。

【贮藏】密封,干燥处保存。

【规格】0.1g。

第二节 病人自控止痛法

一、病人自控止痛法

病人自控止痛法(patient controlled anagesia, PCA),是病人自己通过计算机控制的微量泵向体内注射止痛药,按需调控,达到术后镇痛目的。经硬膜外留置导管,连接微量泵施行 PCA 镇痛(PCEA)。

二、方法

手术结束将硬膜外导管连接 9300 型微电脑程控微量泵(英国佳士比公司生产),泵内置麻醉药 50ml(吗啡 5mg/5ml 加 0.75% 布比卡因 9ml 加 0.9% 氯化钠注射液 36ml)。泵设定参考值:负荷量(loading dose)4～6ml;单次给药剂量(PCA blous dose)1ml;注药速度(rate)1 分钟;锁定时间(lockout time)即 2 次注药间隔 25 分钟;参数可根据病人情况酌情增减。病人术毕回病房后,先经硬膜外留置管注入负荷量(4～6ml),然后将 PCA 泵按钮交给病人。当病人疼痛时按下按钮,即启动 PCA 泵注药止痛。PCA 泵保留 2～3 天。

三、护理

1. 术前护士与麻醉师一起向病人及家属说明 PCEA 目的及 PCA 泵的使用方法,征得病人和家属的同意,并指导病人正确使用 PCA 泵。

2. 施行 PCEA 过程中护士加强巡视,严密监测生命体征,观察镇痛效果。

(1)记录术后 4 小时、8 小时、12 小时、24 小时、48 小时观察指标:①呼吸频率、血压;②注入总药量;③病人按键次数及有效次数;④VAPS 疼痛评分;⑤镇静评分;⑥恶心评分:无恶心 0 分;休息时无恶心,运动时稍有恶心 1 分;休息时有间断恶心 2 分;休息时持续恶心感,运动时严重恶心感 3 分;⑦呕吐评分:无呕吐 0 分;轻度呕吐(1～2/日)1 分;中度呕吐(3～5/日)2 分;重度呕吐(>6/日)3 分。如病人呼吸频率<10/分钟,呼吸深大,疼痛评分>6 分,镇静评分>2 分,应通知麻醉师处理。

(2)PCA 泵发生故障时会发出"滴、滴"警报声,并在显示屏上显示故障原因。识别 PCA 泵故障:①WARNING LOW BATTERY 提示电池电量不足,应更换;② WRRNING EMPTY CASSETTE 提示泵内麻醉药将用完,准备更换;③CASSETTE EMPTY 提示泵内麻醉药已用完,应更换;④OCCLUSION 提示连接管不通畅,应检查连接管有无扭曲、折叠、受压。如有阻塞可用少量0.9%氯化钠注射液缓慢冲洗;⑤AIRIN LINE OR EMPTY 提示连接管内有空气或药物已用完,应夹住硬膜外导管,按 PURGE 键排管内空气或更换药物;⑥FAUIT×× 提示 PCA 泵失灵,应立即停止使用。

第三节　解热镇痛药物的分类选择

解热镇痛药为一类具有解热、镇痛药理作用,同时还有显著抗炎、抗风湿作用的药物。因此,本类药物又称为解热镇痛抗炎药。鉴于其抗炎作用与糖皮质激素不同,自1974年始国际上将这类药物归入非甾体类抗炎药类。

非甾体抗炎药作为非处方药被广泛应用。最近研究表明,它们可作用于神经膜,具有不同程度的镇痛、退热、消炎作用。非甾体类抗炎药对于治疗炎症引起的疼痛特别有效,如风湿性关节炎、痛经,这可能是由于其作用于前列腺素代谢的结果。需要注意的是大部分药物会通过减少血小板粘连而导致出血增多。其对胃及中枢神经末梢的直接刺激导致了呕吐及其他胃肠不适。非甾体抗炎药改变了前列腺素的合成并直接作用于肾功能,肾功能不全者应避免使用这类药物。

这类药物主要包括水杨酸类、苯胺类、吲哚衍生物及类似物、丙酸类衍生物、选择性环氧酶-2抑制剂几种。

一、水杨酸类

水杨酸类是应用最早的 NSAIDs,临床使用最为广泛和持久的为阿司匹林(Aspirin),又称乙酰水杨酸(Acetylsalicylic Acid)。

（一）主要药理作用

1. 解热镇痛　阿司匹林具有显著的解热镇痛作用,能使发热者的体温降低到正常,而对体温正常者一般无影响。其镇痛作用对轻,中度体表疼痛,尤其是炎症性疼痛有明显疗效。临床常用于感冒发热头痛、偏头痛、牙痛、神经痛、关节痛、肌肉痛和痛经等。

2. 抗风湿　阿司匹林在使用最大耐受剂量(3～4g/d)下有明显的抗炎、抗风湿作用,能使急性风湿热患者在用药后24～48小时内临床症状缓解,血沉下降,因此常作诊断性用药和治疗;也能明显减轻风湿性关节炎和类风湿性关节炎患者的炎症和疼痛。

3. 抗血栓形成　血小板聚集是血栓形成的重要环节有关。血栓素 α_2(Thromboxane α_2)和前列环素(PGI_2)诱导血小板的聚集。血小板内存在 COX-1 和血栓素 α_2 合成酶,能催化花生四烯酸(Arachidonic Acid)形成 TXa_2。阿司匹林能与 COX-1 氨基酸序列第530位丝氨酸共价结合,通过乙酰化不可逆性抑制了 COX-1 的活性,干扰了血栓素 α_2 的生物合成,进而使血小板和血管内膜血栓素 α_2 生成减少。因此,小剂量阿司匹林可用于预防和治疗心肌梗死、冠状动脉硬化性疾病。

（二）不良反应

本类药在短期应用一般解热镇痛剂量时不良反应较少。但在应用较大剂量(抗风湿治疗)和长期应用时,则有一定不良反应。

1. 胃肠道反应　口服对胃黏膜有直接刺激作用,同时胃肠黏膜存在 COX-1,催化 PGS 形成,后者对胃肠黏膜有保护作用。阿司匹林抑制 COX-1,干扰 PGS(主要为 PGE_2)合成,降低胃黏膜的保护功能。抗风湿剂量阿司匹林可刺激延髓催吐化学感受区兴奋而引起恶心和呕吐。饭后服用本品可减轻胃肠道反应。

2. 过敏反应　少数患者可出现为荨麻疹和血管神经性水肿等皮肤黏膜过敏反应。罕见过敏性休克和"阿司匹林哮喘"。据研究认为,哮喘的发生与本品抑制了 COX,进而抑制了 PGE 合成有关, PGE 对支气管平滑肌有松弛作用并能对抗组胺所引起的支气管收缩。此外,COX 的抑制使脂氧酶活性相对升高,白三烯合成增加。白三烯是致哮喘过敏反应的重要介质。

3. 凝血障碍　本品在一般剂量下长期使用可抑制血小板聚集功能，使出血时间延长。大剂量可抑制肝脏合成凝血酶原。

4. 水杨酸反应　为本品过量时出现的中毒反应，表现为头痛、头晕、耳鸣、视力障碍、出汗、精神恍惚、恶心、呕吐等，甚至出现惊厥和昏迷。应静脉滴注碳酸氢钠碱化尿液，加快本品从尿中排出。

二、苯胺类

苯胺类（Anilines）衍生物中，以非那西汀（Phenacetin）使用最早，但因毒性大，目前除少数复方制剂还应用外，均为其活性代谢产物对乙酰氨基酚（Acetaminophen，又名扑热息痛，Paracetamol）取代。对乙酰氨基酚是目前应用量最大的解热镇痛药物之一。

对乙酰氨基酚解热镇痛作用与阿司匹林相当，但抗炎作用极弱。因此，临床仅用于解热镇痛。但对乙酰氨基酚无明显胃肠刺激作用，对不宜使用阿司匹林的头痛、发热患者，适用本品。

三、吲哚衍生物

吲哚衍生物及类似物（Indomethacin Sulindac），如吲哚美辛，是很强的非选择性 COX 抑制剂，抗炎、镇痛和解热作用强大。自 1963 年用于临床以来，因不良反应多见而且严重，目前临床主要用于抗炎和镇痛，如关节炎、滑液囊炎、腱鞘炎、强直性脊椎炎等。对痛经也有较好疗效。对新生儿动脉导管未闭者或早产儿，2mg/kg 静脉注射，每 12 小时一次，连续 3 次，能促进动脉导管闭合。

常用量不良反应发生率高达 35%~50%，约 20% 的患者必须停药。以眩晕、前额痛、精神障碍等中枢神经系统不良反应发生频率最高；厌食、恶心、腹痛、诱发或加重胃和十二指肠溃疡等胃肠反应次之；也可出现皮肤黏膜过敏反应、哮喘发作、中性粒细胞和血小板减少等，但罕有再生障碍性贫血发生。孕妇、从事危险或精细工作人员，以及精神病、癫痫、活动性胃、十二指肠溃疡患者禁用。

舒林酸（Sulindac）为吲哚类似物，具有亚砜样结构，该结构在体内转变成硫醚样化合物而发挥强大的抑制 COX 作用。本品半衰期为 7 小时，其活性代谢物为 18 小时。适应证与吲哚美辛相似。因本品在吸收入血前较少被胃肠黏膜转化成活性代谢物，故胃肠反应发生率较低；肾毒性和中枢神经系统不良反应发生率也低于吲哚美辛。

四、丙酸类衍生物

丙酸类衍生物（Propionic Acid Derivatives）为目前临床应用较广的 NSAIDs。常用药物包括萘普生（Naproxen）、布洛芬（Ibuprofen）、非诺洛芬（Fenopofen）、酮布芬（Ketoprofen）、氟苯布洛芬（Flurbiprofen）等。

丙酸类药物为非选择性 COX 抑制剂。作用强大，抗炎作用突出，各药除效价存在差别外，其他药理学性质非常相似。其中萘普生的效价强度为阿司匹林的 20 倍，布洛芬和非诺洛芬的效价强度与阿司匹林相当。但胃肠反应发生率低于阿司匹林。患者服用本类药物的耐受性明显优于阿司匹林和吲哚类 NSAIDs。临床主要用于风湿性关节炎、骨关节炎、强直性关节炎、急性肌腱炎、滑液囊炎等，也可用于痛经的治疗。

五、选择性环氧酶-2 抑制剂

高度选择性 COX-2 抑制剂是提供高效低毒的新型解热镇痛抗炎药物的关键所在。近来已经合成了多种选择性 COX-2 抑制剂，如美洛昔康（Meloxicam）、塞来昔布（Celecoxib）和尼美舒利（Nimesulide）等。临床用于治疗风湿性关节炎、骨关节炎及其他炎症性疼痛。初步显示出此类药物疗效确实，不良反应较轻而且少等优点。但这类药物临床应用的远期疗效及不良反应有待进一步验证。

美洛昔康是酸性烯醇式羧酰胺化合物。该药口服吸收快而完全，吸收率为 89%，血浆消除半衰期为 20 小时，经肝脏代谢，并主要由肾脏排出。其效价强度高于吲哚美辛、萘普生、阿司匹林和双氯芬酸（Diclofenac）。临床研究证明，每日口服 7.5~15mg 对风湿性关节炎、骨关节炎、类风湿性关节炎、神经炎、软组织炎均有良好的抗炎镇痛作用，而对血小板聚集功能无明显影响。长期应用，胃黏膜损伤及胃肠出血发生率也远低于萘普生和双氯芬酸缓释片。

塞来昔布对 COX-2 具有高度的选择性,对靶组织和器官的 COX-2 抑制作用比 COX-1 强约 375 倍。该药口服吸收较好,血药浓度达峰时间 24 小时。蛋白结合率高,分布广泛,血浆消除半衰期为 11 小时。临床主要用于骨关节炎、类风湿性关节炎和牙痛的治疗。本品不良反应发生率远低于其他非选择性 NSAIDs。其中消化道不良反应比传统 NSAIDs 低 8 倍,长期治疗(12~24 周)胃、十二指肠溃疡发生率亦比传统 NSAIDs 低 2.5~4 倍。

尼美舒利是一新型的非甾体类抗炎药,具有较高的选择性抑制 COX-2 作用,抗炎作用强而不良反应较小。口服后吸收迅速,完全。其血浆蛋白结合率达 99%,半衰期约 23 小时。常用于类风湿性关节炎、骨关节炎及呼吸道、耳、鼻、喉、软组织和口腔的炎症。偶有消化系统的不良反应,但轻微而短暂。

六、其他解热镇痛抗炎药

保泰松　Phenylbutazone

双氯芬酸　Diclofenac

(李　坚　谢　平　艾登斌　李　明)

第五章 止痛药

第一节 止痛药

盐酸哌替啶片 Pethidine Hydrochloride

【商品名】哌替啶,度冷丁,杜冷丁,地美露,唛啶,美吡利啶。

【性状】本品为白色片。

【药理毒理】本品为阿片受体激动剂,是目前最常用的人工合成强效镇痛药。其作用类似吗啡,效力为吗啡的1/10~1/8,与吗啡在等效剂量下可产生同样的镇痛、镇静及呼吸抑制作用,但后者维持时间较短,无吗啡的镇咳作用。与吗啡相似,本品为中枢神经系统的μ受体及κ受体激动剂而产生镇痛、镇静作用。本品有轻微的阿托品样作用,可引起心搏增快。

【药代动力学】本品口服或注射给药均可吸收,口服时约有50%首先经肝脏代谢,故血药浓度较低。一次口服后,血药浓度达峰时间1~2小时,可出现2个峰值。蛋白结合率40%~60%。主要经肝脏代谢成哌替啶酸、去甲哌替啶和去甲哌替啶酸水解物,然后与葡萄糖醛酸形成结合型或游离型经肾脏排出,尿液pH值酸度大时,随尿排出的原形药和去甲基衍生物有明显增加。消除半衰期3~4小时,肝功能不全时增至7小时以上。本品可通过胎盘屏障,少量经乳汁排出。代谢物去甲哌替啶有中枢兴奋作用,因此,根据给药途径的不同及药物代谢的快慢情况,中毒病人可出现抑制或兴奋现象。

【用法用量】口服。成人常用量:每次50~100mg,每日200~400mg。极量:每次150mg,每日600mg。小儿每公斤体重每次以1.1~1.76mg为度。对于重度癌痛病人,首次剂量视情况可以大于常规剂量。

【不良反应】本品的耐受性和成瘾性程度介于吗啡与可待因之间,一般不应连续使用。治疗剂量时可出现轻度的眩晕、出汗、口干、恶心、呕吐、心动过速及直立性低血压等。

【禁忌证】室上性心动过速、颅脑损伤、颅内占位性病变、慢性阻塞性肺疾患、支气管哮喘、严重肺功能不全等禁用。严禁与单胺氧化酶抑制剂同用。

【注意事项】(1)本品为国家特殊管理的麻醉药品,务必严格遵守国家对麻醉药品的管理条例,医院和病室的贮药处均需加锁,处方颜色应与其他药处方区别开。各级负责保管人员均应遵守交接班制度,不可疏忽。使用该药医生处方量每次不应超过3天常用量。处方留存2年备查。

(2)未明确诊断的疼痛,尽可能不用本品,以免掩盖病情贻误诊治。

(3)肝功能损伤、甲状腺功能不全者慎用。

(4)本品务必在单胺氧化酶抑制药(如呋喃唑酮、丙卡巴肼等)停用14天以上方可给药,而且应先试用小剂量(1/4常用量),否则会发生难以预料的、严重的并发症,临床表现为多汗、肌肉僵直、血压先升高后剧降、呼吸抑制、发绀、昏迷、高热、惊厥,终致循环虚脱而死亡。

【孕妇及哺乳期妇女用药】本品能通过胎盘屏障及分泌入乳汁,因此,产妇分娩镇痛时及哺乳期间使用时剂量酌减。

【儿童用药】婴幼儿慎用。

【老年患者用药】老年人慎用。

【药物相互作用】本品与芬太尼化学结构有相似之处,两药可有交叉敏感。本品能促进双香豆素、茚满二酮等抗凝药物增效,并用时后者应按凝血酶原时间而酌减用量。

【药物过量】(1)本品逾量中毒时可出现呼吸减慢、浅表而不规则,发绀,嗜睡,进而昏迷,皮肤潮湿冰冷,肌无力,脉缓及血压下降,偶尔可先出现阿托品样中毒症状,瞳孔扩大、心动过速、兴奋、谵妄,甚至惊厥,然后转入抑制。

(2)中毒解救口服者应尽早洗胃以排出胃中毒物。人工呼吸、吸氧、给予升压药提高血压,β-肾上腺素受体阻滞药减慢心率、补充液体维持循环功能。静脉注射纳洛酮 0.005～0.01mg/kg,成人 0.4mg,亦可用烯丙吗啡作为拮抗剂。但本品中毒出现的兴奋、惊厥等症状,拮抗剂可使其症状加重,此时只能用地西泮或巴比妥类药物解除。当血内本品及其代谢产物浓度过高时,血液透析能促进排泄毒物。

【规格】每片 25mg;或 50mg。

【贮藏】密闭保存。

盐酸布桂嗪片 Bucinnazine Hydrochloride Tablets

【商品名】强痛定片。

【性状】本品为白色或类白色片。

【药理毒理】本品为速效镇痛药,镇痛作用为吗啡的 1/3,但比解热镇痛药强,为氨基比林的 4～20 倍。对皮肤、黏膜、运动器官(包括关节、肌肉、肌腱等)的疼痛有明显的抑制作用,对内脏器官疼痛的镇痛效果较差。无抑制肠蠕动作用,对平滑肌痉挛的镇痛效果差。与吗啡相比,本品不易成瘾,但有不同程度的耐受性。

【药代动力学】本品口服后,易由胃肠道吸收,口服后 10～30 分钟起效,镇痛效果维持 3～6 小时。本品主要以代谢形式从尿与粪便中排出。

【适应证】本品为中等强度的镇痛药。适用于偏头痛、三叉神经痛、牙痛、炎症性疼痛、神经痛、月经痛、关节痛、外伤性疼痛、手术后疼痛及癌症痛(属于二阶梯镇痛药)等。

【用法用量】口服。成人每次 30～60mg,每日 90～180mg;小儿每次 1mg/kg;疼痛剧烈时用量可酌增。对于慢性中、重度癌痛病人,剂量可逐渐增加。首次及总量可以不受常规剂量的限制。

【不良反应】(1)少数病人可见有恶心、眩晕或困倦、黄视、全身发麻感等,停药后可消失。

(2)本品引起依赖性的倾向与吗啡类药相比为低。据临床报道,连续使用本品,可耐受和成瘾,故不可滥用。

【注意事项】(1)本品为国家特殊管理的第一类精神药品,必须严格遵守国家对精神药品的管理条例,按规定开写精神药品处方和供应、管理本类药品,防止滥用。

(2)医疗机构使用本品,医生处方量每次不应超过 3 天常用量。处方留存 2 年备查。

【贮藏】密封,在干燥处保存。

【规格】30mg。

盐酸奈福泮片 Nefopam Hydrochloride Tablets

【性状】本品为白色片。

【药理毒理】本品为一种新型的非麻醉性镇痛药,兼有轻度的解热和肌松作用。化学结构属于环化邻甲基苯海拉明。所以不具有非甾体抗炎药的特性,亦非阿片受体激动剂。对中、重度疼痛有效,肌注本品 20mg 相当于 12mg 吗啡效应。对呼吸抑制作用较轻。对循环系统无抑制作用。无耐受和依赖性。急性毒性 LD_{50}:小鼠,口服 66.6mg/kg;腹腔 28.7mg/kg,静脉 21.9mg/kg;大鼠,口服 178mg/kg,肌注 56.9mg/kg。

【药代动力学】本品口服吸收迅速,T_{max} 1～3 小时,首过效应明显。半衰期 4～8 小时,血浆蛋白结合率 71%～76%。由肝代谢而失去药理活性,大部分经肾脏排泄,原形药不足 5%,少量随粪便排出。

【适应证】用于术后止痛、癌症痛、急性外伤痛。亦用于急性胃炎、胆道蛔虫症、输尿管结石等内脏平滑肌绞痛。

【用法用量】口服。每次 20～60mg,每日 60～180mg。

【不良反应】产生作用时常有瞌睡、恶心、出汗、头晕、头痛等。但一般持续时间不长。偶见口干、眩晕、皮疹。

【禁忌证】严重心血管疾病、心肌梗死或惊厥者禁用。

【注意事项】青光眼、尿潴留和肝、肾功能不全患者慎用。

【药物过量】本品过量可引起兴奋,宜用安定解救。

【贮藏】遮光,密闭保存。

【规格】20mg。

盐酸美沙酮片 Methadone Hydrochloride Tablets

【性状】本品为白色片。

【药理毒理】本品为阿片受体激动剂。主要作用于μ受体。其药理作用与吗啡相似,镇痛效能和持续时间也与吗啡相当。本品也能产生呼吸抑制、镇咳、降温、缩瞳的作用,镇静作用较弱,但重复给药仍可引起明显的镇静作用。其特点为口服有效,抑制吗啡成瘾者的戒断症状的作用期长,重复给药仍有效。耐受性及成瘾发生较慢,戒断症状略轻,但脱瘾较难。急性毒性 LD50:小鼠,口服 93.7mg/kg,腹腔 31~38.2mg/kg,静脉 17.3~20.9mg/kg;大鼠,口服 95mg/kg,腹腔 24~40mg/kg。

【药代动力学】本品口服吸收迅速,30 分钟后即可在血中找到,约 4 小时内达高峰。血浆蛋白结合率 87%~90%。主要分布在肝、肺、肾和脾脏。只有小部分进入脑组织。其生物利用度为 90%,血浆半衰期约为 7.6 小时,治疗血浓度为 0.48~0.85mg/L,致死血浓度为 74mg/L。主要在肝脏代谢,由尿排泄,少量原形从胆汁排泄。酸性尿液可增加其排泄。

【适应证】(1)本品起效慢、作用时效长,适用于慢性疼痛。但其止痛常不够完全;对急性创伤疼痛常缓不济急,故少用。

(2)采用替代递减法,用于各种阿片类药物的戒毒治疗,尤其是用于海洛因依赖;也用于吗啡、阿片、哌替啶、二氢埃托啡等的依赖。

【用法用量】口服。成人:每次 5~10mg,每日 10~15mg。极量:每次 10mg,每日 20mg。脱瘾治疗期,剂量应根据戒断症状严重程度和病人躯体状况及反应而定。开始剂量 15~20mg,可酌情加量。剂量换算为:1mg 美沙酮替代 4mg 吗啡、2mg 海洛因、20mg 哌替啶。

【不良反应】不良反应主要有性功能减退,男性服用后精液少,且可有乳腺增生。女性与避孕药同用,可终日迷倦乏力,逾量可逐渐进入昏迷,并出现右束支传导阻滞、心动过速或(和)低血压。亦有眩晕、恶心、呕吐、出汗、嗜睡等,也可引起便秘及药物依赖。

【禁忌证】呼吸功能不全者禁用。

【注意事项】(1)本品为国家特殊管理的麻醉药品,务必严格遵守国家对麻醉药品的管理条例,医院和病室的贮药处均需加锁,处方颜色应与其他药处方区别开。各级负责保管人员均应遵守交接班制度,不可稍有疏忽。

(2)本品为阿片或吗啡成瘾者可取的戒断用药,戒断症状轻微,但依赖性显著,所以弊多利少,多采用"美沙酮维持法"。

【孕妇及哺乳期妇女用药】妊娠期间本品能渗透过胎盘屏障,引起胎儿染色体变异,死胎和未成熟新生儿多。本品成瘾的产妇所分娩的新生儿,常出现迟延的戒断症状,在出生后 6~7 天才发现,持续 6~17 天不等,这些新生儿尿内药浓度,可 10~16 倍于血液,又常伴有低血糖,处理上有一定困难。因此,妊娠分娩期间严格禁用。

【儿童用药】婴幼儿禁用。

【药物相互作用】苯妥英钠和利福平等能促使肝细胞微粒体酶的活动增强,因而本品在体内的降解代谢加快,用量应相应增加。

【贮藏】密闭保存。

【规格】2.5mg。

硫酸延胡索乙素片 Tetrahydropalmatine Sulfate Tablets

【作用类别】本品为镇痛助眠类非处方药药品。

【药理毒理】本品为非麻醉性镇痛药,具有镇痛、镇静、助眠及安定作用,尤其对胃肠系统引起的钝痛有效。

【适应证】适用于头痛、消化系统疾病引起的内脏痛、月经痛,以及助眠。

【用法用量】口服。成人用于镇痛每次 50~100mg(1~2 片),每日 3~4 次;用于助眠每次 100~200mg(2~4 片),睡前服。

【不良反应】偶见眩晕、恶心、乏力。剂量过大可致嗜睡与锥体外系症状。

【注意事项】(1)本品为对症治疗药,用于止痛不得超过5天,如症状未缓解,请咨询医师或药师。

(2)锥体外系疾病(如震颤、多动、肌张力不全等)患者应在医师指导下使用。

(3)孕妇及哺乳期妇女慎用。

(4)儿童用量请咨询医师或药师。

(5)对本品过敏者禁用,过敏体质者慎用。

(6)本品性状发生改变时禁止使用。

(7)请将本品放在儿童不能接触到的地方。

(8)儿童必须在成人监护下使用。

(9)如正在使用其他药品,使用本品前请咨询医师或药师。

【药物相互作用】与其他中枢神经抑制药同服,可引起嗜睡;严重者可致呼吸抑制。如与其他药物同时使用可能会发生药物相互作用,请参阅其他药物。

【规格】50mg×12粒/盒,50mg×24粒/盒。

酒石酸布托啡诺注射液　Butorphanol Tartrate Injectio

【商品名】诺扬。

【主要成分】酒石酸布托啡诺。

【性状】本品为无色的澄明液体。

【作用类别】中枢性镇痛药。

【药理毒理】药理作用:本品及其主要代谢产物激动κ阿片肽受体,对μ受体则具激动和拮抗双重作用。它主要与中枢神经系统(CNS)中的这些受体相互作用间接发挥其药理作用,包括镇痛作用。除镇痛作用外,对CNS的影响包括减少呼吸系统自发性的呼吸、咳嗽、兴奋呕吐中枢、缩瞳、镇静等药理作用。其作用可能是通过非CNS作用机制实现的。如改变心脏血管(神经)的电阻和电容、支气管运动张力、胃肠道分泌、运动肌活动及膀胱括约肌活动。本品镇痛作用一般静脉注射几分钟,肌注10~15分钟作用开始。静脉注射、肌注30~60分钟达高峰,维持时间为3~4小时,与吗啡、哌替啶及喷他佐辛相当。

【药代动力学】本品肌注能很快吸收,在20~40分钟达到血浆峰浓度。血清蛋白结合率约为80%,并在不大于7ng/ml的浓度范围内呈浓度依赖关系。本品通过血脑屏障和胎盘屏障,可进入人的乳汁中,主要在肝脏被代谢,主要代谢产物为羟基化布托啡诺。肾功能障碍者肌酸酐清除<30ml/分钟,半衰期延长约为10.5小时,体液消除率为150L/小时。70%~80%的药物通过尿液消除,仅15%通过粪便消除。

【适应证】用于治疗各种癌性疼痛、手术后疼痛。

【用法用量】肌注剂量为1~2mg。如需要,每3~4小时可重复给药一次。没有充分的临床资料推荐单剂量超过4mg。或遵医嘱。

【不良反应】主要为瞌睡、头晕、恶心和/或呕吐。发生率在1%或1%以上,考虑可能与酒石酸布托啡诺有关的不良反应报告。全身:虚弱、头痛、热感。心血管系统:血管舒张、心悸。消化系统:厌食、便秘、口干、胃痛。神经系统:焦虑、意识模糊、欣快感、飘浮、失眠、神经质、感觉异常、震颤。呼吸系统:支气管炎、咳嗽、呼吸困难、鼻出血、鼻充血、鼻刺激、咽炎、鼻炎、鼻窦炎、鼻窦充血、上呼吸道感染。皮肤:多汗/湿冷、瘙痒。特殊感觉:视力模糊、耳痛、耳鸣、味觉异常。发生率在1%以下考虑可能与酒酸布托啡诺有关的不良反应报告。心血管系统:低血压、晕厥。神经系统:异梦、焦虑、幻觉、敌意、药物戒断症状。皮肤:皮疹/风团。泌尿系统:排尿障碍。

【禁忌证】对本品或本品中其他成分过敏者禁用。因阿片的拮抗特征,本品不宜用于依赖那可汀的患者。年龄<18岁患者禁用。

【注意事项】(1)对于重复使用麻醉止痛药,且对阿片耐受的病人慎用。

(2)脑损害和颅内压升高的患者慎用或不用。

(3)肝肾疾病患者初始剂量时间间隔应延长到6~8小时,直至反应很好,随后的剂量随病人反应调整而不是按给药方案固定给药。

(4)对有心肌梗死、心室功能障碍、冠状动脉功能不全的患者慎用。发生高血压时,应立即停药。

(5)本品可致呼吸抑制,尤其是同时服用兴奋CNS药或患有CNS疾病或呼吸功能缺陷的患者,慎用。

(6)服用本品时,禁止喝酒。啮齿动物短期给本品后的身体依赖性潜力低于吗啡后镇痛新。但据近年报告,无论是动物还是人,长期、频繁、大量使用酒石酸布托啡诺也会产生身体依赖性和滥用。

【孕妇及哺乳期妇女用药】妊娠期类型：对小鼠、大鼠和兔生殖期间研究，使用布托啡诺对器官形成未显现潜在的致畸性。但妊娠期大鼠以布托啡诺1mg/kg(5.9mg/m²)皮下给药时，与对照组相比，死产有高发性。在妊娠期兔口服剂量为30mg/kg(5.1mg/m²)和60mg/kg，显示植入法后失败的高发病率。在人体妊娠妇女未有37周摄入布托啡诺并有足够和经过严密控制的研究，所以最好不要用药。只有潜在利益大于潜在风险时，妊娠期妇女才可使用布托啡诺。

哺乳期：哺乳期妇女静脉给予布托啡诺注射液时，在乳汁中进行布托啡诺的检测表明，有少量布托啡诺临床上可能对婴儿无关紧要（母体每日使用4次，每次2mg，乳汁排泄时有4μg/L）。哺乳期妇女用药应权衡利弊。

【儿童用药】年龄＜18岁人群使用布托啡诺的有效性和安全性还未证实，所以禁用于＜18岁人群。

【老年患者用药】建议老年患者使用布托啡诺时，超始剂量减半，并且比正常人间歇期延长2倍。随后的剂量和间歇时间根据病人具体反应而定。

【药物过量】临床表象：任何一种合成麻醉药过量的系列临床症状大多数为肺换气不足，心血管关闭不全和/或昏迷，少数过量症状为同时摄入其他几种药造成的致命后果，是否由布托啡诺造成无法确定。

治疗：布托啡诺使用过量的处理措施包括保持充分的通气，外周灌注和正常的体温，以及保持呼吸道通畅。通过连续测量患者的精神状态、应答性和生命体征对患者进行连续的观察。用脉氧计连续监测，如果患者昏迷，应进行气管插管。应保持适当的静脉通道，以便于治疗血管舒张药引起的低血压。特殊方法，可以使用类阿片（任何一种合成麻醉剂拮抗药），比如盐酸纳洛酮治疗。由于对布托啡诺的耐受性超过对盐酸纳洛酮的耐受，应将盐酸纳洛酮重复用药。

【规格】1ml:1mg。

氨酚双氢可待因片 Paracetamol and Dihydrocodeine Tartrate Tablet

【商品名】路盖克。

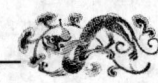

【性状】白色异形片剂，一面刻有GALAKE字样，中间有一刻痕。

【药理毒理】对乙酰氨基酚具有镇痛和解热作用，可选择性地抑制中枢神经系统前列腺素的生物合成。其解热镇痛作用比阿司匹林更快更强，而且避免了阿司匹林等非甾体抗炎药常见的不良反应。双氢可待因为阿片受体的弱激动剂，在结构上类似于可待因与吗啡，较可待因有更强的镇痛作用，约为可待因的2倍，不易成瘾，其镇痛作用主要是由于口服后10%的双氢可待因转换为双氢吗啡。双氢可待因可以直接作用于咳嗽中枢，起镇咳效果。

【药代动力学】对乙酰氨基酚口服吸收快，在0.5～1小时内达血药浓度高峰。肝脏代谢，半衰期为2～3小时。双氢可待因口服后胃肠吸收良好，大约0.5～1小时达血药浓度高峰，肝脏代谢，血浆半衰期为3～4小时，主要以葡萄糖醛酸结合物的形式从尿中排出体外。

【适应证】可广泛用于各种疼痛，如创伤性疼痛、外科手术后疼痛及计划生育手术疼痛、中度癌痛、肌肉疼痛如腰痛、背痛、肌风湿病、头痛、牙痛、痛经、神经痛及劳损、扭伤、鼻窦炎等引起的持续性疼痛。还可用于各种剧烈咳嗽，尤其是非炎性干咳及感冒引起的头痛、发热和咳嗽症状。

【用法用量】口服。成人及12岁以上儿童：每4～6小时1～2片，每次不得超过2片，每日最大剂量为8片。

【不良反应】少数病人会出现恶心、头痛、眩晕及头昏症状；也可能出现皮疹、瘙痒、便秘。

【禁忌证】对本品过敏者、有颅脑损伤者、分娩期妇女禁用、有呼吸抑制及有呼吸道梗阻性疾病，尤其是哮喘发作的患者禁用。

【注意事项】有明显的肝肾功能损害的患者慎用。甲状腺机能减退的患者慎用。服用本品期间应忌酒。

【孕妇及哺乳期妇女用药】孕妇及哺乳期妇女应在医生或药师指导下使用。

【儿童用药】12岁以下儿童不宜服用该药。

【老年患者用药】老年患者需减量服用。

【药物相互作用】如服用降胆一号、多潘立酮或甲氧氯普胺、抗凝血剂药物的患者请在医生或药师指导下使用。

【药物过量】该药使用过量可引起肝损害。严重时可出现脑部症状、昏迷、肝肾功能衰竭。在过量服药后的4天内,肝损害可无明显的临床表现。初期症状可表现为面色苍白、恶心及呕吐。与双氢可待因过量有关的反应包括呼吸抑制。早期治疗应包括:洗胃,盐酸纳洛酮治疗,同时加上辅助呼吸,给氧来治疗呼吸抑制。急性对乙酰氨基酚过量,应立即按标准治疗方案用蛋氨酸或乙酰半胱氨酸治疗。

【贮藏】遮光,密封保存。

【规格】对乙酰氨基酚500mg与酒石酸双氢可待因10mg。

硫酸吗啡控释片 Morphine Sulfate Controlled-release Tablets

【商品名】美施康定。

【性状】本品为薄膜衣片,10mg为浅棕色,30mg为紫色,60mg为橘红色。

【药理毒理】本品为纯粹的阿片受体激动剂,有强大的镇痛作用,同时也有明显的镇静作用,并有镇咳作用(因其可致成瘾而不用于临床)。对呼吸中枢有抑制作用,使其对二氧化碳张力的反应性降低,过量可致呼吸衰竭而死亡。本品兴奋平滑肌,增加肠道平滑肌张力引起便秘,并使胆道、输尿管、支气管平滑肌张力增加。可使外周血管扩张,尚有缩瞳、镇吐等作用(因其可致成瘾而不用于临床)。阿片类药物的镇痛机制尚不完全清楚,实验证明采用离子导入吗啡于脊髓胶质区,可抑制伤害性刺激引起的背角神经元放电,但不影响其他感觉神经传递。按阿片受体激动后产生的不同效应分型,吗啡可激动 μ、κ 及 δ 受体,故产生镇痛、呼吸抑制、欣快成瘾。阿片类药物可使神经末梢对乙酰胆碱、去甲肾上腺素、多巴胺及P物质等神经递质的释放减少,并可抑制腺苷酸环化酶,使神经细胞内的cAMP浓度减少,提示阿片类药物的作用与cAMP有一定关系。急性毒性 LD50:大鼠,口服905mg/kg,皮下700mg/kg,腹腔920mg/kg,静脉237mg/kg。

【药代动力学】硫酸吗啡控释片口服后由胃肠道黏膜吸收,与普通片剂相比,口服控释片血药浓度达峰时间较长,一般为服后2~3小时,峰浓度也稍低,消除半衰期为3.5~5小时。本品在达稳态时血药浓度的波动较小,主要用于晚期癌症病人镇痛。

【适应证】根据世界卫生组织和国家药品监督管理局提出的癌痛治疗三阶梯方案的要求,吗啡是治疗重度癌痛的代表性药物。硫酸吗啡控释片为强效镇痛药,主要适用于晚期癌症病人镇痛。

【用法用量】硫酸吗啡控释片必须整片吞服,不可截开或嚼碎。成人每隔12小时按时服用1次,用量应根据疼痛的严重程度、年龄及服用镇痛药史决定用药剂量,个体间可存在较大差异。最初应用本品者,宜从每12小时服用10mg或20mg开始,根据镇痛效果调整剂量,以及随时增加剂量,达到缓解疼痛的目的。

【不良反应】(1)连用3~5天即产生耐药性,1周以上可成瘾,但对于晚期中重度癌痛病人,如果治疗适当,少见依赖及成瘾现象。

(2)恶心、呕吐、呼吸抑制、嗜睡、眩晕、便秘、排尿困难、胆绞痛等。偶见瘙痒、荨麻疹、皮肤水肿等过敏反应。

(3)本品急性中毒的主要症状为昏迷,呼吸深度抑制,瞳孔极度缩小、两侧对称,或呈针尖样大,血压下降,发绀,尿少,体温下降,皮肤湿冷,肌无力。由于严重缺氧致休克、循环衰竭、瞳孔散大、死亡。

(4)中毒解救:距口服4~6小时内应立即洗胃以排出胃中药物。采用人工呼吸、给氧、对症治疗、补充液体促进排泄。静脉注射拮抗剂纳洛酮0.005~0.01mg/kg,成人0.4mg。亦可用烯丙吗啡作为拮抗药。

【禁忌证】呼吸抑制已显示发绀、颅内压增高和颅脑损伤、支气管哮喘、肺源性心脏病代偿失调、甲状腺功能减退、皮质功能不全、前列腺肥大、排尿困难及严重肝功能不全、休克尚未纠正控制前、炎性肠梗等病人禁用。

【注意事项】(1)本品为国家特殊管理的麻醉药品,务必严格遵守国家对麻醉药品的管理条例,医院和病室的贮药处均需加锁,处方颜色应与其他药处方区别开。各级负责保管人员均应遵守交接班制度,不可稍有疏忽。

(2)根据WHO《癌症疼痛三阶梯止痛治疗指导原则》中关于癌症疼痛治疗用药个体化的规定,对癌症病人镇痛使用吗啡应由医师根据病情需要和耐受情况决定剂量。

（3）未明确诊断的疼痛，尽可能不用本品，以免掩盖病情，贻误诊断。

（4）可干扰对脑脊液压升高的病因诊断，这是因为本品使二氧化碳滞留，脑血管扩张的结果。

（5）能促使胆道括约肌收缩，引起胆管系的内压上升；可使血浆淀粉酶和脂肪酶均升高。

（6）对血清碱性磷酸酶、丙氨酸氨基转移酶、门冬氨酸氨基转移酶、胆红素、乳酸脱氢酶等测定有一定影响，故应在本品停药 24 小时以上方可进行以上项目测定，以防可能出现假阳性。

【孕妇及哺乳期妇女用药】本品可通过胎盘屏障到达胎儿体内，少量经乳汁排出，故禁用于婴儿、孕妇、哺乳期妇女。本品能对抗催产素对子宫的兴奋作用而延长产程，禁用于临盆产妇。

【儿童用药】婴幼儿、未成熟新生儿禁用。

【老年患者用药】慎用。

【药物相互作用】与吩噻嗪类、镇静催眠药、单胺氧化酶抑制剂、三环抗抑郁药、抗组胺药等合用，可加剧及延长吗啡的抑制作用。本品可增强香豆素类药物的抗凝血作用。与西咪替丁合用，可引起呼吸暂停、精神错乱、肌肉抽搐等。

【药物过量】吗啡过量可致急性中毒，成人中毒量为 60mg，致死量为 250mg。对于重度癌痛病人，吗啡使用量可超过上述剂量（不受药典中关于吗啡极量的限制）。

【贮藏】遮光，密闭保存。

【规格】30mg。

【生产企业】进口药品分装企业：北京萌蒂制药有限公司。

盐酸羟考酮控释片 Oxycodone Hydrochloride Controlled-release Tablets

【商品名】奥施康定。

【成分】本品活性成分为盐酸羟考酮。化学名称：4,5-环氧基-14 羟基-3-甲氧基-17-甲基吗啡烷-6-酮盐酸盐。分子式：$C_{18}H_{21}NO_4 \cdot HCl$。分子量：351.83。

【性状】本品为圆形、双凸薄膜包衣片。一面标有 OC，另一面根据不同规格分别标有盐酸羟考酮的规格（即 5、10、20、40）。5mg 为淡蓝色片；10mg 为白色片；20mg 为淡红色片；40mg 为黄色片。

【适应证】用于缓解持续的中度到重度疼痛。

【规格】5mg；10mg；20mg；40mg。

【用法用量】必须整片吞服，不得掰开、咀嚼或研磨。如果掰开、嚼啐或研磨药片，会导致羟考酮的快速释放与潜在致死量的吸收。每 12 小时服用 1 次，用药剂量取决于患者的疼痛严重程度和既往镇痛药用药史。

疼痛程度增加，需要增大给药剂量以达到疼痛的缓解。对所有患者而言，恰当的给药剂量是能 12 小时控制疼痛，且患者能很好地耐受。除难以控制的不良反应影响外，应滴定给药至患者疼痛缓解。当脱离给药方案的需求（当需要用释镇痛药物处理突破性疼痛）超出每日 2 次，表明应增加该药的给药剂量。每次剂量调整的幅度是在上一次用药剂量的基础上增长 25%～50%。

首次服用阿片类药物或用弱阿片类药物不能控制其疼痛的中、重度疼痛的患者，初始用药剂量一般为 5mg，每 12 小时服用 1 次。继后，根据病情仔细滴定剂量，直至理想止痛。大多数患者的最高用药剂量为 200mg/12 小时，少数患者可能需要更高的剂量。迄今，临床报道的个体用药最高剂量为 520mg/12 小时。

已接受口服吗啡治疗的患者，改用本品的每日用药剂量换算比例：口服本品 10mg 相当于口服吗啡 20mg。

由于存在个体差异，因此应根据患者的个体情况滴定用药剂量。

【不良反应】可能出现阿片受体激动剂的不良反应。可能产生耐受性和依赖性。

常见不良反应：便秘（缓泻药可预防便秘）、恶心、呕吐、头晕、瘙痒、头痛、口干、多汗、嗜睡和乏力。如果出现恶心和呕吐反应，可用止吐药治疗。

偶见不良反应：厌食、紧张、失眠、发热、精神错乱、腹泻、腹痛、血管舒张、消化不良、感觉异常、皮疹、焦虑、欣快、抑郁、呼吸困难、体位低血压、寒战、恶梦、思维异常、呃逆。

罕见不良反应：眩晕、抽搐、胃炎、定向障碍、面红、情绪改变、心悸（在戒断综合征的情况下）、幻觉、支气管痉挛、吞咽困难、嗳气、气胀、肠梗阻、味觉反常、激动、遗忘、张力过高、感觉过敏、张力过低、不适、肌肉不自主收缩、言语障碍、震颤、视觉异常、戒断综合征、闭经、性欲减退、阳痿、低血压、室上性心动过速、晕厥、脱水、水肿、外周性水肿、口渴、皮肤干燥、荨麻疹、变态反应、过敏性反应、类过敏性反应、瞳孔缩小和绞痛。可能发生排尿困难、胆道痉挛或输尿管痉挛。

【药物过量】可能发生呼吸抵制。

【禁忌证】缺氧性呼吸抵制、颅脑损伤、麻痹性肠梗阻、急腹症、胃排空延迟、慢性阻塞性呼吸道疾病、肺源性心脏病、慢性支气管哮喘、高碳酸血症、已知对羟考酮过敏、中重度肝功能障碍、重度肾功能障碍(肌酐清除率＜10ml/分钟)、慢性便秘,同时服用单胺氧化酶抵制剂,停用单胺氧化酶抑制剂＜2周。孕妇或哺乳期妇女禁用。手术前或手术后24小时内不宜使用。

【注意事项】(1)本品按照麻醉药品管理。用于非癌症慢性疼痛治疗时,应遵循《强阿片类药物在慢性非癌痛治疗中的指导原则》的各项规定。

(2)甲状腺功能低下者应适当减低用药剂量。

(3)本品慎用于下列情况:颅内高压、低血压、低血容量、胆道疾病、胰腺炎、肠道炎性疾病、前列腺肥大、肾上腺皮质功能不全、急性酒精中毒、慢性肝肾疾病和疲劳过度的年长或体弱的患者、黏液水肿、震颤性谵妄。

(4)可能出现麻痹性肠梗阻的患者,不宜服用。服药期,一旦发生或怀疑发生麻痹性肠梗阻时,应立即停药。

(5)患者长期使用可能会对本品产生耐受性并需逐步使用更高剂量以维持对疼痛的控制。患者可能产生身体依赖性,在此情况下突然停药会出现戒断综合征。当患者不再需要使用羟考酮治疗时,应逐渐减少剂量以防止戒断症状的发生。

(6)羟考酮与其他强阿片类激动剂具有相同的被滥用特性。潜在的或明显表现的成瘾者有可能寻求和滥用本品。对疼痛患者的正确治疗中,对阿片类镇痛药产生心理依赖的报道是罕见的。然而,还是缺乏数据确定慢性疼痛患者中心理依赖的实际发生率。

(7)由于用药剂量和个体对药物敏感程度等因素影响,羟考酮可能改变患者的反应能力。因此,如果患者的反应能力受到药物的影响,不得从事开车或操作机器等工作。

(8)诊断明确的非癌性慢性疼痛(如骨关节疼痛、腰背痛、神经血管性疼痛、神经源性疼痛等)经非阿片类药物治疗无效时,可使用本品。在治疗期间,若发现患者同时找两位以上医师开具此药,用药量剧增或有其他异常行为时应停药。

【孕妇及哺乳期妇女用药】禁用于怀孕期及哺乳期妇女。羟考酮可随母乳分泌,并可能引起新生儿呼吸抵制。

【儿童用药】目前,尚缺乏18岁以下患者的用药资料。因此,不推荐用于18岁以下的患者。

【老年患者用药】药物动力学结果表明,老年患者(年龄＞65岁)的羟考酮清除率仅较年青人略微降低。药物不良反应不受年龄因素影响。因此,成人服药剂量和用药间隔时间亦适用于老年患者。

【药物相互作用】类似于其他阿片类药物,本品可与下列药物有叠加作用:镇静剂、麻醉剂、催眠药、酒精、抗精神病药、肌肉弛缓剂、抗抑郁药、吩噻嗪类和降压药。尽管未观察到羟考酮与单胺氧化酶抑制剂发生相互作用,但是服用任何阿片类药物都应避免同时使用单胺氧化酶抑制剂。部分羟考酮经细胞色素P450-2D6酶作用,代谢成为羟氢吗啡酮。羟氢吗啡酮的浓度不足给药总量的15%。某些药物(如抗抑郁剂、胺碘酮和奎尼丁等心血管药物)可能阻断该代谢途径。然而,合用具有抑制细胞色素P450-2D6酶作用的奎尼丁,并未影响羟考酮的药效。可能抑制羟考酮代谢的其他药物包括甲氰咪呱、酮康唑和红霉素等细胞色素P450-3A酶抑制剂。

【药物过量】羟考酮过量及中毒症状表现为针尖样瞳孔、呼吸抑制和低血压症。严重者可能发生嗜睡、发展至昏迷、循环衰竭及深度昏迷、骨骼肌松弛、心动过缓和死亡。

羟考酮过量的解救治疗:首先保持呼吸道通畅,然后给予相应的支持疗法(改善通气、给氧、升压药),纠正休克及肺水肿,心跳骤停或心律不齐可能需要心脏按摩或除颤。必要时洗胃,清除胃内容物可除去未吸收的药物,尤其对于服用持续释放药物制剂。

解救用药:纳洛酮0.4～0.8mg,静脉注射。必要时,间隔2～3分钟重复给药,或将纳洛酮2mg溶于500ml生理盐水或5%葡萄糖(0.004mg/ml),静脉滴注。根据情况和以往服药的剂量决定药物的输注速率。由于纳洛酮的作用持续时间相对较短,而本品释放羟考酮持续12小时,因此,必须严密观察病情,直至患者重新恢复稳定的自主呼吸。

对于少数服药严重过量的患者,静脉注射纳洛酮0.2mg,继之每2分钟增加用药0.1mg。过量服用羟考酮的患者,如果临床上未出现明显呼吸抑制或循环障碍,不必使用纳洛酮。对羟考酮产生身体依赖性或可疑产生身体依赖性的患者,慎用纳洛酮。因为,在此情况下使用纳洛酮,可能突然完全阻断阿片类药物的作用,导致急性疼痛发作及急性戒断综合征。

【药理毒理】羟考酮为阿片受体纯激动剂,对脑和脊髓的阿片受体具有亲和力。羟考酮的作用类似吗啡。主要药理作用是镇痛,其他药理作用包括抗焦虑、止咳和镇静。无极量限制,镇痛作用无封顶效应,只受限于不能耐受的副作用。

从几项研究资料可以认为,羟考酮对人产生基因毒性的危险性较低。下述试验表明羟考酮不致突变:在艾姆斯沙门菌和大肠杆菌试验中不论存在代谢活性状态与否,剂量直到$5000\mu g$时;在人体淋巴细胞染色体畸变试验中(不存在代谢激活状态下)剂量直到$1500\mu g/ml$时,以及在代谢激活状态剂量直到$5000\mu g/ml$作用48小时情况下;在小鼠体内骨髓微核试验中(血浆药物浓度直到$48\mu g/ml$时)。

羟考酮在下述情况产生致突变结果:在人体染色体突变试验中存在代谢激活状态下剂量大于或等于$125\mu g/ml$作用24小时而非48小时情况下;在小鼠淋巴瘤试验中存在代谢激活状态下剂量等于或大于$50\mu g/ml$,以及不存在代谢激活状态剂量等于或大于$400\mu g/ml$时。

【药代动力学】本品的活性成分是羟考酮。口服后,会出现两个释放相,即提供快速镇痛的早期快释放相和随后的持续释放相,药物持续作用12小时。羟考酮吸收良好,口服生物利用度为60%～87%。健康志愿者多次用药后,24～36小时内达稳态血药浓度。用药剂量与血药峰值浓度(C_{max}),以及用药剂量与药时曲线下面积(AUC)成比例变化。

其平均表观消除半衰期为4.5小时,约1天内达稳态。羟考酮的主要代谢物是去甲羟考酮和羟氢吗啡酮,代谢物主要经肾脏排泄。口服本品后约3小时达血药峰值浓度。本品10mg每12小时服用一次与羟考酮普通制剂5mg每6小时服用一次相比较,峰谷血药浓度相同。

本品的羟考酮释放不受pH值影响。摄入高脂食物不影响该药物吸收及峰值浓度。

年龄:老年人的AUC较青年人增加15%。

性别:在调整体重的基础上,女性血浆羟考酮平均浓度比男性高25%。

肾功能障碍:与正常人相比较,轻中度肾功能障碍患者的血浆羟考酮和去甲羟考酮峰值浓度分别增高约50%和20%;羟考酮、去甲羟氢酮和羟氢吗啡酮的AUC分别增高约60%、60%和40%。羟考酮的清除半衰期仅延长1小时。

轻中度肝功能障碍:与正常人相比较,轻中度肝功能障碍患者的血浆羟考酮和去甲羟考酮峰值浓度分别增高约50%和20%;AUC分别增高约95%和75%。血浆羟氢吗啡酮峰浓度和AUC降低15%～50%。羟考酮的清除半衰期延长2.3小时。

【贮藏】贮藏温度不超过25℃(≤25℃)。

【包装】铝塑包装。每盒1板,每板10片;每盒1板,每板6片。

【有效期】36个月。

【生产企业】进口药品分装企业:北京萌蒂制药有限公司。

注射用盐酸曲马多 Tramadol Hydrochloride for Injection

【商品名】安田。

【性状】本品为无色澄明液体。

【药理毒理】本品为非吗啡类强效镇痛药。主要作用于中枢神经系统与疼痛相关的特异体。无致平滑肌痉挛和明显呼吸抑制作用,镇痛作用可维持4～6小时。可延长巴比妥类药物麻醉持续时间。与安定类药物同用可增强镇痛作用。具有轻度的耐药性和依赖性。

【药代动力学】本品血浆蛋白结合率4%。在肝内代谢,24小时约有80%的本品及代谢产物从

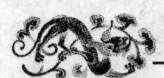

肾排出。半衰期为6小时。

【适应证】用于中度至重度疼痛。

【用法用量】肌肉注射，每次50~100mg，必要时可重复。每日剂量不超过400mg。

【不良反应】偶见出汗、思睡、头晕、恶心、呕吐、钠差，排尿困难为多见。个别病例有皮疹、血压降低等过敏反应。

【禁忌证】酒精、安眠药、镇痛剂或其他中枢神经系统作用药物急性中毒，严重脑损伤，意识模糊，呼吸抑制患者禁用。

【注意事项】(1)肾、肝功能不全者、心脏疾患者酌情减量使用或慎用。

(2)不得与单胺氧化酶抑制剂同用。

(3)与中枢安静剂（如安定等）合用时减量。

(4)长期使用不能排除产生耐药性或药物依赖性的可能。但不能作为对阿片类有依赖性病人的代用品，因不能抑制吗啡的戒断症状。

(5)有药物滥用或依赖性倾向的病人只能短期使用。

【孕妇及哺乳期妇女用药】对孕妇安全性尚不明确，应权衡利弊慎用。哺乳期妇女慎用。

【药物相互作用】本品与乙醇、镇静剂、镇痛药或其他精神药物合用会引起急性中毒。本品与中枢神经系统抑制剂（如安定）合用时有强化镇静作用和镇痛作用，应适当减量。与巴比妥类药物合用可延长麻醉时间。

【规格】0.1g。

氢溴酸高乌甲素片 Lappaconite Hydrobromide Tablets

【商品名】恒启。

【性状】本品为糖衣片，除去糖衣后显白色。

【药理毒理】药理学：本品为非成瘾性镇痛药，具有较强的镇痛作用。本品还具有局部麻醉、降温、解热和抗炎作用。本品与哌替啶相比，镇痛效果相当，起效时间稍慢，而维持时间较长；镇痛作用为解热镇痛药氨基比林的7倍。

毒理学：本品动物试验无致畸胎作用。急性毒性试验结果：大鼠经口LD50为20mg/kg；小鼠腹腔注射LD50为9.1mg/kg，静脉注射LD50为6.9mg/kg。

【适应证】用于中度以上疼痛。

【用法用量】口服。成人：每次5~10mg，每日1~3次。

【不良反应】个别患者出现荨麻疹、心慌、胸闷、头晕等，停药后很快消失。

【注意事项】本品中毒的早期表现是心电图的变化(可逆性)。

【贮藏】避光，密封保存。

盐酸曲马多缓释片 Tramadol Hydrochloride Sustained-release Tablets

【商品名】奇曼丁。

【成分】本品活性成分为盐酸曲马多。

【性状】本品为白色或类白色，一面有划分线的异型薄膜衣片。

【适应证】用于中度至重度疼痛。

【用法用量】吞服，勿嚼碎。本品用量视疼痛程度而定。一般人每次50mg（半片）开始服用，12小时服用一次，根据患者疼痛程度可调整用药剂量。一般成人及14岁以上中度疼痛的患者，单剂量为50~100mg（半片至1片）。体重不低于25kg的1岁以上儿童的服用剂量为每公斤体重1~2mg，本品最低剂量为50mg（半片）。每日最高剂量通常不超过400mg（4片）。治疗癌性痛时也可考虑使用较大剂量。肝肾功能不全者，应酌情使用。老年患者的剂量要考虑有所减少。两次服药的间隔不得少于8小时。

上述推荐剂量仅供参考，原则上应选用最低的镇痛剂量。遵医嘱服用。

【不良反应】全身性：变态反应、过敏反应。心血管系统：低血压、心动过速、极罕见高血压和心动过缓。消化系统：恶心、呕吐、便秘、胃肠功能紊乱、口干。中枢神经系统：头昏、嗜睡、头痛、视觉异常、情绪不稳、欣快、活动减退、机能亢进、认知和感觉障碍、惊厥、精神混乱、药物依赖、幻觉、戒断综合征（包括：兴奋、焦虑、神经质、失眠、运动机能亢进、震颤、胃肠症状）。皮肤：出汗、瘙痒症状、皮疹、荨麻疹、血管神经性水肿。泌尿生殖系统：排尿障碍、尿潴留。呼吸系统：呼吸困难、支气管痉挛、呼吸抑制。

【禁忌证】对本品高度敏感者。酒精、安眠药、镇痛剂或其他精神药物急性中毒的患者。

【注意事项】(1)本品慎用于阿片类药物依赖或有滥用药物及依赖倾向者；急性酒精中毒和使用安眠药、中枢性镇痛剂（包括阿片和精神性药物）；与中枢神经系统镇静性药物合用及出现休克时；正在接受或在过去14天内使用过单胺氧化酶抵制剂；肝或肾功能严重损伤；头部损伤、颅压增高、病因不明的意识紊乱、呼吸中枢和呼吸功能紊乱、呼吸抑制。已有报道在治疗剂量下出现癫痫发作，而且当用药剂量超过常规日用剂量上限时，癫痫发作的危险性可能增加。对于有癫痫病史或容易发作的患者仅在不得已情况下使用。患者同时服用曲马多和能降低癫痫发作阈值药物，癫痫发作的危险性增加。1岁以下婴幼儿慎用本品。

(2)长期使用本品，应注意耐药性或药物依赖性的形成，疗程不应超过治疗需要。而且本品不适合用作替代治疗药物。尽管它是一种阿片类激动剂，但它并不能抵制吗啡的戒断症状。

(3)常用量情况下，本品也有可能影响病人的驾驶或机械操作的反应能力。

(4)如用量超过规定剂量或与中枢神经镇静剂合用，可能会出现呼吸抑制。

(5)肝肾功能受损的病人，因其半衰期延长，用药间隔要适当延长。

(6)心脏疾患酌情慎用。

【孕妇及哺乳期妇女用药】孕期或哺乳妇女不应使用本品。

【儿童用药】体重不低于25kg的1岁以下儿童的服用剂量为每公斤体重1～2mg，本品最低剂量为50mg（半片）。所以，本品不建议用于14岁以下患者。

【老年患者用药】慎用或酌情减量。

【药物相互作用】(1)与中枢神经抑制药物或酒精合用时可增强本品的镇静作用，特别是增强呼吸抑制作用。与神经阻滞剂合用，个别病例有发生惊厥的报道。

(2)接受单胺氧化酶(MAO)抑制剂治疗者，再服用本品可能会出现对中枢神经、循环、呼吸系统的严重影响。

(3)西咪替丁对本品的影响非常小。

(4)含卡马西平药物：可降低本品的镇痛效果。

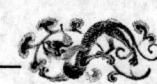

(5)与选择性5-羟色胺再摄取抑制剂(SSRIs)、三环类抗镇静剂(TCAs)、抗精神病药和其他降低癫痫发作阈值的药物合用：极罕见癫痫发作。

(6)与选择性5-羟色胺再摄取抑制剂(SSRIs)同服，可导致血清素激活作用的增加（血清素综合征）。

(7)有个别报道，与香豆素抗凝相互作用导致国际标准化比值(INR)增加。所以当患者开始服用曲马多治疗时，应慎用抗凝剂。

【药物过量】服用本品过量的典型症状：呕吐、意识紊乱、昏迷、全身性癫痫发作、低血压、心动过速、心血管衰竭、瞳孔扩大或缩小、镇静和昏迷、癫痫发作和呼吸抑制，甚至可能发生呼吸骤停，严重病例可致死。

上述症状可以通过使用阿片受体拮抗剂（如纳洛酮）对抗，因其作用时间较盐酸曲马多短，应注意小量多次给药。另外，可酌情气管插管、人工呼吸等。发生惊厥时，可考虑给苯二氮䓬类药。

血液透析或过滤可从血清中清除极少量的曲马多，因此，仅用血液透析或过滤的方法不适合用于曲马多急性中毒的解毒治疗。

排空胃内容物有益于去除任何一种尚未吸收的药物，特别当服用了缓释制剂时。

【药理毒理】盐酸曲马多主要作用于中枢神经系统与疼痛相关的特异性受体。无致平滑肌痉挛作用。在推荐剂量下，不会产生不良反应。耐药性和依赖性很低。动物试验未发现曲马多的致畸性。

【药代动力学】口服后，本品经胃肠道的吸收迅速完全，分布于血流丰富的组织和器官。本缓释制剂，可以延长体内盐酸曲马多治疗浓度的维持时间，减少血药浓度的波动。本品在肝脏代谢，原形药和代谢物几乎完全从肾脏排出体外。

【贮藏】遮光，密封保存。

【规格】100mg。

【包装】铝塑包装。每盒1板，每板10片；每盒1板，每板6片。

【有效期】36个月。

【生产企业】北京萌蒂制药有限公司。

复方曲马多片 Compound Tramadol Hydro-chloride Tablets

【主要成分】盐酸曲马多，安络小皮伞菌提

取物。

【规格】安络小皮伞菌提取物 0.1g,盐酸曲马多 50mg。

【性状】本品为糖衣片或薄膜衣片,除去包衣后呈棕褐色。

【药理毒理】本品为复方镇痛药。具有持久而强大的镇痛、消炎作用;能有效地促进神经组织和纤维结缔组织的炎症消失,恢复神经功能。作用机制为:①通过调整大脑皮层功能及自主神经系统功能,改善神经系统血液循环,改善神经组织的活性,进而使本身营养状态得到改善,起到通经活血作用;②通过增加营养,促进神经组织的代谢,修复受损神经,调节神经平衡状态,恢复神经正常的生理功能;③可解除或降低致痛因子的活性,阻断内源性致痛因子和物质的兴奋性传递,降低疼痛冲动,从而增强中枢系统对疼痛的下行抑制作用,快速解除各种中、重度急慢性疼痛。无成瘾性。

【药代动力学】口服给药后,肺、脾、肝和肾含量最高,在肝内代谢,24 小时约有 80% 的本品原形及代谢产物从肾排出。

【适应证】用于中度疼痛,如癌症、术后、创伤或产科疼痛的止痛。

【用法用量】口服。每次 1~2 片,每日 3 次。或遵医嘱。

【不良反应】有头晕、恶心、呕吐、心慌、出汗、口干、嗜睡、疲倦、纳差、排尿困难。偶有皮疹、血压降低等反应。

【禁忌证】对酒精、安眠药、镇静药或其他中枢神经系统药物急性中毒者禁用。对本品过敏者禁用。

【注意事项】(1)对阿片类药物敏感者慎用,肝、肾功能不全及心脏病患者慎用。

(2)由于影响机械操作者和驾驶员的反应能力,服用本品后避免驾驶机动车,操作机械或高空作业。

(3)嗜酒者慎用。

【孕妇及哺乳期妇女用药】本品可以通过胎盘到达胎儿,并可经乳汁排出,故孕妇及哺乳期妇女慎用。

【儿童用药】儿童用量酌减或请咨询医师。

【药物相互作用】苯二氮䓬类药物地西泮可增强本品作用,合用时应注意调整剂量。忌与单胺氧化酶抑制剂合用。

【药物过量】最大剂量一次不宜超过 2 片。过量典型症状为意识紊乱、昏迷、全身性癫痫发作、血压下降、瞳孔扩大或缩小、呼吸抑制甚至呼吸骤停。

【贮藏】密封保存。

盐酸哌替啶注射液 Pethidine Hydrochloride

【商品名】哌替啶,度冷丁,杜冷丁。

【药品类别】解热镇痛及非甾体抗炎镇痛药。

【性状】注射剂为透明水液。

【药理毒理】本品为阿片受体激动剂,是目前最常用的人工合成强效镇痛药。其作用类似吗啡,效力为吗啡的 1/10~1/8。与吗啡在等效剂量下可产生同样的镇痛、镇静及呼吸抑制作用,但后者维持时间较短,无吗啡的镇咳作用。与吗啡相似,本品为中枢神经系统的 μ 及 κ 受体激动剂而产生镇痛、镇静作用。本品有轻微的阿托品样作用,可引起心搏增快。

【适应证】(1)各种剧痛的止痛,如创伤、烧伤、烫伤、术后疼痛等。

(2)心原性哮喘。

(3)麻醉前给药。

(4)内脏剧烈绞痛(胆绞痛、肾绞痛需与阿托品合用)。

(5)与氯丙嗪、异丙嗪等合用进行人工冬眠。

(6)用于分娩止痛时,须监护本品对新生儿的抑制呼吸作用。

【用法用量】皮下注射或肌注:每次 25~100mg;极量:每次 150mg,每日 600mg。2 次用药间隔不宜少于 4 小时。

【不良反应】本品的耐受性和成瘾性程度介于吗啡与可待因之间,一般不应连续使用。治疗剂量时可出现轻度的眩晕、出汗、口干、恶心、呕吐、心动过速及体位性低血压等。

【禁忌证】室上性心动过速、颅脑损伤、颅内占位性病变、慢性阻塞性肺疾患、支气管哮喘、严重肺功能不全等禁用。严禁与单胺氧化酶抑制剂同用。

【注意事项】(1)成瘾性比吗啡轻,但连续应用亦会成瘾。

(2)不良反应有头昏、头痛、出汗、口干、恶心、呕吐等。过量可致瞳孔散大、惊厥、幻觉、心动过速、血压下降、呼吸抑制、昏迷等。

(3)不宜皮下注射,因对局部有刺激性。

(4)儿童慎用。1岁以内小儿一般不应静注本品或行人工冬眠。

(5)不宜与异丙嗪多次合用,否则,可致呼吸抑制,引起休克等不良反应。

(6)其他注意事项及禁忌证同吗啡。

【孕妇及哺乳期妇女用药】本品能通过胎盘屏障及分泌入乳汁,因此,产妇分娩镇痛时及哺乳期间使用时剂量酌减。

【儿童用药】婴幼儿慎用。

【老年患者用药】老年人慎用。

【药物相互作用】本品与芬太尼因化学结构有相似之处,两药可有交叉敏感。本品能促进双香豆素、茚满二酮等抗凝药物增效,并用时后者应按凝血酶原时间而酌减。

【药物过量】(1)本品逾量中毒时可出现呼吸减慢、浅表而不规则,发绀,嗜睡,进而昏迷,皮肤潮湿冰冷,肌无力,脉缓及血压下降;偶尔可先出现阿托品样中毒症状,瞳孔扩大,心动过速,兴奋,谵妄,甚至惊厥,然后转入抑制。

(2)中毒解救口服者应尽早洗胃以排出胃中毒物。人工呼吸、吸氧、给予升压药提高血压、β-肾上腺素受体阻滞药减慢心率、补充液体维持循环功能。静脉注射纳洛酮0.005～0.01mg/kg,成人0.4mg,亦可用烯丙吗啡作为拮抗剂。但本品中毒出现的兴奋、惊厥等症状,拮抗剂可使其症状加重,此时只能用地西泮或巴比妥类药物解除。当血内本品及其代谢产物浓度过高时,血液透析能促进排泄毒物。

【规格】注射液:每支50mg(1mL);100mg(2ml)。

【贮藏】密闭保存。

枸橼酸芬太尼注射液 Fentanyl Citrate Injection

【药品类别】解热镇痛及非甾体抗炎镇痛药。

【性状】本品为无色的澄明液体。

【药理毒理】本品为人工合成的强效麻醉性镇痛药。镇痛作用机制与吗啡相似,为阿片受体激动剂,作用强度为吗啡的60～80倍。与吗啡和哌替啶相比,本品作用迅速,维持时间短,不释放组胺,对心血管功能影响小,能抑制气管插管时的应激反应。本品对呼吸的抑制作用弱于吗啡,但静脉注射过快则易抑制呼吸。有成瘾性。纳洛酮等能拮抗本品的呼吸抑制和镇痛作用。急性毒性LD50:小鼠,皮下62mg/kg,静脉11.2mg/kg。

【药代动力学】口服经胃肠道吸收,但临床一般采用注射给药。静脉注射1分钟即起效,4分钟达高峰,维持30～60分钟。肌内注射7～8分钟发生镇痛作用,可维持1～2小时。肌内注射生物利用度67%,蛋白结合率80%,消除半衰期约3.7小时。本品主要在肝脏代谢,代谢产物与约10%的原形药由肾脏排出。

【适应证】本品为强效镇痛药,适用于麻醉前、中、后的镇静与镇痛,是目前复合全麻中常用的药物。用于麻醉前给药及诱导麻醉,并作为辅助用药与全麻及局麻药合用于各种手术。与氟哌利多(Droperidol)2.5mg和本品0.05mg的混合液,麻醉前给药,能使病人安静,对外界环境漠不关心,但仍能合作。用于手术前、后及术中等各种剧烈疼痛。

【用法用量】(1)成人静脉注射:全麻时初量,小手术按体重0.001～0.002mg/kg(以芬太尼计,下同);大手术按体重0.002～0.004mg/kg;体外循环心脏手术时按体重0.02～0.03mg/kg计算全量,维持量可每隔30～60分钟给予初量的一半或连续静滴,一般每小时按体重0.001～0.002mg/kg;全麻同时吸入氧化亚氮按体重0.001～0.002mg/kg;局麻镇痛不全,作为辅助用药按体重0.0015～0.002mg/kg。

(2)成人麻醉前用药或手术后镇痛:按体重肌内或静脉注射0.0007～0.0015mg/kg。

(3)小儿镇痛:2岁以下无规定,2～12岁按体重0.002～0.003mg/kg。

(4)成人手术后镇痛:硬膜外给药,初量0.1mg,加氯化钠注射液稀释到8ml,每2～4小时可重复,维持量每次为初量的一半。

【不良反应】一般不良反应为眩晕、视物模糊、恶心、呕吐、低血压、胆道括约肌痉挛、喉痉挛及出汗等,偶有肌肉抽搐。严重副反应为呼吸抑制、窒息、肌肉僵直及心动过缓,如不及时治疗,可发生呼吸停止、循环抑制及心脏停搏等。本品有成瘾性,但较哌替啶轻。

【禁忌证】支气管哮喘、呼吸抑制、对本品特别敏感的病人及重症肌无力病人禁用。禁止与单胺氧化酶抑制剂(如苯乙肼、帕吉林等)合用。

【注意事项】(1)本品为国家特殊管理的麻醉药品,务必严格遵守国家对麻醉药品的管理条例,医院和病室的贮药处均应加锁,处方颜色应与其他药处方区别开。各级负责保管人员均应遵守交接班制度,不可稍有疏忽。

(2)本品务必在单胺氧化酶抑制药(如呋喃唑酮、丙卡巴肼)停用14天以上方可给药,而且应先试用小剂量(1/4常用量),否则会发生难以预料的、严重的并发症,临床表现为多汗、肌肉僵直、血压先升高后剧降、呼吸抑制、发绀、昏迷、高热、惊厥,终致循环虚脱而死亡。

(3)心律失常、肝、肾、功能不良、慢性梗阻性肺部疾患,呼吸储备力降低及脑外伤昏迷、颅内压增高、脑肿瘤等易陷入呼吸抑制的病人慎用。

(4)本品药液有一定的刺激性,不得误入气管、支气管,也不得涂敷于皮肤和黏膜。

(5)硬膜外注入本品镇痛时,一般4~10分钟起效,20分钟脑脊液的药浓度达到峰值,同时可有全身瘙痒,作用时效3.3~6.7小时,而且仍有呼吸频率减慢和潮气量减小的可能,处理应及时。

(6)本品绝非静脉全麻药,虽然大量快速静脉注射能使神智消失,但病人的应激反应依然存在,常伴有术中知晓。

(7)快速推注本品可引起胸壁、腹壁肌肉僵硬而影响通气。

【孕妇及哺乳期妇女用药】孕期用药的安全性尚难肯定,慎用。

【老年患者用药】年老、体弱的病人首次剂量应适当减量,由首次剂量的效果考虑确定剂量的增加量。

【药物相互作用】(1)本品与哌替啶因化学结构有相似之处,两药可有交叉敏感。

(2)本品与中枢抑制药,如催眠镇静药(巴比妥类、地西泮等)、抗精神病药(如吩噻嗪类)、其他麻醉性镇痛药及全麻药等有协同作用,合用时应慎重并适当调整剂量。

(3)本品与80%氧化亚氮合用,可诱发心率减慢、心肌收缩减弱、心排血量减少,左室功能欠佳者尤其明显。

(4)肌松药的用量可因本品的使用而相应减少,肌松药能解除本品的肌肉僵直,遇有呼吸暂停,持续的时间又长,应识别这是中枢性的(系本品使用所致),还是外周性的(由于肌松药作用于神经肌接头处N_2受体)。

(5)中枢抑制剂如巴比妥类、安定药、麻醉剂,有加强本品的作用,如联合应用,本品的剂量应减少1/4~1/3。

【药物过量】大剂量快速静注可引起颈、胸、腹壁肌强直,胸顺应性降低影响通气功能。偶可出现心率减慢、血压下降、瞳孔极度缩小等,最后可致呼吸停止、循环抑制或心停搏。中毒解救:出现肌肉强直者,可用肌松药或吗啡拮抗剂(如纳洛酮、丙烯吗啡等)对抗。呼吸抑制时立即采用吸氧、人工呼吸等急救措施,必要时亦可用吗啡特效拮抗药,静脉注射纳洛酮0.005~0.01mg/kg,成人0.4mg。心动过缓者可用阿托品治疗。本品与氟哌利多合用产生的低血压,可用输液、扩容等措施处理,无效时可采用升压药,当禁用肾上腺素。

【贮藏】遮光,密闭保存。

【规格】1ml:0.05mg;2ml:0.1mg(均以芬太尼计)。

盐酸瑞芬太尼注射液 Remifentanil Hydrochloride for Injection

【性状】本品为白色或类白色冻干疏松块状物。

【药理毒理】瑞芬太尼为芬太尼类μ阿片受体激动剂,在人体内1分钟左右迅速达到血-脑平衡,在组织和血液中被迅速水解,故起效快,维持时间短,与其他芬太尼类似物明显不同。瑞芬太尼的镇痛作用及其副作用呈剂量依赖性,与催眠药、吸入性麻醉药和苯二氮䓬类药物合用有协同作用。瑞芬太尼的μ阿片受体激动作用可被纳洛酮所拮抗。另外,瑞芬太尼也可引起呼吸抑制、骨骼肌(如胸壁肌)强直、恶心呕吐、低血压和心动过缓等,在一定剂量范围内,随剂量增加而作用加强。盐酸瑞芬太尼剂量高达30μg/kg静脉注射(1分钟内注射完毕)

不会引起血浆组胺浓度的升高。

遗传毒性：瑞芬太尼的原核细胞基因突变试验、大鼠肝细胞程序外 DNA 合成试验（UDS）、基因断裂试验（CHO 细胞）和小鼠微核试验的结果均为阴性；但有代谢活化剂存在，体外小鼠淋巴细胞试验出现致突变作用。

生殖毒性：①一般生殖毒性　瑞芬太尼 0.5mg/kg（按体表面积 mg/m² 计算，相当于临床最大推荐人用剂量的 40 倍），连续静脉注射 70 多天，雄性大鼠的生育力降低；雌性大鼠交配前静脉注射瑞芬太尼 1mg/kg 15 天，其生育力未受影响。②致畸敏感期毒性　大鼠和家兔分别静脉注射瑞芬太尼 5mg/kg 和 0.8mg/kg（按体表面积 mg/m² 计算，相当于临床最大推荐人用剂量的 400 倍和 125 倍），未见致畸作用。怀孕兔和大鼠注射放射性标记的瑞芬太尼后，发现其通过胎盘并进入胎仔体内。③围产期毒性　大鼠围产期静脉注射瑞芬太尼 5mg/kg（按体表面积 mg/m² 计算，相当于临床最大推荐人用剂量的 400 倍），对 F_1 代大鼠的存活、发育和生殖能力未见明显影响。

其他：甘氨酸（静脉注射剂的常用辅料）为本品的辅料。犬鞘内注射无瑞芬太尼的甘氨酸后，出现兴奋激动、疼痛、后肢功能失常、共济失调，因此，可认为此作用为甘氨酸所致。但上述动物表现与本品制剂静脉注射给药无关。

【药代动力学】静脉给药后，瑞芬太尼快速起效，1 分钟可达有效浓度，作用持续时间仅 5～10 分钟。药物浓度衰减符合三室模型，其分布半衰期（$t_{1/2}\alpha$）为 1 分钟；消除半衰期（$t_{1/2}\beta$）为 6 分钟；终末半衰期（$t_{1/2}\gamma$）为 10～20 分钟；有效的生物学半衰期为 3～10 分钟，与给药剂量和持续给药时间无关。血浆蛋白结合率约 70%，主要与 α-1-酸性糖蛋白结合。稳态分布容积约 350ml/kg，每公斤体重清除率大约为 40ml/分钟。瑞芬太尼代谢不受血浆胆碱酯酶及抗胆碱酯酶药物的影响，不受肝、肾功能及年龄、体重、性别的影响，主要通过血浆和组织中非特异性酯酶水解代谢，大约 95% 的瑞芬太尼代谢后经尿排泄，主代谢物活性仅为瑞芬太尼的 1/4600。本品长时间输注给药或反复注射用药其代谢速度无变化，体内无蓄积。

【适应证】用于全麻诱导和全麻中维持镇痛。

【用法用量】本品只能用于静脉给药，特别适用于静脉持续滴注给药。本品给药前须用以下注射液之一溶解并定量稀释成 25μg/ml、50μg/ml 或 250μg/ml 浓度的溶液：灭菌注射用水、5% 葡萄糖注射液、0.9% 氯化钠注射液、5% 葡萄糖氯化钠注射液、0.45% 氯化钠注射液。本品不含任何抗菌剂和防腐剂，因此，在稀释的过程中应保持无菌状态，配制后应尽快使用，如需保存，于室温下保存不超过 24 小时，未使用完的稀释液应丢弃。本品用上述注射液稀释后可以与乳酸林格液或 5% 葡萄糖乳酸林格液共行一个快速静脉输液通路。本品连续输注给药，必须采用定量输注装置，可能情况下，应采用专用静脉输液通路。本品停药后，应清洗输液通路以防止残留瑞芬太尼的无意输入，避免当其他药物经同一输液通路给药时，可能出现呼吸抑制及胸壁肌强直。

麻醉诱导：本品应与催眠药（如丙泊酚、硫喷妥、咪达唑仑、笑气、七氟烷或氟烷）一并给药用于麻醉诱导。成人按每公斤体重 0.5～1μg 的输注速率持续静滴。也可在静滴前给予每公斤体重 0.5～1μg 的初始剂量静推，静推时间应＞60 秒。

气管插管病人的麻醉维持：在气管插管后，应根据其他麻醉用药，依照上表指示减少本品输注速率。由于本品起效快，作用时间短，麻醉中的给药速率可以每 2～5 分钟增加 25%～100% 或减小 25%～50%，以获得满意的 μ 阿片受体的药理反应。病人反应麻醉过浅时，每隔 2～5 分钟给予 0.5～1μg/kg 剂量静脉推注给药，以加深麻醉深度。

【不良反应】本品具有 μ 阿片受体类药物的典型不良反应。典型的不良反应有恶心、呕吐、呼吸抑制、心动过缓、低血压和肌肉强直，上述不良反应在停药或降低输注速度后几分钟内即可消失。在国内外的临床研究中还发现有寒战、发热、眩晕、视觉障碍、头痛呼吸暂停、瘙痒、心动过速、高血压、激动、低血氧症、癫痫、潮红和过敏。另外，还有一些较少见的不良反应：消化系统：便秘、腹部不适、口干、胃食管返流、吞咽困难、腹泻、烧心、肠梗阻。心血管系统：心肌缺血、晕厥。肌肉骨骼系统：肌肉强直、胸痛。呼吸系统：咳嗽、呼吸困难、支气管痉挛、喉痉挛、喘鸣、鼻充血、咽炎、胸水、肺水肿、支气管炎、鼻漏。精神神经系统：焦虑、不自主运动、震颤、定向力障碍、幻觉、烦躁不安、恶梦、感觉异常、健忘。皮肤：皮疹、荨麻疹。泌尿系统：尿潴留、少尿、尿路中断。血液系统：贫血、淋巴细胞减少、白细胞减少、血小板减少。

【禁忌证】（1）本品不能单独用于全麻诱导，即使大剂量使用也不能保证使意识消失。

（2）本品处方中含有甘氨酸，因而不能于硬膜外和鞘内给药。

（3）已知对本品中各种组分或其他芬太尼类药物过敏的病人禁用。

（4）重症肌无力及易致呼吸抑制病人禁用。

（5）禁与单胺氧化酶抑制药合用。

（6）禁与血、血清、血浆等血制品经同一路径给药。

（7）支气管哮喘病人禁用。

【注意事项】（1）本品为国家特殊管理的麻醉药品，务必严格遵守国家对麻醉药品的管理条例，医院和病室贮药处均应双人双锁，处方颜色应与其他处方区别开。各级负责保管人员均应遵守交接班制度，不可稍有疏忽。

（2）本品能引起呼吸抑制和窒息，需在呼吸和心血管功能监测及辅助设施完备的情况下，由具有资格的和有经验的麻醉师给药。

（3）在推荐剂量下，本品能引起肌肉强直。肌肉强直的发生与给药剂量和给药速率有关，因此，单剂量注射时应缓慢给药，给药时间应不低于60秒；提前使用肌肉松弛药可防止肌肉强直的发生。本品引起的肌肉强直必须根据病人的临床状况采取合适的方法处置。麻醉诱导过程中出现的严重肌肉强直应给予神经肌肉阻断剂和/或另加催眠剂，并给予插管通气。在本品使用过程中发现的肌肉强直也可通过停止给药或减小给药速率处置，在停止给药后几分钟内肌肉强直可解除；或者给予阿片受体拮抗剂，但这样会逆转或抑制本品的镇痛作用，一般不推荐这样使用。出现危及生命的肌肉强直时，应给予迅速起效的神经肌肉阻断剂或立即中断输注。

（4）心律失常，慢性梗阻性肺部疾患，呼吸储备力降低及脑外伤昏迷、颅内压增高、脑肿瘤等易陷入呼吸抑制的病人慎用。

（5）本品务必在单胺氧化酶抑制药（如呋喃唑酮、丙卡巴肼）停用14天以上，方可给药；而且应先试用小剂量，否则，会发生难以预料的严重的并发症。

（6）使用本品出现呼吸抑制时应妥善处理，包括减小输注速率50%或暂时中断输注。本品即使延长给药也未发现引起再发性呼吸抑制，但由于合用麻醉药物的残留作用，在某些病人身上停止输注后30分钟仍会出现呼吸抑制，因此，保证病人离开恢复室前完全清醒和足够的自主呼吸非常重要。

（7）本品能引起剂量依赖性低血压和心动过缓，可以预先给予适量的抗胆碱能药（如葡糖吡咯或阿托品）抑制这些反应。低血压和心动过缓可通过减小本品输注速率或合用药物来处置，在合适的情况下使用输液、升压药或抗胆碱能药。

（8）本品停止给药后5～10分钟，镇痛作用消失。对预知需要术后镇痛的病人，在中止本品给药前需给予适宜的替代镇痛药，并且必须有足够的时间让其达到最大作用，选择镇痛药应适合病人的具体情况和护理水平。

（9）在非麻醉诱导情况下，不得以病人的意识消失为药效目标而使用本品。

（10）本品不含任何抗菌剂和防腐剂，因此，在稀释的过程中应保持无菌状态，稀释后的溶液应及时使用，没使用完的稀释液应丢弃。

（11）肝肾功能受损的病人不需调整剂量。肝肾功能严重受损的病人对瑞芬太尼呼吸抑制的敏感性增强，使用时应监测。

【孕妇及哺乳期妇女用药】本品可通过胎盘屏障，产妇应用时有引起新生儿呼吸抑制的危险。本品能经母乳排泄，因而孕妇及哺乳期妇女不推荐使用。在必须使用时，医生应权衡利弊。

【儿童用药】2～12岁儿童用药与成人一致。因尚没有临床资料，2岁以下儿童不推荐使用。

【老年患者用药】随着患者年龄增长，瑞芬太尼药理效应增强。65岁以上老年患者用药时初始剂量为成人剂量的一半，持续静滴给药剂量应酌减。

【药物相互作用】在动物体内，瑞芬太尼不延长丁二酰胆碱肌肉麻痹持续时间。麻醉过程中，本品与硫喷妥、异氟烷、丙泊酚或羟基安定等联合用药，不改变瑞芬太尼的清除率。体外研究表明，阿曲库铵、米唑库铵、艾司洛尔、二乙氧磷酰硫胆碱、新斯的明、毒扁豆碱和咪达唑仑等药物不抑制瑞芬太尼在人体血液中的水解。本品与其他麻醉药有协同作用,硫喷妥、异氟烷、丙泊酚及咪达唑仑与本品同时给药时,剂量减至75%。中枢神经系统抑制药物与本品也有协同作用,合用时应慎重,并酌情减量;如果同时给药时不减少剂量,在病人身上会增加与这些药物有关的不良反应发生率。

【药物过量】药物过量症状包括窒息、胸壁肌强直、癫痫、缺氧、低血压和心动过缓等。如果出现药物过量或怀疑药物过量,立即中断给药,维持开放气道,吸氧并维持正常的心血管功能。如呼吸抑制与肌肉强直有关,需给予神经肌肉阻断剂或 μ 阿片拮抗剂,并辅助呼吸。输液和增压药及其他辅助方法可用来处置低血压。葡糖吡咯或阿托品用于处置心动过缓或低血压。阿片拮抗剂(如纳络酮)作为特异性解毒剂,用于处置严重呼吸抑制或肌肉强直。

【规格】2mg(以瑞芬太尼碱基计)。

【贮藏】2～25℃遮光密封保存。

【有效期】暂定24个月。

芬太尼透皮贴剂 Fentanyl Transdermal System

【商品名】多瑞吉。

【性状】本品是一种长方形、透明的透皮贴剂。

【药理毒理】芬太尼为一种阿片类止痛剂,主要与 μ 阿片受体相互作用。它的主要治疗作用为止痛和镇静。对于首次使用阿片制剂的患者,芬太尼的最小止痛血清浓度范围为 0.3～1.5ng/ml;在血清浓度高于 2ng/ml 以上时副作用的发生频率增加。最小有效浓度和产生毒性的浓度均随耐受性的提高而增加,耐受性的发展速度存在极大的个体差异。

【药代动力学】多瑞吉在 72 小时的应用期间可持续、系统地释放芬太尼。芬太尼的释放速率保持恒定。该速率由异分子聚合物释放膜及芬太尼透皮的速率所决定。在开始使用多瑞吉的时候,血清芬太尼的浓度逐渐增加,在 12～24 小时内达到稳定,并在此后保持相对稳定直至 72 小时。芬太尼的血清浓度一般在首次使用后的 24～72 小时内达到峰值。芬太尼的血清浓度与多瑞吉贴剂的大小成正比。在持续使用同样大小的 72 小时贴剂时,则血清浓度保持稳定。

在取下多瑞吉贴剂后,血清芬太尼浓度逐渐下降,在 17(13～22)小时内下降 50%。与静脉注射相比,通过皮肤持续吸收芬太尼的方法,其药物浓度的降低比静脉注射法缓慢。老年、恶液质或虚弱的患者其芬太尼的清除率可能会降低,因此在这些患者中,芬太尼的半衰期可能延长。芬太尼主要在肝脏代谢。约 75% 的芬太尼主要以代谢产物的形式排泄入尿,原形药物少于 10%。约 9% 的使用量以代谢产物的形式排泄入粪便。血浆中未结合的芬太尼平均值估计为 13%～21%。

【适应证】本品用于治疗需要应用阿片类止痛药物的重度慢性疼痛。

【用法用量】(1)多瑞吉的剂量应根据患者的个体情况而决定,并应在给药后定期进行剂量评估。

(2)多瑞吉应在躯干或上臂非刺激及非辐射的平整表面应用。使用部位的毛发(最好是无毛发部位)应在使用前予以剪除(不需用剃须刀剃净)。在使用多瑞吉前若需清洗应用部位,则需使用清水,不能使用肥皂、油剂、洗剂或其他制剂,因其可能会刺激皮肤或改变多瑞吉的特性。在使用本贴剂前,皮肤应完全干燥。

(3)多瑞吉应在打开密封袋后立即使用。在使用时应用手掌用力按压 30 秒,以确保贴剂与皮肤完全接触,尤其应注意其边缘部分。

(4)多瑞吉可以持续贴敷 72 小时。在更换贴剂时,应在另一部位使用新的多瑞吉。几天后才可在相同的部位重复使用。

(5)初始剂量选择:多瑞吉的初始剂量应依据患者阿片类药物的应用史,包括对阿片类药物的耐受性,同时应考虑患者的一般状况和医疗状况。未使用过阿片类药物的患者应以多瑞吉的最低剂量每小时 25μg 为起始剂量。

(6)剂量的调整及维持治疗:每 72 小时应更换一次多瑞吉贴剂,剂量应依据个体情况逐渐增加直至达到止痛效果。若在开始使用后,止痛效果不满意可在 3 天后增加剂量。此后,每 3 天可进行一次剂量调整。剂量增加的幅度通常为每小时 25μg。但同时应考虑附加的其他疼痛治疗(口服吗啡 90mg/d≈多瑞吉 25μg/h)及患者的疼痛现状。当剂量>100μg/h 以上时,可以使用 1 片以上的多瑞吉贴剂。患者可能定时需要短效的止痛剂,以治疗突发性疼痛。在多瑞吉剂量超过 300μg/h 时,一些患者可能需要增加或改变阿片类药物的应用方法。

(7)终止多瑞吉的治疗:若需停止应用多瑞吉时,替代多瑞吉治疗的其他阿片类药物,应从低剂量开始,缓慢逐渐增加剂量。这是因为芬太尼血清浓度在除去贴剂后逐渐降低,在 17 小时或更长的时间后,芬太尼的血清浓度可降低 50%。一般来说,阿片类止痛剂应逐渐停药。

【不良反应】与阿片类药物相关的不良反应包括:恶心、呕吐、便秘、低血压、嗜睡、精神错乱、幻觉、欣快、瘙痒及尿潴留。与所有的强效阿片类制剂相同,最严重的不良反应为肺通气不足。偶见皮肤反应的报道,如发红、红斑及刺痒。

这些反应通常在去除贴剂后 24 小时内消失。

【禁忌证】多瑞吉禁用于已知对芬太尼或对本贴剂中黏附剂敏感的患者。

多瑞吉不应用于急性或手术后疼痛的治疗,因为在这种情况下没有机会在短期内逐渐增加芬太尼的用量,并且可能会导致严重的或威胁生命的肺通气不足。

本品禁用于 40 岁以下非癌性慢性疼痛患者(艾滋病与截瘫病人不受年龄限制)。

【注意事项】(1)因为血清芬太尼浓度在停止使用本贴剂后逐渐下降并且在 17(13~22)小时后降低大约 50%,所以,出现严重不良反应的患者应在停止使用多瑞吉后继续观察 24 小时。

(2)本品是麻醉药品控释剂,使用本品治疗时,每张处方最大量为 15 日用量。

(3)在多瑞吉使用前后,均应将其置于儿童不易拿到处。

(4)与所有的强效阿片类药物相似,一些患者在使用多瑞吉时可能会出现明显的呼吸抑制;必须注意观察药物对患者的此类影响。呼吸抑制可能会持续至停止使用多瑞吉后。呼吸抑制的发生率随多瑞吉剂量的增加而增加。

(5)对于伴发有慢性阻塞性或其他肺疾病患者,多瑞吉可能会产生较多的严重不良反应。在这些患者中,阿片类药物可能会使呼吸力降低,气道阻力增加。

(6)在重复使用阿片类药物后可能会出现耐受和机体依赖。罕见由于服用阿片类药物引起的医源性成瘾。

(7)对二氧化碳潴留可能引起颅内效应的患者,对患有如颅内压升高、意识损害者或昏迷的患者可能对二氧化碳潴留引起的颅内作用敏感,故在使用多瑞吉时应特别注意。

(8)芬太尼可能会产生心动过缓,因此,缓慢型心律失常患者使用本品时应特别注意。

(9)因为芬太尼在肝脏中被代谢成为无活性的代谢产物,故肝脏疾患可延迟其清除。肝硬化患者单次使用多瑞吉时尽管其血清浓度有升高的趋势,但其药代动力学不改变。对于伴有肝功损害的患者应仔细观察芬太尼的毒性症状,必要时可减量。

(10)少于 10% 的芬太尼以原形由肾脏排泄,与吗啡不同的是,无已知的活性代谢产物由肾脏排泄。对肾衰竭的患者静脉注射芬太尼后所获得的数据表明,透析可改变芬太尼的分布,并可影响其血清浓度。伴有肾功能损害者使用多瑞吉后,必须仔细观察芬太尼的毒性症状,必要时可减量。

(11)药代动力学模型表明若皮肤温度升至 40℃时,血清芬太尼的浓度可能提高大约 1/3。因此,发烧的患者使用多瑞吉时应监测其阿片类药物副作用,必要时应调整多瑞吉的剂量。告知所有患者应避免使用多瑞吉的部位直接与发热源接触,如加热垫、电热毯、加热水床、烤灯、强烈的日光浴、热水瓶、蒸汽浴及热涡矿泉浴。

(12)多瑞吉可能会影响从事如驾驶汽车或操纵机器在内的具有潜在性危险工作所需的脑力和/或体力。

(13)复诊时,将用过的贴剂放入回收袋,送回医院药房。未用过的贴剂应送回医院药房。

【孕妇及哺乳期妇女用药】有关对胎儿发育可能产生副作用的芬太尼安全性资料尚未建立。因此,多瑞吉不能应用于可能已怀孕的妇女,除非根据医生的判断,其潜在的利益大于其危害。

芬太尼可被分泌入人乳汁。因此,对于正在哺乳的妇女不推荐使用本品。

【儿童用药】多瑞吉在儿童中使用的有效性和安全性尚未明确。

【老年患者用药】对老年患者静脉注射芬太尼后的研究数据表明,芬太尼在老年患者体内的清除率下降,半衰期延长,他们可能比年轻患者对药物更敏感。对多瑞吉的研究表明,尽管老年患者的血清芬太尼浓度有升高的趋势,但其芬太尼药代动力学与年轻患者无显著性差异。应仔细观察老年患者使用芬太尼时的毒性症状,必要时可减量。

【药物相互作用】同时应用其他中枢神经系统抑制剂,包括阿片类药物、镇静剂、催眠药、一般麻醉剂、酚噻嗪类药物、安定类药物、骨骼肌松弛剂、镇静性抗组胺药及酒精饮料,可产生成瘾性抑制作用;可能发生肺通气不足、低血压及深度的镇静或昏迷。因此,在合并使用中枢神经系统活性药物时,应对患者进行特别护理和观察。

【药物过量】芬太尼过量时表现为其药理作用的延伸,最严重的影响为呼吸抑制。

发生呼吸抑制应立即采取解救措施,包括去除多瑞吉贴剂、机体刺激或言语刺激患者。随之可使用特异性阿片类药物拮抗剂如纳洛酮。过量所引起的呼吸抑制的持续时间可能比阿片拮抗剂的作用时间长。应仔细选择静脉注射拮抗剂的时间间隔,以免在去除贴剂后有可能出现再次麻醉;可能需要重复注射或静脉滴注纳洛酮。麻醉作用的逆转可能会导致疼痛的急性发作和儿茶酚胺的释放。

在临床情况允许的情况下,应建立并维持人工气道,若可能应采用口咽部气道或气管插管并吸氧及辅助或控制呼吸。应保持体温及保证水分摄入。若发生严重或持续的低血压,应考虑是否血容量过低,并进行适当的肠道液体治疗。

【规格】多瑞吉有两种不同规格:4.2mg;8.4mg。

【包装】5 片/盒。

【有效期】2 年。

【贮藏】15～25℃密封保存。

(孙东升)

第二节 止痛药临床应用要点

疼痛是一种复杂的主观感觉,常伴有紧张、不安的情绪。它是机体受到伤害性刺激后的一种防御反应,也是多种疾病的一种症状。剧痛不仅使患者感受痛苦,并可引起其生理功能紊乱,甚至休克。对于已明确诊断的剧痛患者,应及时应用镇痛药。但疼痛的部位及性质往往是诊断疾病的重要依据之一,特别是一些急腹症的诊断。因此,在疾病未明确诊断前不宜滥用镇痛药,以免掩盖病情,贻误诊断。

镇痛药主要作用于中枢神经系统,选择性地减轻或缓解疼痛,并保持意识清醒的药物。典型镇痛药为阿片类生物碱及其合成代用品,其特点是镇痛作用强,但反复应用易成瘾,故又称瘾性镇痛药或麻醉性镇痛药。主要分为阿片碱类镇痛药和人工合成的镇痛药。

有效治疗疼痛综合征的药物正在不断增加。尽管阿片类药物一半被认为是疼痛治疗的"金标准",但必须知道像神经性疼痛等一些类型疼痛对阿片类药物几乎无反应。其他类型的疼痛,如偏头痛,对阿片类药物有不同的反应。有些病人需要阿片类药物缓解疼痛,而其他病人使用阿片类药物不能有效缓解疼痛,且可发生其他副作用,如恶心、呼吸抑制等。

所有阿片类药物都有多种药理作用,除了镇痛,还有镇静、降低痛觉感知度、降低抑制力、淡漠或欣快等。但是它还有很多副作用,如消化不良、嗜睡、感觉迟钝、恶心、呕吐(恶心在走动时更明显,因此对于非卧床的患者常限制使用)、低血压(尤其易出现在轻微脱水的病人人身上)、便秘、胆道痉挛等。阿片类药物最大的副作用是药物的生理及心理依赖。阿片类的另一个特征是长期服用会产生耐药性。

代表药物有吗啡、哌替啶、芬太尼、美沙酮等。

吗啡的镇痛作用可能与其激动丘脑内侧、脑室导水管周围灰质及脊髓胶质区的阿片受体有关,主要用于其他镇痛药无效的急性锐痛,如严重创伤、烧伤及战伤引起的剧痛等。恶性肿瘤:WHO 推荐使用吗啡口服,无明显成瘾性,疗效好,不良反应少。1998 年国家药品管理局发文取消癌症病人的吗啡极量限制。对血压正常的心肌梗死引起的心绞痛应用吗啡,既可止痛,又能消除病人的焦虑不安等情绪反应及减轻心脏负担(因吗啡可扩张外周

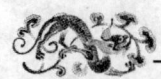

血管),更有利于治疗。对于内脏绞痛,由于其对平滑肌的兴奋作用也较强,故应与解痉药阿托品合用。

哌替啶对各种剧痛如创伤性疼痛、手术后疼痛、内脏绞痛、晚期癌痛都有止痛效果。但对慢性钝痛则不宜使用,因仍有成瘾性。新生儿对哌替啶抑制呼吸作用极为敏感,故产妇于临产前2~4小时内不宜使用。

芬太尼亦为阿片受体激动剂,镇痛作用较吗啡强100倍,0.1mg皮下注射7~8分钟后即显效,短效维持1~2小时,半衰期20分钟,适用于短时的强效镇痛,如胃镜、泌尿系统的检查和处理外科手术前及手术中的镇痛作用。也可与氟哌啶合用,用作麻醉辅助药。静注过快可出现呼吸抑制。支气管哮喘、脑部肿瘤和颅脑损伤引起昏迷的患者及2岁以下小儿禁用。

美沙酮为人工合成镇痛药,主要作用于 μ 受体。美沙酮的特点是:镇痛作用强(与吗啡相似)、口服有效。主要用于创伤、手术后、晚期肿瘤及各种原因引起的剧烈疼痛。可抑制成瘾性患者的戒断症状。耐受性及成瘾性发生较慢,戒断症状较轻。可作为戒除吗啡或海洛因瘾时的替代药物。呼吸抑制作用维持时间较长,禁用于分娩止痛。

第三节　骨科常见疼痛的处理专家建议

中华医学会骨科学分会

一、前言

世界卫生组织(WHO,1979年)和国际疼痛研究协会(IASP,1986年)定义疼痛为:组织损伤或潜在组织损伤所引起的不愉快感觉和情感体验。1995年,美国疼痛学会主席 James Campell 提出将疼痛列为"第五大生命体征"。

疼痛是骨科医生面临的常见临床问题。如果不在初始阶段对疼痛进行有效控制,持续的疼痛刺激可引起中枢神经系统发生病理性重构,急性疼痛有可能发展为难以控制的慢性疼痛。慢性疼痛不仅是患者的一种痛苦感觉体验,还会严重影响患者的躯体和社会功能,延长住院时间,增加医疗费用,使患者无法参与正常的生活和社交活动。近年来,随着生活水平的改善和对疼痛认识的提高,人们对镇痛的需求也日益增加。因此,在明确病因、积极治疗原发骨科疾病的基础上,尽早镇痛是医生亟待解决的问题。本建议所涉及的疼痛处理仅指对非恶性、肿瘤性的急、慢性骨骼肌肉疼痛及骨科围手术期疼痛的处理,不涉及对其原发疾病的诊断和处理。

本文仅为学术性建议,具体实施时仍需根据患者及具体的医疗情况而定。

二、疼痛的分类

根据疼痛持续的时间和性质,可分为急性疼痛和慢性疼痛。急性疼痛是指新近产生并可能短期存在(3个月以内)的疼痛,持续3个月以上的疼痛即为慢性疼痛。

根据病理学机制,疼痛可分为伤害感受性疼痛和神经病理性疼痛或包含两者的混合性疼痛。伤害感受性疼痛是指伤害感受器受到有害刺激引起的反应,疼痛的感知与组织损伤有关。由外周或中枢神经系统损伤或疾病引起的疼痛综合征称为神经病理性疼痛。

三、疼痛的判定及评估

在疼痛诊断与评估过程中,应通过详细的病史询问、体格检查及辅助检查,确认患者是否存在以下情况:需要紧急评估处理的严重情况,如肿瘤、感染、骨折及神经损伤等;影响康复的精神和职业因素,包括对疼痛的态度、情感、职业特点等。

对于上述临床、精神和职业因素需要同时进行干预处理。

四、疼痛的处理目的及原则

(一)疼痛处理目的

1. 解除或缓解疼痛。
2. 改善功能。
3. 减少药物的不良反应。
4. 提高生活质量,包括身体状态、精神状态的改善。

(二)疼痛的处理原则

1. 重视健康宣教　疼痛患者常伴有焦虑、紧张情绪，因此，需要重视对患者进行健康教育，并与其沟通，以得到患者的配合，达到理想的疼痛治疗效果。

2. 选择合理评估　对急性疼痛而言，疼痛评估方法宜简单。如需要量化疼痛的程度，可以选择量化方法。

3. 尽早治疗疼痛　疼痛一旦变成慢性，治疗将更困难。因此，早期治疗疼痛十分必要。对术后疼痛的治疗，提倡超前镇痛，即在伤害性刺激发生前给予镇痛治疗。

4. 提倡多模式镇痛　将作用机制不同的药物组合在一起，发挥镇痛的协同或相加作用，降低单一用药的剂量和不良反应，同时可以提高对药物的耐受性、加快起效时间和延长镇痛时间。目前，常用模式为弱阿片类药物与对乙酰氨基酚或非甾体类抗炎药（NSAIDs）等的联合使用，以及 NSAIDs 和阿片类药物或局麻药联合用于神经阻滞。但应注意避免重复使用同类药物。

5. 注重个体化镇痛　不同患者对疼痛和镇痛药物的反应存在个体差异，因此，镇痛方法应因人而异，不可机械地套用固定的药物方案。个体化镇痛的最终目标是应用最小的剂量达到最佳的镇痛效果。

五、骨科疼痛处理的常用方法

(一)非药物治疗

包括患者教育、物理治疗（冷敷、热敷、针灸、按摩、经皮电刺激疗法）、分散注意力、放松疗法和自我行为疗法等。非药物治疗对不同类型疼痛有不同的治疗效果及注意事项，应根据疾病及其进展选择不同的治疗方法。

(二)药物治疗

在使用任何一种药物之前，请参阅其使用说明书。

1. 局部外用药物　各种 NSAIDs 乳胶剂、膏剂、贴剂和非 NSAIDs 擦剂辣椒碱等。局部外用药物可以有效缓解肌筋膜炎、肌附着点炎、腱鞘炎和表浅部位的骨关节炎、类风湿性关节炎等疾病引起的疼痛。

2. 全身用药　对乙酰氨基酚可抑制中枢神经系统合成前列腺素，产生解热镇痛作用，日剂量不超过 4000mg 时不良反应小，过量可引起肝损害，主要用于轻、中度疼痛。NSAIDs，可分为传统非选择性 NSAIDs 和选择性 COX-2 抑制剂，用于轻、中度疼痛或重度疼痛的协同治疗。目前，临床上常用的给药方式包括口服、注射、置肛等。

选用 NSAIDs 时需参阅药物说明书并评估 NSAIDs 的危险因素（表 5-1）。如患者发生胃肠道不良反应的危险性较高，使用非选择性 NSAIDs 时加用 H_2 受体阻断剂、质子泵抑制剂和胃黏膜保护剂米索前列醇（Misoprostol）等胃肠道保护剂，或使用选择性 COX-2 抑制剂。应用 NSAIDs 时，对于心血管疾病高危患者，应权衡疗效和安全性因素。

表 5-1　NSAIDs 危险因素

部位	不良反应危险因素
上消化道	①高龄（≥65 岁） ②长期应用 NSAIDs ③应用糖皮质激素 ④上消化道溃疡、出血病史 ⑤使用抗凝药 ⑥酗酒史
心、脑、肾	①高龄（≥65 岁） ②脑血管病史（有中风史或目前有一过性脑缺血发作） ③心血管病史 ④同时使用 ACEI 及利尿剂 ⑤冠脉搭桥围手术期禁用 NSAIDs

应注意避免同时使用两种或两种以上 NSAIDs。老年人宜选用肝、肾、胃肠道安全性记录好的 NSAIDs 药物。

3. 阿片类镇痛药　主要通过作用于中枢或外周的阿片类受体发挥镇痛作用，包括可待因、曲马多、羟考酮、吗啡、芬太尼等。阿片类镇痛药最常见不良反应包括恶心、呕吐、便秘、嗜睡及过度镇静、呼吸抑制等。

阿片类镇痛药用于治疗慢性疼痛时，应及时监测患者疼痛程度，以调整其剂量，避免药物依赖。

4. 复方镇痛药 由两个或多个不同作用机制的镇痛药组成,以达到协同镇痛作用。目前,常用的复方镇痛药有对乙酰氨基酚加曲马多等。在复方制剂中,对乙酰氨基酚日剂量不超过 2000mg。

5. 封闭疗法 是将一定浓度和数量的类固醇激素注射液和局部麻醉药混合注射到病变区域,如关节、筋膜等。临床应用类固醇激素主要是利用其抗炎作用,改善毛细血管的通透性,抑制炎症反应,减轻致病因子对机体的损害。常用皮质激素有甲基强的松龙、地塞米松等。应用于局部神经末梢或神经干周围的常用药物为利多卡因、普鲁卡因和罗哌卡因等。

6. 辅助药物 包括镇静药、抗抑郁药、抗焦虑药或肌松药等。

六、骨骼肌肉疼痛处理流程

骨骼肌肉疼痛处理流程(图 5-1)主要包括:评估病史、体格检查等;制定疼痛处理方案;分析疼痛、镇痛效果和药物不良反应;必要时修改疼痛处理方案;健康宣教及反复评估。

七、骨科围手术期疼痛处理

骨科围手术期疼痛包括原发疾病和手术操作引起的疼痛,或两者兼而有之。

(一)围手术期镇痛目的

1. 减轻术后疼痛,提高患者的生活质量。
2. 提高患者对手术质量的整体评价。
3. 使患者更早地开展康复训练。
4. 降低术后并发症。

(二)骨科围手术期疼痛处理

有效的围手术期疼痛处理(图 5-2)应包括术前、术中及术后 3 个阶段。术中镇痛由麻醉科医生承担,在本建议中不再赘述。

1. 术前镇痛 部分患者由于原发疾病需要术前镇痛治疗,考虑到药物对出血的影响(如阿司匹林),应换用其他药物或停止使用。

2. 术后镇痛 术后疼痛强度高,炎症反应重;不同手术的疼痛强度及疼痛持续时间有较大差异,与手术部位及手术类型相关(表 5-2)。术后即可进食者可采用口服药物镇痛。术后禁食者可选择静脉点滴等其他给药方式。

表 5-2 常见骨科手术的术后疼痛程度

疼痛程度	骨科手术类型
轻度疼痛	关节清洗术、局部软组织手术、内固定取出等
中度疼痛	关节韧带重建、脊柱融合术、椎板切除术等
重度疼痛	骨肿瘤手术、关节置换术、骨折内固定术、截肢术等

八、常见疼痛强度评估方法

(一)数字评价量表(numerical rating scale NRS)

用 0~10 代表不同程度的疼痛(图 5-3):0 为无痛;1~3 为轻度疼痛(疼痛尚不影响睡眠);4~6 为中度疼痛;7~9 为重度疼痛(不能入睡或睡眠中痛醒);10 为剧痛。应该询问患者疼痛的严重程度,作出标记,或者让患者自己圈出一个最能代表自身疼痛程度的数字。此方法目前在临床上较为通用。

(二)语言评价量表(verbal description scales,VDS)

可分为 4 级。

0 级:无疼痛。

Ⅰ级(轻度):有疼痛但可忍受,生活正常,睡眠无干扰。

Ⅱ级(中度):疼痛明显,不能忍受,要求服用镇静药物,睡眠受干扰。

Ⅲ级(重度):疼痛剧烈,不能忍受,需用镇痛药物,睡眠受严重干扰,可伴自主神经紊乱或被动体位。

(三)视觉模拟评分(visual analogue scale,VAS)

在纸上画一条长线或使用测量尺(长为 10cm),一端代表无痛,另一端代表剧痛(图 5-4)。让患者在纸上或尺上最能反映自己疼痛程度的位置画"X"。评估者根据患者画"X"的位置估计患者的疼痛程度。

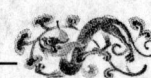

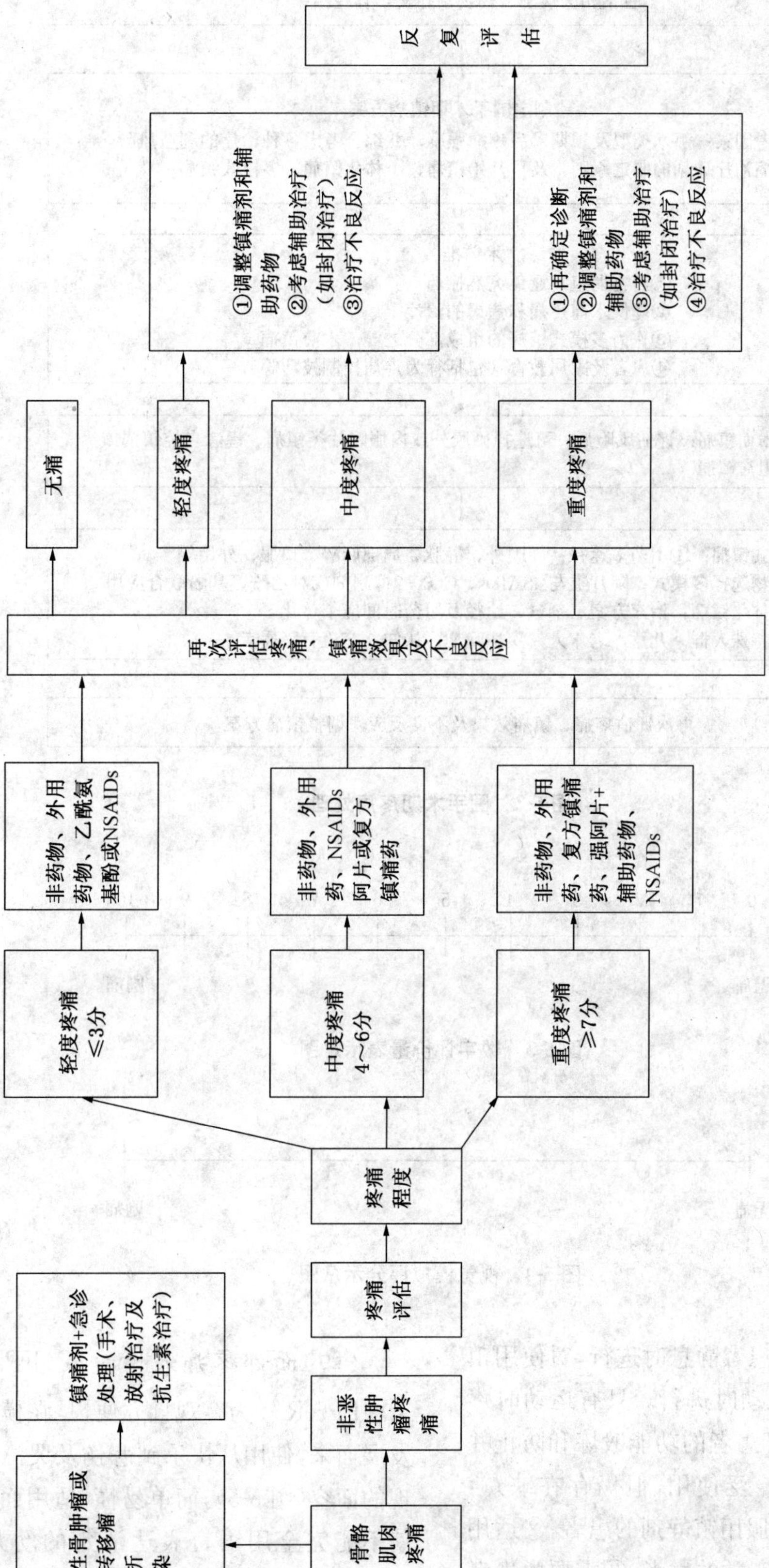

图 5-1 骨骼肌肉疼痛处理流程

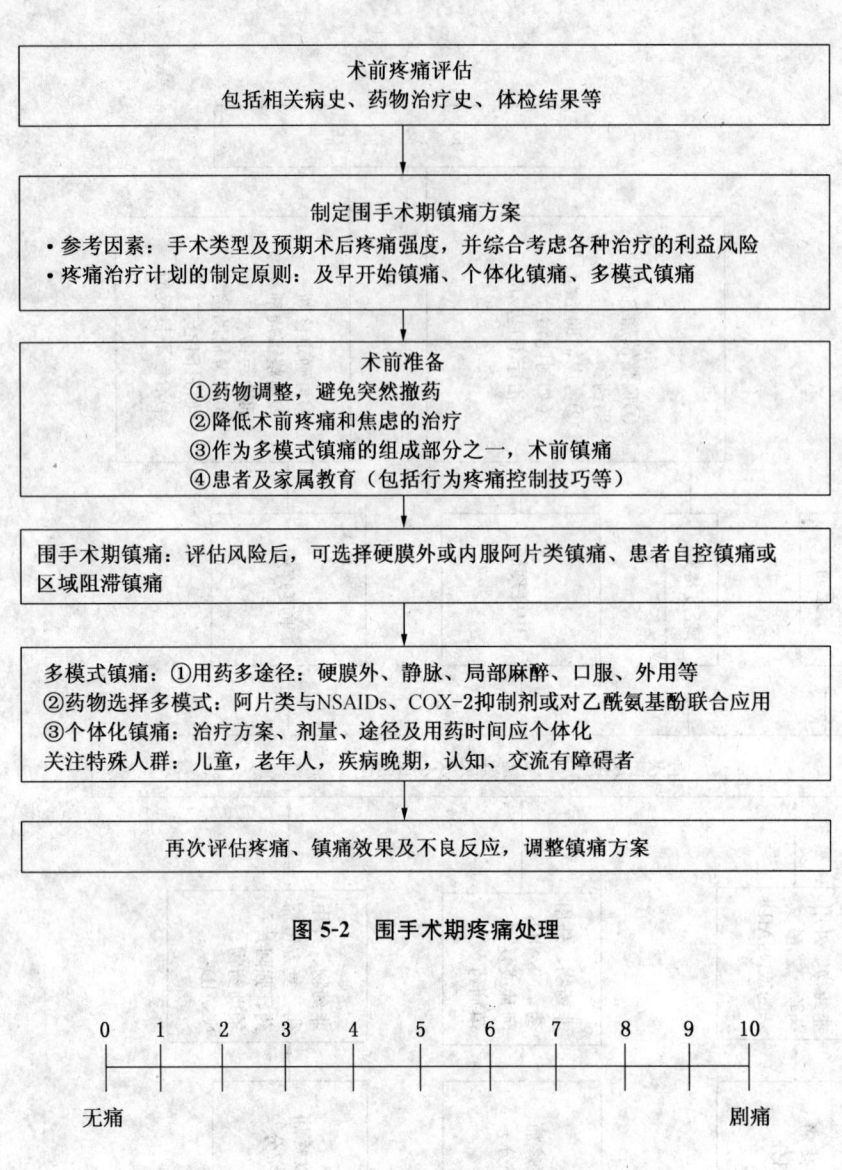

图 5-2 围手术期疼痛处理

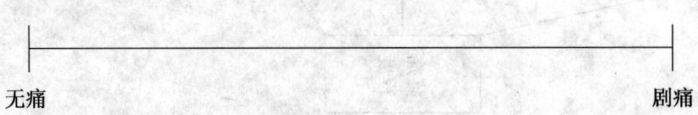

图 5-3 数字评价量表示意图

图 5-4 视觉模拟评分示意图

疼痛的评估不但在患者静息时进行,对使用镇痛药物的患者还应在运动时进行。只有运动时疼痛明显减轻,才更有利于患者的功能锻炼和防止并发症。VAS 虽在临床广泛使用,但仍存在缺点:①不能用于精神错乱或服用镇静剂的患者;②适用于视觉和运动功能基本正常的患者;③需要由患者估计,医生或护士测定;④如果照相复制长度出现变化,则比较原件和复制品测量距离时有困难。

(四)面部疼痛表情量表(FPS-R)

FPS-R 较为客观且方便,是在模拟法的基础上发展而来,使用从快乐到悲伤及哭泣的 6 个不同表现的面容(图 5-5),简单易懂,适用面相对较广。即使不能完全用语言表达清楚的幼儿也可供临床参考。

(五)McGill 调查问卷(MPQ)

MPQ 主要目的在于评价疼痛的性质,它包括一个身体图像指示疼痛的位置,有78个用来描述各种疼痛的形容词汇,以强度递增的方式排列,分别为感觉类、情感类、评价类和非特异类。此为一种多因素疼痛调查评分方法,它的设计较为精密,重点观察疼痛性质、特点、强度、伴随状态和疼痛治疗后患者所经历的各种复合因素及其相互关系。主要用于临床研究。

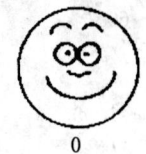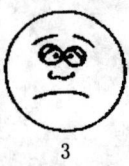

0　　　1　　　2　　　3　　　4　　　5

图5-5　面部疼痛表情量表

附表1　常用非药物治疗的主要特点

治疗	特点	来源
冷敷	对膝痛及切口疼痛疗效肯定	Barber 等(1998),Brandsson 等(1996),Webb 等(1998),Lessard 等(1997),Hargreaves & Lander(1989)
	可降低疼痛敏感性,减少出血、肌肉痉挛与其他治疗同时使用,如加压	Wall & Melzack(1989),Bonica(2001) Moore & Cardea(1977),Basur 等(1976)
制动	预防手术切口或创伤的进一步损伤	Quebec Task Force(1981)
	时间应限制在2天以内,易导致深静脉血栓、肌肉废用性萎缩等并发症	Deyo(1983)
运动	适当运动可促进血液循环,有效防止肌肉痉挛	Wall & Melzack(1989),Bonica(2001)
	运动应在一定强度内进行,过度运动可加重术后疼痛	
	术后运动可减少深静脉血栓的发生	Mc Nally 等(1997),Sochart & Hardinge(1999)
	适当运动对缓解膝痛及椎间盘摘除术后疼痛疗效确定	McCarthy 等(1993),Danielson 等(2000)
经皮电刺激	可有效治疗术后疼痛,疗效在足部、膝关节置换术中得到确认	Sabile & Mallory(1978),Cornell 等(1984)
分散注意力及放松疗法	建议与镇痛药联合使用	Bruehl 等(1993),Good 等(1999)

附表2　常用镇痛药物

分类	英文	每日总剂量(mg)	每次剂量(mg)	次/日
对乙酰氨基酚	Acetaminophen	<4000	250～500	2～3
非甾体抗炎药				
丙酸衍生物				
布洛芬	Ibuprofen	1200～2400	400～600	3～4
萘普生	Naproxen	500～1000	250～500	2
洛索洛芬	Loxoprofen	180	60	3
苯酰酸衍生物				
双氯芬酸	Diclofenac	75～150	25～50	2～3

续表

分类	英文	每日总剂量(mg)	每次剂量(mg)	次/日
吲哚酰酸类				
舒林酸	Sulindac	400	200	2
阿西美辛	Acemetacin	90~180	30~60	3
吡喃羧酸类				
依托度酸	Etodolac	400~1000	400~1000	1
非酸性类				
萘丁美酮	Nabumetone	1000~2000	1000	1~2
昔康类				
美洛昔康	Meloxicam	7.5~15	7.5~15	1
磺酰苯胺类				
尼美舒利	Nimesulide	400	100~200	2
昔布类				
塞来昔布	Celecoxib	200	100~200	1~2
阿片类镇痛药				
可待因	Codeine Phosphate	<250	30~60	3~4
曲马多	Tramadol	150~400	50~100	3~4
羟考酮	Oxycodone	10~40	5~20	2
吗啡	Morphine	无封顶剂量		
芬太尼	Fentanyl Transdermal System			
复方镇痛药				
氨酚曲马多	Paracetamol & Tramadol Hydrochloride	3~6片	1~2片	2~3
氨酚可待因	Paracetamol & Codeine Phosphate	3~6片	1~2片	3
氨酚羟考酮	Oxycodone & Acetaminophen	4片	1片	4

(邱贵兴　谢　平　宋修军)

第六章 骨骼肌松弛药

第一节 骨骼肌松弛药

盐酸替扎尼定片 Tizanidine Hydrochloride Tablets

【商品名】凯莱通。

【成分】本品主要成分为盐酸替扎尼定。其化学名为 5-氯-4-(2-咪唑啉-2 氨基)-2,1,3-苯硫噻嗪盐酸盐。分子式：$C_9H_8ClN_5S \cdot HCl$；分子量：290.17。

【性状】本品为白色至类白色片。

【药理毒理】(1)药理作用：替扎尼定为中枢性 α_2 肾上腺素受体激动剂，可能是通过增强运动神经元的突触前抑制作用而降低强直性痉挛状态。动物实验显示，替扎尼定对骨骼肌纤维和神经肌肉接头没有直接作用，对单突触脊髓反射的作用弱。替扎尼定对多突触通路的作用最强，这些作用被认为与脊髓运动神经元的易化性降低有关。

(2)毒理研究

遗传毒性：替扎尼定 Ames 试验、哺乳动物基因突变试验、中国仓鼠细胞染色体畸变试验、小鼠骨髓微核试验、中国仓鼠骨髓微核试验和细胞遗传学试验、小鼠显性致死诱变试验和小鼠程序外DNA 合成试验结果均为阴性。

生殖毒性：雄性大鼠给予替扎尼定 10mg/kg，雌性大鼠 3mg/kg(以 mg/m² 计算，分别相当于人最大推荐剂量的 2.7 倍和 1 倍)，未见对生育力的影响。雄性大鼠给予替扎尼定 30mg/kg、雌性大鼠 10mg/kg 时，生育力下降，母体出现镇静、体重减轻和运动失调等症状。大鼠给予替扎尼定 3mg/kg、家兔 30mg/kg(以 mg/m² 计算，分别相等于人最大推荐剂量的 1 倍和 16 倍)，未见致畸作用。给予 1~8 倍于人最大推荐剂量的替扎尼定可延长大鼠的妊娠期，导致围产期幼鼠丢失增加、发育迟缓。家兔给予替扎尼定 1mg/kg 及更高剂量下，胚胎着床后丢失增加。

致癌性：小鼠经口给予替扎尼定剂量达 16mg/kg，连续 78 周，大鼠经口给予替扎尼定剂量达 9mg/kg，连续 104 周(按 mg/m² 计算，分别相当于人最大推荐量的 2 倍和 2.5 倍)，肿瘤发生率均未见显著增加。

【药代动力学】盐酸替扎尼定口服吸收良好，其绝对口服生物利用度为 40%(变异系数 CV=24%)。口服后达峰浓度的时间为 1.5 小时(CV=40%)；食物可使口服该药后的血药浓度峰值(C_{max})增加近 1/3，使达峰时间缩短近 40 分钟，但是并不影响胃肠道对该药的总吸收。盐酸替扎尼定在体内分布广泛，健康志愿者静脉给药达稳态时的 Vd 为 2.4L/kg(CV=21%)。该药与血浆蛋白结合率约为 30%，且在治疗剂量范围内无明显浓度依赖性。肝脏对该药的首过消除作用较大，给药后约 95% 的药物经肝脏代谢，代谢产物无明显活性。盐酸替扎尼定血浆消除半衰期($t_{1/2}$)约为 2.5 小时(CV=33%)，其代谢产物的 $t_{1/2}$ 为 20~40 小时。约 20% 的盐酸替扎尼定经肠道排出，60% 以上的药物经肾脏排泄，其中原形排泄物仅为 3%，肾功能不良明显影响该药的排泄；当肌酐清除率<1.5L/小时时，肾脏对该药的排泄速度降低 50% 以上，使该药的血浆消除半衰期平均延长达 13.6 小时。

【适应证】盐酸替扎尼定片为中枢性骨骼肌松弛药，用于：①下列疾病造成的疼痛性肌痉挛的改善——颈、肩及腰部疼痛等局部疼痛综合征;②下列疾病引起的中枢性肌强直——脑血管意外、手术后遗症(脊髓损伤、大脑损伤)、脊髓小脑变性、多发性硬化症、肌萎缩性侧索硬化症等。

【用法用量】(1)用于疼痛性肌痉挛时:口服 2mg/次,每日 3 次。并根据年龄、症状酌情增减。

(2)用于中枢性肌强直时:应根据患者需要而作剂量调整。初始剂量不应超过 6mg/d(分 3 次服用),并可每隔半周或 1 周逐渐增加 2~4mg。通常每日 12~24mg(分 3~4 次服用)的用量已可获得良好的疗效;每天的总量不能超过 36mg。

【不良反应】(1)导致治疗终止的一般性不良事件:在多剂量安慰剂对照的临床研究中,264 例病人给予替扎尼定,261 例给予安慰剂,药物处理组中包括几种严重的不良事件在内的不良反应的发生比安慰剂对照组频率更高。

多剂量安慰剂对照研究中,由于不良反应的发生而中途停止给药的患者在接受替扎尼定治疗的 264 例病人中有 45 例(17%),给予安慰剂的 261 例患者中有 13 例(5%)。当退出治疗后,他们常常叙述有 2 个或 2 个以上停止服药的理由。导致停药的最常出现的不良事件有:疲乏(3%)、嗜睡(3%)、口干(3%)、痉挛程度或张力增加(2%)和头昏(2%)。其中,乏力、嗜睡/镇静、口干和头昏为最常发生的与替扎尼定相关的不良事件,有 3/4 的病人认为,这些不良事件是轻至中度,1/4 的病人认为很严重;这些不良事件有剂量依赖性。

(2)单剂量给予安慰剂对照的 142 例受试者参与的研究中,除了上述最常见的不良事件之外,还有低血压和心动过缓(发生率>2%)。

(3)研究中观察到的其他不良反应:在另外的 1187 例病人临床研究中观察替扎尼定的不良事件。这些研究,有的是随机双盲,有的是开放研究;有的为安慰剂对照研究,有的则未设立对照组;有的为门诊病人,有的为住院病人;有的采用逐渐增量的给药方案。最后的统计结果,以 COSTART 原则为标准,分为全身不良事件和各系统的不良事件。常见不良事件发生指发生率超过 1/100,少见不良事件指发生率在 1/1000~1/100,罕见的不良事件指发生率在 1/1000。应该指出的是,尽管这些不良事件发生于替扎尼定治疗过程中,但不一定是由该药引起。

全身的不良事件——常见的:发热;少见的:变态反应,念珠菌病,不适,脓肿,颈痛,败血症,死亡;罕见的:癌症,先天性畸形,自杀倾向。

心血管系统——少见的:血管扩张,直立性低血压,晕厥,偏头痛,心率失常;罕见的:心绞痛,冠状动脉疾患,心衰,心肌梗死,静脉炎,肺栓塞,室早和室速。

消化系统——常见的:腹痛,腹泻,消化不良;少见的:吞咽困难,胆结石,粪便嵌塞,胃肠胀气,黑便,胃肠出血,肝炎;罕见的:呕血,胃肠炎,肝癌,小肠梗阻,肝损害。

血液淋巴系统——少见的:瘀斑,高胆固醇血症,贫血,高脂血症,白细胞减少症,白细胞增多症,败血症;罕见的:瘀点,紫癜,血小板减少症,血小板增多症。

营养和代谢系统——少见的:水肿,甲状腺功能低下,体重减轻;罕见的:肾上腺皮质机能不全,高血糖症,高钾血症,低钠血症,低蛋白血症和呼吸性酸中毒。

骨骼肌系统——常见的:肌无力,背痛;少见的:病理性骨折,关节痛,关节炎和滑囊炎。

神经系统——常见的:抑郁,焦虑,感觉异常;少见的:震颤,情绪不稳定,惊厥,麻痹,思维异常,眩晕,怪梦,激动不安,丧失自我感,欣快感,偏头痛,感觉丧失,自主神经功能失调,神经痛;极少见的:痴呆,神经病。

呼吸系统——少见的:鼻窦炎,肺炎,支气管炎;罕见的:哮喘。

皮肤及附属器官——常见的:皮疹,出汗,皮肤溃疡;少见的:瘙痒,皮肤干燥,痤疮,秃头,荨麻疹;罕见的:表皮剥脱,皮炎,单纯疱疹,带状疱疹,皮肤癌。

特殊感觉——少见的:耳痛,耳鸣,耳聋,青光眼,结合膜炎,眼痛,视神经炎,中耳炎,视网膜出血,视野缺损;罕见的:虹膜炎,眼萎缩。

泌尿生殖系统——少见的:尿急,膀胱炎,尿潴留,月经过多,肾盂肾炎,肾结石,子宫纤维化扩大,阴道念珠菌感染,阴道炎;罕见的:蛋白尿,糖尿,血尿,宫血。

(4)药物成瘾与依赖性:还未进行该药滥用成

瘾的人体研究。猴以剂量依赖性的方式给药时，在超过人最大推荐用量（mg/m²）的35倍时，突然停药，可产生短暂的戒断症状，此短暂的戒断症状（活动增加，躯体震颤，对人敌对情绪）不能被纳洛酮逆转。

【禁忌证】 对盐酸替扎尼定及其他组分过敏的病人禁用。

【注意事项】 （1）低血压：替扎尼定为 $α_2$ 受体激动剂（与可乐定相似），可能引起低血压。一项单次给药的临床研究表明，8mg 替扎尼定处理组中 2/3 的病人收缩压或者舒张压下降20%，低血压在给药后1小时出现，2～3小时达高峰，有时伴有心动过缓，直立性低血压，轻度头痛/头昏，极少数出现晕厥，此低血压效应为剂量依赖性，在单次剂量＞2mg时，开始监测血压。通过调整剂量和在调整剂量前密切注意低血压的症状和体征，明显的低血压可能可以大大下降。另外，当病人从卧位转为站立位时，低血压和直立性低血压的风险就更大。当合用抗高血压药物时更要警惕，不应该与其他 $α_2$ 受体激动剂合用。在使用时应告知病人，让患者注意。

（2）肝功能损害的危险：替扎尼定偶尔可导致肝损害。在设有对照组的临床研究表明，服用替扎尼定的病人中将近5%的患者肝功能检测指标升高，比正常上限高3倍（如原基础值升高者则上升2倍多），而正常对照组仅有0.4%的病人出现类似情况。大多数病例在停药后迅速恢复，没有留下后遗影响的报道。偶尔有症状表现，如恶心、呕吐、食欲减低、黄疸。上市后发现，有3例服用替扎尼定出现肝功能衰竭死亡的报道，1例49岁男性病人，一次6mg，每日3次，服用2周后，出现进行性黄疸和肝大，肝活检显示多中心性坏死，没有嗜酸性细胞浸润，停止用药，病人10天后死于肝昏迷；该患者没有乙型和丙型肝炎的证据，仅使用过奥沙西泮和雷尼替丁，除了替扎尼定，没有其他原因可解释肝的损害。另外2例，同时使用了有损肝功能的药物。1例同时使用卡马西平，替扎尼定4mg/d，治疗2个月后产生胆汁瘀积性黄疸，该病人20天后死于肺炎；另1例病人使用了11天的替扎尼定，在发生迅速而致命的肝功能衰竭之前，还使用了2周的丹曲林。因此，在服用替扎尼定的6个月以及6个月后根据具体的临床实际情况，应定期检测病人的转氨酶，并且在已有肝损的病人使用该药更要谨慎。

（3）镇静作用：通过多剂量设有对照的临床研究表明，48%的病人主述出现此不良事件，其中10%的患者比较严重，而对照组仅有不到1%，并且，镇静效应在调整剂量的第一周后达高峰，在维持给药期基本稳定；单剂量研究发现，该作用存在剂量依赖性，在服用该药后30分钟开始出现，1.5小时达高峰，一般持续6小时，剂量过大（16mg）有51%的患者6小时后仍昏昏欲睡，对照组或者8mg剂量组仅有13%。镇静作用可能干扰病人的日常生活活动。因此，病人应该被告知该药有镇静作用，而某些职业如驾驶员，操作机械的需要集中注意力病人更应警惕，并同时提醒，如果同时服用其他具有中枢神经系统抑制作用的药物（如氯苯氨丁酸、苯二氮䓬类、乙醇等）时，其镇静作用将被加强。

（4）致幻和精神样作用：替扎尼定与致幻作用有关。在两项北美的临床研究中，3%（5/170）的患者报告在前6周内有视幻觉或错觉出现，其多数人能意识到此现象是非真实的，其中1例发展为有幻觉的精神病，其中有1例该不良事件持续到停药后2周多。

（5）心血管：犬长期毒性研究（相当于人最大用量）发现该药可致 QT 间期延长和心动过缓；在设有对照的临床研究中尚未进行心电图评估；而在单剂量对照研究中，伴随血压的降低而出现脉搏率减慢。

（6）眼科：相当于临床最大推荐用量的动物研究发现，替扎尼定引起剂量依赖性的视网膜退化和角膜混浊，但未见于临床实验中。

（7）伴肾损病人的应用：在肾功能损害（肌酐清除率＜25mg/分钟）的病人，其清除率下降50%，因此使用时要特别注意。在这些病人，单次用量要减少；如果需要较大剂量，则可增加单次用量，而不是增加给药次数；在开始使用时就应进行监测，而一般不良反应（口干、嗜睡、乏力、头昏）的加重将是潜在过量的指征。

【孕妇及哺乳期妇女用药】 本品孕妇及哺乳期妇女用药未充分评价，尚不知道该药是否通过乳汁分泌，但由于该药的脂溶性，有可能进入乳汁，故孕妇及哺乳期妇女用药应充分权衡利弊后，方可考虑。

【儿童用药】儿童用药方面的安全性尚未充分评价。

【老年患者用药】本品主要在肾脏进行排泄,所以在很多使肾机能低下的情况,对老年患者,此药可使血药浓度持续升高,故要注意减少用量;本品有降低血压的作用,老年患者用药应慎重。

【药物相互作用】用人肝微粒体细胞色素 P450 同工酶体外实验研究表明,盐酸替扎尼定及其代谢产物不影响该酶对其他药物的代谢。

盐酸替扎尼定使扑热息痛的达峰时间推迟 16 分钟,而扑热息痛对盐酸替扎尼定的药动学参数没有影响。

乙醇使盐酸替扎尼定的曲线下面积增加约 20%,使最大峰浓度增加 15%,同时盐酸替扎尼定的不良反应增加,乙醇和盐酸替扎尼定的中枢神经系统抑制作用有相加作用。

4mg 盐酸替扎尼定单次或多次给予的回顾性研究表明,与没有同时服用口服避孕药的病人相比,同时服用口服避孕药使盐酸替扎尼定的清除率下降 50%。

【药物过量】已有报道 1 例 46 岁患有硬化症的男性病人,1 次服用 100 片(4mg/片)替扎尼定后迅速出现昏迷,体检没有发现瞳孔扩大的眼球震颤,病人出现 Cheyme-Stokes 样呼吸的明显呼吸抑制,通过洗胃和呋塞米及甘露醇强迫利尿,病人在几小时后苏醒,没有后遗症,实验室检查正常。

有鉴于此,如果发生过量,首先应确保气道的通畅,其次进行呼吸和循环系统的监测。

【规格】4mg(按 $C_9H_8ClN_5S$ 计)。

【包装】铝塑包装,6 片/盒;12 片/盒。

【贮藏】密封保存。

【有效期】暂定 24 个月。

【生产企业】四川科瑞德制药有限公司。

氯唑沙宗片 Chlorzoxazone Tablets

【性状】本品为白色片或几乎白色片。

【药理毒理】药理学本品为中枢性肌肉松弛剂,主要作用于脊髓和大脑皮质下区域而产生肌肉松弛效果。口服后 1 小时内起效,持续 3~4 小时。

【药代动力学】本品经消化道吸收完全,1.5~2 小时血药浓度达到峰值,分布于肌肉、肾、肝、脑和脂肪,至 6 小时药物浓度明显降低,本品在体内几乎全部分解代谢。消除半衰期约 1 小时。

【适应证】本品适用于各种急性、慢性软组织(肌肉、韧带、筋膜)扭伤、挫伤、运动后肌肉酸痛、肌肉劳损所引起的疼痛、由中枢神经病变引起的肌肉痉挛,以及慢性筋膜炎等。

【用法用量】饭后服用。成人每次 0.2~0.4g,每日 3 次,症状严重者可酌情加量,儿童遵医嘱。

【不良反应】不良反应以恶心等消化道症状为主,其次是头昏、头晕、嗜睡等神经系统反应,不良反应一般较轻微,可自行消失或在停药后缓解。

【禁忌证】对氯唑沙宗过敏者。

【注意事项】肝、肾功能损害者慎用。与酚噻嗪类、巴比妥酸类衍生物等中枢抑制剂及单胺氧化酶抑制剂合用时,应减少本品用量。

【规格】0.2g×24 片/盒。

盐酸乙哌立松片 Eperisone Hydrochloride Tablets

【商品名】妙纳®。

【成分】本品主要成分为盐酸乙哌立松。

其化学名称为:4′-乙基-2-甲基-3-哌啶苯丙酮盐酸盐。

分子式:$C_{17}H_{25}NO \cdot HCl$;分子量:295.85。

【性状】本品为淡橙白色糖衣片,除去糖衣后显白色。

【适应证】中枢性肌肉松弛药。用于改善下列疾病的肌紧张状态:颈背肩臂综合征、肩周炎、腰痛症。用于改善下列疾病所致的痉挛性麻痹:脑血管障碍、痉挛性脊髓麻痹、颈椎病、手术后遗症(包括脑、脊髓肿瘤)、外伤后遗症(脊髓损伤、头部外伤)、肌萎缩性侧索硬化症、婴儿大脑性轻瘫、脊髓小脑变性症、脊髓血管障碍、亚急性脊髓神经症(SMON)及其他脑脊髓疾病。

【用法用量】通常成人每次 1 片(盐酸乙哌立松 50mg),每日 3 次,饭后口服。可视年龄、症状酌情增减。

【不良反应】在总病例 12315 例中有 416 例(3.38%)的报告。

严重的不良反应(发生率不明):有可能发生休克现象,故应注意观察;当出现异常症状时,应停止用药,并采取适当措施。

其他不良反应:

(1) 肝脏[注]:GOT、GPT、Al-P 等的上升(<0.1%)。

(2) 肾脏[注]:尿蛋白、BUN 的上升等(<0.1%)。

(3) 血液[注]:贫血(<0.1%)。

(4) 过敏症:皮疹(0.1%~5%);瘙痒(<0.1%)。

(5) 精神神经:困倦、失眠、头痛、四肢麻木(0.1%~5%);四肢僵硬、四肢颤动(<0.1%)。

(6) 消化道:恶心、呕吐、食欲不振、胃部不适、腹痛、腹泻、便秘、口渴(0.1%~5%);口腔炎、腹胀感(<0.1%)。

(7) 泌尿道:尿潴留、尿失禁、残尿感(<0.1%)。

(8) 全身症状:无力感、站立不稳、全身倦怠感(0.1%~5%);肌紧张减退、头晕(<0.1%)。

(9) 其他:热感(0.1%~5%);出汗、浮肿((0.1%)。

注:有可能出现这些症状,应密切观察;当出现异常症状时应停止治疗并采取适当措施。

【禁忌证】对本品中任何成分有过敏史的患者禁用。

【注意事项】下列患者需慎重给药:有药物过敏病史的患者;有肝功能障碍的患者(有时会使肝功能恶化)。

重要的一般性注意:服用本剂时,有时会出现四肢无力、站立不稳、困倦等症状。当出现这些症状时,应减少用量或停止用药。用药期间,应注意不宜从事驾驶车辆等有危险性的机械操作。

【孕妇及哺乳期妇女用药】对孕妇或可能怀孕的妇女用药的安全性尚未确立,因此,不应使用,如必须使用时,应在判断其治疗上的益处大于风险时,方可用药。哺乳中妇女应避免用药,必须用药时,应停止哺乳。

【儿童用药】未进行该项实验且无可靠参考文献。

【老年用药】一般情况下老年人的生理功能有所降低,故请注意在受监护的情况下,酌情减量使用。

【药物相互作用】合用时的注意事项(盐酸乙哌立松在与下列药物合用时应谨慎):美索巴莫与类似药物盐酸甲苯哌丙酮合用,曾有眼调节障碍出现的报告。

【药物过量】目前尚未见相关报道。本品无特殊解毒剂,一旦发生过量,应按照药物过量的一般原则进行处理。

【药理毒理】(1) 药理作用:盐酸乙哌立松是一种中枢性骨骼肌松弛剂,具有多种药理作用。动物试验提示,盐酸乙哌立松可剂量依赖性地抑制大鼠丘脑间切断引起的去大脑强直(γ-强直)和缺血性去大脑强直(α-强直),抑制脊髓损伤猫中刺激脊髓后根引起的单突触和多突触性反射电位,可能通过抑制 γ-神经元系统而降低肌梭的灵敏度。盐酸乙哌立松具有类钙拮抗剂和阻滞肌肉交感神经的作用,作用于血管平滑肌,扩张血管,增加血流量。动物试验发现,大鼠脊髓灌流乙哌立松可抑制尾部夹痛引起的疼痛反射,而停止灌流则疼痛反射恢复,提示具有脊髓水平的镇痛作用。痉挛性瘫痪的脑中风患者服用盐酸乙哌立松,可改善 Cybex 扭力曲线和肌力描记图,并易化随意运动,如四肢的伸展和屈曲,但不会降低肌力。

(2) 毒理研究

1) 重复给药毒性:Beagle 犬连续 53 周经口给予盐酸乙哌立松 10mg/kg、25mg/kg 和 62.5mg/kg。25mg/kg 及以上剂量,可见动物出现呕吐、流涎、强直-阵挛性惊厥、步态异常、虚弱、体重饮食减少、体温降低、水耗增加、血尿及自发运动降低。62.5mg/kg 组动物出现心率减慢、QT 间期延长。病理检查发现肝脏绝对和相对重量增加、肝细胞轻度水肿和坏死,肾脏管壁增厚,管腔变窄。最大无毒剂量为 10mg/kg(以 mg/m² 推算,约相当于人临床推荐日用剂量的 0.72 倍)。

2) 遗传毒性:盐酸乙哌立松 Ames 试验结果为阴性。

3) 生殖毒性:一般生殖毒性试验:SD 大鼠经口给予盐酸乙哌立松 50mg/kg、100mg/kg 和 200mg/kg,未见异常。致畸敏感期毒性试验:妊娠大鼠经口给予盐酸乙哌立松 25mg/kg、50mg/kg、100mg/kg、200mg/kg 和 500mg/kg。200mg/kg 及以上剂量组动物可见母鼠肝脏、肾脏损伤;500mg/kg 组动物出现母鼠死亡、一般行为改变、体重及食水消耗减少;200mg/kg 及以下剂量对母鼠体重、生产和哺乳未见影响。500mg/kg 组胎仔发育迟缓，未见胎仔致死和致畸作用。围产期毒性试验：妊娠大鼠经口给予盐酸乙哌立松 50mg/kg、100mg/kg 和 200mg/kg。200mg/kg 剂量组动物出现死产率轻微增加，母鼠血清胆固醇水平升高和肝脏、肾脏细胞混浊。幼鼠体重增长抑制、髋臼骨化迟缓。

4）依赖性：猴依赖性试验未见对盐酸乙哌立松具有生理和精神依赖作用。

【药代动力学】血液中浓度：健康成年男子 8 名，每日口服一次盐酸乙哌立松 150mg，连续服用 14 天时，第 1、第 8 天及第 14 天血浆中浓度的变化（平均）：其最高浓度到达时间（T_{max}）为 1.6～1.9 小时，最高浓度（C_{max}）为 7.5～7.9ng/ml，半衰期为 1.6～1.8 小时，血浆中浓度曲线下面积（AUC）为 19.7～21.1ng/ml。与初次给药时比较，第 8 天及第 14 天血浆中浓度曲线均无显著改变。

【贮藏】室温保存。开封后防潮保存。

【规格包装】50mg；10 片/板×2 板/盒。铝塑包装。

【有效期】暂定 36 个月。

苯丙氨酯片　Phenporbamate Tablets

【性状】本品为白色片。

【药理毒理】本品为镇静药。作用于中枢神经系统下脑干部，能抑制多突触反射，阻断来自异常兴奋肌肉的神经传导，产生肌肉松弛作用。也作用于大脑皮层高位中枢，具有较弱的安定作用。

【药代动力学】口服吸收快，口服 2.4～3.2g 后 48 小时内 7% 原形由尿排出，76% 以代谢产物排出，其中 76% 为马尿酸。

【适应证】用于一般焦虑及肌肉痉挛、肌肉强直等肌肉异常紧张引起的疼痛。

【用法用量】成人常用量：口服，每次 0.2～0.4g，每日 3 次。抗焦虑，每次 0.4～0.8g，每日 3 次。易饭后服用。

【不良反应】偶有嗜睡、头晕、全身乏力、行走不稳、恶心、胃胀、腹痛、胃不适感及胃部钝痛。

【规格】0.2g×100 片/瓶。

美索巴莫胶囊　Methocarbamol Capsules

【性状】本品为胶囊剂，内容物为白色粉末或白色颗粒。

【药理毒理】本品为中枢肌肉松弛剂，对中枢神经系统有选择作用，特别对脊椎中神经元的作用明显，抑制与骨骼肌痉挛有关的神经突触反射，并具有抗炎、解痛、镇痛作用。

【适应证】用于腰及关节韧带急性扭伤、坐骨神经痛、增生性脊柱炎、风湿性关节炎、类风湿性关节炎、肌肉劳损等。

【用法用量】口服。每 1 次 0.75～1.0g（3～4 粒），每日 3 次，饭后服用，或遵医嘱。

【不良反应】思睡、头晕、感觉无力、轻度恶心、感觉无力，偶尔出现皮疹，不宜与全身麻醉药、催眠药、安定药等合用。肝、肾功能障碍者禁用。

【禁忌证】本品有肾功能障碍的患者禁用。孕妇禁用。对本品过敏者禁用。

【注意事项】肝肾功能障碍者慎用。服药期间不宜驾驶机动车辆。

【规格】0.25g×60 粒/瓶。

丹曲林钠胶囊　Dantrolenesodium Capsules

【药品类别】骨骼肌松弛药。

【性状】本胶囊内容物为橙黄色结晶性粉末。

【药理毒理】丹曲林钠是一种直接作用于骨骼肌的肌松剂。其主要作用部位是骨骼肌的肌浆网，通过抑制肌浆网释放钙离子而减弱肌肉收缩。

【药代动力学】口服后吸收慢，不完全。经肝脏代谢后其代谢产物由肾脏排出体外，成人口服 100mg 后其半衰期平均为 8.7 小时。骨骼肌松弛的时间及程度与应用剂量相关。

【适应证】用于各种原因引起的上运动神经元损伤所遗留的痉挛性肌张力增高状态，如脑卒中、脑外伤、脊髓损伤、脑性瘫痪、多发性脑血管硬化等。

【用法用量】口服。应在医师指导下应用，一般情况下，起始量可用 25mg，每日 1 次；以后每周逐渐增加，最高至 50mg，每日 3 次。

【不良反应】可能出现肌无力、嗜睡、头晕目眩、疲劳不适、腹泻，罕见的有心动过速、血压不稳、胸腔积液、心包炎、血尿、排尿障碍等，必要时需停药。长期使用可能引起肝肾功能损害。

【禁忌证】（1）对本品过敏者。

(2)肝肾功能障碍。
(3)功能性痉挛状态。
(4)关节病变及外伤后肌痉挛。
(5)35岁以上及应用雌激素的妇女。

【注意事项】服药期间应定期检查肝肾功能。有心血管、呼吸系统疾病及肝病史慎用。

【孕妇及哺乳期妇女用药】孕妇、哺乳期妇女禁用。

【儿童用药】5岁以下的儿童禁用。

【药物相互作用】尚不明确。

【贮藏】密封,在干燥处保存。

阿曲库铵苯磺酸盐注射液 Atracurium Besilate Injection

【性状】无色或微黄色澄明液体。

【药理毒理】高度选择性、竞争性(非去极化型)的神经肌肉接头阻断剂。主要通过竞争胆碱能受体,阻断乙酰胆碱的传递而起作用,在血浆pH和体温下霍夫曼消除而自然降解。

【适应证】适用于各种外科手术中全身麻醉期间的骨骼肌松弛,也适用于气管插管时所需的肌肉松弛。

【用法用量】在成人静注0.3～0.6mg/kg,可维持肌肉松弛15～25分钟,需要时可追加剂量0.1～0.2mg/kg,延长肌松时间。1岁以上儿童剂量与成人相同。老人与呼吸、肝肾功能差的患者亦可用标准剂量或酌情减量。

【不良反应】无明显的迷走神经或神经节阻断作用,与大多数神经肌肉阻断药一样,在某些过敏体质的病人可能有组胺释放,引起一过性皮肤潮红等。

【禁忌证】对本品过敏者禁用。

【注意事项】会使呼吸肌和其他骨骼肌麻痹,应在麻醉医师监护且必须备有相应的气管插管、人工呼吸用的合适设备,方可使用。神经肌肉接头疾病如重症肌无力及电解质紊乱者慎用,孕妇应慎用或酌情减量。

【贮藏】2～8℃,避光贮藏,不可冷冻。药品应置于低于30℃的条件下运输,不能超过25天。

【规格】2.5ml:25mg。

氯化琥珀胆碱注射液 Suxamethonium Chloride Injection

【药品类别】麻醉辅助药。

【性状】本品为无色或几乎无色的澄明黏稠液体。

【药理毒理】本品与烟碱样受体结合后,产生稳定的除极作用,引起骨骼肌松弛。本品进入体内能迅速被血中假性胆碱酯酶水解,其中间代谢物琥珀酰单胆碱肌松作用很弱。本品静注后先引起短暂的肌束震颤,从眉际和上眼睑等小肌开始,向肩胛和胸大肌、至上下肢,肌松作用60～90秒起效,维持10分钟左右。重复静注或持续滴注可使作用延长。肌松作用60～90秒起效,维持10分钟左右。大剂量,可致心率减慢,也可出现如节性心律和期前收缩等心律失常,组胺释放出现支气管痉挛或过敏性休克。剂量超过1g,易发生脱敏感阻滞,使肌张力恢复延迟。本品可引起脑血管扩张,颅内压升高,眼眶平滑肌收缩,眼内压暂时升高,术后肌肉痛,肌球蛋白尿等;长时间去极化可导致肌细胞内K^+外流,血钾升高。此外,本品可诱发恶性高热。

【药代动力学】本品静脉注射后,即为血液和肝中的丁酰胆碱酯酶(假性胆碱酯酶)水解,先分解成琥珀酰单胆碱,再缓缓分解为琥珀酸和胆碱,成为无肌松作用的代谢物,只有10%～15%的药量到达作用部位。约2%以原形排出,其余以代谢物的形式从尿液中排泄。血浓度半衰期为2～4分钟。

【适应证】去极化型骨骼肌松弛药。可用于全身麻醉时气管插管和术中维持肌松。

【用法用量】本品必须在具备辅助或控制呼吸的条件下使用:气管插管时,1～1.5mg/kg,最高2mg/kg;小儿1～2mg/kg,用0.9%氯化钠注射液稀释到每毫升含10mg,静脉或深部肌内注射,肌内注射一次不可超过150mg。

维持肌松:一次150～300mg溶于500ml 5%～10%葡萄糖注射液或1%盐酸普鲁卡因注射液混合溶液中静脉滴注。

【不良反应】(1)高血钾症:本品引起肌纤维去极化时使细胞内K^+迅速流至细胞外,正常人血钾上升0.2～0.5mmol/L;严重烧伤、软组织损伤、腹腔内感染、破伤风、截瘫及偏瘫等,在本品作用下引起异常的大量K^+外流致高血钾症,产生严重室性心律失常甚至心搏停止。

(2)心脏作用：本品的拟乙酰胆碱作用可引起心动过缓、结性心律失常和心搏骤停，尤其是重复大剂量给药最易发生。

(3)眼内压升高：本品对眼外肌引起痉挛性收缩，以致眼压升高。

(4)胃内压升高：最高可达 $40cmH_2O$，并可引起饱胃病人胃内容反流误吸。

(5)恶性高热：多见于本品与氟烷合用的病人，也多发生于小儿。

(6)术后肌痛：给药后卧床休息者肌痛轻而少，1~2天内即起床活动者肌痛剧而多。

(7)可能导致肌张力增强，以胸大肌最为明显，其次是腹肌，严重时波及肱二头肌和股四头肌等。这时机体总的氧耗量加大，足以引起胃内压甚至颅内压升高。

【禁忌证】脑出血、青光眼、视网膜剥离、白内障摘除术、低血浆胆碱酯酶、严重创伤大面积烧伤、上运动神经元损伤的病人及高钾血症患者禁用。使用抗胆碱酯酶药者慎用。

【注意事项】(1)不具备控制或辅助呼吸条件时，严禁使用。

(2)忌在病人清醒下给药。

(3)严重肝功能不全、营养不良、晚期癌症、严重贫血、年老体弱、严重电解质紊乱等患者慎用。

(4)接触有机农药患者，已证明无血浆胆碱酯酶减少或抑制者，方能使用至足量。

(5)为了解除本品肌松作用引起的短暂纤维颤动，可预先静脉注射小剂量非去极化肌松药(维库溴铵 0.5mg)。

(6)预先给予阿托品可防止本品对心脏的作用。

(7)出现长时间呼吸停止，必须用人工呼吸，亦可输血，注射干血浆或其他拟胆碱酯酶药，但不可用新斯的明。

【孕妇及哺乳期妇女用药】孕妇慎用。

【药物相互作用】(1)本品在碱性溶液中分解，故不宜与硫喷妥钠混合注射。

(2)下列药物可降低假性胆碱酯酶活性，而增强本品的作用：抗胆碱酯酶药；环磷酰胺、氮芥、塞替哌等抗肿瘤药；普鲁卡因等局麻药；单胺氧化酶抑制药、雌激素等。

(3)与下列药物合用也须谨慎，如吩噻嗪类、普鲁卡因胺、奎尼丁；卡那霉素、多粘菌素B、新霉素等有去极化型肌松作用，能增强本品作用。

【药物过量】大剂量使用后可出现快速耐受性或双相阻滞。

【贮藏】遮光，密闭保存。

【包装】1ml：50mg；2ml：100mg。

泮库溴铵注射液 Pancueonium Bromide Injection

【药品类别】麻醉辅助药。

【性状】本品为无色的澄明溶液。

【药理毒理】本品为类固醇铵类中长时间显效的非去极化型肌肉松弛药，能与递质乙酰胆碱竞争神经肌肉接头的 N_2 胆碱受体，从而产生骨骼肌的松弛，强度为氯化筒箭毒碱的5~7倍，时效较之为短或与之近似。由于抗迷走神经作用及儿茶酚胺释放作用，用药后有轻度心率加快，外周阻力增加与血压升高。临床剂量无神经节阻断作用，组胺释放作用较弱，不引起低血压。能解除肌肉成束收缩、强直、阵挛或惊厥，便于机械通气管理。可用于剖腹产，其透过胎盘之量少，不影响新生儿的Apgar评分、肌肉张力及心肺适应性。

【药代动力学】静脉注射后4~6分钟起效，维持临床肌松时间约120分钟。血浆蛋白结合率约10%。约20%经肝脏降解，其代谢物为3-OH、17-OH和3,17-OH衍生物，无明显的神经肌肉阻断作用。主要由肾脏排泄，40%~50%以原形由尿中排出，泮库溴铵及代谢物的40%由胆汁排泄。消除半衰期为107分钟。肝、肾功能不全者，其消除时间延长。

【适应证】用于气管插管、术中肌肉松弛维持。

【用法用量】用量：(1)成人常用量：①气管插管时肌松，0.08~0.10mg/kg，3~5分钟内可作气管插管；②琥珀酰胆碱插管后(琥珀酰胆碱的临床作用消失后)及手术之初剂量 0.06~0.08mg/kg；③肌肉松弛维持剂量 0.02~0.03mg/kg。

(2)临床研究显示，儿童所需剂量与成人剂量相当，4周以内新生儿对非去极化阻断剂特别敏感，剂量应降低，建议先试用初剂量 0.01~0.02mg/kg，而后依情况而定。

用法:(1)泮库溴铵注射液仅供静脉注射用,可用0.9%氯化钠注射液、5%葡萄糖注射液、乳酸盐林格液稀释或混合。

(2)本品用量与个体差异、麻醉方法、手术持续时间及同其他药物的相互作用有关,为控制神经肌肉阻断作用和恢复,建议使用外周神经刺激器。

(3)肥胖患者应考虑身体净重而酌减剂量。

(4)由于吸入性麻醉剂会增强本品作用,当使用此类麻醉剂时,应减少本品用量。

(5)本品不能与其他药物或溶液混合使用。

(6)泮库溴铵注射液打开后,应及时使用,使用后之剩余药液应该丢弃。

【不良反应】可产生心血管作用,如心率略增快,平均动脉血压和心输出量略增加;极少数患者可出现过敏反应和组胺释放;在麻醉过程中有时出现流涎,特别是术前未使用抗胆碱能药物时;可使正常及升高之眼压明显下降(±20%)达数分钟之久,也会产生缩瞳。

【禁忌证】对本品及溴离子过敏史者、严重肝肾功能不全和重症肌无力患者禁用。高血压、心动过速及心肌缺血时应避免使用。

【注意事项】(1)本品必须在有经验的医师监护下使用。

(2)本品可引起呼吸肌松弛,应给病人使用机械呼吸,直至自主呼吸恢复为止。

(3)本品使用过程中过敏反应的发生率不高,但应密切注意,并采用相应的防范准备和措施。

(4)妊娠毒血症患者用硫酸镁治疗时,可加强神经肌肉阻断作用,此时使用该药,用量要减少。

(5)梗阻性黄疸病人、神经肌肉性疾病(肌病、严重肥胖、脊髓灰质炎史者等)患者应慎用。

(6)具有高血压倾向者如嗜铬细胞瘤患者或肾脏疾病引起的高血压应慎用。

(7)电解质紊乱(低血钾、高血镁、低血钙等)、pH值改变及脱水时慎用,上述情况出现要求在必要时预先加以纠正。

(8)采取低温技术实施手术时,神经肌肉阻断作用下降;相反,当恢复正常体温时,神经肌肉阻断作用恢复正常。

【孕妇及哺乳期妇女用药】孕妇分娩时慎用。孕妇及哺乳期妇女用安全性尚未确立,医师应权衡对妊娠患者的利弊,决定是否应用。

【药物相互作用】影响泮库溴铵非去极化神经肌肉阻断作用的药物如下:

(1)增效作用的药物,如吸入麻醉剂(如氟烷、乙醚、安氟醚、异氟醚)、硫喷妥钠、氯胺酮、芬太尼、甲苯咪唑等,尤以安氟醚和异氟醚作用更为强大。其他非去极化神经肌肉松弛剂,如琥珀酰胆碱、氨基苷类抗生素、多肽类抗生素、利尿剂、肾上腺素阻断剂、维生素B_1、单氨氧化酶抑制剂、奎尼丁、鱼精蛋白、苯妥英钠、咪唑安定、甲硝唑、镁盐等都能增强其作用,应予充分注意。

(2)减效作用药物,如新斯的明、腾喜龙、吡啶斯的明、去甲肾上腺素、硫唑嘌呤、茶碱、氯化钾、氯化钙。

【药物过量】过量泮库溴铵可延长神经肌肉阻断作用,病人只能在机械作用下呼吸,这时可适当地给予拮抗药,如新斯的明、腾喜龙等,直到病人自主呼吸恢复为止。

【贮藏】遮光,在2～8℃保存。

【包装】注射液,2ml:4mg;5ml:10mg;10ml:10mg。

注射用维库溴铵 Vecuronim Bromide for Injection

【药品类别】麻醉辅助药。

【性状】白色冻干粉末。

【药理毒理】本品为单季铵类固醇类中效非去极化肌松药,结构与泮库溴铵相似,通过与乙酰胆碱竞争位于横纹肌运动终板的烟碱样受体而阻断神经末梢与横纹肌之间的传导。与去极化神经肌肉阻断药,如琥珀酰胆碱不同,本品不引起肌纤维成束颤动。静脉注射0.08～0.1mg/kg,1分钟内显效,3～5分钟达高峰,维持时间30～90分钟。肌松效能较氯化筒箭毒碱强3倍,无阻断迷走神经作用。由于维库溴铵不引起心率增快,故适用于心肌缺血及心脏病人,但应用兴奋迷走神经药及β受体阻断剂容易产生心动过缓。本品组胺释放作用弱,也有支气管痉挛及过敏反应,但很少见。

【药代动力学】静脉注射后体内迅速分布,主要分布于细胞外液,$t_{1/2}\alpha$(分布半衰期)大约(2.2±

1.4)分钟。主要经肝脏代谢为 3-羟基衍生物约 5%,保留部分活性(约为原形药物的 50%),药物原形和代谢物主要由胆汁排泄。40%～80%以单季铵形式经胆汁排泄,15%～30%经肾排泄。$t_{1/2}\beta$(消除半衰期)为 30～80 分钟。肾衰竭时,可通过肝脏消除来代偿。心血管疾病、高龄、水肿等导致分布容量增加,均可延长起效时间。

【适应证】主要作为全麻辅助用药,用于全麻时的气管插管及手术中的肌肉松弛。

【用法用量】用法:本品仅供静脉注射或静脉滴注,不可肌注。溶剂:本品可用下列注射液溶解成 1mg/ml 浓度供用,灭菌注射用水、5%葡萄糖注射液、0.9%氯化钠注射液、乳酸林格液、葡萄糖氯化钠注射液。稀释剂:本品用灭菌注射用水溶解后,可用下列注射液混合稀释 40mg/L 浓度供用,0.9%氯化钠注射液、5%葡萄糖注射液、林格液、葡萄糖林格液。成人常用量:①气管插管时用量 0.08～0.12mg/kg,3 分钟内达插管状态;②肌肉松弛维持在神经安定镇痛麻醉时为 0.05mg/kg,吸入麻醉为 0.03mg/kg。最好在颤搐高度恢复到对照值的 25%时再追加维持剂量。

1 岁以下婴儿对本品较敏感,应试小量,肌张恢复所需时间比成人长 1.5 倍。特别是对 4 个月以内婴儿,首次剂量 0.01～0.02mg/kg 即可。如颤搐反应未抑制到 90%～95%,可再追加剂量。5 个月至 1 岁的婴幼儿所需剂量与成人相似,但由于作用和恢复时间较成人和儿童长,维持剂量应酌减。与成人类似,在小儿患者中。当颤搐度恢复至对照值的 25%时,重复追加初始剂量的 1/4 作为维持用药,不会有蓄积作用发生。

肥胖病人用量酌减。剖腹产和新生儿手术不应超过 0.1mg/kg。

【不良反应】(1)过敏反应:①神经肌肉阻断药过敏反应已有报道,本品虽罕见,但应引起注意;②神经肌肉阻断药之间可发生交叉过敏反应,故对曾有过敏史者使用维库溴铵应特别慎重。

(2)组胺释放与类组胺反应:临床可偶发局部或全身的类组胺反应。

【禁忌证】对维库溴铵或溴离子有过敏史者禁用。

【注意事项】(1)须在有使用本品经验的医师监护下使用。

(2)本品可致呼吸肌肉松弛,使用时应给病人机械通气,直至自主呼吸恢复。

(3)与吸入麻醉药同用时,本品应减量 15%。

(4)在可能发生迷走神神反射的手术中(如使用刺激迷走神经的麻醉药、眼科手术、腹部手术、肛门直肠手术等),麻醉前或诱导时,应用迷走神经阻断药,如阿托品等有一定意义。

(5)ICU 中重症病人长时间使用维库溴铵,会导致神经肌肉阻滞延长。在持续神经阻滞时,应给予病人足够的镇静剂和镇痛剂,连续监测神经肌肉的传导,调节本品的用量,以维持不完全阻滞。

(6)脊髓灰质炎病人、重症肌无力或肌无力综合症患者,对神经肌肉阻断药反应均敏感,使用本品应慎重。

(7)脓毒症、肾衰竭患者慎用。

(8)肝硬化、胆汁郁积或严重肾功能不全者,持续时间及恢复时间均延长。

(9)本品在低温下手术时,其神经肌肉阻断作用会延长。

(10)下列情况可使本品作用增强:低钾血症、高镁、低钙血症、低蛋白血症、脱水、酸中毒、高碳酸血症、恶液质。

(11)对严重电解质失衡、血液的 pH 改变和脱水均应尽力纠正。

(12)使用本品完全恢复后的 24 小时内,不可进行有潜在危险的机器操作或驾驶车辆。

【孕妇及哺乳期妇女用药】(1)妊娠妇女使用本品尚无足够资料证明对胎儿有潜在的危害,但应权衡利弊决定是否使用。

(2)研究证明,在剖腹产手术中使用临床剂量的本品,对胎儿并未显示副作用。

(3)因妊娠毒血症使用硫酸镁的病人,能增加维库溴铵神经肌肉阻断效应,应减少维库溴铵用量,并应根据颤搐反应慎重滴注。

(4)维库溴铵能否进入乳汁中,尚不清楚。

【儿童用药】7 周至 1 岁的婴儿,对本品的敏感性比成人高,用量按 mg/kg 计,其肌张力的恢复时间也增长 1.5 倍;在氟烷麻醉下儿童的 ED90 比成人的高(≈32μg/kg),其作用和恢复时间分别减少 30%和 20%～30%;新生儿和婴儿的 ED90 与成人的大致相同(≈28μg/kg),其起效时间较儿童和成人短,而作用和恢复时间较成人长。

【老年用药】老年患者可延长起效时间。

【药物相互作用】(1)下列药物可增强本品效应:①吸入麻醉药,如氟烷、安氟醚、异氟醚等;②大剂量硫喷妥钠、甲乙炔巴比妥、氯胺酮、芬太尼、γ-羟基丁酸、乙托咪酯、异丙酚;③其他非去极化类肌肉松弛剂及琥珀酰胆碱;④抗生素,如氨基苷类、多肽类、酰氨青霉素类及大剂量甲硝唑;⑤其他,如利尿剂、β-肾上腺素能阻滞剂、硫胺、单胺氧化酶抑制剂、奎尼丁、鱼精蛋白、α-肾上腺素能阻滞剂、镁盐等。

(2)下列药物可使本品作用减弱:①新斯的明、腾喜龙、吡啶斯的明、氨基吡啶衍生物;②长期使用皮质甾类药物或酰胺唑嗪后;③去甲肾上腺素、硫唑嘌呤(仅有短暂、有限的作用)、茶碱、氯化钙。

(3)下列药物可使本品作用变异:使用维库溴铵后,再给以去极化肌肉松弛药,如琥珀酰胆碱,可能加强或减弱其神经肌肉阻断作用。

【药物过量】在用药过量的情况下,病人应给予机械通气,并给予适当的胆碱酯酶抑制剂(如新斯的明、吡啶斯的明、腾喜龙)作为拮抗剂。当使用胆碱酯酶抑制剂不能恢复本品的神经肌肉作用时,机械通气应持续至自主呼吸恢复。反复使用胆碱酯酶抑制剂是危险的。

【包装】2mg;4mg;10mg。

第二节 骨骼肌松弛药的分类及临床应用

一、概述

骨骼肌松弛药又称神经肌肉接头阻滞药,简称肌松药。主要作用于接头后膜处的乙酰胆碱N_2受体,能暂时干扰神经肌肉接头的兴奋(冲动)传导,产生一过性骨骼肌松弛。肌松药用于临床麻醉后改变了靠加深全麻获得肌肉松弛满足手术的要求。因此,肌松药已成为全麻时重要的辅助用药。此外,肌松药可用于机械通气病人。

二、肌松药的分类

(一)非去极化肌松药(nondepolarising muscle relaxant)

与接头后膜的乙酰胆碱受体(N_2乙酰胆碱受体)结合,并不引起膜通透性的改变,致使离子通道关闭,接头后膜处于极化状态而不能去极化,无终板电位的产生以激活兴奋-收缩耦联,进而肌肉松弛。因与乙酰胆碱共同竞争性地与乙酰胆碱受体相结合,又称之为竞争性肌松药。此类药物包括:筒箭毒碱(d-Tubocurarine,d-Tc)、二甲箭毒(Metocurine,Dimethyltubocurarine)、加拉碘铵(Gallamine)、阿库氯铵(Alcuronium)、泮库溴铵(Pancuronium)、阿曲库铵(Atracurium)、美维库铵(Mivacurium)、杜什库铵(Doxacurium)、维库溴铵(Vecuronium)等。

非去极化神经肌肉阻滞特征为:①肌肉松弛前无肌震颤即肌纤维成束收缩(fasciculation)现象;②强直刺激及"四个成串"刺激时出现衰减(fade);③强直刺激后继以单刺激,出现强直后易化(post-tetanic facilitation)现象;④阻滞可被抗胆碱酯酶药所拮抗。

(二)去极化肌松药(depolarizing muscle relaxant)

与乙酰胆碱受体结合后可产生乙酰胆碱与受体结合后相似的作用,但较乙酰胆碱作用时间持久,接头后膜处于持续去极化状态。临床上可见到不同步的肌肉收缩,称为肌纤维成束收缩。由于接头后膜的持续去极化,使其对以后的神经兴奋所释放的乙酰胆碱不再发生反应而形成去极化阻滞,也称为Ⅰ相去极化阻滞。琥珀胆碱(Succinylcholine)为去极化肌松药在临床上广泛应用的代表药物。

去极化神经肌肉阻滞特征为:①肌松前出现肌纤维成束收缩;②强直或"四个成串"刺激无衰减现象;③无强直后易化现象;④抗胆碱酯酶药可增强阻滞程度。

Ⅱ相阻滞:临床上大剂量或多次重复应用去极化肌松药后,接头后膜神经肌肉阻滞的性质容易发生改变,肌松时间延长,阻滞特征类似于非去极化阻滞。此时已由Ⅰ相去极化阻滞演变为Ⅱ相阻滞，曾称为双相阻滞或脱敏感阻滞。一般认为，Ⅱ相阻滞经历了从快速耐药期到非去极化阻滞期的发展过程。确切发生机制尚不清楚，临床表现为呼吸抑制延长，可有不同程度的衰减和强直后易化现象。至于用抗胆碱酯酶药拮抗Ⅱ相阻滞，目前尚有争议。

三、肌松药的药理作用特点

（一）骨骼肌对肌松药的敏感性

机体不同部位的骨骼肌群对肌松药的敏感性存在很大差异。眼部、颜面部、咽喉部及颈部作精细动作的肌肉较易松弛；其次为上下肢、肋间肌和腹部肌肉松弛；膈肌最后松弛。肌力恢复的顺序与此相反，最后松弛的肌群最早恢复肌力，最先松弛的肌群则最晚恢复肌力。

（二）心血管效应

肌松药也可不同程度地作用在位于神经节细胞的N_1乙酰胆碱受体和M（毒蕈碱样）乙酰胆碱受体，通过兴奋或抑制周围自主神经系统产生心血管效应。某些肌松药还具有组胺释放作用（表6-1）。这些肌松药的不良反应可导致血流动力学改变。如非去极化肌松药中筒箭毒碱、阿曲库铵等可促使

表6-1　肌松药对自主神经的作用及组胺释放

药名	自主神经节	心脏毒草碱受体	组胺释放
琥珀胆碱	+	+	+
筒箭毒碱	--	0	++
二甲箭毒	-	0	++
加拉碘铵	0	---	0
阿库氯铵			
阿曲库铵	0	0	0,+
顺式阿曲库铵	0	0	0
美维库铵	0	0	0,+
杜什库铵	0	0	0
泮库溴铵	0	--	0
维库溴铵	0	0	0
哌库溴铵	0	0	0
罗库溴铵	0	0,-	0

注：+，++：轻度，中度兴奋；-，--，---：轻度，中度，重度抑制；0：无影响。

肥大细胞释放组胺，引起血压下降，筒箭毒碱还兼有神经节阻滞作用。泮库溴铵具有一定的心脏M乙酰胆碱受体阻滞作用，用药后可致心率增快及血压升高。琥珀胆碱激动所有的胆碱能受体，可引起各种一过性心律失常，如窦性心动过缓、结性心律和室性心律不齐等。非去极化肌松药维库溴铵、哌库溴铵、罗库溴铵及杜什库铵均无心血管不良反应，是比较理想的肌松药。

四、药代动力学和药效动力学

肌松药具有高度离子化的特点，不能穿过细胞的膜性结构，分布容积有限，为80～140ml/kg，与血容量相差无几。血浆白蛋白降低时，肌松药分布容积变小，作用增强。各种肌松药与白蛋白的结合率不同，如筒箭毒碱与血浆白蛋白结合率为10%，泮库溴铵的结合率为34%。结合率高者，分布容积也相应增大，神经肌肉接头的浓度降低。但已结合的药物游离后仍能与受体结合，并使肌松药的作用时间延长。

疾病和病理生理变化可改变肌松药消除的速率，并改变神经肌肉接头对肌松药的敏感性。肾衰竭严重影响肌松药的药代动力学。加拉碘铵全部经肾排出，二甲箭毒和筒箭毒碱、泮库溴铵、哌库溴铵也多从肾脏排出。肾功能障碍病人以选用维库溴铵、阿曲库铵为好。维库溴铵仅10%～20%经肾排出，其余则以原形和代谢产物形式经胆汁排泄。阿曲库铵有两种分解途径：其一是霍夫曼（Hofmann）消除，即在生理pH和常温下通过盐基催化自然分解，是单纯的化学反应；其二是经血浆中酯酶进行酶性分解。

五、影响肌松药效应的因素

1. **吸入性麻醉药**　具有肌肉松弛效能，能增强神经肌肉阻滞作用，延长肌松时效，与非去极化肌松药有协同作用。强度依次为：异氟醚＞七氟醚＞恩氟醚＞氟烷＞氧化亚氮。

2. **低温**　可延长非去极化肌松药的作用时间，泮库溴铵和筒箭毒碱从尿和胆汁中排泄延缓，用药量宜减少。新生儿和幼儿可能对非去极化肌松药敏感，而给老年人应用那些靠肾脏消除的肌松药时，其肌松作用明显延长。

3. 琥珀胆碱和美维库铵均被血浆胆碱酯酶所水解,胆碱酯酶量的减少和质的异常均可影响两药的代谢。血浆胆碱酯酶浓度下降可不同程度地延长琥珀胆碱的作用时间。

4. 重症肌无力病人对非去极化肌松药异常敏感,而对去极化肌松药有轻度拮抗。术前应用抗胆碱酯酶药治疗时,则更难以预料肌松药的作用。

5. 肌肉失去神经支配后(特别是数周至半年之内),对琥珀胆碱十分敏感,有可能引起致命性高钾血症。

6. 两类不同类型的肌松药合用可能产生拮抗作用,但有待于临床进一步证实。

7. 两种非去极化肌松药合用　由于对接头前膜和后膜的亲和力不一样,可出现协同或相加作用。阿曲库铵和维库溴铵之间有协同作用,合用时剂量应减少。

8. 局麻药能增强肌松药的作用。

9. 抗生素增强肌松药的作用　氨基苷类抗生素中以新霉素和链霉素抑制神经肌肉传递的功能最强,庆大霉素、卡那霉素等均可加强非去极化和去极化肌松药的作用。多粘菌素引起的神经肌肉传递阻滞作用可有接头前膜和接头后膜双重作用,不能用钙剂和新斯的明拮抗。林可霉素和氯洁霉素亦可增强非去极化肌松药的作用。

六、临床应用

(一)应用指征

1. 便于气管内插管　与麻醉药物合用,进行快速诱导气管内插管。

2. 便于呼吸管理和手术操作　抑制膈肌运动,术者可在胸腔或腹腔内进行精细操作。肌肉松弛扩大了术野,便于深部手术的操作。

3. 减少深全麻的危害　在浅全麻下应用肌松药可获得满意的肌松,从而减少长时间深全麻对机体的不利影响,同时也减少了麻醉药用量。

4. 降低代谢及体温　消除自主呼吸后,由于呼吸肌不做功和耗氧量减少,可降低机体代谢30%,能有效防止低温麻醉时的寒战,有利于降低代谢及降温。

5. 机械通气　应用肌松药改善患者与呼吸机的同步,有利于通气管理。对有些机械通气方式(如反比呼吸,容许性高碳酸血症),病人即便用了较大量的镇静药仍然难以耐受,可以应用肌肉松弛药。

6. 诊断和治疗某些疾病　用小剂量箭毒诊断重症肌无力,用肌松药鉴别骨关节活动受限是关节粘连还是肌肉痉挛的原因等。肌松药可用来解除喉痉挛和顽固性肌痉挛,控制严重局麻药中毒反应的肌肉抽搐等。

(二)注意事项

1. 所有肌松药均产生不同程度的呼吸抑制,用药后必须严密观察呼吸,加强呼吸管理。只有在保证充分给氧和有效的通气量前提下(如气管内插管)才可使用肌松药。

2. 应根据病情(如肝肾功能)、手术种类和时间等选用适宜的肌松药。避免用药剂量过大,反复多次给药产生蓄积现象,使病人术终能及早恢复肌张力。肌松药个体差异较大,为合理应用肌松药,术中有必要应用肌松监测仪监测肌松程度。

3. 肌松药是全麻辅助用药,其本身没有麻醉和镇痛作用。在维持一定全麻深度的情况下才能使用肌松药。

4. 两类肌松药合用时,临床上多先用短效的去极化肌松药,后用长效非去极化肌松药维持肌肉松弛。同时混合或次序颠倒应用,可造成增强及延长神经肌肉阻滞。

5. 应用了肌松药的病人,术毕必须严密观察,待通气量、各种保护性反射、肌张力恢复正常,已经苏醒,排除残余肌松作用才能拔管回病房。

6. Ⅱ相阻滞　不主张拮抗Ⅱ相阻滞。主要靠维持人工通气待其自然恢复,同时输入新鲜全血或血浆,补充血浆胆碱酯酶制剂,注意纠正电解质及酸碱失衡。

(谢　平　艾登斌)

第七章 麻醉药与局部封闭

第一节 局部麻醉药

盐酸罗哌卡因注射液 Ropiacaine Hydrochloride Injection

【商品名】耐乐品/Naropin。

【成分】主要成分为盐酸罗哌卡因。

【性状】本品为无色的澄明液体。盐酸罗哌卡因注射液是一无菌等渗水溶液,该溶液的 pH 值是由 NaOH 或 HCl 来调节的,不含防腐剂,该注射液只能一次性使用。药液灌装于单一剂量的塑料安瓿瓶或输液袋中,安瓿瓶可以直接衔接于注射器接口上。

耐乐品	盐酸罗哌卡因(mg/ml)	氯化钠(mg/ml)	pH
2.0mg/ml	2.0	8.6	4.0～6.0
7.5mg/ml	7.5	7.5	4.0～6.0
10.0mg/ml	10.0	7.1	4.0～6.0

【药品毒理】罗哌卡因是第一个纯左旋体长效酰胺类局麻药,有麻醉和镇痛双重效应。大剂量可产生外科麻醉,小剂量时则产生感觉阻滞(镇痛)仅伴有局限的非进行性运动神经阻滞。

加用肾上腺素不改变罗哌卡因的阻滞强度和持续时间。

罗哌卡因通过阻断钠离子流入神经纤细胞膜内对沿神经纤维的冲动传导产生可逆性的阻滞。

局麻药也可能对如脑细胞和心肌细胞等易兴奋的细胞膜产生类似作用,如果过量的药物快速地进入体循环,中枢神经系统和心血管系统将出现中毒症状和体征。

怀孕母羊和未怀孕的母羊相比,并不显示对罗哌卡因有更强的敏感性。

健康志愿者静脉注射罗哌卡因后耐受良好,此药临床经验提示一个良好的安全范围,根据副交感神经阻滞程度,硬膜外使用此药可出现间接的心血管效应(低血压、心动过缓)。

【毒性研究】只有在高剂量或意外将药物注入血管内而使药物血浆浓度骤然上升或者在药物过量的情况下,盐酸罗哌卡因才会造成急性毒性反应。

曾有 1 例患者因作臂丛神经阻断时,无意中将 200mg 药物注入血管内后,发生惊厥。

生殖毒性:接受试验的两代大鼠未见生育力及一般生殖行为受药物的影响,施用最高剂量的盐酸罗哌卡因后,因其对孕母的毒性作用,产后 3 天内幼仔的死亡数增多,列于新生仔死亡的第二位原因。

对大鼠和兔所进行的致畸试验,未见罗哌卡因对器官及胎儿早期发育有任何不利影响;以最大可耐受剂量对围产期及产后的大鼠进行研究,未见其对胎儿后期发育、分娩、哺乳、新生儿生存力及子代的生长有任何影响。

【药代动力学】罗哌卡因的 pKa 为 8.1,分布率为 141(25℃ n-辛醇/磷酸盐缓冲液,pH7.4)。

罗哌卡因的血浆浓度取决于剂量、用药途径和注射部位的血管分布。罗哌卡因符合线性药代动力学,最大血浆浓度和剂量成正比。

罗哌卡因从硬膜外的吸收是完全的,呈双相性,快相半衰期为 14 分钟,慢相终末半衰期约为 4 小时。因缓慢吸收是清除罗哌卡因的限速因子,所以硬膜外用药比静脉用药清除半衰期要长。

罗哌卡因总血浆清除率440ml/分钟。游离血浆清除率为8L/分钟，肾清除率为1ml/分钟，稳态分布积容47L。终末半衰期为1.8小时。罗哌卡因经肝脏中间代谢率为0.4，罗哌卡因在血浆中主要和α酸糖蛋白结合，非蛋白结合率约6%。

当连续硬膜外注射时，可观察到罗哌卡因总的血浆浓度的增加和手术后α酸糖蛋白浓度的增加有关，未结合(药理学活性)浓度的变化比总血浆浓度的变化要小得多。

罗哌卡因易透过胎盘，相对非结合浓度而言很快达到平衡。与母体相比，胎儿体内罗哌卡因与血浆蛋白程度低，胎儿的总血浆浓度也比母体的低。

罗哌卡因主要是通过芳香羟基化作用而充分代谢，静脉注射后总剂量的86%通过尿液排出外，其中仅1%与未代谢的药物有关，主要代谢物是3-羟基罗哌卡因，其中约37%以结合物形式从尿液中排泄出来，尿液中排出的4-羟基罗哌卡因、N-去烷基代谢物和4-羟基去烷基代谢物为1%~3%，结合的和非结合的3-羟基罗哌卡因在血浆中仅显示可测知的浓度，3-羟基罗哌卡因和4-羟基罗哌卡因有局麻作用，但是麻醉作用比罗哌卡因弱。

罗哌卡因在体内没有消旋作用的证据。

【适应证】(1)外科手术麻醉：①硬膜外麻醉，包括剖宫产术；②区域阻滞。

(2)急性疼痛控制：①持续硬膜外输注射或间歇性单次用药，如术后成分镇痛；②区域阻滞。

【用法用量】盐酸罗哌卡因仅供有麻醉经验的临床医生或在其指导下使用。

常用麻醉的参考剂量见表7-1，或遵医嘱。

表7-1 盐酸罗哌卡因注射液的推荐剂量

	浓度 (mg/ml)	容量 (ml)	总剂量 (mg)	起效时间 (分钟)	持续时间 (小时)
外科手术麻醉					
腰椎硬膜外给药外科手术	7.5	15~25	113~188	10~20	3~5
	10.0	15~25	150~200	10~20	4~6
腰椎硬膜外给药剖宫产术	7.5	15~20	113~150	10~20	3~5
胸椎硬膜外给药					
术后镇痛	7.5	5~15	38~113	10~20	n/a
区域阻滞(如末梢神经阻滞和浸润麻醉)	7.5	1~30	7.5~225	1~15	2~6
急性疼痛控制					
腰椎硬膜外给药	2.0	10~20	20~40	10~15	0.5~1.5
单次给药量	2.0	10~15	20~30		
追加剂量(足量) (如分娩镇痛)			(最小间隔30分钟)		
腰椎硬膜外给药持续滴注(如分娩镇痛和术后镇痛)	2.0	6~14ml/h	12~28mg/h	n/a	n/a
胸椎硬外给药持续滴注(如术后镇痛)	2.0	4~8ml/h	8~16mg/h	n/a	n/a
区域阻滞(如末梢神经阻滞和浸润麻醉)	2.0	1~100	2~200	1~5	2~6

一般情况，外科麻醉(如硬膜外用药)需要较高的浓度和剂量，对于镇痛用药(如硬膜外用药)控制急性疼痛，建议使用较低的浓度和剂量。

表中的剂量对提供有效的麻醉是必要的，可以作为用于成人的指导剂量，起效时间和持续时间会有个体差异。以上数据反映了所需平均剂量的预计范围，有关其他局麻技术，应参考标准教科书。

在注射前以及注射期间，应仔细以防止血管内注射,当需要大剂量注射时,如硬膜外麻醉,建议使用 3～5ml 试验剂量的含有肾上腺素的利多卡因(2%赛罗卡因)。如误静脉内注射可引起短暂的心率加快,或蛛网膜下腔误注射可出现脊髓麻醉,在注入标准剂量前及注入中需反复回吸并注意缓慢注射或逐渐增加注射速度(25～50mg/ml),同时密切观察病人的生命指征并持续与病人交谈,如出现中毒症状,应立即停止注射。

硬膜外阻滞中,罗哌卡因单次最高 250mg 的剂量曾经被使用过,并且可以很好地耐受。

当需延长麻醉时,无论持续注入或重复单次注射都应考虑达到血浆中毒浓度或诱发局部神经损伤的危险。手术麻醉当累积剂量达到 800mg 时或术后 24 小时用于镇痛时,对于成人来说都可以耐受。

对术后疼痛的治疗,建议采用以下技术:如果术前已经放置硬膜外导管,可经此给予盐酸罗哌卡因注射液 7.5mg/ml 实施硬膜外注射,术后用 2mg/ml 盐酸罗哌卡因维持镇痛;对大多数中至重度的术后疼痛,临床研究表明每小时 6～10ml(12～20mg)的输液速度,能够提供有效镇痛,只伴有轻而非进行性的运动神经阻滞,采用这一技术后,对阿片类药物的需求明显下降。临床研究还表明,对于需求用较高剂量的病人,每小时 12～14ml(24～28mg)的输液速度也能较好地耐受。

7.5mg/ml 上的浓度未曾有用于剖宫产术的记录。

临床经验表明,盐酸罗哌卡因注射硬膜外输入长达 24 小时是可行的。

【不良反应】盐酸罗哌卡因的不良反应和其他长效酰胺类的局麻药是类似的。

除了误注射进血管或过量等意外事件,局麻的副反应几乎是少见的。要将其与阻滞神经本身引起的生理反应相区别,如硬膜外麻醉时的血填充和心动过缓,用药过量和误注射入血管可能引起严重的全身反应(参照【药物过量】)。

过敏反应:过敏反应对酰胺类的局麻药来说是很少见的(最严重的过敏反应是过敏性休克)。

急性全身毒性:只有在过大剂量或意外药物注入血管内而使药物血浆浓度骤然上升或者是药物过量的情况下,盐酸罗哌卡因才会造成急性毒性反应(参照【药代动力学】和【药物过量】)。

最常见的不良反应:大部分和麻醉有关的事件都和神经阻滞的影响及临床情况有关,很少和药物的反应有关。在临床研究治疗中,病人低血压发生率为 39%,恶心的发生率为 25%。临床报道常见不良反应事件(>1%)是低血填充、恶心、心动过缓、呕吐、感觉异常、体温升高、头痛、尿潴留、头晕、高血压、寒战、心动过速、焦虑、感觉减退。

【禁忌证】对本品或本品中任何成分或对同类药品过敏者禁用。

【注意事项】(1)对于高龄或伴有其他严重疾患诸如患有心脏传导部分或全部阻滞,严重肝病或严重肾功能不全等疾病而需施用区域麻醉的病人,应特别注意。为降低严重不良反应的潜在危险,在实施麻醉前,应尽力改善病人的状况,药物剂量也应随之调整。

(2)由于卤酸罗哌卡因在肝脏代谢,所以严重肝病患者应慎用。因药物排泄延迟,重复用药时需减少剂量。通常情况下肾功能不全病人如用单一剂量或短期治疗不需调整用药剂量,慢性肾功能不全患者伴有酸中毒及低蛋白血症,发生全身性中毒的可能性增大(见【用法用量】)。

(3)硬膜外麻醉会产生低血压和心动过缓,如预先输注扩溶或使用血管性增压药物,可减少这一副作用的发生。低血压一旦发生可以用 5～10mg 麻黄毒静脉注射治疗,必要时可重复用药。

(4)神经系统的疾病及脊柱功能不良(如前脊柱血管综合征、蛛网膜炎、马尾综合征)和区域麻醉有关,而和局部麻醉几乎无关。

(5)区域麻醉的实施必须在人员和设备完善的基础上进行,用于监测和紧急复苏的药物及设备应随手可得。在实施较大剂量麻醉前应先给病人建立静脉通路,有关临床医务人员应进行适当的培训并能熟悉副作用、全身毒性和其他并发症的诊断与治疗(见【药物过量】)。

有些局部麻醉如头颈部的注射,严重不良反应的发生率较高,而与所用的局麻药无关。

(6)对驾驶和机械操作者的影响:即使没有明显的中枢神经系统毒性,局部麻醉会轻微地影响精神状况及共济协调,还会暂时损害运动和灵活性,这些作用与剂量有关。

(7)药品不含防腐剂只能一次性使用,任何残留在打开容器中的液体必须抛弃,完整的容器不能再高压灭菌,当要求无菌外表时,应该选择水泡眼外包装的规格。

【药物相互作用】因为毒性作用是可以累加的,接受其他局麻药或与酰胺类局麻药结构相关的药物治疗的病人如同时使用盐酸罗哌卡因注射应慎用。

罗哌卡因在 pH6.0 以上难溶,所以在碱性环境中会导致沉淀。

【孕妇及哺乳期妇女用药】关于孕妇使用罗哌卡因对胎儿生长的影响无临床试验,建议慎用。分娩时使用罗哌卡因作为产科麻醉或镇痛已有充分的实验报告,未见任何副作用。

哺乳:在人乳中罗哌卡因或其代谢物的分泌状况未曾研究,根据大鼠实验中乳汁/血浆浓度的比值,估计幼鼠日摄入量为其母鼠剂量的 4%,假设在人类乳汁/血浆浓度比值与大鼠相同,则母乳哺育的婴儿所摄入罗哌卡因的量较妊娠时在孕妇子宫中接受的剂量要低得多。

【儿童用药】本品目前尚无研究资料,不应用于 12 岁以下的儿童。

【老年患者用药】参见【用法用量】。或遵医嘱。

【药物过量】(1)急性全身性毒性:将局麻药误注入血管,可能立即产生毒性反应,当给药过量时需要 1~2 小时才达到血浆峰浓度,达峰时间取决于注射部位。因此中毒症状会延迟出现,全身性中毒反应可能包括中枢神经系统和心血管系统毒性反应。

中枢神经系统中毒可以表现为逐渐加重的相应症状和体征,最先出现的症状是视觉和听觉障碍。口周麻木,头昏,轻微头痛,麻刺感和感觉异常,语言障碍,肌肉僵直和肌肉震颤是非常严重的症状,可能是惊厥急性发作的先兆,不要将这些症状和神经官能症的行为相混淆。这些症状出现后,会出现意识丧失和癫痫大发作的惊厥,时间持续几秒钟至几分钟。由于突然惊厥引起的肌肉活动增加和对呼吸的影响,会立即产生缺氧和碳酸过多的症状,在有些情况下甚至会出现窒息,呼吸和代谢性中毒会增加局部麻药的毒性作用。

局麻药通过中枢神经系统和代谢途径的重新分布,使机体得到恢复,一般来说,只要未注射大量的药物,机体可以很快得到恢复。

发生心血管系统中毒情况更为严重。全身高浓度局麻药会引起低血压、心动过缓、心律失常甚至心跳停止,在志愿者静脉注射罗哌卡因会引起心脏传导和心肌收缩抑制的症状,除非病人处于麻醉状态或使用了大量的镇静剂如安定、巴比妥钠。中枢神经中毒的现象一般出现于心血管毒性作用产生之前。

(2)急性中毒的治疗:如果出现急性全身中毒的现象必须立即停止注射局麻药。

如果发生惊厥,必须治疗,治疗目的是供氧,中止惊厥和维持体循环,必要时可给予面罩供氧来辅助通气。如果在 15~20 秒内惊厥没有自动停止,必须静脉给予抗惊厥药。静脉注射 100~150mg 硫喷妥钠可快速中止惊厥发作,也可选择起效缓慢的安定 5~10mg 静脉注射。琥珀酰胆碱能很快地中止肌肉抽搐,但病人需要气管插管和控制通气。

如果确实出现心血管系统抑制症状(如低血压、心动过缓),可静注 5~10mg 麻黄素,必要时 2~3 分钟重复推注。

如果出现循环衰竭,必须立即进行心肺复苏、适当的供氧、通气和维持循环及治疗酸中毒,对抢救生命尤为重要。

【规格】10ml:20mg;10ml:75mg;10ml:100mg;20ml:40mg;20ml:150mg;20ml:200mg。

【包装】塑料安瓿瓶装,5 支/盒。

【有效期】3 年。

【贮藏】30℃以下室温贮藏,避免冻结。

【生产企业】Astra Zeneca AB, Sodertalje, Sweden。

左旋布比卡因

【用法用量】用 0.25% 或 0.5% 溶液进行局部麻醉或神经阻滞。

【药理作用】左旋布比卡因是一种作用持续时间长、高效的局部麻醉剂。

研究人员将左旋布比卡因、布比卡因(0.125%、0.25%、0.5% 溶液)、罗哌卡因(Ropivacaine)及哌替啶(0.25%、0.5%、1.0% 溶液)注入雄性大鼠体内,使之产生眶下神经传导阻滞(IONB)

呈坐骨神经传导阻滞(SNB)。等摩尔质量的麻醉剂在注射后产生了相似持久性的感觉传导阻滞,但是布比卡因IONB和SNB动物的药效比左旋布比卡因更强。哌替啶引起的运动阻滞时间比左旋布比卡因和布比卡因短。在这项研究中,不同的麻醉剂在引起外周神经传导阻滞方面的差异不明显。在一项采用离体豚鼠心脏乳头肌来检验左旋布比卡因及布比卡因对心肌直接作用的实验中,虽然当两种药物浓度为 $10\mu mol/L$ 时,均能降低心脏乳头肌的最大动作电位(V_{max})幅度和缩短动作电位时程,但消旋体的作用更为显著(左旋布比卡因:Kd=$39\mu mol/L$,消旋体:Kd=$16\mu mol/L$);而且消旋体使膜电位极化之后的极化减慢。在药物对心脏的毒性研究实验中还发现,当给大鼠静脉注射 2mg/kg 的布比卡因时,所有动物都出现严重的心动过缓、血压下降,并降终导致窒息和死亡;而注射左旋布比卡因的动物也出现心率减慢、血压降低,但均能继续呼吸,其中只有4只大鼠表现出轻度心动过缓,2只大鼠死亡。

【适应证】局部麻醉剂。可用于局麻神经阻滞。

【不良反应】心肌抑制作用,误入静脉可引起严重心律失常。

【制剂】0.5%,每支含本品 100mg、200mg。

【注意事项】使用本品时密切观察,严防误入静脉。

盐酸利多卡因气雾剂 Lidocaine Hydrochloride Aerosol

【药品类别】局部麻醉药。

【药理毒理】盐酸利多卡因为酰胺类局麻药,血液吸收后对中枢神经系统有明显的兴奋和抑制双相作用,且可无先驱的兴奋,血药浓度较低时,出现镇痛和思睡、痛阈提高;随着剂量加大,作用或毒性增强,亚中毒血药浓度时有抗惊厥作用;当血药浓度超过 $5\mu g/ml$ 可发生惊厥。本品在低剂量时,可促进心肌细胞内 K^+ 外流,降低Ⅳ相斜率,减慢舒张期自动去极化,降低心肌的自律性,而具有抗室性心率失常作用;在治疗剂量时,对心肌细胞的电活动、房室传导和心肌的收缩无明显影响;血药浓度进一步升高,可引起心脏传导速度减慢、房室传导阻滞,抑制心肌收缩力和使心排血量下降。

【药代动力学】本品吸收后,组织分布快而广,能透过血-脑屏障和胎盘。大部分先经肝微粒酶降解,经尿排出。少量出现在胆汁中。

【适应证】本品为局麻药,主要作表面麻醉用于内窥镜检查。

【用法用量】表面麻醉:2%～4%可作内窥镜检查用,每次 2% 10～30ml,4% 5～15ml。咽喉、气管用一次最大剂量 100～200mg。

【不良反应】(1)本品偶可引起高敏反应和过敏反应。

(2)对呼吸道高敏病人,可引起支气管痉挛。

(3)本品剂量过大、吸收太快可导致中毒反应,表现为耳鸣、激动、烦躁等中枢神经兴奋症状,并可迅速发展为抽搐、昏迷、血压下降等。

(4)血药浓度过高,可引起心房传导速度减慢、房室传导阻滞、室颤和心搏骤停。

【禁忌证】(1)对局部麻醉药过敏、卟啉症、未经控制的癫痫、阿-斯综合征(急性心源性脑缺血综合征)、预激综合征、严重心传导阻滞(包括窦房、房室及心室内传导阻滞)患者禁用。

(2)肝肾功能障碍、肝血流量减低、充血性心力衰竭、严重心肌受损、低血容量及休克等患者慎用。原有室内传导阻滞者也应慎用。

【注意事项】(1)本品个体间耐受差异大。

(2)本品毒性较普鲁卡因为大,且易于扩散,严格掌握用药总量,超量可引起惊厥及心跳骤停。

(3)用药期间应注意检查血压及监测心电图,并备有抢救设备。

【孕妇及哺乳期妇女用药】本品透过胎盘,且与胎儿蛋白结合高于成人,母亲用药后可导致胎儿心动过缓或过速,亦可导致新生儿高铁血红蛋白血症。

【儿童用药】新生儿用药可引起中毒,早产儿较正常儿半衰期长(3.16小时:1.8小时)。

【老年用药】老年人用药应根据需要及耐受程度调整剂量。

【药物相互作用】(1)与西咪替丁及β受体阻断剂如普萘洛尔、美托洛尔、纳多洛尔合用,利多卡因经肝脏代谢受抑制,利多卡因血浓度增加,可发生心脏和神经系统不良反应,应调整利多卡因剂量,并应心电图监护及监测利多卡因血药浓度。

(2)巴比妥类药物可促进利多卡因代谢，两药合用可引起心动过缓，窦性停搏。

(3)与普鲁卡因胺合用，可产生一过性谵妄及幻觉，但不影响本品血药浓度。

(4)异丙基肾上腺素因增加肝血流量，可使本品的总清除率升高；去甲肾上腺素因减少肝血流量，可使本品总清除率下降。

(5)与下列药品有配伍禁忌：苯巴比妥、硫喷妥钠、硝普钠、甘露醇、两性霉素B、氨苄西林、磺胺嘧啶。

【药物过量】超量可引起惊厥和心脏骤停。

【贮藏】密闭保存。

【包装】2%；4%。

盐酸利多卡因胶浆 Lidocaine Hydrochloride Mucilage

【药品类别】局部麻醉药。

【性状】本品为无色的澄明黏稠液体。

【药理毒理】利多卡因为酰胺类中效局麻药。

【药代动力学】利多卡因穿透力强，无明显扩张血管作用，药物从局部消除约需2小时。

【适应证】本品为局麻药。主要用于表面麻醉（包括在胸腔镜检查或腹腔手术时作黏膜麻醉用）。

【用法用量】2%胶浆剂成人常用来涂抹于食管、咽喉气管或尿道等导管的外壁；妇女作阴道检查时可用棉花签蘸5~7ml涂于局部；尿道扩张术或膀胱镜检查时用量200~400mg。

【不良反应】(1)本品偶可引起高敏反应和过敏反应。

(2)对呼吸道高敏病人，可引起支气管痉挛。

(3)本品剂量过大、吸收太快可导致中毒反应，表现为耳鸣、激动、烦躁等中枢神经兴奋症状，并可迅速发展为抽搐、昏迷、血压下降等。

(4)血药浓度过高，可引起心房传导速度减慢、房室传导阻滞、室颤和心搏骤停。

【禁忌证】(1)对有药物过敏史及特异质反应者。

(2)严重心脏阻滞，包括Ⅱ度或Ⅲ度房室传导阻滞，双束支阻滞。

(3)严重窦房结功能障碍。

(4)原有室内传导阻滞者。

【注意事项】(1)肝肾功能障碍、肝血流量减低、充血性心力衰竭、严重心肌受损、低血容量及休克等患者慎用。

(2)对其他局麻药过敏者，可能对本品也过敏，但利多卡因与普鲁卡因胺、奎尼丁间尚无交叉过敏反应的报道。

(3)本品严格掌握浓度和用药总量，超量可引起惊厥及心跳骤停。

【孕妇及哺乳期妇女用药】本品透过胎盘，且与胎儿蛋白结合高于成人，母亲用药后可导致胎儿心动过缓或过速，亦可导致新生儿高铁血红蛋白血症，故应禁用。

【儿童用药】新生儿用药可引起中毒，早产儿较正常儿半衰期长(3.16小时：1.8小时)，应慎用。

【老年用药】老年人用药应根据需要及耐受程度调整剂量。

【药物相互作用】本品如被吸收后，可与下列药物产生相互作用：与西咪替丁及α受体阻滞剂如普萘洛尔、美托洛尔、纳多洛尔合用，利多卡因经肝脏代谢受抑制，利多卡因血浓度增加，可发生心脏和神经系统不良反应。

【药物过量】超量可引起惊厥和心脏骤停。

【贮藏】密闭保存。

【包装】2%。

碳酸利多卡因注射液 Lidocaine Carbonate Injection

【药品类别】局部麻醉药。

【性状】本品为无色澄明液体。

【药理毒理】本品与盐酸利多卡因相比，起效较快，肌肉松弛也较好。表面麻醉作用为盐酸利多卡因的4倍，浸润麻醉和椎管麻醉作用为盐酸利多卡因的2倍，传导麻醉作用为盐酸利多卡因的6倍。毒性与盐酸利多卡因无显著性差异。

【药代动力学】本品药动学参数与盐酸利多卡因无显著性差异。本品为CO_2饱和条件下制成的注射液，pH7.2~7.7，非离子成分较盐酸利多卡因高，其中CO_2可促进局麻药的弥散与捕获，使组织分布更快且广，致使神经组织效应增强。本品注射后通过组织吸收，15分钟内血液内的药浓度较盐酸利多卡因稍高，药物从局部消除约需2小时，加肾上腺素约可延长至4小时。大部分先经肝微粒酶降解为仍有局麻作用的脱乙基中间代谢物单乙基甘氨酰胺二甲苯,毒性增高,再经酰胺酶水解,经尿排出,少量出现在胆汁中。能透过血-脑屏障和胎盘屏障。

【适应证】用于低位硬膜外麻醉、臂丛神经阻滞麻醉、齿槽神经阻滞麻醉。

【用法用量】溶液应澄明,药液宜现用现抽,抽吸时尽量减少空气吸入,药液抽入注射器后直接使用。剩余溶液应弃去。

硬膜外阻滞:根据需要阻滞的节段数和病人情况调节用量。成人常用量为10～15ml。肝、心功能不全者用量酌减。

神经干(丛)阻滞:每次15ml,极量20ml。

齿槽神经阻滞:用量2ml。

【不良反应】(1)本品可作用于中枢神经系统,引起嗜睡、感觉异常、肌肉震颤、惊厥昏迷及呼吸抑制等不良反应。

(2)可引起低血压及心动过缓,血药浓度过高,可引起心房传导速度减慢、房室传导阻滞及抑制心肌收缩力和心输出量下降。

【禁忌证】(1)对利多卡因及其他局部麻醉药过敏、阿-斯综合征(急性心源性脑缺血综合征)、预激综合征、严重心传导阻滞(包括窦房、房室及心室内传导阻滞)、卟啉症、未经控制的癫痫患者禁用。

(2)本品扩散力强,一般不用于蛛网膜下腔阻滞。

(3)慎用于浸润麻醉。

(4)肝肾功能障碍、肝血流量减低、充血性心力衰竭、严重心肌受损、低血容量及休克等患者慎用。原有室内传导阻滞者也应慎用。

【注意事项】(1)由于个体间耐受差异大,应先给小量试探,无特殊情况才给常用量或足量。

(2)本品毒性较普鲁卡因为大,且易于扩散,故用于局部麻醉的剂量应较后者小1/3～1/2,同时应按规定稀释。严格掌握浓度和用药总量,超量可引起惊厥及心跳骤停。

(3)加用肾上腺素时,高血压患者慎用。

(4)本品血管外注射时,毒性约为普鲁卡因的1～1.5倍;静脉注射时毒性约为普鲁卡因的2倍。其体内代谢较普鲁卡因慢,连续滴注其速度应递减,因有蓄积作用,易引起中毒而发生惊厥。

(5)用药期间应注意检查血压、血清电解质、血药浓度监测及监测心电图,并备有抢救设备;心电图P-R间期延长或QRS波群增宽,出现其他心率失常或原有心率失常加重者应立即停药。

【孕妇及哺乳期妇女用药】本品透过胎盘,且与胎儿蛋白结合高于成人,母亲用药后可导致胎儿心动过缓或过速,亦可导致新生儿高铁血红蛋白血症。

【儿童用药】儿童慎用。

【老年用药】年老体弱者慎用。

【药物相互作用】(1)与西咪替丁及β受体阻断剂如普萘洛尔、美托洛尔、纳多洛尔合用,利多卡因经肝脏代谢受抑制,利多卡因血浓度增加,可发生心脏和神经系统不良反应,应调整利多卡因剂量,并应心电图监护及监测利多卡因血药浓度。

(2)巴比妥类药物可促进利多卡因代谢,两药合用可引起心动过缓,窦性停搏。

(3)与普鲁卡因胺合用,可产生一过性谵妄及幻觉,但不影响本品血药浓度。

(4)异丙基肾上腺素因增加肝血流量,可使本品的总清除率升高;去甲肾上腺素因减少肝血流量,可使本品总清除率下降。

(5)与下列药品有配伍禁忌:苯巴比妥、硫喷妥钠、硝普钠、甘露醇、两性霉素B、氨苄西林、磺胺嘧啶。

【药物过量】用量过大:注射部位血管丰富,使吸收过快或误入血管可引起中毒反应。血药浓度>5μg/ml时,早期表现为催眠、嗜睡、晕眩、寒战;超过7μg/ml可引起肌颤和惊厥;超过10μg/ml时,心肌收缩显著抑制,可导致心动过缓、房室传导阻滞或心搏骤停。

【贮藏】密闭,在10～30℃保存。

【规格】5ml:86.5mg;10ml:173mg。(均按利多卡因计算)

盐酸利多卡因注射液 Lidocaine Hydrochloride Injection

【药品类别】局部麻醉药。

【性状】本品为无色的澄明液体。

【药理毒理】本品为酰胺类局麻药。血液吸收后或静脉给药,对中枢神经系统有明显的兴奋和抑制双相作用,且可无先驱的兴奋,血药浓度较低时,出现镇痛和思睡、痛阈提高;随着剂量加大,作用或毒性增强,亚中毒血药浓度时有抗惊厥作用;当血药浓度超过 5μg/ml 可发生惊厥。本品在低剂量时,可促进心肌细胞内 K^+ 外流,降低心肌的自律性,而具有抗室性心律失常作用;在治疗剂量时,对心肌细胞的电活动、房室传导和心肌的收缩无明显影响;血药浓度进一步升高,可引起心脏传导速度减慢,房室传导阻滞,抑制心肌收缩力和使心排血量下降。

【药代动力学】本品注射后,组织分布快而广,能透过血-脑屏障和胎盘。本品麻醉强度大、起效快、弥散力强,药物从局部消除约需 2 小时,加肾上腺素可延长其作用时间。大部分先经肝微粒酶降解为仍有局麻作用的脱乙基中间代谢物单乙基甘氨酰胺二甲苯,毒性增高,再经酰胺酶水解,经尿排出,约用量的 10% 以原形排出,少量出现在胆汁中。

【适应证】本品为局麻药及抗心律失常药。主要用于浸润麻醉、硬膜外麻醉、表面麻醉(包括在胸腔镜检查或腹腔手术时作黏膜麻醉用)及神经传导阻滞。本品可用于急性心肌梗死后室性早搏和室性心动过速,亦可用于洋地黄类中毒、心脏外科手术及心导管引起的室性心律失常。本品对室上性心律失常通常无效。

【用法用量】(1)麻醉用:1)成人常用量 ①表面麻醉:2%~4% 溶液一次不超过 100mg。注射给药时一次量不超过 4.5mg/kg(不用肾上腺素)或每 7mg/kg(用 1:200000 浓度的肾上腺素)。②骶管阻滞用于分娩镇痛:用 1.0% 溶液,以 200mg 为限。③硬脊膜外阻滞:胸腰段用 1.5%~2.0% 溶液,250~300mg。④浸润麻醉或静注区域阻滞:用 0.25%~0.5% 溶液,50~300mg。⑤外周神经阻滞:臂丛(单侧)用 1.5% 溶液,250~300mg;牙科用 2% 溶液,20~100mg;肋间神经(每支)用 1% 溶液,30mg,300mg 为限;宫颈旁浸润用 0.5%~1.0% 溶液,左右侧各 100mg;椎旁脊神经阻滞(每支)用 1.0% 溶液,30~50mg,300mg 为限;阴部神经用 0.5%~1.0% 溶液,左右侧各 100mg。⑥交感神经节阻滞:颈星状神经用 1.0% 溶液,50mg;腰麻用 1.0% 溶液,50~100mg。⑦一次限量,不加肾上腺素为 200mg(4mg/kg),加肾上腺素为 300~350mg(6mg/kg);静注区域阻滞,极量 4mg/kg;治疗用静注,第一次初量 1~2mg/kg,极量 4mg/kg,成人静滴每分钟以 1mg 为限;反复多次给药,间隔时间不得短于 45~60 分钟。2)小儿常用量 随个体而异,一次给药总量不得超过 4.0~4.5mg/kg,常用 0.25%~0.5% 溶液,特殊情况才用 1.0% 溶液。

(2)抗心律失常:1)常用量 ①静脉注射:1~1.5mg/kg 体重(一般用 50~100mg)作首次负荷量静注 2~3 分钟,必要时每 5 分钟后重复静脉注射 1~2 次,但 1 小时之内的总量不得超过 300mg。②静脉滴注:一般以 5% 葡萄糖注射液配成 1~4mg/ml 药液滴注或用输液泵给药。在用负荷量后可继续以每分钟 1~4mg 速度静滴维持,或以每分钟 0.015~0.03mg/kg 体重速度静脉滴注。老年人、心力衰竭、心源性休克、肝血流量减少、肝或肾功能障碍时应减少用量,以每分钟 0.5~1mg 静滴。即可用本品 0.1% 溶液静脉滴注,每小时不超过 100mg。2)极量 静脉注射 1 小时内最大负荷量 4.5mg/kg 体重(或 300mg)。最大维持量为每分钟 4mg。

【不良反应】(1)本品可作用于中枢神经系统,引起嗜睡、感觉异常、肌肉震颤、惊厥昏迷及呼吸抑制等不良反应。

(2)可引起低血压及心动过缓。血药浓度过高,可引起心房传导速度减慢、房室传导阻滞以及抑制心肌收缩力和心输出量下降。

【禁忌证】对局部麻醉药过敏者禁用。阿-斯综合征(急性心源性脑缺血综合征)、预激综合征、严重心传导阻滞(包括窦房、房室及心室内传导阻滞)患者静脉禁用。

【注意事项】(1)防止误入血管,注意局麻药中毒症状的诊治。

(2)用药期间应注意检查血压、监测心电图,并备有抢救设备;心电图 P-R 间期延长或 QRS 波群增宽,出现其他心律失常或原有心律失常加重者应立即停药。

【孕妇及哺乳期妇女用药】本品透过胎盘,且与胎儿蛋白结合高于成人。

【儿童用药】新生儿用药可引起中毒,早产儿较正常儿半衰期长(3.16 小时:1.8 小时)

【老年用药】老年人用药应根据需要及耐受程度调整剂量,>70岁患者剂量应减半。

【药物相互作用】(1)与西咪替丁及β受体阻断剂如普萘洛尔、美托洛尔、纳多洛尔合用,利多卡因经肝脏代谢受抑制,利多卡因血浓度增加,可发生心脏和神经系统不良反应,应调整利多卡因剂量,并应心电图监护及监测利多卡因血药浓度。

(2)与下列药品有配伍禁忌:两性霉素B、氨苄西林、美索比妥、磺胺嘧啶。

【药物过量】超量可引起惊厥和心脏骤停。

【贮藏】密闭保存。

【规格】5ml:50mg;5ml:100mg;10ml:200mg;20ml:400mg。

盐酸普鲁卡因注射液 Procaine Hydrochloride Injection

【主要成分】盐酸普鲁卡因。其化学名称为:4-氨基苯甲酸-2-(二乙氨基)乙酯盐酸盐。分子式:$C_{13}H_{20}N_2O_2 \cdot HCl$。分子量:272.7。

【性状】本品为无色的澄明液体。

【药理毒理】本品为酯类局麻药,能暂时阻断神经纤维的传导而具有麻醉作用。本品对皮肤、黏膜穿透力弱,不适于表面麻醉。本品弥散性和通透性差,其盐酸盐的结合形式在组织中释放出游离碱而发挥局部麻醉作用。本品对中枢神经系统常量抑制,过量兴奋。首先引起镇静、头昏,痛阈提高,继而引起眩晕、定向障碍、共济失调,中枢抑制继续加深,出现知觉迟钝、意识模糊,进而进入昏迷状态。剂量继续加大,可出现肌肉震颤、烦躁不安和惊厥等中枢兴奋的中毒症状。本品小剂量有兴奋交感神经的作用,使心率加快、血压上升,剂量加大,由于心肌抑制、外周血管扩张、神经节轻度阻断而血压下降,心率增快。本品抑制突触前膜乙酰胆碱释放,产生一定的神经肌肉阻断,可增强非去极化肌松药的作用,并直接抑制平滑肌,可解除平滑肌痉挛。

【药代动力学】本品进入体内吸收迅速,很快分布,维持药效30~60分钟,大部分与血浆蛋白结合,并蓄积在骨骼肌、红细胞等组织内,当血浆浓度降低时再分布到全身。在血循环中大部分迅速被血浆中假性胆碱酯酶水解,生成对氨基苯甲酸和二乙氨基乙醇,前者80%以原形和结合型,后者仅有30%经肾脏排出,其余经肝酯酶水解,进一步降解后随尿排出。本品易通过血-脑屏障和胎盘。

【适应证】局部麻醉药。用于浸润麻醉、阻滞麻醉、腰椎麻醉、硬膜外麻醉及封闭疗法等。

【用法用量】本品为2%溶液,其余溶液均用生理盐水后使用。浸润麻醉:0.25%~0.5%水溶液,每小时不得超过1.5g(37.5支)。阻滞麻醉:1%~2%水溶液,每小时不得超过1.0g(25支)。硬膜外麻醉:2%水溶液,每小时不得超过0.75g(约18支)。

【不良反应】本品可有高敏反应和过敏反应。个别病人可出现高铁血红蛋白症。剂量过大,吸收速度过快或误入血管可致中毒反应。

【禁忌证】心、肾功能不全,重症肌无力等患者禁用。

【注意事项】(1)给药前必须作皮内敏感试验。遇周围有较大红晕时应谨慎,必须分次给药。有丘肿者应作较长时间观察,每次不超过30~50mg,证明无不良反应时,方可继续给药;有明显丘肿者主诉不适者,立即停药。

(2)除有特殊原因外,一般不必加肾上腺素;如确要加入,应在临用时即加,且高血压患者应谨慎。

(3)药液不得注入血管内,给药时应反复抽吸,不得有回血。

(4)本品的毒性与给药途径、注速、药液浓度、注射部位、是否加入肾上腺素等有关,应严格按照本说明书给药。营养不良、饥饿状态更易出现毒性反应,应予减量。

(5)给予最大剂量后,应休息1小时以上方准行动。

(6)脊椎麻醉时尤其需调节阻滞平面,随时观察血压和脉搏的变化。

(7)注射器械不可用碱性物质如肥皂、煤酚皂溶液等洗涤消毒。注射部位应避免接触碘,否则会引起普鲁卡因沉淀。

【药物相互作用】(1)可加强肌松药的作用,使肌松药作用时间延长;与肌松药合用宜减少肌松药的用量。

(2)与其他局部麻醉药合用时应减量。

(3)本品可削减磺胺类药物的药效,不宜同时应用磺胺类药物。

（4）本品可增强洋地黄类药物的作用,合用可导致其毒性反应。

（5）新斯的明等抗胆碱酯酶药物可干扰本品代谢,使本品毒性增强,忌联合应用。

（6）本品可加深麻醉性镇痛药对呼吸的抑制及致低血压的作用。

（7）本品忌与下列药品配伍:碳酸氢钠、巴比妥类、氨茶碱、硫酸镁、肝素钠、硝普钠、甘露醇、甲基硫酸新斯的明、氢化可的松、地塞米松等。

【孕妇及哺乳期妇女用药】尚不明确。

【药物过量】过量中毒的症状如头昏、目眩,继之寒战、震颤、恐慌、多言,最后可致惊厥和昏迷。为了防止过量中毒,最大剂量不要超过1.0g,宜用最低有效浓度。应严格控制单位时间内的用量,按20分钟计,局部注射每千克体重不宜超过20mg；气管系黏膜表面麻醉时,每千克体重5~10mg；脊椎麻醉时,每千克体重3~4mg。

【剂型】注射液。

【包装】2ml,无色安瓿,每盒10支。

【贮藏】遮光,密闭保存。

【规格】2ml:40mg。

普鲁卡因肾上腺素注射液 Procaine and Adrenaline Injection

【药品类别】局部麻醉药。

【性状】本品为无色或几乎无色的澄明液体。

【药理毒理】本品所含的主要成分盐酸普鲁卡因为短效酯类麻醉药,因对皮肤、黏膜穿透力弱,不适于表面麻醉。局部注射可穿透外周神经膜,阻滞神经传导而产生麻醉作用。普鲁卡因小剂量时有兴奋交感神经的作用,使心率加快,血压上升,心排血量无明显影响；用量加大则明显抑制心肌收缩力使每搏量减少。血中药浓度增高,可抑制房室传导和束支传导。普鲁卡因对周围血管有明显的直接扩张作用,容易被吸收进入血液,且麻醉持续时间短,为减少吸收延长药效,减少毒副作用,加入少量的肾上腺素(1:200000~1:500000)时效可延长20%。

【药代动力学】普鲁卡因进入体内吸收迅速,代谢速度很快。消除半衰期短。大部分迅速被血浆

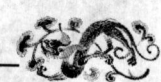

中假性胆碱酯酶水解,生成对氨基苯甲酸和二乙氨基乙醇,前者80%以原形和结合型,后者仅有30%经肾脏排出,其余经肝酯酶水解,进一步降解后随尿排出。

【适应证】局部麻醉药。用于浸润麻醉、阻滞麻醉和封闭疗法等。

【用法用量】局部注射。其用量以盐酸普鲁卡因计,按用途分别如下。

（1）浸润麻醉和封闭疗法:注射范围较大的一般用0.25%~0.5%溶液,注射范围较小的用1%溶液,每毫升药液中一般加入肾上肾腺素量为0.002~0.004mg,总量不得超过0.5mg,盐酸普鲁卡因的每次用量不得超过1g。

（2）阻滞麻醉:1%~2%溶液,每次用量不得超过1g。成人处方限量:一次量以盐酸普鲁卡因计不得超过1g。

【不良反应】本品可有高敏反应和过敏反应,个别病人可出现高铁血红蛋白症；一旦血药浓度高或误入血管可引起一系列中枢神经系统和心管系统中毒反应,如惊厥和心率减慢、血压下降。

【禁忌证】对及本品过敏者、高血压患者禁用。指、趾阻滞麻醉禁用。

【注意事项】（1）用前需做过敏试验。

（2）本品如变色或有沉淀,不可使用。

（3）药液不得注入血管内,给药时应反复抽吸,不可有回血。

（4）注射器械不可用碱性物质如肥皂、煤酚皂溶液等洗涤消毒；注射部位应避免接触碘,以免引起药液沉淀。

【药物相互作用】（1）本品可加强肌松药的作用,使肌松作用时间延长,与肌松合用宜减少肌松药的用量。

（2）本品可削弱磺胺类药物的药效,不宜同时应用磺胺类药物。

（3）本品可增强洋地黄类药物的作用,合用可导致其毒性反应。

（4）新斯的明等抗胆碱酯酶药物可干扰本品代谢,使本品毒性增强。

（5）本品可加深麻醉性镇痛药对呼吸的抑制及致低血压的作用。

（6）本品忌与下列药品配伍:碳酸氢钠、巴比妥

类、氨茶碱、硫酸镁、肝素钠、硝普钠、甘露醇、甲基硫酸新斯的明、氢化可的松、地塞米松等。

【药物过量】本品过量或误入血管均会产生中毒的症状,如头昏、目眩,继之寒战、震颤、恐慌、多言,最后可致惊厥和昏迷。为了防止过量中毒,最大剂量不超过1g,宜用最低有效浓度。应严格控制单位时间内的用量,注药时注意观察病人,一旦出现精神症状、耳鸣、面部肌肉抽搐、意识消失等中毒症状,应立即停止注药。

【贮藏】遮光,在凉暗处保存。

【包装】(1)1ml:盐酸普鲁卡因5mg,肾上腺素0.002mg。

(2)1ml:盐酸普鲁卡因20mg,肾上腺素0.05mg。

(3)2ml:盐酸普鲁卡因40mg,肾上腺素0.05mg。

注射用盐酸丁卡因 Tetracaine Hydrochloride for Injection

【药品类别】局部麻醉药。

【性状】本品为粉针剂,是盐酸丁卡因(不加赋形剂)的无菌冻干品,外观呈白色的疏松块状物或粉末。本品水溶液pH5～6。

【药代动力学】本品进入血液后,大部分和血浆蛋白结合,蓄积于组织中,骨骼肌内蓄积量最大,当血浆内的浓度下降时又释放出来。本品大部分由血浆胆碱酯酶水解转化,经肝代谢为对氨基苯甲酸与二甲氨基乙醇,然后再降解或结合随尿排出。

【适应证】用于硬膜外阻滞、蛛网膜下腔阻滞、神经传导阻滞、黏膜表面麻醉。

【用法用量】本品为粉针剂,需加氯化钠注射液或灭菌注射用水溶解使用。药液浓度及用量按用途分别如下。

(1)硬膜外阻滞:常用浓度为0.15%～0.3%溶液,与盐酸利多卡因合用,最高浓度为0.3%,一次常用量为40～50mg,极量为80mg。

(2)蛛网膜下腔阻滞:常用其混合液(1%盐酸丁卡因1ml与10%葡萄糖注射液1ml、3%盐酸麻黄素1ml混合使用),一次常用量为10mg,15mg为限量,20mg为极量。

(3)神经传导阻滞:常用浓度0.1%～0.2%,一次常用量为40～50mg,极量为100mg。

(4)黏膜表面麻醉:常用浓度1%,眼科用1%等渗溶液,耳鼻喉科用1%～2%溶液,一次限量为40mg。

【不良反应】(1)毒性反应:本品药效强度为普鲁卡因的10倍,毒性也比普鲁卡因高10倍,毒性反应发生率也比普鲁卡因高,常由于剂量大、吸收快或操作不当引起,如误注入血管使血药浓度过高等。用药过量的中毒症状表现为:头昏、目眩,继之寒战、震颤、恐慌,最后可致惊厥和昏迷,并出现呼吸衰竭和血压下降,需及时抢救。

(2)变态反应:对过敏患者可引起猝死,即使表面麻醉时也需注意。

(3)可产生皮疹或荨麻疹,颜面、口或(和)舌咽区水肿等。

【禁忌证】对本品过敏者禁用。严重过敏体质者禁用。心、肾功能不全及重症肌无力等患者禁用。

【注意事项】(1)本品为酯类局麻药,与普鲁卡因可能有交叉过敏反应,故对普鲁卡因或具有对氨基苯甲酸结构的药物过敏者慎用。

(2)与其他局麻药合用时,本品应减量。

(3)大剂量可致心脏传导系统和中枢神经系统出现抑制。

(4)本品可与肾上腺素合用,一般浓度为1:200000,即20ml药液中加0.1%肾上腺素0.1ml。其作用使血管收缩、血流量减少、药物吸收减慢、作用持续时间延长等。但这种合用不适用于心脏病、高血压、甲亢、外周血管病等患者。

(5)药液不得注入血管内,注射时需反复抽吸,不可有回血。

(6)注射部位不能遇碘,以防引起本品沉淀。

(7)对年老体弱、营养不良、饥饿状态易出现毒性反应,应减量。

(8)肝功能不全、血浆胆碱酯酶活动减弱时应减量。

(9)皮肤或黏膜表面损伤、感染严重的部位需慎用。

(10)椎管内麻醉时尤其须调节阻滞平面,并随时观察血压和脉搏的变化。

(11)神经传导阻滞、硬膜外阻滞及蛛网膜下腔阻滞,由于使用不当致死已屡见。为了防止中毒、死亡,在用药期间即使表面黏膜麻醉也应监测:呼吸与循环系统的功能状态,包括心血管情况、中枢神经活动、兴奋或抑制、胎儿心率。同时对呼吸和循环等方面的意外,应做到有预见,觉察及时,防治和抢救得法,时间上没有延误。

(12)本品的毒性与给药途径、给药速度、药液浓度、注射部位、是否加入肾上腺素等有关,必须严格操作和管理,控制单位时间内的用量,按本品说明书的介绍给药。

(13)给予最大用量后,应休息3小时以上方准行动。

(14)注射器械不可用碱性物质如肥皂、煤酚皂溶液等洗涤消毒。

(15)禁用于浸润局麻、静脉注射和静脉滴注。

【孕妇及哺乳期妇女用药】尚不明确。

【儿童用药】儿童应减量。

【药物相互作用】不得与碱性药液合用。如合用某些酸性药液,由于pH不同,也可影响本品的离解值,以致局麻减效或起效时间延迟。不宜同时服用磺胺类药物。

【贮藏】遮光、密闭保存。

盐酸布比卡因注射液 Bupivacaine Hydrochloride Injection

【药品类别】局部麻醉药。

【性状】本品为无色或几乎无色的澄明溶液。

【药理毒理】为酰胺类长效局部麻醉药,其麻醉时间比盐酸利多卡因长2~3倍,弥散度与盐酸利多卡因相仿。对循环和呼吸的影响较小,对组织无刺激性,不产生高铁血红蛋白,常用量对心血管功能无影响,用量大时可致血压下降,心率减慢。对α受体有明显的阻断作用。无明显的快速耐受性。母体的药物血浓度为胎儿药物血浓度的4倍。

【药代动力学】一般在给药5~10分钟作用开始,15~20分钟达高峰,维持3~6小时或更长时间。本品血浆蛋白结合率约95%。大部分经肝脏代谢后经肾脏排泄,仅约5%以原形随尿排出。

【适应证】用于局部浸润麻醉、外周神经阻滞和椎管内阻滞。

【用法用量】(1)臂丛神经阻滞:0.25%溶液,20~30ml或0.375%溶液,20ml(50~75mg)。

(2)骶管阻滞:0.25%溶液,15~30ml(37.5~75.0mg)或0.5%溶液,15~20ml(75~100mg)。

(3)硬脊膜外间隙阻滞:0.25%~0.375%可以镇痛,0.5%可用于一般的腹部手术等。

(4)局部浸润:总用量一般以175~200mg(0.25%,70~80ml)为限,24小时内分次给药,每日极量400mg。

(5)交感神经节阻滞:总用量50~125mg(0.25%,20~50ml)。

(6)蛛网膜下腔阻滞:常用量5~15mg,并加10%葡萄糖成高密度液或用脑脊液稀释成近似等密度液。

【不良反应】(1)少数患者可出现头痛、恶心、呕吐、尿潴留及心率减慢等。如果出现严重副反应,可静脉注射麻黄碱或阿托品。

(2)过量或误入血管可产生严重的毒性反应,一旦发生心肌毒性几无复苏希望。

【禁忌证】本品过敏者禁用。

【注意事项】(1)本品毒性较较利多卡因大4倍,心脏毒性尤应注意,其引起循环衰竭和惊厥比值较小(CC/CNS=3.7±0.5),心脏毒性症状出现较早,往往循环衰竭与惊厥同时发生。一旦心脏停搏,复苏甚为困难。

(2)局部浸润麻醉儿童用0.1%浓度。

【儿童用药】12岁以下小儿慎用。

【药物相互作用】与碱性药物配伍会产生沉淀失去作用。

【药物过量】使用时不得过量,过量可致高血压、抽搐、心搏骤停、呼吸抑制及惊厥。

【贮藏】遮光,密闭保存。

【规格】5ml:12.5mg;5ml:25mg;5ml:37.5mg。

(许大庆 谢 平)

第二节 全身麻醉药

一、静脉全麻药

注射用硫喷妥钠 Thiopental Sodium for Injection

【药品类别】静脉麻醉药。

【性状】本品为灭菌的淡黄色粉末。

【药理毒理】本品脂溶性高，静脉注射后迅速通过血-脑屏障，对中枢系统产生抑制作用，依所用剂量大小，出现镇静、安眠及意识消失等不同作用。本品可降低脑耗氧量及脑血流量，在脑缺氧时对脑起到保护作用。有抑制交感神经、兴奋迷走神经的作用，如有严重刺激时，可引起喉痉挛及气管痉挛；对循环和呼吸系统的抑制，与给药剂量及注入速度相关，大量快速注射，因直接抑制心肌和左心室功能及呼吸中枢，可使血压明显下降，呼吸微弱或停止；对肝、肾功能无明显影响，大剂量时对肝功能有一过性轻微抑制；术中低血压可使尿量减少，药物排泄时间延长；可降低眼压，但不影响糖代谢；可通过胎盘影响胎儿，使出生后的新生儿四肢无力，反应迟钝。

【药代动力学】本品有较高的脂溶性，pKa为7.6。静脉注射后1分钟内55%的药物进入心、脑、肝、肾等血管丰富的组织，血浆浓度急速下降，随后约80%逐渐转移到肌肉组织，注药30分钟后达高峰，脑等组织的浓度下降至麻醉水平以下而苏醒。此时脂肪组织药物逐渐增多，肌肉中药物浓度逐渐下降，约经2.5小时蓄于脂肪组织的药物浓度达高峰，而后药物再由脂肪组织中慢慢释放，使病人又出现延迟性睡眠。本品几乎全部在肝内经微粒体酶代谢为氧化物，经肾和肠道需6～7天排完。仅0.3%以原形随尿排出，血浆蛋白结合率为72%～86%。

【适应证】静脉全麻药。用于全麻诱导、复合全麻及小儿基础麻醉。

【用法用量】临用前，用灭菌注射用水溶解成2.5%溶液后应用。

(1)常用量：静脉注射，成人一次按体重4～8mg/kg；老年人应减量至2～2.5mg/kg。肌内注射，小儿一次按体重5～10mg/kg。

(2)极量：静脉注射，一次全麻总用量1g。

【不良反应】(1)本品易致呼吸抑制，静注时速度宜缓慢。

(2)可引起咳嗽、喉与支气管痉挛。

(3)麻醉后胃贲门括约肌松弛，易致误吸和返流。

(4)剂量过大或注射速度过快，易导致严重低血压和呼吸抑制；较大剂量可出现长时间延迟性睡眠。

(5)少数病例会出现异常反应，如神智持久不清、兴奋乱动、幻觉、皮肤及面部红晕、口唇或眼睑肿胀、瘙痒或皮疹、腹痛、全身发抖或局部肌肉震颤、呼吸不规则或困难，甚至出现心律失常，应立即做有效的对症治疗。

(6)苏醒中常出现寒战发抖，一般可自行消失，如长时间昏睡不够清醒、头痛及恶心呕吐时，应引起重视，须加强监护防出意外。

【禁忌证】休克低血压未纠正前、心力衰竭患者及卟啉症等禁用。

【注意事项】(1)本品水溶液不稳定，应临用前配制，如发现沉淀、混浊或变色即不能应用。

(2)本品呈强碱性，2.5%溶液pH在10以上，静脉注射可引起组织坏死；误入动脉可出现血管痉挛、血栓形成，重者肢端坏死；肌内注射易致深层肌肉无菌性坏死，无特殊情况不要应用。

(3)用于血容量不足或脑外伤患者，易出现低血压和呼吸抑制危象，甚致心搏骤停。

(4)用药时注意监测呼吸深度和频率、血压、脉搏、心律及呼吸和循环功能等。

(5)黏液水肿、阿狄森病、重症肌无力患者等也应慎用。

(6)严重肝、肾、甲状腺功能不全及新生儿慎用。

【孕妇及哺乳期妇女用药】本品能透过胎盘屏障，孕妇用量大，可能导致胎儿窒息。

【老年用药】老人用量偏大，清醒迟延持久，在似醒非醒的过程中，可因窒息而暴死。故老年人用量应酌减。

【药物相互作用】(1)与巴比妥药物间存在交叉过敏。

(2)本品与酸性药物配伍即出现沉淀。

(3)因有明显抑制呼吸作用，与吗啡等中枢神经抑制药合用作用加强，应适当减量。

(4)与降压药并用，包括利尿剂、中枢性降压药、肾上腺素能神经末梢药如利血平等、交感神经节阻滞药如曲咪芬及钙通道阻滞药。同时应适当减少本品用量并减慢注射速度，以免血压剧降、心血管虚脱或休克。

(5)与大量氯胺酮同时并用，常出现呼吸慢而浅，两药均应减量。

(6)与静脉注射硫酸镁并用，中枢抑制加深。

(7)与吩噻嗪类药物尤其是异丙嗪并用时，在血压下降过程中，中枢神经可先出现兴奋，而后进入抑制。

(8)与下列药物配伍禁忌：阿米卡星，青霉素G，甲氧西林，头孢匹林，克林霉素，氯霉素，葡萄糖，茶苯海拉明，苯海拉明，麻黄碱，胰岛素，转化糖，果糖，间羟胺，去甲肾上腺素，纤溶酶，喷他佐辛，普鲁卡因，丙氯拉嗪，丙嗪，碳酸氢钠，磺胺异噁唑，琥珀酰胆碱，红霉素葡庚糖酸盐，红霉素乳糖醛酸盐，四环素。

【贮藏】遮光，密闭保存。

【规格】0.5g；1g。

盐酸氯胺酮注射液 Ketamine Hydrochloride Injection

【药品类别】静脉麻醉药。

【性状】本品为无色的澄明液体。

【药理毒理】本品主要是选择性地抑制丘脑的内侧核，阻滞脊髓至网状结构的上行传导，兴奋边缘系统，并对中枢神经和脊髓中的阿片受体有亲和力。产生麻醉作用，主要是抑制兴奋性神经递质(乙酰胆碱、L-谷氨酸)及N-甲基-D-天门冬氨酸受体的结果。镇痛作用主要由于阻滞脊髓至网状结构对痛觉传入的信号及与阿片受体结合，而对脊髓丘脑传导无影响，故对内脏疼痛改善有限。静脉注射1～2mg/kg或肌注4～6mg/kg，分别于30秒钟及3～5分钟意识消失。麻醉后出现睁眼凝视及眼球震颤，肢体肌力增强，呈木僵状态；眼泪、唾液分泌增多，术前用抗胆碱药可避免或减少发生。对交感神经和循环有兴奋作用，表现在血压升高、心率加快、眼内压和颅内压均升高、肺动脉压及心排出量皆高。但它对心肌有直接抑制作用，在循环衰竭病人更为突出。大剂量应用时，可出现呼吸抑制和呼吸暂停。对肝肾功能无明显影响。在麻醉恢复期常有恶心、呕吐发生。可使儿茶酚胺增高、血糖上升、内分泌亢进。不影响子宫收缩，但在剖宫产时，应用本品，因血压升高而致出血量较多。

【药代动力学】本品进入血循环后大部分进入脑组织，然后再分布于全身组织中，肝、肺和脂肪内的药物浓度也高。本品$t_{1/2}\alpha$为2～11分钟，$t_{1/2}\beta$为2～3小时。主要在肝内进行生物转化成去甲氯胺酮，再逐步代谢成无活性的化合物经肾排出，仅有2.5%以原形随尿排出。

【适应证】本品适用于各种表浅、短小手术麻醉、不合作小儿的诊断性检查麻醉及全身复合麻醉。

【用法用量】(1)全麻诱导：成人按体重静注1～2mg/kg，维持可采用连续静滴，每分钟不超过1～2mg，即按体重10～30μg/kg，加用苯二氮䓬类药，可减少其用量。

(2)镇痛：成人先按体重静注0.2～0.75mg/kg，2～3分钟注完，而后连续静滴每分钟按体重5～20μg/kg。

(3)基础麻醉：临床个体间差异大，小儿肌注按体重4～5mg/kg，必要时追加1/3～1/2量。

【不良反应】(1)麻醉恢复期可出现幻觉、躁动不安、恶梦及谵语等，且青壮年多且严重。

(2)术中常有泪液、唾液分泌增多，血压、颅压及眼压升高，不能自控的肌肉收缩偶见。

(3)偶有呼吸抑制或暂停、喉痉挛及气管痉挛，多半是在用量较大、分泌物增多时发生。

【禁忌证】顽固、难治性高血压、严重的心血管疾病及甲抗病人禁用。

【注意事项】(1)颅内压增高、脑出血、青光眼患者禁不宜单独使用。

(2)静脉注射切忌过快，否则易致一过性呼吸暂停。

（3）苏醒期间，可出现恶梦幻觉，预先应用镇静药，如苯二氮䓬类，可减少此反应。

（4）完全清醒后，心理恢复正常需一定时间，24小时内不得驾车和操作精密性工作。

（5）失代偿的休克病人或心功能不全病人可引起血压剧降，甚至心搏骤停。

【孕妇及哺乳期妇女用药】可使妊娠子宫的压力及收缩强度与频率增加。本品可迅速通过胎盘，可使胎儿肌张力增加。

【药物相互作用】（1）氯胺酮与苯二氮䓬类及阿片类药物并用时，可延常作用时间并减少不良反应的发生。剂量应酌情减少。

（2）与氟烷等含卤全麻药同用时，氯胺酮的作用延长，苏醒迟延。

（3）与抗高血压药或中枢神经抑制药合用时，尤其是氯胺酮用量偏大，静注过快，可导致血压剧降或/和呼吸抑制。

（4）服用甲状腺素的病人，氯胺酮有可能引起血压过高和心动过速。

【贮藏】密闭保存。

【规格】2ml：0.1g；10ml：0.1g；20ml：0.2g。

羟丁酸钠注射液 Sodium Hydroxybutyrate Injection

【药品类别】静脉麻醉药。

【性状】本品为无色或几乎无色的澄明液体。

【药理毒理】本品静脉注射后3～5分钟出现嗜睡，10～15分钟进入深睡，作用持续90～120分钟，有时可持续数小时不等。

（1）中枢神经系统：本品对中枢神经活动的抑制，主要是由于兴奋GABA受体所致。一般剂量作用于大脑皮质，大剂量也影响脑干及中脑，产生催眠作用，但不抑制网状激活系统，易出现肌肉抽搐、不随意运动及锥体外系症状。本品无镇痛作用。

（2）循环系统：对循环系统有兴奋作用，使血压稍高、脉搏慢而有力，对心排血量无影响，不引起颅内压增高。促使K^+进入细胞内，心电图可显示T波低平、倒置或出现U波。

（3）呼吸系统：一般剂量可使呼吸频率稍减慢，潮气量略增，但大剂量快速注射后能产生呼吸抑制。

（4）能使咽喉反射迟钝、抑制、下颌松弛，表面麻醉后能施行气管内插管。

【药代动力学】本品组织分布很广，通过血-脑屏障需一定时间，且脑组织中浓度仅及血浆中浓度的50%，静脉注射后10～15分钟才显效，因而起效慢。此后，血中浓度逐渐升高达峰值，45分钟中枢性作用才最明显，静脉注射后30分钟一般在血浆中即可测到代谢物，60分钟后血中浓度开始下降，作用时间约2小时。80%～90%在体内分解代谢，进行氨基转换，参与三羧酸循环，最后氧化成水和二氧化碳，后者随呼气排出体外。10%～20%在4～6小时内随尿排出。

【适应证】静脉全麻药。常与全麻药或麻醉辅助药合用。用于复合全麻的诱导和维持。

【用法用量】（1）常用量：全麻诱导、静脉注射，一次按体重60～80mg/kg，注射速度每分钟约1g。小儿最高按体重100mg/kg。成人诱导量2～5g，手术时间长者每隔1～2小时追加1～2g。全麻维持、静脉注射，一次按体重12～80mg/kg。基础麻醉，成人用量为按体重50～60mg/kg，小儿为按体重60～80mg/kg。

（2）极量：成人一次总量按体重300mg/kg。

【不良反应】（1）麻醉诱导与苏醒过程中可引起锥体外系症状。

（2）用药后呼吸分泌物增加。

（3）本品能抑制呼吸，出现呼吸频率减慢。

【禁忌证】严重低钾血症。

【注意事项】（1）注射15分钟后可出现血清钾一过性下降，对于低血钾病人应纠正后方能使用，在术中应监测心电图，如有U波出现，应及时处理。

（2）快速、大剂量静脉注射可引起心率减慢，有传导阻滞病人及心率低于50/分钟患者慎用。

【孕妇及哺乳期妇女用药】尚不明确。

【药物相互作用】（1）与阿托品并用，可减少本品对副交感神经兴奋作用，防止心率减慢发生。

（2）与肌松药并用，可增强肌松作用。

（3）与巴比妥类及安定类药物并用，可减少锥体外系症状。

【贮藏】遮光，密闭保存。

【规格】10ml：2.5mg。

丙泊酚注射液 Propofol Injection

【药品类别】静脉麻醉药。

【性状】为白色乳剂。

【药理毒理】本品通过激活 GABA 受体——氯离子复合物，发挥镇静催眠作用。临床剂量时，丙泊酚增加氯离子传导，大剂量时使 GABA 受体脱敏感，从而抑制中枢神经系统，产生镇静、催眠效应，其麻醉效价是硫喷妥钠的 1.8 倍。起效快，作用时间短，以 2.5mg/kg 静脉注射时，起效时间为 30～60 秒，维持时间 10 分钟左右，苏醒迅速。能抑制咽喉反射，有利于插管，很少发生喉痉挛。对循环系统有抑制作用，本品作全麻诱导时，可引起血压下降，心肌血液灌注及氧耗量下降，外周血管阻力降低，心率无明显变化。丙泊酚可抑制二氧化碳的通气反应，表现为潮气量减少，清醒状态时可使呼吸频率增加，静脉注射常发生呼吸暂停，对支气管平滑肌无明显影响。丙泊酚能降低颅内压及眼压，减少脑耗氧量和脑血流量，镇痛作用很微弱。与其他中枢神经抑制药并用时有协同作用。应用丙泊酚可使血浆皮质激素浓度下降，但肾上腺皮质对外源性皮质激素反应正常。

【药代动力学】丙泊酚一次冲击剂量后或输注终止后，可用三室开放模型来描述。首先具有迅速分布（半期期 2～4 分钟）及迅速消除（半衰期 30～60 分钟）的特点。丙泊酚分布广泛，并迅速从机体消除（总体消除率 1.5～2L/分钟）。主要通过肝脏代谢，形成丙泊酚和相应的无活性的醛醇结合物，该结合物从尿中排泄。当用丙泊酚维持麻醉时，血药浓度逐渐接近已知给药速率稳态值。当丙泊酚的输注速率在推荐范围内，其药物动力学是线性的。

【适应证】静脉全麻诱导药、"全静脉麻醉"的组成部分或麻醉辅助药。

【用法用量】使用丙泊酚通常需要配合使用止痛药。丙泊酚可辅助用于脊髓和硬膜外麻醉。并与常用的术前用药、神经肌肉阻断药、吸入麻醉药和止痛药配合使用。作为全身麻醉以辅助区域麻醉技术，所需的剂量较低。

(1) 麻醉给药：建议应在给药时[一般健康成年人每 10 秒约给药 4ml(40mg)]调节剂量，观察病人反应直至临床体征表明麻醉起效。大多数年龄<55 岁的成年病人，需要 2.0～2.5mg/kg 的丙泊酚；超过该年龄需要量一般将减少；ASA Ⅲ级和Ⅳ级病人的给药速率应更低，每 10 秒约 2ml(20mg)。

(2) 麻醉维持：通过持续输注或重复单次注射给予丙泊酚都能够较好地达到维持麻醉所需要的浓度。持续输注所需的给药速率在个体之间有明显的不同，通常每小时 4～12mg/kg 的速率范围能保持令人满意的麻醉。用重复单次注射给药，应根据临床需要，每次给予 2.5～5.0ml(25～50mg) 的量。

(3) ICU 镇静：当作为对正在强化监护而接受人工通气病人的镇静药物使用时，建议持续输注丙泊酚。输注速率应根据所需要的镇静深度进行调节，通常每小时 0.3～0.4mg/kg 的输注速率范围，应能获得令人满意的镇静效果。

(4) 人工流产手术：术前以 2.0mg/kg 剂量实行麻醉诱导，术中若因疼痛病人有肢体动时，以 0.5mg/kg 剂量追加，应能获得满意的效果。

(5) 年龄超过 55 岁的病人，应在给药时观察病人的反应，通常麻醉诱导所需的剂量可能较低。儿童不建议使用丙泊酚注射液。不推荐丙泊酚作为小儿镇静药物使用。

(6) 用于小儿麻醉诱导：建议缓慢给予丙泊酚直至体征表明麻醉起效，剂量应根据年龄和/或体重调节。年龄超过 8 岁的多数病人，麻醉诱导需要约 2.5mg/kg；低于该年龄所需药量可能更大；ASA Ⅲ级和Ⅳ级的小儿建议用较低的剂量。

(7) 用于小儿麻醉维持：通过输注或重复单次注射给予丙泊酚，能够维持麻醉所要求的深度所需的给药速率在病人之间有明显的差别，通常每小时 4～12mg/kg 的给药速率能够获得令人满意的麻醉效果。

(8) 给药方式：未稀释的丙泊酚注射液能直接用于输注。当使用未稀释的丙泊酚注射液直接输注时，建议使用微量泵或输液泵，以便控制输注速率。丙泊酚注射液也可以稀释后使用，但只能用 5% 葡萄糖注射液稀释，存放于 PVC 输液袋或输液瓶中。稀释度不超过 1∶5(2mg/ml)。用于麻醉诱导部分的丙泊酚注射液，可以以<20∶1 的比例与 0.5% 或 1% 利多卡因注射液混合使用。稀释液应无菌制备，给药前配制。该稀释液在 6 小时内是稳

定的。

【禁忌证】对丙泊酚或其中的乳化剂成分过敏者禁用。

【注意事项】（1）丙泊酚注射液应该由受过训练的麻醉医师或加强监护病房医生来给药。用药期间应保持呼吸道畅通，备有人工通气和供氧设备。丙泊酚注射液不应由外科医师或诊断性手术医师给药。病人全身麻醉后必须保证完全苏醒后方能出院。

（2）癫痫病人使用丙泊酚可能有惊厥的危险。

（3）对于心脏、呼吸道或循环血流量减少及衰弱的病人，使用丙泊酚注射液与其他麻醉药一样应该谨慎。

（4）丙泊酚注射液若与其他可能会引起心动过缓的药物合用时，应该考虑静脉给予抗胆碱能药物。

（5）脂肪代谢紊乱或必须谨慎使用脂肪乳剂的病人使用丙泊酚注射液应谨慎。

（6）使用丙泊酚注射液前应该摇匀。输注过程不得使用串联有终端过滤器的输液装置。一次使用后的丙泊酚注射液所余无论多少，均应该丢弃。不得留作下次重用。

【孕妇及哺乳期妇女用药】妊娠期间不应使用丙泊酚注射液，但在终止妊娠时，可以使用丙泊酚注射液。产妇及哺乳期妇女不宜使用丙泊酚注射液。

【儿童用药】丙泊酚用于儿童诱导后无论是吸入麻醉药，还是维持，都会导致心率减慢，心率下降10%～20%。但丙泊酚本身对窦房结及房室结功能无明显影响，因此，3岁以内儿童慎用。

【老年用药】应以静脉滴注给药以观察病人反应。年龄超过55岁的病人，麻醉诱导所给的丙泊酚剂量应酌减。

【药物相互作用】动物和临床实验证实，丙泊酚和吸入麻醉药、肌松药伍用，相互间无相关作用；和地西泮、咪达唑仑合用时，延长睡眠时间；阿片类药物增强其呼吸抑制作用。

【贮藏】本品应于4～25℃条件下贮存，不能冰冻。

【规格】20ml：0.2g；50ml：0.5g；100ml：1g。

二、吸入性全麻药

异氟烷　Isoflurane

【成分】异氟烷。

【性状】本品为无色的澄明液体，易挥发，具有轻微气味。

【药理毒理】异氟烷为恩氟烷的异构体，属于吸入性麻醉药，麻醉诱导和复苏均较快。麻醉时无交感神经系统兴奋现象，可使心脏对肾上腺的作用稍有增敏，有一定肌松作用。本品在肝脏的代谢率低，故对肝脏毒性小。

【药代动力学】据文献报道，本品在人体内代谢相对很少，只有0.17%的吸入量于术后自尿中的代谢物排出。血浆中的无机氟峰浓度在麻醉后4小时，一般<5mol/L，麻醉后24小时内恢复正常。

【适应证】全身麻醉诱导及维持。

【用法用量】吸入麻醉异氟烷的雾化器要严格校准，以使能准确控制投入麻醉剂的浓度。

（1）麻醉诱导：建议起始吸入浓度为0.5%，7～10分钟内逐渐增至1.5%～3.0%，即进入麻醉期。

（2）麻醉维持：外科手术，可用1.0%～2.5%的异氟烷和氧/氧化亚氮混合吸入；若单独与氧气混合吸入时，则本品浓度应增加0.5%～1.0%。剖腹产，与氧/氧化亚氮混合吸入时，本品浓度为0.5%～0.75%最合适。

【不良反应】偶有心律失常，白细胞数增加。诱导时出现咳嗽、刺激喉痉挛，可发生呼吸抑制及低血压；复苏期的寒战、恶心及呕吐。

【禁忌证】对本品或其他卤化麻醉药过敏者禁用。使用本品后，发生恶性高碳血症者禁用。孕妇禁用（剖腹产除外）。

【注意事项】（1）使用本品麻醉的深度极易发生变化，应使用或用雾化器以精确设定及控制药物输出。

（2）本品对呼吸有抑制作用，故术前用药应视患者具体情况而定。一般多选用抗胆碱类药物。

（3）像其他卤素麻醉剂一样，异氟烷可引起血压下降和呼吸抑制，要密切注意血压和呼吸的变化。

（4）麻醉维持期间血压明显下降与麻醉加深有关，发生此现象应降低吸入浓度。老年患者使用本品时其维持浓度应酌减，并加用其他药物。

(5)颅内压增高者慎用。

【孕妇及哺乳期妇女用药】孕妇禁用（剖腹产除外）。哺乳期妇女用药尚不明确。

【儿童用药】尚不明确。

【老年用药】老年患者使用本品时，其维持浓度应酌减，并加用其他药物。

【药物相互作用】尚不明确。

【规格】100ml。

【贮藏】遮光，密闭，在阴凉处保存。

【包装】6瓶/盒；棕色玻璃瓶装。

【有效期】暂定18个月。

七氟烷 Sevoflurane

【性状】无色澄明易流动的液体，有特殊臭气。

【适应证】全身麻醉。

【用法用量】诱导：以七氟烷和氧气或氧气、氧化亚氮混合诱导。另外，也可以在给予睡眠量静脉麻醉剂后，以七氟烷和氧气或氧气、氧化亚氮混合诱导。本品通常诱导浓度为0.5%~5.0%。

维持：通常并用氧气或氧气、氧化亚氮混合，根据患者的情况，采用最小的有效浓度维持麻醉状态。通常浓度为4.0%以下。

【不良反应】到批准时为止的1364例病人中，出现不良反应178例（13.0%），主要是血压下降（2.7%）、心律不齐（2.9%）、恶心呕吐（3.7%）。批准后6年使用调查6999病例中，出现不良反应234例（3.3%），主要是血压下降（1.7%）、肝功能异常（1.1%）、心律不齐（0.4%）、血压上升（0.3%）、恶心呕吐（0.2%），与批准前相比没有显著变化。

(1)严重不良反应

1)恶性高热（0.1%以下）：出现原因不明的心动过速、心律不齐、血压变化、体温急剧上升、肌强直、血液暗红色（发绀）、过度呼吸、CO_2吸收剂的异常过热和急剧变色、出汗、酸中毒、高钾血症、肌红蛋白尿（红葡萄酒色尿）等的危重恶性高热。在使用本品时，如果发现恶性高热并伴随这些症状时，必须立即停止给药，并采取适当措施，如静脉注射丹曲洛林钠，全身降温，进行纯氧的过度换气，纠正酸碱平衡等。另外，本症还可能继发肾衰竭，必须维持尿量。

2)横纹肌融解症（发生频率不明）：以肌肉疼痛、无力、CK（CKP）上升、血中或尿中肌红蛋白上升为特点，有可能继发严重的肾损害，如急性肾衰竭。在这种情况下，必须停止给药，进行适当的处置。

3)休克、类过敏症状（发生频率不明）：出现过休克和类过敏症状，要充分进行观察，发现血压降低、心动过速、皮肤发红、荨麻疹、支气管哮喘样发作、全身红潮、面部浮肿等异常情况时，必须停止给药，进行适当的处置。

4)惊厥和不随意运动（发生频率不明）：在围手术期要注意观察可能发生的惊厥和不随意运动（主要是肌阵挛样运动）。万一发现任何异常应当采取适当的措施，如减少剂量，中止七氟烷治疗或其他伴随用药。

5)肝功能不全和黄疸（发生频率不明）：有过伴发AST、ALT和其他酶显著升高的肝功能不全的报告，故一旦发现有任何异常应当采取恰当的治疗措施。

6)心律不齐（发生频率不明）：因为有出现心脏骤停、房室传导阻滞、心动过缓、室性期外收缩、室性心动过速（包括尖端扭转）和心室颤动的报告，故一旦发现有任何异常应当采取恰当的治疗措施，如减少剂量或中止七氟烷治疗及除颤和心肺复苏。

(2)其他不良反应，见表7-2。

表7-2 其他不良反应

	未知发生率	5%以上	0.1%~5%	0.1%以下
精神和神经	异常脑波（棘波或复杂波等）		头痛	肌强直、兴奋
自律神经				瞳孔放大
呼吸系统			咳嗽	支气管痉挛、呼吸抑制
循环系统			心律不齐、血压变化、心电图异常	心搏量降低

续表

未知发生率	5%以上	0.1%~5%	0.1%以下
消化系统		恶心、呕吐	
肝脏		肝功能异常	
泌尿系统	肌酐、尿素氮升高	尿少、尿多	肌红蛋白尿
皮肤		红斑	
其他		寒战	发热

【禁忌证】以前使用卤素麻醉剂后发生不明原因的黄疸或发热的患者[可能会有同样的症状出现]。对本品的成分有过敏既往病史的患者。

【注意事项】(1)慎重给药：①肝、胆疾患的患者（可能会使肝胆疾患加重）；②肾功能障碍的患者（可能会使肾功能恶化）；③高龄患者；④静脉注射琥珀酰胆碱后出现肌强直者（可能发生恶性高热）；⑤恶性高热家族史（可能发生恶性高热）；⑥癫痫病史（可能会出现惊厥）；⑦心脏病和心电图异常的患者（曾有心脏骤停、房室传导阻滞、心动过缓、室性期外收缩、室性心动过速包括尖端扭转和心室颤动的报告）。

(2)重要的基本注意事项：①麻醉前禁食禁水；②原则上需术前用药；③麻醉中和麻醉后保持呼吸道通畅，注意呼吸及循环变化；④麻醉深度须控制在手术或检查所需的最低限度；⑤在使用高浓度药物进行诱导时，须密切观察患者的状况，因为曾有异常脑电图和异常运动的报告，特别是在过度通气时。

(3)使用中的注意事项：①由麻醉技术熟练的麻醉师使用；②本品在封闭麻醉系统回路中接触二氧化碳吸收剂时会分解，请予注意；③七氟烷的指示色为黄色；④最好使用能够供给正确浓度的专用七氟烷挥发罐；⑤包装瓶颈部装有注入装置的接口（环形的挥发罐注入部分）；⑥干燥的二氧化碳吸收剂可能会导致过热，国外有吸收剂起火的报告。因此要定期更换新的二氧化碳吸收剂，避免其过于干燥并注意吸收装置的温度。

【孕妇及哺乳期妇女用药】尚未确立妊娠中给药的安全性，对孕妇（3个月以内）或有妊娠可能的妇女，只有在判断治疗上的有益性大于危险性时才能给药。因为有可能使子宫肌肉松弛，因此用于产科麻醉时，必须小心观察，慎重给药。

【老年用药】老年患者术后易引起实验室检查值一过性异常。老年患者多数生理功能低下，容易发生不良反应，所以应慎重给药。

【药物相互作用】药物相互作用具体见表7-3。

表7-3 药物相互作用

药物类别	临床症状/措施方法	机制/危险因素
肾上腺素制剂(肾上腺素、去甲肾上腺素)	可出现心律不齐。在使用不足5μg/kg肾上腺素黏膜下给药时，没有发现持续3次以上的室性早搏；但5~14.9μg/kg时，有1/3的病例发生3次以上的室性早搏	本品有促进心肌肾上腺受体敏感性的作用
非去极化肌松剂(泮库溴铵、维库溴铵等)	由于本品可增强非去极化肌松剂的作用，故在七氟烷麻醉中，使用非去极化肌松剂应减量	本品具有肌肉松弛作用，会与这类药剂发生协同作用
β阻断剂(盐酸塞他洛尔等)	特别要注意交感神经的活动可能会受到过度抑制	β阻断剂和七氟烷相互作用，增强对交感神经的阻滞作用
抗高血压药物(硝普钠等)	特别要注意可能会增强其降压作用	抗高血压药物和七氟烷相互作用，增强降压作用

续表

药物类别	临床症状/措施方法	机制/危险因素
α₂受体激动剂(盐酸右美托咪定等)	特别要注意由于麻醉镇静作用的增强会导致血压下降	增强麻醉镇静作用和循环动力学反应
钙离子拮抗剂(地尔硫䓬等)	心动过缓,房室传导阻滞,心脏骤停等有可能发生	对心脏激动形成和传导的抑制可能会进一步加强

【药物过量】发生药物过量或有发生药物过量的迹象,应该采取以下措施:停止七氟烷的应用,保持气道开放,予辅助或控制通气,并给氧,维持足够的心血管功能。

【药理毒理】(1)麻醉作用:七氟烷对人的最小肺胞内浓度(minimum alveolar concentration,MAC)如表7-4所示。

表7-4 人体于不同年龄段的MAC

平均年龄	MAC
4.3岁	2.49%
47.5岁	1.71%(0.66%)
71.4岁	1.48%

注:括号内表示并用60%~70%氧化亚氮。

本品气管刺激性较小,麻醉诱导和觉醒平稳而迅速,麻醉深度容易调节。

(2)对神经系统的影响:麻醉中的脑波变化为,当快速诱导时,急速形成慢波类型,接着出现大而慢的波,其后变为以纺锤波为主、混杂有慢波的脑波图像。缓慢诱导时,随着麻醉加深而出现快波,其后从纺锤波群为主的脑波图像转变为混杂慢波,与快速诱导时的最终类型相同。

(3)对呼吸系统和循环系统的影响:呼吸频率随麻醉诱导而增加,通气量减少。每分钟通气量基本上不变,随麻醉加深呈现呼吸抑制倾向,可通过辅助呼吸保持必要的通气量,麻醉后的呼吸抑制比氟烷轻。心率不变或有下降趋势。诱导期间收缩压可呈下降趋势,以后趋于平稳,很少出现心律不齐。在狗的实验中,七氟烷使心肌对肾-上腺素的敏感性增加,但比氟烷轻,而且对房室传导几乎无影响。

【药代动力学】(1)体内摄取量:肺胞内浓度对吸入浓度的比例(FA/FI)比恩氟烷和氟烷要高。给予手术患者氧化亚氮、氧气和氮气混合气体(5:3:2),在1.1MAC下进行1小时麻醉,患者体内摄取量为703ml,比氟烷的797ml和恩氟烷的1345ml要少。

(2)血中浓度:健康成年人6人,给予2%~4%的本品进行诱导麻醉,在3%下维持麻醉1小时。动脉血浓度显示,吸入后15分钟达到峰值359.8μmol/L,其后血中浓度基本保持不变。停止吸入后5分钟的值为90.5μmol/L,降低到麻醉时的约1/3以下,60分钟后为14.5μmol/L,迅速减到约1/20。

(3)代谢和排泄:停止吸入后基本上通过呼吸迅速排泄,停止吸入后肺胞内浓度迅速降低。手术患者给予氧化亚氮、氧气和氮气混合气体(5:3:2),在1.1MAC下进行1小时麻醉时,3.3%有机和无机氟化合物在尿中排泄,代谢率很低。

【规格】250ml。

【贮藏】遮光、密闭、室温保存。

【包装】PEN瓶,琥珀色玻璃瓶,250ml/瓶。

【有效期】36个月(PEN瓶);60个月(玻璃瓶)。

第三节 局部封闭和神经阻滞

一、封闭疗法和神经阻滞疗法的共同机制

(一)阻断痛觉的神经传导通路

局部麻醉药阻断了神经纤维内神经冲动的传导,实现镇痛作用。

(二)调理引起疼痛的局部环境

产生疼痛的局部环境在过去被称为"恶性循环",其表现为:疼痛→肌紧张或小血管平滑肌痉挛→疼痛(加强),神经阻滞疗法可切断这一循环;

因局部缺血而导致组织缺氧和代谢产物堆积,形成多种致痛物质,该物质作用于感觉神经,加重疼痛。正因为这样,某种原因形成的结果又反过来成为第二次原因,这种恶性循环使疼痛长期存在,逐渐加重。

采用神经阻滞疗法,阻断痛觉刺激传导的同时,缓解局部肌肉紧张和痉挛、改善局部血液循环、供氧和组织代谢,许多疼痛的局部环境即疼痛性疾病的恶性循环可因此解除。

（三）改善血液循环

交感神经纤维（或神经节）阻滞可有效改善因末梢血液循环不畅引起的疼痛。比如,闭塞性血栓性脉管炎、雷诺病、闭塞性动脉硬化症等疾病。

（四）消除炎症作用

经证明,注射治疗和神经阻滞疗法有抗炎症作用,并因此产生良好的镇痛效果。例如,腰椎间盘突出症的实质是一种椎间盘源性神经根炎,向病灶区的消炎镇痛液可迅速消除炎症,疼痛也随之缓解。

二、封闭疗法和神经阻滞疗法的共同特点

1. 镇痛效果确实可靠。
2. 对疼痛的诊断具有重要意义。
3. 诊疗范围及时效可选择性强。
4. 副作用小,所使用的药品无严重副作用,也不需要器材和设备。
5. 疗效和操作技巧关系密切。

三、局部封闭疗法

封闭疗法也叫"局封",是由局部麻醉演变而来的一种治疗疼痛的方法。适用于急性或慢性软组织损伤、非化脓性炎症如腰肌劳损、肩周炎、腱鞘炎、肌筋膜炎等。

（一）操作方法

封闭疗法的基本操作方法是:将局麻药和激素类药物的混合液注射于疼痛的部位,达到消炎、镇痛的目的。这样的治疗可以将药物直接注射到病变局部,在病变局部发挥最大的治疗作用。有人担心所选用激素药物会对人体造成副作用,其实由于封闭治疗用药量较小,不会对人体带来恶性影响。因此,封闭疗法有给药直接、疗效迅速的优点。有些疾病经封闭治疗可以获痊愈。封闭治疗应注意无菌操作,注射部位准确,用药选择恰当等问题。一旦选用封闭疗法还应坚持治疗,完成治疗疗程,以免中途停止,达不到应有的疗效。

（二）药物配方

封闭疗法药物配方由麻醉药和激素类药物组成。

1. 麻醉药为局麻药物,如:普鲁卡因、利多卡因、布比卡因、的卡因等。局麻药的作用为暂时阻断局部神经传导,使这些神经支配的相应区域产生麻醉作用,从而缓解疼痛感。对于接受封闭疗法治疗的患者,麻醉药物应用时需要注意的是:剂量应控制在安全极限范围内,否则容易产生毒副反应。普鲁卡因成人一次限量不超过1g,的卡因成人一次限量不超过60mg,利多卡因成人一次限量不超过400mg,布比卡因成人一次限量不超过150mg。

2. 激素类药物有强的松龙,还有同类药物地塞米松、倍他米松等。激素,是由人体的内分泌器官制造并能产生生理效应的活性物质,它的种类很多,主要指肾上腺皮质分泌的可的松类物质（又简称皮质激素）。它们能够改善毛细血管的通透性,抑制炎症反应,减轻致病因子对机体的损害,可以消炎、止痛和松解粘连等。这类激素并不存在成瘾性。但长期应用可产生习惯性及依赖性。习惯性是由长期反复使用激素来缓解症状,形成条件反射,停药后即感到难受或恐惧,此时给少量激素后,症状便迅速消失。依赖性是某些疾病使用激素治疗后,症状完全控制或部分缓解,突然停用激素或较快地减少剂量,原病即复发或者恶化,出现所谓"反跳"现象。这两种情况均在长期、大剂量、反复应用激素后才可能出现。所以,应用封闭疗法,一般根据病情封闭一次或几次,每次间隔7～10天,一般连续不超过3～4次。如需继续注射,一般间隔时间3～6个月。

激素类药物应用时需要注意的是:①切不可将醋酸可的松用于局部封闭,因醋酸可的松无局部作用,药液吸收后可出现全身反应,因此封闭前应仔细核对药液;②醋酸强的松龙作局部封闭时,一般剂量为每次12.5～25mg,每隔7～10天封闭1次,

3~4次为1疗程,用量不要太大,间隔时间不能太短,否则,药液在局部积聚,抑制纤维组织形成,使局部组织脆弱;③封闭注射后,由于药物反应,局部可出现肿胀疼痛,一般48小时后可缓解并消失,如果72小时后仍有红肿、发热,应考虑是否有急性化脓性感染。

皮质激素与其他所有药物一样,存在副作用。如向心性肥胖、体形改变、皮肤多毛,甚至使女性患者长出胡须;并可导致人体抗感染能力下降,伤口愈合速度减慢;还可加重胃肠溃疡,诱发高血压、精神病、骨质疏松、股骨头无菌性坏死等。但这也是长期、大剂量反复应用后才出现的现象,一般短期的局部封闭治疗不会引起这些反应。为了安全起见,医生对于患有较重的高血压、胃肠溃疡、糖尿病、精神病等病人,总是慎重使用。为了防止感染,封闭注射应在医疗单位进行。封闭前用肥皂和清水洗净皮肤,严格消毒。注射后观察15分钟,防止过敏反应和其他反应。封闭后3天内注意保持皮肤清洁,防止污染。

四、神经阻滞疗法

神经阻滞是指直接在末梢的神经干、神经丛、脑脊神经根、交感神经节等神经组织内或附近注射药物或给予物理刺激从而阻断神经传导功能。神经阻滞应用于诊疗,即称为神经阻滞疗法。该疗法一定程度上克服了全身药物治疗常带来较大副作用、手术治疗有时会出现一些并发症且病人不易接受的缺点,成为现代疼痛治疗中的一个重要手段。

神经阻滞疗法的适应证非常广泛,几乎可以说,人体各部位各种性质的疼痛都可以使用神经阻滞疗法。具体包括:三叉神经痛、枕神经痛、颈椎病、肩周炎、腰腿痛(腰椎间盘突出症、坐骨神经痛等)、腱鞘炎、腰背肌筋膜炎(因寒、凉、潮、劳累导致的后背酸痛感及紧压感)、带状疱疹及带状疱疹后遗神经痛等。也可以治疗许多非疼痛性症状与疾病,如面神经麻痹、面肌痉挛、视网膜血管闭塞症、高血压、甲亢、月经失调等。

神经阻滞疗法的特点是镇痛效果确实可靠,对疾病的诊断与治疗具有重要意义,治疗范围及时效可选择性强,副作用小,与操作技巧密切相关。适用于各种急、慢性疼痛,非疼痛性疾病。随着医疗仪器的改进、新药物的涌现及对疼痛机制的新认识,神经阻滞疗法在现代疼痛治疗中有了长足的进展。神经阻滞疗法虽适用于大多数痛症患者,但它不是万能的,它有严格的适应证和禁忌证。在实际应用中,疼痛病人特别是慢性疼痛病人,仍强调应用综合治疗方法。

(艾登斌　谢　平　许大庆)

第八章 骨关节炎用药

第一节 改善骨关节炎病情药

玻璃酸钠注射液 Sodium Hyaluronate Injection

【商品名】施沛特。

【成分】本品主要成分为玻璃酸钠。其化学名称:(1→4)-O-β-D 葡萄糖醛酸-(1→3)-2-乙酰氨基-2-脱氧-β-D 葡萄糖。分子式:$(C_{14}H_{20}NO_{11}Na)n$。分子量:150 万～250 万。辅料:氯化钠、磷酸氢二钠、磷酸二氢钠。

【性状】本品为无色澄明的黏稠液体。

【用法用量】本品为膝骨关节炎、肩周炎等症的改善药物。用于膝关节骨关节炎时,膝关节腔内注射;用于肩周炎时,肩关节腔或肩峰下滑囊内注射。每次 2ml,每周 1 次,5 周为 1 疗程。

【不良反应】个别患者注射部位可出现疼痛、皮疹、瘙痒等症状,一般 2～3 天内可自行消失。若症状持续不退,应停止用药,进行必要的处理。

【适应证】膝骨关节炎、肩周炎等症。

【禁忌证】尚不明确。

【注意事项】(1)使用时要严格按照无菌操作。

(2)本品勿与含洁尔灭的药物接触以免产生混浊。

(3)有关节积液时,应先将积液抽出,再注入药物。

【孕妇及哺乳期妇女用药】尚不明确。

【儿童用药】尚不明确。

【老年用药】尚不明确。

【药物相互作用】尚不明确。

【药物过量】尚不明确。

【药理毒理】玻璃酸钠为关节滑液的主要成分,是软骨基质的成分之一。在关节腔内起润滑作用,减少组织之间的摩擦,同时发挥弹性作用,缓冲应力对关节软骨的作用,发挥应有的生理功能。关节腔内注入高分子量、高浓度、高黏弹性的玻璃酸钠,能明显改善滑液组织的炎症反应,提高滑液中玻璃酸钠含量,增强关节液的黏稠性和润滑功能,保护关节软骨,促进关节软骨的愈合与再生,缓解疼痛,增加关节活动度。

【药代动力学】本品注入关节腔内 24 小时,即进入滑膜、软骨表面和相邻的部分肌肉组织及肌间空隙,且在滑液、半月板及软骨表面的浓度达到峰值。给药 72 小时,在关节腔内的残留量约为投药量的 10%,此时在血浆的浓度达到峰值,并且在肝、脾及肾脏中均有分布,在以上脏器中的浓度可高于血浆浓度的 2～6 倍。给药 9 天后,可发现极少量的代谢产物从尿中排出,绝大多数参加呼吸氧化产生二氧化碳而代谢。无论是单次给药还是多次给药,玻璃酸钠在体内的清除速率是相同的。

【贮藏】遮光,密闭保存。

【包装】一次性玻璃注射器装,每支 2ml。

【规格】2ml:20mg。

【有效期】24 个月。

玻璃酸钠注射液 Sodium Hyaluronate Injection

【商品名】佰加壹。

【成分】本品主要成分为玻璃酸钠。其化学名称:(1→4)-O-β-D 葡萄糖醛酸-(1→3)-2-乙酰氨基-2-脱氧-β-D 葡萄糖。分子式:$(C_{14}H_{20}NO_{11}Na)n$。

分子量：80万以上。辅料：氯化钠、磷酸氢二钠、磷酸二氢钠。

【性状】本品为无色澄明的黏稠液体。

【用法用量】成人，每次25mg，每周1次。连续5次注入膝关节腔内或肩关节（肩关节腔、肩峰下滑液囊或肱二头肌长头腱腱鞘）内，按症状轻重适当增减给药次数。

【不良反应】关节腔内注射，个别病人注射局部可有一过性疼痛肿胀或发热感，偶有皮疹、瘙痒症状。极少出现休克、荨麻疹等过敏症状。

【适应证】可用于变形性膝关节病和肩关节周围炎的辅助治疗。

【禁忌证】对本品过敏者禁用。腿部静脉和淋巴回流障碍的患者、膝关节感染或炎症的患者禁用。

【注意事项】关节内注射：①使用过量会出现肿胀；②会偶发短暂的疼痛和肿胀；③有关节积液时，应先酌情穿刺排液，再注入药物；④对其他药物有过敏史者、肝功能障碍者或有肝功能障碍病史者慎用；⑤本剂为膝关节或肩关节内注射剂，须进行严格的无菌操作，症状未见改善时，注射次数应以5次为限；⑥不得注入血管。

【孕妇及哺乳期妇女用药】孕妇用药的安全性尚未确立，故孕妇或可能妊娠的妇女应慎重使用。动物实验（大鼠）提示，玻璃酸钠向乳汁中移行，哺乳期妇女使用本品时应停止哺乳。

【儿童用药】尚未确立小儿用药的安全性，在必须给药时也应慎用。

【老年用药】高龄者生理机能降低，故高龄者用药时应多加注意。

【药物相互作用】本剂遇杀菌消毒剂苯扎氯铵等季铵盐及氯己定，有时会生成沉淀，故应充分注意。

【药物过量】无本品过量报道。

【药理毒理】玻璃酸钠为广泛存在于动物和人体内的一种高分子量物质。在人皮肤、关节滑膜液、房水、眼玻璃体等部位均有分布。本品的高黏弹性及仿形性可使其在手术中协助器械将组织轻柔的分离、移动、定位，并对敏感组织起保护作用，从而通过保护手术创面并隔离创面间及其与手术器械和移植物的接触而减少手术所致损伤。玻璃酸钠为关节滑液的主要成分，是软骨基质的成分之一。在关节腔内起润滑作用，可覆盖和保护关节软骨表面，改善关节挛缩，抑制软骨变性变化，改善病理性关节液，增加润滑功能。

【药代动力学】本品注入关节腔内24小时，即进入滑膜、软骨表面和相邻的部分肌肉组织及肌间空隙，且在滑液、半月板及软骨表面的浓度达到峰值。给药9天后，可发现极少量的代谢产物从尿中排出，绝大多数参加呼吸氧化产生二氧化碳而代谢。无论是单次给药还是多次给药，玻璃酸钠在体内的清除速率是相同的。

【贮藏】遮光，严封，冷处（2～10℃）保存。

【包装】预灌封注射器包装，2.5ml×1支。

【规格】2.5ml：25mg。

【有效期】24个月。

玻璃酸钠注射液 Sodium Hyaluronate Injection

【商品名】阿尔治。

【成分】本品主要成分为玻璃酸钠。

【性状】无色澄明的黏稠水性注射液。无臭。pH：6.8～7.8。渗透压比：1.0～1.2（与生理盐水对比）。

【用法用量】通常，成人每次1支（以玻璃酸钠计），25mg，每周1次，连续5次注入膝关节腔内或肩关节（肩关节腔、肩峰下滑液囊或肱二头肌长头腱腱鞘）内，按症状轻重适当增减给药次数。

【不良反应】关节腔内注射，个别病人注射局部可有一过性疼痛、肿胀或关节水肿，偶有皮疹、瘙痒症状。极少出现休克、荨麻疹等过敏症状。

【适应证】变形性膝关节病、肩关节周围炎。

【禁忌证】对本品中任何成分有过敏症既往史患者。

【注意事项】（1）慎重用药：有过敏史患者，肝功能障碍或有既往史患者，给药部位有皮肤病或感染的患者。

（2）变形性膝关节病，当关节有较严重的炎症时，注入本品有时会加重局部炎症反应，故以消除炎症后再用本品为宜。

（3）注入本品，有时会引起局部疼痛，故给药后应使局部处于安静状态。

(4)药液漏于关节腔外会引起疼痛,故必须准确注入关节腔内。

(5)使用本品期间,如出现任何不良事件或不良反应,请咨询医生。

(6)请放置于儿童不能触及的地方。

(7)本剂为膝关节或肩关节内注射剂,须进行严格的无菌操作。

(8)症状未见改善时,注射次数应以5次为限。

(9)有关节积液时,应先酌情穿刺排液,再注入药物。

(10)不得注入血管。

(11)不得用于眼科。

(12)本品因黏稠之故,宜使用22～23G注射针注入为宜。

(13)本品为一次性使用药剂,启封后请速使用,用后废弃。

【孕妇及哺乳期妇女用药】对于孕妇或可能妊娠的妇女,如果判断为治疗上的有益性大于危险性的情况下,可酌情用药。动物实验(家兔)无致畸性,但尚未确立孕妇用药的安全性。动物实验(大鼠)提示,玻璃酸钠向乳汁中移行,哺乳期妇女使用本品时应停止哺乳。

【儿童用药】尚未确立小儿用药的安全性。

【老年用药】高龄者生理机能降低,故高龄者用药时应多加注意。

【药物相互作用】本剂遇杀菌消毒剂氯化苯甲烃铵等季铵盐及洗必泰,有时会生成沉淀,故应充分注意。

【药物过量】尚不明确,一旦发生过量,应给与对症和支持治疗。

【药理毒理】药理作用:本品可覆盖和保护关节组织,改善润滑功能,通过渗入变性的软骨。本品可抑制软骨的变性变化并改善变性软骨中的软骨代谢。此外,本品通过抑制滑膜上疼痛介质的作用而显示缓解疼痛的效果。所以,本品能缓解疼痛,改善患者日常活动及关节活动范围。

【药代动力学】无人体药代动力学资料。家兔膝关节腔内一次注入玻璃酸钠0.1ml/kg,给药后经3天即从关节液中消失,其在关节液中的半衰期约为20小时。给药后48小时血中浓度呈最高值,其后渐减。关节内高浓度分布于韧带及滑膜组织内,其次为半月板及关节软骨。肝脏、脾脏也见到高浓度分布,但未见蓄积。在关节液中几乎不代谢而摄入滑膜组织。在此一部分呈低分子化后进入血液,主要肝脏被代谢。一部分由呼吸排泄,一部分经尿及粪便排泄。

【贮藏】遮光,严封,冷处(2～10℃)保存。

【包装】预灌封注射器包装,2.5ml×1支。

【规格】每支2.5ml含玻璃酸钠25mg,10支/盒,1支/盒(带针管)。

【有效期】24个月。

硫酸氨基葡萄糖胶囊

【商品名】维固力。

【成分】每个胶囊含硫酸氨基葡萄糖晶体314mg(相当于含硫酸氨基葡萄糖250mg)。

【性状】本品为橙红色胶囊,内容物为白色或类白色粉末。

【药理毒理】骨关节炎是由于蛋白聚糖生物合成异常的关节软骨退行性病变,维固力的活性成分硫酸氨基葡萄糖是软骨基质聚多糖链和关节液氨基葡萄糖的正常构成成分,可以刺激软骨细胞合成生理性的聚氨基葡萄糖和蛋白聚糖,刺激滑膜细胞合成透明质酸。此外,本品还可抑制损伤软骨的酶,如胶原酶和磷脂酶A_2的活性,可以防止损伤组织的超氧化物自由基的生成,抑制溶酶体的活性。因此,本品显出轻度的抗炎作用,但与非甾体抗炎药不同,硫酸氨基葡萄不抑制前列腺素的合成。安全性试验显示,本品对心血管系统、呼吸系统、中枢神经系统或自主神经系统无作用,毒理学研究表明,本品有非常大的剂量安全范围。

药动学:本品口服后吸收迅速而完全,胃肠道的吸收接近90%,但由于肝脏的首过效应,其绝对生物利用度为25%。本品可分布于多种组织器官,特别是肝脏、肾脏和关节软骨,在关节软骨中的生物半衰期为70小时,70%以上的药物被肝脏代谢,只有11%的药物以原形从粪便排出。

【用法用量】口服,如果医师处方中没有特殊要求,建议每次2粒胶囊,每日3次(早晨及进餐时);连续用药6周,必要时可以6周以上。

【不良反应】罕有轻度的胃肠不适,如恶心、便秘、腹胀和腹泻。有报道有些患者出现过敏反应,包括皮疹、瘙痒和皮肤红斑。

【适应证】原发性及继发性骨关节炎。

【禁忌证】对本品过敏的患者。

【注意事项】未对肝、肾功能不全患者进行研究。本品的毒理学和药动学试验数据未显示出对这些患者的限制。但是,有严重肝、肾功能不全的患者应该在有医疗监护的条件下用药。勿将本品置于儿童能触及的地方。

【孕妇及哺乳期妇女用药】在动物试验中,没有观察到本品对生殖功能和哺乳的不良影响。但由于缺乏在人体的研究,怀孕和哺乳期的妇女应在权衡利弊后使用本品,怀孕前3个月内应避免使用。

【儿童用药】没有做过本品对儿童的有效性和安全性研究,因此没有关于儿童的推荐剂量。

【老年用药】没有特殊注意事项。

【药物相互作用】口服本品可以增加四环素类药品在胃肠道的吸收,减少口服青霉素或氯霉素的吸收。本品可与甾体或非甾体抗炎药同时使用。

【药物过量】没有关于过失或故意服用过量药物的报道。有关动物急性和慢性毒性研究的结果表明,在治疗剂量200倍的剂量下,不会产生毒性作用和症状。

【规格】0.25g×20粒/盒。

【贮藏】密闭,25℃以下干燥处保存。

【有效期】5年。

硫酸软骨素片 Chondroitin Sulfate Tablets

【成分】系自猪的喉骨、鼻中骨、气管等软骨组织提取制得的酸性黏多糖。本品含氨基己糖以氨基葡萄糖($C_6H_{13}O_5N$)计算,不得少于硫酸软骨素标示量的24.0%。

【性状】本品为白色或类白色片。

【药理毒理】硫酸软骨素广泛存在于人和动物软骨组织中。其药用制剂主要含有硫酸软骨素A和硫酸软骨素C两种异构体,不同品种、年龄等动物的软骨中硫酸软骨素的含量不同。其药理作用表现如下:

(1)硫酸软骨素可以清除体内血液中的脂质和脂蛋白,清除心脏周围血管的胆固醇,防治动脉粥样硬化,并增加脂质和脂肪酸在细胞内的转换率。

(2)硫酸软骨素能有效地防治冠心病。对实验性动脉硬化模型具有抗动脉粥样硬化及抗致粥样斑块形成作用;增加动脉粥样硬化的冠状动脉分支或侧支循环,并能加速实验性冠状动脉硬化或栓塞所引起的心肌坏死或变性的愈合、再生和修复。

(3)能增加细胞的信使核糖核酸(mRNA)和脱氧核糖核酸(DNA)的生物合成,以及具有促进细胞代谢的作用。

(4)抗凝血活性低。硫酸软骨素具有缓和的抗凝血作用,每1mg硫酸软骨素A相当于0.45U肝素的抗凝活性。这种抗凝活性并不依赖于抗凝血酶Ⅲ而发挥作用,它可以通过纤维蛋白原系统而发挥抗凝血活性。

(5)硫酸软骨素还具有抗炎、加速伤口愈合和抗肿瘤等方面的作用。

【适应证】降血脂药。主要用于治疗高脂血症。

(1)硫酸软骨素作为保健食品或保健药品长期应用于防治冠心病、心绞痛、心肌梗死、冠状动脉粥样硬化、心肌缺血等疾病,无明显的毒副作用,能显著降低冠心病患者的发病率和死亡率。长期的临床应用发现,在动脉和静脉壁上沉积的脂肪等脂质可以被有效地去除或减少,能显著降低血浆胆固醇,从而防止动脉粥样硬化的形成。

(2)硫酸软骨素用于治疗神经痛、神经性偏头痛、关节痛、关节炎及肩胛关节痛、腹腔手术后疼痛等。

(3)预防和治疗链霉素引起的听觉障碍及各种噪音引起的听觉困难、耳鸣症等,效果显著。

(4)对慢性肾炎、慢性肝炎、角膜炎及角膜溃疡等有辅助治疗作用。

(5)近年来报道,鲨鱼软骨中的软骨素有抗肿瘤的作用。此外,硫酸软骨素还应用于化妆品及外伤伤口的愈合剂等。

(6)硫酸软骨素还用于滴眼。

【用法用量】口服,每次0.6～1.2g,每日2～3次。

【不良反应】个别有胸闷、恶心、牙龈少量出血等。

【注意事项】有出血倾向者慎用。

【贮藏】密封,遮光,在干燥处保存。

第二节 骨关节炎的药物治疗

一、控制症状药物

此类药物能较快地止痛和改善症状,但对骨关节炎的基本病变不产生影响。

1. 镇痛剂 由于骨关节炎病人以老年人居多,而老年人对非甾体类抗炎药易发生副作用,且骨关节炎中滑膜炎症尤其在初期,并非是主要因素,疼痛并非都由滑膜炎所致,所以可选用一般镇痛药。经研究,镇痛剂和非甾体类抗炎药两者的止痛作用无显著差别,而止痛剂的胃肠道不良反应较少。如对乙酰氨基酚(即扑热息痛),一般服 0.3～0.6g,每日 2～3 次。镇痛剂可经常服用,也可只在痛时或进行某种活动时服用。

2. 非甾体类抗炎药 对骨关节炎病人的炎性表现如关节肿胀、疼痛、积液及活动受限有较好的治疗作用,但有的非甾体类抗炎药物如阿司匹林、消炎痛等,对软骨基质的合成有抑制作用,长期应用虽然关节疼痛改善,但是骨关节炎的基本病变反会加重。研究中发现,如双氯芬酸钠(包括扶他林、戴芬、英太青、双氯灭痛、奥斯克)、奇诺力、优妥、诺德伦、西乐葆、万络等对关节软骨没有影响,比较适合应用于骨关节炎。

3. 肾上腺皮质激素 虽然有报告对软骨细胞有益,但没有必要全身应用,只适用于伴发滑膜炎。出现关节腔积液时,则可在严密消毒下,给予关节腔内或病变部位局部注射得保松、利美达松等。同一关节用药每年不超过 4 次,两次之间的间隔不宜短于 2 个月。

二、改变病情药

改变病情药即过去所称的软骨保护剂。这一类药物见效较慢,一般需治疗数周后才见效,但停药后疗效仍持续一定时间,同时又能减缓、稳定甚至逆转骨关节炎软骨降解过程。

1. 透明质酸 20 世纪 30 年代,科学家从牛眼球玻璃体中提取成功,就命名为玻璃酸,又名透明质酸。开始用于治疗赛马的关节炎。1974 年,首次使用关节内注射治疗骨关节炎,并取得较好疗效。透明质酸是关节液的主要成分,也见于软骨。临床使用的制剂是从鸡冠提取纯化的。目前国内透明质酸产品有玻璃酸钠注射液(商品名施沛特),2ml 关节腔内注射,每周 1 次,共 5 次,疗效可持续半年左右。进口产品有欣维可,2ml 关节腔注射,每周 1 次,3 次为 1 疗程,疗效可维持 1 年左右。

2. 过氧化物歧化酶(SOD) 能清除氧代谢过程中产生的副产品,从而减少对关节软骨的损害。本品起效较慢,疗效持续时间可长达 18 个月。欧美已用于临床。

3. D-葡萄胺 最先在我国应用的为口服硫酸盐,名为氨基葡萄糖,商品名为维骨力。推荐用法为 314～628mg,每日 3 次,餐时随饭同时咽用,持续 8 周,隔半年左右可重复 1 个疗程。其副作用少,主要有轻度恶心、便秘和嗜睡。

另外,还有四环素族抗生素(如多西环素)、葡糖胺聚糖、S-腺苷基蛋氨酸、骨重吸收剂(包括乙膦酸盐、氯屈膦酸盐、帕米膦酸盐、阿仑膦酸盐等)、人工合成的基质金属蛋白酶抑制剂、促进软骨修复的细胞因子等。目前这些制剂还在探索研究阶段,不宜推荐给病人常规应用。

中药可选用追风透骨丸、壮骨关节丸、骨刺片、骨仙片、骨宁注射液等成药,或辨证施治。经过上述治疗后,病情一般能得到不同程度的改善。

手术治疗:若病情一直较严重,或关节腔内有"骨刺"碎片落入,影响关节功能者,可考虑手术治疗,以便摘除关节内的"骨刺"或切除阻碍运动的大"骨刺",必要时还可作关节成形术、关节融合术或人工关节置换术等。

(王葵光 宋修军 陈继营)

第三节　中国骨关节炎诊治指南(2007年版)

中华医学会骨科学分会

一、背景

世界卫生组织(WHO),于2000年1月13日在全球范围内启动一项旨在引起各国政府、医疗研究机构、民众及社会各界对骨骼疾病重视的"骨与关节十年"。其中包括骨关节炎(osteoarthritis,OA)。OA是一种常见疾病,对人数健康的影响程度及所造成的医疗费用不断增加。我国卫生部也于2001年10月12日举办了"世界关节炎日"宣传活动,并决定设立"卫生部关节炎防治教育计划基金"。在该项基金的支持下,组织国内骨科和风湿免疫科专家起草了《骨关节炎诊治指南》(草案),它为全国医师进行OA诊治提供了规范化的指导。但该《指南》出版至今已4年余,尤其近些年来,随着对OA发生、发展机制认识的深入,该《指南》中存在诸多亟待更新的内容,因此在借鉴国外OA指南1-12以及文献19-23基础上,结合我国的具体国情,对上版《指南》进行了修订。本《指南》仅为学术性指导意见,实施时仍须根据患者及具体的医疗情况而定。采取各种预防及治疗措施前,应参阅相关产品说明。

二、概述

OA指由多种因素引起关节软骨纤维化、皲裂、溃疡、脱失而导致的关节疾病。病因尚不明确,其发生与年龄、肥胖、炎症、创伤及遗传等因素有关。其病理特点为关节软骨变性破坏、软骨下骨硬化或囊性变、关节边缘骨质增生、滑膜增生、关节囊挛缩、韧带松弛或挛缩、肌肉萎缩无力等。

OA以中老年患者多见,女性多于男性。60岁以上的人群中患病率可达50%,75岁的人群则达80%。该病的致残率可高达53%。OA好发于负重大、活动多的关节,如膝、脊柱(颈椎和腰椎)、髋、踝、手等关节。

三、分类

OA可分为原发性和继发性两类。原发性OA多发生于中老年,无明确的全身或局部诱因,与遗传和体质因素有一定的关系。继发性OA可发生于青壮年,可继发于创伤、炎症、关节不稳定、慢性反复的积累性劳损或先天性疾病等。

四、临床表现

(一)症状和体征

1. 关节疼痛及压痛　初期为轻度或中度间断性隐痛,休息时好转,活动后加重,疼痛常与天气变化有关。晚期可出现持续性疼痛或夜间痛。关节局部有压痛,在伴有关节肿胀时尤为明显。

2. 关节僵硬　在早晨起床时关节僵硬及发紧感,也称为晨僵,活动后可缓解。关节僵硬在气压降低或空气湿度增加时加重,持续时间一般较短,常为几分数至十几分钟,很少超过30分钟。

3. 关节肿大　手部关节肿大变形明显,可出现Heberden结节和Bouchard结节。部分膝关节因骨赘形成或关节积液也会造成关节肿大。

4. 骨摩擦音(感)　由于关节软骨破坏、关节面不平,关节活动时出现骨摩擦音(感),多见于膝关节。

5. 关节无力、活动障碍　关节疼痛、活动度下降、肌肉萎缩、软组织挛缩可引起关节无力,行走时软腿或关节绞锁,不能完全伸直或活动障碍。

(二)实验室检查

血常规、蛋白电泳、免疫复合物及血清补体等指标一般在正常范围。伴有滑膜炎的患者可出现C反应蛋白(CRP)和血细胞沉降率(ESR)轻度升高。继发性OA患者可出现原发病的实验室检查异常。

(三)X线检查

非对称性关节间隙变窄,软骨下骨硬化和(或)囊性变,关节边缘增生和骨赘形成或伴有不同程度的关节积液,部分关节内可见游离体或关节变形。

五、诊断要点

根据患者的症状、体征、X线表现及实验室检查一般不难诊断OA,具体可参照图8-1 OA的诊断与评估流程进行诊断。本《指南》提出膝关节和髋关节OA诊断标准,供参考(表8-1,表8-2)。本诊断标准基本参照Altman制定的标准并经部分骨科专家讨论确定。

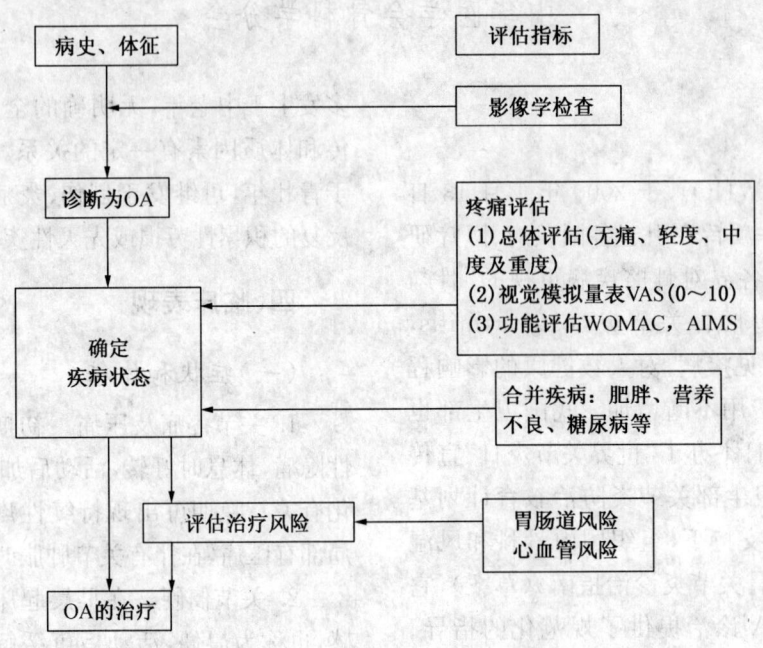

图8-1 OA的诊断与评估流程

表8-1 膝关节OA诊断标准

序号	条件
1	近1个月内反复膝关节疼痛
2	X线片(站立或负重位)示关节间隙变窄、软骨下骨硬化和(或)囊性变、关节缘骨赘形成
3	关节液(至少2次)清亮、黏稠,WBC<2000个/ml
4	中老年患者(≥40岁)
5	晨僵≤3分钟
6	活动时有骨摩擦音(感)

注:综合临床、实验室及X线检查,符合1+2条或1+3+5+6条或1+4+5+6条,可诊断膝关节OA。

表8-2 髋关节OA诊断标准

序号	条件
1	近1个月反复髋关节疼痛
2	血细胞沉降率≤20mm/h
3	X线片示骨赘形成,髋臼缘增生
4	X线片示髋关节间隙变窄

注:满足诊断标准1+2+3条或1+3+4条,可诊断髋关节OA。

六、治疗

OA的治疗目的是减轻或消除疼痛,矫正畸形,改善或恢复关节功能,改善生活质量。

OA的总体治疗原则是非药物与药物治疗相结合,必要时手术治疗,治疗应个体化。结合病人自身情况,如年龄、性别、体重、自身危险因素、病变部位及程度等选择合适的治疗方案。

(一)非药物治疗

非药物治疗是药物治疗及手术治疗的基础。对于初次就诊且症状不重的OA患者,非药物治疗是首选的治疗方式,目的是减轻疼痛、改善功能,使患者能够很好地认识疾病的性质和预后。

1. 患者教育　自我行为疗法(减少不合理的运动,适量活动,避免不良姿势,避免长时间跑、跳、蹲,减少或避免爬楼梯),减肥,有氧锻炼(如游泳、骑自行车等),关节功能训练(如膝关节在非负重位下屈伸活动,以保持关节最大活动度),肌力训练(如髋关节OA应注意外展肌群的训练)等。

2. 物理治疗　主要增加局部血液循环,减轻炎症反应,包括热疗、水疗、超声波、针灸、按摩、牵引、经皮神经电刺激(TENS)等。

3. 行动支持 主要减少受累关节负重,可采用手杖、拐杖、助行器等。

4. 改变负重力线 根据OA所伴发的内翻或外翻畸形情况,采用相应的矫形支具或矫形鞋,以平衡各关节面的负荷。

(二)药物治疗

如非药物治疗无效,可根据关节疼痛情况选择药物治疗。

1. 局部药物治疗 对于手和膝关节OA,在采用口服药前,建议首先选择局部药物治疗。局部药物治疗可使用非甾体抗炎药(NSAIDs)的乳胶剂、膏剂、贴剂和非NSAIDs擦剂(辣椒碱等)。局部外用药可以有效缓解关节轻、中度疼痛,且不良反应轻微。对于中、重度疼痛可联合使用局部药物与口服NSAIDs。

2. 全身镇痛药物 依据给药途径,分为口服药物、针剂及栓剂。

(1)用药原则:①用药前进行风险评估,关注潜在内科疾病风险;②根据患者个体情况,剂量个体化;③尽量使用最低有效剂量,避免过量用药及同类药物重复或叠加使用;④用药3个月,根据病情选择检查血、大便常规、大便潜血及肝肾功能。

(2)用药方法:①OA患者一般选用对乙酰氨基酚,每日最大剂量不超过4000mg;②对乙酰氨基酚治疗效果不佳的OA患者,在权衡患者胃肠道、肝、肾、心血管疾病风险后,可根据具体情况使用NSAIDs(表8-3)。口服NSAIDs的疗效与不良反应在个体患者中不完全相同,应参阅药物说明书并评估NSAIDs的危险因素(表8-4)后选择性用药。如果患者胃肠道不良反应的危险性较高,可选用非选择性NSAIDs加用H_2受体拮抗剂、质子泵抑制剂或米索前列醇等胃黏膜保护剂,或选择性COX-2抑制剂;③其他镇痛药物,NSAIDs治疗无效或不耐受的OA患者,可使用曲马多、阿片类镇痛剂,或对乙酰氨基酚与阿片类的复方制剂。

表8-3 常用于OA治疗的NSAIDs

分类	英文	半衰期(小时)	每日总剂量(mg)	每次剂量(mg)	次/日
丙酸衍生物					
布洛芬	Ibuprofen	2	1200~2400	400~600	3~4
萘普生	Naproxen	14	500~1000	250~500	2
洛索洛芬	Loxoprofen	1.2	180	60	3
苯酰酸衍生物					
双氯芬酸	Diclofenac	2	75~150	25~50	2~3
吲哚酰酸类					
舒林酸	Sulindac	18	400	200	2
阿西美辛	Acemetacin	3	90~180	30~60	3
吡喃羧酸类					
依托度酸	Etodolac	8.3	400~1000	400~1000	1
非酸性类					
萘丁美酮	Nabumetone	24	1000~2000	1000	1~2
昔康类					
美洛昔康	Meloxicam	20	7.5~15	7.5~15	1
磺酰苯胺类					
尼美舒利	Nimesulide	2~5	400	100~200	2

续表

分类	英文	半衰期(小时)	每日总剂量(mg)	每次剂量(mg)	次/日
昔布类					
塞来昔布	Celecoxib	11	200	100～200	1～2
其他镇痛药物					
氨酚曲马多	Paracetamol and Tramadol Hydrochloride	6～7	3～6片	1～2片	2～3

表8-4　NSAIDs治疗危险因素的评估

序号	上消化道不良反应高危患者	心脑肾不良反应高危患者
1	高龄(年龄>65岁)	高龄(年龄>65岁)
2	长期应用	脑血管病史(有过中风史或目前有一过性脑缺血发作)
3	口服糖皮质激素	心血管病史
4	上消化道溃疡、出血病史	肾脏病史
5	使用抗凝药	同时使用血管紧张素转换酶抑制剂及利尿剂
6	酗酒史	冠脉搭桥术围手术期(禁用NSAIDs)

3.关节腔注射

(1)透明质酸钠,如口服药物治疗效果不显著,可联合关节腔注射透明质酸钠类黏弹性补充剂,注射旨在抽吸关节液。

(2)糖皮质激素,对NSAIDs药物治疗4～6周无效的严重OA或不能耐受NSAIDs药物治疗、持续疼痛、炎症明显者,可行关节腔内注射糖皮质激素。但若长期使用,可加剧关节软骨损害,加重症状。因此,不主张随意选用关节腔内注射糖皮质激素,更反对多次反复使用,一般每年最多不超过3～4次。

4.改善病情类药物及软骨保护剂　包括双醋瑞因、氨基葡萄糖、鳄梨大豆未皂化物(avocado soybean unsaponifiables,ASU)、多西环素等。此类药物在一定程度上可延缓病程、改善患者症状。双醋瑞因具有结构调节作用。

(三)外科治疗

OA外科治疗的目的在于:①进一步协助诊断;②减轻或消除疼痛;③防止或矫正畸形;④防止关节破坏进一步加重;⑤改善关节功能;⑥综合治疗的一部分。

OA外科治疗的方法主要有:游离体摘除术、关节清理术、截骨术、关节融合术、关节成形术(人工关节置换术)等。

外科治疗的途径主要通过关节镜(窥镜)和开放手术。

(邱贵兴等)

第九章 抗痛风药与抗风湿药

第一节 抗痛风药

痛风是由体内嘌呤代谢紊乱所引起的一种疾病,主要表现为高尿酸血症。尿酸盐在关节、肾脏及结缔组织中析出结晶,可引起关节局部炎症。治疗痛风的药物可通过抑制尿酸的合成或促进尿酸的排泄,降低血中尿酸的水平,从而减少尿酸在关节、肾脏的沉着,进而产生治疗作用。

别嘌醇 Allopurinol Tablets

【商品名】别嘌醇片。
【成分】本品主要成分为别嘌醇。
【性状】本品为白色片。
【用法用量】口服。成人常用量:初始剂量每次50mg(半片),每日1~2次,每周可递增50~100mg(半片至1片),至每日200~300mg(2~3片),分2~3次服。每2周测血和尿尿酸水平,如已达正常水平,则不再增量,如仍高可再递增。但每日最大量不得>600mg(6片)。

儿童治疗继发性高尿酸血症常用量:6岁以内每次50mg(片),每日1~3次;6~10岁,每次100mg(1片),每日1~3次。剂量可酌情调整。

【不良反应】(1)皮疹:可呈瘙痒性丘疹或荨麻疹。如皮疹广泛而持久,及经对症处理无效,并有加重趋势时必须停药。

(2)胃肠道反应包括:腹泻、恶心、呕吐和腹痛等。

(3)白细胞减少,或血小板减少,或贫血,或骨髓抑制,均应考虑停药。

(4)其他有脱发、发热、淋巴结肿大、肝毒性、间质性肾炎及过敏性血管炎等。

(5)国外曾报道数例患者在服用本品期间发生原因未名的突然死亡。

【适应证】用于原发性和继发性高尿酸血症,尤其是尿酸生成过多而引起的高尿酸血症;反复发作或慢性痛风者;痛风石;尿酸性肾结石和(或)尿酸性肾病;有肾功能不全的高尿酸血症。

【禁忌证】对本品过敏、严重肝肾功能不全和明显血细胞低下者禁用。

【注意事项】(1)本品不能控制痛风性关节炎的急性炎症症状,不能作为抗炎药使用。因为本品促使尿酸结晶重新溶解时可再次诱发并加重关节炎急性期症状。

(2)本品必须在痛风性关节炎的急性炎症症状消失后(一般在发作后2周左右)方开始服用。

(3)服药期间应多饮水,并使尿液呈中性或碱性以利于尿酸排泄。

(4)本品用于血尿酸和24小时尿尿酸过多,或有痛风石,或有泌尿系结石及不宜用促尿酸排出药者。

(5)本品必须由小剂量开始,逐渐递增至有效量维持正常血尿酸和尿尿酸水平,以后逐渐减量,用最小有效量维持较长时间。

(6)与排尿酸药合用可加强疗效。

(7)用药前及用药期间要定期检查血尿酸及24小时尿尿酸水平,以此作为调整药物剂量的依据。

(8)有肾、肝功能损害者及老年人应谨慎用药,并应减少每日用量。

【孕妇及哺乳期妇女用药】禁用。
【儿童用药】儿童用药剂量应酌情调整。

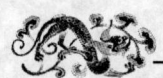

【老年用药】老年人应谨慎用药,并应减少每日用量。

【药物相互作用】(1)饮酒、氯噻酮、依他尼酸、呋塞米、美托拉宗、吡嗪酰胺或噻嗪类利尿剂均可增加血清中尿酸含量。控制痛风和高尿酸血症时,应用本品要注意用量的调整。对高血压或肾功能差的患者,本品与噻嗪类利尿剂同用时,有发生肾衰竭及出现过敏的报道。

(2)本品与氨苄西林同用时,皮疹的发生率增多,尤其在高尿酸血症患者。

(3)本品与抗凝药如双香豆素、茚满二酮衍生物等同用时,抗凝药的效应可加强,应注意调整剂量。

(4)本品与硫唑嘌呤或巯嘌呤同用时,后者的用量一般要减少1/4~1/3。

(5)本品与环磷酰胺同用时,对骨髓的抑制可更明显。

(6)本品与尿酸化药同用时,可增加肾结石形成的可能。

(7)不宜与铁剂同服。

【药物过量】未进行该项实验且无可靠参考文献。

【药理毒理】本品是抑制尿酸合成的药物。别嘌醇及其代谢产物氧嘌呤醇均能抑制黄嘌呤氧化酶,阻止次黄嘌呤和黄嘌呤代谢为尿酸,从而减少了尿酸的形成;使血和尿中的尿酸含量降低到溶解度以下水平,防止尿酸形成结晶沉积在关节及其他组织内,也有助于痛风病人组织内的尿酸结晶重新溶解。别嘌醇亦通过对次黄嘌呤-鸟嘌呤磷酸核酸转换酶的作用抑制体内新嘌呤的合成。本品口服后24小时血尿酸浓度就开始下降,而在2~4周时下降最为明显。

急性毒性试验结果:大鼠经口LD_{50}为6000mg/kg,腹腔注射LD_{50}为750mg/kg;小鼠经口LD_{50}为700mg/kg,腹腔注射LD_{50}为160mg/kg。

【药代动力学】本品口服后在胃肠道内吸收完全,2~6小时血药浓度可达峰值,在肝脏内代谢为活性的氧嘌呤醇,两者都不能和血浆蛋白结合,本品的半衰期为14~28小时,与氧嘌呤醇均由肾脏排出。并用促尿酸排泄药可促进氧嘌呤醇的排泄,但肾功能不全时其排出量减少。

【贮藏】遮光,密封保存。

【规格】0.1g。

【包装】口服固体药用高密度聚乙烯瓶或玻璃药瓶包装;每瓶100片。

【有效期】36个月。

苯溴马隆片　Benzbromarone Tablets

【商品名】立加利仙。

【成分】本品主要成分为苯溴马隆。

【性状】本品为白色或类白色片。

【用法用量】成人每次口服50mg(1片),每日1次,早餐后服用。用药1~3周检查血清尿酸浓度。在后续治疗中,成人和14岁以上的年轻人每日50~100mg(1~2片),或遵医嘱。

【不良反应】(1)有时会出现肠胃不适感,如恶心、呕吐、胃内饱胀感和腹泻等现象。

(2)极少出现荨麻疹(风疹)。

(3)在个别情况下,还会出现眼结膜发炎(结膜炎)、短时间的阳痿、变态性的局部皮肤湿疹(皮疹)、头疼和尿意频增感。

(4)在有些情况下还要观察是否加重了肝病(细胞溶解性肝炎)。这种病有些是急性发作,比较难以控制。

(5)据报道,服用苯溴马隆有瘙痒感、颜面发红、红斑、光过敏症、浮肿、心窝部不适感等不良反应发生。

(6)如果出现了本品说明书中没有提及的不良反应,请立即告知医生或者药剂师。

【适应证】原发性高尿酸血症、痛风性关节炎间歇期及痛风结节肿等。

【禁忌证】(1)对本品中任何成分过敏者。

(2)中至重度肾功能损害者(肾小球滤过率低于20ml/分钟)及患有肾结石的患者。

(3)孕妇、有可能怀孕妇女及哺乳期妇女禁用。

【注意事项】(1)不能在痛风急性发作期服用,因为开始治疗阶段,随着组织中尿酸溶出,有可能加重病症。

(2)为了避免治疗初期痛风急性发作,建议在给药最初几天合用秋水仙碱或抗炎药。

(3)治疗期间需大量饮水以增加尿量(治疗初期饮水量不得少于1.5~2L)。以免在排泄的尿中由于尿酸过多导致尿酸结晶。定期测量尿液的酸碱度,为促进尿液碱化,可酌情给予碳酸氢钠或枸橼酸合剂,并注意酸碱平衡。病人尿液的pH应调节在6.5~6.8。

(4)在开始治疗时有大量尿酸随尿排出,因此此时用药量要小(起始剂)。

【孕妇及哺乳期妇女用药】由于尚未有人类的临床经验及动物实验结果存在偏差,妊娠期的患者禁用。目前尚不清楚苯溴马隆是否会进入母乳中,哺乳期患者禁用。

【儿童用药】本品对儿童用药的安全性和有效性尚未研究,故不推荐儿童用药。

【老年用药】老年人一般生理机能下降,所以要减量用药。或遵医嘱。

【药物相互作用】苯溴马隆促进尿酸排泄作用可因水杨酸盐和苯磺唑酮而减弱。

【药物过量】现已知不会出现中毒现象。当大量服用了本品以后,应该采取治疗措施,防止被体内进一步吸收,使其加速排出体外。如果超大量地服用了本品,应该立即报告医生。

【药理毒理】药理作用:本品属于苯骈呋喃衍生物,为促使尿酸排泄药,作用机制主要是通过抑制肾小管对尿酸的重吸收,从而降低血中尿酸浓度。

毒理研究:据报道,大鼠长期口服[50mg/(kg·d)(约为临床用量的17倍),104周],有发生肝癌的报告。体外研究表明,本品对离体大鼠肝细胞也有促进过氧化物酶体增生的作用,但对人体干细胞却无该作用,因此有文献认为,本品诱发大鼠肝癌的作用可能不能推及人类。也有文献根据10年的治疗经验认为,本品应用于肾脏、肝脏疾病的患者是安全的,适用于肾、肝脏疾病或功能不足的患者长期应用。急性毒性试验结果:大鼠经口LD50为6000mg/kg,腹腔注射LD50为750mg/kg;小鼠经口LD50为700mg/kg,腹腔注射LD50为160mg/kg。

【药代动力学】健康成人口服50mg,2~3小时后达血药浓度峰值,4~5小时尿酸廓清率达最大值,半衰期为12~13小时,本品主要以原型药单一卤化物、完全的脱卤化物从尿液、粪便及胆汁排泄。

【贮藏】遮光,密封保存。

【规格】50mg。

【包装】铝塑包装,10片/板×1板/盒;10片/板×3板/盒。

【有效期】60个月。

磺吡酮 Sulfinpyrazone

【商品名】硫氧唑酮,苯磺唑酮,Anturane。

【性状】白色粉末,溶于乙醇及丙酮,稍溶于稀碱,几乎不溶于水。

【药理毒理】本品为保泰松衍生物,可竞争性抑制尿酸盐在近曲肾小管重吸收,从而增加尿酸从尿中排泄,降低血中尿酸浓度。抑制血小板聚集,增加血小板存活时间。有微弱抗炎和镇痛作用。用于慢性痛风,减慢或预防痛风结节的形成和关节的痛风病变。也用于缺血性心脏病,减少心绞痛及心肌梗死的发病率。

【用法用量】(1)抗痛风:口服,0.05~0.1g/次,2次/日,剂量可逐渐增至每日0.4~0.6g,时间可用至1周。维持量为0.1~0.4g/次,2次/日。

(2)预防心肌梗死后猝死:口服,0.2g/次,4次/日,连服数月。

【注意事项】(1)急性痛风关节炎控制后2周,方可使用本品。

(2)与食物同服或同服碳酸氢钠可减少对胃肠道的刺激,以及减少尿酸在泌尿道沉着。

(3)长期应用者应定期检查血象。

(4)不可与水杨酸类、吡嗪酰胺、利尿酸、噻嗪类利尿药同服。

【制剂】磺吡酮片 0.1g。

【贮藏】密闭保存。

丙磺舒 Probenecid

【商品名】羧苯磺胺,对二正丙氨磺酰苯甲酸,Apurina,Benemid,Ethamide。

【性状】白色结晶性粉末,无臭,味微苦。几乎不溶于水,溶于丙酮,略溶于乙醇或氯仿,溶于稀氢氧化钠溶液,不溶于稀矿酸。m. p. 198~201℃。

【药理毒理】本品为能抑制尿酸在肾小管的再吸收,故能促进尿酸排泄。临床可用于治疗慢性痛风。但对急性痛风无效,因本品无镇痛及抗炎作用。青霉素与丙磺舒同属于有机酸,二者均自肾小管分泌,合用时则丙磺舒可抑制青霉素自肾小管分泌，减少其排泄，从而提高血中青霉素浓度，提高疗效。

【用法用量】(1)慢性痛风：口服，开始 0.25g/次，2 次/日，1 周后增至 0.5～1g/次，2 次/日。

(2)青霉素辅助药：口服，0.5g/次，4 次/日。

【注意事项】可有轻度胃肠道反应，药疹及皮疹。为防止尿酸在泌尿道的沉积形成尿石，在用药 2～3 周内可加服碳酸氢钠，以增加其溶解度，并大量饮水，促使其自尿排出。不可与水杨酸盐同用，因水杨酸盐可抑制本品的排尿酸作用。也不宜与依他尼酸、氢氯噻嗪、醋唑酰胺、保泰松、吲哚美辛、口服降血糖药合用。肾功能较差，而非蛋白氮在 40%以上时，不宜采用。因本品与磺胺类药之间有交叉过敏反应，故对磺胺药有过敏史者忌用。

【制剂】丙磺舒片 0.25g。

【贮藏】遮光，密闭保存。

秋水仙碱 Colchicine Tablets

【成分】本品主要成分为秋水仙碱，为一种生物碱。

【性状】本品为白色片。

【药理毒理】(1)秋水仙碱通过和中性粒细胞微管蛋白的亚单位结合而改变细胞膜功能，包括抑制中性白细胞的趋化、黏附和吞噬作用。

(2)抑制磷脂酶 A_2，减少单核细胞和中性白细胞释放前列腺素和白三烯。

(3)抑制局部细胞产生白介素-6 等，从而达到控制关节局部的疼痛、肿胀及炎症反应。秋水仙碱不影响尿酸盐的生成、溶解及排泄，因而无降血尿酸作用。急性痛风性关节炎于口服后 12～24 小时起效，90%的患者在服药 24～48 小时疼痛消失。

急性毒性试验结果：大鼠静脉注射 LD50 为 1.6mg/kg；小鼠静脉注射 LD50 为 4.13mg/kg。

【药代动力学】口服后在胃肠道迅速吸收，血浆蛋白结合率低，仅为 10%～34%，服药后 0.5～2 小时血药浓度达峰值。口服 2mg 的血药峰值为 2.2ng/ml。在分离出的中性粒细胞内的药物浓度高于血浆浓度并可维持 10 天之久。本品在肝内代谢，从胆汁及肾脏(10%～20%)排出。肝病患者从肾脏排泄增加。停药后药物排泄持续约 10 天。

【用法用量】口服。急性期：成人常用量为每 1～2 小时服 0.5～1mg，直至关节症状缓解，或出现腹泻或呕吐，达到治疗量一般为 3～5mg，24 小时内不宜超过 6mg，停服 72 小时后每日量为 0.5～1.5mg，分次服用，共 7 天。

预防：每日 0.5～1.0mg，分次服用，但疗程酌定，如出现不良反应随时停药。

【不良反应】与剂量大小有明显相关性，口服较静脉注射安全性高。

(1)胃肠道症状：腹痛、腹泻、呕吐及食欲不振为常见的早期不良反应，发生率可达 80%，严重者可造成脱水及电解质紊乱等表现。长期服用者可出现严重的出血性胃肠炎或吸收不良综合征。

(2)肌肉、周围神经病变：有近端肌无力和(或)血清肌酸磷酸激酶增高。在肌细胞受损同时可出现周围神经轴突性多神经病变，表现为麻木、刺痛和无力。肌神经病变并不多见，往往在预防痛风而长期服用者和有轻度肾功能不全者出现。

(3)骨髓抑制：出现血小板减少，中性细胞下降，甚至再生障碍性贫血，有时可危及生命。

(4)休克：表现为少尿、血尿、抽搐及意识障碍。死亡率高，多见于老年人。

(5)致畸：文献报道 2 例 Down 综合征婴儿的父亲均为因家族性地中海热而有长期服用秋水仙碱史者。

(6)其他：脱发、皮疹、发热及肝损害等。

【适应证】治疗痛风性关节炎的急性发作，预防复发性痛风性关节炎的急性发作。

【禁忌证】对骨髓增生低下，及肾和肝功能不全者禁用。

【注意事项】(1)如发生呕吐、腹泻等反应，应减小用量；严重者应立即停药。

(2)骨髓造血功能不全，严重心脏病、肾功能不全及胃肠道疾病患者慎用。

(3)用药期间应定期检查血象及肝、肾功能。

(4)女性患者在服药期间及停药以后数周内不得妊娠。

【孕妇及哺乳期妇女用药】本品可致畸胎，孕妇及哺乳期妇女禁用。

【老年用药】对老年人应减少剂量。因为本品的中毒量常与其体内蓄积剂量有关，当肾排泄功能下降时容易造成蓄积中毒。本品又需经肠肝循环解毒,肝功能不良时解毒能力下降,且易促使毒性加重。

【药物相互作用】

(1)本品可导致可逆性的维生素 B_{12} 吸收不良。

(2)本品可使中枢神经系统抑制药增效,拟交感神经药的反应性加强。

【药物过量】本品是细胞有丝分裂毒素,毒性大,一旦过量缺乏解救措施,须格外注意药物过量。

【包装】塑料瓶装,每瓶 50 片。铝塑装,每板 20 片,每盒 1 板。

【贮藏】遮光,密封保存。

【规格】每片含秋水仙碱 0.5mg。

【有效期】3 年。

痛风定胶囊

【主要成分】黄柏、秦艽、赤芍等。

【性状】本品为胶囊剂,内容物为灰褐色至褐色粉末;味苦。

【药理作用】抗炎作用,镇痛作用,利尿作用,活血化瘀。

【功能主治】祛风除湿,活血通络定痛。用于湿热所致的关节红肿热痛,伴发热,汗出不解,口渴喜饮,心烦不安,小便黄;痛风病见上述症候者。

【用法用量】口服,每次 4 粒,每日 3 次。

【注意事项】服药后不宜立即饮茶;孕妇慎用。

【毒副作用】本品无明显毒副作用。

【规格】每粒装 0.4g。

【贮藏】密闭,防潮。

【包装】铝塑板,12 粒/板,2 板/盒。

【有效期】2 年。

【生产企业】成都中汇制药有限公司。

第二节 抗风湿药

正清风痛宁缓释片

【成分】盐酸青藤碱。

【性状】本品为薄膜衣片,除去包衣后显白色或类白色;味苦。

【功能主治】祛风除湿,活血通络,利水消肿。用于风湿与类风湿性关节炎属风寒湿痹证者,症见肌肉酸痛,关节肿胀,疼痛,屈伸不利,麻木僵硬等。亦用于慢性肾炎(普通型为主)属湿邪瘀阻证者,症见反复浮肿,腰部酸痛,肢体困重,尿少,舌质紫黯或有瘀斑,苔腻等。

【规格】每片含盐酸青藤碱 60mg。

【用法用量】口服。用于风寒湿痹证者:每次 1~2 片,每日 2 次,2 个月为 1 疗程;用于慢性肾炎(普通型为主)患者:每次 2 片,每日 2 次,3 个月为 1 疗程。

【不良反应】皮肤潮红,灼热,瘙痒,皮疹;偶见胃肠不适,恶心,食欲减退,头昏,头痛,多汗;少数患者发生白细胞减少和血小板减少;罕见嗜睡。

【禁忌证】孕妇或哺乳期妇女忌用;有哮喘病史及对青藤碱过敏者禁用。

【注意事项】(1)定期复查血象(建议每月检查 1 次),并注意观察血糖和胆固醇。

(2)如出现皮疹或少数患者发生白细胞减少等副作用时,停药即可消失。

(3)应在医生指导下使用。

【药理毒理】动物试验结果表明,本品可减轻佐剂性关节炎大鼠继发性足跖肿胀和全身继发性病变,抑制角叉菜胶所致大鼠足跖肿胀(急性)、琼脂性大鼠肉芽肿(亚急性)和 5-HT 所致大鼠皮肤通透性增加;可使 C-BSA(阳离子化牛血清白蛋白)所致膜性肾小球肾炎模型家兔的尿蛋白含量降低,肾小球病变减轻。

【贮藏】遮光,密闭保存。

【包装】药品包装用 PTP 铝箔、药用 PVC 硬片;6 片/板×2 板/盒。

【有效期】24 个月。

【生产企业】湖南正清制药集团股份有限公司。

正清风痛宁注射液

【成分】盐酸青藤碱,辅料为依地酸二钠、亚硫酸氢钠、注射用水。

【性状】本品为无色或微黄色的澄明液体。

【功能主治】祛风除湿,活血通络,消肿止痛。用于风寒湿痹证,症见肌肉酸痛、关节肿胀、疼痛、屈伸不利、麻木僵硬及风湿与类风湿性关节炎具有上述症候者。

【规格】2ml:50mg。

【用法用量】肌内注射,每次1～2ml,每日2次。或遵医嘱。

【不良反应】(1)本品具有强烈的释放组胺作用,部分患者在注射后1～10分钟出现瘙痒、潮红、出汗、痛肿加重现象,一般无需特殊处理,在0.5～1小时内上述现象可自行消失(一过性);反应严重者,剂量可适当减少或停药,必要时,可用异丙嗪25～50mg对抗。

(2)注射过程中,患者若出现手足或口唇发麻、胸闷、胸痛等症,可能是误入血管致快速降压所致,应立即停药,必要时对症处理。

(3)偶见报道个别患者出现过敏性休克,处理方法同一般过敏性休克的防治,用肾上腺素可对抗。

【禁忌证】支气管哮喘患者禁用。

【注意事项】(1)孕妇或哺乳期妇女慎用。

(2)既往有药物过敏史者、低血压患者慎用。

(3)首次注射一定要在医院进行。

(4)首次注射完成后嘱患者静坐10分钟无特殊不适方可离去。

【药物相互作用】尚无本品与其他药物相互作用的信息。

【药理毒理】本品能显著降低5-HT引起的血管通透性增加,对角叉菜所致大鼠足跖肿胀及甲醛型和蛋清型关节炎均有明显的消退作用。对电刺激法、热板法、光热刺激法及醋酸扭体法所致小鼠疼痛反应均有镇痛效应。能抑制机体非特异性免疫、细胞免疫、体液免疫及迟发型超敏反应。

【贮藏】密封,遮光。

【包装】低硼硅安瓿;5支/盒。

【有效期】18个月。

【生产企业】湖南正清制药集团股份有限公司。

(马玉林　宋修军)

第十章 调节血脂药及抗动脉粥样硬化药

动脉粥样硬化及冠心病均为多发病。脂质代谢紊乱所致的高脂血症与其发生有着密切关系。已知动脉粥样硬化和冠心病患者的血脂(胆固醇及甘油三酯)含量较正常人为高。

1. **血脂分类** 血浆中的脂质有胆固醇(C)、胆固醇脂、甘油三酯(TG)、磷脂及游离脂肪酸等以结合的形式存在于血液中,其中游离脂肪酸与白蛋白结合,其余脂质都与球蛋白结合成脂蛋白。脂蛋白按其密度的不同及纸上电泳时性能的差异,可分为以下4种。

(1)乳糜微粒(CM):含蛋白质(1%～2%)及胆固醇(2%～7%)量最低,而含甘油三酯量最高(80%～95%)。其功能主要是运转外源性甘油三酯。血浆中乳糜颗粒升高可引起明显的高甘油三酯血症。

(2)极低密度脂蛋白(前β-脂蛋白,VLDL):含蛋白质(5%～10%)及胆固醇(10%～15%)量也低,甘油三酯量较高(55%～65%)。其功能主要为运转内源性甘油三酯。极低密度脂蛋白增高则产生高甘油三酯症和高胆固醇血症。

(3)低密度脂蛋白(β-脂蛋白,LDL):含胆固醇量(40%～45%)最高,甘油三酯含量较低(10%),含蛋白质25%。其功能为运转外源性胆固醇。低密度脂蛋白增高可产生高胆固醇血症。

(4)高密度脂蛋白(α-脂蛋白,HDL):其蛋白质含量最高(45%～50%),甘油三酯仅含少量(2%),胆固醇量为15%～20%。其血浆浓度增高一般不引起高脂血症。

2. **高脂血症分型**

Ⅰ型:甘油三酯特别高,胆固醇正常,罕见。

Ⅱa型:胆固醇显著增高,甘油三酯正常,较多见。

Ⅱb型:胆固醇显著增高,甘油三酯稍高,较多见。

Ⅲ型:胆固醇及甘油三酯均明显增高,少见。

Ⅳ型:甘油三酯显著增高,胆固醇正常或稍高,又称内源性高甘油三酯血症,较多见。

Ⅴ型:甘油三酯很高,胆固醇稍高,又称混合型高甘油三酯血症,少见。以Ⅱa、Ⅱb、Ⅳ 3型较多见。

3. **动脉粥样硬化的病因病理** 主要是由于脂质代谢紊乱及纤维蛋白溶解活性降低而引起,其病理变化首先是胆固醇及其他脂质在动脉内膜沉着,继而内膜纤维结缔组织增生,并局限性增厚,形成斑块,然后逐渐形成粥样物。因此,调整血脂代谢可以防治动脉粥样硬化。

4. **调整血脂药物**

(1)影响脂质合成、代谢和廓清的药物:按其化学结构及作用机制又可分为烟酸类,如烟酸、烟酸肌醇酯、阿西莫司等;氯贝丁脂类,如氯贝丁脂、非诺贝酯等;苯氧乙酸类如吉非贝齐等;HMG-CoA还原酶抑制药,如洛伐他汀、辛伐他汀等。

(2)影响胆固醇及胆酸吸收的药物:如考来烯胺等。

(3)多烯脂肪酸类药物:如亚油酸、二十碳五烯酸等。

还有一些其他类别的药物,如钙拮抗药,亦具有调整血脂代谢的作用。

5. **药物选择** 主要作用为降低血浆甘油三酯的药物有烟酸、氯贝丁脂(安妥明)等,适用于Ⅳ型高脂血症,亦可用于Ⅲ型及Ⅴ型。主要降低血浆胆固醇的药物有亚油酸、考来烯胺等,适用于Ⅱa型,亦用于Ⅱb型。

氯贝丁脂　Clofibrate

【商品名】氯苯丁脂,安妥明,降脂乙酯,祛脂乙酯,氯贝特,冠心平,Androtor,Atromid-S,Atheropront。

【性状】无色或黄色的澄清油状液体;有特臭,味初辛辣后变甜;遇光色渐变深。在乙醇、丙酮、氯仿、乙醚或石油醚中易溶,在水中几乎不溶。b. p. 148～150℃/20mmHg。

【药理毒理】本品为氯苯氧异丁酸的乙酸酯,能抑制胆固醇和甘油三酯的合成,增加固醇类的排泄。显著降低高脂蛋白血症患者血中极低密度脂蛋白(VLDL)及甘油三酯(TG)的含量,但降低血中低密度脂蛋白(LDL)及胆固醇的作用较差。对血中 TG 含量正常,仅胆固醇含量增高者,其降脂作用较弱。部分患者在 VLDL 降低时,由于部分 VLDL 转变为 LDL,血中 LDL 浓度反又增高。该药主要适用于Ⅲ、Ⅳ、Ⅴ型高脂蛋白血症,对Ⅱb型也有一定疗效。此外,尚能降低血浆纤维蛋白原含量和血小板的黏性,因而,可减少血栓的形成。但需长期服用,停药后,血中胆固醇可能逐渐回升至原有水平。有时在开始服药的第 1 个月内疗效不显著,继续服用可见效。现临床上用于动脉粥样硬化及其继发症,如冠状动脉病、脑血管疾病、周围血管病及糖尿病所致动脉病等。

【用法用量】口服,每次 0.25～0.5g,每日 3 次,饭后服。服用 3 个月以上如降脂作用不明显,可加用或换用其他降血脂药。

【注意事项】(1)该药毒性较低,偶可引起个别病人有恶心、呕吐、食欲不振等症状。为减少胃肠道反应,开始时宜采用小量,以后逐渐增量,但在治疗的第 1 个月内应达到规定剂量。停药时最好也采取递减方式。

(2)偶见引起头痛、乏力、皮疹、脱发、胸部压痛、阳痿或性欲减退。某些患者治疗 8 周后,转氨酶偶见轻度上升,肝功能不全者慎用。如有条件,应定期检查转氨酶、白细胞、胆固醇等。

(3)对肾功能并无不良影响,但严重肝、肾功能不全患者禁用。

(4)本品能通过胎盘,故孕妇禁用。

(5)因本品有降低凝血作用,故与抗凝剂合用时,要调整后者的剂量。

(6)本品能与苯妥英钠、甲苯磺丁脲、双香豆素类等药竞争与血浆蛋白结合,从而增强后者的作用与毒性,并用时应予注意。

【制剂】胶囊剂:每粒胶囊 0.25g,0.5g。

复方氯贝丁酯钙片(降脂平):每片 0.2g,为氯贝丁酯钙、康力龙、烟酸、肝乐、维生素 B_6 等的复方制剂。据报道,其降甘油三酯效果与氯贝丁酯相似,降胆固醇的作用较强,对肝脏的不良影响较轻。适用于Ⅱ型及Ⅳ型高脂血症。每次 1～2 片,每日 3 次,饭后服。

脉康片(复方槐芹片):为氯贝丁酯钙、芹菜籽等的复方制剂,用于Ⅱ、Ⅲ、Ⅳ型高脂血症、冠心病、动脉粥样硬化,每次 2 片,每日 3 次,饭后服。

心脉康片:每片含氯贝丁酯丙二酯 0.017g,灵芝 0.42g,山楂 0.035g,三七 0.042g,潘生丁 0.0033g。用于心绞痛、高脂血症、高血压,每次 4 片,每日 3 次,1 疗程 3 个月,肝功能不正常者慎用。

脉舒片:为含氯贝丁酯丙二酯、烟酸肌醇酯、银杏黄酮、维生素 C、维生素 B_6 的复合制剂,用于高脂血症、冠心病、动脉粥样硬化等。每日 3 次,每次 3 片,饭后服。

安妥明胶丸(氯苯丁酯胶丸、冠心平胶丸):0.125g,0.2g,0.5g。

氯苯丁酯胶囊:0.25g,0.5g。

复方氯苯丁酯胶丸(安康胶丸):含氯苯丁酯、康力龙、烟酸、维生素 B_6 及肝乐等。适用于Ⅱ、Ⅲ型高脂血症,对肝脏的不良影响较轻。口服,每次 1 丸,每日 3 次。

【贮藏】遮光、阴凉处,密闭保存。

氯贝酸铝　Alufibrate

【商品名】安妥明铝盐,安妥明铝,氯贝丁酯铝,氯苯丁铝,降脂铝,Atherolip,Aluminum,Clofibrate。

【性状】白色结晶性粉末,或无定形粉末。无臭,几乎无味。不溶于水或有机溶媒,溶于氢氧化碱溶液。

【药理毒理】本品为氯苯丁酸的铝盐。服后在胃中不分解,对胃黏膜无刺激性,入肠腔后可分解放出氯苯丁酸及氢氧化铝,前者被肠黏膜吸收,发挥与氯苯丁酯相同的作用和效应。主要用于高脂血症Ⅲ、Ⅳ、Ⅴ型,对Ⅱ型疗效差。适用于动脉粥样硬化、高血压、心肌梗死、心绞痛、脑软化症伴有高脂血症者。

【用法用量】口服,每日1.5g,分2～3次服用。

【注意事项】本品对胃刺激小,可用于伴有胃病的高脂血症患者,肝、肾功能不全者慎用,孕妇禁用。

【制剂】安妥明铝片 0.25g。

复方氯苯丁铝片:含氯苯丁铝、康力龙、肝乐、维生素B_6及烟酸等。口服,每次1片,每日3次。

心脉宁:含氯苯丁铝、毛冬青提取物、维生素C、烟酸、维生素B_6、肌醇等。适用于冠状动脉粥样硬化性心脏病。口服,每次2～3片,每日3次。

安洛宁:含安妥明铝、维生素C及中药。用于降血脂,对心血管、脑血管及高血压等疾病有治疗和预防作用。每次3～4片,每日3次。

【贮藏】密闭保存。

双贝特　Simfibrate

【商品名】安妥明丙二酯,安妥明丙二醇酯,降脂丙二醇,降脂丙醇,双安妥明,Cholesolvin,CLY503,Diclofibrate。

【性状】白色或淡黄色结晶性粉末,无臭,无味。几不溶于水,易溶于热乙醇和酸,极易溶于氯仿,溶点48～52℃。

【药理毒理】本品为两分子氯苯氧异丁酸的丙二醇酯,作用性质与氯苯丁酯相同,惟其作用较强而持久。能显著降低高脂蛋白血症患者血中极低密度脂蛋白及甘油三酯的含量,但降低血中低密度脂蛋白及胆固醇的作用较差。对中度及重度高甘油三酯血症疗效较好,尤其适用于Ⅳ型高脂蛋白血症。

【用法用量】口服,每日1.5g,分2～3次服用。

【注意事项】本品毒性较低,偶可引起恶心、呕吐、腹泻等胃肠道反应,但较安妥明为少,宜饭后服用。个别病例有谷丙转氨酶暂时升高现象,不必停药,可自行恢复。但如持续显著升高时,应停用。长期服用,应定期测定血清转氨酶。肝、肾功能不全患者及孕妇忌用。

【制剂】双贝特胶囊 0.25g/粒。

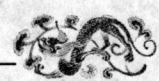

心脑康片

含安妥明丙二酯、双嘧达莫、灵芝、三七、山楂。用于心绞痛、高脂血症、高血压等。口服,每次4片,每日3次。

脉舒片

【制剂】含安妥明丙二酯、烟酸肌醇酯、银杏叶黄酮、维生素C、维生素B_6。用于冠心病及高脂血症。口服,每次3片,每日3次,饭后服。

【贮藏】密闭保存。

菲诺贝特　Fenofibrate

【商品名】苯酰降脂丙酯,普鲁脂芬,立平脂,Fenobrate,LF178,Lipanthyl。

【性状】白色或类白色结晶性粉末;无臭,无味。在氯仿中极易溶解,在丙酮或乙醚中易溶,在乙醇中略溶,在水中几乎不溶。溶点78～82℃。

【药理毒理】本品为苯氧异丁酸的衍生物,属于安妥明类降血脂药,其药效较安妥明强,能明显降低血清甘油三酯和极低密度脂蛋白,也能降低血清胆固醇、低密度脂蛋白和载脂蛋白B,并使高密度脂蛋白、载脂蛋白AⅠ及载脂蛋白A/载脂蛋白B比值增加。毒副作用小,安全范围大。对Ⅱb、Ⅲ型和Ⅳ型高脂蛋白血症有较高的疗效。用于高胆固醇血症、高甘油三酯血症及混合型高脂血症,疗效确切,且耐受性好。也适用于高脂血症伴有糖尿病、高血压或其他心血管疾病患者。

【用法用量】口服,每次100mg,每日3次,或每次100～200mg,每日2次。待血脂明显下降后,改为每次100mg,每日2次。

【注意事项】不良反应轻微,耐受性好。少数病列出现胃肠道反应,血清谷丙转氨酶及尿素氮暂时性轻度增高,停药后均可恢复正常。孕妇及哺乳期妇女禁用;肝、肾功能不全患者禁用。

【制剂】菲诺贝特片:100mg。

菲诺贝特胶囊:100mg。

胶囊(片)剂:每胶囊(片)100mg;200mg;300mg。

【贮藏】密闭保存。

苯扎贝特　Bezafibrate

【商品名】必降脂,必利片,降脂苯酰,Benzafibrate,Bezalip Caclur,Cedur。

【药理毒理】本品为较新的氯苯乙酸类似物,作用机制与氯苯丁酯基本相同,但作用较强,能使血清游离胆固醇和低密度脂蛋白胆固醇(LDL-C)的浓度明显降低,也能降低总血清胆固醇(TC)及甘油三酯(TG)浓度,升高血浆高密度脂蛋白(HDL)、载脂蛋白AⅠ(ApoAⅠ)和AⅡ(ApoAⅡ),降低载脂蛋白B(ApoB)。可用于各种类型的高脂蛋白血症,主要用于Ⅱa、Ⅱb型及Ⅳ型高血脂病人。除能使增高的血脂降低外,还可减少血浆纤维蛋白原浓度,减少血小板聚集,具有抗血栓形成作用。长期服用对伴有高纤维蛋白血症的动脉粥样硬化者可产生有益的效果。本品口服易经肠道吸收,血浆半衰期为2.1小时。

【用法用量】口服,每次0.2g,每日3次。

【注意事项】主要副作用为胃肠道反应如食欲不振、恶心、胃部不适等。偶可发生肌炎样综合征(表现为严重的骨骼肌痉挛、触痛、僵硬及乏力等,可伴有血浆肌酸磷酸激酶及谷草转氨酶活性增高)、性功能减退、脱发。本品尚能增强香豆素类药物的抗凝作用,也能增强胰岛素、磺酰脲类降糖药的作用,合用时应予以注意。

【制剂】片剂:0.2g。

【贮藏】避光,密闭保存。

利贝特　Lifibrate

【商品名】降脂哌啶,降脂新。

【性状】白色结晶性粉末,溶点93～95℃。

【药理毒理】作用与氯贝丁酯相似,但其降胆固醇作用较显著,这可能与其能增进胆固醇的氧化及胆酸的排泄有关。尚有明显降β-脂蛋白的作用。

用于高脂血症,对氯贝丁酯无效的Ⅱa型高脂血症也有效。部分高血压病人服药期间血压下降,并有降血脂和增加胆碱排泄的作用。

【用法用量】口服,每次25mg,每日3次。

【注意事项】可有氨基转移酶一过性升高,停药后恢复正常。偶见胃肠不适。肝、肾功能不全者慎用。

【制剂】片剂:每片12.5mg。

【贮藏】密闭保存。

环丙贝特　Ciprofibrate

【药理毒理】本品作用类似于氯贝丁酯,但稍强。可降低LDL及VLDL,升高HDL。此外,尚有抗血小板聚集和溶解纤维蛋白的作用。口服后吸收良好,2小时后血药浓度达峰值。半衰期约17小时。以原形自肾排泄。可用于Ⅱ型和Ⅳ型高脂蛋白血症。

【用法用量】口服,每日1次100mg。常用其胶囊剂,每胶囊100mg。

【注意事项】不良反应较少,一般为头痛、恶心、乏力等。偶见肝功能异常。孕妇,哺乳期妇女,中度及重度肝、肾功能不全患者禁用。如与抗凝药合用,宜减少抗凝药的剂量。

【制剂】环丙贝特胶囊:100mg。

【贮藏】密闭保存。

吉非贝齐　Gemfibrozil

【商品名】二甲苯氧戊酸,吉非罗齐,吉非洛齐,博利脂,诺衡。

【药理毒理】本品为非卤代的氯贝丁酯类药物。它能降低VLDL的合成,增加肝外脂蛋白酶活性,促进VLDL分解而使甘油三酯减少。它尚可抑制肝脏的甘油三酯酯酶,使HDL含量增加。其作用比氯贝丁酯强而持久。口服吸收良好,1～2小时后血药浓度达峰值。70%以原形由肾排泄。半衰期约1.5小时。用于Ⅱa、Ⅱb、Ⅲ、Ⅳ型及Ⅴ型高脂蛋白血症。

【用法用量】口服,每日120mg,分2次于早、晚餐前半小时服用。可根据情况增、减剂量。

【注意事项】不良反应较轻,主要为胃肠道反应和乏力。少数人可出现一过性氨基转移酶升高,停药后可恢复。

【制剂】片剂:每片600mg。胶囊剂:每胶囊300mg。

吉非罗齐　Gemfibrozil

【商品名】二甲苯氧庚酸,甲苯丙妥明,诺衡,Lopid,Organolipid,Gevilon,Lipozid Lipur。

【药理毒理】本品为一种非卤代的苯氧基戊酸衍生物,分子结构与安妥明有部分相似,能降低甘油三酯、血清总胆固醇及低密度脂蛋白胆固醇,降低冠心病的死亡危险。用于原发性或继发性高脂血症。

【用法用量】口服,每次 0.6g,每日 1.2g。早、晚餐前半小时服用。

【注意事项】副作用较小。主要不良反应为消化道反应,如腹泻、食欲下降,偶有头晕,个别病人可有血清谷丙转氨酶升高,偶见皮疹。严重肝肾功能不全者禁用。孕妇忌用。本品可加强抗凝剂的作用,故合并使用抗凝剂时,抗凝剂的用量应减少,并定期检查凝血酶原时间。

【制剂】吉非罗齐胶囊:0.3g。片剂:600mg。

【贮藏】密闭,阴凉干燥处保存。

洛伐他汀 Lovastatin

【商品名】美维诺琳,美降脂,乐瓦停,脉温宁,Mevinolin, Mevinacor, Nergadow, Monacolink, MEVACOR, MB-530B。

【药理毒理】本品为新型调整血脂药。β-羟甲基戊二酸单酰辅酶 A(β-hydroxyl-β-methyl-glutaryl-CoA, HMG-CoA)还原酶抑制剂类药物的第一个药品。它由土曲霉(Aspergillus terreus)培养液分离而得,现已能人工合成。在体内被水解成 β-羟基酸代谢物而发挥作用,它可抑制 HMG-CoA 还原酶。该还原酶可催化 HMG-CoA 转化为甲基戊酸(Mevalonate,为胆固醇的前体物),因此,本品可使内源性胆固醇合成减少。胆固醇合成的减少,可触发肝脏代偿性地增加 LDL 受体的合成,因而增加 LDL 受体,增加肝脏对 LDL 的摄取,这就使血浆 LDL 下降,从而降低血浆 TC、LDL 及 VLDL 的水平,也能降低 TG 的水平,增加 HDL,使 TC/HDL-C 及 LDL-C/HDL-C 比值下降。

本品口服后被吸收约 30%,与食物同服可增加吸收;2~4 小时后血药浓度达峰值。血浆蛋白结合率约 95%。在肝中被代谢成有效代谢物 β-羟基酸等,代谢物的半衰期为 1~2 小时。

本品用于原发性高胆固醇血症(Ⅱa 型及 Ⅱb 型),也用于合并有高胆固醇血症和高甘油三酯血症而以高胆固醇血症为主的患者。

【用法用量】口服,开始剂量每日 1 次 20mg,晚餐时服用。必要时于 4 周内调整剂量,最大剂量每日 80mg,1 次或分 2 次服。

【注意事项】不良反应较轻、少、短暂,如头痛、倦怠、胃肠道反应(腹胀、便秘、腹泻、腹痛、恶心、消化不良等)、皮疹等。偶有白细胞、血小板减少,肝功能异常等。孕妇及哺乳期妇女禁用。对本品过敏者及持续肝功能异常者禁用。

【制剂】洛伐他汀:10mg;20mg;40mg。

【贮藏】密闭保存。

辛伐他汀 Simvastatin

【商品名】新伐他汀,塞瓦停,斯伐他汀,舒降脂,Synvinolin, Sinvacor, Sivastatin, Valastatin, ZOCORD。

【药理毒理】本品的作用、作用机制及临床应用均同洛伐他汀。本品口服后,首过效应较高,生物利用度约 5%,与血浆蛋白结合率约 95%。

【用法用量】口服,每日 1 次 10mg,晚餐时服用,必要时于 4 周内增量至每日 1 次 40mg。常用其片剂,每片 10mg;20mg。

【注意事项】同洛伐他汀。

【制剂】新伐他汀片:10mg;20mg。

【贮藏】密闭保存。

普伐他汀 Pravastatin

【商品名】帕瓦停,普拉司丁,荼维太定,帕伐他汀,莱百乐镇,Elisor, Eptastatin, Pravacol, Provachol, MEVALOTIN。

【药理毒理】本品的作用、作用机制及临床应用均同洛伐他汀。但作用较强,对降低胆固醇的作用较明显,对甘油三酯几乎无降低作用。口服可吸收,生物利用度仅 17%,口服 1~1.5 小时后血药浓度达峰值。半衰期为 1.5~2 小时。

【用法用量】口服,每日 10mg,分 2 次服用,可根据情况增量至每日 20mg。

【注意事项】同洛伐他汀。有时还可见有肌酸磷酸激酶(CPK)、尿酸升高及尿隐血等不良反应。

【制剂】普伐他汀片:5mg;10mg。

【贮藏】密闭保存。

普伐他汀钠 Pravastatin Sodium

【商品名】普拉固片,Pravastatin Sodium Tablet。

【药理毒理】本品为 3-羟基-3-甲基戊二酰辅酶

A还原酶(HMG-CoA还原酶)的竞争性抑制剂,可逆性地抑制HMG-CoA还原酶,从而抑制胆固醇的生物合成。本品从两方面发挥其降脂作用:①通过可逆性抑制HMG-CoA还原酶的活性使细胞内胆固醇的量有一定程度的降低,导致细胞表面低密度脂蛋白(LDL)受体数的增加,从而加强了由受体介导的LDLC的分解代谢及血液中的LDLC清除;②通过抑制LDLC的前体——极低密度脂蛋白胆固醇(VLDLC)在肝脏中的合成从而抑制LDLC的生成。

【用法用量】起始剂量10mg,每日1次,睡前服用,最高剂量每日40mg。

【注意事项】治疗期间应定期检查肝功能。有肝脏疾病史或饮酒史患者慎用。

【制剂】片剂:10mg/7片/盒,10mg/28片/盒,铝塑包装。

【贮藏】遮光,密闭保存。

阿托伐汀　Atorvastatin

【商品名】阿乐,Ale。

【药理毒理】药理作用及机制同洛伐他汀。口服迅速吸收,1~2小时达血药浓度峰值,经肝药酶P450代谢后其活性代谢产物仍有70%抑制HMG-CoA的活性。适用于原发性高胆固醇血症、混合型高脂血症或饮食控制无效杂合家族型高胆固醇血症患者。

【用法用量】口服,每日10mg,如需要,4周后可增至每日80mg。

【注意事项】本品不良反应同其他他汀类。本品与环孢素、烟酸、地高辛、红霉素、口服避孕药、华法林有相互作用。

【制剂】阿伐他汀片:10mg;20mg;40mg。

【贮藏】密闭保存。

弗伐他汀　Fluvastatin

【商品名】来适可,LESCOL。

【药理毒理】作用及机制同洛伐他汀,同时具有直接抑制动脉平滑肌细胞增殖,延缓内膜增厚的功能。

口服迅速吸收且完全,口服后0.8小时达血药浓度峰值,血浆蛋白结合率>99%,首过效应显著,在肝脏经羟基化后生成5-羟弗伐他汀和6-羟弗伐他汀,两个代谢产物均有弱的抑制HMG-CoA作用,半衰期为1.5~2小时,95%经胆道排泄。临床适用于饮食控制无效的高胆固醇血症。

【用法用量】每次20mg,每日1次,晚间服用。

【注意事项】本品不良反应轻微,为胃肠道不适,计算磷酸激酶(CPK)水平显著升高者要停药,定期检查肝功。考来烯胺可影响弗伐他汀的吸收,合用时应错开服药时间;利福平可降低本品生物利用度,禁忌证同洛伐他汀。

【制剂】弗伐他汀胶囊:20mg;40mg。

【贮藏】密闭保存。

普罗布考　Probucol

【商品名】丙丁酚,LORELCO。

【药理毒理】普罗布考可降低血浆LDL-ch和HDL-ch,对TG和VLDL基本无影响,同时具有强大的抗氧化作用,抑制LDL。在体内的氧化修饰,抑制泡沫细胞形成,可促进实验动物和人体动脉粥样硬化病变的减轻和消退。

普罗布考口服吸收有限,生物利用度5%~10%,8~24小时达血药浓度峰值,半衰期为6~10小时。本品脂溶性强,可在脂肪蓄积,在脂肪和血液可存留6个月以上,主要经胆道和粪便排泄。

本品适用于Ⅱa型高脂蛋白血症,与其他降脂药物合用可用于Ⅱb型和Ⅲ、Ⅳ型高脂蛋白血症。

【用法用量】口服,每次500mg,每日2次,早、晚餐时服用。

【注意事项】本品不良反应轻微,主要有腹泻、腹痛、恶心、呕吐等,有氨基转移酶、胆红素一过性升高,偶见Q-T间期延长。

【禁忌证】心肌受损、严重室性心律失常、Q-T间期异常、晕厥、孕妇等。急性心肌梗死、心肌缺血、感染患者慎用。

【制剂】普罗布考片:500mg。

【贮藏】密闭保存。

泛硫乙胺　Pantethine

【商品名】潘特生,潘托新,泛酸巯基乙胺,Pantetina,Panthecin,Pantomi。

【药理毒理】本品通过增加脂肪代谢酶和胆固

醇酯酶的活性,加速脂肪酸在肝和动脉壁中的β-氧化过程而增进脂肪代谢,降低甘油三酯,同时本品能增加血清高密度脂蛋白胆固醇含量,抑制脂质过氧化。适用于各种脂肪代谢紊乱疾病,如高脂血症、动脉粥样硬化及高血压等。本品为泛酸类似物,但更近似辅酶A。本品可改善脂质代谢;加速脂肪酸的β-羟基酸β氧化,抑制脂肪过氧化的产物,预防胆固醇沉积于动脉壁,增加血清中HDL胆固醇含量,还有促进肾上腺皮质激素的生成、促进肠蠕动、抗血小板等作用。主要用于降血脂的治疗。

【用法用量】口服,每次30~60mg,每日3次。

【注意事项】有时有腹泻、食欲不振、腹胀、呕吐等。

【制剂】泛硫乙胺胶囊:0.1g。片剂:30mg。颗粒剂:30mg。

【贮藏】密闭保存。

考来烯胺　Colestyramine

【商品名】消胆胺,降脂树脂Ⅰ号,降脂Ⅰ号树脂,降胆敏,消胆胺脂,Cholestyramine,Cholestyramine Resin,Cuemid。

【性状】白色或淡黄色球状颗粒或粉末,有刺激臭及异味。不溶于水、乙醇、酸和碱1%水混悬液(pH4~5)。

【药理毒理】本品为苯乙烯型强碱性阴离子交换树脂,分子量在100万以上,常用其氯化物。口服后不被吸收,在肠腔内以所含的Cl^-与胆酸交换,并与胆酸形成不被吸收的络合物,可使随粪便排出的胆酸增加3~10倍,因此阻断了胆酸的肠肝循环,使胆酸不能反复吸收利用。由于肝中胆酸减少,促使胆固醇向胆酸转化的限速酶(7-α-羟化酶)更多地处于激活状态,促使更多的胆固醇转化为胆酸,继续排出体外,从而有效地降低血胆固醇和低密度脂蛋白(LDL)。同时,外源性胆固醇自肠道吸收需胆酸的乳化作用。本品与胆酸结合后,使肠内胆酸量减少,因而使食物中胆固醇吸收减少。本品降低血浆胆固醇和LDL的幅度与剂量有关,有时可分别下降20%~25%以上,并可升高血浆高密度脂蛋白(HDL)。主要用于原发性高胆固醇血症,即以LDL升高为特征的Ⅱa型高脂蛋白血症(特别是杂合子家族性高胆固醇血症)。对Ⅱb型高脂蛋白血症,需与能明显降低血浆甘油三酯的药物如安妥明或烟酸并用。对纯合子家族性高脂蛋白血症无效,对Ⅲ、Ⅳ、Ⅴ型高脂蛋白血症不宜使用。一般在用药4~7天生效,2周内呈现最大效应,长期坚持应用可见抗动脉粥样硬化效应,可使动脉粥样病变减轻,冠心病的发病率和死亡率减少。

本品对原发性胆汁性肝硬化、慢性胆囊炎、胆石症等由于不完全梗阻性黄疸所致的皮肤严重瘙痒,有止痒作用。因在肠腔内能与强心苷络合,打断其肠肝循环,故可降低强心苷的血浓度,减轻其毒性反应。对强心苷中毒也有一定疗效,可与泻药并用,也可用于卟啉沉着病。

【用法用量】治疗高脂血症(Ⅱa型)及动脉粥样硬化:口服,开始每次4~5g,每日3次;如病情需要,可增至每次6g,每日4次;

止痒:口服,开始每日6~10g,维持量每日3.3g,分3次服用。

治疗洋地黄中毒:口服,每次4~5g,每日4次。

【注意事项】本品所用剂量较大,口服时常有令人不快的沙砾感,又有特殊的臭味和一定的刺激性,宜饭前或饭时、睡前加入水或饮料中混匀服用。吞服干粉可引起食管刺激或阻塞。副作用以胃肠道反应为主,如恶心、腹胀、食欲减退、便秘等,一般在继续治疗2周后能自行消退。如果便秘过久,应停药(尤其是老年人),曾有引起肠梗阻的报道,且常使痔疮加重。偶见腹泻、呕吐、皮疹、舌及肛门周围刺激性反应。大剂量可引起或加重脂肪痢。长期大剂量服用本品,可影响脂肪及脂溶性维生素的吸收,需补充维生素A、维生素D、维生素K等脂溶性维生素及钙盐;亦可引起叶酸缺乏,尤其在儿童,需加服叶酸,每日5mg。本品可引起高氯性酸中毒及短时的高甘油三酯血症。在肠道内可与氢氯噻嗪、甲状腺素、保泰松、苯巴比妥、四环素、铁、抗凝剂、各种洋地黄制剂等结合,妨碍其吸收。如需与上述药物同服,为避免相互干扰,应在服本品前1小时或服后4小时服用。

【制剂】消胆胺粉剂4g:(含有适量矫味剂);考来烯胺散:4g。

【贮藏】避光密闭保存。

地维烯胺 Divistyramine

【药理毒理】本品为阴离子交换树脂。作用同考来烯胺。可用于Ⅱa、Ⅱb型高胆固醇血症,胆道部分梗阻所致皮肤瘙痒,肠道内重吸收障碍引起的与胆酸盐过量有关的渗出性肠病。

【用法用量】口服,每日6～12g,分2次饭前服。

【注意事项】不良反应有轻度胃肠功能障碍。胆道完全梗死者禁用。

【制剂】粉剂:每袋3g;6g。

【贮藏】密闭保存。

亚油酸 Linoleic Acid

【商品名】十八碳二烯酸,Linolic Acid。

【性状】淡黄色澄清油状液,有豆油臭,无味,但对咽喉有辛辣刺激感。不溶于水,可溶于无水醇、乙醚及多种有机溶剂,宜被空气氧化。

【药理毒理】本品系从植物油中提取的一种多烯脂肪酸,具有调整血脂和抗动脉粥样硬化作用,可使血浆胆固醇、甘油三酯、低密度脂蛋白和极低密度脂蛋白的含量降低,使高密度脂蛋白含量增加,并能与胆固醇结合,生成易于转运、代谢和排泄的酯;改变胆固醇的体内分布,减少血管壁中脂质的沉积;并能改变脂蛋白的组成和结构,增加细胞膜及脂蛋白的流动性,改善或保护血管壁的功能。主要用于动脉粥样硬化症的预防和治疗,减少冠心病的发病率和死亡率。适用于Ⅱ型高脂蛋白血症,一般认为需大量服用,并同时降低食物中动物脂肪的含量,才能达到治疗效果。

【用法用量】每次0.8～1.5g,每日3次,饭后服。亚油酸及其复方所规定的剂量均普遍偏小,要获得满意的降血脂效果,一日用量须增加至10g以上,但大剂量宜致胃肠道反应。

【注意事项】一般无副作用。长期服用可引起恶心、腹胀、食欲减退、大便次数增加等胃肠道反应,减量后可自行恢复。

【制剂】(1)亚油酸丸(亚油酸胶丸)1.5g。

(2)益寿宁:益寿宁甲(胶丸)每丸含亚油酸(50%)0.2g,醋酸维生素E 0.667mg。益寿宁乙(片)每片含维生素C 20mg,维生素B_6 2mg,芦丁10mg。用途同亚油酸,每日3次,每次服益寿宁甲3粒,益寿宁乙1片,二者于饭后同服。

(3)脉通(国外商品名 Beniol):国内产品有不同处方,一种为含亚油酸及维生素B_6等的胶丸(或胶囊),每3粒内含亚油酸750mg,卵磷脂72mg,肌醇30mg,维生素B_6 6mg,维生素C 70mg,甲基橙皮苷30mg,维生素E 5mg;一种为含亚油酸乙酯、烟酸等的胶丸。用于动脉粥样硬化的防治及心肌梗死、心力衰竭、心绞痛、脂肪肝、肝硬变等的辅助治疗。每日3次,每次1粒,饭后服。国内另有一种类似商品,名为"心脉乐",为含亚油酸乙酯、卵磷脂、肌醇、维生素B_6、维生素C、芦丁、维生素E的胶丸,用途同上,每日3次,每次2～4丸。

类似制剂尚有血脂平(复方亚油酸乙酯丸)、延寿宁(含亚油酸、亚麻酸、维生素E、维生素C等)。

【贮藏】遮光密闭,干燥阴凉处保存。

亚油酸乙酯 Ethyl Linoleate

【性状】无色或淡黄色透明液体,有植物油香味,可与甲醇、乙醇、乙醚、氯仿、石油醚和油脂溶剂混溶,几乎不溶于水。

【药理毒理】本品为亚油酸的乙醇酯,不饱和键的稳定性较亚油酸高,其作用与用途与亚油酸相同。

【用法用量】同亚油酸。

【注意事项】同亚油酸。

【制剂】复方亚油酸乙酯丸(一)(血脂平):含亚油酸乙酯(每丸含0.16g)、大豆卵磷脂、橙皮苷、烟酸、肌醇、左旋泛酸钙、维生素B_6、维生素C、维生素E。降血脂。口服,每次2～3丸,每日3次。

复方亚油酸乙酯丸(二)(脉通,复方亚油酸乙酯胶丸):含亚油酸乙酯(每丸含0.3g)、烟酸、肌醇、橙皮苷、维生素B_6、维生素C、维生素E。用于动脉粥样硬化、心绞痛、心肌梗死、高血压、脑溢血、脑软化症、老年痴呆、老年精神病、高胆固醇血症、脂肪肝、肝硬化、肝功能障碍等。口服,每次1～2丸,每日3次。

【贮藏】遮光密闭、干燥阴凉处保存。

异去氧胆酸 Hyodesoxycholic Acid

【商品名】猪脱氧胆酸,猪去氧胆酸,二羟基胆基酸,异脱氧胆酸,α-猪脱氧胆酸,3α,6α-二羟基胆烷酸，Isodesoxycholic Acid，3α，6α-Dihydroxycholanic Acid，HDCA。

【性状】白色或略带微黄色粉末，味苦，臭微腥。略溶于醇，丙酮中微溶，乙醚、氯仿中极微溶，几不溶于水。m.p.180℃（分解）。

【药理毒理】本品为从猪胆汁中提取的一种胆烷酸，能抑制胆酸的形成及溶解脂肪，降低血中胆固醇和甘油三酯，适用于Ⅰa型或Ⅰb型高脂血症、动脉粥样硬化症。对百日咳杆菌、白喉杆菌、金黄色葡萄球菌等有一定的抑菌作用。可用作消炎药，治疗慢性支气管炎、小儿病毒性上呼吸道炎症等。

本品能刺激胆汁分泌，使胆汁变稀而增加固体量，适用于胆道炎、胆囊炎、胆石症和其他非阻塞性胆汁郁积；亦可加速胆囊造影剂排出肝脏及有助于显影。尚能促进肠道脂肪分解和脂溶性维生素吸收，可用于肝胆疾患引起的消化不良。

【用法用量】口服，每次0.15～0.3g，每日2～3次。

【注意事项】偶可引起肠胃不适、轻度腹泻等。

【制剂】猪脱氧胆酸片：0.15g。

【贮藏】密闭保存。

降脂宁

【性状】白色或类白色无定形粉末，无臭，无味。有引湿性，易溶于水。

【药理毒理】本品为猪肠黏膜提取物，主要含酸性黏多糖。其主要作用是刺激脂蛋白脂酶的释放，促进脂性血浆的净化，有降低血胆固醇及甘油三酯的作用。用于高脂血症患者，能显著降低胆固醇、甘油三酯水平，对防治动脉粥样硬化症有效。

【用法用量】口服，10～20mg，每日3次，1～2个月为1疗程。

【注意事项】一般无明显不良反应，耐受性良好。偶有轻度恶心、腹胀、乏力等，能自行消失，不影响治疗。出血性疾病患者慎用。

【制剂】肠溶片剂：每片10mg。

【贮藏】密闭、干燥处保存。

鱼脂酸

【性状】淡红色或红棕色的澄清油状液体，有特异鱼腥臭。在无水乙醇、四氯化碳、氯仿及乙醚中能混溶，在水中几乎不溶。

【药理毒理】本品为以鳞鲀科马面鲀属马面鲀鱼，虹科、鳐科的食用鱼的新鲜肝为原料提取而得的不饱和脂肪酸，有降低血脂的作用，可用于高脂血症。

【用法用量】口服，每次0.48～0.8g，每日3次。

【注意事项】一般无明显不良反应。偶有胃肠道反应。

【制剂】鱼脂酸胶丸：0.16g。

【贮藏】遮光、密闭保存。

益多脂　Etofylline Clofibrate

【商品名】多利脂，乙羟茶碱安妥明酯，Duolp，Theofibrate，ML1024。

【药理毒理】本品为对氯苯氧乙酸和羟乙基茶碱所成的酯，是一种强效低毒的降血脂药，能显著降低血清总胆固醇与甘油三酯。对于高胆固醇血症病人，本品不仅可降低低密度脂蛋白，还有强大的抗血小板聚集，防止微血栓形成和降低血尿酸作用。临床主要用于治疗血脂升高和高胆固醇血症，也可治疗高尿酸血症。

【用法用量】口服，每次250mg，每日2～3次，1～3个月1疗程。

【注意事项】本品副作用极少，少数可出现胃肠道不适，也可见白细胞和血小板下降。对溃疡病，肝、肾功能损害者慎用。孕妇禁用。

【制剂】益多酯胶囊：250mg。

【贮藏】密闭保存。

精制玉米油　Refined Corn Oil

【性状】淡黄色油状液体。m.p.15.6～11.1℃。

【药理毒理】本品含油酸甘油酯、亚油酸甘油脂、棕榈酸甘油脂及少量硬脂酸甘油脂等。其所含的多价不饱和脂肪酸与胆固醇结合形成的酯易于转运、代谢、排泄，因而可降低血浆胆固醇含量，并能改变胆固醇的体内分布，减少血管壁中脂质的沉积；亦可改变脂蛋白的组成和结构，使高密度脂蛋白升高，增加细胞膜和脂蛋白的流动性，保护血管壁。可作为高脂血症、冠心病的预防剂及辅助治疗剂。

【用法用量】口服,每次1汤匙,每日3次。

【贮藏】避光、阴凉处密闭保存。

月见草油 Evening Primrose Oil

【性状】淡黄色至黄色油状液体。

【药理毒理】本品为东北山区野生的柳叶菜科两年生草本植物,其种子油中含的γ-亚麻酸具有降血脂、防治动脉粥样硬化作用。临床试验表明,本品对降低总胆固醇、降低甘油三酯均有明显作用,亦可用于降血脂、抗心律失常、减肥、抗衰老及防治动脉粥样硬化等。

【用法用量】口服,每次1.5～2g,每日2次。

【注意事项】服药后有恶心、便秘等反应,继续用药后可减轻。

【制剂】月见草油胶丸:含月见草油0.5g和适量维生素E。

月见草油乳:1g(10ml);25g(250ml)。

ω-3脂肪酸 Omega(ω)-fatty Acid

【药理毒理】ω-3脂肪酸主要为二十碳五烯酸(Eicosapentaenoic acid,EPA,含5个不饱和键)和二十二碳六烯酸(Docosahexaenoic acid,DHA,含6个不饱和键),来自海洋生物或海鱼。

二者含不饱和键较多,有较强的调整血脂作用。另外,尚有扩张血管及抗血栓形成作用。作用机制为:

(1)促进中性或酸性胆固醇自粪排出,抑制肝内脂质及脂蛋白合成,能降低血浆中胆固醇、甘油三酯、LDL、VLDL,增加HDL。

(2)参与花生四烯酸代谢。生成前列腺素类化合物PGI_3及TXA_3。花生四烯酸的代谢物为前列环素(PGI_2)和血栓素(TXA_2);PGI_2可舒张血管及抗血小板聚集、防止血栓形成;TXA_2则可使血管痉挛,促使血小板聚集和血栓性成。PGI_3的作用与PGI_2相同;但TXA_3却不具TXA_2的作用。因此,EPA和DHA具有舒张血管、抗血小板聚集和抗血栓作用。

可用于高脂蛋白血症、动脉粥样硬化、冠心病。

【用法用量】常用的制剂及用法如下:

多烯康胶丸:每丸300mg(含EPA和DHA甲酯或乙酯210mg);450mg(含EPA和DHA甲酯或乙酯315mg)。口服,每次0.9g～1.8g,每日3次。

Max EPA丸:每丸1200mg(含EPA180mg及DHA120mg)。口服,每次1～2丸,每日3次。

Super EPA丸:每丸1000mg(含EPA225mg及DHA150mg)。口服,每日1次2丸。

Promega丸:每丸1000mg(含EPA350mg及DHA150mg)。口服,每次1～2丸,每日3次。

Proto-Chol丸:每丸1000mg(含EPA180mg及DHA120mg)。口服,每次2～3丸,每日3次。

Epanol丸:每丸1000mg(含EPA180mg及DHA120mg)。口服,每次2～3丸,每日3次。

【注意事项】不良反应较少。大剂量时可有消化道不适等。有出血性疾患者禁用。

【贮藏】密闭保存。

心脑康

【成分】系由菊科植物红花(Carthamus tinctorius)果实中提取的红花油加芳香开窍剂及维生素E等组成的复方制剂。

【药理毒理】红花油中含有亚油酸、亚麻酸、花生四烯酸等具有降低总胆固醇、总脂、甘油三酯的作用。维生素E、维生素B_6的存在,既可增强亚油酸的降胆固醇作用,又可防止亚油酸氧化。尚有恢复神经系统功能和调节老年内分泌系统功能的作用。用于治疗动脉粥样硬化、冠心病、心绞痛、高脂血症、高血压、脑动脉硬化、偏瘫(脑溢血和脑血栓形成)等。亦可作为动脉硬化症的预防用药。

【用法用量】口服,每次2粒,每日3次,饭后服用。1个月为1疗程,一般以连用2～3个疗程为宜。偏瘫病人每次3粒,每日3次,连服至症状好转或基本痊愈。

【注意事项】少数病人有食欲增加及尿频现象。个别有口干、恶心等,如饭后服用,症状可消失。

【制剂】软胶囊剂:每胶囊415mg。

【贮藏】密闭保存。

脑心舒

【药理毒理】本品系由健康猪十二指肠提取物制成。本品有降低心肌氧耗量、增加脑血管搏动血容量、降低血脂、减少动脉粥样硬化斑块、抗凝血、增快血流速度、解除血细胞聚集、减轻脑水肿、减少纤维蛋白原在微血管内的沉积等作用。主要用于缺血性脑血管病。

【用法用量】口服，每次 20～30mg，每日 3 次，1～3 个月为 1 疗程。

【注意事项】少数病人服药后可有皮疹、月经量增多、腹胀、胃痛等症状出现。

【制剂】脑心舒：10mg。

【贮藏】密闭保存。

维生素 E 烟酸酯　Tocopheryl Nicotinate

【商品名】烟酸生育酚酯，Nicoferol，Renascin，Vitamine E Nicotinate。

【性状】白色或微黄色蜡脂状结晶，极易溶于丙酮、乙醚、氯仿或苯，易溶于乙醇，几乎不溶于水。m. p. 38～41℃。

【药理毒理】本品为微循环活化剂，能直接扩张血管，促进脑、皮肤、肌肉及周围血液循环的改善，持久稳定地增加血流量。其增加脑和末梢血管血液循环作用较维生素 E 为优，作用时间比烟酸长。本品用于高血压、脑动脉硬化、脑中风、脑外伤后遗症、中心性视网膜炎、冠脉功能不全和循环障碍引起的各种疾病，疗效显著，无烟酸样面部潮红等不良反应。

本品亦抑制胆固醇的生物合成，促进胆固醇排泄到胆汁中，防止胆固醇沉积于血管壁。可用于脂质代谢异常。

【用法用量】口服，每次 0.1～0.2g，每日 3 次。饭后服用。

【注意事项】本品毒性很低，副作用小。偶有轻微头昏、胃部不适、食欲不振、恶心、便秘和腹泻等反应。停药即可恢复。

【制剂】抗栓丸（胶囊剂）：0.1g。

【贮藏】遮光、阴凉处密闭保存。

右旋糖酐硫酸酯　Dextran Sulfate

【商品名】右旋糖酐硫酸酯钠，糖酐酯，脉力寿，舒脉，Asuro，Colyonal，Dextran Sulfate Sodium。

【性状】白色或淡黄色粉末，有吸湿性。易溶于水，不溶于乙醇。其钠盐 10% 水溶液 pH5.0～7.5，遇强酸、强碱易分解。

【药理毒理】本品为降血脂及抗动脉粥样硬化药，其降脂作用如下：①激活组织中的脂蛋白脂酶，并促使其释放入血，分解乳糜微粒和脂蛋白，使血脂澄清；②解除 β-脂蛋白和纤维蛋白对血管壁的亲和力，抑制透明质酸酶，从而降低血管壁通透性，阻抑脂质深入血管壁；③增强纤维蛋白溶解酶活性，促进纤维蛋白溶解，抑制血小板聚集，具有抗血栓形成及较弱的抗凝血作用。临床用于Ⅱ型和Ⅳ型高脂蛋白血症、动脉粥样硬化、冠心病心绞痛。

本品能使溶酶体活化，促进癌细胞崩解而死亡，防止癌细胞转移。本品可用作抗癌药的增效剂，亦可用于急慢性肝炎、糖尿病性视网膜病、视网膜中心静脉血栓症、小儿烫伤后瘢痕软化等。

【用法用量】口服，每次 0.15～0.45g，每日 3 次，饭前服用，重症患者可增至每日 1.35g，连续 4 周后停药 2 周，再按常用量继续服用。静注，前 2 周每日 0.6g，以后每日或隔日 0.3g，4～6 周为 1 疗程，仅用于口服治疗无效或急需降血脂者。

【注意事项】本品可引起胃肠不适和轻度腹泻，偶可引起秃发症。有出血倾向者慎用。

【制剂】糖酐酯片（肠溶糖衣片）：0.15g。糖酐酯钠片：0.15g。糖酐酯注射液：0.3g(5ml)。

糖酐酯　Dextran Sulfate Sodium

【商品名】右旋糖酐硫酸酯钠，DS-Na。

【性状】白色或类白色粉末，有吸湿性，易溶于水，水溶液呈碱性(pH5.0～7.5)。

【药理毒理】本品为降血脂及防治动脉粥样硬化的药物，具有降低血中胆固醇、活化组织及血液中脂蛋白酯酶、增强纤维蛋白溶解活性、防止纤维蛋白沉积、改善血管壁通透性等作用。临床上用于高血脂症（Ⅱa 型及Ⅱb 型）、动脉粥样硬化，对由于各种动脉硬化症引起的头痛、头重、眩晕、耳鸣、肩肌僵硬、气喘、心悸、胸闷、手颤等症状有明显改善。此外，亦可用于急慢性肝炎、糖尿病性视网膜症等。

【用法用量】口服，每次服 150～450mg，每日 3 次，饭前服用。重症患者每日量可增至 1350mg，连服 4 周后停药 2 周，再按此继续服药。

【注意事项】有出血倾向者慎用。

【制剂】片剂：每片 150mg。

【贮藏】密闭保存。

硫酸软骨素 A　Chondroitine Sulfate A(康得灵 CSA)

【商品名】康得灵,硫酸软骨素 A 钠,硫酸软骨素,Chondroitine Sulfate。

【性状】白色或类白色粉末,其钠盐为白色或微黄色无定形粉末。无臭,无味,有吸湿性。易溶于水,不溶于乙醇、丙酮、冰醋酸。水溶液有黏稠性,加热不絮结。在酸性溶液中易水解成单糖体或较小的多糖体。

【药理毒理】本品为一种酸性黏多糖,是生物体内结缔组织中特有成分之一,在体内能占领血浆低密度脂蛋白的结合部位,使其不能与血管壁结合,因而具有抗粥样斑块形成和抗动脉粥样硬化的作用,并有降血脂、抗凝血作用。对心肌细胞有抗炎、修复作用。用于动脉粥样硬化、冠心病、心绞痛有一定疗效,但见效较缓慢,大剂量时能明显改善冠心病病人的心绞痛症状及心电图变化。亦用于关节痛、神经痛、偏头痛等。并可用于链霉素引起的听觉障碍及肝炎等辅助治疗。

【用法用量】口服,每次 300～600mg,每日 3 次。肌注,每次 400mg,每日 2 次。3 个月为 1 疗程。

【注意事项】有出血倾向者慎用。

【制剂】硫酸软骨素片:0.12g;硫酸软骨素注射液:40mg(ml);硫酸软骨素胶囊:0.2g。

【贮藏】密闭于干燥阴凉处保存。

硫酸软骨素片　Chondroitin Sulfate Tablets

【商品名】硫酸软骨素片(施沛特)。

【主要成分】本品主要成分为硫酸软骨素,系自猪的喉骨、鼻中骨、气管等软骨组织提取制得的酸性黏多糖。辅料为玻璃酸钠、淀粉、羧甲淀粉钠、硬脂酸镁。

【性状】本品为白色或类白色片。

【适应证】降血脂药。主要用于治疗高脂血症。

(1)本品应用于防治冠心病、心绞痛、心肌梗死、冠状动脉粥样硬化、心肌缺血等疾病,在动脉和静脉壁上沉积的脂肪等脂质可以被有效地去除或减少,能明显降低血浆胆固醇,从而防止动脉粥样硬化的形成。

(2)本品用于治疗神经痛、神经性偏头痛、关节痛、关节炎及肩胛关节痛、腹腔手术后疼痛等。

(3)本品预防和治疗链霉素引起的听觉障碍及各种噪音引起的听觉困难、耳鸣症等,效果显著。

(4)本品对慢性肾炎、慢性肝炎、角膜炎及角膜溃疡等有辅助治疗作用。

(5)近年来报道,鲨鱼软骨中的软骨素有抗肿瘤的作用。

【用法用量】口服,每次 0.6～1.2 g,每日 2～3 次。

【不良反应】个别患者出现胸闷、恶心、牙龈少量出血等。

【禁忌证】对本品任何成分过敏者禁用。

【注意事项】有出血倾向者慎用。

【孕妇及哺乳期妇女用药】缺乏有关研究资料,本品用于孕妇及哺乳期妇女的疗效、安全性尚不明确。

【药物相互作用】尚不明确。

【药物过量】尚不明确。

【药理毒理】硫酸软骨素广泛存在于人和动物软骨组织中。其药用制剂主要含有硫酸软骨素 A 和硫酸软骨素 C 两种异构体,不同品种、年龄等动物的软骨中硫酸软骨素的含量不同。其药理作用表现如下:

(1)硫酸软骨素可以清除体内血液中的脂质和脂蛋白,清除心脏周围血管的胆固醇,防治动脉粥样硬化,并增加脂质和脂肪酸在细胞内的转换率。

(2)硫酸软骨素能有效地防治冠心病。对实验性动脉硬化模型具有抗动脉粥样硬化及抗致粥样斑块形成作用;增加动脉粥样硬化的冠状动脉分支或侧支循环,并能加速实验性冠状动脉硬化或栓塞所引起的心肌坏死或变性的愈合、再生和修复。

(3)硫酸软骨素能增加细胞的信使核糖核酸(mRNA)和脱氧核糖核酸(DNA)的生物合成及具有促进细胞代谢的作用。

(4)抗凝血活性低。硫酸软骨素具有缓和的抗凝血作用,1mg 硫酸软骨素相当于 0.45U 肝素的抗凝活性。这种抗凝活性并不依赖于抗凝血酶而发挥作用,它可以通过纤维蛋白原系统而发挥抗凝血活性。

(5)硫酸软骨素还具有抗炎、加速伤口愈合和抗肿瘤等方面的作用。

【贮藏】密封,遮光,在干燥处保存。
【规格】0.2g。
【包装】铝塑包装,12片×3板/盒。
【有效期】24个月。

藻酸双酯钠 Alginic Sodium Diester
【商品名】破栓开塞,多糖硫酸酯,Polysaccharide Sulfate,PS5,Pask。
【药理毒理】本品为酸性多糖类药物,制自海洋生物,有类肝素样生理活性。可降低血浆中胆固醇、甘油三酯、LDL、VLDL水平及升高HDL水平。尚具有降低血液黏度、扩张血管、改善微循环等作用。可用于高脂蛋白血症。对缺血性脑、心血管疾病、高血压等也有一定疗效。
【用法用量】口服,每次1~2片,每日3次。也可静脉滴注,剂量为1~3mg/kg,溶于葡萄糖溶液中,缓慢滴注每日1次,10~14天为1疗程。常用的注射液为100mg(2ml)。禁用静脉注射或肌内注射。
【注意事项】本品不良反应的发生率为5%~23%,可有发热、白细胞及血小板减少、血压降低、肝功能及心电图异常、子宫或结合膜下出血、过敏反应、头痛、心悸、烦躁、乏力、嗜睡等。有出血史及严重肝、肾功能不全者禁用。
【制剂】藻酸双酯钠片:50mg。
【贮藏】密闭保存。

甘糖酯 Manna Estera
【药理毒理】本品为类肝素药物,有降低血胆固醇、甘油三酯、升高高密度脂蛋白作用。用于高脂血症。
【用法用量】口服,0.1g,每日2~3次。
【注意事项】个别病例有肝功能改变。有出血倾向、出血性疾病或过敏体质者禁用。
【制剂】甘糖酯片:50mg,0.1g。
【贮藏】遮光密闭保存。

夫拉扎勃 Furazabol
【商品名】呋喃甲氢龙,去脂舒,Androfurazanol,Furazalon Miotolon。
【性状】白色结晶性粉末,无臭、无味。不溶于水,易溶于甲醇、乙醇、氯仿。
【药理毒理】本品为蛋白同化激素,并具有降血脂作用,能促进体内蛋白质的合成代谢和抑制其分解代谢,同时具有降血脂作用。降胆固醇的作用机制可能是抑制体内胆固醇合成的起始阶段,即由乙酸转变为甲羟戊酸的过程,并具有促进胆固醇转化成胆酸而排泄的作用。它尚能抑制脂肪组织释放的脂肪酸进入肝脏,阻止肝脏合成甘油三酯,从而也能降低血甘油三酯。适用于高脂蛋白血症、高胆固醇血症及动脉粥样硬化症。本品尚能促进体内蛋白质的合成代谢,抑制分解代谢,具有促进发育、增进食欲,增强体力及促进组织再生的作用。
【用法用量】口服,每次0.5mg(1片),每日3次,待血脂明显下降后可减至每日0.5~1mg,每疗程为1个月。作为蛋白同化剂应用,每日2~6mg。
【注意事项】偶可引起男性化、月经异常、浮肿、氨基转移酶上升等。需定期检查肝功能。如转氨酶持续升高或过高时应停药。肝病患者禁用或慎用。部分病人可出现血糖升高,糖尿病病人慎用。前列腺肥大者、孕妇禁用。
【制剂】去脂舒片:0.5mg。
【贮藏】遮光密闭保存。

右旋甲状腺素钠 Dextrothyroxine Sodium
【性状】浅黄色粉末,无臭、无味。微溶于水或乙醇,溶于氢氧化碱溶液及热碳酸碱溶液。饱和水溶液的pH为8.9。遇光色变深。
【药理毒理】为人工合成品,天然的甲状腺素为左旋者,虽可降低血浆胆固醇含量,但对代谢的影响甚大。人工合成的右旋甲状腺素,虽其降低胆固醇作用仅为左旋者的1/5,但其影响代谢的作用亦仅为左旋者的1/10~1/20。左旋甲状腺素能促进胆固醇转化为胆酸而排泄,并加速低密度脂蛋白(LDL)的分解,从而降低血浆中的胆固醇和LDL水平。适用于Ⅱ、Ⅲ型高脂蛋白血症,尤以Ⅱ型者为佳。
【用法用量】开始应用小剂量,每日1~2mg,以后每月递增1~2mg,最大可用至每日8mg,分数次服用。
【注意事项】(1)不良反应类似于甲状腺机能亢进症状,也可能出现神经过敏、失眠、震颤、多汗。

长期应用还可出现心律失常。

(2)对碘过敏者服后可能出现皮疹和瘙痒。

(3)孕妇及乳母慎用。

(4)冠心病、心功能不全、心律失常者忌用。高血压、肝肾功能低下者慎用。

【制剂】片剂：每片 1mg；2mg；4mg；6mg。

【贮藏】密闭保存。

吡卡酯 Pyricarbates

【商品名】血脉宁，吡醇氨酯，安志宁，Anginin，Pyridinol Carbamate。

【性状】白色粉末，无臭，味微苦。溶于氯仿，略溶于乙醇，微溶于水。m. p. 134～138℃。

【药理毒理】本品可拮抗缓激肽的作用，故具有抗动脉粥样硬化、抗炎及抗凝血作用，对与人体激肽系统激活和激肽过度形成有关的微循环障碍所致疾病最为有效，而对心、脑血管疾病疗效较差。使用于治疗血管闭塞性疾病，如间歇性跛行综合征、血栓闭塞性脉管炎、营养性肢体溃疡等。对动脉粥样硬化和糖尿病引起的肾、眼血管损伤均有良效，包括糖尿病性肾病变和视网膜炎，以及动脉硬化性脉络膜视网膜营养障碍等。此外，对肾病综合征、浸润型和纤维化-空洞型肺结核也有疗效。

【用法用量】口服，每次 250～500mg（1～2片），每日 3 次，1.5～6 个月为 1 疗程。开始用药 2～4 周后见效，第 2 个月可达最大效应。每疗程可维持疗效 6～12 个月。

【注意事项】服药后，个别患者有食欲不振、恶心、腹泻、过敏反应（红斑）、头痛、无力，但减量或停药后即消失。肝功能不良者慎用。

【制剂】血脉宁片：0.25g。

【贮藏】遮光、密闭保存。

阿西莫司 Acipimox

【商品名】吡莫酸，氧甲吡嗪，乐脂平，Olbemox，Olbetam。

【药理毒理】本品为烟酸的衍生物，能抑制脂肪组织的分解，减少游离脂肪酸自脂肪组织释放，从而降低甘油三酯在肝中合成，抑制 LDL 及 VLDL 的合成，减少它们在血浆中的浓度。本品还可抑制肝脏脂肪酶的活性，减少 HDL 的分解。口服吸收迅速、完全，2 小时后血药浓度达峰值。大部分以原形由肾排出。消除半衰期为 12～24 小时。可用于Ⅱ、Ⅴ型高脂蛋白血症。

【用法用量】口服，每次 250mg，每日 2～3 次。

【注意事项】开始服用时由于皮肤血管扩张而出现红斑、热感和瘙痒。偶见上腹不适、头痛、乏力等。消化性溃疡者禁用。孕妇及哺乳期妇女慎用；肾功能不全者酌减用量。

【制剂】胶囊剂：每胶囊 250mg。

弹性酶 Elastase

【商品名】弹性蛋白酶，胰肽酶 E，弹性水解酶，弹力纤维酶，Pancreatopeptidase，Elastolytic Enzyme。

由胰脏提取或由微生物经发酵制得，系一种能溶解弹性蛋白的酶（胰弹性酶），为由 240 个氨基酸组成的多肽，分子量 25900。

【性状】白色或淡灰色结晶性粉。有吸湿性，能溶于水，在 pH 4～10.5 及 2℃时稳定。pH>6 时，可延长稳定时间。冰冻干粉在 5℃下可保存 6～12 个月。

【药理毒理】本品系一种肽链内切酶，由动物胰脏提取或由微生物发酵制得，能水解弹性蛋白、胶原蛋白和糖蛋白等。此酶能增加脂蛋白脂酶活性和具有 β-脂蛋白酶的作用，阻止胆固醇在体内合成并促其转化为胆酸，降低血浆胆固醇及低密度脂蛋白、甘油三酯和极低密度脂蛋白；升高高密度脂蛋白；阻止脂质向动脉壁沉积，分解旧弹性蛋白和合成新弹性蛋白，具有抗动脉粥样硬化及抗脂肪肝作用。此外，尚有促进凝血、加强子宫收缩作用。对慢性支气管炎和创伤亦有疗效。适用于Ⅱ、Ⅳ型高脂蛋白血症（尤其适用于Ⅱ型），也可用于动脉粥样硬化、高血压、单纯性支气管炎、糖尿病、脂肪肝等。

【用法用量】(1)高脂血症、动脉粥样硬化、高血压、脂肪肝 口服，每次 10～20mg（100～200U），每日 3 次。2～8 周为 1 疗程。肌注，每日 15mg，3 个月为 1 疗程。

(2)慢性支气管炎：口服，每次 10mg，每日 3 次，1 个月为 1 疗程。

【注意事项】不良反应少见，偶有过敏和轻度胃肠症状，出现腹胀、食欲不振、肝区痛、口干、嘴唇发麻。无需治疗,能自愈。

【制剂】弹性酶片:10mg;15mg。弹性酶肠溶丸:10mg。弹性酶冻干针剂:15mg。

【贮藏】遮光、密闭,2℃以下保存。

烟酸肌醇酯 Inositol nicotinate

【商品名】烟肌醇,烟肌酯,六烟酸肌醇酯,Dilcit,Esantene,Evicyl。

【类别】调节血脂药。

【性状】白色或类白色结晶性粉末,无臭,极微溶于氯仿,不溶于水、乙醇或乙醚,溶于稀酸,在碱性溶液中加热时,被破坏分解。m.p.256～262℃(250～254℃)。

【药理毒理】本品为一温和的周围血管扩张剂,在体内逐渐水解为烟酸和肌醇,故具有烟酸和肌醇二者的药理毒理,具有降脂作用。其血管扩张作用较烟酸缓和而持久,没有服用烟酸后的潮红和胃部不适等副作用。本品可选择性地使病变部位和受寒冷刺激的敏感部位的血管扩张,而对正常血管的扩张作用则较弱。此外,并有溶解血栓、抗凝、抗脂肪肝、降低毛细血管脆性等作用。

毒理:本品在体内水解为烟酸和肌醇,其中烟酸的 LD_{50} 为:(口服)大鼠 7g/kg,(皮下)大鼠 5g/kg。

【药代动力学】本品烟酸成分经吸收后广泛分布到各组织。约 45 分钟肝内代谢。大剂量治疗时,绝大部分经肾排出。

【适应证】本品用于高脂血症、动脉粥样硬化、各种末梢血管障碍性疾病(如闭塞性动脉硬化症、肢端动脉痉挛症、冻伤、血管性偏头痛等)的辅助治疗。

【用法用量】口服,每日 3 次,每次 0.2～0.6g,连续服用 1～3 个月。

【不良反应】服药后可有轻度恶心、发汗、瘙痒感等反应。

【禁忌证】对本品或其他烟酸类药物过敏者禁用。患活动性肝病、不明原因氨基转移酶升高等肝功能异常者禁用。活动性溃疡病、有出血倾向者禁用。

【注意事项】胃酸缺乏者应同时服用稀盐酸或柠檬汁以减少不良反应。

【孕妇及哺乳期妇女用药】烟酸可从乳汁中分泌,有可能造成乳儿不良反应,应考虑停药或停止哺乳。

【老年患者用药】老年患者肝、肾功能减退,服用本品应谨慎,应监测肝、肾功能,调整用药剂量。

【药物相互作用】尚不明确。如发生药物过量,应针对中毒症状采取相应支持疗法。

【贮藏】密封,在干燥处保存。

【包装】0.2g。

通塞脉片

【成分】黄芪、当归、党参、玄参、金银花、石斛、牛膝、甘草。

【性状】本品为薄膜衣片,除去薄膜衣后显棕褐色;味甘,微苦,涩。

【药理作用】药效学试验结果显示,本品可使大脑中动脉阻断所致局灶性脑缺血模型大鼠的行为评分、脑梗死率、脑含水量降低;可使急性血瘀模型大鼠的耳廓血流速度加快,并对血液流变学有一定改善作用;可使正常小鼠耳廓血流速度加快;还可使高分子右旋糖酐所致急性微循环障碍家兔眼球结膜微循环血流速度加快。

【功能主治】活血通络、益气养阴。用于轻、中度动脉粥样硬化性血栓性脑梗死(缺血性中风中经络)恢复期气虚血瘀证,症状表现为半身不遂、偏身麻木、口眼歪斜、言语不利、肢体感受减退或消失等;用于血栓闭塞性脉管炎(脱疽)的毒热证。

【用法用量】口服,治疗缺血性脑中风恢复期气虚血瘀证,每次 5 片,每日 3 次;治疗血栓闭塞性脉管炎,每次 5～6 片,每日 3 次。

【规格】每片重 0.35g(含干浸膏 0.35g)。

【储藏】密封。

【包装】12 片/板 4 板/盒,铝塑包装。

(张国宪　隋成江　胡光亮)

第十一章 促凝血药

亚硫酸氢钠甲萘醌 Menadione Sodium Bisulfite Injection

【商品名】亚硫酸氢钠甲萘醌注射液

【成分】本品主要成分为亚硫酸氢钠甲萘醌。

【性状】本品为无色的澄明液体,遇光易分解。

【药理毒理】亚硫酸氢钠甲萘醌为人工合成的维生素K(K_3)。维生素K是肝脏合成因子Ⅱ、Ⅶ、Ⅸ、Ⅹ所必需的物质。维生素K到达细胞后,在微粒体环氧化酶作用下,可转化为环氧叶绿醌,环氧叶绿醌有助于因子Ⅱ的前身(无功能前体蛋白)氨基末端γ-羧基谷氨酸的加羧基作用。维生素K缺乏可引起这些凝血因子合成障碍或异常,临床可见出血倾向和凝血酶原时间延长。

【适应证】适用于维生素K缺乏所引起的出血性疾病,如新生儿出血、肠道吸收不良所致维生素K缺乏及低凝血酶原血症等。

【用法用量】(1)止血:肌内注射,每次2～4mg,每日4～8mg;防止新生儿出血可在产前1周给孕妇肌内注射,每日2～4mg。

(2)解痉止痛:肌内注射,每次8～16mg。

【不良反应】较大剂量可致新生儿、早产儿溶血性贫血、高胆红素血症及黄疸。在红细胞6-磷酸脱氢酶缺乏症患者可诱发急性溶血性贫血。大剂量使用可致肝损害。肝功不全患者可改用维生素K_1。

【禁忌证】尚不明确。

【注意事项】(1)维生素K有过敏反应的危险。

(2)当患者因维生素K依赖因子缺乏而发生严重出血时,短期应用常不足以即刻生效,可先静脉输注凝血酶原复合物、血浆或新鲜血。

(3)用于纠正口服抗凝剂引起的低凝血酶原血症时,应先试用最小有效剂量,通过凝血酶原时间测定再予以调整;过量的维生素K可给以后持续的抗凝治疗带来困难。

(4)肝硬化或晚期肝病患者出血,以及肝素所致出血使用本品无效。

【孕妇及哺乳期妇女用药】尚不明确。

【药物相互作用】口服抗凝剂如双香豆素类可干扰维生素K代谢,两药同用,作用相互抵消。较大剂量水杨酸类、磺胺类药、奎宁、奎尼丁等也可影响维生素K效应。

【规格】1ml:4mg。

【贮藏】遮光,密封,在干燥处保存。

【包装】低硼硅玻璃安瓿。

【有效期】30个月。

氨基己酸 Aminocaproic Acid

【性状】本品为白色片。

【药理毒理】本品是抗纤维蛋白溶解药。纤溶酶原通过其分子结构中的赖氨酸结合部位特异性地与纤维蛋白结合,然后在激活物作用下变为纤溶酶,该酶能裂解纤维蛋白中精氨酸和赖氨酸肽键,形成纤维蛋白降解产物,使血凝块溶解。本品的化学结构与赖氨酸相似,与纤溶酶原和纤溶酶上的赖氨酸结合点结合,由此阻抑纤溶酶原与纤维蛋白结合,防止其激活,从而抑制纤维蛋白溶解,高浓度(100mg/L)则直接抑制纤溶酶活力,达到止血效果。

【适应证】适用于预防及治疗血纤维蛋白溶解亢进引起的各种出血。

(1)前列腺、尿道、肺、肝、胰、脑、子宫、肾上腺、甲状腺等富有纤溶酶原激活物脏器的外伤或手术出血,组织纤溶酶原激活物(t-PA)、链激酶或尿激酶过量引起的出血。

(2)可作为血友病患者拔牙或口腔手术后出血或月经过多的辅助治疗。

(3)可用于上消化道出血、咯血、原发性血小板减少性紫癜和白血病等各种出血的对症治疗,对一般慢性渗血效果显著;对凝血功能异常引起的出血疗效差;对严重出血、伤口大量出血及癌肿出血等无止血作用。

【用法用量】口服,每次 2g,每日 3～4 次,依病情用 7～10 天或更久。小儿口服剂量为每次 0.1g/kg,每日 3～4 次。本品吸收迅速完全,服后 1～2 小时可达血中有效浓度。

【不良反应】(1)本药有一定的副作用,剂量增大,不良反应增多,症状加重而且药效维持时间较短,现已逐渐少用。

(2)常见的不良反应为恶心、呕吐和腹泻,其次为眩晕、瘙痒、头晕、耳鸣、全身不适、鼻塞、皮疹、红斑、不泄精等。当每日剂量超过 16g 时,尤易发生。

(3)可因血管扩张而发生体位性低血压、结膜和鼻黏膜充血等。

(4)本品从尿排泄快,尿浓度高,能抑制尿激酶的纤溶作用,可形成血凝块,阻塞尿路。因此,泌尿科术后有血尿的患者应慎用。

(5)易发生血栓和心、肝、肾功能损害,有血栓形成倾向或有栓塞性血管病史者禁用或慎用。

【禁忌证】(1)尿道手术后出血的病人慎用。

(2)有血栓形成倾向或过去有血管栓塞者忌用。

(3)肾功能不全者慎用。

【注意事项】(1)本品排泄快,需持续给药,否则难以维持稳定的有效血浓度。

(2)链激酶或尿激酶的作用可被氨基己酸对抗,故前者过量时亦可使用氨基己酸对抗。

(3)本品不能阻止小动脉出血,术中有活动性动脉出血,仍需结扎止血。

(4)使用避孕药或雌激素的妇女,服用氨基己酸时可增加血栓形成的倾向。

【孕妇及哺乳期妇女用药】因本品易形成血栓和心、肝、肾功能损害,孕妇慎用。

【药物相互作用】(1)本品即刻止血作用较差,对急性大出血宜与其他止血药物配伍应用。

(2)本品不宜与止血敏混合注射。

【贮藏】密闭,在干燥处保存。

【有效期】12 个月。

第十一章 促凝血药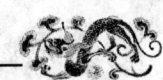

氨甲苯酸 Aminomethylbenzoic Acid Injection

【商品名】氨甲苯酸注射液。

【成分】对氨甲基苯甲酸-水合物。

【性状】本品为无色澄明液体。

【药理毒理】本品为促凝血药。血循环中存在各种纤溶酶(原)的天然拮抗物,如抗纤溶酶素等。正常情况下,血液中抗纤溶物质活性比纤溶物质活性高很多倍,所以不致发生纤溶性出血。但这些拮抗物不能阻滞已吸附在纤维蛋白网上的激活物(如尿激酶等)所激活而形成纤溶酶。纤溶酶是一种肽链内切酶,在中性环境中能裂解纤维蛋白(原)的精氨酸和赖氨酸肽链,形成纤维蛋白降解产物,并引起凝血块溶解出血。纤溶酶原通过其分子结构中的赖氨酸结合部位而特异性地吸附在纤维蛋白上,赖氨酸则可以竞争性地阻抑这种吸附作用,减少纤溶酶原的吸附率,从而减少纤溶酶原的激活程度,以减少出血。本品的立体构型与赖氨酸(1,5-二氨基己酸)相似,能竞争性阻抑纤溶酶原吸附在纤维蛋白网上,从而防止其激活,保护纤维蛋白不被纤溶酶降解而达到止血作用。

【适应证】本品主要用于因原发性纤维蛋白溶解过度所引起的出血,包括急性和慢性、局限性或全身性的高纤溶出血,后者常见于癌肿、白血病、妇产科意外、严重肝病出血等。

【用法用量】静脉注射或滴注,每次 0.1～0.3g,每日不超过 0.6g。

【不良反应】本品与 6-氨基己酸相比,抗纤溶活性强 5 倍。不良反应极少见。长期应用未见血栓形成,偶有头昏、头病、瞳部不适。有心肌梗死倾向者应慎用。

【注意事项】(1)应用本品患者要监护血栓形成并发症的可能性。对于有血栓形成倾向者(如急性心肌梗死)宜慎用。

(2)本品一般不单独用于弥散性血管内凝血所致的继发性纤溶性出血,以防进一步血栓形成,影响脏器功能,特别是急性肾衰竭。如有必要,应在肝素化的基础上才应用本品。

(3)如与其他凝血因子(如因子 IX)等合用,应警惕血栓形成。一般认为,在凝血因子使用后 8 小时再用本品较为妥善。

(4)由于本品可导致继发肾盂和输尿管凝血块

阻塞,血友病或肾盂实质病变发生大量血尿时要慎用。

(5)宫内死胎所致低纤维蛋白原血症出血,肝素治疗较本品为安全。

(6)慢性肾功能不全时用量酌减,给药后尿液浓度常较高。治疗前列腺手术出血时,用量也应减少。

【孕妇及哺乳期妇女用药】尚不明确。

【药物相互作用】与青霉素或尿激酶等溶栓剂有配伍禁忌;口服避孕药、雌激素或凝血酶原复合物浓缩剂与本品合用,有增加血栓形成的危险。

【规格】5ml:5mg;10ml:10mg。

【贮藏】密闭保存。

血凝酶　Hemocoagulase Atrox

【性状】本品为白色疏松的冻干粉末;无嗅,易溶于水。

【药理毒理】注射:1.0kU 注射用血凝酶 20 分钟后,测定健康成年人的出血时间会缩短至 1/2 或 1/3。这种止血能力可保持 2～3 天,本品具有止血功效,不影响血液中凝血酶含量,故不会导致血栓形成。

【适应证】用于需减少流血或止血的各种医疗情况下,如外科、内科、妇产科、眼科、耳鼻喉科、口腔科等临床科室的出血及出血性疾病。预防:手术前用药,可减少出血倾向,避免或减少手术及手术后出血。

【用法用量】静脉注射、肌肉注射,也可局部使用。成人:每次 1.0～2.0kU,紧急情况下,立即静脉注射 1.0kU,同时肌肉注射 1.0kU。各类外科手术:手术前 1 小时,肌肉注射 1.0kU,或手术前 15 分钟,静脉注射 1.0kU。手术后每日肌肉注射 1.0kU,连用 3 天,或遵医嘱。在用药期间,应注意观察病人的出、凝血时间。应防止用药过量,否则,疗效会下降。

【不良反应】不良反应发生率极低,偶见过敏样反应。如出现以上情况,可按一般抗过敏处理方法,给予抗组胺药或/和糖皮质激素及对症治疗。

【禁忌证】虽无关于血栓的报道,为安全起见,有血栓病史者禁用。对本品中任何成分过敏者禁用。

【注意事项】大、中动脉,大静脉受损的出血,必须首先用外科手术处理;弥漫性血管内凝血(DIC)导致的出血时慎用;血液中缺乏血小板或某些凝血因子时,宜在补充血小板、凝血因子或输注新鲜血液的基础上应用。使用本品期间,如出现任何不良反应事件和/或不良反应,请咨询医生。同时使用其他药品,请告知医生。请放置于儿童不能触及的地方。

【孕妇及哺乳期妇女用药】尚无关于怀孕期的研究,故除非紧急情况,一般不予使用。孕期未超过 3 个月的妇女不宜使用。

【药物相互作用】不能与无水乙醇、乙氧乙醇直接混合注射,否则可降低止血疗效。结合钙成分的物质(如 EDTA)会减弱本品疗效。

【规格】注射液:每支 0.5kU,1kU,2kU。

【贮藏】遮光、冷暗处保存。

酚磺乙胺　Etamsylate Injection

【商品名】酚磺乙胺注射液。

【成分】酚磺乙胺。

【性状】本品为无色或几乎无色的澄明液体。

【药理毒理】本品能使血管收缩,毛细血管通透性降低,也能增强血小板聚集性和黏附性,促进血小板释放凝血活性物质,缩短凝血时间,从而达到止血效果。

【适应证】止血药。可增强血小板功能,降低毛细血管通透性。用于防治各种手术前后的出血,也可用于血小板功能不良、血管脆性增加而引起的出血,如脑出血、胃肠道出血、泌尿道出血、眼底出血、齿龈出血、鼻出血、流行性出血热的出血、肺部疾患引起的大咯血、眼部前房出血等。

【用法用量】(1)肌内或静脉注射:每次 0.25～0.5g(0.5～1 支),每日 0.5～1.5g(1～3 支)。静脉滴注:每次 0.25～0.75g(0.5～1.5 支),每日 2～3 次,稀释后滴注。

(2)预防手术后出血:术前 15～30 分钟静滴或肌注 0.25～0.5g(0.5～1 支),必要时 2 小时后再注射 0.25g(0.5 支)。

【不良反应】本品毒性低,可有恶心、头痛、皮疹、暂时性低血压等。偶有静脉注射后发生过敏性休克的报道。

【禁忌证】尚不明确。

【注意事项】本品可与维生素 K 注射液混合使用,但不可与氨基己酸注射液混合使用。

【孕妇及哺乳期妇女用药】尚不明确。

【药物相互作用】右旋糖酐抑制血小板聚集,延长出血及凝血时间,理论上与本品呈拮抗作用。

【规格】注射液:每支 0.25g(2ml);0.5g(5ml);1.0g(5ml)。

【贮藏】遮光,密闭保存。

【包装】低硼硅玻璃安瓿。

醋甘氨酸乙二胺 Ethylenediamine Diaceturate

【药理毒理】本品能促进纤维蛋白原变为变为纤维蛋白,并能促使血小板释放凝血活性物质,加速血液凝固。

【适应证】用于消化道出血、眼鼻出血、妇科出血、痔疮出血、外科出血等。

【用法用量】肌内注射,每次 200mg,每日 1～2 次。静脉注射,每次 200～400mg,每日 1～2 次,以 25％葡萄糖注射液 20ml 稀释后注射。静脉滴注,每次 20～600mg,以 5％葡萄糖注射液 250～500ml 稀释应用。

【规格】注射液:每支 200mg(2ml)。

卡巴克络 Carbazochrome

【性状】本品为糖衣片,除去糖衣后显橙色或橙红色。

【药理毒理】为肾上腺素的氧化衍生物,无拟肾上腺素作用,因此不影响血压和心率,但能增强毛细血管对损伤的抵抗力,稳定血管及其周围组织中的酸性黏多糖,降低毛细血管的通透性,增强受损毛细血管端的回缩作用,使血块不易从管壁脱落,从而缩短止血时间,但不影响凝血过程。

【适应证】适用于因毛细血管损伤及通透性增加所致的出血,如鼻出血、视网膜出血、咯血、胃肠出血、血尿、痔疮及子宫出血等。也可用于血小板减少性紫癜,但止血效果不太理想。

【用法用量】口服,每次 2.5～5.0mg,每日 3 次。

【不良反应】本品毒性低,可产生水杨酸样反应,如恶心、呕吐、头晕、耳鸣、视力减退等。对癫痫病人可引起异常脑电活动。

【禁忌证】对水杨酸过敏者禁用。有癫痫史及精神病史的患者慎用。

【孕妇及哺乳期妇女用药】尚不明确。

【药物相互作用】抗组胺药、抗胆碱药的扩血管作用可影响本品的止血效果,如合并用药应加大本品剂量。

人凝血因子Ⅷ Lyophilized Human Coagulation Factor Ⅷ

【商品名】冻干人凝血因子Ⅷ。

【成分】人凝血因子Ⅷ。

【性状】本品为乳白色疏松体,重溶后溶液澄清或带轻微乳光。

【药理毒理】在内源性血凝过程中,凝血因子Ⅷ作为一辅因子,在 Ca^{2+} 和磷脂存在下,与激活的凝血因子Ⅸ参与凝血因子Ⅹ的激活凝血酶原,形成凝血酶,从而使凝血过程正常进行。输用每公斤体重 1U 的人凝血因子Ⅷ,可使循环血液中的因子Ⅷ水平增加 2％～2.5％。

【适应证】本品对缺乏人凝血因子Ⅷ所致的凝血机能障碍具有纠正作用,主要用于防治甲型血友病和获得性凝血因子Ⅷ缺乏而致的出血症状及该类病人的手术出血治疗。

【用法用量】用法:本品专供静脉输注,应在临床医师的严格监督下使用。用前应先以 25～37℃ 灭菌注射用水或 5％葡萄糖注射液按瓶签的标示量注入瓶内(制品刚从冰箱取出或在冬季温度较低时应特别注意使制品温度升高到 25～37℃,然后进行溶解,否则易析出沉淀),轻轻摇动,使制品完全溶解(注意勿使产生泡沫),然后用带有滤网装置的输血器进行静脉滴注,滴注速度一般以每分钟 60 滴左右为宜。制品溶解后应立即使用,并在 1 小时内输完,不得放置。

用量:给药剂量必须参照体重、是否存在抑制物、出血的严重程度等因素。下列公式可用于计算剂量:所需因子Ⅷ单位(U)/次＝0.5×患者体重(kg)×需提升的因子Ⅷ活性水平(正常的％)。例如,所需因子Ⅷ单位(U)/次＝0.5×50(kg)×30(％)＝750U。一般推荐剂量如下:

(1)轻度至中度出血:单一剂量 10～15U/kg 体

重,将因子Ⅷ水平提高到正常人水平的20%～30%。

(2)较严重出血或小手术:需将因子Ⅷ水平提高到正常人水平的30%～50%,通常首次剂量15～25U/kg体重。如需要,每隔8～12小时给予维持剂量10～15U/kg体重。

(3)大出血:危急生命的出血如口腔、泌尿道及中枢神经系统出血或重要器官如颈、喉、腹膜后,髂腰肌附近的出血:首次剂量40U/kg体重,然后每隔8～12小时给予维持剂量20～25U/kg体重。疗程需由医生决定。

(4)手术:只有当凝血因子Ⅷ抑制物水平无异常增高时,方可考虑择期手术。手术开始时血液中因子Ⅷ浓度需达到正常水平的60%～120%。通常在术前按30～40U/kg体重给药。术后4天内因子Ⅷ最低应保持在正常水平的60%,接下去的4天减至40%。

(5)获得性因子Ⅷ抑制物增多症:应给予大剂量的凝血因子Ⅷ,一般超过治疗血友病患者所需剂量1倍以上。

【不良反应】不良反应包括寒战、恶心、头晕或头痛,这些症状通常是暂时的。有可能发生过敏反应。

【注意事项】(1)大量反复输入本品时,应注意出现过敏反应、溶血反应及肺水肿的可能性,对有心脏病的患者尤应注意。

(2)本品溶解后,一般为澄清略带乳光的溶液,允许微量细小蛋白颗粒存在,为此用于输注的输血器必须带有滤网装置;但如发现有大块不溶物时,则不可使用。

(3)本品对于因缺乏因子Ⅸ所致的乙型血友病,或因缺乏因子Ⅺ所致的丙型血友病均无疗效,故在用前应确诊患者系属于因子Ⅷ缺乏,方可使用本品。

(4)本品不得用于静脉外的注射途径。

(5)本品一旦被溶解后应立即使用。未用完部分必须弃去。

【孕妇及哺乳期妇女用药】目前尚无凝血因子Ⅷ对动物生殖影响的研究,也不清楚因子Ⅷ用于孕妇是否会对胎儿造成损害或影响生育能力。人凝血因子Ⅷ制剂仅在必需的情况下才给孕妇使用。

【药物相互作用】应单独输注,不可与其他药物合用。

【规格】50U/瓶、100U/瓶、200U/瓶、250U/瓶、300U/瓶、400U/瓶、500U/瓶、1000U/瓶。

【贮藏】严格置于8℃以下,避光保存。

重组人血小板生成素　Recombinant Human Thrombopoietin

【性状】本品为无色澄明液体,无肉眼可见不溶物。

【药理毒理】血小板生成素(thrombopoietin,TPO)是刺激巨核细胞生长及分化的内源性细胞因子,对巨核细胞生成的各阶段均有刺激作用,包括前体细胞的增殖和多倍体巨核细胞的发育及成熟,从而升高血小板数目。重组人血小板生成素(rhTPO)是利用基因重组技术由中国仓鼠卵巢细胞表达,经提纯制成的全长糖基化血小板生成素,与内源性血小板生成素具有相似的升高血小板的药理作用。

【适应证】本品适用于治疗实体瘤化疗后所致的血小板减少症,适用对象为血小板低于$50\times10^9/L$且医生认为有必要升高血小板治疗的患者。

【用法用量】本品应在临床医师指导下使用。具体用法、剂量和疗程因病而异,推荐剂量和方法如下:

恶性实体肿瘤化疗时,预计药物剂量可能引起血小板减少及诱发出血且需要升高小板时,可于给药结束后6～24小时皮下注射本品,剂量为每日每公斤体重300U,每日1次,连续应用14天;用药过程中待血小板计数恢复至$100\times10^9/L$以上,或血小板计数绝对值升高≥$50\times10^9/L$时即应停用。当化疗中伴发白细胞严重减少或出现贫血时,本品可分别与重组人粒细胞集落刺激因子(rhG-CSF)或重组人红细胞生成素(rhEPO)合并使用。

【禁忌证】(1)对本品成分过敏者。

(2)严重心、脑血管疾病者。

(3)患有其他血液高凝状疾病者,近期发生血栓病者。

(4)合并严重感染者,宜控制感染后再使用本品。

【孕妇及哺乳期妇女用药】对孕妇及哺乳期妇

女的用药安全性尚未确立,故原则上不宜应用。

重组人白介素-11 Recombinant Human Interlaken-11 for Injection, rhIL-11

【商品名】注射用重组人白介素-11。

【成分】本品活性成分为重组人白介素-11。

【药理毒理】本品是应用基因重组技术生产的一种促血小板生长因子,可直接刺激骨髓造血干细胞和巨核细胞的增殖,诱导巨核细胞的成熟分化,增加体内血小板的生成,从而提高血液血小板计数,而血小板功能无明显改善。临床前研究表明,体内应用本品后发育成熟的巨核细胞在超微结构上完全正常,生成的血小板的形态、功能和寿命也均正常。

【适应证】本品用于实体瘤和白血病放、化疗后血小板减少症的预防和治疗及其他原因引起的血小板减少症的治疗。

【用法用量】推荐本品应用剂量为 $25\mu g/kg$,于化疗结束后 24~48 小时起或发生血小板减少症后皮下注射,每日 1 次,疗程一般为 7~14 天。轻度血小板减少症剂量可调整为 $12.5\mu g/kg$。血小板计数恢复后应及时停药。

【不良反应】除了化疗本身的不良反应外,重组人 IL-11 的大部分不良反应均为轻至中度,且停药后均能迅速消退。国外临床试验中发生率高于安慰剂对照组的不忍受反应包括水肿、头痛、发热、心悸、心动过速、房颤、恶心呕吐、眩晕、失眠、呼吸困难、皮疹、结膜充血,偶见用药后一过性视力模糊。

【禁忌证】对白介素-11 及本品中其他成分过敏者禁用。

【注意事项】(1)肿瘤化疗病人应在化疗后使用,不宜在化疗前或化疗中使用。

(2)使用本品过程中应定期检查血象(一般隔日 1 次),注意血小板数值的变化,在血小板升至 $100\times 10^9/L$ 时应及时停药。

(3)器质性心脏病患者,尤其充血性心衰及心房纤颤、心房扑动病史的患者慎用。

(4)使用期间应注意毛细血管渗漏综合征的监测,如体重增加、浮肿、浆膜腔积液等。

(5)本品仅供医嘱或在医生指导下使用。

【孕妇及哺乳期妇女用药】对妊娠期妇女目前尚没有合适的临床对照试验。因此,除非临床意义超过对胎儿潜在危险,妊娠期一般不宜使用。尚不能确定重组人白介素-11 是否可以从母乳中分泌,因此哺乳期妇女应慎重使用。

【规格】600 万 U(0.75mg)/支。

云南白药

【成分】三七、独脚莲等。

【性状】本品为胶囊剂,内容物为灰黄色至浅棕黄色的粉末;具特异性香气,略感清凉,并有麻舌感。

【药理毒理】经系统药效实验证实,云南白药具有:

(1)镇痛作用:可减少醋酸所致小鼠扭体次数,提高电刺激的小鼠痛阈值。

(2)抗炎消肿:可抑制大鼠蛋清性足爪肿胀和甲醛性慢性关节炎。

(3)止血:可促进家兔体外血小板聚集,收缩血管,缩短凝血时间。

【适应证】止血化瘀,活血止痛,解毒消肿。用于跌打损伤、瘀血肿痛、吐血、咯血、便血、痔疮、崩漏下血、疮疡肿毒、软组织挫伤、闭合性骨折、支气管扩张及肺结核咯血、溃疡病出血、皮肤感染性疾病。

【用法用量】刀、枪、跌打诸伤,无论轻重。出血者用温开水进服;瘀血肿痛与未流血者用酒送服;妇科各症,用酒送服;但月经过多、红崩,用温开水送服。毒疮初起,服 0.25g,另取药粉用酒调匀,敷患处,如已化脓,只需内服,其他内出血各症均可内服。口服,每次 1~2 粒,每日 4 次(2~5 岁按 1/4 剂量服用;5~12 岁按 1/2 剂量服用)。凡遇较重的跌打损伤可先服保险子 1 粒,轻伤及其他病症不必服用。

【不良反应】偶有过敏反应。

【禁忌证】对云南白药过敏者忌用。

【注意事项】孕妇忌用。过敏体质者慎用。酒精过敏者禁用。

【孕妇及哺乳期妇女用药】孕妇忌用。

【贮藏】密封,置阴凉处。

甲萘氢醌 Menadiol Diacetate Tablets

【商品名】醋酸甲萘氢醌片。

【性状】本品为糖衣片,除去糖衣后显白色或微黄色。

【药理毒理】维生素 K 是肝脏合成凝血因子 Ⅱ、Ⅶ、Ⅸ、Ⅹ 所必需的物质,维生素 K 缺乏可引起这些凝血因子合成障碍,临床可见出血倾向及凝血酶原时间延长,通常称这些因子为维生素 K 依赖性凝血因子。维生素 K 促使因子 Ⅱ、Ⅶ、Ⅸ、Ⅹ 合成的确切机制尚未阐明。天然的维生素 K 有维生素 K_1、维生素 K_2,为脂溶性,其吸收有赖于胆汁的正常分泌。人工合成的维生素 K 有维生素 K_3、维生素 K_4,前者为亚硫酸氢钠甲萘醌,后者为乙酰甲萘醌,为水溶性,其吸收不需要胆汁的存在。

【适应证】维生素类药。主要适用于维生素 K 缺乏所致的凝血障碍性疾病,如肠道吸收不良所致维生素 K 缺乏。各种原因所致的阻塞性黄疸、慢性溃疡性结肠炎、慢性胰腺炎和广泛小肠切除后肠道吸收功能减低;长期应用抗生素可导致体内维生素 K 缺乏,广谱抗生素或肠道灭菌药可杀灭或抑制正常肠道内的细菌群落,致使肠道内细菌合成的维生素减少;双香豆素等抗凝剂的分子结构与维生素 K 相似,在体内干扰其代谢,使环氧叶绿醌不能被还原成维生素 K,使体内的维生素 K 不能发挥其作用,造成与维生素 K 缺乏相类似的后果。

【用法用量】口服,每次 2～4mg(1～2 片),每日 3 次。

【不良反应】口服后可引起恶心、呕吐等胃肠道反应。严重肝病患者慎用。

【注意事项】(1)下列情况应用时应注意:①葡萄糖-6-磷酸脱氢酶缺陷者,补给维生素 K 时应特别谨慎;②肝功能损害时,维生素 K 的疗效不明显,凝血酶原时间极少恢复正常,如盲目使用大量维生素 K 治疗,反而加重肝脏损害;③肝素引起的出血倾向及凝血酶原时间延长,用维生素 K 治疗无效。

(2)用药期间应定期测定凝血酶原时间以调整维生素 K 的用量及给药次数。

(3)当患者因维生素 K 依赖因子缺乏而发生严重出血时,维生素 K 往往来不及在短时间即生效,可先静脉输注凝血酶原复合物、血浆或新鲜血。

(4)肠道吸收不良患者,以采用注射途径给药为宜。

【药物相互作用】口服抗凝剂如双香豆素类可干扰维生素 K 的代谢。两药同用,作用相互抵消。水杨酸类、磺胺类、奎尼丁等也均可影响维生素 K 的效应。

维生素 K_1　Vitamin K_1 Injection

【商品名】维生素 K_1 注射液。

【成分】本品主要成分为维生素 K_1。

【性状】本品为黄色的液体。

【药理毒理】本品为维生素类药,可使凝血酶原(Ⅱ因子)及其他凝血因子、Ⅷ因子、Ⅸ因子和Ⅹ因子的前体物质羧化后转变成凝血酶原及相应因子。当血液中的凝血酶原及其他凝血因子缺乏时,血液的凝固就出现迟缓,这时给以维生素 K_1 就可促进肝脏合成Ⅱ因子、Ⅷ因子、Ⅸ因子及Ⅹ因子,以达到较快止血的作用。

【适应证】(1)各种原因引起的维生素 K 依赖性凝血因子过低导致的凝血障碍。

(2)中度梗阻性黄疸(胆、胰疾病)等伴有凝血功能改变及其他出血性疾病。

【用法用量】(1)低凝血酶原血症:肌内或深部皮下注射,每次 10mg(1 支),每日 1～2 次,24 小时内总量不超过 40mg(4 支)。

(2)预防新生儿出血:可于分娩前 12～24 小时给母亲肌注或缓慢静注 2～5mg;也可在新生儿出生后肌内或皮下注射 0.5～1mg,8 小时后可重复。

(3)本品用于重症患者静注时给药速度不应超过 1mg/分钟。

【不良反应】偶见过敏反应。静注过快超过 5mg/分钟,可引起面部潮红、出汗、支气管痉挛、心动过速、低血压等,曾有快速静脉注射致死的报道。肌注可引起局部红肿和疼痛。新生儿应用本品后可能出现高胆红素血症、黄疸和溶血性贫血。

【禁忌证】严重肝脏疾患或肝功不良者禁用。

【注意事项】(1)有肝功能损伤的患者,本品的疗效不明显,盲目加量可加重肝损伤。

(2)本品对肝素引起的出血倾向无效。外伤出血无必要使用本品。

(3)本品用于静脉注射宜缓慢,给药速度不应超过 1mg/分钟。

(4)本品应避免冻结,如有油滴析出或分层则不宜使用,但可在避光条件下加热至 70～80℃,振摇使其自然冷却,如澄明度正常则仍可继续使用。

【孕妇及哺乳期妇女用药】本品可通过胎盘,故对临产孕妇应尽量避免使用。

【药物相互作用】本品与苯妥英钠混合2小时后可出现颗粒沉淀,与维生素C、维生素B_{12}、右旋糖酐混合易出现混浊。与双香豆素类口服抗凝剂合用,作用相互抵消。水杨酸类、磺胺、奎宁、奎尼丁等也影响维生素K_1的效果。

凝血质　Thromboplastin

【适应证】用于各种出血、止血。

【用法用量】肌注,每次7.5～15mg,每日1～2次。局部止血时可湿敷。

【禁忌证】有血栓形成的患者忌用。

【注意事项】肌注以前要摇匀。不可静注(可引起血栓形成)。

【规格】注射液:15mg(2ml)。

【贮藏】密闭,在凉暗处保存。

氨甲环酸　Tranexamic Acid

【性状】本品为无色的澄明溶液。

【药理毒理】纤溶现象与机体在生理或病理状态下的纤维蛋白分解、血管通透性增加等有关,也与纤溶引起的机体反应、各种出现血症状及变态反应等的发生发展及治愈相关联。本品可抑制该种纤溶酶的作用,而显示止血、抗变态反应、消炎效果。抗纤维蛋白溶解的作用氨甲环酸能和纤溶酶原上的纤维蛋白亲和部位的赖氨酸结合部位(LBS)强烈吸附,阻抑了纤溶酸,纤溶酸原与纤维蛋白结合,从而强烈地抑制了由纤溶酶所致纤维蛋白分解。另外,在血清中巨球蛋白等抗纤溶酶的存在下,氨甲环酸抗纤溶作用更加明显,止血作用更加显著。止血作用异常亢进的纤溶酶将会引起血小板的凝集抑制及凝固因子的分解,轻度的亢进首先导致纤维蛋白的分解,因而考虑在一般出血时,氨甲环酸可阻抑纤维蛋白分解而起到止血作用。抗变态反应、消炎作用氨甲环酸可抑制引起血管渗透性增强,变态反应及炎症性病变的凝肽及其他活性肽的产生(豚、大鼠)。

【适应证】本品主要用于急性或慢性、局限性或全身性原发性纤维蛋白溶解亢进所致的各种出血。

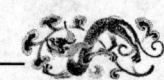

弥散性血管内凝血所致的继发性高纤溶状态,在未肝素化前,一般不用本品。

【用法用量】静脉滴注,一般成年人每次0.25～0.5g,必要时可每日1～2g,分1～2次给药。根据年龄和症状可适当增减剂量或遵医嘱。为防止手术前后出血,可参考上述剂量;为治疗原发性纤维蛋白溶解所致出血,剂量可酌情加大。

【不良反应】本品不良反应较6-氨基己酸为少。偶有药物过量所致颅内血栓形成和出血;尚有腹泻、恶心及呕吐;较少见的有经期不适(经期血液凝固所致)。由于本品可进入脑脊液,注射后可有视力模糊、头痛、头晕、疲乏等中枢神经系统症状,特别与注射速度有关,但很少见。必须持续应用本品较久者,应做眼科检查监护(如视力测验、视觉、视野和眼底)。

【禁忌证】对本品任何成分过敏者禁用。

【注意事项】应用本品患者要监护血栓形成并发症的可能性,对于有血栓形成倾向者(如急性心肌梗死),宜慎用。本品可导致继发性肾盂肾炎和输尿管凝血块阻塞,故血友病或肾盂实质病变发生大量血尿时要慎用。与其他凝血因子(如因子Ⅸ)等合用,应警惕血栓形成,一般认为在凝血因子使用后8小时再用本品较为妥当。本品一般不单独用于弥散性血管内凝血所致的继发性纤溶性出血,以防进一步血栓形成,影响脏器功能,特别是急性肾衰竭时,如有必要,应在肝素化的基础上才应用本品。宫内死胎所致的低纤维蛋白原血症出血,肝素治疗较本品安全。慢性肾功能不全时,用量应酌减,因给药后尿液中药物浓度常较高。治疗前列腺手术出血时,本品用量也应减少。

【孕妇及哺乳期妇女用药】尚不明确。

【药物相互作用】与青霉素或尿激酶激素等中溶栓剂有配伍禁用。与口服避孕药、雌激素或凝血酶原复合物浓缩剂合用,有增加血栓形成的危险。

鱼精蛋白　Protamine Sulfate Injection

【商品名】硫酸鱼精蛋白注射液。

【性状】本品为无色澄明液体。

【药理毒理】本品具有强碱性基团,在体内可与强酸性的肝素结合,形成稳定的复合物。这种直接拮抗作用使肝素失去抗凝活性。肝素与抗凝血酶

Ⅲ结合,加强其对凝血酶的抑制作用。个别实验证实,本品可分解肝素与抗凝血酶Ⅲ的结合,从而消除其抗凝作用。本品尚具有轻度抗凝血酶原激酶作用,但临床一般不用于对抗非肝素所致抗凝作用。

【适应证】抗肝素药。用于因注射肝素过量所引起的出血。

【用法用量】静注:抗肝素过量,用量与最后1次肝素使用量相当(1mg 硫酸鱼精蛋白可中和100U 肝素)。每次不超过 5ml(50mg)。

缓慢静注:一般以每分钟 0.5ml 的速度静注,在 10 分钟内注入量以不超过 50mg 为度。由于本品自身具有抗凝作用,因此 2 小时内(即本品作用有效持续时间内)不宜超过 100mg。除非另有确凿依据,不得加大剂量。

【不良反应】(1)本品可引起心动过缓、胸闷、呼吸困难及血压降低,大多因静注过快所致,系药物直接作用于心肌或周围血管扩张引起;也有肺动脉高压或高血压的报道。

(2)注射后有恶心、呕吐、面红潮热及倦怠,如作用短暂,无需治疗。

(3)偶有过敏。

【禁忌证】对本品过敏者禁用。

【注意事项】(1)本品易破坏,口服无效。严禁与碱性物质接触。

(2)静脉注射速度过快可致热感、皮肤发红、低血压心动过缓等。

(3)注射器具不能带有碱性。

(4)本品过敏反应少,但对鱼类过敏者应用时应注意。

【孕妇及哺乳期妇女用药】有关孕妇及哺乳期妇女使用本品的资料少,孕妇及哺乳期妇女慎用。

【药物相互作用】碱性药物可使其失去活性。

【规格】5ml:50mg;10ml:100mg。

【贮藏】密闭,在凉暗处保存。

吸收性明胶海绵　Absorbable Gelatin Sponge

【性状】本品为白色或微黄色、质轻软而多孔的海绵状物,具吸水性;虽经较重的揉搓,不致崩碎。本品在水中不溶。

【药理毒理】具有大面积吸水表面,吸水量可达本品体积的 30 倍以上,将整个海绵贴敷于创伤表面,可以吸入比本身重量大数倍的血流量的血液,并像一个铸模似的使血液在其内凝固。本品本身则可在 4~6 周内被机体吸收,因此可以留置体腔内或创腔内。与组织接触不产生过分的瘢痕组织及不良的纤维化反应。

【适应证】用于软组织和实质性脏器的创面渗血、创伤急救止血、内脏出血及手术时的出血等。

【用法用量】将渗血拭净,立即用干燥本品贴敷创面,再用干纱布加以压迫,即可止血。

【注意事项】本品不能控制动脉和静脉出血,禁用于耳和眼部手术,在吸收过程中可能有轻微的炎症反应。

【规格】灭菌片状小块,规格为 2cm×2cm×0.5cm、6cm×2cm×0.5cm、6cm×6cm×1cm、8cm×6cm×0.5cm。

氧化纤维素　Cellulose Oxide

【商品名】氧化再生纤维素。

【药理毒理】本品由于表面粗糙,能促进血小板破裂,也有人认为本品的局部止血作用则由纤维素中的羧基与血浆中 Ca^{2+} 形成交联键成为凝胶状血块,堵塞破损血管而止血;亦有人认为本品并不参与正常生理性凝血机制,但当其与血液接触时则纤维素即转变为红棕色或黑色的明胶块物,帮助血凝块形成。据称氧化再生纤维素对革兰阳性菌及革兰阴性菌,也包括需氧菌与厌氧菌,具有广潜杀菌作用。

【适应证】本品用于手术不能缝合或结扎的中度出血;可用于腹部、泌尿道、乳房、甲状腺、妇科、口腔等许多部位手术;扁桃体切除、拔牙、口腔外科等手术中用于暂时性填塞创面,以防止继发性出血。本品在应用时,不要缠绕在血管周围,以免发生瘢痕收缩,影响血流。

【用法用量】先清洁伤口,然后将本品贴敷于出血部位,稍压至止血为止。用量大小视出血伤口大小及出血程度而定。

【注意事项】本品禁用于骨科手术,因其能延迟骨痂形成,并有形成囊肿的可能,亦不作表面敷料用,因其能抑制表皮细胞生长。本品虽未证实对胎儿有致畸的潜在危险,但孕妇仍应慎用。用前检查本品是否干燥,受潮会影响止血效果。本品不能与凝血酶合用,因其酸性会使凝血酶失活。亦不应于使用本品前,用硝酸银或其他腐蚀性化学制剂。

【规格】(1)氧化纤维素:织成纱布垫,76cm×76cm,8层。小拭子(棉花型),5.1cm×2.5cm×2.5cm。纱布条型,12.7cm×1.3cm,4层;45.7cm×5.1cm,4层;1.4cm×13cm,4层。

(2)氧化再生纤维素:织成布条,1.3cm×5.1cm;5.1cm×7.6cm;10.2cm×20.3cm;5.1cm×35.6cm;2.5cm×2.5cm;7.6cm×10.2cm。

醛基纤维素　Aldocellulose

【药理毒理】本品有局部止血作用。

【适应证】用于创伤及手术出血部位的压迫止血。

【用法用量】先清洗伤口,然后将经消毒灭菌后的本品贴敷于出血处创面,稍稍加压至止血即可。

【规格】制剂:灭菌片状织物。

凝血酶原复合物　Lyophilized Human Prothrombin Complex Concetrate

【商品名】冻干人凝血酶原复合物。

【成分】凝血因子Ⅱ、Ⅶ、Ⅸ、Ⅹ。

【性状】本品为白色或灰绿色疏松体。重溶后为淡黄色或淡蓝色或黄绿色澄明液体。

【药理毒理】本品含有维生素K依赖的在肝脏合成的四种凝血因子Ⅱ、Ⅶ、Ⅸ、Ⅹ。维生素K缺乏和严重肝脏疾患均可造成这4种因子的缺乏。而上述任何一种因子的缺乏都可导致凝血障碍。输注本品能提高血液中凝血因子Ⅱ、Ⅶ、Ⅸ、Ⅹ的浓度。

【适应证】本品主要用于治疗先天性和获得性凝血因子Ⅱ、Ⅶ、Ⅸ、Ⅹ缺乏症。包括:①凝血因子Ⅱ、Ⅶ、Ⅸ、Ⅹ缺乏症,包括乙型血友病;②抗凝剂过量、维生素K缺乏症;③因肝病导致的凝血机制紊乱;④各种原因所致的凝血酶原时间延长而拟作外科手术患者;⑤治疗已产生因子Ⅷ抑制物的甲型血友病患者的出血症状;⑥逆转香豆素类抗凝剂诱导的出血。

【用法用量】用法:(1)本品专供静脉输注,应在临床医师的严格监督下使用。

(2)用前应先将本品和灭菌注射用水或5%葡萄糖注射液预温至20~25℃,按瓶签标示量注入预温的灭菌注射用水或5%葡萄糖注射液,轻轻转动直至本品完全溶解(注意勿使产生很多泡沫)。

(3)可用氯化钠注射液或5%葡萄糖注射液稀释成50~100ml,然后用带有滤网装置的输血器进行静脉滴注。滴注速度开始要缓慢,15分钟后稍加快滴注速度,一般每瓶200血浆当量单位(PE)在30~60分钟滴完。

(4)滴注时,医师要随时注意使用情况,若发现弥散性血管内凝血或血栓的临床症状和体征,要立即终止使用。并用肝素拮抗。

用量:(1)使用剂量随因子缺乏程度而异,一般每千克体重输注10~20血浆当量单位,以后凝血因子Ⅷ缺乏者每隔6~8小时,凝血因子Ⅸ缺乏者每隔24小时,凝血因子Ⅱ和凝血因子Ⅹ缺乏者,每隔24~48小时,可减少或酌情减少剂量输用,一般历时2~3天。

(2)在出血量较大或大手术时,可根据病情适当增加剂量。

(3)凝血酶原时间延长患者如拟作脾切除者,要先于手术前用药,术中和术后根据病情决定。

【不良反应】一般无不良反应,快速滴注时可引起发热、潮红、头疼等副反应,减缓或停止滴注,上述症状即可消失。

【禁忌证】在严格控制适应证的情况下,无已知禁忌证。

【注意事项】(1)除肝病出血患者外,一般在用药前应确诊患者是缺乏凝血因子Ⅱ、Ⅶ、Ⅸ、Ⅹ,方能对症下药。

(2)本品不得用于静脉外的注射途径。

(3)瓶子破裂、超过有效期、溶解后出现摇不散沉淀等不可使用。

【孕妇及哺乳期妇女用药】应慎重。如有必要,应用时应在医师指导和严密观察下使用。

【药物相互作用】不可与其他药物合用。

【规　格】100PE/瓶、200PE/瓶、300PE/瓶、400PE/瓶、1000PE/瓶。

【贮藏】8℃以下避光保存。

【有效期】2年。

依替巴肽 Eptifibatide

【作用机制】依替巴肽通过与血小板膜上GPⅡb/Ⅲa受体结合,占据了其上的结合位点,使血小板GPⅡb/Ⅲa受体不能与纤维蛋白原结合,从而抑制了血小板聚集。由于依替巴肽阻滞了血小板聚集的最后共同途径,具有抗血小板作用强、起效快、不良反应少等优点。

【临床应用】该药对不稳定型心绞痛、非Q波型心肌梗死、冠脉介入治疗前等患者有改善预后的作用。

(戚 超 邢秀华 田秋林)

第十二章　溶栓、抗凝、抗血小板药

第一节　溶栓药与降低纤维蛋白原药

注射用尿激酶　Urokinase for Injection
【商品名】洛欣,尿激酶。
【成分】本品为从健康人新鲜尿中提取的一种激活纤维蛋白溶酶原的酶,或从人肾组织培养中获得的一种酶蛋白。由分子量分别为 33000(LMW-tcu-PA)和 54000(HMW-tcu-PA)两部分组成。加适量稳定剂和赋形剂的无菌冻干品。
【性状】注射用尿激酶为白色或类白色无定形粉末,由分子量分别为 33000 和 54000 两部分物质组成,溶于水,每毫克酶蛋白的尿激酶活性应不低于 70000U。
【药理毒理】本品直接作用于内源性纤维蛋白溶解系统,能催化裂解纤溶酶原成纤溶酶,后者不仅能降解纤维蛋白凝块,亦能降解血循环中的纤维蛋白原、凝血因子V和凝血因子Ⅷ等,从而发挥溶栓作用。本品对新形成的血栓起效快、效果好。本品还能提高血管 ADP 酶活性,抑制 ADP 诱导的血小板聚集,预防血栓形成。本品在静脉滴注后,患者体内纤溶酶活性明显提高;停药几小时后,纤溶酶活性恢复原水平。但血浆纤维蛋白或纤维蛋白原水平的降低,以及它们的降解产物的增加可持续 12~24 小时。本品显示溶栓效应与药物剂量、给药的时间窗明显的相关性。本品毒性很低,小鼠静脉注射半数致死量>100 万 U/kg。亦无明显抗原性、致畸性、致癌性和致突变性。临床应用罕有过敏反应报道。但是,鉴于本品增加纤溶酶活性,降低血循环中的未结合型纤溶酶原和与纤维蛋白结合的纤溶酶原,可能出现严重的出血危险。
【药代动力学】本品在人体内药代动力学特点尚未完全阐明。本品静脉给予后经肝脏快速清除,血浆半衰期≤20 分钟。少量药物经胆汁和尿液排出。肝硬化等肝功能受损者其半衰期延长。
【适应证】本品主要用于血栓栓塞性疾病的溶栓治疗。包括急性广泛性肺栓塞、胸痛 6~12 小时内的冠状动脉栓塞和心肌梗死、症状短于 3~6 小时的急性期脑血管栓塞、视网膜动脉栓塞和其他外周动脉栓塞症状严重的髂-股静脉血栓形成者,也用于人工心瓣手术后预防血栓形成,保持血管插管和胸腔及心包腔引流管的通畅等。溶栓的疗效均需后继的肝素抗凝加以维持。
【用法用量】本品临用前应以注射用灭菌生理盐水或 5%葡萄糖溶液配制。
(1)肺栓塞:初次剂量 4400U/kg 体重,以生理盐水或 5%葡萄糖溶液配制,以每小时 90ml 速度在 10 分钟内滴完;其后以每小时 4400U 的给药速度,连续静脉滴注 2 小时或 12 小时。肺栓塞时,也可按每公斤体重 15000U 生理盐水配制后肺动脉内注入;必要时,可根据情况调整剂量,间隔 24 小时重复 1 次,最多使用 3 次。
(2)心肌梗死:建议以生理盐水配制后,按每分钟 6000U 速度冠状动脉内连续滴注 2 小时,滴注前应先行静脉给予肝素 2500~10000U。也可将本品 200 万~300 万 U 配制后静脉滴注,45~90 分钟滴完。
(3)外周动脉血栓:以生理盐水配制本品(浓度 2500U/ml),每分钟 4000U 速度经导管注入血凝块。每 2 小时夹闭导管 1 次;可调整滴入速度为每分钟 1000U,直至血块溶解。

(4)防治心脏瓣膜替换术后的血栓形成:血栓形成是心脏瓣膜术后最常见的并发症之一。可用本品4400U/kg,生理盐水配制后10~15分钟滴完。然后以每小时4400U/kg静脉滴注维持。当瓣膜功能正常后,即停止用药;如用药24小时仍无效或发生严重出血倾向,应停药。

(5)脓胸或心包积脓:常用抗生素和脓液引流术治疗。引流管常因纤维蛋白形成凝块而阻塞引流管。此时可于胸腔或心包腔内注入灭菌注射用水配制(5000U/ml)的本品10000~250000U。既可保持引流管通畅,又可防止胸膜或心包粘连或形成心包缩窄。

(6)眼科应用:用于溶解眼内出血引起的前房血凝块,使血块崩解,有利于手术取出。常用量为5000U用2ml生理盐水配制冲洗前房。

【不良反应】本品临床最常见的不良反应是出血倾向。以注射或穿刺局部血肿最为常见。其次为组织内出血,发生率5%~11%,多轻微,严重者可致脑出血。本品用于冠状动脉再通溶栓时,常伴随血管再通后出现房性或室性心律失常,发生率高达70%以上。需严密进行心电监护。本品抗原性小,体外和皮内注射均未检测到诱导抗体生成。因此,过敏反应发生率极低。但有报告,曾用链激酶治疗的病人使用本品后少数人引发支气管痉挛、皮疹和发热。

【禁忌证】下列情况的病人禁用本品:急性内脏出血、急性颅内出血、陈旧性脑梗死、近2个月内进行过颅内或脊髓内外科手术、颅内肿瘤、动静脉畸形或动脉瘤、出血倾向、严重难控制的高血压患者。相对禁忌证包括延长的心肺复苏术、严重高血压、近4周内的外伤、3周内手术或组织穿刺、妊娠、分娩后10天、活跃性溃疡病。

【注意事项】(1)应用本品前,应对病人进行红细胞压积、血小板记数、凝血酶时间(TT)、凝血酶原时间(PT)、激活的部分凝血致活酶时间(APTT)测定。TT和APTT应小于2倍延长的范围内。

(2)用药期间应密切观察病人反应,如脉率、体温、呼吸频率和血压、出血倾向等,至少每4小时记录1次。

(3)静脉给药时,要求穿刺一次成功,以避免局部出血或血肿。

(4)动脉穿刺给药时,给药毕,应在穿刺局部加压至少30分钟,并用无菌绷带和敷料加压包扎,以免出血。

(5)下述情况使用本品会使所冒风险增大,应权衡利弊后慎用本品:①近10天内分娩、进行过组织活检、静脉穿刺、大手术的病人及严重胃肠道出血病人;②极有可能出现左心血栓的病人,如二尖瓣狭窄伴心房纤颤;③亚急性细菌性心内膜炎患者;④继发于肝肾疾病而有出血倾向或凝血障碍的病人;⑤孕娠妇女、脑血管病患者和糖尿病性出血性视网膜病患者。

【孕妇及哺乳期妇女用药】动物实验显示,本品1000倍于人用量对雌性小鼠和大鼠生殖能力及胎儿均无损伤。长期用药无致癌性报道。尚未见有严格对照组在孕娠妇女中用药的报道。因此,除非急需用本品,否则孕妇不用。本品能否从乳汁中排泄尚无报道。因此,哺乳期妇女慎用本品。

【儿童用药】本品在儿童中应用的安全性和有效性尚未见报道。

【老年用药】本品在老年患者中应用的安全性和有效性尚未见确切报道。但年龄>70岁者慎用。

【药物过量】本品静脉给予一般每分钟达2500U方有明显疗效。成人总用药量不宜超过300万U。溶栓药效必然伴有一定出血风险。一旦出现出血症应立即停药,按出血情况和血液丧失情况补充新鲜全血,纤维蛋白原血浆水平<100mg/dl伴出血倾向者应补充新鲜冷冻血浆或冷沉淀物,不宜用右旋糖酐羟乙基淀粉。氨基己酸的解救作用尚无报道,但可在紧急情况下使用。

【药物相互作用】本品与其他药物的相互作用尚无报道。鉴于本品为溶栓药,因此,影响血小板功能的药物,如阿司匹林、吲哚美辛、保太松等不宜合用。肝素和口服抗凝血药不宜与大剂量本品同时使用,以免增加出血危险。

【剂型规格】注射剂。注射用尿激酶为灭菌冻干制剂,每安瓿含250000U的尿激酶活性,25mg甘露醇、250mg人白蛋白和50mg氯化钠。注射剂(冻干):50万U/瓶。

【贮藏】冻干粉制剂在4~10℃保存。已配制的注射液在室温下(25℃)8小时内使用;冰箱内(2~5℃)可保存48小时。

【包装】10瓶/盒,西林瓶装。
【有效期】2年。

链激酶 Streptokinase

【商品名】链球菌激酶,溶栓酶。

【适应证】用于深静脉血栓形成、周围动脉血栓形成或血栓栓塞、血管外科手术后的血栓形成、肺栓塞、新鲜心肌梗死、中央视网膜动静脉血栓形成等。

【用法用量】(1)给药前半小时,先肌注异丙嗪25mg,静注地塞米松2.5～5mg或氢化可的松25～50mg,以预防不良反应(出血倾向、感冒样寒战、发热等)。

(2)初导剂量:将本品50万U溶于100ml等渗盐水或5%葡萄糖溶液中,静滴(30分钟左右滴注完毕)。

(3)维持剂量:将本品60万U溶于250～500ml的5%葡萄糖溶液中,加入氢化可的松25～50mg或地塞米松1.25～2.5mg,静滴6小时,保持每小时10万U水平。按此疗法每日4次,24小时不间断,直至血栓溶解或病情不再发展为止。疗程根据病情而定,视网膜血管栓塞一般用药12～24小时,新鲜心肌梗死用药18～20小时,周围动静脉血栓用药3天左右,至多5～6天。慢性动脉阻塞用药时间较长,但不宜超过6～7天。

(4)治疗结束时,可用低分子右旋糖酐作为过渡,以防血栓再度形成。

(5)儿童的初导剂量,应根据抗链激酶值的高低而定,维持剂量根据血容量换算,保持在每小时每毫升血容量20U的水平。

【注意事项】(1)人体常受链球菌感染,故体内常有链激酶(即溶栓酶的抗体)存在,使用时必须先给以足够的链激酶初导剂量将抗体中和。新近患有链球菌感染的病人,体内链激酶抗体含量较高,在使用本品前,应先测定抗链激酶值,如>100万U,即不宜应用本品治疗。链球菌感染和亚急性心内膜炎病人禁用。

(2)主要并发症是出血,一般为注射部位出现血肿,无需停药,可继续治疗。严重出血者可给予10%氨基酸20～50ml,以对抗溶栓酶的作用,更严重者可补充纤维蛋白原或全血。在使用本品过程中,应尽量避免肌注及动脉穿刺,因可能引起血肿。

(3)新做外科手术者为相对禁忌,原则上3天内不得使用本品,但若发生急性栓塞必须紧急治疗时,亦可考虑应用高剂量(高剂量可减少出血机会),需严密注意手术部位的出血。

(4)怀孕6周内、产前2周内和产后3天内,在使用本品以前,必须充分估计到出血危险。有慢性胃溃疡、新近空洞型肺结核、严重肝病伴有出血倾向者,亦均应慎用。出血性疾病禁用。

(5)用过抗凝血药如肝素的病人,在用本品前,可用鱼精蛋白硫酸盐中和。若系双香豆素类抗凝血药,则应测定凝血状况,待正常后,方可使用本品。

(6)用本品少数病人可能有发热、寒战、头痛、不适等症状,可给予解热镇痛药对症处理。

(7)注入速度太快时,有可能引起过敏反应,故需给予异丙嗪、地塞米松等以预防其发生。

(8)本品溶解时,不可剧烈振荡,以免使活力降低。溶液在55℃左右可保持12小时,室温下要即时应用,放置稍久即可能使活力减弱。

(9)因是一种酶制剂,许多化学品如蛋白质沉淀剂、生物碱、消毒灭菌剂,都会使其活力降低,故不宜配伍使用。

【规格】注射用冻干溶栓酶剂:每支10万U、15万U、20万U、30万U。

注射用重组链激酶 Recombinant Streptokinase for Injection

【商品名】思凯通,国大欣通,海贝克栓。

【成分】重组链激酶。

【性状】本品为白色冻干粉末。

【药理毒理】注射用重组链激酶的成分为重组链激酶,重组链激酶与纤溶酶原以1:1分子比结合成复合物,然后把纤溶酶原激活成纤溶酶,纤溶酶催化血栓主要基质纤维蛋白水解,从而使血栓溶解,血管再通;同时重组链激酶的溶栓作用因纤维蛋白的存在而增强。因此,重组链激酶能有效特异地溶解血栓或血块,能治疗以血栓形成为主要病理变化的疾病。

【药代动力学】静脉给药,进入体内后迅速分布全身,15分钟后主要34%分布在肝、12%分布在肾、7.3%分布在胃肠,在血浆中的浓度呈指数衰减。从血浆中的消除有快慢两个时相,半衰期分别为5～30分钟和83分钟,主要从肝脏经胆道排出,仍保留生物活性。

【适应证】急性心肌梗死、肺栓塞、深部静脉血栓、急性或亚急性外周动脉血栓和慢性动脉阻塞和眼部中央动脉、静脉阻塞等血栓性疾病。

【用法用量】急性心肌梗死静脉溶栓治疗:一般推荐本品150万U溶解于5%葡萄糖100ml,静脉滴注1小时。急性心肌梗死溶栓治疗应尽早开始,争取发病12小时内开始治疗。对于特殊病人(如体重过低或明显超重),医生可根据具体情况适当增减剂量(按2万U/kg体重计)。负荷量25万U,静注30分钟,随后以每小时10万U持续静滴24小时。链激酶具有抗原性,故用药前需肌注苯海拉明或地塞米松,以防止过敏反应。

【不良反应】(1)发热、寒战、恶心、呕吐、肩背痛、过敏性皮疹;本品静脉滴注时可发生低血压,如血压下降应减慢滴注速度;过敏性休克罕见。轻度过敏反应不必中断治疗,重度过敏反应需立即停止静滴。过敏反应可用抗组胺药物或激素处理。

(2)出血,穿刺部位出血,皮肤瘀斑,胃肠道、泌尿道或呼吸道出血;重组链激酶用于急性心肌梗死溶栓治疗时,脑出血的发生率为0.1%～0.3%。大出血时可用6-氨基己酸,输新鲜血浆或全血。

(3)其他反应,本品用于急性心肌梗死溶栓治疗时可出现再灌注心律失常,偶见缓慢心律失常、加速性室性自搏性心率、室性早搏或室颤等;偶可引起溶血性贫血、黄疸及GPT升高;溶栓后可发生继发性栓塞,如肺栓塞、脑栓塞或胆固醇栓塞等。

【禁忌证】(1)2周内有出血、手术、外伤史、心肺复苏或不能实施压迫止血的血管穿刺等患者禁用。

(2)近2周内有溃疡出血病史、食管静脉曲张、溃疡性结肠炎或出血性视网膜病变患者。

(3)未控制的高血压,血压＞180mmHg/110mmHg以上或不能排除主动脉夹层动脉瘤患者。

(4)凝血障碍及出血性疾病患者。

(5)严重肝肾功能障碍患者。

(6)二尖瓣狭窄合并心房颤动伴左房血栓者(溶栓后可能发生脑栓塞)、感染性心内膜炎患者。

(7)妊娠期妇女。

(8)对链激酶过敏患者。

【注意事项】(1)本品应严格在临床医师的指导下用药。

(2)急性心肌梗死溶栓治疗应尽早开始,争取发病12小时内开始治疗。

(3)本品使用前用5%葡萄糖溶液溶解,溶解液应在4～6小时内使用。

(4)用链激酶后5天至12个月内不能用重组链激酶。

(5)用本品治疗血管再通后,发生再梗死,可用其他溶栓药。

【孕妇及哺乳期妇女用药】禁用。

【儿童用药】尚未见报道。

【老年用药】尚不清楚。

【药物相互作用】与阿司匹林同用治疗急性心肌梗死具有良好的效果。同时,事先使用抗凝剂或右旋糖酐,可增加出血危险。

【药物过量】如使用药物过量,易发生出血,如出血量过大时,可用6-氨基己酸止血,输新鲜血浆或全血。

【规格】冻干粉针剂:10万U/瓶、50万U/瓶、150U/瓶。

【包装】3瓶/盒,冻干西林瓶,丁基胶塞,铝塑盖包装。

【贮藏】2～8℃保存。

重组组织型纤溶酶原激活剂 Actilyse, Recombinant Human Plasmlnogen, rt-PA

【商品名】栓体舒,阿太普酶,阿替普酶,爱通立,艾通立,Alteplase。

【成分】本药含重组组织型纤溶酶原激活剂和注射用水。

【性状】本品为白色冻干粉末。

本品属于天然的血栓选择性纤维蛋白溶酶原激活剂。通过基因重组技术生产的组织型纤维蛋白原激活剂(t-PA),为重组型纤溶酶原激活剂(rt-PA)。t-PA主要存在于血管内皮和组织的丝氨酸蛋白酶,属于天然的血栓选择性纤维蛋白溶酶原激活剂。目前已通过基因重组技术生产大量的t-PA,

即重组型纤溶酶原激活剂（recombinant t-PA, rt-PA）。

【药代动力学】本品在肝脏中能迅速被消除，血浆半衰期约5分钟，这意味着20分钟后，血浆中本品的含量不到最初值的10%。周边室的残留量，其β半衰期为40分钟。本品也可被血液中纤溶酶原激活剂抑制物-I（PAI-I）所灭活。由于不同个体的肝血流量不同，PAI-I也不同，所以本品的血浆浓度个体差异较大。可从血循环中迅速清除，主要经肝脏代谢（血浆清除率550～680ml/分钟）。在鼠和南美猴的亚急性毒理研究中，除大剂量使用会增加出血危险外未发现其他副作用。致突变试验中未发现有致突变倾向。

【药理作用】t-PA对纤维蛋白溶酶原的亲和力低，而对纤维蛋白的亲和力较高，故能选择性地和血栓表面的纤维蛋白结合。t-PA和纤维蛋白结合形式的复合物则对纤维蛋白溶酶原有很高的亲和力。纤维蛋白溶酶原通过其终端的赖氨酸与此复合物结合而产生一个环状的三联复合体，在局部有效地使纤维蛋白溶酶原转变为纤维蛋白溶酶，从而使血栓溶解。因此，t-PA注入血液后，几乎不影响循环血液中的纤维蛋白溶解系统，不产生全身纤维蛋白溶解状态。

【适应证】（1）急性缺血性脑血管病：①静脉溶栓药物和剂量　t-PA 10mg溶入生理盐水20ml，1分钟静脉推注，之后t-P 40mg溶入100ml生理盐水中，半小时内静脉滴注完毕。若症状无改善，根据病人个体差异，30～50mg溶入生理盐水100ml内，1小时内静滴完毕；②颈动脉溶栓（intra carotid fibrinolysis：ICF）治疗　t-PA 20mg溶入生理盐水40ml中，使用微量泵泵入，20分钟内完毕。最大剂量60mg；③局部动脉内溶栓（local intra-arterial fibrinolysis：LIF）　rt-PA 20mg溶于40ml生理盐水中20分钟注入，DSA示血管未再通时可重复2～3次，累及剂量最大rt-PA为60mg。

（2）急性心肌梗死：①静脉内溶栓　一般先静注8～15mg，继之以0.75mg/kg静滴30～40分钟，再以0.5mg/kg静滴60分钟，总量宜控制在50～100mg，超过150mg，出血的危险性明显增大；②冠脉内溶栓　一般以每分钟0.2～0.4mg的速度注入，总量不超过20mg，冠脉再通率为85%。

(3) 血流不稳定的急性大面积肺栓塞：应在2小时内给予100mg。最常用的给药方法为：10mg在1～2分钟内静脉推注，90mg在2小时内静脉滴注。

【禁忌证】与其他溶栓剂相同。

（1）不可用于有高危出血倾向者：①已知出血体质、口服华法林抗凝血药患者；②目前或近期有严重的或危险出血；③有脑卒中史或中枢神经系统病变，如肿瘤、动脉瘤、颅内或椎管内手术；④视网膜出血如糖尿病（视觉障碍可能提示视网膜出血）；⑤最近10天内，曾进行有创的心外按压；⑥分娩；⑦非压力性血管穿刺（如锁骨下或颈静脉穿刺）；⑧严重的未控制的高血压；⑨细菌性心内膜炎、心包炎；⑩急性胰腺炎；⑪最近3个月有胃肠道溃疡史、食管静脉曲张、动脉瘤、动脉/静脉畸形史；⑫出血倾向的肿瘤；⑬严重的肝病，包括肝功能衰竭、肝硬变、门静脉高血压（食管静脉曲张）及活动性肝炎；⑭最近10天内，有严重的创伤或大手术。

（2）治疗缺血性脑卒中时，需增加以下禁忌证：①有颅内出血的历史或迹象；②怀疑蛛网膜下出血；③脑卒中发作时伴随癫痫发作；④已有脑卒中历史或近3个月内头部严重创伤史；⑤脑卒中发作后48小时内使用肝素且aPTT时间延长；⑥血小板计数<10万/mm³。

【用法用量】应在2小时内给予100mg。最常用的给药方法为：10mg在1～2分钟内静脉推注，90mg在2小时内静脉滴注。体重不足65kg的患者，给药总剂量不应超过1.5mg/kg。

本品在使用前应先用附带的稀释剂临时配制，无菌条件下将一小瓶内干粉用一小瓶注射用水溶解为1mg/ml的浓度静脉给予，配制的溶液可用灭菌生理盐水进一步稀释至最小浓度0.2mg/ml，但不能继续使用注射用水或用碳水化合物注射液（如葡萄糖）作进一步稀释。本品不应与其他药物混合，既不能用于同一输液瓶，也不能应用同一输液管道（肝素亦不可以）。

【不良反应】主要不良反应为出血，严重脑出血可能致命；其次为消化道出血和局部出血。一旦发生出血，应立即停止用药。本品无特殊拮抗剂，可采用对症治疗。70岁以上患者，有出血倾向者，近3个月内患消化性溃疡病者，主动脉瘤患者，收缩压>26.7kPa及舒张压>14.7kPa的原发性高血压患者,外伤或近2周内做过手术者,近6个月内发生中风者,不明原因心绞痛发作者,视力障碍者,恶性肿瘤、细菌性心内膜炎、孕期及分娩14天以内的患者均禁用。

【注意事项】(1)慎重权衡预期治疗收益和可能出现的危险,特别是对于以下患者:较小的、近期损伤如活组织检查、主要血管的穿刺、肌肉注射、心脏复苏按摩及在禁忌证中未曾提及的出血倾向。

(2)用量不应超过100mg,否则,颅内出血的发生率增高。重复用药经验有限。

(3)使用本品一般不引起过敏反应。如过敏反应发生,应停止滴注并给予相应的治疗。

(4)应避免使用硬质导管。

(5)在治疗急性缺血性脑梗死时,应仔细权衡预期治疗收益和以下可能出现的危险:①颅内出血的危险性增加(必须有能对颅内出血给予及时诊断和治疗的相应设备的保障下,才能用本品治疗缺血性脑卒中);②高龄患者(年龄75岁以上)和/或房颤患者致残性脑卒中或死亡的危险性增加;③临床确诊的严重脑卒中患者(如《国立健康研究所卒中量表》NIHSS评分≥24);④CT扫描发现较大梗死(如脑中动脉梗死面积超过1/3,团块占位现象,中线位移等),其致残性脑卒中或死亡和/或中度至重度颅内出血的危险性增加;⑤近期未使用口服抗凝剂或肝素的患者,应测定各项凝血参数,抽血后,在得到各凝血参数前先给予治疗者,如果发现PT>15秒或APTT延长,则应停止滴注本品。与其他溶栓治疗药联合用药时,该药应酌减用量。

【孕妇及哺乳期妇女用药】妊娠期使用的经验非常有限,对于危及生命的疾病,应权衡利益与潜在危险。静脉给予药理上的有效剂量对妊娠动物无致畸作用。每天按超过3mg/kg给药,可诱发兔胚胎毒性反应(胚胎死亡,迟滞发育)。剂量超过每日10mg/kg,对大鼠围产期或生殖参数没有影响。

【药物相互作用】同时使用香豆素类衍生物、血小板聚集抑制剂、肝素和其他影响凝血药物可增加出血的危险。

【临床评价】可以有效地溶解血栓,同时不易出血。但是价格昂贵,目前临床应用不广。

【制剂规格】注射剂(粉):20mg;30mg;50mg。1瓶/盒。

【贮藏】25℃以下环境中避光保存。已配制的溶液在冰箱内存放勿超过24小时,25℃以下可存放8小时。

【有效期】2年。

注射用重组人组织纤维蛋白溶酶原激活剂(rt-PA) Recombinant Human Tissue Plasminogen Activator for Injection(rt-PA)

【商品名】爱通立®(Actilyse®)。

【成分】活性成分:注射用阿替普酶。辅料:精氨酸、磷酸、吐温80及注射用水。

【性状】白色至类白色冻干粉末,无嗅。

【药理毒理】在大鼠和南美猴的亚急性毒理研究中,未发现其他预期之外的不良反应。致突变试验中未发现有致突变倾向。

药理学特性:本品的活性成分是一种糖蛋白,可直接激活纤溶酶原转化为纤溶酶。当静脉给予时,本品在循环系统中表现出相对非活性状态。一旦与纤维蛋白结合后,本品被激活,诱导纤溶酶原转化为纤溶酶,导致纤维蛋白降解,血块溶解。

心肌梗死的研究:在一项入选了40000多例急性心肌梗死患者的研究(GUSTO)中,治疗组给予本品100mg 90分钟滴注,静脉滴注肝素辅助治疗,30天死亡率为6.3%;对照组予以150万U链激酶60分钟滴注,辅以皮下或静滴肝素对比,其30天死亡率为7.3%。同时本品治疗的患者溶栓后60分钟和90分钟的血管再通率高于链激酶治疗的患者,在180分钟及以后时间的血管再通率两组没有差异。

与未经溶栓疗法的患者相比,本品治疗的患者总体心室功能及局部心肌壁运动功能受损较轻。一项安慰剂对照试验(LATE)表明,发病后6~12小时内给予治疗,经本品100mg 3小时治疗的患者30天死亡率比对照组低。对于某些出现明显心肌梗死症状的病例,发病后24小时内的溶栓治疗也有益处。

肺栓塞的研究:急性大面积肺栓塞伴血流动力学不稳定的患者使用本品溶栓,可迅速缩小血栓,并降低肺动脉压。无死亡率的资料。

急性缺血性脑卒中的研究:在两项美国试验(NINDS A/B)中,与安慰剂相比,使用本品预后良好(无功能缺陷或轻微功能缺陷)的患者比例明显增高。在2项欧洲试验和另外1项美国试验中未能证实上述发现,然而在这后3项试验中,大部分患者未能在脑卒中发作的3小时内接受治疗。随后的分析表明,在脑卒中发作3小时内接受本品治疗的疗效是肯定的。尽管严重的和致命性的颅内出血的风险增高,但与安慰剂相比,预后良好的差值为14.9%(95%可信区间为8.1%~21.7%)。此数据无法给出关于治疗对死亡率影响的确切结论。然而总体来说,如果在卒中症状发作的3小时内给予本品且遵循本说明书描述的各注意事项,应用本品的收益还是大于可能的风险的。

随后进行的对所有临床数据的分析显示,与症状发作3小时内就给予本品治疗的患者相比,在症状发作3小时后(3~6小时)才接受本品治疗的患者疗效差,而且风险增高,这导致其收益/风险比值落在原来0~3小时内可接受的值以外。

由于本品具有纤维蛋白相对特异性,100mg的本品可能导致循环中纤维蛋白原在4小时内减少至60%左右,但一般24小时后可恢复到80%以上。4小时后纤溶酶原和α-2-抗纤溶酶分别减少至20%和35%左右,24小时后可恢复到80%以上。只有少数患者出现明显的较长时间的循环纤维蛋白原水平下降。

【药代动力学】本品可从血循环中迅速清除,主要经肝脏代谢(血浆清除率550~680ml/分钟)。相对血浆半衰期($t_{1/2}\alpha$)是4~5分钟。这意味着20分钟后,血浆中本品的含量不到最初值的10%。周边室的残留量,其β半衰期约为40分钟。

【适应证】(1)急性心肌梗死:对于症状发生6小时以内的患者,采取90分钟加速给药法(参见【用法用量】)。对于症状发生6~12小时以内的患者,采取3小时给药法(参见【用法用量】)。

本品已被证实可降低急性心肌梗死患者30天死亡率。

(2)血流不稳定的急性大面积肺栓塞:可能的情况下应借助客观手段明确诊断,如肺血管造影或非侵入性手段如肺扫描等。尚无证据显示,对与肺栓塞相关的死亡率和晚期发病率有积极作用。

(3)急性缺血性脑卒中:必须预先经过恰当的影像学检查排除颅内出血之后,在急性缺血性脑卒中症状发作后的3小时内进行治疗。

【规格】20mg包装盒内有一个含20mg活性成分(干粉总重933mg)的小瓶及一个内装20ml注射用水的注射用小瓶。

50mg包装盒内有一个含50mg活性成分(干粉总重2333mg)的小瓶及一个内装50ml注射用水的注射用小瓶。

【用法用量】应在症状发生后尽快给药。按以下指导剂量给药。

无菌条件下将一小瓶爱通立干粉(10mg、20mg或50mg)用注射用水溶解为1mg/ml或2mg/ml的浓度。

使用爱通立20mg或50mg包装中的移液套管完成上述溶解操作。如果是爱通立10mg,则使用注射器。

爱通立规格	10mg	50mg
终浓度为		
a)1mg/ml		50
b)2mg/ml		25

配制好的溶液应通过静脉给药。配制的溶液可用灭菌生理盐水(0.9%)进一步稀释至0.2mg/ml的最小浓度。

(1)心肌梗死

A. 对于在症状发生在6小时以内的患者,采取90分钟加速给药法。

终浓度	1mg/ml	2mg/ml
15mg 静脉推注	15ml	7.5ml
随后30分钟持续静脉滴注50mg	50ml	25ml
剩余的35mg 60分钟持续静脉滴注,直至最大剂量达100mg	35ml	17.5ml

体重在65kg以下的患者,给药总剂量应按体重调整。

终浓度	1mg/ml	2mg/ml
15mg 静脉推注	15ml	7.5ml
然后按0.75mg/kg体重的剂量持续静脉滴注30分钟(最大剂量50mg)	0.75ml/kg	0.375ml/kg

续表

剩余的按 0.5mg/kg 体重的剂量持续静脉滴注 60 分钟（最大剂量 35mg）	0.5ml/kg	0.25ml/kg

B. 对于症状发生在 6～12 小时以内的患者，采取 3 小时给药法。

终浓度	1mg/ml	2mg/ml
10mg 静脉推注	10ml	5ml
其后 1 小时持续静脉滴注 50mg	50ml	25ml
剩余剂量每 30 分钟静脉滴注 10mg，至 3 小时末滴完，最大剂量为 100mg	10ml/30 分钟	5ml/30 分钟

体重在 65kg 以下的患者，给药总剂量不应超过 1.5mg/kg。

本品最大剂量为 100mg。

辅助治疗：症状发生后尽快给予阿司匹林，并在心肌梗死发生后第 1 个月内持续给药。推荐剂量为 160～300mg/d。

同时给予肝素 24 小时或更长时间（加速给药法中至少应伴随给药 48 小时）。建议在溶栓治疗前静脉注射 5000U，继之以 1000U/h 持续静脉滴注。肝素剂量应根据反复测定的 aPTT 值调整，aPTT 值应为用药前的 1.5～2.5 倍。

(2) 肺栓塞：本品 100mg 应持续 2 小时静脉滴注。最常用的给药方法为：

终浓度	1mg/ml	2mg/ml
10mg 在 1～2 分钟内静脉推注	10ml	5ml
90mg 在随后 2 小时持续静脉滴注	90ml	45ml

体重不足 65kg 的患者，给药总剂量不应超过 1.5ml/kg。

辅助治疗：静滴本品后，当 aPPT 值低于正常上限 2 倍时，应给予（或再次给予）肝素。静滴肝素剂量应根据 aPTT 值调整，aPTT 值应为用药前的 1.5～2.5 倍。

(3) 急性缺血性脑卒中：治疗必须由神经科医师进行（参见【禁忌证】和【注意事项】）。推荐剂量为 0.9mg/kg（最大剂量为 90mg），总剂量的 10% 先从静脉推入，剩余剂量在随后 60 分钟持续静脉滴注。治疗应在症状发作后的 3 小时内开始。

辅助治疗：在症状发生的最初 24 小时内，此治疗方案与肝素和阿司匹林合用的安全性及有效性尚未进行系统研究。在本品治疗后的 24 小时以内应避免使用阿司匹林或静脉给予肝素。若给予肝素以防治其他症状（如防止深静脉栓塞发生），则剂量不得超过 10000U，并由皮下注射给药。

【不良反应】使用本品后的最常见不良反应是出血，导致红细胞比积和/或血红蛋白下降。与溶栓治疗相关的出血可分成 2 种类型：表面出血，常为穿刺部位或血管损伤处出血；内出血，为胃肠道、泌尿生殖道、后腹膜、中枢神经系统或实质脏器出血。

死亡和永久残疾的报告见于发生卒中（包括颅内出血）和其他严重出血事件的患者。以下不良反应（根据 MedDRA 系统脏器分类列表）是在与爱通立治疗可能有关的不良事件报告基础上获得（以下所列不良事件的发生频率得自于一项 8299 例患者使用爱通立治疗心肌梗死的临床研究）。

胆固醇结晶栓塞形成的分类未见于临床试验人群，而基于自发性报告数据所得。

临床试验中，因肺栓塞和脑卒中（治疗时间窗：发作后 0～3 小时）而入选接受治疗的患者数量远少于上述因心肌梗死而入选的患者数量。因此，与来自大样本的心肌梗死研究的数据相比，那些数据缺乏明显差异可能是因样本较小所致。

除了治疗脑卒中时发生的颅内出血和治疗心肌梗死时发生的再灌注后心律失常，没有医学依据能够假设爱通立在治疗肺栓塞和急性缺血性脑卒中时的副作用与其治疗心肌梗死时所发生的副作用在数量和程度上有所不同。

很常见：>10%。

常见：>1% 但 ≤10%。

不常见：>0.1% 但 ≤1%。

罕见：>0.01% 但 ≤0.1%。

非常罕见：≤0.01%。

心血管系统异常：再灌注后心律失常，可能危及生命并需要常规抗心律失常治疗。

神经系统异常：颅内出血，以症状性脑内出血为主（可多至10%的患者）。但并未显示整体致残率或死亡率因此上升。

免疫系统异常：过敏样反应，通常为轻度，但在个别病例可危及生命。其表现可以是皮疹、荨麻疹、支气管痉挛、血管源性水肿、低血压、休克和其他与过敏反应有关的症状。一旦出现上述异常，应给予常规抗过敏治疗。在发生过敏样反应的患者中，有相对较大比例者同时服用血管紧张素转换酶抑制剂。目前尚不知晓确定的针对爱通立的过敏反应（IgE介导）。在极少数病例中曾观察到一过性、低滴度爱通立抗体形成，但无法确立与之相关的临床意义。

血管异常：出血；瘀斑；血栓栓塞，可导致相关脏器发生相应后果；实质脏器出血；胆固醇结晶栓塞，可导致相关器官发生相应后果；眼出血；呼吸、胸部与纵隔异常：鼻出血。

胃肠道异常：出血至胃肠道管腔内，恶心和呕吐也是心肌梗死发作时的症状；腹膜后出血，牙龈出血。

肾脏与尿道异常：泌尿生殖道出血。

全身和注射部位异常：体表出血，通常发生于穿刺处或血管损伤部位。

血压下降。体温升高。

需要手术和其他医学处理：需要输血。

在临床试验中，当根据临床常规治疗患者，亦即不行急诊左心导管插入术，则患者偶需输血。

如果有潜在的出血危险尤其是脑出血，则应停止溶栓治疗。因本品的半衰期短，对凝血系统影响轻微，所以一般不必给予凝血因子。大多数出血患者，可经中断溶栓和抗凝治疗、扩容及人工压迫损伤血管来控制出血。如在出血发生的4小时内已使用肝素，则应考虑使用鱼精蛋白。对于少数使用保守治疗无效的患者，可输注血制品，包括冷沉淀物、新鲜冻干血浆和血小板，每次使用后应做临床及实验室的再次评估。纤维蛋白原水平为1g/L时可输注冷沉淀物。抗纤维蛋白溶解剂可作为最后一种治疗选择。心肌梗死或肺栓塞患者可能会经历与疾病相关的其他不良事件如心力衰竭、再缺血、心绞痛、心跳停止、心源性休克、再梗死、瓣膜功能异常（如主动脉瓣破裂）和肺栓塞。在溶栓治疗中这些不良事件也曾有报道，可能有生命危险甚至导致死亡。

具有同类药理学活性物质的不良反应。

与其他溶栓剂相同，个别病例报道发生中枢神经系统事件（如惊厥），这些事件通常与发生的缺血性或出血性脑血管事件有关。

【禁忌证】本品不可用于有高危出血倾向者，如已知出血体质；口服抗凝血药，如华法林；目前或近期有严重的或危险的出血；已知有颅内出血史或疑有颅内出血；疑有蛛网膜下腔出血或处于因动脉瘤而导致蛛网膜下腔出血状态；有中枢神经系统病变史或创伤史（如肿瘤、动脉瘤及颅内或椎管内手术）；最近（10天内）曾进行有创的心外按压、分娩或非压力性血管穿刺（如锁骨下或颈静脉穿刺）；严重的未得到控制的动脉高血压；细菌性心内膜炎或心包炎；急性胰腺炎；最近3个月有胃肠溃疡史、食管静脉曲张、动脉瘤或动脉/静脉畸形史；出血倾向的肿瘤；严重的肝病，包括肝功能衰竭、肝硬变、门静脉高压（食管静脉曲张）及活动性肝炎；最近3个月内有严重的创伤或大手术。

治疗急性心肌梗死时的补充禁忌：有脑卒中史。

治疗急性肺栓塞时的补充禁忌：有脑卒中史。

治疗急性缺血性脑卒中时的补充禁忌：缺血性脑卒中症状发作已超过3小时尚未开始静脉滴注治疗或无法确知症状发作时间；开始静脉滴注治疗前神经学指征不足或症状迅速改善；经临床（NIH-SS>25）和/或影像学检查评定为严重脑卒中；脑卒中发作时伴随癫痫发作；CT扫描显示有颅内出血迹象；尽管CT扫描未显示异常，仍怀疑蛛网膜下腔出血；48小时内曾使用肝素且凝血酶原时间高于实验室正常值上限；有脑卒中史并伴有糖尿病；近3个月内有脑卒中发作；血小板计数低于$100×10^9$/L；收缩压高于185mmHg或舒张压高于110mmHg，或需要强力（静脉内用药）治疗手段以控制血压；血糖低于2.8mmol/L（50mg/dl）或高于22.2mmol/L（400mg/dl）。

【注意事项】(1)必须有足够的监测手段才能进行溶栓/纤维蛋白溶解治疗。只有经过适当培训且有溶栓治疗经验的医生才能使用本品，并且需有适当的设备来监测使用情况。建议在备有标准复苏装置和药物的地点使用爱通立进行治疗。

(2)老年患者颅内出血的危险增加,因此,对老年患者应仔细权衡使用本品的风险及收益。

(3)到目前为此,本品用于儿童的经验还很有限。

(4)如同其他所有溶栓剂,应该慎重权衡预期治疗收益和可能出现的危险,特别是对于以下患者:较小的近期损伤,如活组织检查、主要血管的穿刺、肌肉注射及心外按压;在禁忌证中未曾提及的出血倾向;避免使用硬质导管。

(5)治疗急性心肌梗死或治疗急性肺栓塞时的补充注意事项:①本品的用量不应超过100mg,否则颅内出血的发生率可能增高;②应确保本品的剂量遵从本说明书中"用法用量"的规定;③本品重复用药的经验有限,使用本品一般不引起过敏反应,如发生过敏样反应,应停止滴注本品并给予相应的治疗;④应该慎重权衡预期治疗收益和可能出现的危险,特别是对于收缩压高于160mmHg的患者。

(6)治疗缺血性脑卒中时的补充注意事项:特别注意只有神经专科已经过培训的且有经验的医师才能进行相应治疗。特殊注意事项,收益/风险比可能下降:与治疗其他适应证相比,本品用于急性缺血性脑卒中治疗时颅内出血的风险明显增加,因为出血主要发生在梗死部位。需特别注意以下情况:①所有禁忌证中包括的事项及所有可能增加出血风险的情况;②微小的尚无症状的脑动脉瘤;③预先经阿司匹林治疗且症状发生后没有及时给予本品治疗的患者可能有更大的脑出血的风险。在这种情况下,本品的用量不得超过0.9mg/kg(最大剂量90mg)。

(7)如果症状发生已超过3小时,则患者不得再用本品治疗(参见【禁忌证】),因为不良的收益/风险比值主要基于以下情况:①随着时间推移,预期的阳性治疗效果会下降;②预先经阿司匹林治疗的患者其死亡率增加;症状性出血的风险增加。

(8)临床经验证明应当在治疗过程中进行血压监测且需延长至24小时。如果收缩压超过180mmHg或舒张压高于105mmHg,建议进行静脉内抗高血压治疗。

(9)在有卒中史或其糖尿病未得到控制的患者,本品治疗的获益降低,但是这些患者仍然可以从治疗中受益。

(10)对于非常轻度的脑卒中患者,治疗风险超过收益(参见【禁忌证】)。

(11)对于非常严重的脑卒中患者,其脑出血风险和死亡率均增高(参见【禁忌证】),不得使用本品治疗。

(12)广泛性梗死的患者其预后不良的风险很高,包括可能出现严重出血和死亡。对这些患者,应仔细权衡收益/风险比。

(13)随着患者年龄增长、脑卒中严重性和血糖水平的增高,其预后良好的可能性下降而发生严重功能缺陷、死亡或脑出血的可能性增加,与治疗本身无关。年龄80岁以上,严重脑卒中(经临床诊断或影像学诊断)及血糖基础值<50mg/dl或>400mg/dl的患者不得使用本品治疗(参见【禁忌证】)。

(14)其他特殊注意事项:缺血部位的再灌注可诱发梗死区域的脑水肿。

由于可能导致出血风险增加,在本品溶栓后的24小时内不得使用血小板聚集抑制剂治疗。

【孕妇及哺乳期妇女用药】妊娠和哺乳妇女使用本品的经验非常有限。对于急性的危及生命的疾病,应权衡收益与潜在危险。

静脉给予药理上的有效剂量对妊娠动物无致畸作用。每天按超过3mg/kg体重给药,可诱发家兔胚胎毒性反应(胚胎死亡、发育迟滞)。剂量超过每日10mg/kg体重,对大鼠围产期发育或生殖参数没有影响。

目前尚不知晓爱通立是否能够泌入乳汁。

【儿童用药】目前,18岁以下患者使用本品的经验还很有限。

【老年用药】参见【注意事项】。

【药物相互作用】在应用本品治疗前、治疗同时或治疗后24小时内使用香豆素类衍生物、口服抗凝剂、血小板聚集抑制剂、普通肝素、低分子肝素和其他影响凝血的药物可增加出血危险(参见【禁忌证】)。同时使用血管紧张素转换酶抑制剂可能增加过敏样反应的危险。在出现此反应的患者中,有大部分患者正在同时使用血管紧张素转换酶抑制剂的治疗。

【药物过量】尽管本品具有相对纤维蛋白特异

性,但过量后仍会出现显著的纤维蛋白原及其他凝血因子的减少。大多数情况下,停用本品治疗后,生理性再生足以补充这些因子。然而,如发生严重的出血,建议输入新鲜冻干血浆或新鲜全血,如有必要可使用合成的抗纤维蛋白溶解剂。

【配伍禁忌】配制的溶液可用灭菌生理盐水(0.9%)按1∶5稀释。但是不能继续使用注射用水或用碳水化合物注射液如葡萄糖对配制的溶液作进一步稀释。

本品不能与其他药物混合,既不能用于同一输液瓶,也不能应用同一输液管道(肝素亦不可以)。

【贮藏】保存于原始包装中。避光,低于25℃贮存。溶液配制后,推荐立即使用。

已经证实配制好的溶液能够在2～8℃保持稳定24小时,勿冷冻。请存放于儿童伸手不及处!

【包装】无色玻璃瓶。(1)20mg包装盒内有一个含20mg活性成分(干粉总重933mg)的小瓶,一个内装20ml注射用水的注射用小瓶及一个移液套管。

(2)50mg包装盒内有一个含50mg活性成分(干粉总重2333mg)的小瓶,一个内装50ml注射用水的注射用小瓶及一个移液套管。

【有效期】36个月。

【生产企业】企业名称:Boehringer Ingelheim Pharma GmbH & Co. KG。

阿替普酶 Alteplase for Injection

【商品名】爱通立。

【药理毒理】本品是一种糖蛋白,可激活纤溶酶原成为纤溶酶。当静脉使用时,本品在循环系统中只有与纤维蛋白结合才表现出活性,其纤维蛋白亲和性很高。当和纤维蛋白结合后,本品被激活,诱导纤溶酶原成为纤溶酶,溶解血块,但对整个凝血系统各组分的系统性作用是轻微的,因而出血倾向小,本品不具抗原性,所以可以重复使用。

【适应证】(1)用于急性心肌梗死的溶栓治疗。

(2)用于血流不稳定的急性大面积肺栓塞的溶栓治疗。

(3)用于急性缺血性脑卒中的溶栓治疗时,必须在脑梗死症状发生的3小时内进行治疗,且需经影像检查(如CT扫描)排除颅内出血的可能。

【用法用量】本品在使用前应先用附带的稀释剂临时配制,浓度为1mg/ml。也可用等量的生理盐水或5%葡萄糖液进一步稀释成0.5mg/ml溶液。静脉输注:成人总量为100mg,开始第1小时静滴60mg(开始1～2分钟可先静注6～10mg),第2小时和第3小时再分别静滴20mg。如体重＜65kg者,总量为1.25mg/kg,按上述方法在3小时内滴完。当剂量＞150mg时,颅内出血的危险增加,不宜采用。用本品治疗的病人早期使用肝素并不能使梗死的血管通畅,因此肝素的使用应推迟到本品治疗后90～120分钟。

【不良反应】本品不良反应较少。可有凝血障碍和出血、血细胞比容及血红蛋白降低、注射部位出血。偶见心律失常、体温升高。罕见血压下降、颅内出血、腹膜后出血、便血、血尿等。

【禁忌证】70岁以上老人、出血性疾病、近3个月患消化性溃疡者、2周内进行过手术、口服抗凝药者、主动脉瘤患者、高血压患者、近期内发生过中风等应禁用或慎用。

【注意事项】本品无抗原性,可重复给药。大剂量长时间给予本品,可逆转血循环中的抑制机制,而致全身性纤维蛋白原溶解。用药期间应严密观察病人,一旦发生不良反应或意外,及时抢救处理。

【规格包装】50mg/支;20mg/支。1支/盒。

【贮藏】密闭保存。

注射用瑞替普酶 Reteplase(rPA) for Injection

【商品名】派通欣。

【成分】瑞替普酶。

【性状】本品为白色或类白色冻干粉剂。

【药理毒理】药理作用:本品可以使纤维蛋白溶解酶原激活为有活性的纤溶蛋白溶解酶,以降解血栓中的纤维蛋白,发挥溶栓作用。毒理研究生殖毒性:家兔给予人用剂量3倍(0.86MU/kg)时,rPA有致流产作用;大鼠剂量达人用剂量15倍(4.31MU/kg)时,对胎儿未见引起异常;但妊娠家兔给予rPA可引起生殖道出血而致妊娠中期流产。遗传毒性:多项染色体畸变,基因突变,微核试验试验结果均为阴性。

【药代动力学】有5项关于rPA的药代动力学特点的试验,包括3项健康志愿者的试验和2项急性心肌梗死病人的试验。健康志愿者:在这些研究中，rPA 的剂量范围在 0.1125MU～6MU，当剂量增加时，rPA 的血浆活性浓度增加，并呈单指数方向下降，其半衰期为 11～16 分钟，较 Alteplase 长 4～7 倍。AUC 和 C_{max} 的增加与剂量呈线性正相关。在较高剂量，血浆中 rPA 的抗原浓度降低呈一双指数方式，较其活性的减低需更长的时间。其抗原性的半衰期为 0.94～2.7 小时。这一结果是可以推测到的，因为抗原测定的是总的 rPA 而不是有活性的 rPA。在健康受试者，rPA 的药代动力学在不同种族改变似乎不大，其中一项试验表明在日本人和高加索人之间，rPA 的活性及抗原性的药代动力学参数无明显不同。

急性心肌梗死病人：在两项临床研究中，测定 rPA 的药代动力学。将急性心肌梗死病人随机分组。在第一项试验中，以 3 种方式分别给药：①10MU(18mg)＋5MU(9mg)二次间隔 30 分钟，缓慢静脉推注；②10MU＋10MU，间隔 30 分钟，缓慢静脉推注；③15MU 缓慢静脉推注。在给予 rPA10MU 后，测①、②组的平均血浆浓度、平均最大及最小血浆浓度；另外在给予第二次静注后，测定血浆浓度增加的平均值。在给予全部剂量 15MU 后(10MU＋5MU 及 15MU)，测得 AUC 分别为 684MU 及 719MU。在健康志愿者，发现这些药代动力学数据的个体差异不大，且具有合理的线性关系，病人的 rPA 的活性呈双指数下降，平均终末半衰期为 1.63～4.15 小时。与前述健康志愿者的活性呈单指数下降不同，这一差别可能是由于病人用药剂量高的结果。由于肝脏或肾脏功能损伤时，可导致排泄减少。

在健康受试者，观察到与排泄半衰期一致的平均血中半衰期(t1/2)0.22～0.27 小时(12～16 分钟)可作为 rPA 的有效半衰期，相当于总 AUC 的 80％以上，能够更好地反映全部 rPA 的分布。在健康志愿者，尽管抗原及生化活性的减少数率都较低，但是 rPA 的抗原活性较生化活性持续时间更长，在第二项研究中，给予 rPA10MU 或 15MU 静注，平均血浆浓度和药代动力学参数在 15MU 组与第一项试验结果相同，且血浆浓度 C_{max} 和 AUC 在 10MU 组与 15MU 组相同，排泄半衰期(12 分钟)与第一项试验中观察到的一致。

健康志愿者和病人的比较：尽管给予病人的剂量为健康志愿者的 3 倍，但观察到 AUC 及 C_{max} 与剂量间有一样的相关性。总之，rPA 药代动力学似乎与受试者的疾病情况无关。

【适应证】第三代溶栓药，用于急性心肌梗死、肺栓塞的抢救，外周血管的血栓性疾病的治疗。

【用法用量】只能静脉使用。应该 10MU＋10MU 分两次静脉注射，每次缓慢推注 2 分钟以上，两次间隔为 30 分钟。注射时应该使用单独的静脉通路，不能与其他药物混合后给药，也不能与其他药物使用共同的静脉通路。没有多于两次给药的重复用药的经验。尽管没有足够的资料表明，在用药中或用药后合并使用抗凝或抗血小板药是否有利，但 99％的病人在溶栓治疗期间同时使用肝素，用药期间或用肝素后，可合并使用阿司匹林。关于不合并使用肝素或阿司匹林对于 rPA 的安全性及效果的影响的研究还未进行。当配制溶液时，肝素和 rPA 是有配伍禁忌证的，不能在同一静脉通路给药，如需共用一条静脉通路先后注射时，使用两种药之间，应该用生理盐水或 5％葡萄糖溶液冲洗管道。

【不良反应】(1)出血：最常见的不良反应是出血，与溶栓治疗有关的出血可分为 2 个主要类型：①内脏出血，包括颅内、腹膜后或消化道、泌尿道、呼吸道；②浅表或体表出血，主要有穿刺或破损部位(如静脉切开插管部位、动脉穿刺部位、新近外伤手术部位)。

(2)过敏反应：在 INJECT 试验中，接受 rPA 治疗的 3 例病人，出现严重过敏反应，其中 1 例出现呼吸困难和低血压；在早期临床试验的 3856 例病人中，无过敏反应发生；GUSTO 的先期结果表明，在 10000 例接受 rPA 治疗的病人中，有 3 例发生过敏反应。

(3)可能的其他不良反应：心源性休克、心律失常(窦性心动过缓、室上性心动过速、加速性室性心律、早期复极综合征、期前收缩、室性心动过速、心室纤颤、房室传导阻滞)、肺水肿、心衰、心脏停搏、再发性心绞痛、再梗死、心脏穿孔、二尖瓣反流、心包渗出、心包炎、急性心脏填塞、静脉血栓形成及栓塞和电机械分离。有些并发症十分凶险，可以导致死亡，其他不良反应也有报道，如恶心、呕吐、发热及低血压。

【禁忌证】以下患者禁用：活动性内出血；脑血管意外史；新近（2个月内）颅脑或脊柱的手术及外伤史；颅内肿瘤，动静脉畸形或动脉瘤；已知的出血体质；严重的未控制的高血压。

【注意事项】（1）当配制溶液时，肝素和rPA是有配伍禁忌的，不能在同一静脉通路给药，如需共用一条静脉通路先后注射时，使用两种药之间，应该用生理盐水或5%葡萄糖溶液冲洗管道。

（2）由于纤维蛋白被溶解，可能引起新近的注射部位出血，所以溶栓治疗期间，必须仔细观察所有潜在出血点（包括导管插入部位、穿刺点、切开点及肌注部位），如有大血管不可压迫的穿刺应尽量避免（如颈静脉或锁骨下静脉）。在用药期间，如果必须进行动脉穿刺，最好采用上肢末端的血管、容易压迫止血，穿刺后至少压迫30分钟，用敷料加压包扎，反复观察有无渗血。

（3）用药期间，病人的肌肉注射和非必须的搬动应尽量避免。

（4）静脉穿刺在必须进行时，操作应特别仔细。一旦发生严重出血（局部无法加压止血），必须立即停用肝素、抗凝物及抗栓治疗。另外，如果出血发生在第一次静注后，第二次静注应该停用。

（5）需用该药治疗的所有病人，用药前应仔细权衡治疗效果与潜在的危险性。在下列情况，用药的危险性可能增加，应该慎用：①最近（10天内）大的外科手术，如冠脉搭桥、产科分娩、器官移植、组织活检及不可压迫血管的穿刺；②脑血管疾病；③新近的消化道或泌尿道出血（10天内）；④新近的外伤（10天内）；⑤高血压，收缩压≥180mmHg及/或舒张压≥110mmHg；⑥高度怀疑存在左心栓子（二尖瓣狭窄伴心房纤颤）；⑦急性心包炎；⑧亚急性细菌性心内膜炎；⑨止血功能障碍，包括继发于严重肝肾疾病的凝血功能障碍；⑩严重的肝肾功能衰竭；⑪妊娠；⑫糖尿病引起的出血性视网膜病变或其他出血性眼病；⑬败血症性栓塞性静脉炎，或在严重感染部位存在动静脉瘘；⑭高龄（＞70岁）；⑮病人长期使用口服抗凝剂（华法林等）；⑯其他，如潜在的难以止血的出血部位，或可能明显增加出血机会的各种情况。

（6）胆固醇栓塞形成：用溶栓治疗的病人罕有胆固醇栓塞的报道，确切的发生率不清楚。最严重的情况是可以致死的。也可发生于侵入性检查及治疗过程中（心脏导管插入术、造影、血管外科等）和/或抗凝治疗。胆固醇栓塞可能的临床表现为：网状（青）斑块、"紫色趾"综合征、高血压、急性肾衰竭、坏疽性指（趾）、心肌梗死、胰腺炎、脑梗死、脊柱梗死、肾动脉栓塞、肠动脉栓塞和横纹肌溶解。

（7）心律失常：溶栓治疗可能引起再灌注性心律失常，这种心律失常（如窦性心动过缓、室上性心动过速、室性早搏、室性心动过速）与心肌梗死本身并发的心律失常无任何不同，应该使用常规的抗心律失常药治疗，建议在给药时合并使用抗心动过缓和/或室性心律紊乱的药物。

【孕妇及哺乳期妇女用药】当给予人用剂量3倍rPA时，对白兔有致流产作用（0.86MU/kg）。重复试验表明，在给予人用剂量15倍（4.31MU/kg）时，家兔的胎儿未发生异常。但是给予妊娠家兔rPA可引起生殖道出血，导致中孕流产。对于妊娠妇女，没有充分的良好对照的研究。最常见的溶栓治疗的并发症是出血，在某些病人，包括妊娠可以增加出血的危险性，故在妊娠期间，rPA必须在权衡效果及能引起的流产或慎用。不能确定rPA是否与人乳一同分泌。因为许多药物可由人乳分泌，故rPA用于哺乳期时有可能随乳汁分泌，因此，在哺乳期妇女使用本品应极为慎重。

【药物相互作用】没有研究rPA与其他心脏活性药物的相互作用。在rPA治疗前及治疗后使用肝素，维生素K拮抗剂及抗血小板药（阿司匹林、双嘧达莫等）可能增加出血的危险。

【规格】5.0mU/支

【贮藏】置室温或冰箱（2～8℃）密封保存，切勿冷冻，避光保存。

【包装】每盒内有非真空小瓶1个，1支/盒×12盒/件（12支/件）。

【有效期】24个月。

替萘普酶　Tenecteplase, TNK-tPA, Metalyse

【成分】替奈普酶。

【性状】本品为白色或类白色冻干粉剂。

【药理毒理】第三代溶栓剂，常用于冠脉血栓形成后促使纤维蛋白溶酶原转换为纤维蛋白溶酶，从而导致纤维蛋白溶解及冠脉再通。阿替普酶比瑞替普酶具有更高的纤维蛋白特异性,而替奈普酶又比阿替普酶更高。迄今尚未确定纤维蛋白的特异性是否会导致更好的血凝块溶解和更少的出血。替奈普酶特点是对纤维蛋白特异性强,比阿替普酶提高了14倍,显示出对血凝块有更大亲和力。与t-PA的作用方式相似,但是它能够将治疗心脏病发作所需的90分钟缩短至5秒,并且只需一次快速注射。它也可以根据体重计算剂量。但与其他溶栓药相比,它的疗效或颅内出血发生率并无显著优势。绝大多数溶栓药最显著的副作用是脑出血和中风,替奈普酶也不例外,但应用替奈普酶的病人较少发生非颅内出血,需要输血者也较少。据Clarke E.H.等研究证明,替奈普酶的用量在0.1~0.4mg/kg范围之内是安全的,不会引起中风和出血。

【药代动力学】一种用3种氨基酸取代的阿替普酶的变异体,其对抗血循环中抑制物的灭活作用高出80多倍,其血浆清除率则较慢2~4倍。它在肝中代谢,随尿排出,半衰期为20~24分钟。

【适应证】溶栓剂常用于冠脉血栓形成后促使纤维蛋白溶解原转换为纤维蛋白溶酶,从而导致纤维蛋白溶解及冠脉再通。

【用法用量】一般为30~50mg溶于10ml生理盐水静脉推入。根据体重调整剂量,体重<60kg,剂量为30mg,体重每增加10kg,剂量增加5mg,直至体重>90kg,最大剂量为50mg。

【不良反应】出血、特别是颅内出血,是溶栓的最严重副作用。最近一项溶栓病的meta分析发现,单用推注引起颅内出血的风险比单用静脉滴注或推注加滴注更高。在TIMI10B试验中,使用替奈普酶30mg、40mg和50mg颅内出血率分别为1%、1.9%和3.8%。过敏反应极少。

【禁忌证】与葡萄糖有配伍禁忌。

【注意事项】(1)配置后可保存24小时。

(2)本品以单次静脉注射方式于5~10秒内注射完毕。

【规格】冻干粉针剂:50mg(10000U)

【贮藏】室温避光。

【包装】50mg(10000U)/支/盒。

孟替普酶 Monteplase

也是t-PA突变体,其特点是作用持续、不产生抗体、半衰期较长,其作用机制与t-PA相同。

吸血蝙蝠唾液纤溶酶原激活剂(DSPAα₁,bat-PA)

吸血蝙蝠唾液中含有一种能促使伤口出血、血液流动的因子,称为吸血咳嗽唾液纤溶酶原激活剂,它在结构上与t-PA约有85%的同源性,显示出极低的免疫源性,对纤维蛋白有高度特异性。动物实验显示,溶栓能力经t-PA强,具有更快、更持久的再灌注能力。

去纤酶

【商品名】去纤维蛋白酶。

【药理毒理】具有纤维蛋白溶解活性,能使血浆纤维蛋白原和纤维蛋白溶解,故能溶解血栓。此外,还能降低血液黏度,延长凝血酶原时间和凝血时间,但对其他凝血因子和血小板数量无明显影响。本品对出血时间无影响。

【适应证】用于治疗血栓栓塞性疾病,如脑血栓形成、脑栓塞、四肢动静脉血栓形成、视网膜静脉栓塞等,对冠心病、心绞痛、心肌梗死也有一定疗效,能使心绞痛症状缓解和消失。

【用法用量】(1)皮试:将去纤酶注射液0.1ml用0.9%氯化钠注射液稀释至1ml,皮内注射0.1ml,15分钟后观察,注射局部丘疹直径不超过1cm,伪足在3个以下者为阴性。皮试阴性者方可用药。

(2)静滴:每次0.25~1NIH凝血酶单位/kg,加于250~500ml 0.9%氯化钠注射液或5%葡萄糖盐水中,静滴4小时,每4~7日1次,3~4次为1疗程。

【禁忌证】有出血性病源和凝血功能低下者忌用。过敏体质者慎用。

【注意事项】(1)少数人有头晕、乏力、齿龈出血、皮下出血点、瘀斑及寻麻疹等不良反应,多在24~48小时出现,3~5天内自行消失。

(2)用药期间需注意出血倾向。

(3)用药后5~10天内,应少活动,以防止意外创伤。

【规格】注射液:20NIH凝血酶单位(2ml)。
【贮藏】需在5℃以下低温保存。

巴曲酶 Batroxobin

【商品名】东菱迪芙。

【药代动力学】(1)吸收:静脉给药,呈现一室模型方式。健康成年人静脉点滴给药,每次10BU,隔日1次,共3次,测定半衰期:首次给药为5.9小时;第二次给药为3.0小时;第三次给药为2.8小时。与初次给药相比第二次给药后的半衰期随纤维蛋白原浓度的下降而缩短,在纤维蛋白原浓度恢复后给药半衰期与初次给药相同。

(2)分布:动物实验表明,用Wistar大鼠静脉注射125I-Batroxobin,检查体内分布情况,结果在肝、肾中分布较高;血液、脾、肺中亦有分布;脑、脂肪、肌肉中分布较低;雌雄性别间无显著分布差异;胎儿有一过性肝功能障碍的现象。

(3)排泄:健康成年人静脉给药(10BU)后,大部分代谢产物由尿排出。

【药理作用】本品能降低血中纤维蛋白原的含量。静脉给药后,能降低全血黏度、血浆黏度,使血管阻力下降,增加血流量。

【适应证】(1)急性脑梗死。

(2)改善各种闭塞性血管病(如血栓闭塞性脉管炎、深部静脉炎、肺栓塞等)引起的缺血性症状。

(3)改善末梢及微循环障碍(如突发性耳聋、振动病)。

【用法用量】成人首次剂量通常为10BU,维持量可视病人情况酌情给予,一般为5BU,隔日1次,药液使用前用100ml以上的生理盐水稀释,静脉点滴1小时以上。下列情况首次使用量应为20BU,以后维持量可减为5BU:给药前血纤维蛋白原浓度达400mg/dl以上时。突发性耳聋的重症患者。

急性脑梗死患者,首次剂量为10BU,另两次各为5BU,隔日1次,共3次。使用前用250ml生理盐水稀释,静脉点滴1小时以上。此后应有其他治疗脑梗死药物治疗。

通常疗程为1周,必要时可增至3周;慢性治疗可增至6周,但在延长期间内每次用量减至5BU隔日点滴。

【不良反应】(1)血液:有时会出现嗜酸性粒细胞增高,白细胞增高或减少,红细胞减少,血红蛋白减少等。

(2)肝脏:GOT、GPT升高,时有碱性磷酸酶升高。

(3)肾脏:时有BUN升高,血清肌酐升高,出现蛋白尿等。

(4)消化系统:时有恶心、呕吐、胃痛、食欲不振、胃部不快感等。

(5)精神神经:时有头晕、脚步蹒跚、头痛、头重、麻木感等。

(6)感觉器官:时有耳鸣、眼痛、视觉朦胧感、眼震等。

(7)代谢异常:中性脂肪肝,时有总胆固醇的升高等。

(8)过敏症:时有皮疹、荨麻疹等。

(9)注射部位:时有皮下出血、止血延迟、血管痛等。

(10)其他:时有胸痛、发热、冷感、不快感、无力感、心外膜炎、鼻塞等。罕有引起休克的情况,故应仔细观察病情,发现异常时终止给药,有时会有出血倾向,应仔细观察,发现异常应终止给药,并采取输血等妥当的措施。

【药物相互作用】(1)与抗凝剂及血小板抑制剂(如阿司匹林等)合用,可能会增加出血倾向或使止血时间延长。

(2)本品能生成desA纤维蛋白聚合物,可能引起血栓、栓塞症,所以,与溶栓剂合用应特别注意。

【注意事项】(1)本品具有降低纤维蛋白原的作用,用药后可能有出血或止血延缓现象。因此,治疗前及治疗期间应对患者进行血纤维蛋白原和血小板凝集情况的检查,并密切注意临床症状。首次用药后第一次血纤维蛋白原低于100mg/dl者,给药治疗期间出现出血或可疑出血时,应终止给药,并采取输血或其他措施。

(2)如患者有动脉或深部静脉损伤时,本品有可能引起血肿。因此,使用本品后,临床上应避免进行星状神经节封闭、动脉或深部静脉等的穿刺检查或治疗。对于浅表静脉穿刺部位有止血延缓现象发生时,应采用压迫止血法。

(3)为使患者理解使用本品后发生出血的可能,因此必须将以下事项告知患者注意:①手术或拔牙时,使用本品前应和医生讨论;②到其他医院或部门就诊时,应将使用本品的情况告知医生;③用药期间应避免从事可能造成创伤的工作。

(4)下列患者慎用:有药物过敏史者;有消化道溃疡史者;患有脑血管病后遗症者。

(5)妊娠期妇女使用的安全性尚未确定。妊娠或有妊娠可能性的妇女,应在治疗上的有益性大于危险性时才能使用。使用本品时应避免与水杨酸类药物(如阿司匹林)合用。一般应避免在哺乳期使用本品;如果必须使用时应停止哺乳。

(6)70岁以上高龄患者慎用,老年人生理功能低下,使用期间应密切观察。

【制剂规格】注射剂:5BU/0.5ml。

降纤酶 Fibrinogenase

【药理作用】本品为从长白山白眉蝮蛇蛇毒中提取的蛋白水解酶。作用于纤维蛋白原及纤维蛋白,使其降解为小分子可溶片断,容易分解和从血循环中清除,从而产生去纤维蛋白效应。本品促使组织纤溶酶原激活物(t-PA)由内皮细胞释放,并增强其活性,故具抗血栓功能。本品可降低血小板聚集及血液黏度。本品还具有降低心肌耗氧量,改善微循环的功能。

【药代动力学】本品静脉注入人体内,3小时后血药浓度达到最高,药品本身及其降解产物均可通过血-脑脊液屏障,主要经肾脏、肝脏代谢后随尿排出。

【适应证】用于脑梗死、高凝血状态及血栓性脉管炎等外周血管疾病。

【用法用量】(1)预防:治疗高凝血状态时,一次100U(1支),以注射用水适量溶解后,加至250ml 0.9%氯化钠注射液或5%葡萄糖注射液中,以每分钟45~50滴的速度即性静脉滴注。每日1次。14天为1疗程。

(2)治疗:若患者一般状况较好,除第一次使用100U(1支)外,以后可每日使用1次,每次用200~300U(2~3支),加到500ml 0.9%氯化钠注射液或5%葡萄糖注射液中稀释进行静脉滴注,7~10天为1疗程。若患者一般状况较差,除第一次使用100U(1支)外,以后可隔日用200U(2支)进行静脉滴注,1个疗程仍为7~10天。

【不良反应】可发生创面、注射部位、皮肤及黏膜出血。可引起头痛、头晕或氨基酸转移酶(转氨酶)升高。极少量病人可致过敏反应。以下情况禁用:有凝血机制障碍、出血倾向的患者;严重肝肾功能损伤、活动性肺结核空洞及消化性溃疡患者;皮试阳性反应者;孕妇及哺乳期妇女。

【药物相互作用】尚不明确。

【注意事项】(1)本品是一种蛋白酶制剂,有一定抗原性,临床使用前应用0.9%氯化钠注射液稀释成1U/ml进行皮试,15分钟观察结果,红晕直径不超过1cm或伪足不超过3个为阴性。皮试阳性反应者应禁用。

(2)用药过程中如出现患肢胀麻、酸痛、头胀痛、发热感、出汗、多眠等,可自行消失或缓解,不需特殊处理。

(3)用药过程中如出现血尿或皮下出血点,应立即停止使用,并对症处理。

(4)血小板$<80\times10^9$/L应停药观察。严重高血压应控制在180/110mmHg以下才能应用,若舒张压偏高应使用5%葡萄糖溶液作稀释液,而不用0.9%氯化钠注射液。糖尿病患者则应用0.9%氯化钠注射液,而不用5%葡萄糖溶液。

(5)2个疗程之间应间隔5~7天。

(6)使用时应检查药液有无混浊、沉淀现象,若有上述现象不得使用。

(7)当药品性状发生改变时禁止使用。

【制剂规格】注射剂:100U/2ml。

【贮藏】避光10℃以下保存。

【包装】5支/盒;12支/盒。

【有效期】冻干,一般为3年。

(戚 超 宋修军 纪 霞)

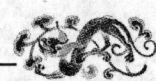

第二节 抗凝血药

枸橼酸钠　Sodium Citrat

【药理毒理】枸橼酸根与血中钙离子形成难解离的络合物,钙离子是凝血过程中所需的物质之一,血液中钙离子减少,而使血液凝固受阻。

【适应证】本品仅用于体外抗凝血。

【用法用量】输血时,为预防血凝,每100ml加入输血用枸橼酸钠注射液10ml。

【不良反应】尚未见不良反应发生,如出现发热或皮疹,请酌情减少用量或停药。

【禁忌证】对本品过敏者禁用。

【注意事项】大量输血时,应注射适量钙剂,以预防低钙血症。

【孕妇及哺乳期妇女用药】尚不明确。

【药物相互作用】尚不明确。

【规格】输血用枸橼酸钠注射液:为枸橼酸钠和氯化钠混合制成的灭菌水溶液,含枸橼酸钠2.35%～2.65%。

【贮藏】密闭保存。

肝素钠注射液　Heparin Sodium Injection

【成分】本品主要成分为肝素钠。肝素钠系自猪的肠黏膜或牛肺中提取、精制的一种硫酸氨基葡聚糖的钠盐。

【性状】本品为无色或淡黄色的澄明液体。

【药理毒理】由于本品具有带强负荷的理化特性,能干扰血凝过程的许多环节,在体内外都有抗凝血作用。其作用机制比较复杂,主要通过与抗凝血酶Ⅲ(AT-Ⅲ)结合,而增强后者对活化的Ⅱ、Ⅸ、Ⅹ、Ⅺ、Ⅻ凝血因子的抑制作用。其后果涉及阻止血小板凝集和破坏,妨碍凝血激活酶的形成,阻止凝血酶原变为凝血酶,抑制凝血酶,从而妨碍纤维蛋白原变成纤维蛋白。

【药代动力学】本品口服不吸收,皮下、肌肉或静注吸收良好。80%与血浆蛋白相结合,部分被血细胞吸附,部分可扩散到血管外组织间隙。由于分子量较大,不能通过胸膜、腹膜和胎盘组织。本品主要在网状内皮系统代谢,肾脏排泄,其中少量以原形排出。静注后其排泄取决于给药剂量。当一次给予100U/kg、400U/kg或800U/kg时,半衰期分别为1小时、2.5小时和5小时。慢性肝肾功能不全及过度肥胖者,代谢排泄延迟,有蓄积可能。本品起效时间与给药方式有关,静注即刻发挥最大抗凝效应,但个体差异较大,皮下注射因吸收个体差异较大,故总体持续时间明显延长。血浆内肝素浓度不受透析的影响。

【适应证】(1)用于防治血栓形成或心肌梗死、血栓性静脉炎、肺栓塞等栓塞性疾病。

(2)各种原因引起的弥漫性血管内凝血(DIC)。

(3)血液透析、体外循环、导管术、微血管手术等操作中及某些血液标本或器械的抗凝处理。

【用法用量】(1)静脉滴注:2000～5000U或按80U/kg静注,继之以18U/kg/h持续静滴。在开始治疗后的最初24小时内每4～6小时测定APTT,根据APTT调整剂量,尽快使APTT达到并维持于正常值的1.5～2.5倍。达稳定治疗水平后,改每天上午测定1次APTT。使用肝素抗凝务求达到有效水平。若抗凝不充分,将严重影响疗效并可导致血栓复发率的显著增高。

(2)皮下注射:一般先予以静注负荷量2000～5000U,然后按250U/kg剂量,每12小时皮下注射1次。调整注射剂量使注射后6～8小时的APTT达到治疗水平。肝素治疗前常用的监测指标是APTT。APTT为一种普通凝血状况的检查,并不是总能可靠地反映血浆肝素水平或抗栓活性。对这一情况需加注意。若有条件测定血浆肝素水平,使之维持在0.2～0.4U/ml(鱼精蛋白硫酸盐测定法)或0.3～0.6U/ml(酰胺分解测定法),可能为一种更好的调整。

【不良反应】(1)主要是用药过多导致自发性出血,故每次注射前应测定凝血时间。如注射后引起严重出血,可静注硫酸鱼精蛋白进行急救(1mg硫酸鱼精蛋白可中和150U肝素)。

(2)偶可引起过敏反应及血小板减少,常发生在用药初5～9天,故开始治疗1个月内应定期监测血小板计数。

(3) 偶见一次性脱发和腹泻。

(4) 尚可引起骨质疏松和自发性骨折。

(5) 肝功能不良者,长期使用可引起抗凝血酶-Ⅲ耗竭而血栓形成倾向。

【禁忌证】对肝素过敏、有自发出血倾向者、血液凝固迟缓者(如血友病、紫癜、血小板减少)、溃疡病、创伤、产后出血者及严重肝功能不全者禁用。

【注意事项】(1) 用药期间应定时测定凝血时间。

(2) 因可能出现肝素诱发的血小板减少症(HIT),故在使用肝素的第3~5天必须复查血小板计数。若较长时间使用肝素,尚应在第7~10天和第14天复查。HIT很少于肝素治疗的2周后出现。若出现血小板迅速或持续降低达30%以上,或血小板计数<10万/mm^3,应停用肝素。一般在停用肝素后10天内血小板开始逐渐恢复。需注意HIT可能会伴发PTE和DVT的进展或复发。当血栓复发的风险很大而又必须停用肝素时,可考虑放置下腔静脉滤器,但需警惕滤器处合并腔静脉血栓。

【孕妇及哺乳期妇女用药】妊娠后期和产后用药有增加母体出血危险,须慎用。

【药物相互作用】(1) 本品与下列药物合用,可加重出血危险:①香豆素及其衍生物,可导致严重的因子Ⅸ缺乏而致出血;②阿司匹林及甲芬那酸、水杨酸等非甾体消炎镇痛药能抑制血小板功能,并能诱发胃肠道溃疡出血;③双嘧达莫、右旋糖酐等可能抑制血小板功能;④肾上腺皮质激素、促肾上腺皮质激素等易诱发胃肠道溃疡出血;⑤其他如利尿酸、组织纤溶酶原激活物(t-PA)、尿激酶、链激酶等。

(2) 与碳酸氢钠、乳酸钠等纠正酸中毒的药物合用,可促进肝素的抗凝作用。

(3) 与透明质酸酶混合注射,既能减轻肌注痛,又可促进肝素吸收。但肝素可抑制透明质酸酶活性,故两者应临时配伍使用,药物混合后不宜久置。

(4) 与胰岛素受体合用,从而改变胰岛素的结合和作用。已有肝素致低血糖的报道。

(5) 下列药物与本品有配伍禁忌:卡那霉素、阿米卡星、柔红霉素、乳糖酸红霉素、硫酸庆大霉素、氢化可的松琥珀酸钠、多粘菌素B、阿霉素、妥布霉素、万古霉素、头孢孟多、头孢氧哌唑、头孢噻吩钠、氯喹、氯丙嗪、异丙嗪、麻醉性镇痛药。

(6) 甲巯咪唑、丙硫氧嘧啶与本品有协同作用。

【规格】2ml:1000U;2ml:5000;2ml:12500U。

【贮藏】遮光、密闭,在阴凉处(不超过20℃)保存。

【包装】10支/盒。

【有效期】36个月。

肝素钙 Low-molecular-weight Heparin Calcium for Injection

【性状】白色或类白色冻干块状物或粉末。

【药理毒理】低分子量肝素钙具有明显的抗Xa因子活性。药效学研究表明,低分子量肝素钙对体内、外血栓,动静脉血栓的形成有抑制作用,而对凝血和纤溶系统影响小。产生抗栓作用时,出血可能性小。低分子量肝素钙小白鼠皮下和尾静脉注射给药的LD50值分别3764mg/kg、1655mg/kg。

【适应证】主要用于血液透析时预防血凝块形成,也可用于治疗深部静脉血栓形成。

【用法用量】(1) 血透时预防血凝块形成。本品每支含2500抗Xa国际单位,用时加注射用水1ml溶解。每次透析开始时,应从血管能道动脉端注入5000抗Xa因子国际单位本品,透析中不再增加剂量或遵嘱。

(2) 用于治疗深部静脉血栓形成。本品每支含2500抗Xa国际单位,用时加注射用水1ml溶解。手术前1~2小时,皮下注射2500抗Xa国际单位,手术后每天下皮注射2500抗Xa国际单位,术后连续用药5天。腹壁皮下注射或遵医嘱。

【不良反应】偶见轻微出血,血小板减少,过敏反应,注射部位轻度血肿和坏死。

【禁忌证】对本品过敏者,急性细菌性心内膜炎,血小板减少症禁用。

【注意事项】(1) 本品与非甾体类抗炎药、水杨酸类药、口服抗凝药、影响血小板功能的药物和血浆增容剂(右旋糖酐)等药物同时使用时,应注意观察,因这些药物能增加出血危险性。

(2) 不能用于肌肉注射。

(3) 下列情况慎用:有过敏史者;有出血倾向及

凝血机制障碍者,包括胃及十二指肠溃疡、中风、严重肝肾疾患、严重高血压、视网膜血管性病变;妊娠妇女等。

(4)出现过量情况时,可用注射盐酸鱼精蛋白或硫酸鱼精蛋白中和本品,1U 盐酸鱼精蛋白中和 1.6 抗 Xa 国际单位本品。

(5)治疗期间,注意定期检测血小板计数及抗 Xa 因子活性。

【贮藏】密闭保存。

低分子量肝素 Nadroparin Calcium, Fraxiparine

【商品名】低分子肝素,速碧林(速避凝),那屈肝素钙。

【药理毒理】Xa 因子活性,对凝血酶及其他凝血因子影响不大。其抗凝血因子 Xa 活性/抗凝血酶活性系用化学或酶法使普通肝素解聚而成,平均分子量为 4~6kD。具有选择性抗凝血性比值一般为 1.5~4.0,而普通肝素为 1 左右,分子量越低,抗凝血因子 Xa 活性越强,这样就使抗血栓作用与出血作用分离,保持了肝素的抗血栓作用而降低了出血的危险。

【适应证】临床用于预防手术后血栓栓塞、预防深静脉血栓形成、肺栓塞、血液透析时体外循环的抗凝剂、末梢血管病变等。少数资料报道尚可用于因肝素引起的过敏或血小板减少症的替代治疗。尚有报道用于一些栓塞性疾病的特殊治疗。本品临床应用尚处于研究探索阶段,最佳剂量和标准化问题有待解决。

【用法用量】用药剂量因人而异,宜体化给药。

【不良反应】不良反应与注意事项同肝素,用量过大仍可导致自发性出血,使用时需进行血液学监护。尚未见不良反应发生,如出现发热或皮疹,请酌情减少用量或停药。

低分子量肝素钠注射液 Low Molecular Weight Heparin Sodium

【商品名】赛络喜平,法安明。

【成分】本品主要成分为由肝素钠裂解获取的硫酸氨基葡聚糖片断的钠盐。

【性状】本品为无色至淡黄色的澄明液体。

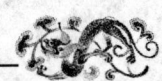

【药理毒理】本品具有持久的抗血栓形成作用。本品经家兔静脉给药后,7 种凝血指标测定体外抗血栓试验和大鼠体内 3 种抗血栓形成试验,表明本品具有抗凝、抗血栓形成作用。与肝素一样,本品首先与抗凝血酶Ⅲ(ATⅢ)及其复合物结合,加强抗凝血酶Ⅲ对凝血酶和 Xa 因子的灭活,然而低分子肝素由于分子链较短,没有与凝血酶结合的部位,不能加强抗凝血酶Ⅲ对凝血酶的灭活,表现出抗 Xa 因子活性强,对凝血酶影响小。本品与肝素相比,抗 Xa 因子活性高于肝素,而延长活化部分凝血酶原时间(APTT)的作用不明显,因而抗 Xa/APTT 的比值比肝素大,且低分子肝素对 Xa 因子作用的维持时间大于对 APTT 所产生影响的时间。本品质量检验结果表明,抗 Xa 活性/抗 Ⅱa 活性比值为 3~4,大于普通肝素(1∶1),所以,引起出血的可能性小于肝素。同时,本品能促进血管 t-PA 的释放,发挥纤溶作用,能与血管内皮细胞结合,保护内皮细胞,增强抗栓作用,对血小板功能及脂质代谢影响也较肝素少。

【药代动力学】本品的药代动力学由其血浆抗 Xa 因子活性确定。皮下注射后 3 小时达到血浆峰值,然后下降,但至 24 小时仍可监测,半衰期约 3.5 小时,用药期间抗 Ⅱa 因子活性低于抗 Xa 因子活性,皮下注射生物利用度接近 98%。

【适应证】本品主要用于血液透析时预防血凝块形成,也可用于预防深部静脉血栓形成。易栓症或已有静脉血栓塞症的妊娠妇女为本品适应证。

【用法用量】根据体重给药(anti-XaU/kg 或 mg/kg。不同低分子量肝素的剂量不同,详见下文)。皮下注射:每日 1~2 次,对于大多数病例按体重给药是有效的,不需监测 APTT 和调整剂量,但对过度肥胖者或妊娠妇女,宜监测血浆抗 Xa 因子活性,并据以调整剂量。大面积 PTE 或髂股静脉血栓,肝素约需用至 10 天或更长。

各种低分子量肝素的具体用法:

达肝素钠:皮下注射:200anti-Xa IU/kg,每日 1 次。单次剂量不超过 1.8 万 U。

依诺肝素钠:皮下注射:1mg/kg,每 12 小时 1 次,或 1.5mg/kg,每日 1 次,单次总量不超过 180mg。

那屈肝素钙:皮下注射:86 anti-Xa IU/kg,每

12小时1次,连用10天;或171anti-Xa IU/kg,每日1次。单次总量不超过17100U。

亭扎肝素钠:皮下注射:175anti-Xa IU/kg,每日1次。

不同厂家制剂需参照其产品使用说明。

由于不需要监测和出血的发生率较低,低分子量肝素尚可用于在院外治疗PTE和DVT。低分子量肝素与普通肝素的抗凝作用相仿,但低分子量肝素引起出血和HIT的发生率低。除无需常规监测APTT外,在应用低分子量肝素的前5~7天内亦无需监测血小板数量。当疗程长于7天时,需开始每隔2~3天检查血小板计数。

【不良反应】偶见异常皮肤黏膜出血、牙龈出血、皮疹及皮肤瘙痒等轻度过敏反应。

【禁忌证】对本品过敏者、急性细菌性心内膜炎、血小板减少症和事故性脑血管出血禁用。

【注意事项】(1)不能用于肌肉注射(肌注可致局部血肿)。

(2)下列情况慎用:胃、十二指肠溃疡等有出血倾者、中风、严重肝肾疾病、严重高血压、视网膜血管性病变、硬膜外麻醉方式者术前2~4小时慎用。

(3)本品不宜用为体外循环术中抗凝剂。

(4)注意定期血小板计数及必要时监测血浆抗Xa因子活性测定。

(5)发生药物过量可注射盐酸鱼精蛋白或硫酸鱼精蛋白中和本品作用,1mg盐酸鱼精蛋白中和1.6抗Xa国际单位本品。鱼精蛋白不能完全中和本品的抗Xa因子活性。

【孕妇及哺乳期妇女用药】妊娠初3个月妇女或产后妇女使用本品可能增加母体出血危险,须慎用。

【药物相互作用】能增加本品出血危险性的药物,如非甾体类抗炎药、水杨酸类药、口服抗凝药、影响血小板功能的药物和血浆增容剂(右旋糖酐)等。

【规格】注射剂:5000U/0.5ml。

【贮藏】遮光,密封,在阴凉处(不超过20℃)保存。

【包装】5支/盒。

【有效期】24个月。

华法林钠片 Warfarin Sodium Tablets

【商品名】苄丙酮香豆素钠,华法令钠,华福灵,苄酮香豆素钠,华法林。

【成分】华法林钠。

【性状】本品为糖衣片,除去包衣后显白色。

【药理毒理】维生素K拮抗剂,可抑制肝合成有功能的凝血因子Ⅱ、Ⅶ、Ⅸ、Ⅹ。本品服后,2~7天起效,与肝素不同,在体外无抗凝作用。本品能通过胎盘,不通过乳汁。用于防治血栓栓塞性疾病。本品为双香豆素类中效抗凝剂,其作用机制为竞争性对抗维生素K的作用,抑制肝细胞中凝血因子的合成,还具有降低凝血酶诱导的血小板聚集反应的作用,因而具有抗凝和抗血小板聚集功能。

【药代动力学】口服胃肠道吸收迅速而完全,生物利用度高达100%。吸收后与血浆蛋白结合率达98%~99%,能透过胎盘,母乳中极少。主要由肺、肝、脾和肾中储积,经肝脏代谢,代谢产物由肾脏排泄。服药后12~18小时起效,36~48小时达抗凝高峰,维持3~6天,半衰期约37小时。

【适应证】适用于需长期持续抗凝的患者:能防止血栓的形成及发展,用于治疗血栓栓塞性疾病;治疗手术后或创伤后的静脉血栓形成,并可作心肌梗死的辅助用药;对曾有血栓栓塞病患者及有术后血栓并发症危险者,可予预防性用药。防治血栓栓塞性疾病,可防止血栓形成与发展,如治疗血栓栓塞性静脉炎,降低肺栓塞的发病率和死亡率,减少外科大手术、风湿性心脏病、髋关节固定术、人工置换心脏瓣膜手术等的静脉血栓发生率。

【用法用量】口服,成人开始时每日10~15mg,3天后根据凝血酶原时间或凝血酶原活性来确定维持量,其范围为每日2~10mg。用药期间凝血酶原时间应保持在25~30秒,凝血酶原活性至少应为正常值的25%~40%。不能用凝血时间或出血时间代替上述2项指标作为监测方法。在肝素和/或低分子量肝素开始应用后的第1~3天内加用口服抗凝剂华法林,初始剂量为3.0~50mg/d。由于华法林需要数天方能发挥全部作用,因此与肝素需至少重叠应用4~5天,当连续2天测定的国际标准化比率(INR)达到2.5(2.0~3.0)时,或PT延长至1.5~2.5倍时,即可停止使用肝素和/或低分子量肝素,单独口服华法林治疗。应根据INR或PT调节华法林的剂量。在达到治疗水平前,应每日测定INR,其后2周每周监测2~3次,以后根据INR的稳定情况每周监测1次或更少。若行长期治疗,约每4周测定INR并调整华法林剂量1次。

抗凝治疗的持续时间因人而异。一般口服华法林的疗程至少为3~6个月。部分病例的危险因素短期可以消除,例如服雌激素或临时制动,疗程可能为3个月即可;对于栓子来源不明的首发病例,需至少给予6个月的抗凝;对复发性VTE、合并肺心病或危险因素长期存在者,如癌症患者、抗心脂抗体综合征、抗凝血酶Ⅲ缺乏、易栓症等,抗凝治疗的时间应更为延长,达12个月或更长,甚至终生抗凝。

【不良反应】(1)过量易致各种出血。早期表现有淤斑、紫癜、牙龈出血、鼻出血、伤口出血经久不愈、月经量过多等。出血可发生在任何部位,特别是泌尿和消化道。肠壁血肿可致亚急性肠梗阻,也可见硬膜下颅内血肿和穿刺部位血肿。

(2)偶见不良反应有恶心、呕吐、腹泻、瘙痒性皮疹、过敏反应及皮肤坏死。

(3)大量口服甚至出现双侧乳房坏死,微血管病或溶血性贫血及大范围皮肤坏疽。一次量过大的尤其危险。

【禁忌证】有出血倾向病人,如血友病、血小板减少性紫癜、严重肝肾疾病、活动性消化性溃疡、脑、脊髓及眼科手术病人禁用。

【注意事项】(1)恶病质、衰弱、发热、慢性酒精中毒、活动性肺结核、充血性心力衰竭、重度高血压、亚急性细菌性心内膜炎、月经过多、先兆流产、老年人或月经期应慎用。

(2)严格掌握适应证,在无凝血酶原测定的条件时,切不可滥用本品。

(3)个体差异较大,治疗期间应严密观察病情,并依据凝血酶原时间INR值调整用量。治疗期间还应严密观察口腔黏膜、鼻腔、皮下出血及大便隐血、血尿等,用药期间应避免不必要的手术操作,选期手术者应停药7天,急诊手术者需纠正PTINR值≤1.6,避免过度劳累和易致损伤的活动。

(4)若发生轻度出血,或凝血酶原时间(PT)已显著延长至正常的2.5倍以上,应即减量或停药。严重出血可静注维生素K_1 10~20mg,用以控制出血,必要时可输全血、血浆或凝血酶原复合物。

(5)由于本品系间接作用抗凝药,半衰期长,给药5~7天后疗效才可稳定,因此,维持量足够与否务必观察5~7天后方能定论。

(6)在长期应用最低维持量期间,如需进行手术,可先静注维生素K_1注射液50mg,但进行中枢神经系统及眼科手术前,应先停药。胃肠手术后,应查大便潜血。

【孕妇及哺乳期妇女用药】(1)易通过胎盘并致畸胎。妊娠期使用本品可致"胎儿华法林综合征",发生率可达5%~30%。表现为骨髓分离、鼻发育不全、视神经萎缩、智力迟钝、心、肝、脾、胃肠道、头部等畸形。妊娠后期应用可致出血和死胎,故妊娠早期3个月及妊娠后期3个月禁用本品。遗传性易栓症孕妇应用本品治疗时可给予小剂量肝素并接受严密的实验监控。

(2)少量华法林可由乳汁分泌,哺乳期妇女每日服用5~10mg,血药浓度一般为0.48~1.8μg/ml,乳汁及婴儿血浆中药物浓度极低,对婴儿影响较小。

【药物相互作用】(1)增强本品抗凝作用的药物有:阿司匹林、水杨酸钠、胰高血糖素、奎尼丁、吲哚美辛、保泰松、奎宁、利尿酸、甲磺丁脲、甲硝唑、别嘌呤醇、红霉素、氯霉素、某些氨基糖苷类抗生素、头孢菌素类、苯碘达隆、西咪替丁、氯贝丁酯、右旋甲状腺素、对乙酰氨基酚等。

(2)降低本品抗凝作用的药物:苯妥英钠、巴比妥类、口服避孕药、雌激素、消胆胺、利福平、维生素K类、氯噻酮、螺内酯、扑痛酮、皮质激素等。

(3)不能与本品合用的药物:盐酸肾上腺素、阿米卡星、维生素B_{12}、间羟胺、缩宫素、盐酸氯丙嗪、盐酸万古霉素等。

(4)本品与水合氯醛合用,其药效和毒性均增强,应减量慎用。维生素K的吸收障碍或合成下降也影响本品的抗凝作用。

【规格】片剂:2.5mg;3mg;5mg。

【贮藏】遮光,密封保存。

【包装】20片/板,铝塑包装;100片/瓶。

【有效期】24个月。

东菱精纯抗栓酶注射液　Defibrin

由巴西矛头蛇毒分离出的一种丝氨酸蛋白酶。

【药理毒理】本品的作用是分解纤维蛋白原,抑制血栓形成;诱发组织型纤维蛋白溶解酶原激活剂(t-PA)的释放,减弱纤维蛋白溶解酶原激活剂的抑制因子(PAI)的活性,促使纤维蛋白溶解;增加血液流动性,防止血栓形成;降低血管阻力,加快血液流速,改善微循环。

【适应证】用于缺血性脑血管疾病、突发性耳聋、慢性动脉闭塞症(闭塞性血栓脉管炎、闭塞性动脉硬化症、末梢循环障碍)。

【用法用量】静脉滴注:成人首次 10 巴曲酶单位(BU),以后隔日 1 次,5BU,使用前用 100ml 以上的生理盐水稀释,静滴,1 小时以上。通常疗程为 1 周,必要时可增至 3~6 周。

【不良反应】本品可引起轻度不良反应。如注射部位出血,创面出血,头痛、头晕、头重感,氨基转移酶增高。

【禁忌证】有出血史或出血倾向,正在使用抗凝药或抗血小板药的患者,严重肝、肾功能不全、对本品过敏者禁用。

【注意事项】用药前及用药期间宜检查纤维蛋白原及血小板聚集情况,并注意临床症状。

【规格】每支 10BU(1ml)或 5BU(0.5ml)。

【贮藏】宜低温(5℃以下,但避免冻结)保存。

蚓激酶胶囊 Lumbrokinase Capsules

【商品名】蚓激酶,博洛克,雪通。

【成分】本品主要成分为:由人工养殖赤子爱胜蚓中提取分离而得的含酶复合物。

【性状】本品为肠溶胶囊,内含微黄色粉末。

【药理毒理】蚓激酶是一种蛋白水解酶。动物试验表明,本品具有溶解家兔肺动脉血栓的作用,可明显缩短家兔的优球蛋白溶解时间。

【药代动力学】本品口服易吸收,口服后 40~80 分钟即可发挥药理作用,半衰期为 1.5~2.5 小时。

【适应证】本品适用于缺血性脑血管病中纤维蛋白原增高及血小板凝集率增高的患者。

【用法用量】口服,2 粒/次,每日 3 次,或遵医嘱。饭前半小时服用。每 3~4 周为 1 疗程,可连服 2~3 个疗程,也可连续服用至症状好转。

【不良反应】极少数病人出现轻度头痛、头晕、便秘、恶心等不需特殊处理。

【禁忌证】对本品过敏者禁用。

【注意事项】(1)本品必须饭前服用。

(2)有出血倾向者慎用。

【孕妇及哺乳期妇女用药】目前尚无孕妇及哺乳期妇女应用本品的研究资料,本品是否可通过胎盘或分泌至乳汁中尚不清楚,故孕妇及哺乳期妇女慎用本品。

【药物相互作用】与抑制血小板功能的药物有协同作用,使后者的抗凝作用增强。

【规格】胶囊 30 万 U。肠溶胶囊剂:300U。

【贮藏】密封,在阴凉干燥处保存。

【包装】12 粒/板/盒。

【有效期】暂定 2 年。

阿加曲班 Argatroban Injection

【商品名】阿加曲班注射液。

【适应证】用于发病 48 小时内的缺血性脑梗死急性期病人的神经症状(运动麻痹)、日常活动(步行、起立、坐位保持、饮食)的改善。

【用法用量】通常对成人在开始的 2 天内每日 6 支(阿加曲班 60mg)以适量的输液稀释,经 24 小时持续静脉滴注。其后的 5 天中每日 2 支(阿加曲班 20mg),以适量的输液稀释,每日早、晚各 1 次,每次 1 支(阿加曲班 10mg),每次以 3 小时静脉滴注。可根据年龄、症状适当增减。请在医生指导下进行。

【不良反应】(1)出血性脑梗死:有时会出现出血性脑梗死的症状,所以要进行密切观察,一旦发现异常情况应终止给药,进行适当的处理。

(2)脑出血、消化道出血:可能有脑出血、消化道出血症状,所以要进行密切观察,一旦发现异常情况应终止给药,进行适当的处理。

(3)休克、过敏性休克:可能有休克、过敏性休克(荨麻疹、血压降低、呼吸困难等)症状,所以要进行密切观察,一旦发现异常情况应终止给药,进行适当的处理。

【禁忌证】以下患者禁用本品:(1)出血的患者,颅内出血、出血性脑梗死、血小板减少性紫癜、由于血管功能异常导致的出血倾向、血友病及其他凝血障碍、月经期间、手术期间、消化道出血、尿路出血、咯血、流产分娩后等伴生殖器官出血的孕产妇等。

（2）脑栓塞或有可能患脑栓塞症的患者。

（3）伴有严重意识障碍的严重梗死患者。

（4）对本品成分过敏的患者。

【注意事项】（1）下列患者慎用：①有出血可能的患者，消化道溃疡、内脏肿瘤、消化道憩室炎、大肠炎、亚急性感染性心内膜炎、有脑出血既往史的患者，血小板减少的患者，重症高血压病和严重糖尿病患者；②正在使用抗凝剂、具有抑制血小板聚集作用的抑制剂、溶栓剂或有降低血纤维蛋白原作用的酶抑制剂的患者；③严重肝功能障碍患者。

（2）重要注意事项：①应用本品过程中，应严格进行出凝血功能的监测，CT检查及充分临床观察，有出血时，应立即终止给药；②在必须与抗凝剂、血小板聚集抑制剂、溶栓剂等合用时，需十分谨慎，注意减少剂量，并进行严密的临床监测（出血症状）。

【孕妇及哺乳期妇女用药】（1）因关于妊娠中给药的安全性尚未确立，所以孕妇或有可能怀孕的妇女不宜使用。

（2）在动物实验（大鼠）因有转移至乳汁中的报告，所以对哺乳中的妇女给予本品时应停止哺乳。

【规格】20ml：10mg。

【贮藏】密闭保存。

【包装】10支/盒。

双香豆素 Dicoumarol Tablets

【商品名】双香豆素片。

【成分】双香豆素。

【性状】本品为白色片。

【药理毒理】本品为人工合成的抗凝血药物。其抗凝血作用与肝素不同，主要与维生素K发生可逆性竞争，抑制依赖维生素K的Ⅱ、Ⅶ、Ⅸ、Ⅹ凝血因子在肝细胞中的合成，使凝血酶原含量降低，防止血栓的形成。由于本品对已合成的凝血因子无直接作用，故起效缓慢，一般口服给药后3～5天作用达高峰；又由于本品停用后须待凝血因子恢复到一定水平后作用才消失，故在低凝血酶原血症出现时停药，作用仍可维持2～10天。本品还能降低凝血酶诱导的血小板聚集反应，但无体外抗凝血作用。

【适应证】用于预防及治疗血管内血栓栓塞性疾病，施行手术或受伤后血栓性静脉炎、肺栓塞、心肌梗死及心房纤颤引起的栓塞。适用于需长期维持抗凝者。对急性动脉闭塞，需迅速抗凝时，一般先用肝素控制危状，再用本品维持治疗。遗传性易栓症需长期抗凝者，与肝素合并用药3～5天，再以本品长期维持抗凝。

【用法用量】口服，第一天2～3次，每次0.1g（2片），第二天以后每日1～2次，每次0.05g（1片）。根据凝血酶原时间决定增减剂量，凝血酶原时间宜控制在25～30秒（正常值12秒）或INR值2～3。维持量0.05～0.1g（1～2片），每日1次。极量每次0.3g（6片）。与肝素联合应用可达到满意效果。具体方法是：在24～48小时内静注肝素5000～10000U（分4～8次静注），或在24小时内静滴肝素15000～20000U，同时口服双香豆素片，第一次0.2～0.3g（4～6片），以后用维持量每日0.05～0.1g（1～2片），并参考凝血酶原时间的数值来调整剂量。

【不良反应】过量易致出血，最常见的是无症状的血尿、瘀斑、鼻出血、齿龈出血和咯血。个别病人可出现头昏、恶心、腹泻、皮肤过敏反应，严重持续性头疼、腹疼、背疼。长期服用如突然停药，部分病人于1～3个月内可加重冠状动脉闭塞及栓塞形成。

【禁忌证】有出血倾向、妊娠、严重肝肾功能不全、严重高血压、活动性消化性溃疡、亚急性感染性心内膜炎等禁用。恶病质、衰弱、发热、活动性肺结核、充血性心力衰竭、月经过多、先兆流产等慎用。

【注意事项】本品起效慢，难应急需，在治疗开始1～2天内多与肝素合用。用药过程中定期检查凝血酶原时间。长期口服停药时，要逐渐减量。

【孕妇及哺乳期妇女用药】本品可通过胎盘屏障，妊娠早期用药有致畸可能。同时妊娠期用药可造成胎儿内出血或死胎，故孕妇禁用；本品亦能通过乳汁分泌，哺乳期妇女服用本品可致婴幼儿低凝血酶原血症，哺乳期妇女慎用。

【药物相互作用】本品与保泰松、水杨酸类、羟基保泰松、消炎痛、对氨基水杨酸、甲灭酸、氯苯丁酯、水合氯醛、奎宁、奎尼丁、同化激素、氯霉素、四环素类、磺胺类、甲磺丁脲、安妥明、消胆胺合用时，因竞争血浆蛋白结合,使本品血中游离型增加,增强了本品的抗凝血作用,增加出血倾向。本品与导眠能、灰黄霉素、苯巴比妥、苯妥英钠、利福平、维生素 K、口服避孕药、肾上腺皮质激素、雌激素等合用时,因肝药酶活性被诱导,增加本品降解,故降低本品的疗效,应调整本品的用量。

双香豆素乙酯 Ethyl Biscoumacetate

【商品名】双香豆素乙酯,新双香豆素,新香豆素乙酯,香豆乙酯。

【药理毒理】维生素 K 拮抗剂,可抑制肝合成有功能的凝血因子 Ⅱ、Ⅶ、Ⅸ、Ⅹ。本品服后,2～7天起效,与肝素不同,在体外无抗凝作用。本品能通过胎盘,不通过乳汁。用于防治血栓栓塞性疾病。

【适应证】(1)防治血栓栓塞性疾病,可防止血栓形成与发展,如治疗血栓栓塞性静脉炎,降低肺栓塞的发病率和死亡率,减少外科大手术,风湿性心脏病、髋关节固定术、人工置换心脏瓣膜手术等的静脉血栓发生率。

(2)心肌梗死的辅助用药。

【用法用量】口服,第一天 0.1～0.2mg,第二天起用维持量,每日 0.05～0.1g。本品奏效慢,难应急需,在治疗开始 1～2 天内多与肝素合用。

【不良反应】(1)经常引起胃肠道反应如恶心、腹气胀、痉挛性腹痛和腹泻。

(2)其他同华法林。

【注意事项】同双香豆素。

【孕妇及哺乳期妇女用药】尚不明确。

【药物相互作用】尚不明确。

【规格】片剂:50mg。

【贮藏】密闭保存。

醋硝香豆素 Acenocoumarol Tablets

【商品名】醋硝香豆素片。

【性状】本品为白色片。

【药理毒理】本品系双香豆素的合成代用品,化学结构与维生素 K 相似,与维生素 K 发生竞争性拮抗,妨碍后者的利用,使肝脏中凝血酶原和凝血因子 Ⅱ、Ⅶ、Ⅸ、Ⅹ 的合成受阻,是双香豆素类中抗凝效力最强的口服抗凝药。作用较双香豆素快,但维持时间较短。对已合成的凝血酶原和凝血因子无作用。

【适应证】用于预防和治疗血管内血栓性疾病,如防治静脉血栓、肺栓塞、心肌梗死及心房纤颤引起的栓塞。尤其适用于长期维持抗凝者,对急性动脉闭塞需先用肝素控制症状,再用本品。

【用法用量】口服,第一天 4～8mg,分次服用,第二天为 2～4mg。维持量:每日 2.5～5mg,分次服用。

【不良反应】口服过量引起出血,最常见的出血部位为皮肤、黏膜、胃肠道、泌尿道,也见尿血、齿龈出血、鼻出血、瘀斑和咯血等现象。偶尔出现头晕、恶心、腹泻、皮肤过敏、严重持续性头疼、背疼、腹痛等。

【禁忌证】禁用于有出血倾向者、胃肠道溃疡、严重肾功能不全者、分娩或手术后 3 天内、妊娠后期及哺乳期妇女。

【注意事项】(1)本品可通过胎盘屏障,妊娠期给药可造成胎儿内出血或死胎;应用于妊娠最初 3 个月,有致胎儿畸形可能;产前服用可致新生儿或胎儿内出血和分娩流血过多。故孕妇及哺乳妇女禁用。遗传性易栓症需抗凝的妊娠妇女最好选用肝素,遗传性易栓症者需与肝素合并用药 3～5 天再以本品作长期抗凝维持。

(2)本品能经乳腺分泌入乳汁中,哺乳期妇女服用本品可致婴幼儿低凝血酶原血症。

(3)下列情况应慎用:酒精中毒、恶病质、结缔组织疾病、充血性心力衰竭、发热、病毒性肝炎、肝功能失代偿或肝硬化、高脂血症、甲状腺功能低下、重度营养不良、维生素 C 或维生素 K 缺乏、胰腺疾病、口炎性腹泻、近期放射治疗后、严重糖尿病、高血压、各种血液病、活动性消化性溃疡、溃疡性结肠炎、感染性心内膜炎、肾功能不全等。

(4)治疗期间应避免任何组织创伤,定期监测凝血酶原时间,及大便潜血和尿隐血。

【孕妇及哺乳期妇女用药】本品可通过胎盘屏障,妊娠早期用药有致畸可能。妊娠期用药可造成胎儿内出血或死胎,故孕妇禁用;本品能通过乳汁分泌,哺乳期妇女服用本品可致婴幼儿凝血酶原血症,哺乳期妇女慎用。

【药物相互作用】(1)与本品合用能增强抗凝作

用的药物有：①能与本品竞争血浆蛋白结合，使游离的双香豆乙酯增多，如阿司匹林、保泰松、羟基保泰松、甲芬那酸、水合氯醛、氯贝丁酯（安妥明）、磺胺类药、丙磺舒等；②抑制肝微粒体酶，使本品代谢降低而增效，如氯霉素、别嘌呤醇、单胺氧化酶抑制药、甲硝唑（灭滴灵）、西咪替丁等；③减少维生素K的吸收和影响凝血酶原合成的药物，如各种广谱抗生素、长期服用液状石蜡或考来烯胺（消胆胺）等；④能促进使本品与受体结合的药物，如奎尼丁、甲状腺素、同化激素、苯乙双胍；⑤干扰血小板功能，促进抗凝作用的药物，如大剂量阿司匹林、水杨酸类、前列腺素合成酶抑制药、氯丙嗪、苯海拉明等；⑥此外，能增强抗凝作用的药物还有丙硫氧嘧啶、二氮嗪（Diazoxide）、丙吡胺（Disopyramide）、口服降糖药、磺吡酮（抗痛风药）等；机制尚不明确；⑦肾上腺皮质激素和苯妥英钠既可增加，也可减弱抗凝的作用，有导致胃肠道出血的危险。一般不合用；⑧不能与链激酶、尿激酶合用，否则易导致危重出血。

（2）与本品合用能减弱抗凝作用的药物：①抑制口服抗凝药吸收，包括制酸药、轻泻药、灰黄霉素、利福平、格鲁米特（导眠能）、甲丙氨酯（安宁）等；②维生素K、口服避孕药和雌激素等，竞争有关酶蛋白，促进因子Ⅱ、Ⅶ、Ⅸ、Ⅹ的合成。

【规格】1mg；4mg。

【贮藏】遮光，密闭保存。

蝮蛇抗栓酶 Ahylysantinfarctase

【性状】注射用冻干粉针剂。

【药理毒理】本品从蝮蛇蛇毒中分离提取制得。含有精氨酸酶、水解蛋白酶、磷酸二酯酶等多种成分。0～4℃保存。能明显降低血液黏度、血浆纤蛋白原、血脂，并能减少血小板数量，抑制其黏附和聚集功能。本品能明显增强体内纤维蛋白溶解系统的活性。使血液黏度明显下降，血流速度较快，血小板聚集功能及黏附力下降，因而具有去纤、抗凝、溶栓作用。还有扩张血管，改善微循环，增加病灶局部供血，对脑血栓、闭塞性脉管炎、大动脉炎、静脉系统血栓、突发性耳聋均有满意的疗效。

【适应证】脑栓塞、心肌梗死、闭塞性脉管炎、脑血栓后遗症、动静脉血栓、视网膜静脉栓塞、肺梗死、断肢（指）再植中抗凝治疗、大动脉炎、静脉系统血栓形成及高凝血症等。

【用法用量】静滴：0.25～0.5U/次或每次0.008U/kg，每日1次总量不宜超过0.75U，用生理盐水或5%葡萄糖液250ml稀释，滴速以40滴/分钟为宜。15～20次为1疗程，一般1～2个疗程，重症可3个疗程。一般2个疗程无效者可考虑停药。

静注：加入20～40ml生理盐水或葡萄糖液中缓注。

【不良反应】注射局部酸胀麻感觉，头痛、发热、出汗、困倦等，这是感觉和运动恢复的先兆，剂量较大时，血小板稍有下降。

【禁忌证】脑出血或有出血倾向者、活动性肺结核、溃疡病、严重高血压、亚急性细菌性心内膜炎、肝肾功能不全者及月经期妇女忌用。

【注意事项】出现出血倾向或过敏反应须立即停药，或用抗蝮蛇血清中和。过敏者立即停药并用抗腹蛇血清中和，用药前应作过敏试验，治疗中密切观察病情。皮试法：取该注射液0.1ml用生理盐水稀释至1ml，皮内注射0.1ml，15分钟丘疹直径<1cm。

【规格】每支0.25U。注射剂：0.4U/2ml。

（许文亮　戚超　俞俊兴）

第三节　抗血小板药

阿司匹林 Acetylsalicylic Acid

【商品名】醋柳酸，乙酰水杨酸，拜阿司匹灵加维C，拜阿司匹灵咀嚼片，巴米尔，醋酰水杨酸。英文名：AAS，Acesal，ASA，Caprin，Isopyrin。

【适应证】（1）用于发热、头痛、神经痛、肌肉痛、风湿热、急性风湿性关节炎及类风湿性关节炎等，为风湿热、风湿性关节炎及类风湿性关节炎首选药,可迅速缓解急性风湿性关节炎的症状。对急性风湿热伴有心肌炎者,可与皮质激素合用。

(2)用于痛风。

(3)预防心肌梗死、动脉血栓、动脉粥样硬化等。

(4)用于治疗胆道蛔虫病(有效率90%以上)。

(5)粉末外用,可治疗足癣。

【用法用量】(1)解热镇痛:每次口服0.3～0.6g,每日3次,或需要时服。

(2)抗风湿:每次0.5～1g,每日3～5次。口服时宜嚼碎,并可与碳酸钙或氢氧化铝或胃舒平合用,以减少对胃刺激。1疗程为3个月左右。小儿每日每千克体重0.1g,分3次服,前3天先服半量,以减少反应。

(3)预防心肌梗死、动脉血栓、动脉粥样硬化,每日1次,每次0.3g;预防暂时性脑缺血,每次0.65g,每日2次。

(4)治疗胆道蛔虫病:每次1g,每日2～3次,连用2～3天。当阵发性绞痛停止24小时后即停药,然后再行常规驱虫。

(5)治疗X线照射或放疗引起的腹泻:每次服0.6～0.9g,每日4次。

(6)治疗足癣:先用温开水或1:5000的高锰酸钾溶液洗涤患处,然后用本品粉末撒布患处,一般2～4次可愈。

【注意事项】(1)年老体弱或体温在40℃以上者,解热时宜用小量,以免大量出汗而引起虚脱。解热时应多喝水,以利于排汗和降温,否则因出汗过多而造成水与电解质平衡失调或虚脱。

(2)有时可见恶心、呕吐等。口服较大量(每日3g以上)可刺激胃,破坏胃黏膜屏障而引起胃出血,并由于使凝血酶原减少导致全身出血倾向,如同服维生素K(每日2～4mg)则可防止。

(3)特异体质者可引起皮疹、血管神经性水肿、哮喘等过敏反应,其中哮喘最多见(约占2/3),故哮喘病人慎用。

(4)胃及十二指肠溃疡病人应慎用或不用,如需用应与抗酸药(如胃舒平或三硅酸镁)同服,或应用肠溶片。

(5)饮酒前、后不可服用本品,因可损伤胃黏膜屏障而致出血。

(6)长期大量服用或误服大量,可引起急性中毒,其症状为头痛、眩晕、耳鸣、视力减退、呕吐、大量发汗、谵妄,甚至高热、脱水、虚脱、昏迷而危及生命。

(7)与其他水杨酸类药物、双香豆素类抗凝血药、磺胺类、降血糖药、巴比妥类、苯妥英钠、氨甲蝶呤等合用时,可增强它们的作用及毒性。

(8)因糖皮质激素有刺激胃酸分泌、降低胃及十二指肠黏膜对胃酸的反抗力,故与本品合用可能使胃肠出血加剧。

(9)本品与氨茶碱或其他碱性药(如碳酸氢钠)合用,可促进本品的排泄而降低疗效。

(10)本品使布洛芬等非甾体抗炎药的血药浓度明显降低,二者不应合用。

(11)可引起胎儿异常,妊娠期妇女尽量避免使用。

【规格】片剂:每片0.025g;0.05g;0.1g;0.2g;0.3g;0.5g。

磺吡酮 Sulfinpyrazone

【药理毒理】(1)竞争性抑制尿酸盐在近曲小管主动再吸收,从而增加尿酸从尿中排泄,降低血中尿酸浓度。

(2)抑制血小板聚集,增加血小板存活时间。据研究在本品治疗的前6个月中有减少心肌梗死突然死亡的危险。

(3)有微弱的抗炎和镇痛作用。

【适应证】用于治疗慢性痛风和消除组织中尿酸结石的治疗。减缓或预防痛风结节的形成和关节的痛风病变。对丙磺舒有过敏或毒性反应者可改用本品。主要用于急性心肌梗死的二级预防,可降低猝死的危险,降低再梗死率。对于不稳定型心绞痛病人,则不能预防急性心肌梗死的发生。也用于发作性脑缺血、减少透析病人动静脉瘘血栓形成、改善移植血管的通畅,也用于治疗偏头痛等。

【用法用量】抗痛风:成人口服每次0.1～0.2g,每日2次,剂量可递增至每日400～800mg,时间可用至1周。维持量:每次100～400mg,每日2次。用于预防心肌梗死意外死亡,每次0.2g,每日3～4次。

【不良反应】10%～15%病人服用本品后有胃肠道反应。常见消化道反应，如恶心、呕吐、腹痛、腹泻等，有消化性溃疡者可使症状加重，甚至伴发溃疡。少数有白细胞减少、血小板减少。偶见过敏反应，如发热、皮肤瘙痒和荨麻疹。

【注意事项】(1)急性痛风关节炎控制后2周，方可使用本品。

(2)服药期间应定期复查血象，与食物同服或同服碳酸氢钠可减少药物对胃肠刺激及减少尿酸在泌尿道沉着。

(3)有报道，个别病人用药期间可引起肾衰竭。

(4)肾功能损害、溃疡患者、对保泰松过敏者慎用，有血液病史者禁用。活动性消化道溃疡病人禁用。

【规格】片剂：100mg；胶囊剂：200mg。

双嘧达莫　Dipyridamole Tablets

【商品名】双嘧达莫片，潘生丁。

【成分】双嘧达莫。分子式：$C_{21}H_{40}N_8O_4$。分子量：504.63。

【性状】本品为糖衣片，除去糖衣后显黄色。

【药理毒理】具有抗血栓形成作用。双嘧达莫抑制血小板聚集，高浓度(50mg/ml)可抑制血小板释放。作用机制可能为：(1)抑制血小板、上皮细胞和红细胞摄取腺苷，治疗浓度(0.5～1.9mg/dl)时该抑制作用成剂量依赖性。局部腺苷浓度增高，作用于血小板的 A_2 受体，刺激腺苷酸环化酶，使血小板内环磷酸腺苷(cAMP)增多。通过这一途径，血小板活化因子(PAF)、胶原和二磷酸腺苷(ADP)等刺激引起的血小板聚集受到抑制。

(2)抑制各种组织中的磷酸二酯酶(PDE)。治疗浓度抑制环磷酸鸟苷磷酸二酯酶(cGMP-PDE)，对 cAMP-PDE 的抑制作用弱，因而强化内皮舒张因子(EDRF)引起的 cGMP 浓度增高。

(3)抑制血栓烷素 A_2(TXA_2)形成，TXA_2 是血小板活性的强力激动剂。

(4)增强内源性 PGI_2 的作用。

双嘧达莫对血管有扩张作用。犬经十二指肠给予双嘧达莫 0.5～4.0mg/kg 产生剂量相关性体循环和冠状血管阻力降低，体循环血压降低和冠脉血流增加。给药后 24 分钟起效，作用持续约 3 小时。

在人观察到相同的血流动力学效应。但急性静脉给药可使狭窄冠脉远端局部心肌灌注减少。

在小鼠 111 周和大鼠 128～142 周口服试验中，8mg/kg、25mg/kg 和 75mg/kg(1 倍、3.1 倍和 9.4 倍于人每日最大推荐剂量)双嘧达莫未产生明显致癌效应。致突变试验的结果为阴性。大鼠生殖试验使用 60 倍于人每日最大推荐剂量双嘧达莫，未显示生殖受损的证据。但在 115 倍于人每日最大推荐剂量时，黄体数量明显减少，活胎种植减少。小鼠、大鼠和兔试验未显示双嘧达莫损害胎儿的证据。小鼠口服 LD50 为 2150mg/kg；单次口服致死量在大鼠为 6000mg/kg，在犬为 350mg/kg。

【药代动力学】口服吸收迅速，平均达峰浓度时间约 75 分钟，血浆半衰期为 2～3 小时。与血浆蛋白结合率高。在肝内代谢，与葡萄糖苷酸结合，从胆汁排泄。

【适应证】主要用于抗血小板聚集，用于预防血栓形成，以及血栓栓塞性疾病及缺血性心脏病。

【用法用量】口服。每次 25～50mg，每日 3 次，饭前服用。或遵医嘱。

【不良反应】治疗剂量时不良反应轻而短暂，长期服用最初的副作用多消失。常见的不良反应有头晕、头痛、呕吐、腹泻、脸红、皮疹和瘙痒，罕见心绞痛和肝功能不全。不良反应持续或不能耐受者少见，停药后可消除。上市后的经验报告中，罕见不良反应有喉头水肿、疲劳、不适、肌痛、关节炎、恶心、消化不良、感觉异常、肝炎、秃头、胆石症、心悸和心动过速。

【禁忌证】过敏患者禁用。

【注意事项】(1)可引起外周血管扩张，故低血压患者应慎用。

(2)不宜与葡萄糖以外的其他药物混合注射。

(3)与肝素合用可引起出血倾向。

(4)有出血倾向患者慎用。

【药物相互作用】(1)与阿司匹林有协同作用。与阿司匹林合用时，剂量可减至每日 100～200mg。

(2)本品与双香豆素抗凝药合用时，出血并不增多或增剧。

【孕妇及哺乳期妇女用药】未在孕妇中作适当的对照研究，仅当确有必要方可用于孕妇。双嘧达莫从人乳汁中排泄,故哺乳期妇女应慎用。

【儿童用药】12岁以下儿童用药的安全性和效果未确定。

【老年用药】老年患者用药的安全性和效果未确定。

【药物过量】如果发生低血压,必要时可用升压药。急性中毒症状在啮齿动物有共济失调、运动减少和腹泻,在犬中有呕吐、共济失调和抑郁。双嘧达莫与血浆蛋白高度结合,透析可能无益。

【剂型】片剂。

【贮藏】遮光,密封保存。

【规格】25mg。

西洛他唑 Cilostazol Tablets

【商品名】西洛他唑片。

【性状】本品为白色或类白色片。

【药理毒理】本品改善间歇性跛行症状的作用机制尚不完全清楚。本品及其代谢产物是环腺苷酸(cAMP)磷酸二酯酶Ⅲ抑制剂(PDEⅢ抑制剂),可以通过抑制磷酸二酯酶活性而减少cAMP的降解,从而升高血小板和血管内cAMP水平,发挥抑制血小板聚集和舒张血管的作用。本品能够可逆性地抑制凝血酶、ADP、胶原、花生四烯酸、肾上腺素等引起的血小板聚集。国外临床研究显示,病人口服本品100mg/次,每日2次,连续12周后,甘油三酯水平下降约15%,高密度脂蛋白水平升高约10%。

【适应证】改善慢性动脉硬化性闭塞症引起的慢性溃疡、疼痛、发冷及间歇跛行等症状。

【用法用量】口服,每次100mg(2片),每日2次。可根据病情适当增减。

【不良反应】(1)全身不良反应:腹痛、背痛、头痛、感染、水肿。

(2)循环系统:偶有心悸、脉频、发热、头晕、低血压。

(3)消化系统:偶有胃部不适、上腹部痛、腹部胀满感、食欲不振、恶心、呕吐、软便、腹泻。

(4)过敏反应:偶有皮疹、发疹、荨麻疹、瘙痒感。

(5)神经系统:偶有头痛、头重感、眼花、眩晕、失眠、发麻、偶感困倦、乏力。

(6)肝脏:偶有AST、ALT、LDH值上升。

(7)肾脏:偶有BUN、肌酸、尿酸值上升。

(8)其他:偶有浮肿、疼痛。

(9)出血倾向:偶有消化道出血、鼻出血、皮下出血、眼底出血、血尿等出血倾向。

【禁忌证】以下患者禁服:(1)对本品任何成分过敏者。

(2)患有3～4级充血性心力衰竭的病人。

(3)出血患者如血友病、毛细血管脆弱症、上消化道出血、咯血等。

(4)妊娠或有可能妊娠的妇女。

【注意事项】(1)如果出现皮疹、发疹、荨麻疹、瘙痒感,应停药。

(2)如果出现心跳加快、发热、头痛、头重感、头晕、眼花、发麻,偶感困倦、失眠、低血压,应减量或停药。

(3)以下患者慎服本品:月经期的患者、有出血倾向的患者;正在使用抗凝药或抗血小板药(如阿司匹林、噻氯匹定等)的患者;重症肝、肾功能障碍患者。

【孕妇及哺乳期妇女用药】妊娠及哺乳期妇女或计划/可能妊娠的妇女禁用。

【药物相互作用】前列腺素E_1与本品起协同作用,增加细胞内环腺苷-磷酸及增强疗效。

【规格】50mg。

【贮藏】密闭保存。

【包装】双铝包装,6片/板×2板。

【有效期】暂定2年。

噻氯匹定 Ticlopidine Hydrochloride Tablets

【商品名】盐酸噻氯匹定片。

【性状】糖衣片,除去糖衣后呈白色或类白色。

【药理毒理】抗血小板聚集药,能抑制ADP、胶原、凝血酶、花生四烯酸及前列腺素内过氧化物等多种诱导剂引起的血小板聚集,能抑制外源性和内源性ADP诱导的血小板聚集反应。

【适应证】预防和治疗因血小板高聚集状态引起的心、脑及其他动脉的循环障碍性疾患。

【用法用量】口服,每次1片(0.25g),每日1次,就餐时服用,以减少轻微的胃肠道反应。

【不良反应】(1)偶见轻微胃肠道反应。

(2)罕见的反应：恶心、腹泻、皮疹、瘀斑、齿龈出血、白细胞减少、胆汁郁积、轻度氨基转移酶升高、黏膜皮肤出血倾向。

以上不良反应均在停药后消失。

【禁忌证】(1)近期出血者。

(2)近期患溃疡病伴有出血倾向或出血时间延长者。

(3)过敏者。

(4)有白细胞减少、血小板减少、粒细胞减少病史者或再生障碍性贫血患者。

【注意事项】(1)用药最初3个月内，须每2周检查白细胞和血小板计数，当发现计数降低时应停药。

(2)在任何手术和动脉插管或输注之前(7天)，应停用。使用本品的病人需手术时在术前尽可能告知外科医生。

【孕妇及哺乳期妇女用药】本品可以透过胎盘屏障及进入母乳，应避免用于孕妇和哺乳期妇女。

【贮藏】遮光，密闭保存。

吲哚布芬 Indobufen

【药理毒理】本品可抑制引起血小板激活的一些因子(如 ADP、5-HT、血小板因子Ⅳ、β-血小板球蛋白等)的释放，以及影响花生四烯酸代谢而抗血小板聚集，但不影响 PGI_2 的血浓度。对血液凝固的各种参数无影响，但能中等度地延长出血时间，停药后即可恢复。

【适应证】用于动脉硬化所致的缺血性心、脑血管和周围血管疾病，静脉血栓形成、血脂代谢障碍等；也可用于体外循环手术时防止血栓形成。

【用法用量】每日剂量 200～400mg，分 2 次口服或肌注或静注。老人及肾功能不全者宜减半。

【不良反应】偶有上腹不适、腹胀、胃肠道出血和鼻出血。有时出现过敏反应(荨麻疹)。

【禁忌证】禁用于有出血性疾病、妊娠及哺乳期妇女。

【注意事项】偶有上腹不适、腹胀、胃肠道出血和鼻出血。有时出现过敏反应(荨麻疹)。

【孕妇及哺乳期妇女用药】禁用。

【规格】片剂每片 200mg。注射液每支 200mg(2ml)。

氯吡格雷 Clopidogrel Hydrogen Shlfate Tablets

【商品名】硫酸氢氯吡格雷片。

【性状】口服剂波立维为粉红色，圆形，双凸，刻痕薄膜包衣片，一面刻有 75，另一面刻有 1171，含 97.875mg 的硫酸氢氯吡格雷，相当于 75mg 的氯吡格雷碱。

【药理毒理】氯吡格雷是一种血小板聚集抑制剂。ATC 分类为：B01AC/04。

氯吡格雷选择性也抑制二磷酸腺苷(ADP)与它的血小板受体的结合及继发的 ADP 介导的糖蛋白 GPⅡb/Ⅲa 复合物的活化，因此可抑制血小板聚集，氯吡格雷必须经生物转化才能抑制血小板的聚集，但是还没有分离出产生这种作用的活性代谢产物。除 ADP 外，氯吡格雷还能通过阻断由释放的 ADP 引起的血小板活化的扩增，抑制其他激动剂诱导的血小板聚集。氯吡格雷不能抑制磷酸二酯酶的活性。氯吡格雷通过不可逆地修饰血小板 ADP 受体起作用。暴露于氯吡格雷的血小板的寿命受到影响。而血小板正常功能的恢复速率与血小板的更新有关。

【适应证】适用于有过近期发作的中风、心肌梗死和确诊外周动脉疾病的患者。本品可减少动脉粥样硬化性事件的发生(如心肌梗死、中风和血管性死亡)。

【用法用量】推荐剂量为每日 75mg，与或不与食物同服。对于老年患者不需调整剂量。

【不良反应】通过对 11300 多例病人的治疗，其中 7000 多例病人接受治疗 1 年或 1 年以上，评价氯吡格雷的安全性。大型临床研究(CAPRIE)中，每日服用 75mg 氯吡格雷，与每日服用 325mg 阿司匹林相比耐受性良好。不论年龄、性别和种族，氯吡格雷的总体耐受性与阿司匹林类似。在 CAPRIE 试验中临床主要不良反应如下：

(1)出血：接受氯吡格雷或阿司匹林治疗的病人，出血的总发生率为 9.3%。氯吡格雷和阿司匹林严重出血事件的发生率分别为 1.4% 和 1.6%。接受氯吡格雷治疗的病人，胃肠道出血的发生率为 2.0%，需住院治疗的为 0.7%，而阿司匹林分别为 2.7% 和 1.1%。与阿司匹林相比，服用氯吡格雷的病人其他出血事件的发生率高(7.3% VS 6.5%)，但2个治疗组的严重事件发生率相似(0.6% VS 0.4%)。两个治疗组最常见不良事件为：紫癜/挫伤/血肿、鼻出血，其他还有血肿、血尿和眼部出血(主要是结膜出血)。颅内出血发生率氯吡格雷为0.4%，阿司匹林为0.5%。

(2)血液病：有6例病人出现严重中性白细胞减少症(中性白细胞<0.45×10^9/L)，4例属于氯吡格雷组(0.04%)，2例属于阿司匹林组(0.02%)。9599例氯吡格雷组病人中有2例出现中性白细胞数为零，而阿司匹林组的9586例病人中无人出现。氯吡格雷组病人中出现1例再生障碍性贫血。氯吡格雷组严重血小板减少症(<80×10^9/L)发生率为0.2%，阿司匹林组为0.1%；出现血小板计数≤30×10^9/L的情况非常少。

(3)胃肠道：总体来讲，胃肠道反应的发生率(如腹痛、消化不良、胃炎和便秘)氯吡格雷组为27.1%，而阿司匹林组为29.8%。而且，由于胃肠道的副作用而退出治疗的氯吡格雷组为3.2%，阿司匹林组为4.0%。但是，各组临床严重副反应的发生率没有统计学差异(3.0% VS 3.6%)。两个治疗组最常见不良反应为腹痛、消化不良、腹泻和恶心。其他还有便秘、牙病症、眩晕和胃炎等。腹泻发生率氯吡格雷组为4.5%，明显高于阿司匹林组(3.4%)。严重腹泻的发生率2个治疗组相似(0.2% VS 0.1%)。消化道、胃及十二指肠溃疡的发生率氯吡格雷组为0.7%，而阿司匹林组为1.2%。

(4)皮疹和其他皮肤病：皮肤及其附属组织疾病的发生率，氯吡格雷组为15.8%(0.7%为严重)，明显高于阿司匹林组(4.2% VS 3.5%)。氯吡格雷组瘙痒发生率也高于阿司匹林组(3.3% VS 1.6%)。

(5)中枢和周围系统疾病：氯吡格雷组中枢和周围神经系统疾病总发生率(如头痛、眩晕、头昏和感觉异常)明显低于阿司匹林组(22.3% VS 23.8%)。

(6)肝脏和胆道疾病。

【禁忌证】(1)对药品或本品任一成分过敏。

(2)严重的肝脏损伤。

(3)活动性病理性出血，如消化性溃疡或颅内出血。

【注意事项】(1)患有急性心肌梗死的病人，在急性心肌梗死最初几天不推荐使用氯吡格雷治疗。

(2)由于缺少相关数据，不主动推荐使用氯吡格雷治疗不稳定型心绞痛、PTCA(有支架)、CABG和急性缺血性中风(短于7天)。

(3)与其他一些抗血小板药同时使用，氯吡格雷对那些由于创伤、手术或其他病理原因而可能引起出血增多的病人，应慎用。病人择期手术，且无需抗血小板治疗，术前1周停止使用氯吡格雷。

(4)氯吡格雷延长出血时间，对于有伤口(特别是在胃肠道和眼内)易出血的病人应慎用。

(5)病人应知服用氯吡格雷止血时间可能比往常长，同时病人应向医生报告异常出血情况，手术前和服用其他新药前病人应告知医生在服用氯吡格雷。

(6)由于患有肾脏损伤病人使用氯吡格雷的经验极有限，因此这些病人应慎用氯吡格雷。

(7)严重肝病的病人可能有出血倾向，这类病人使用本品的经验极有限，应慎用氯吡格雷。

(8)由于服用华法林也有出血倾向，所以服用本品时不推荐同时使用华法林。

(9)由于同时服用阿司匹林、非甾体解热镇痛药、肝素和血栓溶解剂可增加出血的危险，所以不建议同时服用(见【药物相互作用】)。

(10)对于同时服用易出现胃肠道损伤的药物(如非甾体解热镇痛药)的病人应慎用氯吡格雷(见【药物相互作用】)。

(11)未见服用本品后对驾驶或心理学检测产生影响。

【孕妇及哺乳期妇女用药】大鼠和兔子生殖研究表明，氯吡格雷对受精和胎儿无影响。同于对孕妇无足够的严格的对照研究，因此怀孕期间不建议服用本品。

对大鼠的研究表明，氯吡格雷和/或其代谢物从乳汁中排泄，但不清楚本品是否从人的乳汁中排泄。

【药物相互作用】(1)阿司匹林(ASA)：阿司匹林不改变氯吡格雷对由ADP诱导的血小板聚集的抑制作用，但氯吡格雷增强了阿司匹林对胶原诱导血小板聚集的作用效果。伴随氯吡格雷使用阿司匹林500mg，每日服用2次。使用1次，并不会显著增长氯吡格雷引起的出血时间延长,长期同时服用阿司匹林和氯吡格雷的安全性还没有定论。

(2)肝素:在健康志愿者的研究中,氯吡格雷不改变肝素在凝血上的作用,不必改变肝素的剂量。同时服用肝素不影响氯吡格雷诱导的对血小板聚集的抑制效果。由于同时服用的安全性没有确定,因此使用应谨慎。

(3)血栓溶解剂:近期发作的心肌梗死病人,同时服用氯吡格雷、rt-PA和肝素,评价其安全性。临床出血的发生率与rt-PA和肝素同阿司匹林同时服用的发生率相似。由于氯吡格雷与其他血栓溶解剂同时服用的安全性没有确立,因此使用时应谨慎。

(4)非甾体解热镇痛药(NSAIDs):健康志愿者同时服用萘普生和氯吡格雷与潜在的胃肠道出血有关,由于缺少氯吡格雷与其他非甾体解热镇痛药相互作用研究,所以是否与所有非甾体解热镇痛药同时服用均会提高胃肠道出血发生率还不清楚。因此,非甾体解热镇痛药和氯吡格雷同时口服时应小心。

(5)其他联合治疗:通过大量的临床试验对氯吡格雷药效学相互作用和药代动力学相互作用进行研究,未见氯吡格雷与阿替洛尔及硝苯地平,单独或两者同时合用时,出现显著的临床药效学相互影响,而且,氯吡格雷与苯巴比妥钠、西咪替丁或雌二醇的合用不显著影响氯吡格雷的药效学活性。与氯吡格雷合用,地高辛和茶碱的药代动力学特性没有改变。同时使用制酸剂不改变氯吡格雷吸收。

人体肝微粒体酶研究表明,氯吡格雷羧代谢物可抑制P450(2C9)活性。因此,氯吡格雷可能会升高某些药物如苯妥英、甲苯磺丁脲和其他一些通过P450(2C9)代谢的非甾体解热镇痛的血药浓度。CAPRIE研究表明,苯妥英、甲苯磺丁脲与氯吡格雷合用安全。

【规格】75mg/片。

【贮藏】没有特别的贮存要求。

【包装】双铝膜包装,7片/盒,14片/盒,28片/盒。

【有效期】3年。

依替巴肽　Eptifibatide

【药理毒理】依替巴肽通过与血小板膜上GPⅡb/Ⅲa受体结合,占据了其上的结合位点,使血小板GPⅡb/Ⅲa受体不能与纤维蛋白原结合,从而抑制了血小板聚集。由于依替巴肽阻滞了血小板聚集的最后共同途径,具有抗血小板作用强、起效快、不良反应少等优点。

【适应证】该药对不稳定型心绞痛、非Q波型心肌梗死、冠脉介入治疗前等患者有改善预后的有利作用。

【用法用量】(1)冠脉介入治疗:术前静脉注射180mg/kg,然后以2mg/(kg·min)速度静滴。

(2)心肌梗死:静脉注射180mg/kg,然后以0.75mg/(kg·min)速度静滴,用药时间少于6小时。

【禁忌证】对本品过敏者,近30天内有异常出血或有出血倾向者,有出血性脑卒中病史者。

【规格】注射剂:每支20mg(10ml);75mg(100ml);200mg(100ml)。

替罗非班　Tirofiban

【商品名】注射用盐酸替罗非班(Tirofiban Hydrochloride for Injection)。

【成分】盐酸替罗非班。

【性状】本品为无色澄明液体。

【药理毒理】(1)药理作用:抗血小板聚集作用体外研究表明,本品可剂量依赖性地抑制ADP、胶原、花生四烯酸、血栓烷类似物U46619和凝血酶引起的人体外血小板聚集,而对瑞斯托菌素引起的血小板聚集无影响。其中对2μg/ml胶原或3.4μmol/L ADP引起血小板聚集的半数抑制浓度(IC50)分别为668nmol/L和394nmol/L。此外,本品可竞争性抑制人体纤维蛋白原与ADP活化血小板的结合,IC50为4.2～10.0nmol/L,抑制常数Ki为1.0～2.1nmol/L。体内研究表明,犬快速静脉推注10～500μg/kg或在360分钟内连续静脉输注1～10μg/(kg·min)盐酸替罗非班,对ADP和胶原诱导的血小板聚集有抑制作用,停止输注后30～90分钟内血小板止血功能恢复正常,表明盐酸替罗非班对血小板无直接的长期作用。快速静脉推注盐酸替罗非班后ADP引起的血小板聚集作用消失,出血时间无明显延长。

抗血栓形成作用：Joseph 等研究表明，快速推注 300μg/kg 和 1000μg/kg 盐酸替罗非班，可使犬冠状动脉左旋支狭窄引起血小板依赖性循环血流减少(CFRs),模型全部消除的作用时间分别达 181 分钟和 375 分钟。在电损伤引起的冠状动脉左旋支闭塞性血栓模型中，静注 10.0μg/(kg·min)盐酸替罗非班即可防止 3 只犬形成闭塞性血栓，使血栓形成时间延长，血栓重量减少，与对照组相比有显著差异。当与肝素(HEP)合用作为溶栓辅助药治疗电损伤引起冠状动脉左旋支闭塞性血栓时，在给予组织型纤维蛋白溶解酶原激活物(t-PA)或链激酶(STK)前 15 分钟静注盐酸替罗非班可增加再灌注的发生率，减少连续用药期间急性血栓再闭塞的发生率。

(2)毒理学：经一系列体内外试验证实，盐酸替罗非班无致突变作用和生殖毒性作用。

【适应证】盐酸替罗非班与肝素联用，适用于不稳定型心绞痛或非 Q 波心肌梗死病人，预防心脏缺血事件，同时也适用于冠脉缺血综合征病人进行冠脉血管成形术或冠脉内斑块切除术，以预防与经治冠脉突然闭塞有关的心脏缺血并发症。

【用法用量】本品仅供静脉使用，需有无菌设备。本品可与肝素联用，从同一液路输入。建议用有刻度的输液器输入本品。必须注意避免长时间负荷输入。还应注意根据病人体重计算静脉推注剂量和滴注速率。临床研究中的病人除有禁忌证外，均服用了阿司匹林。不稳定型心绞痛或非 Q 波心肌梗死盐酸替罗非班注射液与肝素联用由静脉输注，起始 30 分钟滴注速率为 0.4μg/(kg·min)，起始输注量完成后，继续以 0.1μg/(kg·min)的速率维持滴注。在验证疗效的研究中，本品与肝素联用滴注一般至少持续 48 小时，并可达 108 小时。病人平均接受本品 71.3 小时。在血管造影术期间可持续滴注，并在血管成形术/动脉内斑块切除术后持续滴注 12～24 小时。当病人激活凝血时间<180 秒或停用肝素后 2～6 小时应撤去动脉鞘管。血管成形术/动脉内斑块切除术对于血管成形术/动脉内斑块切除术病人开始接受本品时，本品应与肝素联用由静脉输注，起始推注剂量为 10μg/kg，在 3 分钟内推注完毕，而后以 0.15μg/(kg·min)的速率维持滴注。本品维持量滴注应持续 36 小时。以后，停用肝素。如果病人激活凝血时间<180 秒应撤掉动脉鞘管。对于严重肾功能不全的病人（肌肝清除率<30ml/分钟），本品的剂量应减少 50%。

【规格】5mg（以替罗非班计）。

【贮藏】室温，密封保存。

【包装】输液瓶，100ml/瓶。

沙格雷酯 Sarpogrelate Hydrochloride

【商品名】盐酸沙格雷酯。

【药理毒理】(1)抑制血小板凝集作用：本品选择性拮抗血小板及血管的 5-羟色胺(5-HT)受体，抑制血小板凝集。本品抑制胶原单独引起的血小板凝集，其 IC50 为 4.5μmol/L，添加胶原与 5-HT 时，则会更强抑制血小板凝集，IC50 为 0.1μmol/L。口服可显著抑制添加 5-HT 与胶原诱发的血小板凝集，这种对凝集的抑制作用出现比较快，服药后 1.5 小时即可达到最高峰，并可持续 4～6 小时，12 小时后凝集性呈回复倾向。

(2)本品抑制 5-HT 及血小板凝集引起的血管收缩，低浓度的 5-HT 可引起血管的收缩反应。另外，在血小板凝集时也会引起血管的收缩反应。本品具有随药物浓度增加而增加的对 5-HT 及血小板凝集所引起的血管收缩作用，同时本品也可抑制随血小板凝集而引起的血管平滑肌收缩。

(3)抗血栓作用：临床试验表明，本品可抑制动脉注入月桂酸引起的大鼠动脉闭塞症的动物模型。

(4)改善体循环：本品对由 5-HT 引起的下肢侧支循环血流量的减少具有良好的改善作用，并随剂量增加而增强。

【适应证】用于对慢性动脉闭塞症所引起的溃疡、疼痛及冷感等缺血性诸症状的改善。

【用法用量】以盐酸沙格雷酯计，通常成人每日 3 次，每次 100mg，饭后口服（每日 3 次，每次 1 片，饭后口服）。但应根据年龄、症状的不同适当增减药量。

【不良反应】通过对 268 例的临床观察，不良反应发生数 19 例，其中恶心 3 例，皮疹 2 例，胃痛、胃热、消化道出血、异物感、便秘、面潮红、胸部压抑感、气短、浮肿、发红、头痛、异味感、体重增加、AST 上升各 1 例。

【禁忌证】(1)出血患者、孕妇及可能已妊娠的妇女禁用。

(2)已知同类药物(如盐酸噻氯匹定)可引起粒细胞缺乏症、血小板减少症者,月经期患者,有出血倾向者,正在服用抗凝药或有抑制血小板凝集作用的药物患者应慎用。

(3)肾脏严重受损等患者也应慎用。

【注意事项】(1)慎重用药(下列患者慎用):①月经期间的患者(有加剧出血的可能);②有出血倾向及出血因素的患者(有加剧出血的可能);③正在使用抗凝剂(法华林等)或者具有抑制血小板凝聚作用的药物(阿司匹林、盐酸噻氯匹定、西洛他唑等)的患者(有加剧出血的可能);④有严重肾病的患者(有影响排泄的可能)。

(2)重要基本注意事项:在使用本品期间,应定期进行血液检查。

(3)使用方法注意事项:交付患者药物时,应指导患者在服用PTP包装的药剂时,从药座中取出后服用(据报告表明,由于误饮PTP药座,坚硬的锐角刺入食管黏膜引起穿孔,并发了纵隔窦道炎等严重合发症)。

【孕妇及哺乳期妇女用药】(1)孕妇或已有可能怀孕的妇女不可使用此药。动物实验(大白鼠)报告表明,有胎儿死亡率增加及新生儿生存率降低的情况。

(2)对哺乳期的妇女最好不使用此药,不得不使用此药时,应停止哺乳。动物实验(大白鼠)报告表明,药物成分可以进入乳汁。

【药物相互作用】与抗凝药(华法林等)或有抑制血小板凝集作用的药物合用时,会引起出血或增加出血的时间。

【规格】片剂:100mg。

【贮藏】室温保存。

【包装】100片/盒。

【有效期】3年。

奥扎格雷 Ozagrel

【商品名】注射用奥扎格雷。

【成分】奥扎格雷。

【性状】本品为白色疏松冻干块状物。

【药理毒理】本品为血栓素合成酶抑制剂,能抑制 TXA_2 生成,因而具有抗血小板聚积和扩张血管作用。动物实验表明,静脉给药能降低血浆 TXB_2 水平,Keto-PGF_{12}/TXB_2 比值下降,对不同诱导剂所致血小板聚集均有抑制作用,对大鼠中脑动脉引起的脑梗死有预防作用。

【适应证】适用于治疗急性血栓性脑梗死和脑梗死所伴随的运动障碍。

【用法用量】成人每次40～80mg,每日1～2次,溶于500ml生理盐水或5%葡萄糖溶液中,连续静脉滴注,1～2周为1疗程。另外,根据年龄、症状适当增减用量。

【不良反应】胃肠道反应和过敏反应,如恶心、呕吐、荨麻疹、皮疹等,但程度都较轻,经适当处理后得到缓解。少数可出现GPT、BUN升高,颅内、消化道、皮下出血及血小板减少等。

【禁忌证】下列情况者禁用:(1)出血性脑梗死,或大面积脑梗死深昏迷者。

(2)有严重心、肺、肝、肾功能不全,如严重心律不齐、心肌梗死者。

(3)有血液病或有出血倾向者。

(4)严重高血压,收缩压超过26.6kPa以上(即200mmHg以上)。

(5)对本品过敏者。

【注意事项】避免同含钙输液混合用。

【孕妇及哺乳期妇女用药】尚不明确。

【药物相互作用】孕妇慎用,其他尚不明确。

【规格】20mg。

【贮藏】遮光,密闭保存。

依前列醇 Prostacyclin, Cycloprostin

【药理毒理】本品为血管内皮产生的一种天然前列腺素。具有舒张血管、降低血压及抗血小板聚集、止血栓形成的作用。为血管内皮细胞产生的花生四烯酸代谢产物,能抑制血小板聚集,对冠脉、全身血管和肺血管有强烈舒张作用。

【适应证】可用于不稳定型心绞痛、心肌梗死、顽固性心衰、外周血管痉挛性疾病及肺动脉高压。其抗血小板聚集作用可用于防止血栓形成。用于治疗某些心血管疾病和血液透析时(比肝素更为安全)作为抗凝剂;末梢血管病如雷诺病,用药后明显减少发作次数和发作持续时间;也用于血小板消耗综合征及减少血小板在体外循环中的损失等。

【用法用量】一般静脉滴注给药,滴速每分钟 2~16μg/kg,一般不超过每分钟 30μg/kg。其制剂为粉针剂,每支 500μg。临用时以专用的含甘氨酸缓冲剂溶解。静滴:成人心肺分流术前连续静滴每分钟 10μg/kg;在分流术中静滴每分钟 20μg/kg,术毕即停注。肾透析:透析前静滴每分钟 5μg/kg,透析中每分钟 5μg/kg,滴入透析器动脉入口处。

【不良反应】静注速度超过每分钟 10μg/kg 时,可出现头痛、腹部不适、高血压等,超过 20μg/kg 时,可出现血压下降、心率减慢,甚至昏厥。不良反应发生率与剂量有关:静滴时不良反应有面部潮红、头痛、不安、焦虑、呕吐、腹部不适、低血压和心动过缓等。

【禁忌证】有出血倾向者禁用。

【注意事项】儿童、孕妇、授乳妇女不宜使用。

【孕妇及哺乳期妇女用药】禁用。

贝前列素 Beraprost Sodium Tablets

【商品名】贝前列素钠片。

【成分】贝前列素钠。

【性状】本品为白色至淡黄白色薄膜衣片,除包衣后显白色。

【药理毒理】(1)抗血小板作用:末梢循环障碍的患者和健康成人口服本品,可抑制血小板聚集和血小板黏附。能抑制聚集诱导物质引起的人血小板聚集,对人血小板凝集块有溶解作用(体外实验)。

(2)扩张血管、增加血流量作用:健康成人口服本品后,皮肤血流量增加。末梢循环障碍的患者口服本品,可以提高安静时组织内氧分压,缩短肢体缺血试验的缺血恢复时间,用激光多普勒方法可测出皮肤血流量的增加。另外,对 K^+、$PGF_{2\alpha}$ 引起收缩的犬股动脉、肠系膜动脉等各种离体动脉显示扩张作用(体外实验),增加犬各脏器血管的血流量。

(3)对病理模型的作用

A. 慢性动脉闭塞性疾病模型:在月桂酸诱发的大鼠后肢循环障碍、麦角胺-肾上腺素诱发的大鼠尾循环障碍及电刺激诱发的家兔动脉血栓模型中,可抑制缺血性病变的恶化和血栓形成。

B. 血栓模型:对大鼠动脉血栓性疾病和大鼠静脉血栓性疾病有抑制血栓形成的作用。

C. 皮肤溃疡模型:促进由醋酸引起的大鼠皮肤溃疡的愈合。作用机制:与前列环素一样,本品通过血小板和血管平滑肌的前列环素受体,激活腺苷酸环化酶,使细胞内 cAMP 浓度升高,抑制 Ca^{2+} 流入及血栓素 A_2 生成等,从而有抗血小板和扩张血管的作用。

急性毒性试验:经口给予小鼠和大鼠本品的 LD50 为 11.6~48.3mg/kg,犬经口给予本品 5mg/kg、10mg/kg、20mg/kg 时未出现死亡。

抗原性试验:用豚鼠及大鼠血清进行的抗原性试验中,没有发现本品有抗原性。

【适应证】改善慢性动脉闭塞性疾病引起的溃疡、间歇性跛行、疼痛和冷感等症状。

【用法用量】成人每日 40μg,每日 3 次,饭后服用。

【不良反应】(1)严重不良反应:①出血倾向 脑出血(低于 0.1%),消化道出血(低于 0.1%),肺出血(发生率不明),眼底出血(低于 0.1%),应密切观察,如出现异常时,应停止给药,给予适当的处置;②休克(发生率低于 0.1%) 有引起休克的报告,应密切观察,如发现血压降低、心率加快、面色苍白、恶心等症状时,应停止给药,给予适当的处置;③间质性肺炎(发生率不明) 曾有出现间质性肺炎的报告,应密切观察,如出现异常时,应停止给药,给予适当的处置;④肝功能低下(发生率不明) 曾有出现黄疸和 GOT、GPT 升高等肝功能异常的报告,应密切观察,如出现异常时,应停止给药,给予适当的处置;⑤心绞痛(发生率不明) 曾有发生心绞痛的报告,如出现异常时,应停止给药,给予适当的处置;⑥心肌梗死(发生率不明) 曾有发生心肌梗死的报告,如出现异常时,应停止给药,给予适当的处置。

(2)其他不良反应:有发生下列不良反应的可能性,应密切观察,并给予适当的处置。①出血倾向 出血倾向、皮下出血(发生率低于 0.1%),鼻出血(发生率不明);②血液 贫血、嗜酸性粒细胞增多(发生率低于 0.1%),血小板减少、白细胞减少(发生率不明);③过敏 皮疹(发生率 0.1%~5%),湿疹(发生率低于 0.1%),瘙痒;④精神、神经系统 头痛、头晕(发生率 0.1%~5%),眩晕、嗜睡、朦胧状态、麻木感（发生率低于0.1%）；⑤消化系统 恶心、腹泻、腹痛、食欲不振（发生率0.1%～5%），胃溃疡、呕吐、胃功能障碍、口渴、烧心（发生率0.1%～5%）；⑥肝脏 GOT升高、GPT升高、γ-GTP升高、LDH升高（发生率0.1%～5%），胆红素升高、ALP升高（发生率低于0.1%），黄疸（发生率不明）；⑦肾脏 BUN升高（发生率0.1%～5%），血尿（发生率低于0.1%），尿频（发生率不明）；⑧循环系统 颜面潮红、发热、头晕、心悸、皮肤潮红（发生率0.1%～5%），血压下降、心率加快（发生率低于0.1%）；⑨其他 甘油三酯升高（发生率0.1%～5%），浮肿、疼痛、胸痛、关节痛、胸闷、耳鸣、乏力、发热、出汗（发生率低于0.1%），背痛、脱毛、咳嗽（发生率不明）。

【禁忌证】妊娠或可能妊娠的妇女禁服本品（有关妊娠期间用药的安全性尚未确立）。出血的患者（如血友病、毛细血管脆弱症、上消化道出血、尿路出血、咯血、眼底出血等患者服用本品可能导致出血增加）禁服本品。

【注意事项】下列患者请慎重服药：正在使用抗凝血药、抗血小板药、血栓溶解剂的患者；月经期的妇女；有出血倾向及其因素的患者。

【孕妇及哺乳期妇女用药】妊娠或可能妊娠的妇女禁服本品（有关妊娠期间用药的安全性尚未确立）。哺乳期妇女应避免服用本品，必须服用时，应停止哺乳。大鼠的动物实验表明，本品可以在乳汁中分布。

【规格】20μg。

【贮藏】密封。

伊洛前列素 Iloprost

【商品名】吸入用伊洛前列素溶液，Iloprost Solution for Inhalation。

【性状】本品为无色或微黄色的澄清液体，3ml Ⅰ型无色玻璃安瓿内含2ml吸入用伊洛前列素溶液。

【药理毒理】本品是一种人工合成的前列环素类似物。本品具有以下药理学作用：抑制血小板聚集、血小板黏附及其释放反应。扩张小动脉与小静脉。增加毛细血管密度及降低微循环中存在的炎症介质如5-羟色胺或组胺所导致的血管通透性增加。促进内源性纤溶活性。抗炎作用，如抑制内皮损伤后白细胞的黏附及损伤组织中白细胞的聚集，并减少肿瘤坏死因子的释放。吸入后可直接扩张肺动脉血管床，可持续降低肺动脉压力与肺血管阻力，增加心输出量，使混合静脉血氧饱和度得到明显改善。对体循环血管阻力及动脉压力影响很小。

【适应证】治疗中度原发性肺动脉高压。

【用法用量】成人每次吸入应从2.5μg开始（吸入装置中口含器所提供的剂量）。可根据不同患者的需要和耐受性逐渐增加伊洛前列素剂量至5.0μg。根据不同患者的需要和耐受性，每天应吸入伊洛前列素6～9次。根据口含器与雾化器所需的药物剂量，每次吸入时间为5～10分钟。肾功能或肝功能不全患者肝功能异常及肾衰竭需要血液透析的患者，伊洛前列素的清除率是降低的，应考虑减少用药剂量。儿童及青少年（18岁以下）：目前还没有在儿童或青少年中应用的经验。除非有资料支持，否则本品不能应用于18岁以下的患者。疗程：长期治疗。雾化器的使用：如果某种雾化器能达到下列标准，则认为它适用于本品溶液的雾化即液滴的中位空气动力学直径（MMAD）或中位直径（MMD）为3～4m。口含器输出剂量为：每次吸入伊洛前列素2.5μg或5μg。剂量为2.5μg或5μg伊洛前列素的雾化时间：4～10分钟（为了避免全身性副作用，4分钟内输出的伊洛前列素不得超过5μg）。为了尽可能减少意外暴露，吸入伊洛前列素时推荐使用装有过滤器或吸入触发装置的雾化器，并保持房间的良好通风。将准备好的溶液用适当的设备（雾化器）吸入。继续以往的治疗并作个体化调整。

【不良反应】除了由于吸入用药的局部不良反应如咳嗽加重外，吸入伊洛前列素的不良反应主要与前列环素药理学特性有关。临床试验中最常见的不良反应包括血管扩张，头疼及咳嗽加重。非常常见的不良反应（100例患者中可能有10例或者更多的人出现下述情况）：因血管扩张而出现潮热或者面部发红；咳嗽增加；血压降低（低血压）。

常见不良反应（100例患者中可能有1～10例出现下述情况）：头痛；颊肌痉挛（口腔开合困难）；晕厥。晕厥是该疾病的一种常见症状，临床试验中伊洛前列素治疗组与对照组晕厥的发生率无明显差异,但是也可能在使用本品时发生。

其他可能的反应:如果患者服用抗凝剂(抗凝血剂),也许会发生微量的出血。由于大部分肺动脉高压患者服用抗凝药物,常见出血事件(大部分为血肿)。伊洛前列素组出血事件的发生频率与安慰剂对照组相比,无明显差异。

【禁忌证】以下患者禁用:(1)对伊洛前列素或任何赋形剂过敏。

(2)出血危险性增加的疾病(如活动性消化性溃疡、外伤、颅内出血或者其他出血),由于本品对血小板的作用可能会使出血的危险性增加。

(3)患有心脏病的患者,如严重心律失常、严重冠状动脉性心脏病、不稳定型心绞痛、发病6个月内的心肌梗死、未予控制和治疗的或未在严密检测下的非代偿性心力衰竭、先天性或获得性心脏瓣膜疾病伴非肺动脉高压所致的有临床意义的心肌功能异常。

(4)明显的肺水肿伴呼吸困难。

(5)主要由于肺静脉阻塞或者狭窄,而不是动脉阻塞或者狭窄引起的肺动脉高压。

(6)近3个月发生过脑血管事件(如短暂性脑缺血发作、中风)或其他脑供血障碍。

【注意事项】对于体循环压力较低的患者(收缩压低于85mmHg),不应当开始本品治疗,应注意监测以避免血压进一步降低。对于急性肺部感染、慢性阻塞性肺疾病,以及严重哮喘的患者应作密切监测。对于能够进行外科手术的栓塞性肺动脉高压患者不应首选本品治疗。有晕厥史的肺动脉高压患者应避免一切额外的负荷和应激,如运动过程中。如果晕厥发生于直立体位时,每天清醒但未下床时吸入首剂药物是有帮助的。如果晕厥的恶化是由基础疾病所造成,应考虑改变治疗方案。肝功能异常患者,肾衰竭需要血液透析的患者,伊洛前列素的清除均是降低的,因此应考虑减低剂量。

【孕妇及哺乳期妇女用药】妊娠:本品不能给妊娠期妇女使用,从开始治疗和治疗期间请使用可靠的避孕方法。怀孕妇女不得经空气接触本品。

哺乳:目前并不清楚本品是否经乳汁分泌,因此哺乳期妇女不应使用此药物,当开始使用本品治疗,请立即停止哺乳。

【药物相互作用】本品可增强β-受体阻滞剂、钙离子拮抗剂、血管扩张剂及血管紧张素转换酶抑制剂等药物的抗高血压作用。因为伊洛前列素有抑制血小板功能的作用,因此与抗凝药物(如肝素、香豆素类抗凝药物)或其他抑制血小板聚集的药物(如乙酰水杨酸、非类固醇抗炎药物、磷酸二酯酶抑制剂及硝基血管扩张药)合用时可增加出血的危险性。对静脉输注伊洛前列素与地高辛、乙酰水杨酸及组织型纤溶酶原激活剂(t-PA)的相互作用做了研究。结果表明,静脉输注伊洛前列素不影响患者多次口服地高辛后的药代动力学,对同时给予的t-PA的药代动力学也无影响。动物实验发现,伊洛前列素可能导致t-PA稳态血药浓度降低。动物实验表明,预先给予糖皮质激素可减轻伊洛前列素的扩血管作用,但不影响对血小板聚集的抑制作用。这一发现对于本品用于人体的意义尚不清楚。

【规格】2ml:20μg。

【贮藏】遮光,密闭保存。

【包装】30支/盒,100支/盒。

【有效期】24个月。

达唑氧苯 Dazoxiben

【药理毒理】本品可选择性地抑制TXA_2合成酶,作用较咪唑强万余倍。对PGI_2合成酶的抑制较弱。人口服后,血小板的花生四烯酸代谢明显被抑制,血小板的丙二醛生成减少,血浆TXB_2降低。

【适应证】可用于外周血管疾患及雷诺综合征。

【用法用量】口服后吸收良好,口服200mg后血浆浓度约2ng/ml,其TXA_2的生成可减少90%以上,6小时后仍可为60%。药物以原形和代谢产物形式由肾排泄。可用于外周血管疾患及雷诺综合征。每日口服400~800mg。

【不良反应】偶见的不良反应有恶心、头痛和心率加快。

【规格】每片50mg;100mg。

氯贝丁酯 Clofibrate Capsules

【性状】本品为胶囊剂。

【药理毒理】本品属于氯贝丁酸衍生物类血脂调节药,通过降低极低密度脂蛋白,达到降血脂的目的,但其降血脂作用的机制尚未完全明了,可能涉及抑制肝脏脂蛋白(特别是极低密度脂蛋白)的释放和胆固醇合成,改变肝脏甘油三酯合成,加强脂蛋白酯酶的作用,增加固醇类分泌并从粪便中排出,以及增加循环中甘油三酯(极低密度脂蛋白)的清除率。动物实验表明,长期大量使用本品可导致良性或恶性肿瘤的发生。如将人用最大剂量的1~2倍,长期用于小鼠和大鼠(按体表面积 mg/m² 计数),与对照组比较,可导致肝脏良恶性肿瘤的发生率增加。

【适应证】高脂血症。其降甘油三酯作用较降胆固醇作用明显。鉴于本品对人类有潜在致癌的危险性,使用时应严格限制在指定的适应范围内,且疗效不明显时应及时停药。

【用法用量】成人常用量口服,每次 0.25~0.5g,每日 3~4 次。为减少胃肠道反应,本品宜与饮食同进,开始时宜采用小剂量,以后逐渐增量,但在治疗的第 1 个月内应达到规定剂量,停药时最好也采取递减方式;有时在开始服药的第 1 个月内疗效不显著,继续服用可见效,需长期服用,停药后,血清胆固醇和甘油三酯可能回升甚至超过原有水平,故应采用饮食控制疗法并监测血脂至稳定。治疗 3 个月无效即应停药,但治疗结节性黄色瘤可能需时 1 年。肝肾功能不全的患者,用药需减量。

【不良反应】(1)长期用本品使胆石症胆囊疾患加剧而需手术。

(2)有增加周围血管病、肺栓塞、血栓性静脉炎、心绞痛、心律失常和间歇性跛行发生的危险。

(3)临床上偶见胸痛、气短、心绞痛;血肌酸磷酸激酶和血清氨基转移酶增加,但并非由于心肌梗死。

(4)临床上常见的不良反应有腹泻与恶心。较少见的不良反应有心律失常;白细胞减少或贫血而有发热、寒战、声哑、背痛、排尿困难;因肾脏毒性作用而见血尿、尿少、脚与下肢浮肿。

(5)临床上少见但持续存在时须注意的不良反应有:流感样综合征(肌痛、乏力,常见于肾病患者,并常伴有肌酸磷酸激酶和血氨基转移酶增高)、头痛、胃痛、性功能减退、呕吐等。

(6)用本品治疗高血脂症,可降低非致命性心肌梗死发生率,但并不一定减少心血管病的死亡率和致命性心肌梗死的发生。本品有增加非心血管原因引起死亡的危险。

【禁忌证】(1)对氯贝丁酯过敏者禁用。

(2)原发性胆汁性肝硬化的患者禁用,因本品可促进胆固醇排泄增多,使原已较高的胆固醇水平增加。

(3)有肝肾功能不全的患者禁用,因为在肾功能不全的患者服用本品有可能导致横纹肌溶解和严重高血钾。

【注意事项】(1)下列情况慎用:①胆石症,本品可使胆道并发症增多;②肝功能不全,此时蛋白结合率减少但半衰期不变;③甲状腺机能亢进,本品可激发肌病;④溃疡病,可能促使其再活动;⑤肾功能不全,清除率降低使不良反应发生率增加,尤其是肌病;⑥对本品不耐受。

(2)用药期间定期检查:①全血象计数,尤其治疗前有贫血或白细胞计数减少者;②血肌酸磷酸激酶,尤其在尿毒症患者;③肝功能试验包括血清氨基转移酶;④血脂水平。

(3)在使用本品过程中,如有血清淀粉酶增高、肝功能异常、血胆固醇、低密度脂蛋白增高,必须停药。

(4)对诊断的干扰:①血肌酸磷酸激酶可能升高,尤其在肾衰竭或低白蛋白血症时;②血浆脂蛋白可能升高,此时血极低密度脂蛋白极低,但血低密度脂蛋白反而增高;③血浆纤维蛋白原可能降低;④血清门冬氨酸氨基转移酶和丙氨酸氨基转移酶可能增高。

(5)本品可导致肌痛、肌炎、肌病及横纹肌溶解,有时可合并血肌酸磷酸激酶升高,因此对于那些具有某些危险因素可导致继发于横纹肌溶解的肾衰竭患者,应考虑停药,如急性严重感染、低血压、大型手术、创伤、严重的代谢、内分泌或电解质失调、癫痫活动等;若血肌酸磷酸激酶显著升高或肌炎诊断成立,则应停药。

(6)在治疗血脂异常的同时,还需关注和治疗可引起血脂异常的各种原发病,如甲状腺机能减退、糖尿病等。

(7)某些药物也可能引起血甘油三酯升高,如雌激素、噻嗪类利尿药和β阻滞剂等,停药后,则不再需要相应的调脂治疗。

(8)饮食疗法始终是治疗高血脂的首要方法,加上锻炼和减轻体重等方式,都将优于任何形式的

(9)鉴于本品可导致肿瘤发生,加重胆囊疾病等方面的不良反应,应严格限制其适应证在适当的范围内。并且在没有显著疗效的情况下,应予以停药。

【孕妇及哺乳期妇女用药】(1)育龄妇女及孕妇不推荐使用本品。

(2)妊娠妇女禁止使用,本品对妊娠的影响的研究不充分,目前尚不知本品是否会对胎儿造成危害或影响生殖功能,但动物实验表明,本品可通过胎盘屏障,在胎儿体内蓄积,血浆药物浓度较母体更高,可能是排出本品的酶系统在胎儿期尚未出现。

(3)哺乳期妇女禁用,因本品的活性代谢物可排泌进入乳汁。

【药物相互作用】(1)本品与抗凝药同时使用时,可明显增加其抗凝作用,故须经常测定凝血酶原时间以调整抗凝药剂量,使之维持在理想的范围内,预防出血并症的出现。

(2)本品与呋塞米同时使用,可增加两者各自的效果,可引起肌病、肌僵直和利尿,尤其对于低蛋白血症者。

(3)本品可替换酸性药物如苯妥英钠或甲苯磺丁脲的蛋白结合位点,因此当与上述药物或其他高蛋白结合率的药物合用时,应注意可使后者的药效增加;如与口服降糖甲苯磺丁脲合用,使其降糖作用加强。

(4)本品有可能引起肌病或横纹肌溶解,因此应尽量避免与HMG-CoA还原酶抑制剂,如普伐他汀、辛伐他汀等合用,以减少两者严重肌肉毒性发生的危险。

【规格】0.25g;0.5g。

【贮藏】遮光,密闭保存。

曲克芦丁 Troxerutin for Injection

【商品名】注射用曲克芦丁。

【性状】本品为黄色或浅黄色疏松块状物或粉末。

【药理毒理】曲克芦丁能抑制血小板聚集,有防止血栓形成的作用。同时能对抗5-羟色胺、缓激肽引起的血管损伤,增加毛细血管抵抗力,降低毛细血管的通透性,可防止血管通透性升高引起的水肿。

【适应证】用于缺血性脑血管病(如脑血栓形成、脑栓塞)、血栓性静脉炎、中心性视网膜炎、血管通透性增高所致水肿等。

【用法用量】静脉滴注。每次240~480mg,每日1次(用5%~10%葡萄糖注射液或0.9%氯化钠注射液或低分子右旋糖酐注射液稀释后滴注),20天为1疗程或遵医嘱。

【不良反应】偶见过敏反应,如潮红、头痛及胃肠道不适等。曾有患者静脉滴注本品出现急性脑水肿、心律失常及肝脏毒性反应的报道。

【禁忌证】对本品中任何成分过敏者禁用。

【注意事项】(1)用药期间应避免阳光直射、高温和过久站立。

(2)本品使用前请仔细检查,如有溶液混浊、封口松动、瓶身裂纹者,请勿使用。

【孕妇及哺乳期妇女用药】尚不明确。

【药物相互作用】尚不明确。

【规格】0.4g。

【贮藏】遮光,密闭,在阴凉处保存。

【包装】西林瓶装,10瓶/盒。

【有效期】暂定2年。

注射用红花黄色素

【成分】红花黄色素。

【性状】本品为黄色疏松块状物。

【功能主治】活血化瘀,通脉止痛。用于心血瘀阻引起的Ⅰ、Ⅱ、Ⅲ级稳定型劳累性心绞痛,症见胸痛胸闷,心慌,气短等。

【适应证】(1)冠心病、心绞痛、急性冠脉综合征、急性心肌梗死。

(2)脑梗死、脑供血不足。

(3)冠脉介入术抗血小板聚集治疗。

(4)强化抗血小板聚集治疗(可联合其他抗血小板药物)。

(5)干预阿司匹林和氯吡格雷等抵抗现象。

(6)糖尿病微血管合并症:肾病蛋白尿、周围神经病变、视网膜病变。

(7)肺心病高黏血症。

(8)缺血性视网膜病变和突发性耳聋。

【规格】每瓶装50mg（含羟基红花黄色素A 35mg）。

【用法用量】静脉滴注,注射用红花黄色素100mg,加入0.9%氯化钠注射液250ml中,静脉缓慢滴注,每日1次,14天为1疗程。

【不良反应】个别患者用药后出现发热、心悸、皮肤过敏性丘疹、轻度嗜睡。

【禁忌证】对本品过敏者禁用。

【注意事项】尚不明确。

【药物相互作用】尚无本品与其他药物相互作用的信息。

【药理毒理】本品于2002年经国家食品药品监督管理局批准进行过733例临床试验。药效学试验结果表明,本品对冠状动脉结扎所致的犬急性心肌缺血有改善缺血性心电图ST段抬高、降低梗死面积的作用,对冠状动脉结扎所致的大鼠急性心肌梗死有抑制心律失常发生、降低梗死面积、降低血清LDH、CK水平的作用,对垂体后叶素所致的大鼠急性心肌缺血有降低心电图ST段抬高、减少心律失常发生率和动物死亡率的作用,对血瘀模型家兔的全血黏度具有改善作用,对正常麻醉犬有增加冠脉血流量、降低血压、减慢心率、减少心肌耗氧量作用。

【贮藏】密封,遮光,置阴凉处（不超过20℃）。

【包装】7ml管制瓶装,1瓶/盒。

（邢成名　纪　霞　许文亮）

第四节　预防骨科大手术深静脉血栓形成指南(草案)

中华医学会骨科学分会

骨科大手术术后易发生深静脉血栓形成(deep venous thrombosis,DVT),少数可造成肺栓塞导致死亡。有文献报道,我国骨科大手术后DVT的发生率与西方国家相当,但目前国内对DVT防治工作的重视程度远低于国外,而且没有相应的防治方案可供参考。

自2004年3月起,中华医学会骨科学分会组织国内50多位骨科专家对骨科大手术后DVT的发病率、危险因素、预防策略等16个子课题进行调研,参考2004年美国胸科医师协会(American college of chest physician,ACCP)发表的第7版《抗栓与溶栓治疗循证指南》等大量国内外文献,起草了《预防骨科大手术后深静脉血栓形成的专家建议(草案)》。2005年7月16日,邱贵兴、戴尅戎、杨庆铭、裴福兴、陈百成、曾炳芳、陈安民、王坤正、王继芳、余楠生、周乙雄、孙天胜和刘强等专家在北京对本建议进行了讨论,会后又分别邀请国内血液科、呼吸科、血管外科、麻醉科等相关专家进行了修改。

一、概述

(一)骨科大手术

本指南(草案)中"骨科大手术"特指人工髋关节置换术、人工膝关节置换术和髋部周围骨折手术。

(二)深静脉血栓形成

深静脉血栓形成(deep vein thrombosis,DVT),指血液在深静脉内不正常地凝结,属于静脉回流障碍性疾病[2]。好发部位为下肢深静脉,常见于骨科大手术后,可分为下肢近端和远端DVT,前者位于腘静脉或以上部位,后者位于腘静脉以下。下肢近端DVT是肺栓塞血栓栓子的主要来源。

(三)肺动脉血栓栓塞症

肺动脉血栓栓塞症(pulmonary thromboembolism,PTE),指来自静脉系统或右心的血栓阻塞肺动脉或其分支所致肺循环和呼吸功能障碍疾病,是骨科围手术期的重要死亡原因。

（四）静脉血栓栓塞症

静脉血栓栓塞症（venous thromboemlolism，VTE）：DVT 和 PTE 统称为 VTE，因在发病机制上相互关联，两者作为同一疾病为 VTE 在不同部位和不同阶段的两种重要临床表现形式。

（五）骨科大手术后 VTE 流行病学

骨科大手术可造成静脉损伤、静脉血流停滞及血液高凝状态，如不采取有效的预防措施，术后患者容易发生 VTE（表 12-1）。

表 12-1 骨科大手术后 VTE 的发生率

术式	DVT		PTE	
	总发生率(%)	近端发生率(%)	总发生率(%)	致命性发生率(%)
THR	42～57	18～36	0.9～28.0	0.1～2.0
TKR	41～85	5～22	1.5～10.0	0.1～1.7
髋部骨折手术	46～60	23～30	3.0～11.0	2.5～7.5

注：THR，全髋关节置换；TKR，全膝关节置换。

我国等亚洲国家的骨科大手术后 DVT 的发生率（经静脉造影证实）也很高，在一项亚洲 7 个国家 19 个骨科中心的 407 例全髋、全膝关节置换及髋关节骨折手术 AIDA 研究表明，在完成静脉造影的 278 例患者中，发生 DVT 120 例，占 43.2%。邱贵兴等报告，关节置换术后 DVT 的发生率增高，未预防组为 30.8%（16/52），预防组为 11.8%（8/68）（$P<0.05$）。余楠生等报道，2001 年至 2005 年间髋关节置换术后 DVT 发生率为 20.6%（83/402），膝关节置的术后为 58.2%（109/187）。吕厚山等报告，1997 年至 1998 年间髋关节和膝关节置换术后 DVT 发生率为 47.1%（24/51）。陆芸等报告，股骨干骨折的患者 DVT 发生率为 30.6%，髋部骨折的发生率为 15.7%。

二、VTE 危险因素

（一）继发性危险因素

手术、创伤、既往 VTE 病史、老年、瘫痪、制动、术中应用止血带、全身麻醉、恶性肿瘤、中心静脉插管、慢性静脉机能不全等，其中骨科大手术是 VTE 的高危因素。

（二）原发性危险因素

抗凝血酶缺乏症、纤溶酶原缺乏症、因子 V Leiden 突变、因子 Ⅻ 缺乏症、凝血酶原基因 G20210A 突变、高半胱氨酸血症、蛋白 C 缺乏症、蛋白 S 缺乏症等。当行骨科大手术患者伴有其他危险因素时发生 VTE 危险性更大。其发生 VTE 的危险分度情况见表 12-2。

三、预防骨科大手术 DVT 形成的措施

骨科大手术患者需常规进行静脉血栓预防。

（一）基本预防措施

1. 手术操作轻巧、精细，避免损伤静脉内膜。
2. 规范使用止血带。
3. 术后抬高患肢，防止深静脉回流障碍。
4. 对患者进行预防静脉血栓知识教育，鼓励患者勤翻身、早期功能锻炼、下床活动及做深呼吸和咳嗽动作。
5. 术中和术后适度补液，避免脱水而增加血液黏度。

（二）物理预防措施

足底静脉泵（VFP）、间歇充气加压装置（IPC）及梯度压力弹力袜（GCS），均利用机械性原理促使下肢静脉血流加速，避免血液滞留，降低术后下肢 DVT 发病率，与药物预防联合应用疗效更佳。单独使用物理预防适用于合并凝血异常疾病、有高危出血因素的患者。对于患侧肢无法或不宜采取物理预防的患者，可在对侧肢实施预防。建议应用前筛查禁忌。

表12-2 骨科手术患者VTE的危险分度

危险度	DVT		PTE	
	小腿	近端	临床性	致命性
低危 <40岁,较小的外科手术(30分钟以内),无其他危险因素,长期卧床	2	0.4	0.2	<0.01
中危 有危险因素的较小手术;40～60岁,无危险因素的非大手术;<40岁,无危险因素的大手术	10～20	2～4	1～2	0.1～0.4
高危 >60岁或有危险因素的非大手术;40～60岁,有危险因素(既往VTE病史,肿瘤,高凝状态)的大手术	20～40	4～8	2～4	0.4～1.0
极高危 >40岁,既往有VTE病史的大手术;髋、膝关节置换术,髋部骨折手术,重度创伤,脊髓损伤	40～80	10～20	4～10	0.2～5.0

注:危险因素指既往VTE病史、肿瘤、高凝状态。

以下情况禁用物理预防措施:

(1)充血性心力衰竭,肺水肿或腿部严重水肿。

(2)下肢深静脉血栓症、血栓(性)静脉炎或肺栓塞。

(3)间歇充气加压装置和梯度压力弹力袜不适用于腿部局部情况异常(如皮炎、坏疽、近期接受皮肤移植手术)、下肢血管严重的动脉硬化或其他缺血性血管病、腿部严重畸形。

(三)药物预防措施

有出血风险患者应权衡降低DVT的发生率与增加出血危险的关系。

1. 低剂量普通肝素 普通肝素可以降低DVT和PTE的发生率,但应高度重视以下问题:

(1)肝素会延长活化部分凝血酶原时间(APTT),增加出血并发症和严重出血的危险。

(2)需要监测以调整剂量。

(3)肝素会造成血小板计数减少,甚至会导致血小板减少症(HIT)。

(4)长期应用肝素会导致骨质疏松。

2. 低分子肝素(LMWH) 低分子肝素的特点包括:

(1)较少与血浆蛋白结合,生物利用度接近90%,结果预测性更好。

(2)严重出血并发症较少,较安全。

(3)无需常规监测。

3. 磺达肝癸钠 高度选择性Xa因子抑制剂,较依诺肝素更显著降低骨科大手术后VTE发生率,安全性与依诺肝素相似。

4. 维生素K拮抗剂 用于DVT的长期预防。其主要缺点包括:

(1)一般情况下,服药数天才能够达到一定的抗凝效果。

(2)很难控制,为保证剂量不过高或过低,需要常规监测国际标准化比值(international normalized ratio,INR)值,控制INR在2.0～3.0;INR>3.0会增加出血并发症危险。

(3)易受许多药物及富含维生素K食物的影响。

目前临床上最常使用的产品为华法林。

5. 药物预防禁忌证

(1)绝对禁忌证:①大量出血,指能够改变患者治疗过程和治疗结果的出血,对于大量出血病例,如未开始抗凝,应推迟;如已经开始,应立即停止,同时停止康复训练,并予以制动。明确的活动性出血或多发创伤病情不稳定的患者是抗凝的禁忌证;

②骨筋膜室综合征；③肝素诱发血小板减少症（heparin-induced thrombocytopenia, HIT）；④孕妇禁用华法林；⑤严重头颅外伤或急性脊髓损伤。

(2) 相对禁忌证：①既往颅内出血；②既往胃肠道出血；③急性颅内损害/肿物；④血小板减少（thrombocytopenia）或凝血障碍（coagulopathy）；⑤类风湿性视网膜病患者抗凝可能眼内出血。

(四) DVT 开始预防的时间和时限

骨科大手术围手术期 DVT 的高发期是术后 12～24 小时，这一阶段 DVT 并没有明显的临床表现，但后果严重，对 DVT 的预防应尽早进行。

1. DVT 开始预防的时间　DVT 药物预防的时间窗选择应权衡风险与获益。理论上，越接近手术给药，血栓预防的效果越好，但同时发生出血并发症的危险越高。对于大部分接受低分子肝素预防的骨科大手术患者，术前给药和术后给药抗凝疗效相似，但术前给药出血风险相对较高。术后开始预防时间距离手术越近，抗凝疗效越显著，但同时也会带来更高的出血风险。

物理预防措施不会增加出血风险，可以在骨科大手术前、术中或术后应用。

2. 预防 DVT 时限　骨科大手术后凝血过程持续激活可达 4 周，术后 DVT 的危险性可持续 3 个月。与人工全膝关节置换术相比，人工全髋关节置换术后所需的抗凝预防时限更长。因此，在骨科大手术后 DVT 预防时限一般不少于 7～10 天，必要时可延长至 28～35 天。

四、骨科大手术 DVT 具体预防方案

(一) 人工全髋关节置换术（THR）和人工全膝关节置换术（TKR）

基本预防措施和物理预防措施参照第三部分相关内容。药物预防的具体使用方法如下：

1. 手术 12 小时前或术后 12～24 小时（硬膜外腔导管拔除后 2～4 小时）皮下给予常规剂量低分子肝素；或术后 4～6 小时给予常规剂量的一半，次日增加至常规剂量。

2. 磺达肝癸钠 2.5mg，术后 6～8 小时开始应用。

3. 术前或术后当晚开始应用维生素 K 拮抗剂（华法林），用药剂量需要作监测，国际标准化比值（INR）维持在 2.0～2.5，勿超过 3.0。

上述任一种抗凝方法的用药时间一般不少于 7～10 天，联合应用会增加出血并发症的可能性，故不推荐联合用药。

不建议单独应用低剂量普通肝素、阿司匹林、右旋糖酐、物理预防，也不建议预防性置入下腔静脉过滤器。

(二) 髋部骨折手术

基本预防措施和物理预防措施参照第三部分相关内容。药物预防的具体使用方法如下：

1. 12 小时内手术

(1) 术后 12～24 小时（硬膜外腔导管拔除后 2～4 小时）皮下给予常规剂量低分子肝素；或术后 4～6 小时给予常规剂量的一半，次日增加至常规剂量。

(2) 磺达肝癸钠 2.5mg，术后 6～8 小时开始应用。

(3) 术前或术后当晚开始应用维生素 K 拮抗剂（华法林），用药剂量需要进行监测，国际标准化比值（INR）应维持在 2.0～2.5，勿超过 3.0。

上述任一种抗凝方法的用药时间一般不少于 7～10 天。联合应用会增加出血并发症的可能性，故不推荐联合用药。

2. 手术延迟　建议自入院之日开始到手术 12 小时前应用低分子肝素预防血栓。如术前已应用药物抗凝，应尽量避免硬膜外麻醉。如果患者出血风险较高而禁忌抗凝时，建议筛查评估后，采用间歇充气加压装置或足底静脉泵与梯度压力弹力袜联合使用预防血栓。术后预防持续时间不少于 7～10 天。

五、VTE 预防经济学

正确地预防 VTE 不但可以减轻患者的痛苦，提高生活质量，而且大量医药经济学研究证实预防 VTE 可以大大降低患者的医疗费用。

六、建立正确的医患合作模式

在临床实践中，首先要注重患者的知情权，让患者了解并明确骨科大手术后可能发生 DVT 及造成的危害，以主动配合进行肢体活动，最大程度地

降低发生 DVT 的风险。

七、本指南(草案)的几点说明

1. 本指南(草案)仅为学术性指导意见,实施时仍须根据患者及具体的医疗情况而定。

2. 采取各种预防及治疗措施前,应参阅药物及医疗器械制造商提供的使用指南或产品说明。

3. 对 DVT 高危患者应采用基本预防、物理预防和药物预防联合应用的综合措施。有高出血危险的患者应慎用药物预防措施,以物理预防措施为主,辅以基本预防措施。

4. 不建议单独采用阿司匹林预防 DVT。

5. 抗凝药物应用后,如出现严重出血倾向,应根据具体情况做相应的实验室检查,或请血液科等相关科室会诊,及时做出处理。

6. 椎管周围血肿虽然少见,但后果甚为严重。因此,在行椎管内操作(如手术、穿刺等)后的短时间内,应注意小心使用或避免使用抗凝药物。应在用药前做穿刺或置管,在药物作用最小时(如下次给药前 2 小时)拔管或拔针,并在此后 2 小时或更长时间再次给予低分子肝素。

7. 按上述建议使用后,仍不能完全排除 DVT 和 PTE 的发生。一旦发生,需要立即进行相应的诊断与治疗。

(邱贵兴等)

第十三章 周围血管舒张药

本类药物能直接作用于小血管平滑肌或通过肾上腺素受体、钙离子通道而舒张周围血管，临床上多用于脑血管或周围血管循环障碍的各种疾病，如脑血管痉挛、脑血管硬化、脑血栓形成、脑栓塞、早衰性脑退化、脑卒中、脑外伤后遗症、老年性痴呆、内耳眩晕症、视网膜血管痉挛或栓塞、中心性脉络膜炎、肢端动脉痉挛症（雷诺病）、闭塞性动脉内膜炎、血栓性静脉炎、间歇性跛行、压疮、冻疮等。

本节主要介绍直接扩张小血管平滑肌的药物，如二氢麦角碱、烟酸、肌醇烟酸酯、己酮可可碱、罂粟碱、血管舒张素等。

通过阻滞肾上腺素受体而舒张血管的药物，请参阅"第三十章第九节　α肾上腺素能受体阻滞药"；通过阻滞钙通道而起作用的药物，请参阅"第三十章第八节　钙离子通道阻滞剂"。

罂粟碱　Papaverine

【商品名】怕怕非林，盐酸罂粟碱，盐酸罂粟碱注射液，Papaverine, Cardoverina, Dispamil, Panergon, Pavaclar, Vasal, Vasospan, Papaverine Hydrochloride Injection。

本品为阿片中异喹类生物碱之一，含量约1%。

【性状】本品为无色或微带橙黄色的澄明液体。常用其盐酸盐，为白色结晶性粉末；无臭。在氯仿中溶解，在水中略溶，在乙醇中微溶，在乙醚中几乎不溶。溶点146～148℃。

【主要成分】盐酸罂粟碱。分子式：$C_{20}H_{21}NO_4 \cdot HCl$。分子量：375.85。

【药理作用】罂粟碱对血管、心脏或其他平滑肌有直接的非特异性松弛作用，其作用可能是抑制环核苷酸磷酸二酯酶引起。通过松弛血管平滑肌，使冠脉扩张、外周阻力及脑血管阻力降低。

【药代动力学】口服易吸收，但差异大，生物利用度约54%。蛋白结合率近90%。半衰期为0.5～2小时，但有时也长达24小时。主要在肝内代谢为4-羟基罂粟碱葡糖醛酸盐。一般以代谢产物形式经肾排泄。可经透析被清除。

【适应证】用于治疗脑、心及外周血管痉挛所致的缺血，肾、胆或胃肠道等内脏痉挛。脑血栓形成、肺栓塞、肢端动脉痉挛症及动脉栓塞性疼痛等。血管吻合口局部浸润解痉。但对高血压、心绞痛、幽门痉挛、胆绞痛、肠绞痛、支气管哮喘等在一般剂量下疗效不显著。

【用法用量】成人常用量：(1)肌内注射：每次30mg，每日90～120mg；一日量不宜超过300mg。

(2)静脉注射：每次30～120mg，每3小时1次，应缓慢注射，不少于1～2分钟，以免发生心律失常及足以致命的窒息等。一日量不宜超过300mg。用于心搏停止时，两次给药要相隔10分钟。

(3)口服：每次30～60mg，每日3次，一日量为90～120mg。极量，每次200mg，每日600mg。

【不良反应】(1)用药后出现黄疸、眼及皮肤明显黄染，提示肝功能受损。

(2)胃肠道外给药可引起注射部位发红、肿胀或疼痛。快速胃肠道外给药可使呼吸加深、面色潮红、心跳加速、低血压伴眩晕。

(3)过量时，可有视力模糊、复视、嗜睡或（和）软弱。

【禁忌证】完全性房室传导阻滞时禁用。震颤麻痹（帕金森病）时一般禁用。出现肝功能不全时应即行停药。

【注意事项】(1)对诊断的干扰：服药时血嗜酸性细胞、丙氨酸氨基转移酶、碱性磷酸酶、门冬氨酸氨基转移酶及胆红素可增高，提示肝功能受损。

(2)由于对脑及冠状血管的作用不及对周围血

管,可使中枢神经缺血区的血流进一步减少,用于心绞痛、心肌梗死或卒中时须谨慎。

(3)心肌抑制时忌大量,以免引起进一步抑制。

(4)青光眼患者要定期检查眼压。

(5)静脉注射大量能抑制房室和室内传导,并产生严重心律失常。静脉注射过量或速度过快可导致房室传导阻滞、心室颤动,甚至死亡。应充分稀释后缓缓推入。

(6)需注意定期检查肝功能,尤其是患者有胃肠道症状或黄疸时。出现肝功能不全时应停药。

【药物相互作用】(1)与左旋多巴合用时,可减弱后者的疗效,本品能阻滞多巴胺受体。(2)吸烟时因烟碱作用,本品的疗效降低。

【孕妇及哺乳期妇女用药】尚不明确。

【儿童用药】肌内或静脉注射,一次按体重1.5mg/kg,每日4次。

【剂型】注射剂,片剂。

【贮藏】遮光,密封保存。

【规格】片剂:每片含盐酸罂粟碱30mg。针剂:30mg/ml。

烟酸　Nicotinic Acid

【商品名】尼古丁酸。为B属维生素之一,与烟酰胺(Nicotinamide)统称为"维生素PP",含存于肝脏、肉类、米糠、麦麸、酵母、番茄、鱼等内,现多用其人工合成品。

【性状】为白色结晶或结晶性粉末;无臭或有微臭,味微酸;水溶液显酸性反应。在沸水或沸乙醇中溶解,在水中略溶,在乙醇中微溶,在乙醚中几乎不溶,在碳酸钠或氢氧化钠溶液中均易溶。溶点234～238℃。

【药理作用】在体内变为烟酰胺,后者是辅酶Ⅰ和辅酶Ⅱ的组成部分,参与体内生物氧化过程,缺乏时产生糙皮病,其症状包括皮炎舌炎、食欲不振、烦躁失眠、感觉异常等。

烟酸可用于治疗糙皮病,但因容易产生面部潮红等不良反应,而烟酰胺则无,故一般选用后者。此外,烟酸还有较强的周围血管扩张作用,口服后数分钟即见效,可维持数分钟至1小时,用于治疗血管性偏头痛、头痛、脑动脉血栓形成、肺栓塞、内耳眩晕症、冻伤、中心性视网膜脉络膜炎等。大剂量(每日2～6g)可降低血脂(主要是甘油三酯),适用于Ⅳ、Ⅲ、Ⅴ型高脂血症,亦可用于Ⅱ型患者。烟酰胺无扩张血管及降血脂作用。

【用法用量】(1)口服,每次50～200mg,每日3～4次,饭后服用。用于降血脂,每日3～6g,分3～4次于饭后服用。

(2)静脉注射或肌内注射,每次10～50mg,每日1～3次。用于脑血管疾病,50～200mg,加于5%～10%葡萄糖注射液100～200ml中静脉滴注,每日1次。

【注意事项】(1)有皮肤潮红、热感、瘙痒,有时可引起荨麻疹、恶心、呕吐、心悸。轻度肝功能减退、视觉障碍。饭后服用可减少不良反应。

(2)溃疡病患者禁用。

【制剂】片剂:每片50mg;100mg。注射液:每支20mg(2ml);50mg(1ml);100mg(2ml);50mg(5ml)。

烟酸肌醇酯　Inositol Nicotinate

【商品名】烟肌酯,meso-Inositol Hexanicotinate,Hexanicolol,Linodil,Hexopal。

【性状】为白色结晶或结晶性粉末,溶点250～254℃。不溶于水,溶于稀酸。

【药理作用】为一温和的周围血管扩张剂,在体内逐渐水解为烟酸和肌醇,故具有烟酸与肌醇二者的药理作用,其血管扩张作用较烟酸缓和而持久,没有服烟酸后的潮红和胃部不适等不良反应。据报告,本品可选择性地使病变部位和受寒冷刺激敏感部位的血管扩张,而对正常血管的扩张作用则较弱。此外,还有溶解血栓、抗凝、抗脂肪肝、降低毛细血管脆性等作用。

用于高脂血症、冠心病、各种末梢血管障碍性疾病(如闭塞性动脉硬化症、肢端动脉痉挛症、冻伤、血管性偏头痛等)的辅助治疗。

【用法用量】口服,每日3次,每次0.2～0.6g。连续服用1～3个月。

【注意事项】服药后可有轻度恶心、发汗、瘙痒感等反应。胃酸缺乏者应同时服用稀盐酸或柠檬汁以减少不良反应。

【制剂】片剂:每片0.2g。

维生素 E 烟酸酯 Vitamine E Nicotinate

【商品名】烟酸生育酚酯,威氏克,Tocopheryl Nicotinate,Renascin。

【性状】为白色或微黄色蜡脂状结晶,溶点38～41℃。极易溶于丙酮、乙醚、氯仿或苯,易溶于乙醇,几不溶于水。

【药理作用】能直接作用于血管壁,舒张周围血管,促进脑、皮肤、肌肉的血液循环,持久稳定地增加血流量。其增加脑和末梢血管血液循环的作用比维生素 E 为优。对激肽酶引起的毛细血管通透性亢进有特异性抑制作用。此外,尚能抑制胆固醇的合成,并促进胆固醇排泄到胆汁中,防止胆固醇沉积于血管壁。

适用于治疗脑动脉硬化、脑中风、脑外伤后遗症、脂质代谢异常、高血压、冠心病及循环障碍引起的各种疾病,其疗效显著,毒性很低,不良反应小,无烟酸样面部潮红等不良反应。

【用法用量】口服,每次 100～200mg,每日 3 次,饭后服用。

【注意事项】偶有轻微头昏、胃部不适等,尚可有便秘、腹泻、胃痛、食欲不振、恶心等。

【制剂】胶囊剂:每粒 100mg。

西地那非 Sildenafil

【商品名】万艾可,伟哥。

【性状】常用其枸橼酸盐,为白色或类白色结晶性粉末。在水中溶解度为 3.5mg/ml。

【药理毒理】在研究扩张血管性抗心肌缺血的新药过程中发现本品具有良好的抗勃起障碍的作用。其作用机制在于有选择性地抑制能特异降解环磷酸鸟苷(cGMP)5 型磷酸二酯酶(PDE5),因而可使 cGMP 水平增高,以至于阴茎海绵体内平滑肌松弛,血液充盈,有利于勃起。勃起反应随剂量和血浆浓度的增加而增强,药效可持续 4 小时(但弱于 2 小时者)。由于心肌中不存在 PDE5,因而本品无正性肌力作用,不直接影响心肌收缩功能。但大剂量时可导致卧位血压下降(平均最大幅度 8.4/5.5mmHg),服药后 1～2 小时血压下降最明显。因此,其血药浓度峰值时,性活动可能诱发心脏事件。

口服后吸收迅速,且对生物利用度约 40%。空腹给予 25～100mg 时,T_{max} 约 1 小时,C_{max} 为 127～560ng/ml。蛋白结合率为 96%。消除以肝脏(经细胞色素 P450 同工酶 3A4)代谢为主,生成有活性的 N-去甲基代谢产物,其性质与本品近似,为其 50%。消除半衰期约 4 小时。主要以代谢产物的形式从粪便中排泄(约为口服剂量的 80%),一小部分从尿中排泄(约为口服剂量的 13%)。老年人(≥65 岁),本品的清除率降低,血药浓度比青年(18～45 岁)约高 40%。中毒肾损害者及肝功能不全者,本品的清除率降低。

用于治疗阴茎勃起功能障碍(ED)。

【用法用量】一般剂量为 50mg,在性生活前约 1 小时(或 0.5～4 小时内)服用。基于药效和耐受性,剂量可增至 100mg(最大推荐剂量)或降至 25mg。每日最多服用 1 次。

【不良反应】可出现头痛、潮红、消化不良、鼻塞及视觉异常等。视觉异常为轻度和一过性的,主要表现为视物色淡、光感增强或视物模糊。

【注意事项】(1)对本品过敏者禁用。

(2)服用任何剂型硝酸酯类药物的患者,无论是规律或间断服用,均为禁忌证。

(3)在已有心血管危险因素存在时,用药后性活动有发生非致命性/致命性心脏事件的危险。在性活动开始时如出现心绞痛、头晕、恶心等症状,须终止性活动。

(4)阴茎解剖畸形(如阴茎偏曲、海绵体纤维化、Peyronie 病),易引起阴茎异常勃起的疾病(如镰状细胞性贫血、多发性骨髓瘤、白血病)患者慎用。

(5)有少量勃起时间延长(超过 4 小时)和异常勃起(痛性勃起超过 6 小时)的报道。如持续勃起超过 4 小时,应立即就诊。如异常勃起未得到即刻处理,阴茎组织可能受到损害并可能导致永久性勃起功能丧失。

(6)年龄 65 岁以上、肝功能损害、重度肾功能损害者的起始剂量以 25mg 为宜。

(7)HIV 蛋白酶抑制剂利托那韦(Ritonavir)可使本品血药水平显著增高(AUC 增加 11 倍)。服用利托那韦的患者,每 48 小时内服用本品剂量最多不超过 25mg。

(8)细胞色素 P450 同工酶 3A4(CYP4503A4)

的强效抑制剂（如红霉素、酮康唑、伊曲康唑）及细胞色素 P450（CYP450）的非特异性抑制物如西咪替丁与本品合用时，可能会导致本品血浆水平升高。

【制剂】片剂：25mg；50mg；100mg。

环扁桃酯　Cyclandelate

【商品名】三甲基环乙扁桃酸，抗栓丸，Cyclospasmol Cyclospa Hacosan。

【性状】为白色或类白色无定形粉末，有特臭，味苦。在乙醇或丙酮中极易溶解，在水中几乎不溶。

【药理作用】本品能直接松弛血管平滑肌使血管扩张，对脑、肾、血管及冠状动脉有选择性的持续扩张作用，从而使血流量增加。作用较罂粟碱弱而持久。据报道，本品尚能促进侧支循环。对呼吸、心率、心排血量、心肌氧耗量、血压等几乎无影响。用于脑血管意外及其后遗症、脑动脉硬化症、脑外伤后遗症、肢端动脉痉挛症、手足发绀、闭塞性动脉内膜炎、内耳眩晕症等。

【用法用量】每次 100～200mg，每日 3～4 次。症状改善后，可减量至每日 300～400mg。对脑血管疾病，一般每次 200～400mg，每日 3 次。

【注意事项】(1) 可引起恶心、呕吐、食欲不振、上腹部不适，有时出现面部潮红、头痛、头晕、发疹、瘙痒感、口干、心悸等症状，大剂量可引起低血压。

(2) 脑血管意外、急性期、孕妇及哺乳期妇女禁用；严重闭塞性冠状动脉和脑血管疾病、青光眼、出血或有出血倾向的患者慎用。

【制剂】胶囊剂：每粒 100mg。

依前列醇　Epoprostenol

【商品名】环依前列醇，前列环素，前列腺素 I_2，PGI_2，PGX，Prostaglandin I_2，FLOLAN，Prostacyclin，Cycloprostin。

【药理作用】本品为血管内皮产生的一种天然前列腺素。具有舒张血管，降低血压及抗血小板聚集，防止血栓形成的作用。静脉滴注的半衰期约 3 分钟。

用于不稳定型心绞痛、心肌梗死、顽固性心衰、外周血管痉挛性疾病及肺动脉高压，其抗血小板聚集作用可用于防止血栓形成。

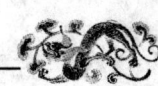

【用法用量】一般静脉滴注给药，滴速每分钟 2～16ng/kg，一般每分钟不超过 30ng/kg。其制剂为注射用依前列醇，每支 500μg。以专用的含甘氨酸缓冲剂溶解。

【注意事项】静脉滴注速度每分钟超过 10ng/kg 时，可出现头痛、腹部不适、高血糖等。超过 20ng/kg 时，可出现血压下降、心率减慢，甚至昏厥。有出血倾向者禁用。

血管舒缓素　Kallidinogenase

【商品名】舒血管素，Kallikrein，Padutin。为自家畜的胰脏、尿中提得的一种糖蛋白。

【性状】为白色或微黄色粉末，能溶于水（1：10），但不溶于浓醇。对热、强酸、强碱、氧化剂均不稳定。

【药理作用】本品有血管舒张作用，能降低血压，扩张末梢血管及冠状动脉，用于脑动脉硬化症、闭塞性动脉内膜炎、闭塞性血管炎、四肢慢性溃疡、肢端动脉痉挛症、手足发绀、老年性四肢厥冷、中央视网膜病变、眼底出血等。由于易被消化破坏，口服作用时间短，效力不及注射。

【用法用量】(1) 口服，每次 1 片（含 10U），空腹时服。

(2) 注射，临用时溶解（10U/1.5ml）后进行肌内注射或皮下注射，一次量 10～20U，每日 1～2 次。轻症每日 10U，以 3 周为 1 疗程。眼科亦可作眼结膜下注射，每次 5U。

【注意事项】凡肿瘤、颅内压增高、心力衰竭患者忌用。

【制剂】片剂：每片 10U。注射用血管舒缓素：每支 10U。

长春胺　Vincamine

【药理作用】由夹竹桃科植物 Vincaminor 或 Vevecta 中提得的生物碱，可舒张脑血管，用于脑血管障碍、脑栓塞、脑血栓形成及出血后遗症等。对脑动脉硬化症的疗效比二氢麦角碱和罂粟碱强，需长期应用方见效。

【用法用量】口服，每次 5～20mg，每日 2～3 次。肌内注射，每次 5～15mg，每日 2～3 次。

【制剂】片剂：5mg。注射液：5mg(2ml)。

灯盏花素 Breviscapine, Erigeron Breviscapus

【商品名】灯乙素,灯盏细辛。

【药理作用】具有脑血管扩张作用,降低脑血管阻力,增加脑血流量,改善微循环,并有血小板聚集对抗作用。

【适应证】可用于治疗缺血性脑血管疾病,如脑血栓形成、脑栓塞、脑溢血等所致后遗症瘫痪病人,具有较好疗效,对病程在6个月以内的疗效比6个月以上者好。

【用法用量】肌内注射,每次5mg,早晚各1次,10天为1疗程,共4个疗程。静脉滴注,每日1次,5～10mg加入5%～10%葡萄糖注射液500ml后滴注,10天为1疗程,共2个疗程。

【不良反应】个别有皮疹、乏力、口干等。

【制剂规格】注射剂:5mg(2ml);每支 5mg/1ml,9mg/2ml,45mg/10ml。片剂:20mg/片。颗粒剂:45mg/粒。

【包装】6支/盒。

阿魏酸钠注射液

【商品名】博士多分。

【性状】本品为无色、微黄色或微黄绿色澄明液体。

【药理毒理】(1)药理:本品为非肽类内皮素受体拮抗剂,可拮抗内皮素引起的血管收缩、升压及血管平滑肌细胞增殖;增加 NO 的合成,松弛血管平滑肌;抑制血小板聚集、抗凝血、改善血液流变学特征。本品亦可抑制胆固醇的合成,降低血脂,清除自由基,防治脂质过氧化损伤;影响补体,增强免疫机能,并具有一定的镇痛、解痉作用。

(2)毒理:小鼠口服半数致死量(LD50)为3.2g/kg,大鼠灌胃给药600mg/kg,每日1次,连续给药3个月,血液学和血液生化学指标检测结果均为正常,主要脏器病理组织学检查未发现药物引起的病理变化。

【药代动力学】静脉给药,血浆蛋白结合率为20.6%,大鼠分布半衰期($t_{1/2\alpha}$)为3分钟,消除半衰期($t_{1/2\beta}$)为(11.46±3.2)分钟,分布迅速,可通过血-脑脊液屏障,主要经肾脏排泄,体内不易蓄积。

【适应证】用于动脉粥样硬化、冠心病、脑血管病、肾小球疾病、肺动脉高压、糖尿病性血管病变、脉管炎等血管性病症的辅助治疗,亦可用于偏头痛、血管性头痛的治疗。

【用法用量】肌内注射,每次50～100mg,每日1～2次。静脉注射,每次0.1g,每日1次,加入10%葡萄糖注射液20～40ml缓慢注射。静脉滴注,每次0.1～0.3g,每日1次(每次1～3支,每日1次),溶解后加入葡萄糖注射液、生理盐水或葡萄糖氯化钠注射液100～500ml静脉滴注。建议1个疗程为10天。

【注意事项】如发现安瓿破裂或药品出现混浊、沉淀者,不得使用。

【规格】5ml,0.1g;10ml,0.2g。

【包装】避光,密闭,在凉暗处保存。

【贮藏】5ml×5支,10ml×5支;棕色安瓿装。

丁苯酞 Butylphthalide

【商品名】恩必普,NBP。

【药理作用】本品为人工合成的消旋体(消旋-3-正丁基苯酞),可促进中枢神经功能改善和恢复。动物(大鼠)药效学研究提示,对缺血性脑卒中所致脑损伤,本品可阻断其多个病理缓解,具有较强的抗脑缺血作用。其作用机制为:

(1)重构缺血区微循环。本品能促进梗死灶内及灶周微血管增多,恢复缺血区软脑膜微动脉管径,增加软脑膜微动脉血流速度,明显缩小局部脑缺血的梗死面积。

(2)保护线粒体功能。本品能显著提高神经细胞线粒体 ATP 复合酶、线粒体呼吸链复合酶Ⅳ的活性,提高线粒体膜的流动性,维持线粒体膜电位,抑制神经细胞凋亡。

(3)恢复缺血区脑能量代谢。本品能增加脑内ATP、Pcr 的含量,降低乳酸含量,改善脑细胞能量平衡。

此外,本品还具有抗脑血栓形成和抗血小板聚集作用。可能的作用机制是通过降低花生四烯酸含量,提高脑血管内皮一氧化氮(NO)和前列腺环素2(PGI_2)的浓度,抑制谷氨酸释放,降低细胞内钙浓度,抑制自由基和提高抗氧化活性。

【药代动力学】男性患者单次口服本品100mg、200mg 和 400mg,平均达峰时间分别为 0.88 小时、1.25 小时和 1.25 小时;平均血药峰浓度分别为

(78.7±115.8)ng/ml、(204.7±149.0)ng/ml 和(726.6±578.7)ng/ml；平均曲线下面积（AUC）分别为(93.2±114.0)(ng·h)/ml、(323.8±201.0)(ng·h)/ml 和(1314.2±865.7)(ng·h)/ml；平均消除半衰期分别为(12.46±2.50)小时、(11.84±4.09)小时和(7.52±1.32)小时。人体药代动力学实验结果显示，食物可影响药物的吸收。多次口服给药，在达到预期的稳态浓度时有轻度药物蓄积，且个体间药代动力学参数存在明显差异。动物（大鼠）实验结果显示，本品在胃肠道吸收较快。药物吸收后在胃、脂肪、肠、脑等组织中含量较高，可迅速通过血-脑脊液屏障。本品血浆蛋白结合率为61%～65%，其主要代谢产物为侧链羟基化代谢物（Ⅰ）和内酯环开环后的氧化代谢物（Ⅱ），药物大部分（约70%）以代谢产物形式排泄。大鼠经口给药后24小时，约55.5%随尿排泄，约18.5%通过粪便排泄，另有极少量药物经胆汁排泄。药物在体内消除完全，不易蓄积。

【适应证】用于轻、中度急性缺血性卒中。

【用法用量】成人常规剂量为口服给药，每次0.2g，每日3～4次，10～12天为1疗程。

【不良反应】本品不良反应较少，少数可见氨基转移酶轻度升高，偶见恶心、腹部不适、精神症状（轻度幻觉），停药后可恢复正常。在Ⅱ、Ⅲ期临床研究中，376例使用本品的患者中，与药物相关的不良反应有：丙氨酸氨基转移酶升高（11.7%）、天门冬氨酸氨基转移酶升高（7.98%）、轻度幻觉（0.26%）、消化道不适（1.1%）。

【药物相互作用】药物-药物相互作用：本品与复方丹参注射液、尿激酶、阿司匹林、低分子肝素、蛇毒血凝酶、东菱精纯抗栓酶合用，未见明显不良影响。与其他药物间的相互作用尚缺乏研究资料。

药物-食物相互作用：食物可减少本品吸收，延迟达峰时间，降低血药浓度峰值。

【注意事项】

(1)禁忌证：对本药过敏者；对芹菜过敏者（芹菜中所含的左旋芹菜甲素与本品的化学结构相同）；有严重出血倾向者。

(2)慎用：肝、肾功能不全者；有幻觉的精神症状者。

(3)药物对妊娠的影响：主要用于妊娠妇女的安全性尚不明确。动物生殖毒性试验中，正常给药剂量时未见明显胚胎毒性和致畸作用，但高剂量时出现摄水量明显增加，妊娠期延长，少数动物出现无乳汁分泌等。

(4)药物对哺乳的影响：本品用于哺乳妇女的安全性尚不明确。

(5)用药前后及用药时应当检查或监测：用药过程中需监测肝、肾功能。

(6)本品宜餐前服用，以利于吸收。

(7)因本品尚未进行出血性脑卒中临床研究，故不推荐用于出血性脑卒中患者。

(8)根据现有临床用药研究，本品宜与复方丹参注射液联合使用。

【制剂规格】软胶囊：0.1g。

【包装】36粒/瓶。

盐酸法舒地尔 Fasudil Hydrochloride

【商品名】川威。

【药理作用】本品抑制平滑肌收缩最终阶段的肌球蛋白轻链磷酸化，使血管扩张。

(1)脑血管痉挛的缓解及预防作用：向犬颅内两次注入自身血引起迟发性脑血管痉挛，静脉注射给予本品可缓解脑血管痉挛，早期连续给药可预防脑血管痉挛的发生。

(2)脑血管改善作用：改善犬迟发性脑血管痉挛模型的大脑皮质血流。对两侧颈总动脉闭塞引起的大鼠脑缺血模型，可增加缺血部位的脑局部血流量。对于脑血量减少的患者，用正电子发射CT(PAT)定量测定脑缺血部位的血流量，结果脑血流量增加。

(3)脑葡萄糖利用率的改善作用：对两侧颈总动脉闭塞引起的大鼠脑缺血模型，可部分增加脑局部葡萄糖利用率。

(4)脑神经细胞损伤的抑制作用：可抑制一过性两侧颈总动脉闭塞引起的大鼠脑缺血模型的迟发性神经细胞损伤。

【药代动力学】据国外文献资料报道，健康成人单次30分钟内静脉持续给予盐酸法舒地尔0.4mg/kg时，血浆中原形药物浓度在给药结束时达峰值，其后迅速衰减，消除半衰期约为16分钟，主要在肝脏代谢为羟基异喹啉及其络合体。给药后24小时内从尿中累积排泄的原形物及其代谢产物为给药剂量的67%。在蛛网膜下腔出血术后的患者,反复静脉滴注30mg,每日3次,共14天的血浆中浓度变化,与健康成人类似。

【适应证】改善和预防蛛网膜下腔出血术后的脑血管痉挛及引起的脑缺血症状。

【用法用量】成人每日2～3次,每次30mg,以50～100ml生理盐水或葡萄糖注射液稀释后静脉点滴,每次静滴时间为30分钟。本品给药应在蛛网膜下腔出血术后早期开始,连用2周。

【不良反应】(1)有时会出现颅内出血(1.63%)。

(2)有时会出现消化道出血、肺出血、鼻出血、皮下出血(0.29%)等出血,注意观察。若出现异常,应停药并予以适当处置。

(3)循环系统:偶见低血压、颜面潮红。

(4)血液系统:偶见贫血、白细胞减少、血小板减少。

(5)有时会出现肝功能异常AST(GOT)、ALT(GPT)、ALP、LDH升高等。

(6)泌尿系统:偶见肾功能异常(BUN、肌肝升高等)、多尿。

(7)消化系统:腹胀、恶心、呕吐等较少见。

(8)过敏症:偶见皮疹等过敏症状。

(9)其他:发热(偶见)、头痛、意识水平低、呼吸抑制(少见)。

【禁忌证】下述患者禁用本品:

(1)出血患者:颅内出血。

(2)可能发生颅内出血患者:术中对出血的动脉瘤未能进行充分止血处置的患者。

(3)低血压患者。

【注意事项】(1)本品只可静脉点滴使用,不可采用其他途径给药(下述患者应慎重用药)。

(2)术前合并糖尿病的患者,术中在主干动脉有动脉硬化的患者,使用本品时,应充分观察临床症状及计算机断层摄影,若发现颅内出血,应用研究速停药并予以适当处置。

(3)肾功能障碍的患者(例如,每次10mg)。

(4)肝功能障碍的患者(有可能延迟代谢,使血药浓度升高而增强作用)。

(5)严重意识障碍的患者(使用经验少,尚未确立有效性)。

(6)70岁以上的高龄患者(预后功能的改善可能无效,尚未确立有效性)。

(7)蛛网膜下腔出血合并重症脑血管障碍(烟雾病、巨大脑动脉瘤等)的患者(无使用经验,尚未确立有效性及安全性)。

(8)本品使用时,应密切注意临床症状及CT改变,若发现颅内出血,应立即停药并进行适当处理。

(9)本品可引起低血压,因此在用药过程中应注意血压变化及给药速度。

(10)本品的用药时间为2周,不可长期使用。

(11)妊娠或可能妊娠妇女及哺乳期妇女应避免使用。

(12)尚未确立儿童用药的安全性。

(13)70岁以上的高龄患者应慎用。

【药物相互作用】无与本品相关的报告。

【规格】注射剂:30mg(2ml)。

己酮可可碱 Pentoxifylline, Torental, Trental, Oxpentifylline

【商品名】己酮可可豆碱。

【药理作用】本品为脑循环及末梢血管障碍改善剂,能恢复和增强红细胞的变形能力,增加纤溶酶活性,降低血浆黏滞度,抑制血小板的聚集性,从而增加动脉和毛细血管血流量,改善脑和四肢的血液循环。同时本品对支气管平滑肌亦有舒张作用。

【适应证】临床用于治疗脑血管障碍、中风或外伤后引起的后遗症,改善其症状(如注意力和记忆力减退、眩晕、精神状态差等)。也可用于治疗周围血管性疾病,如血管性头痛、血栓闭塞性脉管炎、视网膜病等。

【用法用量】口服,每次400mg,每日2～3次。静脉注射,每次100～200mg,缓慢推注。静脉滴注:每次100～400mg,每日1次,用5%葡萄糖液250～500ml稀释后于1.5～3小时内滴注。

【不良反应】偶有暂时性恶心、呕吐、胃肠不适、出汗、颜面潮红,但极少有过敏现象发生。

【注意事项】严重心肌梗死、冠状动脉硬化、高血压、低血压患者及孕妇忌用。

【药物相互作用】与治疗糖尿病的药物及抗高血压药物合用时,应调整本品剂量。

【制剂规格】片剂：400mg。针剂：100mg(5ml)；300mg(5ml)。

长春胺 Arteriovina, Devincan, Perval, Vincadar, Vincapront

【药理作用】本品系由夹竹桃植物长春花(Vinca minor L)中提取的一种生物碱，为一种脑血管扩张剂。本品能够透过血脑屏障，扩张小血管，改善脑循环，使病变区脑组织维持和恢复葡萄糖的氧化分解，使乳酸的产生和二氧化碳的释放恢复正常，对正常脑组织及病人脑组织的正常区域的血流无明显影响，亦不影响全身血液循环。本品有轻微镇静作用。

【适应证】临床用于脑动脉硬化症、缺血性脑血管病(脑供血不足、脑血栓形成或栓塞)、高血压脑病、脑卒中后遗症、梅尼埃病和脑功能减退的症状(如记忆力减退、注意力不集中等)，还可用于视网膜出血、神经性心动过速和其他自主神经功能紊乱等。

【用法用量】口服，每次5～20mg，每日2～3次。肌内注射，每次5～15mg，每日2～3次。静脉注射，用于脑血管危象，每次10mg，每日2～3次。

【不良反应】一般耐受良好，口服可出现恶心、呕吐、腹痛、腹泻及便秘等胃肠不适，偶见不安、失眠、荨麻疹。注射时可引起出汗过多。

【注意事项】(1)不能用于颅内肿瘤、颅内压力增高者、妊娠妇女，也不能用于有脑源性痉挛倾向病人。

(2)心肌梗死后遗症和心律失常的器质性障碍者，应用本品剂量应逐渐增大，必要时需用心电监护。

【制剂规格】片剂：10mg。注射剂：10mg(2ml)。适脑脉(Aethroma-30)为其长效制剂。

【包装】10片，20片/盒。

长春西汀 Vinpocetine

【商品名】长春乙酯，康维脑，阿普长春胺酸乙酯，Ethyl Apovincaminate, Cavinton, RGH-4405。

【性状】为白色晶状粉末，无臭。溶于氯仿及96%乙醇，几不溶于水。溶点为147～153℃。

【药理作用】可增进和改善大脑氧的供给，并对大脑血管有选择性作用，对心脏血管、血压等无影响。用于治疗由于大脑血液循环障碍而引起的精神性或神经性症状如记忆力障碍、失语症、行动障碍、头昏、头痛等，以及高血压性脑病、大脑血管痉挛、大脑动脉内膜炎、进行性脑血管硬化。眼科用于因视网膜和脉络膜血管硬化及血管痉挛引起的斑点退化。耳科用于治疗老年性耳聋、眩晕等。

【用法用量】急性病例可用注射剂，每日3次，每次10mg，静脉滴注或静脉注射，用时以0.9%氯化钠注射液稀释到5倍体积。然后口服片剂，每日3次，每次1～2片。对慢性患者，每日3次，每次1～2片。维持量是每次1片，每日3次。

【注意事项】(1)不能和肝素同时应用。

(2)用药后有时出现血压轻度降低，心率过速等不良反应。

(3)进行长期治疗时应注意检查血象变化。

【制剂】片剂：每片5mg。注射液：每支10mg(2ml)。

【包装】24片/盒；每瓶12片，每盒1瓶。

托哌酮 Tolperisene, Mydocalm

【商品名】甲哌酮，脑脉宁，甲苯哌丙酮，N-553。

【药理作用】具有血管扩张作用及中枢性肌肉松弛作用，可直接扩张血管平滑肌和抑制多突触反射，能降低骨骼肌张力，缓解因脑、脊髓受损而出现的肌肉强直、阵挛等。它还可使外周血流量增加。口服吸收迅速，1～2小时血浓度达峰值。

【适应证】动脉硬化、血管内膜炎、中风后遗症、脑性麻痹、脊髓末梢神经疾患等。对各种脑血管疾病引起的头痛、眩晕、失眠、肢体发麻、记忆力减退、耳鸣等也有一定疗效。

【用法用量】口服，每次50～100mg，每日3次。可随年龄、症状适当增减用量。

【不良反应】少数患者服用后有食欲不振、腹痛、头晕、嗜睡、面部潮红、下肢无力、乏力等症状，但不严重。多为一过性，停药1～2天即可消失。

【制剂规格】片剂：50mg。

【包装】50mg×100片。

注射用盐酸丁咯地尔　Buflomedil Hydrochloride for Injection

【商品名】巴阳普瑞。

【成分】本品主要成分为盐酸丁咯地尔。辅料名称：甘露醇。

化学名称：4-(1-吡咯基)-1-(2,4,6-三甲氧基苯基)-1-丁酮盐酸盐。

【性状】本品为白色块状或粉末。

【适应证】(1)外周血管疾病：间歇性跛行、雷诺综合征、Burger综合征、血管性痉挛。

(2)慢性脑血管供血不足引起的症状：眩晕、耳鸣、智力减退、记忆力或注意力减退、定向障碍等。

【用法用量】静脉缓慢滴注，每日1次，每次0.1～0.2g，用灭菌注射水2ml完全溶解后稀释于250～500ml葡萄糖溶液或生理盐水。或遵医嘱。

【不良反应】胃肠不适（胃灼热感、胃痛、恶心）、头痛、头晕、嗜睡、失眠、四肢灼热刺痛感、皮肤潮红或瘙痒，罕有心悸、房颤、血清肌酐水平升高、尿量增加、月经量改变、高血压、鼻出血和银屑病的报道。过量使用或肾功能不全者使用会导致严重的神经和心血管不良反应。神经系统不良反应为：痉挛、癫痫发作、肌阵挛等。心血管不良反应为：心动过速、低血压、心律不齐、血液循环停止。

【禁忌证】(1)对本品中任何成分过敏者慎用。

(2)急性心肌梗死、心绞痛、甲亢、阵发性心动过速者禁用。

(3)脑出血及有出血倾向或近期有大量失血者禁用；分娩后的产妇或严重动脉出血的病人禁用。

(4)严重肾功能不全者（肌酐清除率＜30ml/分钟）。

【注意事项】(1)本品使用有一定的危险性。不能超过最大用量使用。

(2)肝肾功能不全者慎用本品，必须使用本品时应减少剂量或遵医嘱。

(3)由于本品通过肾脏排泄，因此使用前必须检查肌酐清除率，使用中定期检查：肾功能正常者至少每年检查1次；肌酐清除率低于正常的患者、65岁以上或体重不足50kg患者至少每年2次。

(4)正在服用降压药患者慎用本品。

(5)本品可引起头晕、嗜睡等症状，驾驶车辆及操作机器者不宜服用本品。

(6)不要与丁咯地尔口服制剂同时使用。

【孕妇及哺乳期妇女用药】孕妇（尤其是妊娠3个月内孕妇）、哺乳期妇女避免使用。

【儿童用药】儿童不推荐使用。

【老年用药】老年患者肝脏代谢减慢，通过肾脏、粪便排泄减慢，应酌情减量。

【药物相互作用】与降血压药物合用时可能加重血压的下降，应注意。

【药理毒理】本品为α肾上腺受体抑制剂，可松弛血管平滑肌，扩张血管，减少血管阻力，并由较弱的钙拮抗作用。另外，本品还具有改善红细胞变形性，抑制血小板凝聚，改善微循环，增加氧分压的作用。

【药代动力学】本品经静脉输注后，广泛分布于组织和体液，经肝脏代谢半衰期约为3小时。本品主要以原形和芳香环去甲基代谢物由尿排出。本品的血清蛋白结合率与血药浓度有关：血药浓度为0.5mg/L时，血清蛋白结合率为81%；血药浓度为5mg/L时，血清蛋白结合率为25%。

【药物过量】在有意或意外过量用药的情况下，迅速（约15分钟）出现神经系统症状（癫痫发作/癫痫持续状态）。随后可能会出现心血管症状（窦性心动过速、低血压、严重室性心律失常、传导阻滞，尤其是室性传导阻滞），患者可能迅速发展成昏迷甚至血液循环停止。这些与抗抑郁药病咪嗪用药过量的临床表现非常相似。患者应紧急送医院急救，按药物过量进行对症抢救治疗，应立即给予辅助呼吸，并进行神经和心电图监护。

【贮藏】密封保存。

【包装】低硼硅玻璃管制注射剂瓶/钠钙玻璃瓶制注射剂瓶：50mg/瓶；1瓶/盒，4瓶/盒，10瓶/盒。内配5ml灭菌注射用水1支。

丁咯地尔　Fonzylane, Loftyl

【商品名】活脑灵，乐福调，意速。

【药代动力学】盐酸丁咯地尔经静脉输注后，广泛分布于组织和体液，经肝脏代谢，消除半衰期约3小时，盐酸丁咯地尔主要以原形和芳香环去甲基代谢物由尿排出。盐酸丁咯地尔的血清蛋白结合率与血药浓度有关：血药浓度为0.5mg/L时，血清蛋白结合率为81%；血药浓度为5mg/L时，血清蛋白结合率为25%。

【药理作用】(1)丁咯地尔通过抑制血管α受体活性,抑制血管收缩,改善微细血管的供应障碍,增加全身末梢组织的血流量。本品能增加脑血流量,脑缺氧越严重的部位,血流量增加越多,即没有血液"窃流"效应。

(2)具有非特异性较弱的钙拮抗作用,能增强红细胞变形能力,抑制血小板聚集、分泌及纤维蛋白原的结合,降低血液黏度,改善血液流动性。

【适应证】可用于脑部血液供应量不足(如脑部血管硬化、脑部血管栓塞、老年痴呆症)、末梢血管疾病(如下肢微血管供血量短缺引起的行走困难和脚部坏死),促进伤口复原、Raynaud病、耳蜗-前庭病、耳鸣、头晕、眩晕及冻疮和缺氧所致的疼痛等。

【用法用量】口服,每日450~600mg,分2~3次服用。肌内注射或静脉注射,50~200mg,加于葡萄糖液或生理盐水中静滴。

【不良反应】本品不良反应少,剂量较大时可有胃肠不适、眩晕、头痛等。

【注意事项】(1)肝病患者的剂量应适当调整。
(2)不宜用于急性脑出血患者。

【制剂规格】片剂:150mg;300mg。注射剂:50mg。

曲克芦丁 Troxerutin, Venoruton

【商品名】维脑路通,羟乙基芦丁。

【药理作用】具有抑制红细胞和血小板凝集作用,防止血栓形成;增强血中氧含量,改善微循环,降低毛细血管通透性和脆性,提高毛细血管抵抗力。

【适应证】用于脑血栓形成、脑栓塞、心肌梗死前综合征、中心性视网膜炎、血栓性静脉炎、水肿。

【用法用量】口服,300mg,每日2~3次。肌注,每次100~200mg,每日2次。静滴,每日1次400mg,稀释后静滴。

【不良反应】偶见过敏反应、胃肠道障碍等。

【制剂规格】片剂:100mg。注射剂:100mg(2ml)。

【包装】100片/瓶;注射液。

倍他司汀 Betahistine, Mesilate, Betaserc

【商品名】甲磺酸倍他司汀,抗眩啶,培他啶,甲胺乙吡啶,敏使朗。

【性状】常用其二盐酸盐,为白色或类白色结晶或结晶性粉末;无臭,味微苦;易潮解,在水中极易溶解,在乙醇中微溶,在丙酮中几乎不溶。

【药理作用】本品为一种组胺类药物,具有扩张毛细血管作用,改善微循环,增加脑和内耳血流量,消除内耳性眩晕、耳鸣等作用。此外,还能抑制组胺释放,发挥抗过敏作用。

(1)内尔循环障碍的改善作用:在土拨鼠的内耳微循环障碍实验中,将本品腹腔给药,30分钟后与对照组相比,血流增加到148%。此现象为病理状态中观察到的特异现象。

(2)增加内淋巴水肿的土拨鼠的耳蜗血流量:将本品给予内淋巴水肿的土拨鼠,引起耳蜗血流量显著增加。血流从55ml/(100g·min)增加到81ml/(100g·min),血流的增加被认为是耳蜗辐状动脉的平滑肌舒张所致。

(3)脑内血流量的改善作用:在恒河猴的实验中,静脉注射本品可是恒河猴大脑和小脑组织中的血流量分别从70.4ml/(100g·min)增加到81.1ml/(100g·min)和从73.2ml/(100g·min)增加到84.0ml/(100g·min)。

【药代动力学】20名男性健康志愿者单次口服本品24mg,其主要代谢产物2-吡啶乙酸的达峰时间(T_{max})为(1.13±0.66)小时,达峰浓度(C_{max})为(308.58±208.78)μg/ml,消除半衰期($t_{1/2}$)为(5.85±2.39)小时,血浆中药物浓度-时间曲线下为(1168.45±794.88)(μg·h)/ml,MRT为(6.25±2.09)小时。

【适应证】下列疾病伴发的眩晕、头晕感:梅尼埃病、梅尼埃综合征、眩晕症。

【用法用量】口服,每次4~8mg,每日2~4次。肌内注射,每次2~4mg,每日2次。

通常成人一次1~2片(本品一次量6~12mg),每日3次饭后口服,可视年龄、症状酌情增减。

【不良反应】在总病例2254例中,26例(11.5%)有副作用的报告。胃肠道:偶有(0.1%~5%)恶心、呕吐。过敏:偶有(0.1%~5%)皮疹。

【注意事项】(1)禁用于对本品或处方中任何辅料有过敏史的患者。

(2)对下列患者需慎重给药:①有消化道溃疡史或活动期消化道溃疡的患者(由于本品具有组胺样作用,可能会通过影响 H_2 受体而导致胃酸分泌);②支气管哮喘患者(由于本品具有组胺样作用,可能会通过 H_1 受体而导致呼吸道收缩);③肾上腺髓质瘤患者(由于本品具有组胺样作用,可能会导致肾上腺素分泌过度而使血压上升)。

(3)对孕妇及可能妊娠的妇女,在治疗上只有在判断其有益性高于危险性时方可给药(怀孕期妇女给药的安全性尚未确立)。

【儿童用药】未进行该项实验且无可靠参考文献。

【老年用药】一般情况下,因老年人的生理代谢功能有所降低,故需注意减量服用。

【制剂】片剂:每片 4mg;5mg。注射液:每支 2mg(2ml);4mg(2ml)。

【包装】10 片/板×3 板/盒,10 片/板×10 板/盒。

地芬尼多 Difenidol,Cephadol,Vontrol

【商品名】眩晕停,戴芬逸多,二苯哌丁醇,戴芬逸多盐酸盐。

【药理作用】本品能增加椎基底动脉血流量,调节前庭系统,抑制呕吐中枢,具有抗眩晕及镇吐作用。

【适应证】临床用于各种原因引起的眩晕症,如椎基动脉供血不足、梅尼埃病、自主神经功能紊乱、晕车晕船等。

【用法用量】口服,每次 25~50mg,每日 3 次。

【不良反应】偶见口干、胃不适感。

【制剂规格】片剂:25mg。

【包装】30 片/瓶。

川芎嗪 Ligustrazine

【商品名】川青。

【药理作用】具有抗血小板聚集,扩张小动脉,增加冠脉血流量,降低动脉及冠脉阻力,改善微循环和脑血流,产生抗血栓形成和溶栓作用。

【适应证】用于闭塞性血管疾病,如脑供血不全、脑血栓形成、脑栓塞、脉管炎、冠心病、心绞痛等。

【用法用量】口服,每次 2 片,每日 3 次,1 个月为 1 疗程。肌注,每次 1 支,每日 1~2 次,15 天为 1 疗程。静滴,每次 1~2 支,每日 1 次,用 250~500ml 液体稀释,10~15 天为 1 疗程。

【不良反应】偶有胃部不适、口干、嗜睡等。

【注意事项】(1)注射液酸性较强,不宜大量肌注。

(2)有脑出血及出血倾向者禁用。

(3)不得与碱性药配伍。

(4)孕妇及心力衰竭者慎用。

【制剂规格】注射剂:100ml:0.12g/支。片剂:50mg/片。

【包装】40 瓶/箱。

银杏 Tanakan

【商品名】天保宁,金纳多,达纳康。

【药理作用】本品具有扩张冠状动脉和脑血管作用,能明显增加冠脉和脑血流量,改善微循环,促进心、脑组织代谢,改善记忆障碍,还能防止血小板聚集,降低血黏度,清除自由基,抑制细胞脂质过氧化。

【适应证】用于中风先兆和后遗症、脑动脉硬化、颅外伤、老年性痴呆、高脂血症、微循环障碍等。

【用法用量】口服,每次 10ml,每日 3 次;或每次 2 片,每日 3 次。静脉滴注,每次 10~20ml,用 250~500ml 液体稀释后静脉滴注,每日 1 次。

【制剂规格】口服液:10ml 含银杏黄酮苷 40mg。片剂:40mg 含银杏总黄酮苷 6mg。针剂:5ml:17.5mg。

【包装】6 粒/板;12 粒/板。

前列地尔注射液 Alprostadil Injection

【商品名】凯时。

【成分】本品主要成分为前列腺素 E_1。化学名称为:(1R,2R,3R)-3-羟基 2-[(E)-(3S)-3-羟基-1-辛烯基]-5-氧代环戊烷庚酸。分子式:$C_{20}H_{34}O_5$。分子量:354.49。

辅料:精制大豆油、精制卵磷脂、浓甘油、油酸、氢氧化钠、注射用水。

【性状】本品为白色乳状液体。

【药理毒理】(1)药理作用:本品是以脂微球为

药物载体的静脉注射用前列地尔制剂,由于脂微球的包裹,前列地尔不易失活,且具有易于分布到受损血管部位的靶向特性,从而发挥本品扩张血管、抑制血小板聚集的作用。另外,本品还具有稳定肝细胞膜及改善肝功能的作用。

(2)毒理作用:静脉内给予小鼠、大鼠和犬至可能承受的最大容量 50ml/kg[相当于前列地尔(前列腺素 E_1)250μg/kg],未见动物死亡,也未见严重的急性毒性。本品无过敏性、致畸性及血管刺激性。

【药代动力学】以[^{3}H]标记的本品静脉给予大鼠5分钟后组织内前列地尔含量最高,以后缓慢下降至消失。前列地尔主要分布在肾、肝、肺组织中,在中枢神经系统、眼球和睾丸内含量最低。本品主要与血浆蛋白结合。在血中代谢较快。其代谢产物(13,14-二氢-15-酮-PGE_1)主要通过肾脏排泄。给药后24小时内尿中排泄大约90%,其余经粪便排泄。

【适应证】(1)治疗慢性动脉闭塞症(血栓闭塞性脉管炎、闭塞性动脉硬化症等)引起的四肢溃疡及微小血管循环障碍引起的四肢静息疼痛,改善心脑血管微循环障碍。

(2)脏器移植术后抗栓治疗,用以抑制移植后血管内的血栓形成。

(3)动脉导管依赖性先天性心脏病,用以缓解低氧血症,保持导管血流以等待时机手术治疗。

(4)用于慢性肝炎的辅助治疗。

(5)腰椎管狭窄症。

【用法用量】成人每日1次,1~2ml(前列地尔5~10μg)+10ml 生理盐水(或5%的葡萄糖)缓慢静注,或直接入小壶缓慢静脉滴注。

【不良反应】(1)休克:偶见休克。要注意观察,发现异常现象时,立刻停药,采取适当的措施。

(2)注射部位:有时出现血管疼、血管炎、发红,偶见发硬、瘙痒等。

(3)循环系统:有时出现加重心衰、肺水肿、胸部发紧感、血压下降等症状,一旦出现立即停药。另外,偶见脸面潮红、心悸。

(4)消化系统:有时出现腹泻、腹胀、不愉快感,偶见腹痛、食欲不振、呕吐、便秘、转氨酶升高等。

(5)精神和神经系统:有时头晕、头痛、发热、疲劳感,偶见发麻。

(6)血液系统:偶见嗜酸性粒细胞增多、白细胞减少。

(7)其他:偶见视力下降、口腔肿胀感、脱发、四肢疼痛、浮肿、荨麻疹。

【禁忌证】(1)严重心衰(心功能不全)患者。

(2)妊娠或可能妊娠的妇女。

(3)既往对本品有过敏史的患者。

【注意事项】(1)下述患者慎用本品:①心衰(心功能不全)患者,有报告可加重心功能不全的倾向;②青光眼或眼压亢进的患者,有报告可使眼压增高;③既往有胃溃疡合并症的患者,有报告可使胃出血;④间质性肺炎患者,有报告可使病情恶化。

(2)用于治疗慢性动脉闭塞症、微小血管循环障碍的患者。由于本品的治疗是对症治疗,停止给药后,有复发的可能性。

(3)给药时注意:①出现不良反应时,应采取减慢给药速度,停止给药等适当措施;②本品与输液混合后在2小时内使用,残液不能再使用;③不能使用冻结的药品;④打开安瓿时,先用酒精棉擦净后,把安瓿上的标记点朝上,向下掰;⑤本品要通过医生的处方和遵医嘱使用。

【孕妇及哺乳期妇女用药】妊娠或可能妊娠的妇女禁止使用本品。

【儿童用药】小儿先天性心脏病患者用药,推荐输注速度为 5ng/(kg·min)。

【老年用药】无特殊提示,请遵医嘱。

【药物相互作用】避免与血浆增容剂(右旋糖酐、明胶制剂等)混合。

【药物过量】目前尚无每日剂量超过 120μg 的文献报道。

【贮藏】遮光,0~5℃保存,避免冻结。

【包装】无色安瓿。1支/盒;10支/盒。

【规格】1ml:5μg;2ml:10μg。

【有效期】12个月。

【生产企业】北京泰德制药有限公司。

通塞脉片

【成分】黄芪、当归、党参、玄参、金银花、石斛、牛膝、甘草。

【性状】本品为薄膜衣片,除去薄膜衣后显棕褐色;味甘,微苦,涩。

【药理作用】药效学试验结果显示,本品可使大脑中动脉阻断所致局灶性脑缺血模型大鼠的行为评分、脑梗死率、脑含水量降低;可使急性血瘀模型大鼠的耳廓血流速度加快,并对血液流变学有一定改善作用;可使正常小鼠耳廓血流速度加快;还可使高分子右旋糖酐所致急性微循环障碍家兔眼球结膜微循环血流速度加快。

【功能主治】活血通络,益气养阴。用于轻、中度动脉粥样硬化性血栓性脑梗死(缺血性中风中经络)恢复期气虚血瘀证,症状表现为半身不遂、偏身麻木、口眼歪斜、言语不利、肢体感受减退或消失等;用于血栓闭塞性脉管炎(脱疽)的毒热证。

【用法用量】口服,治疗缺血性脑中风恢复期气虚血瘀证,每次5片,每日3次;治疗血栓闭塞性脉管炎,每次5～6片,每日3次。

【规格】每片重0.35g(含干浸膏0.35g)。

【储藏】密封。

【包装】12片/板,4板/盒。铝塑包装。

(宋修军　隋成江)

第十四章 显微外科用药

第一节 显微血管外科术后"三抗"治疗

一、"三抗"的概念

显微外科手术是指作小血管吻合（或者可包括带小血管蒂转移）的各类手术，由于常涉及血管血液循环的再通或重建问题而比其他手术有其特殊性的用药。其用药常用"三抗"治疗来概括，即"抗炎、抗凝、抗痉（抗感染、抗血栓、抗痉挛）"。这些药物包括：

1. 抗菌药物　常用抗金葡菌和链球菌类抗生素。
2. 抗血栓药物　（1）抗凝祛聚药物：低分子右旋糖酐、阿司匹林、双嘧达莫（潘生丁）、丹参、双香豆素类药物、肝素。

（2）溶解血栓类药物：尿激酶、链激酶。

3. 抗痉挛药物　罂粟碱、利多卡因、硝苯地平、山莨菪碱、妥拉苏林（苄唑啉）、硫酸镁、烟酸肌醇脂等。

二、"三抗"的内容

（一）抗感染

显微血管外科的感染能使血管痉挛或者栓塞导致手术失败，因此，预防感染应该贯彻到手术前2小时至创面愈合的全过程。手术区皮肤是细菌的主要来源，如果局部创伤污染或者术前有感染者则多了一个细菌来源。另外，环境因素也有影响，显微外科手术多需要显微镜，手术时间长，术者疲劳、器械的频繁操作也容易污染术野。因此，除了遵循抗生素一般的应用原则之外，还应根据具体病例的情况进行抗感染措施的选择。

术前2小时内开始应用抗菌药物，并保持术中伤口处有效抗菌浓度（治疗浓度）直至伤口闭合，术后根据情况应用24~72小时，如果有感染则按治疗感染应用抗菌药物。彻底清创、无创操作、严格无菌技术、有效止血、闭合死腔、适宜的引流与包扎均是避免感染的措施。术中创面及创伤伤口的消毒冲洗也是预防感染的重要步骤，特别是闭合伤口前，皮肤、黏膜等上皮组织可用碘伏，其他体内组织用洗必泰、新洁尔灭、新霉素，最后用生理盐水冲洗。

皮肤来源的细菌多为金葡菌、链球菌，创伤污染还应进行破伤风的预防，创伤或污染严重的注意产气杆菌感染的预防用药。常用药物为青霉素类、第一代或第二代头孢菌素、红霉素、克林霉素、磷霉素等（详见"第二十二章　抗微生物药"）。

（二）抗血栓

血栓形成有三大因素：血管壁损伤、血流缓慢或涡流、血液成分改变致使凝固性增强。

显微血管吻合后的愈合过程可分3期：①血管吻合后的2小时内为血小板填充期，特别在血管通血后15~30分钟血小板吸附最明显，容易形成血小板血栓；②2~48小时为纤维素覆盖期，容易形成混合血栓，特别在血流缓慢的静脉吻合口处；③48小时至术后2周为内皮细胞生长移行期，72小时后吻合口47%的面积被内皮细胞覆盖，血栓形成机会就减少。因此，血栓预防重点在血管吻合后的30分钟与72小时内。抗血栓药物用至术后5~10天。

1. 术前预防　一般术前可不用抗凝血药物。

对有血液凝固性增高倾向的患者进行显微血管吻合手术前3天口服阿司匹林0.3g,每日1次。或吻合血管前30分钟开始静脉滴注低分子右旋糖酐500ml,或者用低分子肝素单位皮下注射,可减少术中血管栓塞的发生。但硬膜外麻醉要求术前停服抗凝血药,以防止穿刺部位血肿。

2. 术中预防　术中对拟吻合的血管常规用肝素盐水(肝素5000U加入50ml生理盐水)或普鲁卡因肝素溶液(2%普鲁卡因200ml,肝素5000U)灌注冲洗,并且可在术中不断冲洗血管吻合口处,以防止局部血栓形成并便于看清血管口进行吻合操作。对术中反复发生血栓者,可用低分子肝素5000U静脉注射,然后用10000U加入生理盐水500ml静脉滴注维持。

3. 术后抗凝药物的应用

(1)低分子右旋糖酐:术后常规应用,500ml静脉滴注,每日1~2次,共用5~10天。作用为降低血小板黏附,解聚红细胞,降低血黏度,激活纤溶系统,含负电荷。

(2)丹参注射液:通常与低分子右旋糖酐合用,每500ml低分子右旋糖酐加入丹参16~24g静脉滴注,每日2次。作用为降低血小板黏附,降低红细胞聚集,扩张微血管。

(3)肠溶阿司匹林:术后常规应用,每次25mg,每日3次;或口服阿司匹林,每次0.3g,每日1次。小剂量可抑制血小板黏附、凝聚、释放,大剂量有解热、镇痛、抗风湿的作用。

(4)双嘧达莫(潘生丁):术后常规应用,口服每次25mg,每日3次。作用为抑制血小板聚集,扩张微血管,改善微循环。

(5)低分子肝素:皮下注射,每次5000U,每日2次。仅用于有血栓形成倾向者。肝素过量引起出血倾向时,可按每1mg硫酸鱼精蛋白中和100U肝素,静脉注射。

(6)双香豆素类药物:双香豆素是维生素K的拮抗剂,而维生素K是肝脏合成凝血酶的必需物质,因此,在服药后24~48小时才起作用,而药效持续较长为2~10天。另外,它还能改变第Ⅶ凝血因子的功能。目前已很少应用。

(7)溶解血栓药物:包括链激酶和尿激酶。能直接激活体内的纤溶酶原转变为纤溶酶,后者对48小时内的血凝块中的纤维蛋白能直接溶解,从而溶解血栓,但72小时的血栓已经有内皮细胞覆盖不能溶解。因此,仅用于血栓形成的早期,并与抗凝药物并用。

(三)抗痉挛

小血管痉挛有两个原因:一是交感神经性痉挛,多由疼痛、寒冷引起交感神经兴奋所致;二是平滑肌性痉挛,常由血管牵拉创伤等机械刺激及炎症的化学刺激所致。因此,保温、止痛、补充血容量维持血压均可减少痉挛的发生。术中血管持续痉挛可局部应用2%利多卡因或者罂粟碱溶液滴注或20%硫酸镁滴注。注意不要与肝素冲洗液混合,否则会产生絮状物。解痉药物如下:

(1)罂粟碱:术后常规应用。通过减少平滑肌细胞膜钙离子的通透性、抑制环磷腺苷二酯酶两种机制,降低平滑肌兴奋性,使全身血管床扩张。盐酸罂粟碱溶液每次30~60mg,每6~8小时肌注1次。2~3天逐渐减量至每12小时1次,每次30mg,5~7天停用。或口服100mg,每日3次。也用于术中滴注于血管壁上。

(2)利多卡因:为神经阻滞麻醉剂,神经阻滞后的血管呈扩张状态,术中常用1%~2%溶液冲洗血管,以预防或解除局部血管痉挛。普鲁卡因也有同样作用,但是因为有过敏反应,临床已经很少应用。

(3)硝苯地平:每次1片10mg,每日3次。作用为阻断平滑肌细胞膜上的Ca^{2+}通道,降低细胞内Ca^{2+}浓度,从而舒张小血管,改善微循环。

(4)山莨菪碱注射剂:每次1支10mg,每4~6小时1次。为交感神经节阻滞剂,能解除平滑肌痉挛。用于术后血管痉挛者。

(5)妥拉苏林(苄唑啉):为α受体阻滞剂,能预防和解除血管痉挛。每次25mg,每6小时肌注1次。

(6)硫酸镁:能直接扩张血管平滑肌,常用10%溶液局部血管冲洗或湿敷,以预防或解除血管痉挛。但其干燥后,常有沉淀物,临床手术很少应用。

(7)利血平:小剂量1.25mg动脉内注射,可持久扩张远端血管,解除痉挛。

(8)烟酸肌醇脂:在体内水解为烟酸和肌醇,肌醇具有降脂作用。周围血管扩张作用较烟酸缓和而持久,可选择性地使病变部位和受寒冷刺激的敏感部位的血管扩张,而对正常血管的扩张作用则较弱。还有溶解血栓、抗凝、抗脂肪肝、降低毛细血管脆性等作用。口服,每次 0.2～0.6g,每日 3 次。

三、临床常用的显微血管外科术后"三抗"用药

1. 低分子右旋糖酐 500ml,静脉滴注,每日 2 次,第 4 天改为每日 1 次,连用 5～7 天。

2. 盐酸罂粟碱注射液,30mg 肌注每 6 小时 1 次,第二天改为每 8 小时 1 次,第三天改为每 12 小时 1 次,连用 3～5 天。

3. 阿司匹林 25mg,口服,每日 3 次,连用 10 天。

4. 双嘧达莫 25mg,口服,每日 3 次,连用 10 天。

5. 抗菌药物(见"抗菌药物应用原则")静脉注射或滴注,选用青霉素类及头孢一代、头孢二代抗生素如头孢呋辛(需皮试)或者克林霉素、左氧氟沙星、夫西地酸钠(不需皮试),术前半小时应用,或开放性损伤即时开始应用,至术后 24～72 小时。

第二节 显微血管外科术后用药

一、抗凝与祛聚药

1. 低分子右旋糖酐(Dextran 40) 血容量扩增药、祛聚药(见"第二十七章第一节 血浆及血浆代用品")。

2. 阿司匹林(Acetylsalicylic Acid) 抗血小板药(见"第十二章第三节 抗血小板药")。

3. 双嘧达莫(Dipyridamoletablets,潘生丁) 抗血小板药(见"第十二章第三节 抗血小板药")。

4. 低分子量肝素 抗凝血药(见"第十二章第二节 抗凝血药")。

5. 丹参注射液 活血化瘀中成药,多用于心绞痛治疗(见"第三十章第六节 抗心绞痛药")。

二、溶栓药

1. 尿激酶(Urokinase) 纤溶酶原激活剂(见"第十二章第一节 溶栓药与降低纤维蛋白原药")。

2. 链激酶(Streptokinase) (见"第十二章第一节 溶栓药与降低纤维蛋白原药")。

三、解痉药物

1. 盐酸罂粟碱注射液(Papaverine Hydrochloride Injection) 周围血管扩张药(见"第十三章 罂粟碱")。

2. 盐酸利多卡因注射液(Lidocaine Hydrochloride Injection) 局部麻醉药(见"第七章第一节 局部麻醉药")。

3. 硝苯地平(Nifedipine) 钙拮抗剂(见"第三十章第八节 钙通道阻滞剂")。

4. 硝苯地平控释片(Nifedipine Controlled-release Tablets) (见"第三十章第八节 钙通道阻滞剂")。

5. 山莨菪碱 654-2(Anisodamine) 为抗胆碱能神经药(见"第三十二章第二节 胃肠解痉药")。

6. 妥拉苏林(Tolazoline)(苄唑啉,Benzazoline,Priscoline) 为 $α_1$、$α_2$ 阻滞剂(见"第三十章第九节 α 肾上腺素能受体阻滞药")。

7. 盐酸普鲁卡因注射液(Procaine Hydrochloride Injection) 局部麻醉药(见"第七章第一节 局部麻醉药")。

8. 烟酸肌醇酯片(Inositol Nicotinate Tablets) 调节血脂药,也扩张血管(见"第十章 烟酸肌醇酯")。

(宋修军 许大庆)

第十五章 脊髓神经损伤药物治疗

第一节 脊髓损伤用药

目前针对脊髓损伤治疗的药物很多，但只有甲泼尼龙被肯定了治疗临床脊髓损伤的效果而大量应用。其余大多数药物还处于实验阶段。下面主要介绍目前临床常用的几种脊髓损伤治疗药物。

一、神经节苷脂（GM1）Monosialotetra-hexosylganglioside

单唾液酸四己糖神经节苷脂（GM1）

【通用名】单唾四己糖神经节苷脂钠盐注射液。

【商品名】施捷因，申捷。

【药理作用】神经节苷脂（Gangliosides）是含唾液酸的糖神经鞘脂，存在于哺乳类动物细胞膜，神经系统中含量尤其丰富，是神经细胞膜的组成成分，在神经发生、生长、分化过程中起必不可少的作用，对于损伤后的神经修复也非常重要，具有促进神经再生、促进神经轴突生长和突触形成、恢复神经支配功能、改善神经传导、促进脑电活动及其他神经电生理指标的恢复、保护细胞膜、促进细胞膜各种酶活性恢复等作用。

GM1是最重要的神经节苷脂之一，在中枢神经系统病变的治疗中起重要作用。GM1除具有上述神经节苷脂的共同作用外，还可以通过维持中枢神经细胞膜上的 Na^+-K^+-ATP 酶及 Ca^{2+}-Mg^{2+}-ATP 酶的活性，起到维持细胞内外离子平衡、减轻神经细胞水肿、防止细胞内 Ca^{2+} 积聚的作用；GM1可以对抗兴奋性氨基酸的神经毒性作用，减少自由基对神经细胞的损害等。因此，GM1具有促进神经重构（神经重塑，神经可塑性，Neuroplasticity）的作用，即通过促进各种形态、生化、组化、神经生理及行为参数的改善，最终可以加速神经修复，最大程度地恢复原有的神经功能。

GM1能促进多种原因引起的中枢神经系统损伤后神经功能的恢复，促进神经重构。实验显示，GM1对血管性脑损伤、创伤性脑脊髓损伤及神经细胞的恢复有促进作用和细胞保护作用。

【适应证】中枢神经系统病变包括脑脊髓创伤、脑血管意外、帕金森病。

【不良反应】少数病人服用本品后出现皮疹样反应，应建议停用。

【用法用量】每日 20～40mg，遵医嘱1次或分次肌注或缓慢静脉滴注。在病变急性期（急性创伤）：每日 100mg，静脉滴注；2～3 周后改为维持量，每日 20～40mg，一般 6 周（在脊髓损伤急性期，用法：每次 100mg，静脉注射每日 1 次，连续 18～32天）。对帕金森病，首剂量 500～1000mg，静脉滴注；第 2 天起每日 200mg，皮下、肌注或静脉滴注，一般用至 18 周。

【注意事项】已证实对本品过敏；遗传性糖脂代谢异常（神经节苷脂累积病如家庭性黑矇性痴呆、视网膜变性病）禁用。

【规格】注射剂：20mg：2ml；40mg：2ml；100mg：5ml。

二、利尿脱水剂

利尿脱水剂可减轻脊髓水肿，降低组织压，减少对神经元的破坏。

甘露醇 Mannitol

【性状】 白色结晶性粉末或颗粒；无臭，稍有甜味。易溶于水，溶于甘油，微溶于乙醇，不溶于氯仿或乙醚。溶点为166～170℃。其5.07%水溶液与血液等渗。

【药理作用】 甘露醇为单糖，在体内不被代谢。其高渗溶液（20%），静脉滴注后具有使组织脱水和利尿作用。

(1)组织脱水作用：静脉滴注本品后，由于不易由毛细血管渗入组织，因而提高了血浆胶体渗透压，导致组织（包括眼、脑、脑脊液等）细胞内水分向细胞外转运，从而使组织脱水，减轻水肿，降低眼内压、颅内压及脑脊液容量和压力。

(2)利尿作用：本品利尿作用机制分为两个方面，一方面甘露醇增加血容量，并促进前列腺素（PGI_2）分泌，从而扩张肾血管，增加肾血流量（包括肾髓质血流量），肾小球入球小动脉扩张，肾小球毛细血管压升高，皮质肾小球滤过率升高；另一方面本品自肾小球滤过后极少（<1%）由肾小管重吸收，故可提高肾小管内液渗透压减少肾小管对水及Na、Cl、K、Ca、Mg和其他溶质的重吸收，导致水和电解质经肾脏排出体外。

本品口服吸收很少，静脉滴注后迅速进入细胞外液而不进入细胞内。其利尿作用，于静脉滴注后0.5～1小时出现，约维持3小时；其降低眼压和颅内压作用，于静脉滴注后15分钟内出现，达峰时间为30～60分钟，维持4～8小时，无反跳性回升现象。本品在体内几乎不被代谢，仅一小部分在肝内转为糖原，大部分以原形从尿中排出。半衰期约为1.5小时，但当急性肾衰竭时可延长至6小时。肾功能正常时，静脉滴注甘露醇100g，3小时内80%经肾脏排出。

【适应证】 (1)治疗各种原因引起的脑水肿，降低颅内压，防止脑疝。

(2)脊髓损伤引起的脊髓水肿。

(3)降低眼内压：用于其他降眼内压药无效或青光眼术前准备时。

(4)预防肾功能衰竭。

(5)作为其他利尿药的辅助药。

(6)鉴别肾前性因素或急性肾衰竭引起的少尿。

(7)对于因某些药物过量或毒物引起的中毒，本品可促进上述物质的排泄，防止肾毒性。

【用法用量】 (1)利尿：静脉滴注，成人按体重1～2g/kg，一般为20%溶液250～500ml，并调整剂量使尿量维持在每小时30～50ml，儿童按体重1～2g/kg或体表面积60/m²，以15%～20%溶液于2～6小时内静脉滴注。

(2)治疗脑水肿、颅内高压和青光眼：静脉滴注，成人按体重1.5～2g/kg，配成15%～25%浓度于30～60分钟内静脉滴注，每日可给药3次（当病人衰弱时，剂量可减为0.5g/kg）。

(3)预防急性肾衰竭：先静脉滴注20%本品50ml(10g)，3～5分钟内滴完。如3小时内尿量增加不到40～60ml/小时，即按急性肾衰竭处理；如果尿量增加明显，则宜继续给药，并调整滴注速度，使尿量达到约100ml/小时，同时注意补充血容量。成人静脉滴注本品50～100g，浓度5%～20%，24小时最大剂量为200g。对于儿童，建议按体重1～2g/kg给药。

(4)鉴别肾前性少尿和肾性少尿：成人按体重0.2g/kg，以20%浓度于3～5分钟内静脉滴注。如用药2～3小时后尿量仍低于30～50ml/小时，最多再试用1次，若仍无反应则应停药。心功能减退或心力衰竭者，慎用或不宜使用。儿童用量，按体重0.2g/kg或体表面积6g/m²给药。

(5)治疗药物或毒物中毒：成人，50g以20%溶液静脉滴注，调整剂量使尿量维持在每小时100～500ml。儿童，按体重2g/kg或体表面积60g/m²以5%～10%溶液静脉滴注。

(6)治疗脊髓损伤时：快速静脉滴注。20%甘露醇成人按体重1.5～2g/kg，6小时1次，持续3～6天。

【不良反应】 (1)常见的为水和电解质紊乱。由于快速大量静脉滴注可引起体内甘露醇积聚，血容量大量迅速增多，导致心力衰竭（尤其有心功能损害时）、稀释性低钠血症，偶可致高血钾症。

(2)静脉滴注速度过快，可致恶心、呕吐、头痛、眩晕、视力模糊、寒战、发热、心动过速、胸痛、尿潴留、脱水等。

(3)大剂量久用，可引起肾小管损害及血尿。

(4)偶尔可出现过敏反应，如皮疹、荨麻疹，极个别病例在静脉滴注 3～5 分钟后出现打喷嚏、流鼻涕、舌肿、呼吸困难、意识丧失等,应立即停药,对症处理。

(5)在注射部位有轻度疼痛,也可出现血栓性静脉炎。如本品外渗,可致组织水肿,渗出较多时可引起组织坏死。

【注意事项】(1)下列情况禁用本品:肺充血或肺水肿、活动性颅内出血(颅内手术过程中或危及生命时除外)、充血性心力衰竭及进行性肾衰竭的病人、严重失水者及孕妇(本品可通过胎盘屏障)。

(2)下列情况慎用本品:明显心肺功能损害者、高钾血症或低钠血症、低血容量者(服用本品后因利尿而加重病情)、严重肾功能不全及对甘露醇不能耐受者。

(3)应用本品应随访检查:血压、肾功能、血电解质浓度(尤其是 Na^+ 和 K^+)及尿量。

【给药说明】(1)本品在气温较低时,常析出结晶,可用热水加温并振摇,待溶解后使用。当甘露醇的浓度高于 15% 时,应使用有过滤器的输液器。

(2)根据病情选择合适的浓度,避免不必要的高浓度和大剂量。

(3)用于治疗水杨酸盐和巴比妥类药物中毒时,应合用碳酸氢钠,以碱化尿液。

(4)静脉滴注时如漏出血管外,可用 0.5% 普鲁卡因液局封,并热敷处理。

【禁忌证】(1)已确诊为急性肾小管坏死的无尿患者,包括对试用甘露醇无反应者,因甘露醇积聚引起血容量增多,加重心脏负担。

(2)严重失水者。

(3)颅内活动性出血者,因扩容加重出血,但颅内手术时除外。

(4)急性肺水肿或严重肺瘀血。

【药物相互作用】(1)本品增加利尿药及碳酸酐酶抑制剂的利尿和降眼内压作用,与这些药物合用时应注意调整剂量。

(2)本品不能与血液配伍,否则会引起血液凝集及红细胞不可逆皱缩。

(3)本品避免与无机盐类药物(如氯化钠、氯化钾等)配伍,以免这些药物引起甘露醇结晶析出。

【规格】注射液:每瓶 10g(50ml);20g(100ml);50g(250ml)。

呋喃苯胺酸 Furosemidum

【商品名】速尿,腹(呋)胺酸,速尿灵,利尿灵,利尿磺胺,Lasix。

【药理作用】本品为强有力的利尿剂,作用于亨氏袢升支。本品抑制髓袢升支粗段对 NaCl 的重吸收,管腔内 NaCl 浓度增加,使肾髓质间液中 NaCl 减少。渗透压梯度降低,使管腔液通过集合管时,游离水重吸收减少,影响尿的浓缩过程。其利尿作用迅速、强大。

【适应证】临床上用于治疗心脏性水肿、肾性水肿、脊髓性水肿、肝硬变腹水、功能障碍或血管障碍所引起的周围性水肿,并可促使上部尿道结石的排出。其利尿作用迅速、强大,多用于其他利尿药无效的严重病人。由于水、电解质丢失明显等原因,故不宜常规使用。静脉给药(20～80mg),可治疗肺水肿和脑水肿。药物中毒时可用以加速毒物的排泄。

【用法用量】(1)肌注或静注:每次 20mg,隔日 1 次,必要时亦可每日 1～2 次。一日量视需要可增至 120mg。静注必须缓慢,不宜与其他药物混合注射。儿童用量酌减。

(2)口服:开始时每日 40mg,以后根据需要每日可增至 80～120mg。当每日剂量超过 40mg 时,可以每 4 小时 1 次分服。儿童口服量开始按每千克体重 1～2mg,再视情况酌增。长期(7～10 天)用药后利尿作用消失,故需长期应用者,宜采取间竭疗法:给药 1～3 天,停药 2～4 天。

【注意事项】(1)可能出现轻微恶心、腹泻、药疹、瘙痒、视力模糊等不良反应,有时可发生起立性眩晕、乏力、疲倦、肌肉痉挛、口渴,少数病人有白细胞减少,个别病人出现血小板减少、多形性红斑、体位性低血压。长期应用可致胃及十二指肠溃疡。

(2)由于能减少尿酸排出,故多次应用后能产生尿酸过多症,个别病人长期应用可产生急性痛风。

(3)糖尿病病人应用后可使血糖增高;尽管其升血糖远较噻嗪类利尿药弱,但与降血糖药合并应用时,仍有使血糖增高的可能。

(4)由于利尿作用迅速、强大,因而要注意掌握开始剂量,防止过度利尿,引起脱水和电解质失衡。

(5)肝炎病人服用后,因电解质(特别是钾离子)过度丢失,易产生肝昏迷。

(6)长期大量用药时,应注意检查血中电解质浓度。顽固性水肿病人特别容易出现低钾症状,在同时使用洋地黄或排钾的甾体激素时,应注意补充钾盐。

(7)在脱水的同时,可出现可逆性血尿素氮水平升高。如果肌酐水平升高不显著和肾功能无损害时,可继续使用本品。

(8)使用第 1 个月,要定期检查血清电解质、二氧化碳和血中尿素氮水平。与其他利尿药一样,当治疗进展中的肾脏疾患而有血清尿素氮值增加和少尿现象发生时,应立即停止用药。

(9)能增强降压药的作用,故合并用药时,降压药的用量应适当减少。

(10)因结构上本品是与氯噻嗪结构相似的一类磺胺型化合物,能降低动脉对升压胺(如去甲肾上腺素)的反应,并能增加筒箭毒碱的肌松弛及麻痹作用,故手术前 1 周应停用。

(11)低钾血症、超量服用洋地黄、肝昏迷病人禁用。晚期肝硬变病人慎用。

(12)大剂量静注过快时,可出现听力减退或暂时性耳聋。与氨基糖苷类抗生素配伍应用,更易引起听力减退。

【规格】注射液:每支 20mg(2ml)。片剂:每片 20mg;40mg。

高渗葡萄糖注射液 Hypertonic Glucose Injection

【药理作用】葡萄糖相对分子量为 180。25%～50%葡萄糖为高渗溶液。静脉注射高渗葡萄糖溶液,可迅速提高血浆渗透压,具有利尿和脱水作用,但易在体内代谢,作用不持久。静脉注射后 15 分钟起效,维持 1～2 小时。由于本品使用方便,起效快,无特殊副作用,故可用于治疗脑水肿、脊髓水肿。

【适应证】(1)高渗溶液用作组织脱水剂,用于治疗脑溢血及颅脑外伤的脑水肿、颅内压增高、脊髓损伤所致的脊髓水肿,对青光眼有降低眼内压作用。

(2)补充能量和体液:用于各种原因引起的进食不足或大量体液丢失(如呕吐、腹泻等),全静

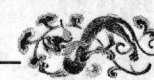

脉内营养,饥饿性酮症。

(3)低血糖症。

(4)高钾血症。

(5)配制腹膜透析液。

(6)药物稀释剂。

(7)静脉法葡萄糖耐量试验。

(8)供配制 GIK(极化液)液用。

【用法用量】(1)用于脱水治疗时,静脉注射,25%、50%注射液,成人每次 50～100ml,儿童每次 2～4ml/kg,可 4～6 小时重复 1 次,也可与其他脱水药交替配合使用。

(2)补充热能:患者因某些原因进食减少或不能进食时,一般可给予 25%葡萄糖注射液,静脉注射,并同时补充体液。

(3)全静脉营养疗法:根据补液量的需要,可用 25%～50%的葡萄糖,必要时加入胰岛素,每 5～10g 葡萄糖加入正规胰岛素 1U。

(4)低血糖症:重者可先给予用葡萄糖注射液(50%高浓度)20～40ml,静脉推注。

(5)饥饿性酮症:严重者应用 5%～25%葡萄糖注射液,静脉滴注,每日 100g 葡萄糖可基本控制病情。

(6)高钾血症:应用 10%～25%注射液,每 2～4g 葡萄糖加 1U 正规胰岛素输注,可降低血清钾浓度。

【不良反应】(1)静脉炎:发生于高渗葡萄糖注射液滴注时。

(2)高浓度葡萄糖注射液外渗可致局部肿痛。

(3)反应性低血糖:合并使用胰岛素过量,原有低血糖倾向及全静脉营养疗法突然停止时易发生。

(4)高血糖非酮症昏迷:多见于糖尿病、应激状态、使用大量糖皮质激素、尿毒症腹膜透析患者腹腔内给予高渗葡萄糖溶液及全营养疗法时。

(5)电解质紊乱:长期单纯补给葡萄糖时易出现低钾、低钠及低磷血症。

(6)原有心功能不全者。

(7)高钾血症:1 型糖尿病患者应用高浓度葡萄糖时偶有发生。

【禁忌证】糖尿病酮症酸中毒未控制者;高血糖非酮症性高渗状态。

【注意事项】(1)分娩时注射过多葡萄糖可刺激

胎儿胰岛素分泌,发生产后婴儿低血糖。

(2)下列情况慎用:①胃大部分切除患者作口服糖耐量试验时易出现倾倒综合征及低血糖反应,应改为静脉葡萄糖试验;②周期性麻痹、低钾血症患者;③应激状态或应用糖皮质激素时容易诱发高血糖;④水肿及严重心、肾功能不全、肝硬化腹水者,易致水潴留,应控制输液量;心功能不全者尤应控制滴速。

【规格】20ml/支。

三、皮质类固醇

甲泼尼龙琥珀酸钠 Methylprednisolone Sodium Succinate for Injection

【商品名】甲强龙。

【药理作用】本品为供肌注和静注使用的甲基强的松龙,属于合成的糖皮质激素,其高浓度的溶液特别适合治疗一些需要强效并具有快速激素作用的病变。甲基强的松龙具有强力抗炎作用、免疫抑制作用及抗过敏作用。皮质类固醇能扩散透过细胞膜,并与特殊的细胞内受体相结合,此结合体能进入细胞核内,与DNA(染色体)结合并启动mRNA的传译和不同类型酶之继发性蛋白合成,糖皮质激素依靠这些酶来发挥其多种全身作用。皮质类固醇不单主要影响发炎及免疫过程,亦影响碳水化合物、蛋白及脂肪代谢。其抗炎作用、免疫抑制作用及抗过敏作用被用作大部分之治疗用途,这些作用导致以下结果:减少发炎部位免疫作用细胞数目,减少血管扩张,稳定溶酶体膜,抑制吞噬作用,减少前列腺素及相关物质之生成。甲基强的松龙也具有极低的盐皮质激素作用。皮质类固醇的最大药理作用出现于其血浓度峰值之后,可见其大部分作用是通过改变酶的活性而实现的,并非由药物直接作用所致。

【适应证】(1)风湿性疾病:作为短期使用的辅助疗法(帮助病人度过急性发作或危重期)用于下列情况:创伤后骨关节炎、骨关节炎之骨膜炎、风湿性关节炎包括幼年风湿性关节炎(个别病例可能需要低剂量维持治疗)、急性或亚急性滑囊炎、上髁炎、急性非特异性腱鞘炎、急性痛风关节炎、牛皮癣关节炎、关节强硬性脊椎炎。

(2)胶原疾病:用于下列疾病危重期或维持治疗,即全身性红斑狼疮(狼疮性肾炎)、急性风湿性心肌炎、全身性皮肌炎(多肌炎)、结节性多动脉炎、古德柏斯彻综合征。

(3)皮肤疾病:天疱疮、严重多形糜烂性斑(史-约综合征)、剥落性皮炎、大疱疱疹性皮炎、严重脂溢性皮炎、严重牛皮癣、蕈样真菌病、荨麻疹。

(4)过敏状态:用于控制以常规疗法难以处理的严重过敏、支气管哮喘、接触性皮炎、异位皮炎、血清病、季节性或多年性过敏鼻窦炎、药物过敏反应、输液反应引起的荨麻疹、急性非感染性咽喉水肿(肾上腺素为首选药物)。

(5)眼部疾病:眼睛之严重急性及慢性过敏性与感染性疾病如眼部带状疱疹、虹膜炎、虹膜睫状体炎、脉络膜视网膜炎、扩散性后葡萄膜炎及脉络膜炎、视神经炎、交感性眼炎、前房发炎、过敏性结膜炎、过敏性边缘性环形角膜溃疡、角膜炎。

(6)肠胃道疾病:帮助病人度过疾病危急时期,如溃疡性结肠炎(全身性治疗)、局限性回肠炎(全身性治疗)

(7)呼吸道疾病:症状性类肉瘤病、铍中毒、与适当的抗肺结核化疗合用于暴发性或弥散性肺结核病、其他手段不能控制的吕弗勒综合征、吸入性肺炎。

(8)血液疾病:后天性(自体免疫)溶血性贫血、成年人特发性血小板减少性紫癜(只可静脉投注,禁忌肌注)、继发性血小板减少症、成红细胞性贫血、先天性再生障碍性贫血。

(9)肿瘤:用于下列疾病的姑息治疗,即成年人白血病及淋巴瘤、儿童急性白血病、晚期癌症,改善晚期癌症病人之生活质量。水肿:自发性或狼疮性肾病综合征而无尿毒症,可以促进利尿或缓解。

(10)休克:当可能出现肾上腺皮质功能不全时,继发于肾上腺皮质功能不全或对传统性治疗无反应的休克(一般可选择氢化可的松,若盐皮质激素不适合,可用甲基强的松龙替代)。虽然尚无良好的临床对照实验(双盲对照)可循,但由动物实验模式所得之资料指出,本品可用于对常规疗法(例如补液)无效的出血性、创伤性或外科休克。

(11)神经系统:因原发性或转移性肿瘤和/或接受手术或放射治疗所致的脑水肿、外伤性脑水肿、多发性硬化症急性恶化。急性脊髓损伤的治疗应在创伤后8小时内开始。

(12)内分泌失调：原发性或继发性肾上腺皮质功能不全(氢化可的松或可的松为首选用药，可能要与盐皮质激素合用；对于婴儿，补充盐皮质激素特别重要)。急性肾上腺皮质激素不足(氢化可的松或可的松为首选用药，可能要补充盐皮质酮，尤其当使用合成类似品时)。手术前与严重创伤或病情危急的病人，而已知其肾上腺皮质激素不足或其肾上腺皮质激素贮备不足。先天性肾上腺增生、非化脓性甲状腺炎、癌症引起的高血钙症。

(13)其他：与适当的抗结核化学疗法合用时，治疗结核性脑膜炎伴有蛛网膜下阻断或趋于阻断。影响神经或心肌的旋毛虫病。器官移植。防止癌症化疗所引致的恶心及呕吐。

【用法用量】(1)作为对生命构成威胁情况下的辅助药物时，推荐剂量为30mg/kg，应至少用30分钟静脉注射。根据临床需要，此剂量可在医院于48小时内每隔4～6小时重复1次(参见【注意事项】)。

(2)冲击疗法：用于疾病严重恶化和/或对常规治疗(如非甾体类抗炎药、金盐及青霉胺)无反应的疾病。建议方案：类风湿性关节炎，每日1g，静脉注射，用1～4天；1g/月，静脉注射，用6个月。因大剂量皮质类固醇能引起心律失常，因此仅限在医院内使用本治疗方法，以便及时作心电图及除颤。每次应至少给药30分钟，如果治疗后1周内病情无好转，或因病情需要，本治疗方案可重复。

(3)预防肿瘤化疗引起的恶心及呕吐。建议方案：①关于化疗引起的轻至中度致吐，在化疗前1小时、化疗开始时及化疗结束后，以至少5分钟静脉注射甲泼尼龙250mg，在给予首剂甲泼尼龙时，可同时给予氯化酚噻嗪以增强效果；②关于化疗引起的重度致吐，化疗前1小时，以至少5分钟静脉给予250mg甲泼尼龙，同时给予适量的灭吐灵或丁酰苯类药物，随后在化疗开始时及结束时分别静脉注射250mg甲泼尼龙。

(4)急性脊髓损伤：治疗应在损伤后8小时内开始。初始剂量为每公斤体重30mg甲泼尼龙，在持续的医疗监护下，以15分钟静脉注射。仅此适应证能以此速度进行大剂量注射，并且要在心电监护并能提供除颤器的情况下进行。短时间内静脉注射大剂量甲泼尼龙(以不到10分钟的时间给予>500mg的甲泼尼龙)可能引起心律失常、循环性虚脱及心脏停搏。大剂量注射后应暂停45分钟，随后以每小时5.4mg/kg的速度持续静脉滴注23小时。应选择与大剂量注射不同的注射部位安置输液泵。

(5)其他适应证：初始剂量从10mg到500mg不等，依临床疾病而变化。大剂量甲泼尼龙可用于短期内控制某些急性重症疾病，如支气管哮喘、血清病、荨麻疹样输血反应及多发性硬化症急性恶化期。≤250mg的初始剂量应至少用5分钟静脉注射，>250mg的初始剂量应至少用30分钟静脉注射。根据患者的反应及临床需要，间隔一段时间后可静脉注射或肌肉注射下一剂量。皮质类固醇只可辅助，不可替代常规疗法。

(6)婴儿和儿童可减量，但不仅仅是依据年龄和体格大小，而更应考虑疾病的严重程度及患者的反应。每24小时总量不应少于0.5mg/kg。

(7)用药数天后，必须逐量递减用药剂量或逐步停药。如果慢性疾病自发缓解，应停止治疗。长期治疗的患者应定期作常规实验室检查，如尿常规，饭后2小时血糖，血压和体重，胸部X线检查。有溃疡史或明显消化不良的患者应作上消化道X线检查。中断长期治疗的患者也需要作医疗监护。

(8)甲泼尼龙琥珀酸钠溶液可静脉注射或肌肉注射给药，或静脉滴注给药，紧急情况的治疗应使用静脉注射。静脉注射(肌肉注射)时，按指导方法配制溶液。

【不良反应】(1)糖皮质激素(如甲泼尼龙)可能的不良反应为：体液与电解质紊乱相对于可的松和氢化可的松，合成的衍生物(如甲泼尼龙)较少发生盐皮质激素作用。限钠、补钾的饮食可能是必要的。所有皮质类固醇都会增加钙离子的丧失；钠潴留；体液潴留；某些敏感患者的充血性心力衰竭；钾离子丧失；低钾性碱中毒；高血压。

(2)肌肉骨骼系统：肌无力；类固醇性肌病；骨质疏松；压迫性脊椎骨折；无菌性坏死；病理性骨折。

(3)胃肠道：可能发生穿孔或出血的消化道溃疡；消化道出血；胰腺炎；食管炎；肠穿孔。

(4)皮肤病：妨碍伤口愈合；皮肤变薄脆弱；瘀

点和瘀斑；反复局部皮下注射可能引起局部皮肤萎缩。

(5)神经病：颅内压升高；假性脑肿瘤；癫痫发作；眩晕；服用皮质类固醇可能出现下列精神紊乱的症状，如欣快感、失眠、情绪变化、个性改变及重度抑郁直至明显的精神病表现。

(6)内分泌：月经失调；出现库欣体态；抑制垂体-肾上腺皮质轴；糖耐量降低；引发潜在的糖尿病；增加糖尿病患者对胰岛素和口服降糖药的需求。

(7)眼部：长期使用糖皮质激素可能引起后房囊下白内障，青光眼（可能累及视神经），并增加眼部继发性真菌或病毒或病毒感染的机会。为防止角膜穿孔，糖皮质激素应慎用于眼部单纯疱疹患者；眼内压增高；眼球突出。

(8)代谢方面：因蛋白质分解造成的负氮平衡。

(9)免疫系统：掩盖感染；潜在感染发作；机会性感染；过敏反应；可能抑制皮试反应。

(10)以下不良反应与胃肠道外给予皮质类固醇激素有关：过敏反应，伴有或不伴有循环性虚脱；心脏停搏；支气管痉挛；低血压或高血压；心律不齐。据报道，短时间内静脉注射大剂量甲泼尼龙（10分钟内所给的量超过 0.5g）会引起心律不齐和(或)循环性虚脱和(或)心脏停搏。也有报道大剂量甲基强的松龙会引起心动过缓，但与给药速度或滴注时间可能无关。

【禁忌证】(1)全身性霉菌感染。

(2)已知对药物成分过敏者。

(3)特殊危险人群，对属于下列特殊危险人群的患者应采取严密的医疗监护并应尽可能缩短疗程：儿童；糖尿病患者；高血压患者；有精神病史者；有明显症状的某些感染性疾病，如结核病；或有明显症状的某些病毒性疾病，如波及眼部的疱疹及带状疱疹。

【注意事项】(1)特殊危险人群：对属于下列特殊危险人群的患者应采取严密的医疗监护并应尽可能缩短疗程。

儿童：长期每天服用分次给予糖皮质激素会抑制儿童的生长，这种治疗方法只可用于危重情况。

糖尿病患者：引发潜在的糖尿病或增加糖尿病患者对胰岛素和口服降糖药的需求。

高血压患者：使动脉性高血压病情恶化。

有精神病史者：已有的情绪不稳和精神病倾向可能会因服用皮质类固醇而加重。

因糖皮质激素治疗的并发症与用药的剂量和时间有关，对每个病例均需就剂量、疗程及每日给药还是隔日给药来权衡利弊。采用皮质类固醇治疗异常紧急状况的患者，在紧急状况发生前、发生时和发生后须加大速效皮质类固醇的剂量。皮质类固醇可能会掩盖感染的若干症状，治疗期间亦可能发生新的感染。皮质类固醇可能会减弱抵抗力而无法使感染局限。一项为明确甲泼尼龙对感染休克的有效性所作的研究发现，参加研究时已有血清肌酐水平升高或激素治疗开始后有继发感染的病人死亡率较高。甲泼尼龙用于结核活动期患者时，应仅限于暴发性或扩散型结核病，皮质激素可与适当的抗结核病药物联用以控制病情，如皮质类固醇用于结核病潜伏期或结核菌素试验阳性的患者时，必须小心观察以防病情复发。此类患者长期服用皮质类固醇期间应接受化学预防治疗。由于极少数经胃肠道外接受类固醇治疗的患者发生过过敏反应（如支气管痉挛），因此在给药前应采取适当的预防措施，特别对有药物过敏史的患者。逐量递减用药量可减少因用药而产生的肾上腺皮质机能不全现象。这种相对机能不全现象可在停药后持续数月，因而在此期间一旦出现紧急情况应恢复服药；由于盐皮质激素的分泌也可能被抑制，应同时补充盐分和(或)给与皮质激素。甲状腺功能减退和肝硬化会增强皮质类固醇的作用。皮质类固醇应慎用于眼部单纯疱疹患者，以免引起角膜穿孔。糖皮质激素应慎用于非特异性溃疡性结肠炎的患者。应注意观察长期接受类固醇激素治疗的婴儿及儿童的生长发育情况。某些制剂中含苯甲醇。据报道，苯甲醇与致命的早产儿"喘息综合征"（以持续喘息为特征的呼吸紊乱）有关。在解释整套生物学检查和数据时（如皮试、甲状腺素水平），应将类固醇治疗因素考虑在内。通常情况下应尽量缩短疗程（同时参见"用法用量"）。长期治疗后停药也应在医疗监护下进行（逐量递减，评估肾上腺皮质功能）。肾上腺皮质机能不全最重要的症状为无力、体位性低血压及抑郁。避免在三角肌注射，因为此部位皮下萎缩发病率高。

(2)配伍禁忌：静脉注射甲泼尼龙时的相容性

与稳定性，以及它与静脉输注液中其他药物的相容性与稳定性取决于混合液的pH、浓度、放置时间、温度及甲基强的松龙自身的溶解性。为了避免相容性和稳定性问题，建议无论用静脉推注、静脉输液器室，还是静脉滴注均应尽可能将甲泼尼龙溶液与其他药物分开给药。

（3）视力障碍属于极少见的不良反应，但仍建议患者小心驾驶汽车和操作机器。

【规格】40mg/支；125mg/支；500mg/支。

地塞米松 Dexamethasone Acetate Injection

【商品名】醋酸地塞米松注射液。

【药理作用】肾上腺皮质激素类药，其抗炎、抗过敏、抗休克作用比泼尼松更显著，而对水钠潴留和促进排钾作用很轻，对垂体-肾上腺抑制作用较强。

（1）抗炎作用：本品可减轻和防止组织对炎症的反应，从而减轻炎症的表现。激素抑制炎症细胞，包括巨噬细胞和白细胞在炎症部位的集聚，并抑制吞噬作用、溶酶体酶的释放及炎症化学中介物的合成和释放。可以减轻和防止组织对炎症的反应，从而减轻炎症的表现。

（2）免疫抑制作用：包括防止或抑制细胞介导的免疫反应，延迟性的过敏反应，减少T淋巴细胞、单核细胞、嗜酸性粒细胞的数目，降低免疫球蛋白与细胞表面受体的结合能力，并抑制白介素的合成与释放，从而降低T淋巴细胞向淋巴母细胞转化，并减轻原发免疫反应的扩展。可降低免疫复合物通过基底膜，并能减少补体成分及免疫球蛋白的浓度。

【适应证】主要用于过敏性与自身免疫性炎症性疾病，如结缔组织病，类风湿性关节炎，严重的支气管哮喘、皮炎等过敏性疾病，溃疡性结肠炎，急性白血病，恶性淋巴瘤等。

【用法用量】肌注，每次1~8mg，每日1次；也可用于腱鞘内注射或关节腔，软组织的损伤部位内注射，每次0.8~6mg，间隔2周1次；局部皮内注射，每点0.05~0.25mg，共2.5mg，每周1次。鼻腔、喉头、气管、中耳腔、耳管注入0.1~0.2mg，每日1~3次；静脉注射一般2~20mg。

【不良反应】本品较大剂量易引起糖尿病、消化道溃疡和类库欣综合征症状，对下丘脑-垂体-肾上腺轴抑制作用较强。并发感染为主要的不良反应。

【禁忌证】对本品及肾上腺皮质激素类药物有过敏史患者禁用。高血压、血栓症、胃与十二指肠溃疡、精神病、电解质代谢异常、心肌梗死、内脏手术、青光眼等患者一般不宜使用。特殊情况下权衡利弊使用，但应注意病情恶化的可能。

【注意事项】（1）结核病、急性细菌性或病毒性感染患者慎用，必要应用时，必须给予适当的抗感染治疗。

（2）长期服用后，停药前应逐渐减量。

（3）糖尿病、骨质疏松、肝硬化、肾功能不良、甲状腺功能低下患者慎用。

【药物相互作用】（1）与巴比妥类、苯妥因、利福平同服，本品代谢促进作用减弱。

（2）与水杨酸类药合用，增加其毒性。

（3）可减弱抗凝血剂、口服降糖药作用，应调整剂量。

（4）地塞米松本身无潴钠排钾作用，与利尿剂（保钾利尿剂除外）合用可引起低血钾症，应注意用量。

【规格】0.5ml：2.5mg；1ml：5mg；5ml：25mg。

四、其他药物

另据文献报道，钙离子通道阻滞剂（尼莫地平）、内皮素受体拮抗剂（PD145065）、兴奋性氨基酸拮抗剂、阿片受体拮抗剂（纳洛酮和促甲状腺素释放激素）、一氧化氮合成酶抑制剂（亚硝基左旋精氨酸甲酯）、抗氧化剂和自由基清除剂（EPC-K1）、血小板激活因子拮抗剂、神经营养素（神经生长因子、脑源性神经生长因子、神经营养素3、神经营养素4/5、神经营养素6、睫状神经生长因子）、碱性成纤维细胞生长因子、褪黑激素等对脊髓损伤均有一定的治疗作用，能够促进脊髓功能的恢复，但大多临床应用较少或处于实验研究阶段尚未用于临床，暂不详细介绍。

第二节 脊髓损伤的药物治疗进展

脊髓损伤的治疗是现代医学界尚未解决的重大课题之一。近年来,人们对脊髓损伤的药物治疗进行了一定的探索,下面把脊髓损伤的药物治疗的研究进展作一简要介绍。

一、甲泼尼龙

甲泼尼龙是惟一被美国联邦食品药品管理局批准的治疗脊髓损伤药物,也是当前治疗脊髓损伤临床最常用的药物。甲泼尼龙的作用机制为:①对抗继发炎症反应;②抑制脂质过氧化作用;③抑制脂质水解;④维持组织血流;⑤维持需氧的能量代谢;⑥抑制细胞内钙离子的蓄积;⑦减少神经丝的退化;⑧增加神经的兴奋性和突触的传递。目前多主张早期大剂量使用甲基强的松龙,推荐使用方法:在伤后8小时内应用,首先以30mg/kg大剂量静脉快速冲击15分钟内静脉滴入,从第2小时起以54mg/kg维持23小时。损伤3小时内应用应维持24小时;3～8小时中应用应维持48小时。甲泼尼龙主要抑制脊髓损伤的继发性损伤,应用越早效果越好。

二、神经节苷脂

神经节苷脂在正常神经元的发育和分化中可能起重要作用。目前用于治疗脊髓损伤治疗的是单唾液酸四己糖神经节苷脂。神经节苷脂作用机制为:①对抗兴奋性氨基酸毒性;②减少脂质过氧化反应,减少自由基形成;③保护胞膜Na^+-K^+-ATP酶活性,防止离子失衡;④防止胞内钙蓄积;⑤防止乳酸性酸中毒;⑥直接嵌入受损神经胞膜中修复胞膜;⑦促进多种神经生长因子作用;⑧调控多种炎性因子及其表达;⑨阻断神经细胞脊髓损伤后凋亡。推荐用量与方法:每次100mg,静脉注射每日1次,连续18～32天,通常20～21天。其后如继续应用可每日40mg,静脉或肌注注射,连用3周。

三、内皮素受体拮抗剂

脊髓损伤后脊髓组织中内皮素明显升高,最少可维持24小时。内皮素是强烈的血管收缩肽,脊髓损伤后内皮素可能是引起脊髓损伤后缺血的因素;内皮素还可通过引起血-脊屏障破坏来参与继发损伤;内皮素也可能直接或间接参与了脊髓损伤后脂质过氧化反应。实验结果验证,向鞘内注射内皮素受体拮抗剂PD145065对损伤脊髓早期有明显的保护作用。

四、钙离子通道阻滞剂

利用钙通道拮抗剂来阻止钙离子内流,以阻止继发性脊髓损伤的发展,临床常用的为尼莫地平。

五、兴奋性氨基酸拮抗剂

一般认为,兴奋性氨基酸受体激活可能引起脊髓损伤的最后共同途径,故通过拮抗兴奋性氨基酸神经递质而降低其毒性。

六、阿片受体拮抗剂

大剂量阿片受体拮抗剂可通过增加脊髓血流量,提高血压,维持离子平衡,改善能量代谢来实现神经功能的保护和恢复。常用的非选择性阿片受体拮抗剂为纳洛酮和促甲状腺素释放激素。研究表明,脊髓损伤后仅在κ受体上调,特异性κ受体拮抗剂纳米芬等比非特异性阿片受体拮抗剂纳洛酮等能更好地保护肢体运动功能。

七、一氧化氮合成酶抑制剂

一氧化氮参与神经细胞损伤过程,具有细胞毒性。应用一氧化氮合成酶抑制剂亚硝基左旋精氨酸甲酯可以抑制一氧化氮释放,减轻继发性损伤。

八、抗氧化剂和自由基清除剂

维生素C、维生素E等内源性抗氧化剂在脊髓损伤后明显减少或耗竭。维生素C兼有抗炎及抗氧化作用,可以清除氧自由基,阻断脂质过氧化反应,维生素C还能通过恢复维生素E的活性发挥抗氧化作用。EPC-K1是近来合成的维生素C与维生素E衍生物,它能独立清除水溶性及脂溶性自由基。实验研究表明,EPC-K1能明显阻止脊髓损伤后脂质过氧化反应及清除自由基,从而达到保护损伤脊髓的作用。

九、血小板激活因子拮抗剂

血小板激活因子被认为是中枢神经损伤后继发性损伤的启动因子。血小板激活因子拮抗剂的作用机制:通过阻断血小板激活因子受体,直接地抑制血小板激活因子的作用;间接地抑制磷脂酶A_2和血栓素A_2合成酶,减少花生四烯酸代谢产物的释放,使血小板激活因子及血栓素A_2作用减弱;同时促使血小板激活因子对其他炎性递质的介导和协同作用减弱,有效防止血管痉挛,血栓形成,同时抑制钙离子大量内流、脂质过氧化反应及兴奋性氨基酸的产生和释放,从而抑制继发性损伤的发生发展。

十、神经营养素

神经营养素包括:神经生长因子、脑源性神经生长因子、神经营养素3、神经营养素4/5、神经营养素6、睫状神经生长因子等。其可能的作用机制为:①神经营养素是神经再生微环境中的重要因素,对轴索的生长走向起着十分重要的营养和诱导作用;②神经营养素是表达神经递质合成的关键酶,对脊髓损伤大鼠注射含有神经生长因子、脑源性神经生长因子的成纤维细胞可促进运动功能改善。

十一、碱性成纤维细胞生长因子

碱性成纤维细胞生长因子可促进脊髓损伤后脊髓再生。国外研究发现,大鼠脊髓损伤后局部给碱性成纤维细胞生长因子较其他神经营养因子具有更好的神经保护作用。

十二、褪黑激素

褪黑激素作为一种抗氧化剂能有效地治疗脊髓损伤。

总之,目前虽然针对脊髓损伤治疗的药物有许多,但只有甲泼尼龙被肯定了治疗临床脊髓损伤的效果而大量应用,其余有很多药物还处于实验阶段。脊髓损伤的药物治疗要想获得良好的疗效,还有很多的未知等待我们去探索。

第三节　周围神经损伤用药

一、神经营养药物

弥可保　Mecobalamine

【商品名】甲钴胺。

【性状】片剂为白色糖衣片;针剂为红色澄明液体,填充于一点切割式褐色安瓿。

【药理作用】(1)易转移至神经细胞的细胞器中,从而促进核酸及蛋白的合成。与氰钴胺($CN-B_{12}$)相比,向神经细胞中的细胞器转移性良好(大鼠),在由同型半胱氨酸生成蛋氨酸过程中起着辅酶作用。在脑细胞、脊髓神经细胞的实验中,尤其是参与由脱氧尿嘧啶核苷生成胸腺嘧啶核苷,促进核酸、蛋白的合成(小鼠)。

(2)促进轴索内轴流和轴索再生。在由链脲菌素所致糖尿病大鼠的坐骨神经细胞实验中,使轴索的骨架蛋白输送正常化,对由阿霉素、丙烯酰胺、长春新碱所致药物性神经障碍(大鼠、兔)及轴索变性小鼠模型、自然发病糖尿病大鼠的神经障碍实验中,均表现出能抑制神经病理学、电生理学上的变性神经的出现。

(3)促进髓鞘形成(磷脂合成)。由于提高蛋氨酸合成酶的活性,从而促进构成髓鞘的主要脂质卵磷脂的合成,使其髓鞘形成(大鼠)。

(4)对神经轴突传递的延迟和神经传递物质减少的恢复。在挤压坐骨神经实验中,由于提高神经纤维的兴奋性,从而使终板电位的诱发早期恢复(大鼠)。另外,在缺乏胆碱饲料饲养的大鼠实验证明,使低下的脑内乙酰胆碱含量正常化。

【适应证】周围神经病;因缺乏维生素B_{12}引起的巨红细胞性贫血。

【用法用量】片剂：通常成人每次 1 片，每日 3 次（以甲钴胺每日 1500μg），可视年龄、症状酌情增减。

针剂：(1)周围神经病：成人每次 1 安瓿（含甲钴胺 500μg），每日 1 次，每周 3 次，肌内注射或静脉注射，可按年龄、症状酌情增减。

(2)巨红细胞性贫血：成人每次 1 安瓿（含甲钴胺 500μg），每日 1 次，每周 3 次，肌内注射或静脉注射，可按年龄、症状酌情增减。给药约 2 个月后，作为维持治疗 1～3 个月可给予 1 安瓿。

【不良反应】注射用药时偶见皮疹、头痛、出汗、发热等。

【禁忌证】对本品成分过敏者禁用。

【注意事项】如果使用 1 个月后仍不见效，则不必继续无目的地使用。使用时的注意事项：

(1)给药时见光易分解，开封后立即使用的同时，应注意避光。

(2)肌内注射时为避免对组织、神经的影响，应注意如下几点：①避免同一部位反复注射，且对新生儿、早产儿、婴儿、幼儿要特别小心；②注意避开神经分布密集的部位；③注意针扎入时，如有剧痛、血液逆流的情况，应立即拔出针头，换部位注射。

(3)安瓿打开时本品为一点折割式安瓿，将安瓿的切割部位用酒精棉擦拭后，再切割。

(4)为了确保储存质量稳定，采用避光材料包装。从遮光材料中取出后应立即使用。

【包装】片剂：0.5mg×20 片；0.5mg×100 片。针剂：500μg/1ml/支×10 支/盒。

维生素 B_1 Thiamine, Vitamin B_1

【药理作用】维生素 B_1 结合三磷酸腺苷形成维生素 B_1 焦磷酸盐（二磷酸硫胺，辅羧酶），是碳水化合物代谢时所必需的辅酶；维生素 B_1 能抑制胆碱酯酶的活性，缺乏时胆碱酯酶活性增强，乙酰胆碱水解加速，导致神经冲动传导障碍，影响胃肠、心肌功能。

【适应证】(1)适用于维生素 B_1 缺乏的预防和治疗，如维生素 B_1 缺乏所致的脚气病或 Wernicke 脑病。亦用于周围神经炎、消化不良等的辅助治疗。

(2)全胃肠道外营养或摄入不足引起的营养不良时维生素 B_1 的补充。

(3)下列情况时维生素 B_1 的需要量增加：妊娠或哺乳期、甲状腺功能亢进、烧伤、血液透析、长期慢性感染、发热、重体力劳动、吸收不良综合征伴肝胆系疾病（肝功能损害、酒精中毒伴肝硬化）、小肠疾病（乳糜泻、热带口炎性腹泻、局限性肠炎、持续腹泻、回肠切除）及胃切除后。

(4)大量维生素 B_1 对下列遗传性酶缺陷病可改善症状：亚急性坏死性脑脊髓病（Leigh 病）、支链氨基酸病、乳酸性酸中毒和间歇性小脑共济失调。

【用法用量】(1)片剂：口服。成人预防用量：推荐膳食中每日摄入维生素 B_1 量，男性青年及成人 1.2～1.5mg，女性青年及成人 1～1.1mg，孕妇 1.5mg，乳母 1.6mg。正常膳食均可达上述需要量。

治疗用量：成人脚气病（轻型或重型维持量），每次 5～10mg，每日 3 次；维生素 B_1 缺乏症，每次 5～10mg，每日 3 次，至症状改善；妊娠期由于维生素 B_1 缺乏而致神经炎，每日 5～10mg；嗜酒而致维生素 B_1 缺乏，每日 40mg。

儿童预防用量：推荐膳食中每日摄入维生素 B_1 量，出生至 3 岁婴儿 0.3～0.7mg，4～6 岁小儿 0.9mg，7～10 岁小儿 1mg。正常膳食均可达上述需要量。

治疗用量：小儿脚气病（轻型），每日 10mg；维生素 B_1 缺乏症，每日 10～50mg，分次服。

(2)针剂：肌内注射。成人重型脚气病，每次 50～100mg，每日 3 次，症状改善后改口服。小儿重型脚气病，每日 10～25mg，症状改善后改口服。

【不良反应】维生素 B_1 对正常肾功能者几乎无毒性。大剂量肌内注射时，需注意过敏反应，表现为吞咽困难，皮肤瘙痒，面、唇、眼睑浮肿，喘鸣等。

【注意事项】(1)大剂量应用时，测定血清茶碱浓度可受到干扰，测定尿酸浓度可呈假性增高，尿胆原可呈假阳性。

(2)治疗 Wernicke 脑病注射葡萄糖前，应先应用维生素 B_1。

(3)维生素 B_1 一般可由正常食物中摄取，较少发生单一维生素 B_1 缺乏。如有缺乏症状表现，使用复合维生素 B 制剂较宜。

【规格】片剂：5mg/片；10mg/片。针剂：2ml：50mg；2ml：100mg。

维生素 B_6 Vitamin B_6

【药理作用】维生素 B_6 是辅酶的重要组成成分,参与糖、蛋白质、脂肪的正常代谢,并与白细胞,血红蛋白的生成有关。

【适应证】用于预防和治疗维生素 B_6 缺乏症。也可用于减轻妊娠呕吐。

【用法用量】(1)片剂:口服,每次 1～2 片,每日 3 次。

(2)针剂:皮下注射、肌内或静脉注射,每次 50～100mg,每日 1 次。用于环丝氨酸中毒的解毒时,每日 300mg 或 300mg 以上。用于异烟肼中毒解毒时,1g 异烟肼给予 1g 维生素 B_6 静注。

【注意事项】(1)孕妇接受超量维生素 B_6,可致新生儿产生维生素 B_6 依赖综合征。

(2)如服用过量或出现严重不良反应,请立即就医。

(3)当药品性状发生改变时禁止服用。

【不良反应】维生素 B_6 在肾功能正常时几乎不产生毒性,但长期过量应用本品可致严重的周围神经炎,出现神经感觉异常、步态不稳、手足麻木。

【规格】片剂:每片 10mg。针剂:1ml:25mg;1ml:50mg;2ml:100mg。

地巴唑片 Bendazol Tablets

【药理作用】对血管平滑肌有直接松弛作用,使外周阻力降低而使血压下降。对胃肠平滑肌有解痉作用。

【适应证】轻度高血压、脑血管痉挛、胃肠平滑肌痉挛、脊髓灰质炎后遗症、外周颜面神经麻痹。也可用于妊娠后高血压综合征。

【用法用量】口服。高血压、胃肠痉挛,每次 10～20mg,每日 3 次。神经疾患,每次 5～10mg,每日 3 次。

【不良反应】大剂量时可引起多汗,面部潮红,轻度头痛,头晕,恶心,血压下降。

【禁忌证】尚未明确。

【注意事项】尚未明确。

【规格】20mg/片;30mg/片。

维生素 B_{12} Vitamin B_{12}

【药理毒理】本品为抗贫血药。维生素 B_{12} 参与体内甲基转换及叶酸代谢,促进 5-甲基四氢叶酸转变为四氢叶酸。缺乏时,导致 DNA 合成障碍,影响红细胞的成熟。本品还促使甲基丙二酸转变为琥珀酸,参与三羧酸循环。此作用关系到神经髓鞘脂类的合成及维持有髓神经纤维功能完整,维生素 B_{12} 缺乏症的神经损害可能与此有关。

【适应证】用于巨幼红细胞性贫血及周围神经炎及周围损伤。

【用法用量】(1)片剂:口服。每日 25～100μg (1～4 片)或隔日 50～200μg(2～8 片),分次服用或遵医嘱。

(2)针剂:肌注。成人每日 0.025～0.1mg 或隔日 0.05～0.2mg。用于神经炎时,用量可酌增。

【不良反应】偶可引起皮疹、瘙痒、腹泻及过敏性哮喘,但发生率低,极个别有过敏性休克。

【注意事项】(1)可致过敏反应,甚至过敏性休克,不宜滥用。

(2)有条件时,用药过程中应监测血中维生素 B_{12} 浓度。

(3)痛风患者使用本品可能发生高尿酸血症。

【规格】片剂:25μg×100 片/瓶。针剂:1ml:0.05mg;1ml:0.1mg;1ml:0.25mg;1ml:0.5mg;1ml:1mg。

二、神经生长因子

注射用鼠神经生长因子 Mouse Nerve Growth Factor for Injection

【商品名】苏肽生。

【主要成分】本品主要成分为从小鼠颌下腺中提取的神经生长因子,是一种分子量为 26.5 的生物活性蛋白。

【性状】本品为白色或类白色疏松体或粉末。加入 2ml 生理盐水或灭菌注射用水后迅速溶解为无色澄清液体。

【药理毒性】药理作用:本品肌肉注射对大鼠或小鼠坐骨神经夹伤、丙烯酰胺造成的大鼠周围神经损伤、腹腔注射 6-羟基多巴胺造成的大鼠交感神经末梢损伤具有促进损伤恢复的作用。本品肌肉或球后注射治疗后,二硫化碳致视神经损伤模型大鼠的闪光视觉诱发电位(PREP)和模式反转诱发电位(FEP)各波潜伏时均较对照组缩短($P<0.05$)。

毒理研究：

(1)重复给药毒性：Beagle犬和Wistar大鼠肌肉注射本品，计量为40μg/kg、200μg/kg。犬连续给药8周，大鼠连续给药12周，给药动物各项指标未见异常，注射局部肌肉组织未见坏死及炎症反映。

(2)遗传毒性：本品Ames试验、哺乳动物细胞染色体畸变试验和小鼠微核试验结果均为阴性。

(3)生殖毒性：昆明种小鼠肌肉注射本品，剂量为40μg/kg、80μg/kg、160μg/kg。一般生殖毒性试验、致畸敏感期毒性试验及围产期毒性试验结果显示，胎仔外观、骨骼及内脏均未畸形，受孕率未见异常，但不同程度地影响母鼠乳汁分泌。

【临床研究】采用随机、双盲、临床多中心平行对照试验。本品肌肉注射，30μg/次，每日1次连续给药6周，观察视神经挫伤病人的视力、视野和P＜WEP的恢复速度。结果显示，本品给药3周和给药6周均有明显疗效。给药3周和给药6周实验组综合有效率(分别为58.55％和77.96％)均显著高于对照组，具有统计学意义。结果表明，本品对视神经损伤有一定疗效。

【药代动力学】小鼠肌肉注射10μg/kg的^{125}I-NGF血药浓度时间曲线符合二室开放模型，$t_{1/2}\beta$为4.83小时，T_{max}为0.7小时，C_{max}为1.74ng/ml，生物利用度为52.7％。胃、肠、肾等组织也有一定分布。肌肉注射^{125}I-NGF，以尿排出为主，48小时排出总放射性的65.5％。1ng/ml ^{125}I-NGF与人血浆蛋白结合率为25.1％。

【适应证】本品具有促进神经损伤恢复的作用。用于治疗视神经损伤。

【用法用量】临用前每瓶用2ml氯化钠注射液(或灭菌注射用水)溶解。肌肉注射，每日30μg(1瓶)，每日1次，3～6周为1疗程。

【不良反应】临床试验中发现有局部疼痛，偶见荨麻疹。局部疼痛的发生率在对照组为10.68％，治疗组为13.47％。停药后可自行缓解，一般不需特殊处理。荨麻疹可自行恢复，或给予抗过敏治疗。未见其他不良反应。

【禁忌证】对本品过敏者禁用。

【注意事项】(1)使用前应仔细检查药瓶，如有裂缝或破损等异常情况时不得使用。

(2)本品在加入氯化钠注射液(或灭菌注射用水)轻微震荡后即可完全溶解，如发现有不溶的沉淀、混浊或絮状物时不得使用。

(3)用药过程中如有任何不适症状，请及时与经治医生联系。

【孕妇及哺乳期妇女用药】因本品临床前试验显示对母鼠泌乳有抑制作用，故孕妇、围产期及哺乳期妇女慎用或遵医嘱。

【儿童用药】在本品的研究中尚无儿童用药的资料。

【老年患者用药】在本品的研究中尚无65岁以上病人用药的资料。

【药物互相作用】尚无本品与其他药物互相作用的研究报道。药物过量：本品应按说明书规定剂量使用。

【规格】30μg(生物活性≥15000AU)/瓶。

【包装】1瓶/盒；10瓶/中盒

【贮藏】于2～8℃避光保存。

恩经复

【商品名】注射用鼠神经生长因子。

【主要成分】本品主要成分系从小鼠颌下腺提取的神经生长因子(mNGF)，沉降系数2.5g，分子量13.5，纯度≥98％，比活性≥5.0×10^5AU/mg蛋白，成品中含5％甘露醇和1％人血白蛋白作保护剂。

【性状】本品为白色冻干疏松体。按瓶标示量溶解后，溶液为无色澄明液体，不应有异物、混浊和沉淀。

【药理毒理】(1)药理作用：大鼠体内试验结果表明，本品可改善由己二酮和丙烯胺造成的大鼠中毒性周围神经病所致的肢体运动功能障碍，缩短神经-肌肉动作电位潜伏期，并提高神经-肌肉动作电位幅度。组织病理学检查结果表明，本品有减轻动物胫神经的髓鞘肿胀发生率和降低变性胫神经纤维数量等作用。以上结果提示，本品可能有促进损伤神经恢复的作用。

(2)毒理研究：重复给药的毒性试验结果表明，①Wistar大鼠肌注本品剂量分别为30μg/kg、60μg/kg和120μg/kg，连续给药12周，仅见120μg/kg剂量组的动物在给药28天后出现食欲减低,体重增长延缓,活动减少等。②杂种犬肌注本品高剂量为 17.8μg/kg,连续给药 60 天后,动物未见明显毒性反应。上海种小鼠的一般生殖毒性、致畸敏感期和围产期毒性试验结果表明,剂量在高达 200μg/kg 时,对动物的生育力、胚胎器官形成及 F1 代仔鼠的发育无明显影响。

【药代动力学】目前尚无人体药代动力学资料。

【适应证】正己烷中毒性周围神经病。

【用法用量】本品用 2ml 注射用水溶解,肌肉注射。每日 1 次,每次 1 支,4 周为 1 疗程,根据病情轻重可遵医嘱多疗程连续给药。

【不良反应】(1)无严重不良反应。临床试验中未发现有肝、肾、心脏等功能损害。

(2)用药后常见注射部位痛或注射侧下肢疼痛(发生率分别为 85% 和 29%),一般不需处理。个别症状较重者,口服镇痛剂即可缓解。

(3)偶见其他症状(如头晕、失眠等),发生率与安慰剂组比较无明显差别。

【禁忌证】对本品过敏者禁用。

【注意事项】(1)过敏体质者慎用。

(2)本品加注射用水振荡后即可完全溶解,如有不溶的沉淀、混浊或絮状物时不可使用。

(3)使用前应仔细检查药瓶,如有裂缝或破损等异常情况时不可使用。

(4)用药过程中,如有任何不适症状及时与医生联系询问。

【孕妇及哺乳期妇女用药】本品对神经细胞有促进生长、发育的作用,建议孕妇及哺乳期妇女慎用。

【儿童用药】因目前尚没有儿童应用本品的资料,故儿童用药请遵医嘱。

【老年患者用药】尚不明确。

【药物相互作用】尚不明确。

【药物过量】本品应按说明书规定剂量使用,除特殊需要,不应过量用药(每日用量不超过 80μg);否则,有可能出现神经敏感性增强现象。

【规格】18μg(≥9000AU)/支。

【贮藏】2~8℃避光保存。

三、神经节苷脂

文献报道外源性神经营养因子[神经生长因子、睫状神经节营养因子(CNTF)、脑源性营养因子(BDNF)、碱性成纤维细胞生长因子(bFGF)等]、激素类(胰岛素样生长因子、生长素介质-C、三碘甲状腺氨酸等)及部分中草药都对周围神经损伤有一定的治疗作用,但目前不成熟,临床应用较少,相关资料待补充。

(曹新峰 宋修军 马玉林)

第十六章 激 素

第一节 肾上腺糖皮质激素总论

皮质激素是由肾上腺皮质所分泌的激素的总称。肾上腺皮质由外向内分为球状带、束状带及网状带。球状带合成醛固酮等盐皮质激素,束状带合成氢化可的松等糖皮质激素,网状带主要合成性激素。

盐皮质激素主要影响水盐代谢,临床上主要用来治疗 Addison 病。糖皮质激素具有多种生理和药理作用,临床应用十分广泛。但长期大剂量应用糖皮质激素会产生很多不良反应,有时甚至致死。因此,充分了解其生理药理作用及不良反应,严格掌握适应证,对糖皮质激素的合理应用是非常必要的。

一、糖皮质激素的生理和药理作用

(一)对代谢的影响

1. 糖代谢 抑制机体组织细胞对葡萄糖的摄取和利用,促进糖异生,并参与肾上腺素和胰高血糖素促使糖原分解为葡萄糖的作用,使血糖升高,糖耐量降低,有加重和诱发糖尿病的倾向。

2. 蛋白质代谢 加速肝外组织,特别是肌肉组织中的蛋白质分解,抑制其合成,造成负氮平衡,长期应用可致皮肤和肌肉萎缩、生长缓慢等副作用。

3. 脂肪代谢 促进脂肪分解和脂肪重新分布,四肢皮下脂肪减少,而面、颈、躯干脂肪沉积,形成向心性肥胖。

4. 水盐代谢 长期应用可增加肾小管对钠离子的重吸收,促进钾离子的排出,造成水钠潴留,进而导致高血压和水肿。另外,还能促进肾脏排泄钙、磷,减少肠内钙的吸收,长期应用可致骨质疏松。

(二)抗炎作用

糖皮质激素的抗炎作用是非特异性的,对各种类型的炎症(感染性、过敏性、化学性等)均有明显的抑制作用。其抗炎作用可能通过以下机制:

1. 降低炎症的血管反应,使血管收缩,通透性降低,减少渗出。

2. 抑制炎症部位趋化因子和移动抑制因子对炎症细胞的作用,阻止中性粒细胞、单核细胞向炎症部位聚集。

3. 稳定溶酶体膜,减少溶酶体酶的释放,增加肥大细胞颗粒的稳定性,减少组胺、白三烯、5-HT、前列腺素、血小板活化因子及各种细胞趋化因子的释放。

4. 在炎症后期抑制成纤维细胞 DNA 的合成,减少胶原纤维和黏多糖的合成,防止粘连和瘢痕形成。

(三)免疫抑制和抗过敏作用

糖皮质激素对免疫反应的多个环节均有抑制作用。首先,抑制巨噬细胞对抗原的吞噬和处理;其次,能加速淋巴细胞的破坏,使血中淋巴细胞迅速减少。小剂量主要抑制细胞免疫,大剂量时则能抑制 B 细胞转化为浆细胞,使抗体生成减少。另外,还能降低补体水平,抑制免疫反应所致的炎症反应。

(四)抗毒作用

糖皮质激素可提高机体对内毒素的抵抗力,减轻内毒素对机体的损害,保护细胞结构,抑制下丘脑对致热源的反应,迅速退热。

（五）抗休克作用

其原因除抗炎、抗过敏、抗毒素作用外，还可能与下列因素有关：①兴奋心肌，使心输出量增加；②使痉挛血管扩张，改善微循环；③对缺氧细胞有保护作用。

（六）对血液及造血系统的影响

糖皮质激素使外周血中白细胞总数及中性粒细胞增多，淋巴细胞、嗜酸性粒细胞、嗜碱性粒细胞减少，红细胞和血红蛋白含量增加，大剂量可使血小板增多，提高纤维蛋白原浓度，缩短凝血时间。

（七）对中枢神经系统的作用

氢化可的松能降低脑内抑制性递质γ-氨基丁酸的浓度，提高中枢的兴奋性。长期大量应用可引起失眠、欣快、易激动，少数人表现为焦虑、抑制，甚至精神失常。

（八）对消化系统的影响

糖皮质激素促进胃酸和胃蛋白酶的分泌，促进食欲，大剂量可诱发或加重消化性溃疡，甚至发生出血和穿孔。

（九）对HPA轴的影响

氢化可的松（皮质醇）的分泌受下丘脑-垂体-肾上腺轴（简称HPA轴）的调节，下丘脑分泌促皮质激素释放激素（CRH）刺激垂体前叶释放促肾上腺皮质激素（ACTH），后者再刺激肾上腺皮质产生氢化可的松、皮质酮等。血中氢化可的松对下丘脑具有负反馈作用，当氢化可的松水平升高时，可抑制下丘脑释放CRH，从而使ACTH分泌减少，氢化可的松的分泌亦相应减少。

氢化可的松的分泌有一定的昼夜节律变化，血中氢化可的松浓度在早晨6～10时达到高峰，以后逐渐下降，到午夜12时至清晨2时最低，临床上如采取早晨1次或隔日1次给予中效糖皮质激素如泼尼松等，可使HPA轴的功能升降正常化，减少对PHA轴的抑制。

氢化可的松的分泌除了存在昼夜节律外，还有应付紧急情况的贮备能力，当机体无论何时受到有害刺激（如外伤、寒冷、缺氧、疼痛等）时，即处于应激状态，大量增加ACTH和氢化可的松的分泌，从而增强机体应付内外环境变化的能力。长期应用糖皮质激素，通过负反馈作用，使HPA轴受到抑制，ACTH分泌减少，进而使肾上腺皮质分泌氢化可的松减少，甚至引起肾上腺皮质萎缩，此时如突然停药，由于内源性氢化可的松不能立即分泌，可引起肾上腺皮质功能不全的症状，如乏力、食欲不振、低血糖、低血压等，在应激状态下更易出现。因此，糖皮质激素连续用药超过1周，即应逐渐减量。

二、适应证

（一）系统应用的适应证

1. **严重的过敏性皮肤病** 如重症药疹、严重的急性荨麻疹和血管性水肿、过敏性休克、严重的接触性皮炎、泛发性湿疹、某些剥脱性皮炎、重症多形红斑、中毒性表皮坏死松解症等。

2. **与自身免疫有关的皮肤病** 如系统性红斑狼疮、活动期皮肌炎、进行性系统性硬化的水肿期、结节性多动脉炎、Wegener肉芽肿、白塞病、混合性结缔组织病、嗜酸性筋膜炎、Sweet病、变应性血管炎、天疱疮、类天疱疮、严重的妊娠疱疹等。

3. **其他** 如急性泛发性扁平苔藓、严重的结节性红斑、全秃及普秃、麻风反应、暴发性痤疮、脓疱型或红皮病或关节病型银屑病用其他治疗无效者、伴系统损害的结节病、增长迅速的婴儿血管瘤等。

（二）损害内注射的适应证

瘢痕疙瘩及增生性瘢痕、囊肿性痤疮、局限性慢性盘状红斑狼疮、环状肉芽肿、类脂质渐进性坏死、局限性神经性皮炎、斑秃、皮肤淀粉样变、硬斑病等，均以小片早期损害为宜。

三、禁忌证

以下情况应慎用糖皮质激素：肾上腺皮质功能亢进、原发性单纯疱疹、活动性结核病、严重高血压、严重糖尿病、活动性消化性溃疡、严重的精神病、骨质疏松、妊娠早期、血栓形成、寻常性银屑病等。

四、不良反应与防治

长期应用糖皮质激素可引起很多不良反应，常见的有以下情况：

1. **医源性肾上腺皮质功能亢进症（类库欣综合征）** 出现满月脸、水牛背、向心性肥胖，并有高血压、高血糖、水肿、低血钾、皮肤变薄、痤疮、多毛、多汗、肌肉萎缩、皮肤萎缩纹等。应给予低盐、低糖、高蛋白饮食,补充氯化钾,必要时给予降压药、降糖药或胰岛素。

2. 诱发或加重感染　由于免疫功能受抑制,故可诱发细菌、病毒、真菌或原虫感染,或使体内潜在的感染灶扩散。糖皮质激素可使带状疱疹病情加重,发展为出血性、坏疽性或播散性带状疱疹。细菌感染较常见,如肺炎、皮肤感染甚至败血症,也能引起结核恶化扩散。长期应用糖皮质激素者易合并真菌感染,如念珠菌病、隐球菌性脑膜炎等,亦有报道诱发弓形虫病者。对各种感染应针对病因进行治疗,并采取相应的预后措施。

3. 诱发或加重消化道溃疡　由于长期应用糖皮质激素可使胃酸、胃蛋白酶分泌增加,而黏液分泌减少,削弱了黏膜层的保护作用,故可诱发和加重消化道溃疡,甚至造成出血或穿孔。故长期应用糖皮质激素者应给予制酸药或胃黏膜保护剂。

4. 骨质疏松和骨缺血性坏死　糖皮质激素促进钙磷排泄,抑制钙吸收,故长期应用可引起骨质疏松和病理性骨折,也是引起股骨头坏死的重要原因,其机制尚不清楚。应注意补充维生素D、钙剂,必要时给予降钙素。

5. 糖皮质激素性肌病　长期应用糖皮质激素,尤其是含氟的药物如地塞米松等,可引起肌肉萎缩、软弱无力,以下肢近心端更明显,此时肌酸排泄增加,而CPK正常,给予蛋白同化剂可促进肌肉的恢复。

6. 其他　如诱发精神症状和癫痫发作、眼压升高、白内障、伤口愈合缓慢、致畸,小儿长期用药可影响发育。

7. 糖皮质激素损害　内注射可引起暂时性皮肤萎缩,表现为皮肤变薄、微凹,呈蓝红色。此外,亦可发生出血,甚至形成溃疡及脓肿。

五、用药方法

(一)短程疗法

对急性荨麻疹、严重的接触性皮炎、重症药疹等过敏性疾病,可短期给予糖皮质激素。病情轻者开始用量可相当于泼尼松20～30mg/d,中度者40～60mg/d,重度者60～80mg/d或更多,如使用2～3天病情未控制可将剂量增加25%～100%。若在1周内即控制病情,可直接停药,若疗程超过1周,则应逐渐减量后停药,不需要维持治疗。

(二)长程疗法

对系统性红斑狼疮、天疱疮等病因不明的自身免疫性疾病,需长期用药,首先用较大剂量控制病情,然后逐渐减量,开始减量可稍快,以后宜缓慢,每次减量不超过基量的1/6～1/4,并找出最小维持量,长期维持治疗。维持量一般相当于泼尼松7.5～20mg/d。在维持治疗期间,可采用早晨1次给药法,即将1天的药量在早晨8时1次给予,也可采用隔日疗法,即将2天的量在隔日的早晨8时1次给予,这样可减轻糖皮质激素对HPA轴的抑制,而疗效不受影响。

(三)冲击疗法

在短时间内静脉输入大剂量糖皮质激素,以期迅速奏效,然后迅速减量,以减少长期应用糖皮质激素的副作用。适用于常规疗法无效的疾病,如系统性红斑狼疮中的弥漫性增殖性肾小球肾炎、严重皮肌炎、严重的大疱性皮肤病及结节性多动脉炎等。冲击疗法中最常用的是用甲泼尼龙1g溶于5%葡萄糖溶液或生理盐水中,于3～12小时内静脉输入,每日1次,连用3～5天,或用氢化可的松琥珀酸钠2～6g/d,分3～4次静脉滴注,或用地塞米松150～300mg/d,静脉滴注,连用3天。在冲击疗法结束后,可口服泼尼松40～60mg/d或采用隔日疗法,以后根据病情可适当间隔重复多次。

冲击疗法的副作用有一过性高血压、高血糖、急性胰腺炎、过敏性休克、电解质紊乱、致死性心律失常和猝死等,因此在治疗期间及治疗后24小时内应密切注意血压、血糖、电解质平衡及心电监护,对服用利尿剂、低钾血症及水电解质紊乱者禁用。

(四)损害内注射疗法

适用于皮损局限者。局部常规消毒,把糖皮质激素混悬液振荡混匀,再加0.5%～1%普鲁卡因注射液混匀,在皮损处作表皮内点状局部注射或作真皮浅层浸润注射,使注射处皮肤形成境界清楚的皮丘。

六、药物相互作用

1. 与噻嗪类利尿剂、洋地黄类或两性霉素B等合用时,均能促进排钾,可发生低钾血症。与洋地黄合用时,可诱发和加重洋地黄中毒,应注意补钾。

2. 与苯巴比妥、苯妥英钠、利福平等肝诱导剂合用时,可使糖皮质激素代谢加快,血浓度迅速下降,所以合用时应适当加大糖皮质激素用量。

3. 与非甾体抗炎药物合用与阿司匹林、吲哚美辛等合用治疗风湿病时,可增加疗效。但二者均有明显的胃肠刺激作用,可引起消化道溃疡或出血。糖皮质激素可增加肾小球滤过率,并降低肾小管对水的重吸收而降低水杨酸盐的血浓度,使其消除加快而降低疗效。

4. 与降糖药或胰岛素合用,因糖皮质激素可使血糖升高,能减弱口服降糖药或胰岛素的作用,合用时应适当增加降糖药或胰岛素的剂量。

5. 与口服抗凝药合用,可使其作用减弱,合用时需适当加大抗凝血药的剂量。

6. 与雌激素合用,雌激素可增强糖皮质激素的作用,两药合用时糖皮质激素应减少原剂量的 1/3~1/2。

7. 与免疫抑制剂合用,二者均有免疫抑制作用,使免疫抑制作用增强,糖皮质激素的酶促作用能增强环磷酰胺在肝脏的氧化,生成免疫抑制作用很强的氯乙基环磷酰胺,故二者常合用治疗白血病、肾病综合征等。

8. 与茶碱类合用,可使茶碱的代谢加速,血浓度下降,二者合用时可适当增加茶碱类剂量。

9. 与扑米酮、卡马西平合用,因二者具有酶促作用,使糖皮质激素代谢加速。

10. 与抗组胺药物合用,可降低糖皮质激素的治疗效果。

第二节　糖皮质激素

氢化可的松　Cortisol,Hydrocortisone

【性状】为白色或几乎白色结晶性粉末;无臭。在乙醇或氯仿中微溶,在水中不溶。

【药理作用】本品原是一种天然糖皮质激素,现已人工合成。其抗炎作用为可的松的 1.25 倍,具有抗炎、抗毒、抗休克和免疫抑制等多种药理作用。

(1)抗炎作用:对除病毒外的各种病因引起的炎症均有作用,糖皮质激素减轻和防止组织对炎症的反应,从而减轻炎症的症状,亦可抑制炎症后期组织的修复,减少后遗症。

(2)免疫抑制作用:防止或抑制细胞中介的免疫反应、延迟性的过敏反应,并减轻原发免疫反应的扩展。

(3)抗毒、抗休克作用:糖皮质激素能提高机体的耐受能力,减轻细胞损伤,发挥保护机体的作用。还有扩张血管,增强心肌收缩力,改善微循环作用,对水盐代谢也有影响。

【药代动力学】本品口服吸收快而完全,T_{max} 为 1~2 小时,一次服药可维持 8~12 小时。磷酸酯或琥珀酸酯水溶性增加,肌内或皮下注射后迅速吸收,T_{max} 为 1 小时。但醋酸氢化可的松的溶解度很差,一般用其混悬液,肌内注射吸收缓慢,一次注射可维持 24 小时。氢化可的松进入血液后约 90% 与血浆蛋白结合,其中 80% 与皮质类固醇转运蛋白结合,10% 与白蛋白结合。主要在肝脏代谢,最终以葡糖醛酸或硫酸结合形式及部分未结合形式从尿中排出。半衰期为 80~144 分钟,生物学作用半衰期为 8~12 小时。

【适应证】主要用于过敏性与自身免疫性炎症性疾病。适用于结缔组织病,系统性红斑狼疮,重症多肌炎、严重的支气管哮喘、皮肌炎、血管炎等过敏性疾病,急性白血病,恶性淋巴瘤,以及适用于其他肾上腺皮质激素类药物的病症等。

【用法用量】(1)肌内注射每日 20~40mg,静脉滴注每次 100mg,每日 1 次。临用前加 25 倍的氯化钠注射液或 5% 葡萄糖注射液 500ml 稀释后静脉滴注,同时加用维生素 C 0.5~1g。

(2)口服:治疗成人肾上腺皮质功能减退症,每日剂量 20~30mg(2~3 片),清晨服 2/3,午餐后服 1/3。有应激情况时,应适当加量,可增至每日 80mg(8 片),分次服用。小儿的治疗剂量为按体表面积每日 20~25/m²,分 3 次,每小时 1 次。

(3)醋酸氢化可的松软膏,1% 软膏,外用。

(4)醋酸氢化可的松滴眼液:每瓶 5mg(3ml),

滴眼,每次1~2滴。

(5)皮炎膜(神经性皮炎气雾膜):气雾剂喷射于皮损表面,即形成一层薄膜,可隔绝外界对皮损的各种刺激,使皮损处保持较长时间的稳定,再加上氢化可的松的消炎作用,故对神经性皮炎有一定疗效。一般用后痒感减轻或完全消失,皮损逐渐改善,病程短的见效较快,痊愈率也较高,但痊愈后有复发。

(6)摇匀后供关节注射与鞘内注射。关节腔注射,每次1~2ml(每毫升内含药25mg);鞘内注射,每次1ml。

【不良反应】本品有盐皮质激素活性,对水盐代谢的影响较大,水钠潴留及排钾作用较强,本品在应用生理剂量替代治疗时一般无明显不良反应。不良反应多发生在应用药理剂量时,而且与疗程、剂量、用药种类、用法及给药途径等有密切关系。常见不良反应有以下几类:

(1)长程使用可引起以下副作用:医源性库欣综合征面容和体态、体重增加、下肢浮肿、紫纹、易出血倾向、创口愈合不良、痤疮、月经紊乱、肱或股骨头缺血性坏死、骨质疏松及骨折(包括脊椎压缩性骨折、长骨病理性骨折)、肌无力、肌萎缩、低血钾综合征、胃肠道刺激(恶心、呕吐)、胰腺炎、消化性溃疡或穿孔、儿童生长受到抑制、青光眼、白内障、良性颅内压升高综合征、糖耐量减退和糖尿病加重。

(2)患者可出现精神症状:欣快感、激动、谵妄、不安、定向力障碍,也可表现为抑制。精神症状尤易发生于患慢性消耗性疾病的人及以往有过精神不正常者。

(3)并发感染为肾上腺皮质激素的主要不良反应。以真菌、结核菌、葡萄球菌、变形杆菌、绿脓杆菌和各种疱疹病毒为主。

(4)糖皮质激素停药综合征:有时患者在停药后出现头晕、昏厥倾向、腹痛或背痛、低热、食欲减退、恶心、呕吐、肌肉或关节疼痛、头疼、乏力、软弱,经仔细检查如能排除肾上腺皮质功能减退和原来疾病的复发,则可考虑为对糖皮质激素的依赖综合征。

【注意事项】本品注射剂为乙醇溶液,中枢抑制及肝功能不良者应避免应用,对乙醇过敏者禁用。

【孕妇及哺乳期妇女用药】(1)妊娠期用药:本品可通过胎盘。动物实验研究证实,孕期给药可增加胚胎腭裂、胎盘功能不全、自发性流产和子宫内生长发育迟缓的发生率。亦可增加胎盘功能不全、新生儿体重减少或死胎的发生率。

(2)哺乳期用药:由于本品可由乳汁中排泄,对婴儿造成不良影响,如生长受抑制、肾上腺皮质功能抑制等。孕妇及哺乳期妇女在权衡利弊情况下,尽可能避免使用。

【儿童用药】小儿如长期使用肾上腺皮质激素,须慎重。肾上腺皮质功能低下症及先天性肾上腺皮质增生症例外。

【老年患者用药】老年患者用糖皮质激素易发生高血压及糖尿病。老年患者尤其是更年期后的女性应用糖皮质激素易加重骨质疏松。

【药物相互作用】(1)非甾体消炎镇痛药可加强本品致消化道溃疡作用。

(2)可增强对乙酰氨基酚的肝毒性。

(3)与两性霉素B或碳酸酐酶抑制剂合用,可加重低钾血症,长期与碳酸酐酶抑制剂合用,易发生低血钙和骨质疏松。

(4)与蛋白质同化激素合用,可增加水肿的发生率,使痤疮加重。

(5)与抗胆碱能药(如阿托品)长期合用,可致眼压增高。

(6)三环类抗抑郁药可使本品引起的精神症状加重。

(7)与降糖药如胰岛素合用时,因本品可使糖尿病患者血糖升高,应适当调整降糖药剂量。

(8)甲状腺激素可使本品代谢清除率增加,故与甲状腺激素或抗甲状腺药合用,应适当调整后者的剂量。

(9)与避孕药或雌激素制剂合用,可加强本品治疗作用和不良反应。

(10)与强心苷合用,可增加洋地黄毒性及心律失常的发生。

(11)与排钾利尿药合用,可致严重低血钾症,并由于水钠潴留而减弱利尿药的排钠利尿效应。

(12)与麻黄碱合用,可增强其代谢清除。

(13)与免疫抑制剂合用,可增加感染的危险性,并可能诱发淋巴瘤或其他淋巴细胞增生性疾病。

(14)可增加异烟肼在肝脏代谢和排泄,降低异烟肼的血药浓度和疗效。

（15）可促进美西律在体内代谢，降低血药浓度。

（16）与水杨酸盐合用，可减少血浆水杨酸盐的浓度。

（17）与生长激素合用，可抑制后者的促生长作用。

【药物过量】可引起类肾上腺皮质功能亢进综合征。如及时发觉并停药，症状可自行消退，症状严重者可行相应对症治疗。

【规格】片剂：10mg；20mg。注射剂：稀乙醇溶液：10mg（2ml）；25mg（5ml）；50mg（10ml）；100mg（20ml）。醋酸氢化可的松混悬液：125mg（5ml）。注射用琥珀酸钠氢化可的松：135mg（相当于氢化可的松 10mg）。滴眼剂：15mg（3ml）。气雾剂：0.25%（皮炎膜）。软膏剂：1%。

醋酸曲安奈德注射液 Triamcinolone Acetonaide Acetate Injection

【类别】肾上腺皮质激素类

【性状】本品为微细颗粒的混悬液，静置后微细颗粒下沉，振摇后成均匀的乳白色混悬液。

【药理毒理】本品为肾上腺皮质激素类药物。具有抗炎、抗过敏和抑制免疫等多种药理作用。

（1）抗炎作用：糖皮质激素减轻和防止组织对炎症的反应，从而减轻炎症的表现。

（2）免疫抑制作用：防止或抑制细胞中介的免疫反应，延迟性的过敏反应，并减轻原发免疫反应的扩展。

（3）抗毒、抗休克作用：糖皮质激素能对抗细菌内毒素对机体的刺激反应，减轻细胞损伤，发挥保护机体的作用。

【药代动力学】肌注后数小时内生效。经1~2天达最大效应，作用可维持2~3周。

【适应证】适用于各种皮肤病、过敏性鼻炎、关节痛、支气管哮喘、肩周炎、腱鞘炎、滑膜炎、急性扭伤、类风湿性关节炎等。

【用法用量】肌注：每周1次，每次20~100mg。关节腔或皮下注射：一般每次2.5~5mg。

【不良反应】糖皮质激素在应用生理剂量替代治疗时无明显不良反应，不良反应多发生在应用药

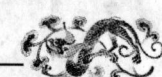

第十六章 激 素

理剂量时，而且与疗程、剂量、用药种类、用法及给药途径等有密切关系。常见不良反应有以下几类：

（1）长程使用可引起以下副作用：医源性库欣综合症面容和体态、体重增加、下肢浮肿、紫纹、易出血倾向、创口愈合不良、痤疮、月经紊乱、肱或股骨头缺血性坏死、骨质疏松及骨折（包括脊椎压缩性骨折、长骨病理性骨折）、肌无力、肌萎缩、低血钾综合征、胃肠道刺激（恶心、呕吐）、胰腺炎、消化性溃疡或穿孔、儿童生长受到抑制、青光眼、白内障、良性颅内压升高综合征、糖耐量减退和糖尿病加重。

（2）患者可出现精神症状：欣快感、激动、谵妄、不安、定向力障碍，也可表现为抑制。精神症状尤易发生于患慢性消耗性疾病的人及以往有过精神不正常者。

（3）并发感染为肾上腺皮质激素的主要不良反应。以真菌、结核菌、葡萄球菌、变形杆菌、绿脓杆菌和各种疱疹病毒为主。

（4）糖皮质激素停药综合症。有时患者在停药后出现头晕、昏厥倾向、腹痛或背痛、低热、食欲减退、恶心、呕吐、肌肉或关节疼痛、头疼、乏力、软弱，经仔细检查如能排除肾上腺皮质功能减退和原来疾病的复发，则可考虑为对糖皮质激素的依赖综合征。

【禁忌证】对本品及甾体激素类药物过敏者禁用，以下疾病患者一般不宜使用，特殊情况下应权衡利弊使用，注意病情恶化的可能：严重的精神病（过去或现在）和癫痫，活动性消化性溃疡病，新近胃肠吻合手术，骨折，创伤修复期，角膜溃疡，肾上腺皮质机能亢进症，高血压，糖尿病，孕妇，抗菌药物不能控制的感染如水痘、麻疹、霉菌感染、较重的骨质疏松等。

【注意事项】（1）诱发感染：在激素作用下，原来已被控制的感染可活动起来，最常见者为结核感染复发。在某些感染时应用激素可减轻组织的破坏、减少渗出、减轻感染中毒症状，但必须同时用有效的抗生素治疗，密切观察病情变化，在短期用药后，即应迅速减量、停药。

（2）对诊断的干扰：①糖皮质激素可使血糖、血胆固醇和血脂肪酸、血钠水平升高，使血钙、血钾下降；②对外周血象的影响为淋巴细胞、真核细胞及

嗜酸粒细胞、嗜碱粒细胞数下降，多核白细胞和血小板增加，后者也可下降；③长期大剂量服用糖皮质激素可使皮肤试验结果呈假阴性，如结核菌素试验、组织胞浆菌素试验和过敏反应皮试等；④还可使甲状腺^{131}I摄取率下降，减弱促甲状腺激素（TSH）对TSH释放素（TRH）刺激的反应，使TRH兴奋实验结果呈假阳性，干扰促黄体生成素释放素（LHRH）兴奋试验的结果；⑤使同位素脑和骨显像减弱或稀疏。

（3）下列情况应慎用：心脏病或急性心力衰竭、糖尿病、憩室炎、情绪不稳定和有精神病倾向、全身性真菌感染、青光眼、肝功能损害、眼单纯性疱疹、高脂蛋白血症、高血压、甲减（此时糖皮质激素作用增强）、重症肌无力、骨质疏松、胃溃疡、胃炎或食管炎、肾功能损害或结石、结核病等。

（4）随访检查：长期应用糖皮质激素者，应定期检查以下项目：①血糖、尿糖或糖耐量试验，尤其是糖尿病或糖尿病倾向者；②小儿应定期检测生长和发育情况；③眼科检查，注意白内障、青光眼或眼部感染的发生；④血清电解质和大便隐血；⑤高血压和骨质疏松的检查，尤以老年人为重。

【孕妇及哺乳期妇女用药】（1）妊娠期用药：糖皮质激素可通过胎盘。动物实验研究证实，孕期给药可增加胚胎腭裂、胎盘功能不全、自发性流产和子宫内生长发育迟缓的发生率。人类使用药理剂量的糖皮质激素可增加胎盘功能不全、新生儿体重减少或死胎的发生率。

（2）哺乳期用药：由于糖皮质激素可由乳汁中排泄，对婴儿造成不良影响，如生长受抑制、肾上腺皮质功能抑制等。孕妇及哺乳期妇女在权衡利弊情况下，尽可能避免使用。

【儿童用药】小儿如长期使用肾上腺皮质激素，须十分慎重。

【老年患者用药】老年患者用糖皮质激素易发生高血压和糖尿病。老年患者尤其是更年期后的女性应用糖皮质激素容易加重骨质疏松。

【药物相互作用】（1）非甾体消炎镇痛药可加强其致溃疡作用。

（2）可增强对乙酰氨基酚的肝毒性。

（3）与两性霉素B或碳酸酐酶抑制剂合用，可加重低钾血症；长期与碳酸酐酶抑制剂合用，易发生低血钙和骨质疏松。

（4）与蛋白质同化激素合用，可增加水肿的发生率，使痤疮加重。

（5）抗胆碱能药（如阿托品）长期合用，可致眼压增高。

（6）三环类抗抑郁药可使其引起的精神症状加重。

（7）与降糖药如胰岛素合用时，因可使糖尿病患者血糖升高，应适当调整降糖药剂量。

（8）甲状腺激素可使其代谢清除率增加，故甲状腺激素或抗甲状腺药与其合用，应适当调整后者的剂量。

（9）与避孕药或雌激素制剂合用，可加强其治疗作用和不良反应。

（10）与强心苷合用，可增加洋地黄毒性及心律紊乱的发生。

（11）与排钾利尿药合用，可致严重低血钾，并由于水钠潴留而减弱利尿药的排钠利尿效应。

（12）与麻黄碱合用，可增强其代谢清除率。

（13）与免疫抑制剂合用，可增加感染的危险性，并可能诱发淋巴瘤或其他淋巴细胞增生性疾病。

（14）可增加异烟肼在肝脏代谢和排泄，降低异烟肼的血药浓度和疗效。

（15）可促进美西律在体内代谢，降低血药浓度。

（16）与水杨酸盐合用，可减少血浆水杨酸盐的浓度。

（17）与生长激素合用，可抑制后者的促生长作用。

【药物过量】可引起类肾上腺皮质功能亢进综合征。

【贮藏】遮光，密闭保存。

曲安奈德　Triamcinolone Acetonide

【性状】为白色或类白色结晶性粉末；无臭。在丙酮中略溶，在乙醇中微溶，在水中不溶。

【药代动力学】本品肌注后在数小时内生效，经1~2天达最大效应，作用可维持2~3周，代谢产物主要经尿排泄。

【药理作用】作用与曲安西龙相似，较氢化可的松、泼尼松均强。

【适应证】适用于各种皮肤病、过敏性鼻炎、关节痛、支气管哮喘、肩周炎、腱鞘炎、滑膜炎、急性扭伤、类风湿性关节炎等。

【用法用量】肌注：每周1次，每次20～100mg。在皮肤科主要用于皮损内注射，每处0.2～0.3mg，每日剂量不超过30mg，每周不超过75mg。另有软膏、洗剂、气雾剂、滴眼剂等可供局部应用。

【不良反应】(1)长期用于眼部可引起眼压升高。

(2)局部注射可引起感染。

(3)其余见氢化可的松。

【药物相互作用】同氢化可的松。

【注意事项】(1)局部注射时应注意无菌操作，防止感染。

(2)病毒性、结核性或急性化脓性眼病忌用。

(3)孕妇不宜长期应用。

【规格】注射剂：50mg(5ml)；200mg(5ml)。气雾剂：每克含药0.147mg。乳剂：0.1%。软膏剂：0.025%。滴眼剂：0.5%。洗剂：0.025%；0.1%。

倍他米松磷酸钠注射液 Betamethasone Sodium Phosphate Injection

【类别】肾上腺皮质激素类。

【性状】本品为微细颗粒的混悬液，静置后微细颗粒下沉，振摇后成均匀的乳白色混悬液。

【药理毒理】肾上腺皮质激素类药物。具有抗炎、抗过敏和抑制免疫等多种药理作用。

(1)抗炎作用：糖皮质激素减轻和防止组织对炎症的反应，从而减轻炎症的表现。

(2)免疫抑制作用：防止或抑制细胞中介的免疫反应，延迟性的过敏反应，并减轻原发免疫反应的扩展。

(3)抗毒、抗休克作用：糖皮质激素能对抗细菌内毒素对机体的刺激反应，减轻细胞损伤，发挥保护机体的作用。

【药代动力学】肌注倍他米松磷酸钠于1小时血药浓度达峰值。本品血浆蛋白结合率较其他皮质激素类药物为低。

【适应证】主要用于过敏性与自身免疫性炎症性疾病。现多用于活动性风湿病、类风湿性关节炎、红斑狼疮、严重支气管哮喘、严重皮炎、急性白血病等，也用于某些感染的综合治疗。

【用法用量】肌注或静脉注射：每日2～20mg，分次给药。

【不良反应】糖皮质激素在应用生理剂量替代治疗时无明显不良反应，不良反应多发生在应用药理剂量时，而且与疗程、剂量、用药种类、用法及给药途径等有密切关系。常见不良反应有以下几类：

(1)长期使用可引起以下副作用：医源性库欣综合征面容和体态、体重增加、下肢浮肿、紫纹、易出血倾向、创口愈合不良、痤疮、月经紊乱、肱或股骨头缺血性坏死、骨质疏松及骨折(包括脊椎压缩性骨折、长骨病理性骨折)、肌无力、肌萎缩、低血钾综合征、胃肠道刺激(恶心、呕吐)、胰腺炎、消化性溃疡或穿孔、儿童生长受到抑制、青光眼、白内障、良性颅内压升高综合征、糖耐量减退和糖尿病加重。

(2)患者可出现精神症状：欣快感、激动、谵妄、不安、定向力障碍，也可表现为抑制。精神症状尤易发生于患慢性消耗性疾病的人及以往有过精神不正常者。

(3)并发感染为肾上腺皮质激素的主要不良反应。以真菌、结核菌、葡萄球菌、变形杆菌、绿脓杆菌和各种疱疹病毒为主。

(4)糖皮质激素停药综合征。有时患者在停药后出现头晕、昏厥倾向、腹痛或背痛、低热、食欲减退、恶心、呕吐、肌肉或关节疼痛、头疼、乏力、软弱，经仔细检查如能排除肾上腺皮质功能减退和原来疾病的复发，则可考虑为对糖皮质激素的依赖综合征。

【禁忌证】对本品及其他甾体激素过敏者禁用。下列疾病患者一般不宜使用，特殊情况应权衡利弊使用，但应注意病情恶化可能：严重的精神病(过去或现在)和癫痫，活动性消化性溃疡病，新近胃肠吻合手术，骨折，创伤修复期，角膜溃疡，肾上腺皮质机能亢进症，高血压，糖尿病，孕妇，抗菌药物不能控制的感染如水痘、麻疹、霉菌感染、较重的骨质疏松等。

【注意事项】(1)诱发感染：在激素作用下，原来已被控制的感染可活动起来，最常见者为结核感染复发。在某些感染时应用激素可减轻组织的破坏、减少渗出、减轻感染中毒症状,但必须同时用有效的抗生素治疗,密切观察病情变化,在短期用药后,即应迅速减量、停药。

(2)对诊断的干扰:①糖皮质激素可使血糖、血胆固醇和血脂肪酸、血钠水平升高,使血钙、血钾下降;②对外周血象的影响为淋巴细胞、真核细胞及嗜酸粒细胞、嗜碱粒细胞数下降,多核白细胞和血小板增加,后者也可下降;③长期大剂量服用糖皮质激素可使皮肤试验结果呈假阴性,如结核菌素试验、组织胞浆菌素试验和过敏反应皮试等;④还可使甲状腺^{131}I摄取率下降,减弱促甲状腺激素(TSH)对TSH释放素(TRH)刺激的反应,使TRH兴奋实验结果呈假阳性。干扰促黄体生成素释放素(LHRH)兴奋试验的结果;⑤使同位素脑和骨显像减弱或稀疏。

(3)下列情况应慎用:心脏病或急性心力衰竭、糖尿病、憩室炎、情绪不稳定和有精神病倾向、全身性真菌感染、青光眼、肝功能损害、眼单纯性疱疹、高脂蛋白血症、高血压、甲减(此时糖皮质激素作用增强)、重症肌无力、骨质疏松、胃溃疡、胃炎或食管炎、肾功能损害或结石、结核病等。

(4)随访检查:长期应用糖皮质激素者,应定期检查以下项目:①血糖、尿糖或糖耐量试验,尤其是糖尿病或糖尿病倾向者;②小儿应定期检测生长和发育情况;③眼科检查,注意白内障、青光眼或眼部感染的发生;④血清电解质和大便隐血;⑤高血压和骨质疏松的检查,尤以老年人为重。

【孕妇及哺乳期妇女用药】(1)妊娠期用药:糖皮质激素可通过胎盘。动物实验研究证实,孕期给药可增加胚胎腭裂、胎盘功能不全、自发性流产和子宫内生长发育迟缓的发生率。人类使用药理剂量的糖皮质激素可增加胎盘功能不全、新生儿体重减少或死胎的发生率。

(2)哺乳期用药:由于糖皮质激素可由乳汁中排泄,对婴儿造成不良影响,如生长受抑制、肾上腺皮质功能抑制等。孕妇及哺乳期妇女在权衡利弊情况下,尽可能避免使用。

【儿童用药】小儿如长期使用肾上腺皮质激素,须慎重。

【老年患者用药】老年患者用糖皮质激素易发生高血压及糖尿病。老年患者尤其是更年期后的女性应用糖皮质激素容易加重骨质疏松。

【药物相互作用】(1)非甾体消炎镇痛药可加强其致溃疡作用。

(2)可增强对乙酰氨基酚的肝毒性。

(3)与两性霉素B或碳酸酐酶抑制剂合用,可加重低钾血症;长期与碳酸酐酶抑制剂合用,易发生低血钙和骨质疏松。

(4)与蛋白质同化激素合用,可增加水肿的发生率,使痤疮加重。

(5)与抗胆碱能药(如阿托品)长期合用,可致眼压增高。

(6)三环类抗抑郁药可使其引起的精神症状加重。

(7)与降糖药如胰岛素合用时,因可使糖尿病患者血糖升高,应适当调整降糖药剂量。

(8)甲状腺激素可使其代谢清除率增加,故甲状腺激素或抗甲状腺药与其合用,应适当调整后者的剂量。

(9)与避孕药或雌激素制剂合用,可加强其治疗作用和不良反应。

(10)与强心苷合用,可增加洋地黄毒性及心律紊乱的发生。

(11)与排钾利尿药合用,可致严重低血钾,并由于水钠潴留而减弱利尿药的排钠利尿效应。

(12)与麻黄碱合用,可增强其代谢清除。

(13)与免疫抑制剂合用,可增加感染的危险性,并可能诱发淋巴瘤或其他淋巴细胞增生性疾病。

(14)可增加异烟肼在肝脏代谢和排泄,降低异烟肼的血药浓度和疗效。

(15)可促进美西律在体内代谢,降低血药浓度。

(16)与水杨酸盐合用,可减少血浆水杨酸盐的浓度。

(17)与生长激素合用,可抑制后者的促生长作用。

【药物过量】可引起类肾上腺皮质功能亢进综合征。

【贮藏】遮光,密闭保存。

【规格】1ml:5.26mg(相当于倍他米松4mg)。

倍他米松　Betamethasone

【商品名】得宝松。

【性状】为白色或类白色结晶性粉末；无臭，味苦。在乙醇中略溶，在氯仿中微溶，在水中几乎不溶。

【药代动力学】本品口服易吸收。因在血浆中清除的速率较慢，所以其半衰期长达5小时。倍他米松的代谢包括11β-羟基氧化、6β-羟化、C-20酮基还原及侧链断裂，形成17-酮类固醇。本品排泄较慢，大部分代谢物为游离型，仅少量以葡萄糖醛酸酯和硫酸酯形式排泄。

【药理作用】本品是地塞米松的差向异构体，作用与地塞米松相同，但抗炎作用较地塞米松、曲安西龙等均强。

【适应证】同地塞米松。

【用法用量】本品可供口服和肌注。口服，成人开始每日0.5～2mg，分2次服用，维持量每日0.5～1mg。肌注（醋酸酯），1次6～12mg。先灵保雅公司生产的得宝松注射剂每毫升含二丙酸倍他米松5mg，倍他米松磷酸二钠2mg，后者吸收快，起效迅速，而前者吸收慢，作用持久。可用于急性过敏性疾病的治疗，一般肌注1次（1ml）即可，也可皮损内注射治疗瘢痕疙瘩、环状肉芽肿、局限性神经性皮炎等，每次根据皮损大小注射适量，1～3周注射1次。

【不良反应】同地塞米松。

【药物相互作用】同地塞米松。

【规格】片剂：0.5mg。注射剂：1ml（含二丙酸倍他米松5mg，倍他米松磷酸二钠2mg）。倍他米松醋酸酯注射液：1.5mg（1ml）。

康宁克通-A　Triamcinolone Acetonide

【商品名】曲安缩松，去炎舒松，去炎松-A，去炎松缩丙酮，确炎舒松-A，康宁克通-A。

【适应证】用于各种皮肤病（如神经性皮炎、湿疹、牛皮癣等）、关节痛、支气管哮喘、肩周炎、腱鞘炎、急性扭伤、慢性腰腿痛及眼科炎症等。

【用法用量】(1)肌注：每周1次，20～100mg。

(2)皮下注射或关节腔内注射：用量酌情决定，一般为2.5～5mg。对皮肤病可于皮损部位或分数部位注射，每处剂量为0.2～0.3mg，每日剂量不超过30mg，每周总量不超过75mg。用前应充分摇匀。

(3)外用：用软膏、乳膏、滴眼剂，每日1～4次；气雾剂每日3～4次。

【注意事项】(1)关节腔内注射可能引起关节损害。

(2)长期用于眼部可引起眼内压升高，病毒性、结核性或急性化脓性眼病忌用。

(3)孕妇不宜长期使用。

【规格】针剂：注射剂，每支50mg（5ml）；200mg（5ml）。气雾剂：每克含药0.147mg。

泼尼松龙　Prednisolone

【性状】常用其醋酸酯，为白色或几乎白色结晶性粉末；无臭，味苦。在乙醇或氯仿中微溶，在水中几乎不溶。

【药代动力学】本品极易自消化道吸收，其本身以活性形式存在，无需经肝脏转化即发挥其生物效应。口服后1～2小时血药浓度达峰值，$t_{1/2}$为2～3小时。在血中本品大部分与血浆蛋白结合，游离的和结合型的代谢物自尿中排出，部分以原形排出，小部分可经乳汁排出。

【药理作用】同泼尼松，其抗炎作用与泼尼松相当。

【适应证】同泼尼松。本品可供口服、肌注及静滴，其混悬液可供关节腔内及皮损内注射，每次5～50mg。

【用法用量】口服，用于治疗过敏性、自身免疫性炎症性疾病。成人开始每日15～40mg（根据病情），需要时可用到60mg或每日0.5～1mg/kg，发热患者分3次服用，体温正常者每日晨起1次顿服。病情稳定后逐渐减量，维持量5～10mg，视病情而定。小儿开始用量每日1mg/kg。

【不良反应】同泼尼松。

【孕妇及哺乳期妇女用药】(1)妊娠期用药：糖皮质激素可通过胎盘。动物实验研究证实，孕期给药可增加胚胎腭裂、胎盘功能不全、自发性流产和子宫内生长发育迟缓的发生率。人类使用药理剂量的糖皮质激素可增加胎盘功能不全、新生儿体重减少或死胎的发生率。

(2)哺乳期用药：由于糖皮质激素可由乳汁中

排泄,对婴儿造成不良影响,如生长受抑制、肾上腺皮质功能抑制等。孕妇及哺乳期妇女在权衡利弊情况下,尽可能避免使用。

【儿童用药】同泼尼松。

【老年患者用药】同泼尼松。

【药物相互作用】同泼尼松。

【规格】片剂:5mg。注射剂:25mg(2ml);125mg(5ml)。软膏:0.5%。

泼尼松 Prednisone

【性状】为白色或几乎白色结晶性粉末;无臭,味苦。在氯仿中易溶,在丙酮中略溶,在乙醇或醋酸乙酯中微溶,在水中不溶。

【药代动力学】本品经口服吸收,生物半衰期为60分钟。体内分布以肝中含量最高,其次为血浆,再次为脑脊液、胸水和腹水,肾及脾含量较少。本品在肝内将11-酮基还原为11-羟基而显药理作用。

【药理作用】同氢化可的松,其抗炎作用是可的松的5倍,对水盐代谢的影响小于氢化可的松。本品须在肝内将11-酮基还原为11-羟基后显药理活性,生理半衰期为60分钟。体内分布以肝中含量最高,依次为血浆、脑脊液、胸水、腹水、肾,在血中本品大部分与血浆蛋白结合,游离的和结合型的代谢物自尿中排出,部分以原形排出,小部分可经乳汁排出。

【适应证】主要用于过敏性与自身免疫性炎症性疾病。适用于结缔组织病,系统性红斑狼疮,重症多肌炎,严重的支气管哮喘、皮肌炎、血管炎等过敏性疾病,急性白血病,恶性淋巴瘤,以及适用于其他肾上腺皮质激素类药物的病症等。

【用法用量】(1)口服,一般每次5~10mg(1~2片),每日10~60mg(2~12片)。

(2)对于系统性红斑狼疮、胃病综合征、溃疡性结肠炎、自身免疫性溶血性贫血等自身免疫性疾病,可给予每日40~60mg,病情稳定后逐渐减量。

(3)对药物性皮炎、荨麻疹、支气管哮喘等过敏性疾病,可给予泼尼松每日20~40mg,症状减轻后减量,每隔1~2日减少5mg。

(4)防止器官移植排异反应,一般在术前1~2天开始每日口服100mg,术后1周改为每日60mg,以后逐渐减量。

(5)治疗急性白血病、恶性肿瘤,每日口服60~80mg,症状缓解后减量。

【不良反应】本品水钠潴留及排钾作用弱于氢化可的松,不易引起精神症状,但引起消化性溃疡、紫癜、骨质疏松及糖尿病的可能性较氢化可的松大。

【禁忌证】高血压、血栓症、胃与十二指肠溃疡、精神病、电解质代谢异常、心肌梗死、内脏手术、青光眼等患者不宜使用。对本品及肾上腺皮质激素类药物有过敏史患者禁用。真菌和病毒感染者禁用。

【注意事项】(1)结核病、急性细菌性或病毒性感染患者应用时,必须给予适当的抗感染治疗。

(2)长期服药后,停药时应逐渐减量。

(3)糖尿病、骨质疏松、肝硬化、肾功能不良、甲状腺功能低下患者慎用。

【孕妇及哺乳期妇女用药】妊娠期妇女使用可增加胎盘功能不全、新生儿体重减少或死胎的发生率,动物试验有致畸作用,应权衡利弊使用。哺乳妇女接受大剂量给药,则不应哺乳,防止药物经乳汁排泄,造成婴儿生长抑制、肾上腺功能抑制等不良反应。

【儿童用药】小儿如长期使用肾上腺皮质激素,须慎重,因激素可抑制患儿的生长和发育,如确有必要长期使用,应采用短效(如可的松)或中效制剂(如泼尼松),避免使用长效制剂(如地塞米松)。口服中效制剂隔日疗法可减轻对生长的抑制作用。儿童或少年患者长程使用糖皮质激素必须密切观察,患儿发生骨质疏松、股骨头缺血性坏死、青光眼、白内障的危险性都增加。儿童使用激素的剂量除了一般的按年龄和体重而定外,更应该按疾病的严重程度和患儿对治疗的反应而定。对于有肾上腺皮质功能减退患儿的治疗,其激素的用量应根据体表面积而定,则易发生过量,尤其是婴幼儿和矮小或肥胖的患儿。

【老年患者用药】用糖皮质激素易产生高血压,老年患者尤其是更年期后的女性使用容易发生骨质疏松。

【药物相互作用】(1)非甾体消炎镇痛药可加强其致溃疡作用。

(2)可增强对乙酰氨基酚的肝毒性。

(3)与两性霉素 B 或碳酸酐酶抑制剂合用,可加重低钾血症;长期与碳酸酐酶抑制剂合用,易发生低血钙和骨质疏松。

(4)与蛋白质同化激素合用,可增加水肿的发生率,使痤疮加重。

(5)与抗胆碱能药(如阿托品)长期合用,可致眼压增高。

(6)三环类抗抑郁药可使其引起的精神症状加重。

(7)与降糖药如胰岛素合用时,可使糖尿病患者血糖升高,应适当调整降糖药剂量。

(8)甲状腺激素可使其代谢清除率增加,故甲状腺激素或抗甲状腺药与其合用,应适当调整后者的剂量。

(9)与避孕药或雌激素制剂合用,可加强其治疗作用和不良反应。

(10)与强心苷合用,可增加洋地黄毒性及心律紊乱的发生。

(11)与排钾利尿药合用,可致严重低血钾,并由于水钠潴留而减弱利尿药的排钠利尿效应。

(12)与麻黄碱合用,可增强其代谢清除率。

(13)与免疫抑制剂合用,可增加感染的危险性,并可能诱发淋巴瘤或其他淋巴细胞增生性疾病。

(14)可增加异烟肼在肝脏代谢和排泄,降低异烟肼的血药浓度和疗效。

(15)可促进美西律在体内代谢,降低血药浓度。

(16)与水杨酸盐合用,可减少血浆水杨酸盐的浓度。

(17)与生长激素合用,可抑制后者的促生长作用。

【规格】片剂:5mg。

甲泼尼龙 Medrol,Methylprednisolone

【性状】为白色或几乎白色结晶性粉末;无臭,味苦。在乙醇或氯仿中微溶,在水中几乎不溶。

【药代动力学】本品口服、肌注、静滴均可吸收。静脉滴注 40mg,C_{max} 为 42～47μg/ml,T_{max} 为 25 分钟。肌注 40mg,C_{max} 为 34μg/ml,T_{max} 为 120 分钟。本品血浆半衰期为 0.3～4 小时,生物半衰期为 12～36 小时。主要代谢产物为 20β-羟基甲基强的松龙与 20β-羟基-6α-甲基强的松,并以葡萄糖醛酸盐、硫酸盐等形式,主要经尿排出,少量由粪便排出,部分存于胆汁中。

【药理作用】同泼尼松,其抗炎作用稍强于泼尼松。

【适应证】同泼尼松龙。

【用法用量】口服:开始每日 16～24mg,分 2 次,维持量每日 4～8mg。静注:每日 40～80mg,每日 1 次,重症病人每千克体重可用 30mg。器官移植排异反应(特别肾移植)可在 24～48 小时静脉给药 0.5～2g,并继续治疗,直至病情稳定,一般不超过 48～72 小时。免疫复合征,通常单独 1 次投于 1g,或采取隔日 1g,或连续 3 天内每日用 1g。开始采用本品应在 30～60 分钟内静滴完,速度过快可引起心律不齐。

【不良反应】引起消化性溃疡及紫癜的倾向小于泼尼松。

【注意事项】注射液在紫外线和荧光下易分解破坏,故应避光。

【药物相互作用】同泼尼松。

【规格】片剂:2mg;4mg。注射剂:20mg(1ml);40mg(1ml)。甲泼尼龙琥珀酸钠注射液:每支 53mg,相当于甲泼尼龙 40mg。

曲安西龙 Triamcinolone

【性状】为白色或近白色结晶性粉末;无臭,味苦。微溶于水,稍溶于乙醇、氯仿、乙醚。

【药代动力学】去炎松在小肠的吸收少而缓慢,其 C16～17 的缩丙酮基衍生物脂溶性大,易于在小肠吸收。肌注、皮下注射或关节腔内注射,作用缓慢而持久,一般可维持疗效达 2～3 周以上。血浆半衰期约为 2 小时,主要代谢产物是 6β-羟基去炎松,其代谢率较低,尿中可排出相当数量的原形药物。

【药理作用】同泼尼松,本品抗炎作用较氢化可的松、泼尼松均强。

【适应证】同泼尼松。

【用法用量】口服。初始剂量为每日 4mg～48mg,具体用量可根据病种和病情遵医嘱确定。最好于每日晨 8～9 时将全天剂量 1 次服用,以最大限度地减少对患者体内下丘脑-垂体-肾上腺轴的干扰,病情控制后应按医嘱逐渐缓慢减量。部分患者需长期用维持剂量,每日 4～8mg。

外用,涂于患处,每日 2～3 次,或遵医嘱。肌注、皮下注射或关节腔注射,其混悬剂可用于皮损内注射,每次 5～20mg,每 1～3 周 1 次。

【不良反应】(1)本品易引起消化性溃疡、紫癜、多毛、满月脸、痤疮、骨质疏松等,但不易引起水钠潴留。

(2)服药后可出现眩晕、厌食、头痛、嗜睡等,适当减量可减轻症状。

【药物相互作用】同氢化可的松。

【规格】片剂:1mg;2mg;4mg。注射剂:125mg(5ml);200mg(5ml)。糖浆剂:2mg(5ml)。

布地奈德　Budesonide

【性状】本品为淡黄色至灰白色的混悬液体。

【药代动力学】吸入给药后,10%～15%在肺部吸收,吸入单剂布地奈德 1mg,约 10 分钟后达最大血药浓度 2nmol/L。经气雾剂吸入本品的全身生物利用度约为 26%,其中 2/5 来自经口吞咽的部分。分布容积(Vd)约 3L/kg,平均血浆蛋白结合率为 85%～90%。本品主要经肝首过代谢(约 90%),代谢物的糖皮质激素活性较低。主要代谢物 6β-羟布地奈德和 16α-羟泼尼松龙的活性不到布地奈德的 1%。本品的代谢物以其原形或结合的形式经肾排泄。尿中检测不到原形本品。

【药理作用】本品是一具有高效局部抗炎作用的糖皮质激素。它能增强内皮细胞、平滑肌细胞和溶酶体膜的稳定性,抑制免疫反应和降低抗体合成,从而使组胺等过敏活性介质的释放减少和活性降低,并能减轻抗原抗体结合时激发的酶促过程,抑制支气管收缩物质的合成和释放而减轻平滑肌的收缩反应。急性、亚急性和长期毒性研究发现,本品的全身作用,如体重下降、淋巴组织及肾上腺皮质萎缩,比其他糖皮质激素弱或者与其他糖皮质激素相当。经过 6 个不同的试验测试系统评价,本品无致突变作用,亦无致癌作用。

【适应证】用于非糖皮质激素依赖性或依赖性的支气管哮喘和哮喘性慢性支气管炎患者。

【用法用量】布地奈德气雾剂的剂量应个体化。在严重哮喘和停用或减量使用口服糖皮质激素的患者,开始使用布地奈德气雾剂的剂量是:

(1)成人:每日 200～1600μg,分成 2～4 次使用(较轻微的病例每日 200～800μg,较严重的则是每日 800～1600μg)。一般每次 200μg,早晚各 1 次,每日共 400μg;病情严重时,每次 200μg,每日 4 次,每日共 800μg。

(2)2～7 岁儿童:每日 200～400μg,分成 2～4 次使用。

(3)7 岁以上儿童:每日 200～800μg,分成 2～4 次使用。

【不良反应】(1)轻度喉部刺激、咳嗽、声嘶。

(2)口咽部念珠菌感染。

(3)速发或迟发的过敏反应,包括皮疹、接触性皮炎、荨麻疹、血管神经性水肿和支气管痉挛。

(4)精神症状,如紧张、不安、抑郁和行为障碍等。

【禁忌证】对于本品任一成分过敏者禁用。

【注意事项】(1)不应试图靠吸入本品快速缓解哮喘急性发作,此时仍需吸入短效支气管扩张剂。如发现患者使用短效支气管扩张剂无效,或其所需的吸入剂量较平时增加,则应就诊。此时应考虑增强抗炎治疗,如吸入较高剂量的本品或口服 1 疗程糖皮质激素。

(2)以吸入治疗替代全身糖皮质激素用药,有时不能控制需全身用药才能控制的过敏性疾病,如鼻炎、湿疹。这些过敏性疾病需以全身的抗组胺药及(或)局部剂型控制症状。

(3)肝功能下降可轻度影响本品的清除。

(4)肺结核患者使用本品可能需慎重考虑。

(5)人长期使用布地奈德气雾剂的局部和全身作用尚不完全清楚。一旦哮喘被控制,就应该确定用药剂量至最小有效剂量。

【药物相互作用】未见本品与其他治疗哮喘的药物发生有临床意义的相互作用的报道。酮康唑及西咪替丁可影响本品的体内代谢,但吸入的推荐剂量无明显临床意义。

【孕妇及哺乳期妇女用药】未发现怀孕期间使用吸入本品会对胚胎及新生儿产生不良作用,尚不知本品能否进入乳汁,但应慎用。与口服糖皮质激素相比,在达到抗哮喘的等效剂量时,吸入型糖皮质激素的全身性作用较低。

【儿童用药】2岁以下儿童应慎用或不用。

【药物过量】在多数情况下,偶尔的过量不会产生任何明显症状,但会降低血浆皮质醇水平,增加血液循环中中性粒细胞的数量和百分比。淋巴细胞和嗜酸粒细胞数量和百分比会同时降低。习惯性的过量会引起肾上腺皮质机能亢进和下丘脑-垂体-肾上腺抑制。

【贮藏】避光,密闭,在阴凉处保存。

【规格】气雾剂:每瓶总量14.7g,内含布地奈德20mg,每瓶100揿,每揿含布地奈德200μg。

氟替卡松 Fluticasone Propionate

【性状】为白色或近白色粉末,不溶于水,微溶于乙醇,极微溶于二氯甲烷。

【药理作用】本品系最新推出的治疗哮喘的糖皮质激素吸入剂。其基本结构为孕烷,该分子本身无活性,但酯化后具有强大的抗炎作用,与人体内的糖皮质激素受体具有高度的亲和力,约为地塞米松的18倍,布地奈德的3倍。其机制可能是通过增强肥大细胞和溶酸体膜的稳定性,抑制免疫反应所致炎症,减少前列腺素和白三烯的合成等。本品口服1mg,甚至16mg,6小时后前者血液中氟替卡松无变化,后者血液中可的松仍处于低水平,表明本品口服生物利用度和尿排泄几乎为零。吸入本品后0.5~1.5小时血药浓度达峰值,代谢期延长5小时,是一种长效糖皮质激素药物。

【适应证】本品用于治疗轻、中度及严重慢性哮喘和湿疹或皮炎。

【用法用量】吸入给药,开始时应用较大剂量,轻度哮喘每日500μg,中度为1000μg,重度哮喘2000μg,均分2~3次吸入。通常于1周内症状均可缓解,然后根据病情逐渐调至能维持症状缓解的最低有效量。2~7岁儿童用量为每日100~400μg,分2次吸入。湿疹或皮炎:成人及1岁以上儿童,每日1次涂于患处。

【注意事项】孕妇及婴幼儿慎用。肺结核、气道有真菌或病毒感染者慎用。

【制剂】气雾剂:10ml:10mg,50μg/喷,200喷/瓶;10ml:20mg,100μg/喷,200喷/瓶。乳膏:0.05%,15g;30g。

莫米松 Mometasone

【商品名】艾洛松,内舒拿。

【性状】为白色或近白色粉末,不溶于水,微溶于醇,可溶于丙酮和二氯甲烷。

【药理作用】卤米松是一个强效的含卤基的外用糖皮质类固醇药物,具有良好的抗炎、抗表皮增生、抗过敏、收缩血管及止痒等作用。通过与甾体受体结合,可改变与病因相应的蛋白质合成;或作用于炎症细胞及溶酶体,调节炎症反应。

【适应证】对皮质类固醇治疗有效的非感染性炎症性皮肤病,如脂溢性皮炎、接触性皮炎、异位性皮炎、局限性神经性皮炎、钱币状皮炎和寻常型银屑病。鼻喷剂适用于治疗成人、青少年和3~12岁儿童的季节性或常年性鼻炎。对于曾有中至重度季节性过敏性鼻炎症状的患者,主张在花粉季节开始前2~4周使用本品作预防性治疗。

【用法用量】以薄层涂于患处。依症状每日1~2次,并缓和地摩擦,如有需要,可用多孔绷带包扎患处,通常无需用密封的包扎。药效欠佳或较顽固的患者,可改用短时的密封包扎以增强药效。对于慢性皮肤疾患(如银屑病或慢性湿疹),使用本品时不应该突然停用,应交替换用润肤剂或药效较弱的另一种皮质类固醇,逐渐减少本品用药剂量。鼻喷剂用于预防和治疗的常用推荐量为每侧鼻孔2喷(每喷为50μg),每日1次(总量为200μg),症状被控制后,剂量可减至每侧鼻孔1喷(总量100μg),即能维持疗效。如果症状未被有效控制,则剂量可增至每侧鼻孔4喷(400μg),在症状控制后减少剂量。在首次给药后12小时即能产生明显的临床效果。

3~11岁儿童:常用推荐量为每侧鼻孔1喷(每喷为50μg),每日1次(总量为100μg)。

【禁忌证】(1)对本品任何成分过敏者。

(2)细菌和病毒性皮肤病(如水痘、脓皮病、接种疫苗后、单纯疱疹、带状疱疹)、真菌性皮肤病、梅毒性皮肤病变、皮肤结核病、玫瑰痤疮、口周皮炎、寻常痤疮患者。

【儿童用药】对于幼儿及儿童,避免长期连续治疗,以免肾上腺轴抑制的发生。连续性治疗不应超过2个星期;2岁以下儿童,治疗不应超过7天。敷药的皮肤面积不应超过体表面积的10%,不应使用密封包扎。

【孕妇及哺乳期妇女用药】对于孕妇，尚未进行足够或良好的对照研究。给患者鼻腔吸入临床最大推荐量时，血浆中未能检出莫米松，因而可以预期，胎儿接触药物的可能性可忽略不计，同时引起生殖毒性的可能性很小。如同其他鼻腔用皮质激素制剂，对于孕妇、哺乳或育龄妇女，只有在用药后对母体、胎儿或婴儿的益处超过可能产生的危害时，才使用本品。对母亲在孕期接受皮质激素诊治的婴儿需注意观察是否存在肾上腺功能低下。

【注意事项】(1)对于涉及鼻黏膜的未经治疗的局部感染，不应使用本品。

(2)对于新近接受鼻部手术或受外伤的患者，在伤口愈合前不应使用鼻腔用皮质激素。

(3)对于使用本品达数月或更长时间的患者，应定期检查鼻黏膜，如果鼻咽部发生局部真菌感染，则应停用本品或需给予适当处理。

(4)对于活动性或静止性呼吸道结核感染，未经处理的真菌、细菌、全身性病毒感染或眼单纯疱疹的患者慎用本品。

(5)不良反应包括鼻出血，如明显出血、带血黏液和血斑(8%)，咽炎(4%)，鼻灼热感(2%)及鼻部刺激感(2%)。

(6)乳膏：大面积、长期慎用或用封包技术者，需定时检测可的松浓度。

(7)孕妇及哺乳期妇女慎用。婴幼儿、儿童及皮肤萎缩的老年人慎用。

(8)本品不可用于眼部治疗。

【规格】鼻喷雾剂：50μg/(0.05%)。乳膏：5g：5mg。

【贮藏】2～25℃下保存。

地塞米松　Dexamethasone

【性状】常用其醋酸酯，为白色或类白色结晶性或结晶性粉末；无臭，味微苦。在丙酮中易溶，在甲醇或无水乙醇中溶解，在水中不溶。

【药代动力学】本品口服吸收快而完全。本品注射后 T_{max} 为 8 小时，其磷酸酯水溶性增加，肌内或皮下注射后迅速吸收，T_{max} 为 1 小时。在血浆中与特异性皮质激素结合球蛋白和白蛋白结合，然后在肝脏中迅速代谢。因其在血浆中清除的速率较慢，所以半衰期较长，其生物半衰期为 190 分钟，组织半衰期约为 3 天。

【药理作用】同氢化可的松。本品的抗炎、抗过敏、抗休克作用较泼尼松更显著，而水钠潴留和促进排钾作用较轻微，对 HPA 轴的抑制作用较强。

【适应证】参见氢化可的松。

【用法用量】口服，成人开始剂量为每次 0.75～3.00mg(1～4 片)，每日 2～4 次。维持量每日约 0.75mg(1 片)，视病情而定。肌注：每次 1～8mg，每日 1 次；也可用于腱鞘内注射或关节腔，软组织的损伤部位内注射，每次 0.8～6mg，间隔 2 周 1 次；局部皮内注射，每点 0.05～0.25mg，共 2.5mg，每周 1 次。鼻腔、喉头、气管、中耳腔、耳管注入 0.1～0.2mg，每日 1～3 次；静脉注射一般 2～20mg。另外，尚有霜剂、软膏、滴眼剂供局部应用。

【不良反应】同氢化可的松。本品较易引起精神症状、体重增加、消化性溃疡、多毛、满月脸等。

【药物相互作用】同氢化可的松。

【规格】(1)醋酸地塞米松：片剂，0.75mg。注射剂，2.5mg(0.5ml)；5mg(1ml)；25mg(5ml)。软膏剂，2mg(4g)；2.5mg(5g)；5mg(10g)。

(2)地塞米松磷酸钠：注射剂，1mg(1ml)；2mg(1ml)；5mg(1ml)。滴眼剂，1.25mg(5ml)。

氟氢可的松　Fludrocortisone

【性状】为白色或微黄色的结晶性粉末；无臭，无味；有湿性。在乙醇或氯仿中略溶，在乙醚中微溶，在水中不溶。

【药理作用】糖代谢及抗炎作用较氢化可的松强，为其 15 倍，但钠潴留作用为其 100 倍以上。

【适应证】(1)在治疗原发性肾上腺皮质功能减退症中，可与糖皮质类固醇一起用于替代治疗。

(2)用于低肾素低醛固酮综合征和自主性神经病变所致体位性低血压等。因本品内服易致水肿，多供外用(局部涂敷)治疗皮肤脂溢性湿疹、接触性皮炎和肛门、阴部瘙痒等症。

【用法用量】(1)替代治疗：成人口服，每日 0.1～0.2mg，分 2 次。

(2)局部皮肤涂敷：每日 2～4 次。

【注意事项】在妊娠期、肝病、黏液性水肿，因本品的半衰期长，作用时间延长，故剂量可适当减少，以防发生钠潴留过度、水肿、高血压和低钾血症。

用药期间可给予低钠高钾饮食。

【规格】片剂：每片0.1mg。醋酸氟氢可的松软膏：每支2.5mg(10g)。

氯倍他索 Clobetasol

【商品名】特美肤,葸肤。

【性状】常用其丙酸酯,为类白色或微黄色结晶性粉末。在氯仿中易溶,在醋酸乙酯中溶解,在甲醇或乙醇中略溶,在水中不溶。

【药代动力学】本品外用后可通过完整皮肤吸收。吸收后,与系统给予皮质类固醇在体内的代谢一样,主要在肝脏代谢,经肾脏排出。

【药理作用】本品作用迅速,是目前临床应用的高效外用皮质类固醇中药效较强的一种。具有较强的毛细血管收缩作用,其抗炎作用为氢化可的松的112.5倍,倍他米松磷酸钠的2.3倍,氟轻松的18.7倍。全身不良反应为氟轻松的3倍。无水钠潴留作用,有一定的促进钠、钾排泄作用。

【适应证】适用于慢性湿疹、银屑病、扁平苔藓、盘状红斑狼疮、神经性皮炎、掌跖脓疱病等皮质类固醇外用治疗有效的皮肤病。

【用法用量】外用。薄薄一层均匀涂于患处,每日2次。

【不良反应】可在用药部位产生红斑、灼热、瘙痒等刺激症状,毛囊炎,皮肤萎缩变薄,毛细血管扩张。还可引起皮肤干燥,多毛,萎缩纹,增加感染的易感性等。长期用药可能引起皮质功能亢进症,表现为多毛、痤疮、满月脸、骨质疏松等症状。偶可引起变态反应性接触性皮炎。

【注意事项】(1)本品属于强效皮质类固醇外用制剂,若长期、大面积应用或采用封包治疗,由于全身性吸收作用,可造成可逆性下丘脑-垂体-肾上腺(PHA)轴的抑制,部分患者可出现库欣综合征、高血糖及尿糖等表现。因此,本品不能长期大面积应用,亦不宜采用封包治疗。

(2)大面积使用不能超过2周;治疗顽固、斑块状银屑病,若用药面积仅占体表的5%～10%,可以连续应用4周。每周用量均不能超过50g。

(3)不能应用于面部、腋部及腹股沟等皮肤褶皱部位,因为即便短期应用也可造成皮肤萎缩、毛细血管扩张等不良反应。

(4)如伴有皮肤感染,必须同时使用抗感染药物。如同时使用后,感染的症状没有及时改善,应停用本品直至感染得到控制。

(5)不可用于眼部。

(6)对本药及基质成分过敏者和对其他皮质类固醇过敏者禁用。

【孕妇及哺乳期妇女用药】孕妇及哺乳期妇女应权衡利弊后慎用。孕妇不能长期、大面积或大量使用。

【儿童用药】婴儿及儿童不宜使用。

【老年用药】不宜长期使用。

【药物相互作用】尚不明确。

【规格】软膏:0.05%。霜剂:0.025%。

氟轻松 Fluocinolone

【性状】常用其醋酸酯,为白色或类白色结晶性粉末;无臭,无味。略溶于丙酮,微溶于乙醇,不溶于水或石油醚。

【药理作用】肾上腺皮质激素类药。外用可使真皮毛细血管收缩,抑制表皮细胞增殖或再生,抑制结缔组织内纤维细胞的新生,稳定细胞内溶酶体膜,防止溶酶体酶释放所引起的组织损伤。具有较强的抗炎及抗过敏作用。

【适应证】本品为肾上腺皮质激素类药。用于过敏性皮炎、异位性皮炎、接触性皮炎、脂溢性皮炎、湿疹、皮肤瘙痒症、银屑病、神经性皮炎等。

【用法用量】涂于患处,每日2次。封包治疗仅适于慢性肥厚或掌跖部位的皮损。

【禁忌证】真菌性或病毒性皮肤病禁用,对本药及基质成分过敏者和对其他皮质类固醇过敏者禁用。

【注意事项】(1)用于破损皮肤,长期应用可吸收引起全身性作用。

(2)对并发细菌感染的皮肤病,应与相应的抗生素配用,如感染未改善应停用。

(3)本品不能长期大面积应用。

【孕妇及哺乳期妇女用药】应权衡利弊后慎用,孕妇不能长期、大面积或大量使用。

【儿童用药】由于婴儿、儿童体表面积相对较大,应尽可能减少药物用量,用药时间不宜过长且不能采用封包治疗。

【规格】软膏、乳膏：0.025%。

丁氯倍他松 Clobetasone

【性状】本品为白色粉末或微黄色结晶性粉末，无臭。易溶于乙醇，几乎不溶于水。遇光易变色。

【药理作用】局部外用治疗先天性过敏性皮炎，面部、颈部、腋窝、会阴部湿疹等。适用于糖皮质激素治疗有效的各种皮肤疾病，涂擦患处每日1～3次。用其滴眼时对眼内压的不良反应较其他糖皮质激素小，如氢化可的松、氢化泼尼松、地塞米松等。

【用法用量】以软膏涂于患处，每日1～3次。

【不良反应】长期大面积涂擦可能引起全身不良反应。

【注意事项】（1）可引起局部刺激感、瘙痒、痤疮、汗疹、白癣等，应及时停用。

（2）大量或长期大面积应用，可出现糖皮质激素类的不良反应。

【规格】霜剂、软膏：0.05%。滴眼剂：0.1%。

倍氯米松 Beclomethasone

【性状】常用其丙酸酯，为白色或类白色粉末，无臭。在丙酮或氯仿中易溶，在甲醇中溶解，在乙醇中略溶，在水中几乎不溶。

【药理作用】本品是局部应用的强效肾上腺皮质激素。抗炎作用强，为曲安西龙的5倍。由于亲脂性好，局部外用产生作用较快。气雾吸入后直接作用于呼吸道而发挥平喘作用。对下丘脑-垂体-肾上腺轴的抑制较轻。每日200～400μg即能有效地控制哮喘发作，其疗效与泼尼松相似，平喘作用可持续4～6小时。

【适应证】本品可用于依赖肾上腺皮质激素的慢性哮喘患者，可部分或完全代替口服给药，减少或停用口服剂量的肾上腺皮质激素。此时，既能控制病情、改善症状，又能减少全身用药所致的副作用。由于本品奏效较慢，在吸入本品后，仍需继续口服肾上腺皮质激素，2周后再逐渐减少肾上腺皮质激素的口服量。哮喘持续状态患者，因不能吸入足够的药物，疗效常不佳，不宜用；呼吸道有炎症阻塞时，本品不易达到小气道，往往也不能收效，此时应行用口服肾上腺皮质激素，待炎症阻塞控制后，吸入本品方可生效。可用于糖皮质激素治疗有效的各种皮肤疾病。

【用法用量】外用。涂擦患处，浓度0.025%。气雾吸入，成人，每次100～20μg，每日2～3次，每日最大剂量1mg。儿童，用量依年龄酌减，每日最大剂量0.87mg。粉雾吸入，成人，每次200μg，每日3～4次。儿童，每次200μg，每日2次或遵医嘱。过敏性鼻炎时每鼻孔50μg，每日4次。

【不良反应】少数患者发生声音嘶哑和口腔咽喉部球菌感染。

【注意事项】每次用药后漱口，不使药液残留于咽喉部，可减少发病率。

【规格】气雾剂：每瓶含丙酸倍氯米松10mg，可供揿200次，每揿含丙酸倍氯米松50μg。粉雾剂胶囊：每粒200μg。霜剂、软膏：0.025%。

哈西奈德 Halcinonide

【性状】本品为白色或微黄色结晶性粉末；无臭。在氯仿中溶解，在甲醇或乙醇中微溶，在水中不溶。

【药代动力学】包括制剂基质、表皮屏障的完整性及封包等多种因素决定外用本品的经皮吸收量。通过正常完整的皮肤也可吸收，炎症性皮肤和/或其他皮肤病经皮吸收增加。经皮吸收后其药代动力学的行为与系统应用相同，即不同程度地与血浆蛋白结合，主要肝脏代谢然后从肾脏排泄，也有部分从胆汁排泄。

【药理作用】（1）抗炎作用：本品为局部用药，为高效含氟和氯的皮质类固醇，具有抗炎、抗瘙痒和血管收缩作用。本品在去炎松的骨架上，以氯原子取代21位羟基，其血管收缩试验测定抗炎效价倍数为360。已有证据认为，血管收缩试验强度与疗效相一致。其抗炎止痒的作用机制是提高β受体对儿茶酚胺的反应性，通过激活腺苷环化酶使cAMP生成增多，并抑制磷酸乙酯酶使cAMP破坏减少，结果使细胞中cAMP黏浓度增高，同时又抑制组胺的释放。本品抑制大鼠和小鼠肉芽肿增生的作用与地塞米松相似。用甲醛致小鼠和大鼠后足跟肿胀法观察，本品和地塞米松均有明显的抑制作用，而用高5倍量的氢化可的松也无抑制作用。本品对胸腺及脾脏有明显的减重作用。

(2)对各类细胞的选择性药理作用：减少T淋巴细胞、单核细胞、嗜酸性粒细胞数量，抑制淋巴细胞增殖及细胞因子生成，抑制巨噬细胞分化及吞噬活性，抑制中性粒细胞黏附，降低血管内皮细胞通透性，抑制成纤维细胞增殖及胶原合成，抑制皮脂腺细胞活性。

(3)抗增生作用：本品具有抗有丝分裂作用，它降低DNA的转录，从而降低DNA的合成，也影响DNA的修复，结果使表皮变薄，尤其对胶原的合成影响最大。

(4)免疫抑制作用：本品通过与细胞浆的皮质类固醇受体结合，发生一系列反应，激活了细胞中"溶胞基因"的表达；它诱导淋巴细胞中核内DNA裂解直接杀伤淋巴细胞的死亡。毒理：急性毒性试验，肌肉注射雌性小鼠LD50为84mg/kg，雄性小鼠LD50为35mg/kg；腹腔注射雄性小鼠LD50为215mg/kg；灌胃给药250～1500mg/kg未见动物死亡。亚急性毒性试验，主要表现为胸腺和淋巴细胞的损伤。局部外用本品的致畸性尚无研究，但口服未见用药的人群致畸危险高于一般人群。大面积大量应用本品或封包用药，发现对丘脑-垂体-肾上腺轴（HPA轴）的抑制作用。

【适应证】接触性湿疹、异位性皮炎、神经性皮炎、面积不大的银屑病、硬化性萎缩性苔藓、扁平苔藓、盘状红斑性狼疮、脂溢性皮炎（非面部）、肥厚性瘢痕。

【用法用量】外涂。患处每日早、晚各1次。

【不良反应】少数患者涂药部位的皮肤发生烧灼感、刺痛、暂时性瘙痒，长期应用可发生皮肤毛细血管扩张（尤其面部）、皮肤萎缩、萎缩纹（青少年易发生）、皮肤萎缩后继发紫癜、瘀斑、皮肤脆弱、多毛症、毛囊炎、粟丘疹、皮肤脱色、延缓溃疡愈合，封包法在皮肤皱褶部位容易继发真菌感染。经皮肤吸收多时，可发生全身性不良反应。

【禁忌证】对该药过敏者。由细菌、真菌、病毒和寄生虫引起的原发性皮肤病变。溃疡性病变。痤疮、酒渣鼻。眼睑部用药（有引起青光眼的危险）。渗出性皮肤病。面部不宜应用。

【注意事项】大面积大量用药或封包方式可使经皮吸收多，可发生全身反应，尤其是低龄儿童和婴幼儿，出现可逆行库欣综合征及生长迟缓，突然停药可出现急性肾上腺皮质功能不全。出现局部不耐受现象，应停药并寻找原因。警惕留在皮肤皱褶部位和尿布中的药物可吸收入体内。

【孕妇及哺乳期妇女用药】在人类尚无局部用药致畸作用的研究，妊娠期应慎用。外用经皮吸收大量时，可从乳汁排泄，哺乳期慎用。

【儿童用药】应小面积、短期应用，一旦消退迅速停药或改用其他药。1岁以内儿童尽量不用此药。

【老年用药】不宜长期、大面积用药。

【药物相互作用】尚未明确。

【规格】软膏、乳膏、溶液：0.1%。

【贮藏】室温，密闭保存。

可的松 Cortisone

【性状】常用其醋酸酯，为白色或几乎白色的结晶性粉末；无臭，初无味，随后有持久的苦味。在氯仿中易溶解，在丙酮或二氧六环中略溶，在乙醇或乙醚中微溶，在水中不溶。

【药代动力学】醋酸可的松口服易从胃肠道吸收，约1小时血浓达峰值。迅速在肝内代谢成有活性的氢化可的松，其血浆生物学作用的半衰期仅30分钟。肌注其混悬剂则吸收较口服慢得多。

【药理作用】可的松是肾上腺皮质分泌的糖皮质激素，本身无活性，需在体内代谢成氢化可的松才起作用。亦有一定程度的盐皮质激素样作用。

【适应证】主要用于肾上腺皮质功能减退症的替代治疗，但现在氢化可的松已优先用于此症。因为可的松本身无活性，必须先在肝内转化成氢化可的松，某些肝脏疾病将影响其作用的可靠性。

【用法用量】替代治疗：口服12.5～50mg/d，分次服。肌内注射25～125mg/次。

【孕妇及哺乳期妇女用药】频繁、长期应慎用。

【规格】片剂：5mg。混悬剂：50mg/2ml。250mg/10ml，供肌内注射用。

氯泼尼醇 Cloprednol

【药理作用】本品为合成皮质激素，具有其他皮质激素相同的作用。抗炎作用较氢化泼尼松强2倍，而抑制丘脑-垂体-肾上腺的作用却低于其他皮质激素。口服极易从胃肠道吸收，血浆半衰期仅

100分钟,而氢化泼尼松约200分钟。

【适应证】哮喘(支气管哮喘)、风湿性关节炎(慢性多关节炎)。

【用法用量】口服:开始6mg/d,分1～2次或多次,如效果不满意时,4～6个月后可增加剂量至3mg,每日3次。

【不良反应】满月脸、肥胖症、糖尿病(降低葡萄糖耐受量)、肌无力、骨的脆性增加(骨质疏松、长骨病理性骨折、无菌性骨坏死,特别在股骨头和肱骨头部)、胃肠道溃疡、胰腺炎、皮肤出血(瘀点、皮下溢血)、精神障碍、延迟伤口愈合、阻碍儿童生长发育、抑制肾上腺皮质的功能、减少钠排泄和增加钾、氮排泄、眼球晶状体混浊、眼内压升高。由于防御-免疫功能下降,感染的危险性升高,血栓形成、脉管炎、皮肤疾病(痤疮、Rubrae纹)及月经紊乱等均可发生。

【注意事项】禁用于下列情况:真菌感染;预防接种前和接种时,如某些接种损伤(卡介苗接种后产生的淋巴结肿大);肺结核(暴发性或播散性结核,除非同时采用适当药物);病毒感染(单纯疱疹,Viraemische型带状疱疹);脊髓灰质炎(延髓脑子炎型例外);水痘;青光眼(闭角型和开角型青光眼);精神障碍;阿米巴感染;甲状腺机能减退和肝硬化;骨质疏松;胃肠溃疡。如病人刚进行过肠部手术(肠吻合手术)、肾功能不全、高血压、重症肌无力,均须慎重考虑其使用本品之利弊。在妊娠期及哺乳期,只有在生命危险的情况下方可使用。开始用本品治疗以前及治疗过程中必须检查血象(红细胞、白细胞、血小板),测定血清中转氨酶、碱性磷酸酶及尿液的情况,治疗时如出现蛋白尿,应定期监测肾功能。可使强心苷强心作用增强。对排盐利尿剂可增加钾排泄。可降低口服降血糖药及抗凝血药作用。可增加水杨酸盐胃肠道出血之可能并使其治疗作用降低。如病人出血时间延长,并用催眠药(巴比妥酸盐)和抗生素(利福平),宜慎用本品。抗癫痫药物(苯妥英钠)可降低本品作用。

【规格】片剂:每片含本品2.5mg或5.0mg。

地夫可特 Deflazacort

【药理作用】具有抗炎、抗过敏作用,相当于泼尼松龙的10～20倍。

【适应证】用于肾上腺皮质功能减退、自身免疫性疾病、过敏性疾病及血液系统疾病等。

【用法用量】口服。6～90mg/d。

【注意事项】同"泼尼松"。

【规格】片剂:6mg;30mg。

氟米龙 Fluorometholone

【药理作用】抗炎作用为氢化可的松的40倍。

【适应证】局部应用治疗皮肤疾患,口服用于乳腺癌及少儿白血病,滴眼用于治疗对糖皮质激素敏感的睑球结膜、角膜及其他眼前段组织的炎症。

【用法用量】局部外用涂患处。少儿白血病口服:每日2mg/kg。乳癌:20mg/d。滴眼:1～2滴,bid～qid,治疗开始的24～48小时可酌情增加至每小时2滴。

【禁忌证】急性单纯疱疹病毒性角膜炎,眼组织的真菌感染,牛痘及水痘感染,病毒性角膜炎和结膜感染,眼结核。

【不良反应】长期使用可能引起眼压升高,甚至青光眼。偶致视神经损害,后囊膜下白内障,继发性眼部感染,眼球穿孔和延缓伤口愈合。

【注意事项】长期眼部使用糖皮质激素可能导致真菌感染,角膜溃疡者尤甚。治疗期间,应常测眼内压。

【制剂】片剂:10mg。乳膏剂或软膏:0.05%。滴眼液:0.1%×5ml。

阿氯米松 Alclometasone

【药理作用】为低效肾上腺皮质激素类药物,局部应用有抗炎、血管收缩及止痒等作用。

【适应证】湿疹、特异性皮炎、银屑病。

【用法用量】外涂患处,每日2～3次。

【注意事项】勿用于尿布疹。

【规格】软膏:0.05%。

卤米松 Halometasone

【商品名】适确得。

【药理作用】局部应用具有抗炎、抗过敏、收缩血管和抗增生作用,活性强作用快,能迅速减轻或消除瘙痒等症状。

【适应证】霜剂:用于治疗急性接触性皮炎、体质性湿疹、特异反应性皮炎、神经性皮炎、钱币状皮炎、脂溢性皮炎等。油膏：用于治疗慢性接触性皮炎、慢性体质性湿疹、特异反应性皮炎、神经性皮炎、脂溢性湿疹、单纯性苔藓、寻常型银屑病、白癜风。

【用法用量】外用。涂于患处，每日2次。

【注意事项】(1)少数人有刺激，皮肤干燥、痒、刺痛及毛囊炎。

(2)孕妇慎用。

(3)对本品过敏者忌用。用药后有皮肤反应即停药。

【规格】霜剂：0.05%×10g。油膏：0.05%×10g。

甲羟松　Medrysone

【药理作用】局部用皮质激素类药物，具有抗炎、抗过敏、收缩血管和抗增生作用。

【适应证】本品可用于治疗过敏性和炎症性眼病。

【不良反应】长期使用则会引起眼内压增高和视觉功能减退。

【规格】滴眼剂：1%(5ml)。

去羟米松　Desoximetasone

【药理作用】局部用皮质激素类药物，具有抗炎、抗过敏、收缩血管和抗增生作用。

【适应证】湿疹、特异性皮炎、银屑病等皮肤疾患。

【用法用量】外用。涂于患处，每日2次。

【规格】片剂：10mg。乳膏剂或软膏：0.05%。

二氟拉松　Diflorasone

【药理作用】为倍他米松衍生物，具有抗炎、抗过敏、收缩血管和抗增生作用。

【适应证】湿疹、特异性皮炎、银屑病等皮肤疾患。

【用法用量】外用。涂于患处，成人每日1～4次，儿童每日1次。

【注意事项】每周不超过45g，勿以封包方式用药。

【规格】片剂：10mg。乳膏剂或软膏：0.05%。

第三节　盐皮质激素

去氧皮质酮　Desoxycortone

【性状】常用其醋酸酯，为白色或类白色结晶性或结晶性粉末；无臭，无味。在丙酮或乙醇中略溶，在植物油中微溶，在水中不溶。

【药理作用】为盐皮质激素，具有类似醛固酮的作用，促进远端肾小管钠的再吸收及钾的排泄，对糖代谢影响较小。

(1)作用：主要作用部位在肾脏，具有较强调节水盐代谢的作用，而对糖代谢的影响则很弱。它有明显的保钠排钾作用，促进肾远曲小管及集合管对Na^+的重吸收和K^+的排泄。其中保Na^+的作用是原发和主要的。Na^+的重吸收加强后，引起肾小管细胞和肾小管腔的电位差增高，促进K^+、H^+的排出，水的重吸收亦增加。

(2)作用机制：对靶细胞的作用与其他甾体激素一样，有3个重要环节：①可被动弥散进入靶细胞，能与特异性胞浆受体结合；②激素—受体复合物经过温度依赖性变化后，移位进入核内与染色质相互作用，影响mRNA的转录，随后指导合成特异性诱导蛋白；③诱导蛋白引起生理效应。近来对作用机制的研究主要集中在诱导蛋白如何发挥作用上：其一是"钠泵学说"，激活"钠泵"促进钠的转运，增加Na^+的重吸收；其二为"通透性学说"，增强肾小管管腔对Na^+的通透性，使进入细胞到达浆膜侧"钠泵"部位的Na^+增加，促进钠的重吸收；其三"能量学说"，是促进线粒体的生物氧化，产生较多的ATP以提供"钠泵"所需的能量。

【适应证】用于原发性肾上腺皮质功能减退症的替代治疗。主要用于治疗慢性肾上腺皮质功能减退症。常与糖皮质激素类药物如可的松或氢化可的松合用作为替代疗法，以纠正病人的失钠、失水和钾潴留等症状，恢复水和电解质的平衡。对于轻型的病人只要多吃一些食盐,就可恢复钠钾平衡;有时单用糖皮质激素类治疗亦可见效。

【用法用量】肌注,成人开始每日2.5～5mg,维持量每日1～2mg。去氧皮质酮微结晶混悬剂,肌注,每次25～100mg,每3～4周1次。使用的剂量应根据病情而定。初用时一般都以肌内注射油制剂,探索病人所需剂量,找到能产生较稳定的疗效为止。通常每日从1mg开始试用,然后每周增加0.5～1mg,经数周后可达到疗效比较满意的维持剂量,随后可改用皮下植入去氧皮质酮小片的治疗方法,每小片含量为100mg,每日释放0.3～0.5mg。按需要计算植入小片数目,使疗效可维持1年左右。治疗期间除正常饮食中所进的盐外,还应每日再补充食盐3～10g。

【不良反应】应用过量时常可出现水肿、高血压、心脏扩大、心力衰竭及低钾血症等,这些症状可因不同病人而有差异。症状严重时应停药数日或减少用药剂量,严格限制水和钠盐的摄入量,并口服利尿药。泼尼松(补充适量糖皮质激素)及氯化钾(2～3次/日,1～2g/次)。

【规格】油剂注射液:5mg/1ml;10mg/1ml。植入片:75mg;100mg;125mg。微结晶混悬液:每瓶250mg(5ml)。

第四节　促皮质激素

促皮质素　Corticotropin, ACTH

【性状】本品为白色或淡黄色冻干块状物或粉末。

【药理作用】促皮质素能刺激肾上腺皮质,使其增生、重量增加,肾上腺皮质激素的合成和分泌增多,主要为糖皮质激素(皮质醇)。盐皮质激素(醛固酮)在用药初期有所增加,继续用药即不再增加。肾上腺雄激素的合成和分泌也增多。

【适应证】兴奋肾上腺皮质功能:长期应用皮质激素在停药前或肾上腺皮质功能亢进行肾上腺部分切除术后,可短期(3～7天)应用促皮质素,以兴奋肾上腺皮质的功能。促皮质素试验:原发性肾上腺皮质功能减退者,对本品无反应。继发性肾上腺皮质功能减退者,在滴注促皮质素3～5天后,类固醇的排出量逐渐增加,呈延迟反应。此试验还有助于区分肾上腺皮质功能亢进者的病理性质。如为双侧皮质增生,反应常高于正常;如为皮质腺瘤,反应正常或稍高;如为皮质腺癌,则无明显反应。

【用法用量】肌注:每次12.5～25U,每日2次。长效促皮质素仅供肌注,每次20～60U,每日1次。静滴:以12.5～25U溶于5%～10%葡萄糖液500ml内于6～8小时内滴完,每日1次。促皮质素试验,将25U溶于5%葡萄糖液中静滴,维持8小时,连续2天,留24小时尿检查17-酮类固醇及17-羟皮质类固醇。

【注意事项】(1)静滴时,不宜与中性、偏碱性的针剂如氯化钠、谷氨酸钠、氨茶碱等配伍,以免产生混浊。

(2)大量应用时可出现不良反应,如高血压、月经障碍、头痛、精神异常等。结核病、高血压、糖尿病、血管硬化症、胃溃疡等病人及孕妇,一般不宜应用。

(3)可引起过敏反应,甚至过敏性休克,尤其静注时易发生。

(4)本品易被胃蛋白酶破坏,故不能口服。

(5)本品还能引起电解质紊乱,妇女发生痤疮、多毛症和闭经。

(6)过敏病人可出现急性变态反应。

【药物相互作用】尚不明确。

【孕妇及哺乳期妇女用药】孕妇及哺乳期妇女慎用。

【儿童用药】至今仍未制订安全有效的应用标准。

【规格】注射用促皮质素:每支25U、50U。长效促皮质素注射液:为促皮质素与氢氧化锌的灭菌混合制剂。

美替拉酮　Metyrapone

【性状】为白色或淡琥珀色结晶性粉末,有特异性气味,微溶于水,易溶于醇或氯仿。

【药理作用】本品为 11β-羟化酶抑制剂，能抑制皮质醇的产生。如垂体功能正常，服用本品后 ACTH 分泌增多，后者使肾上腺皮质中皮质醇前体 11-去氧皮质醇的合成和释放增加，使尿中 17-生酮类固醇排泄增加，11-去氧皮质酮和脱氢异雄酮也增多。本品能抑制参与合成精皮质激素、氢化可的松及醛固酮的 11β-羟化酶的作用。随着这些物质在血浆浓度的下降，将刺激垂体腺产生更多的促肾上腺皮质激素，从而会产生更多的 11-脱氧类固醇和其他类似物，它们会在肝脏代谢，并排泄在尿中，通过测定尿中 11-脱氧皮质醇的变化，可以评估由垂体引起的肾上腺皮质功能情况。

【适应证】本品通常用于库欣综合征的鉴别诊断。可用于鉴别由垂体而引起的肾上腺皮质功能不全。

【用法用量】每次 750mg，每 4 小时 1 次，共 6 次。儿童 15mg/kg。本品也可用于库欣综合征的治疗。每次 0.2g，每日 2 次。可根据病情况调整用量到每次 1g，每日 4 次。常用其胶囊剂，每胶囊 250mg。口服，每次 500～700mg，每 6 小时 1 次，服 1～2 天。分别收集服药前 24 小时，服药后 24 小时或 48 小时的尿液，对照测定。

【不良反应】不良反应有恶心、呕吐、眩晕，也可引起高血压和低钾性碱中毒。在服用较大剂量时，容易诱发肾上腺皮质功能不全。

【规格】胶囊剂。片剂：125mg；250mg。

（李永喜　刘家玉　梁晓凌）

第十七章 利尿、脱水药

第一节 利尿药

一、高效能利尿剂

呋塞米 Furosemide

【商品名】阿西亚,呋喃苯胺酸,腹安酸,乐晓,利尿磺胺,利尿灵,美朗宁,速尿,速尿灵。

【药物成分】呋塞米。

【药理毒理】本品为强效的髓袢利尿药,能增加水和电解质(如钠、氯、钾、钙、镁、磷等)的排泄。主要通过抑制肾小管髓袢厚壁段对 NaCl 的主动重吸收,使管腔液 Na^+、Cl^- 浓度升高,而髓质间液 Na^+、Cl^- 浓度降低,从而渗透压梯度差降低,肾小管浓缩功能下降,导致水、Na^+、Cl^- 排泄增多。由于 Na^+ 重吸收减少,远端小管 Na^+ 浓度升高,促进 Na^+-K^+、Na^+-H^+ 交换增加,K^+、H^+ 排出增多。本品抑制肾小管髓袢升支粗段重吸收 Cl^- 的机制为:该部位基底膜外侧存在与 Na^+、K^+、ATP 酶有关的 Na^+、Cl^- 配对转运系统,呋塞米通过抑制该系统功能而减少 Na^+、Cl^- 的重吸收。另外,本品还能抑制近曲小管和远曲小管对 Na^+、Cl^- 的重吸收,促进远曲小管分泌 K^+。本药通过抑制亨氏袢对 Ca^{2+}、Mg^{2+} 的重吸收而增加 Ca^{2+}、Mg^{2+} 排泄。短期使用本品可增加尿酸排泄,但长期用药可引起高尿酸血症。

本品对血流动力学的影响表现在:抑制前列腺素分解酶的活性,使前列腺素 E_2 含量升高,从而扩张肾血管,降低肾血管阻力,使肾血流量尤其是肾皮质深部血流量增加,这在其利尿作用中具有重要意义,也是本品用于预防急性肾衰竭的理论基础。另外,与其他利尿药不同,本品在使肾小管液流量增加的同时而不降低肾小球滤过率,原因可能是流经致密斑的 Cl^- 减少,从而减弱或阻断球-管平衡。本品能扩张肺部容量静脉,降低肺毛细血管通透性,结合其利尿作用,使回心血量减少,左心室舒张末期压力降低,有助于治疗急性左心衰竭。由于本品可降低肺毛细血管通透性,为其治疗成人呼吸窘迫综合征提供了理论依据。

本品是强有力的利尿药,其作用相当于噻嗪类利尿药的 5 倍左右。与噻嗪类利尿药不同,呋塞米等袢利尿药存在明显的剂量-效应关系。随着剂量加大,利尿效果明显增强,且药物剂量范围较大。因袢利尿药比噻嗪类利尿药的作用持续时间短,故控制血压的效果也较差,但在伴有对噻嗪类利尿药耐药的体液潴留的高血压或伴有肾脏损害的高血压时应使用本品。本品能有效治疗与肾衰竭有关的水肿,有慢性肾衰竭的水肿和高血压患者只能用袢利尿药控制,但在需要大剂量用药时应防止血容量降低。此外,服用本品尚可用于诊断急性肾衰竭和防止急性肾小管坏死。

【药代动力学】本品口服吸收率为 $60\%\sim70\%$,食物可减慢其吸收,但不影响吸收率及其疗效。终末期肾病患者的口服吸收率降至 $43\%\sim46\%$;充血性心力衰竭和肾病综合征等水肿性疾病时,由于肠壁水肿,口服吸收率也下降,故上述情况应胃肠外给药。口服和静脉给药后起效时间分别为 $30\sim60$ 分钟和 5 分钟,达峰时间分别为 $1\sim2$ 小时和 $0.33\sim1$ 小时,作用持续时间分别为 $6\sim8$ 小时和 2 小时。本品主要分布于细胞外液,分布容积平均为体重的 11.4%,血浆蛋白结合率为 $91\%\sim$

97%。本品能通过胎盘屏障。半衰期存在较大的个体差异,正常人为30~60分钟;无尿患者延长至75~155分钟,肝肾功能同时严重受损者延长至11~20小时;新生儿由于肝肾廓清能力较差,半衰期延长至4~8小时。本品88%以原形经肾脏排泄,12%经肝脏代谢后随胆汁排泄(肾功能受损者经肝脏代谢增多),也可从乳汁排出。透析不能清除本品。

【适应证】(1)用于水肿性疾病,包括充血性心力衰竭、肝硬化、肾脏疾病(肾炎、肾病及各种原因所致的急、慢性肾衰竭),尤其是在其他利尿药效果不佳时,应用本品可能有效。本品也可与其他药物合用于治疗急性肺水肿和急性脑水肿等。

(2)治疗高血压。本品不作为治疗原发性高血压的首选药物,但当噻嗪类药物疗效不佳,尤其当伴有肾功能不全或出现高血压危象时,本品尤为适用。

(3)预防急性肾衰竭。用于各种原因(失水、休克、中毒、麻醉意外及循环功能不全等)导致肾血流灌注不足时,在纠正血容量不足的同时及时应用本品,可减少急性肾小管坏死的机会。

(4)用于高钾血症及高钙血症。

(5)用于稀释性低钠血症,尤其是当血钠浓度低于120mmol/L时。

(6)用于抗利尿激素分泌失调综合征(SIADH)。

(7)用于急性药物、毒物中毒,如巴比妥类药物中毒等。

【用法用量】

(1)成人常规剂量

A. 口服给药

1)水肿性疾病:起始剂量为每次20~40mg,每日1次,必要时6~8小时后追加20~40mg,直至出现满意利尿效果。每日最大剂量可达600mg,但一般应控制在100mg以内,分2~3次服用。部分患者可减少至每次20~40mg,隔日1次(或每日20~40mg,每周连续服药2~4天)。

2)高血压:起始剂量为每日40~80mg,分2次服用,并酌情调整剂量。

3)高钙血症:每日80~120mg,分1~3次服用。

B. 静脉注射

1)水肿性疾病:①一般剂量:开始剂量为20~40mg,必要时每2小时追加剂量,直至出现满意疗效。维持用药阶段可分次给药。②急性左心衰竭:起始剂量为40mg,必要时每小时追加80mg,直至出现满意疗效。③慢性肾功能不全:每日剂量一般为40~120mg。

2)高血压危象:起始剂量为40~80mg,伴急性左心衰竭或急性肾衰竭时,可酌情增加用量。

3)高钙血症:每次20~80mg。

C. 静脉滴注

急性肾衰竭:以本品200~400mg加入氯化钠注射液100ml中,滴注速度不超过4mg/分钟。有效者可按原剂量重复应用或酌情调整剂量,每日总量不超过1g。利尿效果差时不宜再增加剂量,以免出现肾毒性,对急性肾衰竭功能恢复不利。

(2)儿童常规剂量

A. 口服给药

水肿性疾病:起始剂量为2mg/kg,必要时每4~6小时追加1~2mg/kg。

B. 静脉注射

水肿性疾病:起始剂量为1mg/kg,必要时每2小时追加1mg/kg。每日最大剂量可达6mg/kg。

【不良反应】(1)代谢/内分泌系统:水、电解质紊乱(尤其是大剂量或长期应用时)较常见,如低钾血症、低氯血症、低氯性碱中毒、低钠血症、低钙血症及与此有关的口渴、乏力、肌肉酸痛、心律失常等。高血糖症较少见,可致血糖升高、尿糖阳性,尤其是糖尿病或糖尿病前期患者,可使原有糖尿病加重。

(2)心血管系统:大剂量或长期应用时,可见体位性低血压、休克。

(3)消化系统:食欲减退、恶心、呕吐、腹痛、腹泻、胰腺炎等较少见。长期应用还可致胃及十二指肠溃疡。

(4)肝脏:肝功能损害较少见。

(5)泌尿生殖系统:高尿酸血症较少见,过度脱水可使血尿酸和尿素氮水平暂时性升高。在高钙血症时用本品,可引起肾结石。

(6)血液系统:可使骨髓抑制而导致粒细胞减少、血小板减少性紫癜和再生障碍性贫血,但较

(7)中枢神经系统:头晕、头痛、指趾感觉异常少见。

(8)眼:少见视物模糊、黄视症、光敏感。

(9)耳:耳鸣、听力障碍多见于大剂量静脉快速注射本品时(注射速度>4~15mg/分钟),多为暂时性,少数为不可逆性(尤其是与其他有耳毒性的药物合用时)。

(10)肌肉骨骼:肌肉强直较少见。

(11)过敏反应:较少见。可出现皮疹、间质性肾炎,重者可致心脏停搏。

(12)其他:尚有报道,本品可加重特发性水肿。

【禁忌证】低钾血症。肝昏迷。

【注意事项】(1)交叉过敏:对磺胺药或噻嗪类利尿药过敏者,对本品也可能过敏。

(2)慎用:无尿或严重肾功能损害者;糖尿病患者;高尿酸血症或有痛风病史者;严重肝功能损害者(因水、电解质紊乱可诱发肝昏迷);急性心肌梗死者(过度利尿可促发休克);胰腺炎或有此病史者;有低钾血症倾向者(尤其是应用洋地黄类药物或有室性心律失常者);红斑狼疮患者(因本品可加重病情或诱发狼疮活动);前列腺增生者。

(3)药物对儿童的影响:本品在新生儿体内半衰期明显延长,故新生儿用药间期应延长。

(4)药物对老人的影响:老年人应用本品时发生低血压、电解质紊乱、致血栓形成和肾功能损害的机会增多。

(5)药物对妊娠的影响:本品可通过胎盘屏障,孕妇(尤其是妊娠早期)应尽量避免使用,且本品对妊娠高血压综合征无预防作用。动物实验表明本品可致流产、胎仔肾盂积水,使胎仔死亡率升高。美国食品药品管理局(FDA)对本品的妊娠安全性分级为C级。

(6)药物对哺乳的影响:本品可经乳汁分泌,哺乳妇女应慎用。

(7)用药前、后及用药时应当检查或监测。用药期间随访检查:血电解质,尤其是合用洋地黄类药物或皮质激素类药物、肝肾功能损害者;血压,尤其是用于降压、大剂量应用或用于老年人时;肾功能;肝功能;血糖;血尿酸;酸碱平衡情况;听力。

【药物相互作用】(1)与多巴胺合用,本品利尿作用加强。

(2)与氯贝丁酯(安妥明)合用,两药的作用均增强,并可出现肌肉酸痛、强直。

(3)本品能增强降压药的作用,合用时,降压药的用量应适当减少。

(4)本品可加强非去极化肌松药的作用(如氯化筒箭毒碱),这与血钾浓度下降有关。手术中如用筒箭毒碱作为肌松药,则应于术前1周停用本品。

(5)与两性霉素、氨基糖苷类合用,肾毒性和耳毒性增加,尤其是原有肾功能损害时。

(6)与锂剂合用时肾毒性明显增加,应尽量避免合用。

(7)与抗组胺药物合用时,耳毒性增加,易出现耳鸣、头晕、眩晕。

(8)与碳酸氢钠合用发生低氯性碱中毒机会增加。

(9)本品可增强头孢噻啶、头孢噻吩和头孢乙腈的肾脏毒性。

(10)与巴比妥类药物、麻醉药合用,易引起体位性低血压。

(11)本品易引起电解质紊乱(如低钾血症),故与洋地黄类强心苷合用易致心律失常。两者合用时应补钾。已超量服用洋地黄者禁用本品。

(12)服用水合氯醛后静脉注射本品,可致出汗、面色潮红和血压升高,这与甲状腺素由结合状态转为游离状态增多,从而导致分解代谢加强有关。

(13)本品与阿司匹林相互竞争肾小管分泌,故两药合用可使后者排泄减少。

(14)与卡托普利合用偶可致肾功能恶化。

(15)肾上腺皮质激素、促皮质素及雌激素能降低本品的利尿作用,并增加电解质紊乱(尤其是低钾血症)的发生率。

(16)非甾体类解热镇痛药能降低本品的利尿作用,增加肾损害机会,这与前者抑制前列腺素合成、减少肾血流量有关。与吲哚美辛合用,可影响后者在肠道的吸收并对抗后者的升血压作用。

(17)与拟交感神经药物及抗惊厥药物合用,本品利尿作用减弱。

(18)与苯妥英钠合用,可降低本品的利尿效应达50%。

(19)丙磺舒可减弱本品的利尿作用。

(20)本品可使尿酸排泄减少、血尿酸升高,故与治疗痛风的药物合用时,后者的剂量应适当调整。

(21)本品可降低降血糖药的疗效。

(22)本品可降低抗凝药和抗纤溶药的作用。主要与利尿后血容量下降、血中凝血因子浓度升高及肝脏血液供应改善、肝脏合成凝血因子增多有关。

【药物-酒精/尼古丁相互作用】饮酒及含酒精制剂能增强本品的利尿和降压作用。

【药物-食物相互作用】使用本品时摄入味精可协同排钾,导致低钾、低钠血症。

【给药说明】(1)药物剂量应个体化,从最小有效剂量开始,然后根据利尿反应调整剂量,以减少水、电解质紊乱等不良反应的发生。

(2)如每日用药1次,则应早晨给药,以免夜间排尿次数增多。

(3)一般情况下,不采用静脉注射给药,但在紧急情况下或患者不能口服时,可静脉注射(不主张肌内注射)。常规剂量静脉注射时间应超过1～2分钟,大剂量静脉注射时不超过4mg/分钟。静脉用量为口服量的1/2时即可达到同样疗效。

(4)本品注射液为碱性较高的钠盐注射液,静脉注射时宜用氯化钠注射液稀释,而不宜用葡萄糖注射液稀释。

(5)用药期间存在低钾血症或低钾血症倾向时,应注意补充钾盐。

(6)少尿或无尿患者应用本品最大剂量后24小时仍无效时,应停药。

(7)因脱水致血尿素氮升高时,如果不伴有血肌酸酐水平升高,则此情况是可逆的,可减药或停药观察;治疗肾脏疾病水肿,出现血尿素氮升高时,若同时伴有其他肾功能急剧减退,则须停止用药。

(8)肝肾功能同时受损者,本品更易在体内蓄积,容易出现不良反应。

【制剂规格】呋塞米片:20mg;40mg。贮法:避光、密闭,干燥处保存。

呋塞米注射液:2ml:20mg。贮法:避光、密闭,干燥处保存。

第十七章 利尿、脱水药

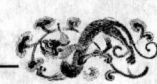

依他尼酸 Etacrynic Acid

【商品名】环他尼酸,利尿酸,利尿酸钠,依他尼酸钠。

【成分】依他尼酸。

【药理毒理】本品系短效袢利尿药,药理作用参见呋塞米相应部分。但与其他袢利尿药不同,本品对碳酸酐酶无作用。

【药代动力学】本品口服后吸收迅速完全(生物利用度为100%)。口服和静脉注射起效时间分别为30分钟和5分钟,达最大作用时间分别为2小时和15～30分钟,持续时间分别为6～8小时和2小时。主要分布于细胞外液,分布容积平均为体重的11.4%,血浆蛋白结合率为91%～97%。本品在肝脏与带巯基的化合物结合,肾功能受损者经肝脏代谢增多。本品67%经肾脏排泄,33%经胆汁和粪便排泄,其中20%为药物原形。本品消除半衰期存在较大个体差异,健康成人为30～60分钟,无尿患者为75～155分钟,新生儿为4～8小时,而肝肾功能同时严重受损者延长至11～20小时。此外,本品在体内无蓄积作用,不被透析清除。

【适应证】(1)用于治疗水肿性疾病,包括充血性心力衰竭、肝硬化、肝癌、肾脏疾病(肾炎、急慢性肾衰竭)、血吸虫病所致水肿。应用其他利尿药效果不佳时,使用本品仍可能有效。此外,本品还可与其他药物合用,治疗急性肺水肿和急性脑水肿。

(2)用于治疗高血压。在高血压的阶梯疗法中,本品并不作为治疗原发性高血压的首选药物。适用于当噻嗪类药物疗效不佳,伴有肾功能不全或出现高血压危象时。

(3)预防急性肾衰竭。用于多种原因(如失水、休克、中毒、麻醉意外及循环功能不全等)导致肾脏血流灌注不足,在纠正血容量不足的同时及时使用,可减少急性肾小管坏死的风险。

(4)用于高钾血症、高钙血症。

(5)用于稀释性低钠血症(特别是当血钠浓度低于120mmol/L时)。

(6)用于抗利尿激素分泌失调综合征(SIADH)。

(7)用于急性药物中毒,如巴比妥类药物中毒等。

【用法用量】(1)成人常规剂量

A. 口服给药:水肿性疾病:起始剂量为 50mg,早晨顿服,进餐或餐后立即服用。按需要每日增加剂量 25~50mg,直至最小有效剂量。一般有效剂量范围为每日 50~150mg,最大剂量每日 400mg。剂量大于每日 500mg 时应分次服用。维持剂量多为每日 50~200mg,每日或隔 1~2 日服用 1 次。

B. 静脉给药

1)水肿性疾病:起始剂量为 50mg 或 0.5~1mg/kg,溶于 5% 葡萄糖注射液或生理盐水中缓慢滴注。必要时 2~4 小时后重复给药,有反复者可每 4~6 小时重复 1 次,危重情况可 1 小时重复 1 次。每日剂量通常不超过 100mg。

2)急性肾衰竭:本品 25~50mg 溶于 40~50ml 生理盐水中缓慢静脉注射,一次剂量不宜超过 100mg,必要时 2~4 小时后重复给药 1 次。第 2 次注射时宜更换注射部位。

(2)儿童常规剂量

A. 口服给药

水肿性疾病:2 岁以上患儿,起始剂量为每日 25mg,按需要可增加 25mg。

B. 静脉给药

水肿性疾病:2 岁以上患儿,每日 1mg/kg。

【国外用法用量参考】(1)成人常规剂量

A. 口服给药

利尿:初始剂量为每日 50~100mg,每日可增加 25~50mg 直至理想效果。为确定最小有效剂量,避免较重的利尿反应,有建议初始剂量如下:第 1 天在餐后服用 50mg(只服用 1 次);第 2 天在餐后服用 50mg(如果必要,可服用 2 次);第 3 天在早晨服用 100mg,视早晨剂量的效果而定,可在午餐或晚餐后服用 50~100mg。维持剂量范围为每日 50~200mg,分次服用。

B. 静脉给药

利尿:推荐剂量为 0.5~1mg/kg,溶于葡萄糖注射液或生理盐水中缓慢静脉注射(避免快速静脉注射,特别是对有严重肾脏损害的患者),一次剂量不宜超过 100mg。常用平均剂量为 50mg。第 2 次注射时宜更换注射部位。

肾功能不全时剂量:建议对轻至中度肾衰竭患者(肾小球滤过率>10ml/分钟)增加给药间隔至每 6 小时 1 次,重度肾衰竭患者(肾小球滤过率<10ml/分钟)应避免使用(因本品耳毒性)。

肝功能不全时剂量:肝脏损害患者,剂量为达到充分利尿的最小剂量,且必须避免重度利尿和休克。

透析时剂量:血液透析患者无需增加剂量。

(2)儿童常规剂量

A. 口服给药

利尿:初始剂量为每次 25mg,每日 1 次,每 2~3 日增加 25mg 直至理想效果。剂量不应该超过每日 2~3mg/kg。维持治疗推荐隔日给药或交替治疗。

B. 静脉给药

利尿:每次 1mg/kg,20~30 分钟后注射完,通常无需重复给药(如需要时间隔为 8~12 小时)。也有建议为每次 0.5~1mg/kg,每 8~12 小时 1 次,最大剂量一次 2mg/kg。此外,本品也可用静脉推注方式给药,5~10 分钟后完成。

肾功能不全时剂量:建议对轻至中度肾衰竭患者(肾小球滤过率>10ml/分钟)增加给药间隔至每 6 小时 1 次,重度肾衰竭患者(肾小球滤过率<10ml/分钟)应避免使用(因本品耳毒性)。

肝功能不全时剂量:肝脏损害患者,剂量为达到充分利尿的最小剂量,且必须避免重度利尿和休克。

透析时剂量:血液透析患者无需增加剂量。

【不良反应】(1)心血管系统:常见体位性低血压、心律失常。

(2)神经精神系统:常见休克、乏力、口干,少见头晕、头痛、感觉异常(指、趾)。

(3)代谢/内分泌系统:常见低钾血症、低氯血症、低钠血症、低钙血症、低氯性碱中毒,少见高糖血症、高尿酸血症、原有糖尿病加重。本品对糖代谢的影响较呋塞米轻。

(4)肌肉骨骼系统:常见肌肉酸痛,少见肌肉痉挛。

(5)泌尿生殖系统:可见血尿,在高钙血症时可引起肾结石。

(6)肝脏:少见肝功能损害。

(7)胃肠道:可见消化道出血、食欲减退,少见纳差、恶心、呕吐、腹痛、腹泻(水样腹泻,较呋噻米多见)、胃肠道不适、胰腺炎。

(8)血液:少见骨髓抑制导致的粒细胞减少、血小板减少性紫癜、再生障碍性贫血。

(9)眼:少见视物模糊、黄视症、对光敏感。

(10)耳:本品具有较强的耳毒性(比呋塞米强)。耳鸣、听力障碍多见于大剂量静脉快速注射时(剂量>4~15mg/分钟),多为暂时性,少数为不可逆性,尤其当与其他耳毒性药物合用时。

(11)过敏反应:少数患者可发生过敏反应(表现为皮疹、间质性肾炎甚至心脏停搏)。

(12)其他:极少见发热。此外,有本品加重特发性水肿的报道。

【国外不良反应参考】(1)神经精神系统:可见头痛、眩晕、意识模糊、疲劳、焦虑、不安、虚弱。

(2)代谢/内分泌系统:可见碱中毒、低钠血症、低氯血症、高血糖症、低血糖症、高尿酸血症、低血钙症、低钾血症(可伴有血液尿素氮增加)、低镁血症,电解质失衡严重时还可引起肝性脑病。

(3)肌肉骨骼系统:可见腿痛性痉挛。

(4)泌尿生殖系统:有女性患者用药后出现与生殖器有关的两侧腰痛的个案报道。

(5)肝脏:可见胆红素、门冬氨酸氨基转移酶、丙氨酸氨基转移酶水平增高,有患者出现黄疸并导致肝昏迷的个案报道。

(6)胃肠道:常见胃部不适、恶心、呕吐,可见胃肠道出血、胰腺炎,偶见腹泻。此外,还有引起胃肠道溃疡的个案报道。

(7)血液:可见血小板减少、粒性白细胞缺乏。

(8)眼:可见视物模糊。

(9)耳:本品具有耳毒性,治疗开始时可见耳鸣,以后可发生暂时性或永久性听力丧失。

(10)其他:本品肌内注射和皮下注射时,可见局部疼痛和不适。

【注意事项】(1)交叉过敏:本品未见与磺胺类药物(包括噻嗪类利尿药)有交叉过敏。

(2)禁忌证:对本品过敏者;严重水样腹泻患者;婴幼儿;孕妇。

(3)慎用:严重肝、肾功能损害者;无尿患者;糖尿病患者;急性心肌梗死(过度利尿可促发休克)患者;高尿酸血症或有痛风病史者;胰腺炎或有此病史者;前列腺增生者;有低钾血症倾向者(尤其是应用洋地黄类药物或有室性心律失常者);红斑狼疮患者(本品可诱发或加重病情);低血压患者(国外资料);代谢性碱中毒者(国外资料);电解质紊乱者(国外资料)。

(4)药物对儿童的影响:儿童消除半衰期明显延长,故用药间隔应延长。

(5)药物对老人的影响:老年人用药时发生低血压、电解质紊乱、血栓形成和肾功能损害的风险增加。

(6)药物对妊娠的影响:本品可通过胎盘,引起孕妇及其后代耳毒性和低钾血症性碱中毒。动物实验显示,本品有致畸性。国内资料示孕妇禁用。美国药品和食品监督管理局(FDA)对本品的妊娠安全性分级为B级。

(7)药物对哺乳的影响:尚不明确本品是否泌入乳汁,哺乳期妇女用药应权衡利弊。

(8)药物对检验值或诊断的影响:本品可使尿糖呈阳性,尤其是糖尿病或糖尿病前期患者。

(9)用药前后及用药时应当检查或监测:血电解质,尤其是合用洋地黄类药物或皮质激素类药物者及肝肾功能损害者;血压和体重,以确定体液损失情况(尤其是当本品用于降压,大剂量使用或用于老年人时);肾功能;肝功能;血糖;血尿酸;酸碱平衡情况(二氧化碳结合力等);听力;本品用于治疗肺水肿时,应监测患者有无呼吸性窘迫、肺啰音、全身性喘鸣。

【药物相互作用】(1)本品与多巴胺合用,利尿作用加强。

(2)本品与氯贝丁酯合用,两药的作用均增强,并可出现肌肉酸痛、痉挛。其机制为上述药物竞争性地与血浆蛋白结合而增加血中游离药物浓度,合用时应谨慎。

(3)本品与抗凝血药(华法林、苯茚二酮、双香豆素、苯丙香豆素)合用,可竞争性地与血浆蛋白结合而增加在血中的游离药物浓度,能增强抗凝血药活力,但同时增加了胃肠道出血的风险。本品与华法林合用时,应密切监测凝血酶原时间和国际标准化比值(INR)。

(4)本品可增强非去极化肌松药的作用,其机制可能于与本药引起的血钾下降有关。

(5)本品与巴比妥类药物、麻醉药合用,可能引起体位性低血压。

(6)本品与血管紧张素转换酶抑制药合用,可增加体位性低血压(首剂)的风险,其机制可能为血管舒张和血管内血容相对不足。因此,在使用血管紧张素转换酶抑制药前2~3天暂停利尿药。如血管紧张素转换酶抑制药单用不能有效控制血压或心力衰竭,可再用利尿药。如须合用,应在傍晚使用低剂量的血管紧张素转换酶抑制药,并于第一次给药后,连续4小时密切监测血压变化。在调整剂量后,也应连续2周监测血压、体液状态和体重。

(7)本品与苄普地尔合用,可导致低钾血症,随后该患者即可发生尖端扭转型室性心动过速。故合用时,应监测血钾、血镁浓度,给患者换用保钾利尿药,以避免发生低钾血症。

(8)本品与多非利特、索他洛尔合用,可增加上述药物对心脏的毒性(QT延长、尖端扭转型室性心动过速、心脏停搏),其机制可能为利尿药引起的对多非利特肾小管分泌作用的抑制,以及钾和镁的损失。合用时应监测患者的多非利特、索他洛尔毒性症状(如衰弱、头晕、QT间期延长和心动过速)。

(9)本品与氟哌利多合用,可增加后者对心脏的毒性(QT延长、尖端扭转型室性心动过速、心脏停搏),其机制可能为对心脏毒性的相加作用。合用时应谨慎。

(10)本品与左旋美沙酮或三氧化二砷合用,可增加QT延长的危险,其机制可能为本品所诱导低钾血症或低镁血症所致。对有发生QT延长综合征(如低钾血症或低镁血症)的患者,合用时应特别谨慎。

(11)本品与洋地黄毒苷合用,可能导致洋地黄中毒,其机制为利尿药诱发的低钾血症和低镁血症可能增强强心苷引起的钠-钾-ATP酶抑制。合用时应监测钾和镁,并保证患者体内钾充足。

(12)本品与地高辛合用,可能导致地高辛毒性(表现为恶心、呕吐、心律失常),其机制可能在于本品引起的低钾血症。合用时应密切监测患者是否出现低钾血症。

(13)本品与棉酚合用,增加了低钾血症发生的风险,其机制可能为抑制Na^+-K^+-ATP酶,造成肾钾损失。两者应避免合用,如需合用时应在前4周每周监测血钾浓度。在治疗期应每月监测血钾变化(血钾可能在8周内降低,几个月后进一步降低)。

(14)本品与两性霉素、头孢霉素、氨基糖苷类(如阿米卡星、奈替米星、庆大霉素、卡那霉素、新霉素、妥布霉素、链霉素)等抗生素合用,肾毒性和耳毒性增加,尤其是患者原有肾功能损害时。

(15)本品与抗组胺药合用,耳毒性增加,易出现耳鸣、头晕、眩晕。

(16)本品与呋塞米合用,耳毒性增加,其机制可能为对血管纹(耳蜗)有相加或协同毒性,应避免合用。

(17)本品与锂合用,可增加锂的浓度和毒性(表现为虚弱、震颤、过度口渴、意识模糊),其机制可能为降低了锂的清除率。在加入或停用本药前5~7天内,应监测血锂水平,用药期间也应定期监测血锂水平。合用时可能需要降低锂的剂量。

(18)本品与碳酸氢钠合用,增加低氯性碱中毒风险。

(19)本品与酮色林合用,可导致室性心律失常,其机制可能为利尿药诱导的低钾血症与QT延长作用相加。合用时应监测QT间期延长,或建议换用保钾利尿药。

(20)本品与甘草合用,可增加低钾血症发生的风险和(或)降低本品疗效,其机制可能为甘草引起的假性醛固酮增多症导致低钾血症。两者应避免合用。

(21)肾上腺糖皮质激素(如可的松、氟氢可的松、氢化可的松)、盐皮质激素、促肾上腺皮质激素及雌激素能降低本品的利尿作用,并增加电解质紊乱(尤其是低钾血症)的风险。本品与糖皮质激素合用,还可增加胃出血的风险。

(22)非甾体类抗炎药能降低本品疗效,可导致肾损害,其机制可能与前者抑制前列腺素合成、减少肾血流量有关。合用时应谨慎,应监测患者血压、体重、尿排出量和水肿情况。

(23)本品与拟交感神经药物及抗惊厥药物合用,利尿作用减弱。如本品与麻黄合用时,麻黄中麻黄碱和伪麻黄碱产生对拟交感神经的拮抗效应可降低本品药效,应避免合用。

(24)本品与锗、人参合用,会降低本品利尿作用,其机制可能为锗损伤细尿管袢(亨利袢)厚升支细胞,减少这些细胞对袢利尿药的应答(降低髓袢利尿药对这些细胞的药效)。在服用袢利尿药时,患者应停止使用锗、人参。

(25)本品与育亨宾合用,可降低本品疗效,其机制为育亨宾增加去甲肾上腺素的释放。两者应避免合用。

(26)本品可降低降血糖药的疗效。

(27)本品可降低抗纤溶药物的疗效,其机制在于利尿后血容量下降导致血中凝血因子浓度升高,以及利尿使肝血液供应改善、肝脏合成凝血因子增多。

(28)本品可使尿酸排泄减少,血尿酸升高。与治疗痛风的药物合用时,后者的剂量应作适当调整。

(29)服用水合氯醛后静注本品,可致出汗、面色潮红和血压升高,其机制为甲状腺素由结合状态转为游离状态增多,导致分解代谢加强。

【药物-酒精/尼古丁相互作用】酒精能增强本品的利尿和降压作用。

【给药说明】(1)本品注射剂与下列药物或溶液存在配伍禁忌:酸性溶液或药液(本品与 pH 5 以下的溶液混合可析出结晶)、乙氯维诺(R)M、肼屈嗪、奈西立肽、普鲁卡因胺、普鲁卡因青霉素、氯霉素、利舍平、妥拉唑啉、三氟丙嗪。

(2)本品耳毒性较强,临床上现已较少使用。

(3)如用药频率为每日 1 次时,应早晨给予,以免增加夜间排尿次数。

(4)本品注射剂局部刺激作用强,肠道外用药宜静脉给药,不可皮下或肌内注射。注射部位应经常变更,以免出现静脉炎。常规剂量静脉注射时间应超过 1~2 分钟,大剂量静脉注射时每分钟不超过 4mg。

(5)本品利尿作用强而迅速,患者偶可因过度利尿造成脱水及严重电解质紊乱而突然死亡。因此,给药剂量应个体化,从最小有效剂量开始并间歇用药(隔日用药或用药 3~5 天后停药数日再用),然后根据具体情况调整剂量,以减少水、电解质紊乱等不良反应。

(6)患者存在低钾血症或低钾血症倾向时,应注意补钾。

(7)少尿或无尿患者使用最大剂量后 24 小时无效时应停药。

(8)注射用粉针剂配成溶液后不稳定,应在 24 小时内用完。如为加碱制成的钠盐注射液,碱性较高,静脉注射时宜用氯化钠注射液稀释,而不宜用葡萄糖注射液稀释。

【规格】依他尼酸片:25mg;50mg。依他尼酸注射液:2ml∶20mg。注射用依他尼酸钠:20mg;25mg;50mg。

【贮法】遮光,密闭保存。

布美他尼 Bumetanide

【商品名】百畅,畅苏,畅泽,丹同,丁胺速尿,丁苯氧酸,丁脲胺,丁氧苯酸,慧源,朗清,利了,尼畅,抒彤,疏畅,卫抒喜,辛帝,优布丁。

【药理毒理】本品是呋塞米的衍生物,为袢利尿药。其作用部位、作用机制、电解质丢失情况及作用特点均与呋塞米相似。本品主要作用于肾小管髓袢升支,可抑制肾小管髓袢升支厚壁段对 NaCl 的主动重吸收,减少由小管液进入髓质细胞间的 Na^+,降低髓质细胞间液的渗透压,干扰尿的浓缩过程,使进入集合管尿液的水分增多而不能被充分吸收,从而使尿的渗透压降低,尿量排泄增加。此外,本品对近曲小管重吸收 Na^+ 也有抑制作用,但对远曲小管无作用。实验证明,本品可使氯的重吸收被明显阻断,钙和镁离子的排出增加;由于磷的重吸收是在近曲小管,故也使磷的排泄增加;还可降低尿酸排泄,提高血尿酸的水平;钾的排泄程度则与本品使用剂量呈正相关。

本品还能抑制前列腺素分解酶的活性,使前列腺素 E_2 含量升高,从而具有扩张血管的作用,可扩张肾血管、降低肾血管阻力、使肾血流量(尤其是肾皮质深部血流量)增加。本品还能扩张肺部容量静脉,降低肺毛细血管通透性,加上其利尿作用,可使回心血量减少,左心室舒张末期压力降低,有助于急性左心衰竭的治疗。

本品的最大利尿效应与呋塞米相似,但剂量相同时其作用比呋塞米强 20~40 倍。由于本品对远曲小管无作用,且抑制碳酸酐酶的作用较弱,故排钾作用弱于呋塞米。

【药代动力学】口服吸收较呋塞米完全,几乎全部被迅速吸收;充血性心力衰竭和肾病综合征等水肿性疾病时,由于肠道黏膜水肿,口服吸收率下降。口服和静脉注射的起效时间分别为 30~60 分钟和数分钟,达峰时间分别为 1~2 小时和 15~30 分钟,作用持续时间分别为:口服 1~2mg 时为 4 小时,大剂量时为 4~6 小时,静脉注射时为 3.5~4 小时。本药血浆蛋白结合率为 94%~96%。药物部分在肝脏代谢,部分以原形自肾脏排出,77%~85% 随尿液排泄(其中 45% 为原形),15%~23% 由胆汁随粪便排泄。用药后 24 小时内可排出给药量的 65%,48 小时排出 80%。清除半衰期为 60~90 分钟,略长于呋塞米,肝肾功能不全时半衰期延长。本品不能经透析清除。

【适应证】临床主要作为呋塞米的代用品,对某些呋塞米无效的病例可能有效。

(1)用于治疗水肿性疾病,包括充血性心力衰竭、肝硬化、肾脏疾病(肾炎、肾病及各种原因所致的急、慢性肾衰竭),尤其是应用其他利尿药效果不佳时,应用本品仍可能有效。也可与其他药合用,治疗急性肺水肿和急性脑水肿等。

(2)用于高血压。在使用利尿药治疗高血压时,本品不作为治疗原发性高血压的首选药物;但当噻嗪类药物疗效不佳,尤其是伴有肾功能不全或出现高血压危象时,本品尤为适用。

(3)预防急性肾衰竭。用于各种原因导致的肾血流灌注不足,如休克、中毒、麻醉意外及循环功能不全等。在纠正血容量不足的同时及时应用本品,可减少急性肾小管坏死的机会。

(4)用于高钾血症及高钙血症。

(5)用于稀释性低钠血症,尤其是血钠浓度低于 120mmol/L 时。

(6)用于抗利尿激素分泌失调综合征(SIADH)。

(7)用于急性药物、毒物中毒,如巴比妥类药物中毒等。

【用法用量】(1)成人常规剂量

A. 口服给药:治疗水肿性疾病或高血压:起始剂量为 0.5~2mg,必要时每 4~5 小时重复 1 次;也可间隔用药,即每隔 1~2 日用药 1 日。每日最大剂量可达 10~20mg。

B. 静脉注射

1)治疗水肿性疾病或高血压:起始剂量为 0.5~1mg,必要时每 2~3 小时重复 1 次。每日最大剂量为 10mg。

2)治疗急性肺水肿及左心衰:每次 0.5~1mg,必要时 30 分钟后再给药 1 次。

C. 静脉滴注:治疗急性肺水肿及左心衰:将本品 2~5mg 加入 5% 葡萄糖注射液 500ml 中静脉滴注,30~60 分钟滴完。

D. 肌内注射:同静脉注射。

(2)儿童常规剂量

A. 口服给药:每次 0.01~0.02mg/kg,必要时每 4~6 小时给药 1 次。

B. 静脉注射:每次 0.01~0.02mg/kg,必要时每 4~6 小时给药 1 次。

C. 肌内注射:同静脉注射。

【国外用法用量参考】(1)成人常规剂量

A. 口服给药:常用量为每日 0.5~2mg,通常单次给药,必要时可间隔 4~5 小时重复 1 次。每日最大剂量为 10mg。使用维持剂量时,应以一定的间隔时间给药,如隔日给药或每 3~4 日给药 1 次,中间间隔 1~2 日不用药。间隔给药法可更安全有效地控制水肿。

B. 静脉注射:首次常用量为 0.5~1mg,注射时间应超过 1~2 分钟。必要时可间隔 2~3 小时再重复 1 次。每日最大用量为 10mg。

C. 静脉滴注:将本品 12mg 加入 5% 葡萄糖注射液 500ml 中静脉滴注,滴注速度每小时为 0.9mg。

D. 肌内注射:同静脉注射。

肾功能不全时剂量:对于慢性肾功能不全者,静脉滴注比静脉注射更有效且不良反应更少。静脉注射 1mg 的负荷剂量后,再按每小时 0.912ml 的速度静脉滴注 12 小时。与静脉注射 6mg(用药时间超过 5 分钟)、每 6 小时 1 次(共 2 次)的用法相比,静脉滴注的利尿效果更好,且不引起肌痛。

肝功能不全时剂量:首剂应减量。

(2)儿童常规剂量

A. 口服给药:6 个月以下婴儿剂量尚未确定。6 个月以上儿童推荐剂量为 1 次 0.015~0.1mg/kg,每日 1~2 次。使用维持剂量时,应以一定的间隔时间给药,如隔日给药或每 2~3 日给药 1 次,中间间隔 1~2 日不用药。间隔给药法可更安全有效地控制水肿。

B. 静脉给药:6 个月以上儿童每 8~12 小时给

予本品0.1～0.2mg/kg,24小时的最大用量不超过0.3mg/kg。使用维持剂量时的用法同口服给药。

C. 肌内注射:同静脉给药。

【不良反应】本品不良反应基本同呋塞米,但低钾血症的发生率较噻嗪类利尿药、呋塞米为低,对糖代谢的影响也可能弱于呋塞米。

(1)常见体位性低血压、休克、低钾血症、低氯血症、低氯性碱中毒、低钠血症、低钙血症及与此有关的口渴、乏力、肌肉酸痛、心律失常等,这些不良反应与水电解质紊乱有关,尤其是大剂量或长期应用时。

(2)少见的不良反应有:①过敏反应,如皮疹,甚至心脏停搏;②头晕、头痛,大剂量时可出现胸痛;③纳差、恶心、呕吐、腹痛、腹泻、胰腺炎及肝功能损害;④肌肉强直、指(趾)感觉异常;⑤骨髓抑制导致粒细胞减少、血小板减少性紫癜和再生障碍性贫血;⑥高血糖症、尿糖阳性、原有糖尿病加重及高尿酸血症,过度脱水可使血尿酸和尿素氮水平暂时性升高;⑦耳鸣及听力障碍,多见于大剂量静脉快速注射时(每分钟大于4～15mg),多为暂时性,少数患者为不可逆性,尤其与其他有耳毒性的药物合用时;⑧用于治疗高钙血症时,可引起肾结石。

(3)偶见未婚男性遗精和阴茎勃起困难。

(4)此外,尚有引起特发性水肿加重的报道。

【国外不良反应参考】(1)血液:罕见一过性白细胞减少、粒细胞减少和血小板减少的报道。下述指标测定还可能出现异常:血红蛋白(0.8%)、凝血酶原时间(0.8%)、血细胞比容(0.6%)、白细胞(0.3%)及白细胞分类计数(0.1%)。

(2)心血管系统:有低血压(0.8%)和胸痛(0.1%)的报道;有0.4%的患者出现心电图改变。

(3)中枢神经系统:可引起眩晕(1.1%)和头痛(0.6%);肝脏疾病患者可出现脑病(0.6%);约0.1%的患者出现扑翼样震颤和疲劳。

(4)代谢/内分泌系统:①可引起水、电解质异常 高尿酸血症(18.4%)、低氯血症(14.9%)、低钾血症(14.7%)、氮质血症(10.6%)、低钠血症(9.2%)、血清肌酸酐升高(7.4%)、血磷改变(4.5%)、二氧化碳异常(4.3%)、碳酸氢盐异常(3.1%)、血钙异常(2.4%)及低钾/低氯代谢性碱中毒,还可引起低镁血症;②可引起高血糖症(6.6%)和糖尿(0.7%);③治疗充血性心力衰竭时,有1/3的患者出现甲状旁腺素水平升高;④0.4%的患者出现胆固醇浓度改变;⑤约0.1%的患者出现脱水和出汗;⑥约有0.1%的患者有乳头触痛的报道,另有1例男子乳腺发育的个案报道。

(5)胃肠道:可见恶心(0.6%)、呕吐(0.2%)、腹痛(0.2%);少于0.1%的患者出现口干、腹部不适及腹泻;另有引起腹痛、高淀粉酶血症和胰腺炎的个案报道。

(6)泌尿生殖系统:可引起肾衰竭(0.1%);本品的利尿作用也可能引起蛋白尿(0.3%)及肌酐清除率的改变(0.3%)。

(7)肝脏:有报道本品可引起下列指标改变,即乳酸脱氢酶(1%)、总蛋白(0.8%)、血清蛋白(0.7%)、丙氨酸氨基转移酶(0.5%)、碱性磷酸酶(0.4%)及天门冬氨酸氨基转移酶。

(8)呼吸系统:可出现换气过度(0.1%);另有引起肺纤维化、肺部感染和慢性炎症的个案报道。

(9)肌肉骨骼系统:有1.1%的患者出现肌肉痉挛性疼痛;关节痛也有发生(0.2%)。

(10)眼:有引起眼部改变的报道,如玻璃体出血、囊下内障(subcapsular cataract)、黄斑上出现黄色渗出物等。

(11)耳:可出现听力损伤(0.5%)和耳部不适(0.1%),但本品的耳毒性弱于呋塞米。

(12)皮肤:可引起荨麻疹等皮疹(0.2%)、瘙痒(0.4%);有发生Stevens-Johnson综合征的个案报道;也有引起严重剥脱性皮炎和眶周水肿的报道,但与本品的因果关系尚不清楚。

【注意事项】(1)交叉过敏:对磺胺药和噻嗪类利尿药过敏者,对本品亦可能过敏。

(2)禁忌证:对本品或磺胺类药物过敏者;孕妇;无尿患者(国外资料);肝昏迷患者(国外资料);水、电解质严重失调者(国外资料)。

(3)慎用:糖尿病患者;高尿酸血症或有痛风病史者;严重肾功能不全者;严重肝功能不全者(因水、电解质紊乱可诱发肝昏迷);急性心肌梗死者(过度利尿可促发休克);胰腺炎或有胰腺炎病史者;低钾血症或有低钾血症倾向者(尤其是应用洋地黄类药物或室性心律失常者);前列腺增生者;听功能损害者(国外资料);血小板减少者(国外资料)。

(4)药物对儿童的影响:儿童应慎用。本品有引起新生儿胆红素脑病的危险。药物在新生儿的半衰期明显延长,故新生儿用药间隔应延长。

(5)药物对老人的影响:老年人应用本品时发生低血压、电解质紊乱、血栓形成和肾功能损害的危险性增加。

(6)药物对妊娠的影响:①本品对妊娠高血压综合征无预防作用;②本品可通过胎盘屏障,动物实验表明,本品可致胎仔肾盂积水,延缓胎儿生长和骨化,使流产和胎仔死亡率升高,孕妇(尤其是妊娠早期)应尽量避免使用。美国食品药品管理局(FDA)对本品的妊娠安全性分级为C级。

(7)药物对哺乳的影响:本品可经乳汁分泌,哺乳妇女应慎用。

(8)药物对检验值或诊断的影响:本品可增加尿磷的排泄量,干扰尿磷的测定。

(9)用药前后及用药时应当检查或监测:血电解质,尤其是合用洋地黄类药物或皮质激素类药物、肝肾功能不全者;血压;肾功能;肝功能;血糖;血尿酸;酸碱平衡情况;听力。

【药物相互作用】(1)本品与多巴胺合用,本药利尿作用加强。

(2)本品与氯贝丁酯(安妥明)合用,两药的作用均增强,并可出现肌肉酸痛、强直。

(3)本品可加强非去极化肌松药的作用(如氯化筒箭毒碱),这与血钾浓度下降有关。

(4)本品可增强降压药的作用,故治疗高血压患者水肿时,宜减少降压药的剂量。

(5)本品与两性霉素、氨基糖苷类合用,肾毒性和耳毒性增加,尤其是原有肾功能损害时。

(6)本品与锂剂合用时肾毒性明显增加,应尽量避免合用。

(7)本品与抗组胺药物合用时耳毒性增加,易出现耳鸣、头晕、眩晕。

(8)本品与碳酸氢钠合用,发生低氯性碱中毒机会增加。

(9)本品与巴比妥类药物、麻醉药合用,易引起体位性低血压。

(10)服用水合氯醛后静脉注射本品,可致出汗、面色潮红和血压升高,这与甲状腺素由结合状态转为游离状态增多,从而导致分解代谢加强有关。

(11)肾上腺皮质激素、促皮质素及雌激素能降低本品的利尿作用,并增加电解质紊乱(尤其是低钾血症)的发生率。

(12)非甾体类解热镇痛药能降低本品的利尿作用,增加肾损害机会,这与前者抑制前列腺素合成、减少肾血流量有关。

(13)与拟交感神经药物及抗惊厥药物合用,本品利尿作用减弱。

(14)本品可使尿酸排泄减少、血尿酸升高,故与治疗痛风的药物合用时,后者的剂量应适当调整。

(15)本品可降低降血糖药的疗效。

(16)本品可降低抗凝药和抗纤溶药的作用。主要与利尿后血容量下降、血中凝血因子浓度升高以及肝脏血液供应改善、肝脏合成凝血因子增多有关。

(17)本品与丙磺舒合用,对肾小管有相互竞争机制,不宜同时应用。

【药物-酒精/尼古丁相互作用】饮酒及含酒精制剂能增强本药的利尿和降压作用。

【给药说明】(1)本品注射液不宜加入酸性溶液中静脉滴注,以免引起沉淀。

(2)因本品的强大利尿作用,可引起低血容量而增加近曲小管对钙的重吸收,使血钙升高。如同时补充排出的Na^+,并使每小时尿量达到500～1000ml,则可使Ca^{2+}每小时排出80mg,4～8小时后血清Ca^{2+}浓度可下降3%。

(3)肾功能不全者大剂量使用本品时,可引起皮肤、黏膜及肌肉疼痛,但多数轻微,1～3小时后自行缓解,如持续时间过久则应停药。

(4)肝功能衰竭的水肿患者用量不宜过大,需加大剂量时,应逐渐增量。

(5)与呋塞米不同,本品对红斑狼疮无影响。

【制剂规格】布美他尼片:1mg。布美他尼注射液:2ml:0.5mg。

【贮法】避光,密闭保存。

阿佐塞米 Azosemide

【商品名】阿佐酰胺,雅利。

【药物成分】阿佐塞米。

【药理毒理】本品为磺胺类髓袢利尿药,其作用类似呋塞米,但降压作用较弱而抗 ADH(血管升压素)作用较强。

【药代动力学】本品口服吸收差,生物利用度仅为 10%,明显小于其他髓袢利尿药。用于利尿时,口服 1 小时起效,2~4 小时达最大效应,3~4 小时达血药浓度峰值,单次给药后作用持续 9 小时。对水肿患者作用可持续 12 小时以上。主要在肝脏代谢,以原形、氧化脱噻吩甲基物和葡萄醛酸结合物的形式随尿排泄。本品总体清除率为 5.4L/h,口服半衰期为 2.3~2.7 小时,静脉注射半衰期为 2~2.5 小时,略长于其他磺胺类髓袢利尿药。口服及静脉注射后,药物原形随尿液排出率分别为 2%和 20%。是否经乳汁排泄尚不清楚。

【适应证】用于心源性(充血性心力衰竭)、肾性、肝性水肿。

【用法用量】成人常规剂量:口服,每次 40~80mg,每日 1 次,于早餐时服用。根据患者年龄、症状适当增减剂量。

【不良反应】(1)中枢神经系统:偶见头晕、头痛、耳鸣、疲倦,停药后可好转或消失。

(2)代谢/内分泌系统:常见电解质紊乱(低血钾、低血钠、低血氯性碱中毒等)、高尿酸血症,偶见高血糖症、高脂血症。有报道用药后可轻度降低肾脏对尿酸的排泄,致血尿酸轻度增高,因此使用时须仔细观察,发现异常时应采取减量或停药等措施。

(3)泌尿生殖系统:少见多尿、碱性磷酸酶上升,偶见血尿素氮、肌酸酐上升,此时须停药或采取适当措施。

(4)肌肉骨骼系统:偶见四肢无力、肌肉痉挛、腓肠肌疼痛(可能与大量利尿而又未能补充盐分有关)、关节痛。

(5)消化系统:少见嗳气、呕吐、食欲缺乏、胃部不适、腹泻、口渴、便秘。偶见胰腺炎(须在临床中注意血淀粉酶值的上升)。此外,偶可发生丙氨酸氨基转移酶、天门冬氨酸氨基转移酶上升,此时须减量或停药。

(6)过敏反应:偶见皮疹,此时须停药。

(7)其他:偶见胸闷、脱水、血栓栓塞、血象变化。

【注意事项】(1)交叉过敏:对磺脲类或磺胺类药物过敏者,对本品也可能过敏。

(2)禁忌证:对本药及磺脲类、磺胺类药物过敏者;中毒患者;肝昏迷者;肾功能不全者;低钠、低钾患者;循环血容量减少者;低血压患者;无尿患者。

(3)慎用:严重冠状动脉硬化或脑动脉硬化患者;痛风或有既往史、遗传史者;糖尿病或有既往史、遗传史者;腹泻者;呕吐者;高尿酸血症患者(国外资料);肝脏疾病患者(晚期肝硬化、肝实质性病变、肝功能障碍等)(国外资料)。

(4)药物对儿童的影响:新生儿可能导致肾钙化,乳儿电解质平衡易被破坏,应慎用。

(5)药物对老人的影响:老年患者易出现低血钠、低血钾,对于心源性水肿老年患者,利尿作用导致血容量减少,有诱发脑梗死等血栓性疾病的可能。应谨慎给药,从小剂量开始,并密切观察患者的状态。

(6)药物对妊娠的影响:孕妇用药应权衡利弊。

(7)药物对哺乳的影响:哺乳妇女慎用,必须用药时应停止哺乳。

(8)用药前后及用药时应当检查或监测:连续用药时应定期检查患者电解质、水分状况。

【药物相互作用】(1)本品与锂剂合用,可因近端小管对钠和锂离子的重吸收增加而导致血清锂浓度升高,从而增加锂的毒性,可表现为乏力、震颤、极度口渴、意识模糊等,故应避免合用。

(2)本品与血管紧张素转换酶抑制药合用,可致严重的体位性低血压。

(3)本品与洋地黄类药物(如地高辛)合用,可致洋地黄中毒,应避免合用。

(4)本品与酮色林合用,可发生室性心律失常。

(5)本品与苄普地尔合用,可因低钾血症而发生尖端扭转型室性心动过速。合用时应密切监测血钾和血镁浓度,也可换用或合用保钾利尿药。

(6)本品与阿司咪唑合用,可能导致 QT 延长、室性心律不齐,应避免合用。

(7)有报道同类药物与特非那定合用导致 QT 延长、室性心律不齐,故本品不应与特非那定合用。

(8)非甾体类抗炎药可减弱本品的利尿及抗高血压作用,应避免合用。

(9)其他参见"呋塞米"的药物相互作用内容。

【给药说明】(1)本品不宜长期服用。

(2)本品应避免与氨基糖苷类抗生素、头孢菌素类抗生素、箭毒类肌肉松弛药、去甲肾上腺素合用。

(3)进行低盐疗法的患者慎用本品。

【制剂规格】阿佐塞米片:30mg;80mg。

【贮法】遮光、密封保存。

托拉塞米 Torasemide

【商品名】丽泉,特苏力,特苏尼,特苏平,拓赛,维达通,伊迈格,益耐,优利德。

【药物成分】托拉塞米。

【药理毒理】本品为磺酰脲吡啶衍生物,系袢利尿药。主要用于髓袢升支粗段,抑制 $Na^+/K^+/2Cl^-$ 转运系统,可增加钠、氯和水在尿中的排泄量,利尿作用与药物在尿中排泄速率的关联程度高于在血液中的浓度。此外,本品对肾小球滤过率、肾血流量、体内酸碱平衡无显著影响,可加速毒物和药物的排泄,保护肾脏功能(减轻有毒物质对近曲小管上皮细胞的损害)。

【药代动力学】本品口服后吸收迅速,其吸收受首过效应影响很小,而基本不受肝肾功能障碍的影响。口服后1小时内达血药峰浓度(C_{max}),与食物同服达峰时间延迟约30分钟。用于原发性高血压时1周内发挥降压作用,8~12周达最大作用;用于水肿时4小时内达最大作用,单剂给药后作用持续8~12小时。剂量在2.5~200mg范围内,C_{max}、曲线下面积(AUC)与剂量呈比例。本品生物利用度为80%~90%,血浆蛋白结合率超过99%,在健康成人、轻至中度肾衰竭及充血性心衰竭患者中的分布容积(Vd)为12~15L。本品80%经肝脏代谢,主要代谢产物为 M_5(无活性),次要代谢产物为 M_1(有活性)和 M_3(有活性)。本品仅20%随尿排出,肾清除率为0.384~0.78L/h,总清除率约3L/h。母体化合物半衰期约为3.5小时,而代谢产物 M_1、M_2、M_3半衰期均为3~6小时。此外,本品不可通过血液透析和血液滤过清除。静脉给药20mg后1小时血药浓度达3.18mg/L,代谢产物 M_1和 M_5达峰时间为1~2小时,其量分别为原形药物的3.5%和27.4%。用于水肿时单剂给药后作用持续6小时。Vd为0.16~0.2L/kg。83%经肾排泄,在尿中25%可以原形回收。充血性心力衰竭患者肝、肾清除率均减少,总清除率约相当于健康成人的50%,半衰期(6.6小时)、AUC增加。肾衰竭患者肾清除率显著下降,但总清除率无显著变化,半衰期仍保持正常(Ccr低于30ml/分钟的严重肾衰竭患者为4.9小时)。肝硬化患者Vd(约为正常成人2倍)、半衰期(为8小时)、肾清除率均增加,但总清除率不变。老年人半衰期为3.7小时。

【适应证】(1)用于治疗水肿性疾病。可用于充血性心力衰竭、肝硬化、肾脏疾病[如慢性肾衰竭(国外资料)]所致水肿。本品也可与螺内酯(或坎利酸钾)合用治疗肝硬化腹水(国外资料),还可与其他药物合用治疗急性脑水肿。

(2)用于治疗原发性或继发性高血压。

【用法用量】成人常规剂量,口服给药:

(1)充血性心力衰竭所致水肿 起始剂量每次10mg,每日1次,根据需要可将剂量增至每次20mg,每日1次。

(2)肝硬化所致水肿 起始剂量每次5~10mg,每日1次,后可逐渐增量,但每日不超过40mg。

(3)急性或慢性肾衰竭所致水肿 起始剂量5mg,单剂20mg时可产生明显效果。

(4)原发性高血压 起始剂量每次5mg,每日1次。若用药4~6周内疗效不佳,剂量可增至每次10mg,每日1次。若每日10mg的剂量仍未取得足够的降压作用,可考虑合用其他降压药。

静脉给药:

(1)充血性心力衰竭及肝硬化所致水肿 初始剂量每次5mg或10mg,每日1次,缓慢静脉注射,也可用5%葡萄糖注射液或生理盐水稀释后静脉输注。如疗效不佳剂量可增至每次20mg,每日1次,每日最大剂量为40mg,疗程不超过1周。

(2)肾脏疾病所致水肿 初始剂量每次20mg,每日1次,以后根据需要可逐渐增至最大剂量每日100mg,疗程不超过1周。

【国外用法用量参考】成人常规剂量,口服给药:

(1)充血性心力衰竭所致水肿:初始剂量每次10~20mg,每日1次。根据临床反应,用量可逐步加倍递增。对每日 200mg 以上的剂量,尚未进行充分的研究。

(2)肝脏疾病所致水肿:初始剂量每次 5mg 或 10mg,每日 1 次。根据临床反应,药物用量可逐步加倍递增。对每日使用 40mg 以上剂量的研究尚不充分。对于肝硬化伴有腹水的患者,每日 10mg 或 20mg,并合用醛固酮拮抗药或保钾利尿药。

(3)肾衰竭所致水肿:建议初始剂量每次 20mg,每日 1 次。根据临床反应,药物用量可逐步加倍递增。对每日使用 200mg 以上剂量的研究尚不充分。

(4)高血压:建议初始剂量每次 5mg,每日 1 次。如果治疗 4～6 周后疗效不佳,则应将用量增至每日 10mg。

静脉给药:

(1)充血性心力衰竭所致水肿:建议初始剂量每次 10～20mg,每日 1 次。根据临床反应,用量可逐步加倍递增。对每日 200mg 以上的剂量的研究尚不充分。

(2)肝脏疾病所致水肿:建议初始剂量每次 5～10mg,每日 1 次,并合用醛固酮拮抗药或保钾利尿药。根据临床反应,用量可逐步加倍递增。对每日使用 40mg 以上剂量的研究尚不充分。

(3)肾衰竭所致水肿:建议初始剂量每次 20mg,每日 1 次。根据临床反应,用量可逐步加倍递增。对每日使用 200mg 以上剂量的研究尚不充分。

肝功能不全时剂量:本品每日 10mg 或 20mg,并合用安体舒通 100mg 或 200mg,可有效治疗肝硬化患者的水肿。

【不良反应】本品不良反应通常持续时间较短,且与年龄、性别、种族或疗程无关。

(1)心血管系统:可见房颤、胸痛、心电图异常。个别患者可出现低血压及因心或脑缺血引起的心律失常(如心动过速)、心绞痛、急性心肌梗死或昏厥等。

(2)精神神经系统:最常见头晕、头痛、虚弱(停药率为 0.1%～0.5%)。常见疲乏、食欲减退,还可见失眠、神经质,罕见肢体感觉异常、精神紊乱。

(3)代谢/内分泌系统:最常见高血糖、低血钾(常发生在低钾饮食、呕吐、腹泻、快速给药、肝功能异常的患者)(停药率为 0.1%～0.5%)。常见高尿酸血症。此外,有对磺胺类药过敏者用药后出现血管水肿的个案报道。

(4)呼吸系统:可见鼻炎、咳嗽、咽喉痛。

(5)肌肉骨骼系统:常见肌肉痉挛,还可见关节、肌肉痛。

(6)泌尿生殖系统:最常见排尿过多(常发生于治疗初期和年龄较大的患者)、阳痿(停药率为 0.1%～0.5%)。还可见肾前性氮质血症。

(7)消化系统:最常见恶心、呕吐、严重口干、食管出血、消化不良(停药率为 0.1%～0.5%)。常见便秘、腹泻,还可见胃肠出血(包括直肠出血)。此外,肝硬化腹水患者利尿过快可造成肝昏迷。

(8)血液:最常见低血容量(停药率为 0.1%～0.5%),还可见血栓形成。

(9)眼:罕见视觉障碍。

(10)耳:快速静脉注射或口服后可见耳鸣和听力下降(通常可恢复)。

(11)过敏反应:个别患者可出现皮肤过敏,偶见瘙痒、皮疹、光敏反应。

(12)其他:见洋地黄中毒症状。

【国外不良反应参考】(1)心血管系统:偶见体位性低血压。

(2)中枢神经系统:可见头痛、头晕、乏力、疲倦。

(3)代谢/内分泌系统:可见高尿酸血症、低钙血症。

(4)呼吸系统:可见鼻炎(2.8%)、咳嗽(2%)、咽喉痛(1.6%)。

(5)肌肉骨骼系统:偶见肌肉痉挛。

(6)泌尿生殖系统:6.7%的患者可见排尿过多(常因此停药),还可见轻微血肌酸酐、血尿素氮升高。

(7)胃肠道:可见恶心(2%)、腹泻(2%)、便秘(2%)、消化不良,发生以上不良反应时常停药。

(8)皮肤:偶见皮疹、紫癜。

【注意事项】(1)禁忌证:对本品或磺酰脲类药物过敏者;无尿患者;严重排尿困难(如前列腺肥大)的患者;低血压患者;低血容量、低钾或低钠血症患者;肝昏迷前期或肝昏迷患者。

(2)慎用:贫血患者;糖尿病患者;痛风或高尿酸血症患者;高脂血症患者;有胰腺炎病史者;肝脏疾病(肝硬化和腹水)患者;严重肾脏疾病患者(以上均为国外资料)。

(3)药物对儿童的影响:儿童用药安全性和有效性尚不明确,但有动脉导管未闭和透明膜病的早产儿因服用其他祥利尿药引起水肿的报道,也有报道患有透明膜病的早产儿服用其他祥利尿药后持续性动脉导管未闭的风险增加。儿童应慎用。

(4)药物对老人的影响:除与老年患者肾功能下降有关的肾清除率下降(但总血浆清除率和消除半衰期不变)外,本品在健康老年受试者中的药代动力学与健康成人相近。

(5)药物对妊娠的影响:动物实验显示,本品有生殖毒性,但人类临床实验尚不明确,孕妇用药应权衡利弊。美国药品和食品监督管理局(FDA)对本品的妊娠安全性分级为 B 级。

(6)药物对哺乳的影响:尚不明确本品是否泌入乳汁,哺乳期妇女慎用。

(7)用药前后及用药时应当检查或监测:患者应定期检查电解质(特别是血钾,还包括血钙、血镁等)、血尿素氮、肌酸酐、尿酸、血糖、血脂。

【药物相互作用】(1)本品与地高辛合用,本品 AUC 值增加 50%,而地高辛药代动力学无影响,但合用时无需调整本品剂量。

(2)本品可增强箭毒样肌松药、茶碱类药物的作用。

(3)本品可增强盐皮质激素、糖皮质激素、轻泻剂的钾消耗作用。

(4)本品引起的低血钾可加重强心苷类的不良反应。

(5)本品与洋地黄毒苷合用,可导致继发于低血钾和低血镁(可能)的洋地黄中毒。

(6)本品与酮色林合用,可导致室性心律失常。

(7)本品与血管紧张素转换酶(ACE)抑制药合用,可引起体位性低血压,此不良反应常为暂时性。

(8)已知其他利尿药可降低锂的肾清除率,可导致锂中毒,合用时应谨慎(尚缺乏本品与锂合用药物相互作用的研究)。

(9)本品在高剂量时可能加重氨基糖苷类抗生素(如卡那霉素、庆大霉素、妥布霉素)、头孢类抗生素、顺铂类药物的耳毒性与肾毒性。

(10)已知其他利尿药可增加依他尼酸的耳毒性,尤其是肾功能损伤患者(尚缺乏本品与上述药物的相互作用研究)。

(11)与螺内酯合用,本品药代动力学及利尿作用未见影响,但螺内酯肾清除率下降,AUC 值增加,但临床显示无需调整两药的剂量。

(12)本品与醛固酮拮抗药或保钾药物合用,可防止低钾血症和代谢性碱中毒。

(13)与丙磺舒合用,可降低本品药效,其机制在于,丙磺舒与本品竞争肾近曲小管的分泌。

(14)吲哚美辛可部分抑制本品促尿钠排泄作用[在限制钠摄取(50mEq/d)的患者中可观察到上述现象,但钠摄取正常(150mEq/d)的患者中无此现象]。

(15)有报道,非甾体类抗炎药可降低祥利尿药药效,而水杨酸类药物与本品竞争肾小管分泌,合用后水杨酸高剂量时可见到水杨酸毒性。

(16)动物试验示,与考来烯胺合用,可使本品口服吸收率下降,不推荐合用。

(17)本品可降低去甲肾上腺素、肾上腺素、抗糖尿病药物的作用。

(18)氯吡格雷可能干扰本品代谢,其机制在于氯吡格雷高浓度时可抑制细胞色素 P4502C9 系统介导的本药代谢。

(19)西咪替丁对本品的药代动力学及利尿作用未见影响。

(20)本品对苯丙香豆素及相关香豆素衍生物的抗凝作用未见影响。

(21)本品对格列苯脲、华法林与血浆蛋白的结合率未见影响。

(22)本品对卡维地洛的药代动力学未见影响。

(23)原发性高血压患者将本品与 β-肾上腺素受体阻断药、ACE 抑制药、钙通道阻断药合用,充血性心力衰竭患者将本品与洋地黄毒苷、ACE 抑制药和硝酸盐类合用,均未发现新的或预料之外的不良反应。

【药物-食物相互作用】食物可降低本品的吸收率。

【给药说明】(1)静脉注射时应缓慢,时间在 2 分钟以上,单次用药的剂量不可超过 200mg。

(2)如需长期用药,建议尽早从静脉给药转为口服给药。

(3)产生体液和电解质失衡、血容量不足、肾前性氮血症的患者,需停药直至症状恢复,然后在低剂量下重新使用本品。

（4）本品开始治疗前必须纠正排尿障碍，特别对老年患者或治疗开始时应监测电解质、血容量和血液浓缩的有关症状。

（5）肝硬化腹水患者应用本品进行利尿时，应住院治疗，这些患者如利尿过快，可造成严重的电解质紊乱和肝昏迷。

（6）前列腺肥大的患者排尿困难，使用本品尿量增多可导致尿潴留和膀胱扩张。

（7）用药时患者驾驶车辆或操作机械应谨慎。

（8）药物过量的表现：嗜睡、电解质紊乱和胃肠道症状。

（9）药物过量的处理：采用对症及支持疗法，及时补充体液及电解质，并对电解质进行监测。

【制剂规格】托拉塞米片：2.5mg；5mg；10mg；20mg。托拉塞米胶囊：10mg。贮法：遮光，密封，置干燥处保存。

托拉塞米注射液：1ml∶10mg；2ml∶20mg；5ml∶50mg。贮法：常温保存。

注射用托拉塞米：10mg；20mg。贮法：密闭，在阴凉干燥处保存。

其他：依托咪唑、莫唑胺、汞撒剂

二、中效能利尿剂

氢氯噻嗪　Hydrochlorothiazide

【商品名】氢氯苯噻，双氢克尿噻，双氢氯噻嗪，双氢氯散疾，双氢氯消疾。

【药物成分】氢氯噻嗪。

【性状】白色结晶性粉末；无臭，味微苦。在丙酮中溶解，在乙醇中微溶，在水、氯仿或乙醚中不溶。

【药理毒理】本品为噻嗪类利尿药，其作用表现为：

（1）对水、电解质排泄的影响，表现在本品可增加肾脏对尿钠、钾、氯、磷和镁等离子的排泄，减少对尿钙的排泄。本品主要抑制远曲小管前段和近曲小管（作用较轻）对氯化钠的重吸收，从而增加远曲小管和集合管的 Na^+-K^+ 交换，使 K^+ 分泌增多。本品作用机制尚未完全明了，其对近曲小管的作用可能与抑制碳酸酐酶的活性有关。本品还能抑制磷酸二酯酶活性，减少肾小管对脂肪酸的摄取和线粒体氧耗，从而抑制肾小管对 Na^+、Cl^- 的主动重吸收。除利尿排钠作用外，本品可能还有肾外作用机制参与降压，可能是增加胃肠道对 Na^+ 的排泄。

（2）本品对肾血流动力学和肾小球滤过功能也有影响。由于肾小管对水、Na^+ 的重吸收减少，肾小管内压力升高，以及流经远曲小管的水和 Na^+ 增多，刺激致密斑通过管-球反射，使肾内肾素、血管紧张素分泌增加，引起肾血管收缩，肾血流量下降，肾小球入球和出球小动脉收缩，肾小球滤过率也随之下降。由于本品使肾血流量和肾小球滤过率下降，以及对亨氏袢无作用，故本药利尿作用远不如髓袢利尿药。

【药代动力学】本品口服吸收迅速但不完全，生物利用度为 60%～80%。2 小时后产生利尿作用，达峰时间为 4 小时，3～6 小时后产生降压作用，作用持续时间 6～12 小时。本品部分与血浆蛋白结合，蛋白结合率为 40%，另部分进入红细胞、胎盘内。吸收后消除相开始阶段血药浓度下降较快，以后血药浓度下降明显减慢，可能是与后阶段药物进入红细胞内有关。本品半衰期为 15 小时，充血性心力衰竭、肾功能受损者半衰期延长。给药量的 50%～70% 以原形由尿液排出。

【适应证】（1）用于水肿性疾病（如充血性心力衰竭、肝硬化腹水、肾病综合征、急慢性肾炎水肿、慢性肾衰竭早期、肾上腺皮质激素和雌激素治疗所致的水钠潴留），可排泄体内过多的钠和水，减少细胞外液容量，消除水肿。

（2）用于原发性高血压，可单独应用于轻度高血压，或作为基础降压药与其他降压药配合使用。

（3）用于中枢性或肾性尿崩症。

（4）用于肾结石，主要是预防钙盐形成的结石。

【用法用量】（1）成人常规剂量，口服给药：

1）水肿性疾病：①一般用量　每日 25～100mg，分 1～3 次服用，需要时可增至每日 100～200mg，分 2～3 次服用。为预防电解质紊乱及血容量骤降，宜从小剂量（每日 12.5～25mg）用起，以后根据利尿情况逐步加量。近年多主张间歇用药，即隔日用药或每周 1～2 次用药，或连续服药 3～4 天，停药 3～4 天，以减少不良反应。②心源性水肿　开始用小剂量，每日 12.5～25mg，以免因盐及水分排泄过快而引起循环障碍或其他症状；同时注意调整洋地黄用量，以免因钾的丢失而导致洋地黄中毒。

2）高血压：单用本药时，每日25～100mg，分1～2次服用，并按降压效果调整剂量；与其他抗高血压药合用时，每次10mg，每日1～2次。

（2）老年人剂量：可从每次12.5mg，每日1次开始，并按降压效果调整剂量。

（3）儿童常规剂量：口服给药，每日1～2mg/kg或30～60mg/m²，分1～2次服用，并按疗效调整剂量。小于6个月的婴儿剂量可达每日3mg/kg。

【不良反应】本品大多数不良反应与剂量和疗程有关。

（1）代谢/内分泌系统：水、电解质紊乱较常见，表现为口干、恶心、呕吐和极度疲乏无力、肌肉痉挛、肌痛、腱反射消失等，应即停药或减量。包括：①低钾血症，是最常见的不良反应，与噻嗪类利尿药排钾作用有关，长期缺钾可损伤肾小管，严重失钾可引起肾小管上皮的空泡变化，以及引起严重快速性心律失常等异位心律。为预防应采取间歇疗法，或与保钾利尿药合用，或及时补充钾盐；②低氯性碱中毒或低氯、低钾性碱中毒，噻嗪类特别是氢氯噻嗪常明显增加氯化物的排泄；③低钠血症，亦不罕见，导致中枢神经系统症状及加重肾损害；④氮质血症，本品可降低肾小球滤过率，减少血容量，可加重氮质血症，对于肾功能严重损害者，可诱发肾衰竭；⑤升高血氨，本品有弱的抑制碳酸酐酶的作用，长期应用时，H^+分泌减少，尿液偏碱性。在碱性环境中，肾小管腔内的NH_3不能转变为NH_4^+排出体外，血氨随之升高。对于肝脏功能严重损害者，有诱发肝性脑病的危险；⑥脱水，可造成血容量和肾血流量减少，也可使肾小球滤过率降低；⑦其他，可见血钙浓度升高，血磷、镁及尿钙浓度降低。

本品可使糖耐量降低、血糖、尿糖升高，可能与抑制胰岛素释放有关。一般患者停药即可恢复，但糖尿病患者病情可加重。

本品可干扰肾小管排泄尿酸，引起高尿酸血症，一般患者为可逆性，临床意义不大；有痛风史者可致痛风发作，由于通常无关节疼痛，高尿酸血症易被忽视。长期用药可致血胆固醇、三酰甘油、低密度脂蛋白和极低密度脂蛋白水平升高，高密度脂蛋白降低，有促进动脉粥样硬化的可能。

（2）过敏反应：如皮疹、荨麻疹等，但较为少见。

（3）血液：少见中性粒细胞减少、血小板减少性紫癜等。

（4）其他：可见胆囊炎、胰腺炎、性功能减退、光敏性皮炎、色觉障碍等，但较罕见。曾有发生肝内阻塞性黄疸而致死的报道。长期应用可出现乏力、倦怠、眩晕、食欲缺乏、恶心、呕吐、腹泻及血压降低等症状，减量或调节电解质失衡后症状即可消失。

【注意事项】（1）交叉过敏：本品与磺胺类药物、呋塞米、布美他尼、碳酸酐酶抑制药等存在交叉过敏。

（2）禁忌证：对本品、磺胺类药物过敏者（国外资料）。

（3）慎用：无尿或严重肾功能减退者（本品大剂量应用时可致药物蓄积，毒性增加）；糖尿病患者；高尿酸血症或有痛风病史者；严重肝功能损害者（因本品可导致水、电解质紊乱，从而诱发肝性脑病）；高钙血症患者；低钠血症患者；红斑狼疮患者（因本品可加重病情或诱发狼疮活动）；胰腺炎患者；交感神经切除者（因本品可致降压作用加强）。

（4）药物对儿童的影响：儿童用药无特殊注意事项，但慎用于患有黄疸的婴儿，因本品可使血胆红素升高。

（5）药物对老人的影响：老年人应用本品较易发生低血压、电解质紊乱和肾功能损害。

（6）药物对妊娠的影响：本品能通过胎盘屏障，对高血压综合征无预防作用，且有可能使胎儿及新生儿产生黄疸、血小板减少等。虽然动物实验发现几倍于人类的剂量对胎仔尚未产生不良反应，但孕妇仍应慎用。美国食品药品管理局（FDA）对本品的妊娠安全性分为B级或D级。

（7）药物对哺乳的影响：本品可自乳汁分泌，故哺乳期妇女不宜服用。

（8）药物对检验值或诊断的影响：本品可干扰蛋白结合碘的测定。

（9）用药前后及用药时应当检查或监测：用药期间应随访检查血电解质、血糖、血尿酸、血肌酐、血尿素氮、血压。

【药物相互作用】（1）本品与降压药（如利舍平、胍乙啶、可乐定等）合用，利尿、降压作用均加强。

(2)本品与多巴胺合用,利尿作用加强。

(3)本品与单胺氧化酶抑制药合用,可加强降压效果。

(4)本品与阿替洛尔有协同降压作用,两药联用控制心率效果优于单独应用阿替洛尔。

(5)溴丙胺太林可明显增加本品的胃肠道吸收。

(6)本品与非去极化肌松药(如氯化筒箭毒碱)合用,可增强后者的作用。其机制与本品使血钾降低有关。

(7)本品与维生素D合用,可升高血钙浓度。

(8)本品与二氮嗪合用,可加重血糖增高。

(9)本品与β-肾上腺素受体阻断药合用,可增强对血脂、尿酸和血糖的影响。

(10)本品与锂制剂合用,可减少肾脏对锂的清除,升高血清锂浓度,加重锂的肾毒性。

(11)本品与碳酸氢钠合用,可增加发生低氯性碱中毒的危险。

(12)本品与金刚烷胺合用,可产生肾毒性。

(13)本品与酮色林合用,可发生室性心律不齐。

(14)本品与吩噻嗪类药物合用,可导致严重的低血压或休克。

(15)本品与巴比妥类药、血管紧张素转换酶抑制药合用,可引起体位性低血压。

(16)肾上腺皮质激素、促皮质素、雌激素、两性霉素B(静脉用药)等药物能降低本品的利尿作用,增加发生电解质紊乱(尤其是低钾血症)的危险。

(17)非甾体类解热镇痛药(尤其是吲哚美辛),能降低本品的利尿作用,其作用机制可能与前者抑制前列腺素合成有关;本品与吲哚美辛合用时,还可引起急性肾衰竭。本品与阿司匹林合用,可引起或加重痛风。

(18)考来烯胺(消胆胺)能减少胃肠道对本品的吸收,故应在口服考来烯胺1小时前或4小时后服用本品。

(19)本品与拟交感胺类药合用,利尿作用减弱。

(20)本品与氯磺丙脲合用,可降低血钠浓度。

(21)本品可降低抗凝药的抗凝作用,主要是因为利尿后机体血容量下降,血中凝血因子浓度升高,以及利尿使肝脏血液供应改善,合成凝血因子增多。

(22)本品可升高血糖水平,同用降血糖药时应注意调整剂量。

(23)本品与乌洛托品合用,乌洛托品转化为甲醛受抑制,疗效下降。

(24)因本品可干扰肾小管排泄尿酸,使血尿酸升高,故本品与抗痛风药合用时,应调整后者剂量。

(25)在用本品期间给予静脉麻醉药羟丁酸钠,或与利托君、洋地黄类药物、胺碘酮等合用可导致严重的低钾血症。本品引起的低血钾可增强洋地黄类药物、胺碘酮等的毒性。

(26)本品与甲氧苄啶合用,易发生低钠血症。

(27)本品可降低丙磺舒作用,故两药合用时应加大丙磺舒的用量。

(28)过多输入氯化钠溶液可消除本品的降压利尿作用。

【药物-酒精/尼古丁相互作用】乙醇与本品合用,因扩张血管降低循环血流量,易发生体位性低血压。

【药物-食物相互作用】(1)食物能增加本品吸收量,这可能与药物在小肠的滞留时间延长有关。

(2)咸食可拮抗本品的降压利尿作用。

【给药说明】(1)应从最小有效剂量开始用药,以减少不良反应的发生,减少反射性肾素和醛固酮分泌。

(2)每日用药1次时,应在早晨用药,以免夜间排尿次数增多。

(3)肾衰竭患者通常对本品不敏感。

(4)用药时应多食用含钾食物或钾盐,以防止血钾过低。有低钾血症倾向的患者,应酌情补钾或与保钾利尿药合用。补充钾盐时注意不要引起高血钾。

(5)高血压患者需做手术时,术前可不必停药。

(6)用药期间如发现有电解质失衡的早期症状(如口干、衰弱、嗜睡、肌痛、腱反射消失等),应立即减量或停药。

(7)停药时应逐渐减量,突然停药可能引起水、钠及氯的潴留。

(8)少尿或有严重肾功能障碍者,一般在最大剂量用药后24小时内如无利尿作用时应停用。

(9)药物过量:应尽早洗胃,给予对症支持处理,并密切随访血压、电解质和肾功能。

【制剂规格】氢氯噻嗪片:10mg;25mg;50mg。

【贮法】遮光,密闭保存。

环戊噻嗪　Cyclopenthiazide

【药物成分】环戊噻嗪。

【性状】白色片剂。

【药理毒理】本品为中效、噻嗪类利尿药,利尿效价较氢氯噻嗪强100倍,利尿作用机制参见"氢氯噻嗪"。对尿崩症患者,本品有抗利尿作用,能减少尿崩症患者的尿量。

【药代动力学】本品口服吸收完全,利尿作用开始于服药后1~2小时,约12小时作用达高峰,持续24~36小时。

【适应证】用于多种类型的水肿及高血压,也可用于尿崩症。

【用法用量】成人常规剂量,口服给药:利尿,每次0.25~0.5mg,每日1~2次;降压:每次0.125~0.25mg,每日1~2次,维持量每日0.25mg。

【不良反应】参见"氢氯噻嗪"。

【注意事项】(1)交叉过敏:本品与磺胺类药物、呋塞米、布美他尼、碳酸酐酶抑制药等有交叉过敏。

(2)禁忌证:肝昏迷或有肝昏迷趋势者;孕妇不宜使用;哺乳妇女不宜使用。

(3)慎用:肝功能减退者(因本品可导致水、电解质紊乱,从而诱发肝昏迷);肾功能减退者;高脂血症患者;高钙血症患者;低钠血症患者;糖尿病患者;高尿酸血症或有痛风病史者;红斑狼疮者(因本品可加重病情或诱发狼疮活动);胰腺炎患者;交感神经切除者(因本品可致降压作用加强)。

(4)药物对儿童的影响:因本类药可使血胆红素升高,故有黄疸的婴儿慎用本品。

(5)药物对老人的影响:老年患者应用本品较易发生低血压、电解质紊乱和肾功能损害。

(6)药物对妊娠的影响:本类药能通过胎盘屏障,虽然动物实验发现几倍于人类的剂量对胎仔尚未产生不良作用,但孕妇仍不宜使用。此外,本类药物对妊娠高血压综合征无预防作用。

(7)药物对哺乳的影响:动物实验显示本类药能经乳汁分泌,哺乳妇女不宜使用。

(8)用药前后及用药时应当检查或监测:用药期间随访检查血电解质、血糖、血尿酸、血肌酸酐、血尿素氮、血压。

【药物相互作用】参见"氢氯噻嗪"。

【给药说明】(1)应从最小有效剂量开始用药,以减少不良反应的发生,减少反射性肾素和醛固酮分泌。

(2)每日用药1次时,应早晨用药,以免夜间排尿次数增多。

(3)有低钾血症倾向的患者及长期或较大剂量服用者,应注意补钾或与保钾利尿药合用,以防止低血钾。

(4)间歇用药(非每日用药)能减少电解质紊乱发生的机会。突然停药可能引起钠、氯及水潴留,停药时应逐渐减量。

(5)用药期间如发现电解质失调的早期症状,如口干、衰弱、倦睡、肌痛、腱反射消失等,应立即停药或减量。

(6)药物过量时,应尽早洗胃,给予支持、对症治疗,并密切随访血压、电解质和肾功能。

【制剂规格】环戊噻嗪片:0.25mg;0.5mg。

【贮法】遮光,密闭,干燥处保存。

苄氟噻嗪　Bendroflumethiazide

【商品名】苄氟噻嗪、苄氟甲噻嗪、氟克尿噻。

【药物成分】苄氟噻嗪。

【性状】白色片剂。

【药代动力学】口服本药,吸收迅速而完全。口服后1~2小时起效,6~12小时作用达高峰,持续18小时以上。9名健康志愿者单剂口服10mg,平均血药浓度峰值为86ng/ml。药物血浆蛋白结合率高达94%,分布容积为1.48L/kg。大部分药物(其中30%为原形药)经肾排泄,少量经胆汁排出,半衰期为8.5小时。

【适应证】(1)用于水肿性疾病(如充血性心力衰竭、肝硬化腹水、肾病综合征、肾炎性水肿、慢性肾衰竭早期、经前期综合征及肾上腺皮质激素和雌激素治疗所致的水钠潴留),可排泄体内过多的钠和水,减少细胞外液容量,消除水肿。

(2)用于高血压(主要用于治疗原发性高血压),可单独或与其他降压药联合应用。

(3)用于中枢性或肾性尿崩症。

(4)用于肾结石,主要是预防钙盐形成的结石。

【用法用量】(1)成人常规剂量,口服给药:

1)水肿性疾病或尿崩症:初始剂量为每次2.5~10mg,每日1~2次,或隔日服用,或1周连续服用3~5天。维持剂量为每次2.5~5mg,每日1次,或隔日1次,或1周连续服用3~5天。

2)高血压:每日2.5~20mg,分1~2次服用,并酌情调整剂量。

(2)儿童常规剂量,口服给药:

1)水肿性疾病或尿崩症:初始剂量为每日0.4mg/kg或12mg/m²,分1~2次服用。维持剂量为每日0.05~0.1mg/kg或1.5~3mg/m²。

2)高血压:初始剂量为每日0.05~0.4mg/kg或1.5~12mg/m²,分1~2次服用,并酌情调整剂量。

【国外用法用量参考】(1)成人常规剂量,口服给药:

1)水肿:最初治疗剂量每日可达20mg,分1~2次服用。维持剂量为每日单剂2.5~5mg。为减少电解质失衡的发生,可进行间歇治疗;间歇治疗可隔日给药或1周连续给药3~5天。

2)高血压:推荐的初始剂量为每日5~20mg,分1~2次服用;常用的维持剂量为每日2.5~15mg。

(2)老年人剂量:老年患者应使用低的初始剂量(1.25~2.5mg),且滴注速度应较年轻人慢。

(3)儿童常规剂量:儿科患者使用本品的安全性和有效性尚未确立。口服给药。水肿和高血压:推荐的初始剂量为每日12mg/m²(或每日可达0.4mg/kg),分1~2次服用。常用的维持剂量为初始剂量的1/8~3/4,分1~2次服用。

【不良反应】本药不良反应与"氢氯噻嗪"相似。

【国外不良反应参考】(1)心血管系统:可发生体位性低血压,尤其是与其他药物或乙醇合用时,也可引起心律失常(继发于电解质紊乱)。

(2)中枢神经系统:有报道,可出现眩晕、头痛和头昏。

(3)代谢/内分泌系统:用药后可能出现高血糖症、代谢性酸中毒、低钠血症(特别是肾功能损害者)、高尿酸血症及血钙浓度升高等。

(4)呼吸系统:可导致呼吸窘迫和肺炎。

(5)肌肉骨骼系统:可见肌肉痉挛、肌无力或坐立不安。

(6)泌尿生殖系统:有用药后出现糖尿病的报道。

(7)肝脏:据报道,可引起肝炎和肝内胆汁淤积性黄疸。

(8)胃肠道:可见恶心、呕吐、食欲缺乏、胃刺激、痉挛、腹胀、腹泻、便秘、胰腺炎和唾液腺炎等。

(9)血液:有引起白细胞减少、粒细胞缺乏、血小板减少、再生障碍性贫血和溶血性贫血的报道。

(10)皮肤:可见紫癜、剥脱性皮炎、瘀斑、瘙痒、荨麻疹和坏死性脉管炎等。有发生变应性接触性皮炎的个案报道。

(11)眼:可引起视力模糊和黄视症。

(12)过敏反应:偶见过敏反应。

【注意事项】(1)交叉过敏:本品与磺胺类药物、呋塞米、布美他尼、碳酸酐酶抑制药有交叉过敏。

(2)禁忌证:对本品或磺胺类药物过敏者(国外资料);无尿患者(国外资料);肝昏迷或有肝昏迷趋势者;哺乳妇女不宜服用。

(3)慎用:肾功能减退者(本品大剂量应用时可致药物蓄积,毒性增加);肝功能损害者(因本品可导致水、电解质紊乱,从而诱发肝昏迷);胰腺炎患者;糖尿病患者;高尿酸血症或有痛风病史者;红斑狼疮患者(因本品可加重病情或诱发狼疮活动);电解质失调(如低钾血症、低钠血症、高钙血症)患者;交感神经切除者(因本品可致降压作用加强)。

(4)药物对儿童的影响:本类药物可使血胆红素升高,有黄疸的婴儿应慎用。国外有资料显示,儿科患者使用本品的安全性和有效性尚未确立。

(5)药物对老人的影响:老年患者用药较易发生低血压、电解质紊乱和肾功能损害。

(6)药物对妊娠的影响:本品能通过胎盘屏障,孕妇使用应慎重。国外资料提示,妊娠期间使用噻嗪类药物将引发多种并发症(包括电解质失调、高血糖症、高尿酸血症,罕见胰腺炎),从而对胎儿产生不良效应,包括死胎、出生体重降低及新生儿低血糖、高胆红素血症和伴血小板减少的骨髓抑制。新生儿由于盐和水的缺失尚可发生低钠血症。美国药品和食品监督管理局(FDA)对本品的妊娠安全性分级为 C 级。

(7) 药物对哺乳的影响：动物试验显示，本类药物能经乳汁分泌，哺乳妇女不宜服用。

(8) 用药前后及用药时应当检查或监测：用药期间随访检查血电解质、血糖、血尿酸、血肌酸酐、尿素氮、血压等。

【给药说明】(1) 应从最小有效剂量开始用药，以减少不良反应的发生，减少反射性肾素和醛固酮分泌。

(2) 与降压药合用时，可减少本药剂量。

(3) 每日用药 1 次时，应早晨用药，以免夜间排尿次数增多。

(4) 用药期间不必忌盐，并注意纠正电解质失调；长期服药者应给予钾盐；有低钾血症倾向的患者，应酌情补钾或与保钾利尿药合用。

(5) 间歇用药（非每日用药）能减少电解质紊乱的发生。突然停药可能引起钠、氯及水潴留，故停药时应逐渐减量。

(6) 如出现电解质失衡的早期症状（如口干、衰弱、倦睡、肌痛、腱反射消失等），应立即减量或停药。

(7) 药物过量时，应尽早洗胃，给予支持、对症治疗，并密切随访血压、电解质和肾功能。

【制剂规格】苄氟噻嗪片：2.5mg；5mg；10mg。

【贮法】遮光，密封保存。

美托拉宗　Metolazone

【商品名】甲苯喹唑酮，美托法宗，美扎拉宗。

【药理毒理】本品化学结构虽与噻嗪类不同，但利尿作用与氢氯噻嗪相似，通过阻断远端肾小管的水钠重吸收，从而增加尿量。本品无碳酸酐酶抑制作用。

【药代动力学】本品口服吸收迅速但不完全（约64%）。口服给药可在 30～60 分钟内起效，单剂药效可持续 3～5 小时。达峰时间 2～4 小时，曲线下面积为 185(mg·h)/ml。口服生物利用度为 40%～65%。本品在体内广泛与血浆蛋白及红细胞结合，蛋白结合率为 95%。主要经肾排泄（大部分为原型，小部分为无活性代谢物），少量经胆汁排泄，可通过胎盘，也可分泌入乳汁。消除半衰期为 8～14 小时。血液透析不能清除本品。

【适应证】用于水肿性疾病（包括充血性心力衰竭、肾功能不全所致水肿）。用于治疗高血压。

【用法用量】成人常规剂量，口服给药。

(1) 水肿：起始剂量为每次 5～10mg，每日 1 次，必要时用量每日可达 20mg 或更大剂量，但每日不宜大于 80mg。

(2) 高血压：每次 2.5～5mg，每日 1 次，可单用或与其他降压药合用。

【国外用法用量参考】成人常规剂量，口服给药。

(1) 水肿：用于心源性水肿及肾性水肿，起始剂量为每日 5～20mg，每日 1 次。

(2) 高血压：起始剂量为每次 2.5～5mg，每日 1 次；维持剂量为每次 5～20mg，每日 1 次。

肾功能不全者，无需调整剂量。

血液透析者，每次透析后，无需补充剂量。

【不良反应】本品不良反应与氢氯噻嗪相似，个别可出现心悸、胸痛、室颤等。

【国外不良反应参考】(1) 心血管系统：偶见体位性低血压。有胸痛、静脉栓塞、心悸、坏死性脉管炎的报道。

(2) 精神神经系统：有虚弱、头痛、头晕、眩晕、晕厥、肌肉痉挛、意识模糊、癫痫发作、精神抑郁的报道。

(3) 代谢/内分泌系统：可有血钾降低、血钠降低、血钙升高、血尿酸升高、血糖升高。

(4) 泌尿生殖系统：有遗尿、阳痿的报道。

(5) 肝脏：有肝炎、肝内胆汁淤积性黄疸的报道。

(6) 胃肠道：有胰腺炎的个案报道。

(7) 血液：可能导致中性粒细胞减少、贫血。

(8) 皮肤：有发生结节样皮疹的报道。

【注意事项】(1) 交叉过敏：本品与磺胺类药物、噻嗪类药物、喹乙宗可能存在交叉过敏。

(2) 禁忌证：对本品或磺胺类药物过敏者（国外资料）；无尿者（国外资料）；肝昏迷前期及肝昏迷患者。

(3) 慎用：糖尿病患者；电解质紊乱患者；高尿酸血症或痛风患者；肝功能不全患者；肾功能不全患者；低血压患者；系统性红斑狼疮患者（以上均为国外资料）。

(4)药物对儿童的影响:儿童用药的安全性及有效性尚未确定,儿童不宜使用。

(5)药物对妊娠的影响:本品可通过胎盘,国内有资料认为孕妇不宜使用。美国食品药品管理局(FDA)对本品的妊娠安全性分级为B级。

(6)药物对哺乳的影响:本药可自乳汁分泌,哺乳妇女不宜使用。

(7)用药前后及用药时应当检查或监测:水肿患者应监测尿量改变及体重变化情况。必要时应监测血、尿电解质平衡情况。

【给药说明】(1)有无过敏史或哮喘史者均可能出现敏感性反应,故用药应谨慎。

(2)本品不同于氢氯噻嗪,不会降低肾血流量及肾小球滤过率,严重肾功能损害者(如肾小球滤过率<20ml/分钟者)尚可使用,但肾小球滤过率<10ml/分钟者疗效差。

【制剂规格】美托拉宗片:2.5mg;5mg;10mg。

【贮法】密闭保存。

甲氯噻嗪　Methyclothiazide

【商品名】降压利,氯甲氢氧噻嗪,因得隆,Aquatensen,Duretic,Enduron,Methyclothiazidum,Naturon,Thiazidil。

【药代动力学】本品口服后2小时起效,6小时达血药浓度峰值,作用可持续24小时以上。由肾近曲小管排出,排泄较慢,故作用时间较长。

【适应证】(1)适用于水肿性疾病(如充血性心力衰竭、肝硬化腹水、肾病综合征、急慢性肾炎水肿、慢性肾衰竭早期、肾上腺皮质激素和雌激素治疗所致的水钠潴留),以排泄体内过多的钠和水,减少细胞外液容量,消除水肿。

(2)用于原发性高血压。

(3)治疗中枢性或肾性尿崩症。

(4)用于肾结石,主要预防钙盐形成的结石。

【用法用量】

(1)成人常规剂量:口服给药。

利尿,每次2.5~10mg,每日1次;降压,每次2.5~5mg,每日1次。

(2)儿童常规剂量:口服给药,每日0.05~0.2mg/kg。

【不良反应】参见"氢氯噻嗪"。

【注意事项】(1)交叉过敏:本品与磺胺类药物、呋塞米、布美他尼、碳酸酐酶抑制药等有交叉过敏反应。

(2)禁忌证:对本品、磺酰胺类药物过敏者(国外资料);无尿患者(国外资料)。

(3)慎用:严重肾功能减退者(因本药疗效差,大剂量应用时可致药物蓄积,毒性增加);糖尿病患者;高尿酸血症或有痛风病史者;严重肝功能损害者(因本品可导致水、电解质紊乱,从而诱发肝性脑病);高钙血症患者;低钠血症患者;红斑狼疮患者(因本品可加重病情或诱发狼疮活动);胰腺炎患者;交感神经切除者(因本品可致降压作用加强)。

(4)药物对儿童的影响:儿童用药无特殊注意事项,但慎用于患有黄疸的婴儿,因本品可使血胆红素升高。

(5)药物对老人的影响:老年人应用本品较易发生低血压、电解质紊乱和肾功能损害。

(6)药物对妊娠的影响:本品能通过胎盘屏障,动物实验发现几倍于人类的剂量对胎仔尚未产生不良作用,但孕妇仍应慎用。美国食品药品管理局(FDA)对本品的妊娠安全性分为B级或D级。

(7)药物对哺乳的影响:本品可自乳汁分泌,哺乳妇女不宜应用。

(8)用药前后及用药时应当检查或监测:用药期间随访检查血电解质、血糖、血尿酸、血肌酸酐、尿素氮及血压。

【制剂规格】甲氯噻嗪片:2.5mg;5mg。

泊利噻嗪　Polythiazide

【商品名】多噻嗪,三氟硫醚甲噻嗪。

【药代动力学】本品口服后2小时起效,5小时达血药浓度峰值(3ng/ml),6小时达最大效应,作用可持续24~48小时。蛋白结合率为80%,分布容积为4L/kg,血浆半衰期为25.7小时,约25%经肾脏排泄。

【适应证】(1)用于水肿性疾病(如充血性心力衰竭、肝硬化腹水、肾病综合征、肾炎性水肿、慢性肾衰竭不全代偿期、肾上腺皮质激素和雌激素治疗所致的水钠潴留),可排泄体内过多的钠和水,减少细胞外液容量,消除水肿。

(2)用于原发性高血压,一般与降压药合用。

(3)用于中枢性或肾性尿崩症。

(4)用于肾结石,主要是预防钙盐形成的结石。

【用法用量】成人常规剂量,口服给药。

(1)水肿性疾病:开始剂量为每次1～4mg,每日1次;维持量为每日1～2mg,某些患者维持量可每日达到4mg。

(2)降压:每次2～4mg。

【注意事项】(1)交叉过敏:本品与磺胺类药物、呋塞米、布美他尼、碳酸酐酶抑制药等有交叉过敏。

(2)禁忌证:对本品、磺胺类药物过敏者(国外资料);孕妇不应使用;哺乳妇女不宜使用。

(3)慎用:无尿或严重肾功能减退者(本品大剂量应用时可致药物蓄积,毒性增加);糖尿病患者;高尿酸血症或有痛风病史者;严重肝功能损害者(因本品可导致水、电解质紊乱,从而诱发肝性脑病);高钙血症患者;低钠血症患者;红斑狼疮患者(因本品可加重病情或诱发狼疮活动);胰腺炎患者;交感神经切除者(因本品可致降压作用加强)。

(4)药物对儿童的影响:儿童用药无特殊注意事项,但慎用于患有黄疸的婴儿,因本品可使血胆红素升高。

(5)药物对老人的影响:老年人应用本品较易发生低血压、电解质紊乱和肾功能损害。

(6)药物对妊娠的影响:本品能通过胎盘屏障,可能使胎儿、新生儿产生黄疸、血小板减少等。虽然动物实验发现几倍于人类的剂量对胎仔尚未产生不良作用,但孕妇不应使用。美国食品药品管理局(FDA)对本品的妊娠安全性分级为D级。

(7)药物对哺乳的影响:动物实验显示,本类药能经乳汁分泌,哺乳妇女不宜服用。

(8)用药前后及用药时应当检查或监测:用药期间随访检查血电解质、血糖、血尿酸、血肌酸酐、血尿素氮、血压。

【制剂规格】泊利噻嗪片:1mg;2mg;4mg。

三氯噻嗪 Trichlormethiazide

【适应证】临床上用于各种水肿(以对心脏性水肿疗效较好)、各期高血压及尿崩症。治疗高血压一般与降压药合用。

【用法用量】口服。利尿:每次2～4mg,每日2次,显效后改为每次1～2mg,每日1次。

【规格】片剂:2mg;4mg。

环噻嗪 Cyclothiazide

【商品名】环己氯噻嗪,茚烯氯噻嗪。

【药代动力学】口服本品后6小时内开始发挥利尿作用,可持续18～24小时;降压作用则在服药后4周内起效。

【适应证】(1)用于水肿性疾病(如充血性心力衰竭、肝硬化腹水、肾病综合征、肾炎性水肿、慢性肾衰竭早期、肾上腺皮质激素和雌激素治疗所致的水钠潴留),可排泄体内过多的钠和水,减少细胞外液容量,消除水肿。

(2)用于原发性高血压,一般与降压药合用。

(3)用于中枢性或肾性尿崩症。

(4)用于肾结石,主要是预防钙盐形成的结石。

【用法用量】成人常规剂量,口服给药。

(1)利尿:开始剂量为每日1～2mg,维持量为每2～3日服用1～2mg。

(2)降压:每次2mg,每日1～3次。

【国外用法用量参考】(1)成人常规剂量:口服给药。

1)水肿性疾病:开始每次1～2mg,每日1次,宜早晨服用以减少夜尿。维持治疗时,通常每次1～2mg,每2日1次(或每周2～3次)的剂量已足够。

2)高血压:通常每日2mg,也可能需增至每日4～6mg。

(2)儿童常规剂量:口服给药,每次0.02～0.04mg/kg(或0.6～1.2mg/m²),每日1次,早晨服用。如需要,剂量可下调。

【注意事项】(1)交叉过敏:本品与磺胺类药物、呋塞米、布美他尼、碳酸酐酶抑制药等有交叉过敏。

(2)禁忌证:对本品、磺胺类药物过敏者(国外资料);孕妇不应使用;哺乳妇女不宜使用。

(3)慎用:无尿或严重肾功能减退者(本品大剂量应用时可致药物蓄积,毒性增加);糖尿病患者;高尿酸血症或有痛风病史者;严重肝功能损害者(因本品可导致水、电解质紊乱,从而诱发肝性脑病);高钙血症患者;低钠血症患者;红斑狼疮患者(因本品可加重病情或诱发狼疮活动);胰腺炎患者;交感神经切除者(因本品可致降压作用加强)。

(4)药物对儿童的影响:儿童用药无特殊注意事项,但慎用于患有黄疸的婴儿,因本品可使血胆红素升高。

(5)药物对老人的影响:老年人应用本品较易发生低血压、电解质紊乱和肾功能损害。

(6)药物对妊娠的影响:本品能通过胎盘屏障,可能使胎儿、新生儿产生黄疸、血小板减少等。虽然动物实验发现几倍于人类的剂量对胎仔尚未产生不良作用,但孕妇仍不应使用。美国药品和食品管理局(FDA)对本品的妊娠安全性分级为D级。

(7)药物对哺乳的影响:本品可经乳汁分泌,故哺乳妇女不宜使用。

(8)用药前后及用药时应当检查或监测:用药期间随访检查血电解质、血糖、血尿酸、血肌酸酐、血尿素氮、血压。

【制剂规格】环噻嗪片:1mg。

氢氟噻嗪 Hydroflumethiazide

【商品名】氢三氟甲噻嗪,氢氟甲噻嗪。

【药理毒理】本品为噻嗪类利尿药,利尿强度与氢氯噻嗪相似,其作用表现为:

(1)对水、电解质排泄的影响:本品可使尿钠、钾、氯、磷和镁等离子排泄增加,而尿钙排泄减少。药物主要抑制远曲小管前段和近曲小管(作用较轻)对氯化钠的重吸收,从而增加远曲小管和集合管的Na^+-K^+交换,使K^+分泌增多。本品作用机制尚未完全明了,其对近曲小管的作用可能与抑制碳酸酐酶活性有关。本品还能抑制磷酸二酯酶活性,减少肾小管对脂肪酸的摄取和线粒体氧耗,从而抑制肾小管对Na^+、Cl^-的主动重吸收。除利尿排钠作用外,本品可能还有肾外作用机制参与降压。

(2)对肾血流动力学和肾小球滤过功能的影响:由于肾小管对水、Na^+的重吸收减少,肾小管内压力升高,以及流经远曲小管的水和Na^+增多,刺激致密斑,通过球-管反射使肾内肾素、血管紧张素分泌增加,引起肾血管收缩,肾血流量下降,肾小球入球和出球小动脉收缩,肾小球滤过率也随之下降。由于本品使肾血流量和肾小球滤过率下降,且对亨氏袢无作用,故利尿作用远不如袢利尿药。

【药代动力学】本品口服吸收快速但不完全。给予12名健康志愿者单次口服100mg,平均达峰时间为2.7小时,平均血药浓度峰值为280ng/ml。服药后2小时内产生利尿作用,4小时达最大利尿效应,单剂服药后利尿作用持续12~24小时。代谢物之一可与红细胞广泛结合,单次口服100mg的平均分布容积为3.49L/kg。药物主要由近曲小管分泌排出,给药后24小时内随尿排出给药量的46.7%,6小时内经胆汁排泄0.051%。母体化合物的消除半衰期为2~17小时。

【适应证】(1)用于水肿性疾病(如充血性心力衰竭、肝硬化腹水、肾病综合征、急慢性肾炎水肿、慢性肾衰竭早期、肾上腺皮质激素和雌激素治疗所致的水钠潴留),排泄体内过多的钠和水,减少细胞外液容量,消除水肿。

(2)用于原发性高血压。单独应用对部分轻症高血压有降压作用,一般与降压药合用。

(3)用于中枢性或肾性尿崩症。

(4)用于肾结石。主要用于预防钙盐结石的形成。

【用法用量】

(1)成人常规剂量:口服给药。利尿、降压:每日50~200mg。一次量不得超过100mg,一日量不得超过200mg。

(2)儿童常规剂量:口服给药。开始按每日1mg/kg给药,维持量酌情调整。

【国外用法用量参考】(1)成人常规剂量:口服给药。

1)水肿:常用口服初始剂量为每次50mg,每日1~2次。如日剂量超过100mg,应分2次服用。常用维持剂量为每日25~200mg。

2)高血压:初始剂量为每次50mg,每日2次。维持剂量应根据患者反应进行调整,常用剂量为一日50~100mg,最大剂量每日可达200mg。

肾功能不全时剂量:肾衰竭患者通常对噻嗪类利尿药无反应。噻嗪类利尿药不应用于血清肌酸酐高于2.5mg/dl(221mmol/L)的患者。

(2)儿童常规剂量:口服给药。虽然制造商指出儿童使用本品的安全性和有效性尚未确立,但已有推荐口服剂量为每24小时1mg/kg,维持治疗剂量减少。

肾功能不全时剂量:同成人。

【不良反应】本品大多数不良反应与剂量和疗程有关。

（1）较常见水、电解质紊乱，表现为口干、烦渴、肌肉痉挛、恶心、呕吐和极度疲乏无力等。包括：①低钾血症，较易发生，与本品排钾作用有关，长期缺钾可损伤肾小管，严重低钾可引起肾小管上皮细胞的空泡变化，以及引起异位心律，如严重快速性心律失常等；②低氯性碱中毒或低氯、低钾性碱中毒（因本品常明显增加氯化物的排泄）；③低钠血症，亦不罕见，如同时限制钠盐摄入则可能出现，可诱发中枢神经系统症状及加重肾脏损害；④血钙升高；⑤脱水，导致血容量和肾血流量减少，亦可引起肾小球滤过率降低。

（2）可见：①高糖血症，噻嗪类利尿药可使糖耐量降低，血糖升高，可能与抑制胰岛素释放有关；②高尿酸血症。噻嗪类利尿药可干扰肾小管排泄尿酸，少数可诱发痛风发作。由于通常无关节疼痛，故高尿酸血症易被忽视；③高胆红素血症；④血脂改变，本品可能使总胆固醇、低密度脂蛋白和三酰甘油浓度升高。

（3）较少见皮疹、荨麻疹等过敏反应。

（4）少见白细胞减少或缺乏、血小板减少性紫癜等。

（5）较罕见胆囊炎、胰腺炎、性功能减退、光敏感、色觉障碍等。

【国外不良反应参考】（1）心血管系统：可出现继发于电解质缺失的心律失常，有引起体位性低血压的报道。

（2）中枢神经系统：有引起眩晕、头痛、感觉异常和黄视症的报道。

（3）代谢/内分泌系统：可见高糖血症、高尿酸血症、高钙血症、低钾血症、低镁血症和低钠血症，应监测血钾。

（4）肌肉骨骼系统：可见肌无力和肌痉挛。

（5）泌尿生殖系统：可能出现糖尿。

（6）胃肠道：有引起食欲缺乏、恶心、呕吐、胃刺激、腹部绞痛、便秘、腹泻、黄疸和胰腺炎的报道。

（7）血液：可能引起粒细胞缺乏、再生障碍性贫血、白细胞减少和血小板减少。

（8）皮肤：可见坏死性脉管炎、光过敏反应、紫癜、皮疹和荨麻疹，亦可激活或加重系统性红斑狼疮。

（9）过敏反应：可见变态反应，尤其是有磺胺衍生物过敏史的患者。

【注意事项】（1）交叉过敏：与磺胺类药物、呋塞米、布美他尼、碳酸酐酶抑制药有交叉过敏。

（2）禁忌证：对本品或磺胺类药物过敏者（国外资料）；无尿患者（国外资料）。

（3）慎用：糖尿病患者；高尿酸血症或有痛风史者；红斑狼疮患者（可加重病情或诱发活动）；胰腺炎患者；交感神经切除者（可使降压作用加强）；电解质失衡者（如低钾血症、低钠血症、高钙血症）；肾脏疾病患者（可促成氮质血症）（国外资料）；肝病患者（国外资料）。

（4）药物对儿童的影响：本类药可使血胆红素升高，有黄疸的婴儿慎用。

（5）药物对老人的影响：老年人应用本类药物较易发生低血压、电解质紊乱和肾功能损害。

（6）药物对妊娠的影响：动物研究显示，本品对胎儿有不良效应（致畸、胚胎死亡等），仅在药物的潜在利益足以抵偿对胎儿的潜在危险时才使用本品。美国药品和食品管理局（FDA）对本品的妊娠安全性分级为C级。此外，噻嗪类利尿药对妊娠高血压综合征无预防作用。

（7）药物对哺乳的影响：本品可分泌入人类乳汁，哺乳妇女不宜服用。

（8）用药前后及用药时应当检查或监测：应随访检查血压、血电解质、血糖、血尿酸、血肌酸酐、尿素氮、蛋白尿、尿排泄率与排出量、体重变化、心电图、超声心动描记术等。

（9）其余参见"氢氯噻嗪"。

【药物相互作用】（1）丙磺舒可抑制本品经肾小管的排泄，升高本品的血药浓度，联用期间应继续常规监测利尿效应。

（2）本品与多巴胺合用，利尿作用加强。

（3）本品与单胺氧化酶抑制剂合用，可增强降压效应。

（4）本品与降压药合用，利尿、降压作用均加强。如与血管紧张素转换酶抑制剂（ACEI）合用，由于血管舒张和血管内血容量相对不足，可致体位性低血压；合用时ACEI的起始剂量应非常低，并于晚间服用，同时于首剂后4小时内密切监测血压。此外,应规律监测低血压、体液状态和体重,直至剂量调整后 2 周。

(5) 与骨化三醇合用,两者对钙代谢的效应叠加,可能引起高钙血症,合用时应谨慎。

(6) 与吩噻嗪类药物合用,可导致严重低血压或休克。

(7) 本品可致钙排泄减少,与碳酸钙合用可引起奶-碱综合征(高钙血症、代谢性碱中毒、肾衰竭)。因此,本品治疗期间避免过度摄入任何形式的钙(如制酸剂、牛奶制品)。如患者必须钙替补疗法,应监测血钙水平和(或)甲状旁腺功能。

(8) 本品与二氮嗪合用,可致高糖血症。噻嗪类利尿药应避免与二氮嗪联用。必须联用时,应频繁监测血糖,并根据血糖减少两药(或其中之一)的剂量。

(9) 本品与棉酚合用,可致低钾血症的风险升高,两药应尽量避免联用。如治疗开始时两者合用,应每周监测血钾水平,至少 4 周,随后于持续治疗期每月监测血钾水平。

(10) 本品与碳酸氢钠合用,发生低氯性碱中毒机会增加。

(11) 本品与氯磺丙脲合用,可降低血钠。

(12) 洋地黄糖苷与排钾利尿药同用是洋地黄中毒(恶心、呕吐、心律失常)的最常见原因。其可能机制为利尿药诱导的低钾血症和低镁血症可增强心脏(糖)苷对 Na^+-K^+-ATP 酶的抑制。两者合用时,应监测心电图的失钾征象,并嘱患者添加富含钾的食物或使用钾补充剂(即使血钾水平正常时),或联合使用保钾和排钾利尿药。

(13) 本品与多非利特(或索他洛尔)合用,后者的心脏毒性(QT 间期延长、尖端扭转、心脏停搏)风险升高。因此,两者联用应谨慎,应监测多非利特(或索他洛尔)的毒性征象,如 QT 间期延长、晕厥、眩晕和心动过速。

(14) 本品与氟哌利多合用,两者的心脏效应叠加,可致心脏毒性风险升高(QT 间期延长、尖端扭转、心脏停搏),两者联用应非常谨慎。

(15) 本品与左美沙朵(Levomethadyl)(或三氧化二砷)合用,QT 间期延长的风险升高,两者联用应非常谨慎。

(16) 本品与酮色林合用,可致室性心律失常。其机制可能为本品诱导低钾血症和两药的 QT 延长作用叠加所致。必须合用时,应监测 QT 间期是否延长。建议用保钾利尿药替换本品。

(17) 本品与甘草合用,可致低钾血症的风险升高(甘草引起的假性醛固酮症亦可导致低钾血症)、利尿效应降低。利尿药应避免与甘草联用。

(18) 肾上腺皮质激素、促肾上腺皮质激素、雌激素、两性霉素 B(静脉用药)等可降低噻嗪类药物的利尿作用,升高电解质紊乱的风险,尤其是低钾血症。

(19) 本品与锂合用,可致后者的清除率降低、浓度升高、毒性(虚弱、震颤、过度口渴、意识错乱)增强。故使用锂的患者增加或停用本品的最初 5~7 天内应监测血锂水平,随后亦应周期性监测,且两药同用时可能需降低锂的剂量。

(20) 本品与非去极化肌松药(如氯化筒箭毒碱)合用,可增强后者的作用,其机制与本品使血钾下降有关。

(21) 本品与考来烯胺合用,可减少胃肠道对本品的吸收,故应在口服考来烯胺 1 小时前或 4 小时后服用本品。

(22) 麻黄中麻黄碱和伪麻黄碱的拟交感神经活性可拮抗本品的降压效应,不推荐使用抗高血压药的患者联合使用麻黄。

(23) 非甾体类抗炎药可减少肾脏前列腺素的产生,降低本品的利尿和抗高血压效应。合用时应监测血压、体重,以及尿量的减少和水肿的加重。如与阿司匹林合用,因两者均升高血尿酸,还可引起或加重痛风。

(24) 育亨宾可增加去甲肾上腺素的释放,降低利尿效应。故利尿药应避免与育亨宾同用。

(25) 本品与拟交感胺类药物合用,利尿效应降低。

(26) 本品与银杏属合用,可致血压升高,应严密监测血压。

(27) 本品与抗凝药合用,可致抗凝作用减弱。其机制主要是利尿后机体血浆容量下降,血中凝血因子水平升高,以及利尿使肝脏血液供应改善,合成凝血因子增多所致。

(28) 本品与降糖药合用,可降低降糖药的作用。

(29)本品与乌洛托品合用,可抑制乌洛托品转化为甲醛,降低其疗效。

(30)本品与抗痛风药合用,后者应调整剂量。

(31)本品与胺碘酮合用,应慎防因低钾血症引起的不良反应。

(32)本品与卟菲尔钠合用,可致光敏感组织出现细胞内过度损伤。对同用噻嗪化物和光动力疗法的患者,在接受卟菲尔钠后30天内,应避免将皮肤和眼睛直接暴露于阳光或室内亮光下。采用遮光措施不能防御光敏反应。

(33)本品与金刚烷胺合用,可出现肾毒性。

【给药说明】(1)应从最小有效剂量开始用药,以减少不良反应的发生,减少反射性肾素和醛固酮分泌。

(2)每日用药1次时,应在早晨用药,以免夜间排尿次数增多。

(3)间歇用药(非每日用药)能减少电解质紊乱发生的机会。

(4)有低钾血症倾向的患者,应酌情补钾,或与保钾利尿药合用。

(5)药物过量时,应尽早洗胃,给予对症、支持治疗,并密切随访血压、电解质和肾功能。

(6)其余参见"氢氯噻嗪"。

【制剂规格】氢氟噻嗪片:25mg;50mg。

【贮法】避光保存。

苄噻嗪 Benzthiazide

【商品名】苯噻嗪,苄硫醚氯噻嗪。

【药代动力学】本品口服后2小时起效,4~6小时达最大效应,作用可持续12~18小时,生物利用度为25%。肾脏排泄率为1%~4%,几乎完全以原形随尿液排出。

【用法用量】(1)成人常规剂量:口服给药。

1)水肿性疾病:初始剂量为每日50~200mg,维持量为每日50~150mg,当剂量超过100mg时应分次服用。每日用量不应超过200mg。

2)降压:初始剂量为每日50~200mg,维持量根据反应可每次给予50mg,每日2~4次。每日用量不应超过200mg。

(2)老年人剂量:初始剂量为每次12.5~25mg。

(3)儿童常规剂量:口服给药。每日1~4mg/kg,分次给药。

【适应证】(1)适用于水肿性疾病,如充血性心力衰竭、肝硬化腹水、肾病综合征、肾炎性水肿、慢性肾功能不全代偿期、肾上腺皮质激素和雌激素治疗所致的水、钠潴留,以排泄体内过多的钠和水,减少细胞外液容量,消除水肿。

(2)用于原发性高血压。

(3)治疗中枢性或肾性尿崩症。

(4)用于肾结石,主要预防钙盐形成的结石。

【注意事项】(1)交叉过敏:本品与磺胺类药物、呋塞米、布美他尼、碳酸酐酶抑制药等有交叉过敏反应。

(2)禁忌证:对本药及磺酰胺类药物过敏者(国外资料);肝性脑病患者(国外资料)。

(3)慎用:无尿或严重肾功能减退者(因本品大剂量应用时可致药物蓄积,毒性增加);糖尿病患者;高尿酸血症或有痛风病史者;严重肝功能损害者(因本品可导致水、电解质紊乱,从而诱发肝性脑病);高钙血症患者;低钠血症患者;红斑狼疮(因本品可加重病情或诱发活动);胰腺炎患者;交感神经切除者(因本品可致降压作用加强)。

(4)药物对儿童的影响:儿童用药无特殊注意事项,但慎用于患有黄疸的婴儿,因本品可使血胆红素升高。

(5)药物对老人的影响:老年人应用本品较易发生低血压、电解质紊乱和肾功能损害。

(6)药物对妊娠的影响:本品能通过胎盘屏障,动物实验发现几倍于人的剂量对胎仔尚未产生不良作用,但孕妇仍应慎用。美国食品药品管理局(FDA)对本品的妊娠安全性分级为C级或D级。

(7)药物对哺乳的影响:本品可经乳汁排泌,故哺乳期妇女不宜使用。

(8)用药前后及用药时应当检查或监测:用药期间随访检查血电解质、血糖、血尿酸、血肌酸酐、尿素氮、血压。

【药物相互作用】(1)洋地黄类药物、胺碘酮等与本类药合用时,应慎防因低钾血症引起的不良反应。

(2)肾上腺皮质激素、促肾上腺皮质激素、雌激素、两性霉素B(静脉用药),能降低本类药物的利尿作用,增加发生电解质紊乱的机会,尤其是低钾血症。

(3)本品可升高尿酸及血糖水平,同用抗痛风药或降血糖药时应注意调整剂量。

(4)本品与多巴胺合用,利尿作用加强。

(5)本品与降压药合用,利尿、降压作用均加强。

(6)本品可使抗凝药作用减弱,主要是由于利尿后机体血浆容量下降,血中凝血因子水平升高,加上利尿使肝脏血液供应改善,合成凝血因子增多。

(7)本品与锂盐合用,因本品可减少肾脏对锂的清除,从而增加锂的肾毒性。

(8)本品能增强非去极化药的作用,此与血钾下降有关。

(9)本品与碳酸氢钠合用,发生低氯性碱中毒机会增加。

(10)本品与卟吩姆钠合用,可增加对光敏性组织细胞的损伤。

(11)本品与拟交感胺类药物合用,利尿作用减弱。

(12)非甾体类抗炎药(如吲哚美辛)能降低本类药的利尿作用,与前者抑制前列腺素合成有关。

(13)考来烯胺(消胆胺)能减少胃肠道对本品的吸收,故应在口服考来烯胺1小时前或4小时后服用本品。

(14)乌洛托品与本类药合用,转化为甲醛受抑制,因而疗效下降。

【给药说明】(1)肾衰竭患者通常对本品无反应,在肾小球滤过率(GFR)低于50ml/分钟时应换用呋塞米。当进行性肾衰竭表现为非蛋白氮、血尿素氮和血清肌酸酐明显增高时,应停用本品,因其降低GFR,会加重肾衰竭。

(2)治疗高血压时一般与降压药合用。

(3)本品可使抗凝药作用减弱,主要是由于利尿后机体血浆容量下降,血中凝血因子水平升高,加上利尿使肝脏血液供应改善,合成凝血因子增多。

(4)其他参见"氢氯噻嗪"。

【制剂规格】苄噻嗪片:25mg;50mg。

贝美噻嗪 Bemetizide

【商品名】苯甲噻嗪。

【药代动力学】口服后1～2小时起效,3小时达血药峰浓度,6～8小时达最大效应,作用持续约24小时。半衰期为3～6小时,4.4%～9.8%由肾脏排泄。

【适应证】(1)用于水肿性疾病(如充血性心力衰竭、肝硬化腹水、肾病综合征、急慢性肾炎水肿、慢性肾衰竭早期、肾上腺皮质激素和雌激素治疗所致的水钠潴留),以排泄体内过多的钠和水,减少细胞外液容量,消除水肿。

(2)用于原发性高血压。

(3)治疗中枢性或肾性尿崩症。

(4)用于肾结石,主要是预防钙盐形成的结石。

【用法用量】成人常规剂量:口服给药,每日25～50mg,每日或隔日1次。

【注意事项】(1)交叉过敏:本品与磺胺类药物、呋塞米、布美他尼、碳酸酐酶抑制药等药物之间有交叉过敏反应。

(2)禁忌证:对噻嗪类利尿药或磺胺类药物过敏;肝性脑病;孕妇;哺乳妇女(以上均为国外资料)。

(3)慎用:无尿或严重肾功能减退者(本品大剂量应用时可致药物蓄积,毒性增加);糖尿病患者;高尿酸血症或有痛风病史者;严重肝功能损害者(因本品可导致水、电解质紊乱,从而诱发肝性脑病);高钙血症;低钠血症;红斑狼疮(因本品可加重病情或诱发狼疮活动);胰腺炎;交感神经切除者(因本品可致降压作用加强)。

(4)药物对儿童的影响:儿童用药无特殊注意事项,但慎用于患有黄疸的婴儿,因本品可使血胆红素升高。

(5)药物对老人的影响:老年人应用本品较易发生低血压、电解质紊乱和肾功能损害。

(6)药物对妊娠的影响:本品能通过胎盘屏障,有可能使胎儿、新生儿产生黄疸、血小板减少等。虽然动物实验发现几倍于人类的剂量对胎仔尚未产生不良作用,但孕妇不应用本品。

(7)药物对哺乳的影响:本品可自乳汁分泌,哺乳期妇女不宜用药。

(8)用药前后及用药时应当检查或监测:用药

期间应检查血电解质、血糖、血尿酸、血肌酸酐、血尿素氮,同时应监测血压。

【制剂规格】贝美噻嗪片:25mg。

依匹噻嗪 Epitizide

【适应证】(1)用于水肿性疾病(如充血性心力衰竭、肝硬化腹水、肾病综合征、肾炎性水肿、慢性肾衰竭不全代偿期、肾上腺皮质激素和雌激素治疗所致的水钠潴留),可排泄体内过多的钠和水,减少细胞外液容量,消除水肿。

(2)用于原发性高血压,一般与降压药合用。

(3)用于中枢性或肾性尿崩症。

(4)用于肾结石,主要是预防钙盐形成的结石。

【用法用量】成人常规剂量:口服给药,每次4mg,每日2~3次。

【注意事项】(1)交叉过敏:与磺胺类药物、呋塞米、布美他尼、碳酸酐酶抑制药有交叉过敏。

(2)禁忌证:肝昏迷前期及昏迷期患者;哺乳妇女不宜服用。

(3)慎用:无尿或严重肾功能减退者(本品大剂量应用时可致药物蓄积,毒性增加);糖尿病患者;高尿酸血症或有痛风病史者;严重肝功能损害者(因本品可导致水、电解质紊乱,从而诱发肝昏迷);高钙血症患者;低钠血症患者;红斑狼疮患者(因本品可加重病情或诱发狼疮活动);胰腺炎患者;交感神经切除者(因本品可致降压作用加强)。

(4)药物对儿童的影响:本类药可使血胆红素升高,因此,有黄疸的婴儿应慎用。

(5)药物对老人的影响:老年患者应用本类药物较易发生低血压、电解质紊乱和肾功能损害。

(6)药物对妊娠的影响:本品能通过胎盘屏障。虽然动物实验发现几倍于人类的剂量对胎仔尚未产生不良作用,但孕妇使用仍应慎重。此外,本类药物对妊娠高血压综合征无预防作用。

(7)药物对哺乳的影响:动物实验显示本类药能经乳汁分泌,故哺乳妇女不宜服用。

(8)用药前后及用药时应当检查或监测:用药期间随访检查血电解质、血糖、血尿酸、血肌酸酐、血尿素氮、血压。

【制剂规格】依匹噻嗪片:4mg。

氢苄噻嗪 Hydrobentizide

【适应证】(1)用于水肿性疾病(如充血性心力衰竭、肝硬化腹水、肾病综合征、肾炎性水肿、慢性肾衰竭不全代偿期、肾上腺皮质激素和雌激素治疗所致的水钠潴留),可排泄体内过多的钠和水,减少细胞外液容量,消除水肿。

(2)用于原发性高血压,一般与降压药合用。

(3)用于中枢性或肾性尿崩症。

(4)用于肾结石,主要是预防钙盐形成的结石。

【用法用量】成人常规剂量:口服给药,治疗高血压,每日20~30mg。

【注意事项】(1)交叉过敏:与磺胺类药物、呋塞米、布美他尼、碳酸酐酶抑制药有交叉过敏。

(2)禁忌证:肝昏迷前期及昏迷期患者;哺乳妇女不宜服用。

(3)慎用:无尿或严重肾功能减退者(本品大剂量应用时可致药物蓄积,毒性增加);糖尿病患者;高尿酸血症或有痛风病史者;严重肝功能损害者(因本品可导致水、电解质紊乱,从而诱发肝昏迷);高钙血症患者;低钠血症患者;红斑狼疮患者(因本品可加重病情或诱发狼疮活动);胰腺炎患者;交感神经切除者(因本品可致降压作用加强)。

(4)药物对儿童的影响:本类药可使血胆红素升高,因此,有黄疸的婴儿应慎用。

(5)药物对老人的影响:老年患者应用本类药物较易发生低血压、电解质紊乱和肾功能损害。

(6)药物对妊娠的影响:本品能通过胎盘屏障。虽然动物实验发现几倍于人类的剂量对胎仔尚未产生不良作用,但孕妇使用仍应慎重。此外,本类药物对妊娠高血压综合征无预防作用。

(7)药物对哺乳的影响:动物实验显示,本类药能经乳汁分泌,故哺乳妇女不宜服用。

(8)用药前后及用药时应当检查或监测:用药期间随访检查血电解质、血糖、血尿酸、血肌酸酐、血尿素氮、血压。

【制剂规格】氢苄噻嗪片:10mg。

美布噻嗪 Mebutizide

【适应证】(1)用于水肿性疾病(如充血性心力衰竭、肝硬化腹水、肾病综合征、肾炎性水肿、慢性肾衰竭不全代偿期、肾上腺皮质激素和雌激素治疗所致的水钠潴留),可排泄体内过多的钠和水,减少细胞外液容量,消除水肿。

(2)用于原发性高血压,一般与降压药合用。

(3)用于中枢性或肾性尿崩症。

(4)用于肾结石,主要是预防钙盐形成的结石。

【用法用量】成人常规剂量:口服给药,治疗水肿、高血压,每日7.5~30mg。

【注意事项】(1)交叉过敏:与磺胺类药物、呋塞米、布美他尼、碳酸酐酶抑制药有交叉过敏。

(2)禁忌证:肝昏迷前期及昏迷期患者;哺乳妇女不宜服用。

(3)慎用:无尿或严重肾功能减退者(本品大剂量应用时可致药物蓄积,毒性增加);糖尿病患者;高尿酸血症或有痛风病史者;严重肝功能损害者(因本品可导致水、电解质紊乱,从而诱发肝昏迷);高钙血症患者;低钠血症患者;红斑狼疮患者(因本品可加重病情或诱发狼疮活动);胰腺炎患者;交感神经切除者(因本品可致降压作用加强)。

(4)药物对儿童的影响:本类药可使血胆红素升高,因此,有黄疸的婴儿应慎用。

(5)药物对老人的影响:老年患者应用本类药物较易发生低血压、电解质紊乱和肾功能损害。

(6)药物对妊娠的影响:本品能通过胎盘屏障。虽然动物实验发现几倍于人类的剂量对胎仔尚未产生不良作用,但孕妇使用仍应慎重。此外,本类药物对妊娠高血压综合征无预防作用。

(7)药物对哺乳的影响:动物实验显示本类药能经乳汁分泌,故哺乳妇女不宜服用。

(8)用药前后及用药时应当检查或监测:用药期间随访检查血电解质、血糖、血尿酸、血肌酸酐、血尿素氮、血压。

【制剂规格】美布噻嗪片:2.5mg。

对氟噻嗪 Paraflutizide

【适应证】(1)用于水肿性疾病(如充血性心力衰竭、肝硬化腹水、肾病综合征、肾炎性水肿、慢性肾衰竭早期、肾上腺皮质激素和雌激素治疗所致的水钠潴留),可排泄体内过多的钠和水,减少细胞外液容量,消除水肿。

(2)用于原发性高血压,一般与降压药合用。

(3)用于中枢性或肾性尿崩症。

(4)用于肾结石,主要是预防钙盐形成的结石。

【用法用量】成人常规剂量,口服给药,治疗高血压,每日5~15mg,每周用药5天。

【注意事项】(1)交叉过敏:与磺胺类药物、呋塞米、布美他尼、碳酸酐酶抑制药有交叉过敏。

(2)禁忌证:肝昏迷前期及昏迷期患者。

(3)慎用:无尿或严重肾功能减退者(本品大剂量应用时可致药物蓄积,毒性增加);糖尿病患者;高尿酸血症或有痛风病史者;严重肝功能损害者(因本品可导致水、电解质紊乱,从而诱发肝昏迷);高钙血症患者;低钠血症患者;红斑狼疮患者(因本品可加重病情或诱发狼疮活动);胰腺炎患者;交感神经切除者(因本品可使降压作用加强)。

(4)药物对儿童的影响:本类药可使血胆红素升高,因此,有黄疸的婴儿应慎用。

(5)药物对老人的影响:老年患者应用本类药物较易发生低血压、电解质紊乱和肾功能损害。

(6)药物对妊娠的影响:本品能通过胎盘屏障。虽然动物实验发现几倍于人类的剂量对胎仔尚未产生不良作用,但孕妇使用仍应慎重。此外,本类药物对妊娠高血压综合征无预防作用。

(7)药物对哺乳的影响:动物实验显示,本类药能经乳汁分泌,故哺乳妇女不宜服用。

(8)用药前后及用药时应当检查或监测:用药期间随访检查血电解质、血糖、血尿酸、血肌酸酐、血尿素氮、血压。

【制剂规格】对氟噻嗪片:5mg。

戊氟噻嗪 Penflutizide

【适应证】(1)用于水肿性疾病(如充血性心力衰竭、肝硬化腹水、肾病综合征、肾炎性水肿、慢性肾衰竭不全代偿期、肾上腺皮质激素和雌激素治疗所致的水钠潴留),可排泄体内过多的钠和水,减少细胞外液容量,消除水肿。

(2)用于原发性高血压,一般与降压药合用。

(3)用于中枢性或肾性尿崩症。

(4)用于肾结石,主要是预防钙盐形成的结石。

【用法用量】成人常规剂量:口服给药,治疗水肿每日7.5mg。

【注意事项】(1)交叉过敏:与磺胺类药物、呋塞米、布美他尼、碳酸酐酶抑制药有交叉过敏。

(2) 禁忌证：肝昏迷前期及昏迷期患者；哺乳妇女不宜服用。

(3) 慎用：无尿或严重肾功能减退者（本品大剂量应用时可致药物蓄积，毒性增加）；糖尿病患者；高尿酸血症或有痛风病史者；严重肝功能损害者（因本品可导致水、电解质紊乱，从而诱发肝昏迷）；高钙血症患者；低钠血症患者；红斑狼疮患者（因本品可加重病情或诱发狼疮活动）；胰腺炎患者；交感神经切除者（因本品可致降压作用加强）。

(4) 药物对儿童的影响：本类药可使血胆红素升高，因此，有黄疸的婴儿应慎用。

(5) 药物对老人的影响：老年患者应用本类药物较易发生低血压、电解质紊乱和肾功能损害。

(6) 药物对妊娠的影响：本品能通过胎盘屏障。虽然动物实验发现几倍于人类的剂量对胎仔尚未产生不良作用，但孕妇使用仍应慎重。此外，本类药物对妊娠高血压综合征无预防作用。

(7) 药物对哺乳的影响：动物实验显示，本类药能经乳汁分泌，故哺乳妇女不宜服用。

(8) 用药前后及用药时应当检查或监测：用药期间随访检查血电解质、血糖、血尿酸、血肌酸酐、血尿素氮、血压。

【制剂规格】戊氟噻嗪片：2.5mg。

吲达帕胺　Indapamide

【商品名】安平舒，安泰达，磺胺酰胺吲哚，捷唐，立舒平，美利巴，美特安，纳催离，纳斯力妥，平至，圣畅，寿比山，希尔达，伊特安，吲达胺，吲满胺，吲满帕胺，吲满速尿，吲满酰胺，茚磺苯酰胺，悦南珊。

【药物成分】吲达帕胺。

【性状】本品为薄膜衣片，除去薄膜衣后显白色。

【药理毒理】本品是一种带有吲哚环的磺胺衍生物，具有利尿作用和钙拮抗作用，其降压作用机制尚不明确。本品调节血管活动的机制包括：

(1) 通过调节跨膜离子转运机制，尤其是调节钙离子的跨膜转运，松弛血管平滑肌，使外周血管阻力下降，产生降压效应（而其利尿作用则不能解释降压作用，因出现降压作用时的剂量远远小于利尿作用的剂量）。

(2) 刺激前列腺素 PGE_2 和前列环素 PGI_2 的合成，这两种物质为血管扩张因子和抗血小板因子。

(3) 与其他利尿药一样，本品能逆转左心室肥厚。本品降压时对心排血量、心率及心律影响小或无，不抑制心肌收缩力，亦不会影响脂肪代谢[包括三酰甘油、低密度脂蛋白-胆固醇（LDL-胆固醇）、高密度脂蛋白胆固醇（HDL-胆固醇）]和碳水化合物代谢（包括糖尿病性高血压患者），长期用药很少影响肾小球滤过率或肾血流量。本品利尿作用机制在于通过抑制远端肾小管皮质稀释段再吸收水和钠，增加尿液中钠和氯的排泄量，并且在一定程度上增加钾和镁的排泄量，从而发挥利尿作用。

【药代动力学】口服吸收快而完全，1~2 小时血药浓度达高峰，缓释片为 12 小时，生物利用度达 93%。口服单剂后约 24 小时达最大降压效应；重复给药后 8~12 周达最大降压效应，作用维持 8 周，重复给药不引起药物蓄积。血浆蛋白结合率为 71%~79%，本品也与血管平滑肌的弹性蛋白结合。本品在肝内代谢，产生 19 种代谢产物。半衰期为 14~24 小时（平均为 18 小时）。60%~80%经肾排泄（其中 5%为原形），23%经胃肠道排出。肾衰竭患者，上述药代动力学参数没有变化。

【适应证】用于治疗高血压。对轻、中度原发性高血压效果良好，可单独服用，也可与其他降压药合用。治疗充血性心力衰竭时的水钠潴留。

【用法用量】(1) 成人常规剂量：口服给药。

1) 高血压：① 片剂、胶囊，每次 2.5mg，每日 1 次，早晨服用。每日不应超过 2.5mg。维持量为每次 2.5mg，隔日 1 次。② 缓释片，每次 1.5mg，每日 1 次。

2) 水钠潴留：每次 2.5mg，每日 1 次。可在 1 周后增至每次 5mg，每日 1 次。

(2) 老年人剂量酌减。

(3) 其他疾病时剂量：高尿酸血症患者服药后，痛风发作可能增加，应根据血液中尿酸含量调整给药剂量。

【国外用法用量参考】(1) 成人常规剂量：口服给药。

1) 高血压：建议初始剂量为每次 1.25mg，每日 1 次，早晨服用。如 4 周后疗效欠佳可增至 2.5mg，每日 1 次。如效果仍不佳，可于 4 周后增至 5mg，每日1次。一般来讲,对充血性心力衰竭或高血压,每日剂量超过5mg不会增加疗效。本品现已有低剂量(1.5mg)缓释剂型。据几项研究表明,1.5mg缓释剂(SR)和2.5mg即释剂(IR)在统计学和临床上的抗高血压疗效相同,且都优于安慰剂。但缓释剂引起低钾血症的发生率比即释剂低50%以上。

2)水肿:推荐初始剂量为单剂2.5mg,早晨服用。如1周后疗效不满意,每日剂量可增至5mg。

3)肾功能不全时剂量:虽然本品仅有5%以原形从尿中排泄,但由于血容量的降低可加重氮质血症,故肾功能损害的患者使用本品时应慎重。如在治疗期间出现进行性肾功能损害,应考虑停药。本品的利尿作用随肾功能减退而降低。

4)肝功能不全时剂量:本品在肝脏广泛代谢,肝脏疾病患者应考虑减量。

(2)老年人剂量:老年患者能良好耐受每日2.5mg的常规剂量。在每日单剂给药使动脉血压稳定后,可隔日1次服用2.5mg的维持剂量。

【不良反应】本品大部分不良反应呈剂量依赖性,可采用最低有效剂量来减少不良反应。

(1)心血管系统:较少见体位性低血压。

(2)精神神经系统:较少见失眠,很少见头痛、疲劳、眩晕、感觉异常等。肝功能不全的患者,有可能诱发肝性脑病(应立即停药)。

(3)代谢/内分泌系统:可见低血钠、低血钾、低氯性碱中毒、血容量减少、蛋白结合碘降低、血糖增高、血浆肾素活性增高、血尿酸增加(常在正常范围内),罕见高钙血症。

(4)消化系统:较少见腹泻、食欲缺乏、反胃等,很少见口干、恶心、便秘、胰腺炎等。

(5)血液:罕见血小板、白细胞减少、粒细胞缺乏症,骨髓发育不全及溶血性贫血。

(6)过敏反应:少见皮疹、瘙痒等过敏反应(有过敏和哮喘病史的患者更易发生)。

【国外不良反应参考】(1)心血管系统:常见室性期前收缩等心律失常、心悸及体位性低血压。

(2)中枢神经系统:有眩晕、头痛、头昏、感觉异常及疲倦等报道。

(3)代谢/内分泌系统:本品可引起血尿酸水平明显增高及痛风加重。本品还可引起低钾血症(治疗期间应监测血浆钾离子水平,必要时补钾)、低钠血症及低氯血症,甚至发生代谢性脑病(临床表现为呕吐、嗜睡、木僵、昏迷和癫痫发作等)。此外,有报道,本品可加重未控制的糖尿病患者的糖耐量异常。曾有本品引起高渗性非酮症糖尿病昏迷的报道。

(4)呼吸系统:可引起流涕。

(5)泌尿生殖系统:可引起或加重氮质血症(肾功能不全)。另有本品引起尿频、夜尿及阳痿的报道。

(6)胃肠道:可引起恶心、呕吐、畏食、腹痛、便秘、腹泻及其他胃肠道不适。

(7)血液:体外实验显示本品可抑制血小板的聚集。

(8)皮肤:常见荨麻疹等皮疹、瘙痒、结节性脉管炎和皮肤发红等。有引起重症多形红斑型药疹、中毒性表皮松解坏死的个案报道。

【注意事项】(1)交叉过敏:对磺胺类药物过敏者也可能对本品过敏。

(2)禁忌证:对本品及磺胺类药过敏;严重肾功能不全;肝性脑病或严重肝功能不全;低钾血症。

(3)慎用:糖尿病;肝功能不全;痛风或高尿酸血症;电解质紊乱(如低钠、高钙血症)(国外资料);系统性红斑狼疮(国外资料)。

(4)药物对儿童的影响:尚缺乏研究。

(5)药物对老人的影响:老人对降压作用与电解质改变较敏感,且常有肾功能变化,用药时须注意。

(6)药物对妊娠的影响:利尿药能引起胎儿胎盘缺血,造成胎儿营养不良。孕妇应避免服用噻嗪及其相关的利尿药,且不采用此类利尿药来治疗妊娠期出现的生理性水肿。美国食品药品管理局(FDA)对本品的妊娠安全性分级为B级或D级。

(7)药物对哺乳的影响:尚不明确本品是否泌入乳汁,哺乳期妇女用药时应暂停哺乳。

(8)药物对检验值或诊断的影响:本品可使运动员兴奋剂检查试验呈阳性反应。

(9)用药前后及用药时应当检查或监测:用药前应检查血钠、甲状旁腺功能(因本品所致血钙明显升高可能是由于前期未被发现的甲状旁腺功能亢进而造成的)。用药期间应定期检测血糖、尿素氮、尿酸、血压血钠、血钾(用药第1周内)、血钙。

【药物相互作用】(1)与多巴胺合用,本品利尿作用增强。

(2)本品与其他类降压药合用时降压作用增强,应减少给药剂量,尤其在开始用药时要如此(建议用药初期后者剂量减少50%)。

(3)本品与巴氯芬合用可增加降压作用。应注意给患者补充水分,从治疗开始起监测肾功能。

(4)本品与其他可导致低血钾的药物如两性霉素B、肾上腺糖皮质激素、肾上腺盐皮质激素(全身)、替可克肽、刺激性泻药等合用,会使低钾血症的危险性增加。应监测血钾含量,必要时纠正低钾血症。

(5)本品与洋地黄类药合用,可因失钾而致洋地黄中毒。

(6)本品与血管紧张素转换酶抑制药(ACEI)合用时,已有低钠血症的患者(特别是肾动脉狭窄的患者)可出现突然的低血压和(或)急性肾衰竭,应停用本药3天后再用ACEI。如有必要,可重新使用排钾利尿剂,或给予小剂量的ACEI。

(7)本品与二甲双胍合用易出现乳酸性酸中毒,血肌酐水平在男性超过15mg/L(135μmol/L)、女性超过12mg/L(110μmol/L)时,不要应用二甲双胍。

(8)本品与碘造影剂合用,可使发生急性肾衰竭的危险性增加,尤其高剂量时,在使用碘化合物之前,必须给病人补充水分。

(9)本品与保钾利尿药(阿米洛利、安体舒通、氨苯蝶啶)合用可能导致低钾血症和高钾血症,对肾衰竭和糖尿病患者,更易出现高钾血症,应监测血钾含量、心电图,必要时重新调整治疗。

(10)本品与三环类抗抑郁药(如丙米嗪)或镇静药合用,可增强抗高血压作用并增加发生体位性低血压的危险性。

(11)本品与环孢素合用,可能导致血清肌酐浓度升高。

(12)本品与锂剂合用,可增加血锂浓度并出现过量的征象。

(13)本品与下列药物合用可引起扭转型室速(因本品导致的低钾血症为扭转型室速的诱因之一):Ⅰa类抗心律失常药(奎尼丁、二氢奎尼丁、双异丙吡胺)、胺碘酮、溴苄铵、索他洛尔、阿司咪唑、苄普地尔、红霉素(静脉给药)、卤泛群、喷他脒、舒托必利、特非那定、长春胺。

(14)本品与皮质激素或替可克肽(全身性)合用,可降低本品的降压效果(由于皮质激素引起水钠潴留)。

(15)本品与拟交感药合用时降压作用减弱。

(16)本品可使口服抗凝药的抗凝血作用减弱。

(17)非甾体类解热镇痛药可使本品的利钠作用减弱。高剂量水杨酸盐在脱水病人可导致急性肾衰竭。

【给药说明】(1)为减少电解质平衡失调的可能,宜用较小的有效剂量。

(2)用于利尿时,最好每晨给药1次,以免夜间起床排尿。

(3)应用本品而须作手术时,不必停药,但须告知麻醉医师用药情况。

(4)在低盐饮食时,本品会增加血液中锂离子含量,并出现锂盐过量的表现(尿液中锂排泄量降低)。需要同时服用利尿药时,必须密切检测血液中锂含量,并根据检测结果调整剂量。

(5)低血钠在早期时是无症状的,因此必须定期检测。对于一些高危病人,如老年人和肝硬化病人,应更频繁地定期检测血钠含量。

(6)噻嗪类及其有关利尿剂的主要危险是引起缺钾和低钾血症,还可降低尿钙排泄量,造成轻微、短暂的血钙含量增加。对某些高危患者,如老年人和(或)营养不良和(或)服用多种药物的患者、肝硬化合并浮肿和腹水的患者、冠心病和心力衰竭患者等,须预防低钾血症,因其增加心律失常的危险性。心电图中长QT间期的患者无论是先天性还是医源性的,用药都有一定危险。低钾血症和心动过缓都是严重心律失常,尤其是有致命危险的扭转型室速的诱发因素。上述所有情况都需要经常检测血钾含量,检测到低钾血症后应予以纠正。

(7)糖尿病患者要注意监测血糖含量,尤其出现低钾血症时。

(8)噻嗪类及其相关利尿药在肾功能正常或轻微受损(成人血肌酸酐含量低于25mg/L,即220μmol/L)时,才能完全发挥作用。对老年人,血肌酸酐应根据年龄、重量、性别进行调整,调整幅度可根据 Cockroft 公式：Ccr=(140-年龄)×体重/0.874×血肌酸酐，其中，年龄以年计算，体重单位为千克，血肌酸酐以 μmol/L 表示。此公式适用于老年男性，对于女性患者，公式所得结果还应乘以 0.85。服用利尿药后早期，所引起的水、钠丢失还会造成血容量减少，从而使肾小球滤过率降低。由此可能引起血液中尿素和肌酸酐含量增加。这种功能性短暂地肾功能不足对于原来肾功能正常的个体不会造成严重后果，但可恶化原已存在的肾功能不全。

(9) 本品过量的表现：主要为水、电解系紊乱（低钠血症、低钾血症），临床表现为恶心、呕吐、低血压、痛性痉挛、头晕、嗜睡、目眩、多尿或少尿甚至无尿（血容量降低所致）。

(10) 本品过量的处理：首先洗胃和（或）服用活性炭以迅速清除摄入的药物，然后纠正水、电解质紊乱。

【制剂规格】(1) 吲达帕胺片：2.5mg。吲达帕胺胶囊：2.5mg。贮法：遮光，密封保存。

(2) 吲达帕胺缓释片：1.5mg。贮法：密封，置于阴凉干燥处保存。

美夫西特 Mefruside

【商品名】甲呋速尿，倍可降。

【适应证】用于水肿和轻、中度高血压。

【药代动力学】口服本品，约2小时后显利尿作用，6～12小时作用达高峰，持续 20～24 小时。药物在体内代谢，随胆汁和尿液排出。

【用法用量】成人常规剂量：口服给药。

(1) 水肿：每日 25～50mg，根据病情可增至每日 75～100mg。长期服用时可每 2～3 日服 25～50mg。

(2) 高血压：开始时每日 25～50mg，然后隔日 25～50mg。

【注意事项】(1) 交叉过敏：与磺胺药可有交叉过敏反应。

(2) 禁忌证：低钾血症患者；肝昏迷患者；孕妇不应使用；哺乳妇女不宜使用。

(3) 慎用：糖尿病患者；有痛风史者；严重肝功能损害者；严重肾功能损害者。

(4) 药物对妊娠的影响：本品可透过胎盘屏障，可能使胎儿、新生儿产生黄疸、血小板减少症等，故孕妇不应使用本品。

(5) 药物对哺乳的影响：本品可经乳汁分泌，哺乳妇女不宜使用。

【规格】美夫西特片：10mg；25mg。

其他中效能利尿剂：氯噻酮、喹乙宗、布噻嗪、乙噻嗪、希帕胺、氯帕胺、替尼酸、氯拉扎尼、氯索隆、西氯他宁、苄氢氯噻嗪。

三、低效能利尿剂

螺内酯 Spironolactone

【商品名】安体舒通，螺旋内酯，螺旋内酯固醇，螺旋内酯甾醇，螺旋内酯甾酮，使尔通。

【药理毒理】本品为低效利尿药，结构与醛固酮相似，为醛固酮的竞争性抑制剂。作用于远曲小管和集合管的皮质段部位，阻断 Na^+-K^+ 和 Na^+-H^+ 交换，使 Na^+、Cl^- 和水排泄增多，K^+、Mg^{2+} 和 H^+ 排泄减少，但对 Ca^{2+} 和 P^{3+} 的作用不定。由于本品仅作用于远曲小管和集合管，对肾小管其他各段无作用，故利尿作用较弱。此外，本品对肾小管以外的醛固酮靶器官也有作用，对血液中醛固酮增高的水肿患者作用较好；反之，醛固醇浓度不高时则作用较弱。

【药代动力学】本品口服吸收较好，1 天左右起效，2～3 天作用达高峰，停药后作用仍可维持 2～3 天。生物利用度>90%，血浆蛋白结合率在 90% 以上。服药方式不同，其半衰期有所差异，每日服药 1～2 次时平均半衰期为 19 小时（13～24 小时）；每日服药 4 次时半衰期缩短为 12.5 小时（9～16 小时）。本品主要在肝脏灭活，进入人体后 80% 由肝脏迅速代谢为有活性的坎利酮。药物或代谢产物能通过胎盘，也能经乳汁排泄。约 10% 以原形从肾脏排泄，无活性代谢产物从肾脏和胆道排泄。

【适应证】(1) 与其他利尿药合用，治疗心源性水肿、肝硬化腹水、肾性水肿等（其目的在于纠正上述疾病伴发的继发性醛固酮分泌增多）。也用于特发性水肿的治疗。

(2) 用于原发性醛固酮增多症的诊断和治疗。

(3) 用于高血压的辅助治疗。

(4) 与噻嗪类利尿药合用，增强利尿效应，预防低钾血症。

【用法用量】(1)成人常规剂量：口服给药。

1)水肿性疾病：开始时,每日40～120mg,分2～4次服用,至少连服5天,以后酌情调整剂量。

2)高血压：开始时,每日40～80mg,分次服用,至少用药2周,以后酌情调整剂量(但不宜与血管紧张素转换酶抑制剂合用,以免增加高钾血症的发生率)。

3)原发性醛固酮增多症：手术前患者,每日100～400mg,分2～4次服用。不宜手术的患者,则选用较小剂量维持。

4)诊断原发性醛固酮增多症：长期试验,每日400mg,分2～4次服用,连用3～4周。短期试验,每日400mg,分2～4次服用,连用4天。

(2)老年人剂量：老年人对本品较敏感,开始用量宜偏小。

(3)儿童常规剂量：口服给药。治疗水肿性疾病：开始时,每日1～3mg/kg或30～90mg/m²,单次或分2～4次服用,连用5天后酌情调整剂量。每日最大剂量为3～9mg/kg或90～270mg/m²。

【不良反应】(1)常见的不良反应有：①高钾血症最为常见,尤其是单独用药、进食高钾饮食、与钾剂或含钾药物(如青霉素钾等)合用,以及存在肾功能损害、少尿、无尿时；②胃肠道反应,如恶心、呕吐、胃痉挛和腹泻,尚有报道可致消化性溃疡。

(2)少见的不良反应有：①低钠血症,单用时少见,与其他利尿药合用时发生率增高；②抗雄激素样作用或对其他内分泌系统的影响,如长期服用本品可致男性乳房发育、阳痿、性功能低下,可致女性乳房胀痛、声音变粗、毛发增多、月经失调、性功能下降；③中枢神经系统,如长期或大剂量服用本品可发生行走不协调、头痛等。

(3)罕见的不良反应有：①过敏反应,出现皮疹、呼吸困难；②暂时性血清肌酸酐、尿素氮升高,主要与过度利尿、有效血容量不足、肾小球滤过率下降有关；③轻度高氯性酸中毒；④有长期服用本品和氢氯噻嗪后发生乳腺癌的报道。

此外,本品尚可使血浆肾素、血镁、血钾升高,尿钙排泄可能增多,而尿钠排泄减少。

【注意事项】(1)禁忌证：高钾血症；肾衰竭。

(2)慎用：无尿或肾功能不全者；肝功能不全者(因本品引起电解质紊乱,可诱发肝昏迷)；低钠血症者；酸中毒者(一方面酸中毒可加重或促发本品所致的高钾血症,另一方面本品可加重酸中毒)；乳房增大或月经失调者。

(3)药物对老人的影响：老年人用本品较易发生高钾血症和利尿过度,应慎用。

(4)药物对妊娠的影响：本品可通过胎盘,但对胎儿的影响尚不清楚,孕妇慎用为宜,且用药时间宜短。美国食品药品管理局(FDA)对本品的妊娠安全性分级为C级。

(5)药物对哺乳的影响：本品的代谢物坎利酮可从乳汁中分泌,哺乳妇女慎用。

(6)药物对检验值或诊断的影响：本品可使荧光法测定血浆皮质醇浓度升高,故取血前4～7天应停用本品或改用其他测定方法。

(7)用药前后及用药时应当检查或监测：用药前应检查患者血钾浓度(但在某些情况血钾浓度并不能代表机体内钾含量,如酸中毒时钾从细胞内转移至细胞外而易出现高钾血症,酸中毒纠正后血钾即可下降)。用药期间也必须密切随访血钾浓度和心电图。

【药物相互作用】(1)多巴胺能增强本品的利尿作用。

(2)本品与引起血压下降的药物合用,可增强利尿和降压作用。

(3)本品与噻嗪类利尿药或汞剂利尿药合用可增强利尿作用,并可抵消噻嗪类利尿药的排钾作用。

(4)本品与下列药物合用时,高钾血症发生率增加,如含钾药物、库存血(含钾30mmol/L,如库存10天以上含钾可达65mmol/L)、血管紧张素转换酶抑制剂、血管紧张素Ⅱ受体拮抗剂、环孢素等。

(5)本品可使地高辛等强心苷的半衰期延长而引起中毒。

(6)本品与氯化铵、考来烯胺合用,易发生代谢性酸中毒。

(7)本品与锂盐合用时,由于近端小管对钠离子和锂离子的重吸收,可使血锂浓度升高,应避免合用。

(8)本品与肾毒性药物合用,可增加肾毒性。

(9)非甾体类解热镇痛药(尤其是吲哚美辛)能

降低本品的利尿作用,两者合用时肾毒性增加。

(10)本品与葡萄糖胰岛素液、碱剂、钠型降钾交换树脂合用,可减少高钾血症的发生。

(11)肾上腺皮质激素(尤其是具有较强盐皮质激素作用者)、促皮质素能减弱本品的利尿作用,而拮抗本品的潴钾作用。

(12)雌激素可引起水钠潴留,合用时会减弱本品的利尿作用。

(13)甘珀酸钠、甘草类制剂具有醛固酮样作用,可降低本品的利尿作用。

(14)拟交感神经药物可降低本品的降压作用。

(15)本品可使血糖升高,不宜与抗糖尿病药合用。

(16)本品能明显降低口服双香豆素的抗凝血作用,应避免同时使用。

(17)本品与右丙氧芬合用,可出现男性乳房女性化和皮疹。

【给药说明】(1)给药应个体化,一般从小剂量开始使用,观察电解质变化,而后再逐渐增至有效剂量。

(2)如每日服药1次,则应于早晨服药,以免夜间排尿次数增多。

(3)宜进食时或餐后服药,以减少胃肠道反应,并可能提高本品的生物利用度。

(4)本品起效较慢,而维持时间较长,故首日剂量可增至常规剂量的2～3倍,以后酌情调整剂量。在与其他利尿药合用时,可先于其他利尿药2～3天服用。在已应用其他利尿药后再加用本品时,其他利尿药的剂量应在最初2～3天减量50%,以后酌情调整剂量。停药时,本品应先于其他利尿药2～3天停用。

(5)用药期间禁补钾,以防血钾过高。用药期间如出现高钾血症,应立即停药。

(6)本品用于治疗与醛固醇升高有关的顽固性水肿,故对肝硬化和肾病综合征患者较有效,而对充血性心力衰竭效果较差(因缺钠而引起继发性醛固酮增多者除外)。单用本品时利尿作用往往较差,故常与噻嗪类、髓袢利尿药合用,既能增强利尿效果,又可防止低血钾。

【制剂规格】(1)螺内酯片:20mg。贮法:密封,置干燥处保存。

(2)螺内酯胶囊:20mg。贮法:遮光,密封保存。

氨苯蝶啶 Triamterene

【商品名】氨苯蝶呤,三氨苯蝶啶,三氨蝶啶,盐酸氨苯蝶啶。

【药理毒理】本品为保钾利尿药,其作用部位及保钾排钠作用同螺内酯,但作用机制与后者不同。本品不是醛固酮拮抗剂,而是直接抑制肾脏远端小管和集合管的 Na^+-K^+ 交换,从而使 Na^+、Cl^-、水排泄增多,而 K^+ 排泄减少。

本品利尿作用较弱但迅速,其保钾作用弱于螺内酯。与其他利尿药(如噻嗪类或螺内酯)合用,能显著增强各自的利尿作用。但在治疗高血压或水肿时,本品不能代替噻嗪类药物而成为一线药物。

【药代动力学】口服后吸收迅速但不完全,生物利用度为30%～70%。单剂口服后2～4小时起效,6小时达血药峰浓度,作用持续7～9小时。血浆蛋白结合率为40%～70%。半衰期为1.5～2小时,无尿者每日给药1～2次后半衰期延长至10小时,每日给药4次后延长至9～16小时(平均12.5小时)。吸收后大部分迅速由肝脏代谢,经肾脏排泄,少量经胆汁排泄。

【适应证】(1)主要治疗水肿性疾病,包括充血性心力衰竭、肝硬化腹水、肾病综合征等,以及肾上腺皮质激素治疗过程中发生的水钠潴留。主要目的在于纠正上述情况时的继发性醛固酮分泌增多,并拮抗其他利尿药的排钾作用。常因患者对氢氯噻嗪疗效不明显时加用本品。

(2)也可用于治疗特发性水肿。

【用法用量】(1)成人常规剂量:口服给药,开始时,每日25～100mg,分2次服。与其他利尿药合用时,剂量应减少。维持阶段可改为隔日疗法。每日最大剂量不超过300mg。

(2)儿童常规剂量:口服给药,每日2～4mg/kg或120mg/m²,分2次服,每日或隔日服用,以后酌情调整剂量。每日最大剂量不超过6mg/kg或300mg/m²。

【不良反应】(1)常见:高钾血症。

(2)少见:胃肠道反应,如恶心、呕吐、腹泻和胃痉挛等;低钠血症;头晕、头痛;光敏感。

(3)罕见:过敏反应,如皮疹、呼吸困难等;血液系统反应,如粒细胞减少甚至粒细胞缺乏、血小板减少性紫癜、巨幼细胞性贫血(干扰叶酸代谢);肾结石,有报道长期服用本品者肾结石的发生率为1/1500。其作用机制可能是由于本品及其代谢产物在尿中浓度过饱和,析出结晶并与蛋白基质结合,从而形成肾结石。

【注意事项】(1)禁忌证:高钾血症;严重或进行性加重的肾脏疾病;严重肝脏疾病。

(2)慎用:肝、肾功能不全;糖尿病;低钠血症;酸中毒;高尿酸血症或有痛风病史者;肾结石或有此病史者。

(3)药物对老人的影响:老年人应用本品较易发生高钾血症和肾损害。

(4)药物对妊娠的影响:动物实验显示,本品能透过胎盘,但在人类的情况尚不清楚,孕妇应慎用。美国食品药品管理局(FDA)对本品的妊娠安全性分级为B级。

(5)药物对哺乳的影响:母牛实验显示,本品可由乳汁分泌,但在人类的情况尚不清楚,哺乳妇女应慎用。

(6)药物对检验值或诊断的影响:可干扰血奎尼丁浓度的荧光法测定结果;使下列测定值升高:血糖(尤其是糖尿病患者)、血肌酸酐和尿素氮(尤其是肾功能损害时)、血浆肾素、血钾、血镁、血尿酸及尿中尿酸排泄量;血钠下降。

(7)用药前后及用药时应当检查或监测:①用药前应监测血钾浓度(但在某些情况下血钾浓度并不能真正反映体内钾潴量,如酸中毒时钾从细胞内转移至细胞外而易出现高钾血症,酸中毒纠正后血钾浓度即可下降);②长期应用时,应定期检查血尿素氮。

【药物相互作用】(1)本品可使血尿酸升高,与噻嗪类和袢利尿药合用,可使血尿酸进一步升高,故必要时应加用治疗痛风的药物。

(2)本品与β肾上腺素受体阻断药合用,可增强对血脂、尿酸和血糖浓度的影响。

(3)本品与完全胃肠道外营养合用,可致代谢性酸中毒。

(4)本品与锂剂合用,可加强锂的肾毒性作用。

(5)本品与氨甲蝶呤合用,可增强后者毒性。

(6)本品可使血糖升高,与降糖药合用时,后者剂量应适当加大。

(7)本品与洋地黄毒苷合用,可使其生物转化增加,疗效降低。且合用时禁止补钾,以防血钾过高。

(8)雷尼替丁可减少本品在肠道的吸收,抑制其在肝脏的代谢,并降低肾清除率。

(9)其他参见"螺内酯"的药物相互作用内容。

【药物-食物相互作用】同时摄入本品和富含钾的食物会增加高钾血症的发生率(特别是在已有肾功能不全时)。

【给药说明】(1)给药应个体化,从最小有效剂量开始使用,以减少电解质紊乱等不良反应。

(2)如每日给药1次,则应于早晨给药,以免夜间排尿次数增多。

(3)应于进食时或餐后服药,以减少胃肠道反应,并可能提高本品的生物利用度。

(4)服药期间如发生高钾血症,应立即停药,并给予相应处理。

(5)宜逐渐停药,防止反跳性钾丢失。

(6)多数患者可出现淡蓝色荧光尿,此为用药后的正常反应。

【制剂规格】氨苯蝶啶片:50mg。

【贮法】密闭保存。

阿米洛利 Amiloride

【商品名】氨氯吡咪,必达通,胍酰吡嗪,盐酸阿米洛利,盐酸氨氯吡咪。

【药理毒理】本品为保钾利尿药,作用与氨苯蝶啶相似,作用于肾脏远端小管,阻断钠-钾离子交换机制,促使钠离子、氯离子排泄而减少钾离子和氢离子分泌,其作用不依赖于醛固酮。本品的促尿钠排泄和抗高血压活性较弱,但与噻嗪类或髓袢类利尿药合用有协同作用。其利尿作用比氨苯蝶啶强,为目前排钠保钾利尿药中作用最强者。本品40mg与氨苯蝶啶200mg的利尿作用相当。

【药代动力学】本品口服吸收较差(仅为15%~25%),空腹服药可使吸收加快,但吸收率增加不明显。单次口服起效时间为2小时,达峰时间为3~4小时,有效持续时间为6~10小时。血浆蛋白结合率很低,在体内不被代谢,半衰期为6~9小时。约50%经肾脏以原形排泄,40%由粪便排出,很少影响肾小球滤过率和肾血流量。

【适应证】(1)主要用于治疗水肿性疾病。

(2)亦可用于难治性低钾血症的辅助治疗。

(3)用于肾上腺腺瘤或腺癌所致的原发性醛固酮增多症术前准备,或坚决不愿手术者。

(4)用于原发性醛固酮增多症。

(5)防治低血钾型家族性周期性麻痹。

(6)配合低钠饮食,用于治疗遗传性假性醛固酮增多症。

【用法用量】(1)成人常规剂量:口服给药,开始时,每次2.5~5mg,每日1次,以后酌情调整剂量。每日最大剂量为20mg。

(2)儿童常规剂量:国内尚无确切资料。

【国外用法用量参考】(1)成人常规剂量:口服给药。

1)本品单用时,初始剂量为每日5mg,与食物同服。以后剂量可增至每日10mg,1次或分次给药。如用药剂量为10mg时仍有低钾血症发生,则可将剂量增至每日15mg,甚至20mg,同时监测电解质。特别对于充血性心力衰竭患者,一旦开始利尿则必须调整剂量。维持剂量可以间断给药。推荐每日最大剂量不超过40mg。

2)本品与氢氯噻嗪合用时,初始剂量为每日1片(阿米洛利5mg,氢氯噻嗪50mg),与食物同服。必要时剂量可增至每日2片。一旦开始利尿,则必须调整剂量。维持剂量可以间断给药。

3)肾功能不全时剂量:内生肌酐清除率(Ccr)超过50ml/分钟的患者,不须调整剂量。一般情况下,Ccr低于50ml/分钟时,尽量不用本品。但如果Ccr为10~50ml/分钟的患者必须使用本品时,应按常规剂量的50%给药。

4)肝功能不全时剂量:不必调整剂量。

(2)老年人剂量:因老年人对钾的排泄下降,故老年人剂量应减少。

(3)儿童常规剂量:口服给药。

1)单用本品用于利尿时,体重为6~20kg的患者每日剂量为0.625mg/kg;青少年患者一日剂量为5~20mg,每日最大剂量为40mg。

2)本品每日0.1~0.25mg/kg与氢氯噻嗪每日1~2.5mg/kg联用,可显著降低高钙尿症和骨折的发生率。

3)肾功能不全时剂量:参见成人"肾功能不全时剂量"。

【不良反应】(1)代谢/内分泌系统:常见高钾血症,偶可引起低钠血症、高钙血症、轻度代谢性酸中毒。还可引起血糖升高(尤其是糖尿病患者)和血浆肾素浓度升高。

(2)消化系统:可见口干、恶心、呕吐、腹痛、腹泻、便秘。

(3)中枢神经系统:可见头痛、头晕,偶见震颤、感觉异常、精神错乱、神经质、失眠、嗜睡、抑郁。

(4)呼吸系统:偶见鼻充血。可出现咳嗽,偶可致呼吸困难。

(5)泌尿生殖系统:可见尿频、多尿,偶可致排尿困难、膀胱痉挛、阳痿。还可引起血肌酸酐、尿酸和尿素氮升高(尤其是老年人和肾功能损害者)。

(6)心血管系统:偶见心绞痛、心律不齐、心悸、体位性低血压。

(7)眼:偶见视觉障碍、眼内高压。

(8)耳:偶见耳鸣。

(9)过敏反应:偶见皮疹。

【注意事项】(1)禁忌证:对本品过敏者;高钾血症;严重肾功能不全;糖尿病肾病(国外资料)。

(2)慎用:少尿;肾功能不全;糖尿病;酸中毒和低钠血症。

(3)药物对老人的影响:老年人应用本品时易出现高钾血症和肾损害,用药期间应密切观察。

(4)药物对妊娠的影响:动物实验表明,本品对胎仔无不良作用,无致畸及致癌作用。但本品可能引起胎盘出血并致胎儿营养不良,故不用于治疗妊娠性水肿及妊娠性高血压。美国食品药品管理局(FDA)对本品的妊娠安全性分级为B级。

(5)药物对哺乳的影响:尚无实验证实本品能否经乳汁分泌。

(6)用药前后及用药时应当检查或监测:①用药前应监测血钾浓度(但在某些情况下血钾浓度并不能真正反映体内钾潴量,如酸中毒时钾从细胞内转移至细胞外而易出现高钾血症,酸中毒纠正后血钾浓度即可下降);②长期应用本品的患者应定期检查血钾、钠、氯浓度水平。

【药物相互作用】(1)本品与碘造影剂合用,可增加急性肾功能不全的危险,因此给予造影剂之前应补足水分。

（2）本品与抗精神病药合用，可增加体位性低血压的危险。

（3）本品与他克莫司合用，易发生致死性高钾血症，尤其是肾功能不全者。

（4）本品与排钾利尿药合用，合理联合用药的部分患者（尤其是肾功能不全或糖尿病者）仍有发生低血钾或高血钾的可能。

（5）其他参见"螺内酯"的药物相互作用内容。

【给药说明】（1）给药应个体化，从最小有效剂量开始使用，以减少电解质紊乱等不良反应。

（2）如每日给药1次，则应于早晨给药，以免夜间排尿次数增多。

（3）应于进食时或餐后服药，以减少胃肠道反应。

（4）服药期间如发生高钾血症，应立即停药，并给予相应处理。

（5）本品的利尿作用、降压作用很轻，因此很少单独应用，常在应用其他利尿药的同时须考虑保钾时，才加用本品，常与氢氯噻嗪、呋塞米等合用。由于本品不经肝脏代谢，因此，可用于肝功能损害的患者，而不致于发生药物在体内蓄积（除非肝肾同时受损，如肝肾综合征患者）。

（6）多数患者用药后出现淡蓝色荧光尿，此为用药后的正常反应。

【制剂规格】盐酸阿米洛利片：2.5mg；5mg。

【贮法】密闭，避光保存。

乙酰唑胺　Acetazolamide

【商品名】醋氮磺胺，醋氮酰胺，醋唑磺胺，代冒克斯，丹木斯，利水胺，乙酰偶氮胺，乙酰偶氮胺钠，乙酰唑胺钠。

【药理毒理】本品为碳酸酐酶抑制药，属于磺胺衍化物。碳酸酐酶分布在肾小管上皮细胞、胃黏膜、胰腺细胞、眼、红细胞和中枢神经细胞等处，其主要功能是促进CO_2与H_2O结合成碳酸并将碳酸再分解为H^+及HCO_3^-。本品的主要作用是抑制碳酸酐酶，具体表现为：

（1）降低眼压：眼内各部组织（如视网膜、葡萄膜、晶体）均有碳酸酐酶存在，并以睫状体的量最多。患青光眼时，睫状体上皮内碳酸酐酶活性增高，从而生成过多的碳酸氢钠，使房水内渗透压升高、房水生成量增加、眼压升高。本品能抑制睫状体上皮碳酸酐酶的活性，从而减少房水生成（50%～60%），降低青光眼病人眼内压。还有观点认为，其降眼压原理是本药减少血浆HCO_3^-的浓度，增加血浆氯化物的浓度，从而引起代谢性酸中毒，使血碱贮备量下降所致。

（2）弱的利尿作用：本品能抑制肾小管上皮细胞中的碳酸酐酶，使H^+的产生和Na^+重吸收减少，Na^+、H_2O与重碳酸盐排出增加，因而产生利尿及H^+潴留（严重者可致代谢性酸中毒）。但本品利尿作用不强（对于伴有水肿的子痫患者则有良好的利尿降压作用），长期服用又可产生耐药性，故目前很少单独用于利尿。

（3）其他：本品还可减少脑脊液的产生和抑制胃酸分泌，其机制可能也与抑制碳酸酐酶的作用有关。

此外，本品抗癫痫的作用机制尚不十分清楚。

【药代动力学】本品口服易吸收，蛋白结合率很高。口服500mg后，1～1.5小时眼压开始降低，2～4小时达血药浓度峰值（12～27μg/ml），作用可维持4～6小时，半衰期为2.4～5.8小时；口服缓释胶囊500mg，2小时后开始起降眼压作用，8～12小时达血药浓度峰值（6μg/ml），作用持续18～24小时；静脉注射500mg后，2分钟开始降眼压作用，15分钟达血药浓度峰值，作用持续4～5小时。口服普通片剂或静脉注射，给药量的90%～100%在24小时内以原形由肾脏排泄，缓释胶囊在24小时内仅排出47%。

【适应证】（1）治疗各种类型的青光眼，包括开角型青光眼、闭角型青光眼急性期、继发性青光眼、青光眼术前及术后（降低眼内压）。也可用于某些内眼手术前降低眼压。

（2）用于心源性水肿及脑水肿，也可用于急性高山病（acute mountain sickness）（国外资料）。

（3）用于癫痫小发作及少年肌阵挛性癫痫（国外资料）。

【用法用量】（1）成人常规剂量

A. 口服给药

1）开角型青光眼：首剂250mg，每日1～3次。维持剂量应根据患者对药物的反应而定，尽量使用较小剂量使眼压得到控制,一般每次250mg,每日2次就可使眼压控制在正常范围。

2)继发性青光眼和手术前降眼压:每次250mg,一般每日2~3次。

3)青光眼急性发作:首剂加倍至500mg,以后改用125~250mg的维持量,每日2~3次。

4)治疗心源性水肿:每次250~500mg,每日1次,早餐后服药效果最佳。

5)治疗脑水肿:每次250mg,每日2~3次。

6)癫痫小发作:每次400~1000mg,每日1次。与其他药物合用时则不超过250mg。

B. 静脉注射:对于青光眼急性发作时的抢救和某些恶心、呕吐不能口服的患者,可静脉或肌内注射本品500mg,或者静脉注射250mg与肌内注射250mg交替使用。对于一些急性发作的青光眼患者可在2~4小时内重复上述剂量,但继续治疗则应根据患者的情况改为口服给药。

C. 肌内注射:参见静脉注射。

(2)儿童常规剂量

A. 口服给药:青光眼,每日5~10mg/kg,分2~3次服用。

B. 静脉注射:青光眼急性发作,每次5~10mg/kg,每6小时1次。

C. 肌内注射:同静脉注射。

【不良反应】本品不良反应呈剂量相关性,在眼科短期或间歇使用很少发生严重不良反应。

(1)常见四肢麻木及刺痛感、恶心、食欲缺乏、消化不良、困倦、嗜睡、性欲降低、体重减轻、抑郁、金属样味觉、腹泻及多尿等。首次用药后出现暂时性近视、皮疹。

(2)偶见听力减退、情绪激动、口渴、头痛、运动失调、耳鸣、胃肠道症状。

(3)罕见剥脱性皮炎、粒细胞减少或再生障碍性贫血。

(4)此外,还可见血氨、血清胆红素、尿胆素浓度、血浆氯化物浓度升高,血钾浓度降低。

(5)长期用药可加重低钾血症、低钠血症、代谢性酸中毒、高氯酸血症性酸中毒及肾毒性(如肾绞痛、结石症、磺胺尿结晶、肾病综合征等)等。

【国外不良反应参考】(1)精神神经系统:曾有短期使用本品引起嗜睡、精神错乱、肢端感觉异常的报道。

(2)代谢/内分泌系统:糖尿病患者使用本品可能出现血糖过高,而正常人无此现象。另外,本品还可导致高尿酸血症,但不如噻嗪类利尿药严重。

(3)肌肉骨骼系统:偶可引起弛缓性麻痹、骨质软化。

(4)消化系统:短期使用可能出现食欲缺乏、味觉失调(在饮用含二氧化碳的饮料时更明显)。

(5)血液:曾有血小板减少、再生障碍性贫血、粒细胞缺乏的报道。

(6)眼:曾有暂时性近视、闭角型青光眼恶化的报道。

(7)其他:曾有引起过敏性休克的报道。

【注意事项】(1)交叉过敏:对磺胺类或磺胺类衍生物过敏者,也可能对本品过敏。

(2)禁忌证:①对本品或其他碳酸酐酶抑制药、磺胺类药、噻嗪类利尿药过敏者(国外资料);②肾上腺衰竭及肾上腺皮质功能减退;③低钠血症;④低钾血症;⑤严重肝、肾功能障碍(国外资料);⑥高氯性酸中毒;⑦代谢性酸血症患者不宜使用;⑧心力衰竭患者不宜使用;⑨肺心病患者不宜使用。

(3)慎用:糖尿病;肺阻塞或肺气肿(国外资料)。

(4)药物对老人的影响:老年患者引起代谢性酸中毒的概率更大(可达50%)。

(5)药物对妊娠的影响:动物试验证实,给予啮齿类动物10倍于成人常规剂量的本品,有较高的致畸率,故妊娠妇女不宜使用本品,尤其妊娠早期。美国食品药品管理局(FDA)对本品的妊娠安全性分级为C级。

(6)药物对哺乳的影响:哺乳期妇女用药时暂停哺乳。

(7)药物对检验值或诊断的影响:①可干扰Glenn-Nelson法的吸收,使尿17-羟类固醇测定产生假阳性结果;②可碱化尿液,使尿蛋白测定(如溴酚蓝试验等)出现假阳性结果。

(8)用药前后及用药时应当检查或监测:急性发作时每日应测眼压,慢性期应定期监测眼压、视力、视野。

【药物相互作用】(1)因本品使眼内压降低,与缩瞳药合用，可使本品作用增强。

（2）本品与促皮质素、糖皮质激素、盐皮质激素合用，可导致严重的低血钾，并造成骨质疏松。在与上述药物合用时应注意监测血钾的浓度及心脏功能。

（3）本品与苯丙胺、M-胆碱受体阻滞药（特别是阿托品）、奎尼丁等合用时，可致尿液呈碱性，从而减少本品排泄，加重本品不良反应。同时本品使尿液碱化后，可使水杨酸类及呋喃妥因、氟哌酸、巴比妥、磺胺等弱酸性药物排泄增多，影响后者疗效。

（4）本品与苯巴比妥、卡马西平或苯妥英等合用，可导致骨软化的发病率上升。

（5）本品与洋地黄糖苷类合用，可增加洋地黄的毒性，发生低钾血症。

（6）本品与甘露醇或尿素合用，在增强降低眼内压作用的同时，可增加尿量。

（7）由于本品可造成血糖升高和出现糖尿，故与抗糖尿病药（如胰岛素）合用时，应调整抗糖尿病药物的用量。

（8）本品与氯化铵等酸性盐合用，可减弱本品的作用。

（9）钙、碘及广谱抗生素可增强碳酸酐酶的活力而减弱本品的作用。

（10）本品可减少钾盐在近曲小管的重吸收，降低锂的血浓度。

【药物-食物相互作用】与食物同服可减少胃肠道反应。

【给药说明】（1）对于闭角型青光眼，在急性期使用本品后，原则上应根据虹膜角膜角及眼压描记情况选择适宜的抗青光眼手术，否则，眼压降低会给人以安全的假象，从而使房角粘连进一步发展，延误手术时机。

（2）某些不能耐受本品不良反应或久服本品无效者，可改用其他碳酸酐酶抑制剂（如双氯非那胺）。

（3）为预防肾脏并发症，如肾绞痛、结石症、磺胺尿结晶等，除按磺胺类药物一般预防原则外，还应加服钾盐、镁盐等，高尿钙患者应进低钙饮食。长期服用本品需同时加服钾盐（如10%氯化钾溶液10ml，每日2～3次），以防血钾过低。

（4）本品可诱发或加重含钙为主的肾结石患者的病情，故当出现腹部绞痛和血尿时，应立即停用本品。

【规格】（1）乙酰唑胺片：250mg；乙酰唑胺注射液：5ml：250mg。贮法：避光，密闭保存。

（2）注射用乙酰唑胺钠：500mg（以乙酰唑胺计）。

双氯非那胺　Diclofenamide

【商品名】苯二磺胺，二氯苯二磺胺，二氯苯磺胺，二氯磺胺，双氯苯二磺酰胺，双氯磺酰胺，双氯硫酰胺。

【药理毒理】本品为碳酸酐酶抑制药，因其分子中含有2个磺酰胺基团，故具有较强的碳酸酐酶抑制作用。碳酸酐酶是生成重碳酸盐必需的酶，本品通过抑制眼睫状体细胞中的碳酸酐酶、干扰碳酸氢盐的生成、破坏眼内的等渗平衡、减少房水生成而降低眼内压。资料表明，本品50mg的疗效与250mg乙酰唑胺相当。可减少房水生成量的39%，但房水流出易度不变，即不增加房水排出。可使正常眼压平均下降0.32kPa(2.4mmHg)，青光眼眼压平均下降1.08kPa(8.1mmHg)。此外，本品使肾脏排泄钠、钾及重碳酸根离子增加，可能导致酸中毒，从而可增强患者的呼吸和肺泡通气。但因其亦可增加Cl^-的排出，故代谢性酸中毒的发生缓慢。

【药物动力学】本品口服吸收迅速，用药后0.5～1小时眼压开始下降，2～4小时达最大效应，单剂口服作用持续6～12小时。

【适应证】（1）用于各种类型青光眼急性发作的辅助治疗，尤其适用于急性闭角型青光眼急性发作期、急性眼压升高的继发性青光眼及对乙酰唑胺不敏感或有耐药性的患者，亦可作为青光眼手术的术前降压药。

（2）也可用于肺功能不全并发的呼吸性酸中毒。

【用法用量】成人常规剂量：口服给药。

（1）治疗青光眼：首次100mg，以后每12小时100mg，直至获得满意疗效时改用维持量：每次25～50mg，每日1～3次。1个疗程约2个月。

（2）治疗呼吸性酸中毒：每次50～100mg，每日2次。

【国外用法用量参考】成人常规剂量：口服给

药,青光眼,最初负荷剂量为 100～200mg,随后每 12 小时 100mg,直至达到预期疗效。推荐的维持剂量为每次 25～50mg,每日 1～3 次。

【不良反应】(1)常见:①四肢麻木及刺痛感;②全身不适症候群,如疲劳、体重减轻、困倦、嗜睡、性欲减低、抑郁、精神错乱等;③胃肠道反应,如金属样味觉、畏食、恶心、消化不良、腹泻等;④肾脏反应,如多尿、夜尿、肾及泌尿道结石等;⑤暂时性近视;⑥磺胺样皮疹、剥脱性皮炎。

(2)少见:①电解质紊乱及酸碱失衡,如低钾血症、代谢性酸中毒等,补充钾盐及碳酸氢钠可能减轻症状;②听力减退;③造血系统障碍,如急性溶血性贫血、再生障碍性贫血、粒细胞减少、血小板减少、嗜酸细胞增多症;④肾衰竭。

(3)实验室检查异常:①血氨、血清胆红素、尿胆原浓度均可增高;②可致糖尿病患者的血糖浓度、尿糖浓度升高;③血浆氯化物可增高,血清钾可降低。

【国外不良反应参考】(1)精神神经系统:可见共济失调、震颤、头痛、虚弱、神经质、癔症、倦怠、抑郁、精神错乱、定向障碍、嗜睡、感觉异常和眩晕。

(2)代谢/内分泌系统:可能引起体重下降、代谢性酸中毒、发热和高尿酸血症。

(3)泌尿生殖系统:与本品相关的反应包括血尿、糖尿、结晶尿、多尿、尿频、肾绞痛、肾结石和磷酸盐尿。大剂量使用本品或糖尿病肾病患者可能出现肾小球滤过降低。

(4)肝脏:胆汁淤积性黄疸伴肝功能不全可能与本品治疗有关。

(5)胃肠道:最常见的反应为恶心、呕吐和食欲缺乏,可能引起便秘;口腔金属味可能与本品治疗有关。

(6)血液:可见低钾血症和高氯血症,且本品较其他碳酸酐酶抑制药更可能引起。此外,本品及其他碳酸酐酶抑制药可能引起溶血性贫血、全血细胞减少、白细胞减少、粒细胞缺乏和血小板减少。

(7)皮肤:可致皮疹、荨麻疹、瘙痒。与本品治疗有关的包括多型性红斑、史-约综合征和中毒性表皮坏死松解症。罕见光过敏。

(8)眼:可致一过性近视,此时应减量或停药。

(9)耳:可见耳鸣。

【注意事项】(1)禁忌证:①对本品或其他碳酸酐酶抑制药、磺胺类药物及噻嗪类利尿药过敏者(国外资料);②低钠血症患者;③低钾血症患者;④高氯性酸中毒患者;⑤肾上腺衰竭及肾上腺皮质功能减退(艾迪生病)者;⑥严重肾功能不全者;⑦严重肝功能不全(国外资料)或肝昏迷患者。

(2)慎用:①糖尿病患者(因本品可增高血糖及尿糖浓度);②酸中毒患者(碳酸酐酶抑制可促使或加重酸中毒);③肺梗阻或肺气肿患者(因肺泡通气受损)(国外资料);④轻、中度肝功能不全者;⑤轻、中度肾功能不全者。

(3)药物对妊娠的影响:动物试验证实,高于成人剂量 10 倍的药物对啮齿动物胎仔有较高的致畸发生率。尚无本品用于孕妇的资料,但有报道指出孕妇(尤其是妊娠早期)不宜使用本品。美国药品和食品监督管理局(FDA)对本品的妊娠安全性分级为 C 级。

(4)药物对哺乳的影响:尚不明确本品对乳儿及母乳量和成分的影响,哺乳妇女慎用。

(5)药物对检验值或诊断的影响:①本品干扰 Glenn-Nelson 法的吸收,可使尿 17-羟类固醇测定结果出现假阳性;②尿蛋白测定:由于尿液碱化,可致溴酚蓝等试验出现假阳性结果。

(6)用药前后及用药时应当检查或监测:应监测血电解质、血肌酸酐(肾功能、血 CO_2 结合力)和眼内压。推荐于治疗初及其后每 6 个月进行 1 次血液检查,以监测再生障碍性贫血的迹象。

【药物相互作用】(1)本品与苯丙胺、抗 M-胆碱药(尤其是阿托品、奎尼丁)合用,由于形成碱性尿,本品排泄减少,可使不良反应加重或延长。

(2)本品与甘露醇或尿素合用,可增强降眼内压作用,增加尿量。

(3)本品与托吡酯合用,由于两药抑制碳酸酐酶的效应叠加,可能升高肾结石形成的风险,两药避免联用。

(4)本品与促肾上腺皮质激素、糖皮质激素、尤其是盐皮质激素合用,可致严重低钾血症,合用时应注意监测血清钾浓度及心脏功能。此外,由于这些药均能增加钙的排泄,长期联用可增加低钙血症的风险,并可导致骨质疏松。

(5)本品与洋地黄苷类合用,可增强洋地黄的毒性,并可发生低钾血症。

(6)与美金刚合用,由于本品使尿液碱化,可能降低美金刚的肾清除。

(7)本品与苯巴比妥、卡马西平或苯妥英等合用,可致骨软化发病率升高。

(8)本品与大剂量阿司匹林合用,可导致严重食欲缺乏、呼吸急促、嗜睡、昏迷或死亡。

(9)与抗糖尿病药(如胰岛素)合用,因本品可引起高血糖和尿糖,合用时应调整剂量。

【给药说明】(1)本品宜进食时服用,以减少胃肠道不良反应。

(2)本品与其他碳酸酐酶抑制药相同,不能长期用于控制眼压。在急性期短期给药眼压下降后,应根据眼压、眼压描记及虹膜角膜角改变情况,减少药量并选择适宜的抗青光眼手术,以免引起代谢性酸中毒、低钾血症,以及眼内压降低掩盖了青光眼病情的恶化,使房角粘连加剧,发生器质性闭合,延误手术时机。

(3)增加剂量不能增加利尿效应,但可升高嗜睡和(或)感觉异常的发生率。

【制剂规格】双氯非那胺片:25mg;50mg。

【贮法】遮光,密封保存。

二磺法胺 Disulfamide

【药理毒理】本品为碳酸酐酶抑制剂。肾小管上皮细胞、胃黏膜、胰腺细胞、眼睫状上皮细胞、红细胞和中枢神经细胞均有碳酸酐酶分布,当该酶活性受抑制时,各种需要H^+及HCO_3^-大量及连续供应的功能均受影响。具体表现为:

(1)降低眼压:抑制眼睫状体细胞中的碳酸酐酶,使房水生成减少而降低眼内压。

(2)弱利尿作用:抑制肾小管上皮细胞中的碳酸酐酶,产生利尿作用,排出碱性尿液。但本品利尿作用不强,且长期服用会导致耐受性,目前很少单独用于利尿,但对于伴有水肿的子痫患者则有良好的利尿降压作用。与汞利尿剂合用,可彼此纠正引起的酸碱平衡失调(本品主要用于治疗心源性水肿,对肾性及肝性水肿无效)。

(3)其他:减少脑脊液的产生和抑制胃酸分泌,可能也与其抑制碳酸酐酶作用有关。

【药代动力学】本品口服吸收良好,口服后30分钟起效,2小时后作用达高峰,每次给药作用可持续12小时。本品通过近曲小管分泌而排出体外。

【适应证】(1)用于治疗青光眼。

(2)用于治疗心源性水肿及脑水肿。

(3)用于治疗消化性溃疡病。

【用法用量】成人常规剂量:口服给药,每日100~400mg,分次服用。

【禁忌证】肝性脑病;肾功能及肾上腺皮质功能严重减退;代谢性酸中毒;伴有低钾血症的水肿病人;肺心病;心力衰竭患者;有尿结石病史者。

【注意事项】(1)药物对妊娠的影响:本品有致畸作用。

(2)药物对哺乳的影响尚不明确。

【不良反应】(1)中枢神经系统:困倦、面部和四肢麻木感。

(2)泌尿生殖系统:①肾脏并发症,如肾绞痛、结石症、磺胺尿结晶、肾病综合征等;②由于代谢性酸中毒降低尿中枸橼酸盐的排出和碳酸钙沉淀所致的尿结石。

(3)血液:长期应用可发生代谢性酸中毒(高氯血症性酸中毒)。

(4)过敏反应:粒细胞缺乏症。

【给药说明】(1)本品应避免与钙、碘及广谱抗生素等可增强碳酸酐酶活性的药物同时使用。

(2)长期用药应加服钾盐、镁盐,以防止血钾、血镁过低。

醋甲唑胺 Methazolamide

【商品名】甲醋唑胺,甲氮酰胺。

【临床应用】用于原发性开角型青光眼、闭角型青光眼及某些继发性青光眼,局部用抗青光眼药眼压控制不理想患者的辅助治疗。

【药理毒理】本品为碳酸酐酶抑制剂。通过抑制睫状体中的碳酸酐酶,使房水形成减少,从而降低眼内压。本品的降眼压作用呈剂量依赖性。本品化学结构类似于乙酰唑胺(在氮原子上多一个甲基),因此药理作用及作用机制与乙酰唑胺相同。又因醋甲唑胺的结构设计减少了电离作用,故眼内透性较乙酰唑胺增强。本品穿透血-房水和血-脑屏障的功能亦较乙酰唑胺强(人脑脊髓液的浓度比乙酰唑胺高50倍)。抑制碳酸酐酶作用比乙酰唑胺强60%,在体内仅55%的醋甲唑胺与血浆蛋白结合

(而90%～95%的乙酰唑胺与血浆蛋白结合)。因为只有药物剂量的未结合部分发挥药理作用,故较低剂量即有明显降眼压反应。醋甲唑胺可抑制房水生成,大部分患者用药后房水生成可减少40%。

因本品降眼压的同时对酸碱平衡影响较少,故对于患有严重阻塞性肺部疾患的患者,本品优于乙酰唑胺。醋甲唑胺对尿枸橼酸分泌的影响较乙酰唑胺小,故对于需口服碳酸酐酶抑制剂治疗但又易引起肾结石形成的患者,推荐应用醋甲唑胺。

【药代动力学】本品经胃肠道吸收良好,较乙酰唑胺吸收稍慢。口服1～2小时后产生降眼压作用,维持16～18小时。血浆蛋白结合率55%,低于乙酰唑胺(90%),在血浆pH值范围,39%的醋甲唑胺处于非电离状态。口服100mg后,血清峰值出现在服药后2～3小时,峰浓度约为17μg/ml,峰浓度保持恒定至少8小时。醋甲唑胺的脂溶性和水溶性都比乙酰唑胺的强,这些特性有助于药物从肾小管重吸收,增加药物的半衰期和血浆浓度。血浆半衰期约14小时,明显长于乙酰唑胺。25%的本品以原形,75%以代谢产物形式经尿排泄。

【用法用量】成人常规剂量:口服,每次25mg,每日2次。早、晚饭后服用。如用药后降眼压效果不理想,剂量可加大为每次50mg,每日2次。

【国外用法用量参考】成人常规剂量,口服:①开角型青光眼,50～100mg,每日2～3次;②预防高山病,每日150～200mg。

【不良反应】(1)中枢神经系统:可引起间断性思睡和意识模糊、惊厥或感觉异常(尤其是四肢末端的麻木感)。

(2)代谢/内分泌系统:可引起代谢性酸中毒和电解质紊乱。

(3)肌肉骨骼系统:可引起软瘫。

(4)泌尿生殖系统:可引起多尿、血尿、糖尿;罕见结晶尿和肾结石。

(5)肝脏:可引起肝功能不全。

(6)胃肠道:可引起食欲减退、味觉失常、胃肠功能紊乱(如恶心、呕吐和腹泻)和黑粪症。

(7)血液:有引起严重的血液学不良反应的报道,包括再生障碍性贫血和粒细胞缺乏症。

(8)皮肤:可引起荨麻疹、皮肤糜烂。罕见史-约综合征,表皮溶解性坏死。

(9)眼:短暂性的近视也有报道;罕见光过敏。

(10)耳:可引起听力障碍或耳鸣。

(11)其他:可引起疲劳、不适和啮齿类动物畸形。

【国外不良反应参考】(1)中枢神经系统:可发生不适、疲劳、瞌睡、头痛、眩晕、精神混乱、抑郁,以及手指、足趾、手、足、唇、口、肛门感觉异常,偶可发生癫痫发作。

(2)代谢/内分泌系统:由于呼吸代偿改变了尿液pH值,减少了血清碳酸氢盐浓度,从而引起代谢性酸中毒。

(3)呼吸系统:损害肺泡通气,加重肺阻塞和肺气肿病人的酸中毒,有引起代谢性酸中毒和急性呼吸衰竭的报道。

(4)肌肉骨骼系统:偶可发生麻痹。

(5)泌尿生殖系统:可发生多尿症、肾结石;偶可发生血尿和糖尿;罕见尿结石。

(6)胃肠道:可发生味觉障碍、食欲缺乏、恶心、呕吐和腹泻。

(7)血液:可发生粒细胞缺乏症、再生障碍性贫血、中性粒细胞减少症和红细胞发育不全、血小板减少症。

(8)皮肤:可出现史-约综合征和毒性表皮坏死,偶可出现荨麻疹。

(9)眼:偶可发生近视;罕见光过敏。

(10)耳:治疗早期可出现耳鸣和听觉障碍。

【禁忌证】有磺胺过敏史患者;血清钾、钠水平偏低患者;严重肾功能不全患者;严重肝功能不全患者;肾上腺衰竭患者;高血氯性酸中毒患者;肝硬化患者;妊娠期妇女;哺乳期妇女。

【注意事项】(1)慎用:有代谢性酸中毒及低血钾危险的患者;肝功能不全患者(国外资料);肺阻塞或肺气肿(肺泡通气损害)患者(国外资料)。

(2)药物对儿童的影响:本品对儿童的安全性和疗效尚不明确。

(3)药物对老人的影响:老年人使用本品的耐受性好,可适用于老年患者。

(4)药物对妊娠的影响:妊娠期妇女应避免服用。美国药品和食品管理局(FDA)对本品的妊娠安全性分级为C级。

(5)药物对哺乳的影响:本品是否分泌至乳液

中尚不明确,故哺乳期妇女若需用本品治疗,应停止哺乳。

【药物相互作用】(1)低剂量醋甲唑胺本身不引起低血钾,但碳酸酐酶抑制剂可增加其他药物的排钾作用。

(2)本品与促肾上腺皮质激素、糖皮质激素联合使用,可导致严重的低血钾,在联合用药时应注意监护血清钾的浓度及心脏功能;亦应估计到长期同时使用有增加低血钙的危险,可造成骨质疏松,因为这些药会增加钙的排泄。

(3)碳酸酐酶抑制剂与高剂量阿司匹林合用,可引起严重的代谢紊乱,因此本品与水杨酸制剂合用要慎重。

(4)本品可减少美金刚的肾清除率,增加不良反应的发生。

(5)碳酸酐酶抑制剂醋甲唑胺和托吡酯同用,可增加肾结石危险度,因此应避免两药合用。

【给药说明】(1)醋甲唑胺可与缩瞳剂和渗透剂合用。

(2)本品不能长期用于控制眼压。

(3)患有闭角型青光眼的病人应禁止长期服用醋甲唑胺,因为即使降低眼内压,器质性的闭角也会发生。

(4)闭角型青光眼不应用醋甲唑胺代替手术治疗,否则,可引起永久性粘连性房角关闭。

(5)再次服用磺胺时,可能发生过敏反应。如果过敏反应或其他严重反应出现,该药应停止服用。

(6)本品因过量服用引起急性中毒目前没有报道;目前尚无特效解毒剂,当发生急性中毒时应立即停药,及时对症治疗。

(7)如出现近视,减少或停止本品治疗后会减退。

(8)50mg规格片剂体外药物释放较快,不良反应程度可能有所变化,应注意密切观察。

(9)治疗特发性震颤低剂量(每日 50~70mg)比高剂量(每日 150~300mg)治愈率高。

【制剂规格】醋甲唑胺片:25mg;50mg。贮法:密闭,在干燥处保存。

四、黄嘌呤类化合物

黄嘌呤类化合物有咖啡因、茶碱和可可碱。其中以茶碱的利尿作为较明显。

茶碱的利尿机制为:①抑制肾小管对 Na^+ 和 Cl^- 的再吸收,在远曲小管部位由于代偿性 Na^+-K^+ 交换增加,故 K^+ 的排出亦增加;②增强心肌收缩力,因而心输量、肾血流量和肾小球滤过率亦增加而产生利尿。但茶碱对肾小管转运机制的直接作用不在髓袢段,故其利尿作用十分微弱,而茶碱通过兴奋心脏的间接利尿作用对具有健康心脏的水肿患者也是十分微弱的,只有当心脏功能代偿不全时,才能显现其利尿效应,故茶碱主要用于心脏性水肿。一般应用其可溶性盐——氨茶碱,还可应用利尿素(Diuretine),为含有等量的可可碱与水杨酸钠的制剂。

(李 垟 周 翔 邹作君)

第二节 脱水药

甘露醇 Mannitol

【商品名】D-甘露糖醇,甘露糖醇,已六醇,木蜜醇。

【药理毒理】本品是组织脱水剂,为单糖,在体内不被代谢,经肾小球滤过后在肾小管内很少被重吸收,从而起到渗透利尿作用。具体表现为:

(1)组织脱水作用。通过提高血浆胶体渗透压,使组织内(包括眼、脑、脑脊液等)水分进入血管内,从而减轻组织水肿,降低眼内压、颅内压和脑脊液容量及其压力。1g甘露醇可产生渗透浓度为5.5mmol/L,注射甘露醇100g可使2000ml细胞内水分转移至细胞外,尿钠排泄50g。

(2)利尿作用:本品通过增加血容量,促进前列腺素 I_2 分泌,从而扩张肾血管、增加肾血流量(包括肾髓质血流量)。此外,本品自肾小球滤过后极少(<10%)由肾小管重吸收,故可提高肾小管内液

渗透浓度，减少肾小管对水及 Na^+、Cl^-、K^+、Ca^{2+}、Mg^{2+} 和其他溶质的重吸收。动物穿刺实验发现，应用大剂量本品后，通过近端小管的水、Na^+ 仅分别增多 10%～20% 和 4%～5%，而到达远端肾小管的水、Na^+ 则分别增加 40% 和 25%（可能因肾髓质血流量增加，使髓质内尿素和 Na^+ 流失增多，从而破坏了髓质渗透压梯度差），提示亨氏袢减少对水、Na^+ 的重吸收在本品利尿作用中占重要地位。

由于输注甘露醇后肾小管液流量增加，所以当某些药物和毒物中毒时，可使这些物质在肾小管内的浓度下降，减小肾脏毒性，并可加快肾脏排泄。本品常用于对缩瞳药和碳酸酐酶抑制药无反应的患者。与甘油比较，口服甘油比静脉输注甘露醇或尿素更为安全，而本品的优点是起效时间更快，利尿作用更强，降低眼内压的持续时间也较长，缺点是使电解质丢失较多，颅内液体过剩的反弹更大。与尿素比较，本品溢出后的组织坏死较少，在肾衰竭患者中使用更安全，且刺激性小，导致血栓性静脉炎的概率也较低。

【药代动力学】本品口服吸收很少，静脉注射后迅速进入细胞外液而不进入细胞内。静脉注射后 15 分钟内出现降低眼内压和颅内压作用，达峰时间为 30～60 分钟，维持 3～8 小时。静脉注射后 0.5～1 小时出现利尿作用，维持 3 小时。本品可由肝脏生成糖原，但由于静脉注射后迅速经肾脏排泄，故一般情况下经肝脏代谢的量很少。半衰期为 100 分钟，急性肾衰竭者可延长至 6 小时。肾功能正常时，静脉注射本药 100g，80% 于 3 小时内经肾脏排出。

【适应证】(1) 用于治疗各种原因（如脑瘤、脑外伤、脑缺血、脑缺氧等）引起的脑水肿，可降低颅内压，防止脑疝。

(2) 用于降低眼内压，应用于其他降眼内压药无效时或眼内手术前准备。

(3) 用于渗透性利尿，预防多种原因（如大面积烧伤、严重创伤、广泛外科手术时因肾小球滤过率降低及血容量减少而出现少尿、无尿）引起的急性肾小管坏死，以及鉴别肾前性因素或急性肾衰竭引起的少尿。

(4) 作为辅助利尿措施治疗肾病综合征、肝硬化腹水及伴有低钠血症的顽固性水肿，尤其是伴有低蛋白血症时。

(5) 用于某些药物过量或毒物中毒（如巴比妥类药物、锂剂、水杨酸盐和溴化物等），本品可促进上述物质的排泄，并防止肾毒性。

(6) 作为冲洗剂，用于经尿道内前列腺切除术。

(7) 用于术前肠道准备。

【用法用量】(1) 成人常规剂量

A. 口服给药：用于肠道准备，在术前 4～8 小时，以 10% 溶液 1000ml 于 30 分钟内服完。

B. 静脉滴注

1) 利尿：每次 1～2g/kg，一般用 20% 溶液 250～500ml，并调整剂量使尿量维持在每小时 30～50ml。

2) 治疗脑水肿、颅内高压和青光眼：每次 1.5～2g/kg 配制为 15%～25% 溶液，并于 30～60 分钟内滴完。衰弱患者剂量应减至 0.5g/kg。注意检测肾功能。

3) 减轻脊髓水肿和继发性损害：每次以 20% 溶液 250ml 滴注，每日 2 次，连用 5～7 次。

4) 鉴别肾前性少尿和肾性少尿：每次 0.2g/kg，以 20% 溶液于 3～5 分钟内滴完，如用药 2～3 小时后每小时尿量仍低于 30～50ml，最多再试用 1 次，如仍无反应则应停药。

5) 预防急性肾小管坏死：先给药 12.5～25g，10 分钟内滴完，若无特殊情况，再给 50g 于 1 小时内滴完；若尿量能维持在每小时 50ml 以上，则可继续应用 5% 溶液；若无效则立即停药。

6) 治疗药物、毒物中毒：本品 20% 注射液 250ml 静脉滴注，调整剂量使尿量维持在每小时 100～500ml。

(2) 儿童常规剂量

A. 静脉滴注

1) 利尿：每次 0.25～2g/kg 或 60g/m²，以 15%～20% 溶液 2～6 小时内滴完。

2) 治疗脑水肿、颅内高压和青光眼：每次 1～2g/kg 或 30～60g/m²，以 15%～20% 溶液于 30～60 分钟内滴完。衰弱患者剂量减至 0.5g/kg。

3) 鉴别肾前性少尿和肾性少尿：每次 0.2g/kg 或 6g/m²，以 15%～25% 溶液滴注 3～5 分钟，如用药 2～3 小时尿量无明显增多，可再用 1 次，如仍无反应则停药。

4）预防急性肾小管坏死：每次 1～2g/kg。

5）治疗药物、毒物中毒：本品 2g/kg 或 60g/m²，以 5%～10% 溶液滴注。

B. 静脉注射：治疗脑水肿，首剂 0.5～0.75g/kg，以后每次可用 0.25～0.5g/kg，每 4～6 小时 1 次。

【不良反应】（1）心血管系统：静脉滴注速度过快，可致心动过速、心力衰竭（尤其有心功能损害时）。

（2）中枢精神系统：静脉滴注速度过快，可致头痛、眩晕。

（3）泌尿生殖系统：可见排尿困难，少见高渗性非酮症糖尿病昏迷。静脉滴注速度过快，可见尿潴留、脱水等。大剂量长时间给药，可引起肾小管损害及血尿。此外，老年人（因肾血流量减少）及低钠、脱水患者常见渗透性肾病，表现为尿量减少，甚至出现急性肾衰竭，其作用机制可能与大剂量快速静脉滴注引起肾小管液渗透压上升过高，导致肾小管上皮细胞损伤有关。

（4）消化系统：可见口干（高渗状态引起）。静脉滴注速度过快，可致恶心、呕吐。

（5）血液：常见水和电解质紊乱，如快速大量静脉注射本品可引起体液积聚，血容量迅速大量增多，导致稀释性低钠血症，偶可致高钾血症；不适当的过度利尿导致血容量减少，加重少尿；大量细胞内液转移至细胞外可致组织脱水，并可引起中枢神经系统症状。此外，可见血栓性静脉炎。

（6）眼：静脉滴注速度过快，可致视物模糊。

（7）过敏反应：可见过敏反应，表现为皮疹、荨麻疹、呼吸困难、过敏性休克等。极个别病例在静脉滴注 3～5 分钟后出现打喷嚏、流鼻涕、舌肿、呼吸困难、意识丧失等，应立即停药，对症处理。

（8）其他：静脉滴注速度过快，还可致胸痛、寒战、发热，注射部位有轻度疼痛。如本品外渗，可致组织水肿，渗出较多时可引起组织坏死。

【禁忌证】已确诊为急性肾小管坏死的无尿患者，包括试用本品无反应者（因本品积聚可引起血容量增多，加重心脏负担）；严重脱水者；颅内活动性出血者（但颅内手术时除外）；急性肺水肿或严重肺瘀血者；孕妇。

【注意事项】（1）慎用：①明显心肺功能损害者（因本品所致的血容量突然增多可引起充血性心力衰竭）；②高钾血症或低钠血症者；③低血容量患者（可因利尿而加重病情，或使原来低血容量情况被暂时性扩容所掩盖）；④严重肾功能不全者（因排泄减少使本品在体内积聚，引起血容量明显增加，加重心脏负荷，诱发或加重心力衰竭）；⑤对本品不能耐受者。

（2）药物对老人的影响：老年人应用本品较易出现肾损害，且随着年龄增长，发生肾损害的机会增多，应适当控制用量。

（3）药物对妊娠的影响：本品能透过胎盘屏障，孕妇禁用。美国食品和药品管理局（FDA）对本品的妊娠安全性分级为 C 级。

（4）药物对哺乳的影响：本品是否能经乳汁分泌尚不清楚。

（5）用药前后及用药时应当检查或监测：用药期间随访检查血压、肾功能、电解质（尤其是 Na^+ 和 K^+）、尿量。

【药物相互作用】（1）本品可增加利尿药及碳酸酐酶抑制剂的利尿和降眼内压作用，与它们合用时应调整剂量。

（2）本品可增加洋地黄类药的毒性作用（与低钾血症有关）。

（3）顺铂与本品同时缓慢静脉滴注，可减轻顺铂的肾和胃肠道反应。

（4）本品可降低亚硝脲类抗癌药及丝裂霉素的毒性，但不影响其化疗疗效。

（5）本品可降低两性霉素 B 的肾损害作用。

（6）本品可降低秋水仙碱的不良反应。

【给药说明】（1）避免与血液配伍，否则会引起血液凝集及红细胞不可逆皱缩；避免与无机盐类药物（如氯化钠、氯化钾等）配伍，以免引起甘露醇结晶析出。

（2）本品遇冷易结晶，故应用前应仔细检查，如有结晶，可置热水中或用力振荡待结晶完全溶解后再使用。当药物浓度高于 15% 时，应使用有过滤器的输液器。

（3）除作肠道准备用外，其他治疗时均应静脉给药，滴速为 10ml/分钟。

（4）根据病情选择合适的浓度和剂量，避免不必要的高浓度和大剂量用药。

(5)使用低浓度和本品氯化钠溶液能降低过度脱水和电解质紊乱的发生。

(6)用于治疗水杨酸盐或巴比妥类药物中毒时,应合用碳酸氢钠以碱化尿液。

(7)用药中一旦出现糖尿病高渗性昏迷,即血糖升高(>20mmol/L)、高血钠(>150mmol/L)、高血浆渗透压(>320mOsm/L)、尿糖阳性、酮体阴性,应立即停药,并尽快纠正。

(8)静脉滴注时如漏出血管外,可用0.5%普鲁卡因液局部封闭,并热敷处理。

(9)大剂量给予本品不出现利尿反应,但可使血浆渗透浓度显著升高,故应警惕血高渗状态的发生。

(10)本品过量时给予支持、对症处理,监测血压、电解质和肾功能。

【制剂规格】甘露醇注射液:50ml:10g;100ml:20g;250ml:50g。

【贮法】避光,密闭保存。

山梨醇 Sorbitolum

【商品名】D-山梨醇,D-山梨醇酸,D-山梨醇糖,D-山梨糖醇,花楸醇,蔷薇醇,清凉茶醇。

【药理毒理】本品为甘露醇的同分异构体,作用与甘露醇相似但较弱。其主要作用为:

(1)脱水作用:本品可提高血浆胶体渗透压,导致组织内(包括眼、脑、脑脊液等)水分进入血管内,从而减轻组织水肿,降低眼内压、颅内压和脑脊液压力。

(2)利尿作用:其机制表现为两个方面:①增加血容量,并促进前列腺素I_2分泌,从而扩张肾血管,增加肾血流量;②本品自肾小球滤过后极少(<10%)由肾小管重吸收,故可提高肾小管内渗透液浓度,减少肾小管对水及Na^+、Cl^-、K^+、Ca^{2+}、Mg^{2+}和其他溶质的重吸收。

【药代动力学】本品口服或局部使用不吸收。静脉注射后可迅速进入细胞外液(不进入细胞内),约30分钟起效,2小时作用达高峰,维持3~4小时。本品少量经肝脏代谢为糖原,大部分以原形经肾脏排出体外。本药半衰期为100分钟。

【适应证】(1)注射液用于脑水肿、青光眼,也可用于心肾功能正常的水肿少尿。

(2)滴眼液用于多种原因引起的眼睛干涩,泪液分泌减少。

(3)国外资料示,本品还可以作泌尿系统冲洗液、用于解毒、治疗便秘及预防儿童龋齿等。

【用法用量】(1)成人常规剂量

A. 经眼给药:滴于眼睑内,每次1滴,每日3~5次。

B. 静脉滴注:每次62.5~125mg,于20~30分钟内输入。为消退脑水肿,可每隔6~12小时重复给药1次。

(2)儿童常规剂量:静脉滴注,每次1~2g/kg,于20~30分钟内输入。

【国外用法用量参考】(1)成人常规剂量

A. 口服给药

1)解毒:本品与活性炭合用,单次剂量为96g,活性炭50g。

2)治疗便秘:用聚苯乙烯磺酸盐治疗高钾血症时,可合用本品导泻,剂量为70%的糖浆剂,每2小时10~20ml或根据需要使用以达到每日水样便1~2次。

B. 直肠给药:解毒,用25%~30%的溶液120ml灌肠。

C. 局部给药:冲洗泌尿道,根据需要使用3.3%的溶液冲洗泌尿道。

(2)儿童常规剂量

A. 口服给药:与活性炭合用于解毒,12岁以下儿童,山梨醇剂量不应超过1.5g/kg。体重16~32kg,本品剂量为48g与25g活性炭;体重>32kg,剂量同成人。12岁以上儿童剂量同成人。

B. 直肠给药:解毒,用25%~30%的溶液30~60ml灌肠。

【不良反应】(1)滴眼液可引起瞬间的视力模糊。

(2)使用本品注射液时,最常见的不良反应为水和电解质紊乱(可表现为心力衰竭、稀释性低钠血症、加重少尿等),其次可有头晕、寒战、发热、口渴、视力模糊、排尿困难、血栓性静脉炎、过敏(可引起皮疹、荨麻疹、呼吸困难、过敏性休克)、渗透性肾病。

【国外不良反应参考】(1)心血管系统:使用3.3%冲洗液偶可出现肺充血、低血压、心悸及心绞痛样疼痛,静脉输注可致水肿、血栓性静脉炎。

(2)中枢神经系统:有脑炎的个案报道,静脉输注可致眩晕、惊厥。

(3)代谢/内分泌系统:可有严重高钠血症、高血糖症,长期静脉输注可致乳酸性酸中毒。

(4)肌肉骨骼系统:静脉输注可致背痛。

(5)泌尿生殖系统:静脉输注可致脱水、口渴、口干,亦有尿潴留、尿量增多的报道。

(6)胃肠道:可有呕吐、腹泻,长期使用可致吸收不良综合征,有腹痛、结肠坏死、腹膜炎、肠壁积气症、胃肠道假性梗阻的报道。

(7)眼:静脉输注可致视力模糊。

【禁忌证】肾小管坏死的无尿患者;严重失水者;颅内活动性出血者(颅内手术时除外);急性肺水肿患者;严重肺瘀血患者;对溴化十六烷基三甲胺过敏的患者不宜使用本品滴眼液;(以下为国外资料)肠鸣音消失者;新近的腹部创伤或外科手术患者;肠穿孔或肠梗阻患者。

【注意事项】(1)慎用:心功能不全者;脱水所致尿少者;(以下为国外资料)糖尿病患者;果糖耐受不良者;肺功能不全者、低钠血症患者、肾功能障碍者慎用本品冲洗液。

(2)药物对老人的影响:老年人使用本品较易出现肾损害,且随着年龄增长,发生肾损害的概率增加。

(3)药物对妊娠的影响:妊娠妇女使用本品应权衡利弊。

(4)药物对哺乳的影响:哺乳妇女使用本品应慎重。

【药物相互作用】(1)与聚磺苯乙烯钠合用,可致结肠坏死的发生率增加,故不推荐两者合用。

(2)与氟哌利多合用,可增加心脏毒性(如QT延长、尖端扭转、心脏停搏),特别是存在可致QT间期延长危险因素(如缓泻剂治疗)的患者,合用本品与氟哌利应慎重。

(3)本品可增加洋地黄毒性作用,与低钾血症有关。

(4)本品可增加利尿药及碳酸酐酶抑制剂的利尿和降眼内压作用,故与这些药物合用时应调整剂量。

(5)与左美沙朵合用可诱导低钾血症或低镁血症,致QT间期延长的发生率增加。

【给药说明】(1)腐蚀剂或石油馏出物中毒或<1岁的儿童不能用本品与活性炭解毒。

(2)本品滴眼液开启后应在1个月内使用完,且配戴接触镜者在戴镜期间不能使用。

(3)注射液如有结晶析出,可用热水加温摇溶后再注射。注射速度不宜太快,否则可引起头痛、视力模糊、眩晕、注射部疼痛等。注射时药液不可漏出血管外(因外渗可致组织水肿、皮肤坏死)。

(4)因本品滴眼液黏度大,用药后短暂影响视力,机器操作者及车辆驾驶员在工作期间应谨慎使用。

【制剂规格】(1)山梨醇滴眼液:5ml：0.2g。贮法:避光,阴凉处保存。

(2)山梨醇注射液:100ml：25g;250ml：62.5g。贮法:遮光,密闭保存。

异山梨醇　Isosorbide

【商品名】易思清。

【药理毒理】本品为渗透性脱水利尿药,是山梨醇的脱水衍生物,其作用机制与静脉注射的甘露醇和山梨醇类似。本品能提高血浆渗透压,促使组织内(包括眼、脑、脑脊液等)水分进入血管内,从而可减轻组织水肿,降低眼内压、颅内压、脑脊液容量及其压力。

【药代动力学】口服本品后,给药量的98%由胃肠道吸收,体内分布空间是整体动物和肾切除动物体重的54%。药物半衰期为8小时,97%的药物以原形从尿液中排出,不产生代谢作用及热值。

【适应证】用于脑水肿、脑瘤、脑外伤引起的颅内高压及青光眼。

【用法用量】(1)成人常规剂量:口服给药,每次20～25g(40～50ml),每日3次。

(2)儿童常规剂量:口服给药,每次0.5g/kg,每日3次。

【不良反应】主要有恶心、腹泻、食欲缺乏,偶有腹痛,长期服用常可引起电解质紊乱。

【禁忌证】颅内活动性出血及颅内血肿者。

【注意事项】(1)慎用:处于脱水状态及因肾功能障碍所致的无尿症患者;出血性青光眼患者;充血性心力衰竭者。

(2)药物对老人的影响:老年人随着年龄的增长,容易出现肾功能损害,故应适当控制用药剂量。

(3)药物对妊娠的影响:尚不明确。

(4)药物对哺乳的影响:尚不清楚本品是否能经乳汁分泌。

【药物相互作用】(1)本品可增加洋地黄的毒性作用,其作用机制与低血钾有关。

(2)本品可增加利尿药及碳酸酐酶抑制药的利尿和降低眼内压的作用,故与这些药物合用时应调整剂量。

【给药说明】(1)多次用药时,应保持足够的体液,并维持体内电解质的平衡。

(2)用药过量易引起腹泻,应密切观察血压、电解质和肾功能。

【制剂规格】异山梨醇口服液:100ml:50g。

【贮法】遮光,密闭保存。

葡萄糖 Glucose

【商品名】无热源葡萄糖,无热源葡萄糖晶体,无热源-水葡萄糖,葡萄糖,葡萄糖注射液。

【药理毒理】葡萄糖是人体重要的营养成分和主要的热量来源之一,每1g葡萄糖产生4千卡(16.7千焦)热能,被用来补充热量,治疗低糖血症。5%的葡萄糖虽是等渗液,但迅速被氧化成二氧化碳和水,因此主要用于补充水和糖分,而不是为了扩容。25%以上的高渗葡萄糖液静脉滴注后可提高血液渗透压,有组织脱水作用,可用作组织脱水剂,并可短暂利尿。另外,葡萄糖是维持和调节腹膜透析液和血液透析液渗透压的主要物质。相当一部分葡萄糖溶液用作药物的稀释剂和载体。当葡萄糖与胰岛素同时静脉滴注时,因糖原的合成需要钾离子参与,血中钾离子进入细胞内,使血钾浓度下降,故可用来治疗高钾血症。此外,葡萄糖还有保护肝脏的作用。

【药代动力学】本品口服吸收迅速,进入体内即可被组织直接利用,也可转化为糖原和脂肪而贮存。正常人体利用葡萄糖的能力为每分钟6mg/kg。静脉注射高渗葡萄糖液后15分钟起效,可维持1~2小时。

【适应证】(1)补充热能和体液。用于各种原因引起的进食不足或大量体液丢失(如呕吐、腹泻等),全静脉内营养,饥饿性酮症。

(2)低血糖症或胰岛素过量。

(3)高钾血症。

(4)本品的高渗溶液用作组织脱水剂。常与甘露醇等脱水药联合应用于脑水肿、肺水肿及降低眼内压。

(5)配制腹膜透析液。

(6)药物稀释剂。

(7)葡萄糖耐量试验。

(8)配制Glk(极化液)液。

【用法用量】成人常规剂量。

A. 静脉注射

1)补充热能:患者进食减少或不能进食时,可给予10%~25%葡萄糖注射液静脉滴注,并同时补充体液。根据所需热能计算葡萄糖用量。

2)全静脉营养疗法:葡萄糖是最重要的能量供给物。在非蛋白质热能中,葡萄糖与脂肪供给热量的比例为2:1。依临床热量需要量决定具体用量。根据需要,葡萄糖可配成25%~75%的不同浓度,必要时可加胰岛素,每5~10g葡萄糖加入正规胰岛素1U。应用高渗溶液对静脉刺激性较大,同时需输注脂肪乳剂,故选用较深部的大静脉,如锁骨下静脉、颈内静脉等。

3)低糖血症:重症者可给予50%葡萄糖注射液20~40ml静脉注射。

4)饥饿性酮症:严重者可静脉滴注5%~25%的葡萄糖注射液,每日100g。

5)失水:对等渗性失水患者可静脉滴注5%葡萄糖注射液。

6)高钾血症:用10%~25%注射液(每2~4g葡萄糖加1U正规胰岛素输注),可降低血清钾浓度。此疗法仅使细胞外钾离子进入细胞内,体内总钾含量不变。若不采取排钾措施,仍可再次出现高钾血症。

7)组织脱水:用高渗溶液(一般采用50%注射液)快速静脉注射20~50ml,但作用短暂。应注意防止高血糖。

8)用于调节腹膜透析液渗透压:50%葡萄糖注射液20ml(即10g葡萄糖)可使1L透析液渗透压提高55mOsm/kgH$_2$O。即葡萄糖浓度每升高1%,渗透压提高55mOsm/kgH$_2$O。

9)胰岛素过量:给予50%葡萄糖溶液40~100ml,可保护肝脏,对糖尿病的酮症酸中毒须同时用胰岛素。

B. 口服给药

1)低糖血症:轻者口服。

2)饥饿性酮症:轻者口服。

3)葡萄糖耐量试验:空腹时口服葡萄糖1.75g/kg,在服后0.5小时、1小时、2小时、3小时抽血查血糖。血中葡萄糖浓度正常上限分别为:服用前6.9mmol/L;服用后0.5小时、1小时、2小时和3小时分别为11.1mmol/L、10.5mmol/L、8.3mmol/L和6.9mmol/L。

【不良反应】(1)胃肠道反应,如恶心、呕吐等,见于口服浓度过高过快时。

(2)原有心功能不全者、小儿及老年人补液过快过多,可致心律失常,甚至急性左心衰竭。

(3)高浓度溶液注射外渗时,可引起局部肿痛。改用大静脉滴注可减少静脉炎的发生率。

(4)在合并使用胰岛素过量、原有低血糖倾向及全静脉营养疗法突然停止时,可发生反应性低血糖。

(5)高血糖非酮症昏迷。多见于糖尿病、使用大剂量糖皮质激素、应激状态、尿毒症腹膜透析患者腹腔内给予高渗性葡萄糖溶液,以及进行全静脉营养疗法时。

(6)长期单纯补给葡萄糖时易出现低钠、低钾、低磷及低镁血症。

(7)脆性糖尿病患者应用高浓度葡萄糖时偶发高钾血症

【禁忌证】糖尿病酮症酸中毒未控制者;高血糖非酮症性高渗状态;葡萄糖、半乳糖吸收不良者(避免口服);低渗性脱水症患者;无尿症(国外资料);颅内和脊柱出血(国外资料);脑缺血、急性脑卒中患者(国外资料);严重的低血压(除非有血糖过低的情况存在)的病人(国外资料)。

【注意事项】(1)慎用:周期性麻痹、低钾血症患者;应激状态或应用糖皮质激素时容易诱发高血糖的患者;糖尿病患者;尿崩症患者。

(2)药物对妊娠的影响:美国药品和食品监督管理局(FDA)对本品的妊娠安全性分级为C级。

(3)药物对哺乳的影响:尚不明确。

(4)用药前后及用药时应当检查或监测:用药时应注意临床和血生化监测,尤其是水盐平衡、血钾、尿丙酮、血糖及尿糖,必要时补充胰岛素和钾。糖尿病患者,应监测血糖,必要时调整胰岛素剂量。

【药物相互作用】葡萄糖可诱发或加重洋地黄类强心苷药物(如地高辛、洋地黄、洋地黄毒苷及去乙酰毛花苷等)中毒。作用机制是由于大量的葡萄糖进入体内后,暂时不能被利用的葡萄糖合成糖原储存,合成糖原时需要消耗钾,大量钾进入细胞内可致血钾降低,从而诱发或增强地高辛的毒性。故在应用地高辛或其他强心苷期间,输入葡萄糖(特别是大剂量葡萄糖)时应注意补钾。

【给药说明】(1)在冬季须先将安瓿加热到与体温相近的温度,再徐徐注入静脉,可避免血管痉挛。

(2)葡萄糖高渗溶液应缓慢注射。

(3)不可与血液混合输注,否则易引起红细胞凝集和溶血。

(4)长期大量使用应注意水电解质的平衡。

(5)葡萄糖具有引湿性,易发霉,为细菌的良好培养基,受污染的葡萄糖溶液会发生细菌感染,故在配制液体时须严格消毒。

(6)对于胃大部分切除的患者,做口服糖耐量试验时,易出现倾倒综合征和低血糖反应,故应改作静脉葡萄糖耐量试验。

(7)对于水肿和严重心、肾功能不全、肝硬化腹水等患者,易造成水潴留,应控制输液量和滴速。

(8)本品可能加重对局部缺血性损害的患者和高血糖症患者的神经系统损害。

(9)在分娩时注射过多葡萄糖可刺激胎儿胰岛素分泌,出现产后婴儿低血糖。

(10)大量皮下给药可引起血浆中电解质变化,导致循环障碍,故勿皮下注射。

(11)葡萄糖高渗溶液有引发血栓静脉炎的可能,应慎重注射(5%液除外)。

(12)使用高浓度葡萄糖溶液过程中突然停用,可引起低血糖反应。

(13)儿童使用高渗葡萄糖(25%~50%)注射液进行脱水治疗时,每次2~4ml/kg,4~6小时可重复1次,也可配合其他脱水药交替使用。

【制剂规格】葡萄糖注射液:10ml:0.5g;10ml:2g;20ml:1g;20ml:5g;20ml:10g;50ml:2.5g;

50ml：5g；100ml：5g；100ml：10g；200ml：5g；200ml：20g；250ml：12.5g；250ml：25g；500ml：25g；500ml：50g；500ml：125g；1000ml：50g；1000ml：100g。

【贮法】密封保存。

甘油　Glycerol

【商品名】丙三醇，洁达甘油。

【药理毒理】甘油是一种天然生成的三价醇，具有以下方面的作用：

(1)软化、润滑大便，使之易于排出，便秘时可用甘油栓剂或50%溶液灌肠。另外，甘油还可刺激直肠收缩，引起排便反射。

(2)脱水：甘油溶液为强力高渗性溶液。口服或注射给药后，甘油可升高血浆渗透压，渗透作用使水从血管外流向血浆，故可降低颅内压。据推测，甘油降低颅内压还有其他机制，如增加缺血区血流量，降低血浆自由脂肪酸并增加甘油酯合成（动物实验中，自由脂肪酸能够导致昏迷、颅内压升高、浮肿、线粒体肿大，还会引起Reye综合征）。同样，甘油升高血浆渗透压也可引起眼内压降低。甘油降低眼内压也可能还有其他机制，如减少房水等。

(3)吸湿作用：甘油外用能使局部组织软化，可用于湿润皮肤，增加皮肤柔韧性，防治手足皲裂。

【药代动力学】甘油口服给药后吸收良好，并迅速代谢。用于降低颅内压和眼内压时，口服后10～30分钟起效，1小时后降低眼内压的作用达最大效应，作用持续5小时；静脉给药用于降低颅内压和眼内压时亦为10～30分钟起效（甘油起效时间比尿素和甘露醇慢）；口服和静脉给药降低颅内压的作用可持续2～4小时。直肠给药用于软化大便时，15～30分钟起效。80%的甘油在肝脏中代谢为葡萄糖或糖原，并氧化为H_2O和CO_2，10%～20%在肾脏中代谢。甘油可被肾小球滤过，在浓度达到0.15mg/ml时，完全由肾小管重吸收。但在浓度更高时，甘油可在尿中出现并导致渗透性利尿。甘油的清除半衰期为30～45分钟。

【适应证】(1)栓剂用于便秘。尤其适用于小儿及年老体弱者便秘的治疗。

(2)溶液用于降低颅内压和眼压。

(3)外用可防治冬季皮肤干燥皲裂。

【用法用量】(1)成人常规剂量

A. 口服给药：降低眼压和颅内压，口服50%甘油溶液（含0.9%氯化钠），每次200ml，每日1次。必要时每日2次，但要间隔6～8小时。

B. 直肠给药：便秘，使用栓剂，每次1粒（大号栓）塞入肛门；也可用50%甘油溶液灌肠。

C. 外用：涂于皮肤表面或患处。

(2)儿童常规剂量，直肠给药：便秘，使用栓剂，每次1粒（小号栓）塞入肛门。

【国外用法用量参考】(1)成人常规剂量

A. 口服给药

1)中枢神经系统损伤：治疗开始时，先用甘油25～50g口服，随后按体重0.25～0.5g/kg口服，每4～6小时1次。

2)降低眼内压：推荐剂量为50%～70%甘油溶液按体重1～1.5g/kg口服，需要时每日用药可超过1次。

3)脑卒中：推荐剂量为每日1.5g/kg，分6次服。

4)每日最大剂量为120g。

B. 静脉给药

1)中枢神经系统损伤：治疗开始时，按体重0.5～1g/kg静脉注射（缓慢注射30分钟以上），随后口服0.25～0.5g/kg，每4～6小时1次。

2)Reye综合征：按体重0.75～1.75g/kg连续静脉滴注以维持颅内压等于或低于15mmHg。甘油总剂量的50%在开始0.5小时内滴完，余下的50%在随后的1.5小时内滴入。

3)脑卒中：每日1.2g/kg，加入5%的葡萄糖盐溶液静脉滴注。快速滴注甘油（10%的甘油4小时注入量大于500ml），可引起血管内溶血。应控制滴注速度，低于125ml/h，可以避免发生有临床意义的溶血。

4)中枢神经系统瘤/脑外科手术：按体重1g/kg静脉滴注（滴注时间超过30分钟）。如需长时间控制升高的颅内压，推荐术前数天按体重1g/kg口服或静脉注射甘油，每6小时1次。

5)每日最大剂量为120g。

C. 鼻饲

1)中枢神经系统肿瘤/脑外科手术：按体重

1.5～2g/kg,脑脊髓切开术前30分钟经鼻饲管给药,可致脑体积明显减小,持续数小时。如需长时间控制升高的颅内压,推荐术前数天按体重1g/kg口服或静脉注射甘油,每6小时1次。

2)每日最大剂量为120mg。

D. 经眼给药:降低角膜水肿。当角膜水肿严重,无法做眼底镜检查及虹膜角膜角镜检查时,可预先使用甘油以利于诊断。在检查前滴眼1～3滴(在滴甘油前需先滴入局麻药)。

E. 直肠给药:便秘。推荐用甘油栓3g,应在直肠内保留15分钟。也可经直肠给予甘油溶液。

F. 三叉神经池注射:经三叉神经池注射甘油0.2～0.4ml,可有效缓解前期治疗无效的面部突发性疼痛(如三叉神经痛、集束性头痛、非典型面神经痛)。

(2)儿童常规剂量

A. 口服给药:术前降低儿童眼内压和玻璃体容量,推荐用50%或70%甘油溶液1～1.5g/kg。

B. 静脉给药:用于伴有脑水肿的颅内高压时,静脉给药剂量应相对较大,为每小时0.2～1g/kg,可形成血药浓度1～3mg/ml(甘油的血药浓度可以从血清渗透压估算而来)。

C. 直肠给药:6岁以下儿童,推荐用甘油栓1～1.5g,应在直肠内保留15分钟。

【不良反应】口服有轻微不良反应,如头痛、咽部不适、口渴、恶心、呕吐、腹泻及血压轻微下降等。空腹服用较明显。本品高浓度(30%以上)静滴可引起溶血和血红蛋白尿,浓度不超过10%则不会引起此种不良反应。

【国外不良反应参考】(1)血液系统:甘油可导致血管内溶血和血红蛋白尿。溶血可能与甘油溶液的浓度、滴速及多次使用甘油输液有关。

(2)心血管系统:口服后可引起血压轻微下降。也有引起高血压和心律不齐的报道。

(3)中枢神经系统:口服甘油后可出现头痛、眩晕、神志迷糊、健忘症等。

(4)内分泌/代谢:甘油可导致高血糖及血清高渗透压,该作用只对糖尿病患者有临床意义。口服甘油罕见高渗性非酮症昏迷,可致死亡。甘油也可增加血浆内胰岛素的含量,干扰糖尿病的血糖控制,严重者可能导致死亡。儿童有肝脏1,6-二磷酸酶缺乏者应用本品可产生乳酸性酸中毒及低血糖症。

(5)消化系统:口服甘油后可出现恶心、呕吐、咽部不适、口渴,较少见腹泻,偶可见大便隐血。直肠给药有引起直肠黏膜坏死的危险。

(6)肾脏/泌尿系统:本品可引起急性肾衰竭(原因可能为溶血和血红蛋白尿),也有引起草酸盐沉着症的报道。

(7)肝脏:用药过程中,可因肝糖原存储而致一过性肝脏肿大。

(8)眼:眼局部应用甘油可破坏角膜上皮细胞,故应用时须非常谨慎。

(9)耳毒性:有引起暂时性失听的报道。

(10)其他:滥用甘油的典型症状包括腹痛、虚弱、疲乏、口渴、呕吐、水肿、骨痛(因软骨病而致)、体液及电解质失衡、血清蛋白减少(因胃肠道疾病而致蛋白流失)等。

【注意事项】(1)禁忌证:糖尿病;颅内活动性出血;头痛、恶心、呕吐患者;对甘油制剂中任何成分过敏者(国外资料);完全无尿者(国外资料);严重脱水者(国外资料);急性肺水肿或即将发生急性肺水肿的患者(国外资料);严重心衰患者(国外资料)。

(2)慎用:心、肝、肾病患者;溶血性贫血患者(国外资料)。

(3)药物对妊娠的影响:美国药品和药品管理局(FDA)对本品的妊娠安全性分级为C级。

(4)药物对哺乳的影响:尚不明确。

(5)用药前后及用药时应当检查或监测:用于降低颅内压和眼压时应监测眼内压、颅内压、肾功能、血清渗透压(高渗透性)、尿液分析(血红蛋白尿)、血糖水平(高血糖)、全血细胞计数(国外资料)。

【给药说明】(1)严禁同氧化剂配伍。

(2)可在溶液中加入柠檬汁或速溶咖啡以改善其口味;亦可加入碎冰块,用吸管吸食,以减轻恶心、呕吐等胃肠道症状。

【制剂规格】(1)甘油栓:大号2.67g;小号1.33g。贮法:于室温保存。

(2)稀甘油:5ml;10ml。贮法:遮光,密闭,在干燥处保存。

(3)甘油溶液:10%甘油生理盐水溶液;10%甘油葡萄糖溶液;10%甘油、10%甘露醇复方溶液;

50%甘油盐水溶液；甘油抗坏血酸钠注射液。贮法：密封保存。

甘油果糖(含钠) Glycerol and Fructose

【商品名】布瑞得，甘果糖，甘瑞宁，固利压，善君力。

【药物成分】甘油、果糖、氯化钠。

【药理毒理】本品是一种复方制剂，为高渗性脱水药。甘油能参与脑代谢过程，改善脑代谢；果糖不需胰岛素即可被代谢利用；氯化钠能调节电解质平衡。本品作用机制为：静脉注射后能提高血浆渗透压，导致组织内(包括眼、脑、脑脊液等)的水分进入血管内，从而减轻组织水肿，降低颅内压、眼内压和脑脊液容量及其压力；通过促进组织中由含有的水分向血液中移动，使血液得到稀释，降低了毛细血管周围的水肿，改善微循环，使脑灌注压升高，脑血流量增大，增加了缺血部位的供血量及供氧量；本品为高能量输液，在体内产生热量，增加脑组织耗氧量，促进脑代谢，增强及细胞活力。研究发现，当甘油浓度低于20%时加入果糖，可以防止甘油不良反应(溶血和血尿)的发生。代谢后，本品对血浆渗透压及尿渗透压无明显影响。与甘露醇比较，本品的起效较慢，达峰时间均较长，作用持续时间比甘露醇约长2小时，且无反跳现象，无明显利尿作用，对肾脏影响较小，对电解质影响亦不大。

【药代动力学】注射给药后，(0.59±0.39)小时颅内压开始下降，达峰时间为(2.23±0.46)小时，降压可持续(6.03±1.52)小时。用药后血浆渗透压在1小时内可达到峰值(310mOsm/L)，随着时间延长而逐渐下降。本品经血液进入全身组织，能很好地透过血-脑脊液屏障，其分布2~3小时内达到平衡，进入脑脊液及脑组织较慢，清除也较慢，大部分代谢为二氧化碳及水排出。

【适应证】(1)主要用于各种原因所致的颅内压增高(如颅内肿瘤、脑血管病、脑外伤、颅内炎症及其他原因引起的急慢性颅内压增高、脑水肿等)，适用于需长时间降低颅内压者，尤其适用于肾功能有损害而不能使用甘露醇的患者。

(2)改善脑梗死(脑栓死、脑血栓)、脑内出血、蛛网膜下出血、头部外伤、脑脊髓膜炎等疾病导致的意识障碍、神经障碍和自觉症状。

(3)用于脑外伤手术后，也用于脑外伤手术时(以缩小脑容积)。

(4)也可用于青光眼患者，以降低眼压，以及眼外科手术时减小眼容积等。

(5)用于骨筋膜室综合征消肿，减轻脊髓及脊神经根水肿。

【用法用量】成人常规剂量：静脉滴注。

(1)一般用法：每次250~500ml，每日1~2次，250ml需滴注1~1.5小时，500ml需滴注2~3小时。用量可根据年龄、症状适当增减。每日总量1000ml为宜。

(2)减小脑容积：每次500ml，30分钟内滴完。

(3)降低眼压和减小眼容积：每次250~500ml，45~90分钟内滴完。

【不良反应】不良反应少而轻微，且耐受性良好。偶见瘙痒、皮疹、头痛、恶心、口渴、溶血、肾脏损害(如血尿)，有时出现高钠血症、低钾血症，较少出现倦怠感。大量、快速输入时可产生乳酸中毒。

【禁忌证】遗传性果糖不耐受症患者；对该制剂的任一成分过敏者；任何原因所致的尿闭者；严重脱水者；高钠血症患者；心功能不全者。

【注意事项】(1)慎用：严重活动性颅内出血患者无手术条件时；严重循环系统功能障碍者；肾功能障碍者；尿崩症患者；糖尿病患者；溶血性贫血患者。

(2)药物对老人的影响：老年患者身体功能减退，应慎用。注意监护水、电解质水平是否异常。

(3)药物对妊娠的影响：孕妇用药尚无临床研究资料，不推荐使用本品。

(4)药物对哺乳的影响：哺乳期妇女用药尚无临床研究资料，不推荐使用本品。

【药物相互作用】尚不明确。

【给药说明】(1)只能静脉给药，使用时不要漏出血管。

(2)本品含氯化钠，用时须注意患者食盐摄入量。

(3)怀疑有急性硬膜下、硬膜外血肿者，应先处理出血灶，确认不再出血后方可应用本品。

(4)眼科手术中，因会引起尿意，应用时应在术前先行排尿。

(5)长期使用应注意防止水、电解质紊乱。

【制剂规格】甘油果糖注射液：250ml(含有甘

油25g,果糖12.5g,氯化钠2.25g);500ml(含有甘油50g,果糖25g,氯化钠4.5g)。

【贮法】遮光,密闭,在凉暗处保存。

甘油果糖注射液(含钙)

【商品名】博坦。

【适应证】(1)用于脑血管病、脑外伤、脑肿瘤、颅内炎症及其他原因引起的急慢性颅内压增高,脑水肿等症。

(2)用于降眼压或眼科手术缩小眼容积。

(3)用于脑外科手术缩小脑容积。

(4)用于外伤、骨折后预防和治疗骨筋膜室综合征。

(5)用于缓解脊髓、神经根压迫症状。

【药理作用】本品为高渗制剂,通过高渗透性脱水,能使脑水分含量减少,降低颅内压。本品降低颅内压作用起效缓慢,持续时间较长。

【药代动力学】本品经血液进入全身组织,其分布2～3小时内达到平衡。进入脑脊液及脑组织较慢,清除也较慢,大部分代谢为CO_2及水排出。

【不良反应】本品一般无不良反应,偶有瘙痒、皮疹、头痛、恶心、口渴和出现溶血现象。

【禁忌证】(1)遗传性果糖不耐症患者禁用。

(2)高钠血症、无尿和严重脱水者禁用。

(3)对本品任一部分过敏者禁用。

【注意事项】(1)严重循环功能障碍、肾功能障碍、尿崩症、糖尿病和溶血性贫血患者慎用。

(2)严重活动性颅内出血患者无手术条件时慎用。

(3)本品含0.9%氯化钙,用药时须注意患者食盐摄入量。

(4)怀疑有急性硬膜下、硬膜外血肿时,应先处理出血源并确认不再有出血后方可应用本品。

(5)滴注过快可发生溶血、血红蛋白尿,故应注意控制滴速。

【包装规格】玻璃输液瓶装:250ml(含有甘油25g,果糖12.5g,氯化钙2.25g);500ml(含有甘油50g,果糖25g,氯化钙4.5g)。

β-七叶皂苷钠　Sodium Aescinate

【药理作用】本品是从中药娑罗子的干燥果实中提取的三萜皂苷钠盐,具有抗渗出、消除肿胀和改善微循环的作用。

【适应证】本品适用于脑水肿、创伤或骨折所致的渗出性水肿及血肿。

【用法用量】5～10mg溶于生理盐水10～20ml静脉注射,每日2次;5～20mg溶于10%葡萄糖或生理盐水250～500ml中静脉滴注,每日1次。

【不良反应】药物渗出血管外可引起疼痛、过敏性皮疹。

【禁忌证】急慢性肾衰竭、妊娠妇女禁用。

【注意事项】对于颅压增高的患者,本品应与其他脱水剂同时使用。

【临床评价】其抗炎和抗血管渗出的作用为氢化可的松的4～8倍,可用于治疗脑水肿和脑肿胀。

【制剂规格】冻干粉针剂:5mg。

第三节　利尿剂的用药建议

绝大多数CKD患者应该应用利尿剂治疗。

$GFR \geq 30ml/min/1.73m^2$(CKD1～3期)的患者推荐使用噻嗪类利尿剂,每日1次。

$GFR < 30ml/min/1.73m^2$(CKD4～5期)的患者推荐使用袢利尿剂,每日1～2次。

袢利尿剂每日1～2次,与噻嗪类利尿剂合用,可用于ECF容量过多和水肿的患者。

保钾利尿剂慎用于:$GFR < 30ml/min/1.73m^2$(CKD4～5期)的患者;接受ACEI或ARBs治疗的患者;有其他发生高钾血症危险因素的患者。

应用利尿剂治疗的患者应检测:容量缺失,表现为低血压或GFR下降;低钾血症和电解质紊乱。检测的间隔时间取决于血压、GFR和血钾浓度的基础值。

可考虑应用长效利尿剂和含有其他降压药的复方利尿剂,以提高患者的依从性。

(李　垟　邹作君　许觉先)

第十八章 抗过敏药

第一节 抗组胺药

组胺又称组织胺,是由细胞内的组氨酸经组氨酸脱羧酶脱去羧基后生成的,组胺在体内主要以结合形式贮存在肥大细胞和嗜碱性粒细胞内。在某些类型的过敏反应(主要是Ⅰ型,也可在Ⅲ型)过程中,肥大细胞或嗜碱性粒细胞脱颗粒,释放出组胺、白三烯、嗜酸性粒细胞趋化因子、缓激肽及 5-羟色胺等生物活性物质,引起一系列过敏症状。

组胺具有多种生理病理作用,它能使毛细胞血管扩张,增加其通透性,降低血压;使支气管、胃肠道平滑肌痉挛;促进胃酸的分泌等。

经典的抗组胺药如苯海拉明、异丙嗪等,能在一定程度上拮抗组胺诱发的毛细血管扩张和支气管平滑肌痉挛,但不能对抗组胺的胃酸分泌促进作用。这是因为组胺的靶细胞上有两种受体,即 H_1 受体和 H_2 受体,上述抗组胺药仅拮抗 H_1 受体,故称为 H_1 受体拮抗剂。组胺的胃酸分泌促进作用与 H_2 受体有关,而经典的抗组胺药物无 H_2 受体拮抗作用。H_2 受体拮抗剂如西咪替丁(Cimetidine)等,其药理作用是抑制胃酸分泌,适用于胃及十二指肠溃疡的治疗,也可与 H_1 受体拮抗剂合用治疗慢性荨麻疹。

H_1 受体拮抗剂

H_1 受体拮抗剂与组胺都具有"乙基胺"结构,它与组胺竞争效应细胞上的 H_1 受体,使组胺不能与 H_1 受体结合,从而产生抗组胺作用。

H_1 受体拮抗剂分为第一代和第二代。第一代 H_1 受体拮抗剂,临床疗效较好,但因有明显的中枢抑制作用而限制了其临床应用。第二代 H_1 受体拮抗剂与第一代相比,抗过敏疗效近似,但多数无中枢镇静作用,抗胆碱作用轻微,故现在已逐步取代了前者,在临床上广为应用。

第二代 H_1 受体拮抗剂显示出几乎相等的疗效,只存在个体的差异和病种不同,如对急性荨麻疹,氯雷他定、西替利嗪、甲喹酚嗪等的总有效率都在 95% 左右;对慢性荨麻疹,氯雷他定、西替利嗪等的总有效率也在 90% 以上,甲喹酚嗪、阿伐斯汀等在 85% 左右。在治疗寒冷性荨麻疹上,以西替利嗪、特非那定等疗效较好,阿司咪唑较差。在治疗常年性过敏性鼻炎中,氯雷他定有效率在 93% 左右,特非那定在 85% 左右,但以变应源作鼻腔黏膜激发试验,则特非那定优于氯雷他定。在解决鼻过敏性症状和鼻溢液效果上,西替利嗪比阿司咪唑快且好,在改善鼻腔组胺敏感上二者无统计学差异。

1. H_1 受体拮抗剂的适应证

(1)防治皮肤黏膜变态反应性疾病对荨麻疹、血管性水肿、药疹、接触性皮炎、过敏性鼻炎等有较好疗效。

(2)治疗瘙痒性皮肤病如神经性皮炎、皮肤瘙痒症等。

(3)防治晕动病及呕吐常用茶苯海明(晕海宁)、苯海拉明、异丙嗪、布克利嗪(安其敏)、敏克静等。

(4)镇静催眠常用异丙嗪、苯海拉明等。

2. H_1 受体拮抗剂的不良反应

(1)镇静作用第一代 H_1 受体拮抗剂的主要不良反应是中枢抑制作用即镇静作用,表现为嗜睡和精神运动行为降低。这对驾驶、高空作业及机械操作者来说，加大了应用的限制。而对第二代 H_1 受体拮抗剂如氯雷他定、特非那定和阿司咪唑的研究，证明它们均不会引起嗜睡和行动减少。西替利嗪是低镇静性而不是真正的无嗜睡性抗组胺药，其镇静作用可能比传统抗组胺药低，但在主观和客观测定时仍能清楚地证明这种作用。

(2) 抗胆碱作用 第一代 H_1 受体拮抗剂有显著的抗胆碱作用，引起口干并可加重前列腺肥大患者的排尿困难，而第二代 H_1 受体拮抗剂除甲喹酚嗪有较强的抗胆碱作用外，其他大多数只有极轻微的抗胆碱作用，几乎没有此类不良反应，但西替利嗪可产生明显高于安慰剂的口干。

(3) 体重增加 所有第二代 H_1 受体拮抗剂均有某些增加体重的趋势，但程度不同。接受阿司咪唑 57 天的受试者体重增加明显高于接受氯雷他定的受试者。特非那定与西替利嗪的比较亦发现部分受试者体重增加，但二药间没有显著差异。赛庚啶、酮替芬等也可引起体重增加。

(4) 尖端扭转型室速 在第二代 H_1 受体拮抗剂中，有少数药物在过量、肝功代偿不全或与某些药物合用时，有引起尖端扭转型室速的危险，尤以特非那定与阿司咪唑较易发生，氯雷他定、阿伐斯汀和西替利嗪亦有类似的病例报道，故在应用时应高度注意。但值得着重指出的是，它们的代谢产物具有活性而没有此副作用。

(5) 对消化道的影响 如厌食、上腹部疼痛、恶心、呕吐、腹泻、便秘等，可采用于进食时服药的办法使之减轻。

(6) 皮肤过敏反应：H_1 受体阻断药在外用时易致过敏，导致接触性皮炎等。乙二胺类（如曲吡那敏）及吩噻嗪类（如异丙嗪等）是最主要的致敏药，因此，H_1 受体阻断药不宜制成软膏等外用剂型。

3. 中毒 H_1 受体阻断药毒性小，安全度大，但其中毒并不少见，儿童误服引起的中毒较为多见。中毒时中枢抑制与中枢兴奋现象均会出现。小儿中毒主要表现为中枢兴奋症状，如幻觉、运动失调、手足徐动症和惊厥、瞳孔固定和散大、面孔潮红伴有高热，类似于阿托品中毒，最后发生深昏迷伴有循环和呼吸衰竭而后死亡。成人中毒先见中枢抑制，继见中枢兴奋，最后发生衰竭，死于呼吸麻痹。在中毒治疗时，不可初见抑制就用中枢兴奋药，因这将诱发或加重本品的中枢兴奋进程。对中毒后期的呼吸抑制应行人工呼吸，远较用中枢兴奋药安全而有效。一旦出现惊厥，应静脉注射短时作用的巴比妥类药如硫喷妥钠或安定等。

氯苯那敏 Chlorpheniramine

【商品名】扑尔敏，氯苯吡胺，氯屈米通，Chlor-prophenpyridamine, Chlor-Trimelon, Histaspam, Teldrin。

【性状】本品为白色片。

【药理作用】本品抗组胺作用较苯海拉明、异丙嗪强，而中枢抑制作用较弱，抗胆碱作用亦较弱。因嗜睡等不良反应轻微，故适用于小儿及白天需要工作的患者。本品尚有减少气管分泌及胃酸分泌的作用。在新一代抗组胺药问世之前，是临床最常用的抗组胺药。

【药代动力学】本品口服后经胃肠道吸收完全，服后 10～30 分钟生效，T_{max} 为 2 小时。作用持续 3～6 小时，消除半衰期 12～15 小时。大鼠代谢试验表明，尿中存在 13.2% 的原形物，5.8%N-去甲基扑尔敏，另有扑尔敏 N-氧化物及两种未鉴定的代谢物。服用药物大部分变成极性代谢产物排出。本品由肝脏代谢，经尿液、大便、汗液排泄。授乳妇女亦可经由乳汁排出一部分，孕妇用药可通过脐血影响胎儿。

【适应证】临床上用于血管性水肿、荨麻疹、花粉症、皮肤瘙痒症、虫咬及血清病、感冒、过敏性鼻炎、哮喘等，也可用于预防输血反应、药物过敏及晕动病等。

【用法用量】口服，成人每次 4mg，每日 3 次。儿童每日 0.35mg/kg，分 3～4 次口服。肌内注射，每次 5～20mg。呕吐病人可将 1 次剂量，用温水 50～100ml 溶解后经直肠保留灌注。

【不良反应】(1) 有时有轻微的口干、眩晕、恶心等反应，嗜睡作用轻微。

(2) 服用量过大致急性中毒时，成人常出现中枢抑制。儿童中毒时，多呈中枢兴奋。当呼吸衰竭时，可采用人工呼吸、给氧等支持疗法，忌用中枢兴奋药。必要时可用去甲肾上腺素静滴以维持血压，但不宜用肾上腺素。抢救中切忌用组胺注射作解毒药。

【注意事项】（1）幽门梗阻、前列腺肥大、膀胱阻塞、青光眼、甲亢及高血压患者慎用。

（2）老年患者使用本品易致头晕、头痛、低血压等，应慎用。

（3）本品易致中枢兴奋，可诱发癫痫，故癫痫患者忌用。

（4）新生儿、早产儿不宜用。

（5）肝功能不良者不宜长期使用本品。

【孕妇及哺乳期妇女用药】小量氯苯那敏可由乳汁中排出；由于本品的抗M胆碱受体作用，泌乳可能受到抑制，哺乳期妇女不宜使用。

【儿童用药】新生儿、早产儿不宜用。

【老年用药】老年人对常用剂量的反应较敏感，应注意适当减量。

【药物相互作用】（1）本品与乙醇合用，精神运动行为受到明显影响。有研究证明，乙醇（0.75g/kg）和氯苯那敏（4mg/70kg）合用，一些操作技能受明显影响。另一研究，受试者给12mg氯苯那敏和乙醇（0.5g/kg），精神运动行为也受明显影响。这是因为本品与乙醇或其他中枢神经系统抑制剂（巴比妥类、镇静催眠药、安定药）的镇静作用有联合或相加作用。特别是乙醇和其他中枢神经系统抑制药可增强抗组胺药的作用，使服药者在驾驶车辆或操纵机器时不能集中注意力而发生事故。

（2）本品可抑制苯妥英的代谢，使苯妥英浓度上升，并达到毒性浓度，产生中毒症状。应避免合用，需合用时应注意相互作用的发生，一旦患者出现瞌睡、运动失调、复视、耳鸣、枕部头痛、呕吐等苯妥英中毒症状，应立即停药。

（3）本品可增强去甲肾上腺素的升压作用，延长升压时间。这是因为本品可抑制神经元对儿茶酚胺的摄取，使受体附近游离儿茶酚胺量增加，因而增加升压反应。因此，两类药物合用有可能使儿茶酚胺毒性增强。若需合用，抗组胺药的剂量应为最低有效量。总之，抗组胺药与儿茶酚胺的固定配伍是不合理的。

（4）本品不宜与哌替啶、阿托品等药合用，亦不宜与氨茶碱作混合注射。

【药物过量】可致排尿困难或排尿痛、头晕、头痛、口腔鼻喉部干燥、恶心、腹痛、皮疹；儿童易发生烦躁、焦虑、入睡困难和神经过敏。

【规格】片剂：4mg；注射剂：10mg。

苯海拉明　Diphenhydramine

【商品名】苯那君，Benadryl。

【性状】本品为糖衣片，除去糖衣后显白色。

【药理作用】为H_1受体拮抗剂，能对抗组胺对血管、胃肠道和支气管平滑肌的作用，可消除各种过敏症状。但不能拮抗组胺的胃液分泌作用。有较强的中枢神经抑制作用，但不及异丙嗪。有抗胆碱作用。此外，还有局部麻醉作用及镇吐作用。

【药代动力学】本品口服吸收完全，T_{max}为2小时，维持4～6小时，消除半衰期约为4小时，蛋白结合率78%～99%。分布广泛，可透过血-脑屏障，分布于脑组织。大部分在肝内转化，以代谢物形式由尿、大便、汗液排出，授乳妇女亦可由乳汁排出一部分。本品具有药酶诱导作用，加速自身代谢。24小时内几乎全部排出。

【适应证】适用于皮肤、黏膜的过敏反应，如荨麻疹、血管性水肿、过敏性鼻炎及皮肤瘙痒症等，能有效地控制症状；用于血清病、过敏性结膜炎等过敏性疾病，疗效次之；可用于预防晕动病，常与东莨菪碱合用；亦可用于治疗妊娠呕吐及放射性呕吐，并可用于预防输血及血液代用品的反应。也可制成乳膏，外用治疗虫咬、神经性皮炎、瘙痒及多种皮炎类皮肤病等。

【用法用量】口服，每次25～50mg，每日3～4次，饭后服用。肌注、静注，每次20mg，每日1～2次；极量一次100mg，每日300mg。外用，每日2次。

【不良反应】常有嗜睡、头晕、头痛、口干、恶心、呕吐、上腹部不适等。长期应用半年以上可引起溶血性贫血，并偶可引起皮疹、粒细胞减少等。超量应用急性中毒时，可致嗜睡、精神紊乱、恶心、呕吐、肌震、心悸、视力模糊、瞳孔扩大、惊厥、虚脱，甚至死亡。过量惊厥时只能用短时或超短时巴比妥类对抗，忌用中枢兴奋药。

【注意事项】（1）重症肌无力、闭角型青光眼、前列腺肥大、幽门梗阻、新生儿、早产儿、早期妊娠妇女、哺乳期妇女禁用。

（2）驾驶员、机械人员及高空作业者，在工作期间不宜服用，以免发生意外。

【孕妇及哺乳期妇女用药】(1)妊娠期服用本品,有使婴儿腭裂、腹股沟疝和泌尿生殖器官畸形发生率增多的可能,孕妇应慎用。

(2)本品有少量可从乳汁排出,哺乳期妇女不宜使用。

【老年用药】老年患者服用本品,可发生反应迟钝、头晕等。

【药物相互作用】(1)苯海拉明与乙醇或其他中枢神经抑制药(巴比妥类、镇静催眠药、安定药)的镇静作用有联合或相加作用,导致嗜睡作用增强,使服药者在驾驶车辆或操纵机器时不能集中注意力而发生事故。对此文献屡有报道,且有多例死亡,因而使用苯海拉明时应戒酒,应避免与其他中枢神经系统抑制剂合用,特别是驾驶员或操纵机器的人员更应注意。

(2)苯海拉明有显著的抗胆碱作用,可拮抗胆碱酯酶抑制剂的缩瞳作用。正常剂量下扩瞳作用不明显,两者无重要的相互作用,但有时应用苯海拉明可影响青光眼的治疗效果。

【药物过量】过量可能引起精神错乱、抽搐、震颤、呼吸困难、低血压。婴儿与儿童用药过量可致激动、幻觉、抽搐,甚至死亡。如服用中毒量,可用生理盐水洗胃和导泻。抽搐时可静注地西泮控制。低血压者可使用血管收缩药对症治疗,其他包括给氧和静脉输液及支持治疗。

【规格】片剂:25mg;50mg。注射剂:20mg(1ml)。霜剂、软膏、溶液、粉剂:0.25%～3%。

曲吡那敏 Tripelennamine

【商品名】去敏灵,扑敏宁,吡苄明,苄吡二胺,Benzoxale,Pyribenzamin。

【药理毒理】本品为 H_1 受体阻断药,能竞争性阻断 H_1 受体而产生抗组胺作用。本品抗过敏作用较苯海拉明略强而持久,嗜睡等不良反应较少。本品镇吐作用也较强而镇静作用弱,并有抗胆碱作用和局麻作用。

【药代动力学】本品在肝脏中代谢,24 小时内用量的 20% 从尿中排出。一次服用 400mg 以后,2 小时之内药物在血液中出现。

【适应证】用于过敏性皮炎、湿疹、鼻炎、支气管哮喘、过敏性结膜炎等过敏性疾病。

【用法用量】口服每次 25～50mg,每日 3 次。

【不良反应】本品可引起眩晕、思睡、口干、头痛、恶心、肌肉震颤、感觉异常、瞳孔放大、皮疹、气喘及咳嗽等反应,局部应用可引起皮炎。

【禁忌证】司机、高空作业等从事危险及精细作业者禁用。

【注意事项】(1)本品不可嚼碎服用。

(2)本品能增加癫痫小发作病人的发作频率。

(3)青光眼患者慎用或遵医嘱。

【孕妇及哺乳期妇女用药】尚不明确。

【老年用药】前列腺肥大患者慎用。

【药物相互作用】与中枢神经抑制药合用,可加强中枢抑制作用。

【规格】片剂:25mg;50mg。注射剂:25mg(1ml)。霜剂:2%。

异丙嗪 Promethazine

【商品名】非那根,Phenergan。

【性状】本品为糖衣片,除去糖衣后酰白色或微黄色。

【药理作用】本品能竞争性阻断组胺 H_1 受体而产生抗组胺作用,抗组胺作用与苯海拉明相似,但较苯海拉明持久;其镇静安定作用弱于氯丙嗪。本品能透过血脑屏障,中枢神经抑制作用明显。异丙嗪能增强麻醉药、催眠药、镇痛药和局部麻醉药的作用,尚具有镇吐、降低体温、抗胆碱、抗 5-羟色胺的作用。

【药代动力学】一次用药可维持 24 小时,T_{max} 为 0.5 小时。吸收后大部分与血浆蛋白结合,代谢在肝内进行,首过效应明显,代谢物由尿、大便、汗腺排出。本品能通过血-脑屏障而产生明显的中枢抑制作用。其作用时间较苯海拉明、氯苯那敏及去氯羟嗪均长。

【适应证】(1)用于治疗荨麻疹等过敏性疾病。对荨麻疹、血管性水肿、支气管哮喘、过敏性鼻炎等均有较好的疗效。

(2)用于预防和治疗输液、输血反应。

(3)防止晕动病。这是因为异丙嗪对前庭神经和迷走神经有显著的抑制作用,能抑制迷走神经对速度刺激的敏感性,故对晕动病有良效。临床上常用于防治晕动病、放射病、梅尼埃病、妊娠、手术后及药物所致的眩晕和恶心呕吐,效果显著。

(4)配合其他药物用于人工冬眠、麻醉前给药及局部麻醉。异丙嗪与氯丙嗪、哌替啶等合用,能有效地抑制体温调节中枢,降低基础代谢,同时呈现强中枢安定作用,可用于人工冬眠,效果良好。临床常用的含有异丙嗪的冬眠合剂有:

冬眠1号:由氯丙嗪50mg、异丙嗪50mg、哌替啶0.1g、5%葡萄糖注射液250ml配成,静滴用于一般冬眠疗法。

冬眠2号:由异丙嗪50mg、哌替啶0.1g、氢麦角碱0.6~0.9mg、5%葡萄糖注射液250ml配成,主要用于甲亢病人。

冬眠4号:由乙酰丙嗪20mg、异丙嗪50mg、哌替啶0.1g、5%葡萄糖注射液250ml配成,静滴用于一般冬眠疗法。

异丙嗪中枢安定作用强,具有明显的镇静催眠作用。临床上常与哌替啶、阿托品合用作麻醉前给药,以减少患者对手术的恐惧和紧张,减少呼吸道分泌和支气管痉挛,异丙嗪对神经细胞膜钠离子的通透性有阻滞作用,可阻断神经冲动和传递。可用于对普鲁卡因、利多卡因等局麻药有过敏反应或禁忌的患者,作局部麻醉药。有报道以异丙嗪作传导阻滞麻醉、用于口腔局部麻醉,注射25~50mg,结果3~5分钟起效,维持时间40~90分钟,术者顺利地完成了拔牙、牙槽和牙周切开引流及其他口腔手术。

【用法用量】口服,每次12.5~25mg,每日2~3次。肌注,每次25~50mg;亦能静注。因有刺激作用,不宜皮下注射。

【不良反应】异丙嗪最常见的不良反应为嗜睡、困倦、乏力、头晕、注意力分散等。其他不良反应还有口干、厌食、视力模糊、耳鸣、运动失调、头痛等。静注可使血压下降,肌注对局部有刺激性。偶有腹痛、腹泻、恶心、呕吐等胃肠道刺激症状和白细胞减少、黄疸、锥体外系反应、惊厥及癫痫发作,并可引起皮肤过敏及光敏反应,故一般不宜外用。

本品如因超剂量所致惊厥或继而中枢抑制,如系口服过量,可用1%碳酸氢钠液洗胃,给氧,静脉输液以维持血压。必要时酌用安定控制惊厥。

【注意事项】肝、肾功能减退者及有癫痫病史者、闭角型青光眼患者慎用。服药期间不可驾驶车辆及操作机器。值勤及运动员临场前禁用。早期妊娠妇女及授乳妇女慎用。

【孕妇及哺乳期妇女用药】(1)孕妇服用本品后,可诱发婴儿的黄疸和锥体外系症状。因此,孕妇在临产前1~2周应停用此药。

(2)一般的抗组胺药对婴儿特别是新生儿和早产儿有较大的危险性。哺乳期妇女应用本品时需权衡利弊。

【儿童用药】<3个月的小儿体内的药物代谢酶可能不足,不宜应用本品。此外,还有可能引起肾功能不全。新生儿或早产儿、患急性病或脱水的小儿及患急性感染的儿童,在注射异丙嗪后易发生肌张力障碍。儿童每次口服75~125mg时,可发生过度兴奋、易激动或(和)恶梦等异常。

【老年用药】老年人用本品易发生头晕、呆滞、精神错乱和低血压,还易发生锥体外系症状,不能静坐(akathisia)和持续性运动障碍,用量大或胃肠道外给药时更易发生。

【药物相互作用】(1)异丙嗪能增强麻醉药、镇静催眠药、安定药、镇痛药、解热镇痛药等中枢抑制药的作用。如异丙嗪与哌替啶合用,中枢抑制作用显著增强,曾有引起休克的报告。服用异丙嗪同时饮酒,可明显增强中枢抑制作用。故一般应避免将异丙嗪与中枢抑制药合用,在用异丙嗪时应劝告患者戒酒。

(2)异丙嗪具有阿托品样抗胆碱作用,可增强阿托品、山莨菪碱、东莨菪碱、溴丙胺太林等抗胆碱药的抗胆碱作用。它也可拮抗抗胆碱酯酶药如毒扁豆碱、新斯的明、吡斯的安、安贝氯铵(酶抑宁、阿伯农)、催醒安(青光明)、依可碘酯(碘磷灵)、异氟磷、地美溴铵等的缩瞳作用,故合用可降低其治疗青光眼的疗效。

(3)异丙嗪等抗组胺药能抑制神经元对儿茶酚胺的摄取,使游离的儿茶酚胺量增加。合用时可增强肾上腺素、去甲肾上腺素等儿茶酚胺药的心血管作用。

(4)异丙嗪为药酶诱导剂,合用可减弱安络血及肝素、新抗凝、华法林等香豆素类抗凝血药的疗效。异丙嗪通过酶促作用而加速雌、孕激素的代谢,与甾体避孕药合用易导致避孕失败。

【规格】片剂:12.5mg;25mg。注射剂:25mg

(1ml);50mg(1ml)。

美喹他嗪 Mequitazine

【商品名】甲喹酚嗪,甲塞酚嗪,玻丽玛朗,Primalan,Mircol,Vigian。

【药理作用】除有直接拮抗 H_1 受体的作用外,还具有肥大细胞膜保护作用,并有抗 5-羟色胺作用和轻微的抗胆碱作用。

【药代动力学】在组织中广泛分布,主要经肝脏代谢,代谢产物随胆汁排泄,少量从尿液排出。不易透过血-脑屏障。

【适应证】主要用于荨麻疹、血管性水肿、湿疹、皮炎、皮肤瘙痒症等,也可用于花粉诱发的季节性过敏性哮喘和过敏性鼻炎。

【用法用量】口服,每次 5mg,早晚各 1 次或 10mg 睡前顿服。

【不良反应】偶见嗜睡、困倦乏力、头痛、口干、多汗、胃肠不适、便秘、腹泻、轻度视力障碍、转氨酶升高和血小板减少。

【注意事项】妊娠妇女禁用。癫痫、前列腺肥大、青光眼和肝病患者慎用。

【药物相互作用】本品不能与单胺氧化酶抑制剂合用。服药期间忌酒。

【规格】片剂:5mg。

去氯羟嗪 Decloxizine

【商品名】克喘羟嗪,克敏嗪,Rescupal。

【药理作用】为哌嗪类抗组胺药。有抗组胺及抗 5-羟色胺作用,也有镇静和镇咳作用,可解除支气管痉挛,有平喘作用。此外,本品尚有一定的抗胆碱作用。

【药代动力学】口服后约 30 分钟至 1 小时起效,T_{max} 为 2 小时,可维持药效 6~12 小时,属于中长效的抗组胺药物。经肝脏首过代谢降解,由尿、大便及汗液排出,用药时乳汁及唾液中亦含此药,故授乳妇女在用药期间宜暂停授乳。

【适应证】用于慢性荨麻疹、皮肤划痕症、血管性水肿等。大量临床试验证实,本品有平喘作用,其改善哮喘病人通气功能的作用强于氨茶碱,与异丙基肾上腺素相似,且无茶碱类药物的兴奋、烦躁等副作用及异丙基肾上腺素的心慌、肌肉震颤等副作用。

【用法用量】口服,每次 25~50mg,每日 3 次。儿童:每日每千克体重用药不超过 2mg,3 岁以下婴儿可用氯苯那敏代替本品。

【不良反应】偶有嗜睡、口干、痰液变稠、大便秘结、失眠等反应,停药后可消失。

【禁忌证】新生儿和早产儿禁用;曾有关于妊娠早期服药出现胎儿畸形的报告,故妊娠妇女禁用本品。

【注意事项】(1)儿童用量请咨询医师或药师。

(2)老年人、孕妇及哺乳妇女慎用。

(3)服药期间不得驾驶机、车、船、从事高空作业、机械作业及操作精密仪器。

(4)如服用过量或出现严重不良反应,应立即就医。

(5)对本品过敏者禁用,过敏体质者慎用。

(6)本品性状发生改变时禁止使用。

(7)请将本品放在儿童不能接触的地方。

(8)儿童必须在成人监护下使用。

(9)如正在使用其他药品,使用本品前请咨询医师或药师。

【药物相互作用】(1)本品与酒精和其他中枢抑制药有相加作用,不应同服。

(2)如与其他药物同时使用可能会发生药物相互作用,详情请咨询医师或药师。

【规格】片剂:25mg;50mg。

阿司咪唑 Astemizole

【商品名】息斯敏,安敏,阿司唑,Hismanal,Asinizuo。

【性状】本品为白色片。

【药理作用】本品不能通过血-脑屏障,为没有中枢镇静和抗胆碱能作用的长效 H_1 受体拮抗剂。受体结合研究表明,本品能提供完全的外周 H_1 受体结合率,且对中枢神经系统抑制剂及酒精无强化作用。对肥大细胞介质的贮存和释放并无明显作用。

【药代动力学】口服后发生广泛的首过代谢。口服给药吸收快,T_{max} 为 0.5~1 小时。主要分布于肝、肺、肾脏等,不易通过血-脑屏障。服药后 1~8 小时可达原形药的最大组织浓度,每日给予 10mg

一次,在1~2周内达到稳态血浆浓度,此后药物不会进一步蓄积。血浆蛋白结合率为96.7%。在体内迅速、广泛地发生代谢,代谢物中有几种具有活性。本品在肝脏代谢,代谢物主要随粪便排泄,比较缓慢,一次给药后15天内随粪便排出54%~73%。每日给予10mg,连续给药,药物及代谢物表观消除半衰期为9~13天。本品不能经透析排出体外。本品及其活性代谢物脱甲阿司咪唑分布于犬的胰、肾上腺、肝、肺、唾液腺、肾和睾丸,浓度为血浆浓度的400倍。本品及其代谢物可进入哺乳犬的乳汁及妊娠大鼠的胎盘(较少)。

【适应证】可用于一般抗组胺药物有效的疾病,如过敏性鼻炎、结膜炎、荨麻疹和其他过敏性疾病。

【用法用量】口服,每日10mg,可于晚间或晨间顿服,宜空腹服药。6~12岁儿童,每次5mg,每日1次,6岁以下小儿给0.1ml(0.2mg)/(kg·d)的混悬剂。

【不良反应】治疗时偶见不良反应,长期使用后可促使食欲和体重增加。少数病人出现嗜睡、倦怠。服用过量时可能引起心律失常,心电图Q-T间期延长,室性心律失常甚至心跳骤停。故大剂量应用应进行心电图监测。用药过量时应对症处理(支持疗法或洗胃)。个别病人于用药期间有出现皮疹瘙痒、皮肤局限性水肿、支气管痉挛或光敏性皮炎。亦有极少数病人出现头晕、头痛、肌肉痛、关节痛、肝功能改变。毒性反应或药物反应出现时,常以晕厥、心悸、心律失常为先导,此时应立即停药,采取支持疗法,卧床休息,必要时催吐洗胃,并给予心电监护。若有Q-T间期延长应持续监护与支持治疗,并给予适当的抗心律失常药,但应避免给予可使Q-T间期延长的药物。

【注意事项】由于孕妇用药的安全性尚未确定,故孕妇禁用。

【禁忌证】(1)对本品过敏者禁用。

(2)妊娠妇女禁用。

(3)由于本品广泛经肝脏代谢,故有严重肝功能障碍者禁用。

(4)存在Q-T间期延长和低钾血症患者禁用。

(5)禁忌与已有心律失常者的某些治疗药物合用,如抗心律失常药、安定药(Neuroleptic)、三环类抗抑郁药、特非那丁。

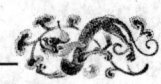

(6)禁忌与艾滋病毒蛋白酶抑制剂(如利托那韦、茚地那韦)、Mibefradil(一种新型的钙拮抗剂)、治疗剂量的奎宁合用。

(7)禁忌超剂量服用。

【孕妇及哺乳期妇女用药】(1)动物实验表明,阿司咪唑对生殖功能无影响、无致畸作用,在给予很大剂量(40mg/kg)时,对家兔胚胎无毒性,但对大鼠胚胎有毒性作用。在大样本的人群试验中,阿司咪唑不增加胚胎异常。

(2)在对哺乳期的犬进行的实验中,阿司咪唑及其代谢产物从母乳中排出,但其浓度很低。

(3)阿司咪唑在孕妇和哺乳期妇女中应用,尚未发现对发育中的胎儿存在潜在的危害。哺乳期妇女必须在医生指导下权衡利弊使用。

【儿童用药】尚未明确。

【老年用药】老年患者用药同成人。

【药物相互作用】(1)本品与酒精或其他中枢神经抑制剂没有协同作用,合用时不必调整剂量。

(2)本品与大环内酯类抗生素如红霉素、克拉霉素或抗真菌药物如酮康唑、伊曲康唑(Itraconazole)或其他能抑制肝细胞色素P450系统的药物合用时,可引起Q-Tc间期延长或多形性室速(扭转型室速)和其他心律失常。

【药物过量】超常大剂量服用阿司咪唑后,有可能出现心律失常,一些严重的危及生命的心律失常,如Q-T间期延长、尖端扭转型室速及其他室性心律失常主要发生于超量服用阿司咪唑的患者,有罕见病例表明,尖端扭转型室速可发生于每日用量20~30mg的患者(推荐剂量的2~3倍)。在个别病例中,严重的心律失常以一次或更多次的晕厥发作为先导或与之相关。因此,服用阿司咪唑的患者如发生晕厥,应立即停药并进行适当的临床检查,包括心电图检查。过量中毒时,应采取支持疗法,包括洗胃和催吐,并进行密切的心电图监护。若出现Q-T间期延长应继续监护,直至Q-T间期恢复正常。可以采用适当的抗心律失常的治疗,但应避免使用可延长Q-T间期的抗心律失常药物。对肾功能不全病人的研究表明,血液透析不会增加阿司咪唑的清除率。

【规格】片剂:10mg。混悬剂:1mg/ml。

氯马斯汀 Clemastine

【商品名】克立马丁,吡咯醇胺,Meclastin,Mecloprodin,Tavegil,Tavist。

【性状】本品为白色片。

【药理作用】本品为胺基醚类 H_1 受体拮抗剂,有极强的 H_1 受体拮抗作用,其作用较氯苯那敏(扑尔敏)强10倍。其作用特点不仅是强效与长效,尚具有显著的止痒作用,而中枢抑制作用微弱,因而嗜睡副作用轻微且少见。

【药代动力学】本品口服吸收迅速,给药后30分钟见效,T_{max} 为 1~6 小时,生物半衰期为12小时,且作用时间长,口服可维持12小时。吸收后多分布于肝、肾、脾、肺等组织。主要由尿及粪便排泄,其120小时尿中排泄率约45%,粪便中约19%,已知的代谢物有葡萄糖醛酸复合物。

【适应证】适用于荨麻疹、花粉症、湿疹及其他过敏性皮肤病,也可用于过敏性鼻炎、支气管哮喘。

【用法用量】口服,每次1.34mg,每日2次,早、晚各服1次。肌注,每日1.34~2.68mg。

【不良反应】偶见轻度嗜睡、食欲不振、恶心、呕吐。

【注意事项】新生儿、早产儿不宜用,妊娠妇女及授乳妇女慎用。用药期间不宜驾驶车辆及高空作业。

【孕妇及哺乳期妇女用药】孕期及哺乳期妇女慎用。

【儿童用药】新生儿、早产儿禁用。

【老年用药】老年人对成人常规剂量较敏感,易发生低血压、精神错乱、滞呆和头晕,应酌情减量。

【药物相互作用】可增强乙醇、中枢神经抑制药和抗胆碱药的作用。

【药物过量】过量可能引起精神错乱、抽搐、震颤、呼吸困难、低血压。如服用中毒量,可用生理盐水洗胃和导泻。抽搐时可静注地西泮控制。低血压者可使用血管收缩药对症治疗,其他包括给氧和静脉输液及支持疗法。

【规格】片剂:1.34mg。注射剂:1.34mg/ml。

阿伐斯汀 Acrivastine

【商品名】新敏乐,新敏灵,艾克维斯定,Semprex,Duact。

【性状】白色不透明硬凝胶胶囊。

【药理作用】为竞争性很强的 H_1 受体拮抗剂,没有明显的抗胆碱能作用。本品还具有肥大细胞膜保护作用、拮抗 5-羟色胺作用和轻微抗胆碱作用。本品难以通过血-脑屏障,故中枢镇静副作用轻微。

【药代动力学】口服吸收完全。口服本品8mg,约半小时起效,T_{max} 为 1.5 小时(150μg/ml),血清半衰期为1.5小时,作用可维持12小时。服药后3天内,80%以原形从尿中排泄,13%在粪便中排泄,服用量的1/7以代谢物随尿排泄。本品无蓄积作用,不易透过血-脑屏障。

【适应证】适用于过敏性鼻炎、花粉症、急慢性荨麻疹、皮肤划痕症等。

【用法用量】口服,每次8mg,每日1~3次。

【不良反应】偶尔引起皮疹,罕见有嗜睡现象。

【注意事项】12岁以下儿童尚无研究资料,禁用。孕妇、司机及机械操作者、老年人及肾功能损害者(肌酐清除率<50ml/分钟及血清肌酐量>150μg/L)慎用。

【药物相互作用】本品可增强含酒精饮料及中枢神经系统抑制剂的作用,使用时应予以注意。

【规格】胶囊剂:8mg。

左卡巴斯汀 Levocabastine

【商品名】立复汀。

【成分】本品主要成分为盐酸左卡巴斯汀。

【药理作用】为一强效 H_1 受体拮抗药,可减轻由组胺引起的局部损害。

【适应证】用于过敏性疾病的治疗。眼科用于变应性结膜炎。

【用法用量】喷鼻:每日2次,每次每个鼻孔2喷,必要时可增至每日4次。用前摇匀。

【孕妇及哺乳期妇女用药】孕妇使用前应考虑使用本品的必要性。因药物有少量进入乳汁,故授乳妇应慎用。

【儿童用药】12岁以下儿童不宜用本品。

【规格】鼻喷雾剂:10ml(每毫升含左卡巴斯汀0.5mg)。滴眼混悬液:0.05%,4ml/瓶。

咪唑斯汀 Mizolastine

【商品名】皿治林，Mizollen。

【药理作用】具有独特的抗组胺和抗其他炎症介质的双重作用，是一种强效和高度选择性的 H_1 受体拮抗剂，能抑制组胺诱导的毛细血管通透性增加、水肿及支气管痉挛。动物模型研究证明，其抑制诱导的豚鼠支气管狭窄作用与西替利嗪等效，而为氯雷他定的 7 倍。咪唑斯汀可抑制活化的肥大细胞释放组胺，抑制炎性细胞的趋化作用，同时还抑制变态反应时细胞间黏附分子-1 的释放。此外，本品还具有抗炎活性，在大鼠模型中口服咪唑斯汀 0.11～10mg/kg 可抑制花生四烯酸诱发的水肿。实验证明，本品对 5-脂氧合酶有抑制作用，从而抑制了花生四烯酸诱发的炎症。本品在抗组胺剂量下没有抗胆碱作用和镇静作用。

【药代动力学】口服吸收迅速，T_{max} 为 1.5 小时，平均分布半衰期约为 2 小时，消除半衰期约为 13 小时。生物利用度约为 65.5%，不受食物和酒精的影响。与血浆蛋白结合率约为 98.4%。有规律地每天服用咪唑斯汀直至 14 天，一般在第 3 天达到稳定状态，未观察到有蓄积。本品主要在肝脏经葡萄糖醛酸化代谢，已确定的代谢物均无药理活性，84%～95% 从粪便中排出，只有极少量（<0.5%）的药物以原形从尿中排出。

【适应证】用于治疗季节性过敏性鼻炎（花粉症）、常年性过敏性鼻炎及荨麻疹、寒冷性荨麻疹等。

【用法用量】口服每次 10mg，每日 1 次，或遵医嘱。

【不良反应】常见的不良反应为头痛、嗜睡、鼻炎、背疼、疲倦、体重增加、腹疼、腹泻、感冒样症状、咽炎等，少数有短暂血肌酐升高、中性粒细胞减少，无需停药即可恢复正常。

【注意事项】心电图异常（明显或可疑 Q-T 间期延长）或低血钾者禁用。孕期尤其是前 3 个月和哺乳期禁用。用药超量时，可用常规方法清除未吸收的药物，并进行 24 小时的包括 Q-T 间期和心律的心脏监测在内的全面监护。肾功能不全者，血液透析不能增加药物的清除率。

【孕妇及哺乳期妇女用药】怀孕期：孕妇使用咪唑斯汀的安全性尚未建立。动物试验未显示咪唑斯汀在妊娠期、围产期及产后期对胚胎或胎仔的发育有直接或间接的毒性。目前尚无孕妇使用咪唑斯汀的有关致畸性和胎儿毒性的充分资料，但和其他药物一样，孕期尤其前 3 个月不建议使用。

哺乳期：尚缺乏用药后咪唑斯汀在母乳中浓度的资料，因此不建议在哺乳期使用。

【儿童用药】尚无 12 岁以下儿童用药方面的资料。

【老年用药】老年患者用药同成人。老年患者可能对咪唑斯汀潜在的镇静作用和对心脏复极化作用较为敏感。

【药物相互作用】本品不能与咪唑类抗真菌药、大环内酯类抗生素（如红霉素、竹桃霉素、克拉霉素或交沙霉素）同时使用。在同时使用西咪替丁、环孢素和硝苯地平时应特别引起注意。

【规格】缓释片剂：10mg。

苯茚胺 Phenindamine

【商品名】治肤宁，抗敏胺，Pernovin，Phenidamine，Thephorin。

【药理作用】为具有选择性作用的抗组胺药。特点为无中枢镇静作用，且略具兴奋作用，故不产生嗜睡。局部应用有止痒作用。本品抗组胺作用较苯海拉明强，作用迅速，且维持时间亦较苯海拉明、异丙嗪持久。

【药代动力学】口服 25mg 后，在尿中仅检出极少量的原形药物，较多的代谢物是苯酚，尚有少量脱甲基苯茚胺。

【适应证】临床上用于荨麻疹、过敏性鼻炎及鼻窦炎、头痛、偏头痛、支气管哮喘、感冒初期症状（与解热镇痛药合用治疗感冒）、接触过敏或食物过敏等，亦可用于防治晕车、晕船。还可与其他治疗方法结合治疗震颤性麻痹。本品也可配成软膏，局部涂搽以解除过敏性皮肤病的瘙痒，也可解除毒虫叮咬后的刺痛。

【用法用量】口服，每次 25～50mg，每日 2～3 次；儿童每日 25mg。外用，5% 软膏涂患处。

【不良反应】有失眠、口干、食欲不振、恶心、胃肠不适、尿潴留等不良反应。

【禁忌证】本品禁用于下列情况：对本品任何一种成分过敏。严重的肝功能损害。与咪唑类抗真菌药(全身用药)或大环内酯类抗生素合用。与已知可延长 Q-T 间期的药物合用,如Ⅰ类和Ⅲ类抗心律失常药。晕厥病史。严重的心脏病或有心律失常(心动过缓、心律不齐或心动过速)病史明显或可疑 Q-T 间期延长或电解质失衡,特别是低血钾。严重心动过缓。

【注意事项】对黏膜有刺激,外用时避免用于黏膜。

【药物相互作用】(1)本品有显著的抗胆碱作用,可减弱胆碱酯酶抑制剂(如安贝氯铵、新斯的明、地美溴铵、依可碘酯等)的缩瞳效果,但一般剂量扩瞳作用不明显,有时影响青光眼治疗效果。

(2)本品与儿茶酚胺类药合用,可延长该类药品的升压时间。系因本品可抑制神经元对儿茶酚胺的摄取,使受体附近游离儿茶酚胺量增加,因而增加升压反应。动物实验证实,苯茚胺可延长去甲肾上腺素升压时间。两类药合用有可能使儿茶酚胺毒性增强。若需合用,本品应为最低有效量。

【规格】片剂:25mg。

赛庚啶 Cyproheptadine

【商品名】普力阿克丁,Periactin。

【药理作用】其 H_1 受体拮抗作用较氯苯那敏、异丙嗪强,并具有较强的抗 5-羟色胺作用及轻度的抗胆碱、抗抑郁和中枢镇静作用。此外,尚有降血糖和增进食欲的作用。其降糖作用可能是通过抗组胺和抗 5-羟色胺作用,抑制垂体分泌生长激素和促皮质素,使两者降低而增加胰岛素分泌,其食欲增进作用可能是由于抑制下丘脑饱觉中枢所致。

【药代动力学】口服吸收较好,T_{max} 为 2~3 小时,作用持续时间为 8 小时。在肝脏首过性代谢,经尿、大便及汗液排泄,授乳妇女的乳汁可分泌一部分。可经孕妇脐血进入胎儿,故妊娠妇女不宜长期用药。

【适应证】可用于荨麻疹、血管性水肿、湿疹、接触性皮炎、皮肤瘙痒等,疗效良好。另外,也可用于鼻炎、偏头痛、支气管哮喘等。对库欣综合征、肢端肥大症也有一定疗效。近年有报道本品治疗黑棘皮病取得良好效果。

【用法用量】口服,每日 4~20mg,分次服用。一般为每次 4mg,每日 3 次。小儿每日 0.25mg/kg,分次服用。

【不良反应与防治】不良反应主要为 H_1 受体拮抗剂共有的一些反应如嗜睡、乏力、口干、头晕、恶心及多食、体重增加、干扰胰岛素及生长激素的分泌等。偶有中枢兴奋、皮疹、尿潴留、瞳孔缩小、乳汁分泌减少,并可引起可逆性中毒性精神病。

【注意事项】青光眼、前列腺肥大、尿潴留、幽门梗阻、消化道溃疡及孕妇、授乳妇女、早产儿、新生儿禁用。驾驶员及高空作业者慎用。

【药物相互作用】(1)本品有抗胆碱作用(阿托品样作用),可减弱胆碱酯酶抑制剂(如安贝氯铵、新斯的明、地美溴铵、依可碘酯等)的缩瞳效果。有时影响青光眼的治疗。

(2)赛庚啶能抑制神经元对儿茶酚胺的摄取,与儿茶酚胺类药物合用时使游离的儿茶酚胺量增加,增强肾上腺素、去甲肾上腺素等儿茶酚胺类药物的心血管作用。

(3)苯妥英钠、扑米酮、乙醇与赛庚啶合用,可相互增强作用。而与苯巴比妥合用,可相互减弱各自的作用。赛庚啶若与硝酸酯类药物(如硝酸甘油、戊四硝酯等)合用,可增强赛庚啶的作用或延长其作用时间。

(4)本品与糖皮质激素合用可减弱糖皮质激素的作用,同时增强赛庚啶的抗过敏作用。

(5)本品可掩盖链霉素、新霉素、卡那霉素、庆大霉素、小诺米星等氨基糖苷类抗生素的内耳损害,使其早期毒性症状不易发现,而造成不可逆转的后果。

【规格】片剂:2mg。

氯雷他定 Loratadine

【商品名】开瑞坦,诺那他定,Clarityne,Azatadine,Lisino,Optimine。

【性状】本品为白色片剂。

【药理作用】本品是一种强效、长效的三环抗组胺药,对外周组胺 H_1 受体有高度选择性,对中枢神经的 H_1 受体亲和力弱,对乙酰胆碱受体或 α_1 肾上腺受体几乎不起作用。本品抗组胺活性比阿司咪唑、特非那定强,作用时间长达 18~24 小时,是目前起效最快的抗组胺药。近年发现本品对变态反应中黏附分子的表达有抑制作用,故可降低变态反应性炎细胞向过敏灶的趋化,从而控制过敏灶的迟发相炎症反应。

【药代动力学】口服吸收良好,在肝内迅速而广泛地代谢,经尿和粪便排除。服药后起效快,某些患者在30分钟内就显现作用,T_{max}为1.5~2小时,消除半衰期8~14小时。活性代谢产物去羧甲基乙氧基氯雷他定(DCL)的半衰期则达17~24小时。老年人和肝病患者的半衰期可能更长。本品和血浆蛋白结合率为97%~99%,DCL为73%~76%。服药24小时后,本品约27%从尿中排泄,10天后约40%从尿中消除,42%从大便中排泄。随乳汁分泌少,因此哺乳期用药是安全的。

【适应证】本品可用于过敏性鼻炎、急慢性荨麻疹及其他过敏性皮肤病。其疗效优于氯苯那敏、氯马斯汀、特非那定和阿斯咪唑。

【用法用量】口服,成人每次10mg,每日1次。12岁以下儿童,体重>30kg者与成人同量,体重<30kg者用成人半量。

【不良反应】一次服10mg氯雷他定,患者无嗜睡反应,但口服20~40mg时,也会发生与剂量相关的嗜睡症状,甚至头晕、头痛等不良反应。一次服10mg不会损害视觉协调运动或眼球转动,也不会引起中枢神经系统损害。极少数病人可出现皮疹、恶心、呕吐、腹泻等过敏反应,应及时停药,并对症处理。

【注意事项】孕妇、授乳妇女、司机和机械操作者慎用,有肝、肾功能损害者、经常饮酒和服用镇静剂者慎用。

【孕妇及哺乳期妇女用药】孕妇慎用。服药期间宜停止哺乳。

【儿童用药】12岁以下儿童应用本品的安全性尚未确定。

【老年用药】肝肾功能轻中度受损时,对本品的代谢和排泄无明显的影响,所以老年患者用药量与成人相同。

【药物相互作用】氯雷他定与抗真菌药酮康唑并用时可增加抗组胺药的血药浓度。

【药物过量】逾量中毒时,如患者清醒可给予催吐。可用生理盐水洗胃,并给予活性炭吸附药物。也可考虑用盐类泻药(硫酸钠)以阻止药物在肠道吸收。血液透析不能使本品消除,腹膜透析能否使本品消除尚未明确。

【规格】片剂:10mg;口服液:60ml。

西替利嗪 Cetirizine

【商品名】疾立静,仙特敏,赛特赞,Zyrtec,Cetrizet。

【性状】本品为白色或类白色片。

【药理作用】本品是一种作用强而持久的H_1受体阻断剂。与特非那定相比,本品对H_1受体的选择性更高,能有效地、完全地封闭外周H_1受体,对组胺释放剂48/80、血管活性肠肽、P物质及神经肽引起的皮肤反应均有较强的阻抑作用,其10mg的作用相当于特非那定180mg。本品还能抑制嗜酸性粒细胞移行及介质释放,使后期变态反应亦受到抑制。无明显的抗胆碱及抗5-羟色胺作用。

【药代动力学】口服后迅速被吸收,1.5小时起效,T_{max}为2小时,可维持24小时,血清半衰期8小时。本品在体内基本不被代谢,大部分以原形由尿、大便、汗液、乳液等排出。经尿排出率占70%,大便占10%。2天内全部排出体外。

【适应证】用于过敏性鼻炎、皮炎、眼结膜炎、哮喘、荨麻疹等。

【用法用量】口服,每次10mg,每日1次;6~12岁儿童每次5mg,每日1次;6岁以下儿童,每日0.2mg/kg。

【不良反应】一般耐受良好,有轻度镇静作用,偶见头痛、口干、疲乏、恶心等。

【注意事项】本品可随乳汁分泌,故孕妇、哺乳期妇女禁用。严重肝肾功能不全者、饮酒及经常服用安眠药的病人应慎用。对驾驶、高空作业、潜水等人员用药量应严格控制在安全范围内。

【药物相互作用】未发现有与其他药物相互作用的报道,但同时服用镇静药时应慎重。

【药物过量】本品无特效拮抗剂,严重超量患者应立即洗胃,采用支持疗法,并长期严密观察病情变化。

【规格】片剂:10mg。

特非那定 Terfenadine

【商品名】得敏功,Tamagon,Aldoban。

【性状】本品为白色片。

【药理作用】本品是一种广谱高效的外周 H_1 受体拮抗剂,其作用主要表现于呼吸道、胃肠道及皮肤等外周组织,而对中枢神经细胞的 H_1 受体均无明显的拮抗作用。没有抗 5-羟色胺、抗胆碱能和抗肾上腺素能作用。本品及其代谢产物不能透过血-脑屏障,所以对中枢神经系统无明显影响,对其他一些重要器官均无影响。本品起效时间较阿司咪唑快,维持时间较阿司咪唑短。

【药代动力学】消化道吸收良好且迅速,健康志愿者口服 60mg 后 30 分钟出现在血浆中,T_{max} 为 2 小时,以双相形式下降,血浆半衰期为 3.4 小时和 20.3 小时。维持 12 小时,在肝、肺中浓度较高。本品具有广泛的首过效应,其羧酸代谢物具有抗组胺活性,代谢迅速、完全,经尿和粪便排泄,授乳妇女亦可由乳汁排出一部分。

【适应证】特别适用于过敏性鼻炎和荨麻疹,也可用于神经性皮炎、接触性皮炎、异位性皮炎、光敏性皮炎、过敏性结膜炎、花粉变态反应、昆虫变态反应、食物和药物过敏等。

【用法用量】口服成人每次 60mg,每日 2 次;6~12 岁儿童,每次 30~60mg,每日 2 次;3~5 岁小儿每次 15mg,每日 2 次,饭后服用。

【不良反应】(1)偶见头痛、头晕、乏力、口干、共济失调、轻度胃肠功能紊乱和皮疹。罕见有镇静作用。

(2)偶见用药中出现精神忧郁、心悸、失眠、肝功能失常、氨基转移酶升高、月经失调、肌肉关节痛、出汗、肌颤、尿频、视力障碍、皮肤感觉异常等,一般于停药后均可自然缓解。少数病人对本品过敏,主要表现为皮疹及瘙痒,应及时停药并采取对症处理。

(3)近年来,国外有报道服用本品的病人出现心律失常、心电图出现 Q-T 间隙延长,甚至出现心跳骤停及猝死,主要由于本品有心肌毒性作用。多见于超量用药或肝功能不正常的病人。

(4)有少数报告,于特非那定用药期间病人支气管痉挛、意识障碍、脱发、失眠,但尚未肯定症状与服药有关,如一旦出现症状,应立即停药,并检测心脏功能。

【注意事项】(1)有心脏病者,心律不齐者,或正在使用抗心律失常药者忌用本品,肝肾功能不全者慎用。

(2)本品不能超量使用,成人每日剂量应控制在 120mg 之内,如超量应停药,必要时应采取洗胃、催吐等措施,以防止药物过量吸收。

(3)对本品过敏者、妊娠哺乳期妇女、2 岁以下小儿禁用。

(4)汽车驾驶员、危险机器操作者慎用。

【药物相互作用】据报道本品与大环内酯类抗生素或抗真菌药如酮康唑、伊曲康唑合用,可能引起 Q-T/Q-Tc 间期延长或多形性室速(扭转型室速)和其他心律失常,故不宜并用。

【规格】片剂:60mg。混悬剂:30mg(5ml)。

美吡拉敏　Mepyramine

【商品名】比拉明,甲氧苄二胺,吡拉明,新安替根,Pyrilamine,Pyrilamine,Neo-Antergan。

【适应证】主要用于各种过敏性疾病,对中枢抑制作用微弱,尚有局部麻醉作用。作用能维持 4~6 小时。

【用法用量】口服,每次 25~50mg,每日 3 次。肌注或静注,每次 25~50mg。

【注意事项】(1)有胃肠道反应如恶心、呕吐等。

(2)少数病人有困倦、思睡反应。

(3)驾驶员、机械操作员及高空作业者禁用,以免发生意外。

【规格】片剂:每片 25mg;50mg。

非索非那定　Fexofenadine

【商品名】非索那定。

【性状】本品为浅红色椭圆形薄膜衣片,除去包衣后湿白色至类白色。

【药理毒理】药理作用:本品是一种第二代 H_1 受体拮抗剂,是特非那丁的羧基化代谢物,它选择性地阻断受 H_1 受体,具有良好的抗组胺作用,但无抗-5 羟色胺、抗胆碱和抗肾上腺素作用。动物研究表明,非索非那定片在致敏豚鼠可选择性地抑制抗原引起的支气管痉挛;在大鼠可抑制腹膜肥大细胞释放组胺;它没有反副交感神经生理作用或 α-肾上腺素受体阻断作用;而且非索非那定没有镇静作用及其他中枢神经系统作用。因此,它不能通过血-脑屏障,不阻断动物心肌细胞的钾通道;不会影响患者心脏功能潜在的再极化,不会使 Q-T 间期延长而产生心脏毒性。

毒理作用:急性毒性试验结果表明,非索非那定口服毒性低,小鼠和大鼠口服 LD50 均大于 5000mg/kg,犬口服 LD50 均大于 2000mg/kg。亚急性毒性试验结果表明,大鼠连续口服本品 35mg/kg 28 天和犬连续口服本品 100mg/kg 28 天,均未观察到任何不良反应发生。体内和体外试验结果表明,非索非那定没有致癌性、致突变性。动物生殖毒性研究结果表明,当给予大鼠和家兔口服特非那定高达 300mg/kg,其产生的非索非那定血浆 AUC 值分别相当于人体治疗值(60mg,每日 2 次)的 4 倍和 37 倍,结果均未发现有致畸的作用

【药代动力学】本品口服后吸收迅速,口服单剂量后 1~3 小时血药浓度达峰值,口服本品 60mg、120mg 和 180mg 后,药物血清峰浓度 C_{max} 分别为 142mg/ml、427mg/ml 和 494mg/ml。非索非那定蛋白结合率为 60%~70%。非索非那定不能通过血-脑屏障,几乎不代谢,仅有 5% 剂量的药物经肝脏代谢为酮酸代谢物,其余大部分药物以原形由尿和粪便排泄,其中约口服剂量的 11% 由尿排泄,80% 的药物由粪便排泄,非索非那定的消除半衰期约为 14.4 小时。

【适应证】本品适用于减轻季节性过敏性鼻炎和慢性特发性荨麻疹引起的症状。

【用法用量】口服,成人和 12 岁以上的儿童及老人:季节性过敏性鼻炎推荐剂量为一次 120mg(2 片),每日 1 次;慢性荨麻疹推荐剂量为一次 180mg(3 片),每日 1 次;肾功能低下者的首剂量为一次 60mg(1 片),每日 1 次,老人和肝损害患者不需要调整剂量。

6~11 岁儿童:季节性过敏性鼻炎和慢性特发性荨麻疹推荐剂量为一次 30mg(片),每日 2 次,肾功能不全者的首剂量为一次 30mg(半片),每日 1 次。

【不良反应】在对照性临床研究中,最常报道的非索非那定的不良反应是头痛、嗜睡、恶心、头昏、疲倦。这些不良反应与安慰剂组观察到的相似。其中嗜睡和疲倦发生率为 1.3%,恶心和消化不良发生率为 1.6%,头痛和白细胞增多发生率为 1.5%。目前尚未见到有关非索非那定引起严重心脏毒性的报道。

【注意事项】肝功能不全者不需减量,肾功能不全的患者剂量需减半。

【孕妇及哺乳期妇女用药】目前尚无孕妇使用本品的安全性试验资料,因此,妊娠妇女一般不宜使用本品。如若疾病必需时,应权衡利弊后谨慎使用。目前尚无哺乳期妇女使用本品的安全性资料,但是许多药物都乳汁排泄,幼儿吃了含有药物乳汁后会发生一些不良反应,因此,哺乳期妇女如若疾病必需时,应权衡利弊后谨慎使用。

【儿童用药】6 岁以下儿童使用本品的安全性和有效性尚未建立。

【老年用药】用一项安慰剂对照临床试验中,42 例 60~68 岁老年患者给予 20~240mg,每日 2 次的非索非那定共 2 周,所产生的不良反应与 60 岁以下患者治疗所产生的不良反应相似。老年患者不需要调整。

【药物相互作用】非索非那定不经过肝脏的生物转化,因此它与那些依赖于肝代谢的药物之间不存在相互作用。

(1) 在服用盐酸非索非那定之前 15 分钟用含铝或氢化镁凝胶的抗酸剂会降低非索非那定的生物利用度,因此,两者合用时给药时间应分开 2 小时。

(2) 研究表明,给予健康的志愿者非索非那定 120mg,每日 2 次剂量合并使用红霉素 500mg、每日 3 次或酮康唑 400mg、每日 1 次治疗是安全有效的,非索非那定与红霉素或酮康唑合并使用时,会使非索非那定的血药浓度增加 2 倍,但不良反应发生率没有增加,使 Q-T 间期延长,非索非那定对红霉素和酮康唑的药代动力学没有影响。

(3) 非索非那定与奥美拉唑之间未观察到有相互作用。

【药物过量】研究表明,正常志愿者给予盐酸非索非那定单剂量 800mg 或治疗剂量增加至 690mg、每日 2 次治疗 1 个月或 240mg、每日 1 次治疗 1 年,结果与安慰剂相比,没有产生临床显著的不良反应。对于服用药物过量的病人,应密切观察并给予支持疗法,考虑采用一般措施清除体内被吸收的药物,血液透析不能有效地清除血液中的非索非那定。

【规格】微囊薄膜包衣片剂：120mg。
【贮藏】25℃以下，避湿保存。

依巴斯汀　Ebastine

【商品名】艾巴停，开思亭，Ebastel，Kestine。

【性状】本品为白色片或类白色片。

【药理作用】本品对 H_1 受体有高度的选择性，无中枢抑制作用。与特非那定相比，本品作用强而持久。本品对组胺诱发的支气管痉挛具有保护作用，动物试验证实其保护作用是特非那定的 4.5 倍，阿司咪唑的 2.9 倍，连续用药不蓄积。其代谢产物卡瑞斯汀 Carebastine 对组胺诱发的支气管痉挛的保护作用是原药的 3 倍。本品具有拮抗白三烯 C_4 的作用，可抑制白三烯 C_4 诱发的支气管痉挛，有抗胆碱作用。

【药代动力学】本品口服吸收良好，但血浆浓度很低或无法检测，药代动力学研究主要测定其活性代谢产物卡瑞斯汀。本品口服后 1～2 小时起效，T_{max} 为 2.6～5.7 小时，可维持 24 小时，血浆蛋白结合率为 95% 以上。血清半衰期为 13.8～15.3 小时。本品口服具有广泛的首过效应，不蓄积。66% 的代谢产物从尿液排出，在肾功能不全的患者，本品的消除半衰期可延长至 23～36 小时，在肝脏功能不全的病人，消除半衰期可延长至 27 小时，本品较少或不透过血-脑屏障。

【适应证】本品可用于治疗过敏性鼻炎和慢性荨麻疹，每日 10mg，口服本品 3 个月治疗慢性荨麻疹的有效率为 73%。病人耐受性良好，可作为慢性荨麻疹的治疗药物。因本品见效快，作用时间长达 24 小时，且嗜睡等中枢抑制作用轻微，故可用作防治过敏性哮喘的辅助用药和预防用药。

【用法用量】口服，每次 10mg，每日 1 次。用于防治哮喘时每次 20mg，每晚 1 次。

【不良反应】中枢神经抑制不良反应的发生率较低，有轻度嗜睡、疲劳、眩晕、头痛和口干等副作用。

【禁忌证】对本品及其辅料过敏者禁用。

【注意事项】(1) 有肝功能障碍者或障碍史者慎用。

(2) 驾驶或操纵机器期间慎用。

【孕妇及哺乳期妇女用药】孕妇用药的安全性尚未确定，孕妇和可能怀孕的妇女应权衡利弊。动物(大鼠)实验表明，本品可进入乳汁，本品服药期间应避免哺乳。

【儿童用药】儿童用药的安全性尚未确定。

【老年用药】通常老年人的生理机能衰退，应注意从小剂量(5mg)、每日 1 次开始服药。

【药物相互作用】本品对心血管的各项参数，包括 Q-Tc 间期没有影响，甚至同时与能使依巴斯汀血药浓度升高的红霉素或酮康唑合用也未发生 Q-Tc 间期延长。但与其他抗组胺药一样，对已知 Q-Tc 延长的病人应慎用。

【规格】片剂：10mg。

地洛他定　Desloratadine

【商品名】地氯雷他定。

【药理作用】本品为氯雷他定在体内的活性代谢产物，具有选择性对抗外周 H_1 受体的作用，且可抑制炎症介质的释放、超氧负离子的产生、Ca^{2+} 的外流、细胞因子和化学因子的释放、黏附分子的表达、嗜酸性粒细胞的移动和吸附等。本品对 H_1 受体的亲和作用是氯雷他定的 10～20 倍，且无镇静作用和抗胆碱能作用。克隆人 H_1 受体放射性配体结合实验显示，本品对 H_1 受体的结合力比氯雷他定强(IC50 分别为 51nmol/L 和 721nmol/L)，而对 H_2 和 H_3 受体结合力非常弱。在豚鼠肺组织中，本品对 H_1 受体的结合力较氯雷他定强(IC50 分别为 840nmol/L 和 3030nmol/L)。在鼠卵巢细胞和人支气管平滑肌细胞上的实验表明，本品对 H_1 受体的拮抗作用强于特非那定、阿司咪唑、非索非那定、西替利嗪和氯雷他定。本品很少透过血-脑屏障，故不产生中枢镇静作用。

【药代动力学】49 名健康男性志愿者分别服用单一剂量的本品(5mg，7.5mg，10mg 和 20mg)或安慰剂，在单剂量用药后经 3 天清除期，再以相同的剂量连续服用 14 天。结果显示，单剂量给药 C_{max} 和 $AUC0～∞$ 的值呈现剂量依赖性。表观分布容积为 114～201L，清除半衰期为 19～34.6 小时。稳态药代动力学研究表明，本品的累积因子为 1.1～1.6，与消除半衰期和给药频率一致。多剂量和单剂量给药其表观分布容积与清除半衰期没有显著性差异。本品在不同种族和性别中的药代动力学研究显示,黑人的 $AUC_{0\sim\infty}$ 和 C_{max} 分别比白人高 32% 和 18%,而女性比男性分别高 3% 和 10%,这些差异没有统计学意义。本品的生物利用度不受食物的影响,与红霉素、酮康唑等 CYP3A4 酶抑制剂合用不存在药代动力学与药效学上的相互作用。

【适应证】成人和 12 岁以上儿童的季节性过敏性鼻炎(SAR)、慢性特发性荨麻疹(CIU)及不明原因的荨麻疹。

【用法用量】口服,每日 5mg。

【不良反应】本品经大量动物实验证明是安全的。安慰剂对照试验显示,本品高剂量(45mg,每日 1 次)不引起患者心脏 Q-Tc 间期延长和其他心血管系统不良反应。此实验中的不良反应是轻至重度的头痛,发生率为 54%。在另一试验中,患者被随机分为 4 组:地氯雷他定组、地氯雷他定+酒精组、安慰剂组、安慰剂+酒精组。在每次治疗后 2 小时、4 小时、6 小时、8 小时用改良的 Rombergs 试验(the Modified Rombergs Test)、Stanford 睡眠量表(the Stanford Sleepiness Scale)、数字符号替换试验(the Digit Symbol Substitution Test)、系列加减反应试验(the Serial Add Subtract Reaction Time Test)和精神运动警觉试验(the Psychomotor Vigilance Test)评估患者的精神运动情况。结果显示,本品不会增加酒精的中枢神经系统作用。

【注意事项】(1)对本品及氯雷他定过敏者禁用。

(2)哺乳期妇女应慎用本品。

(3)妊娠期应用本品的安全性未被确定。因此,仅在权衡利弊之后,对胎儿有利的情况下方能应用。

(4)2 岁以下儿童服用本品的安全性及疗效目前尚未确定。

(5)在作皮试前的大约 48 小时应停止使用本品,因抗组胺药能清除或减轻皮肤对所有变应源的阳性反应。

(6)肝功能不全的患者使用本品可能会增加毒性,可适当调整服用剂量。

【规格】片剂:5mg。

氮䓬斯汀 Azelastine

【商品名】苄酞嗪,Azeptin。

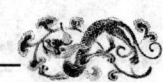

【药理作用】本品除具有拮抗组胺作用外,尚有多种抗过敏作用,对引起过敏反应的白三烯和组胺等物质的产生、释放有抑制和直接的拮抗作用,可抑制试验性喘息和鼻过敏。

【药代动力学】本品口服后,T_{max} 为 3~4 小时。消除半衰期约为 16 小时。口服后主要在肝脏代谢,120 小时内 25% 经肾脏排泄,53.2% 经消化道排泄,72 小时内仅有 2%~5% 以原形从尿中排出,1%~2% 从粪便排出。鼻内给药后,约 40% 进入体循环。在肝内代谢。

【适应证】可用于荨麻疹、过敏性哮喘、过敏性鼻炎等,作用强而持久。

【用法用量】口服,每次 1~4mg,每日 2 次。6~12 岁儿童,每次 2mg,每日 2 次。

【不良反应】可见嗜睡,偶有倦怠感,发生率 3%~18%,味觉异常也较为常见,发生率 2%~26%;其他不良反应较少见,偶有口干、恶心、手足麻木、腹痛、腹泻、食欲欠佳、脸面发热、体重增加,也有转氨酶活性上升,出现药疹等,其发生率均在 5% 以下。

【注意事项】(1)动物试验证实,大剂量有致畸作用。妊娠妇女应慎用。

(2)目前儿童安全性尚未确定。

(3)有嗜睡作用,驾驶员及具危险性的机械操作者应禁用或慎用。

(4)乙醇可增强本品的中枢抑制作用,服药期间不宜饮酒。

【规格】片剂:0.5mg;1mg。鼻喷雾剂:0.1%。

司他斯汀 Setastine

【商品名】齐齐。

【药理作用】本品为 H_1 受体拮抗剂,对抗组胺引起的支气管痉挛和血管通透性增强。

【药代动力学】本品吸收快,30 分钟起效,口服 2mg 血药浓度可达 10~13ng/ml,组织分布广,生物半衰期为 14.5 小时。本品代谢物通过尿和粪便排出。

【适应证】用于治疗急慢性荨麻疹、常年性变应性鼻炎,也可用于其他急慢性过敏反应症状。

【用法用量】成人每次 1mg,每日 2 次。必要时可增量,每日最高量不超过 6mg。

【注意事项】对本品过敏者禁用。严重肝肾疾病患者禁用。

【规格】片剂：每片1mg。

非尼拉敏　Pheniramine

【商品名】苯吡丙胺,非利拉明,马来酸屈拉米通,屈米通,抗感明。

【适应证】常用于伤风、感冒各种过敏性疾病。

【用法用量】口服,每次25mg,每日3次。

【注意事项】(1)本品具有中等的镇静作用,但作用时间短,抗组胺作用不如异丙嗪。

(2)服用后胃肠道有刺激症状,有嗜睡、恶心、食欲不振等。

(3)驾驶员、机械操作员、高空作业者慎用。

【规格】片剂：每片25mg。

溴苯那敏　Brompheniramine

【商品名】溴苯吡丙胺,溴抗感明。

【药理作用】本品抗组胺作用强,但持续时间短,有镇静作用。

【用法用量】每次4～8mg,每日3～4次；或缓释片：每次8～12mg,8小时1次,3岁以下儿童每日0.4～0.6mg/kg,分4次服用;3～6岁每次1～2mg,每日3～4次。右溴苯胺为其右旋体,抗组胺作用相同,惟剂量仅需一半,可加入止咳合剂中应用。

【适应证】治疗慢性荨麻疹等皮肤瘙痒症。

【不良反应】主要是嗜睡,有引起粒细胞缺乏、锥体外系反应的报道。禁用于脑损伤和癫痫患者。

【规格】片剂：4mg；缓释片：12mg。

右溴苯那敏　Dexbrompheniramine

【药理作用】为溴苯那敏的右旋体,作用相同,但强1倍,丙胺类抗组胺药,镇静作用弱。用于皮肤黏膜、过敏性疾病,对眼部过敏性疾病好,但作用较强。还可用于慢性荨麻疹。

【用法用量】口服,每次2～4mg,每日3～4次。

【不良反应】有嗜睡及胃肠刺激症状。

【规格】片剂2mg。

右氯苯那敏　Dexchlorpheniramine

【药理作用】为氯苯那敏的右旋体,作用相同,但强1倍。用途同氯苯那敏。

【用法用量】口服,每4～6小时服2mg。

【不良反应】服用后可有轻度眩晕、口干、恶心,个别小儿可有幻觉、不安。

【规格】片剂2mg。

二甲茚定　Dimetindene

【商品名】吡啶茚胺。

【药理作用】烷基胺类抗组胺药,止痛效果好。用于皮肤过敏性疾病。

【用法用量】每次1～2mg,每日3次,或缓释片每次2.5mg,每日1～2次;6岁以上儿童每次1mg,每日3次。

【规格】片剂：1mg。缓释片：2.5mg。

托普帕敏　Tolpropamine

【药理作用】烷基胺类抗组胺药,常外用于皮肤过敏反应性疾病。

【注意事项】有皮肤过敏的可能。

【规格】软膏：10%。

茶苯海明片　Dimenhydrinate Tablets

【成分】本品每片含茶苯海明50mg。辅料为淀粉、硬脂酸镁、羧甲基淀粉钠、羟丙纤维素。

【性状】本品为白色片。

【作用类别】本品为抗过敏与抗眩晕类非处方药。

【药理作用】本品系苯海拉明与氨茶碱的复合物,具有抗组胺作用,可抑制血管渗出,减轻组织水肿,并有镇静和镇吐作用。本品口服后胃肠道吸收迅速而完全。

【适应证】用于防治晕动病,如晕车、晕船、晕机所致的恶心、呕吐。

【用法用量】口服。成人每次1片。预防晕动病应在出发前30分钟服药,治疗晕动病时每4小时服药1次。每日用量不得超过4片。12岁以下儿童用量请咨询医师或药师。可与食物、水或牛奶同服,以减少对胃刺激。

【不良反应】(1)常见不良反应有：迟钝、思睡、注意力不集中、疲乏、头晕,也可有胃肠不适。

(2)罕见：幻觉、视力下降、排尿困难、皮疹等反应。

【药物相互作用】(1)本品与乙醇镇静、助眠药合用有相加作用,应避免同时服用。

(2)本品能短暂地影响巴比妥类等的吸收。

(3)本品与对氨基水杨酸钠合用时,后者的血药浓度降低。

(4)如正在服用其他药品,使用本品前请咨询医师或药师。

【规格】50mg。

【贮藏】密封,在干燥处保存。

【包装】铝箔包装,每板12片,每盒1板。

【有效期】2年。

溴苯海拉明 Bromodiphenhydramine

【商品名】溴苯醇胺。

【药理作用】为苯海拉明的衍生物,抗组胺作用较强,但镇静作用亦强,常配于复方中应用。

【适应证】用于荨麻疹、过敏性鼻炎、枯草热、血管神经性水肿、过敏性皮炎、妊娠呕吐、晕动病及耳原性眩晕等;与麻黄碱合用,可治疗支气管哮喘;预防晕动病时,常与东莨菪碱合用。霜剂外用可治疗神经性皮炎、虫咬、皮肤瘙痒等。

【用法用量】口服,每4～6小时服12.5～25mg。

【注意事项】常有嗜睡、头痛、头晕、口干、恶心、呕吐、上腹部不适等。长期应用(半年以上)可引起溶血性贫血,并偶可引起皮疹、粒细胞减少等。高血压、甲亢、心悸患者慎用;青光眼患者、新生儿、早产儿、哺乳妇女等忌用。急性中毒可先出现中枢抑制,继后出现兴奋甚至惊厥。过量惊厥时只能用短时或超短时巴比妥类对抗,忌用中枢兴奋药。

【规格】片剂:12.5mg;25mg。

卡比沙明 Carbinoxamine

【商品名】氯苯吡醇胺,Polistin,Allergefon,Histex。

【药理作用】为乙醇类抗组胺药,作用快,持续短。常配于复方中应用。

【用法用量】口服,每次2～4mg,每日3～4次。

【注意事项】(1)较多见的副作用为头晕、头痛、嗜睡、口干、恶心、倦乏,停药或减药后,即自行消失。

(2)有头晕、嗜睡等副作用,故驾驶员在工作时不宜使用。

(3)偶可引起皮疹、粒细胞减少,长期应用(6个月以上),可引起贫血。

【规格】片剂:4mg。

多西拉敏 Doxylamine

【商品名】苯吡甲醇胺。

【药理作用】本品具有抗组胺作用、抗胆碱作用和显著的镇静作用。

【适应证】适用于多种过敏性皮肤病、枯草热、过敏性鼻炎、哮喘性支气管炎等。也可作催眠药用于失眠的短期治疗。

【用法用量】常用剂量为每次12.5～25mg,每日4次。用于催眠,口服,每次25～50mg。

【不良反应】有嗜睡、眩晕、口干、恶心等。

【规格】片剂:12.5mg;25mg。

恩布拉敏 Embramine

【商品名】溴甲苯醇胺。

【药理作用】为乙醇类抗组胺药,抗组胺作用较苯海拉明强,但镇静作用弱,持续时间长。有镇吐作用。

【用法用量】口服,每次25mg,每日2次。

【规格】片剂:25mg。

曲美苄胺 Trimethobenzamide

【药理作用】为乙醇胺类抗组胺药,但较弱,而镇吐作用显著,常用于各种呕吐,但对运动病的呕吐无效。

【用法用量】口服,每次250mg,每日3～4次;深部肌内注射,每次200mg。儿童直肠给药,每次100～200mg,每日3～4次。

【注意事项】对注射部位或直肠有刺激性。

【规格】片剂:250mg。注射液:200mg(2ml)。

氯吡拉敏 Chloropyramine

【商品名】氯苯吡二胺。

【药理作用】为乙醇类抗组胺药,起效快,作用短,作用维持4～6小时。止痒效果好。

【适应证】适用于过敏性皮肤病,有良好的止痒作用,也可用于支气管哮喘初期,治疗过敏性鼻炎并迅速减少分泌,减轻黏膜水肿。

【用法用量】口服,每次 25~50mg,每日 3 次。肌注或静注,每次 20~40mg。

【规格】片剂:25mg。注射剂:20mg。

安他唑啉　Antazoline

【商品名】安他心,心得宁。

【药理作用】本品为乙二胺类抗组胺药,有抗胆碱及局麻作用,可用于抗过敏和抗心律失常,作用短暂。对心血管系统的作用与奎尼丁相似但较弱。

【用法用量】口服、肌注或静注:均为每次100~200mg,每日 3~4 次。

【注意事项】偶有恶心、呕吐、嗜睡和粒细胞减少。心力衰竭病人、高空作业者慎用。

【规格】片剂:每片 100mg。针剂:每支 100mg。

希司咯定　Histapyrrodine

【商品名】吡咯二胺,苯丙乙苄胺。

【药理作用】本品为乙二胺类抗组胺药,与钙盐合用对过敏性皮肤病可增强疗效。

【用法用量】口服,每次 12.5~25mg,每日 3~4 次。

【规格】片剂:25mg;50mg。

茶异丙嗪　Promethaizine

【商品名】茶氯酸异丙嗪。

【药理作用】为异丙嗪与 8-氯茶碱的复合物,1.5mg 的茶异丙嗪相当于 1mg 的异丙嗪,作用及应用均同异丙嗪,主要用于晕动病及各种原因引起的恶心、呕吐。

【用法用量】口服,每次 25mg。出发前 1~2 小时服用,最好在头日晚上睡前服 1 次,当晚及次晚再用 1 次。

【注意事项】(1)不良反应有为思睡、困倦、疲惫之感。

(2)有胃肠道反应、皮炎等。

(3)避免与哌替啶、阿托品合用。

(4)本品不宜与氨茶碱混合注射。

(5)驾驶员、机械操作员及高空作业者禁用。

(6)肝功能减退者慎用。

【规格】片剂:每片 25mg。

丙酰马嗪　Propinomazine

【药理作用】为吩噻嗪类抗组胺药,但其镇静作用及镇吐作用较明显,多用于麻醉前和术中的镇静及镇吐。

【用法用量】口服,每次 25mg,每日 3~4 次,或睡前服用 25~50mg。肌注或静注,每次 20mg。

【注意事项】注射部位有局部刺激,静脉注射时可发生血栓性静脉炎。肝病患者慎用。

【规格】片剂:25mg。注射剂:20mg(2ml)。

阿列马嗪　Alimemazine

【商品名】异丁嗪。

【药理作用】为吩噻嗪类抗组胺药。具有明显的镇静、镇吐及抗毒蕈碱样作用。其止痒作用强而持久,多用于过敏性皮肤病,也可镇静及镇吐。

【用法用量】口服,每次 10mg,每日 2~3 次。2 岁以上儿童:每次 2.5mg,每日 1~4 次。

【注意事项】同异丙嗪。

【规格】片剂:1.25mg;2.5mg;10mg。糖浆剂:7.5mg(5ml);30mg(5ml)。

奥索马嗪　Oxomemazine

【商品名】二氧异丁嗪。

【药理作用】本品为吩噻嗪衍生物,能抑制咳嗽中枢,是非成瘾性中枢镇咳药,同时兼有局麻、抗组胺、抗炎和一定的平喘作用。其镇咳效果比可待因强,作用维持时间 2~8 小时。用于各种过敏反应性皮肤病及适用于急慢性支气管炎引起的咳嗽和轻症哮喘。

【用法用量】口服,每次 5~10mg,每日 3 次。

【注意事项】不良反应主要为中枢抑制,可引起嗜睡、轻度头晕等。偶见咽干。久服后疗效有所下降。孕妇忌服。

【规格】片剂:5mg;10mg。

二甲替嗪　Dimetothiazine

【商品名】磺酰异丙嗪,头痛灵,胺磺异丙嗪。

【药理作用】为吩噻嗪类抗组胺药。镇静作用较弱,镇吐作用较强,亦可止偏头痛。

【适应证】用于偏头痛、枯草热、皮肤过敏性疾病、呼吸道过敏性疾病及镇吐。

【用法用量】口服,每次 20～40mg,每日 1～4 次。

【注意事项】(1)有胃肠道反应、思睡、困倦、疲怠、皮炎等。

(2)驾驶员、高空作业者禁用。

(3)肝功能减退者慎用。

【规格】片剂:每片 20mg。

甲地嗪　Methdilazine

【药理作用】为吩噻嗪类抗组胺药。具有镇静及抗毒蕈碱样作用。亦具有抗 5-HT 作用。用于各种过敏反应性皮肤病,也用于预防偏头痛。

【用法用量】口服,每次 8mg,每日 2～4 次。

【注意事项】同异丙嗪。

【规格】片剂:每片 4mg。

异西喷地　Isothipendy

【药理作用】为吩噻嗪衍生物。具抗组胺作用,用于过敏性皮肤病。

【不良反应】可能发生过敏反应。

【规格】软膏:0.75%。

美可洛嗪　Meclozine

【商品名】敏克静,盐酸氯苯苄嗪,盐酸氯苯甲嗪,美其敏。

【药理作用】为哌嗪类抗组胺药。作用可维持 12～24 小时,远较苯海拉明持久,可用于防治晕动病、妊娠、放疗等引起的恶心、呕吐。

【用法用量】口服,每次 25mg,每日 1～3 次。

【注意事项】(1)常有思睡、口干、无力、视力模糊等不良反应。

(2)驾驶员、机械人员及高空作业人员在工作时间不宜服用。

(3)孕妇慎用。动物实验证实可以使胎儿致畸。

【规格】片剂:每片 25mg。

布可立嗪　Buclozin

【商品名】盐酸氯苯丁醇,氯苯丁嗪,安其敏。

【药理作用】为哌嗪类抗组胺药。镇吐、镇静、抗组胺作用较苯海拉明强而持久,主要用于各种过敏性疾病(如荨麻疹、神经性皮炎等)及妊娠呕吐、晕车、晕船等。

【用法用量】口服,每 24 小时 25～50mg,睡前服用。或每次 25～50mg,每日 2 次。

【注意事项】(1)有思睡、头晕、倦怠、运动失调、耳鸣、复视等不良反应。

(2)驾驶员、机器操作员一般慎用。使用本品时不能饮酒或服用其他中枢神经抑制剂,以免嗜睡加重。

【规格】片剂:25mg;50mg。

赛克利嗪　Cyclizine

【商品名】赛克静,赛克利辛,赛克乃嗪,盐酸苯甲嗪。

【药理作用】为哌嗪类抗组胺药。具有镇吐、镇静、抗组胺作用,用于晕动症引起的恶心、呕吐等。

【用法用量】口服,每次 50mg。

【注意事项】(1)有思睡及眩晕等不良反应。

(2)驾驶员、机器操作员、高空作业者一般禁用。

(3)用于晕车、晕船者,一般提前半小时服用为宜。

【规格】片剂:每片 50mg。

氯环利嗪　Chlorcyclizine

【商品名】氯环克静。

【药理作用】为哌嗪类抗组胺药,主要用于过敏性疾病及镇吐。

【用法用量】口服,每次 100mg。每日 1～2 次。

【注意事项】有嗜睡及眩晕等反应。孕妇忌服。

高氯环嗪　Homochlorcyclizine

【商品名】好克敏,苯甲庚嗪。

【药理作用】为哌嗪类抗组胺药,有抗组胺、抗胆碱、抗 5-HT 作用,镇静作用轻微。用于治疗荨麻疹、湿疹、药疹、过敏性皮炎及支气管哮喘等,有嗜睡及眩晕等反应。

【用法用量】口服,10～20mg,每日3次。
【规格】片剂:10mg。

羟嗪　Hydroxyzine
【商品名】盐酸羟嗪片。
【主要成分】盐酸羟嗪。
【性状】本品为糖衣片,除去糖衣后显类白色。
【药理作用】为哌嗪类抗组胺药,具有中枢镇静,弱抗焦虑及肌肉松弛作用,并有抗组胺作用。
【适应证】(1)治疗神经症的焦虑、紧张、激动等症状。
(2)治疗躯体疾病的焦虑紧张症状。
【用法用量】口服,每次25～50mg,每日2～3次。
【不良反应】常见嗜睡,可见无力、头痛、晕眩、低血压与心悸。偶见皮疹、骨髓抑制,可能诱发癫痫。
【禁忌证】白细胞减少者;癫痫;对本品过敏者。
【注意事项】长期使用可产生依赖性。肝肾功能不全者、肺功能不全者慎用。应定期检查肝功能与白细胞计数。用药期间不宜驾驶车辆、操作机械或高空作业。服药期间勿饮酒。
【药物相互作用】(1)与巴比妥类、阿片类或其他中枢抑制药合用,能增强其他中枢抑制药的作用,增强阿片类的镇痛和镇静作用,但不增加呼吸抑制作用。
(2)术前使用本品可延长麻醉药——氯胺酮的麻醉恢复时间(延长30%～40%)。
【孕妇及哺乳期妇女用药】禁用。
【儿童用药】6岁以下儿童慎用。
【老年用药】慎用。
【规格】片剂:25mg。
【贮藏】遮光,密闭保存。

奥沙米特　Oxatomide,Tinest
【商品名】苯咪唑嗪。
【药理作用】本品为哌嗪的衍生物,选择性地阻断组胺H_1受体,具有较强的抗组胺作用。具有一定的抗毒蕈胆碱作用,可能还具有肥大细胞稳定作用。
【适应证】适用于治疗荨麻疹、过敏性鼻炎或结膜炎、食物过敏等,对异位皮炎效果较好。
【用法用量】口服,每次30mg,每日2次,必要时可增加至每次60mg,每日2次,应在早晨及晚餐后口服。
【注意事项】常有嗜睡、头痛、胃肠道不适及口干等不良反应。孕妇慎用。
【规格】片剂:30mg。

尼普拉嗪　Niaprazine
【药理作用】为哌嗪类抗组胺药,镇静作用明显。多作为镇静药用于儿童。
【用法用量】口服,1mg/kg,夜间服用。

阿扎他定　Azatadine
【药理作用】作用类似于赛庚啶,有抗组胺、抗胆碱、抗5-HT及镇静作用,用于枯草热、荨麻疹、皮肤瘙痒和过敏性皮炎等症,也用于支气管哮喘。
【用法用量】口服,每次1mg,每日2次。6～12岁儿童,每次0.5～1mg,每日2次。1～6岁儿童,每次0.25mg,每日2次。
【注意事项】不良反应有轻微嗜睡。青光眼、前列腺肥大者慎用。
【规格】片剂:1mg。糖浆剂:0.5mg/5ml。

二苯拉林　Diphenylpyraline
【商品名】吡啶醇胺,HISPRIL,LERGOBAN。
【药理作用】为吡啶衍生物,具有抗组胺、抗胆碱、抗5-HT及镇静作用。适用于荨麻疹、瘙痒性皮肤疾患、支气管哮喘等。复方制剂用于治疗感冒。
【用法用量】常用剂量为缓释剂,每次5～10mg,每日2次。6岁以上儿童,每日5mg,1次或分次服用。
【规格】缓释胶囊剂:2.5mg;5mg。

克立咪唑　Clemizole
【商品名】克敏唑,吡咯咪唑,Allercur,Allerpant。
【药理作用】本品具抗组胺作用,且有中度的镇静作用,止痒作用较强。本品能延长心房肌有效不应期,有治疗房扑的报道。

【用法用量】口服,每次 20～40mg,每日 2～3 次,也可皮下、肌内及静脉注射。

【规格】片剂:10mg。注射剂:10mg/ml;20mg/2ml。

巴米品 Bamipine

【商品名】苯胺吡啶,苄哌苯胺,Seventol,Taumidrine。

【药理作用】具有抗组胺及明显的镇静作用。主要用于过敏性皮肤病。

【用法用量】口服,每次 50～100mg,每日 3～4 次,也可外用(乳酸盐或水杨酸盐)。

【规格】片剂:50mg。

地普托品 Deptropine

【商品名】Brontin。

【药理作用】具有抗组胺及明显的抗胆碱作用。用于过敏性哮喘及鼻炎。

【用法用量】口服,每次 2mg,每日 2 次。

【规格】片剂:2mg。

美海屈林 Mebhvdrolin

【商品名】甲苄卡林,Diazoline,Omeril,Incidal。

【药理作用】具有抗组胺、抗胆碱及镇静作用。用于各种过敏反应性疾病。

【用法用量】口服,每次 50～100mg,每日 3 次。

【注意事项】偶可致粒细胞减少症或缺乏症。

【规格】片剂:50mg。混悬液:50mg(50ml)。

司奎那定 Sequifenadine

【商品名】赛喹非那定,必卡吩,Bicarphen。

【药理作用】具有抗组胺、抗 5-HT 及加速组胺的代谢作用。无镇静作用。用于各种过敏性疾病。

【用法用量】口服,每次 50～100mg,每日 2～3 次。预防剂量:每次 25～50mg,每日 1～2 次。

【注意事项】大剂量时可出现口干,消化道不适,食欲增加。孕妇禁用。严重肝、肾功能低下者禁用。

【规格】片剂:50mg。

(郑国平 杨锋真)

第二节 过敏反应介质阻释剂

本类药物是通过稳定肥大细胞膜,阻止组胺、慢反应物质(SRSA)、缓激肽等生物活性物质的释放,而达到抗过敏的作用。在速发型过敏反应时,抗原与固着在肥大细胞表面的抗体(IgE)相互作用,改变细胞膜对 Ca^{2+} 的通透性,打开了肥大细胞膜上的钙闸门,使 Ca^{2+} 进入细胞,Ca^{2+} 与细胞内的 ATP 一起激活肌动球蛋白系统,促使颗粒中的组胺与 SRSA 等过敏物质释放。而本类药物可能通过抑制细胞内环磷腺苷磷酸二酯酶,减少了环磷腺苷(cAMP)的分解,提高了细胞内 cAMP 的水平,使 Ca^{2+} 闸关闭,即稳定了肥大细胞膜,减少 Ca^{2+} 闸门转运入肥大细胞内,从而抑制组胺、SRSA 等过敏反应介质的释放,发挥抗过敏作用。

色甘酸钠 Sodium Cromoglycate

【商品名】咽泰,Cromolyn,Intal。

【药代动力学】本品极性高,强酸性,pKa<2。口服仅 1% 左右从胃肠道吸收,故口服或灌肠可在胃肠道维持高浓度,吸收部分 T_{max} 为 15～30 分钟。口服 20mg 血药浓度可达 9ng/ml,半衰期为 1～1.5 小时,药效可维持 6 小时,药物以原形经胆汁及肾排出,无蓄积作用。其余未吸收部分自粪便排出。粉雾吸入时,只有 5%～10% 被肺吸收。

【药理作用】色甘酸钠能稳定肥大细胞的细胞膜,阻止肥大细胞释放过敏介质,对嗜碱性粒细胞和多形核白细胞无作用。目前认为,本品能在肥大细胞的细胞膜外侧的钙通道部位与 Ca^{2+} 形成复合物,加速钙通道的关闭,使外钙内流受到抑制,从而阻止肥大细胞脱颗粒。本品主要作用是对速发型过敏反应具有明显的保护作用。哮喘激发试验表明,预先用药可以防止抗原诱发的速发反应和迟发反应,既可改善呼吸功能,又有促进气道黏液运送速度。而预先应用糖皮质激素只能防止抗原诱发的迟发反应。

【适应证】(1)临床用于预防过敏性(外源性)哮喘发作疗效最佳,对内源性哮喘疗效较差。对运动性哮喘,预先用药几乎全部病例可防止发作。

(2)本品还可用于过敏性鼻炎和季节性花粉症,能迅速控制症状。

(3)口服和灌肠用于溃疡性结肠炎也有一定的疗效,不仅主观症状改善,而且乙状结肠镜检及直肠活检均见炎症及损伤显著减轻。

(4)软膏外用治疗异位性皮炎及其他湿疹皮炎类皮肤病有显著疗效。

(5)有人报道外用治疗坏疽性脓皮病有良效。

(6)2%滴眼液适用于花粉症、结膜炎和春季角膜结膜炎。

【用法用量】(1)支气管哮喘病人用粉雾胶囊吸入,成人每日3~4次,每次吸入20mg。水雾吸入,成人每日3~4次,每次揿压2下,每揿约吸入10mg;6岁以上儿童,每日吸2次,剂量与成人相同。6岁以下儿童,很难做到使病人协调吸药,故较少选用本品。

(2)过敏性鼻炎及花粉症,用粉雾胶囊吸入,成人每日吸3~4次,每次用1个胶囊,内含粉剂20mg,每侧鼻腔吸入10mg,6岁以上儿童每日吸药2~3次,每次每侧鼻孔吸入10mg。

(3)用2%色甘酸钠水溶液滴鼻者,成人每日滴3~4次,每侧鼻孔滴药2滴。6岁以上儿童每日3次,每次每侧鼻孔滴1滴。

(4)近有用2%色甘酸钠与1%黄麻素制成混合滴鼻剂者,成人每日3~4次,每次每侧鼻孔滴药2滴,儿童每侧鼻孔滴1滴,除控制喷嚏、流涕、鼻痒等症状外,对改善鼻腔通气效果亦佳。

(5)过敏性结膜炎或角膜炎患者,可用2%色甘酸钠滴眼剂滴眼,成人每日3~4次,每次每眼滴2滴,儿童每日3次,每次每眼滴1滴即可。

(6)对于胃肠道过敏病人,可口服色甘酸钠胶囊,每日口服3次,每次100~300mg不等,按病情增减。

(7)对于过敏性湿疹、异位性皮炎患者,可用2%色甘酸钠霜剂外用,每日2~3次。

【不良反应】色甘酸钠毒性极低,不良反应少见。少数患者干粉吸入后,咽部及气管有刺痛感,并产生支气管痉挛,出现恶心、口干、气急、咳嗽、胸闷等,因此常与小剂量异丙肾上腺素合用。偶可有皮疹。

【注意事项】在停用本品时,应逐渐减量,不可突然停药,以防止病情反复。对吸入拟肾上腺素药敏感者及孕妇慎用。对色甘酸钠过敏者禁忌此药。

【规格】胶囊剂:20mg。软膏剂:5%;10%。滴眼剂:2%。气雾剂:19.97g(内含色甘酸钠0.7g)。

色羟丙钠 Sodium Hydroxypropylcromate

【药理作用】本品为色甘酸钠异构体,通过抑制细胞内磷酸二酯酶,致使细胞内环磷腺苷(cAMP)的浓度增加,阻止钙离子转运入肥大细胞内,从而稳定肥大细胞的细胞膜,抑制和阻止组胺、5-羟色胺、慢性反应介质等的释放,而产生药理作用。

【适应证】用于过敏性鼻炎、结膜炎、过敏性哮喘、日光性皮炎及其他过敏性反应。

【用法用量】口服,成人每次0.1~0.2g,每日3~4次,饭前半小时嚼碎服下。滴鼻剂及滴眼剂,均为2%溶液,每日4次,每次1~2滴。

【注意事项】不良反应轻微,偶有不适,继续用药后可自行消失。

【规格】常用其片剂,每片0.1g。滴鼻剂及滴眼剂,均为2%溶液。

酮替芬 Ketotifen

【商品名】甲哌噻庚酮,噻喘酮,萨地同,Zaditen。

【药代动力学】本品口服吸收迅速,血浆T_{max}为3~4小时,半衰期22小时。一部分经肝脏代谢,血药浓度缓慢降低。60%经尿排泄,其余经粪便、汗液排泄,其中大部分与葡萄糖醛酸结合,10%为脱甲基化。

【药理作用】本品兼有很强的H_1受体拮抗作用和抑制过敏介质释放的作用。其抗组胺作用较氯苯那敏约强10倍且具长效。此外,不仅抑制支气管黏膜下肥大细胞释放组胺、SRSA,而且也抑制血液中嗜碱性粒细胞释放组胺、SRSA,抗过敏作用较色甘酸钠强。人体研究表明,本品不仅能阻抑Ⅰ型变态反应中嗜碱性粒细胞和肥大细胞释放组胺、SRSA 等过敏反应介质,在Ⅲ型变态反应中对中性粒细胞也有作用。酮替芬能阻抑多种细胞中多种介质的释放,主要抑制新生的膜衍生介质如 SRSA、前列腺素、血栓素 β_2、血小板激活因子等,对现成的颗粒介质如组胺的释放亦有阻抑作用。此外,对已释放介质有拮抗作用,这也是与色甘酸钠不同的。总之,本品兼有变态反应性疾病的预防及治疗的双重功能,同时也能抑制细胞的趋化作用和炎症反应。

【适应证】皮肤科用于治疗荨麻疹、湿疹、过敏性皮炎等。另外,也用于过敏性哮喘及过敏性鼻炎,对过敏性哮喘的预防效果优于色甘酸钠。

【用法用量】口服,成人每次 1mg,每日 2 次。6~12 岁儿童每次 0.5mg,每日 1~2 次。4~6 岁儿童每次 0.4mg,每日 1~2 次。

【不良反应】有轻度头昏、口干、嗜睡、困倦、胃肠道反应等,1 周后可自行减轻或消失。过量可致昏睡、恶心等反应,应酌情对症处理,必要时可采取洗胃、催吐等措施,并给以支持疗法直至症状缓解。个别病人用药后可出现过敏症状,主要表现为皮疹瘙痒、局部皮肤水肿等,遇此情况应及时停药。

【药物相互作用】本品不影响茶碱的药代动力学,亦具有协同作用,而且它的轻度镇静作用或抵消茶碱的中枢神经兴奋反应。与镇静安眠药及乙醇制剂有一定的协同作用,合用时可加强困倦、乏力等症状。与口服抗糖尿病药物配伍可出现血小板减少。

【注意事项】高空作业者、驾驶人员、早期妊娠妇女及授乳妇女禁用。

【规格】片剂:1mg。胶囊剂:1mg。溶液剂:1mg(5ml)。

噻拉米特　Tiaramide

【商品名】羟哌苯酮,FK-1160。

【药理作用】原为一强消炎、镇痛、解热药。实验表明,其抗炎作用较羟基保泰松、苄达明(炎痛静)显著,镇痛作用与炎痛静相等。近年发现,本品具有与色甘酸钠相同的药理作用,即能抑制肥大细胞释放组胺等过敏反应介质,对前列腺素 $F_{2\alpha}$ 有选择性的拮抗作用。用于支气管炎哮喘,疗效与色甘酸钠相似。但本品口服吸收良好,20 分钟达血中最高浓度,在组织中的浓度较血中高 4~6 倍,24 小时内经尿完全排泄。

【适应证】支气管哮喘。

【用法用量】口服,每次 100mg,每日 4 次。

【注意事项】可见食欲不振、浮肿。对本品过敏者禁用。

【规格】片剂:每片 50mg。

扎普司特　Zaprinast

【商品名】苯氮嘌呤酮,敏喘宁。

【药理作用】作用与色甘酸钠相似,可抑制人肺组织过敏介质组胺及慢反应物质的释放。作用强度约为色甘酸钠的 20~50 倍,且口服有效。其作用机制也与色甘酸钠相似,能稳定支气管黏膜上肥大细胞膜,阻止组胺、慢反应物质的释放。此外,尚见有抑制磷酸二酯酶的作用,阻止细胞内环磷腺苷(cAMP)的分解代谢,提高 cAMP 的水平,这可能与其稳定肥大细胞膜的作用有关。同时药理实验证明,本品对大鼠反应素介导的被动皮肤过敏和对豚鼠反应素介导的过敏性支气管痉挛有很强的抑制作用。

【适应证】临床试用于单纯性支气管哮喘、喘息型慢性支气管炎,且显效率高。对过敏性鼻炎、过敏性皮炎也有一定疗效。

【用法用量】口服,每次 20mg,每日 3 次。气雾吸入,每次 10mg,每日 3 次。

【不良反应】少数病例有口干、恶心、胸闷等反应。

【规格】片剂:20mg。

曲尼司特　Tranilast

【商品名】肉桂氨茴酸,利喘平,利喘贝,Rizaben。

【药代动力学】口服作用迅速,T_{max} 为 2~3 小时,24 小时后血药浓度明显下降,半衰期为 8.6 小时左右,给药后 4 天内由肝脏代谢,37.7% 随尿排出。在体内的代谢产物主要是 4 位脱甲基的产物与硫酸和葡萄糖醛酸结合体。

【药理作用】新型抗变态反应药物，能稳定肥大细胞和嗜碱性粒细胞的细胞膜，阻止脱颗粒，从而抑制组胺和5-羟色胺等过敏反应介质的释放，对支气管哮喘、过敏性鼻炎等有较好的治疗作用。与色甘酸钠的对照研究表明，本品口服有效，对被动皮肤过敏反应的抑制作用在口服后30～60分钟达最大效应，240分钟消失，而色甘酸钠几乎无抑制作用。静注后两药均于5分钟后达最大效应，色甘酸钠作用较强，但60分钟后消失，而本品120分钟后仍有显著作用。与色甘酸钠不同的是，色甘酸钠仅抑制反应素抗体介导的过敏反应，本品尚能抑制局部过敏坏死反应（arthus reaction）。此外，尚有降低血中IgE水平、抑制抗原抗体反应、减少外周血中嗜酸性粒细胞的绝对计数、调节胶原合成代谢等作用。

【适应证】主要用于异位性皮炎、荨麻疹、皮肤瘙痒症、瘢痕疙瘩等，也用于预防和治疗支气管哮喘、过敏性鼻炎等。

【用法用量】口服，每次0.1g，每日3次。儿童每日5mg/kg，分3次服用。本品为预防用药，起效慢，短期作用不明显，一般用药在4周以上，2～3个月为1疗程。

【不良反应】可见轻度的胃肠道反应，罕见肝功能异常、头痛及膀胱炎等症状。

【注意事项】(1)肝功能异常者慎用。

(2)激素依赖性者使用本品时，激素用量应逐渐减量，不可突然停药。

(3)对本品过敏者及孕妇忌用，授乳妇女慎用。

【规格】片剂：0.1g。

四唑色酮　AA-344

【商品名】乙色唑。

【药理作用】同色甘酸钠。

【适应证】用于抗过敏反应。

【用法用量】口服，每次20mg，每日3次。

四唑硫蒽酮　Doxantrazol

【药理作用】同色甘酸钠，对速发型过敏性哮喘效果好。

【用法用量】口服，每次200mg，每日3次。

丁呋罗林　Bufrolin

【商品名】丁氮菲酸。

【药理作用】同色甘酸钠。

【适应证】用于抗过敏反应。

【用法用量】气雾，每次0.5～1mg，每日2～3次。

第三节　其他抗过敏反应药

脱敏制剂是一类过敏源制剂，其抗过敏作用机制是使患者少量多次地接触这种过敏源，逐渐产生较多的特异性阻断抗体IgG，减少IgE而使机体脱敏。临床用于过敏性哮喘、过敏性鼻炎、异位性皮炎、泛发性湿疹均有疗效，国内研制并经过临床试用的有粉尘螨注射液、异种免疫血清及菌苗制剂等。

粉尘螨注射液　Dermatophagoides Farinae Injection

【商品名】粉尘螨注射液。

【成分】本品为粉尘螨浸出液配制的灭菌水溶液，并加苯甲醇作防腐剂，每毫升含干螨以蛋白计。

【性状】无色灭菌水溶液。

【药理作用】本品是由粉尘螨提取的有效抗原，为一种强烈的过敏源，用于脱敏治疗。据认为，其作用机制是通过少量多次地给予过敏源，使人体产生较多的特异性阻断抗体（IgG），后者占据了肥大细胞及嗜酸性粒细胞抗体及抗原连接位置，从而产生免疫耐受性，经较长时期的注射给药后可使体内IgE减少而脱敏。

【适应证】用于吸入型哮喘、过敏性鼻炎、异位性皮炎、泛发性湿疹、慢性荨麻疹等的治疗。

【用法用量】皮下注射，成人通常每周1次，15次为1疗程。如疗程结束时效果明显，可改用维持量，每2周1次，每次1∶5000浓度1ml。第1～3

周,用1:10000浓度,各周剂量相应为0.3ml、0.6ml、1ml;第4～5周,用1:10000浓度,各周剂量为0.1ml、0.3ml、0.6ml;第7～15周,用1:5000浓度,前2周剂量相应为0.3ml、0.6ml,以后每周1ml。

【注意事项】(1)应在医师指导下应用。每次注射后需观察30分钟,如发生休克,其处理方法与青霉素休克相同。因此,使用本品时,应配备肾上腺素等救治过敏性休克的药械。

(2)可有局部红肿、皮疹或轻微哮喘发作。

(3)停药2周以上再次用药时,仍需从小剂量开始。

(4)6岁以下儿童以不用为妥。严重心血管疾患和肾功能严重低下者禁用。

【规格】注射剂:1ml:0.1mg。

【贮藏】密封保存。

组胺丙种球蛋白　Histaglobin

【商品名】蓉生组胺蛋白。

【成分】组胺丙种球蛋白。

【性状】本品为无色澄明液体。

【药理毒理】本品为抗变态反应药物。粉尘螨是一种强烈的过敏源,广泛存在于自然界,具有过敏体质的病人吸入微量的粉尘螨变应源即能引起哮喘或其他过敏性疾病。本品能使粉尘螨过敏的患者产生特异性的阻断抗体,从而使患者对粉尘螨的过敏反应减少,达到脱敏治疗的目的。据认为,其作用机制是通过少量多次地给予过敏源,使人体产生较多的特异性阻断抗体(IgG),后者占据了肥大细胞及嗜酸性粒细胞抗体及抗原连接位置,从而产生免疫耐受性,经较长时期的注射给药后可使体内IgE减少而脱敏,临床试用于过敏性哮喘有显著疗效,对异位性皮炎的疗效较一般抗组胺药为佳。给体重为15～20g的小鼠腹腔注射给药,给药剂量相当于每6g小鼠体重注射2.5ml,超过人的注射量(以每次1ml计)1250倍,结果表明,小鼠均无异常反应,未见毒性作用。

【适应证】变态反应特异性免疫治疗药物,防治过敏性疾病如支气管哮喘、过敏性皮肤病、荨麻疹;对耳鼻喉科领域中的过敏症、月经前期综合征、花粉过敏、变应源性眩晕症、流行性炎性口腔溃疡、儿童的特发性皮炎有一定疗效。

【用法用量】成人:通常每次1支,每疗程注射3～5次,每次间隔4～7天。儿童:注射间隔6～10天。观察1个月,若疗效不显著时,可按上述用法重复1～2个疗程。为维持效果,可每3～4个月皮下注射1次。

【不良反应】少数患者注射局部有红、肿、痒等,个别患者可激发哮喘或荨麻疹。

【禁忌证】IgA缺乏者、使用激素类药物、哮喘剧烈发作期、月经期、孕妇或极度衰弱的病人及对本品过敏者禁用。

【注意事项】(1)本品必须在医师指导下在医疗单位使用,每次用微量注射器注射。注射前先用1:10万的药液(将1:1万的药液用灭菌生理盐水稀释10倍)0.03ml作皮内注射试验,观察半小时如风团反应直径＞10mm则第一针剂量应比上述剂量再适量减少,治疗5～10次后再按上述剂量注射。

(2)每次注射后需在医院或治疗单位观察半小时。如遇休克,其处理方法与青霉素过敏反应相同,因此使用本品时应配备肾上腺素等救治过敏性休克的药械设备,需要时使用。

(3)凡注射后24小时内有局部红肿皮疹或激发哮喘者,下次注射剂量宜减少一半或不增加。

(4)停药2周以上再次用药时,务必减小剂量3级,再逐渐递增。

(5)本品仅供皮下注射,严禁静脉注射。

【孕妇及哺乳期妇女用药】尚不明确。

【儿童用药】6岁以下儿童不宜使用。

【药物相互作用】尚不明确。

【规格】5g。

【贮藏】遮光,密闭,在阴凉处保存。

(刘家玉　李永喜　丁　磊)

第十九章 骨与软组织肿瘤用药

第一节 骨与软组织肿瘤化疗概述

在某些骨与软组织肿瘤中，化疗已经成为初期治疗方案中与手术和/或放射联合应用的一部分。这种名为辅助治疗的化疗也是有危险的，包括立即的或延迟出现的反应，有时甚至很严重。根据临床经验，仅在反复或短期即发生转移的病例中合理使用化疗。典型的病变包括骨肉瘤、尤文肉瘤、横纹肌肉瘤，这些肿瘤在初次确诊时，往往已存在不能被常规的方法（放射学和闪烁照射）发现的微小转移灶播散。在上述病例中使用辅助性化疗已证明能显著地提高长期无病生存期的百分率。

按照药效学（例如，长春新碱促进氨甲蝶呤进入肉瘤细胞）和细胞动力学（同步和补充），辅助性化疗一般方式为几种药物相继联合使用，以强化单一药物的治疗效应。必须根据合理的方案进行辅助性化疗，并小心谨慎地遵循每一个细节。一般来说，化疗以固定的周期间歇性地进行，持续数月。尽可能早地进行周期性的化疗是非常重要的，尤其在术后。通常，年轻病人耐受良好、自然。在整个治疗期间，系统地和常规地监测下面这些项目是必要的：肾功能（肌酸尿）、心脏功能（ECG）和骨髓功能（血红蛋白及血小板计数）。有时，需测血中药物浓度（大剂量用氨甲蝶呤时）。

即使在间歇期进行的辅助性化疗看起来没有出现严重的免疫抑制现象时，仍必须记住：它可促成感染的发展，在制定手术计划时，必须加以考虑。

近年来，术前化疗已改用通过动脉和静脉给药，这种化疗方法有诊断后立即作用于原发肿瘤及微小转移二者的优点；而且，它完全颠倒了在骨肉瘤中保守治疗和截肢之间的关系。它使手术指征扩大，有时可取消对尤文肉瘤的放射治疗。最后，根据化疗导致肿瘤坏死的组织学研究可制定一种体内化疗敏感试验，它对确定肿瘤预后有重要意义，也有助于调整术后化疗。

这种术前、术中、术后化疗方案也通称为新辅助化疗，被用于治疗骨肉瘤、尤文肉瘤及在某些肿瘤中心用于治疗高度恶性软组织肉瘤，是近20年来在恶性骨肿瘤治疗方面的很大进步。新辅助化疗的出现，使得以骨肉瘤、尤文肉瘤为代表的恶性骨肿瘤的预后有了实质性的提高，为病人保留肢体及功能带来了希望。自20世纪90年代以来，新辅助化疗已成为骨肉瘤的标准治疗方案。它与术后的辅助联合化疗相比较，对能否增加5年生存率还有待进一步观察。

以前Ⅱ期骨肉瘤单用手术治疗无瘤生存率不超过20%。绝大多数未发现转移的患者实际上都有微转移灶。现在手术结合化疗5年无瘤生存率达60%~70%。骨肉瘤是少有的几种辅助化疗有明确效果的肿瘤之一。尽管化疗很重要，但骨肉瘤对大多数化疗药物都不敏感。在传统的骨肉瘤Ⅱ期试验中，仅阿霉素、顺铂、异环磷酰胺的反应率超过20%。以前骨肉瘤的化疗方案，使用博莱霉素、卡铂和放线菌素D或长春新碱。这些药物目前均被认为没有效果，大多数化疗方案是阿霉素加顺铂或异环磷酰胺，再加大剂量的氨甲蝶呤。尤文肉瘤的系统化疗已经确立。与骨肉瘤一样，绝大多数尤文肉瘤患者如果单用手术治疗，原本位于局部的病灶都将发生全身转移。和其他很多恶性肿瘤一样，也没有直接的研究证明其辅助化疗的价值。尤文肉瘤对很多化疗药物及放疗敏感。根据以前的Ⅱ期临床试验显示,环磷酰胺、阿霉素、异环磷酰胺和美法仑单药反应率都在20%以上。对于已经发生转移的尤文肉瘤患者,强化治疗经常需要使用大剂量化疗药物加自体干细胞,很多研究显示这种方法是有用的,但也有一些研究如美国儿科协作组的研究显示标准化疗后再加大剂量化疗结果并没有改善。欧洲肿瘤协作研究小组最近正着手对晚期尤文肉瘤患者进行单独化疗和大剂量化疗加自体干细胞解救治疗的前瞻性随机研究。在这些研究结果出来之前,我们还是不清楚大剂量化疗加自体干细胞解救治疗是否真的更有效。对于横纹肌肉瘤患者尤其是30岁以前的患者,系统化疗是标准的治疗方案。横纹肌肉瘤一般对化疗和放疗都敏感。该肿瘤的疗效主要取决于肿瘤的生物学特性和生长速度。横纹肌肉瘤组间协作研究小组依据以下危险因素将患者分入不同危险级别的小组,其危险因素包括分期、部位、大小、是否有转移、组织学及其他因素。根据患者危险级别给予不同的化疗方案。其标准治疗方案包括长春新碱、放线菌素D、环磷酰胺、Topotecan和依立替康分别用在中、高危险因素组。其他单药反应率超过20%的药物还包括阿霉素、异环磷酰胺、依托泊苷、美法仑。总的来说,接受多种疗法治疗的横纹肌肉瘤患者预后都很不错。在预后非常不好的小组中,给予大剂量化疗加自体干细胞解救,结果差异甚大,因此还不清楚该疗法的真实效果。辅助化疗在其他软组织肉瘤治疗中的作用所知更少。肿瘤出现转移时一般都给予系统化疗。一般都是以阿霉素为主的化疗方案,如阿霉素、异环磷酰胺、美司钠和甲氮咪胺。这种化疗经常不能取得令人满意的生存率。滑膜肉瘤、恶性纤维组织细胞瘤等通常对化疗都较敏感,而胃肠多形细胞肉瘤、软骨肉瘤等对化疗则不敏感。由于患者数量有限还没有进行过根据组织学分类的随机研究,因此这些肿瘤的化疗意义仍有争议。

第二节 抗肿瘤化疗药

根据作用,将抗肿瘤化疗药分成三大类:一是对肿瘤细胞的毒性作用主要是因为化疗药物直接损伤DNA(如烷化剂、铂类化合物、蒽环霉素类、表鬼臼毒素类);二是消耗复制所需的原料(如抗叶酸剂、5-氟嘧啶类、胞苷类似物);三是干扰有丝分裂过程中微管的功能(如长春花生物碱类、Taxanes)。传统观点认为,这些化疗药物直接作用于肿瘤细胞使其坏死而起到抗癌作用。当前观点认为,大多数化疗药物通过诱导肿瘤细胞凋亡而发挥作用。肿瘤细胞在恶变过程中丢失了控制细胞过度增殖的能力或检查点。在细胞周期中最重要的转化是从G_1期转化至合成DNA的S期。

一、烷化剂类

能向其他化学分子引进烷基的化合物称为烷化剂(alkylating agents)。它们的烷基可以转变成缺乏电子的活泼的中间产物,这些产物和生物大分子(DNA、RNA及蛋白质)中含有丰富电子的基因(如氨基、羟基、羧基及巯基等)共价结合,这一反应称为烷化反应(alkylation)。

生物大分子受到烷化后,DNA结构受到破坏,影响细胞分裂;导致异常碱基配对,复制错码而致细胞变异;由于mRNA、rRNA、tRNA及核蛋白体分子也可受到烷化,从而干扰翻译过程。

烷化剂对G_1、S、G_2、M期细胞及G_0期细胞都有杀伤作用,属于周期非特异性药物。

注射用环磷酰胺 Cyclophosphamide for Injection

【性状】本品为白色结晶或结晶性粉末。

【药理毒理】本品在体外无活性,进入体内被肝脏或肿瘤内存在的过量的磷酰胺酶或磷酸酶水解,变为活化作用型的磷酰胺氮芥而起作用。其作用机制与氮芥相似,与DNA发生交叉联结,抑制DNA的合成,也可干扰RNA的功能,属于细胞周期非特异性药物。本品抗瘤谱广,对多种肿瘤有抑制作用。

【药代动力学】静注后血浆半衰期为 4～6 小时，48 小时内经肾脏排出 50%～70%，其中 68% 为代谢产物，32% 为原形。

【适应证】本品为目前广泛应用的抗癌药物，对恶性淋巴瘤、急性或慢性淋巴细胞白血病、多发性骨髓瘤有较好的疗效，对乳腺癌、睾丸肿瘤、卵巢癌、肺癌、头颈部鳞癌、鼻咽癌、神经母细胞瘤、横纹肌肉瘤及骨肉瘤均有一定的疗效。

【用法用量】(1) 成人常用量：单药静脉注射按体表面积每次 500～1000mg/m^2，加生理盐水 20～30ml，静脉冲入，每周 1 次，连用 2 次，休息 1～2 周重复。联合用药 500～600mg/m^2。

(2) 儿童常用量：静脉注射每次 10～15mg/kg，加生理盐水 20ml 稀释后缓慢注射，每周 1 次，连用 2 次，休息 1～2 周重复。也可肌内注射。

【不良反应】(1) 骨髓抑制：白细胞减少较血小板减少为常见，最低值在用药后 1～2 周，多在 2～3 周后恢复。对肝功有影响。

(2) 胃肠道反应：包括食欲减退、恶心及呕吐，一般停药 1～3 天即可消失。

(3) 泌尿道反应：当大剂量环磷酰胺静滴，而缺乏有效预防措施时，可致出血性膀胱炎，表现为膀胱刺激症状、少尿、血尿及蛋白尿，系其代谢产物丙烯醛刺激膀胱所致，但环磷酰胺常规剂量应用时，其发生率较低。

(4) 其他反应尚包括脱发、口腔炎、中毒性肝炎、皮肤色素沉着、月经紊乱、无精子或精子减少及肺纤维化等。

【禁忌证】抗癌药物，必须在有经验的专科医生指导下用药。凡有骨髓抑制、感染、肝肾功能损害者禁用或慎用。对本品过敏者禁用。妊娠及哺乳期妇女禁用。

【注意事项】本品的代谢产物对尿路有刺激性，应用时应鼓励患者多饮水，大剂量应用时应水化、利尿，同时给予尿路保护剂美司钠。近年研究显示，提高药物剂量强度，能明显增加疗效，当大剂量用药时，除应密切观察骨髓功能外，尤其要注意非血液学毒性如心肌炎、中毒性肝炎及肺纤维化等。当肝肾功能损害、骨髓转移或既往曾接受多程化放疗时，环磷酰胺的剂量应减少至治疗量的 1/3～1/2。由于本品需在肝内活化，因此腔内给药无直接作用。环磷酰胺水溶液仅能稳定 2～3 小时，最好现配现用。

【孕妇及哺乳期妇女用药】有致突变、致畸胎作用，可造成胎儿死亡或先天畸形，妊娠妇女禁用。本品可在乳汁中排出，在开始用药时必须中止哺乳。

【药物相互作用】环磷酰胺可使血清中假胆碱酯酶减少，使血清尿酸水平增高，因此，与抗痛风药如别嘌呤醇、秋水仙碱、丙磺舒等同用时，应调整抗痛风药物的剂量。此外，本品也加强了琥珀胆碱的神经肌肉阻滞作用，可使呼吸暂停延长。环磷酰胺可抑制胆碱酯酶活性，因而延长了可卡因的作用并增加毒性。大剂量巴比妥类、皮质激素类药物可影响环磷酰胺的代谢，同时应用可增加环磷酰胺的急性毒性。

【规格】0.1g；0.2g。

【贮藏】遮光，密闭，在 30℃ 以下保存。

【包装】0.2g×5 支/盒；0.1g×5 支/盒；0.1g×10 支/盒。

【有效期】24 个月。

注射用盐酸阿柔比星　Aclarubicin Hydrochlorid for Injection

【性状】本品为黄色或淡橙黄色冷冻疏松块状物。

【药理毒理】阿柔比星是一种新蒽环类抗肿瘤抗生素，对各种移植性动物肿瘤如 L310、P388、Ehrlich 腹水癌、Lewis 肺癌、S100 肉瘤、B16 黑色素瘤和 CDF8 及 C3H 乳癌等均有较强的抗癌活性。本品能抑制癌细胞的生物大分子合成，特别对 RNA 合成的抑制作用强。

本品对实验动物有一定的心脏毒性和骨髓抑制作用，但作用是可逆的。本品有生殖毒性。

【药代动力学】本品静脉注射后，能很快分布到全身组织中，以肺浓度为最高，其次为脾、胸腺、小肠、心脏；在肝、肾中以配基类代谢物为主；瘤组织中也有一定分布。虽然本品在注射后，血药浓度迅速降低，但能较久地维持在一定浓度。原形药和糖苷类代谢物在胆汁中排泄较多，在尿粪中排泄较少；配基类代谢物主要由尿、粪排泄。

【适应证】急性白血病、恶性淋巴瘤,也可试用于其他实体恶性肿瘤。

【用法用量】临用前,加氯化钠注射液或5%葡萄糖注射液溶解,静脉注射或滴注。

白血病与淋巴瘤:每日15～20mg,连用7～10天,间隔2～3周后可重复。

实体瘤:每次30～40mg,每周2次,连时4～8周。

本品也可与其他抗癌药物联合应用。

【不良反应】主要不良反应为消化道反应和骨髓抑制,少数患者出现轻度脱发,个别患者出现发烧、静脉炎、心脏毒性及肝肾功能异常。

【禁忌证】心、肝、肾功能异常或有严重心脏病史者禁用。

【注意事项】(1)本品注射若漏于血管外,会引起局部坏死。

(2)应注意累积剂量与心脏毒性的关系。

【孕妇及哺乳期妇女用药】本品有生殖毒性,孕妇使用本品前必须充分权衡利弊。哺乳期妇女在用药期间需暂停哺乳。

【老年患者用药】由于生理性肾功能的衰退,本品剂量与用药间期需调整。

【药物相互作用】尚不明确。

【规格】20mg(20000U)

【贮藏】密封,在干燥凉暗处保存。

注射用异环磷酰胺 Ifosfamide for Injection

【成分】本品主要成分为异环磷酰胺

【性状】本品为白色结晶或结晶性粉末。

【药理毒理】本品在体外无抗癌活性,进入体内被肝脏或肿瘤内存在的磷酰胺酶或磷酸酶水解,变为活化作用型的磷酰胺氮芥而起作用。其作用机制为与DNA发生交叉联结,抑制DNA的合成,也可干扰RNA的功能,属于细胞周期非特异性药物。本品抗癌谱广,对多种肿瘤有抑制作用。

【药代动力学】按体表面积一次静注3.8～5.0g/m²,血药浓度呈双相,终末半衰期为15小时;按体表面积一次静注1.6～2.4g/m²,血药浓度呈单相,半衰期为7小时。可经肝降解,活性代谢产物仅少量通过血-脑屏障。经肾脏排出70%～80%;按体表面积一次静注5.0g/m²时,61%以原形排出;按体表面积一次静注1.2～2.4g/m²时,仅12%～18%以原形排出。

【适应证】适用于肉瘤、睾丸癌、卵巢癌、乳腺癌、恶性淋巴瘤和肺癌等。

【用法用量】单药治疗:静脉注射按体表面积每次1.2～2.5g/m²,连续5天为1疗程。

联合用药:静脉注射按体表面积每次1.2～2.0g/m²,连续5天为1疗程。每个疗程间隙3～4周。500～600mg/m²

【不良反应】(1)骨髓抑制:白细胞减少较血小板减少为常见,最低值在用药后1～2周,多在2～3周后恢复。对肝功有影响。胃肠道反应包括食欲减退、恶心及呕吐,一般停药1～3天即可消失。

(2)泌尿道反应:可致出血性膀胱炎,表现为排尿困难、尿频和尿痛,可在给药后几小时或几周内出现,通常在停药后几天内消失。

(3)中枢神经系统毒性:与剂量有关,通常表现为焦虑不安、神情慌乱、幻觉和乏力等。少见晕厥、癫痫样发作甚至昏迷。

(4)少见的有一过性无症状肝肾功能异常;若高剂量用药可因肾毒性产生代谢性酸中毒。罕见心脏和肺毒性。

(5)其他反应尚包括脱发、恶心和呕吐等。注射部位可产生静脉炎。

(6)长期用药可产生免疫抑制、垂体功能低下、不育症和继发性肿瘤。

【禁忌证】严重骨髓抑制患者、对本品过敏者、妊娠及哺乳期妇女禁用。

【注意事项】(1)本品的代谢产物对尿路有刺激性,应用时应鼓励患者多饮水,大剂量应用时应水化、利尿,同时给予尿路保护剂美司钠。

(2)低白蛋白血症、肝肾功能不全、骨髓抑制及育龄期妇女慎用。

(3)本品水溶液不稳定,须现配现用。

(4)用药期间应定期检查白细胞、血小板和肝肾功能测定。

【孕妇及哺乳期妇女用药】有致突变、致畸胎作用,可造成胎儿死亡或先天畸形,妊娠妇女禁用。本品可在乳汁中排出,在开始用药时必须中止哺乳。

【老年患者用药】尚不明确。

【药物相互作用】(1) 先前应用顺铂患者，可加重异环磷酰胺的骨髓抑制、神经毒性和肾毒性。

(2) 同时使用抗凝血药物，可能导致出血危险。

(3) 同时使用降血糖药，可增强降血糖作用。

(4) 与其他细胞毒药物联合应用时，应酌情减量。

【药物过量】异环磷酰胺过量中毒时无特殊解毒药。一般采用支持疗法，以维持患者生命。

【规格】0.5g；1.0g。

【贮藏】遮光，密闭，在30℃以下保存。

【包装】西林瓶装，1.0g/瓶/盒×10盒/中盒×10中盒/件。

【有效期】24个月。

卡莫司汀注射液 Carmustine Injection

【性状】本品为淡黄色的澄明液体。

【药理毒理】本品及其代谢物可通过烷化作用与核酸交链，亦有可能因改变蛋白而产生抗癌作用。在体内能与DNA聚合酶作用，对增殖期细胞各期都有作用，对兔及小鼠有致畸性。

【药代动力学】静脉注射入血后迅速分解。半衰期为5分钟，生物半衰期为15~30分钟。本品可通过血-脑脊液屏障。由肝脏代谢，代谢物可在血浆中停留数日，造成延迟骨髓毒性。可能有肝肠循环。96小时有60%~70%由肾排出（其中原形不足1%），1%由粪排出，10%以二氧化碳形式由呼吸道排出。由于脂溶性好，可通过血-脑脊液屏障。脑脊液中的药物浓度为血浆中的50%或50%以上。

【适应证】因能够通过血-脑脊液屏障，故对脑瘤（恶性胶质细胞瘤、脑干胶质细胞瘤、成神经管细胞瘤、星形胶质细胞瘤、室管膜瘤）、脑转移瘤和脑膜白血病有效；对恶性淋巴瘤、多发性骨髓瘤，与其他药物合用对恶性黑色素瘤有效。

【用法用量】静脉注射按体表面积100mg/m²，每日1次，连用2~3天；或200mg/m²，用1次，每6~8周重复。溶入5%葡萄糖或生理盐水150ml中快速点滴。

【不良反应】(1) 一次静脉注射后，骨髓抑制经常发生在用药后4~6周，白细胞最低值见于5~6周，在6~7周逐渐恢复。但多次用药，可延迟至10~12周恢复。一次静脉注射后，血小板最低值见于4~5周，在6~7周内恢复，血小板下降常比白细胞严重。

(2) 静脉注射部位可产生血栓性静脉炎。大剂量可产生脑脊髓病。

(3) 长期治疗可产生肺间质或肺纤维化。有时甚至1~2疗程后即出现肺并发症，部分患者不能恢复。此外可产生恶心、呕吐等消化道反应，用药后2小时即可出现，常持续4~6小时。

(4) 本品有引起继发白血病的报道，亦有致畸胎可能性。

(5) 本品可抑制睾丸或卵巢功能，引起闭经或精子缺乏。

(6) 对肝肾均有影响，肝脏损害常可恢复，肾脏毒性可见氮质血症，功能减退，肾脏缩小。

【禁忌证】既往对本品过敏的病人、妊娠及哺乳期妇女禁用。

【注意事项】(1) 老年人易有肾功能减退，可影响排泄，应慎用。

(2) 对诊断的干扰：本品可引起肝肾功能异常。

(3) 下列情况慎用：骨髓抑制、感染、肝肾功能异常、接受过放射治疗或抗癌药治疗的患者。

(4) 用药期间应注意检查血常规、血小板、肝肾功能、肺功能。

(5) 本品可抑制身体免疫机制，使疫苗接种不能激发身体产生抗体。化疗结束后3个月内不宜接种活疫苗。

(6) 预防感染，注意口腔卫生。

【孕妇及哺乳期妇女用药】孕妇使用会出现严重问题，如果使用或使用过程中怀孕，患者应知道其潜在的危险，应禁用。哺乳期妇女亦禁用。

【药物相互作用】以本品组成联合化疗方案时，应避免合用有严重降低白细胞血小板作用或产生严重胃肠反应的抗癌药。

【药物过量】没有药物可以对抗药物过量，如出现严重骨髓抑制可输注成分血或使用粒细胞集落刺激因子。

【规格】2ml : 125mg。

【贮藏】遮光，密闭，在5℃以下冷冻处保存。

【包装】3支/盒，安瓿。

【有效期】6个月。

美法仑片　Melphalantablets

【药理毒理】基本作用同环磷酰胺，为双功能烷化剂及细胞周期非特异性药物，有细胞毒作用，并抑制蛋白质的合成。

【适应证】美法仑片适用于治疗多发性骨髓瘤及尤文肉瘤和软组织肉瘤。美法仑片单独应用或与其他药物合用，对于部分晚期乳腺癌病人有显著疗效。美法仑对部分红血球增多症病人有效，美法仑亦曾作为外科治疗乳腺癌的辅助药。

【用法用量】因为美法仑具有骨髓抑制作用，故在治疗期间内，必须频繁监测血象（血细胞计数），必要时暂缓用药或调整剂量。或遵医嘱。

【不良反应】美法仑最常见的不良反应是骨髓抑制，可导致白细胞和血小板计数减少。高达30%的病人在口服常规剂量美法仑后，出现胃肠道不适，包括恶心和呕吐，使用常规剂量美法仑罕见胃炎发生，而接受高剂量静注美法仑有增加腹泻、呕吐和胃炎发生的可能。有报道称，使用环磷酰胺前驱治疗可降低美法仑诱导的胃肠道损伤。偶有患者接受数月以上治疗，出现美法仑过敏反应，如荨麻疹、水肿、皮疹和过敏性休克。另有2例出现心脏停顿，但此副作用是否因美法仑引起仍未证实，斑丘疹和瘙痒也偶有报道。曾有病例显示，在使用美法仑后，出现肺纤维化和出血性贫血，有脱发的报道，但不普遍。

【禁忌证】孕妇、肾功能不全、有痛风史、泌尿系结石患者慎用。近期患过水痘、带状疱疹者禁用。

【注意事项】（1）多见恶心、呕吐及食欲减退，一般持续2～4天。

（2）出现血细胞和血小板计数下降，一般在给药后2～3周最低，4～8周后恢复正常。

（3）长期使用还有致癌作用，因此一定要遵医嘱用药。

（4）对性腺有一定影响，注意调整剂量。

（5）孕妇、肾功能不全、有痛风史、泌尿系结石患者慎用。

（6）近期患过水痘、带状疱疹者禁用。

（7）用药期间注意检查白细胞、血小板、尿酸、肌酐、尿素氮。

【规格】2mg/片。

【包装】25片/瓶。

【贮藏】2～8℃保存。

【有效期】48个月。

二、抗代谢类药物

干扰与细胞功能有关的代谢途径，对细胞分裂更是如此。属于DNA合成抑制剂。

注射用氨甲蝶呤　Methotrexate for Injection

【性状】本品为黄色或棕黄色疏松块状物或粉末。

【药理毒理】四氢叶酸是在体内合成嘌呤核苷酸和嘧啶脱氧核苷酸的重要辅酶。本品作为一种叶酸还原酶抑制剂，主要抑制二氢叶酸还原酶而使二氢叶酸不能还原成有生理活性的四氢叶酸，从而使嘌呤核苷酸和嘧啶核苷酸的生物合成过程中一碳基团的转移过程受阻，导致DNA的生物合成受到抑制。此外，本品也有对胸腺核苷酸合成酶的抑制作用，但抑制RNA与蛋白质合成的作用较弱，本品主要作用于细胞周期的S期，属于细胞周期特异性药物，对G_1/S期的细胞也有延缓作用，对G_1期细胞的作用较弱。

【药代动力学】肌内注射后达峰时间为0.5～1小时。血浆蛋白结合率约为50%，本品透过血-脑屏障的量甚微，但鞘内注射后则有相当量可达全身循环。部分经肝细胞代谢转化为谷氨酸盐。主要经肾（40%～90%）排泄，大多以原形排出体外；约10%通过胆汁排泄。$t_{1/2}\alpha$为1小时。$t_{1/2}\beta$为二室型：初期为2～3小时；终末期为8～10小时。少量氨甲蝶呤及其代谢产物可以结合型形式贮存于肾脏和肝脏等组织中，可长达数月，在有胸腔或腹腔积液情况下，本品的清除速度明显减缓；清除率个体差别极大，老年患者更甚。

【适应证】（1）各型急性白血病，特别是急性淋巴细胞白血病；恶性淋巴瘤、非霍奇金淋巴瘤和蕈样肉芽肿、多发性骨髓病、恶性葡萄胎、绒毛膜上皮癌、乳腺癌、卵巢癌、宫颈癌、睾丸癌、头颈部癌、支气管肺癌、各种软组织肉瘤。

（2）高剂量用于骨肉病，鞘内注射可用于预防和治疗脑膜白血病及恶性淋巴瘤的神经侵犯。本品对银屑病也有一定疗效。

【用法用量】（1）本品用注射用水2ml溶解，可供静脉、肌内、动脉、鞘内注射。

(2)用于实体瘤类：①静脉一般每次20mg/m²；②亦可介入治疗；③高剂量并叶酸治疗某些肿瘤，方案根据肿瘤由医师判定，如骨肉瘤等。

【不良反应】(1)胃肠道反应，包括口腔炎、口唇溃疡、咽喉炎、恶心、呕吐、腹痛、腹泻、消化道出血。食欲减退常见，偶见伪膜性或出血性肠炎等。

(2)肝功能损害，包括黄疸、丙氨酸氨基转移酶、碱性磷酸酶、β-谷氨酰转肽酶等增高。

(3)大剂量应用时，由于本品和其他代谢产物沉积在肾小管而致高尿酸血症肾病，此时可出现血尿、蛋白尿、尿少、氮质血症甚至尿毒症。

(4)长期用药可引起咳嗽、气短、肺炎或肺纤维化。

(5)骨髓抑制：主要引起白细胞和血小板减少，尤以应用大剂量或长期口服小剂量后，引起明显骨髓抑制、贫血和血小板下降而致皮肤或内脏出血。

(6)脱发、皮肤发红、瘙痒或皮疹，后者有时为对本品的过敏反应。

(7)在白细胞低下时可并发感染。

(8)鞘内注射后可能出现视力模糊、眩晕、头痛、意识障碍甚至嗜睡或抽搐等。

【禁忌证】已知对本品高度过敏的患者禁用。

【注意事项】(1)本品的致突变性、致畸性和致癌性较烷化剂为轻，但长期服用后，有潜在的导致继发性肿瘤的危险。

(2)对生殖功能的影响，虽也较烷化剂类抗癌药为小，但确可导致闭经和精子减少或缺乏，尤其是长期应用较大剂量后。但一般多不严重，有时呈不可逆性。

(3)全身极度衰竭、恶液质或并发感染及心肺肝肾功能不全时，禁用本品。周围血象如白细胞低于3500/mm³或血小板低于50000/mm³时不宜用。

(4)有肾病史或发现肾功能异常时，禁用大剂量氨甲蝶呤疗法，未准备好解救药四氢叶酸钙(CF)，未充分进行液体补充或碱化尿液时，也不能用大剂量氨甲蝶呤疗法。

(5)大剂量氨甲蝶呤疗法易致严重副反应，须经住院并可随时监测其血药浓度时才能谨慎使用。滴注时不宜超过6小时，太慢易增加肾脏毒性。大剂量注射本品2~6小时后，可肌内注射甲酰四氢叶酸钙3~6mg，每6小时1次，注射1~4次，可减轻或预防副作用。

【孕妇及哺乳期妇女用药】应用本品期间禁怀孕及哺乳。

【儿童用药】儿童每日1.25~5mg，视骨髓情况而定。

【药物相互作用】(1)乙醇和其他对肝脏有损害药物，如与本品合用，可增加肝脏的毒性。

(2)由于服用本品后可引起血液中尿酸的水平增多，在痛风或高尿酸血症患者应相应增加别嘌呤醇等药剂量。

(3)本品可增加抗血凝作用，甚至引起肝脏凝血因子的缺少或(和)血小板减少症，因此与其他抗凝药合用时宜谨慎。

(4)与保泰松和磺胺类药物合用后，因与蛋白质结合的竞争，可能会引起本品血清浓度的增高而导致毒性反应的出现。

(5)口服卡那霉素可增加口服本品的吸收，而口服新霉素那可减少其吸收。

(6)与弱有机酸和水杨酸盐等合用，可抑制本品的肾排泄而导致血清药浓度增多，因此应酌情减少用量。

(7)氨苯蝶啶、乙胺嘧啶等药物均有抗叶酸作用，如与本品合用可增加其毒副作用。

(8)与氟尿嘧啶合用，或先用氟尿嘧啶后用本品，均可产生拮抗作用，但如先用本品，4~6小时后再用氟尿嘧啶则可产生协同作用。同样本品如与左旋门冬酰胺酶合用也可导致减效，如用后者10天后或于本品用药后24小时内给以左旋门冬酰胺酶，则可增效而减少对胃肠道和骨髓的毒副作用。有报道，如在服用本品前24小时或10分钟后用阿糖胞苷，可增加本品的抗癌活性。本品与放疗或其他骨髓抑制药合用时宜谨慎。

【规格】5mg。

【贮藏】遮光，密闭，在阴凉处保存。

【包装】西林瓶。

【有效期】24个月。

复方氟尿嘧啶注射液　Compound Fluorouracil Injection

【成分】本品为复方制剂，其组分为每10ml内含氟尿嘧啶 40mg,人参多糖 40mg。

【性状】本品为乳白色或淡黄混悬液体,放置后若分层,经振摇后仍应呈均匀的混悬液。

【药理毒理】氟尿嘧啶在体内先转变为 5-氟-2-脱氧尿嘧啶核苷酸,后者抑制胸腺嘧啶核苷酸合成酶,阻断脱氧尿嘧啶核苷酸转变为脱氧胸腺嘧啶核苷酸,从而抑制 DNA 的生物合成。此外,还能掺入 RNA,通过阻止尿嘧啶和乳清酸掺入 RNA 而达到抑制 RNA 合成的作用。氟尿嘧啶为细胞周期特异性药,主要抑制 S 期瘤细胞。人参多糖对机体的免疫功能有促进作用。

【药代动力学】氟尿嘧啶制成脂质体剂型后,由于淋巴定向性和对癌细胞的亲和性,故在网状内皮系统、瘤体和脑的分布量增加,而且在体内作用时间也延长,从而提高了疗效,降低剂量,减轻了毒副作用。

【适应证】用于消化道癌症(结肠癌、直肠癌、胃癌)、乳腺癌、原发性肝癌等癌症的治疗。

【用法用量】静脉滴注。起始量每日 80mg,随后逐渐增大剂量,每日最大量一般不超过 160mg,加入生理盐水 500ml 中静脉滴注,滴速每分钟不超过 40 滴,每日 1 次。1 疗程总量按氟尿嘧啶计算为 3~4g,1 疗程结束后休息 1~2 周,继续第二疗程。手术病人:术后 2 周开始维持给药,每次 120~160mg,每周 2 次。

【不良反应】(1)恶心、食欲减退或呕吐,一般剂量多不严重,偶见口腔黏膜炎或溃疡,腹部不适或腹泻。周围血白细胞减少常见(大多在疗程开始后,2~3 周内达最低点,在 3~4 周后恢复正常),血小板减少罕见。极少见咳嗽、气急或小脑共济失调等。

(2)长期应用可导致神经系统毒性及骨髓抑制。

(3)偶见用药后心肌缺血,可出现心绞痛和心电图的变化。

(4)偶见过敏反应。

【禁忌证】(1)当伴发水痘或带状疱疹时禁用。

(2)妇女妊娠初期 3 个月内禁用。

【注意事项】治疗前和治疗后应定期检查周围血象,复方氟尿嘧啶注射液不可直接静脉注射。

【孕妇及哺乳期妇女用药】妇女妊娠初期 3 个月内禁用,应用复方氟尿嘧啶注射液期间禁止哺乳。

【药物相互作用】曾报道多种药物可在生物化学上影响氟尿嘧啶的抗癌作用或毒性,常见的药物包括氨甲蝶呤、甲硝唑及四氢叶酸。本品与氨甲蝶呤合用,应先给予氨甲蝶呤 4~6 小时后再给予氟尿嘧啶,否则会减效。先给予四氢叶酸,再用氟尿嘧啶可增加其疗效。王振国牌复方氟尿嘧啶注射液能生成神经毒性代谢产物——氟代柠檬酸而致脑瘫,故不能作鞘内注射。别嘌醇可以减低氟尿嘧啶所引起的骨髓抑制。

【规格】10ml:40mg(氟尿嘧啶)。

【贮藏】室温,避光保存。

【包装】10ml×10 支。

【有效期】暂定 24 个月。

三、抗生素类

注射用放线菌素 D　Dactinomycin for Injection

【性状】本品为淡橙红色结晶性粉末,遇光不稳定。

【药理毒理】体外研究显示,放线菌素 D 主要作用于 RNA,高浓度时则同时影响 RNA 与 DNA 合成。作用机制为嵌合于 DNA 双链内与其鸟嘌呤基团结合,抑制 DNA 依赖的 RNA 聚合酶活力,干扰细胞的转录过程,从而抑制 mRNA 合成。为细胞周期非特异性药物,以 G_1 期尤为敏感,阻碍 G_1 期细胞进入 S 期。

【药代动力学】静注后迅速分布至组织,10 分钟即可在主要脏器如肝、肾、颌下腺中出现,难以透过血-脑屏障。体内代谢很少,12%~20% 经尿排出,50%~90% 经胆道随粪便排出。半衰期约为 36 小时。

【适应证】(1)对霍奇金病(HD)及神经母细胞瘤疗效突出,尤其是控制发热。

(2)对无转移的绒癌初治时单用本品,治愈率达 90%~100%,与单用 MTX 的效果相似。

(3)对睾丸癌亦有效,一般均与其他药物联合应用。

(4)与放疗联合治疗儿童肾母细胞瘤(Wilms 瘤)可提高生存率,对尤文肉瘤和横纹肌肉瘤亦有效。

【用法用量】静注,一般成人每日 300～400μg(6～8μg/kg),溶于 0.9%氯化钠注射液 20～40ml 中,每日 1 次,10 天为 1 疗程,间歇期 2 周,1 疗程总量 4～6mg。本品也可作腔内注射。在联合化疗中,剂量及时间尚不统一。

【不良反应】(1)骨髓抑制为剂量限制性毒性,血小板及粒细胞减少,最低值见于给药后 10～21 天,尤以血小板下降为著。

(2)胃肠道反应多见于每次剂量超过 500μg 时,表现为恶心、呕吐、腹泻,少数有口腔溃疡,始于用药数小时后,有时严重,为急性剂量限制性毒性。

(3)脱发始于给药后 7～10 天,可逆。

(4)少数出现胃炎、肠炎或皮肤红斑、脱屑、色素沉着、肝肾功能损害等,均可逆。

(5)漏出血管对软组织损害显著。

【禁忌证】有出血倾向者慎用或不用本品,有患水痘病史者忌用。本品有致突变、致畸和免疫抑制作用,孕妇禁用。

【注意事项】当本品漏出血管外时,即用 1%普鲁卡因局部封闭,或用 50～100mg 氢化可的松局部注射,以及冷湿敷;骨髓功能低下、有痛风病史、肝功能损害、感染、有尿酸盐性肾结石病史、近期接受过放疗或抗癌药物者慎用本品。

【孕妇及哺乳期妇女用药】孕妇及哺乳期妇女慎用本品。

【儿童用药】每日 0.45mg/m², 连用 5 天,3～6 周为 1 疗程。1 岁以下幼儿慎用。

【老年患者用药】酌情减量。

【药物相互作用】维生素 K 可降低其效价,故用本品时慎用维生素 K 类药物;有放疗增敏作用,但有可能在放疗部位出现新的炎症,而产生"放疗再现"的皮肤改变,应给予注意。

【规格】每支 0.2mg。

【贮藏】遮光,密闭保存。

注射用盐酸表阿霉素 Epirubicin Hydrochloride for Injection

【性状】本品为微带橙红色的疏松块状物。

【药理毒理】为一细胞周期非特异性药物,其主要作用部位是细胞核。本品的作用机制与其能与 DNA 结合有关。体外培养的细胞加入本品可迅速透入胞内,进入细胞核与 DNA 结合,从而抑制核酸的合成和有丝分裂。已证实表阿霉素具有广谱的抗实验性肿瘤的作用,对拓扑异构酶也有抑制作用。疗效与阿霉素相等或略高,而毒性尤其是心脏毒性低于阿霉素。

【药代动力学】体内代谢和排泄较阿霉素快,平均血浆半衰期约 40 小时,主要在肝脏代谢,经胆汁排泄。48 小时内,9%～10%的给药量由尿排出;4 天内,40%的给药量由胆汁排出。该药不通过血-脑屏障。对有肝转移和肝功能受损的病人,该药在血浆中的浓度维持时间较长,故应适当减小剂量。肾功能正常与否对本品的药代动力学特性影响不大。

【适应证】用于治疗白血病、恶性淋巴瘤、多发性骨髓瘤、乳腺癌、肺癌、软组织肉瘤、胃癌、肝癌、结肠直肠癌、卵巢癌等。

【用法用量】表阿霉素单独用药时,成人剂量为按体表面积一次 60～90mg/m², 联合化疗时,每次 50～60mg/m² 静脉注射。根据病人血象可间隔 21 天重复使用。

【不良反应】(1)与阿霉素相似,但程度较低,尤其是心脏毒性和骨髓抑制毒性。

(2)其他不良反应有:脱发,60%～90%的病例可发生,一般可逆,男性有胡须生长受抑;黏膜炎,用药的第 5～10 天出现,通常发生在舌侧及舌下黏膜;胃肠功能紊乱,如恶心、呕吐、腹泻;曾有报道偶有发热、寒战、荨麻疹、色素沉着、关节疼痛。

【禁忌证】(1)禁用于因用化疗或放疗而造成明显骨髓抑制的病人。

(2)已用过大剂量蒽环类药物(如阿霉素或柔红霉素)的病人。

(3)近期或既往有心脏受损病史的病人。

【注意事项】(1)关于心脏毒性:可导致心肌损伤,心力衰竭。动物实验和短期人体实验表明,表阿霉素的心脏毒性比其同分异构体阿霉素小。比较性研究表明,表阿霉素和阿霉素引起相同程度心功能减退的蓄积剂量之比为 2∶1。在表阿霉素治疗期间仍应严密监测心功能,以减少发生心力衰竭的危险(这种心力衰竭甚至可以在终止治疗几周后发生,并可能对相应的药物治疗无效);对目前或既往接受纵隔、心包区合并放疗的病人,表阿霉素心脏毒性的潜在危险可能增加；在确定表阿霉素最大蓄积剂量时，与任何具有潜在心脏毒性药物联合用药时应慎重；在每个疗程前后都应进行心电图检查。蒽环类，尤其是阿霉素所引起的心肌病，在心电图上表现为 QRS 波群持续性低电压、收缩间期的延长超过正常范围(PEP/LVET)，以及射血分数减低。对接受表阿霉素治疗的病人，心电监护是非常重要的，可以通过无创伤性的技术如心电图、超声心动图来评估心脏功能。如有必要，可通过放射性核素血管造影术测量射血分数。

(2)关于肝肾功能影响：由于表阿霉素经肝脏系统排泄，故肝功能不全者应减量，以免蓄积中毒。中度肝功能受损者(胆红素 1.4～3mg/100ml 或 BSP 滞留量 9%～15%)，药量应减少 50%。重度肝功能受损者(胆红素＞3mg/100ml 或 BSP 滞留量＞15%)药量应减少 75%；中度肾功能受损患者无需减少剂量，因为仅少量的药物经肾脏排出。表阿霉素和其他细胞毒药物一样，因肿瘤细胞的迅速崩解而引起高尿酸血症。应检查血尿酸水平，通过药物控制此现象的发生。另外，在用药 1～2 天内可出现尿液红染。

(3)关于骨髓抑制可引起白细胞及血小板减少，应定期进行血液学监测。

(4)关于给药说明：静脉给药，用灭菌注射用水稀释，使其终浓度不超过 2mg/ml；建议先注入生理盐水检查输液管通畅性及注射针头确实在静脉之后，再经此通畅的输液管给药。以此减少药物外溢的危险，并确保给药后静脉用盐水冲洗；表阿霉素注射时溢出静脉会造成组织的严重损伤甚至坏死。小静脉注射或反复注射同一血管会造成静脉硬化。建议以中心静脉输注较好，不可肌肉注射和鞘内注射。

【孕妇及哺乳期妇女用药】尚无定论性资料说明表阿霉素对人的生育力是否有不利影响，以及对胎儿是否有致畸作用或其他有害影响。但有实验资料提示，表阿霉素与大多数抗肿瘤药物和免疫抑制剂类似，在特定试验条件下，在动物身上表现出致突变性和致癌性，可以降低胎儿的成活率。因此，在妊娠期间不主张使用本品，哺乳期妇女禁用。

【儿童用药】儿童用药无特殊要求。

【老年患者用药】老年患者伴心功能减退者宜慎用或减量。

【药物相互作用】(1)表阿霉素可与其他抗肿瘤药物合用，但表阿霉素用量应减低。联合用药时，不得在同一注射器内使用。

(2)表阿霉素不可与肝素混合注射，因为二者化学性质不配伍，在一定浓度时会发生沉淀反应。

【药物过量】本品总限量为，按体表面积 550～800mg/m²。

【规格】10mg,50mg。

【贮藏】遮光，密闭保存。

【包装】1 瓶/盒。

【有效期】暂定 24 个月。

注射用盐酸多柔比星　Doxorubicin Hydrochloride for Injection

【性状】本品为橘红色的冻干粉剂。每瓶含 10mg 盐酸多柔比星及适量乳糖和对羟基苯甲酸甲酯。

【药理毒理】药物可穿透进入细胞，与染色体结合。实验显示，多柔比星的平面环插入碱基对之间从而与 DNA 结合形成复合物，严重干扰 DNA 合成、DNA 依赖性 RNA 合成和蛋白质合成。但通过该机制产生抗增生作用所需的多柔比星浓度比临床治疗中肿瘤部位的药物浓度要高。近期的实验显示，药物插入 DNA 引发拓扑异构酶Ⅱ裂解 DNA，从而破坏 DNA 三级结构。这一作用在临床治疗的药物浓度即可见。多柔比星还与氧化/还原作用有关：一系列 NADPH 依赖性的细胞还原酶可还原多柔比星为半醌自由基，再与分子氧反应产生高反应活性的细胞毒化合物如过氧化物、活性的氢氧基和过氧化氢，自由基形成与多柔比星的细胞毒作用有关。多柔比星的更进一步作用部位可能在细胞膜：与细胞膜上的脂结合影响各种不同的功能。多柔比星的细胞毒作用和/或抗增生作用可以是上述任何一种机制的结果，也可能还有其他作用机制存在。研究显示，多柔比星在整个细胞周期均有活性作用，包括在细胞间期。故快速增生组织如肿瘤组织(但也包括骨髓、胃肠道和黏膜、毛囊)是对多柔比星抗增生作用最敏感的。

【药代动力学】(1)吸收：多柔比星不能通过胃肠道吸收。由于对组织具有强烈刺激性，故药物必须通过血管给药(静脉内或动脉内)。已证明膀胱内给药也是可行的,这一给药途径药物很少进入体循环。

(2)分布:多柔比星迅速而广泛地分布入周边室,初始血浆半衰期很短(5~10分钟),稳态分布容积超过20~30L/kg,但多柔比星不通过血-脑屏障。血浆蛋白结合率约为75%,并且血药浓度低于2μg/ml时药物血浆蛋白结合率与血药浓度无关。

(3)代谢:主要由肝脏代谢。主要代谢产物是由醛酮还原酶作用产生的13-羟-多柔比星酮,该代谢物也有一定抗肿瘤活性。尿液和胆汁中多柔比星与13-羟-多柔比星酮占被排泄药物的大多数。血浆中可检测到的其他代谢产物还有多柔比星糖苷配基和13-羟-多柔比星酮糖苷配基。

(4)排泄:静脉给药后,多柔比星血浆浓度呈多相衰减,终末相半衰期为20~48小时。代谢物13-羟-多柔比星酮的终末相半衰期与原形药物相似。血浆清除率为8~20ml/(kg·min),血浆清除是由于代谢和胆汁分泌。在肝功能受损患者,这一较慢的血浆消除可能更慢。多柔比星的消除在很大程度上是药物代谢转化为一系列无活性或活性较低的产物。胆汁和粪便中7天内可排出用药量的40%~50%。肾脏分泌较少,5天内只有5%~10%的用药量从尿中排出。

【适应证】抗有丝分裂和细胞毒性药物。多柔比星能成功地诱导多种恶性肿瘤的缓解,包括急性白血病、淋巴瘤、软组织和骨肉瘤、儿童恶性肿瘤及成人实体瘤,尤其用于乳腺癌和肺癌。

【用法用量】配制药液时,每小瓶内容物用5ml注射用水或氯化钠注射液溶解。加入溶解液后,可轻摇小瓶半分钟以使内容物溶解,但不要倒转小瓶。成人和儿童:静脉用药,这是最常用的给药途径。配制后的溶液通过通畅的输液管进行静脉输注,2~3分钟。这样可减少血栓形成和由药物外溢导致的蜂窝组织炎和水疱的危险,常用溶液为氯化钠注射液、5%葡萄糖注射液或氯化钠葡萄糖注射液。剂量通常根据体表面积计算。通常当阿霉素单一用药时,每3周1次,以60~75mg/m²给药,当与其他有重复毒性的抗肿瘤制剂合用时,多柔比星的剂量须减少至每3周1次,以30~40mg/m²给药。如剂量根据体重计算,则每3周1次,以1.2~2.4mg/kg单剂量给药。已经证实,每3周1次单剂量给药可大大减少痛苦的毒性反应、黏膜炎。但仍有人认为连续3天分量给药(每日0.4~0.8mg/kg或20~25mg/m²)会产生更大的治疗效果,尽管药物毒性反应会高一些。多柔比星每周1次给药方案与每3周1次给药方案的疗效相同。尽管在6~12mg/m²的剂量时已可观察到有效缓解,但每周给药的推荐剂量为20mg/m²。每周给药可减少心脏毒性。先前曾用过其他细胞毒性药物的患者给药时可能须减少剂量,儿童和老年人亦须减量。如肝肾功能受损,多柔比星的剂量应酌情减量:血清胆红素水平1.2~3.0mg/100ml,BSP潴留9%~15%,推荐剂量为正常剂量的50%;血清胆红素水平>0.3mg/100ml,BSP潴留>15%,推荐剂量为正常剂量的25%。动脉内用药:动脉内注射通常用来加强局部活性,而使总剂量降低,从而减少全身毒性。必须着重指出,此种给药方法潜在损害很大,除非采取适当的预防措施;否则被灌注的组织会产生广泛的坏死。动脉内注射只可由技术熟练掌握的人员使用。

【不良反应】(1)骨髓抑制和口腔溃疡:存在骨髓抑制和口腔溃疡时不可重复使用本品,后者可能存在口腔烧灼感的先兆症状,出现症状时应不再使用。多柔比星使用后10天左右可出现明显的骨髓抑制,故不管是血液疾病或非血液疾病患者都应常规监测血象。

(2)心脏毒性:可表现为心动过缓,包括室上性心动过缓和心电图改变,建议常规监测心电图,对已有心功能损害的患者需格外小心,累积剂量超过450~500mg/m²时须特别小心,超过该剂量水平时,发生不可逆性充血性心力衰竭的危险性大大增加。当考虑多柔比星的用药总量时,应对患者以往或同时使用其他有明显心脏毒性药物,如高剂量静脉给药的环磷酰胺,纵隔放疗或相关的蒽环类化合物如柔红霉素的使用情况进行综合评定。已证实,每周给予多柔比星比每3周给予多柔比星的心脏毒性要低,这样可允许患者得到较高的累积剂量的治疗。必须注意,心力衰竭可在用药后几周出现,且可能对治疗无反应。建议检测基础心电图,并在用药期间和用药后即刻做心电图随访。一过性心电图改变,如T波低平、ST段下降和心律失常,并不认为是停止使用药物的指征。现在认为QRS波群降低是心脏毒性较为特异的表现。如果出现这种变化，须慎重权衡继续用药治疗的益处及发生不可逆性心脏损害的危险两者之间的关系。严重的心力衰竭可突然发生，而预先无心电图改变。

（3）速溶型注射用盐酸多柔比星可使尿液呈红色，尤其是在注射后第一次排尿，应告知患者无须惊慌。

（4）胃肠道反应：呕吐、恶心和腹泻也可发生。

（5）其他：肝肾功能异常，脱发也是常见现象，包括干扰胡子的生长，不过停药后所有的毛发可恢复正常生长。

【禁忌证】严重器质性心脏病和心功能异常及对本品和蒽环类药物过敏者禁用。

（1）静脉给药治疗的禁忌证：由于既往细胞毒药物治疗，持续的骨髓抑制或严重的口腔溃疡；全身性感染；明显的肝功能损害；严重心律失常，心肌功能不足，既往心肌梗死；既往蒽环类治疗已用到药物最大累积剂量。

（2）膀胱内灌注治疗的禁忌证：侵袭性肿瘤已穿透膀胱壁；泌尿道感染；膀胱炎症；导管插入困难（如由于巨大的膀胱内肿瘤）。

【注意事项】（1）药期间应严格检查血象、肝功能及心电图。

（2）操作时的注意事项：瓶内药物处于负压状态下，从而在溶液配制时减少气雾形成，当针头插入后应特别小心。在配制药液时必须避免吸入任何气雾。由于本品的毒性特征，推荐以下保护方法：操作人员必须受过药物配制及操作的良好技术训练；怀孕的工作人员应避免接触本品；速溶型阿霉素操作者应穿戴防护服装如护目镜、工作袍及一次性手套和面罩；药物配制应在指定区域进行（在层流系统下更佳）；工作台表面应铺有一次性塑料垫和吸纸；所有用于药物配制、使用或清洗的材料包括手套等，用后应置于标有"高度危险"的废弃袋内供高温焚烧；配制后的溶液于室温正常人工光照下可保持稳定48小时，但根据药物操作规范，通常建议溶液避光保存在2~8℃，并在24小时内使用。配制后的溶液在室温强烈光照的条件下化学性质可至少保持24小时的稳定。配制后的溶液含有0.02%的羟基苯甲酸酯，这不作为含防腐剂溶液。

弃去任何多余未用的量。如不慎与皮肤或眼睛接触，应立即用大量水或肥皂水或碳酸氢钠冲洗，并采用适当的医疗措施。药液渗出或漏出，应用1%次氯酸钠溶液处理，浸泡过夜最佳，然后用水冲洗，所有的清洗材料均应按上述方法处理。

【孕妇及哺乳期妇女用药】孕妇及哺乳期妇女禁用。

【药物相互作用】（1）多柔比星通常与其他细胞毒药物联合治疗，所以可能出现毒性作用特别是骨髓、血液学和胃肠道毒性作用的叠加。另外，如多柔比星与其他已报道有潜在心脏毒性作用的抗肿瘤药物伴随使用（如5-FU、环磷酰胺、顺铂等）或与其他具有心脏活性作用的药物伴随使用（如钙通道拮抗剂），需在整个治疗期间密切监测心脏功能。

（2）多柔比星主要在肝脏代谢，其他的伴随治疗所引起的肝功能改变可影响多柔比星的代谢、药代动力学、疗效和/或毒性。

（3）本品应避免与碱性溶液长期接触。

（4）因会产生沉淀，速溶型阿霉素不可与肝素混用，亦不建议速溶型阿霉素与其他药物混合。

【药物过量】单次250mg和500mg的多柔比星剂量已证实是致命的。这些剂量可导致24小时内急性心肌衰竭和严重的骨髓抑制，且用药后10~15天效应最大，在此期间应加强支持疗法，并采取输血、无菌隔离护理等措施。延迟性心力衰竭可于过量用药半年后出现，病人应密切观察，一旦出现心力衰竭征象时应予以常规治疗。

【规格】10mg/瓶。

【贮藏】室温密闭保存。

【包装】抗生素玻璃瓶，纸盒，每盒5瓶。

【有效期】暂定24个月。

注射用盐酸吡柔比星 Pirarubicin Hydrochlorode for Injection

【商品名】注射用盐酸吡喃阿霉素。

【性状】本品为橙红色疏松块状物或粉末。

【药理毒理】本品为半合成的蒽环类抗癌药，进入细胞核内迅速嵌入DNA核酸碱基对间，干扰转录过程，阻止mRNA合成，抑制DNA聚合酶及DNA拓扑异构酶Ⅱ（TopoisomeraseⅡ，TopoⅡ）活性，干扰DNA合成。因本品同时干扰DNA、 mRNA合成,在细胞增殖周期中阻断细胞进入G_1期而干扰瘤细胞分裂,抑制肿瘤生长,故具有较强的抗癌活性。

【药代动力学】本品静注后迅速吸收,组织分布广,以脾、肺及肾组织浓度高,心脏内较低,有选择性作用于瘤细胞的作用。其半衰期明显低于阿霉素(ADM)。人静注本品 $30mg/m^2$后,血浆浓度迅速减少,6~8 小时后为 11ng/ml 左右,$t_{1/2}\alpha$、$t_{1/2}\beta$、$t_{1/2}\gamma$各为 0.89 分钟、0.46 小时及 14.2 小时。

【适应证】对恶性淋巴瘤和急性白血病有较好疗效,对乳腺癌、头颈部癌、胃癌、泌尿系统恶性肿瘤、卵巢癌、子宫内膜癌、子宫颈癌等有效。单用 THP 的有效率分别为 20%~70%。与多种化疗药物如 Ara-C、CTX、6-MP、MTX、5-FU、DDP 等联合应用抗癌作用增加。

【用法用量】将本品加入 5% 葡萄糖注射液或注射用水 10ml 溶解。可静脉、动脉、膀胱内注射。静注,一般按体表面积每次 $25\sim 40mg/m^2$。动脉给药,如头颈部癌按体表面积每次 $7\sim 20mg/m^2$,每日 1 次,共用 5~7 天,亦可每次 $14\sim 25mg/m^2$,每周 1 次。

【不良反应】(1)骨髓抑制为剂量限制性毒性,主要为粒细胞减少,平均最低值在第 14 天,第 21 天恢复,贫血及血小板减少少见。

(2)心脏毒性低于 ADM,急性心脏毒性主要为可逆性心电图变化,如心律失常或非特异性 ST-T 异常,慢性心脏毒性呈剂量累积性。

(3)胃肠道反应:恶心、呕吐、食欲不振、口腔黏膜炎,有时出现腹泻。

(4)其他:肝肾功能异常、脱发、皮肤色素沉着等,偶有皮疹。膀胱内注入可出现尿频、排尿痛、血尿等膀胱刺激症状,甚至膀胱萎缩。

【禁忌证】严重器质性心脏病或心功能异常者及对本品过敏者禁用。妊娠期、哺乳及育龄期妇女禁用。

【注意事项】严格避免注射时渗漏至血管外,密切监测心脏、血象、肝肾功能及继发感染等情况。原则上每周期均要进行心电图检查,对合并感染、水痘等症状的患者应慎用本品,高龄者适当减量。溶解本品只能用 5% 葡萄糖注射液或注射用水,以免 pH 的原因影响效价或混浊。溶解后药液,即时用完,室温下放置不得超过 6 小时。

【孕妇及哺乳期妇女用药】孕妇及哺乳期妇女禁用。

【老年患者用药】高龄者酌情减量。

【药物相互作用】尚不明确。

【规格】10mg/瓶;20mg/瓶。

【贮藏】遮光,严封,15℃以下保存。

四、天然来源抗肿瘤药

注射用硫酸长春新碱 Vincristine Sulfate for Injection

【性状】本品为白色或类白色疏松状或无定形固体,有引湿性,遇光或热易变黄。

【药理毒理】长春新碱为夹竹桃科植物长春花中提取的有效成分。抗肿瘤作用靶点是微管,主要抑制微管蛋白的聚合而影响纺锤体微管的形成,使有丝分裂停止于中期,还可干扰蛋白质代谢及抑制 RNA 多聚酶的活力,并抑制细胞膜类脂质的合成和氨基酸在细胞膜上的转运。长春新碱对移植性肿瘤的抑制作用大于长春花碱且抗瘤谱广。除对长春花碱敏感的瘤株有效外,对小鼠 Ridgeway 成骨肉瘤、Mecca 淋巴肉瘤、X-5563 骨髓瘤等也有作用。长春新碱、长春花碱和长春地辛三者间无交叉耐药现象,长春新碱神经毒性在三者中最强。

【药代动力学】静注长春新碱后迅速分布于各组织,神经细胞内浓度较高,很少透过血脑屏障,脑脊液浓度是血浆浓度的 1/30~1/20。蛋白结合率 75%。在成人,$t_{1/2}$ 小于 5 分钟,$t_{1/2}$ 为 50~155 分钟,末梢消除相 $t_{1/2}$ 长达 85 小时。在肝内代谢,在胆汁中浓度最高,主要随胆汁排出,粪便排泄 70%,尿中排泄 5%~16%。长春新碱能选择性地集中在癌组织,可使增殖细胞同步化,进而使抗肿瘤药物增效。

【适应证】(1)急性白血病,尤其是儿童急性白血病,对急性淋巴细胞白血病疗效显著。

(2)恶性淋巴瘤。

(3)生殖细胞肿瘤。

(4)小细胞肺癌、尤文肉瘤、肾母细胞瘤、神经母细胞瘤。

(5)乳腺癌、慢性淋巴细胞白血病、消化道癌、黑色素瘤及多发性骨髓瘤等。

【用法用量】成人剂量,1~2mg(或1.4mg/m²)最大不大于2mg;年龄大于65岁者,最大每次1mg。儿童,75μg/kg或2.0mg/m²,每周1次静脉注射或冲入。联合化疗是连用2周为1周期。

【不良反应】(1)剂量限制性毒性是神经系统毒性,主要引起外周神经症状,如手指、神经毒性等,与累积量有关。足趾麻木、腱反射迟钝或消失、外周神经炎、腹痛、便秘、麻痹性肠梗阻偶见。运动神经、感觉神经和脑神经也可受到破环,并产生相应症状。神经毒性常发生于40岁以上者,儿童的耐受性好于成人,恶性淋巴瘤病人出现神经毒性的倾向高于其他肿瘤病人。

(2)骨髓抑制和消化道反应较轻。

(3)有局部组织刺激作用,药液不能外漏;否则,可引起局部坏死。

(4)可见脱发,偶见血压的改变。

【注意事项】(1)仅用于静脉注射,漏于皮下可导致组织坏死、蜂窝织炎。一旦漏出或可疑外漏,应立即停止输液,并给予相应处理。

(2)防止药液溅入眼内,一旦发生应立即用大量生理盐水冲洗,以后应用地塞米松眼膏保护。

(3)冲入静脉时避免日光直接照射。

(4)肝功能异常时减量使用。

【孕妇及哺乳期妇女用药】妇女及哺乳期妇女禁用。

【药物相互作用】(1)吡咯系列抗真菌剂(伊曲康唑),增加肌肉神经系统的副作用。如发现有副作用,应进行减量、暂停或停药等适当处理。伊曲康唑有阻碍肝细胞色素P-4503A的作用,长春新碱通过肝细胞染色素P-4503A代谢,合用可使长春新碱代谢受抑制。

(2)与苯妥英钠合用,降低苯妥英钠吸收,或使代谢亢进。

(3)与含铂的抗亚、恶性肿瘤剂合用,可能增强第八对脑神经障碍。

(4)与L-天冬酰胺酶合用,可能增强神经系统及血液系统的障碍。为将毒性控制到最小,可将硫酸长春新碱在L-天冬酰胺酶给药前12~24小时以前使用。

【规格】1mg。

【贮藏】遮光,密闭,在冷处保存。

【包装】1mg/瓶×5瓶/盒×40盒/箱。

【有效期】24个月。

依托泊苷软胶囊　Capsulae Etoposidi

【性状】本品为软胶囊,内容物为无色或淡黄色澄明黏稠液体。

【药理毒理】本品为细胞周期特异性抗肿瘤药物,作用于DNA拓扑异构酶Ⅱ,形成药物-酶-DNA稳定的可逆性复合物,阻碍DNA修复。实验发现该复合物可随药物的清除而逆转,使损伤的DNA得到修复,降低了细胞毒作用。因此,延长药物的给药时间,可能提高抗肿瘤活性。

【药代动力学】本品口服吸收后,在0.5~4小时达到血药浓度峰值,生物利用度为50%,主要分布于胆汁、腹水、尿液、胸水和肺组织中,很少进入脑脊液。主要以原形和代谢产物从尿中排泄。

【适应证】主要用于治疗小细胞肺癌、恶性淋巴瘤、恶性生殖细胞瘤、白血病。对神经母细胞瘤、横纹肌肉瘤、卵巢癌、非小细胞肺癌、胃癌和食管癌等也有一定疗效。

【用法用量】单用每日60~100mg/m²,连用10天,每3~4周重复。联合化疗每日50mg/m²,连用3天或5天。

【不良反应】主要为血液学和消化道毒性,与静脉制剂比较,呕吐发生率较低。极少数可发生严重过敏反应,应重视。

【禁忌证】对本品过敏者;孕妇及哺乳妇女禁用。

【注意事项】宜饭前服用,注意可能发生的过敏反应。本品有骨髓抑制作用,用药期间应定期检查病人的血象。肝功能障碍者慎用。

【孕妇及哺乳期妇女用药】禁用。

【药物相互作用】尚不明确。

【规格】50mg。

【贮藏】遮光,密闭,在阴凉处保存。

【包装】10粒/盒。

【有效期】暂定24个月。

五、其他药物

顺铂　Cisplatin

【商品名】注射用顺铂(Cisplaltin for Injection)。

【成分】顺铂。

【性状】本品为亮黄色或橙黄色结晶性粉末。

【药理毒理】本品为铂的金属络合物,作用似烷化剂,主要作用靶点为 DNA,作用于 DNA 链间及链内交链,形成 DDP-DNA 复合物,干扰 DNA 复制,或与核蛋白及胞浆蛋白结合。属于周期非特异性药。

【药代动力学】静脉注射、动脉给药或腔内注射吸收均迅速。注射后广泛分布于肝、肾、前列腺、膀胱、卵巢,亦可达胸、腹腔,极少通过血-脑屏障。$t_{1/2}$ 为 2 天以上,若并用利尿剂 $t_{1/2}$ 可明显缩短。本品主要由肾排泄,通过肾小球过滤或部分由肾小管分泌,用药后 96 小时内 25%～45% 由尿排出。腹腔内注射后腔内器官浓度为静脉注药的 2.5～8.0 倍。

【适应证】为治疗多种实体瘤的一线用药。本品与 VP-16 联合(EP 方案)为治疗 SCLC 或 NSCLC 一线方案;联合 MMC、IFO(IMP 方案)或 NVB 等方案为目前治疗 NSCLC 常用方案;以 DDP 为主的联合化疗亦为晚期卵巢癌、骨肉瘤及神经母细胞瘤的主要治疗方案;与 ADM、CTX 等联用对多部位鳞状上皮癌、移行细胞癌有效,如头颈部、宫颈、食管及泌尿系肿瘤等。PVB(DDP、VLB、BLM)可治疗大部分 IV 期非精原细胞睾丸癌,缓解率 50%～80%。此外,本品为放疗增敏剂,目前国外广泛用于 IV 期不能手术的 NSCLC 局部放疗,可提高疗效及改善生存期。

【用法用量】(1)一般剂量:按体表面积每次 $20mg/m^2$,每日 1 次,连用 5 天,或每次 $30mg/m^2$,连用 3 天,并需适当水化利尿。

(2)大剂量:每次 80～$120mg/m^2$,静滴,每 3～4 周 1 次,最大剂量不应超过 $120mg/m^2$,以 $100mg/m^2$ 为宜。为预防本品的肾脏毒性,需充分水化:顺铂(PDD)用前 12 小时静滴等渗葡萄糖液 2000ml,DDP 使用当日输等渗盐水或葡萄糖液 3000～3500ml,并用氯化钾、甘露醇及呋塞米(速尿),每日尿量 2000～3000ml。治疗过程中注意血钾、血镁变化,必要时需纠正低钾、低镁。

【不良反应】(1)消化道反应:严重的恶心、呕吐为主要的限制性毒性。急性呕吐一般发生于给药后 1～2 小时,可持续 1 周左右。故用本品时需并用强效止吐剂,如 5-羟色胺 $3(5-HT_3)$、受体拮抗止吐剂恩丹西酮等,基本可控制急性呕吐。

(2)肾毒性:累积性及剂量相关性肾功不良是顺铂的主要限制性毒性,一般剂量每日超过 $90mg/m^2$ 即为肾毒性的危险因素。主要为肾小管损伤。急性损害一般见于用药后 10～15 天,血尿素氮及肌酐增高,肌酐清除率降低,多为可逆性,反复高剂量治疗可致持久性轻至中度肾损害。目前除水化外,尚无有效预防本品所致肾毒性的手段。

(3)神经毒性:神经损害如听神经损害所致耳鸣、听力下降较常见。末梢神经毒性与累积剂量增加有关,表现为不同程度的手、脚套样感觉减弱或丧失,有时出现肢端麻痹、躯干肌力下降等,一般难以恢复。癫痫及视神经乳头水肿或球后视神经炎则较少见。

(4)骨髓抑制:骨髓抑制(白细胞和/或血小板下降)一般较轻,发生几率与每疗程剂量有关。若 $\leq 100mg/m^2$,发生几率为 10%～20%;若剂量 $\geq 120mg/m^2$,则约 40%;但亦与联合化疗中其他抗癌药骨髓毒性的重叠有关。

(5)过敏反应:可出现脸肿、气喘、心动过速、低血压、非特异斑丘疹类皮疹。

(6)其他:心脏功能异常、肝功能改变少见。

【禁忌证】肾损害患者及孕妇禁用。

【注意事项】监测末梢血象、肝肾功能、末梢神经毒及听力表现等变化,必要时减少剂量或停药,并进行相应的治疗,避免采用与本品肾毒性或耳毒性叠加的药物,如氨基糖苷类抗生素、两性霉素 B、头孢噻吩、呋喃苯胺酸、利尿酸钠等。静滴时需避光。

【孕妇及哺乳期妇女用药】孕妇禁用。哺乳期妇女慎用。

【老年患者用药】老年患者肾小球滤过率及肾血浆流量减少,药物排泄率减低,故慎用。如肾功正常,可给予全量的 70%～90%。

【药物相互作用】(1)氨基糖苷类抗生素、两性霉素 B 等与本品合用,有肾毒性叠加作用。

(2)MTX 及 BLM 主要由肾脏排泄,本品所致的肾损害会延缓上述两种药物的排泄,导致毒性增加。

(3)丙磺舒与本品合用时,可致高尿酸血症。

(4)氯霉素或其呋喃苯胺酸或利尿酸钠会增加本品耳毒性。

(5)抗组胺药可掩盖本品所致的耳鸣、眩晕等症状。

【药物过量】药物剂量超过 $120mg/m^2$,其毒性增加,尤其是肾毒性、骨髓毒性。

【规格】每支 10mg;20mg。

【贮藏】遮光,密闭室温保存。

【包装】每盒 10 支。

【有效期】24 个月。

米托蒽醌 Mitoxantrone

【商品名】注射用盐酸米托蒽醌(Mitoxantrone Hydrochloride for Injection)。

【成分】本品为盐酸米托蒽醌的无菌冻干品。

【性状】本品为深蓝色冻干疏松块状物。

【药理毒理】通过和 DNA 分子结合,抑制核酸合成而导致细胞死亡。本品为细胞周期非特异性药物。与蒽环类药物没有完全交叉耐药性。

【药代动力学】本品静脉滴注后,血药浓度下降很快,并迅速分布于各组织中,消除缓慢,主要通过胆汁由粪便排泄。用药后 5 天中,由粪便排出约 21%,尿排出约 6.5%。排出物主要为原形药,亦有代谢产物。

【适应证】主要用于恶性淋巴瘤、乳腺癌和急性白血病。对肺癌、黑色素瘤、软组织肉瘤、多发性骨髓瘤、肝癌、大肠癌、肾癌、前列腺癌、子宫内膜癌、睾丸肿瘤、卵巢癌和头颈部癌也有一定疗效。

【用法用量】将本品溶于 50ml 以上的氯化钠注射液或 5%葡萄糖注射液中,滴注,时间不少于 30 分钟。静脉滴注,单用本品,按体表面积每次 12～14mg/m²,每 3～4 周 1 次;或按体表面积每次 4～8mg/m²,每日 1 次,连用 3～5 天,间隔 2～3 周。联合用药,按体表面积每次 5～10mg/m²。

【不良反应】(1)骨髓抑制,引起白细胞和血小板减少,此为剂量限制性毒性。

(2)少数患者可能有心悸、早搏及心电图异常。

(3)可有恶心、呕吐、食欲减退、腹泻等消化道反应。

(4)偶见乏力、脱发、皮疹、口腔炎等。

【禁忌证】(1)对本品过敏者禁用。

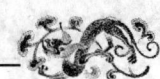

(2)有骨髓抑制或肝功能不全者禁用。

(3)一般情况差,有并发病及心、肺功能不全的病人应慎用。

【注意事项】(1)用药期间应严格检查血象。

(2)有心脏疾病,用过蒽环类药物或胸部照射的患者,应密切注意心脏毒性的发生。

(3)用药时应注意避免药液外溢,如发现外溢应立即停止,再从另一静脉重新进行。

(4)本品不宜与其他药物混合注射。

(5)本品遇低温可能析出晶体,可将安瓿置于热水中加温,晶体溶解后使用。

【孕妇及哺乳期妇女用药】尚不明确。

【药物相互作用】尚不明确。

【规格】5mg。

【贮藏】遮光,密闭保存。

【包装】西林瓶,每盒 1 瓶,2 支/小盒,5 小盒/中盒。

【有效期】24 个月。

美司那注射液 Mesnaum Injection

【性状】本品为无色澄明液体。

【药理毒理】本品为含有半胱氨酸的化合物,能与重复活化的环磷酰胺或异环磷酰胺的毒性代谢产物相结合,形成非毒性产物自尿中迅速排出体外,预防在使用上述抗癌药物时引起的出血性膀胱炎等泌尿系统的损伤。因本品排泄速度较环磷酰胺、异环磷酰胺及其代谢产物快,故应重复用药。

【药代动力学】本品注射后,主要浓集于肾脏,并迅速在组织中转化为无生物活性的二硫化物。该化合物经肾小球滤过后,经肾小管上皮又转变成巯乙磺酸钠。人体血浆半衰期约为 1.5 小时。本品主要从尿中排出体外,24 小时内即有约 80%的原形药排出。

【适应证】预防环磷酰胺、异环磷酰胺、氯磷酰胺等药物的泌尿道毒性。

【用法用量】本品常用量为环磷酰胺、异环磷酰胺、氯磷酰胺剂量的 20%,静脉注射或静脉滴注,给药时间为 0 小时段(用细胞抑制剂的同一时间)、4 小时后及 8 小时后的时段,共 3 次。对儿童投药次数应较频密(如 6 次)及在较短的间隔时段(如 3 小时)为宜。使用环磷酰胺作连续性静脉滴注时,在治疗的 0 小时段,一次大剂量静脉注射本品,然后再将本品加入环磷酰胺输注液中同时给药(本品剂量可高达环磷酰胺剂量的 100%)。在输注液用完后 6～12 小时内连续使用本品(剂量可高达环磷酰胺剂量的 50%)以保护尿道。

【不良反应】少见静脉刺激及过敏反应(如皮肤黏膜反应)。本品单一剂量按体重超过 60mg/kg 时,可出现恶心、呕吐、痉挛性腹痛及腹泻等。

【注意事项】本品的保护作用只限于泌尿系统,所有其他对使用环磷酰胺治疗时所采取的预防及治疗措施均不受本品影响。

【孕妇及哺乳期妇女用药】尚不明确。

【药物相互作用】在试管实验中,本品与顺氯氨铂及氮芥不相容。

【规格】2ml:0.2g。

【贮藏】遮光,密闭保存。

【包装】玻璃安瓿装 5 支/盒。

【有效期】暂定 24 个月。

注射用重组人白介素-2 Recombinant Human Lnterleukin-2 for Injection

【性状】本品为白色或微黄色疏松体。

【病理毒理】本品是一种淋巴因子,可使细胞毒性 T 细胞、自然杀伤细胞和淋巴因子活化的杀伤细胞增殖,并使其杀伤活性增强,还可以促进淋巴细胞分泌抗体和干扰素,具有抗病毒、抗肿瘤和增强机体免疫功能等作用。在对动物的长期毒性实验中证明,无论血象、血尿生化检验、循环系统检查、病理组织学检查,均无异常所见。

【药代动力学】本品在体内主要分布于肾脏、肝脏、脾脏和肺脏。肾脏是主要的代谢器官,肾组织细胞的组织蛋白酶 D 分解本品。血清中分布和消除半衰期分别为 13 分钟和 85 分钟左右。

【适应证】(1)用于肾细胞癌、黑色素癌、乳腺癌、膀胱癌、肝癌、直肠癌、淋巴癌、肺癌等恶性肿瘤的治疗,用于癌性胸腹水的控制,也可以用于淋巴因子激活的杀伤细胞的培养。

(2)用于手术前、后及放、化疗后的肿瘤患者的治疗,可增强机体免疫功能。

(3)用于先天或后天免疫缺陷症的治疗,提高病人细胞免疫功能和抗感染能力。

(4)各种自身病的治疗,如类风湿性关节炎、系统性红斑狼疮、干燥综合征等。

(5)对某些病毒性、杆菌性疾病、胞内寄生菌感染性疾病,如乙型肝炎、麻风病、肺结核、白色念球菌感染等具有一定的治疗作用。

【用法用量】本品应在临床医师指导下使用。推荐方案:

(1)肿瘤全身治疗:本品 50 万～200 万 U/100～250ml 生理盐水,静脉滴注,每日 1～2 次,每周 5 天,4 周为 1 疗程。

(2)胸腹腔内注射:本品 50 万～200 万 U/20ml 生理盐水,胸腔或腹腔,3～5 天 1 次,3～5 次为 1 疗程。

(3)动脉插管注射:本品 50 万～200 万 U/100～250ml 生理盐水,肝动脉导管注射,每周 2～3 次,3 周为 1 疗程。

(4)局部注射:本品 50 万～100 万 U/5～10ml 生理盐水,分多点注射到瘤内或瘤体周围,3～5 天 1 次,4 周为 1 疗程。

(5)皮下注射:本品 10 万～20 万 U/次。每日 1～2 次,每周 5 天,6 周为 1 疗程。

【不良反应】各种不良反应中最常见的是发热、寒战,而且与用药剂量有关。一般是一过性发热(38℃左右),亦可有寒战、高热,停药后 3～4 小时体温多可自行恢复正常。个别患者可出现恶心、呕吐、类感冒症状。皮下注射者局部可出现红肿、硬结、疼痛,所有毒副反应停药后均可自行恢复。使用较大剂量时,本品可能会引起毛细血管渗漏综合征,表现为低血压、末梢水肿、暂时性肾功能不全等。使用本品应严格掌握安全剂量,出现上述反应可对症治疗。

【禁忌证】(1)对本品成分有过敏史的病人。

(2)高热、严重心脏病、低血压者、严重心肾功能不全者、肺功能异常或进行过器官移植者。

(3)重组人白介素-2 既往用药史中出现过与之相关的副反应:持续性室性心动过速;未控制的心率失常;胸痛并伴有心电图改变,心绞痛或心肌梗死;心压塞;肾衰竭需透析>72 小时;昏迷或中毒性精神病>48 小时;顽固性或难治性癫痫;肠局部缺血或穿孔;消化道出血需外科手术。

(4)孕妇慎用。

【注意事项】(1)本品必须在有经验的专科医生指导下慎重使用。

(2)药瓶有裂缝、破损者不能使用。本品加生理盐水溶解后为透明液体,如遇有混浊、沉淀等现象,不宜使用。

(3)使用本品从小剂量开始,逐渐增大剂量,应严格掌握安全剂量。使用本品低剂量、长疗效可降低毒性,并且可维持抗肿瘤活性。

(4)药物过量可引起毛细血管渗漏综合征,表现为低血压、末梢肿胀、暂时性肾功能不全等,应立即停用,对症处理。

【孕妇及哺乳期妇女用药】孕妇及哺乳妇女用药经验有限,孕妇及哺乳期内安全使用本品的方法尚未建立,因此,给孕妇及哺乳妇女注射,须在病情十分需要,并由临床医生仔细斟酌后确定。

【药物相互作用】尚不明确

【规格】10万U/支;20万U/支;50万U/支;100万U/支;200万U/支。

【贮藏】2~8℃避光保存、运输。

注射用重组人白细胞介素-2 Recombinant Human Interleukin-2 for Injection

【商品名】远策欣。

【成分】重组人白细胞介素-2。

【性状】本品为白色薄壳状疏松体,易溶于水,溶解后为透明液体,无肉眼可见不溶物。

【药理毒理】本品是一种淋巴因子,可使细胞毒性T细胞、自然杀伤细胞和淋巴因子活化的杀伤细胞增殖,并使其杀伤活性增强,还可以促进淋巴细胞分泌抗体和干扰素,具有抗病毒、抗肿瘤和增强机体免疫功能等作用。在对动物的长期毒性试验中证明,无论血象、血尿生化检验、循环系统检查、病理组织学检查,均无异常所见。

【药代动力学】本品在体内主要分布于肾脏、肝脏、脾脏和肺脏。肾脏是主要的代谢器官,肾组织细胞的组织蛋白酶D分解本品。血清中分布和消除半衰期分别为13分钟和85分钟左右。

【适应证】(1)用于肾细胞癌、黑色素瘤、乳腺癌、膀胱癌、肝癌、直肠癌、淋巴癌、肺癌等恶性肿瘤的治疗,用于癌性胸腹水的控制,也可以用于淋巴因子激活的杀伤细胞的培养。

(2)用于手术、放疗及化疗后的肿瘤患者的治疗,可增强机体免疫功能。

(3)用于先天或后天免疫缺陷症的治疗,提高病人细胞免疫功能和抗感染能力。

(4)各种自身免疫病的治疗,如类风湿性关节炎、系统性红斑狼疮、干燥综合征等。

(5)对某些病毒性、杆菌性疾病、胞内寄生菌感染性疾病,如乙型肝炎、麻风病、肺结核、白色念珠菌感染等具有一定的治疗作用。

【用法用量】本品应在临床医师指导下使用,各生产单位推荐用量不同。

【不良反应】各种不良反应中最常见的是发热、寒战,而且与用药剂量有关。一般是一过性发热(38℃左右),亦可有寒战、高热,停药后3~4小时体温多可自行恢复正常。个别患者可出现恶心、呕吐、类感冒症状。皮下注射者局部可出现红肿、硬结、疼痛,所有毒副反应停药后均可自行恢复。使用较大剂量时,本品可能会引起毛细血管渗漏综合征,表现为低血压、末梢水肿、暂时性肾功能不全等。使用本品应严格掌握安全剂量,出现上述反应可对症治疗。

【禁忌证】(1)对本品成分有过敏史的病人。

(2)高热、严重心脏病、低血压者、严重心肾功能不全者、肺功能异常或进行过器官移植者。

(3)重组人白细胞介素-2既往用药史中出现过与之相关的毒性反应:持续性室性心动过速;未控制的心律失常;胸痛并伴有心电图改变、心绞痛或心肌梗死;心压塞;肾衰竭需透析>72小时;昏迷或中毒性精神病>48小时;顽固性或难治性癫痫;肠局部缺血或穿孔;消化道出血需外科手术。

(4)孕妇慎用。

【注意事项】(1)本品必须在有经验的专科医生指导下慎重使用。

(2)药瓶有裂缝、破损者不能使用。本品加注射用水溶解后为透明液体,如遇有混浊、沉淀等现象,不得使用。药瓶开启后,应一次用完,不得多次使用。

(3)使用本品从小剂量开始,逐渐增大剂量。应严格掌握安全剂量。使用本品低剂量、长疗程可降低毒性,并且可维持抗肿瘤活性。

(4)药物过量可引起毛细血管渗漏综合征,表现为低血压、末梢水肿、暂时性肾功能不全等,应立即停用,对症处理。

【孕妇及哺乳期妇女用药】孕妇慎用。

【药物相互作用】尚不清楚。

【规格】10万U/瓶;20万U/瓶;50万U/瓶;100万U/瓶。

【贮藏】2～8℃避光保存。

注射用转移因子 Transfer Factor for Injection

【商品名】注射用P-转移因子,注射用猪脾转移因子。

【成分】猪脾或牛脾转移因子。

【性状】本品为无色或微黄色疏松体,溶解后为无色或微黄色澄明液体。

【药理作用】本品可增强或抑制体液免疫和细胞免疫功能,增加助性T细胞数。

【适应证】免疫调节药。临床用于治疗病毒性或霉菌性细胞内感染(如带状疱疹、流行性乙型脑炎、白色念珠菌感染、病毒性心肌炎等);对恶性肿瘤可作为辅助治疗剂(主要用于肺癌、鼻咽癌、乳腺癌、骨肉瘤等);免疫缺陷病(如湿疹、血小板减少、多次感染综合征及慢性皮肤黏膜真菌病有较好的疗效)。

【用法用量】皮下注射(淋巴回流较丰富的上臂内侧或大腿内侧腹股沟下端为宜,也可皮下注射于上臂三角肌处),每次1～2支,1周或2周1次。或遵医嘱。

【注意事项】混浊或变色勿用。

【孕妇及哺乳期妇女用药】尚不明确。

【药物相互作用】尚不明确。

【规格】3mg(多肽);100μg(核糖)。

【贮藏】密闭,在凉暗处保存。

【包装】6瓶/小盒。

帕米膦酸二钠葡萄糖注射液 Pamidronate Disodium and Glucose Injection

【商品名】仁怡。

【成分】本品主要成分是帕米膦酸二钠和葡萄糖,辅料为注射用水。

帕米膦酸二钠的化学名为3-氨基-1-羟基亚丙基-1,1-二膦酸二钠五水合物。

【性状】本品为无色的澄明液体。

【适应证】恶性肿瘤并发的高钙血症和溶骨性癌转移引起的骨痛。

【规格】250ml:30mg 帕米膦酸二钠(按无水物计)和12.5g葡萄糖。

【用法用量】缓慢静脉滴注。(1)治疗骨转移性疼痛:每次250ml,或遵医嘱,滴速不得大于30mg/2小时,每次用药30～60mg。

(2)治疗高钙血症:应严格按照血钙浓度,在医生指导下酌情用药。

血钙 mmol/L	<3.0	3.0～3.5	3.5～4.0	>4.0
mg%	<12.0	12.0～14.0	14.0～16.0	
mg	15～30	30～60	60～90	90

【不良反应】少数病人可出现轻度恶心、胸痛、胸闷、头晕乏力及轻微肝肾功能改变等,偶见发热反应。

【禁忌证】对本品或其他双膦酸类药物有过敏史者禁用。

【注意事项】(1)肾功能损伤或减退者慎用。

(2)用于治疗高钙血症时,应同时注意补充液体,使每日尿量达2L以上。

(3)使用本品过程中,应注意监测血清钙、磷等电解质水平。

(4)本品应保存在儿童不能触及的地方。

(5)本品不得与其他双膦酸类药物合并使用。

【孕妇及哺乳期妇女用药】因缺乏临床经验,除非遇到危及生命的高钙血症病人时,孕妇不应使用。药物可进入母乳中,哺乳期妇女用药期间,不应授乳。

【儿童用药】因缺乏临床经验,儿童不应使用。

【老年患者用药】同成年人,详见【用法用量】。

【药物相互作用】(1)本品与其他常用抗癌药物(如三苯氧胺、苯丙氨酸氮芥)合用时未发生相互作用。与降钙素联合使用治疗严重高钙血症病人时,可产生协同作用,导致血清钙迅速降低。

(2)因本品易与骨结合,故可干扰骨同位素扫描图像。

(3)本品不得与其他种类双膦酸类药物合并使用。由于与二价阳离子形成复合物,因此本品不应加入含钙静脉注射药物。

【药物过量】病人用药量超过推荐剂量时,应对其进行严密监测。如病人出现明显的周围神经感觉异常、抽搐和低钙血症临床症状时,可注射葡萄糖酸钙使其恢复正常。

【药理毒理】本品为双膦酸类药物,是一种强效的破骨细胞性骨吸收抑制剂。在体外,它与羟磷灰石晶体精密结合并抑制这些晶体溶解。在体内,它可与骨矿物质结合,对破骨细胞性骨吸收具有一定的作用。本品能够抑制破骨细胞前体附着骨并抑制其转化为成熟的、有功能的破骨细胞。无论在体内和体外,与骨结合的双磷酸盐的局部和直接抗骨吸收效应是其主要作用模式。

实验研究表明,在直接或移植肿瘤细胞之前或同时给药,帕米膦酸钠均可抑制肿瘤引起的骨溶解。

本品抑制肿瘤引起的高钙血症作用表现为如下生物化学改变:血清钙和磷酸盐降低,继而尿中钙、磷酸盐和羟脯氨酸水平降低。

高钙血症可导致细胞外液容量减少和肾小球滤过率(GFR)降低。帕米膦酸二钠可通过控制高钙血症,改善大多数病人的肾小球滤过率并降低其升高的血清肌酐水平。

在乳腺癌溶骨性骨转移和多发性骨髓瘤骨质溶解的病人,通过临床实验观察发现,帕米膦酸二钠可防止或延缓病人的骨并发症及相关治疗(高钙血症、骨折发生、接受放疗和骨科手术治疗)并减轻骨痛。与正规抗癌治疗方案联合应用时,帕米膦酸二钠可延缓骨转移的进展。另外,已证实对细胞毒和激素治疗无效的溶骨性骨转移,影像学可以表明其疾病处于稳定或硬化状态。体外和动物试验表明,本品可强烈抑制羟磷灰石的溶解和破骨细胞的活性,对骨质的吸收具有十分显著的抑制作用。本品对癌症的溶骨性骨转移所致的疼痛有止痛作用,亦可用于治疗癌症所致的高钙血症。

【药代动力学】(1)吸收:静脉给药,药物完全吸收。

(2)分布:帕米膦酸二钠血药浓度在滴注开始后迅速升高,在滴注结束后迅速下降。血浆表观半衰期约为 0.8 小时,滴注 2~3 小时后达到表观稳态浓度。静脉滴注 60mg 帕米膦酸二钠 1 小时后的血浆峰浓度为 10nmol/ml。

(3)清除:静脉滴注 72 小时内,20%~55%帕米膦酸二钠以原形从尿中排出。保留在体内的药量百分比与给药剂量和滴注速度无关。文献报道,癌症病人静脉滴注 4 小时以上,平均有 51%的药物以原形从尿中排泄;尿的排泄显示双相处置动力学特点,α 和 β 半衰期分别为 1.6 小时和 27.2 小时,肾脏表观清除率约为 54ml/分钟,且与肌酐清除率呈明显相关趋势。动物实验表明,给药后迅速从循环系统消除,主要分布在骨骼、肝脏、脾脏和气管软骨中。本品可长期滞留于骨组织中,半衰期最长可达 300 天。

【贮藏】遮光密闭,室温保存。

【包装】非 PVC 共挤膜输液袋。250ml/袋,12 袋/箱。

第三节　抗肿瘤辅助药

亚叶酸钙注射液　Calcium Folinate for Injection

【成分】本品为亚叶酸钙的无菌水溶液。

【性状】本品为黄色、澄明的水溶液。

【药理毒理】本品为四氢叶酸的甲酰衍生物,主要用于高剂量氨甲蝶呤等叶酸拮抗剂的解救。氨甲蝶呤的主要作用是与二氢叶酸还原酶结合,阻断二氢叶酸转变为四氢叶酸从而抑制 DNA 的合成。本品进入体内后,通过四氢叶酸还原酶转变为四氢叶酸,能有效地对抗氨甲蝶呤引起的毒性反应,但对已存在的氨甲蝶呤神经毒性则无明显作用。

【药代动力学】本品肌注后,血清峰值需(0.71+0.09)小时,血清还原叶酸为 3.5 小时,药物作用持续 3~6 小时。经肝和肠黏膜作用后本品代谢为 5-甲基四氢叶酸,80%~90%经肾排出,少量随粪便排泄。

【适应证】(1)尿嘧啶合用,可提高氟尿嘧啶的疗效,临床上常用于结直肠癌与胃癌的治疗。

(2)作叶酸拮抗剂(如氨甲蝶呤、乙胺嘧啶或甲氧苄啶等)的解毒剂。本品临床常用于预防氨甲蝶呤过量等大剂量治疗后所引起的严重毒性作用。

【用法用量】(1)与5-FU合用增效,每次20~500mg/m²,静滴,每日1次,连用5天。可用生理盐水或葡萄糖注射液稀释配成输注液,配制后的输注液pH不得低于6.5。输注液须新鲜配制。

(2)作为氨甲蝶呤的"解救"疗法,本品剂量最好根据血药浓度测定。一般采用的剂量为按体表面积9~15mg/m²,肌注或静注,每6小时1次,共用12次;作为乙胺嘧啶或甲氧苄啶等的解毒剂,每次剂量为肌注9~15mg,视中毒情况而定。

【不良反应】很少见,偶见皮疹、荨麻疹或哮喘等其他过敏反应。

【禁忌证】恶性贫血或维生素B_{12}缺乏所引起的巨幼红细胞性贫血。

【注意事项】(1)当患者有下列情况时,本品应谨慎用于氨甲蝶呤的"解救"治疗:酸性尿(pH<7)、腹水、失水、胃肠道梗阻、胸腔渗液或肾功能障碍。有上述情况时,氨甲蝶呤毒性较显著,且不易从体内排出;病况急需者,本品剂量要加大。

(2)接受大剂量氨甲蝶呤而用本品"解救"者应进行下列各种实验监察:①治疗前观察肌酐廓清试验;②氨甲蝶呤大剂量后每12~24小时测定血浆或血清氨甲蝶呤浓度,以调整本品剂量;当氨甲蝶呤浓度低于5×10^{-8}mol/L时,可以停止实验室监察;③氨甲蝶呤治疗前及以后每24小时测定血清肌酐量,用药后24小时肌酐量大于治疗前50%,指示有严重肾毒性,要慎重处理;④氨甲蝶呤用药前和用药后每6小时应监察尿液酸度,要求尿液pH保持在7以上,必要时用碳酸氢钠和水化治疗(每日补液量在3000ml/m²);⑤本品不宜与氨甲蝶呤同时用,以免影响后者抗叶酸作用,一次大剂量氨甲蝶呤后24~48小时再启用本品,剂量应要求血药浓度等于或大于氨甲蝶呤浓度。

(3)对维生素B_{12}缺乏所致的贫血不宜单用本品。

(4)本品应避免光线直接照射及热接触。过期药物不得应用。

【药物相互作用】本品较大剂量与巴比妥、扑米酮或苯妥英钠合用,可影响抗癫痫作用。

【规格】10ml:0.1g;3ml:30mg(以亚叶酸计);5ml:50mg。

【贮藏】遮光,冷处保存。

【有效期】暂定12个月。

盐酸昂丹司琼注射液 Ondansetron Hydrochloride Injection

【成分】盐酸昂丹司琼。

【性状】为澄清、无色液体。

【药理毒理】本品是强效、高选择性的$5-HT_3$受体拮抗剂,有强镇吐作用。化疗药物和放射治疗可造成小肠释放5-HT,经由$5-HT_3$受体激活迷走神经的传入支,触发呕吐反射。本品能阻断这一反射的触发。迷走神经传入支的激动也可以引起位于第四脑室底部Postrema区的5-HT释放,从而经过中枢机制而加强。本品对化疗、放疗引起的恶心、呕吐,系通过拮抗位于周围和中枢神经局部的神经原的5-HT受体而发挥止吐作用。手术后恶心、呕吐的作用机制未明,但可能类似细胞毒类致恶心、呕吐的共同途径而诱发。本品尚能抑制因阿片诱导的恶心,其作用机制尚不清楚。由于本品的高选择性作用,因而不具有其他止吐药的副作用,如锥体外系反应、过度镇静等。

【药代动力学】口服或静脉给药时,本品的体内情况大致相同,其消除半衰期约3小时。药物彻底代谢,代谢物经肾脏(75%)与肝脏(25%)排泄。血浆蛋白结合率为75%。

【适应证】止吐药。用于细胞毒性药物化疗和放射治疗引起的恶心呕吐;预防和治疗手术后的恶心呕吐。

【用法用量】本品通过静脉、肌肉注射给药,剂量可以灵活掌握。

(1)化疗和放疗所致呕吐:用药剂量和途径应视化疗及放疗所致的恶心、呕吐严重程度而定。

成人:①对于高度催吐的化疗药引起的呕吐,化疗前15分钟、化疗后4小时、8小时各静脉注射昂丹司琼注射液8mg,停止化疗后每8~12小时口服昂丹司琼片8mg,连用5天;②对催吐程度不太强的化疗药引起的呕吐,化疗前15分钟静脉注射昂丹司琼注射液8mg,以后每8~12小时口服昂丹司琼片8mg,连用5天;③对放射治疗引起的呕吐,首剂须于放疗前1～2小时口服片剂8mg,以后每8小时口服8mg,疗程视放疗的疗程而定;④对于高剂量顺铂可于化疗前静脉加注20mg地塞米松磷酸钠,可加强昂丹司琼对高度催吐化疗引起呕吐的疗效。

儿童:化疗前静脉注射以5mg/m²(体表面积)的剂量,12小时后再口服给药;化疗后应持续口服给药,连服5天。

老年患者:65岁以上患者的用药疗效及对药物的耐受性与普通成年患者一样,无需调整剂量、用药次数或用药途径。

(2)术后的恶心和呕吐

成人:对于预防手术后的恶心和呕吐,应在诱导麻醉的同时肌肉注射或缓慢静脉注射本品4mg,对于已出现的术后恶心、呕吐,可肌肉注射或缓慢静脉注射一剂4mg。

儿童:为了预防接受全身麻醉手术的儿童患者出现术后恶心和呕吐,应在诱导麻醉前、期间或之后用本品以0.1mg/kg的剂量或最大剂量4mg,缓慢静脉注射。对于儿童患者已出现的术后恶心、呕吐,可用本品0.1mg/kg或最大4mg的剂量缓慢静脉注射。

老年患者:给药剂量、途径及时间间隔参照成人用法。

【不良反应】可有头痛、腹部不适、便秘、口干、皮疹,偶见支气管哮喘或过敏反应、短暂性无症状转氨酶增加。上述反应轻微,无需特殊处理。偶见运动失调、癫痫发作。罕见胸痛、心律不齐、低血压及心动过缓等。

【禁忌证】对本品过敏者禁用。胃肠梗阻者忌用。

【注意事项】(1)对肾脏损害患者,无需调整剂量、用药次数和用药途径。

(2)对肝功能损害患者,肝功能中度或严重损害患者体内廓清本品的能力显著下降,血清半衰期也显著延长,因此,用药剂量每日不应超过8mg。

(3)腹部手术后不宜使用本品,以免掩盖回肠或胃扩张症状。

(4)本注射液及盛有本品的安瓿或注射器不含防腐剂,只能在启封后一次使用,任何剩余的溶液均应弃去。

(5)对本品与聚氯乙烯输液袋和聚氯乙烯给药装置做过相容性研究,认为用聚乙烯输液袋或Ⅰ型玻璃瓶,本品亦有相当的稳定性。

(6)在聚丙二醇酯注射器中,以0.9%W/V氯化钠或5%W/V葡萄糖稀释的昂丹司琼稀释液表现稳定,故此认为在聚丙二醇酯注射器中,本品与其他相容性输注液混合也是稳定的。

(7)本品安瓿不能高压消毒。

【孕妇及哺乳期妇女用药】本品在人类怀孕期间使用的安全性尚未确定。动物试验研究未显示对胚胎期、胎儿期、妊娠期、围产期及产后期有直接或间接害处。然而,由于对动物的研究并不完全能够预示人的反应,故不推荐人在怀孕期特别是前3个月内使用本品。实验显示,本品可由授乳动物乳汁中分泌,故此采用本品时暂停母乳喂养。

【药物相互作用】(1)没有证据表明本品会诱导或抑制其他同时服用药物的代谢。有专门研究表明,本品与酒精、替马西泮、呋塞米、曲马多及丙泊酚无相互作用。

(2)对司巴丁及异喹胍代谢差的患者,对本品消除的半衰期无影响。对这类患者重复给药后,药物的暴露水平与正常人体无差异,故用药剂量和用药次数无需改变。

(3)与地塞米松合用可加强止吐效果。

(4)与下列静脉注射液相容:0.9%W/V氯化钠静脉输注液(英国药典);5%W/V葡萄糖静脉输注液(英国药典);10%W/V甘露糖静脉输注液(英国药典);格林静脉输注液;0.3%W/V氯化钾与0.9%W/V葡萄糖静脉输注液(美国药典);0.3%W/V氯化钾与5%W/V葡萄糖输注液(英国药典)。本品只能与推荐的静脉输注液混合使用,作静脉输入的溶液应现用现配。不过,在室温(25℃以下)荧光照射下或在冰箱中,本品与上述静脉输注液混合后仍能保持稳定7天。

(5)可用输液袋或注射泵静脉输注本品,每小时1mg。如果本品浓度为16～160μg/ml(即分别为8mg/500ml和8mg/50ml)时,下列药物可通过昂丹司琼给药装置的Y形管来给药:顺铂、5-FU、卡铂、依托泊苷、环磷酰胺、多柔比星及头孢噻甲羧肟等。

【药物过量】虽有少数病人发生用药过量,对于这方面的资料所知较少。曾有两位病人分别接受了静脉输入本品 84mg 和 145mg,得知用药过量后会出现下列现象:视觉障碍、严重便秘、低血压及迷走神经节短暂二级 AV 阻滞。这些现象可得到完全纠正。对本品无特异的解毒药,当怀疑用药过量时,应适当地采取对症疗法和支持疗法。不推荐用吐根治疗本品用药过量,因为患者会因本品自身具有的止吐作用,而不反应。

【规格】2ml:4mg。

【贮藏】遮光,密闭保存。

【包装】安瓿玻璃瓶装,10 支/盒。

【有效期】36 个月。

盐酸格拉司琼注射液 Granisetron Hydrochloride Injection

【成分】盐酸格拉司琼。

【性状】无色或几乎无色的澄明液体。

【药理毒理】本品是一种高选择性的 $5-HT_3$ 受体拮抗剂,对因放疗、化疗及手术引起的恶心和呕吐具有良好的预防和治疗作用。放疗、化疗及外科手术等因素可引起肠嗜铬细胞释放 5-HT,5-HT 可激活中枢或迷走神经的 $5-HT_3$ 受体而引起呕吐反射。本品控制恶心和呕吐的机制,是通过拮抗中枢化学感受区及外周迷走神经末梢的 $5-HT_3$ 受体,从而抑制恶心、呕吐的发生。本品选择性高,无锥体外系反应、过度镇静等不良反应。

【药代动力学】健康受试者静注本品 $20\mu g/kg$ 或 $40\mu g/kg$ 后,平均血浆峰浓度分别为 $13.7\mu g/kg$ 和 $42.8\mu g/L$,血浆清除半衰期为 $3.1\sim5.9$ 小时。本品在体内分布广泛,血清蛋白结合率约为 65%,大部分迅速代谢,主要代谢途径为 N-去烷基化及芳香环氧化后,再共轭形成结合产物,本品通过粪便和尿液排泄。

【适应证】用于放射治疗、细胞毒类药物化疗引起的恶心和呕吐。

【用法用量】成人用量通常为 3mg,用 $20\sim 50$ml 的 5%葡萄糖注射液或 0.9%氯化钠注射液稀释后,于治疗前 30 分钟静脉注射,给药时间应超过 5 分钟。大多数病人只需给药 1 次,对恶心和呕吐的预防作用便可超过 24 小时,必要时可增加给药 $1\sim 2$ 次,但每日最高剂量不应超过 9mg。老年人和肝、肾功能不全者无需调整剂量。

【不良反应】常见不良反应为头痛、倦怠、发热、便秘,偶有短暂性无症状肝脏氨基转移酶增加。上述反应轻微,无需特殊处理。

【禁忌证】对本品或有关化合物过敏者禁用。胃肠道梗阻者禁用。

【注意事项】(1)由于本品可减慢消化道运动,故消化道运动障碍患者使用本品时应严密观察。

(2)本品不应与其他药物配合使用。

(3)本品应在配制 24 小时内使用。

【孕妇及哺乳期妇女用药】孕妇除非必需外,不宜使用。哺乳期妇女需慎用,若使用本品时应停止哺乳。

【儿童用药】对儿童不推荐使用。

【老年患者用药】老年人无需调整剂量。

【药物相互作用】与碱性药物配伍会产生沉淀而失去作用。

【药物过量】利福平等肝酶诱导剂可降低本品血药浓度,疗效减弱。

【规格】3ml:3mg(以 $C_{18}H_{24}N_4O$ 计算)

【贮藏】遮光,密闭在 30℃以下保存。

【包装】5 支/盒,无色安瓿。

【有效期】24 个月。

胸腺肽注射液 Thymopetidum Injection

【成分】胸腺 α_1 及其他小分子多肽。

【性状】本品为无色或微黄色澄明液体。

【药理毒理】本品为免疫调节药。具有调节和增强人体细胞免疫功能的作用,能促使 T 淋巴细胞成熟。

【适应证】用于免疫缺陷病、恶性肿瘤及病毒性疾病。用于治疗各种原发性或继发性 T 细胞缺陷病,某些自身免疫性疾病,各种细胞免疫功能低下的疾病及肿瘤的辅助治疗。

【用法用量】皮下或肌内注射:每次 $10\sim 20$mg,每日 1 次。或遵医嘱。静脉滴注:每次 $20\sim 80$mg,溶于 500ml 0.9%氯化钠注射液或 5%葡萄糖注射液,每日 1 次。或遵医嘱。

【禁忌证】阳性反应者忌用。

【注意事项】(1)对于过敏体质者,注射前或治疗终止后再用药时需做皮内敏感试验(配成 $25\mu g/$

ml 的溶液,皮内注射 0.1ml),阳性反应者禁用。

(2)本品如出现混浊或絮状沉淀物等异常变化,禁忌证使用。

【孕妇及哺乳期妇女用药】尚不明确。

【药物相互作用】尚不明确。

【规格】2mg/2ml;5mg/2ml;2ml:5mg;2ml:20mg。

【贮藏】密闭,在凉暗处保存。

【包装】2ml:5mg×5 支;2ml:20mg×5 支。安瓿瓶包装。

【有效期】18 个月。

注射用重组人粒细胞-巨噬细胞集落刺激因子 Recombinant Human Granulocyte/Macrophage Colony Stimulating Factor for Injection

【成分】重组人粒细胞巨噬细胞集落刺激因子。

【性状】本品为白色或乳白色疏松体,溶解后为澄明液体,不应含有肉眼可见的不溶物。

【药理毒理】重组人粒细胞巨噬细胞集落刺激因子(rhGM-CSF)作用于造血祖细胞,促进其增殖和分化,其重要作用是刺激粒、单核、巨噬细胞成熟,促进成熟细胞向外周血释放,并能促进巨噬细胞及嗜酸粒细胞的多种功能。

(1)急性毒性:结果表明,以最大浓度给小鼠静脉注射和皮下注射,未能求出 LD50。其最大耐受量达 5000μg/(kg·d)。相当于人临床用量(5~10μg/kg)的 500~1000 倍,观察 14 天,皮下注射和腹腔注射两种给药途径,动物均未见有明显行为异常,生长良好,毛色光泽,二便正常,无动物死亡。

(2)大鼠长期毒性:用 Wister 大鼠分为大剂量组[600μg/(kg·d)]和小剂量组[300μg/(kg·d)],每日皮下注射 1 次 rhGM-CSF,连续 5 周。结果表明,试验组大鼠的活动、行为、进食情况、体重、大小便等均无异常。血液学和血液生化检查,各项指标及重要脏器肉眼和病理组织学检查,均未见异常改变。恢复性观察,也未发现延迟毒性反应。

(3)犬长期毒性试验:健康杂种犬 rhGM-CSF300μg/(kg·d)和 150μg/(kg·d),每日皮下注射 1 次,连续 5 周。结果表明,rhGM-CSF 对犬的活动、行为、进食情况、体重、二便、重要脏器重量均未见有明显影响。血液学和血液生化检查,各项指标正常。重要脏器肉眼和病理组织学检查,均未见异常改变。恢复性观察,未发现延迟毒性反应。

(4)生殖毒性试验-致畸敏感期毒性试验:rhGM-CSF 大剂量[600μg/(kg·d)]使大鼠胎仔的体重和生长发育明显抑制,表明 rhGM-CSF 大剂量对大鼠胚胎发育有显著毒性。rhGM-CSF100μg/(kg·d)和 20μg/(kg·d)对胎仔外观、体重、身长、尾长、内脏和骨骼等的影响,与生理盐水对照组比较,均无明显差异,未见畸形。表明 rhGM-CSF100μg/(kg·d)和 20μg/(kg·d)对大鼠胚胎发育无明显毒性。

(5)皮肤刺激试验:在家兔和豚鼠,rhGM-CSF15μg/0.1ml 皮下注射,每日上午 1 次,连续 7 天,未观察到皮肤红斑和水肿,表明 rhGM-CSF 无皮肤刺激。

【药代动力学】志愿者皮下注射 3μg/kg、10μg/kg、20μg/kg 和静脉注射 3~30μg/kg 可观察到血药浓度峰值和曲线下面积(AUC)随剂量的增大而增高。皮下注射本品,在 3~4 小时血药浓度达到峰值。静脉注射本品的清除半衰期为 1~2 小时,皮下注射则为 2~3 小时。小鼠皮下注射 rhGM-CSF 后,肾脏含量最高,其次是胃和血液,心脏和骨骼中含量较低。在 24 小时内有 45% 药物经尿液排出,其中 20% 以原形排出,48 小时内 66%~86% 的药物经尿液排泄。

【适应证】(1)预防和治疗肿瘤放疗或化疗后引起的白细胞减少症。

(2)治疗骨髓造血机能障碍及骨髓增生异常综合征。

(3)预防白细胞减少时可能潜在的感染并发症。

(4)使中性粒细胞因感染引起数量减少的回升速度加快。

【用法用量】肿瘤放、化疗停止 24~48 小时后方可使用本品,用 1ml 灭菌注射用水溶解本品(切勿振荡),在腹部、大腿外侧或上臂三角肌处进行皮下注射(注射后局部皮肤应隆起约 1cm²,以便药物缓慢吸收),按体重每次 3~10μg/kg,每日 1 次,持续 5~7 天,根据白细胞回升速度和水平,确定维持量。本品停药后至少间隔 48 小时方可进行下一疗程的放、化疗。

【不良反应】本品的安全性与剂量和给药途径有关。大部分不良反应属于轻到中度，严重的反应罕见。最常见的不良反应为发热、寒战、恶心、呼吸困难、腹泻，一般的常规对症处理便可使之缓解；其次有皮疹、胸痛、骨痛和腹泻等。据国外报道，低血压和低氧综合征在首次给药时可能出现，但以后给药则无此现象。不良反应发生多与静脉推注和快速滴注及剂量>32μg/(kg·d)有关。

【禁忌证】对 rhGM-CSF 或该制剂中任何其他成分有过敏感史的病人。自身免疫性血小板减少性紫癜的病人。

【注意事项】(1)本品应在专科医生指导下使用。病人对 rhGM-CSF 的治疗反应和耐受性个体差异较大，为此应在治疗前及开始治疗后定期观察外周血白细胞或中性粒细胞、血小板数据的变化。血象恢复正常后立即停药或采用维持剂量。

(2)本品属于蛋白质类药物，用前应检查是否发生混浊，如有异常，不得使用。

(3)本品不应与抗肿瘤放、化疗药同时使用，如要进行下一疗程的抗肿瘤放、化疗，应停本药至少48小时后，方可继续治疗。

(4)孕妇、高血压患者及有癫痫病史者慎用。

(5)使用前仔细检查，如发现瓶子有破损、溶解不完全、有异物等现象均不得使用，溶解后的药剂应一次用完。

【孕妇及哺乳期妇女用药】孕妇及哺乳期妇女使用本品的安全性尚未建立，应慎重使用。

【儿童用药】慎用。

【老年患者用药】观察患者的状态，注意用量和时间间隔，慎重给药。

【药物相互作用】(1)本品与化疗药物同时使用，可加重骨髓毒性，因而不宜与化疗药物同时使用，应于化疗结束后24～48小时使用。

(2)本品可引起血浆白蛋白降低，因此，同时使用具有血浆白蛋白高结合的药物应注意调整药物的剂量。

(3)注射丙种球蛋白者，应间隔1个月以上再接种本品。

【药物过量】文献报道，本品剂量达30μg/kg/时，其不良反应的发生与常规用量相比明显增加，一般停药后可自行缓解。

【规格】75μg/支；100μg/支；150μg/支；300μg/支。

【贮藏】2～8℃避光保存。

【包装】1支/盒。内附灭菌注射用水、一次性注射器及消毒用品。

【有效期】24个月。

华蟾素注射液

【成分】本品为干蟾皮经提取加工制成的灭菌水溶液。

【性状】本品为微黄色或淡黄色的澄明液体。

【药理毒理】(1)抗肿瘤作用。华蟾素生药3g/kg对小鼠移植性肿瘤S180肉瘤、H22肝癌具有明显的抑瘤作用，对L1210白血病小鼠有明显延长生命的倾向。华蟾素生药7.5g/kg对大鼠W256的抑制率为68.7%。体外药物试验表明，华蟾素生药2mg/ml对3种消化系统肿瘤株(人肝癌SMMC-7721、人胃癌MKN45、人结肠癌LOVO)均有杀伤作用，其机制为直接杀伤肿瘤细胞DNA，导致肿瘤细胞坏死。从分子水平观察华蟾素有使H22肝癌荷瘤小鼠血浆内cAMP含量升高并使cAMP/cGMP比值恢复正常的作用。华蟾素对S180肉瘤小鼠单用抑制率为35.5%，与CTX联合应用后抑制率提高到71%，疗效优于CTX单独用药，表明华蟾素与CTX联合应用具有协同作用。临床资料也表明，华蟾素与5-FU、CTX、MTX、VCR联合应用具有协同作用，化疗与华蟾素联合应用的疗效比单独用药治疗明显提高，并能减轻放疗辐射与化疗的毒副作用。

(2)免疫促进作用。华蟾素对CTX所致白细胞减少症有防治作用，也可提高小鼠血清中IgG、IgM的含量。试验资料也表明，华蟾素具有增强体液免疫和细胞免疫的功能。

(3)抗病毒作用。试验表明，华蟾素对2215细胞及鸭乙肝病毒均有明显地抑制其复制作用。临床资料也表明华蟾素对慢性HBsAg携带者的疗效显著。

【功能主治】解毒，消肿，止痛。用于中、晚期肿瘤及慢性乙型肝炎等症。

【用法用量】肌内注射，每次2～4ml，每日2次；静脉滴注，每次10～20ml，用5%葡萄糖注射液

500ml 稀释后缓缓滴注,用药 7 天,休息 1~2 天,4 周为 1 疗程。或遵医嘱。

【规格】每支 10ml。

【贮藏】避光,置阴凉处。

【包装】5 支/盒。

【有效期】36 个月。

康莱特注射液

【成分】注射用薏苡仁油。

【性状】本品为水包油型白色乳状液体。

【药理毒理】动物实验结果表明,本品对多种移植性肿瘤及人体肿瘤细胞移植于裸鼠的瘤株均有较明显的抑瘤作用,并具有一定的免疫功能增强作用。另外,还有一定的镇痛效应。

【功能主治】益气养阴,消肿散结。适用于不宜手术的气阴两虚、脾虚湿困型原发性非小细胞肺癌及原发性肝癌。配合放、化疗有一定的增效作用。对中、晚期肿瘤患者,具有一定的抗恶病质和止痛作用。

【用法用量】可单独使用,也可联合化疗、放疗、手术应用。静滴:每次 100ml,每日或隔日 1 次,20 天为 1 疗程。动脉插管:每次 50~100ml,每周 1 次,3 周为 1 疗程,不能与其他药混合、配伍使用。

【不良反应】临床偶见脂过敏现象,如寒战、发热、轻度恶心,使用 3~5 天后此症状大多可自然消失而适应。偶见轻度静脉炎。

【禁忌证】在脂肪代谢严重失调时(急性休克、急性胰腺炎、病理性高脂血症、脂性肾病变等)禁用。孕妇禁用。

【注意事项】(1)如偶有患者出现严重脂过敏现象可对症处理,并酌情停止使用。

(2)本品不宜加入其他药物混合使用。

(3)静脉滴注时应小心,防止渗漏血管外引起的刺激疼痛。冬季可用 30℃温水预热,以免除物理性刺激。

(4)使用本品应采用一次性输液器(带终端滤器)。

(5)如发现本品出现油、水分层(乳析)现象,严禁静脉使用。

(6)如有轻度静脉炎出现,可在注射本品前后适量(50~100ml)输注 0.9%氯化钠注射液或 5%葡萄糖注射液。在脂肪代谢严重失调时(急性休克、急性胰腺炎、病理性高脂血症、脂性肾病变等)禁用。孕妇禁用。

【规格】每瓶装 100ml:10g。

【贮藏】密闭,遮光,置阴凉处,防止冻结受热。

【包装】1 瓶/盒。

【有效期】12 个月。

康艾扶正胶囊

【成分】灵芝、黄芪、淫羊藿、女贞子、刺梨、熟地黄、姜半夏。

【性状】本品为胶囊剂,内容物为黄棕色至棕褐色的颗粒及粉末;味微苦。

【功能主治】苗医:布西汗吴苯,漳砧泱安;洗侬,挡呕,叮网停,仰溪罗欧,阿杜洛,求抢歪,阿比赊。中医:益气解毒、散结消肿,和胃安神。用于肿瘤放、化疗引起的白细胞下降,血小板减少,免疫功能降低所致的体虚乏力、食欲不振、呕吐、失眠等症的辅助治疗。

【用法用量】口服,每次 1~2 粒,每日 3 次。

【规格】0.5g/粒。

【贮藏】密封。

【包装】铝塑泡罩包装;3×12 粒/板/盒。

【有效期】18 个月。

伊班膦酸钠注射液　Ibandronate Monosodium Injection

【性状】本品为无色澄明的液体。

【药理毒理】本品为双膦酸盐类骨吸收抑制剂,可能主要通过与骨内羟磷灰石结合,抑制羟磷灰石的溶解和形成,从而产生抗骨吸收的作用。

【药代动力学】据文献报道,健康志愿者和绝经期妇女的 AUC(药时曲线下面积)和 C_{max}(血浆峰浓度)在剂量 2mg、4mg 和 6mg 时与剂量呈线性相关,单次静脉给药 4mg 时,AUC 为每小时 577ng/ml,C_{max} 为 159ng/ml,$t_{1/2}$ 为 1.56 小时,Cl(药物清除率)为 130ml/分钟。本品主要经肾脏排泄,大部分药物以原形自尿排泄。

【适应证】伴有或不伴有骨转移的恶性肿瘤引起的高钙血症。

【用法用量】将本品 1~4mg 稀释于不含钙离

子的0.9%生理盐水或5%葡萄糖溶液500～750ml中,静脉缓慢滴注,滴注时间不少于2小时。治疗高钙血症,应严格按照血钙浓度,治疗前适当给予0.9%生理盐水进行水化治疗,中、重度高钙血症病人可单剂量给予2～4mg。

【不良反应】少数病人可出现体温升高,有时也会出现类似流感的症状,如发热、寒战、类似骨骼和/肌肉疼痛的情况。多数情况不需专门治疗,个别病例还会出现胃肠道不适。由于肾脏钙的排泄减少,常伴有血清磷酸盐水平降低(通常不需治疗)。血清钙的水平可能会降至正常以下。

【禁忌证】对本品或其他双膦酸盐过敏者禁用。儿童、孕妇及哺乳期妇女禁用。严重肾功能不全者(血清肌酐>5mg/dl)禁用。

【注意事项】(1)本品不得与其他种类双膦酸类药物合并使用。

(2)动物实验中,本品曾发生肝、肾毒性,故肝、肾功能损伤者慎用。

(3)使用本品过程中,应注意监测血清钙、磷、镁等电解质水平及肝、肾功能。

(4)有心功能衰竭危险的病人应避免过度水化治疗。

(5)未研究输注本品对司机和使用机器者的反应能力及警觉性的影响。

【规格】1ml∶1mg(按伊班膦酸计)。

【贮藏】遮光,密闭保存。

【包装】玻璃安瓿,1支/盒。

【有效期】暂定18个月。

参芪扶正注射液

【成分】党参、黄芪。

【性状】本品为黄色澄明液体。

【功能主治】益气扶正。用于气虚证肺癌、胃癌的辅助治疗。本品与化疗合用,有助于提高疗效,保护血象,提高气虚患者免疫功能,改善气虚症状及生存质量。

【用法用量】静脉滴注。每次250ml,每日1次,疗程21天。本品与化疗合用,在化疗前3天开始使用,疗程可与化疗同步结束。

【不良反应】非气虚证患者用药后可能发生轻度出血。少数患者用药后,可能出现低热、口腔炎、嗜睡。

【禁忌证】有内热者忌用,以免助热出血。

【注意事项】(1)本品应认真辨证用于气虚证者。

(2)有出血倾血者慎用。

(3)本品不得与化疗药混合使用。

【规格】每瓶装250ml。

【贮藏】密闭,避光,置阴凉处保存。

【包装】30瓶/箱。

【有效期】18个月。

重组人血管内皮抑制素注射液 Recombinant Human Endostatin Injection

【商品名】恩度(Endostar)。

【成分】主要成分为重组人血管内皮抑制素。来源:大肠杆菌工程菌发酵产品。辅料:醋酸钠、冰醋酸、甘露醇。

【性状】本品为无色澄明液体,pH 5.5±0.5。

【适应证】本品联合NP化疗方案用于治疗初治或复治的Ⅲ/Ⅳ期非小细胞肺癌患者。

【规格】15mg/3ml/支($2.4×10^5$U/支)。

【用法用量】本品为静脉给药,临用时将本品加入250～500ml生理盐水中,匀速静脉点滴,滴注时间3～4小时。与NP化疗方案联合给药时,本品在治疗周期的第1～14天,每日给药1次,每次7.5mg/m^2($1.2×10^5$U/m^2),连续给药14天,休息1周,再继续下一周期治疗。通常可进行2～4个周期的治疗。临床推荐医师在患者能耐受的情况下可适当延长本品的使用时间。

【不良反应】在Ⅰ～Ⅲ期临床研究中,共有470例晚期非小细胞肺癌(NSCLC)患者使用了本品,常见的药物不良反应(>1/100,<1/10)主要有心脏不良反应,少见的药物不良反应(>1/1000,<1/100)主要有消化系统反应、皮肤及附件的过敏反应。

(1)心脏反应:用药初期少数患者可出现轻度疲乏、胸闷、心慌,绝大多数不良反应经对症处理后可以好转,不影响继续用药,极个别病例因上述症状持续存在而停止用药。发生心脏不良反应的患者共有30例(6.38%),主要表现为用药后第2～7天内发生心肌缺血,心脏不良反应均为Ⅰ、Ⅱ度或轻、中度不良反应，未危及患者生命，其中6.4‰的患者症状较为明显，但均为可逆性，且多数不影响本品的继续使用，不需要对症治疗即可缓解。因心脏反应而停止治疗的患者仅占2.1‰。常见的心脏不良反应症状有窦性心动过速、轻度ST-T改变、房室传导阻滞、房性早搏、偶发室性早搏等，常见于有冠心病、高血压病史患者。为确保患者安全，建议在临床应用过程中定期检测心电图，对有心脏不良反应的患者使用心电监护，对有严重心脏病史疾病未控者应在医嘱指导下使用。

（2）消化系统反应：偶见腹泻，肝功能异常，主要包括无症状性转氨酶升高、黄疸，主要为轻度及中度，罕见重度。此不良反应均为可逆，轻度患者无需对症处理，中、重度经减缓滴注速度或暂停药物使用后适当对症处理可缓解，仅有少数病例需对症治疗，但通常不影响药物的继续使用。

（3）皮肤及附件：过敏反应表现为全身斑丘疹，伴瘙痒。此不良反应为可逆，暂停使用药物后可缓解。发热，乏力，多为轻、中度。

在此项多中心的临床研究中，接受本品治疗的470例患者中，未观察到与药物不良反应相关的死亡病。

【禁忌证】心、肾功能不全者慎用。

【注意事项】（1）过敏体质或对蛋白类生物制品有过敏史者慎用。

（2）有严重心脏病或病史者，包括有记录的充血性心力衰竭病史、高危性不能控制的心律失常、需药物治疗的心绞痛、临床明确诊断心瓣膜疾病、心电图严重心肌梗死病史及顽固性高血压者慎用。本品临床使用过程中应定期进行心电检测，出现心脏不良反应者应进行心电监护。

（3）本品为无色澄明液体，如遇有混浊、沉淀等异常现象，则不得使用。包装瓶有损坏、过期失效不能使用。

【孕妇及哺乳期妇女用药】本品尚未在孕妇及哺乳期妇女中使用，也未进行动物生殖毒性研究，需要时应在医师严密观察下使用。

【儿童用药】本品尚无儿童患者用药研究资料，确实需要用药时，应在医生指导下使用。

【老年用药】对有严重心脏病史的老年肿瘤患者，应在医师严密观察下应用。

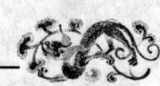

【药物相互作用】未系统研究过本品与其他药物的相互作用。在临床使用时，应注意勿与可能影响本品酸碱度的其他药物或溶液混合使用。

【药物过量】本品临床研究中，单次静脉滴注给药量达到$30\sim210\text{mg/m}^2$[$(4.8\sim33.6)\times10^5\text{U/m}^2$]或连续28天静脉滴注$7.5\sim30\text{mg/m}^2$[$(1.2\sim4.8)\times10^5\text{U/m}^2$]时出现的人体反应见"不良反应"中描述的情况，尚无更大使用剂量的临床数据资料。

【临床试验】多中心临床研究由中国医学科学院肿瘤医院、国家新药（抗肿瘤）临床研究中心以孙燕教授为主要研究者的研究小组共同完成。

【药理毒理】（1）药理作用：重组人血管内皮抑制素为血管生成抑制类新生物制品，其作用机制是通过抑制形成血管的内皮细胞迁移来达到抑制肿瘤新生血管的生成，阻断了肿瘤细胞的营养供给，从而达到抑制肿瘤增殖或转移目的。

体外实验结果显示，本品对人微血管内皮细胞株HHEC的迁移、Tube形成有抑制作用，并能明显抑制鸡胚尿囊膜血管生成，提示本品具有一定的体外抗血管生成作用。此外，本品对人肺腺癌细胞SPC-A4有一定的生长抑制作用。

体内实验结果显示，本品对鼠肿瘤模型（S180肉瘤、H22肝癌），人异种移植肿瘤（SPC-A4肺腺癌、SGC7901胃癌、Hela宫颈癌、SMMC-7721和Bel7402肝癌）有抑瘤作用。

（2）毒理作用

安全药理学：静脉注射本品高、中、低剂量组1.5mg/kg、3mg/kg、6mg/kg（$2.4\times10^4\text{U/kg}$、$4.8\times10^4\text{U/kg}$、$9.6\times10^4\text{U/kg}$），麻醉犬的血压、呼吸及心电图指标在给药前、后无明显改变，小鼠自主活动次数未受影响。

动物溶血性、刺激性和过敏反应：本品0.08mg/ml在观察时间内无溶血及红细胞凝集现象；豚鼠间日腹腔注射本品0.5ml/只（0.036mg/ml），连续3次，第一次给药后14天及21天静脉注射本品1ml/只（0.036mg/ml），均未发生过敏反应；家兔静脉刺激性试验未见明显的血管扩张、红肿等刺激反应，未见管壁增厚等形态学改变。

急性毒性：本品小鼠静脉或腹腔给药的$LD_{50}>450.5\text{mg}(7.2\times10^6\text{U/kg})$。

长期毒性：大鼠的长期毒性试验显示，连续腹腔注射 3mg/(kg·d)、6mg/(kg·d)、12mg/(kg·d) [$4.8×10^4$ U/(kg·d)、$9.6×10^4$ U/(kg·d)、$19.2×10^4$ U/(kg·d)] 3 个剂量组共 45 天，给药结束后及停药 21 天，各组动物的脏器如心、肝、脾、肺、脑、胃、小肠、子宫、睾丸等脏器与对照组比较均未见明显病理形态学改变。

Beagle 犬的长期毒性试验显示，连续静脉注射 2mg/(kg·d)、10mg/(kg·d)、25mg/(kg·d) [$3.2×10^4$ U/(kg·d)、$16.0×10^4$ U/(kg·d)、$40.0×10^4$ U/(kg·d)] 3 个剂量组共 13 周，对 Beagle 犬无明显毒性靶器官，不良反应为血液网织红细胞增高，但停药后可恢复，并无延迟性毒性反应。

猕猴的长期毒性试验显示，连续静脉注射 3mg ($4.8×10^4$ U)/(kg·d)($50.4mg/m^2$)、10mg ($1.6×10^5$ U)/(kg·d)($167.9mg/m^2$)、30mg ($4.8×10^5$ U)/(kg·d)($503.7mg/m^2$) 3 个剂量组共 9 个月，各组猕猴体征、外观行为、活动等均未见明显异常反应。体重与进食量、血液学、血液生化学、心电图和尿液检查结果均在正常值范围内波动，提示对肝、肾功能无明显损伤。此外，蛋白质、脂肪、糖代谢基本正常。病理组织学结果显示，连续 9 个月静脉给药，32 只猕猴脏器系数各组无明显差异，未见与药物剂量相关的异常变化，提示本品在 <30mg ($4.8×10^5$ U)/(kg·d)($503.7mg/m^2$) 的剂量范围内连续静脉注射给药 9 个月，未见明显毒性反应，为安全剂量。

【药代动力学】健康志愿者单次 30 分钟内静脉滴注本品 30mg($4.8×10^5$ U)/m^2 和 60mg($9.6×10^5$ U)/m^2，以及 120 分钟内静脉滴注 120mg ($19.2×10^5$ U)/m^2 和 210mg($33.6×10^5$ U)/m^2，滴注速率分别为 1mg/(m^2·min)、2mg/(m^2·min)、1mg/(m^2·min) 和 1.75mg/(m^2·min)，其末端消除半衰期为 10 小时左右，全身清除率（C_{Ls}）为 2.8L/(m^2·h) 左右。本品在 30～120mg/m^2 [(4.8～19.2)$×10^5$ U/m^2] 剂量范围于正常人体内呈近似线性药代动力学，可以用线性模型预测不同剂量、滴注速率和时间的血药浓度。滴注速率、时间和总剂量均可影响 AUC 和峰浓度水平。肿瘤患者每日 2 小时内静脉滴注本品，连续 28 天，个体间药时曲线差异性很大。谷浓度随给药次数增加有持续增高的趋势，总剂量和滴注次数可影响峰浓度和谷浓度水平。

正常小鼠静脉给药后泌尿排泄系统的浓度最高，肾、尿、肺和肝高于血浆，其他组织均低于血浆，肌肉、脂肪和脑浓度最低。荷瘤小鼠静脉注射本品后全身分布与正常小鼠相近，肿瘤组织中分布不高，与肌肉和脂肪组织浓度相近。

【抗体产生】用酶联免疫吸附试验间接 ELISA 法检测猕猴连续 9 个月静脉注射重组人血管内皮抑制素血清中抗体 IgG。给药后产生的抗体与剂量、时间有关，剂量越高，产生抗体的猕猴数量越多，且产生抗体的滴度也越高。抗体在给药 1 个月后就能检测到抗体、抗体滴度随时间发生变化，一般给药前 3 个月抗体滴度较稳定，而 5 个月、7 个月、9 个月、10 个月抗体滴度下降，甚至抗体消失。通过采用细胞测活方法分析血清中本品的活性，结果活性没有变化，表明产生的抗体为非中和抗体。

人的抗体测定方法同上，检测患者血清中抗本品的 IgA、IgG、IgM、IgE 及抗 His-tag 抗体。在接受检测的 31 例受试患者中，治疗组 20 例，对照组 11 例，结果治疗组 2 例出现显示抗本品抗体 IgA 阳性，产生时间分别是第 32 天、第 24 个月，1 例出现抗 His-tag 抗体 IgA 阳性，对照组 2 例显示 IgG 阳性，滴度均为 1∶10，其余患者治疗后均检测不出抗体反应。低滴度(1∶10)的抗血清抗体体外试验未见中和本品生物活性的作用。

【贮藏】于 2～8℃避光保存和运输。

【包装】3.0ml 预灌封注射器包装，PVC 吸塑泡罩密封包装，每盒 1 支，14 支/中盒，8 中盒/箱。

【生产企业】企业名称：山东先声麦得津生物制药有限公司。

第四节 骨肿瘤的化学药物治疗

一、概述

1865年，Lissauer应用Fowler溶液治疗白血病成为近代肿瘤化学药物治疗的先驱。1946年，Rhoads等应用氮芥（HN_2）治疗淋巴瘤取得成功，正式揭开了近代肿瘤化学药物治疗的序幕。1957年，环磷酰胺（CTX）和5-氟尿嘧啶（5-FU）被投入临床应用，显著地扩大了肿瘤化学药物治疗的临床应用范围。1968年，Karnofsky提出肿瘤内科学（Medical Oncology）的概念，标志着肿瘤药物治疗已经形成了一个新的学科。近年来，随着细胞生物学和分子生物学研究的飞速发展，肿瘤化学药物治疗的新理论不断提出，新方法不断采用，新药物不断就市，肿瘤化学药物治疗已经成为肿瘤治疗的重要手段措施之一。

二、细胞增殖周期的概念、细胞动力学概念与肿瘤化疗的关系

（一）细胞增殖周期的概念

细胞从一次分裂结束到下一次分裂结束的一个周期称为细胞增殖周期，简称细胞周期（cell cycle, generation cycle, mitotic cycle, nuclear cycle）。细胞周期又可分为间期（interphase）和丝裂期（mitotic phase）两个阶段。间期再分为G_1、S、G_2期，丝裂期亦可以再分为前、中、后、末期。间期在细胞形态上似乎没有显著的变化，但它却在进行着活跃的生化代谢，与DNA复制有关的一系列代谢反应皆在该期中进行。G_1期为DNA合成前期，在此期中细胞体积明显增大。RNA和蛋白质的生物合成在迅速进行，虽无DNA的合成，但DNA合成的前体物质皆在此期合成。S期为DNA合成期，利用各种前体物质合成嘌呤、嘧啶等碱基，并形成脱氧核苷酸。在此期中DNA含量增加1倍。G_2期为DNA合成后期，亦称为丝裂前期（premitotic phase）。在此期中DNA的合成终止。细胞在G_2期完成了分裂的准备，以后便进入丝裂期，丝裂期需时较短，整个前、中、后、末期合计仅为0.5~1小时。

（二）细胞动力学概念与肿瘤化疗的关系

细胞完成整个增殖周期所需要的时间称为细胞周期时间，以Tc（time of cycle）或GT（generation time）表示。肿瘤细胞数目增加1倍所需要的时间称为倍增时间，以DT（deubling time）表示。理论上DT应等于Tc，但事实并非如此。因为细胞经过丝裂期后可能出现以下3种情况：①继续增殖（增殖细胞或不稳定细胞 labile cells）；②暂不增殖细胞（暂不增殖细胞或稳定细胞，stable cells）；③不再增殖（不增殖细胞或永远细胞，permanent cells）。增殖细胞群（A）是与肿瘤生长直接有关的部分，对现有的抗肿瘤药亦较敏感。暂不增殖细胞群（B）虽不处于增殖状态，但在一定的刺激下即可进入增殖周期，它们对现行化疗较不敏感，故虽与肿瘤生长无直接关系，但为肿瘤复发的根源，亦是化疗能否取得彻底成功的关键。不增殖细胞群（C）与肿瘤的生长无关，除可能干扰对化疗效果的评价外与化疗关系不大。由此看来，在一个肿瘤细胞群中只有增殖细胞能扩展肿瘤细胞群，所以将A/(A+B+C)称为增殖比率，以GF（growth fraction）表示。由于只有A细胞群能被H3TdR掺入，故测定胸腺嘧啶脱氧核苷指数（thymidine index，TI）即可反映增殖细胞群在整个细胞群体中的比率。不同种类的肿瘤GF各不相同，高者可达0.7甚至接近于1，此类肿瘤对化疗较为敏感。反之，慢者GF较小，通常在0.5以下，此类肿瘤对化疗尤其对DNA合成拟制剂不敏感，化疗效果亦差。对同一肿瘤而言，GF亦非固定不变，一般早期肿瘤总数较少时GF高，化疗效果亦较好，晚期肿瘤细胞总数增多，由于反馈抑制等原因，GF降低，化疗效果亦差。由此启示对不同的肿瘤和不同的病期应采取不同的药物进行治疗，设法提高GF（如切除肿瘤主病灶等）可以提高化疗的敏感性。此外，值得重视的是对肿瘤的化疗应尽早进行。G_1期的后期，细胞开始合成DNA的前体物质，细胞一旦进入此期，如无特殊干扰，便能

按细胞周期的顺序发展下去,直到重新回到 G_1 期为止。因此,在 G_1 期阻断,便能有效地控制肿瘤的增殖。目前临床采用的抗肿瘤药物大多作用于这一时相。肿瘤药物除了对细胞周期中不同时相的细胞具有杀伤作用外,对细胞周期中某一点或某一部分可以产生阻滞或延缓作用,影响细胞在周期中的进程,也可以导致细胞周期中各时相分布的改变。由于抗肿瘤药物对不同时相的敏感性不同,时相分布的改变可能增加或降低化疗药物的作用。临床应用此原理设法获得更大的杀伤作用,而避免一种药阻滞作用所阻止进入的时相恰为另一种药杀伤作用的敏感时相,而发生药物作用要拮抗的后果。

三、抗肿瘤药物 DNA 损伤机制

目前临床化疗方案以细胞毒药物为主体,重点讨论细胞毒药物的 DNA 损伤机制。

(一)烷化剂的分子生物学作用机制

烷化剂是指能向其他分子导入烷基的化合物。它是第一类用来治疗肿瘤的药物。此类药物对多种常见肿瘤均有较好疗效。常见:氮芥类,如氮芥、苯丁酸氮芥、芥丙氨酸氮芥、环磷酰胺;乙烯亚胺类,如噻替派、癌宁;甲烷磺酸酯类,如马利兰;亚硝脲类,如卡氮芥、环己亚硝脲、甲环亚硝脲;环氧化物,如二去氢卫矛醇、二溴甘露醇;非典型烷化剂(本身并无烷化基团,但在体内的代谢产物有烷化作用),如氮烯咪胺、甲基苄肼、六甲嘧胺。

烷化剂在体内被细胞摄取后,首先生成高度反应性的中间物(乙撑亚胺离子),然后这些中间产物与生物大分子的富含电子基团(如氨基、羟基、巯基等)共价化合起烷化作用。造成 DNA 链发生断裂、交联等,当上述断裂、交联得不到及时修复则影响 DNA 的复制,从而发挥抗肿瘤作用。

(二)铂类化合物

其抗肿瘤作用可由其水物化的化学特性来解释。如在水中顺铂的 2 个氯离子逐渐被水取代,在低氯离子浓度的环境(细胞内)过程加快,结果形成带正电荷的水复合物。这一复合物与 DNA、RNA 或蛋白质上的亲核部位起烷化反应,产生 DNA 链内、链间及 DNA 蛋白质交联,阻断 DNA 复制,拟制细胞分裂。

(三)蒽环类抗癌药

该类药物包括阿霉素、柔红霉素、阿克拉霉素、洋红霉素等。是由一个四环的发光团通过糖苷键与一个或几个糖或氨基糖连接而成的化合物。目前了解最多的是与 DNA 结合并影响 DNA 功能的作用,这类药物是插入 DNA 双螺旋结构,拟制依赖 DNA 的 RNA 合成过程,也有人认为抗肿瘤作用与自由基形成有关,由于心肌中过氧化氢酶活性低、谷胱甘肽过氧化酶受到阿霉素破坏,不能有效清除自由基而显示出心脏毒性。

(四)博莱霉素

博莱霉素的原发作用是引起 DNA 单链或双链断裂。仅对 DNA 有作用,而不会对 RNA 起作用。

(五)拓扑异构酶抑制剂

DNA 拓扑异构物酶有 I 型和 II 型两种。以拓扑异物酶为靶点的药物有放线菌素 D、喜树碱、安吖啶、VP-16、VM-26、阿霉素、玫瑰树碱、新霉素。其作用机制是:促进 DNA 拓扑异构酶介导的 DNA 链断裂;影响基因转录。

四、肿瘤细胞的抗药性

近年来虽然使用了更为有效的化疗药物,制定了更好的公认的化疗方案,抗肿瘤药物的疗效得到了稳定的提高,但肿瘤细胞的多药抗药性仍导致较高比例的化疗失效(drug treatment failure)。化疗失效是多种因素造成的,既有宿主方面的原因,也可因用药不当引起,但最主要的原因仍是肿瘤细胞本身产生抗药性。具体说明有:

(1)由于瘤细胞膜通透性改变或化疗药与携带物的异常结合。

(2)抗癌活性物质分解过程的增加或加速。

(3)某些有关的酶短少或其活力减低。

(4)合成靶酶的活力增加或由于出现新的染色体从而合成了变异的靶酶。

(5)由瘤细胞代谢变化所致的反馈机制变化。

(6)瘤细胞中所含修复酶活力的增加。

(7)瘤组织血运或血供变化。

(8)瘤细胞进入脑或睾丸等庇护所。

(9)抗肿瘤药物对瘤细胞的影响未达损害下一

代子细胞正常增殖或代谢从而由于产生异常的遗传信息而致耐药。

(10)药物之间的相互作用(拮抗或减效)。

(一)内在抗药性

内在抗药性指来源于正常组织为高表达的肿瘤,在所有活细胞中存在自发基因突变。据统计,内在抗药性细胞在肿瘤细胞群体中出现的频率为 $10^{-7}\sim10^{-5}$,而且这些突变能传到下一代。由此看出,肿瘤细胞的内在抗药性是肿瘤细胞的一个遗传特征。致癌相关肿瘤的内在抗药性与长期接触致癌剂有关。

(二)获得性抗药性

由于化疗所致,曾经使用或长期使用与抗药性产生有关的化疗,可表现为原抗药性和多药抗药性两种形式。

(三)原药抗药性

原药抗药性(primary drug resistance,PDR)的肿瘤细胞因只能破坏某一种化疗药物的代谢途径,因此一般对结构不同、作用和机制不同的某些药物不产生抗药性,即无交叉抗药性。其特点是:大部分是合成的抗代谢药物,如 MTX、5-FU 等。产生 PDR 的机制可能有:①药物转运或摄取过程障碍;②药物活化的障碍或失活;③靶酶改变;④受体改变;⑤DNA 损伤的修复;⑥基因突变和扩增。因为原药抗药性仅表现对一种化疗药物的抗药性,临床上只要避免使用这种化疗药仍可使化疗发挥有效的作用。相比之下,弄清多药抗药性的作用机制及寻找克服多药抗药性的方法更加迫切。

(四)多药抗药性

多药抗药性(multidrug resistance,MDR)是指肿瘤细胞接触了一些化疗药物之后,不但对治疗产生抗药性,而且对其他结构及作用机制不同的药物也产生抗药性。产生 MDR 的药物多数是分子较大的天然产物,脂溶性大,这些结构各异、作用点和机制各不相同的药物之所以产生交叉抗药性,可能是药物分子量大小与 MDR 有相关关系,目前 MDR 的作用机制仍不十分清楚,但可能与下列因素有关:P-糖蛋白;MDR 的 mdr1 基因过度表现和扩增;拓扑异构酶;谷胱甘肽 S 转移酶。目前研究证实,mdr 基因产物是其中主要机制之一。MDR 细胞最主要的特点之一是,细胞内药物浓度比敏感细胞低。Juliano 从中国仓鼠卵巢 MDR 细胞膜中分离纯化出 P-糖蛋白(分子量为 170)(P-170)。敏感细胞几乎检测不出 P-170,并发现 MDR 细胞有主动排出药物的功能,随着细胞耐药倍数的增加,P-170 含量也明显增加。用分子生物学方法找出编码 P-170 的 cDNA,并由此分离鉴别出与耐药有关的 mRNA 转录这种 mRNA 的基因称作 mdr 基因。细胞中这种 mdr 的基因转录的 mRNA 越多,细胞的耐药性就越强,且 P-170 水平也越高。

(李建民 阎峻)

第二十章 抗微生物药

第一节 抗微生物药物应用总则

一、抗菌药物临床应用的基本原则

抗菌药物的应用涉及临床各科,正确合理应用抗菌药物是提高疗效、降低不良反应发生率及减少或减缓细菌耐药性发生的关键。抗菌药物临床应用是否正确、合理,基于以下两方面:有无指征应用抗菌药物;选用的品种及给药方案是否正确、合理。

二、抗菌药物治疗性应用的基本原则

(一)诊断为细菌性感染者,方有指征应用抗菌药物

根据患者的症状、体征及血、尿常规等实验室检查结果,初步诊断为细菌性感染者,以及经病原检查确诊为细菌性感染者方有指征应用抗菌药物;由真菌、结核分枝杆菌、非结核分枝杆菌、支原体、衣原体、螺旋体、立克次体及部分原虫等病原微生物所致的感染亦有指征应用抗菌药物。缺乏细菌及上述病原微生物感染的证据,诊断不能成立者,以及病毒性感染者,均无指征应用抗菌药物。

(二)尽早查明感染病原,根据病原种类及细菌药物敏感试验结果选用抗菌药物

抗菌药物品种的选用原则上应根据病原菌种类及病原菌对抗菌药物敏感或耐药,即细菌药物敏感试验(以下简称药敏)的结果而定。因此,有条件的医疗机构,住院病人必须在开始抗菌治疗前,先留取相应标本,立即送细菌培养,以尽早明确病原菌和药敏结果;门诊病人可以根据病情需要开展药敏工作。

重症患者在未获知病原菌及药敏结果前,可根据患者的发病情况、发病场所、原发病灶、基础疾病等推断最可能的病原菌,并结合当地细菌耐药状况先给予抗菌药物经验治疗,获知细菌培养及药敏结果后,对疗效不佳的患者调整给药方案。

(三)按照药物的抗菌作用特点及其体内过程特点选择用药

各种抗菌药物的药效学(抗菌谱和抗菌活性)和人体药代动力学(吸收、分布、代谢和排出过程)特点不同,因此各有不同的临床适应证。临床医师应根据各种抗菌药物的上述特点,按临床适应证正确选用抗菌药物。

(四)抗菌药物治疗方案应综合患者病情、病原菌种类及抗菌药物特点制订

根据病原菌、感染部位、感染严重程度和患者的生理、病理情况制订抗菌药物治疗方案,包括抗菌药物的选用品种、剂量、给药次数、给药途径、疗程及联合用药等。在制订治疗方案时,应遵循下列原则。

1. 品种选择 根据病原菌种类及药敏结果选用抗菌药物。

2. 给药剂量 按各种抗菌药物的治疗剂量范围给药。治疗重症感染(如败血症、感染性心内膜炎等)和抗菌药物不易达到的部位的感染(如中枢神经系统感染等),抗菌药物剂量宜较大(治疗剂量范围高限);而治疗单纯性下尿路感染时,由于多数药物尿药浓度远高于血药浓度,则可应用较小剂量(治疗剂量范围低限)。

3. 给药途径

(1)轻症感染可接受口服给药者,应选用口服吸收完全的抗菌药物,不必采用静脉或肌内注射给药。重症感染、全身性感染患者初始治疗应予以静脉给药,以确保药效;病情好转能口服时,应及早转为口服给药。

(2)抗菌药物的局部应用宜尽量避免:皮肤黏膜局部应用抗菌药物后,很少被吸收,在感染部位不能达到有效浓度,反易引起过敏反应或导致耐药菌产生,因此治疗全身性感染或脏器感染时应避免局部应用抗菌药物。抗菌药物的局部应用只限于少数情况,例如,全身给药后在感染部位难以达到治疗浓度时可加用局部给药作为辅助治疗。此情况见于治疗中枢神经系统感染时某些药物可同时鞘内给药;包裹性厚壁脓肿脓腔内注入抗菌药物,以及眼科感染的局部用药等。某些皮肤表层及口腔、阴道等黏膜表面的感染可采用抗菌药物局部应用或外用,但应避免将主要供全身应用的品种作局部用药。局部用药宜采用刺激性小、不易吸收、不易导致耐药性和不易致过敏反应的杀菌剂,青霉素类、头孢菌素类等易产生过敏反应的药物不可局部应用。氨基糖苷类等耳毒性药不可局部滴耳。

4. 给药次数 为保证药物在体内能最大地发挥药效,杀灭感染灶病原菌,应根据药代动力学和药效学相结合的原则给药。青霉素类、头孢菌素类和其他 β-内酰胺类、红霉素、克林霉素等消除半衰期短者,应每日多次给药。氟喹诺酮类、氨基糖苷类等可每日给药 1 次(重症感染者例外)。

5. 疗程 抗菌药物疗程因感染不同而异,一般宜用至体温正常、症状消退后 72~96 小时,特殊情况,妥善处理。但是,败血症、感染性心内膜炎、化脓性脑膜炎、伤寒、布鲁菌病、骨髓炎、溶血性链球菌咽炎和扁桃体炎、深部真菌病、结核病等需要较长的疗程方能彻底治愈,并防止复发。

6. 抗菌药物的联合应用要有明确指征 单一药物可有效治疗的感染,不需联合用药。仅在下列情况时有指征联合用药:

(1)原菌尚未查明的严重感染,包括免疫缺陷者的严重感染。

(2)单一抗菌药物不能控制的需氧菌及厌氧菌混合感染,2 种或 2 种以上病原菌感染。

(3)单一抗菌药物不能有效控制的感染性心内膜炎或败血症等重症感染。

(4)需长程治疗,但病原菌易对某些抗菌药物产生耐药性的感染,如结核病、深部真菌病。

(5)由于药物协同抗菌作用,联合用药时应将毒性大的抗菌药物剂量减少,如两性霉素 B 与氟胞嘧啶联合治疗隐球菌脑膜炎时,前者的剂量可适当减少,从而减少其毒性反应。联合用药时,宜选用具有协同或相加抗菌作用的药物联合,如青霉素类、头孢菌素类等其他 β-内酰胺类与氨基糖苷类联合,两性霉素 B 与氟胞嘧啶联合。联合用药通常采用 2 种药物联合,3 种及 3 种以上药物联合仅适用于个别情况,如结核病的治疗。此外,必须注意联合用药后药物不良反应将增多。

三、抗菌药物预防性应用的基本原则

(一)内科及儿科预防用药

1. 用于预防一种或两种特定病原菌入侵体内引起的感染,可能有效;如目的在于防止任何细菌入侵,则往往无效。

2. 预防在一段时间内发生的感染可能有效;长期预防用药,常不能达到目的。

3. 患者原发疾病可以治愈或缓解者,预防用药可能有效。原发疾病不能治愈或缓解者(如免疫缺陷者),预防用药应尽量不用或少用。对免疫缺陷患者,宜严密观察其病情,一旦出现感染征兆时,在送检有关标本作培养同时,首先给予经验治疗。

4. 通常不宜常规预防性应用抗菌药物的情况 普通感冒、麻疹、水痘等病毒性疾病,昏迷、休克、中毒、心力衰竭、肿瘤、应用肾上腺皮质激素等患者。

(二)外科手术预防用药

1. 外科手术预防用药目的 预防手术后切口感染,以及清洁-污染或污染手术后手术部位感染及术后可能发生的全身性感染。

2. 外科手术预防用药基本原则 根据手术野有否污染或污染可能,决定是否预防用抗菌药物。

(1)清洁手术:手术野为人体无菌部位,局部无炎症、无损伤,也不涉及呼吸道、消化道、泌尿生殖道等人体与外界相通的器官。手术野无污染,通常不需要预防用抗菌药物,仅在下列情况时可考虑预防用药:①手术范围大、时间长、污染机会增加;

②手术涉及重要脏器，一旦发生感染将造成严重后果者，如头颅手术、心脏手术、眼内手术等；③异物植入手术，如人工心瓣膜植入、永久性心脏起搏器放置、人工关节置换等；④高龄或免疫缺陷者等高危人群。

（2）清洁-污染手术：上、下呼吸道及上、下消化道、泌尿生殖道手术，或经以上器官的手术，如经口咽部大手术、经阴道子宫切除术、经直肠前列腺手术，以及开放性骨折或创伤手术。由于手术部位存在大量人体寄殖菌群，手术时可能污染手术野引致感染，故此类手术需要预防用抗菌药物。

（3）污染手术：由于胃肠道、尿路、胆道体液大量溢出或开放性创伤未经扩创等已造成手术野严重污染的手术。此类手术需预防用抗菌药物。

术前已存在细菌性感染的手术，如腹腔脏器穿孔腹膜炎、脓肿切除术、气性坏疽截肢术等，属于抗菌药物治疗性应用，不属于预防应用范畴。

（4）外科预防用抗菌药物的选择及给药方法：抗菌药物的选择视预防目的而定。为预防术后切口感染，应针对金黄色葡萄球菌（以下简称金葡菌）选用药物。预防手术部位感染或全身性感染，则需依据手术野污染或可能的污染菌种类选用，如结肠或直肠手术前应选用对大肠埃希菌和脆弱拟杆菌有效的抗菌药物。选用的抗菌药物必须是疗效肯定、安全、使用方便及价格相对较低的品种。

给药方法：接受清洁手术者，在术前 0.5～2 小时内给药，或麻醉开始时给药，使手术切口暴露时局部组织中已达到足以杀灭手术过程中入侵切口细菌的药物浓度。如果手术时间超过 3 小时，或失血量大（>1500ml），可手术中给予第 2 剂。抗菌药物的有效覆盖时间应包括整个手术过程和手术结束后 4 小时，总的预防用药时间不超过 24 小时，个别情况可延长至 48 小时。手术时间较短（<2 小时）的清洁手术，术前用药一次即可。接受清洁-污染手术者的手术时预防用药时间亦为 24 小时，必要时延长至 48 小时。污染手术可依据患者情况酌量延长。对手术前已形成感染者，抗菌药物使用时间应按治疗性应用而定。

四、抗菌药物在特殊病理、生理状况患者中应用的基本原则

（一）肾功能减退患者抗菌药物的应用

1. 基本原则　许多抗菌药物在人体内主要经肾排出，而某些抗菌药物具有肾毒性。肾功能减退感染患者应用抗菌药物的原则如下：

（1）尽量避免使用肾毒性抗菌药物，确有应用指征时，必须调整给药方案。

（2）根据感染的严重程度、病原菌种类及药敏试验结果等选用无肾毒性或肾毒性低的抗菌药物。

（3）根据患者肾功能减退程度及抗菌药物在人体内排出途径调整给药剂量和方法。

2. 抗菌药物的选用及给药方案调整　根据抗菌药物体内过程特点及其肾毒性，肾功能减退时抗菌药物的选用有以下几种情况：

（1）主要由肝胆系统排泄或由肝脏代谢，或经肾脏和肝胆系统同时排出的抗菌药物用于肾功能减退者，维持原治疗量或剂量略减。

（2）主要经肾排泄，药物本身并无肾毒性，或仅有轻度肾毒性的抗菌药物，肾功能减退者可应用，但剂量需适当调整。

（3）肾毒性抗菌药物避免用于肾功能减退者，如确有指征使用该类药物时，需进行血药浓度监测，据以调整给药方案，达到个体化给药；也可按照肾功能减退程度（以内生肌酐清除率为准）减量给药，疗程中需严密监测患者肾功能。具体见表 20-1。

表 20-1　肾功能减退感染患者抗菌药物的应用

抗菌药物					肾功能减退时的应用
红霉素、阿奇霉素等大环内酯类	氨苄西林	头孢哌酮	氨苄西林/舒巴坦	氯霉素	可应用，按原治疗量或略减量
	阿莫西林	头孢曲松	阿莫西林/克拉维酸	两性霉素B	
	哌拉西林	头孢噻肟	替卡西林/克拉维酸	异烟肼	
利福平	美洛西林	头孢哌酮钠/舒巴坦钠	哌拉西林/三唑巴坦	甲硝唑	

续表

抗菌药物					肾功能减退时的应用
克林霉素	苯唑西林		伊曲康唑口服液		
多西环素					
青霉素	头孢氨苄	头孢唑肟	氧氟沙星	磺胺甲噁唑	可应用,治疗量需减少
羧苄西林	头孢拉定	头孢吡肟	左氧氟沙星	甲氧苄啶	
阿洛西林	头孢呋辛	氨曲南	加替沙星	氟康唑	
头孢唑啉	头孢西丁	亚胺培南/西司他丁	环丙沙星	吡嗪酰胺	
头孢噻吩	头孢他啶	美罗培南			
庆大霉素	万古霉素				避免使用,确有指征应用者调整给药方案*
妥布霉素	去甲万古霉素				
奈替米星	替考拉宁				
阿米卡星	氟胞嘧啶				
卡那霉素	伊曲康唑静脉注射剂				
链霉素					
四环素	呋喃妥因	特比萘芬			不宜选用
土霉素	萘啶酸				

注:*需进行血药浓度监测,或按内生肌酐清除率(也可自血肌酐值计算获得)调整给药剂量或给药间期。

(二)肝功能减退患者抗菌药物的应用

肝功能减退时抗菌药物的选用及剂量调整需要考虑肝功能减退对该类药物体内过程的影响程度,以及肝功能减退时该类药物及其代谢物发生毒性反应的可能性(表20-2)。由于药物在肝脏代谢过程复杂,不少药物的体内代谢过程尚未完全阐明,根据现有资料,肝功能减退时抗菌药物的应用有以下几种情况。

表20-2 肝功能减退感染患者抗菌药物的应用

抗菌药物				肝功能减退时的应用
青霉素	庆大霉素	万古霉素	氧氟沙星	按原治疗量应用
头孢唑啉	妥布霉素	去甲万古霉素	左氧氟沙星	
头孢他啶	阿米卡星等氨基糖苷类	多粘菌素	环丙沙星	
			诺氟沙星	
哌拉西林	头孢噻吩	红霉素	甲硝唑	严重肝病时减量慎用
阿洛西林	头孢噻肟	克林霉素	氟罗沙星	
美洛西林	头孢曲松		氟胞嘧啶	
羧苄西林	头孢哌酮		伊曲康唑	
林可霉素	培氟沙星	异烟肼*		肝病时减量慎用
红霉素酯化物	两性霉素B	磺胺药		肝病时避免应用
四环素类	酮康唑			
氯霉素	咪康唑			
利福平	特比萘芬			

注:*活动性肝病时避免应用。

1. 主要由肝脏清除的药物,肝功能减退时清除明显减少,但并无明显毒性反应发生,肝病时仍可正常应用,但需谨慎,必要时减量给药,治疗过程中需严密监测肝功能。红霉素等大环内酯类(不包括酯化物)、林可霉素、克林霉素属于此类。

2. 药物主要经肝脏或有相当量经肝脏清除或代谢,肝功能减退时清除减少,并可导致毒性反应的发生,肝功能减退患者应避免使用此类药物,氯霉素、利福平、红霉素酯化物等属于此类。

3. 药物经肝、肾两途径清除,肝功能减退者药物清除减少,血药浓度升高,同时有肾功能减退的患者血药浓度升高尤为明显,但药物本身的毒性不大。严重肝病患者,尤其肝、肾功能同时减退的患者在使用此类药物时需减量应用。经肾、肝两途径排出的青霉素类、头孢菌素类均属于此种情况。

4. 药物主要由肾排泄,肝功能减退者不需调整剂量。氨基糖苷类抗生素属于此类。

(三)老年患者抗菌药物的应用

由于老年人组织器官呈生理性退行性变,免疫功能也见减退,一旦罹患感染,在应用抗菌药物时需注意以下事项。

1. 老年人肾功能呈生理性减退,按一般常用量接受主要经肾排出的抗菌药物时,由于药物自肾排出减少,导致在体内积蓄,血药浓度增高,容易有药物不良反应的发生。因此老年患者,尤其是高龄患者接受主要自肾排出的抗菌药物时,应按轻度肾功能减退情况减量给药,可用正常治疗量的1/2~2/3。青霉素类、头孢菌素类和其他β-内酰胺类的大多数品种即属于此类情况。

2. 老年患者宜选用毒性低并具有杀菌作用的抗菌药物,青霉素类、头孢菌素类等β-内酰胺类为常用药物。毒性大的氨基糖苷类、万古霉素、去甲万古霉素等药物应尽可能避免应用,有明确应用指征时在严密观察下慎用,同时应进行血药浓度监测,据此调整剂量,使给药方案个体化,以达到用药安全、有效的目的。

(四)新生儿患者抗菌药物的应用

新生儿期一些重要器官尚未完全发育成熟,在此期间其生长发育随日龄增加而迅速变化,因此新生儿感染使用抗菌药物时需注意以下事项。

1. 新生儿期肝、肾均未发育成熟,肝酶的分泌不足或缺乏,肾清除功能较差,因此新生儿感染时应避免应用毒性大的抗菌药物,包括主要经肾排泄的氨基糖苷类、万古霉素、去甲万古霉素等,以及主要经肝代谢的氯霉素。确有应用指征时,必须进行血药浓度监测,据此调整给药方案,个体化给药,以确保治疗安全有效。不能进行血药浓度监测者,不可选用上述药物。

2. 新生儿期避免应用或禁用可能发生严重不良反应的抗菌药物(表20-3)。可影响新生儿生长发育的四环素类、喹诺酮类禁用,可导致脑性核黄疸及溶血性贫血的磺胺类药和呋喃类药避免应用。

表20-3 新生儿应用抗菌药物后可能发生的不良反应

抗菌药物	不良反应	发生机制
氯霉素	灰婴综合征	肝酶不足,氯霉素与其结合减少,肾排泄功能差,使血游离氯霉素浓度升高
磺胺药	脑性核黄疸	磺胺药替代胆红素与蛋白的结合位置不明
喹诺酮类	软骨损害(动物)	
四环素类	齿及骨骼发育不良,牙齿黄染	药物与钙络合沉积在牙齿和骨骼中
氨基糖苷类	肾、耳毒性	肾清除能力差,药物浓度个体差异大,致血药浓度升高
万古霉素	肾、耳毒性	同氨基糖苷类
磺胺药及呋喃类	溶血性贫血	新生儿红细胞中缺乏葡萄糖-6-磷酸脱氢酶

3. 新生儿期由于肾功能尚不完善,主要经肾排出的青霉素类、头孢菌素类等β-内酰胺类药物需减量应用,以防止药物在体内蓄积导致严重中枢神经系统毒性反应的发生。

4. 新生儿的体重和组织器官日益成熟,抗菌药物在新生儿的药代动力学亦随日龄增长而变化,因此使用抗菌药物时应按日龄调整给药方案。

（五）小儿患者抗菌药物的应用

小儿患者在应用抗菌药物时应注意以下几点：

1. 氨基糖苷类抗生素　该类药物有明显耳、肾毒性，小儿患者应尽量避免应用。临床有明确应用指征且又无其他毒性低的抗菌药物可供选用时，方可选用该类药物，并在治疗过程中严密观察不良反应。有条件者应进行血药浓度监测，根据其结果个体化给药。

2. 万古霉素和去甲万古霉素　该类药物也有一定肾、耳毒性，小儿患者仅在有明确指征时方可选用。在治疗过程中应严密观察不良反应，并应进行血药浓度监测，个体化给药。

3. 四环素类抗生素　可导致牙齿黄染及牙釉质发育不良。不可用于8岁以下小儿。

4. 喹诺酮类抗菌药　由于对骨骼发育可能产生不良影响，该类药物避免用于18岁以下未成年人。

（六）妊娠期和哺乳期患者抗菌药物的应用

1. 妊娠期患者抗菌药物的应用　妊娠期抗菌药物的应用需考虑药物对母体和胎儿两方面的影响：

（1）对胎儿有致畸或明显毒性作用者，如四环素类、喹诺酮类等，妊娠期避免应用。

（2）对母体和胎儿均有毒性作用者，如氨基糖苷类、万古霉素、去甲万古霉素等，妊娠期避免应用；确有应用指征时，须在血药浓度监测下使用，以保证用药安全有效。

（3）药毒性低，对胎儿及母体均无明显影响，也无致畸作用者，妊娠期感染时可选用。青霉素类、头孢菌素类等β-内酰胺类和磷霉素等均属于此种情况。

美国食品药品管理局（FDA）按照药物在妊娠期应用时的危险性分为A、B、C、D、X类，可供药物选用时参考（表20-4）。

表20-4　抗微生物药在妊娠期应用时的危险性分类

FDA分类	抗微生物药			
A类：在孕妇中研究证实无危险性				
B类：动物中研究无危险性，但人类研究资料不充分，或对动物有毒性，但人类研究无危险性	青霉素类 头孢菌素类 青霉素类＋ β内酰胺酶抑制剂 氨曲南 美罗培南 厄他培南	红霉素 阿奇霉素 克林霉素 磷霉素	两性霉素B 特比萘芬 利福布丁 乙胺丁醇	甲硝唑 呋喃妥因
C类：动物研究显示毒性，人体研究资料不充分，但用药时可能患者的受益大于危险性	亚胺培南/西司他丁 氯霉素 克拉霉素 万古霉素	氟康唑 伊曲康唑 酮康唑 氟胞嘧啶	磺胺药/甲氧苄啶 氟喹诺酮类 利奈唑胺	乙胺嘧啶 利福平 异烟肼 吡嗪酰胺
D类：已证实对人类有危险性，但仍可能受益多	氨基糖苷类	四环素类		
X类：对人类致畸，危险性大于受益	奎宁	乙硫异烟胺	利巴韦林	

注：（1）妊娠期感染时用药可参考表中分类，以及用药后患者的受益程度及可能的风险，充分权衡后决定。

A类：妊娠期患者可安全使用；B类：有明确指征时慎用；C类：在确有应用指征时，充分权衡利弊决定是否选用；D类：避免应用，但在确有应用指征，且患者受益大于可能的风险时严密观察下慎用；X类：禁用。

（2）妊娠期患者接受氨基糖苷类、万古霉素、去甲万古霉素、氯霉素、磺胺药、氟胞嘧啶时，必须进行血药浓度监测，据以调整给药方案。

2. 哺乳期患者抗菌药物的应用　哺乳期患者接受抗菌药物后，药物可自乳汁分泌，通常母乳中药物含量不高，不超过哺乳期患者每日用药量的1%；少数药物乳汁中分泌量较高，如氟喹诺酮类、四环素类、大环内酯类、氯霉素、磺胺甲噁唑、甲氧苄啶、甲硝唑等。青霉素类、头孢菌素类等 β-内酰胺类和氨基糖苷类等在乳汁中含量低。然而无论乳汁中药物浓度如何，均存在对乳儿潜在的影响，并可能出现不良反应，如氨基糖苷类抗生素可导致乳儿听力减退；氯霉素可致乳儿骨髓抑制；磺胺甲噁唑等可致核黄疸、溶血性贫血；四环素类可致乳齿黄染；青霉素类可致过敏反应等。因此，治疗哺乳期患者时应避免选用氨基糖苷类、喹诺酮类、四环素类、氯霉素、磺胺药等。哺乳期患者应用任何抗菌药物时，均宜暂停哺乳。

五、抗菌药物在骨科中的应用

无论是开放性骨创伤还是有内固定或假体植入的清洁手术，一般均需要进行抗菌药物预防性应用，而发生感染时应用抗菌药物进行治疗是必不可少的。

（一）抗菌药物在骨科中的预防应用

根据术野污染的程度，骨科手术切口分为3类。Ⅰ类是指无污染切口（清洁切口），常见有闭合性骨折、脱位的切开复位内固定，退行性疾病如颈椎病、腰椎管狭窄的椎板减压术，髋膝骨关节炎的人工关节置换术，先天或后天畸形的矫正术等。Ⅱ类是指存在可疑或潜在污染的切口（清洁/污染切口），常见于合并有盆腔脏器损伤的骨盆骨折的切开复位内固定，累及胸腹腔脏器的脊柱或骨盆肿瘤切除术，人工关节术后的假体松动等。Ⅲ类是指存在污染或感染的切口（污染/污秽切口），常见有开放性骨折、脱位的切开复位内固定，脊柱结核、化脓性关节炎、骨髓炎的病灶清除术，累及胸腹腔脏器的脊柱或骨盆肿瘤切除术，人工关节术后假体的感染性松动等。

清洁手术一般无需预防应用抗菌药物，但下列情况可以考虑预防应用：手术范围大、时间长、污染机会增加；异物植入手术，如人工心瓣膜植入、永久性心脏起搏器放置、人工关节置换等；高龄或免疫缺陷者等高危人群。需要注意的是，由于骨科手术常需使用金属或其他材料的内固定器材，一旦出现感染，微生物易寄存于内固定物或假体周围以规避药物的作用。因此，即便是Ⅰ类切口的手术，也需要进行预防使用抗生素。选药原则上应根据手术切口类型选择广谱有效的杀菌剂，能覆盖手术切口感染大多数病原菌。骨科清洁手术应针对金黄色葡萄球菌、凝固酶阴性葡萄球菌进行预防用药，应首选一代、二代头孢菌素。对于 β-内酰胺类药物过敏的患者，可选择克林霉素，克林霉素不仅对革兰阳性菌有效且对厌氧菌也有效，骨组织浓度高，因此对于预防骨科感染有一定优势。如果本地区MRSA流行，可选用万古霉素进行预防给药。可能污染切口（Ⅱ类切口）应预防性应用抗菌药物。污染手术需预防用抗菌药物，如术前已存在细菌性感染的手术，属于抗菌药物治疗性应用，不属于预防应用范畴。

接受清洁手术者，在术前0.5～2小时内给药，或麻醉开始时给药，使手术切口暴露时局部组织中已达到足以杀灭手术过程中入侵切口细菌的药物浓度。如果手术时间超过3小时，或失血量大（>1500ml），可手术中给予第2剂。抗菌药物的有效覆盖时间应包括整个手术过程和手术结束后4小时，总的预防用药时间不超过24小时，个别情况可延长至48小时。手术时间较短（<2小时）的清洁手术，术前用药一次即可。接受清洁-污染手术者的手术时预防用药时间亦为24小时，必要时延长至48小时。污染手术可依据患者情况酌量延长。对手术前已形成感染者，抗菌药物使用时间应按治疗性应用而定。

（二）抗菌药物在骨科中的治疗性应用

有明确的骨科感染时，应尽早进行有针对性的抗菌药物治疗，即尽早查清感染菌的药敏特征，选择最敏感的药物。而及时手术清除坏死的骨与软组织是发挥抗菌药物治疗效果的前提。

经验治疗应根据病人的临床症状，考虑最为可能的致病菌进行治疗。用药原则应选择广谱、杀菌的抗生素，但慢性骨髓炎不推荐经验治疗而应结合细菌培养和药敏结果进行目标治疗。

对于需氧革兰阳性球菌，可选青霉素类，一代、二代头孢菌素（如头孢唑啉、头孢拉定、头孢呋辛等），上述几种药物主要对甲氧西林敏感的葡萄球菌、凝固酶阴性的表皮葡萄球菌有效，由于药物半衰期较短，一般每日应分多次给药；对MRSA则应首选万古霉素、替考拉宁或利奈唑胺。

对于革兰阴性杆菌，可选用青霉素类、三代头孢菌素、喹诺酮类药物。其中,三代头孢菌素以头孢曲松的半衰期最长,约 8 小时,可每日 1 次给药;头孢哌酮和头孢曲松均为肝、肾双通道代谢,对于肝、肾功能受损的患者可选用,哌拉西林、头孢他啶对铜绿假单胞菌作用强;喹诺酮类药物由于在我国应用较多,因此,耐药性相对较高,选择时要注意参照细菌培养和药敏结果。

对于混合菌感染,可以联合用药。选择药物时,应注意药物之间的相互作用和抗菌谱覆盖。最好具有协同作用,以达到最佳疗效,如 β-内酰胺类与氨基糖苷类合用治疗铜绿假单胞菌感染,可产生协同杀菌作用;三代头孢加硝基咪唑类药物可使抗菌谱覆盖革兰阴性菌和厌氧菌等。

(三) 抗菌药物在骨科的局部应用

抗生素局部使用是否合适,目前尚存在争议。一方面,局部使用抗生素能使感染部位的浓度较高,而血药浓度相对较低,从而减少全身用药所引起的不良反应;另一方面,局部使用有可能引起细菌耐药性的增加。局部应用抗生素应遵循以下原则:变态反应率低;良好的组织相容性;广谱、敏感、耐药性低;全身副作用小;不影响伤口愈合;抗生素稳定性;水溶性高。抗生素骨水泥所使用的抗菌药物应耐热,因为骨水泥在混合时需释放一定的热量。同时,抗生素的浓度应控制在 5% 左右,以免影响骨水泥的强度。可与骨水泥同用的抗生素包括庆大霉素、万古霉素和利福平等。

局部应用抗菌药物的方式包括:伤口区单次给药;伤口区置管持续滴注;抗生素株链置入;抗生素骨水泥局部应用等。其中,抗生素株链置入和抗生素骨水泥局部应用技术近年来研究和应用较多,可用于全关节置换术后感染的预防和治疗,严重的开放性骨折处理中感染的预防及用于治疗各种急慢性骨髓炎及感染性骨不连、骨缺损等。

总之,抗菌药物在骨科感染的防治中发挥着重要的作用,要依照抗菌药物临床使用的原则进行用药,还要注意个体化用药,注意无菌操作和局部坏死组织清除等综合措施对防治感染的作用。

(孙福生　周东生)

第二节　抗生素

抗生素为某些微生物的代谢产物或其半合成的衍生物,在小剂量情况下能抑制微生物的生长和存活,而对宿主细胞不产生严重的毒性。在临床上,抗生素不仅用于抑制病原微生物的生长,也用于大多数细菌感染性疾病的治疗。有些抗生素还具有抗肿瘤活性、免疫抑制和刺激植物生长的作用。抗生素应用不仅限于医疗,而且还用于农业、畜牧和食品工业方面。抗生素种类繁多,结构复杂,以化学结构分为 β-内酰胺类、四环素类、氨基糖苷类、大环内酯类等。

一、青霉素类

注射用青霉素钠　Benzylpenicillin Sodium for Injection

【成分】青霉素钠。

【性状】本品为白色结晶性粉末。

【药代动力学】肌内注射后,0.5 小时达到血药峰浓度(C_{max}),肌内注射 100 万 U(600mg)的峰浓度为 20000U/L(12mg/L)。新生儿按体重肌注青霉素 2.5 万 U/kg(15mg/kg),经 0.5~1 小时后,平均血药浓度约为 22mg/L,12 小时后即降至 9.6~19.2mg/L。成人每 2 小时静脉注射本品 200 万 U 或每 3 小时注射 300 万 U,平均血药浓度约为 19.2mg/L。于 5 分钟内静脉注射 500 万 U(3g)青霉素,给药后 5 分钟和 10 分钟的平均血药浓度为 400mg/L 和 273mg/L,1 小时即降至 45mg/L,4 小时仅有 3.0mg/L。

本品广泛分布于组织、体液中。胸、腹腔和关节腔液中浓度约为血清浓度的 50%。本品不易透入眼、骨组织、无血供区域和脓腔中,易透入有炎症的组织。青霉素可通过胎盘,除在妊娠前 3 个月羊水中青霉素浓度较低外,一般在胎儿和羊水中皆可获得有效治疗浓度。本品难以透过血-脑脊液屏障，在无炎症脑脊液中的浓度仅为血药浓度的1%～3%。在有炎症的脑脊液中浓度可达同期血药浓度的5%～30%。乳汁中可含有少量青霉素，其浓度为血药浓度的5%～20%。

本品血浆蛋白结合率为45%～65%。血消除半衰期（$t_{1/2}\beta$）约为30分钟，肾功能减退者可延长至2.5～10小时，老年人和新生儿也可延长。新生儿的$t_{1/2}\beta$与体重、日龄有关，体重低于2kg者，7日和8～14日龄新生儿的$t_{1/2}\beta$分别为4.9和2.6小时；体重高于2kg者，7日和8～14日龄的$t_{1/2}\beta$则分别为2.6小时和2.1小时。

本品约19%在肝内代谢。肾功能正常情况下，约75%的给药量于6小时内自肾脏排出。青霉素主要通过肾小管分泌排泄，在健康成年人经肾小球滤过排泄者仅占10%左右；但在新生儿，青霉素则主要经肾小球滤过排泄。亦有少量青霉素经胆道排泄，肌内注射600mg青霉素后2～4小时胆汁中浓度达到峰值，为10～20mg/L。由于青霉素在被肠道细菌所产青霉素酶破坏，故粪便中不含或仅含少量青霉素。血液透析可清除本品，而腹膜透析则不能。

【药理毒理】青霉素对溶血性链球菌等链球菌属，肺炎链球菌和不产青霉素酶的葡萄球菌具有良好的抗菌作用。对肠球菌有中等度抗菌作用，淋病奈瑟菌、脑膜炎奈瑟菌、白喉棒状杆菌、炭疽芽孢杆菌、牛型放线菌、念珠状链杆菌、李斯特菌、钩端螺旋体和梅毒螺旋体对本品敏感。本品对流感嗜血杆菌和百日咳鲍特菌亦具有一定抗菌活性，其他革兰阴性需氧菌或兼性厌氧菌对本品敏感性差。本品对梭状芽孢杆菌属、消化链球菌厌氧菌及产黑色素拟杆菌等具有良好抗菌作用，对脆弱拟杆菌的抗菌作用差。青霉素通过抑制细菌细胞壁合成而发挥杀菌作用。

【适应证】青霉素适用于敏感细菌所致各种感染，如脓肿、菌血症、肺炎和心内膜炎等。其中青霉素为以下感染的首选药物：溶血性链球菌感染，如咽炎、扁桃体炎、猩红热、丹毒、蜂窝织炎和产褥热等；肺炎链球菌感染，如肺炎、中耳炎、脑膜炎和菌血症等；不产青霉素酶葡萄球菌感染；炭疽；破伤风、气性坏疽等梭状芽孢杆菌感染；梅毒（包括先天性梅毒）；钩端螺旋体病；回归热；白喉；青霉素与氨基糖苷类药物联合用于治疗草绿色链球菌心内膜炎。

青霉素亦可用于治疗：流行性脑脊髓膜炎、放线菌病、淋病、奋森咽峡炎、莱姆病、多杀巴斯德菌感染、鼠咬热、李斯特菌感染、除脆弱拟杆菌以外的许多厌氧菌感染。

风湿性心脏病或先天性心脏病患者进行口腔、牙科、胃肠道或泌尿生殖道手术和操作前，可用青霉素预防感染性心内膜炎发生。

【用法用量】（1）肌内注射：每50万U青霉素钠溶解于1ml灭菌注射用水，超过50万U则需加灭菌注射用水2ml，不应以氯化钠注射液为溶剂。

成人每日80万～200万U，分3～4次给药。

儿童,小儿：按体重计，2.5万U/kg，每12小时给药1次。

新生儿（足月产）：每次按体重计，5万U/kg，肌内注射给药；出生第1周每12小时1次，1周以上者每8小时1次，严重感染者每6小时1次。

早产儿：每次按体重计，3万U/kg，出生第1周每12小时1次，2～4周者每8小时1次；以后每6小时1次。

（2）静脉滴注：给药速度不能超过每分钟50万U，以免发生中枢神经系统毒性反应。

成人，每日200万～2000万U，分2～4次给药。

儿童,小儿：每日按体重5万～20万U/kg，分2～4次给药。

新生儿（足月产）：同肌内注射。

早产儿：同肌内注射。

（3）肾功能减退者：轻、中度肾功能损害者使用常规剂量不需减量，严重肾功能损害者应延长给药间隔或调整剂量。当内生肌酐清除率为10～50ml/分钟时，给药间期自8小时延长至8～12小时或给药间期不变，剂量减少25%；内生肌酐清除率小于10ml/分钟时，给药间期延长至12～18小时或每次剂量减至正常剂量的25%～50%而给药间期不变。

【不良反应】（1）过敏反应：青霉素过敏反应较常见，包括荨麻疹等各类皮疹、白细胞减少、间质性肾炎、哮喘发作等和血清病型反应；过敏性休克偶见，一旦发生，必须就地抢救，予以保持气道畅通、吸氧及使用肾上腺素、糖皮质激素等治疗措施。

(2)毒性反应：少见，但静脉滴注大剂量本品或鞘内给药时，可因脑脊液药物浓度过高导致抽搐、肌肉阵挛、昏迷及严重精神症状等（青霉素脑病）。此种反应多见于婴儿、老年人和肾功能不全患者。

(3)赫氏反应和治疗矛盾：用青霉素治疗梅毒、钩端螺旋体病等疾病时，可由于病原体死亡导致症状加剧，称为赫氏反应。治疗矛盾也见于梅毒患者，系治疗后梅毒病灶消失过快，而组织修补相对较慢或病灶部位纤维组织收缩，妨碍器官功能所致。

(4)二重感染：可出现耐青霉素金葡菌、革兰阴性杆菌或念珠菌等二重感染。

(5)应用大剂量青霉素钠可因摄入大量钠盐而导致心力衰竭。

【禁忌证】有青霉素类药物过敏史或青霉素皮肤试验阳性患者禁用。

【注意事项】(1)应用本品前需详细询问药物过敏史并进行青霉素皮肤试验，皮试液为每毫升含500U青霉素，皮内注射0.05～0.1ml，经20分钟后，观察皮试结果，呈阳性反应者禁用。必须使用者脱敏后应用，应随时做好过敏反应的急救准备。

(2)对一种青霉素过敏者，可能对其他青霉素类药物、青霉胺过敏，有哮喘、湿疹、枯草热、荨麻疹等过敏性疾病患者应慎用本品。

(3)青霉素水溶液在室温不稳定，20U/ml青霉素溶液30℃放置24小时效价下降56%，青霉烯酸含量增加200倍，因此应用本品须新鲜配制。

(4)大剂量使用本品时应定期检测电解质。

(5)对诊断的干扰：①应用青霉素期间，以硫酸铜法测定尿糖时可能出现假阳性，而用葡萄糖酶法则不受影响；②静脉滴注本品可出现血钠测定值增高；③本品可使血清丙氨酸氨基转移酶或门冬氨酸氨基转移酶升高。

【孕妇及哺乳期妇女用药】动物生殖试验未发现本品引起胎儿损害。但尚未在孕妇中进行严格对照试验以除外这类药物对胎儿的不良影响，所以孕妇应仅在确有必要时使用本品。少量本品从乳汁中分泌，哺乳期妇女用药时宜暂停哺乳。

【药物相互作用】(1)氯霉素、红霉素、四环素类、磺胺类可干扰本品的活性，故本品不宜与这些药物合用。

(2)丙磺舒、阿司匹林、吲哚美辛、保泰松和磺胺药减少青霉素的肾小管分泌而延长本品的血清半衰期。青霉素可增强华法林的抗凝作用。

(3)本品与重金属，特别是铜、锌、汞呈配伍禁忌。

(4)青霉素静脉输液中加入头孢噻吩、林可霉素、四环素、万古霉素、琥乙红霉素、两性霉素B、去甲肾上腺素、间羟胺、苯妥英钠、盐酸羟嗪、丙氯拉嗪、异丙嗪、维生素B族、维生素C族等后将出现混浊。

(5)本品与氨基糖苷类抗生素同瓶滴注，可导致两者抗菌活性降低，因此不能置同一容器内给药。

【药物过量】主要表现是中枢神经系统不良反应，应及时停药并给予对症、支持治疗。血液透析可清除青霉素。

【规格】0.12g(20万U)；0.24g(40万U)；0.48g(80万U)；0.6g(100万U)；0.96g(160万U)；2.4g(400万U)。

【贮藏】密闭，凉暗干燥处保存。

青霉素V钾分散片　Phenoxymethylpenicillin Potassium Tablets

【商品名】邦宁沙吉。

【适应证】主要用于对青霉素G敏感菌株的轻、中度感染，如上呼吸道感染、猩红热、支气管炎、肺炎、丹毒、蜂窝织炎等。也可作为风湿热复发和感染性心内膜炎的预防用药。

【禁忌证】有青霉素、头孢菌素类药物过敏史者禁用。

【用法用量】加入温水内分散后口服。成人及12岁以上患者推荐量为：链球菌感染每次125～250mg，每6～8小时1次，疗程10天。肺炎球菌感染每次250～500mg，每6小时1次，疗程至热退后至少2天。葡萄球菌感染、螺旋体感染（奋森咽峡炎）每次250～500mg，每6～8小时1次。预防风湿热复发每次250mg，每日2次。预防心内膜炎时，拔牙或上呼吸道手术前1小时口服2g，6小时后再服1g（体重27kg以下儿童剂量减半）。12岁以下儿童：每日15～56mg/kg，分3～6次服用。

【规格】0.25g(40万U)。

【包装】纸盒，铝塑起泡包装，每包装12片。

注射用苯唑西林钠 Oxacillin Sodium for Injection

【适应证】本品仅适用于治疗产青霉素酶葡萄球菌感染,包括败血症、心内膜炎、肺炎和皮肤、软组织感染等。也可用于化脓性链球菌或肺炎球菌与耐青霉素葡萄球菌所致的混合感染。

【禁忌证】有青霉素类药物过敏史者或青霉素皮肤试验阳性患者禁用。

【用法用量】本品供肌内注射时,每 0.5g 加灭菌注射用水 2.8ml。肌肉注射,成人每日 4~6g,分 4 次给药;静脉滴注,成人每日 4~8g,分 2~4 次给药,严重感染每日剂量可增加至 12g。小儿体重 40kg 以下者,每 6 小时按体重给予 12.5~25mg/kg,体重超过 40kg 者予以成人剂量。新生儿体重低于 2kg 者,日龄 1~14 天者每 12 小时按体重 25mg/kg,日龄 15~30 天者每 8 小时按体重 25mg/kg;体重超过 2kg 者,日龄 1~14 天者每 8 小时按体重 25mg/kg,日龄 15~30 天者每 6 小时按体重 25mg/kg。轻、中度肾功能减退患者不需调整剂量,严重肾功能减退患者应避免应用大剂量,以防止中枢神经系统毒性反应发生。

【规格】按 $C_{19}H_{19}N_3O_5S$ 计,0.5g。

注射用氨苄西林钠 Ampicillin Sodium for Injection

【适应证】适用于敏感菌所致的呼吸道感染、胃肠道感染、尿路感染、软组织感染、心内膜炎、脑膜炎、败血症等。

【禁忌证】有青霉素类药物过敏史者或青霉素皮肤试验阳性患者禁用。

【用法用量】成人:肌内注射,每日 2~4g,分 4 次给药;静脉滴注或注射,剂量为每日 4~8g,分 2~4 次给药。重症感染患者每日剂量可以增加至 12g,每日最高剂量为 14g。

儿童:肌内注射,每日按体重 50~100mg/kg,分 4 次给药;静脉滴注或注射每日按体重 100~200mg/kg,分 2~4 次给药。每日最高剂量为按体重 300mg/kg。

足月新生儿:按体重每次 12.5~25mg/kg,出生第 1、2 天每 12 小时 1 次,第 3 天至 2 周每 8 小时 1 次,以后每 6 小时 1 次。

早产儿:出生第 1 周、第 1~4 周和 4 周以上按体重每次 12.5~50mg/kg,分别为每 12 小时、8 小时和 6 小时 1 次,静脉滴注给药。

肾功能不全者:肌酐清除率为 10~50ml/分钟或 <10ml/分钟时,给药间期应分别延长至 6~12 小时和 12~24 小时。

氨苄西林钠溶液浓度愈高,稳定性愈差。在 5℃时 1% 氨苄西林钠溶液能保持其生物效价 7 天,但 5% 的溶液则为 24 小时。浓度为 30mg/ml 的氨苄西林钠静脉滴注液在室温放置 2~8 小时仍能至少保持其 90% 的效价,放置冰箱内则可保持其 90% 的效价至 72 小时。稳定性可因葡萄糖、果糖和乳酸的存在而降低,亦随温度升高而降低。

供肌内注射可分别溶解 125mg、500mg 和 1g 氨苄西林地 0.9~1.2ml、1.2~1.8ml 和 2.4~7.4ml 灭菌注射用水中。氨苄西林钠静脉滴注液的浓度不宜超过 30mg/ml。

【规格】按 $C_{16}H_{19}N_3O_4S$ 计,0.5g。

阿莫西林胶囊 Amoxicillin Capsules

【商品名】再林。

【适应证】(1)呼吸道感染:溶血球菌、肺炎链球菌、葡萄球菌、流感嗜血杆菌所致的中耳炎、鼻窦炎、咽炎、扁桃体炎等上呼吸道感染。肺炎双球菌、金黄色葡萄球菌、大肠杆菌引起的急性支气管炎、肺炎等下呼吸道感染。

(2)泌尿道生殖系统感染:大肠杆菌、奇异变形菌、肠球菌所致的膀胱炎、肾盂肾炎、前列腺炎等泌尿生殖系统感染。急性单纯性淋病。

(3)消化系统疾病:对 HP 感染的治愈率达 98%,与克拉霉素、兰索拉唑合用,可有效防治十二指肠幽门螺杆菌,降低消化道溃疡复发率。对伤寒、副伤寒、阑尾炎及钩端螺旋体病等亦有效。

(4)其他感染:溶血球菌、葡萄球菌、大肠杆菌等引起的皮肤及软组织感染、脑膜炎、腹膜炎、骨髓炎、中耳炎、齿龈脓肿、败血症等均可应用。

【禁忌证】有青霉素类药物过敏史者或青霉素皮肤试验阳性患者禁用。

【用法用量】口服。成人,每次 0.5g(2 粒),每日 3~4 次,一日剂量不超过 4g(16 粒)。

小儿,一日剂量按体重 20~40mg/kg,每日 3

次;3个月以下婴儿,一日剂量按体重 30mg/kg,每日 2 次。

【规格】0.25g。

注射用哌拉西林钠　Piperacillin Sodium for Injection

【适应证】适用敏感肠杆菌科细菌、铜绿假单胞菌、不动杆菌属所致的败血症、上尿路及复杂性尿路感染、呼吸道感染、胆道感染、腹腔感染、盆腔感染及皮肤、软组织感染等。哌拉西林与氨基糖苷类联合应用,亦可用于有粒细胞减少症、免疫缺陷病人的感染。

【禁忌证】有青霉素类药物过敏史者或青霉素皮肤试验阳性患者禁用。

【用法用量】本品可供静脉滴注和静脉注射。成人中度感染每日 8g,分 2 次静脉滴注;严重感染每次 3～4g,每 4～6 小时静脉滴注或注射。一日总剂量不超过 24g。

婴幼儿和 12 岁以下儿童的剂量为每日按体重 100～200mg/kg。新生儿体重低于 2kg 者,出生后第 1 周每 12 小时 50mg/kg,静脉滴注;第 2 周起 50mg/kg,每 8 小时 1 次。新生儿体重 2kg 以上者,出生后第 1 周每 8 小时 50mg/kg,静脉滴注;1 周以上者,每 6 小时 50mg/kg。

【规格】按 $C_{23}H_{27}N_5O_7S$ 计,0.5g;1.0g;2.0g。

注射用美洛西林钠　Mezlocillin Sodium for Injection

【适应证】用于大肠埃希菌、肠杆菌属、变形杆菌等革兰阴性杆菌中敏感菌株所致的呼吸系统、泌尿系统、消化系统、妇科和生殖器官等感染,如败血症、化脓性脑膜炎、腹膜炎、骨髓炎、皮肤及软组织感染及眼、耳、鼻、喉科感染。

【禁忌证】对青霉素类抗生素过敏者禁用。

【用法用量】肌内注射、静脉注射或静脉滴注。肌内注射临用前加灭菌注射用水溶解,静脉注射通常加入 5%葡萄糖氯化钠注射液或 5%～10%葡萄糖注射溶解后使用。成人,每日 2～6g,严重感染者可增至 8～12g,最大可增至 15g。儿童,按体重每日 0.1～0.2g/kg,严重感染者可增至 0.3g/kg;肌内注射每日 2～4 次,静脉滴注按需要每 6～8 小时

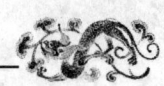

1 次,其剂量根据病情而定,严重者可每 4～6 小时静脉注射 1 次。

【规格】0.5g;1.0g;1.5g;2.0g;3.0g;4.0g。

【包装】钠钙玻璃模制注射剂瓶,1 瓶/盒。

注射用羧苄西林钠　Carbenicillin Sodium for Injection

【适应证】主要适用于系统性铜绿假单胞菌感染,如败血症、尿路感染、呼吸道感染、腹腔、盆腔感染及皮肤、软组织感染等,也可用于其他敏感肠杆菌科细菌引起的系统性感染。

【禁忌证】有青霉素类药物过敏史或青霉素皮肤试验阳性患者禁用。

【用法用量】静脉滴注和静脉注射。

(1)成人:中度感染,每日 8g,分 2～3 次肌注或静脉注射。严重感染,每日 10～30g,分 2～4 次静脉滴注或注射。

(2)儿童:中度感染,每 6 小时按体重 12.5～50mg/kg 注射。严重感染,每日按体重 100～300mg/kg,分 4～6 次注射;新生儿体重低于 2kg 者,首剂按体重 100mg/kg,出生第 1 周每 12 小时 75mg/kg,静脉滴注;出生第 2 周起 100mg/kg,每 6 小时 1 次;新生儿体重 2kg 以上者,出生第 1 周每 8 小时 75mg/kg,静脉滴注,以后每 6 小时 75mg/kg。

(3)严重肾功能不全者,每 8～12 小时静脉给药 2g 即可维持血药浓度在 100mg/L 水平;如同时伴肝功能损害,每日 2g 即可。

【规格】按 $C_{17}H_{18}N_2O_6S$ 计,1g;2g;5g。

注射用阿洛西林钠　Azlocillin Sodium for Injection

【商品名】阿乐欣。

【主要成分】本品主要成分为阿洛西林钠。其化学名称为:(2S,5R,6R)-3,3-二甲基-6-[(R)-2-(2-氧代-1-咪唑烷甲酰氨基-2-苯乙酰氨基]-7-氧代-4-硫杂-1-氮杂双环[3.2.0]庚烷-2-甲酸钠盐。分子式:$C_{20}H_{23}N_5NaO_6S$。分子量:483.47。

【性状】本品为白色或类白色粉末或疏松块状物。

【药理作用】本品为半合成青霉素,对革兰阳性

菌和阴性菌及铜绿假单胞菌均有良好的抗菌作用。与阿米卡星、庆大霉素、奈替米星合用时,可产生协同作用。

【药代动力学】本品注射后广泛分布于组织和体液中。在正常脑脊液中仅含少量,但脑膜有炎症时,脑脊液中浓度可增加。可透过胎盘进入胎儿血循环,少量随乳汁分泌。本品的剂量与药代动力学参数之间呈非线性关系。血消除半衰期($t_{1/2\beta}$)约为1小时,肾功能不全患者血消除半衰期为2~6小时。血清蛋白结合率为40%左右,尿排泄为60%~65%,胆汁排泄为5.3%。本品可为血液透析所清除。

【适应证】主要用于敏感的革兰阳性菌及阴性菌所致的各种感染及铜绿假单胞菌感染,包括败血症、脑膜炎、心内膜炎、化脓性胸膜炎、腹膜炎及下呼吸道、胃肠道、胆道、泌尿道、骨及软组织和生殖器官等感染,妇科、产科感染、恶性外耳炎、烧伤、皮肤及手术感染等。

【不良反应】类似青霉素的不良反应,主要为过敏反应(如瘙痒、荨麻疹等)。其他反应有腹泻、恶心、呕吐、发热,个别病例可见出血时间延长、白细胞减少等,电解质紊乱(高钠血症)较少见。

【注意事项】(1)用药前须做青霉素皮肤试验,阳性者禁用。

(2)交叉过敏反应:对一种青霉素类抗生素过敏者,可能对其他青霉素类抗生素也过敏。也可能对青霉素胺或头孢菌素类过敏。

(3)肾功能减退患者应适当降低用量。

(4)有哮喘、湿疹、枯草热、荨麻疹等过敏性疾病史者慎用。

(5)对诊断的干扰:①用药期间,以硫酸铜法进行尿糖测定时可出现假阳性,用葡萄糖酶法者则不受影响;②大剂量注射给药可出现高钠血症;③可使血清丙氨酸氨基转移酶或门冬氨酸氨基转移酶升高。

(6)应用大剂量时,应定期检测血清钠。

(7)静脉滴注时注意速度不宜太快。

【相互作用】(1)氯霉素、红霉素、四环素类等抗生素和磺胺药等抑菌剂可干扰本品的杀菌活性,不宜与本品合用,尤其是在治疗脑膜炎或急需杀菌剂的严重感染时。

(2)丙磺舒、阿司匹林、吲哚美辛、保泰松、磺胺药可减少本品自肾脏排泄,因此与本品合用时使其血药浓度增高,排泄时间延长,毒性也可能增加。

(3)本品与重金属,特别是铜、锌和汞呈配伍禁忌,因后者可破坏其氧化噻唑环。由锌化合物制造的橡皮管或瓶塞也可影响其活力。呈酸性的葡萄糖注射液或四环素注射液皆可破坏其活性。也可为氧化剂、还原剂或羟基化合物灭活。

(4)本品静脉输液加入头孢噻吩、林可霉素、四环素、万古霉素、琥乙红霉素、两性霉素B、去甲肾上腺素、间羟胺、苯妥英钠、盐酸羟嗪、丙氯拉嗪、异丙嗪、维生素B族、维生素C等后将出现混浊。

(5)本品可加强华法林的作用。本品与氨基糖苷类抗生素混合后,两者的抗菌活性明显减弱,因此两药不能置于同一容器内给药。

(6)本品可减慢头孢噻肟及环丙沙星自体内清除,故合用时应减少后两者的剂量。

【孕妇及哺乳期妇女用药】本品可透过胎盘进入胎儿血循环,并有少量随乳汁分泌,哺乳期妇女应用本品虽尚无发生严重问题的报告,但孕妇及哺乳期妇女应用仍须权衡利弊,因其应用后可使婴儿致敏和引起腹泻、皮疹、念球菌属感染等。

【用法用量】加入适量5%葡萄糖氯化钠注射液或5%~10%葡萄糖注射液中,静脉滴注。成人每日6~10g,严重病例可增至10~16g,一般分2~4次滴注。儿童按体重每次75mg/kg,婴儿及新生儿按体重每次100mg/kg,分2~4次滴注。

【禁忌证】对青霉素类抗生素过敏者禁用。

【贮藏】密封,干燥处保存。

【包装】抗生素玻璃瓶,12瓶/盒。

【有效期】2年。

【剂型】注射剂。

【规格】0.5g/支;1.0g/支;2.0g/支。

二、头孢菌素类

头孢氨苄片 Cefadroxil Tablets

【适应证】适用于敏感细菌所致的急性扁桃体炎、咽峡炎、中耳炎、鼻窦炎、支气管炎、肺炎等呼吸道感染、尿路感染及皮肤软组织感染等。本品为口服制剂,不宜用于严重感染。

【禁忌证】对头孢菌素过敏者及有青霉素过敏性休克或即刻反应史者禁用。

【用法用量】成人：口服，每次 0.25～0.5g（1～2 片），每日 4 次，最高剂量每日 4g（16 片）。肾功能减退的患者，应根据肾功能减退的程度，减量用药。单纯性膀胱炎、皮肤软组织感染及链球菌咽峡炎患者每 12 小时 0.5g（2 片）。

儿童：口服，每日按体重 25～50mg/kg，每日 4 次。皮肤软组织感染及链球菌咽峡炎患者，每次 12.5～50mg/kg，每日 2 次。

【规格】0.25g。

【包装】铝塑泡罩包装，6 片/板，2 板/盒。高密度聚乙烯塑料瓶包装，30 片/瓶。

注射用头孢唑啉钠 Cefazolin Sodium for Injection

【成分】本品主要成分为头孢唑啉钠。

【性状】本品为白色或类白色粉末或结晶性粉末；无臭。

【药理毒理】头孢唑啉为第一代头孢菌素，抗菌谱广。作用机制为：与细菌细胞膜上的青霉素结合蛋白结合，使转肽酶酰化，细菌生长受抑制，以致溶解死亡。除肠球菌属、耐甲氧西林葡萄球菌属外，本品对其他革兰阳性球菌均有良好抗菌活性，肺炎链球菌和溶血性链球菌对本品较敏感。白喉杆菌、炭疽杆菌、李斯特菌和梭状芽胞杆菌对本品也敏感。本品对部分大肠埃希菌、奇异变形杆菌和肺炎克雷伯菌具有良好的抗菌活性，但对金葡菌的抗菌作用较差。伤寒杆菌、志贺菌属和奈瑟菌属对本品敏感，其他肠杆菌科细菌、不动杆菌和铜绿假单胞菌耐药。产酶淋球菌对本品耐药，流感嗜血杆菌仅中度敏感。革兰阳性厌氧菌和某些革兰阴性厌氧菌对本品多敏感。脆弱拟杆菌耐药。

【药代动力学】肌内注射本品 500mg 后，经 1～2 小时达血药峰浓度（C_{max}）38mg/L（32～42mg/L），6 小时血药浓度尚可测得 7mg/L。20 分钟内静脉滴注本品 0.5g，血药峰浓度为 118mg/L，有效浓度维持 8 小时。本品难以透过血-脑脊液屏障，脑脊液中不能测出药物浓度。头孢唑啉在胸水、腹水、心包液和滑囊液中可达较高浓度。炎症渗出液中的药物浓度基本与血清浓度相等；胆汁中浓度等于或略超过同期血药浓度。胎儿血药浓度为母体血药浓度的 70%～90%，乳汁中含量低。本品蛋白结合率为 74%～86%。正常成人的血消除半衰期（$t_{1/2}\beta$）为 1.5～2 小时，老年人可延长至 2.5 小时。肾衰竭患者的 $t_{1/2}\beta$ 可延长，内生肌酐清除率为 12～17ml/分钟和低于 5ml/分钟时分别为 12 小时和 57 小时。出生 1 周内新生儿的 $t_{1/2}\beta$ 为 4.5～5 小时。本品在体内几乎不代谢；原形药通过肾小球滤过，部分通过肾小管分泌自尿中排出。24 小时内可排出给药量的 80%～90%。丙磺舒可使血药浓度约提高 30%，有效血药浓度时间延长。血液透析 6 小时后，血药浓度减少 40%～50%；腹膜透析一般不能清除本品。

【适应证】适用于治疗敏感细菌所致的支气管炎及肺炎等呼吸道感染、尿路感染、皮肤软组织感染、骨和关节感染、败血症、感染性心内膜炎、肝胆系统感染及眼、耳、鼻、喉科等感染。本品也可作为外科手术前的预防用药。本品不宜用于中枢神经系统感染。对慢性尿路感染，尤其伴有尿路解剖异常者的疗效较差。本品不宜用于治疗淋病和梅毒。

【用法用量】可静脉缓慢推注、静脉滴注或肌肉注射。

肌肉注射：临用前加灭菌注射用水或氯化钠注射液溶解后使用。也可用适量 5% 盐酸利多卡因注射液 2～3ml 溶解。

静脉注射：临用前加适量注射用水完全溶解后于 3～5 分钟静脉缓慢推注。

静脉滴注：加适量注射用水溶解后，再用氯化钠或葡萄糖注射液 100ml 稀释后静脉滴注。

成人常用剂量：每次 0.5～1g，每日 2～4 次，严重感染每日可增至 6g，分 2～4 次静脉给予。

儿童常用剂量：每日 50～100mg/kg，分 2～3 次静脉缓慢推注、静脉滴注或肌肉注射。

肾功能减退者的肌酐清除率＞50ml/分钟时，仍可按正常剂量给药。肌酐清除率为 20～50ml/分钟时，每 8 小时 0.5g；肌酐清除率为 11～34ml/分钟时，每 12 小时 0.25g；肌酐清除率＜10ml/分钟时，每 18～24 小时 0.25g。所有不同程度肾功能减退者的首次剂量为 0.5g。小儿肾功能减退者应用头孢唑啉时，先给予 12.5mg/kg，继以维持量，肌酐清除率在 70ml/分钟以上时，仍可按正常剂量给予；肌酐清除率为 40～70ml/分钟时，每 12 小时按体重 12.5～30mg/kg；肌酐清除率为 20～40ml/分钟时，每12小时按体重3.1～12.5mg/kg；肌酐清除率为5～20ml/分钟时，每24小时按体重2.5～10mg/kg。

本品用于预防外科手术后感染时，一般于术前0.5～1小时肌注或静脉给药1g，手术时间超过6小时者术中加用0.5～1g，术后每6～8小时0.5～1g，至手术后24小时止。

【不良反应】应用头孢唑啉的不良反应发生率低。静脉注射发生的血栓性静脉炎和肌内注射区疼痛均较头孢噻吩少而轻。药疹发生率为1.1%，嗜酸粒细胞增高的发生率为1.7%，单独以药物热为表现的过敏反应仅偶有报告。本品在实验动物中可产生肾小管损害。临床上本品无肝损害现象，但个别病人可出现暂时性血清氨基转移酶、碱性磷酸酶升高，肾功能减退病人应用高剂量（每日12g）的头孢唑啉时可出现脑病反应。白色念珠菌二重感染偶见。

【禁忌证】对头孢菌素过敏者及有青霉素过敏性休克或即刻反应史者，禁用本品。

【注意事项】(1)交叉过敏反应：病人对一种头孢菌素或头霉素(Cephamycin)过敏者对其他头孢菌素或头霉素也可能过敏。病人对青霉素类、青霉素衍生物或青霉胺过敏者也可能对头孢菌素或头霉素过敏。对青霉素过敏病人应用头孢菌素时临床发生过敏反应者达5%～7%；如作免疫反应测定时，则青霉素过敏病人对头孢菌素过敏者达20%。

对青霉素过敏病人应用本品时，应根据病人情况充分权衡利弊后决定。有青霉素过敏性休克或即刻反应者，不宜再选用头孢菌素类。

(2)对诊断的干扰：应用本品和其他头孢菌素的病人抗球蛋白(Coombs)试验可出现阳性；孕妇产前应用该类药物，此阳性反应也可出现于新生儿。当应用本品的病人尿中头孢类含量超过10mg/ml时，以磺基水杨酸进行尿蛋白测定可出现假阳性反应。以硫酸铜法测定尿糖可呈假阳性反应。血清丙氨酸氨基转移酶、门冬氨酸氨基转移酶、碱性磷酸酶和血尿素氮在应用本品过程中皆可升高。如采用Jaffe反应进行血清和尿肌酐值测定时可有假性增高。

(3)病人有胃肠道疾病史者，特别是溃疡性结肠炎、局限性肠炎或抗生素相关性结肠炎(头孢菌素类很少产生伪膜性结肠炎)者和有肾功能减退者，应慎用头孢菌素类。

(4)本品与庆大霉素或其他肾毒性抗生素合用，有增加肾损害的危险性；对肾功能减退病人应在减少剂量情况下谨慎使用；因本品部分在肝脏代谢，因此肝功能损害病人也应慎用。

(5)静脉滴注：将本品用灭菌注射用水、生理盐水或葡萄糖注射液溶解后使用，当静脉滴注体积超过100ml时不要用注射用水。

(6)肌肉注射：可将本品溶于已灭菌的2～3ml0.5%(W/V)利多卡因注射液内，以减轻使用时的疼痛。

(7)本品配制后请避光保存。室温保存不得超过48小时。

(8)本品常温不溶时，可置于37℃加温使其溶解。

【孕妇及哺乳期妇女用药】头孢菌素类药物可经乳汁排出，哺乳期妇女应用头孢菌素类药物虽尚无发生问题的报告，但其应用仍须权衡利弊后决定。

【儿童用药】早产儿及1个月以下的新生儿不推荐应用本品。

【老年用药】本品在老年人中半衰期较年轻人明显延长，应按肾功能适当减量或延长给药间期。

【药物相互作用】(1)本品与下列药物有配伍禁忌：硫酸阿米卡星、庆大霉素、卡那霉素、妥布霉素、新霉素、盐酸金霉素、盐酸四环素、盐酸土霉素、粘菌素甲磺酸钠、硫酸多粘菌素B、葡萄糖酸红霉素、乳糖酸红霉素、林可霉素、磺胺异噁唑、氨茶碱、可溶性巴比妥类、氯化钙、葡萄糖酸钙、盐酸苯海拉明和其他抗组胺药、利多卡因、去甲肾上腺素、间羟胺、哌甲酯、琥珀胆碱等。偶亦可能与下列药品发生配伍禁忌：青霉素、甲氧西林、琥珀酸氢化可的松钠、苯妥英钠、丙氯拉嗪(Prochlorperazine)、维生素B族和维生素C、水解蛋白。

(2)呋塞米、依他尼酸、布美他尼等强利尿药，卡氮芥、链佐星(Streptozocin)等抗肿瘤药及氨基糖苷类抗生素与本品合用，有增加肾毒性的可能。

(3)棒酸可增强本品对某些因产生β-内酰胺酶而对之耐药的革兰阴性杆菌的抗菌活性。

【规格】1.0g。

【贮藏】密闭,在凉暗(避光并不超过20℃)干燥处保存。

【包装】西林瓶装,10瓶/盒。

【有效期】24个月。

注射用头孢拉定 Cefradine for Injection

【适应证】适用于敏感菌所致的急性咽炎、扁桃体炎、中耳炎、支气管炎和肺炎等呼吸道感染、泌尿生殖道感染及皮肤软组织感染等。

【禁忌证】对头孢菌素过敏者及有青霉素过敏性休克或即刻反应史者禁用本品。

【用法用量】静脉滴注、静脉注射或肌肉注射。成人,每次0.5～1.0g,每6小时1次,一日最高剂量为8g。儿童(1周岁以上),按体重每次12.5～25mg/kg,每6小时1次。

肌酐清除率＞20ml/分钟、5～20ml/分钟或＜5ml/分钟时,剂量宜分别调整为每6小时0.5g、0.25g和每12小时0.25g。

配制肌肉注射用药时,将2ml注射用水加入0.5g装瓶内,须作深部肌肉注射。

配制静脉注射液时,将适宜的稀释液10ml分别注入0.5g装瓶内。然后再以氯化钠注射液或5%葡萄糖液作进一步稀释。

【规格】按$C_{16}H_{19}N_3O_4S$计,0.5g;1.0g。

【包装】西林瓶装,50瓶/盒。

注射用头孢硫咪 Cefathiamidine for Injection

【商品名】仙力素。

【成分】本品主要成分为头孢硫咪。

【性状】本品为白色至微黄色结晶性粉末;几乎无臭,有引湿性。

【药理毒理】(1)药理:本品对革兰阳性菌及部分阴性菌有抗菌活性,对革兰阳性球菌的作用尤强。本品体外抗菌活性试验表明,对肺炎球菌、化脓性链球菌、金黄色葡萄球菌(HSSA菌株)、表皮葡萄球菌(MSSE菌株)和卡他布兰汉菌有较强的抗菌活性,对肺炎链球菌MIC_{90}为0.25μg/ml,对化脓性链球菌MIC_{90}为0.5μg/ml,对其他3种细菌的HIC_{90}均＜8.0μg/ml;对流感嗜血杆菌亦有较强的抗菌活性,MIC_{90}为2.0μg/ml;对肠球菌亦显示有很强的体外抗菌活性,MIC_{90}为2.0μg/ml。对草绿色链球菌、溶血性链球菌、非溶血性链球菌、白喉杆菌、产气荚膜杆菌、破伤风杆菌和炭疽杆菌均有良好抗菌作用。对金黄色葡萄球菌(MRSA菌株)、表皮葡萄球菌(MRSE菌株)的体外抗菌活性不如万古霉素。本品作用机制为抑制敏感菌的细胞壁合成,从而产生杀菌作用。

(2)毒理:本品小鼠静脉注射的LD50为(1.02±0.04)g/kg,腹腔注射的LD50为(1.26±0.23)g/kg。在生殖毒性试验中,试验组小鼠的胎仔死亡率明显高于对照组($P<0.01$)。

【药代动力学】本品口服不吸收,静脉滴注1.0g后,血药峰浓度(C_{max})为(68.93±6.86)mg/L,血消除半衰期($t_{1/2}\beta$)为(1.19±0.12)小时,血药浓度-时间曲线下面积(AUC)为每小时(94.7±9.8)mg/L,12小时尿药累计排泄率为93.1±3.2%。

肌肉注射1.0g后,血药峰浓度(C_{max})为(35.12±4.34)mg/L,达峰时间(t_{max})为(0.78±0.08)小时,半衰期为(1.38±0.21)小时,血药浓度-时间曲线下面积(AUC)为每小时(85.3±8.0)mg/L。

12小时尿中药累计排泄率为84.2%±5.9%。与静脉滴注相比,其绝对生物利用度为90.3%±6.4%。本品注射后在体内组织分布广泛,以胆汁、肝、肺等处含量为高,不透过血-脑脊液屏障。在机体内几乎不代谢,主要从尿中排出,12小时尿中排出给药量的90%以上。肾功能减退患者,肌肉注射后血清半衰期延长至13.2小时,约为正常半衰期的10倍,24小时尿中仅排出给药量的3.2%,血液透析可排出给药量的20%～30%。

【适应证】用于敏感菌所引起呼吸系统、肝胆系统、五官、尿路感染及心内膜炎、败血症。

【用法用量】肌肉注射:成人,每次0.5g～1.0g,每日4次。小儿,按体重每日50～100mg/kg,分3～4次给药。

静脉注射:成人,每次2g,每日2～4次。小儿,按体重每日50～100mg/kg,分2～4次给药。

临用前加灭菌注射用水或氯化钠注射液适量溶解。

【不良反应】偶有荨麻疹、哮喘、皮肤瘙痒、寒战高热、血管神经性水肿等,偶见治疗后非蛋白氮和谷丙转氨酶升高。

【禁忌证】对头孢菌素类抗生素过敏者禁用。

【注意事项】(1)交叉过敏反应:应用本品前须详细询问头孢菌素类及青霉素类的药物过敏史,对一种头孢菌素或头霉素(Cephamycin)过敏者对其他头孢菌素或头霉素也可能过敏。对青霉素类、青霉素衍生物或青霉胺过敏者也可能对头孢菌素或头霉素过敏。对青霉素过敏病人应用头孢菌素时发生过敏反应者达5%~7%;如做免疫反应测定时,则对青霉素过敏病人对头孢菌素过敏者达20%。

(2)对青霉素过敏病人应用本品时,应根据病人情况充分权衡利弊后决定。有青霉素过敏性休克或即刻反应者,不宜再选用头孢菌素类。

(3)有胃肠道疾病史者,特别是溃疡性结肠炎、局限性肠炎或抗生素相关性结肠炎(头孢菌素类少产生伪膜性结肠炎)者应慎用。

(4)肾功能减退病人应用本品须适当减量。

(5)对诊断的干扰:应用本品的病人抗球蛋白(Coombs)试验可出现阳性;孕妇产前应用本品,此阳性反应也可出现于新生儿。

【孕妇及哺乳期妇女用药】怀孕早期应慎用。哺乳期妇女应用头孢菌素类虽尚未见发生问题的报道,其应用仍须权衡利弊。

【老年用药】老年患者肾功能减退,应用时须适当减量。

【药物相互作用】本品肌内注射合用丙磺舒1g后,12小时尿排泄量降为给药量的65.7%。

【规格】0.5g。

【贮藏】密闭,在冷暗干燥处保存。

【包装】每小盒1瓶,管制抗生素瓶装。

【有效期】暂定2年。

注射用头孢呋辛钠 Cefuroxime Sodium for Injection

【成分】本品主要成分为头孢呋辛钠(西力欣)。其化学名称为:(6R,7R)-7-[2-呋喃基(甲氧亚氨基)乙酰氨基]-3-氨基甲酰氧甲基-8-氧代-5-硫杂-1-氮杂二环[4.2.0]辛-2-烯-2-甲酸钠盐。

【性状】本品为白色至微黄色粉末,加入适量水可配制成类白色的混悬液,供肌肉注射用;或者配制成淡黄色的溶液,供静脉注射用。

【药理毒理】头孢呋辛是一种杀菌性的头孢菌素类抗生素,可抵抗大多数β-内酰胺酶,并对多种革兰阳性和革兰阴性细菌有效。

头孢呋辛对金黄色葡萄球菌包括耐青霉素的菌株(但不包括罕见的耐甲氧西林的菌株)、表皮葡萄球菌、流感嗜血杆菌、克雷伯杆菌、肠杆菌、化脓性链球菌、大肠杆菌、缓症链球菌(草绿色种)、梭状芽孢杆菌、奇异变形杆菌、雷特格变形杆菌、伤寒沙门菌、鼠伤寒沙门菌,以及其他沙门菌属、志贺菌属、奈瑟菌属(包括产β-内酰胺酶的淋病奈瑟菌)和百日咳博德特菌具有高度的活性。同时也对普通变形杆菌、摩根摩菌(以前的摩根变形杆菌)和脆弱拟杆菌具有中度活性。

头孢呋辛对以下细菌不敏感:艰难梭状芽孢菌、假单孢菌种、弯曲杆菌种、醋酸钙不动杆菌、军团杆菌,以及耐甲氧西林的金黄色葡萄球菌和表皮葡萄球菌。

头孢呋辛对以下细菌的某些菌株不敏感:粪肠球菌、摩根摩菌、普通变形杆菌、肠杆菌、枸橼酸菌种、沙雷菌种及脆弱拟杆菌。

体外试验证明,头孢呋辛与氨基糖苷类抗生素联合应用时有至少疗效添加的作用,并时有协同作用表现。

【药代动力学】头孢呋辛的峰浓度可在肌肉注射后30~45分钟出现。肌肉注射或静脉注射后的血清半衰期约为70分钟。若同时给予苯磺胺,则可延长其排泄时间,并使血清浓度升高。在给药24小时内,几乎所有的头孢呋辛以原形从尿中排出,大部分是在前6小时内排出的。其中大约有50%通过肾小管分泌,而另外50%通过肾小球滤过。在骨骼、滑液和眼房水中,头孢呋辛的浓度可超过大多数常见病原菌的最低抑菌浓度。当脑膜有炎症时,头孢呋辛可通过血-脑屏障。

【适应证】头孢呋辛是一种杀菌性的头孢菌素类抗生素,可抵抗大多数的β-内酰胺酶,并对多种革兰阳性菌和革兰阴性菌有效。在感染的细菌仍未明确或由敏感细菌引起感染时,适合用它进行治疗。另外,它可以有效地预防许多手术的术后感染。一般而言,单独使用头孢呋辛即可奏效,但在适当情况下,可与氨基糖苷类抗生素合用,或者与甲硝唑(口服,栓剂或注射)合用。

当感染是/或怀疑为需氧菌与厌氧菌的混合感

染时(如腹膜炎,吸入性肺炎,肺部、骨盆和脑部脓肿),或可能发生时(如在结肠或妇科手术中),可将头孢呋辛与甲硝唑联合使用。

对于大多数感染,使用头孢呋辛(750mg)与甲硝唑(500mg/100ml),每8小时注射1次,即可奏效。此时可用头孢呋辛/甲硝唑的成套浸剂盒。对于更严重或明确的混合性感染,建议将1.5g头孢呋辛与甲硝唑(500mg/100ml)联合使用,每8小时注射1次。用于预防手术中的感染(如结肠和妇科手术),可给予单剂量1.5g头孢呋辛联合甲硝唑注射液(500mg/100ml)治疗,或者再给予2次750mg剂量的头孢呋辛与甲硝唑治疗。

(1)呼吸道感染,如急性和慢性支气管炎、感染性支气管扩张、细菌性肺炎、肺囊肿和手术后的胸部感染。

(2)耳、鼻、喉感染,如窦炎、扁桃体炎和咽炎。

(3)尿路感染,如急慢性肾盂肾炎、膀胱炎和无症状的菌尿。

(4)软组织感染,如蜂窝织炎、丹毒、腹膜炎和伤口感染。

(5)骨骼和关节感染,如骨髓炎和脓毒性关节炎。

(6)产科及妇科感染,骨盆炎症性疾病。

(7)淋病,特别是不适宜用青霉素治疗者。

(8)其他感染,包括败血症和脑膜炎。

(9)在腹部、骨盆、矫形外科、心脏、肺、食管和血管手术,感染的危险性增加,可用本品来预防治疗。

(10)头孢呋辛的口服剂型为头孢呋辛酯。

(11)当临床需要由注射治疗改为口服治疗时,可用同一种抗生素进行序贯疗法治疗。在对肺炎和慢性支气管炎急性发作的治疗中,使用口服头孢呋辛片剂前使用适当的头孢呋辛注射剂会收到有效的治疗效果。

【用法用量】(1)肌肉注射:加1ml注射用水于250mg头孢呋辛中,或加3ml注射用水于750mg头孢呋辛中。轻轻摇匀至不透明的悬液。

(2)静脉注射:将头孢呋辛溶于注射用水中,250mg头孢呋辛至少需用2ml注射用水,750mg头孢呋辛至少需用6ml,1.5g头孢呋辛至少需用15ml。短时间的静脉滴注(如长达30分钟),则将1.5g溶于50ml注射用水中。配制成的这些溶液可直接进行静脉注射,或当病人正接受输液时,加入到输注管内。

(3)一般推荐剂量

成年人:大多数感染可用肌肉注射或静脉注射750mg,每日3次即可奏效。对于较严重的感染,应将剂量增至1.5g,每日3次头孢呋辛进行静脉注射。如果需要,肌肉注射或静脉注射的间隔时间可增至每6小时1次,则每日总量达3~6g。

患有肺炎和慢性支气管炎急性发作的成年人,每日注射2次750mg或2次1.5g头孢呋辛后有临床反应,可以继续以口服头孢呋辛片剂治疗(见"序贯疗法")。

婴儿与儿童:剂量为每日30~100mg/kg,分3次或4次给药。对于大多数感染,每日60mg/kg的剂量较为适合。

新生儿:剂量为每日30~100mg/kg,分2次或3次给药。出生数周的新生儿,其血清中头孢呋辛的半衰期可以是成人的3~5倍。

老年人:参见成年人的剂量。

(4)其他推荐剂量

淋病:一次剂量应给予1.5g。这可分为2次750mg剂量肌肉注射入不同部位,如两边臀部。

脑膜炎:头孢呋辛适合单独治疗由敏感菌导致的细菌性脑膜炎。推荐采用下列剂量:

婴儿与儿童:每日200~240mg/kg,分3~4次剂量进行静脉注射。治疗3天后如有临床改善,可将剂量减至每日100mg/kg。

新生儿:剂量应为每日100mg/kg,静脉注射。对鞘内注射无足够资料推荐剂量。

成年人:每8小时静脉注射3g。对鞘内注射无足够资料推荐剂量。

(5)预防治疗:一般剂量为静脉注射1.5g,随麻醉剂的引入而用于腹部、骨盆和矫形外科手术,附加剂量为8小时和16小时后再给予2次750mg剂量肌肉注射。在心脏、肺、食管和血管手术中,随麻醉剂的引入,一般静脉注射1.5g,以后的24~48小时内,再继续每日3次750mg剂量的肌肉注射。在全关节置换手术中,可先将1.5g头孢呋辛粉末与一袋异丁烯酸甲脂粘固粉进行干混,然后再加入液体单体。

(6)序贯疗法

肺炎：每日2次1.5g静脉或肌肉注射48～72小时。随后以每日2次500mg口服头孢呋辛片剂治疗7天。

慢性支气管炎急性发作：每日2次750mg静脉或肌肉注射48～72小时。随后以每日2次500mg口服头孢呋辛片剂治疗5～7天。

注射和口服治疗，疗程均取决于感染的严重程度及患者的临床状况。

(7)肾功能损害时剂量：头孢呋辛是由肾脏排泄的，所以与所有同类抗生素的处置方法相同。对于肾功能受损的病人，建议所采用头孢呋辛剂量应给予相应减少，以代偿较慢的排泄作用。但是只有在肌酐清除率降至20ml/分钟或以下时，才须减少剂量。对于有较明显肾功能损害的成年人(肌酐清除率10～20ml/分钟)，推荐剂量为750mg，每日2次。而对于肾功能严重损害患者(肌酐清除率＜10ml/分钟)，适宜用量为每日1次750mg。对于进行透析的病人，在每次透析结束时再给予750mg剂量。对于连续腹膜透析，适宜的剂量为每日2次750mg。在监护室进行连续动静脉血液透析或高流量血透的肾衰竭病人适合给予每日2次750mg头孢呋辛治疗。而进行低流量血透所用的剂量，参阅肾功能损害时的剂量。

头孢呋辛以酯的形式作为口服剂。这使得当临床需要时，注射治疗后可继续进行口服治疗。

【不良反应】头孢呋辛的不良反应不常发生，即使发生，也较温和且短暂。

曾报道有过敏反应，这包括皮疹(斑丘疹和荨麻疹)、药物热和十分罕见的过敏性反应。

与其他抗生素一样，长期使用可导致念珠菌等非敏感性细菌的过度生长，胃肠失调，包括在治疗中或治疗后出现的罕见的伪膜性结肠炎症状。某些病人发生血液学参数的变化，主要为血红蛋白浓度减少，嗜酸粒细胞增多，白细胞和中性粒细胞减少。

头孢菌素具有被红细胞膜吸附的倾向，并可同该药的抗体反应，产生阳性库姆斯试验结果(此现象可干扰交叉配血试验)及非常罕见的溶血性贫血。

虽然有时它会使血清肝酶或血清胆红素暂时升高，特别是对患有肝病的病人，但无损害肝脏的证据。

在肌肉注射的部位会有暂时的疼痛，剂量较大时尤其如此，但不会因此而停止治疗。静脉注射后偶然会出现血栓性静脉炎。

与其他头孢菌素相同，曾有罕见的血小板减少症。

【禁忌证】对头孢菌素类抗生素过敏者禁用。

【注意事项】(1)虽曾有交叉反应的报道，头孢菌素类抗生素一般均可安全用于对青霉素过敏的患者。但对有青霉素过敏史的病人应加以特别注意。

(2)虽然与肾功能相关的生化实验结果会发生改变，但并不具有临床意义。但对于肾功能已有损害的患者，作为预防，应对其肾功能进行监测。

(3)进行序贯疗法治疗时，将注射剂型改为口服剂型的时间取决于感染的严重程度、患者的临床状况及病原菌的敏感性。只有在病人的临床状况明显好转时，才可改为口服用药。如果在注射治疗72小时之后，病人临床状况无好转，则应重新确定病人的治疗方案。在开始序贯疗法治疗前请先参考头孢呋辛酯的有关使用说明。

(4)头孢呋辛可与大多数常用的静脉注射剂和电解溶液配伍。

(5)2.74%重量容积比的碳酸氢钠注射液BP的pH值会对混合后的溶液颜色有相当大的影响，所以不推荐用此注射液作为头孢呋辛的稀释液。但需要时，若病人正接受碳酸氢钠静脉输注，头孢呋辛可从给药系统的管中注射。

(6)头孢呋辛不得在针管中与氨基糖苷类抗生素混合。

【孕妇及哺乳期妇女用药】没有实验证据表明头孢呋辛可能会引起胚胎致病或胎儿畸形。但是正如所有药物一样，妊娠初期应谨慎使用。

头孢呋辛可从乳汁中分泌，所以哺乳母亲应用本品时应加小心。

【药物相互作用】对于合并用强效利尿剂如呋喃苯胺酸或氨基糖苷类抗生素进行治疗的病人，给予大剂量的头孢菌素类抗生素时应特别注意，因为曾有合并治疗引起肾功能损害的报告。临床经验表明，在推荐剂量范围内用药，不会产生上述问题。

头孢呋辛并不干扰检验糖尿的酶基试验。对铜还原法(本尼迪特试验、费林试验及尿糖制剂片试验)可有轻微的干扰。不过它不会像其他头孢菌素那样造成假阳性结果。

建议用葡萄糖氧化酶方法及已糖激酶方法检验使用本品病人的血液/血浆中葡萄糖浓度。此药不影响碱性苦味酸盐方法测定肌酐。

【规格】750mg/瓶(以头孢呋辛计)。

【贮藏】25℃下避光保存。本品配成溶液后,在2～8℃以下保存应不超过24小时。

【包装】玻璃瓶包装,1瓶/盒。

【有效期】2年。

头孢呋辛酯片　Cefuroxime Axetil Tablets

【商品名】西力欣。

【适应证】头孢呋辛酯适用于敏感细菌造成的感染的治疗。

(1)下呼吸道感染,如急性支气管炎及慢性支气管炎急性发作和肺炎。

(2)上呼吸道感染,包括耳、鼻、咽喉感染,如中耳炎、鼻窦炎、扁桃体炎及咽炎。

(3)生殖泌尿道感染,如肾盂肾炎、膀胱炎和尿道炎。

(4)皮肤及软组织感染,如疖病、脓皮病和脓疱病。

(5)治疗成人和12岁以上儿童的早期莱姆病,以及其后对晚期莱姆病的预防。

(6)淋病:急性无并发症的淋球菌性尿道炎和子宫颈炎。

头孢呋辛也有供胃肠道外给药的钠盐剂型(西力欣®注射剂)。在临床上需要将注射给药改为口服给药时,可以使用同一种抗生素进行序贯治疗。

在治疗肺炎和慢性支气管炎急性发作时,继最初使用西力欣®注射剂(头孢呋辛钠)后,使用适当剂量的西力欣片剂是有效的。

【禁忌证】对头孢菌素类抗生素过敏的患者禁用。

【用法用量】(1)成人:口服,每日2次,每次250mg西力欣片可有效治疗大多数感染。对轻至中度的下呼吸道感染,如支气管炎患者:每日2次,每次250mg。对较严重的下呼吸道感染或疑为肺炎的患者:每日2次,每次500mg。对泌尿道感染患者:每日2次,每次125mg的剂量通常是足够的;对肾盂肾炎患者推荐剂量为每日2次,每次250mg。对无并发症的淋病,推荐剂量为单剂口服1g。

治疗成人和12岁以上儿童的莱姆病:推荐剂量为每日2次,每次500mg,服用20天。

[序贯治疗]

肺炎:给予西力欣注射剂每日2次,每次1.5g(静脉或肌肉给药)48～72小时,然后给予西力欣片(头孢呋辛酯)每日2次,每次500mg口服,治疗7天。

慢性支气管炎急性发作:给予西力欣注射剂每日2次,每次750mg(静脉或肌肉给药)48～72小时,然后给予西力欣片(头孢呋辛酯)每日2次,每次500mg口服,治疗5～7天。

经胃肠道外和口服给药的疗程均应根据感染的严重程度和患者的临床症状确定。

(2)儿童:通常给药剂量为每日2次,每次125mg或每日2次,每次10mg/kg,每日最大剂量为250mg。对中耳炎,2岁以下儿童服用剂量通常为每日2次,每次125mg或每日2次,每次10mg/kg,每日最大剂量为250mg;2岁以上儿童服用剂量通常为每日2次,每次250mg或每日2次,每次15mg/kg,每日最大剂量为500mg。对3个月以下婴儿尚无使用本品的经验。

西力欣片不可掰碎服用。因此幼龄儿童患者服用西力欣混悬液更为适宜。

(3)老年和肾损伤患者:对有肾损伤或在接受肾透析的患者或老年患者,在每日最大服用剂量不超过1g情况下,无需采取特殊的预防措施。

通常的疗程为7天。

用餐后服用西力欣片可获得最佳的吸收效果。

【规格】250mg/片。

【包装】12片/盒。

头孢克洛干混悬剂　Cefaclor for Suspension

【适应证】适用于治疗由敏感菌株引起的感染。

(1)中耳炎:由肺炎双球菌、流感嗜血杆菌、葡萄球菌、化脓性链球菌(A组溶血性链球菌)和卡他莫拉菌引起。

(2)下呼吸道感染(包括肺炎):由山肺炎双球菌、流感嗜血杆菌、化脓性链球菌(A组溶血性链球菌)和卡他莫拉菌引起。

(3)上呼吸道感染(包括咽炎和扁桃体炎):由化脓性链球菌(A组溶血性链球菌)和卡他莫拉菌引起。

注:青霉素是治疗和预防链球菌感染(包括预防风湿热)的常用药,美国心脏协会推荐羧氨苄青霉素(Amoxicillin)作为预防牙科、口腔和上呼吸道感染引起的细菌性心内膜炎的药物,在此方面,对于颅防α溶血性链球菌感染,青霉素Ⅴ是合理的选择。一般说来,头孢克洛对于消灭鼻咽部的链球菌有效,然而,对于预防继发性风湿热或细菌性心内膜炎,目前尚无证实头孢克洛疗效的重要数据。治疗溶血性链球菌感染时,至少应给予10天的头孢克洛治疗量。

(4)尿道感染(包括肾盂肾炎和膀胱炎):由大肠杆菌、奇异变形杆菌、克雷伯杆菌属和凝固酶阴性的葡萄球菌引起。

注:头孢克洛对急性和慢性尿道感染都有效。

(5)皮肤和皮肤组织感染:由金葡球菌和化脓性链球菌(A组溶血性链球菌)引起。

(6)鼻窦炎。

(7)淋球菌性尿道炎。

注:应进行适当的组织培养和敏感性研究,以测定致病菌对头孢克洛的敏感性。

【禁忌证】对本品及其他头孢菌素类过敏者禁用。

【用法用量】口服。成人常用剂量是0.25g。每8小时1次。支气管炎和肺炎的剂量是每次0.25g,每日3次。鼻窦炎推荐剂量为每次0.25g,每日3次,共10天。较重的感染(如肺炎)或敏感性稍差的细菌引起的感染、剂量可加倍。每日4g的剂量曾在正常人安全地用了28天,但每日总量不宜超过此量。

治疗男性和女性急性淋球菌尿道炎,可给予一次3g的剂量,与丙磺舒1g合用。

【规格】0.125g(按$C_{15}H_{14}ClN_3O_4S$计)。

【包装】6袋/盒。

头孢丙烯片 Cefprozil Tablets

【商品名】施复捷。

【适应证】用于敏感菌所致的轻、中度感染。

(1)上呼吸道感染:化脓性链球菌性咽炎/扁桃体炎。

注:通常治疗和预防链球菌感染(包括预防风湿热)应选择肌肉内注射青霉素。虽然头孢丙烯一般可有效清除鼻咽部的化脓性链球菌,但目前尚无可供借鉴的头孢丙烯预防继发性风湿热的资料。

肺炎链球菌、嗜血流感菌(包括产β-内酰氨酶菌株)和卡他莫拉菌(包括产β-内酰氨酶菌株)性中耳炎和急性鼻窦炎。

(2)下呼吸道感染:由肺炎链球菌、嗜血流感杆菌(包括产β-内酰氨酶菌株)和卡他莫拉菌(包括产β-内酰氨酶菌株)引起的急性支气管炎继发细菌感染和慢性支气管炎急性发作。

(3)皮肤和皮肤软组织:金黄色葡萄球菌(包括产青霉素菌株)和化脓性链球菌引起的非复杂性皮肤和皮肤软组织感染,但脓肿通常需行外科引流排脓。

适当时应进行细菌培养和药敏试验以确定病原菌对头孢丙烯的敏感性。

【禁忌证】禁用于对头孢菌素类过敏患者。

【用法用量】口服。成人(13岁或以上)上呼吸道感染,每次0.5g,每日1次;下呼吸道感染,每次0.5g,每日2次;皮肤或皮肤软组织感染,每日0.5g,分1次或2次服用,严重病例每次0.5g,每日2次。

2~12岁儿童上呼吸道感染,按体重每次7.5mg/kg,每日2次;皮肤或皮肤软组织感染,按体重每次20mg/kg,每日1次。

6个月婴儿~12岁儿童中耳炎,按体重每次15mg/kg,每日2次;急性鼻窦炎,一般按体重每次7.5mg/kg,每日2次;严重病例,按体重每次15mg/kg,每日2次。

疗程一般7~14天,但B溶血性链球菌所致急性扁桃体炎、咽炎的疗程至少10天。

肾功能不全患者服用头孢丙烯应按下表调整剂量。

肌酐清除率(ml/分钟)	剂量(mg)	服药间隔
30～120	常用量	常规时间
0～29*	50%常用量	常规时间

注：*血液透析可清除体内部分头孢丙烯，因此应在血透完毕后服用。

肝功能受损患者无需调整剂量。

【规格】0.25g。

【包装】铝箔包装，6 片/盒或 10 片/盒。

注射用头孢孟多酯钠 Cefamandole Nafate for Injection

【适应证】适用于敏感细菌所致的肺部感染、尿路感染、胆道感染、皮肤软组织感染、骨和关节感染，以及败血症、腹腔感染等。

【禁忌证】对头孢菌素类抗生素过敏者禁用。

【用法用量】肌内注射、徐缓静脉注射(3～5 分钟)或静脉滴注。

成人一日剂量为 2.0～8.0g，分 3～4 次给药，一日最高剂量不超过 12g。皮肤感染、无并发症的肺炎和尿路感染，每 6 小时 0.5～1g 即可。

肾功能减退者可按肌酐清除率计算剂量。先予以首剂饱和量(1～2g)，以后肌酐清除率>50ml/分钟者每 6 小时给予 2g；清除率为 25～50ml/分钟和 10～25ml/分钟者，剂量分别为每 6 小时和每 12 小时 0.5g。肌酐清除率低于 10ml/分钟者每 24 小时 0.5g。

1 个月以上的婴儿和小儿，根据感染程度，一日剂量按体重 50～100mg/kg，分 3～4 次给予。

【规格】0.5g；1.0g。

注射用盐酸头孢替安 Cefotiam Hydrochloride for Injection

【商品名】替他欣。

【成分】本品主要成分为盐酸头孢替安。

【性状】本品为白色至淡黄色结晶性粉末。

【药理毒理】(1)抗菌作用：对革兰阴性菌和阳性菌都有广泛的抗菌作用。尤其对大肠杆菌、克雷伯杆菌、奇异变形杆菌、流感杆菌等，显示了更强的抗菌活性。对肠道菌属、枸橼酸菌属、吲哚阳性的普通变形杆菌、雷特格变形杆菌也显示了良好的抗菌活性。本品的抗菌作用为杀菌性。

(2)作用机制：本品的抗菌作用机制是阻碍细菌细胞壁的合成。本品对革兰阴性菌有较强的抗菌活性是因为它对细菌细胞外膜有良好的通透性和对β-内酰胺酶比较稳定，以及对青霉素结合蛋白 1B 和青霉素结合蛋白 3 亲和性高，从而增强了对细胞壁黏肽交叉联结的抑制作用所致。

【药代动力学】静脉注射本品 0.5g 后，当时血药浓度为 65mg/L，半小时后为 20mg/L。肌肉注射 0.5g 后 30 分钟达血峰浓度(C_{max})为 20mg/L。内脏器官中药物浓度以肺中为最高，在其他内脏和肌肉组织中也有一定浓度。不易进入脑脊液中。以原形自肾排泄，血消除半衰期($t_{1/2}\beta$)约为 0.5 小时。

【适应证】用于对头孢替安敏感的各种葡萄球菌、各种链球菌(肠球菌除外)、肺炎双球菌、流感嗜血杆菌、大肠杆菌、克雷伯菌属、枸橼酸杆菌、变形杆菌属、普通变形杆菌等引起的感染；扁桃腺炎(扁桃体周围炎、扁桃体周围脓肿)；中耳炎、鼻窦炎；支气管炎、支气管扩张感染、肺炎；肺脓肿、脓胸；肾盂肾炎、膀胱炎、尿道炎；子宫内膜炎、盆腔炎、子宫旁组织炎、附件炎、前庭大腺炎；手术伤口或烧伤继发感染、皮下脓肿、痈、疖等；骨髓炎、化脓性关节炎；胆管炎、胆囊炎；败血症。

【用法用量】静脉滴注：将一次用量溶于适量的 5%葡萄糖注射液、氯化钠注射液或氨基酸输液中，静脉滴注时间为 0.5～1 小时。

静脉注射：用灭菌注射用水、氯化钠注射液或 5%葡萄糖注射液溶解，每 0.5g 药物稀释成约 20ml，缓缓注射。

用量：成人常用量，每日 2～4g(4～8 支)，分 2～4 次给予。严重感染时可增至 8g(16 支)。儿童，按体重每日 40～80mg/kg，严重感染时，可增至每日 160mg/kg，分 3～4 次给予。

注：本品含有缓冲剂无水碳酸钠，溶解时因产生 CO_2，故可酌情减压处理。溶解 1g 时，可向瓶内注入约 5ml 溶解液使其溶解(1g 注射用本品如用做静脉滴注，可加入 100ml 溶解液使其溶解)。

【不良反应】(1)休克：偶有发生休克症状，因而给药后应注意观察，若发生感觉不适，口内感觉异常、喘鸣、眩晕、排便感、耳鸣、出汗等症状，应停止给药。

(2)过敏性反应:若出现皮疹、荨麻疹、红斑、瘙痒、发热、淋巴腺肿大、关节痛等过敏性反应时,应停止给药并做适当处理。

(3)肾脏:偶尔出现急性肾衰竭等严重肾障碍,因而应定期实行检查,充分观察,出现异常情况时,应中止给药,并做适当处理。

(4)血液:有时出现红细胞减少,粒细胞减少,嗜酸性白细胞增高,血小板减少,偶尔出现溶血性贫血。

(5)肝脏:有时出现 AST、ALT、碱性磷酸酶增高,偶尔出现胆红素、乳酸脱氢酶、γ-谷氨酰转肽酶增高。

(6)消化系统:偶尔出现伪膜性结肠炎等伴随带血便症状的严重结肠炎,若因应用本品而出现腹痛或多次腹泻时应立即停药并做适当处置。本品有时可引起恶心、腹泻,偶可出现呕吐、食欲不振、腹痛等症状。

(7)呼吸系统:偶尔发生伴随发烧、咳嗽、呼吸困难、胸部 X 线异常、嗜酸性白细胞增高等症状的间质性肺炎。若出现上述症状,应停药并采取注射肾上腺皮质激素等适当处置。

(8)中枢神经系统:对肾衰竭患者大剂量给药时,有时可出现痉挛等神经症状。

(9)菌群交替现象:偶有出现口腔炎、念珠菌症。

(10)维生素缺乏症:偶有出现维生素 K 缺乏症(低凝血酶原症、出血倾向等),维生素 B 族缺乏症(舌炎、口腔炎、食欲不振、神经炎等)。

(11)其他:偶有引起头晕、头痛、倦怠感、麻木感等。

【禁忌证】对本品或其他头孢菌素类抗生素过敏者禁用。

【注意事项】(1)下列患者慎重用药:①对青霉素类抗生素过敏既往史者;②本人或父母兄弟有易引起支气管哮喘、皮疹、荨麻疹等变态反应性疾病体制者;③严重肾功能障碍者;④经口摄取不良的患者或采取非经口营养的患者、高龄者、全身状态不佳者因可能出现维生素 K 缺乏症,要充分进行观察。

(2)一般注意事项:①由于有发生休克的可能性,给药前应详细问诊,最好在注射前做皮肤敏感试验;②应事先做好发生休克时急救处置的准备,另应让用药患者保持安静状态,充分观察。

(3)对临床化验值的影响:①除检尿糖试条外,用班氏试剂、弗林试验检查尿糖有时出现假阳性反应;②有时可使直接库姆斯试验出现阳性,应注意。

(4)用药时的注意事项:①只可用于静脉内注射;②为了避免大剂量静脉给药时偶而引起的血管痛、血栓性静脉炎,应充分注意注射液的配制、注射部位、注射法等,并尽量减慢注射速度;③溶解后的药液应迅速使用,若必须贮存亦应在 8 小时内用完,此时微黄色的药液可能随着时间的延长而加深。

(5)其他:本品给药期间,最好定期做肝、肾功能,血象等检查。

【孕妇及哺乳期妇女用药】孕妇和哺乳期妇女应用头孢菌素类虽未见发生问题的报告,其应用仍需权衡利弊。

【儿童用药】本品用于早产儿和新生儿的安全性尚未确定。

【老年用药】老年患者肾功能减退,须调整剂量。

【药物相互作用】(1)与氨基糖苷类抗生素合用,一般认为有协同作用,但可能加重肾损害,同置于一个容器中给药可影响药物效价。

(2)与呋塞米等强力尿药合用,可造成肾损害。

【药物过量】如发生药物过量,应立即停用本品,必要时可进行血液透析或腹膜透析。

【规格】0.5g(以头孢替安计)。

【贮藏】密封,在凉暗干燥处贮存。

【包装】管制抗生素玻璃瓶。

【有效期】暂定 18 个月。

【生产企业】哈药集团制药总厂。

注射用头孢尼西钠 Cefonicid Sodium for Injection

【适应证】适用于敏感菌引起的感染:下呼吸道感染、尿路感染、败血症、皮肤软组织感染、骨和关节感染。也可用于手术预防感染。在外科手术前单剂量注射 1g 头孢尼西可以减少由于手术过程中污染或潜在的污染而导致的术后感染发生率。在剖腹产手术中使用头孢尼西(剪断脐带后),可以减少某些术后感染发生率。

【禁忌证】对头孢菌素类药物过敏者禁用。

【用法用量】给药剂量及疗程根据感染严重程

度、病人机体状况及病菌的敏感性确定。头孢尼西具有较长的半衰期,给予1g头孢尼西能维持24小时对敏感菌达到治疗浓度。成人剂量通常为每24小时1g,可供肌肉注射、静脉注射和静脉滴注使用。在某些情况下也可达到2g。具体如下:

（1）肾功能正常患者：一般轻至中度感染,成人每日剂量为1g,每24小时1次;在严重感染或危及生命的感染中,可每日2g,每24小时1次。

无并发症的尿路感染,每日0.5g,每24小时1次。

手术预防感染,手术前1小时单剂量给药1g,术中和术后没有必要再用。必要时如关节成型手术或开胸手术可重复给药2天;剖腹产手术中,应在脐带结扎后才给予本品。

疗程依不同病情而定。

（2）肾功能不全患者：对肾功能损害患者使用本品必须严格依据患者的肾功能损害程度调整剂量。

【规格】1.0g。

【包装】西林瓶,1支/盒。

头孢雷特赖氨酸盐（很少用）

注射用头孢噻肟钠　Cefotaxime Sodium for Injection

【适应证】适用于敏感细菌所致的肺炎及其他下呼吸道感染、尿路感染、脑膜炎、败血症、腹腔感染、盆腔感染、皮肤软组织感染、生殖系统感染、骨和关节感染等,并可用于治疗小儿脑膜炎。

【禁忌证】对头孢菌素过敏者及有青霉素过敏性休克或急性过敏史者禁用。

【用法用量】成人每日2~6g,分2~3次静脉注射或静脉滴注;严重感染者每6~8小时2~3g,一日最高剂量不超过12g。治疗无并发症的肺炎链球菌肺炎或急性尿路感染,每12小时1g。

新生儿日龄≤7日者,每12小时50mg/kg;日龄＞7日者,每8小时50mg/kg。治疗脑膜炎患者剂量可增至每6小时75mg/kg,均以静脉给药。

严重肾功能减退病人应用本品须适当减量。血清肌酐值超过424μmol/L(4.8mg/dl)或肌酐清除率低于20ml/分钟时,本品的维持量应减半;血清肌酐超过751μmol/L(8.5mg/dl)时,维持量为正常量的1/4。需血液透析者每日0.5~2g,但在透析后应加用1次。

【规格】按$C_{16}H_{17}N_5O_7S_2$计,2.0g;1.0g。

【包装】西林瓶包装,2.0g 10瓶/盒;1.0g 10瓶/盒。50瓶/盒。

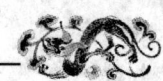

注射用头孢曲松钠　Ceftriaxone Sodium for Injection

【商品名】罗氏芬。

【成分】本品主要成分为头孢曲松钠。

【性状】本品为白色或类白色结晶性粉末;无臭。

【药理毒理】头孢曲松通过抑制细胞壁的合成而产生杀菌活性。头孢曲松在体外对许多革兰阴性菌及革兰阳性菌发挥杀菌作用,并对革兰阳性菌及革兰阴性菌的大多数β-内酰胺酶（青霉素酶及头孢菌素酶）具有很高的稳定性,头孢曲松在体外试验及临床感染中通常对以下致病菌发挥抗菌作用。

革兰阳性需氧菌
金黄色葡萄球菌
（甲氧西林敏感）
凝固酶阴性葡萄球菌
化脓性链球菌(β-溶血性、A族)
无乳链球菌(β-溶血性、B族)
β-溶血性链球菌(非A,非B族)
草绿色链球菌
肺炎链球菌

耐甲氧西林葡萄球菌,对包括头孢曲松在内的头孢菌素耐药,一般来说,粪链球菌、屎肠球菌、单核细胞增多性李斯特杆菌也对头孢曲松耐药。

革兰阴性需氧菌	
鲁氏不动杆菌	莫拉菌属（其他）*
硝酸盐阴性不动杆菌(多为鲍曼菌)*	摩根杆菌
嗜水气单胞菌	淋球菌
粪产碱杆菌	脑膜炎奈瑟菌
粪产碱黄杆菌	多杀巴斯德菌
粪产碱杆菌	志贺邻单胞菌
志贺邻单胞菌	奇异变形杆菌

续表

革兰阴性需氧菌	
鲁氏不动杆菌	莫拉菌属（其他）*
二氧化碳嗜纤维菌属	彭变形杆菌*
迪沃斯枸橼酸杆菌	普通变形杆菌
弗劳地枸橼酸杆菌*	洋葱假单胞菌*
大肠杆菌	荧光假单胞菌*
产气肠杆菌*	假单胞菌属（其他）*
阴沟肠杆菌*	雷极普鲁菲登斯菌
杆菌属（其他）*	普鲁菲登斯菌属（其他）
杜克嗜血杆菌	伤寒沙门菌
流感嗜血杆菌	沙门杆菌属（非伤寒）
副流感嗜血杆菌	黏质沙雷菌
海马槽哈夫尼亚菌	沙雷菌属（其他）
催产克雷伯菌	志贺菌属
催产克雷伯菌**	孤菌属
卡他摩拉克菌（卡拉布兰汉菌）	结肠炎耶尔森杆菌
奥斯陆摩克拉菌	耶尔森杆菌属（其他）

注：*这些种类中的一些分离菌对头孢曲松耐药，主要是由于产生染色体编码的β-内酰胺酶所致。

**这些种类中的一些分离菌的耐药，是由于产生广谱的、质粒传递的β内酰胺酶所致。

以上细菌的许多菌株对其他多种抗生素耐药，如氨基-和酰脲-青霉素，老一代的头孢菌素和氨基糖苷抗生素等，但对头孢曲松敏感。梅毒螺旋体在体外和动物试验中对头孢曲松敏感。临床调查显示，一期和二期梅毒对头孢曲松反应良好，绿脓假单细胞除一小部分外，对头孢曲松耐药。

产β-内酰胺酶的类杆菌属的某些菌种（值得注意的是脆弱类杆菌）对头孢曲松耐药，难辨梭状芽胞杆菌对头孢曲松耐药。

厌氧菌类
杆菌属（胆汁敏感）*
梭状芽胞杆菌属（不包括产气荚膜梭状芽胞杆菌群）
梭状杆菌
梭状菌属（其他）
厌氧加夫基球菌（消化球菌）
消化链球菌属

注：*这些种类中的一些分离菌由于产生β-内酰胺酶而对头孢曲松耐药。

细菌对头孢曲松的敏感性可根据国家临床实验室标准委员会（NCCLS）所推荐试验的标准化技术，通过纸片扩散试验或者通过琼脂或肉汤稀释试验进行测定。国家临床实验室标准委员会对头孢曲松做出以下鉴定。

	敏感	中度敏感	耐药
稀释试验			
抑制浓度(mg/L)	≤8	16～32	≥64
扩散试验			
(30μg 头孢曲松纸片)			
抑制区域直径(mm)	≥21	20～14	≤13

由于在体外试验中表明头孢曲松对某些在纸片试验耐头孢菌素类的菌株具有活性，故应以头孢曲松纸片进行药敏试验。如国家临床实验室标准委员会所推荐的标准不是常规使用，DIN、ICS和其他组织发布的十分标准化的药物敏感判定标准也可取而代之。

【药代动力学】(1)吸收：以1g单剂量头孢曲松肌肉注射后 2～3 小时达最高血药浓度，大约为 81mg/L。肌肉注射后的血药浓度-时间曲线下面积与同剂量的静脉注射后相等，提示肌肉注射头孢曲松的生物利用度可达 100%。

头孢曲松的分布容积为 7～12L。一次使用头孢曲松 1～2g 显示出很好的组织与体液的穿透性。在肺脏、心脏、胆道、肝脏、扁桃体、中耳及鼻黏膜、骨骼、脑脊液、胸膜液、前列腺液及滑膜液等 60 多种组织和体液中，药物浓度保持高于感染致病菌的最低抑菌浓度达 24 小时以上，静脉使用头孢曲松后能迅速弥散至间质液中，并保持对敏感细菌的杀菌浓度达 24 小时。

(2)蛋白结合性：头孢曲松能可逆性地与白蛋白结合，其结合率随药物浓度的增高而降低。例如，从＜100mg/L 的血药浓度时 95% 的结合率降至 300mg/L 的血药浓度时 85% 的结合率，由于间质液中较少白蛋白，所以游离头孢曲松比例相应高于血浆。

(3)代谢：头孢曲松在体内不被分解代谢，仅被肠道内菌株转变为无活性的代谢产物。

穿透于特殊组织，头孢曲松能透过新生儿与婴儿及儿童感染的脑膜。新生儿与婴儿每千克体重分别静脉注射罗氏芬® 50~100mg,24小时后脑脊液中头孢曲松的浓度>1.4mg/L,静脉注射4小时后脑脊液浓度达峰值,平均18mg/L,细菌性脑膜炎时脑脊液平均弥散度占血浓度的17%而无菌性脑膜炎时仅占4%。

成年脑膜炎病人每千克体重使用头孢曲松50mg,于2~24小时内脑脊液中的浓度可高于最常见的脑膜炎致病菌最低抑菌浓度的数倍。头孢曲松能透过胎盘,在乳汁中也有少量分泌。

(4)清除:血浆总清除率为10~22mg/分钟,肾脏清除率为5~12ml/分钟。50%~60%的头孢曲松以原形分泌在尿液中,而40%~50%以原形分泌于胆汁中,成人的清除半衰期约为8小时。

[特殊临床情况时的药代动力学]在新生儿,剂量的70%经尿液清除。8天以内的婴儿及75岁以上的老年人平均清除半衰期通常为年轻人的2~3倍。肝或肾功能不全的病人,头孢曲松的药代动力学仅有很少的改变,其半衰期仅有轻度增加,如仅肾功能不全则胆道清除增加,若仅肝功能不全则肾脏清除增加。

【适应证】对罗氏芬敏感的致病菌引起的感染,如脓毒血症,脑膜炎,播散性莱姆病(早、晚),腹部感染(腹膜炎、胆道及胃肠道感染),骨、关节、软组织、皮肤及伤口、免疫机制低下病人之感染,肾脏及泌尿道感染,呼吸道感染,尤其是肺炎、耳鼻喉感染,生殖系统感染包括淋病。术前预防感染。

【用法用量】成人及12岁以上儿童:罗氏芬®的通常剂量是1~2g,每日1次(每24小时)。

危重病例或由中度敏感菌引起的感染,剂量可增至4g,每日1次。

新生儿、婴儿及12岁以下儿童:建议以下剂量每日使用1次。

新生儿(14天以下)每日剂量为按体重20~50mg/kg,不超过50mg/kg,无需区分早产儿及足月婴儿。

婴儿及儿童(15天至12岁)每日剂量按体重20~80mg/kg。

体重50kg或以上的儿童,应使用通常成人剂量。

静脉用量按体重50mg/kg以上时,输注时间至少要30分钟以上。

老年病人:按成人推荐剂量用药,无需变更。

疗程:疗程取决于病程,与一般抗生素治疗方案一样,在发热消退或得到细菌被消除的证据以后,应使用罗氏芬至少48~72小时。

联合用药:在试验条件下,罗氏芬与氨基糖苷类抗生素对许多革兰阴性杆菌的协同作用已被证实。虽然不是总能预测出这种联合用药的增强作用,但对于像绿脓杆菌等所致的严重危及生命的感染,应当考虑联合用药。由于这两种药物具有物理不相容性,故在使用推荐剂量时应分开用药。

[特殊用药指导]脑膜炎:婴儿及儿童细菌性脑膜炎,开始治疗剂量每千克体重100mg(不超过4g),每日1次,一旦确认了致病菌及药敏试验结果,则可酌情减量。

以下疗程已被证实是有效的:

脑膜炎奈瑟菌4天。

流感嗜血杆菌6天。

肺炎链球菌7天。

莱姆病:儿童及成人按体重50mg/kg,最大剂量2g,每日1次,共14天。

淋病:治疗淋病(产青霉素酶及不产青霉素酶菌株),罗氏芬的推荐剂量为肌肉注射250mg单剂。术前预防性用药,预防污染或非污染手术之术后感染,根据感染的危险程度,推荐在术前30~90分钟,注射罗氏芬1~2g单剂。对结直肠手术者以罗氏芬单独使用或与5-硝基咪唑(如甲硝唑)联合用药(但分开使用)已被证实是有效的。

肝、肾功能不全:肾功能不全病人,如其肝功能无受损则无需减少罗氏芬用量,仅对末期前肾衰竭病人(肌酐清除率<10ml/分钟),每日罗氏芬用量不能超过2g,肝功能受损病人,如肾功能完好亦无需减少剂量,严重的肝、肾功能障碍者,应定期检测罗氏芬®的血药浓度。

正在接受透析治疗的病人,无需在透析后另加剂量,但由于该类病人的药物消除率可能会降低,故应进行血药浓度监测,以决定是否需要调整剂量。

【用药方法】新配制的溶液能在室温下保持其物理及化学稳定性达6小时或在5℃环境下保持24小时,但按一般原则,配制后的溶液应立刻使用。

依其浓度及保存时间的不同,溶液呈现为淡黄色到琥珀色。但这些有效成分的特性对药效及耐受性方面并无意义。

肌肉注射:罗氏芬 0.25g 或 0.5g 溶于 1% 盐酸利多卡因 2ml 中,1g 溶于 3.5ml 中用于肌肉注射,以注射于相对大些的肌肉为好,不主张在一处的肌肉内注射 1g 以上剂量。

利多卡因溶液绝对不能用于静脉注射。

静脉注射:罗氏芬 0.25g 或 0.5g 溶于 5ml 灭菌注射用水中,1g 溶于 10ml 中用于静脉注射,注射时间不能少于 2～4 分钟。

静脉滴注:静脉滴注时间至少要 30 分钟,罗氏芬 2g 溶于 40ml 以下其中一种无钙静脉注射液中,如氯化钠溶液、0.45% 氯化钠+25% 葡萄糖注射液、5% 葡萄糖、10% 葡萄糖、5% 葡萄糖中加 6% 葡聚糖、6%～10% 羟乙基淀粉静脉注射液、灭菌注射用水等。由于可能会产生药物间的不相容性,故不能将罗氏芬混合或加入含有其他抗菌药物的溶液中,亦不能将其稀释于以上列出的溶液之外的其他液体中。

【不良反应】使用罗氏芬期间,发现一些可自行逆转的或停药后即消失的副作用。

[全身性副作用]

胃肠道不适(约占病例数的 2%):稀便或腹泻、恶心、呕吐、胃炎和舌炎。

血液学改变(约 2%):嗜酸粒细胞增多,白细胞减少,粒细胞减少,溶血性贫血,血小板减少等。曾经报道过粒细胞缺乏(<500/mm³)的独立病例,其中多数都发生在治疗 10 天后,且总剂量为 20g 以上。

皮肤反应(约 1%):皮疹、过敏性皮炎、瘙痒、荨麻疹、水肿、多形性红斑等。曾经报道过严重皮肤反应(多形性红斑,Stevens-Johnson 综合征或 Lyell 综合征/中毒性表皮坏松解症)的独立病例。

其他罕见副作用:头痛和眩晕,症状性头孢曲松钙盐之胆囊沉积,肝脏转氨酶增高,少尿,血肌酐增加,生殖道霉菌病,发热,寒战,以及过敏性或过敏样反应。即使通过不同的输液线,也切忌把头孢曲松与含钙溶液或产品同时使用。曾经报道过新生儿中钙-头孢曲松沉积在肾脏和肺内的致命性反应病例。有些病例中,头孢曲松和含钙溶液的输液线及给药时间不同。伪膜性肠炎及凝血障碍是极其罕见的副作用。

极为罕见的肾脏沉积病例,多见于 3 岁以上儿童,他们曾接受每日大剂量(如每日≥80mg/kg)治疗,或总剂量超过 10g,并有其他威胁因素(如限制液体、卧床等)。这一事件可以是有症状的或无症状的,会导致肾功能不全,但停药后可以逆转。

[局部副作用]在极少情况下,静脉用药后发生静脉炎,可通过减慢静脉注射速度(2～4 分钟)以减少此现象的发生。肌肉注射时,如不加用利多卡因会导致疼痛。

【禁忌证】已知对头孢菌素类抗生素过敏者禁用。应记住,对青霉素过敏的病人可能会发生交叉过敏反应。

头孢曲松不得用于高胆红素的新生儿和早产儿的治疗。体外研究显示,头孢曲松可从血清蛋白结合部位取代胆红素,从而引起这些患者的胆红素脑病。

在新生儿中,罗氏芬治疗不得与含钙溶液同时进行,否则可能导致头孢曲松的钙盐沉降的危险。头孢曲松钙在肺和肾脏中沉积导致新生儿死亡的病例此前已有描述。在某些病例中,头孢曲松与含钙溶液给药时间和输液线均不同。因此,在新生儿中使用罗氏芬后的 48 小时内,不得使用含钙溶液;反之亦然。

【注意事项】警惕:与其他头孢类抗生素一样,尽管已获得病人的全部病史,但亦不排除过敏性休克的可能性,过敏性休克需要紧急处理。包括头孢曲松在内的几乎所有的抗生素都曾有发生伪膜性肠炎的报道,所以,对使用抗生素的腹泻病人考虑到这一诊断是非常重要的。与其他抗生素一样,也可能会遇到罗氏芬不敏感的严重感染。通常继发于使用超过所推荐的标准剂量之后,胆囊超声图会误诊为胆囊结石之阴影。这些会随着罗氏芬治疗的结束或中止用药而消失,阴影是由于头孢曲松钙盐沉积所致。极少的情况下以上检查所见会伴有症状,对这些伴有症状的病人,建议进行保守的非手术治疗。对伴有症状的病人,应由临床医师判定是否停用罗氏芬。

使用罗氏芬的病人中极少有胰腺炎病例(可能因胆管阻塞所致)的报道。多数患者有发生胆汁淤积或胆泥的危险因素,例如,之前的大手术、严重疾病和全胃肠外营养。不能排除罗氏芬引起胆汁沉积的触发作用或共同因素作用。

在已知的科学数据中,同时使用罗氏芬和含钙溶液或产品进行治疗的患者中,除新生儿外,尚无血管内沉淀作用的报道。但是,在任何患者中,头孢曲松不得与含钙溶液混合或同时使用,即使通过不同的输液线。

罗氏芬对新生儿、婴儿及儿童的安全性和有效性已有阐明。研究表明,与其他头孢类抗生素一样,头孢曲松也会从血浆白蛋白中置换出胆红素。

罗氏芬不应用于可能发展为脑黄疸的新生儿(尤其是早产儿)。

长期使用罗氏芬时,应定期测定血象。

用罗氏芬进行治疗时,可能对诊断性试验有影响,在使用罗氏芬的病人中,库姆斯试验极少会呈假阳性表现。如同其他抗生素一样,罗氏芬也可能使血半乳糖试验出现假阳性结果;同样,无酶法测定尿糖也可能出现假阳性结果。因此,在使用罗氏芬期间,应以酶法测定尿糖。

不相容性:罗氏芬不能加入哈特曼及林格等含有钙的溶液中使用。据论著报道,罗氏芬与氨苯蝶啶、万古霉素、氟康唑及氨基糖苷类抗生素具有不相容性。

稳定性:配制的罗氏芬溶液,可在室温下保持其理化稳定性6小时。或在2~8℃条件下保持24小时。

【孕妇及哺乳期妇女用药】孕妇和哺乳期妇女应用头孢菌素类虽尚未见发生问题的报道,其应用仍须权衡利弊。

【儿童用药】新生儿、婴儿及儿童的安全性和药效已有阐明。头孢曲松慎用于治疗患有高胆红素血症的新生儿。不应用于可能发展为脑黄疸的新生儿(尤其是早产儿)。

【老年用药】除非老年患者虚弱、营养不良或有重度肾功能损害,老年人应用头孢曲松一般不需调整剂量。

【药物相互作用】(1)目前为止尚未发现以大剂量罗氏芬和利尿剂(如呋喃苯胺酸)同时使用所导致的肾功能不全。

(2)尚未发现罗氏芬增加氨基糖苷类抗生素的肾脏毒性作用。

(3)尚未发现酒后使用罗氏芬者发生类戒酒硫样副作用。头孢曲松不含有可能不耐乙醇和某些头孢类抗生素的出血性症状有关的 N-甲硫四唑成分。

(4)罗氏芬的清除不受丙磺舒的影响。体外试验发现,氯霉素与头孢曲松合用会产生拮抗作用。

(5)罗氏芬不能加入哈特曼及林格等含有钙的溶液中使用。据论著报告,罗氏芬与氨苯蝶啶、万古霉素、氟康唑及氨基糖苷类抗生素具有不相容性。

【规格】1g;0.5g;0.25g。

【贮藏】遮光,密闭,在阴凉(不超过20℃)干燥处保存。药品应存放于小孩接触不到的地方。

【包装】15ml 管制西林瓶,1 瓶/盒。

注射用头孢哌酮钠　Cefoperazone Sodium for Injection

【成分】本品主要成分为头孢哌酮钠。

【性状】本品为白色或类白色结晶性粉末;无臭,有引湿性。

【药理毒理】头孢哌酮为第三代头孢菌素,对大肠埃希菌、克雷伯菌属、变形杆菌属、伤寒沙门菌、志贺菌属、枸橼酸杆菌属等肠杆菌科细菌和铜绿假单胞菌有良好抗菌作用,对产气肠杆菌、阴沟肠杆菌、鼠伤寒杆菌和不动杆菌属等的作用较差。流感杆菌、淋病奈瑟菌和脑膜炎奈瑟菌对本品高度敏感。本品对各组链球菌、肺炎球菌亦有良好作用,对葡萄球菌(甲氧西林敏感株)仅具有中度作用,肠球菌属耐药。头孢哌酮对多数革兰阳性厌氧菌和某些革兰阴性厌氧菌有良好作用,脆弱拟杆菌对本品耐药。

头孢哌酮对多数 β-内酰胺酶的稳定性较差。本品主要抑制细菌细胞壁的合成。

【药代动力学】正常成人肌肉注射本品 1g 后,1~2小时达血药峰浓度(C_{max}),血药峰浓度为52.9mg/L,12 小时血中浓度尚有 3.3mg/L;静脉注射和静脉滴注本品 1g 后,即刻血药峰浓度分别为 178.2mg/L 和 106.0mg/L,12 小时后尚有 1.2mg/L 和 1.5mg/L。头孢哌酮仅能进入炎性脑脊液,化脓性脑膜炎病人静注 2g 后的脑脊液内药物浓度为 $0.95\sim7.2\text{mg/L}$,为血药浓度的 $1\%\sim4\%$。脑脊液中头孢哌酮浓度随脑脊液中蛋白含量的增高而增高。本品能透过血-胎盘屏障,足月产妇静脉注射本品 1g,2 小时后母体血、胎儿脐带血和羊水中的药物浓度分别为 52.1mg/L、10.4mg/L 和 0.9mg/L,胎盘及脐带组织中的药物浓度分别为 5.5mg/kg 和 1.2mg/kg。本品约 40%以上从胆汁中排出,胆汁中浓度为血药浓度的 12 倍。本品在前列腺、骨组织、腹腔渗出液、子宫内膜、输卵管等组织和体液中浓度较高,痰液、耳溢液、扁桃体和上颌窦黏膜亦有良好分布。本品的蛋白结合率高,为 70%~93.5%。不同途径给药后的血消除半衰期($t_{1/2\beta}$)约 2 小时,肾功能严重减退时内生肌酐清除率<7ml/分钟)或严重肝病伴肝功能减退时,$t_{1/2\beta}$ 将延长。血液透析可清除本品。出生时体重低的新生儿 $t_{1/2\beta}$ 为 2.2 小时。本品在体内不代谢,主要经胆汁排泄,严重肝功能损害或有胆道梗阻者,尿中排泄量可达 90%。

【适应证】适用于敏感菌所致的各种感染如肺炎及其他下呼吸道感染、尿路感染、胆道感染、皮肤软组织感染、败血症、腹膜炎、盆腔感染等,后两者宜与抗厌氧菌药联合应用。

【用法用量】可供肌肉注射、静脉注射或静脉滴注。成人常用量:一般感染,每次 1~2g,每 12 小时 1 次;严重感染,每次 2~3g,每 8 小时 1 次。接受血液透析者,透析后应补给 1 次剂量。成人每日剂量不超过 9g,但在免疫缺陷病人有严重感染时,剂量可增至每日 12g。小儿常用量:每日 50~200mg/kg,分 2~3 次静脉滴注。

制备肌肉注射液,每克药物加灭菌注射用水 2.8ml 及 2%利多卡因注射液 1ml。静脉徐缓注射者,每克药物加葡萄糖氯化钠注射液 40ml 溶解;供静脉滴注者,取 1~2g 头孢哌酮溶解于 100~200ml 葡萄糖氯化钠注射液或其他稀释液中,最后药物浓度为 5~25mg/ml。每克头孢哌酮的钠含量为 1.5mmol(34mg)。

【不良反应】(1)皮疹较为多见,达 2.3%或以上。

(2)少数病人尚可发生腹泻、腹痛、嗜酸粒细胞增多,轻度中性粒细胞减少。

(3)暂时性血清氨基转移酶、碱性磷酸酶、尿素氮或血肌酐升高。

(4)血小板减少、凝血酶原时间延长等可见于个别病例。偶有出血者,可用维生素 K 预防或控制。

(5)菌群失调可在少数病人出现。

(6)应用本品期间,饮酒或接受含酒精药物或饮料者可出现双硫仑样反应。

【禁忌证】对头孢菌素类过敏及有青霉素过敏休克和即刻反应史者禁用本品。

【注意事项】(1)本品治疗婴儿感染也获较好疗效,但对早产儿和新生儿的研究尚缺乏资料。

(2)对诊断的干扰:用硫酸铜法进行尿糖测定时可出现假阳性反应,直接抗球蛋白(Coombs)试验呈阳性反应。产妇临产前应用本品,新生儿此试验亦可为阳性。偶有碱性磷酸酶、血清丙氨酸氨基转移酶、血清门冬氨酸氨基转移酶、血清肌酐和血尿素氮增高。

(3)肝病和(或)胆道梗阻病人,半衰期延长(病情严重者延长 2~4 倍),尿中头孢哌酮排泄量增多;但肝病、胆道梗阻严重或同时有肾功能减退者,胆汁中仍可获得有效治疗浓度;给药剂量须予以适当调整,且应进行血药浓度监测。如不能进行血药浓度监测时,每日给药剂量不应超过 2g。

(4)部分病人用本品治疗可引起维生素 K 缺乏和低凝血酶原血症,用药期间应进行出血时间、凝血酶原时间监测。同时,应用维生素 K_1 可防止出血现象的发生。

(5)长期应用头孢哌酮可引起二重感染。

(6)交叉过敏:对任何一种头孢菌素过敏者对本品也可能过敏。

【孕妇及哺乳期妇女用药】乳汁中头孢哌酮的含量少,哺乳期妇女应用本品时宜暂停哺乳。

【儿童用药】新生儿和早产儿应用本品时,应权衡利弊,谨慎考虑。

【老年用药】尚无相关报道。

【药物相互作用】(1)本品与氨基糖苷类抗生素(庆大霉素和妥布霉素)联合应用时,对肠杆菌科细菌和铜绿假单胞菌的某些敏感菌株有协同作用。

(2)本品能产生低凝血酶原血症、血小板减少症,与下列药物同时应用时,可能引起出血:抗凝药肝素,香豆素或茚满二酮衍生物、溶栓药、非甾体抗炎镇痛药(尤其阿司匹林、二氟尼柳或其他水杨酸制剂)及磺吡酮等。

(3)本品化学结构中含有甲硫四氮唑侧链,故应用本品期间,饮酒或静脉注射含乙醇药物,将抑制乙醛去氢酶的活性,使血中乙醛积聚,出现嗜睡、幻觉等双硫仑样反应。因此在用药期间和停药后5天内,病人不能饮酒、口服或静脉输入含乙醇的药物。

(4)本品与氨基糖苷类抗生素联合用药时不可同瓶滴注,因可能相互影响抗菌活性。

(5)本品与下列药物注射剂有配伍禁忌:阿米卡星、庆大霉素、卡那霉素B、多西环素、甲氯芬酯、阿马林(缓脉灵)、苯海拉明、门冬酸钾镁、盐酸羟嗪(安太乐)、普鲁卡因胺、氨茶碱、丙氯拉嗪、细胞色素C、喷他佐辛(镇痛新)、抑肽酶等。

【规格】0.75g;1.0g;1.5g;3.0g。
【贮藏】密闭,冷处(2~10℃)保存。
【包装】西林瓶装,1瓶/盒,10瓶/盒。
【有效期】24个月。

注射用头孢他啶 Ceftazidime for Injection
【性状】本品为白色或类白色结晶性粉末。
【药理毒理】头孢他啶为第三代头孢菌素类抗生素。抗菌谱广,对多数革兰阳性菌和阴性菌有效。对大肠埃希菌、肺炎杆菌等肠杆菌科细菌和流感嗜血杆菌、铜绿假单胞菌等有高度抗菌活性。对硝酸盐阴性杆菌、产碱杆菌等亦有良好的抗菌作用。对于细菌产生的大多数β-内酰胺酶高度稳定,故其对上述革兰阴性杆菌中多重耐药菌株仍可具有抗菌活性。肺炎球菌、溶血性链球菌等革兰阳性球菌对本品高度敏感,但本品对葡萄球菌仅具有中度活性,肠球菌和耐甲氧西林葡萄球菌则往往对本品耐药。本品对消化球菌和消化链球菌等厌氧菌具有一定抗菌活性,但对脆弱拟杆菌抗菌作用差。

本品为杀菌药,作用机制为与细菌细胞膜上的青霉素结合蛋白(PBPs)结合,使转肽酶酰化,影响细胞壁黏肽成分的交叉连结,抑制细菌细胞壁的合成,使细胞分裂和生长受到抑制,最后溶解和死亡。

【药代动力学】成人单次静脉滴注和静脉注射头孢他啶1g后,血药峰浓度(C_{max})可分别达70~72mg/L和120~146mg/L。血液药物消除半衰期($t_{1/2}\beta$)为1.5~2.3小时。给药后在骨、心脏、胆汁、痰、眼房水、滑膜液、胸膜液及腹膜液等多种组织和体液中分布良好,易透过胎盘,少量可透过血-脑脊液屏障,脑膜有炎症时,脑脊液内药物浓度可达同期血浓度的17%~30%。血浆蛋白结合率低,为5%~23%。

本品不经过代谢,主要以原形自肾小球滤过排出,静脉给药后24小时内以原形自尿中排出给药量的84%~87%,胆汁中排出量少于给药量的1%。

中、重度肾功能损害者本品的消除半衰期延长,当内生肌酐清除率≤2ml/分钟时,消除半衰期可延长至14~30小时。在新生儿中,半衰期稍延长(平均4~5小时)。本品可通过血液透析清除。

【适应证】用于敏感革兰阴性杆菌所致的败血症、下呼吸道感染、腹腔和胆道感染、复杂性尿路感染和严重皮肤软组织感染等。对于由多种耐药革兰阴性杆菌引起的免疫缺陷者感染、医院内感染及革兰阴性杆菌或铜绿假单胞菌所致中枢神经系统感染尤为适用。

【用法用量】静脉注射或静脉滴注。剂量依感染的严重程度、微生物敏感性及患者机体状态而定。

成人:败血症、下呼吸道感染、胆道感染等,每日4~6g,分2~3次静脉滴注或静脉注射,疗程10~14天。泌尿系统感染和重度皮肤软组织感染等,每日2~4g,分2次静脉滴注或静脉注射,疗程7~14天。对于轻度尿路感染,每12小时0.5~1g即已足够。对于某些危及生命的感染、严重铜绿假单胞菌感染和中枢神经系统感染,可酌情增量至每日0.15~0.2g/kg,分3次静脉滴注或静脉注射。

儿童:2个月以上婴幼儿常用剂量为每日30~100mg/kg,分2~3次静脉滴注。对新生儿至2个月婴儿临床经验有限。

肾功能损害患者:因头孢他啶主要经肾脏排泄,对肾功能损害者应减量使用。可根据肌酐清除率来计算合适的给药剂量。透析后患者应重复适当维持剂量。

配置方法:5ml注射用水加入0.5g装瓶中或

10ml 注射用水加入 1g 或 2g 装瓶中，使完全溶解后，于 3～5 分钟静脉缓慢推注。也可将上述溶解后的药液（含 1～2g）用 5% 葡萄糖或生理盐水 100ml 稀释后静脉滴注 20～30 分钟。

【不良反应】本品一般耐受性良好，不良反应少见而轻微。主要有：

(1) 局部反应：因静脉给药出现静脉炎或血栓性静脉炎，肌肉注射有局部疼痛或发炎。

(2) 过敏反应：少数患者可发生皮疹、荨麻疹、皮肤瘙痒、药物热和罕见的血管神经性水肿、支气管痉挛、低血压等。与其他头孢菌素一样，曾有毒性表皮坏死的罕见报道。

(3) 胃肠道反应：恶心、呕吐、腹泻、腹痛和罕见的鹅口疮或结肠炎。与其他头孢菌素一样，结肠炎可能与艰难梭状芽孢菌有关，并可能会以伪膜性结肠炎出现。

(4) 中枢神经系统：头痛、眩晕、感觉异常。曾有引起癫痫发作的报道。

(5) 临床检验结果的改变：发生短暂性血清氨基转移酶、乳酸脱氢酶、碱性磷酸酶、血尿素氮、血肌酐值的轻度升高；白细胞、血小板减少及嗜酸粒细胞增多、淋巴细胞增多等。

【禁忌证】对本品或其他头孢菌素类抗生素过敏者禁用。

【注意事项】(1) 交叉过敏反应：对一种头孢菌素或头霉素（Cephamycin）过敏者，对其他头孢菌素或头霉素也可能过敏。对青霉素类、青霉素衍生物或青霉胺过敏者，也可能对头孢菌素或头霉素过敏。对青霉素过敏病人应用头孢菌素时发生过敏反应者达 5%～10%；如做过敏试验，则对青霉素过敏病人对头孢菌素过敏者达 20%。

(2) 对青霉素过敏病人应用本品时，应根据病人情况充分权衡利弊后决定。有青霉素过敏性休克或即刻反应者，不宜再选用头孢菌素类。

(3) 所有广谱抗生素包括头孢他啶都有可能导致伪膜性结肠炎。有胃肠道疾病史者，特别是溃疡性结肠炎、局限性肠炎或抗生素相关性结肠炎者应慎用。

(4) 尚未证明本品有肾毒性，但对肾功能明显减退者应用本品时，需根据肾功能损害程度减量。

(5) 同其他抗生素一样，长期使用本品可导致非敏感菌过度生长。应注意监察二重感染的发生并采取相应措施。

(6) 对重症革兰阳性球菌感染，本品为非首选品种。

(7) 对诊断的干扰：应用本品的病人直接抗球蛋白（Coombs）试验可出现阳性；本品可使硫酸铜尿糖试验呈假阳性；血清丙氨酸氨基转移酶（ALT）、门冬氨酸氨基转移酶（AST）、碱性磷酸酶、血尿素氮和血清肌酐皆可升高。

(8) 以生理盐水、5% 葡萄糖注射液或乳酸钠稀释成的静脉注射液（20mg/ml）在室温存放不宜超过 24 小时。

(9) 在不同存放条件下，本品粉末的颜色可变暗，但不影响其活性。

(10) 如溶解本品含碳酸钠的制剂时，可形成二氧化碳使瓶内产生压力，此时应排气。

【孕妇及哺乳期妇女用药】已在小鼠和大鼠中以高达 40 倍的人用剂量进行了生殖毒性试验，未见对生育力和胚胎的影响。因为动物不能完全预测人体反应，妊娠期妇女应用仍须权衡利弊。本品可分泌至乳汁中，哺乳期妇女使用本品应谨慎。

【儿童用药】小儿一日最高剂量不超过 6g。

【老年用药】65 岁以上老年患者剂量可减至正常剂量的 1/2～2/3，一日最高剂量不超过 3g。

【药物相互作用】(1) 本品与下列药物有配伍禁忌：硫酸阿米卡星、庆大霉素、卡那霉素、妥布霉素、新霉素、盐酸金霉素、盐酸四环素、盐酸土霉素、粘菌素甲磺酸钠、硫酸多粘菌素 B、葡萄糖酸红霉素、乳糖酸红霉素、林可霉素、磺胺异噁唑、氨茶碱、可溶性巴比妥类、氯化钙、葡萄糖酸钙、盐酸苯海拉明和其他抗组胺药、利多卡因、去甲肾上腺素、间羟胺、哌甲酯、琥珀胆碱等。偶亦可能与下列药物发生配伍禁忌：青霉素、甲氧西林、琥珀酸氢化可的松、苯妥英钠、丙氯拉嗪、维生素 B 族和维生素 C、水解蛋白。

(2) 在碳酸氢钠溶液中的稳定性较在其他溶液中为差。

(3) 本品不可与氨基糖苷类抗生素在同一容器中给药。与万古霉素混合可发生沉淀。

(4) 本品与氨基糖苷类抗生素或速尿等强利尿剂合用时需严密观察肾功能情况，以避免肾损害的发生。

【规格】1.0g。

【贮藏】密闭,在凉暗处保存。

【包装】西林瓶装,1.0g/支。

【有效期】2年。

头孢克肟干混悬剂　Cefixime for Suspension

【商品名】立健克。

【适应证】对链球菌属(肠球菌除外)、肺炎球菌、淋球菌、卡伦布汉球菌、大肠杆菌、克雷伯杆菌属、沙雷菌属、变形杆菌属、流感杆菌中头孢克肟敏感菌引起的感染有效,如慢性支气管炎急性发作、急性支气管炎并发细菌感染、支气管扩张合并感染、肺炎、肾盂肾炎、膀胱炎、淋球菌性尿道炎、急性胆道系统细菌性感染(胆囊炎、胆管炎)、猩红热、中耳炎、鼻窦炎。

【禁忌证】对本品或其他头孢类抗生素过敏者。

【用法用量】服用时加水20ml冲服。

成人及体重30kg以上儿童:口服,每次50～100mg,每日2次;成人重症感染者可加至每次200mg,每日2次。

儿童:口服,用量按成人减半。或按体重每次1.5～3.0mg/kg每日2次。或遵医嘱。

【规格】1g∶50mg。

【包装】铝箔袋装。

头孢布烯胶囊　Ceftibuten Capsules

【适应证】用于敏感菌引起的呼吸系统感染如咽炎、扁桃体炎、支气管炎、成人急性鼻窦炎、儿童中耳炎,尿路感染及无合并症淋病等。

【注意事项】不宜用于产生β-内酰胺酶的菌株。过敏者禁用。妊娠或哺乳期妇女、肾功能严重障碍者慎用。

【用法用量】口服。成人,每日0.4g,每日1～2次。儿童(45kg以下),每日9mg/kg,不可超过每日0.4g,每日1～2次。

【规格】胶囊:0.2g;0.4g。

头孢泊肟酯片　Cefpodoxime Proxetil Tablets

【商品名】搏拿。

【适应证】由敏感菌如葡萄球菌属、链球菌属、肺炎链球菌、消化链球菌属、淋球菌、卡他布兰汉菌、大肠杆菌、克雷伯杆菌属、变形杆菌属(奇异变形杆菌、普通变形杆菌、雷氏普罗威登斯菌、无恒普罗威登斯菌)、枸橼酸杆菌属、肠杆菌属、流感嗜血杆菌等所引起的感染:上呼吸道感染,如咽喉炎、扁桃体炎;下呼吸道感染,如急性支气管炎、慢性支气管炎、支气管扩张症(感染时)、慢性呼吸道疾患继发感染、肺炎;副鼻窦炎、中耳炎;泌尿系统感染;皮肤和软组织感染;前庭大腺炎、前庭大腺脓肿;牙周炎、牙冠周炎、颌炎。

【禁忌证】对本剂成分有休克既往史患者,不得用药。对本剂成分或头孢类抗生素有过敏症既往史患者,原则上不给药,不得已时慎用。

【用法用量】通常,成人每次1片,每日2次,饭后口服。应随年龄、体重及症状适宜增减。重症患者的剂量可增至每次2片,每日2次,饭后口服。

【规格】100mg/片。

【包装】10片/盒。

头孢妥仑匹酯片　Cefditoren Pivoxil Tablets

【适应证】由葡萄球菌属、链球菌属、消化链球菌属、卡他布兰汉球菌属、痤疮丙酸杆菌、大肠杆菌、枸橼酸杆菌属、克雷伯杆菌属、肠杆菌属、沙雷菌属、变形杆菌属(奇异变形杆菌、普通变形杆菌)、摩根杆菌属、普罗威登斯菌属、流感嗜血杆菌、拟杆菌属等对本剂敏感菌引起的感染症:毛囊炎、疖、疖肿症、痈、传染性脓疱疮、丹毒、蜂窝织炎、淋巴管(结)炎、化脓性甲沟炎、瘭疽、皮下脓肿、汗腺炎、感染性粉瘤、慢性脓皮病;乳腺炎、肛门周围脓肿、外伤及手术创面等的浅在性继发性感染;咽喉炎(咽喉脓肿)、急性支气管炎、扁桃体炎(扁桃体周围炎、扁桃体周围脓肿)、慢性支气管炎、支气管扩张症(感染时)、慢性呼吸道疾患继发感染、肺炎、肺化脓症;肾盂肾炎、膀胱炎;胆囊炎、胆管炎;子宫附件炎、子宫内感染、前庭大腺炎;中耳炎、副鼻窦炎;眼睑炎、麦粒肿、眼睑脓肿、泪囊炎、睑板腺炎;牙周炎、牙冠周炎、颌炎。

【禁忌证】对本剂成分有休克既往史患者禁用本剂。

【用法用量】口服。常用量:每次200mg(2片),每日2次,饭后服用。随年龄及症状适宜增减。

【规格】100mg。

【包装】铝塑板装,每板含头孢妥仑匹酯片10片。

注射用头孢地秦钠 Cefodizime Sodium for Injection

【商品名】康丽能。

【适应证】用于敏感细菌引起的感染,如上、下泌尿道感染、下呼吸道感染、淋病等。

【禁忌证】对头孢菌素类过敏者禁用。

【用法用量】静脉注射:1.0g(2瓶)注射用头孢地秦钠溶于4ml注射用水,或2.0g(4瓶)注射用头孢地秦钠溶于10ml注射用水中,于3～5分钟内注射。

静脉滴注:1.0g(2瓶)或2.0g(4瓶)注射用头孢地秦钠溶于40ml注射用水、生理盐水或林格液中,于20～30分钟内输注。

肌肉注射:1.0g(2瓶)注射用头孢地秦钠溶于4ml注射用水,或2.0g(4瓶)注射用头孢地秦钠溶于10ml注射用水中,臀肌深部注射;为防止疼痛,可将本品溶于1%利多卡因溶液中注射(此时须避免注入血管内)。

肾功能不全病人,首次剂量同上,进一步治疗需调整剂量。

【规格】0.5g。

【包装】包装规格:0.5g/瓶,1瓶/小盒,10小盒/中盒。

注射用头孢唑肟钠 Ceftizoxime Sodium for Injection

【成分】本品主要成分为头孢唑肟钠。

【性状】本品为白色至淡黄色结晶性粉末。

【药理毒理】本品属于第三代头孢菌素,具有广谱抗菌作用,对多种革兰阳性菌和革兰阴性菌产生的广谱β-内酰胺酶(包括青霉素酶和头孢菌素酶)稳定。本品对大肠埃希菌、肺炎克雷伯菌、奇异变形杆菌等肠杆菌科细菌有强大抗菌作用,铜绿假单胞菌等假单胞菌属和不动杆菌属对本品敏感性差。头孢唑肟对流感嗜血杆菌和淋病奈瑟球菌有良好抗菌作用。本品对金黄色葡萄球菌和表皮葡萄球菌的作用较第一、第二代头孢菌素为差,耐甲氧西林金黄色葡萄球菌和肠球菌属对本品耐药,各种链球菌对本品均高度敏感。消化球菌、消化链球菌和部分拟杆菌属等厌氧菌对本品多呈敏感性,艰难梭菌对本品耐药。

本品作用机制为本品通过抑制细菌细胞壁黏肽的生物合成而达到杀菌作用。

【药代动力学】肌内注射本品0.5g或1.0g后血药峰浓度(C_{max})分别为13.7mg/L和39mg/L,于给药后1小时达到。静脉注射本品2g或3g,5分钟后血药峰浓度(C_{max})分别为131.8mg/L和221.1mg/L。头孢唑肟广泛分布于全身各种组织和体液中,包括胸水、腹水、胆汁、胆囊壁、脑脊液(脑膜有炎症时)、前列腺液和骨组织中均可达到治疗浓度。蛋白结合率30%。本品血消除半衰期($t_{1/2}\beta$)为1.7小时。在体内不代谢,24小时内给药量的80%以上以原形经肾排泄,因此,尿液中药物浓度高。丙磺舒可使头孢唑肟的肾清除减少,血药浓度增高。

【适应证】敏感菌所致的下呼吸道感染、尿路感染、腹腔感染、盆腔感染、败血症、皮肤软组织感染、骨和关节感染、肺炎链球菌或流感嗜血杆菌所致脑膜炎和单纯性淋病。

【用法用量】成人常用量:每次1～2g,每8～12小时1次;严重感染者的剂量可增至每次3～4g,每8小时1次。治疗非复杂性尿路感染时,每次0.5g,每12小时1次。

6个月及6个月以上的婴儿和儿童常用量:按体重每次50mg/kg,每6～8小时1次。

肾功能损害者:肾功能损害的患者需根据其损害程度调整剂量。在给予0.5～1g的首次负荷剂量后,肾功能轻度损害的患者(内生肌酐清除率Clcr为50～79ml/分钟)常用剂量为每次0.5g,每8小时1次,严重感染时每次0.75～1.5g,每8小时1次。肾功能中度损害的患者(Clcr为5～49ml/分钟)常用剂量为每次0.25～0.5g,每12小时1次,严重感染时每次0.5～1g,每12小时1次。肾功能重度损害需透析的患者(Clcr为0～4ml/分钟)常用剂量为每次0.5g,每48小时1次,或每次0.25g,每24小时1次;严重感染时每次0.5～1g,每48小时1次,或每次0.5g,每24小时1次。血液透析患者透析后可不追加剂量,但需按上述给药剂量和时间,在透析结束时给药。

本品可用注射用水、氯化钠注射液、5%葡萄糖注射液溶解后缓慢静脉注射,亦可加在10%葡萄糖注射液、电解质注射液或氨基酸注射液中静脉滴注30分钟至2小时。

【不良反应】(1)皮疹、瘙痒和药物热等过敏反应、腹泻、恶心、呕吐、食欲不振等。

(2)碱性磷酸酶、血清氨基转移酶轻度升高、暂时性血胆红素、血尿素氮和肌酐升高等。

(3)罕见贫血(包括溶血性贫血)、白细胞减少、嗜酸粒细胞增多或血小板减少。

(4)偶见头痛、麻木、眩晕、维生素 K 和维生素 B 缺乏症、过敏性休克。

(5)极少数病人可发生黏膜念珠菌病。

(6)注射部位烧灼感、蜂窝织炎、静脉炎(静脉注射者)、疼痛、硬化和感觉异常等。

【禁忌证】对本品及其他头孢菌素过敏者禁用。

【注意事项】(1)拟用本品前必须详细询问患者先前有否对本品、其他头孢菌素类、青霉素类或其他药物的过敏史,因为在青霉素类和头孢菌素类等β-内酰胺类抗生素之间已证实存在交叉过敏反应。在青霉素类抗生素过敏患者中5%～10%可对头孢菌素出现交叉过敏反应。因此有青霉素类过敏史患者,有指征应用本品时,必须充分权衡利弊后在严密观察下慎用。如以往发生过青霉素休克的患者,则不宜再选用本品。如应用本品时,一旦发生过敏反应,需立即停药。如发生过敏性休克,需立即就地抢救,保持呼吸道通畅,吸氧,给予肾上腺素,糖皮质激素及抗组胺药等紧急措施。

(2)对诊断的干扰:抗球蛋白(Coombs)试验可出现阳性。用 Bennedict、Fehling 及 Clinitest 试剂检查尿糖可呈假阳性。血清碱性磷酸酶、血尿素氮、丙氨酸氨基转移酶、门冬氨酸氨基转移酶或血清乳酸脱氢酶值可增高。

(3)几乎所有的抗生素都可引起假膜性肠炎,包括头孢唑肟。如在应用过程中发生抗生素相关性肠炎,必须立即停药,采取相应措施。

(4)有胃肠道疾病病史者,特别是结肠炎患者应慎用。易发生支气管哮喘、皮疹、荨麻疹等过敏性体质者慎用。不能很好进食或非经口摄取营养者、高龄者、恶液质等患者应慎用,因为有出现维生素 K 缺乏症的情况。

(5)虽然本品未显示出对肾功能的影响,应用本品时仍应注意肾功能,特别是在那些接受大剂量治疗的重症病人中。

(6)与其他抗生素相仿,过长时间应用本品可能导致不敏感微生物的过度繁殖,需要严密观察,一旦发生二重感染,需采取相应措施。

(7)一次大剂量静脉注射时可引起血管痛、血栓性静脉炎,应尽量减慢注射速度以防止其发生。

(8)本品溶解后在室温下放置不宜超过 7 小时,冰箱中放置不宜超过 48 小时。

【孕妇及哺乳期妇女用药】动物实验中没有发现本品对生殖能力和胎儿有损害,但妊娠期用药的安全性尚不清楚,孕妇只在有明确指征时应用本品。

本品有少量可分泌至乳汁中,哺乳期妇女应用本品时应暂停哺乳。

【儿童用药】6 个月以下小儿使用本品的安全性和有效性尚未确定。

【老年用药】老年患者常伴有肾功能减退,应适当减少剂量或延长给药间期。

【药物相互作用】虽然尚无本品与其他药物相互作用的报道,但有其他头孢菌素与氨基糖苷类抗生素联合应用时出现肾毒性的报道。

【药物过量】尚不明确。

【规格】0.5g;1.0g;2.0g。

【贮藏】密闭,在凉暗(避光且不超过 20℃)干燥处保存。

【包装】西林瓶装,1瓶/盒,10瓶/盒。

【有效期】24 个月。

注射用盐酸头孢甲肟 Cofmenoxime Hydrochloride for Injection

【商品名】倍司特克。

【适应证】由头孢甲肟敏感的链球菌属(肠球菌除外)、肺炎链球菌、消化球菌属、消化链球菌属、大肠杆菌、柠檬酸杆菌属、克雷伯菌属、肠杆菌属、沙雷菌属、变形菌属、流感嗜血杆菌、拟杆菌属等引起的感染:败血症状;灼伤、手术创伤的继发感染;肺炎、支气管炎、支气管扩张合并感染;慢性呼吸系统疾病的继发感染；肺化脓症、脓胸；胆管炎、胆囊炎、肝脓肿；腹膜炎；肾盂肾炎、膀胱炎；前庭大腺炎、子宫内膜炎、子宫附件炎、盆腔炎、子宫旁组织炎；脑脊膜炎。

【用法用量】成年人：通常按盐酸头孢甲肟每日1~2g（效价），分2次静注。对难治性或严重感染，可根据症状增量至每日4g（效价），分2~4次静注。

小儿：通常按盐酸头孢甲肟每日40~80mg（效价）/kg，分3~4次静注。但视年龄及症状可适当增减用量，对难治性或严重感染，可增量至每日160mg（效价）/kg，分3~4次静注，对脑脊膜炎可增量至每日200mg（效价）/kg。

静注时，用注射用水、生理盐水或葡萄糖注射液溶解后使用。此外，对成年人也可将本品的1次用量0.5~2g（效价）加于糖液、电解质液或氨基酸制剂等的补液中，在30分钟至2小时内进行静脉滴注。

对小儿也可考虑上述给药量，将1次用量加于补液内，在30分钟至1小时内进行静脉滴注。

【注射液的配制方法】静注用倍司特克的助溶剂为无水碳酸钠，在溶解时有二氧化碳产生，故本品装于负压瓶内。

静注用1g时注入约5ml溶解液于瓶内溶解（静注用1g点滴用的瓶内可注入约100ml的溶解液）。此外，静注时，静注用1g稀释为20ml给药。静脉点滴时不可使用注射用水溶解，因溶解后的溶液不等渗。

溶解时，请详阅所附的溶解方法说明书。

【注意事项】

(1) 有严重的肾功能障碍患者，要适当调节用量，用药间隔慎重用药。

(2) 使用本制剂时，为了防止耐药菌的产生，原则上要确认敏感性并控制在治疗疾病所需要的最短期限内用药。

【规格】1g（效价）/瓶。

【包装】10瓶/盒。

注射用盐酸头孢吡肟 Cefepime Hydrochloride for Injection

【商品名】马斯平。

【成分】本品的主要成分为盐酸头孢吡肟。

【性状】本品为盐酸头孢吡肟和L-精氨酸混合的无菌粉末，呈白色或微黄色粉末，易溶于水。

【药理毒理】头孢吡肟为广谱抗菌药物，其作用机制是抑制细菌细胞壁合成。体外试验表明，头孢吡肟对革兰阳性菌和阴性菌均有作用。头孢吡肟对细菌染色体编码的β-内酰胺酶亲和力低，高度耐受多数β-内酰胺酶的水解，对染色体编码的β-内酰胺酶亲和力低，并可迅速渗入革兰阴性菌细胞内。在菌体细胞内，头孢吡肟的靶分子为青霉素结合蛋白（PBP）。

头孢吡肟对各种细菌均呈杀菌作用。80%以上的革兰阳性和阴性试验菌，头孢吡肟的MBC/MIC比值≤2。体外试验证明，头孢吡肟与氨基苷类抗生素有协同作用。

头孢吡肟对需氧革兰阴性菌中的肠杆菌，包括阴沟肠杆菌、产气肠杆菌、肺炎克雷伯菌、沙雷菌、埃希菌、铜绿假单胞杆菌、奇异变形杆菌、普通变形杆菌、聚团肠杆菌属、柠檬酸杆菌、乙酸钙不动杆菌属、嗜血流感杆菌（包括产β-内酰胺酶株）和嗜血副流感杆菌、卡他莫拉菌（包括产β-内酰胺酶株）、沙门菌属、蜂房哈尼夫菌、摩氏摩根菌、志贺菌属、淋球菌等具有强大的抗菌作用，对除肺炎克雷伯菌之外的其他克雷伯菌属细菌也有良好抗菌活性，而对除铜绿假单胞杆菌外的其他假单胞杆菌和产碱杆菌、硝酸盐阴性杆菌等均具有一定抗菌活性。但窄食单胞菌（即嗜麦芽假单胞杆菌）对头孢吡肟耐药。

头孢吡肟对多数革兰阳性球菌，包括肺炎链球菌（包括耐青霉素菌）、溶血性链球菌、化脓性链球菌、无乳链球菌、草绿色链球菌等链球菌属细菌，甲氧西林敏感金黄色葡萄球菌、甲氧西林敏感表皮葡萄球菌等葡萄球菌，有良好抗菌作用，但对耐甲氧西林的葡萄球菌作用较差。

多数肠球菌，如粪肠球菌和耐甲氧西林葡萄球菌对头孢吡肟耐药。

厌氧菌中的类杆菌（包括产黑色素类杆菌和其他经口感染的类杆菌）、产气荚膜梭状菌、梭状菌、动弯杆菌属菌、消化链球菌和丙酸杆菌对头孢吡肟敏感，但脆弱类杆菌和艰难梭菌对头孢吡肟耐药。

【药代动力学】本品0.25~2g静脉单剂量输注，呈线性药代动力学，头孢吡肟的平均血浆消除半衰期为(2.0±0.3)小时，机体总清除率为(120.0

±8.0)ml/分钟。肌肉给药,头孢吡肟可完全被吸收,血药浓度达峰时间(T_{max})约为1.5小时,在0.5~2.0g剂量范围内,药代动力学呈线性。健康成年男性志愿者接受临床剂量的头孢吡肟连续9天,未见积蓄。

头孢吡肟与血清蛋白的结合率约为20%,且与药物血浓度无关。头孢吡肟平均稳态分布容积为(18.0±2.0)L,在尿液、胆汁、腹膜液、水疱液、气管黏膜、痰液、前列腺液、阑尾、胆囊中均能达到治疗浓度,并可通过炎性血-脑屏障。

头孢吡肟主要经肾分泌排出。在体内有少量亦可经转化为N-甲基吡咯烷(NMP)最后代谢为N-甲基吡咯烷氧化物(NMP-N-氧化物)。头孢吡肟和其代谢产物主要经肾排泄,尿液中头孢吡肟原形为摄入量的85%,NMP不足1%,NMP氧化物约为6.8%,头孢吡肟异构体约为2.5%。

亦有少量头孢吡肟可自人体乳腺分泌排出。

2月龄至11岁单剂静脉注射头孢吡肟,机体总清除率和稳态分布容积分别为(3.3±1.0)ml/kg和(0.3±0.1)L/kg,尿液中头孢吡肟原形为给药量的60.4%±30.4%,平均肾清除率为(2.0±1.1)ml/kg。按体重校正,药物清除率和分布容积在儿童性别与年龄间无差异。50mg/kg,12小时1次给药,未见药物蓄积,而每8小时1次给药,稳态时的C_{max}、AUC和半衰期约增加15%。儿童50mg/kg体重静脉注射的AUC与成人2g静脉给药的暴露量相当。肌肉注射的绝对生物利用度为82.3%±15%。

65岁和65岁以上老年人给予头孢吡肟,药物总清除率下降。

肾功能不全患者中头孢吡肟的总清除率与肾肌酐清除率相关。需接受血透的患者中,头孢吡肟的平均消除半衰期为(13.5±2.7)小时,需持续腹膜透析的患者中,半衰期为(19.0±2.0)小时。因此,肾功能不全患者使用本品应注意调整剂量或/和给药间期。

肝功能不全头孢吡肟药代动力学无改变,这些病人无需调整剂量。

【适应证】本品可用于治疗成人和2月龄至16岁儿童上述敏感细菌引起的中、重度感染,包括下呼吸道感染(肺炎和支气管炎)、单纯性下尿路感染和复杂性尿路感染(包括肾盂肾炎)、非复杂性皮肤和皮肤软组织感染、复杂性腹腔内感染(包括腹膜炎和胆道感染)、妇产科感染、败血症,以及中性粒细胞减少伴发热患者的经验治疗。也可用于儿童细菌性脑脊髓膜炎。

怀疑有细菌感染时应进行细菌培养和药敏试验,但是因为头孢吡肟是一革兰阳性菌和革兰阴性菌的广谱杀菌剂,故在药敏试验结果揭晓前可开始头孢吡肟单药治疗。对疑有厌氧菌混合感染时,建议合用其他抗厌氧菌药物,如甲硝唑进行初始治疗。一旦细菌培养和药敏试验结果揭晓,应及时调整治疗方案。

【用法用量】本品可用静脉滴注或深部肌肉注射给药。成人和16岁以上儿童或体重为40kg或40kg以上儿童患者,可根据病情,每次1~2g,每12小时1次,静脉滴注,疗程7~10天;轻、中度尿路感染,每次0.5~1g,静脉滴注或深部肌肉注射,疗程7~10天;重度尿路感染,每次2g,每12小时1次,静脉滴注,疗程10天;对于严重感染并危及生命时,可以每8小时2g静脉滴注;用于中性粒细胞减少伴发热的经验治疗,每次2g,每8小时1次静脉滴注,疗程7~10天或至中性粒细胞减少缓解。如发热缓解但中性粒细胞仍处于异常低水平,应重新评价有无继续使用抗生素治疗的必要。

2月龄至12岁儿童,最大剂量不可超过成人剂量(即每次2g剂量)。体重超过40kg的儿童的剂量,可使用成人剂量。一般可每公斤体重40mg,每12小时静脉滴注,疗程7~14天;对细菌性脑脊髓膜炎儿童患者,可为每公斤体重50mg,每8小时1次,静脉滴注。对儿童中性粒细胞减少伴发热经验治疗的常用剂量为,每公斤体重50mg,每12小时1次(中性粒细胞减少的治疗为每8小时1次),疗程与成人相同。

2月龄以下儿童经验有限。可使用每公斤体重50mg剂量。然而2月龄以上儿童患者的资料表明,每公斤30mg,每8小时或12小时1次对于1~2月龄儿童患者已经足够。对2月龄以下儿童使用本品应谨慎。

儿童深部肌肉注射的经验有限。

对肝功能不全患者,无调节本品剂量的必要。

对肾功能不全病人,如肌酐清除率低于(含)

60ml/分钟,则应调节本品用量,弥补该病人减慢的肾清除速率。病人使用头孢吡肟的初始剂量与肾功能正常的患者相同,维持剂量和给药间隙时间如下表。

与正常给药方案比较,肾功能不全成人患者的推荐维持给药方案

肌酐清除率(ml/分钟)	推荐维持给药方案			
>60,正常给药方案	每次0.5g,每12小时1次	每次1g,每12小时1次	每次2g,每12小时1次	每次2g,每8小时1次
30~60	每次0.5g,每24小时1次	每次1g,每24小时1次	每次2g,每24小时1次	每次2g,每24小时1次
11~29	每次0.5g,每24小时1次	每次0.5g,每24小时1次	每次1g,每24小时1次	每次2g,每24小时1次
<11	每次0.25g,每24小时1次	每次0.25g,每24小时1次	每次0.5g,每24小时1次	每次1g,每24小时1次
血液透析*	每次0.5g,每24小时1次	每次0.5g,每24小时1次	每次0.5g,每24小时1次	每次0.5g,每24小时1次

注:* 血液透析患者在治疗第1天可给予负荷剂量1g,以后每日0.5g。透析日,头孢吡肟应在透析结束后使用。每日给药时间尽可能相同。

头孢吡肟治疗同时需进行血液透析的患者,在透析开始3小时,约68%药物可被清除。血液透析患者的马斯平剂量见上表。接受持续性腹膜透析患者应每隔48小时给予常规剂量。

尚无肾功能不全的儿童患者使用头孢吡肟的资料。但是,由于成人和儿童的头孢吡肟药代动力学相似,肾功能不全儿童患者头孢吡肟的用法与成人类似。

静脉给药对于严重或危及生命的病例,应首选静脉给药。

静脉滴注时,可将本品1~2g溶于50~100ml 0.9%氯化钠注射液,5%或10%葡萄糖注射液,M/6乳酸钠注射液,5%葡萄糖和0.9%氯化钠混合注射液,乳酸林格液和5%葡萄糖混合注射液中,药物浓度不应超过40mg/ml。经约30分钟滴注完毕。

肌肉内注射肌肉注射时,本品0.5g应加1.5ml注射用溶液,或1g加3.0ml溶解后,经深部肌群(如臀肌群或外侧股四头肌)注射。

【不良反应】通常本品耐受性良好,不良反应轻微且多为短暂,终止治疗少见。与本品可能有关的常见不良反应主要是腹泻、皮疹和注射局部反应,如静脉炎、注射部位疼痛和炎症。其他不良反应包括恶心、呕吐、过敏、瘙痒、发热、感觉异常和头痛。肾功能不全患者而未相应调整头孢吡肟剂量时,可引起脑病、肌痉挛、癫痫。如发生与治疗有关的癫痫,应停止用药,必要时,应进行抗惊厥治疗。本品治疗儿童脑膜炎患者,偶有惊厥、嗜睡、神经紧张和头痛,主要是由脑膜炎引起,与本品无明显关系。

偶有肠炎(包括伪膜性肠炎)、口腔念珠菌感染报告。

与本品有关的实验室检查异常多为一过性,停药即可恢复,包括血清磷升高或减少,转氨酶(ALT和/或AST)升高,嗜酸粒细胞增多,部分凝血酶原时间和凝血酶原时间延长。碱性磷酸酶、血尿素氮、肌酐、血钾、总胆红素升高,血钙降低,红细胞压积减少。与其他头孢菌素类抗生素类似,也有白细胞减少、粒细胞减少、血小板减少的报道。

头孢菌素类抗生素还可引起Stevens-Johnson综合征、多形性红斑、毒性表皮坏死、肾功能紊乱、毒性肾病、再生障碍性贫血、溶血性贫血、出血、肝功能紊乱(胆汁淤积)和血细胞减少。

【禁忌证】本品禁用于对头孢吡肟或L-精氨酸、头孢菌素类药物、青霉素或其他β-内酰胺类抗生素有即刻过敏反应的病人。

【注意事项】(1)使用本品前,应该确定患者是否有头孢吡肟、其他头孢菌素类药物、青霉素或其他β-内酰胺类抗菌素过敏史。对于任何有过敏,特别是药物过敏史的患者应慎用。

(2)广谱抗菌药可诱发伪膜性肠炎。在用本品治疗期间,患者出现腹泻时应考虑伪膜性肠炎发生的可能性。对轻度肠炎病例,仅停用药物即可;中、重度病例需进行特殊治疗。有胃肠道疾患,尤其是肠炎患者应谨慎。

(3)与其他头孢菌素类抗生素类似,头孢吡肟可能会引起凝血酶原活性下降。对于存在引起凝血酶原活性下降危险因素的患者,如肝、肾功能不全,营养不良,以及延长抗菌治疗的患者应监测凝血酶原时间,必要时给予外源性维生素K。

(4)本品所含精氨酸在所用剂量为最大推荐剂量的33倍时会引起葡萄糖代谢紊乱和一过性血钾升高。较低剂量时精氨酸的影响尚不明确。

(5)对肾功能不全(肌酐清除率为60ml/分钟)的患者,应根据肾功能调整本品剂量或给药间歇时间。

(6)本品与氨基糖苷类药物或强效利尿剂合用时,应加强临床观察,并监测肾功能,避免引发氨基糖苷类药物的肾毒性或耳毒性作用。

【孕妇及哺乳期妇女用药】虽然动物生殖毒性试验和致畸试验表明,头孢吡肟无致畸和胚胎毒性,但尚无本品用于孕妇和分娩时妇女的足够和有良好对照的临床资料。因此,本品用于孕妇应谨慎。

头孢吡肟在人乳汁中有极少量排出(浓度约0.5mg/ml)。头孢吡肟用于哺乳期妇女应谨慎。

【儿童用药】见【用法用量】。

【老年用药】肾功能正常的老年患者使用一般推荐剂量,其疗效和安全性与其他成年患者相似;肾功能不全老年患者使用本品,应根据肾功能调整给药计划。

【药物相互作用】和多数β-内酰胺抗生素一样,由于药物的相互作用,头孢吡肟溶液不可加至甲硝唑、万古霉素、庆大霉素、妥布霉素或硫酸奈替米星、氨茶碱溶液中。头孢吡肟浓度超过40mg/ml时,不可加至氨苄青霉素溶液中。如有与头孢吡肟合用的指征,这些抗生素应与头孢吡肟分开使用。

头孢吡肟可引起尿糖试验假阳性反应。建议使用本品治疗期间,宜用葡萄糖氧化酶反应检测方法。

【规格】按头孢吡肟计,0.5g;1g。

【贮藏】遮光,密闭,在干燥凉暗处保存。

【包装】瓶装,1瓶/盒。

注射用头孢克定 Cefclidin for Injection

【适应证】用于敏感细菌所致的各种感染。

【禁忌证】见"头孢匹罗"。

【用法用量】静滴:成人每日2g,严重感染可用至每日4g,分2次给予,溶于0.9%氯化钠或5%葡萄糖注射液100~250ml中静滴。

【规格】注射剂(粉针):每瓶0.5g;1g。每盒5支。

注射用硫酸头孢匹罗 Cefpirome Sulfate for Injection

【适应证】适用于对本品敏感的葡萄球菌、链球菌、粪肠球菌属、消化链球菌属,布兰汉球菌属、大肠菌属、柠檬酸杆菌属、克雷伯菌属、肠杆菌属、沙雷菌属、变形菌属、摩根菌属、普罗威登斯菌属、假单胞菌、流感嗜血杆菌、不动杆菌属和拟杆菌属等引起的感染:败血症、感染性心内膜炎;淋巴管(结)炎、肛门周围脓肿、外伤和手术创伤等(浅表性)二次感染;咽喉炎、急性支气管炎、扁桃体炎、支气管扩张(感染时)、慢性呼吸道疾病的二次感染、肺炎、肺脓肿、脓胸;肾盂肾炎、膀胱炎、前列腺炎;胆囊炎、胆管炎、肝脓肿;腹膜炎、骨盆腹膜炎、直肠子宫凹陷脓肿、子宫内感染、子宫旁结缔组织炎、前庭大腺炎和髓膜炎。

【禁忌证】(1)对头孢菌素过敏者及有青霉素过敏性休克或即刻反应史者禁用本品。

(2)下列患者慎重用药:对青霉素类抗生素有过敏既往史者;本人或双亲、兄弟中有易引起气管哮喘、发疹过敏体质者;重度肾损害患者(血中药物浓度持续维持,故要间隔用药);经口摄取本品有不良反应或非经口营养患者、全身状况不良者有时往往会出现维生素K缺乏症,故要仔细观察;高龄者。

【用法用量】本品每0.5~1.0g溶于50~100ml 0.9%氯化钠注射液或5%葡萄糖注射液中,通常成人每日1~2g(效价),分2次静脉滴注,难治或重症感染,可根据症状增加药量至每日4g,分2~4次滴注。

通常小儿每日60~80mg(效价)/kg给药,分3~4次静脉滴注。根据年龄、症状,药量可适当增减。难治性或重症感染可增量至160mg(效价),分3~4次静脉滴注。髓膜炎患者可增量至每日200mg(效价)/kg。

【规格】1.0g；0.5g。
【包装】10 瓶/中盒。

三、β-内酰胺酶抑制剂

克拉维酸钾（少用）

注射用舒巴坦钠 Sulbactam Sodium for Injection

【成分】主要成分舒巴坦钠。

【性状】本品为白色或类白色结晶性粉末。

【药理毒理】本品为半合成 β-内酰胺酶抑制药，对淋病奈瑟菌、脑膜炎奈瑟菌和乙酸钙不动杆菌有较强抗菌活性，对其他细菌的作用均甚差，但对金黄色葡萄球菌和多数革兰阴性菌所产生的β内酰胺酶有很强的不可逆的竞争性抑制作用。2mg/L 的浓度对 Richmond 分类Ⅱ、Ⅲ、Ⅳ型和Ⅴ型（内酰胺酶抑制作用甚强），但对Ⅰ型（内酰胺酶作用较差）。与青霉素类和头孢菌素类合用时，使因产酶而对前两类抗生素耐药的金黄色葡萄球菌、流感嗜血杆菌、大肠埃希菌、脆弱拟杆菌等的 MIC 降到敏感范围之内。

本品对奇异杆菌的 PBP1 和乙酸钙不动杆菌的 PBP2 有较强的亲和力。

【药代动力学】本品肌内注射 0.5g 和 1.0g，半小时后血药峰浓度（C_{max}）分别为 13mg/L 和 28mg/L；静脉滴注 0.5g 和 1.0g，血药峰浓度（C_{max}）分别为 30mg/L 和 68mg/L。血消除半衰期（$t_{1/2}\beta$）为 1 小时。蛋白结合率为 38%。给药后 24 小时经尿排出给药量的 85%。组织间液和腹腔液的药物浓度与血药浓度相当。本品可透入有炎症的脑膜。可透过胎盘进入胎儿体内，乳汁中亦含有本品。

【适应证】本品与青霉素类或头孢菌素类联合，用于治疗敏感菌所致的尿路感染、肺部感染、支气管感染、耳鼻喉科感染、腹腔和盆腔感染、胆道感染、败血症、皮肤软组织感染等。

【用法用量】本品与氨苄西林以 1∶2 剂量比应用时：一般感染，成人剂量为每日舒巴坦 1～2g，氨苄西林 2～4g，分 2～3 次静脉滴注或肌肉注射；轻度感染，亦可每日舒巴坦 0.5g，氨苄西林 1g，分 2 次静脉滴注或肌肉注射；重度感染，可增大剂量至每日舒巴坦 3～4g，氨苄西林 6～8g，分 3～4 次静脉滴注。舒巴坦最高剂量不超过 4g。

【不良反应】本品与氨苄西林联合应用，不良反应发生率约 10% 以下，需中止治疗者仅 0.7%。注射部位疼痛发生率约 3.6%，静脉炎、腹泻、恶心等反应偶有发生，皮疹发生率 1%～6%。偶见一过性嗜酸粒细胞增多、血清氨基转移酶升高等。极个别病例发生剥脱性皮炎、过敏性休克。

【禁忌证】当与青霉素类药物合用时，对青霉素类药物过敏者禁用。

【注意事项】（1）本品必须和 β-内酰胺类抗生素合用，单独使用无效。

（2）当与青霉素类药物合用时，用药前须做青霉素皮肤试验，阳性者禁用。

（3）交叉过敏反应：对一种青霉素类抗生素过敏者可能对其他青霉素类抗生素也过敏。

（4）肾功能减退者，需根据血浆肌酐清除率调整用药。

（5）本品配成溶液后必须及时使用，不宜久置。

（6）对诊断的干扰：用药期间，以硫酸铜法进行尿糖测定时可出现假阳性，用葡萄糖酶法者则不受影响；大剂量注射给药可出现高钠血症；可使血清丙氨酸氨基转移酶或天冬氨酸氨基转移酶升高。

（7）应用大剂量时应定期检测血清钠。

【孕妇及哺乳期妇女用药】本品可透过胎盘进入胎儿体内，母乳中亦含有本品，哺乳期妇女应用本品虽尚无发生严重问题的报告，但孕妇及哺乳期妇女应用仍须权衡利弊。

【儿童用药】尚不明确。

【老年用药】老年患者肾功能减退，须调整剂量。

【药物相互作用】（1）丙磺舒、阿司匹林、吲哚美辛、保泰松、磺胺药可减少本品自肾脏排泄，因此与本品合用时使其血药浓度增高，排泄时间延长，毒性也可能增加。

（2）本品与双硫仑（乙醛脱氢酶抑制药）不宜合用。

【药物过量】尚不明确。

【规格】0.25g；0.5g。

【贮藏】密闭，在阴凉（不超过 20℃）干燥处保存。

【包装】西林瓶装，1 瓶/盒，10 瓶/盒。

【有效期】24 个月。

他唑巴坦(少用)

四、与 β-内酰胺类抗生素配伍的复方制剂

阿莫西林克拉维酸钾片 Amoxicillin and Clavulanate Potassium Tablets

【商品名】安奇。

【成分】主要成分为克拉维酸钾、阿莫西林。

【性状】本品为薄膜衣片,除去包衣后显类白色或淡黄色。

【药理毒理】抗菌谱广,对 G^+、G^- 及厌氧菌均敏感,成为临床经验治疗的首选。本品为阿莫西林和克拉维酸钾的复方制剂。阿莫西林为广谱青霉素类抗生素,克拉维酸钾本身只有微弱的抗菌活性,但具有强大的广谱 β-内酰胺酶抑制作用,两者合用,可保护阿莫西林免遭 β-内酰胺酶水解。

本品的抗菌谱与阿莫西林相同,且有所扩大。对产酶金黄色葡萄球菌、表皮葡萄球菌、凝固酶阴性葡萄球菌及肠球菌均具有良好作用,对某些产 β-内酰胺酶的肠肝菌科细菌、流感嗜血杆菌、卡他莫拉菌、脆弱拟杆菌等也有较好抗菌活性。本品对耐甲氧西林葡萄球菌及肠杆菌属等产染色体介导Ⅰ型酶的肠杆菌科细菌和假单胞菌属无作用。

【药代动力学】本品对胃酸稳定,口服吸收良好,食物对本品的吸收无明显影响。空腹口服本品 375mg(阿莫西林 250mg 和克拉维酸钾 125mg),阿莫西林于 1.5 小时达血药峰浓度(C_{max}),约为 5.6mg/L。血消除半衰期($t_{1/2}\beta$)约为 1 小时。8 小时尿排出率为 50%～78%。克拉维酸钾的药动学参数与单用时相同,正常人口服克拉维酸钾 125g 后 1 小时达血药峰浓度(C_{max}),约为 3.4mg/L。蛋白结合率为 22%～30%。血消除半衰期($t_{1/2}\beta$)为 0.76～1.4 小时,8 小时尿排出率约为 46%。两者口服的生物利用度分别为 97% 和 75%。

【适应证】本品适用于敏感菌引起的各种感染。

(1)上呼吸道感染:鼻窦炎、扁桃体炎、咽炎等。

(2)下呼吸道感染:急性支气管炎、慢性支气管炎急性发作、肺炎、肺脓肿和支气管合并感染等。

(3)泌尿系统感染:膀胱炎、尿道炎、肾盂肾炎、前列腺炎、盆腔炎、淋病奈瑟菌尿路感染及软性下疳等。

(4)皮肤和软组织感染:疖、脓肿、蜂窝织炎、伤口感染、腹内脓毒症等。

(5)其他感染:中耳炎、骨髓炎、败血症、腹膜炎和手术后感染等。

【用法用量】口服。成人和 12 岁以上小儿,每次 1 片,每日 3 次。严重感染时剂量可加倍。未经重新检查,连续治疗期不超过 14 天。

【不良反应】(1)常见胃肠道反应如腹泻、恶心和呕吐等。

(2)皮疹,尤其易发生于传染性单核细胞增多症者。

(3)可见过敏性休克、药物热和哮喘等。

(4)偶见血清氨基转移酶升高、嗜酸粒细胞增多、白细胞降低及念珠菌或耐药菌引起的二重感染。

【注意事项】(1)对头孢菌素类药物过敏者及有哮喘、湿疹、枯草热、荨麻疹等过敏性疾病史和严重肝功能障碍者慎用。

(2)本品与其他青霉素类和头孢菌素类药物之间有交叉过敏性。若有过敏反应产生,则应立即停用本品,并采取相应措施。

(3)本品和氨苄西林有完全交叉耐药性,与其他青霉素类和头孢菌素类有交叉耐药性。

(4)肾功能减退者应根据血浆肌酐清除率调整剂量或给药间期;血液透析可影响本品中阿莫西林的血药浓度,因此在血液透析过程中及结束时应加服本品 1 次。

(5)对怀疑为伴梅毒损害之淋病患者,在使用本品前应进行暗视野检查,并至少在 4 个月内,每月接受血清试验 1 次。

(6)严重肝功能减退者慎用。长期或大剂量服用本品者,应定期检查肝、肾、造血系统功能和检测血清钾或钠。

(7)对实验室检查指标的干扰:硫酸铜法尿糖试验可呈假阳性,但葡萄糖酶试验法不受影响;可使血清丙氨酸氨基转移酶或门冬氨酸氨基转移酶测定值升高。

【孕妇及哺乳期妇女用药】(1)本品可通过胎盘,脐带血中浓度为母体血药浓度 1/4～1/3,故孕妇禁用。

(2)本品可分泌入母乳中,可能使婴儿致敏并

引起腹泻、皮疹、念球菌属感染等,故哺乳期妇女慎用或用药期间暂停哺乳。

【包装】双层复合膜包装,10片/板。

注射用替卡西林钠克拉维酸钾 Ticarcillin Sodium and Potassium Clavulanate for Injection

【适应证】本品适用于治疗各种细菌感染,其作用范围广泛。主要适应证如下:

(1)败血症:特殊人群(继发于免疫系统抑制或受损)的感染。

(2)菌血症:腹膜炎。

(3)腹腔内脓肿:呼吸道感染。

(4)术后感染:严重的或复杂的泌尿道感染(如肾盂肾炎)。

(5)骨及关节感染。

(6)皮肤及软组织感染:耳、鼻、喉感染。

本品与氨基糖苷类抗生素合用,治疗多种感染(包括绿脓杆菌感染)时具有协同作用,尤其在治疗危重感染和系统功能低下患者出现的感染时作用显著。本品与氨基糖苷类抗生素合用时,两种药物应分别给药。

【禁忌证】对β-内酰胺类抗生素(如青霉素、头孢菌素)过敏者禁用。在使用本品治疗前,需进行β-内酰胺类敏感试验(如青霉素、头孢菌素)。

【用法用量】成人(包括老年人):常用剂量,根据体重每6~8小时给药1次,每次1.6~3.2g;最大剂量,每4小时给药1次,每次3.2g。

肾功能不全患者的推荐剂量:

轻度受损(肌酐清除率>30ml/分钟):每8小时3.2g。

中度受损(肌酐清除率10~13ml/分钟):每8小时1.6g。

严重受损(肌酐清除率<10ml/分钟):每12小时1.6g。

儿童:常用剂量,按体重每次80mg/kg,每6~8小时给药1次;新生儿期的用量,按体重每次80mg/kg,每12小时给药1次,继而可增至每8小时给药1次;肾功能不全患儿的用量须参照成人肾功能不全患者的推荐剂量进行调整。

本品可通过静脉点滴间歇给药;本品不用于肌肉注射。

静脉点滴:本品需用注射用水或葡萄糖注射液(≤5%)配制成溶液后使用。

将本品(3.2g)溶于100ml注射用水或100~150ml 5%葡萄糖注射液后使用。

注射用替卡西林钠克拉维酸钾的一次静脉输注须在30~40分钟内完成。应避免输注时间过长而造成血药浓度低于治疗水平。注射用替卡西林钠克拉维酸钾溶解时会产生热量,配制好的溶液通常为浅灰黄色。配制好的注射用替卡西林钠克拉维酸钾静脉注射液须立即使用。同一包装的注射用替卡西林钠克拉维酸钾不能多次使用,剩余的残存溶液必须丢弃。

【规格】3.2g:每瓶含3g替卡西林及200mg克拉维酸。

【包装】10瓶/盒。

注射用舒巴坦钠氨苄西林钠 Ampicillin Sodium and Sulbactam Sodium for Injection

【商品名】优立新。

【适应证】本品适用于治疗由敏感细菌所引起的感染。典型的适应证包括:鼻窦炎、中耳炎、会厌炎、细菌性肺炎等上、下呼吸道感染;尿路感染、肾盂肾炎;腹膜炎、胆囊炎、子宫内膜炎、盆腔蜂窝织炎等腹腔内感染;细菌性菌血症;皮肤、软组织、骨、关节感染;淋球菌感染。在围手术期,也可注射本品以降低腹部和盆腔手术后患者伤口感染的发生率,伤口感染可继发腹膜感染。在终止妊娠或行剖腹产手术时,注射用舒巴坦钠氨苄西林钠可作为预防用药以减少手术后发生脓毒血症的危险。

【禁忌证】本复方制剂禁用于对任何青霉素类抗生素有过敏反应史的患者。

【用法用量】静脉注射时,注射用舒巴坦钠氨苄西林钠应使用灭菌注射用水或其他相容溶液配制。为确信完全溶解,应等到泡沫消失后肉眼看不见药粉为止。此剂量可用于静脉推注,推注时间应超过3分钟,或增加稀释液的容量,静脉滴注给药,滴注时间应超过15~30分钟。

经胃肠外给药的注射用舒巴坦钠氨苄西林钠可用于深部肌肉注射。如注射部位出现疼痛,药粉可用0.5%无水盐酸利多卡因灭菌注射用水进行配制。

成人：注射用舒巴坦钠氨苄西林钠每日常用剂量为1.5~12g，分等量每6小时或8小时注射1次，每日舒巴坦的最大剂量为4g。治疗轻、中度感染时，可每12小时注射1次。

轻度感染：注射用舒巴坦钠氨苄西林钠的每日剂量为1.5~3g(0.5+1~1+2)。

中度感染：最大剂量6g(2+4)。

重度感染：最大剂量12g(4+8)。

可根据患者感染的严重程度及肾功能情况增加或减少给药的次数。治疗通常持续到患者退热或其他异常体征恢复正常后48小时。一般情况下应治疗5~14天，但在遇到严重病例时可延长疗程或另外加用氨苄西林。

在治疗限制钠盐摄入量的患者感染时，应注意1500mg的注射用舒巴坦钠氨苄西林钠约含115mg(5mmol)的钠盐。

用于预防手术感染时，应在患者麻醉诱导期给予1.5~3g注射用舒巴坦钠氨苄西林钠，以使药物在手术过程中有足够的时间达到有效的血清与组织浓度。此剂量可每6~8小时重复给药；通常在主要手术过程后24小时停药，除非注射用舒巴坦钠氨苄西林钠用于治疗时。

治疗非复杂性淋病时，可注射单剂1.5g注射用舒巴坦钠氨苄西林钠。为延长舒巴坦和氨苄西林的血浆浓度，应同时口服丙磺舒1.0g。

肾功能受损患者用药：严重肾功能受损的患者(肌酐清除率≤30ml/分钟)，其舒巴坦和氨苄西林的药物清除动力学参数均受到相似影响，因此两者的血浆浓度比值保持恒定。与氨苄西林的常规用法一样，用舒巴坦钠氨苄西林钠治疗患者时应减少给药次数。

【规格】750mg/瓶。

注射用哌拉西林钠他唑巴坦钠 Piperacillin Sodium and Tazobactam Sodium for Injection

【商品名】特治星。

【成分】本品为复方制剂，其组份为哌拉西林钠和三唑巴坦钠(以哌拉西林和三唑巴坦计，标示量之比为8：1)。辅料为：乙二胺四醋酸二钠（ED-TA）、枸橼酸、碳酸氢钠和注射用水。

【性状】本品为白色至类白色疏松块状物或粉末。

【药理毒理】(1)药理：哌拉西林是一种广谱半合成青霉素，对于许多革兰阳性和革兰阴性需氧菌及厌氧菌具有抗菌活性，它通过抑制细菌的膈膜和细胞壁的合成发挥杀菌作用。三唑巴坦又名三氮甲基青霉烷砜，它是多种β-内酰胺酶的强效抑制剂。β-内酰胺酶包括质粒和染色体介导的一些酶，常可引起细菌对青霉素类及包括第三代头孢菌素在内的头孢菌素类药物的耐药。在哌拉西林/三唑巴坦配方中由于三唑巴坦的存在，增强并扩展了哌拉西林的抗菌谱，使之对许多原先对哌拉西林及其他β-内酰胺抗生素耐药的产β-内酰胺酶细菌有效。这样，哌拉西林/三唑巴坦复方制剂就具备了广谱抗生素及β-内酰胺酶抑制剂的双重特征。

哌拉西林/三唑巴坦对哌拉西林敏感的微生物，以及对哌拉西林耐药的产β-内酰胺酶的微生物均有高度抗菌活性。

革兰阴性菌，包括产β-内酰胺酶和不产β-内酰胺酶的菌株，如大肠杆菌、柠檬酸菌属(包括法氏柠檬酸杆菌，布氏柠檬酸杆菌)、克雷伯杆菌属(包括产酸克雷伯杆菌、肺炎克雷伯杆菌)、肠杆菌属(包括阴沟肠杆菌、产气肠杆菌)、普通变形杆菌、奇异变形杆菌、雷氏普罗维登斯菌、斯氏普罗维登斯菌、类志贺邻单胞菌、摩氏摩根菌、沙雷菌属(包括黏质沙雷菌、液化沙雷菌)、沙门菌属、志贺菌属、绿脓杆菌和其他假单胞菌属(包括洋葱假单胞菌、荧光假单胞菌)、嗜麦芽黄单胞菌、淋病奈瑟球菌、脑膜炎奈瑟氏球菌、莫拉菌属(包括卡他布兰汉菌)、不动杆菌属、流感嗜血杆菌、副流感嗜血杆菌、多杀巴斯德菌、耶尔森菌属、弯曲菌属、阴道加德纳菌。

体外研究表明，哌拉西林三唑巴坦与氨基糖苷类抗生素对具有多重耐药性的绿脓杆菌有协同活性。

革兰阳性细菌：包括产β-内酰胺酶和不产β-内酰胺酶的细菌，如链球菌属(肺炎链球菌、酿脓性链球菌、牛链球菌、无乳链球菌、C型、G型草绿色链球菌)、肠球菌属(粪肠球菌、屎肠球菌)、金黄色葡萄球菌(对甲氧西林不耐药的金黄色葡萄球菌)、腐生葡萄球菌、表皮葡萄球菌(凝固酶阴性葡萄球菌)、棒状杆菌属、单核细胞增生性李斯特菌、奴卡菌属。

厌氧菌：包括产β-内酰胺酶和不产β-内酰胺酶

的厌氧菌,如拟杆菌属(包括双路拟杆菌、解糖胨杆菌、多毛拟杆菌、产黑色素拟杆菌、口腔拟杆菌)。拟杆菌属脆弱拟杆菌族(包括脆弱拟杆菌、脆弱拟杆菌普通种、脆弱拟杆菌吉氏种、脆弱拟杆菌卵形种、脆弱拟杆菌多形种、脆弱拟杆菌单形种、脆弱拟杆菌不解糖种)。还有,消化链球菌属、梭杆菌属、真杆菌族、梭状芽胞杆菌属(包括难辨梭状芽胞杆菌、产气荚膜梭状杆菌)、费氏(韦荣)球菌属及放线菌属。

(2)毒理:哌拉西林/三唑巴坦、哌拉西林或三唑巴坦尚未在动物中进行长期的致癌作用研究。

哌拉西林/三唑巴坦在微生物致突变试验中浓度高达 14.84/1.86μg/平板时,结果为阴性。哌拉西林/三唑巴坦在期外 DNA 合成实验(UDS)中浓度高达 5689/711μg/ml 时,结果为阴性。哌拉西林/三唑巴坦在哺乳动物点突变(中国仓鼠卵巢细胞 HPRT)实验中浓度高达 8000/1000μg/ml 时,结果为阴性。哌拉西林/三唑巴坦在哺乳动物细胞(BALB/c-3T3)转化实验中浓度高达 8/1μg/ml 时,结果为阴性。体内实验中,哌拉西林/三唑巴坦静脉给药剂量达 1500/187.5mg/kg 时,不诱导大鼠的染色体畸变,该剂量相当于以体表面积计算的人用每日最大推荐剂量(mg/m^2)。

哌拉西林在微生物致突变实验中,浓度高达 50μg/平板时结果为阴性。在浓度达到 200μg/纸片的哌拉西林作用下,未发现细菌的 DNA 损伤(Rec 实验)。哌拉西林在 UDS 实验中,浓度达到 10000μg/ml 时,结果为阴性。哺乳动物点突变实验(小鼠淋巴瘤细胞)中,哌拉西林浓度≥2500μg/ml 时,结果为阳性。哌拉西林在细胞(BALB/c-3T3)转化实验中,浓度达到 3000μg/ml 时,结果为阴性。体内实验中,哌拉西林静脉给药剂量达到 2000mg/(kg·d)时不诱导小鼠的染色体畸变,剂量达到 1500mg/(kg·d)时不诱导大鼠的染色体畸变。小鼠的剂量按体表面积计算相当于人用每日最大推荐剂量的一半,大鼠的剂量按体表面积计算与人用每日最大推荐剂量相似。另外一项体内实验中,大鼠静脉用哌拉西林剂量达到 2000mg/(kg·d)时没有显性致死作用,该给药剂量按体表面积计算与人用每日最大推荐剂量相似。小鼠静脉用哌拉西林剂量达到 2000mg/(kg·d)(该给药剂量按体表面积计算相当于人用每日最大推荐剂量的一半)时,这些实验动物的尿液在微生物致突变试验中没有致突变作用。往哌拉西林静脉给药剂量达到 2000mg/(kg·d)的小鼠腹腔内注入细菌,未发现细菌的突变率升高。

三唑巴坦在微生物致突变实验中浓度高达 333μg/平板时,结果为阴性。三唑巴坦在 UDS 实验中浓度高达 2000μg/ml 时,结果为阴性。三唑巴坦在哺乳动物点突变实验(中国仓鼠卵巢细胞 HPRT)中浓度高达 5000μg/ml 时,结果为阴性。另一项哺乳动物点突变实验(小鼠淋巴瘤细胞)中,三唑巴坦浓度≥3000μg/ml 时,结果为阳性。三唑巴坦在细胞(BALB/c-3T3)转化实验中浓度高达 900μg/ml 时,结果为阴性。另一项体外细胞遗传学实验(中国仓鼠肺细胞)中,三唑巴坦浓度高达 3000μg/ml 时结果为阴性。体内实验中,三唑巴坦静脉给药剂量达到 5000mg/kg 时不诱导大鼠的染色体畸变,该剂量相当于按体表面积计算人用每日最大推荐剂量的 23 倍。

【药代动力学】(1)成人:本品静脉滴注结束后哌拉西林和三唑巴坦迅速达血浆峰浓度。本品滴注结束后 30 分钟哌拉西林达血浆峰浓度,与单独使用相同剂量的哌拉西林的血浆峰浓度相似,本品(哌拉西林/三唑巴坦)2.25g 和 4.5g 用药后的哌拉西林平均血浆峰浓度分别约为 134μg/ml 和 298μg/ml。三唑巴坦相应的平均血浆峰浓度分别为 15μg/ml 和 34μg/ml。

本品 2.25g 或 4.5g,每 6 小时 1 次,每次 30 分钟静脉滴注后的哌拉西林和三唑巴坦稳态血浆浓度与首剂用药后的浓度没有差别。

健康受试者单剂或多剂使用本品后,哌拉西林和三唑巴坦的血浆半衰期范围为 0.7～1.2 小时,不受剂量和静脉滴注时间的影响。

哌拉西林被代谢为有微弱微生物学活性的去乙基代谢产物,三唑巴坦则被代谢为一种没有药理学活性和抗菌活性的代谢产物。哌拉西林和三唑巴坦均通过肾小球滤过和肾小管分泌,经肾脏排泄。哌拉西林给药剂量的 68% 以原形通过尿液快速排出。三唑巴坦及其代谢产物主要经肾脏清除,其中给药剂量的 80% 以原形排出,其余部分为单一的代谢产物。哌拉西林、三唑巴坦和去乙基哌拉西林亦从胆汁排泄。

哌拉西林和三唑巴坦约30%与血浆蛋白结合，哌拉西林和三唑巴坦的蛋白结合率均不受其他化合物的影响，三唑巴坦代谢产物的蛋白结合率可以忽略不计。

哌拉西林和三唑巴坦在肠黏膜、胆囊、肺、女性生殖器官（子宫、卵巢和输卵管）、组织间液和胆汁等组织和体液中的分布广泛，平均组织浓度一般为血浆浓度的50%~100%。哌拉西林和三唑巴坦与其他青霉素类一样，在脑膜无炎症者的脑脊液中分布较少。

肾功能损害的患者单剂使用哌拉西林/三唑巴坦后，哌拉西林和三唑巴坦的半衰期随肌酐清除率的降低而延长。肌酐清除率低于20ml/分钟的患者与肾功能正常者相比，哌拉西林的半衰期延长2倍，三唑巴坦的半衰期延长4倍。按常规推荐剂量使用本品（注射用哌拉西林和三唑巴坦）治疗的患者在肌酐清除率低于40ml/分钟时，建议调整本品的剂量（见治疗肾功能不全患者的特殊建议中的【用法用量】）。

血液透析可以清除哌拉西林/三唑巴坦给药剂量的30%~40%，另有5%的三唑巴坦以其代谢产物的形式被清除。腹膜透析可分别清除哌拉西林给药剂量的约6%和三唑巴坦给药剂量的约21%，最多可有16%的三唑巴坦以其代谢产物的形式被清除。对于血液透析患者给药剂量的推荐意见详见【用法用量】。

肝硬化患者与健康受试者相比，哌拉西林和三唑巴坦的半衰期分别延长约25%和18%，但是肝硬化患者并不需要因此调整本品的剂量。

(2)儿童：在2个月和2个月以上的儿童患者中，对哌拉西林和三唑巴坦的药代动力学进行了研究。与较大儿童和成人相比，两个化合物在较小儿童的清除较慢。

在一项人群药代动力学分析中，预计9个月到12岁患者的清除率与成人相当，人群均值（标准误）为5.64(0.34)ml/分钟。2~9个月的儿童患者的哌拉西林清除率预计为这一均值的80%。在2个月以下的患者中，与年长的儿童相比，哌拉西林清除得较慢；然而，数据不足以进行剂量推荐。哌拉西林分布体积的均值（标准误）为0.243(0.011)L/kg，与年龄无关。

【适应证】哌拉西林/三唑巴坦适用于治疗下列由已检出或疑为敏感细菌所致的全身和/或局部细菌感染。

(1)下呼吸道感染。

(2)泌尿道感染（混合感染或单一细菌感染）。

(3)腹腔内感染。

(4)皮肤及软组织感染。

(5)细菌性败血症。

(6)妇科感染。

(7)与氨基糖苷类药物联合用于患中性粒细胞减少症的病人的细菌感染。

(8)骨与关节感染。

(9)多种细菌混合感染；哌拉西林/三唑巴坦适用于治疗多种细菌混合感染，包括怀疑感染部位（腹腔内、皮肤和软组织、上下呼吸道、妇科）存在需氧菌和厌氧菌的感染。

尽管哌拉西林/三唑巴坦仅适用于上述情况，但由于哌拉西林/三唑巴坦药物中有哌拉西林成分，所以对于治疗由哌拉西林敏感细菌所致的感染仍是经受得起检验的。因此，治疗由对哌拉西林敏感细菌及对哌拉西林/三唑巴坦敏感的产β-内酰胺酶细菌所致的混合感染没有必要增加使用另一种抗生素。

在治疗前应进行适当的细菌培养及药敏试验，以便确认引起感染的微生物，并且确定致病菌对哌拉西林/三唑巴坦的敏感程度。基于哌拉西林/三唑巴坦对如前面所罗列的革兰阳性和阴性、需氧和厌氧细菌具有广谱的抗菌活性，因此，将其用于治疗混合感染及在药敏试验结果尚未报出时进行经验性治疗均十分见效。然而，虽然在药敏试验结果报出之前，可以使用哌拉西林/三唑巴坦进行治疗，但获得药敏结果或治疗无临床反应时，仍需要修正治疗方案。

严重感染时，可在药敏试验结果报出之前开始使用哌拉西林/三唑巴坦作经验性治疗。

哌拉西林/三唑巴坦与氨基糖苷类抗生素联合治疗绿脓杆菌某些菌株的感染有协同作用。特别是在病人宿主防御系统受损的情况下，联合用药的治疗是成功的。两种药物均应使用全治疗剂量。一旦细菌培养和药敏试验结果报出，应调整抗生素的治疗。

在治疗中性粒细胞减少症的病人时,应使用全剂量的哌拉西林/三唑巴坦及某种氨基糖苷类抗生素。对于钾储备低下的病人要警惕可能出现低钾血症,在这类病人应定期测定电解质水平。

【用法用量】(1)剂量:本品必须缓慢静脉滴注给药(给药时间20~30分钟以上)或缓慢静脉注射(至少3~5分钟以上)。成人与12岁及12岁以上的青少年、肾功能正常的成人和青少年的常用剂量为每8小时给予4.5g哌拉西林/三唑巴坦。每日用药总剂量根据感染的严重程度和部位增减,剂量范围可每6小时、8小时或12小时1次,从每次2.25g哌拉西林/三唑巴坦至4.5g哌拉西林/三唑巴坦。

当哌拉西林/三唑巴坦与另一种抗生素(如氨基糖苷类药物)合用时,必须分别给药。哌拉西林/三唑巴坦在体外可导致氨基糖苷类药物的大量失活。两者联合用药时应分别配制、稀释,分别给药(见【药物相互作用】)。

(2)肾功能不全:肾功能不全患者(肌酐清除率≤40ml/分钟)或者血液透析患者,应当根据实际的肾功能损害程度调整本品(注射用哌拉西林/三唑巴坦)静脉用药的剂量和间隔时间。合用氨基糖苷类治疗的医院获得性肺炎患者,应当根据生产商的建议调整氨基糖苷类的剂量。肾功能不全患者使用本品的应调整剂量。

血液透析的患者,除医院获得性肺炎外,其他所有适应证的最大剂量为2.25g,每12小时1次。医院获得性肺炎的最大剂量为2.25g,每8小时1次。因为血液透析可以清除给药剂量的30%~40%,所以血液透析当天,每次透析操作以后,需要另外加用本品0.75g。连续非卧床腹膜透析(CAPD)患者不需要另外加用本品。

(3)疗程:本品的常规疗程为7~10天,但是治疗医院获得性肺炎的推荐疗程为7~14天。任何情况下,都应当根据感染的严重程度和患者的临床病情及细菌学进展情况,决定治疗的疗程。

(4)儿童患者:对于9月龄以上、体重超过40kg、肾功能正常的患阑尾炎和/或腹膜炎的儿童,特治星®推荐剂量为哌拉西林100mg/kg,三唑巴坦12.5mg/kg,每8小时1次。对于2~9个月的儿童患者,基于药代动力学模型,特治星®的推荐剂量为哌拉西林80mg/kg,三唑巴坦10mg/kg,每8小时1次(见【儿童用药】和【药代动力学】)。体重超过40kg肾功能正常的儿童患者应该接受成人剂量。对肾功能损害的儿童患者,特治星®尚无推荐剂量。

(5)溶解和稀释使用说明

静脉用药:普通药瓶包装者,每克哌拉西林用5ml稀释液来溶解本品,可以选择下列任何一种相容的溶液。

注射用0.9%氯化钠

注射用无菌水

5%葡萄糖

抑菌盐水/对羟基苯甲酸酯

抑菌水/对羟基苯甲酸酯

抑菌盐水/苯甲醇

抑菌水/苯甲醇

溶解好的本品应当采用下列相容的静脉用药的稀释液进一步稀释(推荐每次给药50~150ml)。静脉滴注给药时间至少为30分钟以上,滴注期间最好停止原来的静脉输液。

相容的静脉用药稀释液:

注射用0.9%氯化钠

注射用无菌水

5%葡萄糖

6%右旋糖酐盐水

推荐每次用药的无菌注射用水最大量为50ml

ADD-Vantage®系统混合液

5%葡萄糖水(50ml或100ml)

0.9%氯化钠溶液(50ml或100ml)

ADD-Vantage®瓶装产品的溶解操作说明参见包装盒中的使用说明。

乳酸林格氏液仅与含EDTA的哌拉西林/三唑巴坦相容。

哌拉西林/三唑巴坦不能加到血制品或白蛋白水解产物中。

由于相容性尚未得到确证,哌拉西林/三唑巴坦不应在注射器或灌注瓶中与其他药物混合。

由于化学的不稳定性,哌拉西林/三唑巴坦不应与只含碳酸氢钠的溶液同时使用。

本品可以用携带式静脉输液泵给药。

(6)本品溶解后的稳定性:本品经相容性稀释

液稀释后在玻璃或塑料容器(塑料注射器,静脉输液袋和输液管)中保持稳定。

溶解后的药物应当立即使用,没有使用的部分在室温下(20~25℃)放置24小时后应当丢弃,或在冷藏保存(2~8℃)48小时后丢弃。药物溶解后的药瓶不能冷冻。

静脉输液袋中的药物稳定性研究表明,本品在室温条件下24小时内化学性质(溶解后药物的效价、溶解后药液的pH值和溶液的澄清度)保持稳定,冷藏条件下溶解的药液在1周内保持稳定。本品不含防腐剂,操作时应当采用适当的无菌技术。

室温条件下,便携式静脉输液泵中的本品在12小时内保持稳定。每剂药物均需溶解稀释到37.5ml或25ml,每日的给药溶液量可通过无菌操作转移到药物储存器(静脉输液袋或药液筒)中。按照厂家的说明书将药物储存器连接到预先设定好程序的便携式静脉输液泵上,使用便携式静脉输液泵给药时本品的稳定性不受影响。

本品与ADD-Vantage®系统混合的稳定性研究表明,室温下药物的化学稳定性(效价、pH值和澄清度)可以保持24小时(注:本品在ADD-Vantage®系统中溶解后不能冷藏或冷冻)。只要是溶液和容器的条件允许,注射药品用药前均应肉眼检查,以发现是否存在颗粒物质和变色现象。

【不良反应】不良反应按CIOMS频率分类列于下表中。

身体系统	不良反应
感染和侵染	
少见	念珠菌二重感染
血液和淋巴系统异常	
少见	白细胞减少,中性粒细胞减少,血小板减少
罕见	贫血,出血表现(包括紫癜、鼻出血,出血时间延长),嗜酸粒细胞增多,溶血性贫血
非常罕见	粒细胞缺乏症,Coombs直接试验阳性,全血细胞减少症,部分促凝血酶原激酶时间延长,凝血酶原时间延长,血小板增多症
免疫系统疾病异常	
少见	过敏反应
罕见	过敏性/过敏性样反应(包括休克)
代谢和营养异常	
非常罕见	血白蛋白减少,血糖降低,血总蛋白减少,低钾血症
神经系统异常	
少见	头痛,失眠
血管系统异常	
少见	低血压,静脉炎,血栓性静脉炎
罕见	面色潮红
胃肠系统异常	
常见	腹泻,恶心,呕吐
少见	便秘,消化不良,黄疸,口腔炎
罕见	腹痛,伪膜性结肠炎
肝胆系统异常	
少见	谷丙转氨酶水平升高,谷草转氨酶水平升高
罕见	胆红素水平升高,血碱性磷酸酶水平升高,γ-谷氨酰转移酶水平升高,肝炎

续表

身体系统	不良反应
皮肤和皮下组织异常	
常见	皮疹
少见	瘙痒,荨麻疹
罕见	大疱性皮炎,多形性红斑
非常罕见	Stevens-Johnson 综合征,中毒性表皮坏死松解症
肌肉骨骼、结缔组织和骨骼系统异常	
罕见	关节痛
肾脏和泌尿系统异常	
少见	血肌酐水平升高
罕见	间质性肾炎,肾衰竭
非常罕见	血尿素氮水平升高
全身疾病和给药部位异常	
少见	发热,注射部位反应
罕见	僵直

注:很常见,≥10%;常见,≥1%;少见,≥0.1%和<1%;罕见,≥0.01%和<0.1%;非常罕见,<0.01%。哌拉西林治疗与囊性纤维化患者发热和皮疹的发病率增加有关。

【禁忌证】禁用于对任何β-内酰胺类抗生素(包括青霉素类和头孢菌素类)或β-内酰胺酶抑制剂过敏的患者。

【注意事项】(1)特别警告:在开始哌拉西林/三唑巴坦治疗之前,应该仔细询问既往对青霉素、头孢菌素和其他过敏源引起的过敏反应史。已有报道称,接受青霉素类(包括哌拉西林/三唑巴坦)治疗者可发生严重、偶可致死的过敏[过敏性/过敏性样(包括休克)]反应。这些反应更可能发生于既往对多种过敏源过敏的患者。严重过敏反应需要中止抗生素治疗,并可能需要应用肾上腺素及采取其他紧急措施,如给予吸氧、静脉用皮质类固醇激素、气道处理(包括气管插管)等治疗。

几乎所有抗菌药物,包括哌拉西林/三唑巴坦,都有发生伪膜性结肠炎的报告。任何抗生素诱导的伪膜性肠炎可能表现为轻度至危及生命的严重、持续性腹泻。伪膜性肠炎症状可在抗菌治疗期间或抗菌治疗之后出现。因此,使用抗菌药物后发生腹泻的患者应当注意考虑这一诊断。

抗菌药物治疗改变了结肠的正常菌群,可能使梭菌过度生长。研究表明,艰难梭菌产生的一种毒素是引起"抗生素相关结肠炎"的主要原因之一。

伪膜性结肠炎被确诊后,应当开始采取治疗措施。轻度患者只需停用抗生素即可,中重度患者需要考虑保持体液和电解质平衡,补充蛋白质,使用临床上对艰难梭菌结肠炎有效的抗菌药物治疗。

(2)注意事项:使用β-内酰胺类抗生素(包括哌拉西林)治疗的部分患者可有出血表现。这些反应常与凝血试验(如凝血时间、血小板聚集和凝血酶原时间)异常有关,并多见于肾衰竭患者。如果有出血的表现,应当停用抗生素治疗(注射用哌拉西林/三唑巴坦),并采取相应的治疗措施。

不能忘记治疗过程中可能出现耐药菌株,引起二重感染。如果出现这种情况,应当采取相应的措施。

和其他青霉素类一样,如果本品静脉给药剂量超过推荐剂量,患者可能会出现神经肌肉兴奋或痉挛(特别是有肾衰竭的患者)。

本品每克哌拉西林总共包含 64mg(2.79mEq) 钠,可引起患者钠总摄入量的增加。当需要限制盐摄入量的患者使用本品治疗时应考虑到这一点。缺钾储备低者或合并应用可降低血钾水平的药物(用细胞毒药物或利尿剂治疗)的患者可发生低钾血症,因此,建议此类患者定期测定血电解质水平。

和其他半合成青霉素类一样,哌拉西林的使用可使囊性纤维化患者发热和皮疹发生率升高。

肌酐清除率≤40ml/分钟的患者和透析患者[血液透析和连续非卧床腹膜透析(CAPD)],应当根据肾功能损害的程度调整静脉给药剂量(见【用法用量】)。

在缺乏确诊或高度可疑细菌感染的证据或预防用药的情况下,处方哌拉西林和三唑巴坦可能不会使患者受益并增加耐药菌发生的风险。

本品治疗过程中可出现白细胞减少和中性粒细胞减少,尤其是疗程延长者。因此,应该定期检查造血功能。

肾功能损害或血液透析患者中,静脉内给药的剂量应根据肾功能受损的程度进行调整。

(3)患者须知:患者应该被告知包括本品在内的抗菌药物只能用来治疗细菌感染,而不能治疗病毒感染(如感冒)。当处方本品用于治疗细菌感染时,患者应该被告知虽然在治疗过程初期会感觉好转,但仍应按照说明用药。遗漏用药或没有完成整个疗程会导致:减弱快速治疗的效力;可能会增加细菌耐药性,使得将来本品或其他抗菌药物无法治疗。

(4)实验室检查:应当定期检查造血功能,特别是长期治疗(即≥21天)的患者(见【不良反应】)。

【孕妇及哺乳期妇女用药】(1)妊娠:致畸作用——妊娠分类 B。

A. 哌拉西林/三唑巴坦:大鼠中进行的生殖研究在哌拉西林/三唑巴坦给药剂量达到按体表面积计算相当于人用每日最大推荐剂量(mg/m^2)时,未发现有生育力损害的证据。小鼠和大鼠研究未发现哌拉西林/三唑巴坦复方制剂存在任何胚胎毒性或致畸作用。

小鼠和大鼠中进行的致畸胎作用研究在哌拉西林/三唑巴坦的给药剂量达到按体表面积计算相当于人用哌拉西林/三唑巴坦每日最大推荐剂量(mg/m^2)的 1~2 倍(小鼠)和 2~3 倍(大鼠)时,未发现对胎鼠有害的证据。

哌拉西林和三唑巴坦可以通过人的胎盘。妊娠妇女只有在预期获益超过对妊娠妇女和胎儿的可能危险时才考虑使用。

B. 哌拉西林:小鼠和大鼠中进行的生殖研究和致畸胎作用研究在哌拉西林给药剂量达到按体表面积计算相当于人用每日最大推荐剂量(mg/m^2)的一半(小鼠)或相似水平(大鼠)时,没有发现生育力损害或对胎鼠有害的证据。

C. 三唑巴坦:大鼠中进行的生殖研究在三唑巴坦给药剂量达到按体表面积计算相当于人用三唑巴坦每日最大推荐剂量(mg/m^2)的 3 倍时,没有发现生育力损害的证据。

小鼠和大鼠中进行的致畸胎作用研究在三唑巴坦给药剂量达到按体表面积计算相当于人用每日最大推荐剂量(mg/m^2)的 6 倍(小鼠)和 14 倍(大鼠)时,没有发现对胎鼠有害的证据。三唑巴坦可以通过大鼠胎盘。胎鼠中三唑巴坦浓度小于或等于母鼠血浆浓度的 10%。

但是孕妇中尚未进行过充分的、有良好对照的哌拉西林/三唑巴坦、哌拉西林或三唑巴坦单用的研究。因为动物生殖研究并不能完全预测人类的反应,所以本品只有在明确需要的时候才能在妊娠期使用。

(2)哺乳期妇女:哌拉西林在人乳中低浓度分泌,人乳中的三唑巴坦浓度尚未进行研究。本品(注射用哌拉西林/三唑巴坦)应当慎用于哺乳期妇女。哺乳妇女只有在预期获益超过对乳母和乳儿的可能危险时才考虑使用。

【儿童用药】已经有在成人及儿童患者中进行的药代动力学和对照临床研究的证据支持特治星®用于 2 个月或以上的患有阑尾炎和/或腹膜炎的儿童患者。其中包括一项前瞻性的、随机、对比、开放的临床研究,有 542 例 2~12 岁患有复杂性腹腔内感染的儿童患者,其中 273 例患者接受了哌拉西林/三唑巴坦。在 2 个月以下的儿童患者中其安全性及疗效尚未确立(见【药代动力学】和【用法用量】)。

对肾功能损害的儿童患者,特治星®尚无推荐剂量。

【老年用药】65岁以上的患者不会单纯因为年龄的原因而使发生不良反应的危险性升高。但肾功能不全情况下,应当调整给药剂量(见【用法用量】)。

总体上,老年患者的剂量选择应当慎重,往往需要从给药剂量范围的低限开始,这是由于老年人的肝脏、肾脏和心脏功能降低的比例较高,存在合并症及合用其他药物的情况较多见。

本品合剂中每克哌拉西林含 64mg(2.79mEq)钠。按常规推荐剂量给药,患者每日摄入的钠为 768~1024mg(33.5~44.6mEq)。老年人群对钠负荷过多的利钠反应可能比较迟钝,这对于充血性心衰等疾病具有临床重要性。

本品大部分经肾脏排泄,肾功能损害患者使用本品发生中毒反应的危险性较高。因为老年人肾功能减退的可能性较大,选择剂量时需要慎重,监测肾功能有助于选择合理的剂量。

【药物相互作用】(1)氨基糖苷类:β-内酰胺类药物体外与氨基糖苷类混合可引起氨基糖苷类的大幅度失活。然而,在适当的稀释液和特定的浓度条件下,瓶装的含 EDTA 的哌拉西林/三唑巴坦可通过 Y 形管与阿米卡星或庆大霉素同时滴注。但含 EDTA 的哌拉西林/三唑巴坦不能与妥布霉素通过 Y 形管同时给药。

已经认识到青霉素类药物对氨基糖苷类有灭活作用。据推测青霉素-氨基糖苷类可形成复合物,这些复合物对细菌没有抗菌活性,毒性不明。对于肾功能正常和轻至中度肾功能损害患者,本品与妥布霉素相继应用表明适当地降低了妥布霉素的血清浓度,但并不能显著影响妥布霉素的药代动力学。当需要进行血液透析的终末期肾病患者,联合应用氨基糖苷类与哌拉西林时,氨基糖苷类药物(尤其是妥布霉素)的浓度可能显著改变而应该进行监测。由于氨基糖苷类药物对被哌拉西林灭活的易感性不一致,因此在联合应用哌拉西林和氨基糖苷类药物的患者中,应仔细考虑氨基糖苷类药物的选择。

(2)丙磺舒:与其他青霉素类相似,哌拉西林/三唑巴坦与丙磺舒合用可使哌拉西林和三唑巴坦的半衰期延长(哌拉西林的半衰期延长 21%,三唑巴坦的半衰期延长 71%)、肾脏清除率降低。然而两药的血浆峰浓度均未受影响。

(3)万古霉素:未发现本品和万古霉素存在药代动力学相互作用。

(4)肝素:本品与肝素、口服抗凝药物或其他可能会影响凝血系统包括血小板功能的药物合用期间,应当更频繁地进行适当的凝血检验并定期监测。

(5)维库溴铵:哌拉西林与维库溴铵合用,可延长维库溴铵对神经肌肉的阻滞作用。本品(哌拉西林/三唑巴坦)与维库溴铵合用也会出现同样的现象。由于作用机制相似,任何非去极化肌松药产生的神经肌肉阻滞作用在合用哌拉西林时都可能被延长(见维库溴铵的说明书)。

(6)氨甲蝶呤:有限的资料提示,氨甲蝶呤与哌拉西林同时给药时,由于竞争肾脏分泌,哌拉西林可降低氨甲蝶呤的排泄。三唑巴坦对氨甲蝶呤消除的影响尚未进行评价。如果需要两者合用,应当监测氨甲蝶呤的血清浓度,以避免药物中毒,注意经常监测是否有氨甲蝶呤中毒的症状和体征。

(7)实验室和其他诊断检查的相互作用:和其他青霉素类一样,本品(注射用哌拉西林/三唑巴坦)用药后可能会导致铜还原法(CLINITEST®)尿糖试验结果假阳性,所以建议应用酶促葡萄糖氧化反应(如 DIASTIX® 或 TES-TAPE®)测定尿糖。

有研究发现,哌拉西林/三唑巴坦注射剂治疗的患者经伯乐实验室(Bio-Rad Laboratory)的 Platelia 曲菌 EIA 试验检测出现阳性结果,但后来发现患者并非曲菌感染。有报道伯乐实验室的 Platelia 曲菌 EIA 试验检测法与非曲菌多糖和聚呋喃糖之间有交叉反应。

因此,哌拉西林/三唑巴坦治疗的患者如果出现阳性检测结果时应当慎重解释,并采用其他诊断方法加以证实。

【药物过量】已经有上市后哌拉西林/三唑巴坦用药过量的报告。过量后大多数反应为恶心、呕吐和腹泻,常规推荐剂量用药的情况下也会发生此类反应。如果静脉给药剂量超过推荐的常用剂量(特别是有肾衰竭患者),患者可能出现神经肌肉兴奋性升高或惊厥。应当根据患者的临床表现采取支持治疗和对症治疗。

哌拉西林或三唑巴坦血清浓度过高时可通过

血液透析降低血药浓度。哌拉西林/三唑巴坦单剂给药3.375g后，血液透析清除的哌拉西林和三唑巴坦分别约相当于给药剂量中哌拉西林和三唑巴坦成分的31%和39%（见【药理毒理】）。

【规格】4.5g（哌拉西林4.0g与三唑巴坦0.5g）。

【贮藏】25℃以下室温保存。

【包装】玻璃瓶装，1支/盒。

【有效期】24个月。

注射用头孢哌酮钠舒巴坦钠 Cefoperazone Sodium And Sulbactam Sodium for Injection

【商品名】中诺克迪。

【成分】头孢哌酮钠、舒巴坦钠。

【性状】本品为白色或类白色结晶性粉末或冻干的块状物或粉末；无臭；结晶性粉末有引湿性，冻干品易引湿。

【药理毒理】头孢哌酮为第三代头孢菌素，对大肠埃希菌、克雷伯菌属、变形杆菌属、伤寒沙门菌、志贺菌属、枸橼酸杆菌属等肠杆菌科细菌和铜绿假单胞菌有良好抗菌作用，对产气肠杆菌、阴沟肠杆菌、鼠伤寒杆菌和不动杆菌属等的作用较差。流感杆菌、淋病奈瑟菌和脑膜炎奈瑟菌对本品高度敏感。本品对各组链球菌、肺炎球菌亦有良好作用，对葡萄球菌（甲氧西林敏感株）仅具中度作用，肠球菌属耐药。头孢哌酮对多数革兰阳性厌氧菌和某些革兰阴性厌氧菌有良好作用，脆弱拟杆菌对本品耐药。头孢哌酮对多数β-内酰胺酶的稳定性较差。本品主要抑制细菌细胞壁的合成。

【适应证】适用于敏感菌所致的各种感染如肺炎及其他下呼吸道感染、尿路感染、胆道感染、皮肤软组织感染、败血症、腹膜炎、盆腔感染等，后两者宜与抗厌氧菌药联合应用。

【用法用量】静脉滴注。先用5%葡萄糖注射液或氯化钠注射液适量溶解，然后再用同一溶媒稀释至50~100ml供静脉滴注，滴注时间为30~60分钟。

成人：常用量每日2~4g，严重或难治性感染可增至每日8g。分等量每12小时静脉滴注1次。舒巴坦每日最高剂量不超过4g。

儿童：常用量每日40~80mg/kg，等分2~4次滴注。严重或难治性感染可增至每日160mg/kg。等分2~4次滴注。新生儿出生第1周内，应每隔12小时给药1次。舒巴坦每日最高剂量不超过80mg/kg。

【不良反应】(1)皮疹较为多见，达2.3%或以上。

(2)少数病人尚可发生腹泻、腹痛、嗜酸粒细胞增多，轻度中性粒细胞减少。

(3)暂时性血清氨基转移酶、碱性磷酸酶、尿素氮或血肌酐升高。

(4)血小板减少，凝血酶原时间延长等可见于个别病例。偶有出血者，可用维生素K预防或控制。

(5)菌群失调可在少数病人出现。

(6)应用本品期间饮酒或接受含酒精药物或饮料者可出现双硫仑(Disulfiram)样反应。

【禁忌证】对头孢菌素类过敏及有青霉素过敏休克和即刻反应史者禁用本品。

【注意事项】(1)本品治疗婴儿感染也获较好疗效，但对早产儿和新生儿的研究尚缺乏资料。

(2)对诊断的干扰：用硫酸铜法进行尿糖测定时可出现假阳性反应，直接抗球蛋白(Coombs)试验呈阳性反应。产妇临产前应用本品，新生儿此试验亦可为阳性。偶有碱性磷酸酶、血清丙氨酸氨基转移酶、血清门冬氨酸氨基转移酶、血清肌酐和血尿素氮增高。

(3)肝病和（或）胆道梗阻病人，半衰期延长（病情严重者延长2~4倍），尿中头孢哌酮排泄量增多；但肝病、胆道梗阻严重或同时有肾功能减退者，胆汁中仍可获得有效治疗浓度；给药剂量须予适当调整，且应进行血药浓度监测。如不能进行血药浓度监测时，每日给药剂量不应超过2g。

(4)部分病人用本品治疗可引起维生素K缺乏和低凝血酶原血症，用药期间应进行出血时间、凝血酶原时间监测。同时应用维生素K_1可防止出血现象的发生。

(5)长期应用头孢哌酮可引起二重感染。

(6)交叉过敏：对任何一种头孢菌素过敏者对本品也可能过敏。

【孕妇及哺乳期妇女用药】乳汁中头孢哌酮的含量少，哺乳期妇女应用本品时宜暂停哺乳。

【儿童用药】新生儿和早产儿应用本品时,应权衡利弊,谨慎考虑。

【药物相互作用】(1)本品与氨基糖苷类抗生素(庆大霉素和妥布霉素)联合应用时,对肠杆菌科细菌和铜绿假单胞菌的某些敏感菌株有协同作用。

(2)本品能产生低凝血酶原血症、血小板减少症,与下列药物同时应用时,可能引起出血:抗凝药肝素、香豆素或茚满二酮衍生物、溶栓药、非甾体抗炎镇痛药(尤其阿司匹林、二氟尼柳或其他水杨酸制剂)及磺吡酮等。

(3)本品化学结构中含有甲硫四氮唑侧链,故应用本品期间,饮酒或静脉注射含乙醇药物,将抑制乙醛去氢酶的活性,使血中乙醛积聚,出现嗜睡、幻觉等双硫仑样反应。因此在用药期间和停药后5天内,病人不能饮酒、口服或静脉输入含乙醇的药物。

(4)本品与氨基糖苷类抗生素联合用药时不可同瓶滴注,因可能相互影响抗菌活性。

(5)本品与下列药物注射剂有配伍禁忌:阿米卡星、庆大霉素、卡那霉素B、多西环素、甲氯芬酯、阿马林(缓脉灵)、苯海拉明、门冬酸钾镁、盐酸羟嗪(安太乐)、普鲁卡因胺、氨茶碱、丙氯拉嗪、细胞色素C、喷他佐辛(镇痛新)、抑肽酶等。

【药物过量】本品无特效拮抗药,药物过量时主要给予对症治疗和大量饮水及补液等。

【规格】1g(头孢哌酮 0.5g 与舒巴坦 0.5g);2g(头孢哌酮 1.0g 与舒巴坦 1.0g);4g(头孢哌酮 2.0g 与舒巴坦 2.0g)。

【贮藏】密闭,在凉暗干燥处保存。

五、碳青霉烯类和其他 β-内酰胺类

注射用亚胺培南西司他丁钠 Imipenem and Cilastatin Sodium for Injection

【商品名】泰能。

【成分】本品为复方制剂,其组分为亚胺培南 500mg 和西司他丁钠 500mg。辅料为碳酸氢钠。

【性状】本品为白色至类白色粉末。

【药理毒理】本品是一种广谱的 β-内酰胺类抗生素。以静脉滴注剂型供应。本品含有两种成分:①亚胺培南,为一种最新型的 β-内酰胺抗生素——亚胺硫霉素;②西司他丁钠,为一种特异性酶抑制剂,它能阻断亚胺培南在肾脏内的代谢,从而提高泌尿道中亚胺培南原形药物的浓度。在本品中亚胺培南与西司他丁钠的重量比为 1:1。

亚胺培南是属于亚胺硫霉素类抗生素,其显著特点是杀菌谱较其他任何已研究过的抗生素更为广泛。

本品的广谱杀菌作用是由于其具有强大的抑制细菌细胞壁合成的能力。可杀灭绝大部分革兰阳性和革兰阴性的需氧、厌氧病原菌。

本品除与新一代头孢菌素类和青霉素类一样具有对革兰阴性细菌广谱的抗菌活性外,对革兰阳性细菌也有强效杀灭能力;而此种特性只有在较早期窄谱的 β-内酰胺类抗生素才具有。本品的抗菌谱包括绿脓杆菌、金黄色葡萄球菌、粪肠球菌和脆弱拟杆菌在内的不同种类的病原体,而这些病原体通常易对其他抗生素产生耐药性。

本品有对抗细菌产生的 β-内酰胺酶的降解能力,使其能对大部分病原体,如绿脓杆菌、沙雷杆菌属和肠杆菌属等具有明显的抗菌作用;而这些病原体对大多数 β-内酰胺类抗生素具有天然耐药性。

本品的抗菌谱比其他任何已研究过的抗生素更广泛,实际上包括了所有在临床上有意义的病原菌。

【药代动力学】静脉输注给药。(1)亚胺培南:给健康受试者静脉输注泰能 250mg、500mg、1000mg,20 分钟后,亚胺培南的血药峰浓度范围分别为 12~20mcg/ml、21~58mcg/ml、41~83mcg/ml,对应的平均血药峰浓度分别为 17mcg/ml、39mcg/ml 和 66mcg/ml。4~6 小时内亚胺培南血浆浓度下降到 1mcg/ml 以下或更低。

亚胺培南的血浆半衰期是1小时。在10小时内,约70%的亚胺培南在尿中以原药形式重吸收,随后在尿中检测不到药物排泄。在给予健康受试者 500mg 剂量的泰能 8 小时后,亚胺培南的尿中浓度超过 10mcg/ml。

亚胺培南的剩余部分(不具抗菌活性的亚胺培南代谢物)在尿中回收。通过粪便排泄清除的亚胺培南基本为零。参照泰能的用药方式,肾功能正常病人每 6 小时给予亚胺培南 1 次,没有观测到其在血浆或尿中蓄积。泰能和二丙苯磺胺同时给药可少许增加亚胺培南的血浆水平和血浆半衰期。泰能和二丙苯磺胺联合用药使具有抗菌活性(末代谢的)的亚胺培南尿中回收率减少到给药剂量

的60%。

单独给药时,亚胺培南在肾脏中通过脱氢肽酶-1代谢。对于每个个体,尿中亚胺培南回收率是5%~40%,在多个试验中,则其平均回收率范围是15%~20%。

亚胺培南与人血清蛋白的结合率约为20%。

(2)西司他丁:西司他丁是肾脏中脱氢肽酶-1的特异性抑制剂,能有效减少亚胺培南代谢。因此,亚胺培南和西司他丁同时给药可使尿和血浆中都能达到具有抗菌作用的亚胺培南浓度。

静脉输注泰能250mg、500mg、1000mg,20分钟后,西司他丁的血药峰浓度范围分别为21~26mcg/ml、21~55mcg/ml、56~88mcg/ml。对应的平均血药峰浓度分别为22mcg/ml、42mcg/ml和72mcg/ml。西司他丁的血浆半衰期约为1小时。胃肠外给药10小时后70%~80%给药剂量的西司他丁在尿中完整回收。此后,尿中没有再检测出西司他丁。约10%给药剂量的西司他丁最后成为N-乙酰基代谢物。这种N-乙酰基代谢物抑制脱氢肽酶活性与其母体药物相当。因此,当西司他丁从血液中消除后,肾脏中脱氢肽酶-1的活性很快就恢复到正常水平。

泰能和二丙苯磺胺同时给药后的西司他丁血浆浓度和半衰期比单独给药要高1倍。但是对西司他丁在尿中的回收率没有影响。

西司他丁与人血清蛋白的结合率约为40%。

【适应证】(1)治疗:本品(注射用亚胺培南西司他丁钠)为一非常广谱的抗生素,特别适用于多种病原体所致和需氧/厌氧菌引起的混合感染,以及在病原菌未确定前的早期治疗。本品适用于由敏感细菌所引起的下列感染:腹腔内感染、下呼吸道感染、妇科感染、败血症、泌尿生殖道感染、骨关节感染、皮肤软组织感染、心内膜炎。

本品适用于治疗由敏感的需氧菌/厌氧菌株所引起的混合感染。这些混合感染主要与粪便、阴道、皮肤及口腔的菌株污染有关。脆弱拟杆菌是这些混合感染中最常见的厌氧菌,它们通常对氨基糖苷类、头孢菌素类和青霉素类抗生素耐药,而对本品敏感。

已经证明本品对许多耐头孢菌素类的细菌,包括需氧和厌氧的革兰阳性及革兰阴性细菌所引起的感染仍具有强效的抗菌活性;这些细菌耐药的头孢菌素类抗生素包括头孢唑啉、头孢哌酮、头孢噻吩、头孢西丁、头孢噻肟、羟羧氧酰胺菌素、头孢孟多、头孢他啶和头孢曲松。同样,许多由耐氨基糖苷类抗生素(如庆大霉素、阿米卡星、妥布霉素)和/或青霉素类(氨苄西林、羧苄西林、青霉素、替卡西林、哌拉西林、阿洛西林、美洛西林)的细菌引起的感染,使用本品仍有效。

本品不适用于脑膜炎的治疗。

(2)预防:对那些已经污染或具有潜在污染性外科手术的病人或术后感染一旦发生将会特别严重的操作,本品适用于预防这样的术后感染。

【用法用量】本品以静脉滴注剂型供应。本品的推荐剂量是以亚胺培南的使用量表示,也表示同等剂量的西司他丁。本品的每日总剂量根据感染的类型和严重程度而定,并按照病原菌的敏感性、患者的肾功能和体重,考虑将一日的总剂量等量分次给予患者。

(1)肾功能正常的成年病人的剂量安排:对大多数感染的推荐治疗剂量为每日1~2g,分3~4次滴注。对中度感染也可用每次1g、每日2次的方案。对不敏感病原菌引起的感染,本品静脉滴注的剂量最多可以增至每日4g,或每日50mg/kg体重,两者中择较低剂量使用。

当每次本品静脉滴注的剂量低于或等于500mg时,静脉滴注时间应不少于20~30分钟;如剂量>500mg时,静脉滴注时间应不少于40~60分钟。如病人在滴注时出现恶心症状,可减慢滴注速度。肌酐清除率≤70ml/(min·1.73m²)和/或体重<70kg的病人必须减少剂量。对体重很轻和/或中度至严重肾功能不全的病人来说,减低本品剂量尤为重要。

由于本品有高度的抗菌作用,推荐的每日最高总剂量不超过每日50mg/kg体重或每日4g,并择较低剂量使用。然而,在治疗肾功能正常的囊性纤维化病人情况下,本品的剂量可用至每日90mg/kg体重,分次给药,但每日不超过4g。

本品作为单一用药,已成功治疗了免疫力低下癌症病人的已确定或可疑的感染如脓毒症。

(2)肾功能损害的成年病人的剂量安排:对治疗肾功能损害的成年病人,可用下列步骤来决定本品的减少剂量。①根据感染的特征,从选定每日总剂量;②根据每日总剂量和病人肌酐清除率范围,选择合适的剂量。

当病人的肌酐清除率为 6～20ml/(min·1.73m²)时,使用 500mg 剂量,引起癫痫的危险性可能增加;若病人的肌酐清除率≤5ml/(min·1.73m²)时,除非病人在 48 小时内进行血液透析,否则不应给予本品静脉滴注。

对治疗肌酐清除率≤5ml/(min·1.73m²)且正在进行血液透析的病人,可使用对肌酐清除率为 6～20ml/(min·1.73m²)病人的推荐剂量。

亚胺培南和西司他丁在血液透析时从循环中清除。病人在血液透析后应予以本品静脉滴注,并于血液透析后以每 12 小时间隔使用 1 次。尤其是患有中枢神经系统疾病的透析病人,应注意监护;对进行血液透析的病人,只有在使用本品静脉滴注治疗的益处大于诱发癫痫发作的危险性时,才推荐使用。

目前尚无足够资料推荐本品静脉滴注用于腹膜透析的病人。

由于老年病人的肾功能情况不能单靠血清尿素氮或肌酐浓度来精确判断,因此可通过测定肌酐清除率来作为这些病人给药剂量的指导。

(3)成人剂量安排:为预防成人的手术后感染,可在诱导麻醉时给予本品静泳滴注 1000mg,3 小时后再给予 1000mg。对预防高危性(如结肠直肠)外科手术的感染,可在诱导后 8 小时和 16 小时分别再给予 500mg 静脉滴注。

对肌酐清除率≤70ml/(min·1.73m²)的病人的推荐预防剂量尚无足够的资料。

(4)儿科剂量安排(3 个月或较大者):①儿童体重≥40kg,可按成人剂量给予;②儿童和婴儿体重<40kg 者,可按 15mg/kg,每 6 小时 1 次给药,每日总剂量不超过 2g。

对 3 个月以内的婴儿或肾功能损害的儿科病人(血清肌酐>2mg/dl),尚无足够的临床资料作为推荐依据。

本品不推荐用于治疗脑膜炎。若怀疑患有脑膜炎者,应选用其他合适的抗生素。对患脓毒症的儿童,只要能排除脑膜炎的可能,仍然可以使用本品。

(5)静脉滴注溶液的配制:供静脉输注用的本品静脉滴注剂为瓶装无菌粉末,有两种包装,一种为 120ml 玻璃瓶装(输液瓶);另一种为 20ml 玻璃瓶装(非输液瓶)。每瓶均含 500mg 亚胺培南和 500mg 等量的西司他丁。

A. 120ml 玻璃瓶(输液瓶):本品 120ml 玻璃瓶(输液瓶)包装中的无菌粉末应加入 100ml 液体(亚胺培南 5mg/ml)配制;并振摇至溶液澄清。从无色至黄色的颜色改变并不影响本品的药效。

B. 20ml 玻璃瓶(非输液瓶):本品 20ml 玻璃瓶(非输液瓶)包装中的无菌粉末应按以下方法进行配制:瓶中的内容物必须先配制成混悬液,再转移至 100ml 合适的输注液中。推荐的步骤为:从装有 100ml 稀释液的输注容器中取出 10ml,加入本品 20ml 瓶中,摇匀,将混悬液转移至输注容器中。

注意:混悬液不能直接用于输液。

重复上述步骤一次保证 20ml 玻璃瓶中的内容物完全转移至输注溶液中,充分振摇输注容器直至溶液澄清。

(6)本品输注液的稳定性:干粉剂需在室温下(EP=15～25℃)贮存。

注意:静泳滴注用的本品化学特性与乳酸盐不相容,因此使用的稀释液不能含有乳酸盐;但可经正在进行乳酸盐滴注的静脉输液系统中给药。

本品静脉滴注不能与其他抗生素混合或直接加入其他抗生素中使用。

【不良反应】一般来说,本品的耐受性良好。临床对照研究显示,本品的耐受性与头孢唑啉、头孢噻吩和头孢噻肟一样良好。副作用大多轻微而短暂,很少需要停药,极少出现严重的副作用。最常见的不良反应是一些局部反应。

(1)局部反应:红斑、局部疼痛和硬结、血栓性静脉炎。

(2)过敏反应/皮肤:皮疹、瘙痒、荨麻疹、多形性红斑、Stevens-Johnson 综合征、血管性水肿、中毒性表皮坏死(罕见)、表皮脱落性皮炎(罕见)、念珠菌病、发热包括药物热及过敏反应。

(3)胃肠道反应:恶心、呕吐、腹泻、牙齿和/或舌色斑。与使用其他所有广谱抗生素一样,已有报道本品可引起伪膜性结肠炎。

(4)血液:嗜酸粒细胞增多症、白细胞减少症、中性白细胞减少症,包括粒细胞缺乏症、血小板减少症、血小板增多症、血红蛋白降低和全血细胞减少症,以及凝血酶原时间延长均有报道。部分病人可能出现直接 Coombs 试验阳性反应。

(5)肝功能:血清转氨酶、胆红素和/或血清碱性磷酸酶升高,肝衰竭(罕见),肝炎(罕见)和暴发性肝炎(极罕见)。

(6)肾功能:少尿/无尿、多尿、急性肾衰竭(罕见)。由于这些病人通常已有导致肾前性氮质血症或肾功能损害的因素,因此难以评估本品对肾功能改变的作用。已观察到本品可引起血清肌酐和血尿毒氮升高的现象;尿液变色的情况是无害的,不应与血尿混淆。

(7)神经系统/精神疾病:与其他 β-内酰胺抗生素一样,已有报道本品可引起中枢神经系统的副作用,如肌阵挛、精神障碍,包括幻觉、错乱状态或癫痫发作,感觉异常和脑病亦有报道。

(8)特殊感觉:听觉丧失,味觉异常。

(9)粒细胞减少的病人:与无粒细胞减少症的病人相比,在粒细胞减少的病人中使用本品静脉滴注更常出现药物相关性的恶心和/或呕吐症状。

【禁忌证】本品禁用于对本品任何成分过敏的病人。

【注意事项】(1)一般使用:一些临床和实验室资料表明,本品与其他 β-内酰胺类抗生素、青霉素类和头孢菌素类抗生素有部分交叉过敏反应。已报道,大多数 β-内酰胺抗生素可引起严重的反应(包括过敏性反应)。因此,在使用本品前,应详细询问病人过去有无对 β-内酰胺抗生素的过敏史。若在使用本品时出现过敏反应,应立即停药并作相应处理。

事实上,已有报告几乎所有抗生素都可引起伪膜性结肠炎,其严重程度由轻度至危及生命不等。因此,对曾患过胃肠道疾病尤其是结肠炎的病人,均需小心使用抗生素。对在使用抗生素过程中出现腹泻的病人,应考虑诊断伪膜性结肠炎的可能。有研究显示,梭状芽孢杆菌所产生的毒素是在使用抗生素期间引起结肠炎的主要原因,但也应予以考虑其他原因。

(2)中枢神经系统:本品与其他 β-内酰胺类抗生素一样,可产生中枢神经系统的副作用,如肌肉阵挛、精神错乱或癫痫发作,尤其当使用剂量超过

了根据体重和肾功能状态所推荐的剂量时。但这些副作用大多发生于已有中枢神经系统疾患的病人(如脑损害或有癫痫病史)和/或肾功能损害者,因为这些病人会发生药物蓄积。因此,需严格按照推荐剂量安排使用,尤其上述病人(见"用法用量")。已有癫痫发作的病人,应继续使用抗惊厥药来治疗。

如发生病灶性震颤、肌阵挛或癫痫时,应作神经病学检查评价;如原来未进行抗惊厥治疗,应给予治疗。如中枢神经系统症状持续存在,应减少本品的剂量或停药。

肌酐清除率≤5ml/(min·1.73m²)的病人不应使用本品,除非在 48 小时内进行血液透析。血液透析病人亦仅在使用本品的益处大于癫痫发作的危险性时才可考虑。

【孕妇及哺乳期妇女用药】在怀孕妇女使用本品方面,尚未有足够及良好对照的研究资料,只有考虑在对胎儿益处大于潜在危险的情况下,才能在妊娠期间给药。在人乳中可测出亚胺培南,如确定有必要对哺乳期妇女使用本品时,需停止授乳。

【儿童用药】目前尚无足够的临床资料可推荐本品用于 3 个月以下的婴儿或肾功能损害(血清肌酐>2mg/dl)的儿科病人(参见【用法用量】中的"儿科剂量安排")。

【老年用药】本品不需根据年龄调整用药剂量。由于老年患者更易患有肾功能衰退,应慎重选择用药剂量。监测患者的肾功能可能是有效途径。对肾功能损害的病人进行用药剂量调整是必要的(参见"用法用量"中相关内容"肾功能损害的成年病人的剂量安排")。

【药物相互作用】已有使用 Ganciclovir 和本品静脉滴注于病人引起癫痫发作的报道。对于这种情况除非其益处大于危险,否则不应伴随使用。

【药物过量】尚无有关处理本品治疗过量的特殊资料。亚胺培南、西司他丁钠盐可通过血液透析清除,但在剂量过大时这种措施对处理本品药物过量是否有用尚不得而知。

【规格】亚胺培南 500mg 和西司他丁 500mg。

【贮藏】密闭,25℃以下保存。

【包装】玻璃瓶。亚胺培南 500mg 和西司他丁钠 500mg/瓶,1 瓶/盒。

注射用美罗培南 Meropenem for Injection

【商品名】 美平。

【成分】 主要成分为美罗培南。

【性状】 白色至淡黄色粉末状结晶，无味，稍难溶于水，几乎不溶于乙醇或乙醚。

【药理毒理】 (1)药理

A. 抗菌作用：本品为杀菌剂，抗菌谱极广，并有很强的抗菌活性，对革兰阳性菌、革兰阴性菌及厌氧菌都很敏感，尤其对包括绿脓杆菌在内的葡萄糖非发酵革兰阴性菌有极强的抗菌活性，并且对各种革兰阳性和阴性细菌产生的β-内酰胺酶均稳定。本品与其他碳青霉烯类抗生素不同，对人体的肾脱氢肽酶-Ⅰ稳定。

B. 抗菌谱：美罗培南的体外抗菌谱包括绝大部分临床常见的革兰阳性、阴性需氧菌及厌氧菌。革兰阳性需氧菌：芽胞杆菌属、白喉棒状杆菌、液化肠球菌、鸟肠球菌、单核细胞增生李斯特菌、乳杆菌属、星形诺卡菌、金黄色葡萄球菌（青霉素酶阴性及阳性）。凝固酶阴性的葡萄球菌，包括腐生葡萄球菌、头状葡萄球菌、孔氏葡萄球菌、木糖葡萄球菌、华纳葡萄球菌、人型葡萄球菌、模仿葡萄球菌、中间型葡萄球菌、松鼠葡萄球菌、里昂葡萄球菌、肺炎链球菌（青霉素敏感株及非敏感株）、无乳链球菌、化脓性链球菌、马链球菌、牛链球菌、缓症链球菌、streptococcus mitior、米勒链球菌、血链球菌、草绿色链球菌、唾液链球菌、麻疹孪生球菌、G群链球菌、F群链球菌、马红球菌。

革兰阴性需氧菌：木糖氧化无色杆菌、硝酸盐阴性不动杆菌、洛菲不动杆菌、鲍曼不动杆菌、嗜水气单胞菌、温和气单胞菌、豚鼠气单胞菌、粪产碱杆菌、支气管炎博德特菌、羊布鲁杆菌、大肠弯曲菌、空肠弯曲菌、弗劳地枸橼酸杆菌、异型枸橼酸杆菌、克氏枸橼酸杆菌、无丙二酸盐枸橼酸杆菌、产气肠杆菌、聚团肠杆菌、阴沟肠杆菌、坂崎肠杆菌、大肠埃希菌、赫氏埃希菌、阴道加德纳菌、流感嗜血杆菌（包括β-内酰胺酶阳性株和对氨苄青霉素耐药株）、副流感嗜血杆菌、杜克嗜血杆菌、幽门螺杆菌、脑膜炎奈瑟菌、淋病奈瑟菌（包括β-内酰胺酶阳性株、对青霉素和壮观霉素耐药株）、蜂房哈夫尼菌、肺炎克雷伯菌、产气克雷伯菌、臭鼻克雷伯菌、产酸克雷伯菌、卡他（布兰汉）莫拉菌、摩氏摩根菌、奇异变形杆菌、普通变形杆菌、彭氏变形杆菌、雷氏普罗威登斯菌、斯氏普罗威登斯菌、产碱普罗威登斯菌、多杀巴斯德菌、类志贺邻单胞菌、绿脓杆菌、恶臭假单胞菌、产碱假单胞菌、洋葱假单胞菌、荧光假单胞菌、斯假单胞菌、假鼻疽假单胞菌、食醋假单胞菌、沙门菌属包括肠炎/伤寒沙门菌，粘质沙雷氏菌、液化沙雷菌、悬钩子沙雷菌、宋氏志贺菌、福氏志贺菌、鲍氏志贺菌、痢疾志贺菌、霍乱弧菌、副溶血弧菌、创伤弧菌、小肠结肠炎耶尔森菌。

厌氧菌：溶齿放线菌、麦氏放线菌、拟杆菌属-普雷沃菌属-红棕色单胞菌属、脆弱拟杆菌、变形拟杆菌、多形拟杆菌、侵肺拟杆菌、凝固拟杆菌、单形拟杆菌、吉氏拟杆菌、卵形拟杆菌、多形拟杆菌、埃氏拟杆菌、多毛拟杆菌、bacteroidesbuccalis、bacteroides corporis、bacteroides gracilis、产黑色普雷沃菌、中间素普雷沃菌、二路普雷沃菌、prevotella splanchnicus、口腔普雷沃菌、解糖胨普雷沃菌、栖瘤胃普雷沃菌、解脲普雷沃菌（prevotella ureolyticus）、prevotella oris、颊普雷沃菌、栖牙普雷沃菌、利维普雷沃菌、不解糖红棕色单胞菌、双歧杆菌属、bilophilia wadsworthia、产气荚膜梭菌、双酶梭菌、多枝梭菌、生孢梭菌、尸毒梭菌、索氏梭菌、丁酸梭菌、梭形梭菌、无害芽胞梭菌、近端梭菌、第三梭菌、迟缓真杆菌、产气真杆菌、死亡梭杆菌、坏死梭杆菌、具核梭杆菌、可变梭杆菌、mobiluncus curtisii、mobiluncus mulieris、厌氧消化链球菌、微小消化链球菌、解糖消化链球菌、解糖消化球菌、不解糖消化球菌、大消化链球菌、普氏消化链球菌、疮疱丙酸杆菌、贪婪丙酸杆菌、颗粒丙酸杆菌。

嗜麦芽窄食单胞菌（原称嗜麦芽黄单胞菌）、屎肠球菌和对甲氧苯青霉素耐药的葡萄球菌对美罗培南有耐药性。

C. 作用机制：对青霉素结合蛋白（PBPs）有很强的亲和性，阻碍细菌细胞壁（细胞壁肽聚糖的架桥形成）的合成。

(2)毒理

A. 急性毒性（LD50，mg/kg）。

B. 慢性毒性：对Wister类大鼠按照1～1000mg/kg及对猎犬按照1～500mg/kg实施6个月静脉注射试验，未见有毒性的组织学变化。

给药途径	ICR 类小鼠		SD 类大鼠	
	雄鼠	雌鼠	雄鼠	雌鼠
静脉	2650	2950	2850	3200
皮下	>5000	>5000	>5000	>5000
口服	>5000	>5000	>5000	>5000

C. 生殖毒性：对 Wister 类大鼠按照 120～1000mg/kg 及对弥猴按照 120～360mg/kg 实施静脉注射试验，未发现其对动物的生殖功能有影响，且未见对胚胎、胎仔有致死及致畸性。

D. 抗原性：对 Hartley 类豚鼠实施静脉注射试验，全身变态反应和 PCA 反应为阴性。皮试出现与亚胺培南相同的迟发性反应。以新西兰白类致敏家兔的血清进行 PHA 反应试验，检测出低水平的抗美罗培南抗体。

E. 致突变性：在微生物的回复突变试验、致突变性频度试验、使用培养细胞的染色体畸变试验及以小鼠为对象的微核试验中，无致突变性。

F. 肾毒性：对 Wister 类大鼠按照 500mg/kg 及 1000mg/kg 实施的 2 周静脉注射试验中，与头孢噻肟和头孢他啶 1000mg/kg 给药组相同，出现轻微的变化，但未见可作为肾毒性指标的变化。

G. 中枢神经系统毒性：使用小鼠脑室给药法研究致惊厥作用的结果如下表所示。

药物	ED50(μg/只)		LD50 (μg/只)
	间歇性痉挛	强直性痉挛	
美罗培南	>300	>300	>300
亚胺培南	11.3	16.6	16.6
亚胺培南/西司他丁	8.9	13.4	13.4
帕尼培南	28.7	40.8	40.8
帕尼培南/倍他米隆	19.9	34.1	38.3

【药代动力学】(1)血中浓度：健康成人经 30 分钟静脉滴注时，血中浓度如下表所示。血浆中浓度依剂量而变动，连续给药时的药代动力学与一次给药时几乎相同，无蓄积性。儿童经 30 分钟静脉点滴时血浆中浓度，按二室模型，只对清除率假设对数型的个体间差异和个体内差异、分析以体重作为共变量的种族药代动力学的结果如下：全身清除率为 0.444L/(kg·h)，中央室分布体积为 0.29L/kg，周围室分布容积为 0.112L/kg，室间的移动清除率为 0.160L/(kg·h)，全身清除率的个体差异为 8.77% CV，血中浓度的个体内残留差异为 47.7%CV。

剂量 (g)	C_{max} (μg/ml)	$t_{1/2}$ (h)	AUC [μg/(ml·h)]	C_{Lt}[1] (L/h)	C_{Lr}[2] (L/h)
0.25	15.8	0.98	16.3	16.27	9.60
0.5	26.9	1.03	33.9	14.88	9.44
1	53.1	1.02	58.0	17.46	10.50

注：[1]血浆清除率；[2]肾脏清除率。

(2)排泄：本品主要从肾脏排泄。无论剂量大小，健康成人经 30 分钟静脉滴注后，8 小时以内的尿中排泄率为 60%～65%。

(3)组织内分布：在痰、肺组织、胆汁、胆囊、腹腔渗出液中的分布良好。

(4)肾功能障碍时的血中浓度和尿中排泄：给肾功能障碍的患者 0.5g，经 30 分钟静脉滴注时，其血中浓度如下表所示。肾功能低下时，尿中排泄速度变慢，血中消除时间延长。因此，肾功能障碍的病人使用本品时，需要调整剂量和给药间隔。

Ccr[1] (ml/min)	$t_{1/2}$ (h)	AUC [μg/(ml·h)]	C_{Lt}[2] (L/h)	C_{Lr}[3] (L/h)
50≤Ccr (4 例)	1.54	36.6	14.64	7.61
30≤Ccr<50 (4 例)	3.36	74.6	7.67	2.78
Ccr<30 (5 例)	5.0	186.8	2.99	0.92

注：[1]肌酐清除率；[2]血浆清除率；[3]肾脏清除率

【适应证】由单一或多种敏感细菌引起的感染：肺炎及院内获得性肺炎、尿路感染、腹腔内感染、妇科感染（如子宫内膜炎）、皮肤及软组织感染、脑膜炎、败血症。

对于被推断患有感染的伴中性粒细胞减低的发热病人（成人），可用美平 R 作为单方经验性治疗或联合应用抗病毒或抗真菌药物治疗。

已经证实，单独应用美平 R 或联合应用其他抗微生物制剂治疗多重感染有效。目前，尚缺乏在患有中性粒细胞减低或原发/继发免疫功能缺陷的儿科患者中应用本品的经验。

【用法用量】(1)成人剂量:治疗的剂量和疗程需根据感染的类型和严重程度及病人的情况决定。

推荐每日剂量:治疗肺炎、尿路感染、妇科感染如子宫内膜炎、皮肤及附属器感染,每次0.5g,每8小时1次;治疗院内获得性肺炎、腹膜炎、推定有感染的中性粒细胞减低患者及败血症,每次1g,每8小时1次;治疗脑膜炎,每次2g,每8小时1次。

对伴有肾功能障碍的成人患者的剂量安排:对于肌酐清除率<50ml/分钟的严重肾功能障碍的患者,应采取减少给药剂量或延长给药间隔等措施,随时观察患者的情况。

对伴肝功能不全的成人患者的剂量安排:对肝功能不全的患者无需调整剂量(参考"注意事项")。

(2)老年患者的剂量安排:对于肾功能正常或肌酐清除率≥50ml/分钟的老年患者无需调整剂量。

(3)儿童剂量:对于3个月至12岁的儿童,根据所患感染的类型和严重程度、致病菌的敏感程度及患者的状况,推荐剂量为每次10~20mg/kg,每8小时1次。治疗脑膜炎的推荐剂量为每次40mg/kg,每8小时1次。对于体重>50kg的儿童,按照成人剂量给药。

目前,尚无在肾功能不全的儿童中应用本品的经验。

(4)给药方法:以100ml以上的液体溶解0.25~0.5g美罗培南,配制成静脉点滴注射液,可以经15~30分钟静脉点滴给药。

(5)可以和本品配伍的液体:0.9%氯化钠注射液、5%或10%葡萄糖注射液、5%葡萄糖加0.02%碳酸氢钠注射液、5%葡萄糖生理盐水注射液、5%葡萄糖加0.225%氯化钠注射液、5%葡萄糖加0.15%氯化钾注射液、2.5%或10%甘露醇注射液。

(6)注意:①配制好静脉点滴注射液后应立即使用。使用前,先将溶液振荡摇匀。如有特殊情况需放置,用生理盐水溶解时,室温下应于6小时以内使用,5℃保存时应于24小时以内使用(本品溶液不可冷冻)。②本品溶解时,溶液呈无色或微黄色透明状液体,颜色的浓淡不影响本品的效果。

【不良反应】调查总例数2683例中,47例(1.8%)出现不良反应。主要不良反应为:皮疹20例(0.7%),腹泻、软便13例(0.5%),恶心4例(0.1%),呕吐4例(0.1%)。另外,399例(14.9%)出现实验室检查值异常,主要异常为:AST(GOT)升高6.9%(178例/2573例),ALT(GPT)升高7.9%(203例/2573例),Al-P升高2.5%(61例/2444例),嗜酸粒细胞增多3.5%(82例/2345例)等。

1. 严重不良反应

(1)过敏性休克(<0.1%):注意密切观察,一旦出现不适、口内异常感、喘鸣、眩晕、便意、耳鸣、出汗等症状时,应立即停药并进行适当处理。

(2)急性肾衰竭等严重肾功能障碍(<0.1%):定期检查肾功能,密切观察,发现肾功能异常时,应停药并进行适当处理。

(3)伴有血便的重症结肠炎例如假膜性结肠炎等(<0.1%):密切观察,出现腹痛、频繁腹泻等症状时,应立即停药并进行适当处理。

(4)间质性肺炎、PIE综合征(<0.1%):密切观察,出现发烧、咳嗽、呼吸困难、胸部X光片异常、嗜酸粒细胞增多等症状时,应停药并使用肾上腺皮质激素等进行适当处理。

(5)痉挛、意识障碍等中枢神经系统症状(<0.1%):密切观察,如有上述症状出现时,应立即采取停药措施,在肾功能障碍或中枢神经系统障碍的患者中发生的可能性增加,所以此类病人使用时要特别注意。

(6)中毒性表皮坏死症(Lyell综合征)(<0.1%)、皮肤黏膜-眼综合征(Stevens-Johnson综合征)(频度不明):密切观察,如有此种症状发生时,应停药并进行适当处理。

(7)全血细胞减少、无粒细胞症、白细胞减少(频度不明):定期做血液检查,密切观察,如有异常现象发生时,应停药并进行适当处理。

(8)肝功能障碍(0.1%~5%)、黄疸(<0.1%):定期做肝功能检查,密切观察,如有异常现象发生时,应停药并进行适当处理。

2. 严重不良反应(同类药品)

(1)溶血性贫血:在使用其他碳青霉烯类抗生素时,偶有发生溶血性贫血,应定期做血液检查,密切观察,如有异常现象发生时,应停药并进行适当处理。

(2)血栓性静脉炎:在使用其他碳青霉烯类抗

生素时,偶有发生血栓性静脉炎,应密切观察,如有异常发生时,应停药并进行适当处理。

3. 其服不良反应:出现以下不良反应时,应根据需要采取降低剂量、停药等适当措施。

	0.1%～5%	<0.1%	频率不明
过敏反应①	皮疹	荨麻疹、红斑、瘙痒、发热、发红等	发热感
血液系统②	粒细胞减少,嗜酸粒细胞增多,血小板增多或减少,红细胞增多或减少,血红蛋白降低等	嗜碱粒细胞增多,红细胞压积降低,淋巴细胞增多等	
肝	AST(GOT)、ALT(GPT)、LDH、Al-P、LAP、γ-GTP、胆红素、尿胆素原升高,胆碱酯酶降低等	黄疸	
肾	BUN、Cr 升高	尿中 β_2-微球蛋白升高	
消化系统	腹泻	恶心、呕吐	腹痛、食欲不振
二重感染		口腔黏膜炎	念珠菌感染
维生素缺乏症		维生素 K 缺乏症状(低凝血酶原血症、出血倾向等)、维生素 B 族缺乏症状(舌炎、口内炎、食欲不振、神经炎等)	
其他	血清钙升高	头痛、倦怠感、不稳	肌阵挛、谵妄

注:①为上市后的自发报告,故发生频度不详;②出现这类异常症状时,应停药并进行适当处理。

【禁忌证】(1)对本药成分及其他碳青霉烯类抗生素有过敏史的病人。(2)使用丙戊酸钠的病人(参考【药物相互作用】)。

【注意事项】(1)一些临床和实验室证明,美罗培南与其他碳青霉烯类和 β-内酰胺类抗生素、青霉素和头孢菌素有局部交叉过敏反应。已有报告,大多数 β-内酰胺类抗生素可引起严重的反应(包括过敏性反应)。因此,在使用本品前,应详细询问病人过去对 β-内酰胺类抗生素的过敏史。若对本品有过敏反应,应立即停药并作相应处理。

(2)严重肾功能障碍的病人,参考【用法用量】、【药代动力学】。

(3)严重肝功能障碍的病人,有可能加重肝功能障碍。

(4)老年人,参考【老年患者用药】。

(5)进食不良的病人或非经口营养的病人、全身状况不良的病人,有可能引起维生素 K 缺乏症状。

(6)有癫痫史或中枢神经系统功能障碍的患者,发生痉挛、意识障碍等中枢神经系统症状的可能性增加。

(7)给药后第 3～5 天应特别注意观察皮疹等不良反应。出现不良反应时,应采取改用其他药物等适当措施。连续给药时,也应随时观察不良反应。

(8)使用本品前未能确定细菌敏感性时,应在给药开始后第 3 天确定其对本品是否敏感,然后判断使用本品是否适当。当细菌对本品不敏感时,应立即改用其他药物。

(9)根据病人情况,在不得已的情况下未确定病原菌便开始使用本品时,若数日内病情未见好转,应采取改用其他药物等适当措施。连续给药时,也应随时观察症状好转情况,不得随意长期给药。

(10)根据病人情况需连续给药 7 天以上时,应明确长期给药的理由,并密切观察是否有皮疹及肝功能异常等不良反应,使用本品不得随意连续给药。

(11)因有时会出现 AST(GOT)、ALT(GPT)升高,连续给药 1 周以上时,应进行肝功能检查。对有肝脏疾病的患者,应注意监测转氨酶和胆红素水平。

(12)对实验室检查值的影响:除用试纸检查外,对用班氏试剂、斐林溶液、尿糖试药丸做的尿糖检查,有时出现假阳性,应注意;直接库姆斯试验有时呈阳性,应注意;有时尿胆素原检查呈假阳性,应注意。

【孕妇及哺乳期妇女用药】尚未确立本品在妊娠期给药的安全性,当判断利大于弊时,才可用于妊娠期或有可能妊娠的妇女。给药期间应避免哺乳(在动物试验中,发现本品在母乳中有分布)。

【儿童用药】尚无在早产儿、新生儿中大规模应用本品的临床资料。

【老年用药】用于老年人时,应注意以下问题并控制剂量及给药间隔,密切观察病人状况,慎重给药。

(1)老年人生理功能多下降,发生不良反应的可能性增加。

(2)老年人有时因维生素K缺乏而发生出血倾向。

【药物相互作用】禁止同时使用。

丙戊酸钠、戊酸甘油酯等与本品并用时,会使丙戊酸的血液浓度降低,而导致癫痫再发。

【药物过量】目前尚无药物过量的临床资料。

【规格】0.25g(效价)/瓶;0.5g(效价)/瓶。

【贮藏】密闭,室温(10~30℃)保存。

【包装】西林瓶包装。0.25g:10 瓶/盒。0.5g:1瓶/盒;10瓶/盒。

注射用帕尼培南倍他米隆 Panipenem and Betamipron for Injection

【商品名】克倍宁。

【适应证】本品对葡萄球菌属、链球菌属、肠球菌属、消化链球菌属、黏膜炎卡他布兰汉球菌、大肠杆菌、柠檬酸细杆菌属、克雷伯杆菌属、肠杆菌属、沙雷菌属、变形杆菌属、摩根菌属、普罗威登斯菌属、假单孢菌属、流感杆菌、类杆菌属中由敏感菌引起的下列感染症具有疗效。

(1)败血症、感染性心内膜炎。

(2)丹毒、蜂窝织炎、淋巴管(结)炎。

(3)肛门周围脓肿、外伤和烧伤及手术创伤等表面性二次感染、骨髓炎、关节炎。

(4)咽喉炎(咽喉脓肿)、急性支气管炎、扁桃体炎(扁桃体周围炎、扁桃体周脓肿)、慢性支气管炎、支气管扩张症(感染时)。慢性呼吸道疾患继发感染、肺炎、肺化脓症、脓胸。

(5)肾盂肾炎、膀胱炎、前列腺炎、附睾炎。

(6)胆囊炎、胆管炎、肝脓肿。

(7)腹膜炎、盆腔腹膜炎、道格拉斯脓肿。

(8)子宫附件炎、子宫内感染、子宫旁结合织炎、前庭大腺炎。

(9)脑膜炎。

(10)眼窝感染、全眼球炎(包括眼内炎)。

(11)中耳炎、副鼻窦炎、化脓性唾液腺炎。

(12)颌炎、颚骨周围蜂窝织炎。

【禁忌证】下列患者禁用:对本品所含成分有休克史的患者;正在使用丙戊酸钠的患者。

原则上禁忌:对本品所含成分有过敏史的患者。

【用法用量】成年人通常每日1g(效价)帕尼培南,分2次给药,每次静脉滴注30分钟以上。根据患者的年龄和病症可适当增减给药量,对重症或难以治愈的感染症患者,可增至每日2g(效价),分2次用药。但是,对成年人每次给药1g(效价)时,滴注时间应在60分钟以上。

儿童通常每日30~60mg(效价)/kg 帕尼培南,分3次给药,每次静脉滴注30分钟以上。根据患者的年龄和病症可适当增减给药量,对重症或难以治愈的感染症患者,可增至每日100mg(效价)/kg,分3~4次给药。但是,本品的给药量上限不得超过每日2g(效价)。

注射液的配制方法:通常将0.25g及0.5g的滴注用克倍宁溶解在100ml以上的生理盐水或5%的葡萄糖注射液中。但是,不能使用注射用蒸馏水,因为以它作为溶剂时溶液渗透压不等张。

【注意事项】使用本品时,原则上应确认易感性。给药期间应设定为治疗疾病所必需的最短期间,以防产生耐药性菌。

【规格】0.25g(每支含帕尼培南0.25g及倍他米隆0.25g)。0.5g(每支含帕尼培南0.5g及倍他米隆0.5g)。

【包装】西林瓶,10支/盒。

注射用氨曲南 Aztreonam for Injection

【成分】主要成分氨曲南。

【性状】注射用粉剂,为白色或类白色粉末。

【药理毒理】氨曲南对大多数需氧革兰阴性菌

具有高度的抗菌活性,包括大肠杆菌、克雷伯菌属的肺炎杆菌和奥克西托菌、产气杆菌、阴沟杆菌、变形杆菌属、沙雷菌属、枸橼酸菌属、志贺菌属等肠杆菌科细菌,以及流感杆菌、淋球菌、脑膜炎双球菌等,其对铜绿假单胞菌也具有良好的抗菌作用,对某些除铜绿假单胞菌以外的假单胞菌属和不动杆菌属的抗菌作用较差,对某些除铜绿假单胞菌以外的假单胞菌属和不动杆菌属的抗菌作用较差,对葡萄球菌属、链球菌属等需氧革兰阳性菌及厌氧菌无抗菌活性。

氨曲南通过与敏感需氧革兰阴性菌细胞膜上青霉素结合蛋白(PBP_3)高度亲和而抑制细菌细胞壁的合成。与大多数 β-内酰胺类抗生素不同的是,氨曲南不诱导细菌产生 β-内酰胺酶,同时对细菌产生的大多数 β-内酰胺酶高度稳定。

【药代动力学】肌注吸收迅速、完全,正常受试者单次肌注 1g,血药峰浓度可达 45mg/L,达峰时间 1 小时左右。单次静脉滴注(30 分钟)0.5g、1g 及 2g 后,血清峰浓度分别为 54mg/L、90mg/L 和 204mg/L,8 小时后各为 1mg/L、3mg/L 和 6mg/L,以相同剂量改用 3 分钟静脉推注,血清峰浓度分别为 58mg/L、125mg/L 和 242mg/L。

在体内广泛分布于各种组织和体液中,其分布容积成人为 20L。在肾、肝、肺、心、胆囊、骨、输卵管、卵巢、子宫内膜和前列腺等组织,以及胆汁、胸腹膜液、心包液、支气管液、羊水、唾液和脑脊液等体液中均可达到有效治疗浓度。

给药后 60%~70% 以原形随尿液排泄,12% 随粪便排出,以单次 0.5g、1g 和 2g(30 分钟)静脉滴注给药后 2 小时,尿中浓度可达 1100mg/L、3500mg/L 和 6600mg/L,8~12 小时仍可维持在 25~120mg/L,以单次 0.5g 和 1g 肌注给药后 2 小时,尿中浓度分别为 500mg/L 和 1200mg/L,6~8 小时后降至 180~470mg/L。

本品蛋白结合率为 40~65%、血清消除半衰期为 1.5~2 小时,肾功能不全者血清消除半衰期明显延长,肝功能不全者则略有延长。

【适应证】适用于治疗敏感需氧革兰阴性菌所致的各种感染,如尿路感染、下呼吸道感染、败血症、腹腔内感染、妇科感染、术后伤口及烧伤、溃疡等皮肤软组织感染等。亦用于治疗医院内感染中的上述类型感染(如免疫缺陷病人的医院内感染)。

【用法用量】(1)静脉滴注:每 1g 氨曲南至少用注射用水 3ml 溶解,再用适当输液(0.9%氯化钠注射液、5%或 10%葡萄糖注射液或林格注射液)稀释,氨曲南浓度不得超过 2%,滴注时间 20~60 分钟。

(2)静脉推注:每瓶用注射用水 6~10ml 溶解,于 3~5 分钟内缓慢注入静脉。

(3)肌内注射:成人,每 1g 氨曲南至少用注射用水或 0.9%氯化钠注射液 3ml 溶解,深部肌肉注射。用量见下表。

感染类型	剂量(g)	间隔时间(小时)
尿路感染	0.5 或 1	8 或 12
中重度感染	1 或 2	8 或 12
危及生命或铜绿假单胞菌严重感染	2	6 或 8

病人单次剂量>1g 或患败血症、其他全身严重感染或危及生命的感染应静脉给药,最高剂量每日 8g。

病人有短暂或持续肾功能减退时,宜根据肾功能情况,酌情减量。对肌酐清除率<10~30ml/($1.73m^2$·min)的肾功能损害者,首次用量 1g 或 2g,以后用量减半;对肌酐清除率小于 10ml/($1.73m^2$·min),如依靠血液透析的肾功能严重衰竭者,首次用量 0.5g、1g 或 2g,维持量为首次剂量的 1/4,间隔时间为 6 小时、8 小时或 12 小时;对严重或危及生命的感染者,每次血液透析后,在原有的维持量上增加首次用量的 1/8。

【不良反应】不良反应较少见,全身性不良反应发生率为 1%~1.3% 或略低,包括消化道反应,常见为恶心、呕吐、腹泻及皮肤过敏反应。白血球计数降低、血小板减少、难辨梭菌腹泻、胃肠出血、剥脱性皮炎、低血压、一过性心电图变化、肝胆系统损害、中枢神经系统反应及肌肉疼痛等较罕见。

【禁忌证】对氨曲南有过敏史者禁用。

【注意事项】(1)过敏体质及对其他 β-内酰胺类抗生素(如青霉素、头孢菌素)有过敏反应者慎用。

(2)可与氯霉素磷酸酯、硫酸庆大霉素、硫酸妥布霉素、头孢唑啉钠、氨苄青霉素钠联合使用,但和萘呋西林、头孢拉定、甲硝唑有配伍禁忌。

(3)使用前,请详阅使用说明书。

【孕妇及哺乳期妇女用药】(1)本品能通过胎盘进入胎儿循环,虽然动物实验显示其对胎儿无影响、无毒性和无致畸作用,但孕妇仍然仅在必要时方可使用。

(2)可经乳汁分泌,浓度不及母体血药浓度的1%,哺乳妇女使用时应暂停哺乳。

【儿童用药】婴幼儿的安全性尚未确立,应慎用。

【老年用药】老年人用药剂量应按其肾功能减退情况酌情减量。

【药物相互作用】尚不明确。

【规格】0.5g。

【贮藏】遮光,密闭保存。

注射用头孢西丁钠 Cefoxitin Sodium for Injection

【成分】本品主要成分为头孢西丁钠。

【性状】本品为白色或类白色粉末。

【药理毒理】据文献报道,注射用头孢西丁钠通过抑制细菌细胞壁合成而杀灭细菌,且由于本品结构上的特点使其对细菌产生的β-内酰胺酶具有很高的抵抗性,临床常见革兰阳性、阴性需氧及厌氧致病菌对本品高度敏感。

注射用头孢西丁钠对绿脓杆菌、肠球菌大多数菌株、阴沟杆菌等耐药。

【药代动力学】据文献报道,健康志愿者肌内注射1g后,20~30分钟血药浓度达峰值为24μg/ml。静注1g后,5分钟血药浓度达峰值为110μg/ml,4小时后血药浓度低于1μg/ml。静注后本品半衰期为41~59分钟,肌注后本品半衰期为64.8分钟。6小时后约85%药物以原形经肾脏排泄,肌注本品1g后,尿药浓度可达3000μg/ml以上。

本品在体内分布广泛,给药后可迅速进入各种体液,包括胸水、腹水、胆汁,但脑脊液穿透率较低,蛋白结合率为80.7%。

注射用头孢西丁钠主要以原形从肾脏排泄,肾清除率包括肾小球滤过和肾小管排泄,给药后6小时相当于所给剂量85%经肾从尿液中排出,血浆消除半衰期为1小时。

【适应证】(1)适用于对本品敏感的细菌引起的感染:上下呼吸道感染;泌尿道感染包括无并发症的淋病;腹膜炎及其他腹腔内、盆腔内感染;败血症(包括伤寒);妇科感染;骨、关节软组织感染;心内膜炎。

(2)由于本品对厌氧菌有效及对β-内酰胺酶稳定,故特别适用需氧及厌氧混合感染,以及对于由产β-内酰胺酶而对本品敏感的细菌引起的感染。

【用法用量】肌肉注射、静注或静脉滴注。成人常用量为1~2g/次,每6~8小时1次。要根据致病菌的敏感程度及病情调整剂量;肾功能不全者则需按肌酐清除率调整剂量。本品用于肌肉注射,每克溶于0.5%盐酸利多卡因2ml;静注时,每克溶于10ml无菌注射用水;静滴时,1~2g头孢西丁钠溶于50~100ml生理盐水或5%~10%葡萄糖注射液中。

【不良反应】本品不良反应轻微。最常见的局部反应:静脉注射后可出现血栓性静脉炎,肌注后可有局部硬结压痛。另外,偶见变态反应(皮疹、瘙痒、嗜酸粒细胞增多、发热、呼吸困难等)、低血压、腹泻、恶心、呕吐、白细胞减少、血小板减少、贫血及ALT、AST、ALP、LDH、BUN或血清Cr值一过性升高。

【禁忌证】对本品及头孢菌素类抗生素过敏者禁用。

【注意事项】(1)青霉素过敏者慎用。

(2)肾功能损害者及有胃肠疾病史(特别是结肠炎)者慎用。

(3)本品与氨基糖苷类抗生素配伍时,会增加肾毒性。

【孕妇及哺乳期妇女用药】尚不明确。

【儿童用药】尚不明确。

【老年用药】尚不明确。

【药物相互作用】尚不明确。

【规格】1.0g;2.0g。

【贮藏】密封,在凉暗处(系指避光并不超过20℃)保存。

【包装】抗生素玻璃瓶。1瓶/盒,10瓶/盒。

注射用头孢美唑钠 Cefmetazole Sodium for Injection

【商品名】先锋美他醇。

【成分】本品主要成分是头孢美唑。

【性状】先锋美他醇 1g 为白色至淡黄色粉末或块。

【药理毒理】抗菌作用：头孢美唑钠对 β-内酰胺酶的抵抗性高，因此对 β-内酰胺酶产生菌也有同于非产生 β-内酰胺酶的敏感菌的很强抗菌力。对金黄色葡萄球菌、大肠杆菌、肺炎杆菌、吲哚阴性变形杆菌有卓越抗菌力，而且通常对其他头孢菌素类及青霉素类抗生素不敏感的吲哚阳性变形杆菌也有很强抗菌力。另外，对类杆菌，消化球菌及消化链球菌等厌氧菌也显示卓越抗菌作用。

作用机制为强力抑制增殖期细菌的细胞壁合成，而发挥杀菌性作用。

幼年大鼠皮下给药实验，有睾丸萎缩，抑制精子形成作用的报告。使用本品时，定期检查肝功能、肾功能和血液等为宜。用小鼠、家兔、豚鼠探讨了先锋美他醇的抗原性，其结果与其他头孢菌素类抗生素一样，所有动物的抗原性均较弱，与头孢唑林、头孢噻吩的被动皮肤过敏反应的交叉性也较弱。另外，库姆斯阳性反应较头孢噻吩明显减弱。

【药代动力学】(1) 血中浓度：静脉注射，健康成人静脉注射头孢美唑钠 1g（效价）时，给药 10 分钟后的平均血中浓度为 188μg/ml，6 小时后为 1.9μg/ml，血中浓度半衰期为 1 小时左右。另外，血中浓度见到用量依存性。

静脉滴注，健康成人用 1 小时静脉滴注头孢美唑钠 1g（效价）时，血中浓度在滴注结束时达最高值，其平均值为 76.2μg/ml，6 小时后为 2.7μg/ml，血中浓度半衰期为 1.2 小时左右。血中浓度见到用量依存性。

(2) 血清蛋白结合率：先锋美他醇 100μg/ml：84.8%；先锋美他醇 25μg/ml：83.6%。

(体外，离心超滤法)

(三共研究所)

(3) 分布：高浓度分布于咳痰、腹水、腹腔渗出液、胆囊壁、胆汁、子宫、卵巢、输卵管、盆腔死腔液、颌骨、上颌窦黏膜、牙龈等。另外，也分布于羊水、脐带血、肾（皮质及髓质），但几乎不分布于母乳中。

(4) 代谢及排泄：头孢美唑钠在体内不代谢，大部分以具有抗菌活性的未变化状态从尿中排泄。

6 小时内尿中回收率为 85%～92%，呈高率。

(5) 肾损害时的血中浓度及尿中排泄：随肾功能降低，尿中排泄减少，出现血中浓度上升及半衰期延长。

(6) 肾损害患者用药：肾损害患者静脉滴注头孢美唑钠 1g（效价），用一室开放模型，解析药代动力学结果，肾功能与头孢美唑钠的血清清除率及肾清除率之间见到显著相关关系。

从头孢美唑钠的临床成绩来看，每次给药量 1g、每日 2 次、每 12 小时给药的方法为最多，且取得高有效率。

【适应证】金黄色葡萄球菌、大肠杆菌、肺炎杆菌、变形杆菌（吲哚阳性及阴性）、类杆菌属、消化球菌属及消化链球菌属中，对本品敏感菌引起的感染症：败血症；支气管炎、支气管扩张症感染时、肺炎、慢性呼吸道疾患继发感染、肺化脓症（肺脓肿）、脓胸；胆管炎、胆囊炎；腹膜炎；肾盂肾炎、膀胱炎；前庭大腺炎、子宫内感染、子宫附件炎、盆腔死腔炎、子宫旁组织炎；颌骨周围蜂窝织炎、颌炎。

【用法用量】通常成人，每日 1～2g（效价），分 2 次静脉注射或静脉滴注。

通常小儿，每日 25～100mg（效价）/kg，分 2～4 次静脉注射或静脉滴注。另外，难治性或严重感染症，可随症状将一日量成人增至 4g（效价）、小儿增至 150mg（效价）/kg，分 2～4 次给药。静脉注射时，本剂 1g（效价）溶于日本药局方注射用蒸馏水，日本药局方生理盐水或日本药局方葡萄糖注射液 10ml 中，缓慢注入。另外，本品可加入补液中静脉滴注。溶解静脉滴注剂（100ml 瓶）时，不得用注射用蒸馏水溶解（因溶液不呈等张）。

〔有关用法用量的注意事项〕

(1) 严重肾损害患者，应适当调节给药量及给药间隔等慎重用药（参照"注意事项"及"药代动力学"）。

(2) 使用本品时，原则上应确认敏感性且用药应限于治疗疾病必要的最短期间〔防止出现耐药菌等〕。

〔用药须知〕

(1) 调制方法：溶解静脉滴注剂（100ml 瓶）时，应参照【用法用量】中的注意事项。

(2) 给药时：静脉内大量给药，会引起血管痛，故应充分注意注射液的调制、注射部位及注射方法等并尽量缓慢注入。

【不良反应】(本项包括不能计算发生率的副作用)总病例27356例中,副作用报告例为841例(3.07%),其主要内容有GOT上升(0.94%)、GPT上升(0.90%)、皮疹(0.82%)、恶心及呕吐(0.20%)等。

(1)重大副作用

1)休克(0.01%未满):引起休克(初期症状:不适感、口内异常感、喘鸣、眩晕、便意、耳鸣、发汗等),故应注意观察。若出现异常应迅速停药并适当处理。

2)急性肾衰竭(不明发生率):偶有出现急性肾衰竭等严重肾损害,故应定期进行检查,并注意观察,若出现BUN及血中肌酐上升等检查所见,应迅速停药并适当处理。

3)粒细胞缺乏症(不明发生率)及溶血性贫血(不明发生率):出现粒细胞缺乏症及溶血性贫血,故定期进行检查,并注意观察。若出现异常应迅速停药并适当处理。

4)伪膜性肠炎(0.01%未满):偶有出现伪膜性肠炎等伴有血便的严重大肠炎(初期症状:腹痛、频繁腹泻),故应注意观察。若出现异常应迅速停药并适当处理。

5)间质性肺炎(不明发生率)及PIE综合征(不明发生率):出现伴有发热、咳嗽、呼吸困难、胸部X线异常、嗜酸粒细胞增多等的间质性肺炎及PIE综合征。若出现此类症状,应迅速停药并给予肾上腺皮质激素制剂等适当处理。

(2)重大副作用(类药):皮肤黏膜-眼综合征:据报道,其他头孢烯类抗生素出现皮肤黏膜-眼综合征(Stevens-Johnson综合征)。

(3)其他副作用(见下表)。

	副作用频度		
	不明发生率	0.1%~1%未满	0.1%未满
过敏症*		皮疹瘙痒	荨麻疹,红斑,发热
血液		粒细胞减少,嗜酸粒细胞增多	红细胞减少,血小板减少

续表

	副作用频度		
	不明发生率	0.1%~1%未满	0.1%未满
肝脏		GOT上升,GPT上升,肝功能异常	AL-P上升
消化系统		恶心及呕吐,腹泻	食欲不振
菌群交替症			口内炎,念珠菌病
维生素缺乏症	维生素K缺乏症状(低凝血酶原血症、出血倾向等)		维生素B群缺乏症状(舌炎、口内炎、食欲不振、神经炎等)
其他			

注:*发现时应停药并给予适当处理。

【禁忌证】对本剂成分有休克既往史患者不得用药。对本剂成分或头孢烯类抗生素有过敏症既往史患者原则上不得不用药时慎用。

【注意事项】(1)慎重用药(下述患者应慎重用药)

1)对青霉素类抗生素有过敏症既往史患者。

2)本人或双亲、兄弟有易引起支气管哮喘、皮疹、荨麻疹等过敏症状体质患者。

3)严重肾损害患者(会出现血中浓度上升,半衰期延长)(参照<有关用法用量的注意事项>及【药代动力学】)。

4)经口摄食不足患者或非经口维持营养患者。全身状态不良患者(通过摄食不能补充维生素K的患者,会出现维生素K缺乏症状)。

5)高龄者(参照【老年患者用药】)。

(2)重要且基本注意

1)有可能引起休克,故应仔细问诊。另外,事前进行皮肤反应为宜。

2)应做好出现休克时可急救处理的准备。给药后患者保持安静状态并注意观察。

3)给药期间及给药后至少1周避免饮酒(参照【药物相互作用】)

(3)对临床检验结果所及影响

1)试纸反应以外的本尼迪特试药、费林试药及

Clinitest 进行的尿糖检查,有时呈假阳性,故应注意。

2)用雅费反应进行肌酐检查时,表现肌酐值有可能示高值,故应注意。

3)直接库姆斯试验,有时呈阳性。

【孕妇及哺乳期妇女用药】孕妇或可能妊娠的妇女,仅在治疗的有益性超过危险性时方可给药,尚未确立妊娠期用药的安全性。

【儿童用药】详见【用法用量】。

【老年用药】高龄者注意下述内容及用量和给药间隔,观察患者状态慎重给药。

(1)高龄者多见生理功能降低,易出现副作用。

(2)高龄者会出现维生素 K 缺乏引起的出血倾向。

【药物相互作用】(1)服用本品后,饮酒会出现双硫仑样作用(颜面潮红、心悸眩晕、头痛、欲吐等),故给药期间及给药后至少 1 周避免饮酒。

(2)本品与利尿剂(呋塞米等)合用,有可能增强肾损害虽不明机制,但据报道,动物实验(大鼠)合用呋塞米,见到轻至中度的近侧肾小管上皮细胞核萎缩及浓缩。

【规格】1g/支。

【贮藏】室温保存。本剂遇光会逐渐着色,故启封后应注意保存。

注意:溶解后尽快使用,需保存时,室温保存应在 24 小时以内使用。

【有效期】2 年(应在包装标记的期限内使用)。

注射用头孢米诺钠 Cefminox Sodium for Injection

【成分】本品主要成分为孢米诺钠。

【性状】本品为白色或微黄色结晶性粉末。

【药理毒理】本品对革兰阳性菌和革兰阴性菌有广谱抗菌活性,特别对大肠杆菌、克雷伯杆菌属、流感嗜血杆菌、变形杆菌属及脆弱拟杆菌有很强的抗菌作用。其作用机制是对 β-内酰胺类抗生素通常作用点的青霉素结合蛋白显示很强亲和性,可抑制细胞壁合成,并与肽聚糖结合,抑制肽聚糖与脂蛋白结合以促进溶菌,在短时间内显示很强杀菌力。本品对细菌增殖期及稳定期初期均显示作用,低于 MIC 浓度也有杀菌作用,短时间内溶菌。体内抗菌力比 MIC 的预测更强。

本品注射 200～1600mg/(kg·d)未见对大鼠母鼠生殖能力、仔鼠发育分化及生殖能力有影响。对家兔注射 400～1600mg/(kg·d),共 5 天,在 800mg/(kg·d)以上给药组,观察到肾毒性比头孢唑啉弱,但较头孢噻吩略强。对小鼠、大鼠、豚鼠及家兔几乎未见抗原性。与头孢美唑、头孢唑啉、青霉素C、氨苄西林之间未见免疫学交叉性,也未见库姆斯反应阳性。

【药代动力学】本品对肾功能正常成人显示剂量依赖性,其平均血浆消除半衰期为 2.5 小时。本品在慢性支气管炎患者的咳痰中、腹膜炎患者的腹水中及其他患者的胆汁、子宫内膜、卵巢、输卵管内均能达到治疗浓度。

头孢米诺钠在人体内未见有抗菌活性代谢物。主要从肾排泄,12 小时内尿中排泄率为 90%。不同程度的肾功能不全的患者其消除率半衰期延长,肾功能重度损害者(Ccr<10)24 小时内尿中排泄率约为 10%,中度损害者(Ccr≈48)12 小时内尿中排泄率约为 60%。

【适应证】本品可用于治疗上述敏感细菌引起的感染症:

(1)呼吸系统感染:扁桃体炎、扁桃体周围脓肿、支气管炎、细支气管炎、支气管扩张症(感染时)、慢性呼吸道疾患继发感染、肺炎、肺化脓症。

(2)泌尿系统感染:肾盂肾炎、膀胱炎。

(3)腹腔感染:胆囊炎、胆管炎、腹膜炎。

(4)盆腔感染:盆腔腹膜炎、子宫附件炎、子宫内感染、盆腔死腔炎、子宫旁组织炎。

(5)败血症。

【用法用量】本品仅用于静脉注射或静脉滴注给药。

静脉注射:在静脉注射时,每 1g(效价)药物可用 20ml 注射用水、5%～10% 葡萄糖注射液或 0.9% 氯化钠注射液溶解。

静脉滴注:在静脉滴注时,每 1g(效价)药物可用 100～500ml 注射用水、5%～10% 葡萄糖注射液或 0.9% 氯化钠注射液溶解,滴注 1～2 小时。

推荐常用剂量为:成人每次 1g(效价),每日 2 次,可随年龄及症状适宜增减。对于败血症、难治性或重症感染症,每日可增至 6g(效价),分 3～4 次给药;儿童按体重计,每次20mg(效价)/kg,每日3～4次。

本品应临用时配制,溶解后尽快使用。

【不良反应】本品上市后观察到如下不良反应:发生率:偶见,<0.1%;有时,0.1%～5%;常见,5%以上或不明频度。

(1)严重副作用

1)休克:偶引起休克,应注意观察,若出现不适感、口内异物感、喘鸣、眩晕、便意、耳鸣、出汗等,应停药并适当处置。

2)全血细胞减少症:偶出现全血细胞减少症,故应定期进行检查,注意观察,若出现腹痛、频繁腹泻,应停药并适当处置。

(2)同类药观察到的严重作用

1)皮肤黏膜-眼综合征(Stevens-Johnson综合征)、中毒性表皮坏死症(Lyell综合征)其他头孢烯类抗生素有偶出现 Stevens-Johnson 综合征、中毒性表皮坏死症(Lyell综合征)的报告,应注意观察。若出现异常,应停药并适当处置。

2)急性肾衰竭:其他头孢烯类抗生素有偶出现急性肾衰竭等严重肾损害的报告,故出现异常时应停药并适当处置。

3)溶血性贫血:其他头孢烯类抗生素有出现溶血性贫血的报告,应定期进行检查并注意观察。若出现异常,应停药并适当处置。

4)间质性肺炎、PIE综合征:其他头孢烯类抗生素偶有出现拌有发热、咳嗽、呼吸困难、胸部X线异常、嗜酸粒细胞增多等的间质性肺炎、PIE综合征等的报告,若出现此类症状,应停药并给予肾上腺皮质激素制剂等进行适当处置。

(3)其他副作用

1)过敏症:有时出现皮疹,偶出现皮肤发红、瘙痒、发热等,若出现此类症状,应停药并适当处置。

2)肾脏:偶出现BUN上升、血中肌酐上升、少尿、蛋白尿等肾损害所见,故应定期进行检查,注意观察。若出现少尿、血尿等及尿蛋白、BUN上升、血中肌酐上升等检查所见,应停药并适当处置。

3)血液:有时出现粒细胞减少、嗜酸粒细胞增多,偶出现红细胞减少、红细胞压积值降低、血红蛋白减少、血小板减少、凝血酶原时间延长等,故应定期进行检查,注意观察。若出现异常,应停药并适当处置。

4)肝脏:有时出现GOT、CPT、AL-P上升,偶出现γ-GTP、LAP、LDH、胆红素上升等及黄疸,故注意观察。若出现异常,应停药并适当处置。

5)消化道:有时出现腹泻,偶出现恶心、呕吐、食欲不振等,故注意观察。若出现异常,应停药并适当处置。

6)菌群交替症:偶出现口腔炎、念珠菌病。

7)维生素缺乏症:偶出现维生素K缺乏症状(低凝血酶原血症、出血倾向等)、维生素B群缺乏症状(舌炎、口腔炎、食欲不振、神经炎等)。

8)其他:偶出现全身乏力感。

【禁忌证】禁用于对头孢米诺或头孢烯类抗生素有过敏反应的病人。

【注意事项】本品可能引起休克,使用前应仔细问诊,如欲使用,应进行皮试。做好休克急救准备,给药后注意观察。

(1)对β-内酰胺类抗生素有过敏史的患者慎用。

(2)本人或双亲、兄弟有支气管哮喘、皮疹、荨麻疹等过敏体质者慎用。

(3)肾功能损害患者慎用。

(4)老年患者应参照【老年用药】使用。

(5)肾功能不全者可调整剂量使用。

(6)经口摄食不足患者或非经口维持营养患者、全身状态不良患者(有可能出现维生素K缺乏症状)慎用。

(7)饮酒可能引起颜面潮红、心悸、眩晕、头痛、恶心等,故用药期间及用药后至少1周避免饮酒。

【孕妇及哺乳期妇女用药】动物生殖试验未显示头孢米诺钠对生殖或胚胎有任何作用,但在孕妇中未展开过任何试验,尚未确立妊娠期用药安全性,所以仅在非常必要时孕妇才可使用此药。哺乳期妇女应慎用此药。

【儿童用药】新生儿、早产儿用药安全性尚未确立。满月后的小儿用药参见【用法用量】。

【老年用药】应注意:老年患者多见生理功能降低,易出现副作用,有可能出现维生素K缺乏引起的出血倾向,故慎重给药。

【药物相互作用】(1)本品与氨茶碱/磷酸吡哆醛配伍会降低效价或着色,故不得配伍。

(2)与呋喃硫胺、硫辛酸、氢化可的松琥珀酸钠及腺苷钴胺配伍后时间稍长会变色，故配伍后应尽快使用。

(3)本品与利尿剂(呋喃苯胺酸等)合用有可能增加肾毒性，应谨慎使用。

(4)动物实验证实，本品影响酒精代谢，使血中乙醛浓度上升，显示双硫仑样作用，故用药期间或用药后应禁酒。

【规格】0.5g；1.0g。

【贮藏】密封，在阴凉干燥处保存。

注射用拉氧头孢钠　Latamoxef Sodium for Injection

【商品名】噻吗灵。

【成分】主要成分为拉氧头孢钠。

【性状】本品为白色或类白色的粉块或粉末；无臭。本品极易溶于水及甲醇，难溶于乙醇，几乎不溶于丙醇、乙醚、氯仿等。在常规使用的注射溶媒如注射用水、生理盐水、葡萄糖液及利多卡因液中易溶。

【药理毒理】本品为新型半合成 β-内酰胺类的广谱抗生素。作用机制是与细胞内膜上的靶位蛋白结合，使细胞不能维持正常形态和正常分裂繁殖，最后溶菌死亡。由于本品对 β-内酰胺酶极为稳定，对革兰阴性菌和厌氧菌具有强大的抗菌力，对革兰阳性菌作用略弱，对绿脓杆菌亦有一定的抗菌作用。

【药代动力学】国外文献报道，肾功能正常成人肌注 0.5g 的半衰期为 167 分钟，1g 为 138 分钟；静注 0.5g 半衰期为 95 分钟，1g 为 87 分钟，静滴 0.5g/2 小时为 154 分钟，1g/小时为 111 分钟。1g/2 小时为 119 分钟。成人血浓度：250mg、500mg 肌注 1 小时后分别 13.3μg/ml、21.0μg/ml，1g 静注后 15 分钟为 13.3μg/ml、21.0μg/ml，0.5g、1g 静注后 15 分钟分别为 44.3μg/ml 和 105.2μg/ml。给药后主要经肾排泄，尿排泄率 2 小时平均为 30%～40%，8 小时为 90%；静注及静滴后 2 小时尿排泄率平均为 40%～60%，12 小时平均为 93%～99%。给药后药物可分布到胆汁、腹水、脑脊液、脐带血、羊水、子宫及附件等各种体液及各脏器组织中，乳汁几乎不出现。本品在体内不被代谢。

【适应证】用于敏感菌引起的各种感染症，如败血症、脑膜炎、呼吸系统感染症(肺炎、支气管炎、支气管扩张症、肺化脓症、脓胸等)，消化系统感染症(胆道炎、胆囊炎等)，腹腔内感染症(肝脓疡、腹膜炎等)，泌尿系统及生殖系统感染症(肾盂肾炎、膀胱炎、尿道炎、淋病、副睾炎、子宫内感染、子宫附件炎、盆腔炎等)，皮肤与软组织感染、骨、关节感染及创伤感染。

【用法用量】静滴、静注或肌注，成人每日 1～2g(1～2 瓶)，分 2 次；小儿每日 40～80mg/kg，分 2～4 次，并依年龄、体重、症状适当增减，难治性或严重感染时成人增加至每日 4g(4 瓶)，小儿每日 150mg/kg，分 2～4 次给药。静注时，本品 1g，以 4ml 以上的灭菌注射用水，5% 葡萄糖注射液或生理盐水充分摇匀，使完全溶解；肌注时，以 0.5% 利多卡因注射液 2～3ml 充分摇匀，使之完全溶解。溶解后，尽快使用。需保存时，冰箱内保存 72 小时以内，室温保存 24 小时内使用。

【不良反应】本品不良反应轻微，很少发生过敏性休克，主要有发疹、荨麻疹、瘙痒、恶心、呕吐、腹泻、腹痛等。偶有转氨酶(SOPT、SGOT)升高，停药后均可自行消失。

【禁忌证】对本品及头孢菌素类有过敏反应史者禁用。

【注意事项】(1)对青霉素过敏者、肾功能损害者慎用。

(2)静脉内大量注射，应选择合适部位缓慢注射，以减轻对管壁的刺激及减少静脉炎的发生。

【孕妇及哺乳期妇女用药】孕妇、哺乳期妇女慎用。

【药物相互作用】(1)本品与抗凝血药物如肝素等及影响血小板聚集药物如阿司匹林、二氟尼柳(Diflunisal)等合用，可增加出血倾向。

(2)本品不宜与强效利尿剂同时应用，以免增加肾毒性。

【药物过量】尚不明确。

【规格】按拉氧头孢计算 1.0g。

【贮藏】密封，在凉暗干燥处保存。

【包装】玻瓶包装，1 瓶/小盒；2 瓶/小盒；10 瓶/盒。

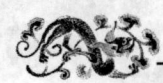

注射用氟氧头孢钠　Flomoxef Sodium for Injection

【商品名】氟吗宁。

【适应证】对本品敏感菌致病引起的中重度感染：败血症、感染性心内膜炎；外伤、手术伤口等继发性感染；肺炎、扁桃体周围脓肿、脓胸、支气管炎、支气管扩张症感染、慢性呼吸道疾患急性发作感染；肾盂肾炎、膀胱炎、前列腺炎、淋菌性尿道炎；胆囊炎、胆管炎；腹膜炎、骨盆腹膜炎、道格拉斯脓肿；子宫附属器官炎、子宫内膜炎、骨盆腔炎、子宫旁组织炎、前庭大腺炎。

【禁忌证】(1)对本剂成分有发生休克反应史的患者禁止使用。

(2)对本剂成分或头孢类抗生素有发生过敏反应史的患者原则上禁止使用，不得已时须慎重使用。

【用法用量】标准剂量：成人，氟氧头孢钠每日1.0～2.0g，每日2次（每12小时）。对于难治性或重症感染，成人可增量到每日4.0g，分2～4次给药。儿童，氟氧头孢钠每日60～80mg/kg，分3～4次给药。早产儿、新生儿，每次20mg/kg，出生后3天内每日2～3次，4天以后每日3～4次给药。药量可依年龄、症状适当增减。早产儿、新生儿、儿童可增量到每日150mg/kg，分3～4次给药。

静脉注射或点滴。点滴时间至少要30分钟以上。

在氟吗宁静注用0.5g及1.0g的10ml容量瓶中，加入4ml以上注射用水和5%葡萄糖注射液或生理盐水，充分振荡溶解。

【注意事项】(1)使用本品时，为防止出现耐药菌，原则上应确认本品敏感性以后使用，且用药限于治疗疾患所需最短期间。

(2)对出生低体重儿（早产儿）、新生儿应考虑妊娠胚胎周及体重用药。

【规格】0.5g；1.0g（按氟氧头孢计）。

【包装】0.5g/瓶：10瓶/盒；1.0g/瓶：10瓶/盒。

头孢替坦二钠（少用）　Cefotetan Disodium

六、氨基糖苷类

注射用硫酸卡那霉素　Kanamycin Sulfate for Injection

【适应证】本品适用于敏感肠杆菌科细菌如大肠埃希菌、克雷伯菌属、变形杆菌属、产气肠杆菌、志贺菌属等引起的严重感染，如肺炎、败血症、腹腔感染等。常需与其他抗菌药物联合应用。

【禁忌证】对本品或其他氨基糖苷类药物有过敏史者禁用。

【用法用量】(1)成人常用量：肌内注射或静脉滴注，每次0.5g，每12小时1次；或按体重7.5mg/kg，每12小时1次，成人每日用量不超过1.5g，疗程不宜超过14天。50岁以上患者剂量应适当减少。

(2)小儿常用量：肌内注射或静脉滴注，按体重每日15～25mg/kg，分2次给药。

(3)硫酸卡那霉素0.25%溶液可用作冲洗液。0.1%溶液亦可用于气溶吸入。2.5%的注射液可用于腹腔内给药。

(4)肾功能减退时的用量：肌酐清除率50～90mg/分钟时用正常剂量的60%～90%，每12小时1次（正常剂量为每次7.5mg/kg，每12小时1次）；肌酐清除率10～50ml/分钟时用正常剂量的30%～70%，每12～18小时1次；肌酐清除率<10mg/分钟时用正常剂量的20%～30%，每24～48小时1次。

【规格】0.5g(50万U)；1g(100万U)。

注射用硫酸阿米卡星　Amikacin Sulfate for Injection

【适应证】本品适用于铜绿假单胞菌及其他假单胞菌、大肠埃希菌、变形杆菌属、克雷伯菌属、肠杆菌属、沙雷菌属、不动杆菌属等敏感革兰阴性杆菌与葡萄球菌属（甲氧西林敏感株）所致严重感染，如菌血症或败血症、细菌性心内膜炎、下呼吸道感染、骨关节感染、胆道感染、腹腔感染、复杂性尿路感染、皮肤软组织感染等。

由于本品对多数氨基糖苷类钝化酶稳定，故尤其适用于治疗革兰阴性杆菌对卡那霉素、庆大霉素或妥布霉素耐药菌株所致的严重感染。

【禁忌证】对阿米卡星或其他氨基糖苷类过敏的患者禁用。

【用法用量】(1)成人：肌内注射或静脉滴注。单纯性尿路感染对常用抗菌药耐药者每12小时0.2g；用于其他全身感染每12小时7.5mg/kg，或每24小时15mg/kg。成人每日不超过1.5g,疗程不超过10天。

(2)小儿:肌内注射或静脉滴注,首剂按体重10mg/kg,继以每12小时7.5mg/kg,或每24小时15mg/kg。

(3)肾功能减退患者:肌酐清除率>50～90ml/分钟者,每12小时给予正常剂量(7.5mg/kg)的60%～90%;肌酐清除率10～50ml/分钟者,每24～48小时用7.5mg/kg的20%～30%。

【规格】0.2g(20万U)。

硫酸妥布霉素注射液 Tobramycin Sulfate Injection

【适应证】本品适用于铜绿假单胞菌、变形杆菌属、大肠埃希菌、克雷伯菌属、肠杆菌属、沙雷菌属所致的新生儿脓毒症、败血症、中枢神经系统感染(包括脑膜炎)、泌尿生殖系统感染、肺部感染、胆道感染、腹腔感染及腹膜炎、骨骼感染、烧伤、皮肤软组织感染、急性与慢性中耳炎、鼻窦炎等,或与其他抗菌药物联合用于葡萄球菌感染(耐甲氧西林菌株无效)。本品用于铜绿假单胞菌脑膜炎或脑室炎时可鞘内注射给药;用于支气管及肺部感染时可同时气溶吸入本品作为辅助治疗。本品对多数D组链球菌感染无效。

【禁忌证】(1)对本品或其他氨基糖苷类过敏者,本人或家族中有人因使用链霉素引起耳聋或其他耳聋者禁用。

(2)肾衰竭患者禁用。

【用法用量】肌内注射或静脉滴注。

(1)成人:按体重,每次1～1.7mg/kg,每8小时1次,疗程7～14天。

(2)小儿:按体重,早产儿或出生0～7天小儿,每次2mg/kg,每12～24小时1次;其他小儿,每次2mg/kg,每8小时1次。

【规格】2ml:80mg(8万U)。

硫酸庆大霉素氯化钠注射液 Gentamycin Sulfate and Sodium Chloride Injection

【商品名】杰力泰。

【成分】本品主要成分为硫酸庆大霉素。

【性状】本品为无色或几乎无色的澄明液体。

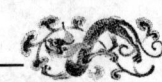

【药理毒理】本品为氨基糖苷类抗生素。对各种革兰阴性细菌及革兰阳性细菌都有良好抗菌作用,对各种肠杆菌科细菌如大肠埃希菌、克雷伯菌属、变形杆菌属、沙门菌属、志贺菌属、肠杆菌属、沙雷菌属及铜绿假单胞菌等有良好抗菌作用。奈瑟菌属和流感嗜血杆菌对本品中度敏感。对布鲁菌属、鼠疫杆菌、不动杆菌属、胎儿弯曲菌也有一定作用。对葡萄球菌属(包括金黄色葡萄球菌和凝固酶阴性葡萄球菌)中甲氧西林敏感菌株的约80%有良好抗菌作用,但甲氧西林耐药株则对本品多数耐药。对链球菌属和肺炎链球菌的作用较差,肠球菌属则对本品大多耐药。本品与β-内酰胺类合用时,多数可获得协同抗菌作用。

本品的作用机制是与细菌核糖体30S亚单位结合,抑制细菌蛋白质的合成。近年来,革兰阴性杆菌对庆大霉素耐药菌珠显著增多。

【药代动力学】本品肌内注射后吸收迅速而完全。在0.5～1小时达到血药峰浓度。血消除半衰期为2～3小时,肾功能减退者可显著延长。蛋白结合率低。在体内可分布于各种组织和体液中,在肾皮质细胞中积聚,也可通过胎盘屏障进入胎儿体内,不易透过血-脑脊液屏障进入脑组织和脑脊液中。在体内不代谢,以原形经肾小球滤过随尿排出,给药后24小时内排出给药量的50%～93%。

血液透析与腹膜透析可从血液中清除一部分药量,使半衰期显著缩短。

【适应证】(1)适用于治疗敏感革兰阴性杆菌,如大肠埃希菌、克雷伯菌属、肠杆菌属、变形杆菌属、沙雷菌属、铜绿假单胞菌及葡萄球菌甲氧西林敏感菌株所致的严重感染,如败血症、下呼吸道感染、肠道感染、盆腔感染、腹腔感染、皮肤软组织感染、复杂性尿路感染等。治疗腹腔感染及盆腔感染时应与抗厌氧菌药物合用,临床上多采用庆大霉素与其他抗菌药联合应用。与青霉素(或氨苄西林)合用,可治疗肠球菌属感染。

(2)用于敏感细菌所致中枢神经系统感染。

【用法用量】(1)成人:静脉滴注,每次8万U,每8小时1次;疗程为7～14天。该溶液应在30～60分钟内缓慢滴入,以免发生神经肌肉阻滞作用。

(2)肾功能减退患者的用量:肌酐清除率为10～50ml/分钟时,每12小时1次,每次为正常剂量的 30%～70%；肌酐清除率＜10ml/分钟时，每 24～48 小时给予正常剂量的 20%～30%。

(3)血液透析后可按感染严重程度，成人按体重一次补给剂量0.1万～0.17万 U/kg。

【不良反应】(1)用药过程中可能引起听力减退、耳鸣或耳部饱满感等耳毒性反应，影响前庭功能时可发生步履不稳、眩晕，也可能发生血尿、排尿次数显著减少或尿量减少、食欲减退、极度口渴等肾毒性反应。发生率较低者有因神经肌肉阻滞或肾毒性引起的呼吸困难、嗜睡、软弱无力等。偶有皮疹、恶心、呕吐、肝功能减退、白细胞减少、中性粒细胞减少、贫血、低血压等。

(2)少数患者停药后可发生听力减退、耳鸣或耳部饱满感等耳毒性症状，应引起注意。

(3)全身给药合并鞘内注射可能引起腿部抽搐、皮疹、发热和全身痉挛等。

【禁忌证】(1)对本品或其他氨基糖苷类过敏者禁用。

(2)少儿、婴儿、新生儿禁用。

(3)孕妇及哺乳妇女禁用。

【注意事项】(1)下列情况应慎用本品：失水、第八对脑神经损害、重症肌无力或帕金森病及肾功能损害患者。

(2)交叉过敏：对一种氨基糖苷类抗生素如链霉素、阿米卡星过敏的患者，可能对本品过敏。

(3)在用药前、用药过程中应定期进行尿常规和肾功能测定，以防止出现严重肾毒性反应。必要时做听力检查或听电图尤其高频听力测定及温度刺激试验，以检测前庭毒性。

(4)有条件时，治疗过程中应监测血药浓度，并据以调整剂量，尤其对老年和肾功能减退患者。每 8 小时 1 次给药者有效血药浓度应保持在 4～10μg/ml，避免峰浓度超过 12μg/ml，谷浓度保持在 1～2μg/ml；每 24 小时 1 次给药者，血药峰浓度应保持在 16～24μg/ml，谷浓度应＜1μg/ml。

(5)不能测定血药浓度时，应根据测得的肌酐清除率调整剂量。

(6)给予首次剂量后，有肾功能不全、前庭功能或听力减退的患者所用维持量应酌减。

(7)应给予患者足够的水分，以减少肾小管的损害。

(8)长期应用可能导致耐药菌过度生长。

(9)对诊断的干扰：本品可使丙氨酸氨基转移酶(ALT)、门冬氨酸氨基转移酶(GOT)、血清胆红素浓度及乳酸脱氢酶浓度的测定值增高；血钙、镁、钾、钠浓度的测定值可能降低。

【孕妇及哺乳期妇女用药】本品可穿过胎盘屏障进入胎儿组织，有引起胎儿听力损害的可能，孕妇禁用。本品在乳汁中分泌量很少，但通常哺乳期妇女在用药期仍应暂停哺乳。

【儿童用药】庆大霉素属于氨基糖苷类，在儿科中应慎用，尤其早产儿及新生儿，因其肾脏组织尚未发育完全，使本类药物的半衰期延长，易在体内积蓄而产生毒性反应。少儿、婴儿、新生儿听力的下降不易观察到，因此禁用于该类人群。

【老年用药】老年患者的肾功能有一定程度的生理性减退，即使肾功能测定值在正常范围内，仍应采用较小治疗量。老年患者应用本品后较易产生各种毒性反应，应尽可能在治疗过程中监测血药浓度。

【药物相互作用】(1)与其他氨基糖苷类合用或先后连续局部或全身应用，可能增加其产生耳毒性、肾毒性及神经肌肉阻滞作用的可能性。

(2)与神经肌肉阻滞剂合用，可加重神经肌肉阻滞作用，导致肌肉软弱、呼吸抑制等。

(3)与卷曲霉素、顺铂、依他尼酸、呋塞米或万古霉素(或去甲万古霉素)等合用，或先后连续局部或全身应用，可能增加耳毒性与肾毒性。

(4)与头孢噻吩、头孢唑林局部或全身合用，可能增加肾毒性。

(5)与多粘菌素类注射剂合用或先后连续局部或全身应用，可增加肾毒性和神经肌肉阻滞作用。

(6)其他肾毒性及耳毒性药物均不宜与本品合用或先后连续应用，以免加重肾毒性或耳毒性。

(7)氨基糖苷类与 β-内酰胺类(头孢菌素类与青霉素类)混合时可导致相互失活。

(8)本品与上述抗生素联合应用时必须分瓶滴注。本品亦不宜与其他药物同瓶滴注。

【药物过量】本品为无特异性拮抗药，过量或引起毒性反应时，主要用对症疗法和支持疗法，同时补充大量水分。血液透析或腹膜透析有助于从血中清除庆大霉素。

【规格】100ml：庆大霉素 8 万 U 与氯化钠 0.9g。

【贮藏】密闭，在凉暗处保存。

【包装】玻璃输液瓶装。

硫酸西索米星氯化钠注射液 Sisomicin Sulfate and Sodium Chloride Injection

【适应证】本品用于革兰阴性菌（包括铜绿假单胞菌）、葡萄球菌和其他敏感菌所致的感染：呼吸系统感染、泌尿生殖系统感染、胆道感染、皮肤和软组织感染、感染性腹泻及败血症等。本品用于上述严重感染时宜与青霉素或头孢菌素等联合应用。

【禁忌证】（1）对本品或其他氨基糖苷类及杆菌肽过敏者、本人或家族中有人因使用链霉素引起耳聋或其他耳聋者禁用。

（2）肾衰竭患者禁用。

【用法用量】静脉滴注。（1）肾功能正常者：成人轻度感染，每日 0.1g；重度感染，每日 0.15g。均分 2～3 次给药。小儿按体重，每日 2～3mg/kg，分 2～3 次给药。疗程均不超过 7～10 天。有条件时应进行血药浓度监测。

（2）肾功能减退者：应用本品时，应根据肾功能调整剂量。有条件者应同时监测血药浓度，以调整剂量。

【规格】100ml：西索米星 10 万 U（100mg）、氯化钠 0.9g。

【包装】玻璃输液瓶，100 瓶/箱。

硫酸奈替米星注射液 Netilmicin Sulfate Injection

【适应证】本品适用于敏感细菌〔由埃希大肠杆菌、肺炎克雷伯杆菌、铜绿假单胞菌、肠杆菌属菌、奇异变形杆菌、变形杆菌属细菌（吲哚阳性）、沙雷菌属和枸橼酸菌属细菌及金黄色葡萄球菌〕所引起的包括婴儿、儿童等各年龄患者在内的严重或危及生命的细菌感染性疾病的短期治疗。这些感染性疾病包括：复杂性泌尿道感染；败血症；皮肤软组织感染；腹腔内感染，包括腹膜炎和腹内脓肿；下呼吸道感染。

【禁忌证】对奈替米星或任何一种氨基糖苷类抗生素有过敏或有严重性反应者禁用。

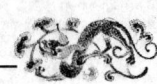

【用法用量】本品可肌肉注射，也可静脉滴注。肌肉注射和静脉滴注剂量一致，本品可加入 5% 葡萄糖注射液或 0.9% 氯化钠注射液 50～200ml 中静脉滴注，每次滴注时间为 1.5～2.0 小时。

为了正确计算剂量，应在给药前获知病人的体重，对于肥胖病人的剂量应按标准体重计算。肾功能状况可根据血清肌酐浓度的测定而估计，或根据内在的肌酐清除率而计算。另外，治病期间应定期检查肾功能。

对于体表过度烧伤的病人，由于药动参数的改变，其血清药物浓度可能下降，通过测定血清药物浓度来指导用药剂量显得更重要。

疗程：在保证疗效的前提下，应尽可能缩短治疗时间。通常的疗程为 7～14 天。在有并发感染时，可能需要更长治疗时间。虽然延长治疗时间，奈替米星的耐受性好，但长时间给药，应检测肾功能、听力和前庭功能，如果临床有异常指征，应适当调整剂量。

在应用过程中，应通过测定血清药物浓度的峰谷值，以确保在所给剂量下的有效且安全。当测定方法可行时，峰浓度范围 4～12μg/ml，不能超过 16μg/ml。个体间，由于肾功能状态（正常或异常）的差别，其药物浓度会变，峰浓度应控制在 6～12μg/ml，谷浓度应在 0.5～2μg/ml 较好。对于特殊病人的血清药物浓度的有效性，应考虑致病菌的敏感性、感染的严重程度和病人的机体免疫防卫系统的功能。推荐剂量并非一成不变，仅作为首次治疗或治疗期间不能测定血药浓度选择剂量的一个指导。

（1）肾功能正常患者的剂量：成人复杂尿路感染，每次 1.5～2.0mg/kg，每 12 小时 1 次；全身严重感染每次 1.3～2.2mg/kg，每 8 小时 1 次；或每次 2.0～3.25mg/kg，每 12 小时 1 次。

对于婴儿（出生 6 周以上）至 12 岁的儿童，每日用药总量为 5.5～8.0mg/kg。可以每 8 小时 1 次，每次用量为 1.8～2.7mg/kg；也可以每 12 小时 1 次，每次用量 2.7～4.0mg/kg。

（2）肾功能损伤患者的剂量：对肾功能损伤患者，其剂量必须个体化，以保证有效治疗浓度。调整剂量的方法有几种，但最准确的方法是基于血药浓度进行调整。如果血药浓度不能获得，而患者的

肾功能又稳定,测其肌酐清除率是最可靠的。对于肾功能有不同程度损伤的患者,可根据肌酐清除率用下式计算调整剂量:

患者用药剂量=正常人所推荐剂量×患者的肌酐清除率/正常人的肌酐清除率。

调整的每日总量可每日 1 次给药(即每 24 小时用药 1 次),也可每日 2~3 次给药(即每 8 小时或 12 小时用药 1 次)。一般而言,单次剂量不能超过 3.25mg/kg。对于正在接受血液透析治疗的肾功能不全患者,经透析所除去的药量与所用的仪器设备和方法有关。透析期间,推荐成人按 2.0mg/kg 补充奈替米星,直至血药浓度达到所需浓度。

【规格】2ml∶10 万 U(0.1g,以奈替米星计)。

【包装】安瓿瓶装,每盒 6 支。

硫酸小诺霉素注射液 Micronomicin Sulfate Injection

【适应证】本品主要用于大肠埃希菌、克雷伯杆菌、变形杆菌、肠杆菌属、沙雷杆菌、铜绿假单胞菌等革兰阴性杆菌引起的呼吸道、泌尿道、腹腔及外伤感染,也可用于败血症。

【禁忌证】(1)对本品或其他氨基糖苷类及杆菌肽过敏者、本人或家族中有人因使用链霉素引起耳聋或其他耳聋者禁用。

(2)肾衰竭患者禁用。

【用法用量】肌内注射或稀释后静脉滴注。成人肌内注射,每次 60~80mg,必要时可用至 120mg,每日 2~3 次;静脉滴注,每次 60mg,加入氯化钠注射液 100ml 中恒速滴注,于 1 小时滴完。

小儿按体重,3~4mg/kg,分 2~3 次给药。

【规格】1ml∶30mg(3 万 U);2ml∶60mg(6 万 U);2ml∶80mg(8 万 U)。

硫酸异帕米星注射液 Isepamicin Sulfate Injection

【成分】主要成分为硫酸异帕米星。

【性状】本品为无色澄明溶液。

【药理毒理】药理学:本品属于氨基糖苷类抗生素。抗菌谱类似庆大霉素。对大肠埃希菌、枸橼酸杆菌、克雷伯杆菌、肠杆菌、沙雷杆菌、变形杆菌、铜绿假单胞菌等有很强的抗菌作用。本品对氨基糖苷类抗生素修饰酶较其他同类药物稳定,因此,耐药菌少,与其他氨基糖苷类抗生素的交叉耐药性也少。

本品的作用机制是与细菌核糖体 30S 亚单位结合,抑制细菌蛋白质的合成。

毒理学:在亚急性、慢性毒性实验中,均出现了尿细管上皮细胞变性等肾脏损害,其程度与给药量有关。在对听觉器官的毒性实验中,给豚鼠连续肌内注射本品 28 天,试验组剂量>100mg/(kg·d)时,动物的耳壳反射消失;剂量>50mg/(kg·d)时,蜗牛螺旋器外有毛细胞消失。在对肾脏的毒性实验中,给大鼠连续 21 天肌内注射本品 50~300mg/(kg·d),结果出现与药物有关的血尿素氮(BUN)、血清肌酐值升高等现象。

【药代动力学】给健康成年人肌内注射本品 200mg 后 45 分钟血药浓度约为 11.13mg/L,约 1 小时达血药峰浓度。静脉滴注同剂量的本品,结束时血药浓度约为 10.91mg/L,至 12 小时降为<0.3mg/L。体内分布较广,可渗入痰液、腹水、创口渗出液、脐带血和羊水中。乳汁中本品浓度<0.156mg/L。体内不代谢,以原形经肾排泄,注射后 2 小时尿中回收 40%,12 小时回收 80%。肾功能不全者本品的排泄减慢。

【适应证】本品主要适用于敏感菌所致的外伤或烧伤创口感染、肺炎、支气管炎、肾盂肾炎、膀胱炎、腹膜炎及败血症等。

【用法用量】肌内注射或静脉滴注。成人每日 400mg,分 1~2 次给药。静脉滴注:每日 1 次给药时,滴注时间不得少于 1 小时;每日 2 次给药时,滴注时间宜控制为 30~60 分钟。

药量可根据患者年龄、体质和症状适当调整。肾功能不全患者应根据肾功能受损程度调整给药剂量和给药间隔。

【不良反应】(1)常见听力减退、耳鸣或耳部饱满感(耳毒性)、血尿、排尿次数显著减少或尿量减少、食欲减退、极度口渴(肾毒性)、步履不稳、眩晕(耳毒性,影响前庭)、恶心或呕吐(耳毒性,影响前庭;肾毒性)。

(2)少见视力减退(视神经炎)、呼吸困难、嗜睡、极度软弱无力(神经肌肉阻滞)、皮疹等过敏反应、血象变化、肝功能改变、消化道反应和注射部位疼痛、硬结等。

（3）极少见过敏性休克。

【禁忌证】（1）对本品或其他氨基糖苷类及杆菌肽过敏者、本人或家族中有人因使用其他氨基糖苷类抗生素引起耳聋者禁用。

（2）肾衰竭患者禁用。

（3）孕妇禁用。

【注意事项】（1）肾功能不全、肝功能异常、前庭功能或听力减退者、失水、依靠静脉高营养维持生命的体质衰弱者、重症肌无力或帕金森病及老年患者慎用。

（2）交叉过敏：对一种氨基糖苷类抗生素如链霉素、庆大霉素过敏的患者，可能对本品过敏。

（3）有条件时，疗程中应监测血药浓度（本品血药峰浓度超过 35mg/L，谷浓度超过 10mg/L 时易出现毒性反应），并据此调整剂量，不能测定血药浓度时，应根据测得的肌酐清除率调整剂量，尤其对肾功能减退者、早产儿、新生儿、婴幼儿或老年患者、休克、心力衰竭、腹水或严重失水等患者。

（4）本品静脉滴注时，不能太快。静脉滴注液的配制方法：静脉滴注前须稀释本品，一般用氯化钠注射液、5%葡萄糖注射液、复方氯化钠注射液、复方氨基酸注射液、木糖醇注射液（5%）、复方乳酸钠注射液。

（5）本品不能静脉注射，以免产生神经肌肉阻滞和呼吸抑制作用。

（6）长期应用本品可能导致耐药菌过度生长。

（7）应给患者补充足够的水分，以减少肾小管损害。

【孕妇及哺乳期妇女用药】（1）由于本品可渗入脐带血和羊水中，可能引起胎儿的第八对脑神经损害，因此孕妇禁用。

（2）本品亦可在乳汁中少量分泌，故哺乳期妇女慎用或用药期间暂停哺乳。

【儿童用药】早产儿、新生儿、婴幼儿禁用。其他小儿慎用，若使用本品，应根据血药浓度或肌酐清除率调整剂量。

【老年用药】老年患者慎用。老年患者应用本品后可产生各种毒性反应，因此在疗程中监测肾功能极为重要。肾功能正常者用药后亦可能产生听力减退。此外，老年患者应采用较小剂量或延长给

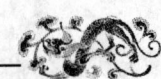

药间隔，以与其年龄、肾功能和第八对脑神经的功能相适应。老年患者有可能出现因维生素 K 缺乏而造成出血倾向。

【药物相互作用】（1）本品与其他氨基糖苷类合用或先后连续局部或全身应用，可增加耳毒性、肾毒性及神经肌肉阻滞作用。可能发生听力减退，停药后仍可能进展至耳聋；听力损害可能恢复或呈永久性。神经肌肉阻滞作用可导致骨骼肌软弱无力、呼吸抑制或呼吸麻痹（呼吸暂停），用抗胆碱酯酶药或钙盐有助于阻滞作用恢复。

（2）本品与神经肌肉阻滞药合用，可加重神经肌肉阻滞作用，导致肌肉软弱、呼吸抑制或呼吸麻痹（呼吸暂停）。与代血浆类药如右旋糖酐、海藻酸钠，利尿药如依他尼酸、呋塞米及卷曲霉素、顺铂、万古霉素等合用，或先后连续局部或全身应用，可增加耳毒性与肾毒性，可能发生听力损害，且停药后仍可能发展至耳聋，听力损害可能恢复或呈永久性。

（3）本品与头孢噻吩局部或全身合用，可能增加肾毒性。

（4）本品与多粘菌素类合用，或先后连续局部或全身应用，因可增加肾毒性和神经肌肉阻滞作用，后者可导致骨骼肌软弱无力、呼吸抑制或呼吸麻痹（呼吸暂停）。

（5）本品不宜与其他肾毒性或耳毒性药合用或先后应用，以免加重肾毒性或耳毒性。

（6）本品不宜与两性霉素 B、头孢噻吩钠、呋喃妥因钠、磺胺嘧啶钠和盐酸四环素等（以上均为注射液）联合应用，因可发生配伍禁忌。

（7）本品与 β-内酰胺类（头孢菌素类或青霉素类）联合，常可获得协同作用。

（8）本品与 β-内酰胺类（头孢菌素类或青霉素类）混合可导致相互失活，需联合应用时必须分瓶滴注。

【规格】2ml：200mg（20 万 U）。

【贮藏】密闭，在凉暗处保存。

注射用硫酸依替米星 Etimicin Sulfate for Injection

【商品名】爱大。

【成分】本品活性成分为硫酸依替米星。

【性状】本品为白色或类白色的粉末或疏松块状物。

【药理毒理】本品系半合成水溶性抗生素,属于氨基糖苷类。体外抗菌作用研究表明,本品抗菌谱广,对多种病原菌有较好抗菌作用,其中对大肠埃希杆菌、克雷伯肺炎轩菌、肠杆菌属、沙雷菌属、奇异变形杆菌、沙门菌属、流感嗜血杆菌及葡萄菌属等有较高的抗菌活性,对部分假单胞杆菌、不动杆菌属等具有一定抗菌活性,对部分庆大霉素、小诺霉素和头孢唑啉耐药的金黄色葡萄球菌、大肠埃希菌和克雷伯肺炎杆菌,其体外 MIC 值仍在本品治疗剂量的血药浓度范围内。对产生青霉素酶的部分葡萄球菌和部分低水平甲氧西林耐药的葡萄球菌(MRSA)亦有一定抗菌活性。本品的作用机制是抑制敏感菌正常的蛋白质合成。

动物耳毒性试验结果可见,本品肌内注射的耳毒性比其他氨基糖苷类抗生素偏低。与奈替米星相似。

【药代动力学】健康成人一次静脉滴注 0.1g、0.15g 和 0.2g 硫酸依替米星后,血清药物浓度分别为 11.30mg/L、14.6mg/L、19.79mg/L。血消除半衰期约为 1.5 小时,24 小时内原形在尿中的排泄量约为 80%。健康成人每日给药 2 次,间隔 12 小时,连续给药 7 天,血中也无明显的蓄积作用。本品与血清蛋白的结合率为 25% 左右。

【适应证】适用于对其敏感的大肠埃希杆菌、克雷伯肺炎杆菌、沙雷杆菌属、枸橼酸杆菌、肠杆菌属、不动杆菌属、变形杆菌属、流感嗜血杆菌、铜绿假单胞菌和葡萄球菌等引起的各种感染。临床研究显示本品对以下感染有较好的疗效:

(1)呼吸道感染,如急性支气管炎、慢性支气管炎急性发作、社区肺部感染等。

(2)肾脏和泌尿生殖系统感染,如急性肾盂肾炎、膀胱炎、慢性肾盂肾炎或慢性膀胱炎急性发作等。

(3)皮肤软组织和其他感染,如皮肤及软组织感染、外伤、创伤和手术产后的感染及其他敏感菌感染。

【用法用量】静脉滴注。成人推荐剂量:对于肾功能正常泌尿系感染或全身性感染的患者,每日 2 次,每次 0.1~0.15g(每 12 小时 1 次),稀释于 100ml 的氯化钠注射液或 5% 葡萄糖注射液中,静脉滴注,滴注 1 小时。疗程为 5~10 天。

【不良反应】本品系半合成氨基糖苷类抗生素,其不良反应为耳、肾的不良反应,发生率和严重程度与奈替米星相似。个别病例可见尿素氮(BUN)、S-Cr 或丙氨酸氨基转移酶(ALT)、门冬氨酸氨基转移酶(AST)、碱性磷酸酶(ALP)等肝肾功能指标轻度升高,但停药后即恢复正常。本品的耳毒性和前庭毒性主要发生于肾功能不全的患者、剂量过大或过量的患者,表现为眩晕、耳鸣等,个别患者电测听力下降,程度均较轻。

其他罕见的反应有恶心、皮疹、静脉炎、心悸、胸闷及皮肤瘙痒等。

【禁忌证】对本品及其他氨基糖苷类抗生素过敏者禁用。

【注意事项】(1)肾功能受损的患者,不宜使用本品。必要时应调整剂量,并应监测血清中硫酸依替米星的浓度。此外,血清肌酐水平及肌酐消除率也是最适合观察肾功能程度的指标。调整剂量时可采用下述方案。

1)改变给药次数:调整剂量的一种方法是延长两次常规给药的间隔时间。由于血清肌酐水平与硫酸依替米星血消除半衰期高度相关,因此,实验室检查可提供调整给药间隔的指标。两次给药的间隔时间(小时)大致等于血清肌酐水平(mg/100ml)乘以 8。例如,一个体重 60kg 的患者,血清肌酐水平为 3mg/100ml,该患者使用硫酸依替米星的治疗方案应为:每次剂量为 2mg/kg 即 120mg,二次间隔时间按血清肌酐水平 3mg/100ml×8 计算,即 24 小时。

2)改变治疗剂量:在具有肾功能不全的严重全身感染者,可增加硫酸依替米星的给药次数,但应减少治疗剂量。对这类患者,应当测定血清硫酸依替米星浓度。

推荐的方法是:在给予常规的首次剂量后,改为每 8 小时给药方法,即把常规推荐的剂量除以血清肌酐水平。例如:一个体重 60kg 的患者,首次剂量 120mg,血清肌酐浓度 3mg/100ml,该患者使用硫酸依替米星的治疗方案为:一次剂量为(120÷3),即 40mg,每 8 小时 1 次。

上述推荐的剂量计算方法仅用于血清硫酸依替米星水平不能监测时。由于在感染过程中,肾功能随时可发生变化,因此,硫酸依替米星的使用剂量也应随时给予调整。

(2)在使用本品治疗过程中应密切观察肾功能和第八对颅神经功能的变化,并尽可能进行血药浓度检测,尤其是已明确或怀疑有肾功能减退或肾衰竭患者、大面积烧伤者、新生儿、早产儿、婴幼儿和老年患者、休克、心力衰竭、腹水、严重脱水患者及肾功能在短期内有较大波动者。

(3)本品属于氨基糖苷类抗生素,可能发生神经肌肉阻滞现象。因此,对接受麻醉剂、琥珀胆碱、筒箭毒碱或大量输入枸橼酸抗凝剂的血液患者应特别注意,一旦出现神经肌肉阻滞现象应停用本品,静脉内给予钙盐进行治疗。

【孕妇及哺乳期妇女用药】孕妇使用本品前必须充分权衡利弊。哺乳期妇女在用药期间需暂时停止哺乳。

【儿童用药】本品属于氨基糖苷类抗生素,儿童慎用。

【老年用药】由于生理性肾功能的衰退,本品剂量与用药间期需调整。

【药物过量】为进行该项实验且无可靠参考文献,如使用过量,请立即停药,并在医生指导下处理。

【规格】100mg。

【贮藏】密闭,在凉暗(遮光并不超过20℃)干燥处保存。

【包装】直接接触药品的包装材料和容器:低硼硅玻璃管制注射剂瓶、注射用无菌粉末用氯化丁基橡胶塞。包装规格:100mg×10瓶。

注射用盐酸大观霉素 Spectinomycin Hydrochloride for Injection

【成分】主要成分为盐酸大观霉素。

【性状】本品为白色或类白色结晶性粉末。

【药理毒理】本品为链霉菌 Streptomycesspectabilis 产生的氨基糖苷类抗生素。主要对淋病奈瑟菌有高度抗菌活性,对产生β-内酰胺酶的淋病奈瑟菌也有良好的抗菌活性;对许多肠杆菌科细菌有中度抗菌活性。普罗菲登菌和铜绿假单胞菌通常对本品耐药;对本品耐药的菌株往往对链霉素、庆大霉素、妥布霉素等仍敏感。本品对溶脲支原体有良好作用,对沙眼衣原体和梅毒螺旋体无活性。

本品的作用机制是与细菌核糖体30S亚单位结合,抑制细菌蛋白质的合成。

【药代动力学】本品肌肉注射吸收良好。一次肌肉注射本品2g后,1小时达血药峰浓度,约为100mg/L,8小时血药浓度为15mg/L,剂量加倍则血药浓度亦约增加1倍。与血清蛋白不结合。血消除半衰期为1~3小时,肾功能减退者(肌酐清除率<20ml/分钟)可延长至10~30小时。本品主要以原形经肾排出,一次给药后48小时内尿中以原形排出约100%。

血液透析可使本品的血药浓度降低约50%。

【适应证】本品为淋病奈瑟菌所致尿道炎、前列腺炎、宫颈炎和直肠感染的二线用药,主要用于对青霉素、四环素等耐药菌株引起的感染。

由于多数淋病患者同时合并沙眼衣原体感染,因此应用本品治疗后应继以7天疗程的四环素或多西环素或红霉素治疗。

【用法用量】仅供肌肉注射。(1)成人:用于宫颈、直肠或尿道淋病奈瑟菌感染,单剂一次肌肉注射2g;用于播散性淋病,每次肌肉注射2g,每12小时1次,共3天,每次最大剂量4g,于左右两侧臀部肌肉注射。

(2)儿童:小儿新生儿禁用。临用前,每2g本品加入0.9%苯甲醇注射液3.2ml,振摇,使呈混悬液。小儿体重45kg以下者,按体重单剂每次肌内注射40mg/kg;45kg以上者,单剂每次肌肉注射2g。

【不良反应】个别患者偶可出现注射部位疼痛、短暂眩晕、恶心、呕吐及失眠等;偶见发热、皮疹等过敏反应和血红蛋白、红细胞压积减少、肌酐清除率降低,以及碱性磷酸酶、尿素氮和血清氨基转移酶等升高。也有尿量减少的病例发生。

【禁忌证】对本品及氨基糖苷类抗生素过敏史者及肾病患者禁用。

【注意事项】(1)本品不得静脉给药。应在臀部肌肉外上方作深部肌肉注射,注射部位一次注射量不超过2g(5ml)。

(2)本品与青霉素类无交叉过敏性。

(3)发生不良反应时,对严重过敏反应者可给予肾上腺素、皮质激素及(或)抗组胺药物,保持气道通畅、给氧等。

【孕妇及哺乳期妇女用药】孕妇禁用。哺乳期妇女用药尚不明确，若使用本品，应暂停哺乳。

【儿童用药】(1)由于本品的稀释液中含0.9%苯甲醇，可能使新生儿产生致命性喘息综合征，故新生儿禁用。

(2)小儿淋病患者对青霉素类或头孢菌素类过敏者可应用本品。

【药物相互作用】据文献资料报道，本品与碳酸锂合用，可使碳酸锂在个别患者身上出现毒性作用。

【规格】2g(200万U)。

【贮藏】密封，在干燥处保存。

新霉素软膏　Neomycin Ointment

【适应证】用于敏感细菌所致脓疱疮等化脓性皮肤病及烧伤、溃疡面的细菌性感染。

【禁忌证】对新霉素或其他氨基糖苷类抗生素过敏的患者禁用。

【用法用量】涂于患处，每日2～3次。

硫酸核糖霉素注射液　Ribostamycin Sulfate Injection

【适应证】适用于治疗对本品敏感的大肠杆菌、变形杆菌属、肺炎克雷伯菌、嗜血流感杆菌、志贺杆菌属所致的呼吸道感染、尿路感染、胆道感染等。

【禁忌证】(1)肾功能低下者禁用。

(2)孕妇禁用。

(3)婴幼儿禁用。

【用法用量】肌内注射。成人每次0.5g～0.75g(1～1.5支)，每日2次。小儿按体重，每日20～40mg/kg，分2次注射。疗程一般在10天以内，不超过14天。

【规格】2ml：0.5g(500000U)。

七、四环素类

四环素片　Tetracycline Tablets

【适应证】(1)本品作为首选或选用药物应用于下列疾病：立克次体病，包括流行性斑疹伤寒、地方性斑疹伤寒、落矶山斑点热、恙虫病和Q热；支原体属感染；衣原体属感染，包括鹦鹉热、性病、淋巴肉牙肿、非特异性尿道炎、输卵管炎、宫颈炎及沙眼；回归热；布鲁菌病；霍乱；兔热病；鼠疫；软下疳。

治疗布鲁菌病和鼠疫时，本品需与氨基糖苷类联合应用。

(2)由于目前常见致病菌对四环素类耐药现象严重，仅在病原菌对本品呈现敏感时，方有指征选用该类药物。由于溶血性链球菌多对本品呈现耐药，不宜选用于该类菌所致感染的治疗。本品亦不宜用于治疗溶血性链球菌感染和任何类型的葡萄球菌感染。

(3)本品可用于对青霉素类过敏的破伤风、气性坏疽、雅司、梅毒、淋病和钩端螺旋体病及放线菌属、单核细胞增多性李斯特菌感染的患者。

【禁忌证】对四环素类药物过敏者禁用。

【用法用量】口服，成人常用量：每次0.25～0.5g(1～2片)，每6小时1次。8岁以上小儿常用量：每次25～50mg/kg，每6小时1次。疗程一般为7～14天，支原体肺炎、布鲁菌病需3周左右。

【规格】0.25g。

【包装】塑料瓶装，每瓶100片。

土霉素片　Oxytetracycline Tablets

【适应证】(1)本品作为选用药物可用于下列疾病：立克次体病，包括流行性斑疹伤寒、地方性斑疹伤寒、落矶山斑点热、恙虫病和Q热；支原体属感染；衣原体属感染，包括鹦鹉热、性病、淋巴肉牙肿、非特异性尿道炎、输卵管炎、宫颈炎及沙眼；回归热；布鲁菌病；霍乱；兔热病；鼠疫；软下疳。

治疗布鲁菌病和鼠疫时，本品需与氨基糖苷类联合应用。

(2)由于目前常见致病菌对本品耐药现象严重，仅在病原菌对本品敏感时，方可作为选用药物。

【禁忌证】有四环素类药物过敏史者禁用。

【用法用量】口服。成人，每日1.5～2g，分3～4次。8岁以上小儿，每日30～40mg/kg，分3～4次。8岁以下小儿，禁用本品。

【规格】0.125g；0.25g。

盐酸多西环素肠溶胶囊　Doxycycline Hyclate Enteric-coated Capsules

【商品名】永喜。

【适应证】(1)本品作为选用药物之一可用于下列疾病:立克次体病,如流行性斑疹伤寒、地方性斑疹伤寒、洛矶山热、恙虫病和Q热;支原体属感染;衣原体属感染,包括鹦鹉热、性病、淋巴肉芽肿、非特异性尿道炎、输卵管炎、宫颈炎及沙眼;回归热;布鲁菌病;霍乱;兔热病;鼠疫;软下疳。

治疗布鲁菌病和鼠疫时,本品需与氨基糖苷类联合应用。

(2)由于目前常见致病菌对四环素类耐药现象严重,仅在病原菌对本品敏感时,方有应用指征。葡萄球菌属大多对本品耐药。

(3)本品可用于对青霉素类过敏患者的破伤风、气性坏疽、雅司、梅毒、淋病和钩端螺旋体病及放线菌属、李斯特菌感染。

(4)可用于中、重度痤疮患者作为辅助治疗。

(5)可用于治疗成人牙周炎。

【禁忌证】有四环素类药物过敏史者禁用。

【用法用量】抗菌及抗寄生虫感染:成人,第一天100mg,每12小时1次,继以100~200mg,每日1次,或50~100mg,每12小时1次。

淋病奈瑟菌性尿道炎和宫颈炎:每次100mg,每12小时1次,共7天。

非淋病奈瑟菌性尿道炎由沙眼衣原体引起者及沙眼衣原体所致的单纯性尿道炎、宫颈炎或直肠感染:均为每次100mg,每日2次,疗程至少7天。

梅毒:每次150mg,每12小时1次,疗程至少10天。

8岁以上小儿,第一天按体重2.2mg/kg,每12小时1次,继以按体重2.2~4.4mg/kg,每日1次,或按体重2.2mg/kg,每12小时1次。体重超过45kg的小儿用量同成人。

【规格】0.1g。

【包装】铝塑水泡眼包装,10粒/盒。

盐酸米诺环素片　Minocycline Hydrochloride Tablets

【适应证】本品适用于因葡萄球菌、链球菌、肺炎球菌、淋病奈瑟菌、痢疾杆菌、大肠埃希菌、克雷伯菌、变形杆菌、绿脓杆菌、梅毒螺旋体及衣原体等对本品敏感的病原体引起的感染:败血症、菌血症;浅表性化脓性感染,如毛囊炎、脓皮症、扁桃体炎、肩周炎、泪囊炎、牙龈炎、外阴炎、创伤感染、手术后感染等;深部化脓性疾病,如乳腺炎、淋巴管(结)炎、颌下腺炎、骨髓炎、骨炎;急慢性支气管炎、喘息型支气管炎、支气管扩张、支气管肺炎、细菌性肺炎、异型肺炎、肺部化脓症;痢疾、肠炎、感染性食物中毒、胆管炎、胆囊炎、腹膜炎;肾盂肾炎、肾盂炎、肾盂膀胱炎、尿道炎、膀胱炎、前列腺炎、附睾炎、宫内感染、淋病;中耳炎、副鼻窦炎、颌下腺炎;梅毒。

【禁忌证】对本品及其他四环素类过敏者禁用。

【用法用量】口服。成人,首次剂量为0.2g,以后每12小时服用0.1g,或每6小时服用50mg。

金霉素(少用)　Chlortetracycline

八、酰胺醇类

氯霉素片　Chloramphenicol Tablets

【适应证】(1)伤寒和其他沙门菌属感染:为敏感菌株所致伤寒、副伤寒的选用药物,由沙门菌属感染的胃肠炎一般不宜应用本品,如病情严重,有合并败血症可能时仍可选用;在成人伤寒、副伤寒沙门菌感染中,以氟喹诺酮类药物为首选(孕妇及小儿不宜用该类药)。

(2)耐氨苄西林的B型流感嗜血杆菌脑膜炎或对青霉素过敏患者的肺炎链球菌、脑膜炎奈瑟菌性脑膜炎、敏感的革兰阴性杆菌脑膜炎,本品可作为选用药物之一。

(3)脑脓肿,尤其耳源性,常为需氧菌和厌氧菌混合感染。

(4)严重厌氧菌感染,如脆弱拟杆菌所致感染,尤其适用于病变累及中枢神经系统者,可与氨基糖苷类抗生素联合应用治疗腹腔感染和盆腔感染,以控制同时存在的需氧菌和厌氧菌感染。

(5)无其他低毒性抗菌药可替代时治疗敏感细菌所致的各种严重感染,如由流感嗜血杆菌、沙门菌属及其他革兰阴性杆菌所致败血症及肺部感染等,常与氨基糖苷类合用。

(6)立克次体感染,可用于Q热、落矶山斑点热、地方性斑疹伤寒等的治疗。

【禁忌证】对本品过敏者禁用。

【用法用量】口服。成人每日1.5~3g,分3~4次服用。小儿按体重每日25~50mg/kg,分3~4

次服用。新生儿每日不超过 25mg/kg,分 4 次服用。

【规格】0.25g。

甲砜霉素肠溶片 Thiamphenicol Tablets

【适应证】用于敏感菌如流感嗜血杆菌、大肠埃希菌、沙门菌属等所致的呼吸道、尿路、肠道等感染。

【禁忌证】本品对过敏者禁用。

【用法用量】口服。成人每日 1.5～3g,分 3～4 次。儿童按体重每日 25～50mg/kg,分 4 次服用。

【规格】0.25g;0.125g。

【包装】0.25g 铝塑包装,每板 12 片,每盒 1 板;0.125g 塑料瓶装,每瓶 100 片。

注射用琥珀氯霉素 Chloramphenicol Succinate for Injection

【适应证】(1)伤寒和其他沙门菌属感染:为敏感菌株所致伤寒、副伤寒的选用药物,由沙门菌属感染的胃肠炎一般不宜应用本品,如病情严重,有合并败血症可能时仍可选用。

(2)耐氨苄西林的 B 型流感嗜血杆菌脑膜炎或对青霉素过敏患者的肺炎链球菌、脑膜炎奈瑟菌脑膜炎、敏感的革兰阴性杆菌脑膜炎,本品可作为选用药物之一。

(3)脑脓肿,尤其耳源性,常为需氧菌和厌氧菌混合感染。

(4)中、轻度厌氧菌感染,如脆弱拟杆菌所致感染,尤其适用于病变累及中枢神经系统者,可与氨基糖苷类抗生素联合应用治疗腹腔感染和盆腔感染,以控制同时存在的需氧菌和厌氧菌感染。

(5)在无其他低毒性抗菌药可替代时,治疗敏感细菌所致的各种严重感染如由流感嗜血杆菌、沙门菌属及其他革兰阴性杆菌所致败血症与肺部感染等,常与氨基糖苷类合用。

(6)立克次体感染,可用于 Q 热、落矶山斑点热、地方性斑疹伤寒等的治疗。

【禁忌证】对本品过敏者禁用。

【用法用量】临用前加灭菌注射用水使本品溶解。稀释后静脉滴注或静脉注射。以下剂量以氯霉素计算:成人每日剂量 1.5～3g,每 6～8 小时给药 1 次。小儿每日按体重 25～50mg/kg,每 6～8 小时给药 1 次。新生儿每日剂量不超过 25mg/kg。但新生儿用药在条件许可时须监测血药浓度,根据结果调整给药方案,无监测条件者不宜应用本品。本品静脉注射给药时不宜过快,每次注射时间至少 1 分钟以上。本品亦可肌内注射。

【规格】0.125g。

棕榈氯霉素混悬液 Chloramphenicol Palmitate Suspension

【适应证】(1)伤寒和其他沙门菌属感染:为敏感菌株所致伤寒、副伤寒的选用药物,由沙门菌属感染的胃肠炎一般不宜应用本品,如病情严重,有合并败血症可能时仍可选用。

(2)轻、中度厌氧菌感染,如脆弱拟杆菌所致感染,尤其适用于病变累及中枢神经系统者,可与氨基糖苷类抗生素联合应用治疗腹腔感染和盆腔感染,以控制同时存在的需氧菌和厌氧菌感染。

(3)立克次体感染,可用于 Q 热、落矶山斑点热、地方性斑疹伤寒等的治疗。

【禁忌证】对本品过敏者禁用。

【用法用量】口服。成人每日 1.5～3g,分 3～4 次服用。小儿按体重 25～50mg/kg,分 3～4 次服用。新生儿每日不超过 25mg/kg,分 4 次服用。

【规格】1ml:25mg。

九、大环内酯类

红霉素肠溶片 Erythromycin Enteric-coated Tablets

【适应证】(1)本品可作为青霉素过敏患者治疗下列感染的替代用药:溶血性链球菌、肺炎链球菌等所致的急性扁桃体炎、急性咽炎、鼻窦炎;溶血性链球菌所致猩红热、蜂窝织炎;白喉及白喉带菌者;气性坏疽、炭疽、破伤风;放线菌病;梅毒;李斯特菌病等。

(2)军团菌病。

(3)肺炎支原体肺炎。

(4)肺炎衣原体肺炎。

(5)衣原体属、支原体属所致泌尿生殖系感染。

(6)沙眼衣原体结膜炎。

(7)淋病奈瑟菌感染。

(8)厌氧菌所致口腔感染。
(9)空肠弯曲菌肠炎。
(10)百日咳。

【禁忌证】对本品及其他大环内酯类药物过敏者禁用。

【用法用量】口服。成人每日1～2g(8～16片)，分3～4次服用。军团菌病患者每日2～4g(16～32片)，分4次服用。小儿按体重每日30～50mg/kg，分3～4次服用。

【规格】0.125g(12.5万U)。

【包装】铝箔包装：12片/板，1板/盒、2板/盒。塑料瓶包装：100片/瓶，10瓶/盒。

琥乙红霉素片 Erythromycin Ethylsuccinate Tablets

【适应证】(1)本品可作为青霉素过敏患者治疗下列感染的替代用药：溶血性链球菌、肺炎链球菌等所致的急性扁桃体炎、急性咽炎、鼻窦炎；溶血性链球菌所致猩红热、蜂窝织炎；白喉及白喉带菌者；气性坏疽、炭疽、破伤风；放线菌病；梅毒；李斯特菌病等。

(2)军团菌病。
(3)肺炎支原体肺炎。
(4)肺炎衣原体肺炎。
(5)衣原体属、支原体属所致泌尿生殖系感染。
(6)沙眼衣原体结膜炎。
(7)厌氧菌所致口腔感染。
(8)空肠弯曲菌肠炎。
(9)百日咳。
(10)风湿热复发、感染性心内膜炎(风湿性心脏病、先天性心脏病、心脏瓣膜置换术后)及口腔、上呼吸道医疗操作时的预防用药(青霉素的替代用药)。

【禁忌证】对本品或其他红霉素制剂过敏者、慢性肝病患者、肝功能损害者及孕妇禁用。

【用法用量】口服。成人每日1.6g(每日16片)，分2～4次服用。

军团菌病患者，每次0.4～1.0g(4～10片)，每日4次。成人每日量一般不宜超过4g(40片)。

预防链球菌感染，每次400mg(4片)，每日2次。

衣原体或溶脲脲原体感染，每次800mg(8片)，每8小时1次，共7天；或每次400mg(4片)，每6小时1次，共14天。

小儿，按体重每次7.5～12.5mg/kg，每日4次；或每次15～25mg/kg，每日2次；严重感染每日量可加倍，分4次服用。

百日咳患儿，按体重每次10～12.5mg/kg，每日4次，疗程14天。

【规格】0.1g(10万U)。

【包装】铝塑泡罩包装12片/板，2板/盒。

罗红霉素分散片 Roxithromycin Dispersible Tablets

【商品名】芙欣。

【适应证】本品适用于化脓性链球菌引起的咽炎及扁桃体炎，敏感菌所致的鼻窦炎、中耳炎、急性支气管炎、慢性支气管炎急性发作，肺炎支原体或肺炎衣原体所致的肺炎；沙眼衣原体引起的尿道炎和宫颈炎；敏感细菌引起的皮肤软组织感染。

【禁忌证】对本品、红霉素或其他大环内酯类药物过敏者禁用。

【用法用量】空腹口服，一般疗程为5～12天。成人每次0.15g(1片)，每日2次；也可每次0.3g(2片)，每日1次。儿童每次按体重2.5～5mg/kg，每日2次。

【规格】0.15g。

【包装】铝塑，每板10片或每板6片。

克拉霉素片 Clarithromycin Tablets

【商品名】克拉仙。

【适应证】本品适用于对其敏感的致病菌引起的感染，包括：

(1)下呼吸道感染(如支气管炎、肺炎)。
(2)上呼吸道感染(如咽炎、窦炎)。
(3)皮肤及软组织感染(如毛囊炎、蜂窝织炎、丹毒)。
(4)由鸟型分枝杆菌或细胞内分枝杆菌引起的局部或弥散性感染。由海龟分枝杆菌、意外分枝杆菌或堪萨斯分枝杆菌引起的局部感染。
(5)本品适用于CD4淋巴细胞数≤100/mm³的HIV感染的病人，预防由弥散性鸟型分枝杆菌引起的混合感染。

(6)存在胃酸抑制剂时,本品也适用于根除幽门螺杆菌,从而减少十二指肠溃疡的复发。

(7)牙源性感染的治疗。

【禁忌证】有大环内酯类抗生素过敏史者禁用本品;本品禁止与阿司咪唑、西沙必利、匹莫齐特和特非那丁合用。

【用法用量】成人推荐剂量为每次1片,每日2次。严重感染时,剂量增加为每次2片,每日2次。疗程为5～14天,获得性肺炎和窦炎疗程为6～14天。

肾损害病人肌酐清除率<30ml/分钟,本品剂量减半,即每次1片,每日1次或严重感染每次1片,每日2次。且连续治疗不得超过14天。

分枝杆菌感染病人的成人推荐剂量为每次2片,每日2次。对AIDS病人弥散性MAC感染的治疗应持续至临床显效,本品应合用其他抗分枝杆菌的药物。

治疗非结核分枝杆菌感染的也应连续用药。

预防MAC的推荐剂量为成人每次2片,每日2次。

治疗牙源性感染的剂量为每次1片,每日2次,服用5天。

清除幽门螺杆菌感染的推荐剂量为:

三联用药:克拉霉素500mg,每日2次;兰索拉唑30mg,每日2次;阿莫西林1000mg,每日2次。治疗10天。克拉霉素500mg,每日2次;阿莫西林1000mg,每日2次;奥美拉唑20mg,每日2次。治疗7～10天。

二联用药:克拉霉素500mg,每日3次;奥美拉唑每日40mg。治疗14天后,再奥美拉唑每日20mg或40mg治疗14天。克拉霉素500mg,每日3次,合用兰索拉唑每日60mg,治疗14天。为使溃疡完全治愈,需再服胃酸抑制剂。

【规格】250mg/片;8片/盒,12片/盒。

注射用阿奇霉素 Azithromycin for Injection
【商品名】希舒美。
【成分】主要成分阿奇霉素。
【性状】本品为白色结晶粉末。
【药理毒理】(1)药理作用:

阿奇霉素是氮杂类化合物,属于大环内酯类抗生素,是用化学方法在红霉素A内酯环上插入一氮原子而衍生得到的。阿奇霉素的抗菌作用机制是与敏感细菌50S核糖体亚单位结合,影响细菌的蛋白质合成。其核酸合成不受影响。体外培养显示,阿奇霉素在吞噬细胞和纤维母细胞中浓集。采用体外培养,1小时后测定细胞内、外药物浓度之比>30。体内研究提示,吞噬细胞内的高浓度药物可能有助于药物分布到炎症组织。

阿奇霉素对下列细菌中的多数菌株具有抗菌活性,包括体外作用和临床疗效。

需氧革兰阳性菌——金黄色葡萄球菌、肺炎链球菌(注:阿奇霉素对红霉素耐药的革兰阳性菌有交叉耐药性。多数粪肠球菌和甲氧西林耐药葡萄球菌对阿奇霉素耐药)。

需氧革兰阴性菌——流感嗜血杆菌、卡他莫拉菌、淋球菌。

其他微生物——肺炎衣原体、沙眼衣原体、嗜肺军团菌、人型支原体、肺炎支原体。

细菌产生的β-内酰胺酶对阿奇霉素活性没有影响。

阿奇霉素对下列大多数菌株具有抗菌活性,包括体外作用和临床疗效。

需氧革兰阳性菌——金黄色葡萄球菌、无乳链球菌、肺炎链球菌、化脓性链球菌。

需氧革兰阴性菌——杜克雷嗜血杆菌、流感嗜血杆菌、卡他莫拉菌、淋球菌。

其他微生物——肺炎衣原体、沙眼衣原体、肺炎支原体。

下面是体外试验资料,但其临床意义不明。阿奇霉素对多数链球菌菌株(≥90%)的体外最低抑菌浓度(MIC)≤0.5μg/ml。对下列其他细菌中多数菌株(≥90%)的MIC≤2.0μg/ml。但还没有完善的临床对照试验资料证实阿奇霉素治疗这些病原菌所致感染的安全性和疗效。

需氧革兰阳性菌——链球菌(C组、F组和G组)、草绿色链球菌组。

需氧革兰阴性菌——百日咳博德特菌。

厌氧菌——消化链球菌、二路普雷沃菌。

其他微生物——解脲脲原体。

(2)毒理研究:动物实验中,给予小鼠、大鼠和犬多剂本品后,一些组织中可发生磷脂质病(细胞内磷脂聚集)。已证实给予犬服用2倍于成人剂量的阿奇霉素,给大鼠服用相当于成人剂量的本品后,许多器官可发生这种改变如眼、神经节背根、肝、胆囊、肾脏、脾脏和胰腺。停用本品后,这种改变可以恢复。给予新生大鼠和犬每日1剂本品,10~30天后,组织中也发生磷脂质病,并且程度相同。根据药代动力学数据,给予大鼠30mg/kg本品后,发生磷脂质病时,观察到C_{max}值为$1.3\mu g/ml$(这一数值是儿童用药量10mg/kg时C_{max}值$0.216\mu g/ml$的6倍)。同样,给予犬10mg/kg本品后,发生磷脂质病时其C_{max}值为$1.5\mu g/ml$(这一数值是所研究的儿童人群中C_{max}值和给药剂量的7倍)。按体表面积mg/m^2计算,大鼠30mg/kg的剂量($135mg/m^2$)和犬10mg/kg的剂量($79mg/m^2$)约分别为平均体重25kg的儿童病人推荐剂量的0.4和0.6。停用本品后这种作用呈可逆性,与成年动物所观察到的情况相似。这些发现对动物和人类有何意义尚不明确。

致癌作用、致突变作用对生育力的影响:目前尚未进行长期动物试验来评价阿奇霉素是否具有潜在致癌性。在鼠淋巴瘤试验、人淋巴细胞断裂剂试验和鼠骨髓断裂剂试验等标准实验室检查中未发现本品有潜在致突变作用。也未发现本品对生育能力有影响。

【药代动力学】住院的社区获得性肺炎病人静脉滴注500mg本品,药液浓度为2mg/ml,每日1次,每次静滴1小时,用药2~5天后,阿奇霉素的浓度为2mg/ml,平均$C_{max}\pm S.D$为$(3.63\pm 1.60)\mu g/ml$,24小时谷浓度水平为$(0.20\pm 0.15)\mu g/ml$,AUC24为$(9.60\pm 4.80)\mu g/(ml\cdot h)$。

正常志愿者静脉滴注500mg本品,滴注时间3小时,药液浓度为1mg/ml,平均C_{max}、24小时谷浓度和AUC24的值分别为$(1.14\pm 0.14)\mu g/ml$、$(0.18\pm 0.02)\mu g/ml$和$(8.03\pm 0.86)\mu g/(ml\cdot h)$。社区获得性肺炎住院患者采用同样的给药方案,用药2~5天后,其药代动力学参数与上述正常人的指标相仿。

【适应证】适用于敏感病原菌所致的感染。阿奇霉素治疗各种感染时推荐的剂量、疗程及适用对象不同,具体的用药方案请参阅【用法用量】。

社区获得性肺炎:由肺炎衣原体、流感嗜血杆菌、嗜肺军团菌、卡他莫拉菌、肺炎支原体、金黄色葡萄球菌或肺炎链球菌等病原菌所致,且起始治疗需静脉给药的病人。

盆腔炎性疾病:由沙眼衣原体、淋球菌或人型支原体所致,且起初治疗需静脉给药的病人。若怀疑可能合并厌氧菌感染者,需加用一种抗厌氧菌的药物与本品联合治疗。

需要时在停用注射用阿奇霉素后可继以口服制剂进行序贯治疗(详见【用法用量】)。

给药前应进行细菌培养和药敏试验以查明致病菌及其对阿奇霉素的敏感性。采集标本后即可以开始本品治疗,在获知药敏结果后再作相应的调整。

【用法用量】治疗特定病原体引起的社区获得性肺炎时,推荐剂量为每日500mg,单次静脉内给药,至少2天。静脉给药后需继以阿奇霉素口服序贯治疗,每日500mg(即250mg两片)给药1次,静脉及口服共计疗程7~10天。由静脉给药改为口服的时间应由医生根据临床疗效来判断。

注射用阿奇霉素治疗特定病原体引起的盆腔炎性疾病时,推荐剂量为每日500mg,每日1次,静脉内给药,1~2天后继以阿奇霉素口服序贯治疗,每日250mg给药1次,静脉和口服总疗程7天。何时改为口服由医生根据临床疗效来判断。若怀疑合并厌氧菌感染者,需加用抗厌氧菌药物。

注射用阿奇霉素给药的速度:药液浓度为1mg/ml时,滴注时间应为3小时;浓度为2mg/ml时,滴注时间应为1小时。

【不良反应】(1)阿奇霉素静脉制剂治疗社区获得性肺炎的临床试验中,静脉给药2~5个剂量,所报道的不良反应多数为轻至中度,且停药后可恢复。这些临床试验中多数患者有1种以上并发症,并需应用其他药物。约1.2%用静脉制剂的患者、2.4%采用静脉或口服阿奇霉素治疗的患者因出现不良反应症状或实验室检查异常而中止用药。

(2)在盆腔炎性疾病患者中进行的临床试验中,接受阿奇霉素单药治疗的妇女静脉给药1~2个剂量后,2%患者因临床不良反应而停药,阿奇霉素与甲硝唑合用的患者中4%的患者因不良反应而中止治疗。

以上研究中,导致停药最常见的不良反应为胃肠道反应(腹痛、恶心、呕吐、腹泻等)和皮疹,导致停药的实验室检查异常主要为血清转氨酶和/或碱性磷酸酶升高。

(3)临床方面:在社区获得性肺炎的研究中,成年病人接受静脉/口服制剂治疗后最常见的不良反应为胃肠道反应,包括腹泻或稀便(4.3%)、恶心(3.9%)、腹痛(2.7%)、呕吐(1.4%)。约12%的患者发生与静脉注射相关的不良反应,最常见者为注射部位疼痛(6.5%)和局部炎症反应(3.1%)。

在盆腔炎性疾病患者的临床试验中,成年女性患者接受静脉/口服制剂治疗,与治疗相关的最常见不良反应也是胃肠道反应,包括腹泻(8.5%)、恶心(6.6%)、阴道炎(2.8%)、腹痛(1.9%)、厌食(1.9%)、皮疹和瘙痒(1.9%)。这些研究中阿奇霉素与甲硝唑合用时,恶心(10.3%)、腹痛(3.7%)、呕吐(2.8%)、给药部位反应、胃炎、头晕和呼吸困难(共1.9%)等不良反应的发生率更高。

静脉/口服多剂给药治疗方案引起的其他不良反应均不超过1%。发生率不超过1%的不良反应有:胃肠道反应,如消化不良、腹胀、黏膜炎、口腔念珠菌病和胃炎;神经系统,如头痛、嗜睡;变应性反应,如支气管痉挛;特殊感觉,如味觉异常。

(4)上市后应用的经验:口服阿奇霉素制剂上市后应用于成人和/或儿童患者,有以下不良事件的报道,但不能肯定是否为阿奇霉素引起。

过敏性:关节痛、水肿、荨麻疹、血管神经性水肿。

心血管:心律失常包括室性心动过速、低血压。

胃肠道:厌食、便秘、消化不良、腹胀、呕吐/腹泻,但极少引起脱水、伪膜性肠炎、胰腺炎、口腔念珠菌病及罕见的舌变色报道。

全身反应:乏力、感觉异常、疲劳、身体不适和过敏(威胁生命者罕见)。

泌尿生殖系统:间质性肾炎、急性肾功能不全、阴道炎。

造血系统:血小板减少。

肝/胆:肝功能异常包括肝炎和胆汁郁积性黄疸,以及肝细胞坏死和肝功能衰竭,后者中某些病例可能致死。

神经系统:惊厥、头晕/眩晕、头痛、嗜睡、多动、易激动及昏厥。

精神:攻击性反应和焦虑。

皮肤及附件:瘙痒。严重的皮肤反应包括多形性红斑、Stevens-Johnson综合征和中毒性表皮松解坏死罕见。

特殊感觉:听力障碍包括听力丧失、耳聋和/或耳鸣,偶有味觉异常的报道。

(5)实验室检查异常:临床试验中所见显著异常的实验室检查(无论是否与药物有关)为:

发生率4%~6%:ALT(SGPT)、AST(SGOT)、肌酐升高。

发生率1%~3%:LDH、胆红素升高。

发生率低于1%:白细胞减少,血小板减少,血清碱性磷酸酶升高。

随访发现上述实验室检查异常为可逆性。

在750多例患者参加的本品静脉/口服多剂给药临床试验中,不超过2%的患者因治疗药物相关性肝酶异常而停用阿奇霉素。

【禁忌证】已知对阿奇霉素、红霉素或其他大环内酯类药物过敏的病人禁用。

【警告】采用阿奇霉素治疗引起严重过敏反应,包括血管神经性水肿、过敏休克样反应、Stevens-Johnson综合征及中毒性表皮坏死松解症等的报告非常少见。虽然有极少数死亡的报道。某些病人出现过敏症状时,起初给予对症治疗有效,若过早停止治疗,即使未再用阿奇霉素,过敏症状仍可迅速复发。对这类病人需延长对症治疗和观察的时间。目前尚不知这些事件的发生是否与阿奇霉素在组织中的半衰期长因而机体暴露于抗原的时间较长有关。

如发生过敏反应,应立即停药并给予适当的治疗。医生应知道,停止对症治疗后,过敏症状可能再次出现。

据报道,几乎所有抗菌药物均可引起伪膜性肠炎,病情可轻微,也可重至威胁生命。因而当病人接受抗菌药物治疗后出现腹泻时须注意该病。

抗菌药物治疗可使结肠内的正常菌群发生改变,从而使艰难梭菌得以大量繁殖。研究表明,艰难梭菌产生的毒素是引起"抗生素相关性肠炎"的主要原因。

伪膜性肠炎的诊断一经确立,应立即开始相应的治疗措施。症状轻微者只需停用抗菌药物即可恢复。中度及重度病例需考虑补充水、电解质和蛋白质，并给予有效的抗菌药物治疗。

【注意事项】由于阿奇霉素主要经肝脏清除，肝功能损害的患者应慎用阿奇霉素。目前尚无肾功能损害患者应用阿奇霉素的资料，这类病人也应慎用阿奇霉素。

注射用阿奇霉素应按说明书溶解和稀释，静脉滴注的时间不能少于60分钟（详见【用法用量】）。

有报道静脉应用阿奇霉素时注射局部可出现不良反应。给予阿奇霉素500mg，配制成浓度2mg/ml，250ml的溶液在1小时内滴完或配成1mg/ml，500ml的溶液在3小时内滴完。反应的发生率和严重程度均相似（详见【不良反应】）。所有接受阿奇霉素药液浓度＞2.0mg/ml的志愿者均出现注射局部反应，所以静滴时的药液浓度不能太高。

据报道应用大环内酯类药物时可出现室性心律失常，包括室性心动过速及Q-T间期延长尖端扭转型室性心动过速等。

上市后自发报告中有1例既往有心律失常病史的患者，口服阿奇霉素1疗程后，发生尖端扭转型室性心动过速，随后发生心肌梗死。

【用药须知】准备静脉给药的溶液的方法：

药品原液的准备：向500mg注射用阿奇霉素瓶中加入4.8ml灭菌注射用水，振荡直至药物完全溶解。因注射用阿奇霉素为真空包装，建议使用标准的5ml注射器（非自动的）以确保准确抽取4.8ml灭菌注射用水，使每毫升溶液中含100mg阿奇霉素。该溶液在30℃（或86°F）以下可保存24小时。

胃肠道外给药在使用前须用肉眼观察是否有颗粒状物，如溶液中有明显的颗粒物，应将药物溶液丢弃。

使用前按以下方法将药液进一步稀释。

将5ml 100mg/ml阿奇霉素溶液加入以下任何一种溶液中，溶液的量应适当，制备成1.0～2.0mg/ml的阿奇霉素溶液：生理盐水（0.9%氯化钠）、1/2生理盐水（0.45%氯化钠）、5%葡萄糖溶液、乳酸钠林格溶液、5%葡萄糖加1/2生理盐水（0.45%氯化钠）含20mmol/L的氯化钾、5%葡萄糖乳酸钠林格溶液、5%葡萄糖加1/3生理盐水（0.3%氯化钠）、5%葡萄糖加1/2生理盐水（0.45%氯化钠）、Normosol-M 5%葡萄糖溶液、Normosol-R 5%葡萄糖溶液。

最终输液浓度1.0mg/ml，稀释液的量500ml；最终输液浓度2.0mg/ml，稀释液的量250ml。

建议500mg注射用阿奇霉素按以上方法稀释后的滴注时间不少于60分钟。

注射用阿奇霉素不能静脉推注或肌肉注射。

其他静脉内输注物、添加剂、药物不能加入注射用阿奇霉素中，也不能同时在同一条静脉通路中滴注。

【病人须知】患者须注意阿奇霉素不可与含铝或含镁的制酸剂同时服用。出现任何过敏征象时立即停用阿奇霉素，并与医生联系。

【孕妇及哺乳期妇女用药】本品在妊娠药物分类中属于B类，在大鼠和小鼠中进行的生育研究中剂量达到母体中等中毒水平[即口服200mg/(kg·d)]。这些剂量是按体表面积mg/m^2计算，约分别为人每日口服500mg剂量的2倍和4倍。在动物实验中未发现阿奇霉素对胚胎有损害作用。然而目前妊娠妇女中还没有样本数足够的对照性研究。由于动物生育研究并不能够完全预测人体的反应，因此妊娠时应用阿奇霉素需有确切的指征。

目前尚不知阿奇霉素是否经乳汁分泌。因许多药物经乳汁分泌，哺乳期妇女应用阿奇霉素时应予以注意。

【儿童用药】注射用阿奇霉素在16岁以下儿童和少年中应用的疗效与安全性尚未证实。在临床对照试验中口服阿奇霉素已用于6个月至16岁的儿科病人。

【老年用药】阿奇霉素静脉给药的药代动力学研究未在老年志愿者中进行。老年志愿者（65～85岁）口服阿奇霉素5天治疗方案的药代动力学特点与年轻志愿者（18～40岁）相似。

阿奇霉素多剂静脉给药治疗社区获得性肺炎的临床试验中，45%的患者（188/414）年龄为65岁以上，22%的患者（91/414）年龄在75岁以上。就不良事件、实验室检查异常和退出试验而言，安全性在这些患者和年轻患者间总体没有差别。并发现随患者年龄增长，临床疗效的降低在阿奇霉素治疗组和对照药物治疗组间是相似的。注射用阿奇霉素每瓶含钠 114mg（4.96mEq）。按常规推荐剂量使用，患者将输入钠 114mg（4.96mEq）。对于钠负荷，老年人群的尿钠排泄减少。饮食和非饮食来源的钠的摄入总量对于特定疾病（如充血性心力衰竭）有重要临床意义。

【药物相互作用】含铝和镁的制酸剂会降低阿奇霉素的血清峰浓度（即吸收速率），但不影响口服阿奇霉素后的药时曲线下面积（即吸收程度）。服用西咪替丁（800mg）2 小时后服用阿奇霉素，对于后者的吸收无影响。

口服阿奇霉素不影响单剂茶碱静脉给药后的血药浓度和药代动力学参数。茶碱多剂给药并达到稳态浓度后，阿奇霉素对其血浆浓度和药代动力学参数的影响尚不清楚。然而，已知大环内酯类与茶碱合用可使茶碱的血浓度升高。所以，为慎重起见，阿奇霉素与茶碱合用时应注意监测茶碱的血浆浓度。

口服阿奇霉素后对华法林单剂给药后所致的凝血酶原时间变化无影响。但为慎重起见，阿奇霉素与华法林合用时，须注意监测凝血酶原时间。临床上阿奇霉素与华法林合用可增强后者的抗凝作用。

临床试验中未发现阿奇霉素有以下药物相互作用，然而迄今未进行专门的研究来评价阿奇霉素与这些药物之间的相互作用。但应用其他大环内酯类药物时曾出现这些情况，因此，在缺失新的研究数据时，阿奇霉素与以下药物合用应对病人进行严密观察。

地高辛：地高辛的血浓度升高。

麦角胺或双氢麦角胺：急性麦角中毒，表现为严重外周血管痉挛和感觉迟钝。

三唑仑：通过减少三唑仑的清除而增强药效。

由细胞色素 P450 系统代谢的药物：可引起卡马西平、特非那定、环孢霉素、海索比妥和苯妥英钠的血清浓度升高。

对实验室检查的影响：未见对实验室检查结果有影响的报道。

【药物过量】药物过量的不良反应与推荐剂量相同。一旦发现超量使用，可根据病情给予对症和支持治疗。

【规格】500mg/瓶。

【贮藏】避光，密封，在凉暗干燥处保存。

如按说明书稀释成浓度为 1.0～2.0mg/ml 时，注射用阿奇霉素在室温（30℃或 86°F）下可保存 24 小时，冰箱中（5℃或 41°F）可保存 7 天。

替利霉素（少用） Telithromycin

地红霉素肠溶胶囊 Dirithromycin Enteric-coated Capsules

【商品名】迪红。

【适应证】适用于 12 岁以上患者，用于治疗敏感菌引起的下列感染：慢性支气管炎急性发作、急性支气管炎、社区获得性肺炎、咽炎和扁桃体炎、单纯性皮肤和软组织感染、衣原体和支原体感染、性传播疾病等。

【禁忌证】禁用于对地红霉素、红霉素和其他大环内酯类抗生素严重过敏的患者。不应用于可疑或潜在菌血症患者。

【用法用量】本品可与食物同服或饭后 1 小时内服用，不得分割、咀嚼。常规剂量：每日 1 次，每次 1～2 粒，或遵医嘱。

【规格】0.25g。

乙酰吉他霉素干混悬剂 Acetylkitasamycin for Suspension

【适应证】主要用于革兰阳性菌所致的皮肤软组织感染、呼吸道感染、链球菌咽峡炎、猩红热、白喉、军团菌病、百日咳等，以及淋病、非淋病性尿道炎、痤疮等。

【禁忌证】对本品过敏者禁用。

【用法用量】口服，成人每次 0.2～0.4g，每日 3～4 次，每日总量为 0.8～1.2g。

儿童，按体重每日 25～50mg/kg，分 3～4 次服用，疗程 7～14 天。

乙酰麦迪霉素干混悬剂 Acetylmidecamycin for Suspension

【商品名】美欧卡。

【适应证】敏感菌引起的肺炎、支气管炎、扁桃体炎、咽喉炎、中耳炎、毛囊炎、蜂窝织炎、疖、痈、皮下脓肿。

【禁忌证】对本品或大环内酯类药物有过敏史者,肝功能不全者禁用。

【用法用量】冲服或含服。成人,每日0.6～1.2g(60万～120万U)。儿童,每日30～40mg(3万～4万U)/kg,分3～4次服用。

【规格】0.1g/袋,5g×12袋/盒。

交沙霉素胶囊　Josamycin Capsules

【适应证】本品适用于化脓性链球菌引起的咽炎及扁桃体炎,敏感菌所致的鼻窦炎、中耳炎、急性支气管炎及口腔脓肿,肺炎支原体所致的肺炎,敏感细菌引起的皮肤软组织感染,也可用于对青霉素、红霉素耐药的葡萄球菌感染。

【禁忌证】对本品、红霉素或其他大环内酯类抗生素过敏者禁用。

【用法用量】成人,每日0.8～1.2g,较重感染可增至每日1.6g。小儿,按体重每日30mg/kg。均分3～4次于空腹时服用(餐前1小时或餐后3～4小时)。

【规格】0.2g。

麦白霉素片　Meleumycin Tablets

【适应证】主要适用于金黄色葡萄球菌、溶血性链球菌、肺炎球菌、白喉杆菌、支原体等敏感菌所致的呼吸道、皮肤、软组织、胆道感染和支原体性肺炎等。

【禁忌证】对本品及大环内酯类药物过敏者禁用。

【用法用量】口服。成人,每日0.8～1.2g。小儿,按体重每日30mg/kg,分3～4次服用。

【规格】0.1g(100000U)

罗他霉素(少用)　Rokitamycin

乙酰螺旋霉素片　Acetylspiramycin Tablets

【适应证】适用于敏感葡萄球菌、链球菌属和肺炎链球菌所致的轻、中度感染,如咽炎、扁桃体炎、鼻窦炎、中耳炎、牙周炎、急性支气管炎、慢性支气管炎急性发作、肺炎、非淋菌性尿道炎、皮肤软组织感染,亦可用于隐孢子虫病或作为治疗妊娠期妇女弓形体病的选用药物。

【禁忌证】对本品、红霉素及其他大环内酯类过敏的患者禁用。

【用法用量】成人,每次0.2～0.3g(2～3片),每日4次,首次加倍。小儿,每日按体重20～30mg/kg,分4次服用。

【规格】0.1g(10万U)

【包装】铝塑包装:12片/板,2板/盒;50板/盒。

竹桃霉素(少用)　Oleandomycin

依托红霉素胶囊　Erythromycin Estolate Capsules

【适应证】(1)本品作为青霉素过敏患者治疗下列感染的替代用药:溶血性链球菌、肺炎链球菌等所致的急性扁桃体炎、急性咽炎、鼻窦炎;溶血性链球菌所致的猩红热、蜂窝织炎;白喉及白喉带菌者;气性坏疽、炭疽、破伤风;放线菌病;梅毒;李斯特菌病等。

(2)军团菌病。

(3)肺炎支原体肺炎。

(4)肺炎衣原体肺炎。

(5)其他衣原体属、支原体属所致泌尿生殖系感染。

(6)沙眼衣原体结膜炎。

(7)厌氧菌所致口腔感染。

(8)空肠弯曲菌肠炎。

(9)百日咳。

(10)风湿热复发、感染性心内膜炎(风湿性心脏病、先天性心脏病、心脏瓣膜置换术后)、口腔、上呼吸道医疗操作时的预防用药(青霉素的替代用药)。

【禁忌证】对红霉素类药物过敏者禁用。

【规格】按红霉素计:0.05g(5万U);0.125g(12.5万U)。

十、其他抗菌抗生素

注射用盐酸去甲万古霉素　Norvancomycin Hydrochloride for Injection

【商品名】万迅。

【成分】主要成分为盐酸去甲万古霉素。

【性状】本品为淡棕色粉末或冻干之块状物。

【药理毒理】本品对葡萄球菌属包括金葡菌和凝固酶阴性葡萄球菌中甲氧西林敏感及耐药株、各种链球菌、肺炎链球菌及肠球菌属等多数革兰阳性菌均有良好抗菌作用。

【药代动力学】本品口服不吸收,单剂静脉滴注400mg,滴注完毕即达到血药峰浓度 25.18mg/L,8小时血浓度平均为 1.90mg/L,有效血浓度可维持 6～8 小时。单次静脉滴注 800mg,高峰血浓度平均为 50.07mg/L。本品可广泛分布于身体各种组织体液,但不易进入脑组织中,在胆汁中的量亦甚微。静脉滴注后主要经肾脏排泄,单次静滴 400mg,24 小时尿中平均总排泄率为 81.1%;单次静滴 800mg,24 小时尿中平均总排泄率为 85.9%。

【适应证】本品静脉滴注适用于葡萄球菌属(包括甲氧西林耐药菌株对本品敏感者)所致心内膜炎、骨髓炎、肺炎、败血症或软组织感染等。青霉素过敏者不能采用青霉素类或头孢菌素类,或经上述抗生素治疗无效的严重葡萄球菌感染患者,可选用去甲万古霉素。本品也用于对青霉素过敏者的肠球菌心内膜炎、棒状杆菌属(类白喉杆菌属)心内膜炎的治疗。对青霉素过敏与青霉素不过敏的血液透析患者发生葡萄球菌属所致动、静脉分流感染的治疗。

【用法用量】临用前加注射用水适量使溶解。静脉缓慢滴注:成人,每日 0.8～1.6g(80 万～160 万U),分 2～3 次静滴。小儿,每日按体重 16～24mg/kg(1.6 万～2.4 万U/kg),分 2 次静滴。

【不良反应】少数患者可出现皮疹、恶心、静脉炎等。本品也可引致耳鸣、听力减退、肾功能损害。个别患者尚可发生一过性周围血象白细胞降低、血清氨基转移酶升高等。

【禁忌证】对万古霉素类抗生素过敏者禁用。

【注意事项】(1)本品不可肌内注射,也不宜静脉推注。

(2)静脉滴注速度不宜过快,每次剂量(0.4～0.8g)应至少用 200ml 5%葡萄糖注射液或氯化钠注射液溶解后缓慢滴注,滴注时间宜在 1 小时以上。

(3)肾功能不全患者慎用本品,如有应用指征时需在治疗药物浓度监测下(TDM),根据肾功能减退程度减量应用。

(4)对诊断的干扰:血尿素氮可能增高。

(5)治疗期间应定期检查听力、尿液中蛋白、管型、细胞数及测定尿相对密度等。

【孕妇及哺乳期妇女用药】妊娠期患者避免应用本品。哺乳期妇女慎用。

【儿童用药】新生儿和婴幼儿中尚缺乏应用本品的资料。

【老年用药】本品用于老年患者有引起耳毒性与肾毒性的危险(听力减退或丧失)。由于老年患者的肾功能随年龄增长而减退,因此老年患者即使肾功能测定在正常范围内,使用时亦应采用较小治疗剂量。

【规格】0.4g(40 万 U)。

【贮藏】密闭,在凉暗处保存。

【包装】管制玻璃瓶装,每小盒 1 瓶,每中盒 5 瓶。

注射用盐酸万古霉素 Vancomycin Hydrochloride for Intra Venous

【商品名】稳可信。

【成分】主要成分为盐酸万古霉素。

【性状】本品为白色粉末或冻干之块状物。

【药理毒理】抗菌作用:在体外药敏实验中,万古霉素对耐甲氧西林金黄色葡萄球菌(MRSA)有效,与其他种类的抗菌药物无交叉耐药。另外,用 MRSA 在试管内进行传代培养试验,其对万古霉素的诱导耐药性也很低。在体外药敏实验中,万古霉素对革兰阴性菌无效。

作用机制:万古霉素能够抑制细菌细胞壁的合成,具有杀菌作用。另外,还可以改变细菌细胞膜的通透性,阻碍细菌 RNA 的合成。

【药代动力学】血中浓度监测:为确保药物有效性、避免副作用的产生,对长期使用本品患者、低出生体重儿、新生儿和幼儿,以及与可引起肾、听力损害的药物(氨基糖苷类抗生素等)联用的患者最好能够监测其血药浓度。静滴结束 1～2 小时后血中浓度为 25～40μg/ml,最低血药浓度(谷间值,下次给药前值)不要超过 10μg/ml,有报道指出静滴结束 1～2 小时后血中浓度为 60～80μg/ml 以上,最低血药浓度持续超过 30μg/ml 以上,可出现肾、听力损害等副作用。

肾功能损害患者的给药:肾功能损害患者与健

康人相比。血中药物浓度的半衰期延长,有必要对其用药量加以修正。

分布:本品能渗透进入骨髓、骨组织、关节液和腹水中。另外,患脑膜炎时本品也能渗透进入脑脊液。

代谢:静滴后 72 小时 90％以上本品未经变化从尿中排出,本品的代谢产物不明。

排泄:本品主要经肾小球滤过排出,健康成年人以 500mg(效价)、1.0g(效价)($n=6$)经 60 分钟静滴后其累积尿中排泄率在静滴结束后 24 小时约为给药量的 85％,静滴后 72 小时为给药量的 90％以上,总的清除率为 10ml/分钟。

血清蛋白结合率:健康成年人以 1.0g(效价)本品静滴时用离心滤过法测定其血清蛋白结合率为 34.3％。

【适应证】本品适用于耐甲氧西林金黄色葡萄球菌及其他细菌所致的感染:败血症、感染性心内膜炎、骨髓炎、关节炎、灼伤、手术创伤等浅表性继发感染、肺炎、肺脓肿、脓胸、腹膜炎、脑膜炎。

【用法用量】通常用盐酸万古霉素每日 2g(效价),可分为每 6 小时 500mg 或每 12 小时 1g,每次静滴在 60 分钟以上,可根据年龄、体重、症状适量增减。老年人每 12 小时 500mg 或每 24 小时 1g,每次静滴在 60 分钟以上。儿童、婴儿每日 40mg/kg,分 2~4 次静滴,每次静滴在 60 分钟以上。新生儿每次给药量 10~15mg/kg,出生 1 周内的新生儿每 12 小时给药 1 次,出生 1 周至 1 月新生儿每 8 小时给药 1 次,每次静滴在 60 分钟以上。

配制方法:在含有本品 0.5g 的小瓶中加入 10ml 注射用水溶解,在以至少 100ml 的生理盐水或 5％葡萄糖注射液稀释,静滴时间在 60 分钟以上。

【不良反应】报审时在进行安全性评价的 107 例患者中,发现其临床检查值有异常变化的副作用 33 例(30.8％),再审结束时在进行安全性评价的 3009 例患者中,发现其临床检查值有异常变化的副作用 404 例(13.43％)。

重大副作用:

(1)休克、过敏样症状(少于 0.1％):因为可产生休克、过敏样症状(呼吸困难、全身潮红、浮肿等),所以应留心观察,若出现症状则停止给药,采取适当处理措施。

(2)急性肾功能不全(0.5％)、间质性肾炎(频率不明):因可出现急性肾功能不全,间质性肾炎等重要的肾功能损害,所以有必要进行定期检查。若出现异常最好停止给药,若必须继续用药,则应减低药量慎重给药。

(3)多种血细胞减少(少于 0.1％)、无粒细胞血症、血小板减少(频率不明):因可出现再障、无粒细胞血症、血小板减少,若发现异常则停止给药,采取适当处理措施。

(4)Stevens-Johnson 综合征、中毒性表皮坏死症(Lyell 综合征)、脱落性皮炎(频率不明):因可出现 Stevens-Johnson 综合征、中毒性表皮坏死症(Lyell 综合征)、脱落性皮炎,所以应留心观察,若出现此种症状则停止给药,采取适当处理措施。

(5)第八脑神经损伤(少于 0.1％):因可出现眩晕、耳鸣、听力低下等第八脑神经损伤症状,所以有必要进行听力检查。若上述症状出现最好停止给药,若必须继续用药,则应慎重给药。

(6)伪膜性大肠炎(频率不明):因可出现伴有血便的伪膜性大肠炎等严重的肠炎,所以在出现腹痛、腹泻症状时停止给药,采取适当处理措施。

(7)肝功能损害、黄疸(频率不明):因可出现 AST(GOT)、ALT(GPT)、AFP 的上升,以及黄疸,所以有必要进行定期检查。若出现异常应停止给药,采取适当处理措施。

其他副作用:过敏、肝肾损害、贫血、白细胞及血小板减少、消化系统症状及发热等。

【禁忌证】(1)对本品有既往过敏性休克史的患者禁用。

(2)下列患者原则不予给药,若有特殊需要需慎重:对本品及糖肽类抗生素、氨基糖苷类抗生素有既往过敏史患者;因糖肽类抗生素、氨基糖苷类抗生素所致耳聋及其他耳聋患者(可使耳聋加重)。

(3)下列患者应慎重给药:肾功能损害患者(因排泄延迟,药物蓄积,所以应监测血中药物浓度慎重给药;肝功能损害患者(可加重功能损害);老年患者;低出生体重儿、新生儿。

【注意事项】(1)本品对耐甲氧西林金黄色葡萄球菌所致感染明确有效,但对葡萄球菌肠炎非口服用药,其有效性尚未明确。

(2)用药期间希望能监测血药浓度。

【用法用量】(1)快速推注或短时内静滴本品可使组胺释放出现红人综合征(面部、颈躯干红斑性充血、瘙痒等)、低血压等副作用,所以每次静滴应在60分钟以上。

(2)肾功能损害及老年患者应调节用药量和用药间隔,监测血中药物浓度慎重给药。

(3)为防止使用本品后产生耐药菌,原则上应明确细菌的敏感性,治疗时应在必要的最小期间内用药。

(4)配药:目前已明确本品与下列注射剂混合使用引起药物变化,所以不能混注。与氨茶碱、5-氟尿嘧啶混合后可引起外观改变,时间延长药物效价可显著降低。

(5)给药:因可引起血栓性静脉炎,所以应十分注意药液的浓度和静滴的速度,再次静滴时应更换静滴部位。药液渗漏于血管外可引起坏死,所以在给药时应慎重,不要渗漏于血管外。

(6)给药途径:肌肉内注射可伴有疼痛,所以不能肌注。

国外有快速静滴本品引起心跳停止的报道。

【孕妇及哺乳期妇女用药】孕妇和怀疑妊娠的妇女,妊娠给药相关的安全性尚未明确。哺乳母亲应避免给药,若必须给药则应停止哺乳(本品可排于母乳中)。

【儿童用药】少儿肾脏处于发育阶段,特别是低出生体重儿、新生儿,其血中药物半衰期延长,血药高浓度持续时间长,所以应监测血药浓度,慎重给药。

【老年用药】老年人由于肾功能减弱,给药前和给药中应检查肾功能,根据肾功能减弱的程度调节用药量和用药间隔,检测血药浓度,慎重给药。

【药物相互作用】药物相互作用见下表。

药物名称	临床症状及处置方法	机制及危险因素
全身麻醉药硫喷妥钠等	同时给药时可出现红斑、组胺样潮红、过敏反应等副作用。在全身麻醉开始前1小时停止静滴本品	全身麻醉有致过敏释放组胺的作用,本品也有释放组胺作用,但其相互作用的机制不明
有肾毒性和耳毒性的药物氨基糖苷类抗生素阿米卡星、妥布霉素等含铂抗肿瘤药物顺氯氨铂等	可引起肾功能、听觉的损害及加重,所以应避免联用,若必须合并用药应慎重给药	两种药均具有肾毒性和耳毒性,其相互作用的机制不明。危险因素:肾功能损害老年人及长期用药患者
有肾毒性药物两性霉素B、环孢菌素	可引起肾功能的损害及加重,所以应避免联用,若必须合并用药应慎重给药	两种药均具有肾毒性,其相互作用的机制不明。危险因素:肾功能损害老年人及长期用药患者

【药物过量】可出现急性肾功能不全等肾脏损害、耳聋等第八脑神经损害等症状。

处理:有使用HPM进行血液透析后血药浓度下降的报道。

【规格】500mg/瓶。

【贮藏】室温(1~30℃)下保存,配制后的溶液应尽早使用,若必须保存,则可保存于室温、冰箱内,在24小时内使用。

【包装】1瓶/盒;10小盒/大盒。

注射用替考拉宁 Teicoplanin for Injection

【商品名】他格适。

【适应证】本品可用于治疗各种严重的革兰阳性菌感染,包括不能用青霉素类和头孢菌素类其他抗生素者。本品可用于不能用青霉素类及头孢菌素类抗生素治疗或用上述抗生素治疗失败的严重葡萄球菌感染,或对其他抗生素耐药的葡萄球菌感染。已证明替考拉宁对下列感染有效:皮肤和软组织感染、泌尿道感染、呼吸道感染、骨和关节感染、败血症、心内膜炎及持续不卧床腹膜透析相关性腹膜炎。在矫形手术具有革兰阳性菌感染的高危因素时,本品也可作预防用。

【禁忌证】对替考拉宁有过敏史者不可使用本品。

【用法用量】本品既可以静脉注射也可以肌肉注射。可以快速静脉注射,注射时间为3~5分钟,或缓慢静脉滴注,滴注时间不少于30分钟。一般每日给药1次,但第1天可以给药2次。对敏感菌所致感染的大多数病人,给药后48~72小时会出现疗效反应,疗程长短则依据感染的类型、严重程度和病人的临床反应而定。心内膜炎和骨髓炎的疗程则推荐为3周或更长时间。

(1)治疗剂量

肾功能正常的成人和老年人:

矫形手术预防感染:麻醉诱导期单剂量静脉注射400mg。

中度感染:皮肤和软组织感染、泌尿系统感染、呼吸道感染。

负荷量:第1天只1次静脉注射剂量400mg。

维持量:静脉或肌肉注射200mg,每日1次。

严重感染:骨和关节感染、败血症、心内膜炎。

负荷量:前3剂静脉注射400mg,每12小时给药1次。

维持量:静脉或肌肉注射400mg,每日1次。

某些临床情况,如严重烧伤感染或金葡菌心内膜炎病人,替考拉宁维持量可能需要达到12mg/kg。

肾功能不全的成人和老年人:

肾功能受损患者,前3天仍然按常规剂量,第4天开始根据血药浓度的测定结果调节治疗用量。

(2)疗程第4天的用量

轻度肾功能不全者:肌酐清除率在40~60ml/分钟,本品剂量减半,方法是或按常规剂量,每隔1日1次;或剂量减半,每日1次。

严重肾功能不全:肌酐清除率少于40ml/分钟,或血液透析者,本品剂量应为常规剂量的1/3,或按常规剂量给药,每3日1次;或按常规剂量1/3给药,每日1次。本品不能被血透清除。

持续不卧床腹膜透析引起的腹膜炎:第一次负荷剂量静脉给药400mg,然后推荐在第1周中每袋透析液内按20mg/L的剂量加入本品,在第2周中于交替的透析液袋中按20mg/L的剂量给药,在第3周中仅在夜间的透析液袋内按20mg/L的剂量给药。

备注:本品200mg及400mg标准剂量分别相当于3mg/kg及6mg/kg平均剂量,如病人体重超过85kg建议用相同治疗方案按公斤体重给药:中度感染为3mg/kg,严重感染为6mg/kg。

【规格】替考拉宁200mg;每包装含一小瓶200mg替考拉宁和一安瓿注射用水。

【包装】西林瓶包装,1瓶/盒。

注射用盐酸林可霉素 Lincomycin Hydrochloride for Injection

【适应证】适用于敏感葡萄球菌属、链球菌属、肺炎链球菌及厌氧菌所致的呼吸道感染、皮肤软组织感染、女性生殖道感染和盆腔感染及腹腔感染等,后两种病种可根据情况单用本品或与其他抗菌药联合应用。此外,有应用青霉素指征的患者,如患者对青霉素过敏或不宜用青霉素者本品可用作替代药物。

【禁忌证】对林可霉素和克林霉素有过敏史的患者禁用。

【用法用量】(1)肌内注射:成人,每次0.6g,每日2次。儿童(出生1个月以上者),每日按体重注射10~20mg(1万~2万U)/kg,分2~3次注射,婴儿小于4周者不宜使用。

(2)静脉滴注:成人,每次0.6g,溶于100~200ml(不少于100ml)输液内,静脉滴注1~2小时(不少于1小时),每8~12小时1次。儿童(出生1个月以上者),每日按体重注射10~20mg(1万~2万U)/kg,分2~3次注射,婴儿小于4周者不宜使用。

【规格】0.3g(30万U);0.6g(60万U)。

【包装】玻璃瓶包装,每盒50支装。

克林霉素磷酸酯氯化钠注射液 Clindamycin Phosphate and Sodium Chloride Injection

【适应证】敏感菌引起的呼吸系统感染、皮肤和软组织感染、泌尿系统感染、骨髓炎、败血症、口腔感染、腹腔内感染、盆腔及生殖器感染。

【禁忌证】对本品,克林霉素或林可霉素有过敏史者禁用。

【用法用量】成人,每日0.6~1.2g,分2~3次给药。严重感染每日1.2~2.7g,分2~3次给药。儿童,每日15~25mg/kg,分3~4次给药。严重感染每日25~40mg/kg,分3~4次给药。

【规格】300mg×100ml;600mg×100ml

注射用磷霉素钠　Fosfomycin Sodium for Injection

【成分】主要成分为磷霉素钠。

【性状】本品为白色结晶性粉末。

【药理毒理】磷霉素对金黄色葡萄球菌、表皮葡萄球菌等革兰阳性球菌具有抗菌作用。对大肠埃希菌、沙雷菌属、志贺菌属、耶尔森菌、铜绿假单胞菌、肺炎克雷伯菌、产气肠杆菌、弧菌属和气单胞菌属等革兰阴性菌也具有较强的抗菌活性。磷霉素可抑制细菌细胞壁的早期合成，其分子结构与磷酸烯醇丙酮酸相似，因此可与细菌竞争同一转移酶，使细菌细胞壁合成受到抑制而导致细菌死亡。

【药代动力学】单次静脉滴注磷霉素钠 0.5g、1.0g、2.0g 后的血药峰浓度分别为 28mg/L、46mg/L、90mg/L，1 小时后即下降至 50% 左右。每 6 小时静注磷霉素钠 0.5g，稳态血药浓度为 36mg/L。血浆蛋白结合率小于 5%。血消除半衰期为 3～5 小时。

在体内各组织体液中分布广泛。组织中浓度以肾为最高，其次为心、肺、肝等。可通过胎盘和血-脑脊液屏障。磷霉素也可分布至胸、腹腔、支气管分泌物和眼房水中。该药主要经肾排泄，静脉给药后 24 小时内约 90% 自尿排出。也可随粪便和乳汁排泄。

【适应证】本品用于敏感菌所致的呼吸道感染、尿路感染、皮肤软组织感染等。也可与其他抗生素联合应用治疗由敏感菌所致重症感染如败血症、腹膜炎、骨髓炎等。

【用法用量】静脉滴注。先用灭菌注射用水适量溶解，再加至 250～500ml 的 5% 葡萄糖注射液或氯化钠注射液中稀释后静脉滴注。

成人，每日 4～12g，严重感染每日可增至 16g，分 2～3 次滴注。儿童，每日 0.1～0.3g/kg，分 2～3 次滴注。

【不良反应】(1) 主要为轻度胃肠道反应，如恶心、纳差、中上腹不适、稀便或轻度腹泻，一般不影响继续用药。

(2) 偶可发生皮疹、嗜酸粒细胞增多、周围血象红细胞及血小板一过性降低、白细胞降低、血清氨基转移酶一过性升高、头晕、头痛等反应。

(3) 注射部位静脉炎。

(4) 极个别患者可能出现休克。

【禁忌证】对本品过敏患者禁用。

【注意事项】(1) 本品静脉滴注速度宜缓慢，每次静脉滴注时间应在 1～2 小时以上。

(2) 肝、肾功能减退者慎用。

(3) 用于严重感染时，除需应用较大剂量外，尚需与其他抗生素如 β-内酰胺类或氨基糖苷类联合应用。用于金黄色葡萄球菌感染时，也宜与其他抗生素联合应用。

(4) 应用较大剂量时应监测肝功能。

(5) 本品在体外对二磷酸腺苷（ADP）介导的血小板凝集有抑制作用，剂量加大时更为显著，但临床应用中尚未见引起出血的报道。

【孕妇及哺乳期妇女用药】本品可透过胎盘，迅速进入胎儿循环。但对胎儿的影响尚无足够和严密的对照观察。因此，孕妇应禁用。本品也可通过乳汁排泄，故哺乳期妇女应避免使用。若必须用药，则应暂停哺乳。

【儿童用药】儿童应用本品的安全性尚缺乏资料，5 岁以下小儿应禁用。5 岁以上儿童应慎用并减量使用。

【老年用药】由于本品主要自肾排泄，老年人肝、肾功能常呈生理性减退，因此老年人应慎用，并需根据患者情况减量用药。

【药物相互作用】(1) 与 β-内酰胺类抗生素合用，对金黄色葡萄球菌（包括甲氧西林耐药的金黄色葡萄球菌）、铜绿假单胞菌具有协同作用。

(2) 与氨基糖苷类抗生素合用，具有协同作用。

(3) 本品的体外抗菌活性易受培养基中葡萄糖或(和)磷酸盐的干扰而减弱，加入少量葡萄糖-6-磷酸盐则可增强本品的作用。

【规格】1g(100 万 U)；2g(200 万 U)；4g(400 万 U)。

【贮藏】密闭，在阴凉干燥处保存。

达托霉素（少用）　Daptomycin

利福昔明胶囊　Rifaximin Capsules

【商品名】弗皆亭。

【适应证】对利福昔明敏感的病原菌引起的肠道感染，包括急性和慢性肠道感染、腹泻综合征、夏季腹泻、旅行者腹泻和小肠结肠炎等。

【禁忌证】(1)对本品或利福霉素类药过敏者。

(2)肠梗阻者。

(3)严重的肠道溃疡性病变者。

【用法用量】成人，口服给药。每次 0.2g(2粒)，每日 3～4 次。6～12 岁儿童，口服给药。每次 0.1～0.2g(1～2 粒)，每日 4 次。

12 岁以上儿童，剂量同成人。可根据医嘱调节和服用次数。除非是遵照医嘱的情况下，每个疗程不应超过 7 天。

【规格】0.1g。

【包装】铝塑包装，1 粒/板/小盒。

多粘菌素(少用)　Polymyxin

粘菌素(少用)　Colistin

注射用夫西地酸钠　Sodium Fusidate for Injection

【成分】主要成分为夫西地酸钠，辅料为甘氨酸、L-精氨酸。

【性状】本品为白色疏松块状物或粉末；溶剂为无色的澄明液体。

【药代动力学】本品有极好的组织渗透能力，在机体内分布广泛。临床上尤为重要的是，本品不但在血液供应丰富的组织中有高浓度，即使在血管分布较少的组织中也同样具有高浓度。已知在脓液、痰液、软组织、心脏、骨组织、滑液、死骨片、烧伤痂、脑脓肿和眼内，夫西地酸钠的浓度均超过其对葡萄球菌的最小抑菌浓度(0.03～0.16μg/ml)。

本品在肝脏代谢，主要由胆汁排出，几乎不经肾脏排泄。

本品毒性极低，与临床使用的其他抗菌药物之间无交叉过敏性，因此可用于治疗对其他抗生素禁忌的病人，如对青霉素或其他抗生素过敏者。对因严重或深部感染而需长时间用药时，建议夫西地酸钠与其他抗葡萄球菌药物联用以减少耐药性的产生。夫西地酸钠可与耐青霉素酶的青霉素类、头孢菌素类、红霉素、氨基糖苷类、林可霉类、利福平或万古霉素联合使用，并可获得相加或协同作用的效果。

【药理毒理】本品通过抑制细菌的蛋白质合成而产生杀菌作用。本品对一系列革兰阳性细菌有强大的抗菌作用。葡萄球菌，包括对青霉素、甲氧西林和其他抗生素耐药的菌株，均对本品高度敏感。本品与临床使用的其他抗菌药物之间无交叉耐药性。

【适应证】本品主治由各种敏感细菌，尤其是葡萄球菌引起的各种感染，如骨髓炎、败血症、心内膜炎，反复感染的囊性纤维化、肺炎、皮肤及软组织感染，外伤及创伤性感染等。

【用法用量】静脉滴注。成人，500mg，每日 3 次。儿童及婴儿，20mg/(kg·d)，分 3 次给药。

取本品注射用粉针 500mg 溶于所附的无菌缓冲溶液中，然后用氯化钠注射液或 5％葡萄糖注射液稀释至 250～500ml 静脉输注。若葡萄糖注射液过酸，溶液会呈乳状，如出现此情况即不能使用。每瓶的输注时间不应少于 2～4 小时。本品应输入血液良好、直径较大的静脉，或中心静脉插管输入，以减少发生静脉痉挛及血栓性静脉炎的危险。静脉输注液配好后应在 24 小时内用完。未经稀释的夫西地酸钠溶液不得直接静脉注射。为避免局部组织损伤，本品亦不得肌肉注射或皮下注射。

根据本品的代谢和排泄特点，肾功能不全及血液透析病人使用本品无需调整剂量，而本品的透析清除量也不高。

【不良反应】静脉注射本品可能会导致血栓性静脉炎和静脉痉挛。每日用药 1.5～3g 时有可逆性转氨酶增高的报道。曾有报道个别病人用药后出现可逆性黄疸，这主要见于大剂量静脉给药，尤其是严重的金黄色葡萄球菌性菌血症的病人。若黄疸持续不退，需停用本品，则血清胆红素会恢复正常。过敏反应的报道十分罕见。

【禁忌证】对夫西地酸钠过敏者不能使用本品。本品静脉注射剂不能与卡那霉素、庆大霉素、万古霉素、头孢噻定或羟苄青霉素混合。本品亦不可与全血、氨基酸溶液或含钙溶液混合。当溶液 pH 值低于 7.4 时，本品会沉淀。

【注意事项】(1)由于本品的代谢和排泄特性，当长期大剂量用药或夫西地酸钠联合其他排出途径相似的药物(如林可霉素或利福平)时，对肝功能不全和胆道异常的病人应定期检查肝功能。

(2)在体外实验中，本品可在白蛋白结合位点上取代胆红素,这种取代作用的临床意义尚不清楚。新生儿使用本品后亦未发现核黄疸,但早产儿、黄疸、酸中毒及严重病弱的新生儿使用本品时需留意这一因素。

(3)所附缓冲液必须全部用完且药品充分溶解后,再用生理盐水或5%葡萄糖注射液稀释。

【孕妇及哺乳期妇女用药】动物实验及多年的临床经验表明,本品没有致畸作用。由于本品可通过胎盘,理论上又有导致核黄疸的危险,因此妊娠的后3个月应避免使用。母乳中的夫西地酸钠浓度低至可忽略不计,因此哺乳母亲可使用本品。

【儿童用药】可以使用。

【老年用药】可以使用。

【药物相互作用】偶有报道本品可增加香豆素类药物的抗凝血作用。

【药物过量】成人每日总量不得超过2g。

【规格】0.125g;0.5g。

【贮藏】室温(15~25℃)保存。

(孙福生 薛庆云 任 忠)

第三节 合成抗菌药

一、磺胺类

注射用磺胺嘧啶钠 Sulfadiazine Sodium for Injection

【适应证】本品主要用于敏感脑膜炎球菌所致的脑膜炎患者的治疗。也可用于治疗:

(1)对其敏感的流感嗜血杆菌、肺炎链球菌和其他链球菌所致的急性支气管炎、肺部感染。

(2)星形奴卡菌病。

(3)对氯喹耐药的恶性疟疾治疗的辅助用药。

(4)与乙胺嘧啶联合用药治疗鼠弓形虫引起的弓形虫病。

【禁忌证】(1)对磺胺类药物过敏者禁用。

(2)孕妇、哺乳期妇女禁用。

(3)小于2个月以下婴儿禁用。

(4)肝、肾功能不良者禁用。

【用法用量】静脉给药:本品需用无菌注射用水或生理盐水稀释成5%的溶液,缓慢静脉注射;静脉滴注浓度≤1%。

成人:治疗严重感染如流行性脑脊髓膜炎,成人静脉注射剂量为首剂50mg/kg,继以每日100mg/kg,分3~4次静脉滴注或缓慢静脉注射。

儿童:2个月以上小儿一般感染,本品剂量为每日50~75mg/kg,分2次应用;流行性脑脊髓膜炎者剂量为每日100~150mg/kg,分3~4次静脉滴注或缓慢静脉注射。

【规格】0.4g;1g。

磺胺甲噁唑片 Sulfamethoxazole Tablets

【适应证】磺胺类药属于广谱抗菌药,但由于目前许多临床常见病原菌对该类药物耐药,故仅用于敏感细菌及其他敏感病原微生物所致感染。

磺胺甲噁唑(不包括该类药与甲氧苄啶的复方制剂)的适应证如下:

(1)敏感细菌所致的急性单纯性尿路感染。

(2)与甲氧苄啶合用可治疗对其敏感的流感嗜血杆菌、肺炎链球菌及其他链球菌所致的中耳炎。

(3)星形奴卡菌病。

(4)对氯喹耐药的恶性疟疾治疗的辅助用药。

(5)与乙胺嘧啶联合用药治疗鼠弓形虫引起的弓形虫病。

(6)为治疗沙眼衣原体所致宫颈炎和尿道炎的次选药物。

(7)治疗杜克雷嗜血杆菌所致软下疳的次选药物。

(8)治疗由沙眼衣原体所致的新生儿包含体结膜炎的次选药物。

(9)敏感脑膜炎奈瑟菌所致的流行性脑脊髓膜炎流行时可作为预防用药。

【禁忌证】(1)对磺胺类药物过敏者禁用。

(2)由于本品阻止叶酸的代谢,加重巨幼红细胞性贫血患者叶酸盐的缺乏,所以该病患者禁用本品。

(3)孕妇及哺乳期妇女禁用本品。

(4)小于2个月的婴儿禁用本品。

(5)重度肝肾功能损害者禁用本品。

【用法用量】(1)成人常用量用于治疗一般感染。首剂2g,以后每日2g,分2次服用。

(2)小儿常用量:用于治疗2个月以上婴儿及小儿的一般感染。首剂按体重每日50~60mg/kg(每日总剂量不超过2g),以后每日按50~60mg/kg,分2次服用。

【规格】0.5g。

柳氮磺吡啶结肠溶胶囊 Sulfasaiazine Colonosolubte Capsules

【商品名】舒腹捷。

【适应证】(1)溃疡性结肠炎:治疗轻至中度的溃疡性结肠炎,在重度溃疡性结肠炎中可作为辅助疗法,亦可用于溃疡性结肠炎缓解期的维持治疗。

(2)Crohn病:用于治疗活动期的克隆病,特别是那些累及结肠的患者。

(3)类风湿性关节炎:对水杨酸类或其他非甾体类抗炎药疗效不显著的类风湿性关节炎和幼年类风湿性关节炎(多关节型)。

【禁忌证】对磺胺及水杨酸盐过敏者、肠梗阻或泌尿系梗阻患者、急性间歇性卟啉症患者禁用本品。

【用法用量】服用剂量应根据患者对治疗的反应情况及对药物的耐受性来决定。片剂应在每日固定的时间服用,进餐时服用为佳。先前未曾用本片剂及肠溶片治疗过的患者,建议其在最初几周内逐渐增加剂量。使用肠溶片能降低胃肠道副作用的发生率。肠溶片不可压碎及掰开服用。

(1)炎症性肠病(主要为溃疡性结肠炎)

成人:每日3~4g,分次口服,用药间隔应不宜超过8小时为宜,为防止消化道不耐受,初始以每日1~2g的小剂量开始,如果每日超过4g,应警惕毒性增加。

严重发作:每次1~2g(4~8片),每日3~4次,可与类固醇药物合用,组成强化治疗方案。

轻度及中度发作:每次1g(4片),每日3~4次。

缓解期:建议给予维持剂量以防症状重现,一般每日2~3次,每次1g(4片)。

儿童:按每公斤体重每日40~60mg,分3~6次服用。

防止复发:按每公斤体重每日20~30mg,分3~6次服用。

(2)类风湿性关节炎:根据经验,临床效果出现在治疗后1~2个月内。建议该肠溶片与止痛药和/或非甾体类抗炎药一起服用,至少到柳氮磺吡啶肠溶片的疗效出现为止。已证实,使用柳氮磺吡啶肠溶片进行长期治疗是有效的,且能被较好地耐受。

成人:每次1g(4片),每日2次。肠溶片不可压碎及掰开服用。

若治疗2个月后未出现反应,可将剂量增至每日3g。每日超过2g时,应进行监测。

儿童:目前不主张对青少年慢性关节炎使用柳氮磺吡啶肠溶片。必须使用时参照如下用法用量:6岁以上儿童每日30~50mg/kg,分2次口服,最大剂量为每日2g。

【规格】0.25g/片。

【包装】0.25g 12片/板。PVC铝塑泡罩包装。

磺胺米隆(少用) Mafenide
磺胺嘧啶银(少用) Sulfadiazine Silver
磺胺异噁唑(少用) Sulfafurazole
磺胺多辛(少用) Sulfadoxine
磺胺醋酰钠(少用) Sulfacetamide Sodium
磺胺嘧啶锌(少用) Sulfadiazine Zinc

二、甲氧苄啶类

甲氧苄啶片 Trimethoprim Tablets

【适应证】本品可用于对其呈现敏感的大肠埃希菌、奇异变形杆菌、肺炎克雷伯菌和某些肠杆菌属和腐生葡萄球菌等细菌所致的急性单纯性下尿路感染初发病例。本品对铜绿假单胞菌感染无效。目前本品很少单用,一般均与磺胺药如磺胺甲硝唑或磺胺嘧啶联合用药。

【禁忌证】(1)新生儿、早产儿禁用。

(2)严重肝肾疾病、血液病患者(如白细胞减少、血小板减少、紫癜等)及对本品过敏者禁用。

【用法用量】治疗急性单纯性尿路感染。成人常用量：口服，每次 0.1g，每 12 小时 1 次或每次 0.2g，每日 1 次，疗程 7～10 天。

肾功能损害成人患者需减量应用。肌酐清除率>30ml/分钟(0.5ml/秒)时仍用成人常用量；肌酐清除率为 15～30ml/分钟(0.25～0.5ml/秒)时，每 12 小时服 50mg；肌酐清除率<15ml/分钟(0.25ml/秒)时不宜用本品。

【规格】0.1g。

三、硝基呋喃类

呋喃妥因肠溶胶囊 Nitrofurantion Enteric-coated Capsules

【适应证】抗感染药。适用于敏感细菌所致的急性单纯性下尿路感染，也可用于尿路感染的预防。

【禁忌证】(1)新生儿、足月孕妇禁用。

(2)肾功能减退者禁用。

(3)对呋喃类药物过敏患者禁用。

【用法用量】口服。成人每次 50～100mg，每日 3～4 次(单纯性下尿路感染用低剂量)。

1 月以上小儿每日按体重 5～7mg/kg，分 4 次服。疗程至少 1 周，或用至尿培养转阴后至少 3 天。

预防尿路感染反复发作：成人每日 50～100mg，儿童每日 1mg/kg，睡前服用。

【规格】50mg。

呋喃唑酮片 Furazolidone Tablets

【适应证】主要用于敏感菌所致的细菌性痢疾、肠炎、霍乱，也可以用于伤寒、副伤寒、贾第鞭毛虫病、滴虫病等。本品与制酸剂等药物合用，可治疗幽门螺杆菌所致的胃窦炎。

【禁忌证】对本品过敏者禁用。

【用法用量】口服。成人常用剂量为每次 0.1g（1 片），每日 3～4 次；儿童按体重每日 5～10mg/kg，分 4 次服用。肠道感染疗程为 5～7 天，贾第鞭毛虫病疗程为 7～10 天。

【规格】0.1g。

【包装】高密度聚乙烯塑料瓶包装，100 片/瓶。

四、喹诺酮类

吡哌酸片 Pipemidic Acid Tablets

【适应证】用于敏感菌革兰阴性杆菌所致的尿路感染、细菌性肠道感染。

【禁忌证】禁用于对本品和萘啶酸过敏的患者。

【用法用量】口服。成人每次 0.5g(2 片)，每日 2～4 次。

【规格】0.25g。

【包装】聚乙烯塑料瓶装，100 片/瓶。

诺氟沙星胶囊 Norfloxacin Capsules

【适应证】适用于敏感菌所致的尿路感染、淋病、前列腺炎、肠道感染和伤寒及其他沙门菌感染。

【禁忌证】对本品及氟喹诺酮类药过敏的患者禁用。

【用法用量】(1)大肠埃希菌、肺炎克雷伯菌及奇异变形菌所致的急性单纯性下尿路感染：每次 400mg，每日 2 次，疗程 3 天。

(2)其他病原菌所致的单纯性尿路感染：剂量同上，疗程 7～10 天。

(3)复杂性尿路感染：剂量同上，疗程 10～21 天。

(4)单纯性淋球菌性尿道炎：单次 800～1200mg。

(5)急性及慢性前列腺炎：每次 400mg，每日 2 次，疗程 28 天。

(6)肠道感染：每次 300～400mg，每日 2 次，疗程 5～7 天。

(7)伤寒沙门菌感染：每日 800～1200mg，分 2～3 次服用，疗程 14～21 天。

【规格】0.1g。

氧氟沙星氯化钠注射液 Ofloxacin and Sodium Chloride Injection

【商品名】奥复星。

【成分】本品的活性成分为氧氟沙星，辅料为氯化钠。

【性状】本品为淡黄绿色的澄明液体。

【药理毒理】文献报道，本品具有广谱抗菌作用，尤其对需氧革兰阴性杆菌的抗菌活性高。对下列细菌在体外具有良好抗菌作用：肠杆菌科的大部分细菌，包括枸橼酸杆菌属、阴沟、产气肠杆菌等肠杆菌属、大肠埃希菌、克雷伯菌属、变形杆菌属、沙门菌属、志贺菌属、弧菌属、耶尔森菌等。常对多重耐药菌也具有抗菌活性。对青霉素耐药的淋病奈瑟菌、产酶流感嗜血杆菌和莫拉菌属均具有高度抗菌活性。对铜绿假单胞菌等假单胞菌属的大多数菌株具抗菌作用。本品对甲氧西林敏感葡萄球菌具抗菌活性，对肺炎链球菌、溶血性链球菌和粪肠球菌仅具有中等抗菌活性。对沙眼衣原体、支原体、军团菌具有良好抗微生物作用，对结核杆菌和非典型分支杆菌也有抗菌活性。对厌氧菌的抗菌活性差。

氧氟沙星为杀菌剂，通过作用于细菌 DNA 螺旋酶的 A 亚单位，抑制 DNA 的合成和复制而导致细菌死亡。

【药代动力学】文献报道，本品给药后广泛分布至各组织、体液，组织中的浓度常超过血药浓度而达有效水平。本品尚可通过胎盘屏障。蛋白结合率为 20%～25%。本品主要以原形自肾排泄，少量（3%）在肝内代谢。尿中代谢物很少。本品以原形自粪便中排出少量，给药后 24 小时和 48 小时内累积排出量分别为给药量的 1.6% 和 3.9%。本品也可通过乳汁分泌。

【适应证】适用于敏感菌引起的：

(1) 泌尿生殖系统感染，包括单纯性、复杂性尿路感染、细菌性前列腺炎、淋病奈瑟菌尿道炎或宫颈炎（包括产酶株所致者）。

(2) 呼吸道感染，包括敏感革兰阴性杆菌所致支气管感染急性发作及肺部感染。

(3) 胃肠道感染，由志贺菌属、沙门菌属、产肠毒素大肠埃希菌、亲水气单胞菌、副溶血弧菌等所致。

(4) 伤寒。

(5) 骨和关节感染。

(6) 皮肤软组织感染。

(7) 败血症等全身感染。

【用法用量】静脉滴注。成人常用量：

(1) 支气管感染、肺部感染：每次 0.3g（1.5 瓶或袋），每日 2 次，疗程为 7～14 天。

(2) 急性单纯性下尿路感染：每次 0.2g（1 瓶或袋），每日 2 次，疗程为 5～7 天；复杂性尿路感染：

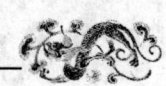

每次 0.2g（1 瓶或袋），每日 2 次，疗程为 10～14 天。

(3) 前列腺炎：每次 0.3g（1.5 瓶或袋），每日 2 次，疗程为 6 周；衣原体宫颈炎或尿道炎，每次 0.3g（1.5 瓶或袋），每日 2 次，疗程为 7～14 天。

(4) 单纯性淋病：每次 0.4g（2 瓶或袋），单剂量。

(5) 伤寒：每次 0.3g（1.5 瓶或袋），每日 2 次，疗程为 10～14 天。铜绿假单胞菌感染或较重感染剂量可增至每次 0.4g（2 瓶或袋），每日 2 次。

【不良反应】(1) 胃肠道反应：腹部不适或疼痛、腹泻、恶心或呕吐。

(2) 中枢神经系统反应可有头昏、头痛、嗜睡或失眠。

(3) 过敏反应：皮疹、皮肤瘙痒，偶可发生渗出性多形性红斑及血管神经性水肿。光敏反应较少见。

(4) 偶可发生：癫痫发作、精神异常、烦躁不安、意识混乱、幻觉、震颤；血尿、发热、皮疹等间质性肾炎表现；静脉炎；结晶尿，多见于高剂量应用时；关节疼痛。

(5) 少数患者可发生血清氨基转移酶升高，血尿素氮增高及周围血象白细胞降低，注射部位刺激症状，多属于轻度，并呈一过性。

【禁忌证】对本品及喹诺酮类药物过敏的患者禁用。

【注意事项】(1) 本品每 0.2g 静脉滴注时间不得少于 30 分钟。

(2) 由于目前大肠埃希菌对氟喹诺酮类药物耐药者多见，应在给药前留取尿培养标本，参考细菌药敏结果调整用药。

(3) 本品大剂量应用或尿 pH 值在 7 以上时，可发生结晶尿。为避免结晶尿的发生，宜多饮水，保持 24 小时排尿量在 1200ml 以上。

(4) 肾功能减退者，需根据肾功能调整给药剂量。

(5) 应用本品时应避免过度暴露于阳光下，如发生光敏反应需停药。

(6) 肝功能减退时，如属于重度（肝硬化腹水），可减少药物清除；血药浓度增高，肝、肾功能均减退者尤为明显，均需权衡利弊后应用，并调整剂量。

(7) 原有中枢神经系统疾患者，如癫痫及癫痫病史者均应避免应用,有指征时需仔细权衡利弊后应用。

【孕妇及哺乳期妇女用药】动物实验未证实喹诺酮类药物有致畸作用,但对孕妇用药进行的研究尚无明确结论。鉴于本品可引起未成年动物关节病变,故孕妇禁用。哺乳期妇女需暂停哺乳。

【老年用药】老年患者常有肾功能减退,因本品部分经肾排出,需减量应用。

【药物相互作用】(1)尿碱化剂可减低本品在尿中的溶解度,导致结晶尿和肾毒性。

(2)喹诺酮类抗菌药与茶碱类合用时,可能由于与细胞色素P450结合部位的竞争性抑制,导致茶碱类的肝消除明显减少,血消除半衰期延长,血药浓度升高,出现茶碱中毒症状,如恶心、呕吐、震颤、不安、激动、抽搐、心悸等。本品对茶碱类的代谢影响虽较小,但合用时仍应测定茶碱类血药浓度和调整剂量。

(3)本品与环孢素合用时,可使环孢素的血药浓度升高,必须监测环孢素血药浓度,并调整剂量。

(4)本品与抗凝药华法林合用时,虽对后者的抗凝作用增强较小,但也应严密监测患者的凝血酶原时间。

(5)丙磺舒可减少本品自肾小管分泌约50%,合用时可因本品血药浓度增高而产生毒性。

(6)本品可干扰咖啡因的代谢,从而导致咖啡因消除减少,血消除半衰期延长,并可能产生中枢神经系统毒性。

【药物过量】未进行该项实验且无可靠参考文献。

【规格】100ml:氧氟沙星0.2g与氯化钠0.9g。

【贮藏】遮光,密闭保存。

【包装】玻璃输液瓶包装或多层共挤膜输液袋包装,100ml/瓶(或袋)。

【有效期】24个月。

【生产企业】北京双鹤药业股份有限公司。

乳酸左氧氟沙星氯化钠注射液 Levofloxacin Lactate and Sodium Chloride Injection

【商品名】来立信。

【成分】本品主要成分为乳酸左氧氟沙星。

【性状】本品为淡黄绿色澄明液体。

【药理毒理】(1)药理作用:左氧氟沙星为氧氟沙星的左旋体,其抗菌活性约为氧氟沙星的2倍,它的主要作用机制是通过抑制细菌DNA旋转酶(细菌拓扑异构酶)的活性,阻碍细菌DNA的复制而达到抗菌作用。

本品具有抗菌谱广、抗菌作用强的特点,对大多数肠杆菌科细菌,如大肠埃希菌、克雷伯菌属、沙雷菌属、变形杆菌属、志贺菌属、沙门菌属、枸橼酸杆菌、不动杆菌属及铜绿假单胞菌、流感嗜血杆菌、淋球菌等革兰阴性细菌有较强的抗菌活性。对部分甲氧西林敏感葡萄球菌、肺炎链球菌、化脓性链球菌、溶血性链球菌等革兰阳性菌和军团菌、支原体、衣原体也有良好的抗菌作用,但对厌氧菌和肠球菌的作用较差。

(2)毒理研究

重复给药毒性:大鼠连续4周经口给予左氧氟沙星剂量分别为50mg/kg、200mg/kg、800mg/kg,仅见800mg/kg用药组动物出现中性白细胞的减少和骨髓M/E的上升;病理组织学可见肢关节表面出现轻度变性。猕猴经口给药4周,100mg/kg组动物出现流涎、腹泻、体重轻度下降和尿中pH值降低。大鼠经口给药26周,80mg/kg和320mg/kg剂量组动物出现流涎、尿中pH升高。320mg/kg组动物的排粪量增加,盲肠黏膜的环状细胞出现肿大。猕猴经口给药26周时,在10mg/kg、25mg/kg、62.5mg/kg剂量均未出现明显毒性反应。

对关节软骨的影响:幼年和3~4周龄大鼠、4月龄猎兔犬经口给药7天,大鼠在300mg/kg以上、猎兔犬在10mg/kg以上剂量时,出现关节软骨病变,并在幼、年轻猎兔犬中易发现关节毒性。13月龄犬,经口给药7天,在40mg/kg剂量时出现极轻度的关节毒性。但18月龄犬静脉注射14天,30mg/kg剂量时未出现关节毒性。

生殖毒性:大鼠妊娠前,妊娠初期经口给药剂量达360mg/kg时,对雌、雄动物的生殖能力和胎儿均未见影响。大鼠在器官形成期给药,剂量达90mg/kg时,对胎儿和新生儿均无明显影响。家兔经口给药50mg/kg时,未出现胚胎、胎儿致死及胎儿生长迟缓作用,也未出现致畸作用。大鼠围产期、授乳期经口给药达360mg/kg时,对动物的分娩、授乳及出生均未见明显影响。

光毒性：采用长波长紫外线(320～400nm)照射，以小鼠耳廓厚度变化为指标进行了光毒性研究，结果经口给药剂量达200mg/kg时，未见明显异常变化。

【药代动力学】国内健康人恒速静脉滴注乳酸左氧氟沙星注射液0.2g(以$C_{18}H_{20}FN_3O_4$计)，滴注时间为1小时，血药峰浓度为3.40(2.8～4.0)μg/ml，12小时后血药浓度为0.55(0.3～0.7)μg/ml，消除相半衰期约为5.2小时，清除率(CL)约11.2L/h。尚缺乏静脉滴注乳酸左氧氟沙星注射液0.3g的人体药代动力学资料。

多剂量研究中(300mg，每日2次静脉滴注，共6天)其血药浓度于24～48小时达稳态。首次及末次剂量后的血药峰浓度分别为5.35μg/ml和6.12μg/ml，表明无明显蓄积。

左氧氟沙星在体内组织中分布广泛。主要以原形药由尿中排出，口服给药后48小时内，尿中原形药排出量约占给药量的87%；72小时内粪便中的排出药量少于给药量的4%；约5%的药物以无活性代谢物的形式由尿中排出。

肾功能减退的患者左氧氟沙星清除率下降，消除半衰期延长，为避免药物蓄积，应进行剂量调整。血液透析和连续腹膜透析(CAPD)不影响左氧氟沙星从体内排除。

【适应证】本品适用于敏感细菌所引起的中、重度感染。

(1)呼吸系统感染：急性支气管炎、慢性支气管炎急性发作、弥漫性细支气管炎、支气管扩张合并感染、肺炎、扁桃体炎(扁桃体周脓肿)。

(2)泌尿系统感染：肾盂肾炎、复杂性尿路感染等。

(3)生殖系统感染：急性前列腺炎、急性附睾炎、宫腔感染、子宫附件炎、盆腔炎(疑有厌氧菌感染时可合用甲硝唑)。

(4)皮肤软组织感染：传染性脓疱病、蜂窝织炎、淋巴管(结)炎、皮下脓肿、肛周脓肿等。

(5)肠道感染：细菌性痢疾、感染性肠炎、沙门菌属肠炎、伤寒及副伤寒。

(6)败血症、粒细胞减少及免疫功能低下患者的各种感染等。

(7)其他感染：乳腺炎、外伤、烧伤及手术后伤口感染、腹腔感染(必要时合用甲硝唑)、胆囊炎、胆管炎、骨与关节感染及五官科感染等。

【用法用量】静脉滴注。成人每次0.3～0.6g(1～2瓶)，分1～2次静滴。滴注时间应>60分钟。另外，药量根据感染的种类及症状可适当增减。

【不良反应】用药期间可能出现恶心、呕吐、腹部不适、腹泻、食欲不振、腹痛、腹胀等症状；失眠、头晕、头痛等神经系统症状；皮疹、瘙痒、红斑及注射部位发红、瘙痒或静脉炎等症状。亦可出现一过性肝功能异常，如血转氨酶升高、血清总胆红素增加等。偶见血中尿素氮上升、倦怠、发热、心悸、味觉异常及注射后出现血管刺激症状等，一般均能耐受，疗程结束后多可消失。

【禁忌证】对喹诺酮类药物过敏者、癫痫患者、妊娠及哺乳期妇女、18岁以下患者禁用。

【注意事项】(1)肾功能不全者应减量或慎用。

(2)有中枢神经系统疾病患者慎用。

(3)本制剂仅供静脉滴注，滴注时间为每100ml至少60分钟，滴速过快易引起静脉刺激症状或中枢神经系统反应。本制剂不宜与其他药物同瓶混合静滴，或在同一根静脉输液管内进行静滴。

(4)喹诺酮类药物尚可引起少见的光毒性反应(发生率<0.1%)。在接受本品治疗时应避免过度阳光暴晒和人工紫外线。如出现光敏反应或皮肤损伤时应停用本品。此外，偶有用药后发生跟腱炎或跟腱断裂的报告，故如有上述症状发生时须立即停药并休息，严禁运动，直至症状消失。

(5)性病患者治疗时，应进行梅毒血清学检查，以免耽误对梅毒的治疗。

【孕妇及哺乳期妇女用药】(1)因不能确保妊娠妇女的安全，妊娠或有可能妊娠的妇女禁用。

(2)因药物经乳汁排泄，所以哺乳期妇女禁用。如必须服用本品应暂停哺乳。

【儿童用药】在动物实验(幼犬、幼成犬、幼鼠)中发现本品对承重关节有异常损伤，故18岁以下患者禁用。

【老年用药】本品主要经肾脏排泄(参见"药代动力学")，因高龄患者大多肾功能低下，可能会出现持续高血药浓度。因此，应注意用药剂量慎重给药。

【药物过量】喹诺酮类药物过量时,可出现以下症状:恶心、呕吐、胃痛、胃灼热、腹泻、口渴、口腔炎、蹒跚、头晕、头痛、全身倦怠、麻木感、发冷、发热、锥体外系症状、兴奋、幻觉、抽搐、谵妄、小脑共济失调、颅内压升高(头痛、呕吐、视神经乳头水肿症状)、代谢性酸中毒、血糖增高、GOT/GPD/ALP增高、白细胞减少、嗜酸粒细胞增加、血小板减少、溶血性贫血、血尿、软骨/关节障碍、白内障、视力障碍、色觉异常及复视。

急救措施及解毒药:①输液(加保肝药物),代谢性酸中毒给予碳酸氢钠注射液,尿碱化给予碳酸氢钠注射液,以增加本品由肾脏的排泄;②强制利尿,给予呋喃苯氨酸注射液;③对症疗法,抽搐时应反复投以安定静脉注射液;④重症,可考虑进行血液透析。

【规格】100ml∶0.3g。

【贮藏】遮光,密闭保存。

【包装】玻璃输液瓶装,100ml/瓶。

葡萄糖酸依诺沙星注射液 Enoxacin Glyconate Injection

【适应证】适用于由敏感菌引起的:

(1)泌尿生殖系统感染,包括单纯性、复杂性尿路感染、细菌性前列腺炎、淋病奈瑟菌尿道炎或宫颈炎(包括产酶株所致者)。

(2)呼吸道感染,包括敏感革兰阴性杆菌所致支气管感染急性发作及肺部感染。

(3)胃肠道感染,由志贺菌属、沙门菌属、产肠毒素大肠杆菌、亲水气单胞菌、副溶血弧菌等所致。

(4)伤寒。

(5)骨和关节感染。

(6)皮肤软组织感染。

(7)败血症等全身感染。

【禁忌证】对本品及氟喹诺酮类药物过敏、缺乏葡萄糖-6-磷酸脱氢酶的患者禁用。

【用法用量】避光静脉滴注。成人每次0.2g,每日2次。重症患者最大剂量每日不超过0.6g,疗程7~10天,治疗中病情显著好转后即可改用口服制剂。

【规格】100ml∶0.2g(按依诺沙星计)。

乳酸环丙沙星注射液 Ciprofloxacin Lactate Injection

【成分】主要成分为乳酸环丙沙星。

【性状】本品为无色或几乎无色的澄明液体。

【药理毒理】本品具有广谱抗菌作用,尤其对需氧革兰阴性杆菌的抗菌活性高,对下列细菌在体外具有良好抗菌作用:肠杆菌科的大部分细菌,包括枸橼酸杆菌属、阴沟、产气肠杆菌等肠杆菌属、大肠埃希菌、克雷伯菌属、变形杆菌属、沙门菌属、志贺菌属、弧菌属、耶尔森菌等。常对多重耐药菌也具有抗菌活性。对青霉素耐药的淋病奈瑟菌、产酶流感杆菌和莫拉菌属均具有高度抗菌活性。对铜绿假单胞菌等假单胞菌属的大多数菌株具有抗菌作用。本品对甲氧西林敏感葡萄球菌具有抗菌活性,对肺炎链球菌、溶血性链球菌和粪肠球菌仅具有中等抗菌活性。对沙眼衣原体、支原体、军团菌具有良好抗微生物作用,对结核杆菌和非典型分支杆菌也有抗菌活性。对厌氧菌的抗菌活性差。环丙沙星为杀菌剂,通过作用于细菌DNA螺旋酶的A亚单位,抑制DNA的合成和复制而导致细菌死亡。

【药代动力学】静脉滴注本品0.2g和0.4g后,其血药峰浓度分别为2.1μg/ml和4.6μg/ml。广泛分布至各组织、体液(包括脑脊液)中,组织中的浓度常超过血药浓度,蛋白结合率为20%~40%,静脉给药后排出给药量的50%~70%,以代谢物形式排出约15%,同时亦有相当数量的药物经胆汁和粪便排泄。

【适应证】适用于敏感菌引起的:

(1)泌尿生殖系统感染,包括单纯性、复杂性尿路感染、细菌性前列腺炎、淋病奈瑟菌尿道炎或宫颈炎(包括产酶株所致者)。

(2)呼吸道感染,包括敏感革兰阴性杆菌所致支气管感染急性发作及肺部感染。

(3)胃肠道感染,由志贺菌属、沙门菌属、产肠毒素大肠杆菌、亲水气单胞菌、副溶血弧菌等所致。

(4)伤寒。

(5)骨和关节感染。

(6)皮肤软组织感染。

(7)败血症等全身感染。

【用法用量】成人常用量每日0.2g,每12小时静脉滴注1次,滴注时间不少于30分钟。严重感染或铜绿假单胞菌感染可加大剂量至每日0.8g,分2次静脉滴注。

疗程:

(1)尿路感染:急性单纯性下尿路感染5~7天,复杂性尿路感染7~14天。

(2)肺炎和皮肤软组织感染:7~14天。

(3)肠道感染:5~7天。

(4)骨和关节感染:4~6周或更长。

(5)伤寒:10~14天。

【不良反应】(1)胃肠道反应较为常见,可表现为腹部不适或疼痛、腹泻、恶心或呕吐。

(2)中枢神经系统反应可有头昏、头痛、嗜睡或失眠。

(3)过敏反应:皮疹、皮肤瘙痒,偶可发生渗出性多形性红斑及血管神经性水肿。少数患者有光敏反应。

(4)偶可发生:癫痫发作、精神异常、烦躁不安、意识混乱、幻觉、震颤;血尿、发热、皮疹等间质性肾炎表现;静脉炎;结晶尿,多见于高剂量应用时;关节疼痛。

(5)少数患者可发生血清氨基转移酶升高,血尿素氮增高及周围血象白细胞降低,多属于轻度,并呈一过性。

【禁忌证】对本品及氟喹诺酮类药物过敏的患者禁用。

【注意事项】(1)由于目前大肠埃希菌对氟喹诺酮类药物耐药者多见,应在给药前留取尿培养标本,参考细菌药敏结果调整用药。

(2)本品大剂量应用或尿pH值在7以上时,可发生结晶尿。为避免结晶尿的发生,宜多饮水,保持24小时排尿量在1200ml以上。

(3)肾功能减退者,需根据肾功能调整给药剂量。

(4)应用氟喹诺酮类药物可发生中、重度光敏反应。应用本品时应避免过度暴露于阳光,如发生光敏反应需停药。

(5)肝功能减退时,如属于重度(肝硬化腹水)可减少药物清除;血药浓度增高,肝、肾功能均减退者尤为明显,均需权衡利弊后应用,并调整剂量。

(6)原有中枢神经系统疾患者,如癫痫及癫痫病史者均应避免应用,有指征时需仔细权衡利弊后应用。

【孕妇及哺乳期妇女用药】动物实验未证实喹诺酮类药物有致畸作用,但对孕妇用药所做研究尚无明确结论。鉴于本品可引起未成年动物关节病变,故孕妇禁用。哺乳期妇女应用本品时应暂停哺乳。

【儿童用药】本品在婴幼儿及18岁以下青少年的安全性尚未确立。但本品用于数种幼龄动物时,可导致关节病变。因此,不宜用于18岁以下的小儿及青少年。

【老年用药】老年患者常有肾功能减退,因本品部分经肾排出,需减量应用。

【药物相互作用】(1)尿碱化剂可减低本品在尿中的溶解度,导致结晶尿和肾毒性。

(2)本品与茶碱类合用时,可能由于与细胞色素P450结合部位的竞争性抑制,导致茶碱类的肝清除明显减少,血消除半衰期延长,血药浓度升高,出现茶碱中毒症状,如恶心、呕吐、震颤、不安、激动、抽搐、心悸等,故合用时应测定茶碱类血药浓度和调整剂量。

(3)环孢素与本品合用,可使前者的血药浓度升高,必须监测环孢素血浓度,并调整剂量。

(4)本品与抗凝药华法林合用时,可增强后者的抗凝作用,合用时应严密监测患者的凝血酶原时间。

(5)丙磺舒可减少本品自肾小管分泌约50%,合用时可因本品血浓度增高而产生毒性。

(6)本品干扰咖啡因的代谢,从而导致咖啡因清除减少,血消除半衰期延长,并可能产生中枢神经系统毒性。

【药物过量】急性药物过量时应仔细观察病情变化,予以对症处理及支持疗法,并维持适当的补液量。血液透析或腹膜透析时,只有少量药物(<10%)排出体外。

【规格】以环丙沙星计,100ml:0.1g;100ml:0.2g;250ml:0.25g。

【贮藏】遮光,密闭保存。

门冬氨酸洛美沙星注射液 Lomefloxacin Aspartate Injection

【成分】主要成分为门冬氨酸洛美沙星。

【性状】本品为微黄色的澄明液体。

【药理毒理】本品为喹诺酮类抗菌药。对肠杆菌科细菌如大肠埃希菌、志贺菌属、克雷伯菌属、变形杆菌属、肠杆菌属等具有高度的抗菌活性；流感嗜血杆菌、淋病奈瑟菌等对本品亦呈现高度敏感；对不动杆菌、铜绿假单胞菌等假单胞菌属、葡萄球菌属和肺炎球菌、溶血性链球菌等亦有一定的抗菌作用。

本品通过作用于细菌细胞 DNA 螺旋酶的 A 亚单位，抑制 DNA 的合成和复制而起杀菌作用。

【药代动力学】本品在体内分布广，组织穿透性好，在皮肤、痰液、扁桃体、前列腺、胆囊、泪液、唾液和齿龈等组织中的药物浓度均达到或高于血药浓度，血消除半衰期为 6～7 小时，本品主要通过肾脏以原形从尿中排泄，在 48 小时内 70%～80% 从尿中排出。

【适应证】本品适用于敏感细菌引起的感染。

(1)呼吸道感染：慢性支气管炎急性发作、支气管扩张伴感染、急性支气管炎及肺炎等。

(2)泌尿生殖系统感染：急性膀胱炎、急性肾盂肾炎、复杂性尿路感染、慢性尿路感染急性发作、急慢性前列腺炎及淋病奈瑟菌尿道炎或宫颈炎(包括产酶株所致者)等。

(3)胃肠道细菌感染：由志贺菌属、沙门菌属、产肠毒素大肠杆菌、亲水气单胞菌、副溶血性弧菌所致。

【不良反应】(1)腹部不适或疼痛、腹泻、恶心或呕吐。

(2)中枢神经系统反应：可有头昏、头痛、嗜睡或失眠。

(3)过敏反应：皮疹、皮肤瘙痒，偶可发生渗出性多形性红斑及血管神经性水肿。其中光敏反应较其他常用喹诺酮类药物多见。

(4)少数患者可发生血清氨基转移酶，BUN 值升高及周围血象白细胞降低，多属于轻度，并呈一过性。

(5)偶可发生：癫痫发作、精神异常、烦躁不安、意识混乱、幻觉、震颤；血尿、发热、皮疹等间质性肾炎表现；结晶尿，多见于高剂量应用时；关节疼痛；静脉炎。

【禁忌证】(1)对本品或其他喹诺酮类药物过敏者禁用。

(2)孕妇、婴幼儿及 18 岁以下患者禁用。

【注意事项】(1)肾功能减退者慎用。若使用，应注意监测肾功能并适当调整剂量。

(2)肝功能不全者慎用。若使用，应注意监测肝功能。

(3)原有中枢神经系统疾患者，包括脑动脉硬化或癫痫病史者均应避免应用，有指征时权衡利弊应用。

(4)喹诺酮类药物品种间存在交叉过敏反应，对任何一种喹诺酮类过敏者不宜使用本品。

(5)只有在由多重耐药菌引起的感染，细菌仅对氟喹诺酮类呈现敏感时，在权衡利弊后小儿才可应用本品。

(6)患者的尿 pH 值在 7 以上时易发生结晶尿，故每日进水量必须充足，以使每日尿量保持在 1200～1500ml 以上。

(7)本品可引起光敏反应，至少在光照后 12 小时才可以接受治疗，治疗期间及治疗后数天内应避免过长时间暴露于明亮光照下。

(8)当出现光敏反应指征如皮肤灼热、发红、肿胀、水疱、皮疹、瘙痒、皮炎时，应停止治疗。

(9)本品静滴时间应不少于 60 分钟。

【孕妇及哺乳期妇女用药】本品可透过血胎盘屏障，孕妇禁用。本品也可分泌至乳汁中，其浓度接近血药浓度，哺乳期妇女应用本品时应暂停哺乳。

【儿童用药】本品可使犬的承重关节软骨永久性损害而致跛行，在其他几种未成年动物中也可致关节病发生，故婴幼儿及 18 岁以下患者禁用。

【老年用药】老年患者肾功能有所减退，用药量应酌减。

【药物相互作用】(1)本品对茶碱类药物和咖啡因的肝内代谢、体内清除过程影响小。

(2)与芬布芬合用，可致中枢兴奋、癫痫发作。

(3)丙磺舒可延迟本品的排泄，使平均曲线下面积(AUC)增大 63%，平均达峰时间延长 50%，平均峰浓度增高 4%，故合用时，可因本品血浓度增高而产生毒性。

(4)可加强口服抗凝药如华法林等的作用，应监测凝血酶原时间及其他项目。

(5)尿碱化剂可减低本品在尿中的溶解度,导致结晶尿和肾毒性。

(6)与环孢素合用,可使环孢素血药浓度升高,必须监测环孢素血药浓度,并调整剂量。

【规格】2ml:门冬氨酸洛美沙星0.1g。

【贮藏】遮光,密闭,在阴凉处保存。

甲磺酸培氟沙星注射液 Pefloxacin Mesylate Injection

【适应证】由培氟沙星敏感菌所致的各种感染:尿路感染;呼吸道感染;耳、鼻、喉感染;妇科、生殖系统感染;腹部和肝、胆系统感染;骨和关节感染;皮肤感染;败血症和心内膜炎;脑膜炎。

【禁忌证】对本品及氟喹诺酮类药物过敏患者禁用。

【用法用量】静脉滴注:成人常用量,每次0.4g,加入5%葡萄糖溶液250ml中缓慢静脉滴入,每12小时1次。患有黄疸的病人,每日用药1次;患有腹水的病人每36小时用药1次;患有黄疸和腹水的病人,每48小时用药1次。或遵医嘱。

【规格】2ml:0.2g;5ml:0.4g;55ml:0.4g(按培氟沙星计)。

盐酸芦氟沙星胶囊 Rufloxacin Hydrochloride Capsules

【适应证】用于敏感菌引起的下呼吸道和泌尿生殖系统感染。

【禁忌证】对本品及氟喹诺酮类药物过敏的患者禁用。

【用法用量】口服。每次0.2g,每日1次。首剂量加倍为0.4g。疗程5~10天。对前列腺炎的疗程可达4周。

【规格】0.2g(按芦氟沙星计)。

司帕沙星片 Sparfloxacin Tablets

【适应证】本品可用于由敏感菌引起的轻、中度感染。

(1)呼吸系统感染:如急性咽炎、急性扁桃体炎、中耳炎、副鼻窦炎、支气管炎、支气管扩张合并感染、肺炎等。

(2)肠道感染:如细菌性痢疾、伤寒、感染性肠炎、沙门菌肠炎等。

(3)胆道感染:如胆囊炎、胆管炎等。

(4)泌尿生殖系统感染:如膀胱炎、肾盂肾炎、前列腺炎、淋病奈瑟菌性尿道炎、非淋病奈瑟菌性尿道炎、子宫附件炎、子宫内感染、子宫颈炎、前庭大腺炎等及由溶脲脲原体、沙眼衣原体所致的泌尿生殖道感染。

(5)皮肤、软组织感染:如脓胞疮、集簇性痤疮、毛囊炎、疖、疖肿、痈、丹毒、蜂窝织炎、淋巴结炎、淋巴管炎、皮下脓肿、汗腺炎、乳腺炎、外伤及手术伤口感染等。

(6)口腔科感染:如牙周组织炎、牙冠周炎、腭炎等。

【禁忌证】对喹诺酮类药物过敏者、孕妇、哺乳期妇女、18岁以下患者禁用。

【用法用量】口服。成人每次0.1~0.3g,最多不超过0.4g,每日1次,疗程一般5~10天,可据病种及病情适当增减疗程。

【规格】0.1g。

氟罗沙星注射液 Fleroxacin Injection

【适应证】可用于对本品敏感细菌引起的感染:急性支气管炎,慢性支气管炎急性发作及肺炎等呼吸系统感染;膀胱炎、肾盂肾炎、前列腺炎、附睾炎、淋病奈瑟菌性尿道炎等泌尿生殖系统感染;伤寒沙门菌感染、细菌性痢疾等消化系统感染;皮肤软组织感染、骨感染、腹腔感染及盆腔感染等。

【禁忌证】(1)对本品或喹诺酮类药物过敏者禁用。

(2)孕妇、哺乳期妇女及18岁以下患者禁用。

【用法用量】避光缓慢静脉滴注,每次0.2~0.4g,每日1次,稀释于5%葡萄糖250~500ml注射液中。

【规格】10ml:氟罗沙星0.1g;10ml:氟罗沙星0.2g;10ml:氟罗沙星0.4g。

【包装】安瓿瓶包装。10ml:0.1g×400支;10ml:0.2g×400支;10ml:0.4g×400支。

盐酸莫西沙星氯化钠注射液 Moxifloxacin Hydrochloride and Sodium Chloride Injection

【商品名】拜复乐。

【成分】本品主要成分为盐酸莫西沙星。

【性状】本品为黄色的澄明液体。

【药理毒理】(1)药理作用

1)作用机制:莫西沙星是具有广谱活性和杀菌作用的8-甲氧基氟喹诺酮类抗菌药。莫西沙星在体外显示出对革兰阳性菌、革兰阴性菌、厌氧菌、抗酸菌和非典型微生物如支原体、衣原体和军团菌具有广谱抗菌活性。

杀菌作用机制为干扰拓扑异构酶Ⅱ和拓扑异构酶Ⅳ。拓扑异构酶是控制DNA拓扑和在DNA复制、修复和转录中关键的酶。

莫西沙星表现为浓度依赖性的杀菌活性。最低杀菌浓度和最低抑菌浓度基本一致。

莫西沙星对β-内酰胺类和大环内酯类耐药的细菌亦有效。通过感染的实验动物模型证实,莫西沙星体内活性高。

2)耐药:导致对青霉素类、头孢菌素类、氨基糖苷类、大环内酯类和四环素类耐药的耐药机制不影响莫西沙星的抗菌活性。莫西沙星和这些抗菌药间无交叉耐药性。至今未发现质粒介导的耐药性出现。

莫西沙星的8-甲氧基部分与8-氢部分相比,具有对革兰阳性菌高活性和耐药突变的低选择性。庞大的7位二氮杂环取代基能阻止主动外排,该主动外排为氟喹诺酮耐药机制。

体外试验显示,经过多步变异才能缓慢地出现对莫西沙星的耐药性。总之,其耐药率很低。序列地将细菌暴露在低于莫西沙星MIC浓度时只能使MIC值有少量的增加。

与其他喹诺酮类药物之间存在交叉耐药。但是,一些对其他喹诺酮类耐药的革兰阳性菌和厌氧菌对莫西沙星敏感。

3)对人类肠道菌群的作用:在两项志愿者口服莫西沙星的研究中观察到下列变化:大肠埃希菌、芽孢杆菌属、普通拟杆菌、肠球菌、克雷伯菌属和厌氧菌如双歧杆菌、真杆菌和消化链球菌等减少,这些变化在2周内可以恢复正常,未发现艰难梭菌毒素。

对于某些细菌的获得性耐药率可能随地理和时间而改变,但目前尚未观察到莫西沙星有此类情况发生。局部耐药是可能出现的,特别是治疗严重感染时。上述体外敏感试验结果可用来指导判断微生物是否对莫西沙星敏感。

单剂量静脉和口服给予0.4g莫西沙星的PK/PD比较。

需住院病人的AUC/MIC90值>125且C_{max}/MIC90为8~10为临床治愈的期望值。门诊病人的参数值通常较低,AUC/MIC90>30~40。

(2)毒理研究:莫西沙星与其他喹诺酮类药物一样,毒性靶器官均为血液系统(犬及猴的骨髓细胞减少)、中枢神经系统(猴的惊厥)和肝脏(大鼠、犬及猴的肝酶升高、单细胞坏死),这些变化均于大剂量或长期应用莫西沙星后出现。

在犬体内进行的局部耐受性研究中,静脉注射莫西沙星后未出现局部不耐受的征象。经动脉内注射用药后,动脉周围软组织可见炎性变化,提示应避免经动脉内注射使用莫西沙星。

1)致癌性、致突变性:虽然有关莫西沙星致癌作用的常规长期研究尚未进行,但该药进行了基因毒性体外和体内实验。此外,对大鼠进行了对于人类的致癌作用加速实验(诱癌/促癌试验)。Ames实验中4株为阴性,中国仓鼠卵巢HPRT的突变实验和大鼠原发肝细胞的UDS实验也均为阴性。与其他喹诺酮类一样,TA102的Ames实验为阳性,体外实验显示大剂量莫西沙星(300μg/ml)可导致中国仓鼠的V79细胞出现染色体异常。然而,小鼠体内微核实验为阴性结果。此外,体内实验测定其对小鼠的显性致死实验为阴性。总之,体内实验的结果充分反映了其体内的基因毒性。在大鼠的诱癌/促癌试验中未发现其有致癌的证据。

2)光毒性:莫西沙星对光很稳定且潜在光毒性很低。体外实验和动物实验均显示,莫西沙星的光毒性较其他喹诺酮小。给小鼠一些喹诺酮类药物并同时照射紫外线,这些喹诺酮类药物可增加紫外线的光致癌作用。尚未进行莫西沙星的光致癌作用研究,在志愿者的Ⅰ期研究中证实莫西沙星无潜在的光毒性。

3)心电图:高浓度的莫西沙星对心脏延迟整流钾电流有抑制作用,因此导致Q-T间期延长。给犬口服大于90mg/kg莫西沙星进行毒理研究,导致血药浓度>16mg/L,引起Q-T间期延长,但未出现心律失常。仅当累积静脉给药高于50倍人用剂量

(≥0.3g/kg)后,可导致血药浓度≥0.2g/L(高于静脉给药治疗浓度的30倍),可见可逆的非致命的室性心律失常。

4)眼毒性:大鼠和猴的毒性试验(反复给药6个月)显示无眼毒性。在犬实验中,给予高剂量(≥60mg/kg)时血浆浓度≥20mg/L,可引起视网膜电流图的变化,个别动物出现视网膜萎缩。

5)关节毒性:众所周知,喹诺酮类可以造成未成年实验动物的承重关节软骨的病变。可造成幼年犬的关节毒性的最小口服量莫西沙星是推荐最大治疗剂量(0.4g/50kg人体重)的4倍,其血药浓度比推荐治疗剂量时血药浓度高2~3倍。

6)生殖毒性:以大鼠、兔和猴进行的生殖研究表明,莫西沙星可以通过胎盘。对大鼠(口服和静脉注射)和猴(口服)的研究表明,给予莫西沙星后未显示致畸作用和对生殖力的损害。兔静脉给药20mg/kg可观察到骨骼畸形。该研究结果与已知的喹诺酮类药物对骨骼发育的影响一致。在人治疗浓度,猴和兔的流产发生率增多。在大鼠,当口服剂量为按mg/kg体重计算使血药浓度在人治疗剂量范围内所推荐的最大药物剂量的63倍时,会出现胎鼠体重减少、流产增多、轻度延长孕期和一些雌性及雄性幼鼠自发活动增加等现象。

【药代动力学】(1)吸收和生物利用度:莫西沙星口服后迅速、几乎完全被吸收。绝对生物利用度总计约91%。

在50~1200mg单次剂量和每日0.6g连服10天的药代动力学呈线性。3天内达稳态。口服0.4g后0.5~4小时达到峰值3.1mg/L。每日1次0.4g口服后达到稳态时,其峰浓度和谷浓度分别为3.2mg/L和0.6mg/L。

莫西沙星与食物同服能稍延长达峰时间约2小时并降低峰浓度约16%。吸收程度保持不变。由于AUC/MIC最能预测喹诺酮类药物的抗菌作用,该影响与临床无关。因此,莫西沙星给药不受进食影响。

单剂量0.4g静脉滴注1小时后,在滴注结束时血药浓度达峰值约为4.1mg/L。与口服相比,平均约增加26%。反映药物暴露的药时曲线下面积(AUC)约为39mg/L,与绝对生物利用度约为91%的口服给药暴露(35mg/L)相比略高。

多剂量静脉给药(滴注1小时),每日0.4g,给药稳态峰、谷浓度分别为4.1~5.9mg/L及0.43~0.84mg/L。在给药间隔内稳态药物暴露比首剂约高30%。输液1小时后观测到病人稳态浓度为4.4mg/L。

(2)分布:莫西沙星可以很快分布到血管外间隙。该药的药时曲线下面积(AUCnorm)高(6kg/L),稳态时表观分布容积Vss约为2l/kg。唾液中药物峰浓度比血药峰浓度高。在0.02~2mg/L范围内的体外和体内试验表明,无论药物浓度如何,蛋白结合率约为45%。莫西沙星主要与血浆白蛋白结合,由于蛋白结合率低,游离峰浓度＞10倍MIC。

莫西沙星在下列组织中达到高浓度:如肺(上皮液、肺泡巨噬细胞、支气管组织),窦(筛窦、上颌窦、鼻息肉)和炎症损伤(斑蝥疱疹液),其总药物浓度超过血药浓度。组织间液有很高的游离药物浓度(唾液、肌肉内、皮下)。

另外,经检测,在腹腔的组织及体液和女性生殖道中有高药物浓度。

【适应证】成人(≥18岁)上呼吸道和下呼吸道感染,如急性窦炎、慢性支气管炎急性发作,社区获得性肺炎,以及皮肤和软组织感染。

【用法用量】根据中国健康受试者心脏所能耐受的输液速率及国内Ⅰ、Ⅱ、Ⅲ期临床研究的结果,推荐本品的输液时间应为90分钟(国外推荐0.4g莫西沙星静脉给药的输液时间应大于60分钟)。

成人推荐剂量为每次0.4g,每日1次(每次1瓶,每日1次)。

(1)疗程:根据症状的严重程度或临床反应决定疗程。治疗上呼吸道和下呼吸道感染时通常可按照下列疗程:

慢性支气管炎急性发作:5天。

社区获得性肺炎:序贯给药(静脉给药后继续口服用药)推荐的总疗程为7~14天。

急性窦炎:7天。

治疗皮肤和软组织感染的推荐疗程为7天。

莫西沙星可以在开始治疗时静脉给药,之后再根据患者情况口服片剂给药。

0.4g莫西沙星注射液在临床试验中最多用过14天。

(2)给药方法:静脉给药 0.4g 的时间应为 90 分钟。莫西沙星既可以单独给药,也可以与一些相容的溶液一同滴注。

下列注射液与莫西沙星注射液的混合液在室温条件下可保持稳定 24 小时以上,因此被认为可以合并给药:

注射用水

0.9%氯化钠注射液

1mol 氯化钠注射液

5%葡萄糖注射液

10%葡萄糖注射液

40%葡萄糖注射液

20%木糖醇注射液

林格液

乳酸林格液

Aminofusin10%(生产厂家:Pharmacia&Upjohn)

Jonosteril D5(生产厂家:Fresenius Kabi)

若莫西沙星注射液需与其他药物合用,每种药物需单独给药。

只有澄明的溶液才能使用。

老年人不必调整用药剂量。

莫西沙星对儿童和青少年的疗效和安全性尚未确定。

轻度肝功能损伤(Child-Pugh A,B)的患者不必调整莫西沙星的剂量。目前尚缺乏严重肝功能损伤患者(Child-Pugh C)的药代动力学数据。

肾功能受损的病人[包括肌酐清除率≤30ml/(min·1.73m^2)]和慢性透析,如血液透析和持续性不卧床腹膜透析的患者无需调整剂量。

对高加索人、日本人、黑人及其他种族人群进行了可能的种族间差别试验,未发现临床相关的药代动力学差异。因此,不同种族间不必调整药物剂量。

【不良反应】在接受口服或静注贯序治疗亚组患者中,常见:γ谷氨酰氨转肽酶增高。

少见:室性心动过速,低血压,水肿,抗生素所致结肠炎(极少病例伴有致命并发症),各种临床表现的癫痫发作(包括癫痫大发作),幻觉,肾脏损伤和肾衰(脱水所致,尤其已患肾病老年患者)。

【禁忌证】(1)已知对莫西沙星的任何成分,或其他喹诺酮类,或任何辅料过敏者禁用。

(2)妊娠和哺乳期妇女禁用。

(3)儿童和发育阶段的青少年禁用。

【注意事项】(1)莫西沙星能够延长一些患者心电图的 Q-T 间期。该药应避免用于 Q-T 间期延长的患者、患有无法纠正的低钾血症患者及接受Ⅰa类(如奎尼丁、普鲁卡因胺)或Ⅲ类(如胺碘酮、索他洛尔)抗心律失常药物治疗的患者。喹诺酮类使用可诱发癫痫的发作,对于已知或怀疑有导致癫痫发作或降低癫痫发作域值的中枢神经系统疾病的病人,莫西沙星在使用中要注意。

(2)莫西沙星和可能延长 Q-T 间期的药物:西沙比利、红霉素、抗精神病药和三环类抗抑郁药,联合用药时可能存在累加效应。所以,应慎重与这些药物合用。

(3)莫西沙星在致心律失常的条件存在时应慎用,如严重的心动过缓或急性心肌缺血。

(4)Q-T 间期延长的程度随着药物浓度的增加而增加,所以不应超过推荐剂量。但是,在肺炎患者中没有观察到莫西沙星血药浓度和 Q-T 间期延长相关。Q-T 间期延长可以导致室性心律失常包括尖端扭转型室速的发生危险增高。在莫西沙星治疗的超过 9000 例患者的临床研究中,没有因 Q-T 间期延长导致的心血管的发病率或死亡率增加,但某些潜在条件可以增加室性心律失常的危险。

(5)喹诺酮类使用可诱发癫痫的发作,对于已知或怀疑有能导致癫痫发作或降低癫痫发作域值的中枢神经系统疾病的患者,莫西沙星在使用中要注意。

(6)由于缺乏患有肝功能严重损伤(Child-Pugh C)患者使用莫西沙星的临床数据,不推荐该药在这类患者中使用。

(7)在使用包括莫西沙星的喹诺酮类治疗中有可能出现肌腱炎和肌腱断裂,特别是在老年患者和使用激素治疗的患者中。一旦出现疼痛或炎症,患者需要停止服药并休息患肢。

有报道在使用包括莫西沙星在内的广谱抗生素时出现伪膜性肠炎,因此,在使用莫西沙星治疗中如患者出现严重的腹泻时,需要考虑此诊断,这一点很重要。在这种情况下需立即采取足够的治疗措施。

(8)已经证实,喹诺酮类药物能够导致患者光敏反应。但是，在特别设计的临床前和临床研究中，没有观察到莫西沙星的光敏反应。另外，自上市以来没有临床证据证明莫西沙星引起光敏反应。尽管如此，仍应建议患者避免在紫外线及日光下过度暴露。

(9)有些病例，如果在首次服用后已经发生过敏反应和变态反应，应该立即告知医生。

(10)在首次服用后极少病例能够发生由过敏性反应导致威胁生命的休克。在这些病例莫西沙星应停用并给予治疗(如针对休克的治疗)。

(11)针对复杂盆腔感染患者(如伴有输卵管-卵巢或盆腔脓肿)治疗时，需考虑经静脉给药进行治疗，而不推荐口服400mg莫西沙星片进行治疗。

对于那些在临床需关注钠摄入量的患者(充血性心力衰竭、肾衰竭、肾病综合征等)，应考虑额外的钠负荷。

临床研究中出现中枢神经系统反应的发生率较低，但患者在驾驶或操作机器前应谨慎观察药物的反应。

【孕妇及哺乳期妇女用药】人类在怀孕期间使用莫西沙星的安全性尚未被证实，儿童服用喹诺酮类药物可引起可逆性关节损伤，但是，这种作用在妊娠用药者的胎儿中尚未见报道。动物研究显示，莫西沙星有生殖毒性，但对人的潜在危险性尚不明确。因此，妊娠期间不宜使用莫西沙星。

与其他喹诺酮类药物相同，莫西沙星可造成未成年实验动物负重关节的软骨损伤。临床前研究证实，小量的莫西沙星可以分布到人类的乳汁中，尚缺乏应用于哺乳期妇女的数据。因此，莫西沙星禁用于哺乳期妇女。

【儿童用药】莫西沙星对儿童和青少年的疗效和安全性尚未确定。

【老年用药】莫西沙星的药代动力学不受年龄的影响。

【药物相互作用】临床上未证实莫西沙星与下述药物相互作用：阿替洛尔、雷尼替丁、钙补充剂、茶碱、口服避孕药、格列本脲、伊曲康唑、地高辛、吗啡、丙磺舒。对这些药物不需要调整剂量。

抗酸药、矿物质和多种维生素：莫西沙星与抗酸药、矿物质和多种维生素同时服用会因为与这些物质中的多价阳离子形成多价螯合物而减少药物的吸收。这将导致血浆中的药物浓度比预期值低，因此，抗酸药、抗逆转录病毒药(如去羟肌苷)、其他含镁或铝的制剂、硫糖铝，以及含铁或锌的矿物质，至少需要在口服莫西沙星4小时前或2小时后服用。

雷尼替丁：与雷尼替丁合并用药并不会改变莫西沙星的吸收参数。吸收参数(C_{max}, T_{max}, AUC)的比较，表明胃pH值对莫西沙星从胃肠道的吸收没有影响。

钙补充剂：服用大剂量钙补充剂时，仅轻微减少吸收速率而对吸收程度没有影响。可以认为，大剂量钙补充剂对莫西沙星的影响不具有临床相关意义。

茶碱：与人体外研究数据一致，莫西沙星对稳态时的茶碱的药代动力学无影响，提示莫西沙星对P450酶的1A2亚型无影响。

华法林：据观察，莫西沙星与华法林同时服用未发现对药代动力学、凝血酶原时间和其他凝血参数有影响。

国际标准化比值的改变(international normalized ratio, INR)：曾有报道患者同时服用抗凝剂和包括莫西沙星在内的抗生素，抗凝活性升高。其危险因素包括患者的感染(及其炎症过程)、年龄和一般状况。尽管莫西沙星和华法林的相互作用在临床试验中未经证实，但应监测INR，如有必要相应调整口服抗凝剂的剂量。

口服避孕药：莫西沙星与口服避孕药同时服用，未发现相互作用。

抗糖尿病药：格列本脲和莫西沙星同时服用，未发现有临床意义的相互作用。

伊曲康唑：莫西沙星与伊曲康唑同时服用时，伊曲康唑的暴露(AUC)仅少量改变。伊曲康唑对莫西沙星的药代动力学无显著性影响。服用伊曲康唑时同时给予莫西沙星不需要调整剂量，反之亦然。

地高辛：莫西沙星对地高辛的药代动力学没有严重影响；反之亦然。在健康受试者多剂量给药达稳态后，莫西沙星将地高辛稳态C_{max}提高约30%，而没有影响AUC和波谷水平。

吗啡：肠外给予吗啡同时服用莫西沙星，并不减少口服莫西沙星的生物利用度，且C_{max}(17%)仅稍有下降。

阿替洛尔：莫西沙星对阿替洛尔的药代动力学无显著性影响。健康受试者单次给药时，药时曲线下面积（AUC）边缘增加（约 4%），峰值浓度减少 10%。

丙磺舒：在一项观察丙磺舒对肾脏排泄功能影响的临床研究中未发现丙磺舒对莫西沙星的全身清除率和肾脏清除率有明显影响。

炭：同时口服炭及 0.4g 莫西沙星在体内能阻止 80%药物吸收，从而减少药物的全身利用。药物过量时，在吸收早期应用活性炭能阻止药物的进一步全身暴露。静脉给药后，活性炭只能轻度减少药物的全身暴露（约 20%）。

食物和乳制品：食物（包括乳制品）的摄入不影响莫西沙星的吸收。因此，莫西沙星的服用时间不受进食的影响。

【药物过量】关于药物过量的研究资料非常有限，单次最大剂量 1.2g 和每日 0.6g 连续 10 天多次给药，在健康志愿者中未发现有任何显著的不良反应。一旦服用过量莫西沙星时，应根据患者临床状况采取适当支持治疗。

在莫西沙星吸收阶段的早期，口服活性炭后可有效防止莫西沙星系统暴露的过量增加。静脉给予活性炭后只能轻微减少莫西沙星的系统暴露（约 20%），且对静脉给药过量的作用有限。

【规格】250ml：莫西沙星 0.4g 与氯化钠 2.0g。

【贮藏】遮光，密闭保存。在原包装中贮存。不要冷藏或冷冻。冷藏可发生沉淀，室温下可再溶解。因此建议不要将盐酸莫西沙星氯化钠注射液贮藏在冰箱中。

将药品置于儿童触及不到的地方。

【包装】无色玻璃瓶包装。每瓶 250ml，每盒 1 瓶。

加替沙星氯化钠注射液 Gatifloxacin and Sodium Chloride Injection

【商品名】帕特拉。

【成分】主要成分为加替沙星。

【性状】本品为淡黄色或淡黄绿色澄明液体。

【药理毒理】（1）药理作用：加替沙星为 8-甲氧基氟喹诺酮类外消旋体化合物，体外具有广谱的抗革兰阴性和阳性微生物的活性，其 R-对应体和 S-对应体抗菌活性相同。本品的抗菌作用是通过抑制细菌的 DNA 旋转酶和拓扑异构酶Ⅳ，从而抑制细菌 DNA 的复制、转录、修复过程。

抗菌实验结果均表明，本品对以下微生物的大多数菌株具有抗菌活性。

革兰阳性菌：金黄色葡萄球菌（仅限于对甲氧西林敏感的菌株）、凝固酶阴性葡萄球菌属、肺炎链球菌等链球菌属菌株。

革兰阴性菌：嗜血杆菌属菌（流感和副流感嗜血杆菌）、卡他莫拉菌、奈瑟菌属菌、不动杆菌属菌、肺炎克雷伯菌、阴沟肠杆菌、变形杆菌（奇异变形杆菌和普通变形杆菌）、铜绿假单胞菌、枸橼酸杆菌和大肠埃希菌。

其他微生物：肺炎衣原体、嗜肺性军团菌、肺炎支原体。

（2）毒理研究

1）遗传毒性：Ames 试验中本品对多种菌株无致突变作用，但是体外对沙门菌株 TA102 有致突变作用。中国仓鼠 V79 细胞的基因突变和中国仓鼠 CHL/IU 细胞的遗传学试验结果均为阳性。类似的结果在其他喹诺酮类药物也可见，这可能是由高浓度下本品对真核生物的Ⅱ型 DNA 拓扑异构酶的抑制作用所致。本品经口和静脉给药的小鼠微核试验、大鼠经口给药的细胞遗传学试验、大鼠经口给药的 DNA 修复试验结果均为阴性。

2）生殖毒性：对大鼠经口给予剂量高达 200mg/kg[以每日暴露量（AUC）计，与人最大推荐剂量等效]，对大鼠生育力和生殖无不良反应。大鼠和家兔经口给予剂量分别达 150mg/kg 和 50mg/kg（以 AUC 计，约为人最大推荐剂量的 0.7 倍和 1.9 倍），未见有致畸胎作用。但是大鼠在器官形成期，经口或静脉给予剂量分别达 200mg/kg 和 60mg/kg，可引起胎仔骨骼畸形；以口或静脉给予剂量分别≥150mg/kg 和≥30mg/kg 时，可引起胎仔骨骼骨化延迟，包括出现波形肋骨。提示在此剂量下，有轻度的胎仔毒性。此毒性在其他喹诺酮类药物也可见。

大鼠在妊娠后期的最初阶段经口给药剂量达 200mg/kg，并持续给药至哺乳期，可见后期的植入后胚胎丢失增加和新生仔及围产期的死亡率升高。这些发现提示了本品的胎仔毒性。

3）致癌性：B6C3F1小鼠经掺食给药18个月，雌、雄动物剂量分别为90mg/kg和81mg/kg（以AUC计，约为人最大推荐剂量的0.13倍和0.18倍）；Fischer344大鼠经掺食给药2年，雌、雄动物剂量分别为139mg/kg和47mg/kg（以AUC计，约为人最大推荐剂量的0.81倍和0.36倍），结果均未提示本品有促进肿瘤生长的作用，但是雄性动物当剂量达100mg/kg（以AUC计，约为人最大推荐剂量的0.74倍）时，与对照组相比，可增加巨粒细胞淋巴（LGL）白血病的发生率，尽管这种增加稍高于已有历史性对照的范围，但是并不能认为雄性动物高剂量下的这些发现会影响到本品临床用药的安全性。

【药代动力学】文献资料：加替沙星静脉滴注约1小时达到加替沙星血药浓度峰浓度（C_{max}）。在推荐剂量范围内加替沙星血药峰浓度（C_{max}）和药时曲线下面积（AUC）随剂量成比例增加。静脉滴注本品200～800mg，每日1次，连续14天，加替沙星的药代动力学呈线性和非时间依赖性，并在第3天可达血药稳态浓度。400mg每日1次静脉注射的平均稳态血药浓度峰值和谷值分别约为4.6mg/L和0.4mg/L。加替沙星片口服与本品静脉注射生物等效，口服的绝对生物利用度约为96%，且静脉注射后1小时的药代动力学与口服同等剂量片剂相同，提示静脉注射和口服两种给药途径可交替使用。

加替沙星蛋白结合率约为20%，与浓度无关。加替沙星广泛分布于组织和体液中。唾液中药物浓度与血浆浓度相近，而在胆汁、肺泡巨噬细胞、肺实质、肺表皮细胞层、支气管黏膜、窦黏膜、阴道、宫颈、前列腺液、精液等靶组织的药物浓度高于血浆浓度。

加替沙星无酶诱导作用，不改变自身和其他合用药物的清除代谢。加替沙星在体内代谢极低，主要以原形经肾脏排出。加替沙星静脉注射48小时，药物原形在尿中的回收率达70%以上，而其乙二胺和甲基乙二胺代谢物在尿中的浓度不足摄入量的1%，加替沙星平均血浆消除半衰期为7～14小时。加替沙星口服或静脉注射后，粪便中加替沙星的原药回收率约5%，提示加替沙星也可经胆道和肠道排除。

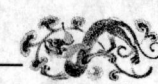

【适应证】用于治疗由敏感菌株引起的中度以上感染性疾病。

慢性支气管炎急性发作：由肺炎链球菌、流感嗜血杆菌、副流感嗜血杆菌、卡他莫拉菌或金黄色葡萄球菌所致。

急性鼻窦炎：由肺炎链球菌、流感嗜血杆菌等所致。

社区获得性肺炎：由肺炎链球菌、流感嗜血杆菌、副流感嗜血杆菌、卡他莫拉菌、金黄色葡萄球菌、嗜肺衣原体、嗜肺支原体或嗜肺军团菌等所致。

单纯性或复杂性泌尿道感染（膀胱炎）：由大肠埃希菌、肺炎克雷伯菌、奇异变形杆菌等所致。

肾盂肾炎：由大肠埃希菌等所致。

单纯性尿道和宫颈淋病：由奈瑟淋球菌所致。

女性急性单纯性直肠感染：由奈瑟淋球菌所致。

在治疗之前，为了分离鉴定致病微生物及确定其对加替沙星的敏感性，应做适当的培养和敏感性试验。但在获得细菌检查结果之前即可开始本品治疗。得到细菌学检查结果后，可以继续合适的治疗。

【用法用量】静脉滴注，每次400mg，每日1次，具体参照下表。本品与口服片剂具生物等效，疗程中，可根据医生决定，由静脉给药改为口服片剂，无需调整剂量。

感染（取决于病原菌）	每日剂量(mg)	疗程
慢性支气管炎急性发作	400	7～10天
急性鼻窦炎	400	10天
社区获得性肺炎	400	7～14天
单纯性尿路感染	400	单剂
或		
复杂性尿路感染	200mg	3～5天
急性肾盂肾炎	400mg	7～10天
男性单纯性淋球菌尿路感染	400mg	单剂
女性宫颈和直肠淋球菌感染	400mg	单剂

加替沙星主要经肾脏排出。肌酐清除率<40ml/分钟，包括血液透析和长期腹膜透析患者，

应调整本品的剂量。血液透析病人应在每次血透结束后用药。肾功能不全者用法用量参照下表。

肌酐清除率	初始剂量(mg)	维持剂量(mg/d)
≥40ml/分钟	400	400
<40ml/分钟	400	200
血液透析	400	200
持续腹膜透析	400	200

维持剂量从用药第2天开始。

肾功能不全患者采用单剂400mg治疗单纯性尿路感染或淋病和每日200mg使用3天治疗单纯性尿路感染时,无需调整本品剂量。

【不良反应】临床试验中所见不良反应多属于轻度,主要见于静脉给药局部和胃肠道及神经系统,包括静脉炎、恶心、呕吐、腹泻、头痛及眩晕等。其他少见的临床相关不良反应包括:

全身反应:变态反应、寒战、发热、背痛、胸痛、虚弱及面部水肿。

心血管系统:高血压、心悸。

消化系统:腹痛、便秘、消化不良、舌炎、念珠菌性口腔炎、口腔炎、口腔溃疡、呕吐、食欲不振、胃炎及胃肠胀气。

代谢与营养系统:外周水肿、高血糖及口渴。

骨骼肌肉系统:关节痛、下肢痛性痉挛。

神经系统:多梦、失眠、感觉异常、震颤、血管扩张、眩晕、激动、焦虑、混乱及紧张。

呼吸系统:呼吸困难、咽炎。

皮肤及皮肤软组织:皮疹、出汗、皮肤干燥及瘙痒。

特殊感官:视觉异常、味觉异常、耳鸣。

泌尿生殖系统:排尿困难。

而罕见的相关不良反应有:思维异常、不能耐受酒精、关节炎、虚弱、哮喘(支气管痉挛)、共济失调、骨痛、心动过缓、胸痛、唇炎、结肠炎、意识模糊、惊厥、发绀、人格解体、抑郁、糖尿病、吞咽困难、耳痛、瘀斑、水肿、鼻出血、欣快感、眼痛、光敏感性、全身水肿、胃肠出血、牙龈炎、口臭、幻觉、呕血、血尿、敌意、感觉过敏、高血糖、肌张力增加、过度通气、低血糖、淋巴结病、斑丘疹、子宫出血、偏头痛、口腔水肿、肌痛、肌无力、颈痛、惊慌、妄想狂、嗅觉倒错、畏光、伪膜性肠炎、精神病、上睑下垂、直肠出血、紧张、胸骨下胸痛、心动过速、味觉丧失、舌肿、疱疹等。

实验室检查异常改变发生率低,包括:白细胞减少、中性粒细胞减少、血红蛋白下降、ALT或/和AST增加,以及碱性磷酸酶、总胆红素、血糖、血清淀粉酶和电解质紊乱等。

【禁忌证】本品禁用于对加替沙星或喹诺酮类药物过敏者。

【注意事项】(1)本品仅可静脉滴注,不可快速静推,不允许肌肉、鞘内、腹腔内和皮下给药。

(2)加替沙星与其他喹诺酮类药物类似,可使心电图Q-Tc间期延长。在患有Q-Tc间期延长,低血钾未纠正或急性心肌缺血患者中,应避免使用本品。本品也不宜与ⅠA类(如奎尼丁、普鲁卡因胺)及Ⅲ类(胺碘酮、索他洛尔)和可延长心电图Q-Tc间期的药物,如西沙必利、红霉素、三环类抗抑郁药合用。

(3)喹诺酮类药物可引起中枢神经系统异常,如紧张、激动、失眠、焦虑、恶梦、颅内压增高等。对患有或疑有中枢神经系统疾患的患者,如严重脑动脉粥样硬化、癫痫和存在癫痫发作因素等,使用本品应慎重。本品可能会引起眩晕和轻度头痛,从事驾驶汽车或其他机械作业,或从事其他需要精神神经系统警觉或协调活动的患者应谨慎。此外,非甾体类消炎镇痛药物与喹诺酮类药物同时使用,可能会增加中枢神经系统刺激症状和抽搐发生的危险性。

(4)与其他喹诺酮药物一样,已见症状性高血糖和低血糖的报道,通常发生于合用口服降糖药(如优降糖)或使用胰岛素的糖尿病患者。这些病人使用本品时应注意监测血糖。如发生血糖异常改变,应立即停药并就诊。

(5)喹诺酮类药物有时可引起严重的甚至致命的过敏反应。对首次发现皮疹或者其他过敏反应时,应立即停用本品。严重过敏反应发生时,可根据临床需要用肾上腺素或其他复苏方法治疗,包括吸氧、输液、抗组胺药、皮质激素、增压胺类药物及气道护理等。

(6)有报道接受包括本品在内的几乎所有抗菌药物治疗后可能发生轻度到致命性假膜性肠炎

因此,对使用任何抗菌药物后出现腹泻的病人应考虑这一诊断。假膜性肠炎的诊断成立后,即应开始治疗。轻度患者停用抗菌药物后即可恢复。中、重度患者,则应酌情补充液体、电解质,以及针对艰难梭菌性肠炎的抗菌治疗,如口服甲硝唑。

(7)尽管尚未见到类似其他喹诺酮类药物引起的肩部、手部和跟腱需要外科治疗或长时间功能丧失的现象,但如果病人在接受本品治疗时有疼痛感、发炎或肌腱断裂等应停用本品,在未明确除外肌腱炎或腱断裂前,患者应休息,并停止体育锻炼。肌腱断裂在喹诺酮类药物治疗中或治疗后均可发生。

(8)已有病人在接受某些喹诺酮类药物后发生光毒性反应。虽在动物试验和临床试验中,未见本品在推荐剂量水平发生光毒性。但为保证医疗顺利实施,应避免过度日光或人工紫外线照射。如果出现晒伤样反应或发生皮肤损害,应及时就诊。

(9)本品增加中枢神经系统刺激症状和抽搐发生的危险性。

(10)肾功能不全患者使用本品应注意调整剂量。

【孕妇及哺乳期妇女用药】加替沙星对孕妇及哺乳期妇女的疗效和安全性尚未建立。孕妇应避免合用本品,授乳妇女使用时暂停授乳。

【儿童用药】本品对儿童、青少年(18岁以下)的疗效和安全性尚未建立。建议禁用本品。

【老年用药】虽然老年女性受试者与年轻女性相比有轻微的药代动力学差异,但这种差异主要是由于肾功能随年龄增长而减退,并无重要的临床意义。老年患者使用本品应根据其肾功能决定用量。

【药物相互作用】(1)本品与丙磺舒合用,可减缓加替沙星经肾排除。

(2)本品与地高辛同时使用,未见加替沙星药代动力学参数发生明显改变,但在部分受试者发现地高辛血药浓度升高。故应监测服用地高辛患者的地高辛毒性反应的症状和体征。对表现出毒性症状和体征的患者,应测定地高辛的血药浓度,并适当调整地高辛剂量。并不推荐事先调整两药剂量。

【药物过量】不宜使用高于推荐剂量的治疗。如发生急性过量,应严密观察(包括心电图监测)并给予对症和支持治疗。充分水化,但血液透析(每4小时约清除14%)和连续性活动性腹膜透析(8天约清除11%)不能有效地从体内将加替沙星清除。

【规格】100ml:加替沙星0.2g与氯化钠0.9g。

【贮藏】遮光,密封,在阴凉处保存。

甲磺酸帕珠沙星氯化钠注射液 Pazufloxacin Mesilate and Sodium Chloride Injection

【适应证】本品对葡萄球菌属、链球菌属、肠球菌、淋球菌、嗜血杆菌、大肠埃希菌、枸橼酸杆菌属、克雷伯菌、肠杆菌属、沙雷菌属、变形杆菌属、摩根菌属、普罗维登菌属、流感嗜血杆菌、铜绿假单胞菌、不动杆菌属、拟杆菌属中敏感菌引起的中、重度感染有效。

(1)呼吸系统感染:急性支气管炎、慢性支气管炎急性感染、化脓性扁桃体炎、扁桃体周围脓肿、肺炎、肺脓肿、慢性呼吸系统疾病合并感染等。

(2)泌尿系统感染:急性尿道炎、急性膀胱炎、急性肾盂肾炎、慢性肾盂肾炎急性发作、复杂性尿路感染、急性细菌性前列腺炎等。

(3)妇科感染:子宫附件炎、子宫旁结合线炎、盆腔炎。

(4)其他感染:烫伤感染、手术后伤口感染、胆囊炎、胆管炎、肝脓疡、腹腔脓疡、腹膜炎等。

【禁忌证】对帕珠沙星及喹诺酮类药物有过敏史的患者禁用。

多层共挤输液袋。100ml:0.3g(以帕珠沙星计)与氯化钠0.9g;100ml:0.5g(以帕珠沙星计)与氯化钠0.9g。

【用法用量】静脉滴注,成人每日2次,每次300mg(以帕珠沙星计)。重症感染患者及病原菌对本品敏感性较差者,剂量可酌情增加。

【规格】玻璃输液瓶。100ml:0.3g(以帕珠沙星计)与氯化钠0.9g;100ml:0.5g(以帕珠沙星计)与氯化钠0.9g。

甲苯磺酸托氟沙星胶囊 Tosufloxacin Tosylate Capsules

【适应证】由妥舒沙星沙敏感菌所致的各种感染:尿路感染;呼吸道感染;眼、耳、鼻、喉感染;妇科、生殖系统感染;腹部和肝、胆系统感染;骨和关节感染；皮肤感染；败血症和心内膜炎；脑膜炎。

【禁忌证】(1)对本品或喹诺酮类药物过敏者禁用。

(2)孕妇、哺乳期妇女禁用。

【规格】0.15g。

【用法用量】口服，成人每日0.3～0.45g，分2次服用。严重感染者每日0.6g，分2次服用。

五、硝咪唑类

甲硝唑注射液 Metronidazole Injection

【成分】主要成分为甲硝唑。

【性状】本品为无色或几乎无色的澄明液体。

【药理毒理】甲硝唑对大多数厌氧菌具有强大的抗菌作用，但对需氧菌和兼性厌氧菌无作用，抗菌谱包括脆弱拟杆菌和其他拟杆菌属、梭形杆菌、产气梭状芽孢杆菌、真杆菌、韦容球菌、消化球菌和消化链球菌等。放线菌属、乳酸杆菌属、丙酸杆菌属对本品耐药。其杀菌浓度稍高于抑菌浓度。

本品尚可抑制阿米巴原虫氧化还原反应，使原虫氮链发生断裂。体外试验证明，药物浓度为1～2mg/L时，溶组织阿米巴于6～20小时即可发生形态改变，24小时内全部被杀灭，浓度为0.2mg/L时，72小时内可杀死溶组织阿米巴。本品有强大的杀灭滴虫的作用，其机制未明。本品对某些动物有致癌作用。

【药代动力学】静脉给药后迅速达峰值。蛋白结合率<5%，吸收后广泛分布于各组织和体液中，且能通过血-脑屏障，药物有效浓度能够出现在唾液、胎盘、胆汁、乳汁、羊水、精液、尿液、脓液和脑脊液中。有报道，药物在胎盘、乳汁、胆汁的浓度与血药浓度相似。健康人脑脊液中血药浓度为同期血药浓度的43%。有效浓度能维持12小时。本品经肾排出60%～80%，约20%的原形从尿中排出，其余以代谢产物(25%为葡萄糖醛酸结合物，14%为其他代谢结合物)形式由尿排出。10%随粪便排出。14%从皮肤排泄。

【适应证】本品主要用于厌氧菌感染的治疗。

【用法用量】静脉滴注。

(1)成人常用量：厌氧菌感染，静脉给药首次按体重15mg/kg(70kg成人为1g)，维持量按体重7.5mg/kg，每6～8小时静脉滴注1次。

(2)小儿常用量：厌氧菌感染的注射剂量同成人。

【不良反应】15%～30%病例出现不良反应，以消化道反应最为常见，包括恶心、呕吐、食欲不振、腹部绞痛，一般不影响治疗；神经系统症状有头痛、眩晕，偶有感觉异常、肢体麻木、共济失调、多发性神经炎等，大剂量可致抽搐。少数病例发生荨麻疹、潮红、瘙痒、膀胱炎、排尿困难、口中金属味及白细胞减少等，均属于可逆性，停药后自行恢复。

【禁忌证】有活动性中枢神经系统疾患和血液病者禁用。

【注意事项】(1)对诊断的干扰：本品的代谢产物可使尿液呈深红色。

(2)原有肝脏疾患者，剂量应减少，出现运动失调或其他中枢神经系统症状时应停药。重复1个疗程之前，应做白细胞计数。厌氧菌感染合并肾衰竭者，给药间隔时间应由8小时延长至12小时。

(3)本品可抑制酒精代谢，用药期间应戒酒，饮酒后可能出现腹痛、呕吐、头痛等症状。

【孕妇及哺乳期妇女用药】孕妇及哺乳期妇女禁用。

【老年用药】由于老年人肝功能减退，应用本品时药代动力学有所改变，应严密监测本品血药浓度。

【药物相互作用】(1)本品能抑制华法林和其他口服抗凝药的代谢，加强其作用，引起凝血酶原时间延长。

(2)同时应用苯妥英钠、苯巴比妥等诱导肝微粒体酶的药物，可加强本品代谢，使血药浓度下降，而苯妥英钠排泄减慢。

(3)同时应用西咪替丁等抑制肝微粒体酶活性的药物，可减缓本品在肝内的代谢及其排泄，延长本品的血清半衰期，应根据血药浓度测定的结果调整剂量。

(4)本品干扰双硫仑代谢，两者合用患者饮酒后可出现精神症状，故2周内应用双硫仑者不宜再用本品。

(5)本品可干扰氨基转移酶和LDH测定结果，可使胆固醇、甘油三酯水平下降。

【药物过量】大剂量可致抽搐。

【贮藏】遮光，密闭保存。

替硝唑注射液　Tinidazole Injection

【商品名】裕宁。

【成分】本品主要成分为替硝唑。

【性状】本品为无色或几乎无色的澄明液体。

【药理毒理】本品对原虫及厌氧菌有较高活性。对脆弱拟杆菌等拟杆菌属、梭杆菌属、梭菌属、消化球菌、消化链球菌、韦容球菌属及加得纳菌等具抗菌活性，2～4mg/L 的浓度可抑制大多数厌氧菌；微需氧菌、幽门螺杆菌对其敏感；对阴道滴虫的 MIC 与甲硝唑相仿，其代谢物对加得纳菌的活性较替硝唑为强。

本品的作用机制尚未完全阐明，厌氧菌的硝基还原酶在敏感菌株的能量代谢中起重要作用。本品的硝基被还原成一种细胞毒，从而作用于细菌的 DNA 代谢过程，促使细菌死亡。耐药菌往往缺乏硝基还原酶而对本品耐药。本品抗阿米巴原虫的机制为抑制其氧化还原反应，使原虫的氮链发生断裂，从而杀死原虫。

【药代动力学】本品静脉滴注 0.8g 及 1.6g 后血药峰浓度（C_{max}）分别为 14～21mg/L 及 32mg/L。静脉每日给药 1g，血药浓度可维持在 8mg/L 以上。

替硝唑在体内的分布广泛，在生殖器官、肠道、腹部肌肉、乳汁中可达较高浓度，在肝脏、脂肪中的浓度低，在胆汁、唾液中的浓度与同期血药浓度相仿，对血-脑脊液屏障的穿透性较甲硝唑高，脑膜无炎症时脑脊液中的浓度为同期血药浓度的 80%，这与替硝唑的脂溶性较高有关。替硝唑可通过血-胎盘屏障，在胎儿及胎盘中可达高浓度。蛋白结合率为 12%。在肝脏代谢，静脉给药后 20%～25% 以原形从尿中排出。血消除半衰期为 11.6～13.3 小时，平均为 12.6 小时。

【适应证】（1）本品用于预防术后厌氧菌引起的感染，尤适合于胃肠道和女性生殖系统厌氧菌感染。

（2）本品用于证实或很可能由类杆菌属、脆弱拟杆菌属、其他拟杆菌属、梭状芽孢杆菌属、消化球菌属、真杆菌、发酵链球菌、韦荣球菌属等厌氧菌引起的感染，如重度冠周炎、重度口腔间隙感染；败血症、窦炎、肺炎、肺脓肿、骨髓炎、腹膜炎及手术伤口感染；胃肠道和女性生殖系统感染。

【用法用量】（1）预防手术后由厌氧菌引起的感染：总量 1.6g，分 1 次或分 2 次静脉缓慢滴注，第 1 次于手术前 2～4 小时，第 2 次于手术期间或术后 12～24 小时内滴注。

（2）治疗厌氧菌引起的感染：静脉缓慢滴注，每日 1 次，每次 0.8g，连用 5～6 天。当某种感染类型使病人难以康复时，可视临床情况而定。

【不良反应】不良反应少见而轻微，主要为恶心、呕吐、上腹痛、食欲下降及口腔金属味，可有头痛、眩晕、皮肤瘙痒、皮疹、便秘及全身不适。此外，还可有血管神经性水肿、中性粒细胞减少、双硫仑样反应及黑尿，偶见滴注部位轻度静脉炎。高剂量时也可引起癫痫发作和周围神经病变。

【禁忌证】对本品或吡咯类药物过敏患者，以及有活动性中枢神经疾病和血液病者禁用。

【注意事项】（1）本品滴注速度应缓慢，浓度为 2mg/ml 时，每次滴注时间应不少于 1 小时，浓度＞2mg/ml 时，滴注速度宜再降低 1～2 倍。药物不应与含铝的针头和套管接触，并避免与其他药物一起滴注。

（2）致癌、致突变作用：动物试验或体外测定发现本品具致癌、致突变作用，但人体中尚缺乏资料。

（3）如疗程中发生中枢神经系统不良反应，应及时停药。

（4）本品可干扰丙氨酸氨基转移酶、乳酸脱氢酶、三酰甘油、己糖激酶等的检验结果，使其测定值降至零。

（5）用药期间不应饮用含酒精的饮料，因可引起体内乙醛蓄积，干扰酒精的氧化过程，导致双硫仑样反应，患者可出现腹部痉挛、恶心、呕吐、头痛、面部潮红等。

（6）肝功能减退者本品代谢减慢，药物及其代谢物易在体内蓄积，应予减量，并作血药浓度监测。

（7）本品可自胃液持续清除，某些放置胃管作吸引减压者，可引起血药浓度下降。血液透析时，本品及代谢物迅速被清除，故应用本品不需减量。

（8）念珠菌感染者应用本品，其症状会加重，需同时给予抗真菌治疗。

【孕妇及哺乳期妇女用药】本品可透过胎盘，迅速进入胎儿循环。动物实验发现腹腔给药对胎仔具有毒性。本品对胎儿的影响尚无足够和严密的对照观察，因此，妊娠 3 个月内应禁用。3 个月以上的孕妇具有明确指征时才选用本品。本品在乳汁中浓度与血中浓度相似。动物试验显示本品对幼鼠具有致癌作用,故哺乳期妇女应避免使用。若必须用药,应暂停哺乳,并在停药3天后方可授乳。

【儿童用药】12岁以下患者禁用。

【老年用药】老年人由于肝功能减退,应用本品时药代动力学有所改变,需监测血药浓度。

【药物相互作用】(1)本品能抑制华法林和其他口服抗凝药的代谢,加强其作用,引起凝血酶原时间延长。

(2)与苯妥英钠、苯巴比妥等诱导肝微粒体酶的药物合用时,可加快本品代谢,使血药浓度下降,并使苯妥英钠排泄减慢。

(3)与西咪替丁等抑制肝微粒体酶活性的药物合用时,可减慢本品在肝内的代谢及其排泄,延长本品的血消除半衰期,应根据血药浓度测定的结果调整剂量。

(4)本品干扰双硫仑代谢,两者合用时,患者饮酒后可出现精神症状,故2周内应用双硫仑者不宜再用本品。

(5)本品可干扰血清氨基转移酶和乳酸脱氢酶的测定结果,可使胆固醇、三酰甘油水平下降。

【药物过量】无可靠参考文献。

【规格】100ml∶0.4g;200ml∶0.8g。

【贮藏】遮光,密闭,在7~20℃条件下保存。若因贮存不当,产生结晶,用30℃水浴溶解后使用。

【包装】玻璃输液瓶装,每瓶100ml,每盒1瓶。玻璃输液瓶装,每瓶200ml,每盒1瓶。

奥硝唑注射液 Ornidazole Injection

【商品名】普司立。

【成分】本品的主要成分为奥硝唑。

【性状】本品为微黄绿色至淡黄绿色的澄明液体。

【药理毒理】(1)药理作用:本品为第三代硝基咪唑类衍生物,其发挥抗微生物作用的机制可能是:通过其分子中的硝基,在无氧环境中还原成氨基或通过自由基的形成,与细胞成分相互作用,从而导致微生物死亡。

(2)毒理研究

1)重复给药毒性:大鼠连续2年给予本品剂量为400mg/(kg·d),未见对动物的寿命有影响,也未引起严重的功能或形态学改变。犬连续1年给药,剂量达250mg/(kg·d)时,出现中枢神经系统症状,这些症状在硝基咪唑类衍生物的大鼠试验中均可见到。

2)遗传毒性:与其他硝基咪唑类药物类似,本品对多种细菌具有致突变作用,但是人淋巴细胞和小鼠显性致死试验表明,本品对哺乳类动物细胞染色体无影响。

3)生殖毒性:在所进行的大鼠、小鼠和家兔的高剂量研究中,对胎儿和围产期无明显影响。大鼠和小鼠给药剂量达400mg/(kg·d),家兔剂量达100mg/(kg·d)时,未见致畸作用。经口给药可抑制雄性大鼠的生殖能力,但是与其他5-硝基咪唑化合物不同的是,本品不抑制精子的生成。但是,目前尚无充分和严格对照的孕妇临床研究资料。由于动物生殖研究并不能完全预测药物对人的影响,所以只有当确实需要时才可以在怀孕期间服用本品。

4)致癌性:大鼠连续2年给药剂量达400mg/(kg·d)时,未见本品有致癌性。

【药代动力学】国内目前尚缺乏奥硝唑注射液的人体详细药代动力学研究资料。文献报道的奥硝唑药代动力学研究情况如下:

据《马丁代尔药典》第31版(1996年版)报道,奥硝唑容易经胃肠道吸收,1.5g单剂量口服用药在2小时内就达到约为30μg/ml的最大血浆浓度,24小时后又降到9μg/ml,48小时降到2.5μg/ml。奥硝唑也经阴道吸收,据报道,局部使用500mg奥硝唑阴道栓剂后12小时,最大血浆浓度约为5μg/ml。

奥硝唑的血浆消除半衰期为14小时,血浆蛋白结合率<15%,广泛分布于组织和体液中,包括脑脊液。

奥硝唑在肝中代谢,在尿中主要以轭合物和代谢物排泄,小量在粪便中排泄。已报道单剂量口服本品后于5天消除量为85%,尿中63%,粪便中22%。胆汁排泄在奥硝唑及其代谢物的消除中约占4.1%。

国外文献报道,健康志愿者30分钟静脉滴注1g奥硝唑,其半衰期为(14.1±0.5)小时,MRT为(19.4±0.6)小时,血浆清除率为(50.6±2.1)ml/

分钟,Vss 值为(0.86±0.02)L/kg。在体内代谢有两个主要代谢物,M1[1-(3-氯-2-丙基)-2-羟甲基-5-硝基咪唑],M4[1-(3-羟基-2-羟丙基)-2-甲基-5-硝基咪唑],代谢产物 M1、M4 的浓度低于原形药物,代谢物 M1、M4 的活性也远低于奥硝唑,其 C_{max} 分别为(85±6)ng/ml、(120±6)ng/ml,$t_{1/2}$ 分别为(14.4±1.0)小时、(15.5±1.2)小时。由于药物的清除在肝脏中进行,肝病患者的清除率会降低 26%~48%,半衰期及 MRT 值会增加 19%~38%,故肝病患者给药间隔应延长,以避免药物蓄积。

1~42 周幼儿术前 20 分钟滴注奥硝唑 20mg/kg,药代动力学特点与成人一致。

【适应证】(1)用于治疗由脆弱拟杆菌、狄氏拟杆菌、卵圆拟杆菌、多形拟杆菌、普通拟杆菌、梭状芽孢杆菌、真杆菌、消化球菌和消化链球菌、幽门螺杆菌、黑色素拟杆菌、梭杆菌、CO_2 噬织维菌、牙龈类杆菌等敏感厌氧菌所引起的多种感染性疾病。包括:①腹部感染,如腹膜炎、腹内脓肿、肝脓肿等;②盆腔感染,如子宫内膜炎、子宫肌炎、输卵管或卵巢脓肿、盆腔软组织感染、嗜血杆菌阴道炎等;③口腔感染,如牙周炎、根尖周炎、冠周炎、急性溃疡性龈炎等;④外科感染,如伤口感染、表皮脓肿、压疮溃疡感染、蜂窝织炎、气性坏疽等;⑤脑部感染,如脑膜炎、脑脓肿;⑥败血症,如菌血症等严重厌氧菌感染等。

(2)用于手术前预防感染和手术后厌氧菌感染的治疗。

(3)治疗消化系统严重阿米巴虫病,如阿米巴痢疾、阿米巴肝脓肿等。

【用法用量】静脉滴注。使用前,首先须将本品进行适当的稀释,然后再静脉滴注,滴注时间为 60 分钟左右。对于成人,需将本品(5ml:0.25g)2 支或 4 支分别加入 250ml 或 500ml 临床常用输液(如 5%葡萄糖、10%葡萄糖、0.9%氯化钠注射液)中,即前者内含主药 0.5g,后者内含主药 1.0g,然后再静脉滴注。

(1)预防术后厌氧菌感染:术前一次静脉滴注 1.0g。

(2)治疗妇科、外科及口腔科与厌氧菌有关的急性感染时,首剂静脉滴 0.5~1g,然后每 12 小时静滴 0.5g,连用 5~10 天。儿童剂量按每 12 小时 10mg/kg 剂量静脉滴注。无论成人或儿童,一旦病情许可,均应尽早改为口服治疗。

(3)治疗重症阿米巴痢疾或阿米巴肝脓肿:首剂静脉滴 0.5~1g,然后每 12 小时 0.5g,连用 3~6 天。儿童剂量按每日 20~30mg/kg 体重静脉滴注。

【不良反应】本品通常具有良好的耐受性,用药期间会出现下列反应:

(1)消化系统:轻度胃部不适、胃痛、口腔异味等。

(2)神经系统:头痛及困倦、眩晕、颤抖、四肢麻木、痉挛和精神错乱等。

(3)过敏反应:皮疹、瘙痒等。

(4)局部反应:刺感、疼痛等。

(5)其他:白细胞减少等。

【禁忌证】(1)禁用于对本品及其他硝基咪唑类药物过敏的患者。

(2)禁用于脑和脊髓发生病变的患者,羊癫风及各种器官硬化症患者。

(3)禁用于器官硬化症、造血功能低下、慢性酒精中毒患者。

【注意事项】(1)肝损伤者用药每次剂量与正常用量相同,但用药间隔时间要加倍,以免药物蓄积。

(2)使用过程中,如有异常神经症状反应即停药,并进一步观察治疗。

【孕妇及哺乳期妇女用药】妊娠早期(妊娠前 3 个月)和哺乳期妇女慎用。

【儿童用药】儿童慎用。建议 3 岁以下儿童不用。

【老年用药】同成年人用药。

【药物过量】请严格按照医生处方剂量服用。过量使用,此药可加重不良反应,如发生严重不良反应时应立即停止用药,并请医生对症施治。

【规格】5ml:0.5g。

【贮藏】遮光,密闭(10~30℃)保存。

【包装】安瓿,每盒 5 支。

六、噁唑酮类

利奈唑胺注射液 Linezolid Injection

【商品名】斯沃。

【成分】主要成分为利奈唑胺。

【药理毒理】本品为合成的抗 G^+ 菌药,其作用为抑制细菌蛋白质合成。其突出特点是与细菌 50S 亚基附近界面的 30S 亚基结合,阻止 70S 初始复合物的形成而发挥杀菌作用。对葡萄球菌、链球菌(包括肠球菌)敏感。由于本品的特殊结构,因此与其他抗菌药无交叉耐药性,特别对耐甲氧西林金葡球菌(MRSA)、耐万古霉素肠球菌(VREF)等微生物有良好的抗菌作用,为治疗耐万古霉素肠球菌感染的惟一药物。

【药代动力学】口服给药后,本品迅速而完全吸收,T_{max} 为 1～2 小时。生物利用度约 100%,C_{max} 为 12mg/L 和 18mg/L(口服 375mg 和 625mg),口服或静脉给药的稳态 C_{max} 相似,故无需调整药量。高脂饮食可使 T_{max} 从 1.5 小时推迟到 2.2 小时,使 C_{max} 降低 17%,但 AUC 不变。本品血浆蛋白结合率约为 31%,分布容积为 40～50L。其代谢主要通过吗啉环的氧化,生成无活性的氨基乙氧乙酸(代谢物 A)和羟乙甘氨酸(代谢物 B)。细胞色素 P450 不参与本品代谢。本品为双通道排泄,即肾与非肾途径,尿中原形药约占 30%,代谢物 B 约占 40%,代谢物 A 约占 10% 粪便里无原形药,代谢物 B 约占 6%,代谢物 A 约占 3% 其口服消除半衰期为 5.5 小时,静脉给药为 4.5 小时。

老年患者的药代动力学与年轻人无差异。女性体内分布容积比男性低,血浆浓度较高,但平均消除率和半衰期无显著差异,因此,不必调整剂量。本品药代动力学不因肾功能损伤而改变,但 2 种代谢产物可因肾功能受损而蓄积,蓄积量随损伤程度增加,故对肾功能不全者无需调整剂量。此外,轻、中度肝功能损伤患者,也无需调整剂量;严重肝功能损伤患者的药代动力学未见研究。血液透析可将本品从体内除去剂量的 30%,故应适当增加剂量。对小儿患者药代动力学研究有限,使用本品时应谨慎。

【适应证】用于耐万古霉素肠球菌感染;肺炎及并发的皮肤软组织感染;无并发的皮肤软组织感染。

【用法用量】(1)耐万古霉素肠球菌感染:600mg,静脉注射或口服,每 12 小时 1 次,疗程 14～28 天。

(2)肺炎及并发的皮肤软组织感染:600mg,静脉注射或口服,每 12 小时 1 次,疗程 10～14 天。

(3)无并发的皮肤软组织感染:口服,400mg,每 12 小时 1 次,疗程 10～14 天。

【不良反应】对 2046 例患者的应用表明,有 2.8%～11.0% 出现腹泻,0.5%～11.3% 感觉头痛,3.4%～9.6% 感到恶心。另外,还有口腔念珠菌、阴道念珠菌感染、低血压、消化不良、局部腹痛、瘙痒和舌变色等。

【注意事项】(1)对本品过敏者禁用。

(2)孕妇与哺乳期妇女慎用。

(3)本品可能引起血小板减少症,对于易出血者、血小板减少症、与减少血小板药物同服或使用本品超过 2 周的患者,均应监测血小板计数。

(4)本品可引起伪膜性结肠炎。轻者停药,中度和重度患者应补充电解质、蛋白质和使用对难辨梭状芽孢杆菌有效的抗菌药。

【药物相互作用】本品具有单胺氧化酶抑制剂作用,如与肾上腺素神经药物同服,可引起可逆性血压增高;如与 5-羟色胺神经药联合应用,应注意发生 5-羟色胺综合征。但本品与华法林、苯妥英、氨曲南、庆大霉素、右美沙芬无相互作用。

【规格】输液:200mg/100ml;400m/200ml;600mg/300ml。

【贮藏】在 25℃(可接受范围 15～30℃)贮存,避光,防潮,防止输液袋冻结。

第四节　抗感染植物药制剂

大蒜素胶囊　Garlicin Capsules

【适应证】抗感染药。本品适用于深部真菌和细菌感染,用于防治急慢性菌痢和肠炎、百日咳、肺部和消化道的真菌感染、白色念珠菌菌血症、隐球菌性脑膜炎、肺结核等。

【用法用量】口服。成人每次 40mg(每次 2

粒),每日4次;儿童酌减或遵医嘱。

【规格】20mg/粒。

【包装】铝塑包装,每板12粒,每盒2板。

盐酸小檗碱片 Berberine Hydrochloride Tablets

【成分】本品每片含盐酸小檗碱0.1g,辅料为淀粉、滑石粉、液体石蜡、羧甲基淀粉钠、硬脂酸镁。

【性状】本品为黄色片。

【药理作用】本品对细菌只有微弱的抑菌作用,但对痢疾杆菌、大肠杆菌引起的肠道感染有效。

【适应证】用于肠道感染,如胃肠炎。

【用法用量】口服。成人每次1~3片,每日3次。儿童用量见下表。

年龄(岁)	体重(kg)	每次用量(片)	次数
1~3	10~15	0.5~1	
4~6	16~21	1~1.5	
7~9	22~27	1.5~2	每日3次
10~12	28~32	2~2.5	

【不良反应】口服不良反应较少,偶有恶心、呕吐、皮疹和药热,停药后消失。

【禁忌证】溶血性贫血患者及葡萄糖-6-磷酸脱氢酶缺乏患者禁用。

【注意事项】(1)妊娠期前3个月慎用。

(2)如服用过量或出现严重不良反应,应立即就医。

(3)对本品过敏者禁用,过敏体质者慎用。

(4)本品性状发生改变时禁止使用。

(5)请将本品放在儿童不能接触的地方。

(6)儿童必须在成人监护下使用。

(7)如正在使用其他药品,使用本品前请咨询医师或药师。

【药物相互作用】(1)含鞣质的中药与本品合用后,由于鞣质是生物碱沉淀剂,二者结合,生成难溶性鞣酸盐沉淀,降低疗效。

(2)如与其他药物同时使用,可能会发生药物相互作用,详情请咨询医师或药师。

【规格】0.1g。

【贮藏】遮光,密封保存。

【包装】高密度聚乙烯塑料瓶包装,每瓶100片。

小儿鞣酸小檗碱片 Pediatric Berberine Tanniatec Tablets

【适应证】主要用于敏感病原菌所致的胃肠炎、细菌性痢疾等肠道感染。

【禁忌证】因本品可引起溶血性贫血,葡萄糖-6-磷酸脱氢酶缺乏的儿童禁用。

【用法用量】口服。1~2岁,每次1片;2~4岁,每次1片半;4~6岁,每次2片;6~9岁,每次3片;9~14岁,每次4片。每日3次。首次剂量可加倍。

【规格】0.1g。

【包装】包装规格:每瓶20片。包装材料:棕色玻璃瓶。

板蓝根口服液

【成分】主要成分为板蓝根。

【功能主治】清热解毒。用于病毒性感冒,咽喉肿痛。

【用法用量】口服。每次1支,每日4次。

【注意事项】(1)忌烟、酒及辛辣、生冷、油腻食物。

(2)不宜在服药期间同时服用滋补性中成药。

(3)风寒感冒者不适用,其表现为恶寒重,发热轻,无汗,鼻塞流清涕,口不渴,咳吐稀白痰。

(4)糖尿病患者及有高血压、心脏病、肝病、肾病等慢性病严重者、孕妇或正在接受其他治疗的患者,均应在医师指导下服用。

(5)服药3天后,症状无改善,或出现发热咳嗽加重,并有其他症状如胸闷、心悸等应去医院就诊。

(6)按照用法用量服用,小儿、年老体虚者应在医师指导下服用。

(7)连续服用应向医师咨询。

(8)对本品过敏者禁用,过敏体质者慎用。

(9)本品性状发生改变时禁止使用。

(10)儿童必须在成人监护下使用。

(11)请将本品放在儿童不能接触的地方。

(12)如正在使用其他药品,使用本品前请咨询医师或药师。

【药物相互作用】如与其他药物合用,可能会发生药物相互作用,详情请咨询医师或药师。

【规格】每支10ml。

鱼腥草素钠片 Sodium Houttuyfonate Tablets

【成分】主要成分为鱼腥草素钠。

【性状】本品为糖衣片,除去糖衣后显白色。

【药理毒理】本品为三白草蕺菜属植物鱼腥草的主要有效成分和亚硫酸氢钠加成物,对细菌只有微弱的抗菌作用,对金黄色葡萄球菌、流感嗜血杆菌、白念珠菌等有一定抑制作用。本品有提高血清备解素水平,增强白细胞吞噬能力的作用。

【药代动力学】尚不明确。

【适应证】慢性支气管炎及其他上呼吸道感染性疾病等。

【用法用量】口服,每次60～90mg,每日3次。

【不良反应】尚未见有关不良反应报道。

【孕妇及哺乳期妇女用药】尚不明确。

【儿童用药】本品在儿童患者中应用的安全性及有效性尚未见确切报道,应慎用。

【老年用药】本品在老年患者中应用的安全性及有效性尚未见确切报道,应慎用。

【药物相互作用】尚不明确。

【药物过量】尚不明确。

【规格】30mg;60mg。

【贮藏】密封保存。

【包装】30mg 塑料瓶包装:100片/瓶。60mg 铝塑包装:12粒/板,2板/盒。

穿心莲片

【功能主治】清热解毒,凉血消肿。用于邪毒内盛,感冒发热,咽喉肿痛,口舌生疮。

【注意事项】(1)忌烟酒、辛辣、鱼腥食物。

(2)不宜在服药期间同时服用滋补性中药。

(3)有高血压、心脏病、肝病、糖尿病、肾病等慢性病严重者应在医师指导下服用。

(4)儿童、孕妇、哺乳期妇女、年老体弱、脾虚便溏者应在医师指导下服用。

(5)服药3天症状无缓解,应去医院就诊。

(6)对本品过敏者禁用,过敏体质者慎用。

(7)本品性状发生改变时禁止使用。

(8)儿童必须在成人监护下使用。

(9)请将本品放在儿童不能接触的地方。

(10)如正在使用其他药品,使用本品前请咨询医师或药师。

【用法用量】口服。每次1～2片(大片),每日3次。

鞣酸苦参碱片 Alkaloidi Sophorae Tannate Tablets

【适应证】用于肠炎。

【注意事项】(1)连续使用本品3天,症状未缓解,应立即就医。

(2)对本品过敏者禁用,过敏体质者慎用。

(3)本品性状发生改变时禁止使用。

(4)请将本品放在儿童不能接触的地方。

(5)儿童必须在成人监护下使用。

(6)如正在使用其他药品,使用本品前请咨询医师或药师。

【用法用量】口服。1岁以下儿童,每次0.5～1片;1～5岁儿童,每次1～2片;5～14岁儿童,每次2～4片;14岁以上儿童,每次6片。每日3次。饭后服用。

【规格】10mg。

金荞麦胶囊

【功能主治】清热解毒,排脓祛瘀,祛痰止咳平喘。用于急性肺脓疡、急慢性气管炎、喘息型慢性支气管炎、支气管哮喘及细菌性痢疾。症见咳吐腥臭脓血痰液或咳嗽痰多、喘息痰鸣及大便泻下赤白脓血。

【用法用量】口服。每次3粒,每日3次。

【规格】每粒装0.4g。

【包装】铝塑复合膜包装。

金莲花片

【功能主治】清热解毒。用于上呼吸道感染、咽炎、扁桃体炎。

【注意事项】(1)忌食烟酒、辛辣、油腻食物。

(2)如疑咽部有肿物所致疼痛应去医院就诊。

(3)按照用法用量服用,儿童应在医师指导下服用。

(4)对本品过敏者禁用,过敏体质者慎用。

(5)本品性状发生改变时禁止使用。

(6)儿童必须在成人监护下使用。

(7)请将本品放在儿童不能接触的地方。

(8)如正在使用其他药品,使用本品前请咨询医师或药师。

【用法用量】口服。每次 3～4 片,每日 3 次。

四季青消炎喉片(少用)

炎见宁片

【功能主治】清热燥湿解毒,活血消肿止痛。用于湿热瘀毒蕴结引起的上呼吸道感染、咽炎、扁桃体炎。

【注意事项】(1)忌烟酒、辛辣、鱼腥食物。

(2)不宜在服药期间同时服用滋补性中药。

(3)有高血压、心脏病、肝病、糖尿病、肾病等慢性病严重者应在医师指导下服用。

(4)儿童、孕妇、年老体弱、脾虚大便溏者应在医师指导下服用。

(5)扁桃体有化脓或发热体温超过 38.5℃ 的患者应去医院就诊。

(6)服药 3 天症状无缓解,应去医院就诊。

(7)对本品过敏者禁用,过敏体质者慎用。

(8)本品性状发生改变时禁止使用。

(9)儿童必须在成人监护下使用。

(10)请将本品放在儿童不能接触的地方。

(11)如正在使用其他药品,使用本品前请咨询医师或药师。

【用法用量】口服。大片每次 2～3 片,每日 3 次。

【规格】大片每片相当于原药材 1.85g。

百蕊草片(少用)

苦木片(少用)

双黄连口服液

【功能主治】疏风解表,清热解毒。用于外感风热所致的感冒,症见发热、咳嗽、咽痛。

【注意事项】(1)忌烟、酒及辛辣、生冷、油腻食物。

(2)不宜在服药期间同时服用滋补性中药。

(3)风寒感冒者不适用。

(4)糖尿病患者及有高血压、心脏病、肝病、肾病等慢性病严重者应在医师指导下服用。

(5)儿童、孕妇、哺乳期妇女、年老体弱及脾虚便溏者应在医师指导下服用。

(6)发热体温超过 38.5℃ 的患者,应去医院就诊。

(7)服药 3 天症状无缓解,应去医院就诊。

(8)对本品过敏者禁用,过敏体质者慎用。

(9)本品性状发生改变时禁止使用。

(10)儿童必须在成人监护下使用。

(11)请将本品放在儿童不能接触的地方。

(12)如正在使用其他药品,使用本品前请咨询医师或药师。

【用法用量】口服。每次 20ml,每日 3 次;小儿酌减或遵医嘱。

【规格】每支 10ml。

(孙福生 杨惠林 马庆军)

第五节 抗结核病药

目前骨结核的药物治疗完全沿用肺结核治疗的原则及方案。"早期、联合、全程、规则、适量"是治疗肺结核的原则,也完全适合骨结核的治疗。早诊断、早治疗,疗效好。

一、基本原则

(一)早期用药

早期病灶内结核菌生长旺盛,对药物敏感,病变部位血液供应丰富,药物易渗入病灶内,达到较高浓度,故早期用药可发挥良好疗效。

(二)联合用药

可防止或延缓结核菌产生耐药性。如果单用异烟肼或链霉素,结核菌由于基因突变而产生耐药性机会分别为 $10^{-7} \sim 10^{-5}$ 及 $10^{-8} \sim 10^{-6}$,而二药联合,则几乎完全不产生耐药。联合用药还可增强疗效。即使是活动性结核病患者,联合治疗细菌产生耐药而致治疗失败者极少。但是具有相似毒性的药物不宜合用,如氨基苷类的链霉素、卡那霉素、卷曲霉素、紫霉素联合可增加肾毒性。

(三)坚持全程规律用药可保证抗结核病化疗疗效

患者不规则用药或不坚持全疗程,常是结核病化疗失败的重要原因。

(四)适宜的剂量

抗结核病药如氨硫脲、吡嗪酰胺或乙胺丁醇,在开始用于临床阶段,由于剂量过大,不良反应多而严重;当调低剂量,不良反应即明显减少。然而剂量太小,不仅难获疗效,且易使细菌产生耐药性,导致治疗失败。一般仅在间歇疗法才用较大剂量。

二、治疗方案

(一)标准化疗(长程化疗)

20世纪70年代,利福平应用于临床之前,异烟肼加对氨基水杨酸钠,前3个月加用链霉素,全疗程为1.5年。20世纪50年代英国医学研究会(BMRC)总结多篇脊椎结核标准化疗的疗效,其治愈率为89%,复发率为3%,死亡率为1.4%,为此标准化疗的疗效为国内外学者所肯定。

(二)短程化疗

短程化疗方案制定原则:化疗应当选用高效、敏感、低毒、经济的药物。方案中至少应包括2~3种杀菌药,针对A、B、C 3种菌群杀菌灭菌防止复发,构成标准短化方案,所有药物均于早餐前一次顿服为佳。

首选由异烟肼(INH,H)、利福平(REP,R)、吡嗪酰胺(PZA,Z)、乙胺丁醇(EMB,E)或链霉素(SM,S)组成的标准短程化疗方案,即为6个月疗程,前两个月为强化期治疗,后4个月为巩固期治疗[2HRZ(E/S)/4HR]。强化阶段是否应用EMB或SM要根据不同情况而定。对INH耐药危险性非常低的病人,如以前确未使用过抗结核药物,居住在INH初始耐药率低于4%地区的人,非耐药结核病高发地区的移民(主要指非洲国家),以及确实未接触过耐药菌株感染的病人,可以不用SM或EMB。对INH或其他药物耐药危险性高的病人,如HIV阳性或可疑阳性病人、复治病人、结核病高发区的移民和难民及接触过耐药菌株感染的病人,强化阶段应联合应用4~5种药物,可以防止产生多药耐药。在巩固治疗阶段联合应用INH和RFP可以防止结核病复发和耐药结核病的发生。为了减少监督管理的困难,巩固治疗阶段可改为1周2次或3次间歇给药。

失败病例的化疗病人经6个月的正规治疗痰菌持续阳性,即意味着此方案治疗失败。未获得药敏结果前,可继续用原治疗方案,也可改变治疗方案,新的治疗方案至少包括3种既往未用过的药物。已知药敏结果后应根据药敏调整用药,方案中至少包含3种敏感药物,治疗时间应适当延长,一般为8~9个月,强化治疗需要3个月,并进行全程督导治疗。

复发病例的化疗复发病例对药物治疗的反应尚好,如初治时联合用药正规治疗有效的病例,复发后往往仍为敏感菌感染,对以前用过的药物仍敏感,一般来说仍可用原来的治疗方案。但这些病人要送检结核菌培养和药物敏感试验,一旦发现耐药菌株,要根据药敏调整化疗方案。调整后方案强化期治疗应包括4~5种药物,巩固期治疗应包括2~3种药物,疗程延长至8个月,应纳入全程监督管理。耐药结核的化疗结核杆菌的耐药分为原发耐药和继发耐药。原发耐药发生在以往未用过抗结核药物的病人。其危险人群有接触耐药菌感染病例的人、来自于耐药结核高发地区的病人和来自INH原始耐药率超过4%地区的人。继发耐药主要发生在过去曾用过抗结核药物的病人,主要是由于药物联合不当、剂量不足、用药无规律、中断治疗和过早停药等原因引起的。一旦产生继发耐药结核,这些细菌在社会上广泛传播,又造成了原发耐药结核的发生。发生耐药的结果必然是近期治疗的失败或远期的复发,初治病人原始耐药不常见,一般低于2%,主要是对INH和(或)SM耐药,对RFP、PZA和EMB耐药者很少见。用药前最好做结核菌培养和药敏试验,以便根据药敏结果调整治疗方案,要保证至少2~3个药物敏感。单一对 INH 耐药的病人使用 4 种一线药物 6 个月短程化疗仍有效,单一对 RFP 耐药的病人,用 INH、SM、EMB 和 PZA 组成的 9 个月化疗方案,疗效满意,复发率低。单一耐药治疗效果较好,而对于多药耐药(至少对 INH 和 RFP 耐药)结核治疗效果较差,对多药耐药结核的化疗方案至今缺少足够的临床资料。对于 INH 和 RFP 耐药的细菌,往往对其他一线抗结核药也耐药。当怀疑有耐多药时,选择化疗方案前一定送结核菌培养和药敏试验,根据药敏选择用药,强化期应选择至少 3~4 种敏感药物,直到痰菌转阴;巩固期至少用 3 种药物,总疗程 24 个月。

(三)合并 AIDS 结核的化疗

对于 HIV 阳性的结核病人,可采用短程化疗方案,与长程标准化疗相比,病死率更低,其原因可能是短程化疗方案较长程化疗更为有效。此外,RFP 除了具有抗结核活性外,还具有广谱抗菌作用;这样可减少在结核治疗期间由于 HIV 相关病原体感染而引起的死亡,但治疗时间应适当延长。有人对结核病合并 AIDS 患者进行了 6 个月化疗方案(ZHRZE/$4H_2R_2$)(括号内右下角数字表示每周用药次数)和 12 个月化疗方案(2HRZE/$10H_2R_2$)的对比治疗研究,结果 6 个月组的复发率为 9%,明显高于 12 个月组的 1.9%。有人观察到,结核病合并 AIDS 的病例中,化疗时间短于 9 个月者,复发率高达 24%;而疗程达到或超过 9 个月者,复发率仅为 3.4%。国外研究结果表明,在结核病合并 AIDS 患者中抗结核化疗时间的长短与结核的复发之间可能存在一定关系,6 个月方案(2HRZE/$4H_2R_2$)的复发率为 3.9%,9 个月方案(2HRZE/$7H_2R_2$)仅为 2%。因此,对结核病合并 AIDS 患者推荐使用(HRZE/HR)的方案化疗,疗程延长到 9~12 个月,强化阶段每日给药,巩固阶段可每日给药或每周 2 次给药。

异烟肼 INH,Rimifon Isoniazid

【商品名】雷米封。

【性状】为无色结晶,或白色至类白色结晶性粉末;无臭,味微甜后苦;遇光渐变质。在水中易溶,在乙醇中微溶,在乙醚中极微溶解。其 5% 水溶液的 pH 为 6~8。pKa 为 1.8、3.5、10.8。

【药理作用】对结核杆菌有良好的抗菌作用,疗效较好,用量较小,毒性相对较低,易为患者所接受。异烟肼的口服吸收率为 90%;服后 1~2 小时血清药物浓度可达峰值;Vd 为 (0.61±0.11)L/kg,蛋白结合率甚低。本品在体内主要通过乙酰化,同时有部分水解而代谢。由于遗传差异,人群可分为快乙酰化者与慢乙酰化者。他们的半衰期有显著差异,快乙酰化者的平均半衰期为 1.1 小时,慢乙酰化者为 3 小时。本品易通过血-脑屏障。

临床主要用于各型肺结核的进展期、溶解播散期、吸收好转期,尚可用于结核性脑膜炎和其他肺外结核等。本品常需和其他抗结核病药联合应用,以增强疗效和克服耐药菌。此外,对痢疾、百日咳、麦粒肿等也有一定疗效。

【用法用量】口服:成人每次 0.3g,顿服。对急性粟粒性肺结核或结核性脑膜炎,每次 0.2~0.3g,每日 3 次。

静脉注射或静脉滴注:对较重浸润结核、肺外活动结核等,每次 0.3~0.6g,加 5% 葡萄糖注射液或等渗氯化钠注射液 20~40ml,缓慢推注。或加入输液 250~500ml 中静脉滴注。

百日咳:每日按 10~15mg/kg,分为 3 次。

麦粒肿:每日按 4~10mg/kg,分为 3 次。

局部(胸腔内注射治疗局灶性结核等):每次 50~200mg。

【注意事项】(1)不良反应有胃肠道症状(如食欲不振、恶心、呕吐、腹痛、便秘等);血液系统症状(贫血、白细胞减少、嗜酸粒细胞增多,引起血痰、咯血、鼻出血、眼底出血等);肝损害;过敏(皮疹或其他);内分泌失调(男子女性化乳房、泌乳、月经不调、阳痿等);中枢症状(头痛、失眠、疲倦、记忆力减退、精神兴奋、易怒、欣快感、反射亢进、幻觉、抽搐、排尿困难、昏迷等);周围神经炎(表现为肌肉痉挛、四肢感觉异常、视神经炎、视神经萎缩等)。上述反应大多在大剂量或长期应用时发生。慢乙酰化者较易引起血液系统、内分泌系统和神经精神系统的反应;而快乙酰化者则较易引起肝脏损害。

(2)维生素 B_6 可防治神经系统反应的发生,每日 10~20mg,分 1~2 次服用,但不应作为常规来普遍应用。遇异烟肼急性中毒时,大剂量维生素 B_6 可对抗,并需进行其他对症治疗。

(3)每日 300mg,1 次顿服或按 1 周 2 次、每次 0.6~0.8g 的给药方法,可提高疗效并减少不良反应的发生率。

(4)可加强香豆素类抗凝血药、某些抗癫痫药、降压药、抗胆碱药、三环抗抑郁药等的作用,合用时须注意。

(5)用药期间注意检查肝功能。肝功能不良者、有精神病恶化癫痫病史者慎用。

(6)孕妇慎用。

(7)抗酸药尤其是氢氧化铝可抑制本品的吸收,不宜同服。

【制剂】片剂:每片 0.05g;0.1g;0.3g。注射液:每支 0.1g(2ml)。

【贮藏】遮光,密封保存。

对氨基水杨酸钠　Sodium Aminosalicylate

【商品名】对氨柳酸钠,Sodium Para-aminosalicylate,PAS-Na。

【性状】为白色或类白色结晶或结晶性粉末;无臭,味甜带咸。在水中易溶,在乙醇中略溶,在乙醚中不溶。其 2% 水溶液的 pH 为 6.5~8.5。游离酸 $pKa1.8(—NH_2)$ 和 $3.6(—COOH)$。本品水溶液不稳定,遇热可分解,遇光迅速变色。

【药理作用】对结核菌的对氨基苯甲酸合成起抑制作用因而可抑制其生长。口服吸收良好,V_d 为 0.23L/kg。约有 50% 药物在体内乙酰化,80%药物(包括代谢物)由尿排出。肾功能不良时应注意。半衰期为 0.5~1.5 小时。

本品很少单独应用,常配合异烟肼、链霉素等应用,以增强疗效并避免细菌产生耐药性。也可用于甲状腺功能亢进症。对于甲亢合并结核患者较适用,在用碘剂无效而影响手术时,可短期服用本品为手术创造条件。本品尚有较强的降血脂作用。

异烟肼预防用药方案[①]

危险组别	年龄	结核菌素反应(mm)	治疗时间(月)
HIV 感染患者	全部	>5[②]	12
结核患者的密切接触者[③]	全部	5	6(儿童为 9)
胸片发现纤维化病变的患者	全部	>5	12

续表

危险组别	年龄	结核菌素反应(mm)	治疗时间(月)
最近有感染者	全部	>10	6
健康状况属高危人群[④]	全部	>10	6~12
高发人群[⑤]	<35 岁	>10	6
低发人群	<35 岁	>15	6

注:①在异烟肼预防开始应用前,有必要排除其他活动性感染(如存在,则单用一种药物治疗是不够的);如果可能出现异烟肼抵抗,则应选用适宜的替代治疗方案;如果存在活动性肝病,则异烟肼禁忌应用。

②无反应性的 HIV 感染患者感染结核的危险性为 10%,也应视为适应证。

③接触者如结核菌素检查阴性,尤其是儿童,应在接受 2~3 个月的预防治疗后再接受 PPD 试验,如结果仍保持阴性则可停止预防治疗。

④包括糖尿病、接受长期全身糖皮质激素治疗、接受其他免疫抑制剂治疗、一些血液和网状内皮组织疾病,嗜麻醉药注射者(HIV 阴性)、终末期肾病,体重短期快速下降、慢性营养不良等。

⑤包括在高山区出生者,医疗服务水平低、低收入人群。

【用法用量】口服:每次 2~3g,每日 8~12g,饭后服用。小儿每日 200~300mg/kg,分 4 次服用。

静脉滴注:每日 4~12g(先从小剂量开始),以等渗氯化钠注射液或 5% 葡萄糖液溶解后,配成 3%~4% 浓度滴注。小儿每日 200~300mg/kg。

胸腔内注射:每次 10%~20% 溶液 10~20ml(用等渗氯化钠注射液溶解)。

甲亢手术前:每日 8~12g,分 4 次服用,同时服用维生素 B、维生素 C。服药时间不可过长,以防止毒性反应出现。

【注意事项】(1)恶心、呕吐、食欲不振、腹泻、腹痛较多,饭后服用或与碳酸氢钠合用可减轻症状。

(2)偶见皮疹、剥脱性皮炎、药热、结晶尿、蛋白尿、白细胞减少、肝损害、黄疸,应立即停药。

(3)肝肾功能减退者慎用。

(4)静脉滴注一般用于结核性脑膜炎等严重病例,应在避光下(在滴瓶外面用黑纸包上)5 小时内滴完,变色后不可再用。

(5)忌与水杨酸类同服,以免胃肠道反应加重导致胃溃疡。

(6)能干扰利福平的吸收,故与之同用时,两者给药时间最好间隔6~8小时。

(7)肠溶片可减轻胃肠道反应。

【制剂】片剂:每片0.5g。注射用对氨基水杨酸钠:每瓶2g;4g;6g。

【贮藏】遮光,密封保存。

利福平 Rifampicin

【商品名】甲哌利福霉素,Rifampin,RFP。

【性状】为鲜红色或暗红色结晶性粉末;无臭,无味。在氯仿中易溶,在甲醇中溶解,在水中几乎不溶。其1%水混悬液的pH值为4~6.5。本品遇光易变质,水溶液易氧化损失效价。

【药理作用】对结核杆菌和其他分支杆菌(包括麻风杆菌等),在宿主细胞内、外均有明显的杀菌作用。对脑膜炎球菌、流感嗜血杆菌、金黄色葡萄球菌、表皮链球菌、肺炎军团菌等也有一定的抗菌作用。对某些病毒、衣原体也有效。

口服吸收可达90%~95%,于1~2小时血药浓度达峰值。本品易渗入机体组织、体液(包括脑脊液)中。口服常用量后,有效浓度约可维持6小时。Vd约为1.6L/kg。在肝中代谢,主要代谢物仍具有抗菌活性。体内药物多自胆汁中排泄,约1/3药物由尿排泄,尿中药物浓度可达治疗水平。半衰期为2~5小时。本品有酶促作用,反复用药后,药物代谢(包括首关效应)加强,约在两星期后,半衰期可缩短为2小时。

临床主要应用于肺结核和其他结核病,也可用于麻风病的治疗。此外,也可考虑用于耐甲氧西林金黄色葡萄球菌(MRSA)所致的感染。抗结核治疗时应与其他抗结核药联合应用。

【用法用量】肺结核及其他结核病:成人,口服,每次0.45~0.6g,每日1次。于早饭前服用。疗程半年左右。1~12岁儿童每次10mg/kg,每日2次;新生儿每次5mg/kg,每日2次。

其他感染:前日量0.6~1g,分2~3次给予,饭前1小时服用。

沙眼及结膜炎:用0.1%滴眼剂,每日4~6次。治疗沙眼的疗程为6周。

【注意事项】(1)可致恶心、呕吐、食欲不振、腹泻、胃痛、腹胀等胃肠道反应,还可致白细胞减少、血小板减少、嗜酸粒细胞增多、肝功能受损、脱发、头痛、疲倦、蛋白尿、血尿、肌病、心律失常、低血钙等反应。还可引起多种过敏反应,如药物热、皮疹、急性肾衰竭、胰腺炎、剥脱性皮炎和休克等,在某些情况下尚可发生溶血性贫血。

(2)与异烟肼联合使用,对结核杆菌有协同的抗菌作用。但肝毒性也加强,应加以注意。与对氨基水杨酸钠合用也可加强肝毒性。

(3)与乙胺丁醇合用,有加强视力损害的可能。

(4)有酶促作用,可使双香豆素类抗凝血药、口服降糖药、洋地黄类、皮质激素、氨苯砜等药物加速而降效。长期使用本品,可降低口服避孕药的作用而导致避孕失败。

(5)用药期间应检查肝功能。

(6)肝功能不全者慎用。肝功能严重不全、胆道阻塞者和3个月以内的孕妇禁用。婴儿、一般肝病患者和3个月以上孕妇慎用。

(7)服药后尿、唾液、汗液等排泄物均可显示橘红色。

(8)食物可阻碍本品吸收,宜空腹服药。

【制剂】片(胶囊)剂:每片(粒)0.15g;0.3g;0.45g;0.6g。口服混悬液:20mg/ml。

复方制剂:RIMACTAZIDE(含利福平及异烟肼);RIMATAZIDE+PZA(含利福平、异烟肼及吡嗪酰胺)。

【贮藏】密封,在干燥阴暗处保存。

利福定 Rifandin

本品为半合成的利福霉素。利福平分子哌嗪基上的甲基为异丁基取代即为本品。

【商品名】异丁哌利福霉素。

【性状】为砖红色结晶性粉末;无臭,味微苦。极微溶于水,微溶于甲醇,易溶于氯仿。

【药理作用】抗菌谱与利福平相似,对结核杆菌、麻风杆菌有良好的抗菌活性,其用量为利福平的1/3时,可获得近似或较高的疗效。对金黄色葡萄球菌有良好作用,对部分大肠杆菌也有一定抗菌活性。此外,对沙眼病毒也有抑制作用。

口服吸收良好,2~4小时血药浓度达峰值。体内分布广,以肝脏和胆汁中为最高,其余依次为肾、肺、心、脾,在脑组织中含量甚微。

临床主要用于肺结核及其他结核病、麻风病、化脓性皮肤病、结膜炎、沙眼等。

【用法用量】成人每日 150～200mg,早晨空腹一次服用。儿童按 3～4mg/kg,一次服用。治疗肺结核病的疗程为 1/2～1 年。眼部感染采取局部用药(滴眼剂浓度为 0.05%)。

【注意事项】本品的外文名为 Rifandin。国外,类似名称 Rifadin 系利福平的一种商品名(美国 Merrell Dow 药厂),注意区别。

(1)与利福平合用,显示交叉耐药性,故本品不适于利福平治疗无效的病例。本品的抗菌作用强,但因复发率较高而趋于少用。

(2)对消化道有刺激,可引起恶心、呕吐、腹泻等不良反应。

(3)用药期间,应定期作血、尿常规和肝、肾功能检查,肝、肾功能不良者应慎用。

(4)孕妇慎用。

(5)曾有报道称可引起男子乳房女性化。

【制剂】胶囊:每粒 150mg;75mg。

【贮藏】避光干燥处保存。

利福喷丁　Rifapentine

本品为半合成的利福霉素类抗生素。

【商品名】环戊哌利福霉素,环戊去甲利福平,明佳欣。

【性状】为砖红色或暗红色结晶性粉末;无臭、无味。在氯仿或甲醇中易溶,乙醇或丙酮中略溶,乙醚或水中几乎不溶。

【药理作用】抗菌谱性质与利福平相同,对结核杆菌、麻风杆菌、金黄色葡萄球菌、某些病毒、衣原体等微生物有抗菌作用,其抗结核杆菌的作用比利福平强 2～10 倍。

空腹每次服本品(细晶)400mg,血药峰浓度约为 16.8μg/ml;在 4～12 小时可保持 15.35～16.89μg/ml;48 小时尚有 5.4μg/ml。尿药浓度,在 12～24 小时为 16.52～37.98μg/ml。体内分布,以肺、肝、肾脏中较多,在骨组织和脑组织中也有相当浓度。本品主要以原形及代谢物形式自粪便排泄。半衰期平均为 18 小时。

临床主要用于治疗结核病(常与其他抗结核药联合应用)。

【用法用量】每次 600mg,每周只用 1 次(其作用约相当于利福平 600mg,每日 1 次)。必要时可按上量,每周 2 次。

【注意事项】(1)与利福平有完全的交叉耐药性。

(2)必须空腹给药,饱食后服药或并用制酸药,则其生物利用度明显降低。

(3)本品粗晶的生物利用度低(仅为细晶的 1/4～1/3)。

(4)肝功能不良及孕妇禁用。

(5)本品可引起皮疹、白细胞数下降、氨基转移酶升高,并与其他利福霉素有交叉过敏反应。

【制剂】片(胶囊)剂:每片(粒)150mg;300mg。

【贮藏】密封,避光干燥处保存。

利福霉素钠　Rifamycin Sodium

本品系从地中海链霉菌(Streptomyces mediterramei)产生的利福霉素 B 经转化而得的一种半合成利福霉素类抗生素。

【商品名】利福霉素 SV。

【性状】为砖红色粉末;几乎无臭。溶解于水,易溶于无水乙醇或甲醇中,溶于氯仿,几乎不溶于乙醚。5%水溶液 pH 值为 6.5～7.5。本品遇光易分解变色。

【药理作用】对金黄色葡萄球菌(包括耐青霉素和耐新青霉素株)、结核杆菌有较强的抗菌作用。对常见革兰阴性菌的作用弱。口服吸收差。注射后体内分布以肝脏和胆汁内为最高,在肾、肺、心、脾中也可达治疗浓度。与其他类抗生素或抗结核药之间未发现交叉耐药性。

临床用于不能口服用药的结核患者和难治性军团菌,以及耐甲氧西林金葡菌(MRSA)感染。

【用法用量】肌内注射:成人每次 250mg,每 8～12 小时 1 次。

静脉注射(缓慢注射):每次 500mg,每日 2～3 次。小儿每日 10～30mg/kg。此外,亦可稀释至一定浓度局部应用或雾化吸入。重症患者宜先静脉滴注,待病情好转后改肌内注射。用于治疗肾盂肾炎时,每日剂量在 750mg 以上。对于严重感染,开始剂量可酌增到每日 1000mg。

【注意事项】(1)本品的不良反应参见"利福平"。

(2)肌内注射可引起局部疼痛,有时可引起硬结、肿块。

(3)静脉注射后可出现巩膜或皮肤黄染。

(4)本品偶引起耳鸣、听力下降。

【制剂】注射用利福霉素钠:每瓶 250mg。注射液:每支 0.25g(5ml),供静脉滴注用;0.125g(2ml),供肌内注射用。

【贮藏】遮光,保存于阴暗干燥处。

链霉素 Streptomycin

本品由灰色链霉菌(Streptomyces griseus)所产生。

【商品名】硫酸链霉素。

【性状】常用其硫酸盐,为白色或类白色粉末;无臭或几乎无臭,味略苦;有引湿性。在水中易溶,在乙醇或氯仿中不溶。其 20% 水溶液的 pH 值为 4.5~7,水溶液较稳定;遇强酸、强碱、脲、其他羰基化合物、半胱氨酸或其他巯基化合物易灭活。

【药理作用】对布氏杆菌、土拉伦杆菌、鼠疫杆菌、小螺菌、肉芽肿荚膜杆菌、结合杆菌等有良好的抗菌作用。虽然一些肠道需氧革兰阴性杆菌,如沙门菌、痢疾杆菌、克雷伯杆菌、大肠杆菌、肠杆菌属等也包括在本品的抗菌谱中,但由于耐药菌株广泛存在而不能应用于这些微生物感染疾病。

肌内注射 0.5g 或 1g 后,30 分钟血药浓度达高峰,分别为 15~20μg/ml 或 30~40μg/ml。有效血药浓度约可维持 12 小时。本品的蛋白结合率约为 35%,是氨基糖苷类中最高者。注射后 24 小时内,有 30%~90% 的药物自尿中以原形排出。本品的半衰期随年龄增长而延长,青年人半衰期为 2~3 小时,40 岁以上者可延长到 9 小时或更高。无尿者的半衰期为 50~100 小时。

本品可渗入腹腔和胸腔积液、结核性脓腔,透过胎盘进入羊水和胎儿循环中,但不易透过血-脑屏障。

临床上主要用于结核杆菌感染,也用于布氏杆菌病、鼠疫及其他敏感菌所致的感染。

【用法用量】口服补吸收,只对肠道感染有效,现已少用。系统治疗需肌肉注射,一般应用每次 0.5g,每日 2 次或 1 次;0.75g,每日 1 次。1~2 周为 1 疗程。用于结核病,每日剂量为 0.75~1g,1 次或分成 2 次肌内注射。儿童每日 15~25mg/kg,隔日用药;新生儿每日 10~20mg/kg。

用于治疗结核病时,常与异烟肼或其他抗结核药联合应用,以避免耐药菌株的产生。

【注意事项】(1)本品可引起口麻、四肢麻感等一时性的症状,此种症状往往与药品的质量有关。

(2)对第八对颅神经有损害作用,可引起前庭功能障碍和听觉丧失。若发现耳有堵塞感或耳鸣,应立即停药。

(3)对肾脏有轻度损害作用,可引起蛋白尿、管型尿,一般停药后可恢复,肾功能不全者应慎用。

(4)若引起荨麻疹、药物热、关节痛、肌肉痛、黏膜水肿、嗜酸粒细胞增多、药物性肺炎、急性喉水肿、血管神经性水肿、接触性皮炎等过敏症状,应立即停药,并对症处理。

(5)可引起过敏性出血性紫癜,应即停药,并给予大量维生素 C 治疗。

(6)偶可引起过敏性休克。本品皮试的阳性率低,与临床上发生过敏反应的符合率也不高,不应过于信赖。

【制剂】注射用硫酸链霉素:每瓶 0.75g;1g;2g;5g。

【贮藏】密闭,干燥处保存。

乙胺丁醇 Ethambutol

【性状】常用其盐酸盐,为白色结晶性粉末,无臭或几乎无臭,略有引湿性。在水中极易溶解,在乙醇中略溶,在氯仿中极微溶解,在乙醚中几乎不溶。水溶液呈右旋性,对热较稳定。

【药理作用】对结核杆菌和其他分枝杆菌有较强的抑制作用。口服吸收约 80%,血药浓度达峰时间 2~4 小时,蛋白结合约 40%,在体内仅有 10% 左右的药物代谢成为非活性物,主要经肾排泄。与其他抗结核药间无交叉耐药性。但结核杆菌对本品也可产生缓慢耐药性。

本品为二线抗结核药,可用于经其他抗结核药治疗无效的病例,应与其他抗结核药联合应用。以增强疗效并延缓细菌耐药性的产生。

【用法用量】结核初治:每日 15mg/kg,顿服或每周 3 次,每次 25~30mg/kg(不超过 2.5g)或每周 2 次,每次 50mg/kg(不超过 2.5g)。

结核复治：每次 25mg/kg，每日 1 次顿服，连续 60 天，继而按每次 15mg/kg，每日 1 次顿服。

非典型分枝杆菌感染：按每次 15～25mg/kg，每日 1 次顿服。

【注意事项】(1) 主要不良反应是球后视神经炎，其发生与剂量大小有关（按正常用法，发生率为 0.8%），长期服药易于引起。表现为视敏度降低、变色力受损、视野缩窄、出现暗点等，停药后可缓慢恢复，也有不能恢复者。用药期间应检查视觉。

(2) 胃肠道反应，如恶心、呕吐、腹泻等。

(3) 偶见过敏反应、肝功能损害、下肢麻木、关节炎、粒细胞减少、高尿酸血症、精神症状（幻觉、不安、失眠）等。

(4) 乙醇中毒者、乳幼儿禁用。13 岁以下儿童尚缺乏应用经验需慎用。糖尿病患者必须在控制糖尿病的基础上方可使用本品。已发生糖尿病性眼底病变者慎用本品，以防止眼底病变加重。老年人及肾功能不良者减量慎用。

【制剂】片剂：每片 0.25g。

乙硫异烟胺 Ethionamide

【商品名】TH-1314。

【性状】亮黄色结晶性粉末，微有硫化物臭和二氧化硫味。几乎不溶于水，溶于乙醇（1∶30）。水混悬液接近中性，遇光变色。

【药理作用】对结核杆菌有抑菌作用，抗菌活性仅为异烟肼的 1/10。本品口服易吸收，体内分布广，可渗入全身体液（包括脑脊液），在体内全部代谢为无效物。对渗出性及浸润性干酪病变疗效较好。单独应用少，常与其他抗结核病药联合应用，以增强疗效和避免病菌产生耐药性。

【用法用量】每日量 0.5～0.8g，1 次服用或分次服（以 1 次服用效果为好），必要时也可从小剂量（0.3g/d）开始。

【注意事项】(1) 服药后有恶心、呕吐、腹痛、腹泻、厌食、胃部不适等症状，多于服药 2～3 周后发生，如不能耐受，可酌减剂量或暂停服药，俟症状消失后继续服用。如合用碳酸氢钠，或服肠溶片，可减轻反应。在发生呕吐时，可同时使用止吐药物。

(2) 少数患者有糙皮病症状、精神抑郁、视力紊乱和头痛、末梢神经炎、经期紊乱、男子乳房女性化、脱发、关节痛、皮疹、痤疮等。

(3) 20%～30% 患者可对肝功能有影响，引起氨基转移酶升高，并可发生黄疸，故每月应测肝功能 1 次。

(4) 孕妇和 12 岁以下儿童禁用。

(5) 大剂量可引起体位性低血压。

【制剂】肠溶片：每片 0.1g。

抗结核药的复方制剂

品名	组成	用法
帕司烟肼 (Pasiniazid)	对氨基水杨酸，异烟肼	成人每日 4～6 片（10mg/kg），分 3 次服用，疗程不少于 3 个月
卫非宁 (Rifinah)	卫非宁 150：利福平 150mg，异烟肼 75mg；卫非宁 300：利福平 300mg，异烟肼 150mg	成人，卫非宁 300 每日 2 片；体重<50kg 者，卫非宁 150 每日 3 片
卫非特 (Rifater)	利福平 120mg，异烟肼 80mg，吡嗪酰胺 250mg	体重>50kg 者，每日 5 片；体重 40～49kg 者，每日 4 片；体重 30～39kg 者，每日 3 片。连服 2 个月

其他抗结核病药

药名	制剂	作用与用途	用法	注意事项
丙硫异烟胺 (Protionamide)	片剂：0.1g；0.25g	为乙硫异烟胺同类制剂，适应证相同	每日 10mg/kg，分 3 次服用	注意事项见乙硫异烟胺。本品为基本药物品种，有取代乙硫异烟胺的趋势

续表

药名	制剂	作用与用途	用法	注意事项
氨硫脲 (Thioacetazone, Thiosemicarbazone, TB_1)	片剂： 25mg	用于对异烟肼等耐药的结核患者，多用于淋巴结核。还可治疗麻风病，多用于结核样型麻风神经炎者	一般每次25mg，每日2~3次	不良反应较多，恶心、呕吐、头痛、皮疹、关节痛、肝损害、水肿、溶血性贫血、粒细胞缺乏等，故只适用于住院患者。肝肾疾患、糖尿病患者贫血者忌用
吡嗪酰胺 (Pyrazinamide)	片剂： 0.25；0.5g	抑菌作用不及链霉素，毒性大，且易产生耐药性。对处于细胞内缓慢生长的结核菌有效，常与其他抗结核药联用，以缩短疗程	每日35mg/kg，分3~4次服用	对肝功能可造成损害，应检查肝功能。孕妇忌用
紫霉素 (Viomycin)	注射剂（硫酸盐）：1g	作用近似卷曲霉素并与之有交叉耐药性。适用于异烟肼、链霉素无效的结核病	肌内注射：每次1~2g，每周2次	肾功能减退者忌用，禁与链霉素同用。其他参见"卷曲霉素"
卷曲霉素 (Cepreomycin)	注射剂（硫酸盐）：0.5g；1g	为链霉素的替代品，与其他抗结核药联合应用	肌内注射：每日1g，分成2次	不良反应与卡那霉素近似，有耳毒性和肾毒性

（隋成江　胡海升）

第六节　抗真菌药

注射用两性霉素B　Amphotericin B for Injection

【成分】主要成分为两性霉素B。

【性状】本品为黄色或橙黄色粉末。

【药理毒理】本品为多烯类抗真菌药物。对本品敏感的真菌有新型隐球菌、皮炎芽生菌、组织胞浆菌、球孢子菌属、孢子丝菌属、念珠菌属等，部分曲菌属对本品耐药；皮肤和毛发癣菌则大多耐药；本品对细菌、立克次体、病毒等无抗菌活性。常用治疗量所达到的药物浓度对真菌仅具有抑菌作用。作用机制为本品通过与敏感真菌细胞膜上的固醇相结合，损伤细胞膜的通透性，导致细胞内重要物质如钾离子、核苷酸和氨基酸等外漏，破坏细胞的正常代谢从而抑制其生长。

【药代动力学】开始治疗时，每日静脉滴注两性霉素B 1~5mg，而后逐步增加至每日0.65mg/kg时的血药峰浓度（C_{max}）为2~4mg/L。血消除半衰期（$t_{1/2}\beta$）约为24小时。蛋白结合率为91%~95%。本品在胸水、腹水和滑膜腔液中药物浓度通常低于同期血药浓度的一半，支气管分泌物中药物浓度亦低。本品在肾组织中浓度最高，依次为肝、脾、肾上腺、肺、甲状腺、心、骨骼肌、胰腺等。本品在体内经肾脏缓慢排泄，每日约有给药量的2%~5%以原形排出，7天内自尿排出给药量的40%。停药后自尿中排泄至少持续7周，在碱性尿液中药物排泄增多。本品不易为透析清除。

【适应证】本品适用于敏感真菌所致的深部真菌感染且病情呈进行性发展者，如败血症、心内膜炎、脑膜炎（隐球菌及其他真菌）、腹腔感染（包括与透析相关者）、肺部感染、尿路感染和眼内炎等。

【禁忌证】对本品过敏及严重肝病的患者禁用。

【注意事项】(1)本品毒性大，不良反应多见，但它又是治疗危重深部真菌感染的惟一有效药物，选用本品时必须权衡利弊后作出决定。

(2)下列情况应慎用：①肾功能损害，本品主要在体内灭活，故肾功能重度减退时半衰期仅轻度延长,因此肾功能轻、中度损害的患者如病情需要仍可选用本品,重度肾功能损害者则需延长给药间期或减量应用,应用其最小有效量。当治疗累积剂量>4g时,可引起不可逆性肾功能损害;②肝功能损害,本品可致肝毒性,肝病患者避免应用本品。

(3)治疗期间定期严密随访血、尿常规、肝、肾功能、血钾、心电图等,如血尿素氮或血肌酐明显升高时,则需减量或暂停治疗,直至肾功能恢复。

(4)为减少本品的不良反应,给药前可给予解热镇痛药和抗组胺药,如吲哚美辛和异丙嗪等,同时给予琥珀酸氢化可的松25~50mg或地塞米松2~5mg一同静脉滴注。

(5)本品治疗如中断7天以上者,需重新自小剂量(0.25mg/kg)开始逐渐增加至所需量。

(6)本品宜缓慢避光滴注,每剂滴注时间至少6小时。

(7)药液静脉滴注时应避免外漏,因本品可致局部刺激。

【孕妇及哺乳期妇女用药】本品用于治疗患全身性真菌感染的孕妇,对胎儿无明显影响。但孕妇用药尚缺乏有良好对照的研究。孕妇如确有应用指征时方可慎用。

哺乳期妇女应避免应用本品或于用药时暂时停止哺乳。

【儿童用药】静脉及鞘内给药剂量以体重计算均同成人,应限用最小有效剂量。

【老年用药】老年患者肾功能有生理性减退,宜按肾功能减退的程度减量应用。

【药物相互作用】(1)肾上腺皮质激素,此类药物在控制两性霉素B的药物不良反应时可合用,但一般不推荐两者同时应用,因可加重两性霉素B诱发的低钾血症。如需同用时,则肾上腺皮质激素宜用最小剂量和最短疗程,并需监测患者的血钾浓度和心脏功能。

(2)洋地黄苷,本品所致的低钾血症可增强潜在的洋地黄毒性。两者同用时,应严密监测血钾浓度和心脏功能。

(3)氟胞嘧啶与两性霉素B具有协同作用,但本品可增加细胞对前者的摄取并损害其经肾排泄,从而增强氟胞嘧啶的毒性反应。

(4)本品与吡咯类抗真菌药如酮康唑、氟康唑、伊曲康唑等在体外具有拮抗作用。

(5)氨基糖苷类、抗肿瘤药物、卷曲霉素、多粘菌素类、万古霉素等肾毒性药物与本品同用时,可增强其肾毒性。

(6)骨髓抑制剂、放射治疗等可加重患者贫血,与两性霉素B合用时,宜减少其剂量。

(7)本品诱发的低钾血症可加强神经肌肉阻断药的作用,两者同用时,需监测血钾浓度。

(8)应用尿液碱化药可增强本品的排泄,并防止或减少肾小管酸中毒发生的可能。

【药物过量】药物过量可能引起呼吸循环衰竭,应立即中止给药,并进行临床及实验室监测,予以支持、对症处理。

【规格】5mg(5000U);25mg(2.5万U);50mg(5万U)。

硝酸咪康唑阴道软胶囊 Miconazole Nitrate Vaginal Soft Capsules

【商品名】达克宁。

【成分】本品每粒含主要成分硝酸咪康唑0.4g,辅料为液石体腊、凡士林。囊壳含有明胶、甘油、二氧化钛、对羟基苯乙酸钠和对羟基苯丙酸钠。

【性状】本品为乳白色卵圆形软壳胶囊,内容物为脂溶性基质制成的白色软膏。

【药理作用】本品为广谱抗真菌药物,对多种真菌,尤其是念珠菌有抗菌作用,对某些革兰阳性菌也有抗菌力。其作用机制是抑制真菌细胞膜的合成,以及影响其代谢过程。

【药代动力学】当把软胶囊送入阴道后,其表层迅速融化,其活性内容物迅速释放出来。阴道内给药的全身吸收有限。使用后8小时,90%的硝酸咪康唑仍存留于阴道中,在血浆或尿液中未检测到原形。

【适应证】局部治疗念珠菌性外阴阴道病和革兰阳性菌引起的双重感染。

【用法用量】阴道给药,洗净后将软胶囊置于阴道深处。每晚1次,每次1粒,连用3天为1疗程。即使症状迅速消失,也要完成治疗疗程。在月经期应持续使用。

【不良反应】偶见过敏反应,多数很轻微。常见的不良反应有局部刺激、瘙痒和灼热感,尤其在治疗初期常见。盆腔痉挛、荨麻疹及皮疹也有发生。非常罕见的不良反应有血管神经性水肿、湿疹、阴道刺激、阴道分泌物和给药部位不适。

【禁忌证】对咪康唑或对本品其他成分过敏者禁用。

【注意事项】(1)孕妇及哺乳期妇女慎用。

(2)严重感染者请在医生指导下使用。

(3)无性生活史的女性应在医师指导下使用。

(4)用药期间注意个人卫生,防止重复感染,避免房事。

(5)给药时应洗净双手或戴指套、手套。

(6)用药部位如有烧灼感、瘙痒、红肿等情况应停药,并将局部药物洗净,必要时向医师咨询。

(7)对本品过敏者禁用,过敏体质者慎用。

(8)本品性状发生改变时禁止使用。

(9)请将本品放在儿童不能接触的地方。

(10)如正在使用其他药品,使用本品前请咨询医师或药师。

(11)当性伴侣被感染时也应给予适当的治疗。

(12)本品不会沾染皮肤或衣服。

(13)出现局部敏感或过敏反应,应立即停药并及时咨询医生。

(14)本品为局部用药,不得口服。若意外大量口服,如需要可采用适当的胃排空措施。

【孕妇及哺乳期妇女用药】尽管阴道内给药全身吸收有限,但孕妇在妊娠前3个月内仍应在医生指导下权衡利弊使用本品。

尚不清楚硝酸咪康唑是否从人体乳汁中分泌。因此,哺乳期使用本品时应慎重。

【儿童用药】尚无儿童用药方面的资料。

【老年用药】老年患者用药同成人,或遵医嘱。

【药物相互作用】(1)应避免本品与某些乳胶产品接触,如阴道避孕隔膜或避孕套。

(2)如与其他药物同时使用,可能会发生药物相互作用。详情请咨询医师或药师。

(3)已知硝酸咪康唑的全身给药制剂可抑制CYP3A4/2C9。鉴于本品阴道给药的全身吸收有限,因此临床意义的药物相互作用非常罕见。口服抗凝剂(如华法林)的患者应慎用,并监测抗凝效应。

(4)咪康唑类药物与其他口服降血糖药或苯妥英同时服用,可增加其他药物的作用及副作用,应慎用。

【药物过量】如果意外口服,不会出现问题。但如果与某些药物(如香豆素类衍生物、口服降血糖药和苯妥英)同时使用,可能会增加该药物的作用或副作用。若意外口服大量本品,如需要,可采用适当的胃排空法。

【规格】每粒0.4g。

【贮藏】15～30℃干燥处保存。

【包装】铝塑泡罩板,3粒/板/盒。

酮康唑片　Ketoconazole Tablets

【商品名】里素劳。

【成分】主要成分为酮康唑。

【性状】本品为白色至微红色片。

【药理毒理】药理作用:酮康唑为合成的咪唑二噁烷衍生物,对皮肤癣菌、酵母菌(念珠菌属、马拉色菌属、球拟酵母菌属和隐球菌属)、双相真菌和部分霉菌具有抑菌和杀菌活性。酮康唑对曲霉菌、申克孢子丝菌、某些暗色孢科真菌及毛霉菌较不敏感,但对虫霉属例外。

酮康唑通过抑制真菌麦角甾醇生物合成并改变细胞膜其他脂类化合物的组成发挥抗菌作用。

临床药理学和药物相互作用研究资料显示,口服酮康唑每日2次,每次200mg,持续3～7天,会导致Q-T间期的轻微延长:在酮康唑血浆浓度达峰时(为服药后1～4小时),平均最大延长为6～12毫秒,但此Q-T间期的轻微延长不具有临床意义。

毒理研究:动物长期毒性试验表明,本品可使碱性磷酸酶明显上升,肝细胞变性。

【药代动力学】酮康唑是一种二元弱碱,酸性环境有助于溶解和吸收。与餐同服酮康唑单剂量200mg,1～2小时后,血药浓度峰值平均可达3.5μg/ml。某些胃酸明显减低的患者吸收可能减少。本品进入人体后,广泛分布于各主要器官(肝、肾)和体表黏膜、腺体组织,并通过汗腺转运到皮肤、头发和指(趾)甲的角质层,不易进入脑脊液。酮康唑主要在肝脏中代谢,降解为无活性的咪唑环和哌嗪环,代谢物及原形药主要通过粪便排泄。

【适应证】(1)系统真菌感染,如系统性念珠菌病、副球孢子菌病、组织胞浆菌病、球孢子菌病和芽生菌病。

(2)由皮肤癣菌和(或)酵母菌引起的皮肤、毛发和指(趾)甲的感染(皮肤癣病、甲癣、念珠菌性甲周炎、花斑癣、干性糠疹、马拉色菌毛囊炎、慢性皮肤黏膜念珠菌病等)。当局部治疗无效或由于感染部位、面积及深度等因素不宜外用治疗时,可用本品治疗。

(3)胃肠道酵母菌感染。

(4)局部治疗无效的慢性、复发性阴道念珠菌病。

(5)尚可用于预防治疗因免疫机能降低(遗传性及由疾病或药物引起的)而易发生机会性真菌感染的患者。

本品对中枢神经系统穿透性差,不宜用于治疗真菌性脑膜炎。

【用法用量】本品须在医生指导下使用。本品应与餐同服,以达到最大吸收。

(1)成人:皮肤、胃肠道及深部感染,口服,每次0.2g(1片),每日1次。必要时,每次可增至0.4g(2片),每日1次,或每次0.2g(1片),每日2次。

阴道念珠菌病,口服,每次0.4g(2片),每日1次。

(2)儿童:体重15~30kg的儿童,每次0.1g(半片),每日1次,或遵医嘱。体重30kg以上的儿童,同成人量。

(3)免疫缺陷病人的预防性治疗:成人,每日0.4g(2片)。儿童(体重>15kg),每次0.1~0.2g(每公斤体重4~8mg),每日1次。

(4)使用本品通常的疗程如下:阴道念珠菌病,连续5天;由皮肤癣菌引起的皮肤感染,约4周;花斑癣,10天;由念珠菌引起的口腔和皮肤念珠菌病,2~3周;毛发感染,1~2个月;指(趾)甲感染,6~12个月,同时取决于指(趾)甲的生长速度,且需要等病甲完全长出;系统性念珠菌病,1~2个月;副球孢子菌病、组织胞浆菌病、球孢子菌病,适宜疗程为3~6个月。

一般而言,使用本品的疗程应在症状消失且真菌学检查转阴后持续至少1周。

【不良反应】根据以下惯例:很常见(>1/10),常见(>1/100,<1/10),少见(>1/1000;<1/100),罕见(>1/10000,<1/1000),极罕见(<1/10000),包括个别病例,对不良反应按发生率排序。

在本品的临床试验中,主要的不良反应有:

(1)胃肠道、肝胆系统:常见反应有恶心、呕吐、腹痛;少见反应有腹泻、消化不良、可逆性肝酶升高。

(2)皮肤及皮下组织:常见反应为瘙痒;皮疹、脱发少见。

(3)神经系统:少见头痛、头晕、畏光;罕见感觉异常。

(4)生殖系统及乳腺:少见可逆性男性乳房增大(每日剂量为0.2g或0.4g时,高于推荐剂量);罕见阳痿。

(5)血液及淋巴系统:罕见血小板减少症。

根据上市后经验,以下不良反应也有报告:

(1)免疫系统:极罕见过敏反应,包括个别过敏性休克的病例。

(2)神经系统:极罕见可逆性颅内压升高(如视神经乳头状水肿、婴儿囟门突出)。

(3)肝胆系统:极罕见严重肝毒性(包括黄疸、肝炎、活体组织检查证实的肝坏死)、包括导致肝移植或死亡在内的肝衰竭。

(4)皮肤及皮下组织:极罕见荨麻疹。

(5)生殖系统及乳腺:极罕见月经异常、精子减少(每日剂量为0.2g或0.4g时,高于推荐剂量)、男性乳房增大;按每次0.2g、每日1次的剂量服用时,可能出现血浆睾酮浓度一过性减少,但血浆睾酮浓度会在服药后24小时之内恢复正常。按此剂量进行长期治疗时,睾酮量与对照组无显著性差异。

【禁忌证】本品禁用于以下情况:

(1)已知对酮康唑或本品任一成分过敏者。

(2)患急慢性肝病的患者。

(3)由于本品与经CYP3A4代谢的药物合用会增加这些药物的血浆浓度,而可导致Q-T间期延长和个别出现尖端扭转型室速,因此,本品禁止与下列药物合用:特非那丁、阿司咪唑、咪唑斯汀、西沙必利、多非利特、奎尼丁、匹莫齐特。

(4)由于合用多潘立酮可能会导致Q-T间期延长,因此,本品禁止与多潘立酮合用。

(5)禁止与三唑仑和咪达唑仑口服制剂合用。

(6)禁止与经 CYP3A4 酶代谢的 HMG-CoA 还原酶抑制剂如辛伐他汀和洛伐他汀合用。

【注意事项】(1)肝毒性与肝功能监测：

极罕见包括致命性或需要进行肝移植在内的严重肝毒性病例，其中有少数患者没有明显的肝病危险因素。少许病例出现于开始治疗的 1 个月内，个别病例出现于开始治疗的 1 周内。

接受本品治疗的患者应考虑进行肝功能监测。应指导患者及时向医生报告包括食欲减退、恶心、呕吐、疲劳、腹痛或尿色加深在内的有关肝炎的体征和症状。对于出现这些症状的患者，应立即停药，并进行肝功能检查。对于肝酶升高、患有活动性肝病或受到过其他药物肝毒性损伤的患者不应使用本品，除非利益超过对肝脏损害的风险。对这些病例应进行肝功能监测。

在长疗程应用本品治疗非危及生命的疾病时，用药前应权衡利弊。

接受本品治疗的患者应考虑进行肝功能监测，建议在治疗前及治疗中定期进行肝功能检查。需服用本品 2 周以上的患者，治疗前应先做肝功检查，治疗期间需定期进行肝功复查。如出现上述肝损害症状，应立即做肝功检查，确诊有异常者应立即停止用药。

(2)肾上腺功能监测：对每日服用 0.4g 以上(含 0.4g)剂量的健康受试者，发现本品会降低可的松对促肾上腺皮质激素刺激的反应。因此，对肾上腺功能不全的患者，以及对处于长时间应激(如大手术、严密护理等)状态的患者，都应监测其肾上腺功能。

(3)胃酸减少患者：胃酸减少会影响本品的吸收。对于正在使用胃酸中和药物的患者，这些药物应在服用本品至少 2 小时以后服用。对于无胃酸的患者，如一些艾滋病患者及正在服用胃酸分泌抑制剂(如 H_2 受体阻断剂和质子泵抑制剂)的患者，建议服药时与可乐等酸性饮料同服。

(4)请将本品置于儿童不易拿到处。

【孕妇及哺乳期妇女用药】大鼠试验中，本品在 80mg/kg 剂量时可引起胎仔少趾或并趾，对孕妇尚无研究资料。因此，在孕期不应使用本品，除非可能的利益大于对胎儿潜在的危险。

本品可从母乳中排出，因此，哺乳妇女服用本品时应停止哺乳。

【儿童用药】本品用于体重低于 15kg 的儿童的资料有限，因此不建议小儿使用本品。

【老年用药】老年患者慎用。

【药物相互作用】(1)影响酮康唑代谢的药物：酶诱导药物，如利福平、利福布丁、卡马西平、异烟肼和苯妥英，会明显降低酮康唑的生物利用度而降低疗效。

影响胃酸的药物：参见【注意事项】。

利托那韦会增加酮康唑的生物利用度，因此二药合用时，应酌减酮康唑的用量。

(2)受酮康唑影响的药物：一些药物通过肝脏 P450 酶特别是 CYP3A4 族酶代谢。酮康唑可抑制这些药物的代谢，而导致这些药物的作用(包括副作用)增强和/或时间延长。例如：

1)在使用酮康唑的同时，禁止合用的药物有：①由于本品与经 CYP3A4 代谢的药物合用会增加这些药物的血浆浓度，而可能导致 Q-T 间期延长和个别出现尖端扭转型室速，因此，本品禁止与下列药物合用：特非那定、阿司咪唑、咪唑斯汀、西沙必利、多非利特、奎尼丁、匹莫齐特；②由于合用多潘立酮可能会导致 Q-T 间期延长，因此本品禁止与多潘立酮合用；③禁止与三唑仑和咪达唑仑口服制剂合用。

2)如与酮康唑合用，应酌减剂量，且需监测血浆浓度、作用或副作用的药物：①口服抗凝血药物；②HIV 蛋白酶抑制剂，如茚地那韦、沙奎那韦；③一些抗肿瘤药物，如长春花碱、白消安、多烯紫杉醇；④经 CYP3A4 代谢的钙通道阻滞剂，如二氢吡啶和维拉帕米(可能)；⑤一些免疫抑制剂：环孢菌素、他克莫司、雷帕霉素；⑥其他，如地高辛、卡马西平、丁螺环酮、阿芬太尼、西地那非、阿普唑仑、溴替唑仑、静脉用咪达唑仑、利福布丁、甲基强的松龙、三甲曲沙、伊巴斯汀、瑞波西汀。

(3)偶有病例报道本品有类似戒酒硫样反应，表现为面部潮红、皮疹、外周水肿、恶心和头痛，这些症状在数小时内可完全消失。

【药物过量】如出现服药过量，应采用包括支持疗法在内的治疗。在服药后的前几个小时，可进行洗胃治疗，必要时可给予活性炭。

【规格】0.2g。

【贮藏】15～30℃干燥处保存。
【包装】10片/盒,铝塑板包装。
【有效期】5年。

伊曲康唑注射液 Itraconazole Injection

【商品名】斯皮仁诺。

【成分】主要成分为伊曲康唑。

【性状】本品为无色或微黄色的澄清、澄明液体。

【药理毒理】药物治疗学分类:J02AC02(系统性抗真菌药,三唑类衍生物)。

伊曲康唑是三唑类衍生物,对念珠菌属及其他酵母菌、霉菌、皮肤癣菌和其他致病真菌具有广谱抗真菌活性。

体外实验研究结果表明,伊曲康唑可以破坏真菌细胞膜中麦角甾醇的合成。麦角甾醇是真菌细胞膜的重要组成部分,干扰它的合成将最终产生抗真菌活性。

药理安全性、长期毒性、致突变性、致癌和生殖毒性等临床前研究显示,羟丙基-β-环糊精(HP-β-CD)对人体无特殊毒性。大剂量给药时,HP-β-CD的主要靶器官是泌尿道,伊曲康唑的主要靶器官是肾上腺。HP-β-CD和伊曲康唑均有的靶器官为肝脏和单核巨噬细胞系统。当给啮齿类动物有母体毒性剂量的伊曲康唑时,显示有胚胎毒性和致畸作用。

【药代动力学】单剂量静脉注入200mg伊曲康唑后,平均血浆清除率为312ml/分钟,表观分布容积为561L,平均半衰期为33小时。伊曲康唑的药物动力学不完全是线性的:在剂量为50～200mg时,剂量每增加1倍,伊曲康唑的血浆清除率下降20%～30%。

伊曲康唑在肝脏内代谢成多种代谢产物。参与整个代谢过程的主要酶类为CYP3A4。其中一种代谢产物为羟基伊曲康唑,体外实验显示它的抗真菌活性与伊曲康唑相似。从粪便中排出的原形药物为剂量的3%～18%。从尿中排出的伊曲康唑和羟基伊曲康唑不到剂量的1%。

用以下方案静脉给予伊曲康唑:开始2天每次200mg,每日2次;从第3天起每次200mg,每日1次。伊曲康唑和羟基伊曲康唑的稳态血药浓度分别在第2天和第4天达到。达到稳态血药浓度后,每次给药前,羟基伊曲康唑的血药浓度约为伊曲康唑的2倍。

伊曲康唑的血浆蛋白结合率为99.8%。伊曲康唑在易于受真菌侵犯的组织中广泛分布。在肺、肾、肝脏、骨、胃、脾和肌肉中的药物浓度要比相应的血药浓度高2～3倍。

【适应证】伊曲康唑注射液适用于治疗以下系统性真菌疾病:曲霉病、念珠菌病、隐球菌病(包括隐球菌性脑膜炎)和组织胞浆菌病。

【用法用量】刚开始2天给予伊曲康唑注射液,每日2次,以后改为每日1次。

第1、第2天:每日2次,每次1小时静滴200mg伊曲康唑。

从第3天起:每日1次,每次1小时静滴200mg伊曲康唑。静脉用药超过14天的安全性尚不清楚。

【不良反应】使用伊曲康唑注射液所报道的副作用与伊曲康唑胶囊所报道的相似。

下面为使用伊曲康唑100mg胶囊所报道的副作用:

报道最多的是胃肠道症状如消化不良、恶心、腹痛和便秘。报道较少的有头痛、可逆性肝酶增高、月经失调、眩晕和变态反应(如瘙痒、丘疹、荨麻疹和血管神经性水肿)。

有个别报道发生过周围神经病和Stevens-Johnson综合征。

尤其在接受长期治疗的病人中(大约1个月),有报道发生过低血钾、水肿、肝炎和脱发等。

亦有呕吐和腹泻的报道。

【禁忌证】(1)禁用于已知对伊曲康唑及辅料过敏的病人。

(2)禁用于不能注射氯化钠注射液的病人。

(3)羟丙基-β-环糊精是通过肾小球滤过来排出。因此当肾功能损伤的病人肌酐清除率<30ml/分钟时,不得使用伊曲康唑注射液。

(4)禁止与特非那定、阿司咪唑、咪唑斯汀、西沙必利、多非利特、奎尼丁、匹莫齐特、口服咪达唑仑、经CYP3A4代谢的HMG-CoA还原酶抑制剂如洛伐他汀或辛伐他汀等合用。

【注意事项】(1)在服用伊曲康唑的患者中罕有

发生充血性心力衰竭的报告,未发现二者具有确定的因果关系。即使如此,伊曲康唑在用于患有充血性心力衰竭或有充血性心力衰竭病史的患者时,应权衡利弊使用。对个体的利弊评估应考虑到的因素有适应症的严重程度、给药方式和充血性心力衰竭的个体危险因素。这些危险因素包括:心脏疾病,如缺血性或瓣膜性心脏病;严重的肺部疾病,如慢性阻塞性肺病;肾衰竭和其他水肿性疾病。医生对有充血性心力衰竭危险因素的患者,应谨慎用药,并在治疗中监测其充血性心力衰竭的体征和症状。如果在治疗中出现这些体征和症状,则应停止伊曲康唑的治疗。

(2)钙通道阻滞剂具有负性肌力作用,从而会加强伊曲康唑这一潜在作用。伊曲康唑又可抑制钙通道阻滞剂的代谢,所以合并使用伊曲康唑和钙通道阻滞剂时需加以注意。

(3)伊曲康唑有发生具有重要临床意义的药物间相互作用的可能性(见【药物相互作用】)。

(4)当病人出现可能与肝炎有关的症状如厌食、恶心、呕吐、疲倦、腹痛和尿色加深时,建议立即检查肝功。如果有异常,应立即停药。在那些有肝酶高、活动性肝病或有过其他药物引起肝损害的病人,除非用药好处大于潜在危险时,不建议使用。在这种病人用药时,必须监测肝酶。

(5)肝损害:伊曲康唑主要在肝脏中代谢。在肝硬化的病人,伊曲康唑的半衰期会相应延长。应当考虑调整剂量。

(6)肾损害:静脉给药时,HP-β-CD通过肾小球滤过清除。因此,当肾损害的病人肌酐清除率<30ml/分钟时,不得使用伊曲康唑注射液。

(7)如果发生可能与伊曲康唑注射液有关的神经病变时,应当停药。

(8)尚无伊曲康唑与其他唑类药物交叉过敏的资料,但是对其他唑类药物过敏的病人使用伊曲康唑注射液时应慎重。

(9)伊曲康唑注射液只能用随包装提供的50ml 0.9%氯化钠注射液稀释。

【孕妇及哺乳期妇女用药】对于孕妇,只有当危及生命或用药益处超过对胎儿的潜在危险时,才考虑使用伊曲康唑注射液。育龄妇女在使用伊曲康唑注射液期间,应当采用适当的避孕措施直至停止本品治疗后的下一个月经周期。

仅有很少量的伊曲康唑分泌到人乳中。因此,哺乳妇女使用本品时应权衡利弊,除非其潜在的益处大于用药可能对哺乳产生的危害时,才可使用伊曲康唑。有疑虑时,患者应停止哺乳。

【儿童用药】因为尚无伊曲康唑注射液用于儿童的临床资料,所以除非用药益处大于潜在危险时,不得用于儿童。

【老年用药】因为伊曲康唑注射液用于老年人的临床资料有限,所以除非用药益处大于潜在危险时,不建议用于老年人。

【药物相互作用】(1)对伊曲康唑的代谢有影响的药物:酶诱导药物,如利福平、利福布丁、卡马西平、异烟肼和苯妥英,都可以明显降低伊曲康唑的代谢。

因为伊曲康唑主要通过CYP3A4代谢,所以该酶的抑制剂可以增加伊曲康唑的生物利用度,例如,利托那韦、茚地那韦、红霉素和克拉霉素。

(2)伊曲康唑对其他药物代谢的影响

1)伊曲康唑可以抑制通过细胞色素3A家族代谢的药物,这样就可以增加和/或延长其作用,包括副作用。停用伊曲康唑治疗后,血浆伊曲康唑浓度逐渐下降,其下降速度取决于用药量和用药时间(见【药代动力学】)。当考虑伊曲康唑对同服药物有抑制作用时,应考虑此特点。举例如下:

在使用伊曲康唑注射液治疗期间不应使用的药物:

特非那定、阿司咪唑、咪唑斯汀、西沙必利、三唑仑、口服咪达唑仑、奎尼丁、匹莫齐特、经CYP3A4代谢的HMG-CoA还原酶抑制剂如洛伐他汀或辛伐他汀。

在使用伊曲康唑注射液治疗期间,需监测血浆浓度、药物作用及副作用的药物。当与伊曲康唑合用时,必要时应当减量。

口服抗凝剂;抗HIV蛋白酶抑制剂,如利托那韦、茚地那韦和沙奎那韦;某些抗肿瘤药,如长春花碱、白消安、多烯紫杉醇和三甲曲沙;经CYP3A4代谢的钙离子通道阻断剂,如二氢吡啶和维拉帕米;某些免疫抑制剂,如环孢菌素、他克莫司和雷帕霉素;其他,如地高辛、卡马西平、丁螺环酮、阿芬太尼、阿普唑仑、咪达唑仑静脉注射液、利福布丁和甲基强的松。

2)没有观察到伊曲康唑与齐多夫定（AZT）和氟伐他汀之间的相互作用。没有观察到伊曲康唑与炔雌醇和炔诺酮的代谢之间的相互作用。

(3)对蛋白结合的影响：体外实验显示，在蛋白结合方面，伊曲康唑和丙米嗪、普萘洛尔、安定、西咪替丁、吲哚美辛、甲苯磺丁脲和磺胺甲二唑之间无相互作用。

【药物过量】当发生药物过量时，应采取支持疗法。伊曲康唑不能通过血液透析清除。也没有特效解毒药。

【规格】25ml：250mg。

【贮藏】伊曲康唑注射液：于25℃以下贮藏。不得拆除原包装。

混合后的溶液：避免直接光照。

25℃和冷藏条件下，48小时可以保持物理和化学性质的稳定。

从微生物学的角度考虑，混合液应当立即使用。如果不能立即使用，使用者必须注意使用前的贮藏时间和条件，一般在2～8℃保存下不超过24小时，除非混合是在控制和保证无菌的条件下进行的。

【包装】1瓶/盒。

氟康唑注射液　Fluconazole Injection

【成分】本品主要成分为氟康唑。

【性状】本品为无色澄明液体。

【药理毒理】(1)药理：本品属于吡咯类抗真菌药。抗真菌谱较广。口服及静注本品对人和各种动物真菌感染，如念珠菌感染（包括免疫正常或免疫受损的人和动物的全身性念珠菌病）、新型隐球菌感染（包括颅内感染）、糠秕马拉色菌、小孢子菌属、毛癣菌属、表皮癣菌属、皮炎芽生菌、粗球孢子菌（包括颅内感染）及荚膜组织胞浆菌、斐氏着色菌、卡氏枝孢霉等有效。本品的体外抗菌活性明显低于酮康唑，但本品的体内抗菌活性明显高于体外作用。

本品的作用机制主要为高度选择性干扰真菌的细胞色素P450的活性，从而抑制真菌细胞膜上麦角固醇的生物合成。

(2)毒理：本品对真菌依赖的细胞色素P450酶具有高度选择性。每日服用本品0.5g，连续28天，已证明对男性的血浆睾丸素浓度及育龄期妇女的甾体激素浓度均无影响。

【药代动力学】静脉给予本品100mg，平均血药峰浓度（C_{max}）为4.5～8 mg/L。表观分布容积（Vd）接近于体内水分总量。本品血浆蛋白结合率低（11%～12%），在体内广泛分布于皮肤、水疱液、腹腔液、痰液等组织体液中，尿液及皮肤中药物浓度约为血药浓度的10倍；水疱皮肤中约为2倍；唾液、痰、水疱液、指甲中与血药浓度接近；脑膜炎症时，脑脊液中本品的浓度可达血药浓度的54%～85%。本品少量在肝脏代谢。主要自肾排泄，以原形自尿中排出给药量的80%以上。血消除半衰期为27～37小时，肾功能减退时明显延长。

血液透析或腹膜透析可部分清除本品。

【适应证】本品主要用于以下适应证中病情较重的患者。

(1)念珠菌病：用于治疗口咽部和食道念珠菌感染；播散性念珠菌病，包括腹膜炎、肺炎、尿路感染等；念珠菌外阴阴道炎。尚可用于骨髓移植患者接受细胞毒类药物或放射治疗时，预防念珠菌感染的发生。

(2)隐球菌病：用于治疗脑膜以外的新型隐球菌病；治疗隐球菌脑膜炎时，本品可作为两性霉素B联合氟胞嘧啶初治后的维持治疗药物。

(3)球孢子菌病。

(4)本品亦可替代伊曲康唑用于芽生菌病和组织胞浆菌病的治疗

【用法用量】静脉滴注。成人：

(1)播散性念珠菌病：首次剂量0.4g，以后每次0.2g，每日1次，持续4周，症状缓解后至少持续2周。

(2)食道念珠菌病：首次剂量0.2g，以后每次0.1g，每日1次，持续至少3周，症状缓解后至少持续2周。根据治疗反应，也可加大剂量至每次0.4g，每日1次。

(3)口咽部念珠菌病：首次剂量0.2g，以后每次0.1g，每日1次，疗程至少2周。

(4)念珠菌外阴阴道炎：单剂量，0.15g。

(5)隐球菌脑膜炎：每次0.4g，每日1次，直至病情明显好转，然后每次0.2～0.4g，每日1次，用至脑脊液病毒培养转阴后至少10~12周。或每次0.4g,每日2次,持续2天,然后每次0.4g,每日1次,疗程同前述。

(6)肾功能不全者:若只需给药1次,不用调节剂量;需多次给药时,第1天及第2天应给常规剂量,此后应按肌酐清除率来调节给药剂量,如表中所述。

肌酐清除率(ml/分钟)	剂量
>50	常规剂量
11~50	常规剂量的一半
进行常规透析的病人	每次透析后给药1次

小儿:治疗方案尚未建立。有资料报道起始剂量按体重每日3~6mg/kg,每日1次,治疗少数出生2周至14岁的小儿患者,结果是安全的。

【不良反应】(1)常见消化道反应:表现为恶心、呕吐、腹痛或腹泻等。

(2)过敏反应:可表现为皮疹,偶可发生严重的剥脱性皮炎(常伴随肝功能损害)、渗出性多形性红斑。

(3)肝毒性:治疗过程中可发生轻度一过性血清氨基转移酶升高,偶可出现肝毒性症状,尤其易发生于有严重基础疾病(如艾滋病和癌症)的患者。

(4)可见头晕、头痛。

(5)某些患者,尤其有严重基础疾病(如艾滋病和癌症)的患者,可能出现肾功能异常。

(6)偶可发生周围血象一过性中性粒细胞减少和血小板减少等血液学检查指标改变,尤其易发生于有严重基础疾病(如艾滋病和癌症)的患者。

【禁忌证】对本品或其他吡咯类药物有过敏史者禁用。

【注意事项】(1)本品与其他吡咯类药物可发生交叉过敏反应,因此对任何一种吡咯类药物过敏者禁用本品。

(2)由于本品主要自肾排出,因此治疗中需定期检查肾功能。用于肾功能减退患者需减量应用。

(3)本品目前在免疫缺陷者中的长期预防用药,已导致念珠菌属等对氟康唑等吡咯类抗真菌药耐药性的增加,故需掌握指征,避免无指征预防用药。

(4)治疗过程中可发生轻度一过性血清氨基转移酶升高,偶可出现肝毒性症状。因此,用本品治疗开始前和治疗中均应定期检查肝功能,如肝功能出现持续异常,或肝毒性临床症状时均需立即停用本品。

(5)本品与肝毒性药物合用、需服用本品2周以上或接受多倍于常用剂量的本品时,可使肝毒性的发生率增高,故需严密观察。在治疗前和治疗期间每2周进行一次肝功能检查。

(6)本品应用疗程应视感染部位及个体治疗反应而定。一般治疗应持续至真菌感染的临床表现及实验室检查指标显示真菌感染消失为止。隐球菌脑膜炎或反复发作口咽部念珠菌病的艾滋病患者需用本品长期维持治疗,以防止复发。

(7)接受骨髓移植者,如严重粒细胞减少已先期发生,则应预防性使用本品,直至中性粒细胞计数上升至$1×10^9/L$以上后7天。

(8)肾功能损害者,可按前述方案调整用药剂量(详见【用法用量】);血液透析患者在每次透析后可给予本品一日量,因为3小时血液透析可使本品的血药浓度降低约50%。

(9)本品静脉滴注时最大滴注速率为每小时200mg。

【孕妇及哺乳期妇女用药】(1)动物试验中,本品高剂量给予动物时,可出现流产、死胎增多、幼年动物肋骨畸形、腭裂等变化。虽然在人类中未发现此类情况,但孕妇仍应禁用。

(2)尚无母乳中含本品浓度的数据,故哺乳期妇女慎用或服用本品时暂停哺乳。

【儿童用药】本品对小儿的影响缺乏充足的研究资料,虽然少数出生2周至14岁小儿患者以每日3~6mg/kg(按体重)剂量治疗未发生不良反应,但小儿仍不宜应用。

【老年用药】肾功能无减退的老年患者无需调整剂量。肾功能减退的老年患者须根据肌酐清除率调整剂量(详见【用法用量】)。

【药物相互作用】(1)本品与异烟肼或利福平合用时,可使本品的浓度降低。

(2)本品与甲苯磺丁脲、氯磺丁脲和格列吡嗪等磺酰脲类降血糖药合用时,可使此类药物的血药浓度升高而可能导致低血糖,因此需监测血糖,并减少磺酰脲类降血糖药的剂量。

(3)高剂量本品与环孢素合用时,可使环孢素的血药浓度升高,致毒性反应发生的危险性增加,因此必须在监测环孢素血药浓度并调整剂量的情况下方可谨慎使用。

(4)本品与氢氯噻嗪合用,可使本品的血药浓度升高。

(5)本品与茶碱合用时,茶碱血药浓度约可升高13%,可导致毒性反应,故需监测茶碱的血药浓度。

(6)本品与华法林等双香豆素类抗凝药合用时,可增强双香豆素类抗凝药的抗凝作用,致凝血酶原时间延长,故应监测凝血酶原时间并谨慎使用。

(7)本品与苯妥英钠合用时,可使苯妥英钠的血药浓度升高,故需监测苯妥英钠的血药浓度。

【规格】50ml:100mg;100ml:200mg。

【贮藏】遮光,密闭保存。

氟胞嘧啶注射液　Flucytosine Injection

【成分】主要成分为氟胞嘧啶。

【性状】本品为无色或几乎无色的澄明液体。

【药理毒理】本品为抗真菌药。对隐球菌属、念珠菌属和球拟酵母菌等具有较高抗菌活性。对着色真菌、少数曲霉菌属也有一定抗菌活性,对其他真菌的抗菌作用均差。

本品为抑菌剂,高浓度时具有杀菌作用。其作用机制在于药物通过真菌细胞的渗透酶系统进入细胞内,转化为氟尿嘧啶。替代尿嘧啶进入真菌的脱氧核糖核酸中,从而阻断核酸的合成。真菌对本品易产生耐药性,在较长疗程中即可发现真菌耐药现象。

【药代动力学】静脉注射本品2g的血药峰浓度约为50mg/L,血清蛋白结合率为2.9%～4%,表观分布容积为(0.78±0.13)L/kg。药物广泛分布于肝、肾、心、脾、肺组织中,其浓度大于或等于同期血药浓度,炎性脑脊液中药物浓度可达同期血药浓度的50%～100%。本品亦可进入感染的腹腔、关节腔及房水中。血消除半衰期为3～6小时,肾功能不全患者可明显延长,无尿患者半衰期可达85小时。本品经肾小球滤过排泄,约90%以上的药物以原形自尿中排出。本品可经血液透析排出体外。

【适应证】用于念珠菌属心内膜炎、隐球菌属脑膜炎、念珠菌属或隐球菌属真菌败血症、肺部感染和尿路感染。

【用法用量】静脉滴注,每日0.1～0.15g/kg,分2～3次给药,静滴速度4～10ml/分钟。

【不良反应】(1)本品可致恶心、呕吐、厌食、腹痛、腹泻等胃肠道反应。

(2)皮疹、嗜酸粒细胞增多等变态反应。

(3)肝毒性反应可发生,一般表现为血清氨基转移酶一过性升高,偶见血清胆红素升高,肝肿大者甚为少见。

(4)可致白细胞或血小板减少,偶可发生全血细胞减少、骨髓抑制和再生障碍性贫血。合用两性霉素B者较单用本品为多见,此不良反应的发生与血药浓度过高有关。

(5)偶可发生暂时性神经精神异常,表现为精神错乱、幻觉、定向力障碍和头痛、头晕等。

【禁忌证】严重肾功能不全及对本品过敏患者禁用。

【注意事项】(1)单用本品在短期内可产生真菌对本品的耐药菌株。治疗播散性真菌病时,通常与两性霉素B联合应用。

(2)下列情况应慎用:骨髓抑制、血液系统疾病或同时接受骨髓抑制药物;肝功能损害;肾功能损害,尤其是与两性霉素B或其他肾毒性药物同用时。

(3)肾功能减退者需减量用药,并根据血药浓度测定结果调整剂量。

(4)用药期间应进行下列检查:造血功能,需定期检查周围血象;肝功能,定期检查血清氨基转移酶、碱性磷酸酶和血胆红素等;肾功能,定期检查尿常规、血肌酐和尿素氮;肾功能减退者需监测血药浓度,峰浓度不宜超过80mg/L,以40～60mg/L为宜。

(5)定期进行血液透析治疗的患者,每次透析后应补给37.5mg/kg的一次剂量。腹膜透析者每日补给0.5～1.0g。

【孕妇及哺乳期妇女用药】动物实验有致畸作用。人类中虽未发生,但因本品在体内可转变为氟尿嘧啶,对孕妇必须权衡利弊,慎重应用。

本品是否经人乳分泌缺乏资料。由于许多药

物经乳汁分泌,加之本品对新生儿及婴幼儿有潜在的严重不良反应,哺乳期妇女不宜使用或于使用时停止哺乳。

【儿童用药】儿童使用本品的安全性及有效性尚缺乏资料,因此儿童不宜使用。

【老年用药】老年患者肾功能减退,需减量应用。

【药物相互作用】(1)阿糖胞苷可通过竞争抑制灭活本品的抗真菌活性。

(2)本品与两性霉素B具有协同作用,两性霉素B亦可增强本品的毒性,此与两性霉素B可使细胞摄入药物量增加及肾排泄受损有关。

(3)同时应用骨髓抑制药物可增加毒性反应,尤其是造血系统的不良反应。

【药物过量】药物过量时,应予以洗胃、催吐、补充液体加速排泄。必要时予以血液透析。

【规格】250ml:2.5g。

【贮藏】遮光,密闭,在阴凉处保存。

盐酸特比萘芬片 Terbinafine Hydrochloride Tablets

【商品名】兰美抒。

【成分】活性成分为盐酸特比萘芬。

【性状】本品为白色或类白色片。

【药理毒理】特比萘芬是一种丙烯胺类药物,对于皮肤、毛发和甲的致病性真菌包括皮肤癣菌,如毛癣菌(如红色毛癣菌、须癣毛癣菌、疣状毛癣菌、断发毛癣菌、紫色毛癣菌)、小孢子菌(如犬小孢子菌)、絮状表皮癣菌及念珠菌属(如白色念珠菌)和糠秕癣菌属的酵母菌均有广泛的抗真菌活性。对于酵母菌,根据菌种的不同而具有杀菌效应或抑菌效应。

特比萘芬特异地干扰真菌固醇生物合成的早期步骤,由此引起麦角固醇的缺乏及角鲨烯在细胞内的积聚,从而导致真菌细胞死亡。特比萘芬通过抑制真菌细胞膜上的角鲨烯环氧化酶来发挥作用。角鲨烯环氧化酶与细胞色素P450系统无关。

口服给药时,皮肤、毛发和甲中的药物浓度均可达到杀灭真菌活性的水平。

【药代动力学】特比萘芬在口服后,可被良好地吸收(>70%),并且本品中特比萘芬经首过代谢后的绝对生物利用度约为50%。口服单剂0.25g特比萘芬,在1.5小时后平均峰值血浆浓度可以达到1.3mg/ml。与单一剂量相比,特比萘芬稳态的峰值浓度高25%,血浆AUC增加2.3倍。由血浆AUC的增加值,能够计算出长约30小时的有效半衰期。食物对特比萘芬的生物利用度有中度影响;但并不需要调整剂量。

特比萘芬与血浆蛋白结合紧密(99%),它迅速经真皮弥散,聚集于亲脂性的角质层。特比萘芬也能经皮脂腺排泄,这样在毛囊、毛发和富含皮脂的皮肤达到高浓度。也有证据表明,特比萘芬在开始治疗后第1周内即可以分布到甲中。

特比萘芬经过至少7种CYP同工酶,主要包括CYP2C9、CYP1A2、CYP3A4、CYP2C8及CYP2C19,迅速和广泛地代谢。生物转化后的代谢产物无抗真菌活性,主要经尿排出。终末清除半衰期是17小时,无体内蓄积的证据。特比萘芬的血浆稳态浓度无年龄依赖性的改变,但在肝功能或肾功能受损的患者中,清除率可能会降低,可引起特比萘芬的血浆水平升高。

对肾损伤(肌酐清除率<50ml/分钟)和有肝脏疾病的患者,单剂量药代动力学研究表明,特比萘芬的清除率约降低50%。

【适应证】(1)由皮肤癣菌如毛癣菌(红色毛癣菌、须癣毛癣菌、疣状毛癣菌、断发毛癣菌、紫色毛癣菌)、犬小孢子菌和絮状表皮癣菌引起的皮肤、毛发真菌感染。

(2)本品仅用于治疗大面积、严重的皮肤真菌感染(体癣、股癣、足癣、头癣)和念珠菌(如白色假丝酵母)引起的皮肤酵母菌感染。根据感染部位、严重性和范围考虑口服给药的必要性。

(3)皮肤癣菌(丝状真菌)感染引起的甲癣。

【用法用量】(1)根据感染的严重程度和适应证调整疗程。

成人,每次0.25g,每日1次。

青少年,体重>40kg(通常年龄>12岁):每次0.25g,每日1次。

儿童,体重20～40kg(通常年龄5～12岁):每次0.125g,每日1次。

儿童,体重<20kg(通常年龄<5岁):关于此组病人,从对照试验中获得的资料非常有限,所以药

物只有在没有其他可选择的治疗方法及潜在的治疗效益大于可能的危险的情况下才使用。

由于没有关于年龄<2岁儿童口服特比萘芬的治疗经验,因此本品不被推荐用于这个年龄组。

(2)皮肤感染:推荐疗程:

足癣(趾间,跖/拖鞋型):2~6周。

体癣、股癣:2~4周。

皮肤念珠菌病:2~4周。

感染症状和体征的消失可能到真菌病治愈后数周才出现。

(3)毛发和头皮感染,推荐疗程:

头癣:4周。头癣主要见于儿童。

(4)甲真菌病:对于大多数患者,治疗疗程为6~12周。

(5)指甲真菌病:大多数指甲真菌感染的病例,治疗疗程为6周。

(6)趾甲真菌病:大多数趾甲真菌感染的病例,治疗疗程为12周。

一些甲生长不良的患者所需疗程较长。在真菌病治愈后及停止治疗后数月,常可见到良好的临床疗效,这与健甲长出所需时间相关。

【不良反应】出现频率估计:很常见,≥10%;常见,1%~10%;不常见,0.1%~1%;罕见,0.01%~0.1%;非常罕见,<0.01%。

(1)一般而言,特比萘芬的耐受性好,不良反应常为轻、中度。最常见的是胃肠道症状(胀满感、食欲降低、消化不良、恶心、轻微腹痛、腹泻),轻微的皮肤反应(皮疹、荨麻疹),骨骼肌反应(关节痛、肌痛)。

(2)常见:头痛。

(3)不常见:味觉紊乱,包括味觉丧失,常常在停药后数周内可以恢复。有个别味觉紊乱时间延长的报道。在极少数严重的案例中,观察到了因为食物摄入量减少导致体重明显下降。

(4)罕见:肝胆功能障碍(主要为胆汁淤积型),包括极个别的严重肝衰竭的案例(部分导致患者死亡,或需要进行肝移植)。在绝大多数肝衰竭案例中,患者原本就存在严重的系统疾病,其与特比萘芬摄入之间的因果关系尚未确定。

(5)非常罕见:疲劳感。

(6)类过敏反应(包括血管性水肿)皮肤和系统性红斑狼疮。

(7)严重的皮肤反应,如Stevens-Johnson综合征、中毒性表皮坏死、急性泛发性发疹性脓疱症。如果有进行性的皮疹发生,应终止特比萘芬治疗。牛皮癣样皮疹或牛皮癣恶化。

(8)脱发,但病因关系尚未确定。

(9)血液系统疾患,如中性粒细胞减少症、粒细胞缺乏症或血小板减少症。

【禁忌证】对盐酸特比萘芬及本品其他成分过敏者禁用。

【注意事项】(1)不推荐将特比萘芬应用于急、慢性肝病患者。在处方本品前,应对患者原来的肝病情况进行评估。本品在有或没有肝病病史的患者中均有可能产生肝毒性。如果患者出现肝功能不良的体征或症状,如无法解释的恶心、食欲消退、疲倦、呕吐、右上腹疼痛或黄疸、尿液发黑或粪便颜色变浅时,应当确认是否为肝源性,并终止特比萘芬治疗(见【不良反应】)。

(2)肾功能受损的患者(肌酐清除率不足50ml/分钟或血肌酐超过300μmol/L)应当服用正常剂量的一半。

(3)体内及体外研究表明,特比萘芬抑制CYP2D6的代谢,因此,如果同时服用药物的治疗窗较窄时,应该对接受主要由该酶代谢的药物,如三环类抗抑郁药(TCAs)、β-阻滞剂、选择性5-羟色胺再摄取抑制剂(SSRIs),以及IC类抗心律失常药物和单胺氧化酶抑制剂(MAO-Is)B型进行伴随治疗的患者,进行监测(见【药物相互作用】)。

(4)本品0.125g片剂含有乳糖(21mg/片)。罕见的遗传性乳糖不耐受的患者,及严重乳糖酶缺乏或葡萄糖-半乳糖吸收不良的患者,禁用0.125g片剂。

(5)口服本品对花斑癣无效。

【孕妇及哺乳期妇女用药】胎儿毒性及生育能力动物实验研究发现,无不良反应。由于妊娠妇女中的临床经验非常有限,在妊娠期间,如果服药的益处不能超过风险,不应使用。特比萘芬可以分泌至乳汁中,因此口服特比萘芬治疗的哺乳期妇女不应哺乳。

【儿童用药】2岁以上儿童口服特比萘芬耐受性好。

【老年用药】尚无证据提示老年患者与年轻患者需服不同剂量或发生不同的不良反应。开处方时,应注意这一年龄组患者是否已存在肝、肾功能损害(见【注意事项】)。

【药物过量】已有少数药物过量(达到5g)的病例报告,发生了头痛、恶心、上腹痛及头晕。

药物过量的推荐治疗是清除药物,主要是服用活性炭来治疗,根据需要可针对症状给予支持治疗。

【规格】0.125g;0.25g。

【贮藏】避光,密闭,30℃以下保存。

【包装】0.125g 铝塑包装;7 片/盒。0.25g 铝塑包装;7 片/盒,14 片/盒。

美帕曲星(少用)　Mepartricin

盐酸阿莫罗芬搽剂　Amorolfine Hydrochloride Liniment

【商品名】罗每乐。

【适应证】本品用于治疗敏感真菌引起的指(趾)甲感染。

【禁忌证】对本品任一成分过敏者禁用。

【用法用量】将本品施用于病甲,每周 1~2 次。请按照以下步骤使用本品。

(1)锉光指(趾)甲:在使用本品前,用药盒中的甲锉尽可能锉光受感染的指(趾)甲,包括指(趾)甲表面。注意:不要用已接触病甲的甲锉锉健康的指(趾)甲,这样会使感染扩散。同时注意其他人不能使用药盒中的甲锉,以防止交叉感染。

(2)清洁指(趾)甲:用药盒中的药签清洁指(趾)甲表面。对每一病甲需重复(1)、(2)步骤。

(3)从药瓶中取出搽剂:将药铲深入药瓶,取出搽剂。避免搽剂触及瓶口以免流失。

(4)涂施搽剂:将搽剂均匀涂布于整个指(趾)甲。对每一病甲重复(3)、(4)步骤。

(5)干燥:使涂有搽剂的指(趾)甲干燥 3 分钟。

(6)清洁药铲:所提供的药铲可重复使用,但在每次涂施药液后应彻底清洁药铲。使用清洁指(趾)甲的同一张药签清洁药铲,同时避免此药签接触新涂有搽剂的病甲。用后旋紧药瓶。药签易燃,请妥善处置。

(7)在第二次使用本品之前,先用药签去除旧的搽剂。如有必要再锉一次,然后重新涂施药液。

由于干燥的搽剂不受水和肥皂的影响,可正常洗手或脚。但在接触化学物质(如各种油漆稀料、白酒)时,需戴橡胶或防渗透的手套以保护搽剂。

在感染尚未清除,正常指(趾)甲没长成之前,有必要持续使用本品。对于指甲用药,一般需持续 6 个月,趾甲需持续 9~12 个月。每 3 个月观察治疗进展,在医生指导下用药。

在治疗期间,避免使用指甲油或人工指甲。

【规格】5%。

【包装】2.5ml/瓶;5ml/瓶。

注射用伏立康唑　Vorionazole for Injection

【商品名】威凡。

【成分】本品主要成分为伏立康唑。

【性状】本品为白色冻干粉剂。

【药理毒理】伏立康唑的作用机制是抑制真菌中由细胞色素 P450 介导的 14α-甾醇去甲基化,从而抑制麦角甾醇的生物合成。体外试验表明,伏立康唑具有广谱抗真菌作用。本品对念珠菌属(包括耐氟康唑的克柔念珠菌、光滑念珠菌和白念珠菌耐药株)具有抗菌作用,对所有检测的曲菌属真菌有杀菌作用。此外,伏立康唑在体外对其他致病性真菌也有杀菌作用,包括对现有抗真菌药敏感性较低的菌属,如足放线病菌属和镰刀菌属。

动物实验发现,伏立康唑的最低抑菌浓度值与其疗效有关。但是在临床研究中,最低抑菌浓度与临床疗效之间并无相关性,并且药物的血浓度和临床疗效之间似乎也无相关性。这是吡咯类抗真菌药的特点。

(1)微生物学:临床试验表明伏立康唑对曲霉属,包括黄曲霉、烟曲霉、土曲霉、黑曲霉、构巢曲霉;念珠菌属,包括白色念珠菌及部分都柏林念珠菌、光滑念珠菌、C. inconspicua、克柔念珠菌、近平滑念珠菌、热带念珠菌和吉利蒙念珠菌;足放线病菌属,包括尖端足分支霉和多育足分支霉及镰刀菌属有临床疗效(好转或治愈)。

其他伏立康唑治疗有效(通常为治愈或好转)的真菌感染包括链格孢属、皮炎芽生菌、头分裂芽生菌、支孢霉属、粗球孢子菌、冠状耳霉、新型隐球菌、喙状明脐菌、棘状外瓶霉、裴氏着色霉、足菌肿马杜拉菌、拟青霉属、青霉菌属,包括马尼弗青霉菌、烂木瓶霉、短帚霉和毛孢子菌属,包括白色毛孢子菌感染。

体外试验观察到伏立康唑对以下临床分离的真菌有抗菌作用,包括顶孢霉属、链格孢属、双极霉属、支孢瓶霉属、Cladophialophora spp.、荚膜组织胞浆菌。0.05~2μg/ml的伏立康唑可以抑制大多数菌株。

体外试验表明,伏立康唑对弯孢霉属和孢子丝菌属有抗菌作用,但其临床意义尚不清楚。治疗前应采集标本进行真菌培养,并进行其他相关的实验室检查(血清学检查和组织病理学检查),以便分离和鉴定病原菌。在获得培养结果和其他实验室检查结果以前必须先进行抗感染治疗,一旦获得结果,应据此调整用药方案。

已发现对伏立康唑敏感性减低的临床菌株。但是,最低抑菌浓度值的增高并不一定导致临床治疗失败,在对其他吡咯类药物耐药菌株所致的感染中,也有临床治疗有效者。由于临床试验中入选患者的复杂性,很难确定体外抗菌活性和临床治疗结果之间的关系。药敏试验中伏立康唑的临界浓度尚未确立。

(2)耐药性:关于念珠菌、曲霉菌、足放线病菌及镰刀菌属对伏立康唑的体外耐药情况尚无足够的研究。目前尚未知伏立康唑抗菌谱中的各类真菌耐药性发展的情况。

对氟康唑和伊曲康唑敏感性降低的真菌对伏立康唑的敏感性亦有可能降低,提示在这些吡咯类药物中可能存在着交叉耐药。交叉耐药与临床疗效之间的关系尚未完全确立。如果临床病例的分离菌呈现交叉耐药,则可能需要更换其他抗菌药物治疗。

(3)临床前安全性资料:重复给药的毒性研究提示,伏立康唑的靶器官为肝脏。与其他抗真菌药相似,实验动物发生肝毒性时的血浆暴露量相当于人用治疗剂量所达到的暴露量。大鼠、小鼠和犬的实验发现伏立康唑也可诱导肾上腺发生微小病变。其他对安全性药理学、生殖毒性和潜在致癌性的常规研究未发现伏立康唑对人体有特殊危害。

生殖研究表明,伏立康唑的全身暴露量相当于人用治疗剂量所达到的暴露量时,对大鼠具有致畸作用,对家兔具有胚胎毒性。在分娩前和分娩后的研究中,给予大鼠低于人用治疗剂量所达到的暴露量后,大鼠妊娠时间延长,分娩时间延长,引起难产导致母鼠死亡,围产期幼鼠存活率降低。与其他吡咯类抗真菌药相仿,伏立康唑影响分娩的机制很可能有种特异性,其中包括降低雌二醇的水平。

在赋形剂磺丁倍他环糊精钠(SBECD)的临床前资料中,重复给药的毒性研究表明,SBECD主要影响尿道上皮细胞空泡形成,以及激活肝脏和肺内巨噬细胞。既然在豚鼠最大化实验(GMPT)中得到阳性结果,处方者应当了解静脉制剂有引起过敏的可能性。基因毒性和生殖毒性研究表明,赋形剂SBECD对人类没有特殊的危害。尚未进行SBECD致癌性的研究。SBECD中有一种杂质为烷基化诱变剂,有证据表明其对啮齿类动物有致癌性,所以应当认为这种杂质对人体也有致癌的可能性。根据上述研究结果,静脉制剂的疗程不应超过6个月。

【药代动力学】(1)一般药代动力学特点:分别在健康受试者、特殊人群和患者中进行了伏立康唑的药代动力学研究。对伴有曲霉病危险因素(主要为淋巴系统或造血组织的恶性肿瘤)的患者研究发现,每日2次口服伏立康唑,每次200mg或300mg,共14天,其药代动力学特点(包括吸收快,吸收稳定,体内蓄积和非线性药代动力学)与健康受试者一致。

由于伏立康唑的代谢具有可饱和性,所以其药代动力学呈非线性,暴露药量增加的比例远大于剂量增加的比例。因此,如果口服剂量从每日2次、每次200mg增加到每日2次、每次300mg时,估计暴露量(AUCτ)平均增加2.5倍。当给予受试者推荐的负荷剂量(静脉滴注或口服)后,24小时内其血药浓度接近于稳态浓度。如不给予负荷剂量,仅为每日2次,多剂量给药后大多数受试者的血药浓度约在第6天时达到稳态。

吸收:口服本品吸收迅速而完全,给药后1~2小时达血药峰浓度。口服后绝对生物利用度约为96%。当多剂量给药,且与高脂肪餐同时服用时,伏立康唑的血药峰浓度和给药间期的药时曲线下面积分别减少34%和24%。胃液pH值改变对本品吸收无影响。

分布：稳态浓度下伏立康唑的分布容积为 4.6L/kg，提示本品在组织中广泛分布。血浆蛋白结合率约为 58%。一项研究中，对 8 例患者的脑脊液进行了检测，所有患者的脑脊液中均可检测到伏立康唑。

代谢：体外试验表明，伏立康唑通过肝脏细胞色素 P450 同工酶、CYP2C19、CYP2C9 和 CYP3A4 代谢。

伏立康唑的药代动力学个体间差异很大。

体内研究表明，CYP2C19 在本品的代谢中有重要作用，这种酶具有基因多态性。例如，15%～20% 的亚洲人属于弱代谢者，而白人和黑人中的弱代谢者仅占 3%～5%。在健康白人和健康日本人中的研究表明，弱代谢者的药物暴露量（AUCτ）平均比纯合子强代谢者的暴露量高 4 倍，杂合子强代谢者的药物暴露量比纯合子强代谢者高 2 倍。

伏立康唑的主要代谢产物为 N-氧化物，在血浆中约占 72%。该代谢产物抗菌活性微弱，对伏立康唑的药理作用无显著影响。

排泄：伏立康唑主要通过肝脏代谢，仅有少于 2% 的药物以原形经尿排出。给予用放射性同位素标记过的伏立康唑后，多次静脉滴注给药者和多剂量口服给药者中分别约有 80% 和 83% 的放射活性在尿中回收。绝大多数放射活性（>94%）在给药（静脉滴注或口服）后 96 小时内经尿排出。

伏立康唑的终末半减期与剂量有关。口服 200mg 后终末半减期约为 6 小时。由于其非线性药代动力学特点，终末半衰期值不能用于预测伏立康唑的蓄积或清除。

药代动力学-药效动力学的关系：在 10 项治疗研究中，受试者的平均血浆浓度和最大血浆浓度的中位数分别为 2425ng/ml（四分位区间 1193～4380ng/ml）和 3742ng/ml（四分位区间 2027～6302ng/ml）。在研究中未发现平均、最大和最低血药浓度与治疗结果有关。

对临床试验资料中药代动力学-药效动力学的分析发现，伏立康唑的血药浓度与肝功能试验异常和视觉障碍有关。

(2) 特殊人群中的药代动力学

性别：在一项多剂量口服给药的试验中，健康年轻女性的 C_{max} 和 AUCτ 较健康年轻男性（18～45 岁）分别高 83% 和 113%。在同一试验中，健康老年女性的 C_{max} 和 AUCτ 与健康老年男性（≥65 岁）无显著性差异。

在临床应用中，不同性别的患者无需调整剂量。伏立康唑在男性和女性患者中的安全性及血药浓度相仿，因此，无需按照性别调整剂量。

老年人：在一项多剂量口服给药的研究中，健康老年男性（≥65 岁）的 C_{max} 和 AUCτ 较健康年轻男性（18～45 岁）分别高 61% 和 85%。但健康老年女性（≥65 岁）的 C_{max} 和 AUCτ 与健康年轻女性（18～45 岁）无显著性差异。

治疗研究中未按照年龄调整用药剂量。试验中观察了血药浓度与年龄之间的关系。伏立康唑在年轻患者和老年患者中的安全性相仿，因此，老年患者应用本品无需调整剂量。

儿童：在 35 名免疫功能减退的儿童中进行一项群体药代动力学研究，年龄为 2～12 岁，分别予以单剂或多剂静脉给药，其中 24 人为多剂量给药。接受维持剂量为每 12 小时静脉滴注 4mg/kg 的儿童，其平均稳态血药浓度的中位数与每 12 小时给药 3mg/kg 的成人相仿，分别为 1186ng/ml 和 1155ng/ml。因此，推荐伏立康唑在 2～12 岁儿童中的维持剂量为：每 12 小时给药 4mg/kg。

肾功能损害者：中到重度肾功能损害者（血肌酐值>2.5mg/dl）应用本品时，可发生赋形剂磺丁倍他环糊精钠（SBECD）的蓄积。推荐剂量和肾功能监测可参见【用法用量】和【注意事项】。

肝功能损害者：单剂口服伏立康唑 200mg 后，轻到中度肝硬化患者（Child-Pugh A 和 Child-Pugh B）的 AUCτ 较肝功能正常者高 233%。蛋白结合率不受肝功能损害影响。

在一项多剂量口服给药的研究中，中度肝硬化患者（Child-Pugh B）的维持剂量为每日 2 次，每次 100mg；肝功能正常者每日 2 次，每次 200mg。结果两者 AUCτ 相仿。尚无严重肝硬化患者（Child-Pugh C）的药代动力学资料。肝功能损害时的推荐剂量和监测见【用法用量】和【注意事项】。

【适应证】本品是一种广谱的三唑类抗真菌药，其适应证如下：侵袭性曲霉病；对氟康唑耐药的念珠菌引起的严重侵袭性感染（包括克柔念珠菌）；由足放线病菌属和镰刀菌属引起的严重感染。

本品主要用于治疗免疫缺陷患者中进行性的、可能威胁生命的感染。

【用法用量】本品在静脉滴注前先溶解成10mg/ml，再稀释至2～5mg/ml。本品不宜用于静脉推注。建议本品的静脉滴注速度最快不超过每小时3mg/kg，稀释后每瓶滴注时间须1～2小时以上。

(1)成人用药：静脉滴注和口服的互换用法。无论是静脉滴注或口服给药，首次给药时第1天均应给予首次负荷剂量，以使其血药浓度在给药第1天即接近于稳态浓度。由于口服片剂的生物利用度很高(96%)，所以在有临床指征时静脉滴注和口服两种给药途径可以互换。

静脉滴注：负荷剂量(第1个24小时)：每12小时给药1次，每次6mg/kg；维持剂量(开始用药后24小时)：每日给药2次，每次4mg/kg。

口服：患者体重≥40kg，负荷剂量(第1个24小时)：每12小时给药1次，每次400mg；维持剂量(开始用药后24小时)：每日给药2次，每次200mg。

患者体重<40kg，负荷剂量(第1个24小时)：每12小时给药1次，每次200mg；维持剂量(开始用药后24小时)：每日给药2次，每次100mg。

序贯疗法：静脉滴注和口服给药尚可以进行序贯治疗，此时口服给药无需给予负荷剂量，因为此前静脉滴注给药已经使伏立康唑血药浓度达稳态。

[注]口服维持剂量：体重≥40kg者，每12小时1次，每次200mg；体重<40kg的成年患者，每12小时1次，每次100mg。

疗程：疗程视患者用药后的临床和微生物学反应而定。静脉用药的疗程不宜超过6个月。

剂量调整：在使用本品治疗过程中，医生应当严密监测其潜在的不良反应，并根据患者具体情况及时调整药物方案(参见【不良反应】和【注意事项】)。

静脉给药：如果患者不能耐受每日2次，每次4mg/kg静脉滴注，可减为每日2次，每次3mg/kg。

与苯妥英或利福平合用时，建议伏立康唑的静脉维持剂量增加为每日静脉滴注2次，每次5mg/kg(参见【注意事项】和【药物相互作用】)。

口服给药：如果患者治疗反应欠佳，口服给药的维持剂量可以增加到每日2次，每次300mg；体重<40kg的患者剂量调整为每日2次，每次150mg。如果患者不能耐受上述较高的剂量，口服给药的维持剂量可以每次减50mg，逐渐减到每日2次，每次200mg(体重<40kg的患者减到每日2次，每次100mg)。

(2)老年人用药：老年人应用本品时无需调整剂量。

肾功能损害者用药：中到严重肾功能减退(肌酐清除率<50ml/分钟)的患者应用本品时，可发生赋形剂磺丁倍他环糊精钠(SBECD)蓄积。此种患者宜选用口服给药，除非应用静脉制剂的利大于弊。这些患者静脉给药时必须密切监测血清肌酐水平，如有异常增高应考虑改为口服给药。伏立康唑可经血液透析清除，清除率为121ml/分钟。4小时的血液透析仅能清除少量药物，无需调整剂量。

静脉制剂的赋形剂磺丁倍他环糊精钠(SBECD)在血液透析中的清除率为55ml/分钟。

肝功能损害者用药：急性肝损害者(谷丙转氨酶ALT/GOT和谷草转氨酶AST/GST增高)无需调整剂量，但应继续监测肝功能以观察是否有进一步升高。建议轻到中度肝硬化患者(Child-Pugh A和Child-Pugh B)伏立康唑的负荷剂量不变，但维持剂量减半。目前尚无重度肝硬化者(Child-Pugh C)应用本品的研究。

有报道本品与肝功能试验异常增高和肝损害的体征(如黄疸)有关，因此严重肝功能减退的患者应用本品时必须权衡利弊。肝功能减退的患者应用本品时必须密切监测药物毒性。

(3)儿童用药：伏立康唑在12岁以下儿童的安全性和有效性尚未建立。在治疗性研究中入选年龄为12～18岁的侵袭性曲霉病患者22例，分别给予伏立康唑的维持剂量，即每12小时1次，每次4mg/kg，12例(55%)患者治疗有效。

(4)青少年(12～16岁)：在治疗研究中，对伏立康唑在青少年中的药代动力学特性研究很少。

【静脉制剂配制方法】

溶解：伏立康唑粉针剂使用时先用19ml注射用水溶解，溶解后的浓度为10mg/ml。摇动药瓶直至药物粉末溶解。

稀释：伏立康唑稀释后的终浓度为2～5mg/

ml。因此,溶解为10mg/ml的溶液应进一步稀释。伏立康唑为单剂、未经压缩的无菌冻干粉剂,因此,从微生物学的角度,稀释后必须立即使用。如果不立即滴注,除非是在无菌环境下稀释,否则需保存在2~8℃的温度下,保存时间不超过24小时。本产品仅供单次使用,未用完的溶液应当弃去。只有清澈的、无颗粒的溶液才能使用。

伏立康唑可以采用下列注射液稀释:9mg/ml(0.9%)的氯化钠注射液;复方乳酸钠注射液;5%葡萄糖和复方乳酸钠注射液;5%葡萄糖和0.45%氯化钠注射液;5%葡萄糖注射液;含有20mEq氯化钾的5%葡萄糖注射液;0.45%氯化钠注射液;5%葡萄糖和0.9%氯化钠注射液。

伏立康唑与其他溶液的相容性尚不清楚。

【配伍禁忌】(1)伏立康唑禁止与其他药物,包括肠道外营养剂(如Aminofusin 10% Plus)在同一静脉通路中滴注。伏立康唑与Aminofusin 10% Plus物理不相容,二者在4℃贮存24小时后可产生不溶性微粒。

(2)伏立康唑不宜与血制品或任何电解质补充剂同时滴注。

(3)伏立康唑注射剂可与全胃肠外营养液不在同一静脉通路中同时静脉滴注。4.2%的碳酸氢钠静脉注射液与伏立康唑存在配伍禁忌,该稀释剂的弱碱性可使伏立康唑在室温贮存24小时后轻微降解。虽然稀释后的伏立康唑溶液推荐冷藏,但仍不推荐使用4.2%的碳酸氢钠注射液作为稀释剂。本品与其他浓度碳酸氢钠溶液的相容性尚不清楚。

【不良反应】在治疗试验中最为常见的不良事件为视觉障碍、发热、皮疹、恶心、呕吐、腹泻、头痛、败血症、周围性水肿、腹痛及呼吸功能紊乱。与治疗有关的,导致停药的最常见不良事件包括肝功能试验值增高、皮疹和视觉障碍。

(1)视觉障碍:和伏立康唑有关的视觉障碍较为常见。临床试验中,大约30%的患者曾出现过视觉改变、视觉增强、视力模糊、色觉改变和/或畏光。视觉障碍通常为轻度,罕有导致停药者。视觉障碍可能与较高的血药浓度和/或剂量有关。

虽然伏立康唑的作用部位似乎主要局限于视网膜,但其作用机制仍不清楚。一项研究中,以健康志愿者为对象研究了伏立康唑治疗28天对视网膜功能的影响,发现本品可减小视网膜电波波形的振幅、缩小视野和改变色觉。视网膜电图通常用于检测视网膜中的电流情况。停药后14天视网膜电图、视野和色觉即恢复正常。伏立康唑对视觉的影响在用药早期即可发生,并持续存在于整个用药期间。有证据表明,视觉障碍与多次给药有关。

(2)皮肤反应:临床试验中,伏立康唑治疗组发生皮肤反应者较为常见。这些皮肤不良事件的发生机制仍不清楚。但通常这些患者同时还患有其他严重的基础疾病,需要同时接受多种治疗。在临床试验中,与伏立康唑有关的皮疹发生率为6%(86/1493)。大多数的皮疹为轻到中度,包括Stevens-Johnson综合征、中毒性表皮融解坏死和多形性红斑。一旦患者出现皮疹,必须进行严密观察,若皮损加重,则必须停药。亦有光过敏的报道,光敏反应在长期治疗的患者中较为多见。严重皮肤反应极少见。建议伏立康唑治疗期间避免强烈的日光直射。

(3)其他较为少见的不良事件:以下所列出的不良事件在所有使用伏立康唑的患者(包括健康志愿者等,$n=2090$)中的发生率<1%。这些不良事件包括不能排除与伏立康唑相关者或有助于医生管理患者用药风险者,但未包括临床试验中报告的所有不良事件。

1)全身反应:腹部膨大、过敏反应、类过敏反应、腹水、虚弱、背痛、蜂窝织炎、水肿、面部水肿、侧腹痛、流感样症状、移植物抗宿主反应、肉芽肿、感染、细菌感染、真菌感染、注射部位疼痛、注射部位感染/炎症、黏膜功能失调、多器官衰竭、疼痛、骨盆疼痛、腹膜炎、败血症、胸骨下胸痛。

2)心血管系统:房性心律失常、房颤、完全性房室传导阻滞、二联律、心动过缓、束支传导阻滞、心脏扩大、心肌病、脑出血、脑缺血、脑血管意外、充血性心力衰竭、深部血栓性静脉炎、心内膜炎、期外收缩、心搏停止、心肌梗死、结性心律失常、心悸、静脉炎、体位性低血压、肺栓塞、Q-T间期延长、室上性心动过速、昏厥、血栓性静脉炎、血管扩张、室性心律失常、室颤、室性心动过速(包括尖端扭转型室速)。

3)消化系统:厌食、唇炎、胆囊炎、胆石症、便秘、十二指肠溃疡穿孔、十二指肠炎、消化不良、吞咽困难、食道溃疡、食道炎、肠胃气胀、胃肠炎、胃肠出血、GGT/LDH增高、齿龈炎、舌炎、齿龈出血、齿龈增生、吐血、肝昏迷、肝衰竭、肝炎、肠穿孔、肠溃疡、肝肿大、黑粪症、口腔溃疡、胰腺炎、腮腺肿大、牙周炎、直肠炎、伪膜性肠炎、直肠功能紊乱、直肠出血、胃溃疡、胃炎、舌肿大。

4)内分泌：肾上腺皮质功能不全、尿崩症、甲状腺功能亢进、甲状腺功能降低。

5)血液和淋巴：粒细胞缺乏症、贫血（大细胞性贫血、巨幼细胞性贫血、小细胞性贫血、正细胞性贫血）、再生障碍性贫血、溶血性贫血、出血时间延长、发绀、播散性血管内凝血、瘀斑、嗜酸粒细胞增多、血容量过多、淋巴结病、淋巴管炎、骨髓抑制、瘀点、紫癜、脾肿大、血栓性血小板减少性紫癜。

6)营养和代谢：蛋白尿、尿素氮增高、肌酐磷酸激酶增高、水肿、糖耐量降低、高钙血症、高胆固醇血症、高血糖、高血钾、高镁血症、高钠血症、高尿酸血症、低钙血症、低血糖、低钠血症、低磷血症、尿毒症。

7)肌肉骨骼：关节痛、关节炎、骨坏疽、骨痛、小腿痛性痉挛、肌痛、肌无力、肌病、骨软化、骨质疏松。

8)神经系统：异梦、急性脑综合征、激动、静坐不能、健忘、焦虑、共济失调、脑水肿、昏迷、精神错乱、惊厥、谵妄、痴呆、人格解体、抑郁、复视、脑炎、脑病、欣快感、锥体外系综合征、癫痫大发作性惊厥、格林-巴利综合征、张力过高、感觉减退、失眠、颅内压增高、性欲减退、神经痛、神经病变、眼球震颤、眼球旋动危象、感觉异常、精神病、嗜睡、自杀倾向、震颤、眩晕。

9)呼吸系统：咳嗽增加、呼吸困难、鼻出血、咯血、缺氧、肺水肿、咽炎、胸腔积液、肺炎、呼吸功能紊乱、呼吸窘迫综合征、呼吸道感染、鼻炎、窦炎、声音改变。

10)皮肤和附属器：脱发、血管性水肿、接触性皮炎、盘形红斑狼疮、湿疹、多形性红斑、剥脱性皮炎、混合性药疹、疖病、单纯疱疹、黑变病、光敏性皮肤反应、银屑病、皮肤变色、皮肤病、皮肤干燥、Ste-vens-Johnson综合征、出汗、中毒性表皮融解坏死、荨麻疹。

11)特殊感觉：调节异常、睑缘炎、色盲、结膜炎、角膜混浊、耳聋、耳痛、眼痛、干眼、角膜炎、角膜结膜炎、瞳孔散大、夜盲、视神经萎缩、视神经炎、外耳炎、视神经乳头水肿、视网膜出血、视网膜炎、巩膜炎、味觉丧失、味觉异常、葡萄膜炎、耳鸣、视野缺损。

12)泌尿生殖系统：无尿、萎缩卵、肌酐清除率降低、痛经、排尿困难、附睾炎、糖尿、出血性膀胱炎、血尿、肾积水、阳痿、肾痛、肾小管坏死、子宫不规则出血、肾炎、肾病、少尿、阴囊水肿、尿失禁、尿潴留、泌尿道感染、子宫出血、阴道出血。

【临床实验室检查值】

临床试验中，伏立康唑组中具有临床意义的转氨酶异常的总发生率为13.4%（200/1493）。肝功能试验异常可能与较高的血药浓度和/或剂量有关。绝大部分患者按照原给药方案继续用药，或者调整剂量继续用药（包括停药）后均可缓解。

在应用伏立康唑的患者中，黄疸等严重的肝毒性很少发生，肝炎和致死性肝衰竭更是罕见。发生上述不良事件者大多伴有其他严重的基础疾病。

在使用伏立康唑治疗初及治疗中均应检查肝功能，如在治疗中出现肝功能异常，则需严密监测，以防止发生更重的肝损害。处理应包括肝功能实验室评价（特别是肝功能试验和胆红素），如临床症状体征与肝病的发展相一致，且可归因于伏立康唑，则必须停药。

有报道重症患者应用本品时可发生急性肾衰竭。本品与具有肾毒性的药物合用，以及当患者合并其他基础疾病时，可能会发生肾功能减退。因此应用本品时需要监测肾功能，包括实验室检查，特别是血肌酐值。

【禁忌证】(1)本品禁用于已知对伏立康唑或任何一种赋形剂有过敏史者。

(2)本品禁止与CYP3A4底物、特非那定、阿司咪唑、西沙必利、匹莫齐特或奎尼丁合用，因为本品可使上述药物的血浓度增高，从而导致Q-T间期延长，并且偶见尖端扭转型室性心动过速（参见【药物相互作用】）。

(3)本品禁止与利福平、卡马西平和苯巴比妥合用，后者可以显著降低本品的血浓度。

(4)本品不可与麦角生物碱类药物（麦角胺、二氢麦角胺）合用。麦角生物碱类为CYP3A4的底物,二者合用后麦角类药物的血药浓度增高可导致麦角中毒。

(5)西罗莫司与伏立康唑合用时,前者的血浓度可能显著增高,因此这两种药物不可同时应用。

(6)本品禁止与利托那韦(每次400mg,每12小时1次)合用。健康受试者同时应用利托那韦(每次400mg,每12小时1次)与伏立康唑,伏立康唑的血药浓度显著降低。利托那韦每次100mg,每12小时1次用于抑制CYP3A,从而使其他抗逆转录病毒药物浓度增高,但这种给药方案对伏立康唑浓度的影响尚无研究。

(7)本品禁止与依法韦伦同时应用。二者同时应用时,伏立康唑血药浓度显著降低,依法韦伦的血药浓度则显著增高。

(8)本品禁止与利福布丁同时应用。二者合用,伏立康唑血药浓度显著降低,利福布丁的血药浓度则显著增高。

【注意事项】

[警告]

(1)视觉障碍:疗程超过28天时伏立康唑对视觉功能的影响尚不清楚。如果连续治疗超过28天,需监测视觉功能,包括视敏度、视力范围及色觉。

(2)肝毒性:在临床试验中,伏立康唑治疗组中严重的肝脏不良反应并不常见(包括肝炎、胆汁淤积和致死性的暴发性肝衰竭)。有报道肝毒性反应主要发生在伴有严重基础疾病(主要为恶性血液病)的患者中。肝脏反应,包括肝炎和黄疸,可以发生在无其他确定危险因素的患者中。通常停药后肝功能异常即能好转。

(3)监测肝功能:在伏立康唑治疗前及治疗中均需检查肝功能。患者在治疗初及在治疗中发生肝功能异常时均必须常规监测肝功能,以防止发生更严重的肝脏损害。监测应包括肝功能的实验室检查(特别是肝功能试验和胆红素)。如果临床症状体征与肝病发展相一致,应考虑停药。

(4)孕妇:伏立康唑应用于孕妇时可导致胎儿损害。生殖研究表明,在10mg/kg(按照mg/m² 计算,相当于0.3倍的推荐维持剂量)的剂量下,伏立康唑对大鼠有致畸作用(腭裂、肾积水/输尿管积水)。在100mg/kg(6倍维持剂量)的剂量下,伏立康唑对兔子具有胚胎毒性。对大鼠的其他影响包括骶尾骨、颅骨、耻骨、舌骨和多数肋骨的骨化减弱、胸骨节异常和输尿管/肾盂扩张。任何剂量的伏立康唑都可使怀孕大鼠血雌二醇水平降低。在10mg/kg剂量下,伏立康唑还可使大鼠妊娠时间延长,难产,导致围产期幼鼠死亡率增高。此外,伏立康唑可使兔子的胚胎死亡率增高,胎儿体重降低,骨骼变异率增高、颈肋和胸骨体外的骨化点增多。

如在孕期使用伏立康唑,或在用药期间怀孕,应告知患者本品对胎儿的潜在危险。

(5)半乳糖不耐受:伏立康唑片剂中含有乳糖成分,罕见的先天性的半乳糖不能耐受者、Lapp乳糖酶缺乏或葡萄糖-半乳糖吸收障碍者不宜应用本品。

[一般注意事项]

(1)一些吡咯类药物,包括伏立康唑,可引起心电图Q-T间期的延长。在伏立康唑临床研究及上市后的监测中,罕有发生尖端扭转型室速的报道。在伴有多种混合危险因素的重症患者中,如伴有心肌病、低钾血症、曾进行具有心脏毒性的化疗及同时应用其他可能引起尖端扭转型室速的药物,有发生尖端扭转型室速的报道。

(2)在上述有潜在心律失常危险的患者中需慎用伏立康唑。

(3)在应用伏立康唑治疗前必须严格纠正钾、镁和钙的异常。

(4)与静脉滴注有关的反应:健康受试者在静脉滴注过程中发生的与滴注相关的类过敏反应主要为脸红、发热、出汗、心动过速、胸闷、呼吸困难、晕厥、恶心、瘙痒及皮疹,上述反应并不常见且多为即刻反应。一旦出现上述反应考虑停药。

[患者须知]应当告知患者:①伏立康唑片剂应在餐后或餐前至少1小时服用;②伏立康唑可能会引起视觉改变,包括视力模糊和畏光,因此使用伏立康唑期间不能在夜间驾驶;③如果在用药过程中出现视觉改变,应避免从事有潜在危险性的工作,如驾驶或操纵机器;④用药期间应避免强烈的、直接的阳光照射。

[实验室检查]

(1)使用伏立康唑前应纠正电解质混乱,包括低钾血症、低镁血症和低钙血症。

(2)用药期间必须监测肾功能(主要为血肌酐)和肝功能(主要为肝功能检查和胆红素)。

[肝功能损害的患者]

(1)建议继续监测肝功能以观察是否有进一步的升高。

(2)建议轻到中度肝硬化者(Child-Pugh A 和 Child-Pugh B)伏立康唑的负荷剂量不变,但维持剂量减半。

(3)目前尚无伏立康唑应用于重度肝硬化者(Child-Pugh C)的研究。有报道伏立康唑与肝功能试验异常和肝损害临床体征,如黄疸有关。因此,严重肝功能不全的患者应用本品时必须权衡利弊,并密切监测药物的毒性反应。

[肾功能损害的患者]

(1)中度到严重肾功能减退(肌酐清除率＜50ml/分钟)的患者应用本品时,可能发生助溶剂SBECD蓄积。除非应用静脉制剂的利大于弊,否则应选用口服给药。肾功能障碍者静脉给药时必须密切监测血肌酐水平,如有升高应考虑改为口服给药。

(2)伏立康唑可经血液透析清除,清除率为121ml/分钟。4小时的血液透析仅能清除少许药物,无需调整剂量。

(3)赋形剂SBECD在血液透析中的清除率为55ml/分钟。

[肾脏的不良反应,肾功能监测]有报道重症患者应用本品时可能发生急性肾衰竭。本品与具有肾毒性的药物合用,以及当患者合并其他基础疾病时,可能会发生肾功能减退。应用本品时需要监测肾功能,其中包括实验室检查,特别是血肌酐值。

[皮肤反应]在治疗中罕有发生表皮脱落者,如Stevens-Johnson综合征。如果患者出现皮疹需严密观察,如皮损进一步加重则需停药。另外,本品可导致光过敏,特别是在长期治疗时。建议告知患者在应用本品治疗时避免阳光直射。

[致癌作用、致突变作用和生殖损害]在大鼠和小鼠中进行了为期2年的伏立康唑致癌力研究。分别给大鼠口服6mg/kg、18mg/kg或50mg/kg的伏立康唑,或按mg/m²计算,分别给予0.2mg/kg、0.6mg/kg或1.6倍常用维持剂量的伏立康唑。在给予50mg/kg伏立康唑的雌鼠中检测到肝细胞腺瘤,在给予6mg/kg和50mg/kg剂量的雄鼠中检测到肝细胞癌。分别给小鼠口服10mg/kg、30mg/kg或100mg/kg的伏立康唑,或按mg/m²计算,分别给予0.1倍、0.4倍或1.4倍常用维持剂量的伏立康唑,在两种性别的小鼠中均检测到肝细胞腺瘤,在给予1.4倍常用维持量伏立康唑的雄小鼠中还检测到了肝细胞癌。

在体外人淋巴细胞培养过程中加入伏立康唑,可观察到伏立康唑的致畸变作用(主要为染色体断裂)。在Ames试验、CHO试验、小鼠微核试验或DNA修复试验(非常规DNA合成试验)中,均未发现伏立康唑有基因毒性。

初步研究结果显示,50mg/kg或1.6倍建议维持量的伏立康唑可使大鼠怀孕率显著下降,但大规模的生殖研究未发现上述显著性差异。

[致畸性]孕妇见"警告"。

[对驾驶和操作机器能力的影响]本品可能会引起一过性的、可逆性的视觉改变,包括视力模糊、视觉改变、视觉增强和/或畏光。患者出现上述症状时必须避免从事有危险的工作,如驾驶或操作机器。

【孕妇及哺乳期妇女用药】

(1)孕妇:目前伏立康唑在孕妇中的应用尚无足够资料。动物实验显示,本品有生殖毒性(参见"临床前安全性资料"),但对人体的潜在危险性尚未确定。伏立康唑不宜用于孕妇,除非对孕妇的益处显著大于对胎儿的潜在毒性。

(2)育龄期妇女:育龄期妇女应用伏立康唑期间需采取有效的避孕措施。

(3)哺乳期妇女:尚无伏立康唑在乳汁中分泌的资料。除非明显的利大于弊,否则哺乳期妇女不宜使用伏立康唑。

【儿童用药】伏立康唑在12岁以下儿童的安全性和有效性尚未建立。在治疗性研究中入选年龄为12～18岁的侵袭性曲霉病患者22例,分别给予伏立康唑的维持剂量,即每12小时1次,每次4mg/kg,12例(55%)患者治疗有效。

在治疗研究中,对伏立康唑在青少年中的药代动力学特性研究很少。

【老年用药】在多剂量给药的治疗研究中,≥65岁的患者占9.2%,≥75岁的患者占1.8%。在一项健康志愿者中进行的研究显示,老年男性的总暴露量(AUC)和血药峰浓度(C_{max})较年轻男性为高。对10项伏立康唑治疗研究中552例患者的药代动力学资料进行分析,结果显示静脉滴注或口服伏立康唑后,老年患者的血药浓度较年轻患者高80%～90%。但是,总的安全性老年人与年轻人相仿,因此无需调整剂量。

【药物相互作用】除非特别注明,药物相互作用的研究系在健康男性志愿者中进行。采用多剂量的给药方法,每次口服200mg,每日2次,直到达到稳态浓度。这些研究结果对于其他人群和其他给药途径亦有参考意义。

[其他药物对伏立康唑的影响]

(1)伏立康唑通过细胞色素 P450 同工酶代谢,包括 CYP2C19、CYP2C9 和 CYP3A4。这些同工酶的抑制剂或诱导剂可以分别增高或降低伏立康唑的血药浓度。

(2)利福平(CYP450 诱导剂):与利福平(每日1次,每次600mg)合用,伏立康唑的C_{max}(血药峰浓度)和AUCτ(给药间期的药时曲线下面积)分别降低93%和96%。因此,禁止本品与利福平合用。

(3)卡马西平和苯巴比妥(潜在的CYP450 诱导剂):尽管未经研究,卡马西平和苯巴比妥可能会显著降低伏立康唑的血药浓度,因此禁止本品与这两种药物合用。

(4)西咪替丁(非特异性的CYP450 抑制剂,并可增高胃酸的pH值):与西咪替丁(每日2次,每次400mg)合用时,伏立康唑的C_{max}和AUCτ分别增高18%和23%。两者合用无需调整本品剂量。

(5)雷尼替丁(增高胃酸pH值):雷尼替丁(每日2次,每次150mg)对伏立康唑的C_{max}和AUCτ无显著影响。

(6)大环内酯类抗生素:红霉素(CYP3A4 抑制剂,每日2次,每次1g)和阿奇霉素(每日1次,每次500mg)对伏立康唑的C_{max}和AUCτ无显著影响。

[伏立康唑对其他药物的影响]

(1)伏立康唑抑制细胞色素 P450 同工酶的活性,包括CYP2C19、CYP2C9和CYP3A4。因此,本品可能会使那些通过CYP450 同工酶代谢的药物血浓度增高。

(2)特非那定、阿司咪唑、西沙必利、匹莫齐特和奎尼丁(CYP3A4 底物):尽管未经研究,伏立康唑禁止与特非那定、阿司咪唑、西沙必利、匹莫齐特或奎尼丁合用。因为本品可使上述药物的血药浓度增高,从而导致Q-T间期延长,并且偶可发生尖端扭转型室性心动过速。

(3)西罗莫司(CYP3A4 底物):与伏立康唑合用时,西罗莫司(单剂2g)的C_{max}和AUCτ分别增高556%和1014%。因此,禁止这两种药物合用。

(4)麦角生物碱(CYP3A4 底物):虽然未经研究,麦角生物碱(麦角胺和二氢麦角胺)与伏立康唑合用时,血药浓度可能增高,从而发生麦角中毒。因此,禁止伏立康唑与麦角生物碱合用。

(5)环孢素(CYP3A4 底物):在病情稳定的肾移植患者中,伏立康唑可使环孢素的C_{max}和AUCτ至少分别增高13%和70%。当已经接受环孢素治疗的患者开始应用本品时,建议其环孢素的剂量减半,并严密监测环孢素的血药浓度。环孢素浓度的增高可引起肾毒性。停用本品后仍需严密监测环孢素的浓度,如有需要可增大环孢素的剂量。

(6)他克莫司(CYP3A4 底物):与伏立康唑合用时,他克莫司(单剂0.1mg/kg)的C_{max}和AUCτ分别增高117%和221%。当已经接受他克莫司治疗的患者开始使用本品治疗时,建议他克莫司的剂量减至原来剂量的1/3,并严密监测血浓度。他克莫司浓度增高可引起肾毒性。停用本品后仍需严密监测他克莫司的浓度,如有需要可增大他克莫司剂量。

(7)口服抗凝剂,如华法林(CYP2C9 底物):伏立康唑(每日2次,每次300mg)与华法林(单剂30mg)合用,凝血酶原时间最多可延长93%。因此,当二药合用时,建议严密监测凝血酶原时间。

其他口服抗凝剂,如苯丙羟基香豆素和醋硝香豆素(CYP2C9 和CYP3A4 底物):虽然未经研究,香豆素类与伏立康唑合用时香豆素血浓度可能增高,从而延长凝血酶原时间。如果患者同时应用伏立康唑和香豆素制剂,需要密切监测凝血酶原时间,并据此调整抗凝剂的剂量。

(8)磺脲类(CYP2C9 的底物):虽然未进行研究,同时应用时伏立康唑可能增高磺脲类药物的血药浓度(如甲苯磺丁脲、格列吡嗪、格列本脲),从而引起低血糖症。因此，两药合用时建议密切监测血糖。

(9) 他汀类(CYP3A4 的底物)：虽然未经临床研究，体外试验(人肝微粒体)已证明伏立康唑对洛伐他汀的代谢有抑制作用。因此，伏立康唑与他汀类合用可能会使通过 CYP3A4 代谢的他汀类药物血药浓度增高。他汀类药物的血药浓度增高可能引起横纹肌溶解，建议两药合用时，他汀类的剂量应予调整。

(10) 苯二氮䓬类(CYP3A4 底物)：尽管未经临床研究，伏立康唑在体外(肝微粒体)已显示对咪达唑仑的代谢有抑制作用。因此，伏立康唑可能使经 CYP3A4 代谢的苯二氮䓬类药物(咪达唑仑和三唑仑)血药浓度增高，镇静作用时间延长。建议两药合用时调整苯二氮䓬类药物的剂量。

(11) 长春花生物碱(CYP3A4 底物)：虽然未经研究，与伏立康唑合用，长春花生物碱(长春新碱和长春花碱)的血药浓度仍有可能增高，从而产生神经毒性。

(12) 泼尼松(CYP3A4 底物)：与伏立康唑合用时，泼尼松(单剂 60mg)的 C_{max} 和 AUC_τ 分别增高 11% 和 34%。两药合用时均无需调整剂量。

(13) 地高辛(P-糖蛋白介导转运)：伏立康唑对地高辛(每日 1 次，每次 0.25mg)的 C_{max} 和 AUC_τ 无显著影响。

(14) 麦考酚酸(UDP-葡萄糖醛酰基转移酶底物)：伏立康唑对麦考酚酸(单剂 1g)的 C_{max} 和 AUC_τ 无显著影响。

[两药相互作用]

(1) 苯妥英(CYP2C9 底物和 CYP450 的强诱导剂)：应尽量避免同时应用苯妥英和伏立康唑，除非经权衡后利大于弊。

(2) 苯妥英每日 1 次，每次 300mg，可使伏立康唑的 C_{max} 和 AUC_τ 分别降低 49% 和 69%；伏立康唑每日 2 次，每次 400mg，可使苯妥英(每日 1 次，每次 300mg)的 C_{max} 和 AUC_τ 分别增高 67% 和 81%。因此，两药合用时，建议密切监测苯妥英的血浓度。与苯妥英合用时，需要适当调整伏立康唑的维持剂量。如为口服给药，伏立康唑的剂量从每日 2 次、每次 200mg，调整为每日 2 次、每次 400mg；如患者体重＜40kg，则剂量从每日 2 次、每次 100mg 增高至每日 2 次、每次 200mg。如为静脉滴注，剂量调整为每日 2 次、每次 5mg/kg。

(3) 利福布汀(CYP450 诱导剂)：应尽量避免利福布汀和伏立康唑合用，除非经权衡后利大于弊。

同时应用利福布汀(每日 1 次，每次 300mg)和伏立康唑(每日 2 次，每次 200mg)，伏立康唑的 C_{max} 和 AUC_τ 分别降低 69% 和 78%。伏立康唑每日给药 2 次，每次 350mg，与利福布汀合用，其 C_{max} 和 AUC_τ 分别为单独用药(每日 2 次，每次 200mg)时的 96% 和 68%。伏立康唑每日给药 2 次，每次 400mg，与利福布汀合用，其 C_{max} 和 AUC_τ 分别较单独用药(每日 2 次，每次 200mg)时高 104% 和 87%；同时，利福布汀的 C_{max} 和 AUC_τ 分别增高了 195% 和 331%。

利福布汀与伏立康唑同时应用时，建议增加伏立康唑的维持剂量。如为口服给药，剂量从每日 2 次、每次 200mg，调整为每日 2 次、每次 350mg；如患者体重＜40kg，则剂量从每日 2 次、每次 100mg 增高至每日 2 次、每次 200mg。如为静脉滴注，剂量调整为每日 2 次、每次 5mg/kg。并监测全血细胞计数和利福布汀的不良事件(如葡萄膜炎)。

(4) 奥美拉唑(CYP2C19 抑制剂，CYP2C19 和 CYP3A4 底物)：与奥美拉唑(每日单剂 40mg)同时应用时，伏立康唑的 C_{max} 和 AUC_τ 分别增高 15% 和 41%。无需调整伏立康唑的剂量。

与伏立康唑合用时，奥美拉唑的 C_{max} 和 AUC_τ 分别增高 116% 和 280%。因此，当正在服用奥美拉唑者开始服用伏立康唑时，建议将奥美拉唑的剂量减半。

伏立康唑对于其他作为 CYP2C19 底物的质子泵抑制剂类药物的代谢也有抑制作用。

(5) 茚地那韦(CYP3A4 底物和抑制剂)：同时应用茚地那韦(每日 3 次，每次 800mg)和伏立康唑，伏立康唑的 C_{max}、C_{min}(血药谷浓度)和 AUC_τ，以及茚地那韦的 C_{max} 和 AUC_τ 均未受到显著影响。

(6) 其他 HIV 蛋白酶抑制剂(CYP3A4 抑制剂)：体外研究提示，伏立康唑对 HIV 蛋白酶抑制剂(如沙奎那韦、安泼那韦和奈非那韦)的代谢有抑制作用，同时蛋白酶抑制剂也可抑制伏立康唑的代谢。但仅通过体外研究的结果无法预测两者合用后在人体内的情况。因此，同时应用这两种药物时须监测药物的疗效和/或毒性。

（7）非核苷类逆转录酶抑制剂（NNRTI）（CYP3A4底物，CYP3A4抑制剂或CYP450诱导剂）：体外研究显示，地拉韦啶（Delavird）和依非韦伦可抑制伏立康唑代谢。虽然未经研究，依非韦伦和奈韦拉平可能诱导伏立康唑代谢，同时伏立康唑也可能抑制NNRTI的代谢。由于缺乏体内研究，两者合用时应严密监测药物的疗效和/或毒性。

【药物过量】在临床试验中有3例儿科患者意外发生药物过量。这些患者接受了5倍于静脉推荐剂量的伏立康唑，其中有1例为持续10分钟的畏光不良事件。

目前尚无伏立康唑的解毒剂。

伏立康唑可通过血液透析清除，清除率为121ml/分钟，赋形剂SBECD的血液透析清除率为55ml/分钟。所以当药物过量时，血液透析有助于将伏立康唑和SBECD从体内清除。

【规格】伏立康唑注射用无菌粉末，每瓶200mg。

【贮藏】密闭，在室温下保存。

稀释后的溶液：2~8℃保存，不超过24小时（放在冰箱内）。

本品为密闭的无菌粉末，因此，从微生物学的角度来看，稀释后必须立即使用。如果不立即静脉滴注，除非是在无菌环境下稀释，否则需保存在2~8℃的温度下，保存时间不超过24小时。

2~8℃时，24小时内本品的化学和物理性质保持稳定。

【包装】30ml透明玻璃瓶。

灰黄霉素片　Griseofulvin Tablets

【适应证】本品适用于各种癣病的治疗，包括头癣、须癣、体癣、股癣、足癣和甲癣。上述癣病由深红色发癣菌、断发癣菌、须发癣菌、指间发癣菌及奥杜安小孢子菌、犬小孢子菌、石膏样小孢子菌和絮状表皮癣菌等所致。

本品不宜用于轻症、局限的浅部真菌感染及局部用抗真菌药已可奏效者。灰黄霉素对念珠菌属、组织胞浆菌属、放线菌属、孢子丝菌属、芽生菌属、球孢子菌属、奴卡菌属及隐球菌属等感染及花斑癣均无效。

【禁忌证】卟啉症、肝功能衰竭、孕妇及对本品过敏者禁用。

【用法用量】口服给药。（1）成人：甲癣和足癣，每次500mg，每12小时1次；头癣、体癣或股癣，每次250mg，每12小时1次，或每次500mg，每日1次。

（2）小儿：2岁以上体重14~23kg者，每次62.5~125mg，每12小时1次，或125~250mg，每日1次；小儿体重>23kg者，每次125~250mg，每12小时1次，或250~500mg，每日1次。

【规格】0.1g；0.25g。

环吡酮胺软膏　Ciclopirox Olamine Ointment

【商品名】环利。

【适应证】用于浅部皮肤真菌感染，如体股癣、手癣、足癣（尤其是角化增厚型）、花斑癣、皮肤念珠菌病，也适用于甲癣。

【禁忌证】儿童禁用。

【用法用量】外用。均匀涂于患处，每日1~2次，疗程2~4周。治疗甲癣，应先用温水泡软甲板，尽可能把病甲削薄，将药膏用胶布固定在患处，每日1次，疗程3~6个月。

【规格】15g：0.15g(1%)。

【包装】铝塑管包装，15g/支。

制霉素片　Nysfungin Tablets

【适应证】口服用于治疗消化道念珠菌病。

【禁忌证】对本品过敏的患者禁用。

【用法用量】口服给药。消化道念珠菌病：成人每次50万~100万U，每日3次；小儿每日按体重5万~10万U/kg，分3~4次服。

【规格】10万U；25万U；50万U。

盐酸萘替芬软膏　Naftifine Hydrochloride Ointment

【适应证】适用于敏感真菌所致的皮肤真菌病如体股癣、手足癣、头癣、甲癣、花斑癣、浅表念珠菌病。

【注意事项】（1）本品仅供外用。

（2）不宜用于眼部及黏膜部位、急性炎症部位及开放性损伤部位。

（3）连续用药4周后症状无改善，请再到医院就诊。

【用法用量】外用。涂抹患处,病损表面及四周约2.5cm宽的正常皮肤均应涂敷,用量为每日1次。疗程随病种及病变部位有所不同,一般用2~4周,严重者可用到8周,甲癣需用6个月。为预防复发,体征消失后可继续用药2周。

【规格】1%,15g。

克念菌素(少用)　Candicidin

克霉唑片　Clotrimazole Tablets

【适应证】预防和治疗免疫抑制病人口腔和食管念珠菌感染,但由于本品口服吸收差,治疗深部真菌感染疗效差,不良反应又多见,现已很少应用,仅作局部用药。

【禁忌证】肝功能不全、粒细胞减少、肾上腺皮质功能减退及对本品过敏者禁用。

【用法用量】口服,每次0.25~1g,每日0.75~3g。小儿,按体重每日20~60mg/kg,分3次服用。

【规格】0.25g。

硝酸益康唑栓　Econazole Nitrate Suppositories

【适应证】本品适用于阴道念珠菌病的治疗。

【禁忌证】对本品过敏者禁用。

【用法用量】置阴道内每晚1次,每次50mg,疗程15天;或每次150mg,疗程3天。

【规格】50mg;150mg。

托萘酯(少用)　Tolnaftate

灭癣酚(少用)　Tribromocresol

西卡宁(少用)　Siccanin

二硫化硒洗液　Selenium Sulfide Lotion

【适应证】用于去头屑、头皮脂溢性皮炎、花斑癣(汗斑)。

【禁忌证】(1)皮肤有炎症、糜烂、渗出部位禁用。

(2)外生殖器部位禁用。

【用法用量】(1)治疗头皮屑和头皮脂溢性皮炎:先用肥皂清洗头发和头皮;取5~10g药液于湿发及头皮上,轻揉至出泡沫;待3~5分钟后,用温水洗净,必要时可重复1次;每周2次,1个疗程2~4周,必要时可重复1个或2个疗程。

(2)治疗花斑癣:洗净患处;根据病患面积取适量药液涂抹(一般10~30g)。)保留10~30分钟后用温水洗净。每周2次,1个疗程2~4周,必要时可重复1个或2个疗程。

【规格】2.5%。

复方土槿皮酊

【适应证】杀菌,止痒。适用于趾痒、皮肤瘙痒、一般癣疾。

【禁忌证】儿童、孕妇禁用。水疱型、糜烂型手足癣禁用。

【用法用量】外用,涂患处,每日1~2次。

【规格】每瓶装15ml(每毫升的总酸量为187.5mg)。

第七节　抗病毒药

阿昔洛韦片　Aciclovir Tablets

【成分】本品主要成分为阿昔洛韦。

【性状】本品为白色片。

【药理毒理】抗病毒药。体外对单纯性疱疹病毒、水痘带状疱疹病毒、巨细胞病毒等具有抑制作用。本品进入疱疹病毒感染的细胞后,与脱氧核苷竞争病毒胸苷激酶或细胞激酶,药物被磷酸化成活化型阿昔洛韦三磷酸酯,然后通过2种方式抑制病毒复制:①干扰病毒DNA多聚酶,抑制病毒的复制;②在DNA多聚酶作用下,与增长的DNA链结合,引起DNA链的延伸中断。本品对病毒有特殊的亲和力,但对哺乳动物宿主细胞毒性低。体外细胞转化测定有致癌报道,但动物实验未见致癌依据。某些动物实验显示高浓度药物可致突变,但无染色体改变的依据。本品的致癌与致突变作用尚不明确。大剂量注射可致动物睾丸萎缩和精子数减少,药物能通过胎盘,动物实验证实对胚胎无影响。

【药代动力学】口服吸收差,15%～30%由胃肠道吸收。进食对血药浓度影响不明显,能广泛分布至各组织与体液中,包括脑、肾、肺、肝、小肠、肌肉、脾、乳汁、子宫、阴道黏膜与分泌物、脑脊液及疱疹液。在肾、肝和小肠中浓度高,脑脊液中浓度约为血中浓度的一半。药物可通过胎盘。每4小时口服200mg和400mg,5天后的血药峰浓度分别为0.6mg/L和1.2mg/L。本品蛋白结合率低(9%～33%)。在肝内代谢,主要代谢物占给药量的9%～14%,经尿排泄。血消除半衰期($t_{1/2}\beta$)约为2.5小时。肌酐清除率50～80ml/分钟和15～50ml/分钟时,血消除半衰期分别为3.0小时和3.5小时。无尿者的血消除半衰期长达19.5小时,血液透析时降为5.7小时。本品主要经肾由肾小球滤过和肾小管分泌而排泄,约14%的药物以原形由尿排泄,经粪便排泄率低于2%,呼出气中含微量药物。血液透析6小时约清除血中60%的药物。腹膜透析清除量很少。

【适应证】(1)单纯疱疹病毒感染:用于生殖器疱疹病毒感染初发和复发病例,对反复发作病例口服本品用作预防。

(2)带状疱疹:用于免疫功能正常者带状疱疹和免疫缺陷者轻症病例的治疗。

(3)免疫缺陷者水痘的治疗。

【用法用量】口服。(1)生殖器疱疹初治和免疫缺陷者皮肤黏膜单纯疱疹:成人常用量每次0.2g(2片),每日5次,共10天;或每次0.4g(4片),每日3次,共5天;复发性感染每次0.2g(2片),每日5次,共5天。

复发性感染的慢性抑制疗法,每次0.2g(2片),每日3次,共6个月,必要时剂量可加至每日5次,每次0.2g(2片),共6～12个月。

(2)带状疱疹:成人常用量每次0.8g(8片),每日5次,共7～10天。

(3)肾功能不全的成人患者应按下表调整剂量。

(4)水痘:2岁以上儿童按体重每次20mg/kg,每日4次,共5天,出现症状立即开始治疗。40kg以上儿童和成人常用量为每次0.8g(8片),每日4次,共5天。

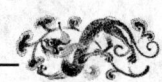

肌酐清除率 (ml/分钟)	剂量 (g)	给药间隔 (小时)
生殖器疱疹		
起始或间歇疗法		
>10(0.17)	0.2	4(每日5次)
0～10(0～0.17)	0.2	12
慢性抑制疗法		
>10(0.17)	0.4	12
0～10(0～0.17)	0.2	12
带状疱疹		
>25(0.42)	0.8	4(每日5次)
10～25(0.17～0.42)	0.8	8
0～10(0～0.17)	0.8	12

【不良反应】偶有头晕、头痛、关节痛、恶心、呕吐、腹泻、胃部不适、食欲减退、口渴、白细胞数下降、蛋白尿及尿素氮轻度升高、皮肤瘙痒等,长程给药偶见痤疮、失眠、月经紊乱。

【禁忌证】对本品过敏者禁用。

【注意事项】(1)对更昔洛韦过敏者也可能对本品过敏。

(2)脱水或已有肝、肾功能不全者需慎用。

(3)严重免疫功能缺陷者,长期或多次应用本品治疗后可能引起单纯疱疹病毒和带状疱疹病毒对本品耐药。如单纯疱疹患者应用阿昔洛韦后皮损不见改善者,应测试单纯疱疹病毒对本品的敏感性。

(4)随访检查:由于生殖器疱疹患者大多易患子宫颈癌,因此患者至少应每年检查1次,以早期发现。

(5)一旦疱疹症状与体征出现,应尽早给药。

(6)进食对血药浓度影响不明显。但在给药期间应给予患者充足的水,防止本品在肾小管内沉淀。

(7)生殖器复发性疱疹感染以间歇短程疗法给药有效。由于动物实验曾发现本品对生育的影响及致突变,因此,口服剂量与疗程不应超过推荐标准。生殖器复发性疱疹的长程疗法也不应超过6个月。

(8)一次血液透析可使血药浓度减低60%,因此血液透析后应补给一次剂量。

(9)本品对单纯疱疹病毒的潜伏感染和复发无明显效果,不能根除病毒。

【孕妇及哺乳期妇女用药】药物能通过胎盘,虽动物实验证实对胚胎无影响,但孕妇用药仍需权衡利弊。药物在乳汁中的浓度为血药浓度的0.6～4.1倍,虽未发现婴儿异常,但哺乳期妇女应慎用。

【儿童用药】2岁以下小儿剂量尚未确定。

【老年用药】由于老年人生理性肾功能衰退,本品剂量与用药间期需调整。

【药物相互作用】(1)与齐多夫定(Zidovudine)合用,可引起肾毒性,表现为深度昏睡和疲劳。

(2)与丙磺舒竞争性抑制有机酸分泌,与丙磺舒合用可使本品的排泄减慢,半衰期延长,体内药物量蓄积。

【规格】0.1g。

【贮藏】密闭,在阴凉干燥处保存。

【包装】铝塑包装,12片/板。

更昔洛韦注射液 Ganciclovir Injection

【商品名】美替博伟。

【适应证】本品仅用于:(1)预防可能发生于有巨细胞病毒感染风险的器官移植受者的巨细胞病毒病。

(2)治疗免疫功能缺陷患者(包括艾滋病患者)发生的巨细胞病毒性视网膜炎。

【禁忌证】对更昔洛韦或阿昔洛韦过敏者禁用。

【用法用量】

[对于肾功能正常者]

(1)治疗CMV视网膜炎的标准剂量

初始剂量:5mg/kg,每12小时1次,恒定速率静脉滴注,每次滴注时间1小时以上,连用14～21天。

维持剂量:5mg/kg,每日1次,每周7天,恒定速率静脉滴注,每次滴注时间1小时以上,或者6mg/kg,每日1次,每周5天,恒定速率静脉滴注,每次滴注时间1小时以上。

(2)预防器官移植受者的巨细胞病毒病

初始剂量:5mg/kg,每12小时1次,恒定速率静脉滴注,每次滴注时间1小时以上,连用7～14天。

维持剂量:5mg/kg,每日1次,每周7天,恒定速率静脉滴注,每次滴注时间1小时以上;或者6mg/kg,每日1次,每周5天,恒定速率静脉滴注,每次滴注时间1小时以上。

[特殊用药指导]

(1)肾功能不全者:对于肾功能不全患者需依照肌酐清除率进行调整用药。接受血液透析的患者剂量不可超过1.25mg/kg,每周3次,在血液透析后进行。本品需在血液透析完成后短时间内给药。由于对肾功能不全病人推荐使用调整剂量,其血清肌酐或肌酐清除率水平应密切监控。

(2)患者的监测:由于接受更昔洛韦的患者发生粒细胞减少症,贫血和血小板减少症的频率高,建议经常进行全血细胞计数和血小板计数,特别是以前使用更昔洛韦或其他核苷类拮抗剂出现血细胞减少者,或治疗开始时中性粒细胞计数小于$1000/\mu l$者。

(3)减量:肾功能不全患者需减低剂量。对于出现中性粒细胞减少、贫血和/或血小板减少的患者考虑减量。更昔洛韦不可用于严重中性粒细胞减少(ANC<$500/\mu l$)或严重血小板减少(血小板<$25000/\mu l$)的患者。

本品的配制方法:首先根据体重确定使用剂量,用适量注射用水或氯化钠注射液将之溶解,浓度达50mg/ml,再加入到氯化钠注射液或5%葡萄糖注射液、复方氯化钠注射液、复方乳酸钠注射液100ml静脉滴注,滴注浓度不能超过10mg/ml。

注意:本品仅供静脉滴注给药,不可肌肉注射。本品使用时不可静脉快速注射或静脉推注,不可超过推荐剂量,不可超过推荐的滴注速率。

【规格】10ml:0.25g;5ml:0.125g。

【包装】5ml无色安瓿,每盒2支;10ml无色安瓿,每盒1支;0ml无色安瓿,每盒6支。

盐酸伐昔洛韦胶囊 Valacyclovir Hydrochloride Capsules

【适应证】用于治疗水痘带状疱疹及Ⅰ型、Ⅱ型单纯疱疹的感染,包括初发和复发的生殖器疱疹。本品在医生的指导下,可用于阿昔洛韦的所有适应证。

【禁忌证】对本品及阿昔洛韦过敏者禁用。

【用法用量】口服。每日2次,每次0.3g,饭前空腹服用。带状疱疹连续服药10天。单纯疱疹连续服药7天。

【规格】0.15g。

磷酸奥司他韦胶囊 Oseltamivir Phosphate Capsules

【商品名】达菲。

【适应证】(1)用于成人和1岁及1岁以上儿童的甲型、乙型流感治疗(磷酸奥司他韦能够有效治疗甲型、乙型流感,但是乙型流感的临床应用数据尚不多)。

(2)用于成人和13岁及13岁以上青少年的甲型、乙型流感的预防。

【禁忌证】对磷酸奥司他韦过敏或对药物的任何成分过敏者禁用。

【用法用量】每粒胶囊含98.5mg磷酸奥司他韦。

(1)一般剂量:磷酸奥司他韦的推荐口服剂量是每次1粒,每日2次,共5天。在流感症状开始的第1天或第2天就应该开始治疗。磷酸奥司他韦可以与食物同服或分开服用。对一些病人,与进食同时服药可增强对药物的耐受性。

(2)特殊剂量

肾功能不全患者:对肌酐清除率>30ml/分钟的患者不必调整剂量。对肌肝清除率<30ml/分钟者,推荐使用剂量降为每次1粒,每日1次,共5天。未在肌酐清除率<10ml/分钟的肾衰竭患者身上做过磷酸奥司他韦研究,所以在这个人群中应用磷酸奥司他韦一定要慎重。

肝功能不全患者:不需要调整剂量。

老年人:不需要调整剂量。

儿童:磷酸奥司他韦对儿童患者的安全性和疗效研究的数据库尚未完全建立,目前只有有限的儿童药代动力学资料。

【规格】75mg(以奥司他韦计)。

阿巴卡韦片 Abacavir Tablets

【商品名】赛进。

【适应证】治疗人类免疫缺陷病毒(HIV)感染的成人,进行抗逆转录病毒的联合治疗。

本品疗效的确证主要是基于与拉米夫定和齐多夫定联合用药,对于以往从未接受过治疗的患者的研究结果。

【禁忌证】任何已知对阿巴卡韦过敏,或对阿巴卡韦片中任何成分过敏的病人禁用本品。禁用于严重肝功能受损的病人。

【用法用量】成人的推荐剂量为300mg(1片),每日2次。可在进食或不进食时服用。对于不宜服用片剂的病人,尚有口服溶液可供选择。

肾损害:肾功能不良的病人服用本品不必调整剂量,但晚期肾病患者应避免服用。

肝损害:阿巴卡韦主要经肝脏代谢。轻度肝脏受损患者不需调整剂量。对于中度肝脏受损患者,尚无服用本品的支持性资料,因此上述病人应避免使用。严重肝功能受损患者应禁止服用。

注射用单磷酸阿糖腺苷 Vidarabine Monophosphate for Injection

【适应证】用于治疗疱疹病毒感染所致的口炎、皮炎、脑炎及巨细胞病毒感染。

【用法用量】临用前,每瓶加2ml灭菌生理盐水溶解后肌内注射或缓慢静脉注射,或遵医嘱。成人按体重每次5~10mg/kg,每日1次。用药过程中密切注意不良反应的发生并及时处理。

【规格】100mg。

【包装】每中盒12瓶。10ml管制瓶(丁基胶塞)。

利巴韦林氯化钠注射液 Ribavirin and Sodium Chloride Injection

【成分】主要成分为利巴韦林。

【性状】本品为无色的澄明液体。

【药理毒理】本品可抑制呼吸道合胞病毒、流感病毒、甲肝病毒、腺病毒等多种病毒的生长。本品并不改变病毒吸附、侵入和脱壳,也不诱导干扰素的产生。药物进入被病毒感染的细胞后迅速磷酸化,其产物作为病毒合成酶的竞争性抑制剂,抑制肌苷单磷酸脱氢酶、流感病毒RNA聚合酶和mRNA鸟苷转移酶,从而引起细胞内鸟苷三磷酸的减少,损害病毒RNA和蛋白合成,使病毒的复制与传播受抑。本品对呼吸道合胞病毒也可能具有免疫作用并中和抗体作用。

【药代动力学】30 分钟内静脉滴注利巴韦林 800mg,5 分钟后血药浓度为 $(17.8\pm5.5)\mu g/ml$,30 分钟为 $(42.3\pm10.4)\mu g/ml$。利巴韦林进入体内,迅速分布到身体各部分,且达到了有效浓度,并可通过血-脑脊液屏障。静脉给药后,在 0~48 小时间隔内,从尿液中可检出 $16.7\%\pm10.3\%$ 的药物以原形排出,有 $6.2\%\pm1.7\%$ 以代谢物排泄。

【适应证】用于病毒性上呼吸道感染。

【用法用量】静脉滴注。成人,每次 0.5g,每日 2 次,连用 5 天,或遵医嘱。

【不良反应】个别患者可有恶心、呕吐、食欲缺乏等消化道反应。

【禁忌证】对本品过敏者。

【注意事项】(1)肝功能异常者慎用。

(2)长期或大量应用本品,对肝功能、造血系统有不良影响。

【孕妇及哺乳期妇女用药】孕妇及哺乳期妇女禁用本品。

【药物相互作用】本品与齐多夫定合用时,有拮抗作用,因本品可抑制齐多夫定转变成活性型的磷酸齐多夫定。

【药物过量】人剂量应用可致心脏损害,对有呼吸道疾患者(慢性阻塞性肺病或哮喘者)可致呼吸困难、胸痛等。

【规格】250ml:利巴韦林 0.5g,氯化钠 1.95g。

【贮藏】遮光,密闭,在阴凉处保存。

齐多夫定注射液　Zidovudine Injection

【适应证】齐多夫定与其他抗-逆转录病毒药物联合使用,用于治疗人类免疫缺陷病毒(HIV)感染。

【禁忌证】(1)本品禁用于已知对齐多夫定或制剂中任何成分过敏者。

(2)本品禁用于中性粒细胞计数异常低下 $(0.75\times10^9/L)$ 者或血红蛋白水平异常低下 $(7.5g/dl$ 或 $4.65mmol/L)$ 者。

【用法用量】成人:推荐剂量为每次 1mg/kg,注射时间应超过 1 小时,每日 5~6 次。此剂量与超过此剂量的注射给药相比,能否更有效改善由 HIV 感染引起的神经功能障碍仍然是个未知数。使用注射给药的患者应能耐受口服给药,此剂量相当于口服 100mg,每 4 小时 1 次的给药剂量。

母婴 HIV 传染:对于怀孕 14 周以上的孕妇及其新生儿的推荐剂量为:①母亲,口服,每日 5 次,每次 100mg,直至分娩;在分娩过程中,首次剂量为 2mg/kg,注射时间应超过 1 小时。随后每过 1 小时注射 1mg/kg,直到婴儿脱离母体。②婴儿,自出生起 12 小时内,每 6 小时按体重,口服 2mg/kg,直到 6 周。对于不能口服给药的婴儿,可使用注射剂,每次 1.5mg/kg,每 6 小时 1 次,每次注射时间应超过 30 分钟。

注射液的配制:注射液应在使用前进行稀释,可用 5% 的葡萄糖注射液稀释至浓度不高于 4mg/ml。

用法:本品使用时应匀速滴注,且滴注时间应超过 1 小时。应避免滴注过快。本品不可肌肉注射。

血液系统不良反应患者的剂量调整:对于血红蛋白水平降至 7.5~9g/dl(4.65~5.59mmol/L)或中性粒细胞计数降至 $(0.75\sim1.0\times10^9/L)$ 的患者,应减少齐多夫定的用量或中止齐多夫定的治疗。

肾功能损害者的用药剂量:与健康人相比,晚期肾衰患者齐多夫定的血浆峰浓度高出 50%,系统暴露(以齐多夫定浓度 时间曲线下面积表示)增加 100%,而半衰期无明显改变。肾功能的衰竭主要引起葡萄糖苷酸代谢物的贮积,该代谢物无毒性作用。晚期肾衰患者治疗中应根据患者的血液学参数及临床反应调整剂量。血液透析及腹膜透析对齐多夫定的排泄无明显影响,而其葡萄糖苷酸代谢物的排泄增加。

肝功能受损者的用药剂量:从肝硬化患者中得到的资料表明,肝功能受损患者由于葡萄糖醛酸化作用的减弱而引起齐多夫定的蓄积。肝功能受损患者须进行剂量调整,但因资料有限,目前尚无理想的推荐方案。如果无法监测齐多夫定的血浆浓度,医师应特别注意患者有无不耐受的征象,并适当调整和/或延长用药间隔。

【规格】20ml:0.2g。

【包装】棕色曲颈安瓿包装 20ml:0.2g×5 支/盒。

拉米夫定片　Lamivudine Tablets

【商品名】贺普丁。

【适应证】拉米夫定片适用于伴有丙氨酸氨基转移酶[ALT]升高和病毒活动复制的、肝功能代偿的成年慢性乙型肝炎病人的治疗。

【禁忌证】对拉米夫定或制剂中其他任何成分过敏者禁用。

【用法用量】本品应在对慢性乙型肝炎治疗有经验的医生指导下使用，推荐剂量为每日1次，每次100mg，饭前或饭后服用均可。

对于HBeAg阳性的病人，根据已有的研究资料，建议应用本品治疗至少1年，且在治疗后发生HBeAg血清转换（即HBeAg转阴、HBeAb阳性），HBVDNA转阴，ALT正常，经过连续2次至少间隔3个月检测确认疗效巩固，可考虑终止治疗。

对于HBeAg阴性的病人，尚未确定合适的疗程，在发生HBsAg血清转换或治疗无效（HBVDNA水平或ALT水平仍持续升高）者，可以考虑终止治疗。

对于考虑出现YMDD变异的病人，如果其HBVDNA和ALT水平仍低于治疗前，可在密切观察下继续用药，并在必要时加强支持治疗。如果其HBVDNA和ALT持续在治疗前水平以上，应加强随访，在密切监察下由医师视具体病情采取适宜的疗法。如果经过2次至少间隔3个月检测确认HBeAg血清转换，HBVDNA转阴，可考虑终止治疗。对于在本品治疗过程中合并肝功能失代偿或肝硬化的病人，不宜轻易停药，并应加强对症保肝治疗。

如果治疗期间HBVDNA和ALT仍持续在治疗前水平以上，治疗前HBeAg阳性的病人未出现HBeAg血清转换，提示治疗无效，可考虑终止治疗。对于有肝脏组织学检查等其他临床指征显示，在本品治疗过程中出现病情进展合并肝功能失代偿或肝硬化的病人，不宜轻易停药，并应加强对症保肝治疗。

如果终止拉米夫定治疗，在停药后至少4个月内，医生应对病人进行密切随访观察（随访频率根据病人情况而定），定期检测ALT和胆红素水平、HBVDNA和HBeAg情况，以防止肝炎复发。4个月后，可根据临床需要继续随访病人。

肾功能损伤者：由于肾清除功能下降，中度至严重肾功能损害者服用本品后，血清拉米夫定浓度（药时曲线下面积AUC）有所升高。考虑到剂量调整的准确性，拉米夫定100mg片剂禁用于血清肌酐清除率<50ml/分钟的慢性乙型肝炎病人。

肝功能损伤者：对有严重肝功能损伤者，包括晚期肝病等待接受肝移植患者的研究数据表明，除非患者合并肾功能损害，否则单纯肝功能不全不会对拉米夫定的药代动力学有显著影响。药代动力学研究结果提示，对有中度或重度肝脏损害的患者不必调整用药剂量。

【规格】0.1g。

【包装】铝塑泡罩包装，7片/盒；14片/盒；28片/盒。

阿德福韦酯片　Adefovir Dipivoxil Tablets

【商品名】贺维力。

【适应证】本品适用于治疗有乙型肝炎病毒活动复制证据，并伴有血清氨基酸转移酶（ALT或AST）持续升高或肝脏组织学活动性病变的肝功能代偿的成年慢性乙型肝炎患者。

【禁忌证】本品禁用于已知对阿德福韦、阿德福韦酯或阿德福韦酯片剂中任何辅料过敏的患者。

【用法用量】患者必须在有慢性乙型肝炎治疗经验的医生指导下用本品治疗。

成人(18～65岁)：对于肾脏功能正常的患者，本品的推荐剂量为每日1次，每次10mg，饭前或饭后口服均可。

治疗的最佳疗程尚未确定。勿超过推荐剂量使用。

患者应当定期监测乙型肝炎生化指标、病毒学指标和血清标志物，至少每6个月1次。

下列情况可以考虑停药：根据拉米夫定的治疗经验，HBeAg阳性的患者在使用本品治疗发生HBeAg血清转换后，继续治疗6个月，检测确认疗效巩固，可考虑中止治疗。HBeAg阴性的患者，建议长期治疗，至少达到HBeAg发生血清转换或失去疗效停药。停药时须权衡利弊。应当由有经验的医生对患者进行严密监测。

在治疗过程中发生失代偿肝病或肝硬化失代偿的患者，不推荐停药。

肾功能损害的患者:阿德福韦经肾脏排泄,因此肾功能不全的患者需要调整给药间期。肌酐清除率≥50ml/分钟的患者不需要调整给药间期。肌酐清除率<50ml/分钟的患者需要做用药调整。虽然药代动力学研究中包括了肾功能损害的患者,但这些对给药间期调整的指导,尚未在临床上评价安全性和有效性。因此,应当密切监测患者的临床疗效。尚未在肌酐清除率低于10ml/分钟的患者中进行研究。因此,尚无可参考的用药方案。

肝脏功能损害的患者:肝脏功能损害患者不需要调整用药方案。

【规格】10mg/片;14 片/瓶,28 片/瓶。

【包装】高密度聚乙烯(HDPE)瓶,配有防止儿童开启的瓶盖,内有袋装硅胶干燥剂和纤维填充物。

恩替卡韦片 Entecavir Tablets

【商品名】博路定。

【适应证】本品适用于病毒复制活跃,血清转氨酶 ALT 持续升高或肝脏组织学显示有活动性病变的慢性成人乙型肝炎的治疗。

【禁忌证】对恩替卡韦或制剂中任何成分过敏者禁用。

【用法用量】患者应在有经验的医生指导下服用本品。

推荐剂量:成人和 16 岁以上青少年口服本品,每日 1 次,每次 0.5mg。拉米夫定治疗时发生病毒血症或出现拉米夫定耐药突变的患者为每日 1 次,每次 1.0mg(0.5mg,2 片)。

本品应空腹服用(餐前或餐后至少 2 小时)。

在肾功能不全的患者中,恩替卡韦的表现口服清除率随肌酐清除率的降低而降低。肌酐清除率<50ml/分钟的患者(包括接受血液透析或 CAPD 治疗的患者)应调整用药剂量。见下表。

肾功能不全患者恩替卡韦推荐用药间隔调整

肌酐清除率 (ml/分钟)	通常剂量 (0.5mg)	拉米夫定治疗 失效(1.0mg)
≥50	每日 1 次,每次 0.5mg	每日 1 次,每次 1.0mg
30~50	每 48 小时 1 次,每次 0.5mg	每 48 小时 1 次,每次 1.0mg
10~30	每 72 小时 1 次,每次 0.5mg	每 72 小时 1 次,每次 1.0mg
<10 或血液透析* 或 CAPD	每 5~7 日 1 次,每次 0.5mg	每 5~7 日 1 次,每次 1.0mg

注:*接受血液透析的患者,请在血液透析后用药。

肝功能不全患者无需调整用药剂量。

关于本品的最佳治疗时间,以及与长期治疗结果的关系,如肝硬化、肝癌等,目前尚未明了。

【规格】0.5mg。

【包装】铝箔包装,7 片/盒。

聚乙二醇干扰素 α-2a 注射液 Peginterferon alfa-2a Solution for Injection

【商品名】派罗欣。

【适应证】(1)慢性乙型肝炎:本品适用于治疗成人慢性乙型肝炎。患者不能处于肝病失代偿期,慢性乙型肝炎必须经过血清标志物(转氨酶升高、HBsAg,HBV DNA)确诊。通常也需获取组织学证据。

(2)慢性丙型肝炎:本品适用于治疗前未接受过治疗的慢性丙型肝炎成年患者。

患者必须无肝脏失代偿表现,慢性丙型肝炎须经血清标记物确证(抗 HCV 抗体和 HCV RNA)。通常诊断要经组织学确证。

治疗本症时本品最好与利巴韦林联合使用。

在对利巴韦林不耐受或禁忌时可以采用本品单药治疗。尚未对转氨酶正常的患者进行本品单药治疗的研究。

【禁忌证】(1)对活性成分、α-干扰素或本品的任何赋形剂过敏。

(2)自身免疫性慢性肝炎。

(3)严重肝功能障碍或失代偿性肝硬化。

(4)新生儿和 3 岁以下儿童,因为本品含有苯甲醇。

(5)有严重心脏疾病史,包括 6 个月内有不稳定或未控制的心脏病。

(6)有严重的精神疾病或严重的精神疾病史,

主要是抑郁。

(7)妊娠和哺乳。

(8)当本品和利巴韦林联合使用时,请同时参阅利巴韦林说明书中的"禁忌"部分。

【用法用量】本品须由有经验的治疗慢性乙型和丙型肝炎的内科医师开始治疗。与利巴韦林联合使用时,请同时参阅利巴韦林的说明书。

[标准剂量]

(1)慢性乙型肝炎:用于慢性乙型肝炎患者时,本品的推荐剂量为每次 180μg,每周 1 次,共 48 周,腹部或大腿皮下注射。其他剂量和疗程尚未进行充分的研究。

(2)慢性丙型肝炎:本品单药或与利巴韦林联合应用时的推荐剂量为每次 180μg,每周 1 次,腹部或大腿皮下注射。联合治疗时同时口服利巴韦林。

与本品联合治疗的利巴韦林的剂量取决于病毒的基因型:基因型 2 型或 3 型剂量为每日口服 800mg;基因型 1 型剂量为,根据体重每日口服 1000~1200mg。

利巴韦林应在进餐时服用。

慢性丙型肝炎的治疗疗程:与利巴韦林联合治疗慢性丙型肝炎的疗程取决于病毒基因型。HCV 基因型 1 型不论病毒载量如何均应治疗 48 周,HCV 基因型 2 型或 3 型不论病毒载量如何应治疗 24 周。

通常 HCV 基因型 4 型感染的患者治疗困难,有限的研究数据($n=66$)中所用剂量与 HCV 基因型 1 型的治疗剂量一致。因为目前缺乏可用的数据,所以,HCV 基因型 5 型或 6 型的治疗也考虑使用同样的剂量。

不论病毒基因型如何,本品单药治疗的推荐疗程为 48 周。

12 周后丙型肝炎病毒应答的预测:本品单药或与利巴韦林联合治疗 12 周内未出现病毒应答[HCV RNA 未下降到 50IU/ml 以下,相当于 100copies/ml,或至少未下降到基线的 1/100 以下(2log10)]的 HCV 基因型 1 型患者应考虑终止治疗。

HCV 基因型 2 型或 3 型 96 例患者中,93 例在 12 周内出现病毒应答。因此,HCV 基因型 2 型或 3 型患者不论 12 周时病毒应答与否都应治疗 24 周。

本品治疗 12 周尚未出现早期病毒应答的患者继续治疗时很少能获得持续的病毒应答(<5%)。

[发生不良反应时的剂量调整]

对于由于中度和重度不良反应(包括临床表现和/或实验室指标异常)必须调整剂量的患者,初始剂量一般减至 135μg,但有些病例需要将剂量减至 90μg 或 45μg。随着不良反应的减轻,可以考虑逐渐增加或恢复到初始剂量。

(1)血液学指标:当中性粒细胞计数(ANC)<750/mm³ 时,应考虑减量;当中性粒细胞计数(ANC)<500/mm³ 时,应考虑暂时停药,直到 ANC 恢复到>1000/mm³ 时,可再恢复治疗。重新治疗开始应使用 90μg,并应监测中性粒细胞计数。

当血小板计数<50000/mm³ 时,应将本品剂量减低至 90μg;当血小板计数低于 25000/mm³ 时,应考虑停药。

在丙型肝炎患者治疗中出现治疗相关的贫血时,特别推荐采取下列步骤处理:患者无明显心血管疾病,出现血红蛋白<10g/dl 和≥8.5g/dl;或当患者心血管疾病稳定,在治疗期间的任意 4 周内血红蛋白下降≥2g/dl 时利巴韦林应减量至 600mg/d(早晨 200mg,晚上 400mg)。不推荐恢复至最初的用药剂量。出现下列情况时利巴韦林应暂停使用:患者无明显心血管疾病,血红蛋白确实下降至 8.5g/dl 以下;或者患者心血管疾病稳定,在减量治疗 4 周后血红蛋白仍持续低于 12g/dl。当恢复正常值后可重新开始使用利巴韦林 600mg/d,经主治医师决定可以进一步增加到 800mg/d,但不推荐恢复至最初的剂量。

如果对利巴韦林不耐受,可以继续本品单药治疗(见【用法用量】)。

当本品和利巴韦林联合使用时,请参阅利巴韦林发生不良反应时剂量调整的说明书。

(2)肝脏功能:慢性肝炎患者肝功能经常出现波动。与其他 α 干扰素相同,使用本品治疗后,也会发生 ALT 升高,包括病毒应答改善的患者。当丙型肝炎患者出现 ALT 持续升高时,应考虑将剂量减至 135μg。减量后,如 ALT 仍持续升高,或发生胆红素升高或肝功能失代偿时,应考虑停药。

慢性乙型肝炎患者常见到 ALT 一过性升高,峰值超过正常上限的 10 倍。出现峰值提示发生了免疫清除(血清转换)。在峰值后继续治疗时,应考虑增加肝功能监测次数。如果本品剂量减小或暂时停止了治疗,当 ALT 水平正常后可以继续恢复常规治疗(见【注意事项】)。

[特殊人群]

(1)18岁以下患者:尚无该人群本品的安全性和有效性资料。

(2)肾功能不全患者:对肌酐清除率>20ml/分钟的患者不需调整剂量。但当本品和利巴韦林联合使用时应仔细参阅利巴韦林的说明书。

(3)对终末期肾功能进行血液透析的患者,清除率下降 25%～45%,135μg 剂量下的暴露量与肾功能正常患者 180μg 剂量相似。

建议本品用于这些患者时需小心,应密切监测,出现不良反应时本品应减量。

(4)肝功能不全患者:尚无本品用于严重肝功能不全患者的研究,禁止将本品用于此类患者(见【禁忌证】)。

【规格】1.35×10^5 IU/ml(135μg/ml),每瓶 1ml;1.80×10^5 IU/ml(180μg/ml),每瓶 1ml;1.35×10^5 IU/支(135μg/0.5ml),每支 0.5ml;1.80×10^5 IU/支(180μg/0.5ml),每支 0.5ml。

【包装】西林瓶:1 瓶/盒;4 瓶/盒。预充式注射器:1 支/盒。

奈韦拉平胶囊 Nevirapine Capsules

【商品名】伟乐司。

【适应证】本品适用于治疗 HIV-1(人类免疫缺陷病毒)感染,单用易产生耐药性,应与其他抗 HIV-1 药物联合用药。

【禁忌证】(1)对奈韦拉平过敏者禁用。

(2)对由于严重皮疹,皮疹伴全身症状,过敏反应和奈韦拉平引起的肝炎而中断奈韦拉平治疗的患者不能重新服用。

(3)在服用奈韦拉平期间,曾出现 AST 或 ALT >正常值上限 5 倍,重新服用奈韦拉平后迅速复发肝功能不正常的患者应禁用。

【用法用量】本品应同时使用 1 种或 1 种以上其他抗 HIV-1 药物。

成人:口服,每次 200mg,每日 1 次,连续 14 天(这一导入期的应用可以降低皮疹的发生率);之后改为每日 2 次,每次 200mg。

儿童:2 个月至 8 岁(不含 8 岁)的儿童患者推荐口服剂量是用药最初 14 天内,每日 1 次,每次 4mg/kg;之后改为每天 2 次,每次 7mg/kg。8 岁及 8 岁以上的儿童患者推荐剂量为最初 14 天内,每日 1 次,每次 4mg/kg;之后改为每日 2 次,每次 4mg/kg。

任何患者每日总药量不能超过 400mg。

应告知患者按照处方剂量每日服用奈韦拉平的必要性。如果漏服药物,患者应该尽快服用下一次药物,但不要加倍服用。

如果患者停用奈韦拉平超过 7 天,应按照给药的原则重新开始,即 200mg 药物,每日 1 次,连续 14 天,之后每次 200mg,每日 2 次;儿童则根据年龄剂量为 4mg/kg 或 7mg/kg。

【规格】0.2g。

【包装】塑料瓶装,12 粒/瓶或 24 粒/瓶。铝-塑泡罩包装,6 粒/板,2 板/盒或 4 板/盒。

司他夫定胶囊 Stavudine Capsules

【适应证】本品适用于 HIV(人免疫缺陷病毒)感染者的联合用药。

【禁忌证】对本品过敏者禁用。

【用法用量】本品用药间隔为 12 小时,服药与进餐无关。

成人:体重≥60kg,每次 40mg,每日 2 次;体重<60kg,每次 30mg,每日 2 次。

儿童:体重<30kg,每次 1mg/kg,每日 2 次;体重≥30kg,按照成年患者给药。

剂量调节:患者服药后若出现手足麻木、刺痛,需注意外周神经病变。这些症状在少年儿童中难以发现。若治疗中出现以上症状,应立即终止司他夫定的治疗,症状可自动消失。但在某些病例中症状会加剧。待症状完全消失后,成年人可用以下剂量继续服药:体重≥60kg,每次 20mg,每日 2 次;体重<60kg,每次 15mg,每日 2 次。

儿童用量为推荐剂量的一半。

继续使用本品后,若再发生神经病变,需考虑完全停止本品治疗。

肾功能不全者:体重≥60kg,肌酐清除率>50ml/分钟者每 12 小时 40mg,肌酐清除率为 26～50ml/分钟者每 12 小时 20mg,肌酐清除率为 10～25ml/分钟者每 24 小时 20mg;体重<60kg,肌酐清除率>50ml/分钟者每 12 小时 30mg,肌酐清除率为26～50ml/分钟者每12小时15mg,肌酐清除率为10～25ml/分钟者每24小时15mg。

血透患者:体重≥60kg,每24小时20mg;体重<60kg,每24小时15mg,在完成血透后或非血透日的同一时间服用。

利托那韦口服溶液 Ritonavir Oral Solution

【商品名】迈可欣。

【适应证】单独或与抗逆转录病毒的核苷类药物合用,治疗晚期或非进行性的艾滋病患者。

【用法用量】口服,600mg,每日2次,最好与食物同服。

【规格】口服液(醇溶液):600mg/7.5ml(80mg/ml)。

膦甲酸钠注射液 Foscarnet Sodium Injection

【适应证】本品主要用于免疫缺陷者(如艾滋病患者)发生的巨细胞病毒性视网膜炎的治疗。也可用于对阿昔洛韦耐药的免疫缺陷者(如HIV感染患者)的皮肤黏膜单纯疱疹病毒感染或带状疱疹病毒感染。

【禁忌证】对本品过敏、肌酐清除率低于0.4ml/(min·kg)患者禁用。

【用法用量】静脉滴注。

(1)巨细胞病毒性视网膜炎

诱导期用药:每8小时1次,按体重每次滴注60mg/kg,用输液泵滴注1小时以上,连续14～21天,视治疗后的效果而定,也可按体重每次90mg/kg,每12小时1次。

肾功能减退者剂量应按肌酐清除率调整,剂量如下表。

肌酐清除率 (ml/分钟)	每8小时剂量 (mg/kg)	肌酐清除率 (ml/分钟)	每8小时剂量 (mg/kg)
≥96	60	54	35
90	57	48	32
84	53	42	28
78	49	36	25
72	46	30	21
66	42	24	18
60	39		

维持期用药:按体重每次90mg/kg,每日1次。用输液泵滴注2小时以上。如患者在维持期视网膜炎症状加重时,应仍恢复诱导期剂量。

肾功能减退者维持期剂量应按下表调整。

肌酐清除率 (ml/分钟)	每8小时剂量 (mg/kg)	肌酐清除率 (ml/分钟)	每8小时剂量 (mg/kg)
≥84	90	48～60	71
72～84	78	36～48	63
60～72	75	24～36	57

(2)单纯疱疹和带状疱疹:按体重每次40mg/kg,每8小时1次,经输液泵滴注1小时,共14～21天。肌酐清除率低于96ml/分钟者,应调整剂量。

去羟肌苷(少用) Didanosine

硫酸茚地那韦胶囊 Indinavir Sulfate Capsules

【商品名】佳息患。

【适应证】本品适用于治疗成人及儿童HIV-1感染。

成人的临床研究证明,本品能减缓艾滋病的发展进程或致死亡的危险性,增加总体存活率,使血清病毒核糖核酸处于持久性低水平,使CD4细胞计数呈持久性升高。

【禁忌证】(1)本品禁用于对其任何成分在临床上有明显过敏反应的患者。

(2)本品不能与特非那定、西沙必利、阿司咪唑、三唑仑、咪唑安定、匹莫齐特或麦角衍生物同时服用。本品抑制CYP3A4而引起上述药物血浆浓度增高,可能会导致严重的甚至危及生命的不良反应。

【用法用量】成人:本品的推荐剂量为每8小时口服800mg(通常给予2粒400mg胶囊)。用本品治疗必须以每日2.4g的推荐剂量开始。

儿童(3岁及3岁以上可口服胶囊的儿童):本品的推荐剂量为每8小时口服500mg/m²(剂量根据身高和体重计算所得的体表面积做相应调整)。儿童剂量不能超过成人剂量每8小时800mg。本品尚未在3岁以下儿童中进行过研究。

本品应该用于:与批准的抗逆转录病毒制剂(如核苷类和非核苷类逆转录酶抑制剂)合用,治疗成人的 HIV-1 感染。

单独应用治疗临床上不适宜用核苷或非核苷类逆转录酶抑制剂治疗的成年患者。

因为本品必须每间隔 8 小时服用 1 次，所以应为患者设计一个方便的服药方案。为使之吸收完全，本品不可与食物一起服用，但可在餐前 1 小时或餐后 2 小时用水送服。本品也可以用其他饮料送服，如脱脂奶、果汁、咖啡或茶，或者清淡的饮食，如果酱面包、苹果汁、加脱脂奶和糖的咖啡、玉米片、脱脂奶和糖。

为保证足够的摄水量，建议患者在 24 小时期间至少饮用 1.5L 液体。

建议儿童患者：体重＜20kg 的，每天至少饮用 75ml/kg 液体；体重为 20～40kg 的，每天至少饮用 50ml/kg 液体。

除摄取足够的水量外，对于一次或多次肾结石发作的患者，在肾结石急性发作期可暂停治疗（如暂停 1～3 天）或者中断治疗。

[联合治疗]

（1）利福布汀与本品同时服用时，建议将利福布汀的剂量减少至标准剂量的一半（参考制造厂商关于利福布汀产品说明书），而本品剂量增加至每 8 小时 1000mg。

（2）与酮康唑同时服用时，本品的剂量应减少至每 8 小时 600mg。

（3）与伊曲康唑 200mg 每日 2 次同时服用时，本品的剂量应减少至每 8 小时 600mg。

（4）与 Delavirdine 400mg 每日 3 次同时服用时，本品的剂量应减少至每 8 小时 600mg。

（5）与依非韦伦同时服用时，本品的剂量应增加至每 8 小时 1000mg。

[有合并症的患者]

对由肝硬化引起的轻至中度肝功能不全的患者，本品的剂量应减低至每 8 小时 600mg。

碘苷（少用）　Idoxuridine

曲氟尿苷（少用）　Trifluridine

羟苄唑（少用）　Hydrobenzole

酞丁安搽剂　Ftibamzone Liniment

【商品名】华太。

【适应证】用于单纯疱疹、带状疱疹；也可用于浅表真菌感染，如体癣、股癣、手足癣。

【禁忌证】孕妇禁用。

【用法用量】外用。涂患处，用于治疗单纯疱疹、带状疱疹时，每日 3 次；用于治疗浅表真菌感染时，早、晚各 1 次，体、股癣连用 3 周，手足癣连用 4 周。

【规格】0.5％。

【包装】自压式喷雾铝罐，每支 10ml，每盒 1 支。

盐酸吗啉胍片　Moroxydine Hydrochloride Tablets

【适应证】用于流感病毒及疱疹病毒感染。

【禁忌证】对本品过敏者禁用。

【用法用量】口服。成人：每次 0.2g，每日 3～4 次。小儿：按体重每日 10mg/kg，分 3 次服用。

【规格】0.1g。

【包装】聚乙烯塑料瓶；100 片/瓶。

盐酸金刚烷胺胶囊　Amantadine Hydrochloride Capsules

【适应证】用于帕金森病、帕金森综合征、药物诱发的锥体外系疾患，一氧化碳中毒后帕金森综合征及老年人合并有脑动脉硬化的帕金森综合征。也用于防治 A 型流感病毒所引起的呼吸道感染。

【禁忌证】对本品过敏者。

【用法用量】口服给药。成人：帕金森病、帕金森综合征，每次 100mg，每日 1～2 次，每日最大剂量为 400mg；抗病毒，每次 200mg，每日 1 次，或每次 100mg，每 12 小时 1 次。

儿童：1～9 岁小儿，按体重每次 1.5～3mg/kg，8 小时 1 次，或每次 2.2～4.4mg/kg，每 12 小时 1 次；9～12 岁小儿，每 12 小时 100mg；12 岁及 12 岁以上，用量同成人。

【规格】0.1g。

第八节 抗麻风病药及抗麻风病反应药

氨苯砜片 Dapsone Tablets

【适应证】(1)本品与其他抑制麻风药联合用于由麻风分枝杆菌引起的各种类型麻风和疱疹样皮炎的治疗。

(2)也用于脓疱性皮肤病、类天疱疮、坏死性脓皮病、复发性多软骨炎、环形肉芽肿、系统性红斑狼疮的某些皮肤病变、放线菌性足分枝菌病、聚会性痤疮、银屑病、带状疱疹的治疗。

(3)可与甲氧苄啶联合用于治疗卡氏肺孢子虫感染。

(4)与乙胺嘧啶联合用于预防氯喹耐药性疟疾;亦可与乙胺嘧啶和氯喹联合用于预防间日疟。

【禁忌证】对本品及磺胺类药物过敏者、严重肝功能损害和精神障碍者禁用。

【用法用量】口服

(1)抑制麻风:与一种或多种其他抗麻风药合用。

成人,每次50～100mg,每日1次;或按体重每次0.9～1.4mg/kg,每日1次,最高剂量每日200mg。开始可每日12.5～25mg,以后逐渐加量到每日100mg。

小儿,按体重每次0.9～1.4mg/kg,每日1次。

由于本品有蓄积作用,故每服药6天停药1天,每服药10周停药2周。

(2)治疗疱疹样皮炎

成人起始量每日50mg,如症状未完全抑制,每日剂量可增至300mg,成人最高剂量每日500mg,待病情控制后减至最低有效维持量。

小儿,开始量按体重每次2mg/kg,每日1次,如症状未完全控制,可逐渐增加剂量,待病情控制后减至最小有效量。

(3)预防疟疾,本品100mg与乙胺嘧啶12.5mg合用,1次顿服,每7日服药1次。

【规格】50mg;100mg。

醋氨苯砜注射液 Acedapsone Injection

【适应证】用于麻风病的预防,以及不能口服砜类药物者。

【禁忌证】对本品及磺胺类药物过敏者、严重肝功能损害和精神障碍者禁用。

【用法用量】肌肉注射。每次0.225g,隔60～75日注射1次,疗程长达数年。

【规格】1.5ml:0.225g;3ml:0.45g;6ml:0.9g。

苯丙砜(少用) Solasulfone

氯法齐明胶丸 Clofazimine soft Capsules

【适应证】(1)作为治疗瘤型麻风的选用药,通常应与氨苯砜联合使用。

(2)与利福平或乙硫异烟胺联合用于治疗耐砜类药物的菌株所致感染。

(3)本品也可用于红斑结节性麻风反应及其他药物引起的急性麻风反应。

(4)本品亦可与其他抗结核药合用于艾滋病患者并发非典型分枝杆菌感染,但临床疗效常不满意。

【禁忌证】(1)对本品过敏者禁用。

(2)严重肝、肾功能障碍及胃肠道疾患者。

【用法用量】(1)耐氨苯砜的各型麻风,口服,每次50～100mg,每日1次,与其他一种或几种抗麻风药合用。

(2)伴红斑结节麻风反应的各型麻风:有神经损害或皮肤溃疡凶兆者,每日口服100～300mg,有助于减少和撤除泼尼松(每日40～80mg)。待反应控制后,逐渐递减至每日100mg。为使组织内达到足够的药物浓度,用药2个月后才逐渐减少泼尼松的用量。无神经损害或皮肤溃疡凶兆时,按耐氨苯砜的各型麻风处理。

(3)治疗氨苯砜敏感的各型麻风:本品可与其他两种抗麻风药合用。如可能三药合用至少2年以上,直至皮肤涂片查菌转阴。此后,继续采用一种合适的药物。

(4)成人每日最大量不超过300mg。小儿剂量尚未确认。

【规格】50mg。

沙利度胺片　Thalidomide Tablets
【适应证】皮肤病治疗药。用于控制瘤型麻风反应症。
【禁忌证】(1)孕妇及哺乳期妇女禁用。
(2)儿童禁用。
(3)对本品过敏者禁用。
(4)驾驶员、机器操纵者禁用。
【用法用量】口服。每次25～50mg(1～2片)，每日100～200mg(4～8片)，或遵医嘱。
【规格】25mg/50mg。
【包装】塑料瓶装，每瓶20片。

第九节　其他类

乌洛托品片　Methenamine Tablets
【成分】主要成分为乌洛托品。
【性状】本品为白色片。
【药理毒理】抗感染药。本品口服吸收后，在酸性尿中缓慢分解成甲醛和氨，甲醛有杀菌作用。氨易使尿液碱化，服用时需加服酸化尿液药物，如氯化氨。
【药代动力学】口服后经胃肠道吸收，以原形由肾脏排出，遇酸性尿液分解释出甲醛。
【适应证】适用于泌尿道感染。本品对革兰阴性杆菌引起的膀胱炎、肾盂炎有效。还可用于残余尿增多的尿路继发感染。
【用法用量】口服。每次1～3片，每日3次，或遵医嘱。
【不良反应】部分病人可引起膀胱刺激症状及血尿，停药后可缓解。本品对胃有刺激性，服用时间过长有时可能产生尿频、血尿等副作用。
【禁忌证】肾功能严重不全者禁用。
【注意事项】应加服适量的氯化铵、磷酸二氢钠等，使尿呈酸性。
【孕妇及哺乳期妇女用药】尚不明确。
【儿童用药】尚不明确。
【老年用药】尚不明确。
【药物相互作用】碱性药物可使本品吸收减少，应避免同服。
【规格】0.3g。
【贮藏】密闭，干燥处保存。
【包装】玻璃瓶装，每瓶100片。
【有效期】2年。

孟德立胺(少用)　Methenamine
马尿酸乌洛托品(少用)　Methenamine hippurate

次水杨酸铋分散片　Bismuth Subsalicylate Dispersible Tablets
【商品名】艾悉。
【适应证】(1)治疗各种腹泻(包括旅行者腹泻)，缓解由此引起的腹部绞痛。
(2)迅速有效地缓解上腹饱胀、烧心、恶心等消化不良等症状。
【禁忌证】对阿司匹林或次水杨酸铋过敏者禁用本品。
【用法用量】口服。具体服用方式为在水、果汁或牛奶中分散后口服，直接吞服或嚼碎后服用。
成人：每次2片，每日3次。
9～12岁儿童：每次1片，每日3次。
6～9岁儿童：每次2/3片，每日3次。
3～6岁儿童：每次1/3片，每日3次。
【规格】每片含次水杨酸铋262mg。
【包装】铝塑包装，6片/盒。

(孙福生　许大庆　丁　磊)

第十节 抗生素骨水泥

骨水泥即聚甲基丙烯酸甲酯（PMMA）。1927年，由 Hill 和 Crawfold 发明，目前已广泛用于人工关节置换、骨缺损填充等骨科领域。它是一种用于填充骨与植入物间隙或骨腔并具有自凝特性的生物材料。调配骨水泥时，将粉剂与液剂混合后搅拌，在聚合过程中经历了湿沙期、黏丝期、面团期及固化期4个阶段。研究表明，骨水泥可能降低局部组织的抗感染能力，骨与骨水泥的界面成为细菌的一个易感区域。感染是骨科手术最为严重的并发症，往往会导致手术的失败，甚至造成患者死亡。随着手术无菌技术的提高，手术感染率不断下降，人工髋关节、膝关节置换的感染率已由原来的12%降至1%~2%，但术后感染仍然是导致手术失败的最主要原因。因此，如何有效降低或控制感染的发生，是骨科临床医师急需解决的问题。

一、抗生素骨水泥的历史

利用抗生素骨水泥来抵抗或预防人工关节术后感染，首先在德国被应用及接受。1970年，Buchholz 和 Enelbrecht 将耐热的抗生素（青霉素、红霉素和庆大霉素）加入骨水泥中用于全髋关节置换，骨水泥中的抗生素持续释放达数月之久，并明显降低了人工关节置换手术后的感染率。此后，这一技术又应用于慢性骨髓炎和开放性骨折导致的骨缺损，术中将抗生素骨水泥制备成念珠，暂时（数周至数月）填入清创后骨的死腔，在局部提供高浓度的抗生素，待新鲜肉芽生成后，取出念珠并植骨，可以取得满意疗效。随着抗生素工业的发展，针对致病菌的敏感性和耐药性的变化，不断有新的抗生素加入骨水泥试用于临床，万古霉素、去甲万古霉素、庆大霉素、妥布霉素、青霉素、头孢类抗生素等已经证明，可加入骨水泥并发挥抗感染作用；而四环素、利福平明确证实，无法与骨水泥混合发挥抗菌作用。

二、骨水泥中添加抗生素的选择

掺入骨水泥中的抗生素必须能够耐受聚合作用产生的高温，同时以治疗浓度释放。骨水泥的粉剂和单体液料在常温下聚合时伴随一个发热过程，固化聚合体的核心温度可以达到115℃左右，表面温度也在80℃左右，这就要求添加的抗生素必须有一定的热稳定性。骨水泥在人体组织内不会被吸收，血管也不能长入，其中抗生素必须溶解在骨水泥周围的组织液中才能逐渐被释放。此外，抗生素的释放应该是一个平稳持续的过程，瞬间的突释效应不但无法达到长时间抗感染作用，对于某些药物来说可能还会造成严重和不可逆的毒副作用。骨水泥释放系统对抗生素的基本要求还有：变态反应发生率低；良好的组织相容性；不影响伤口愈合；不会因为接触血、纤维素、脓液等物质而失去活性；溶解性好的粉剂。

氨基糖苷类药物对所有需氧菌均有强大的杀菌作用，抗菌谱广，吸收迅速，耐热性好，是较为合适的一种添加对象，而目前又以庆大霉素和妥布霉素应用最为广泛。由于庆大霉素耐药菌株数量的不断增加，妥布霉素受到更多骨科医师的青睐。葡萄球菌是人工关节感染中最为常见的致病菌，其中耐甲氧西林金黄色葡萄球菌（MRSA）和耐甲氧西林表皮葡萄球菌（MRSE）是一类对各种抗生素具有较高耐药性的葡萄球菌，近年来在骨科病人中的检出率也逐渐提高，人工关节置换病人一旦感染该菌，往往难以控制，最终被迫取出假体，甚至截肢。万古霉素及其衍生物——去甲万古霉素是对包括球菌与杆菌在内各种革兰阳性菌具有强大的抗菌作用的抗生素，尤其适用于 MRSA/MRSE。迄今为止，尚未发现一株对万古霉素耐药的葡萄球菌。该药作用于细菌细胞壁，与黏肽的侧链形成复合物，从而抑制细胞壁的蛋白质合成。临床药理学研究结果显示，去甲万古霉素与万古霉素的体内外抗菌活性、抗菌谱、毒性及药代动力学数据无统计学差异。β-内酰胺类（尤其是苯唑青霉素和头孢唑啉）可以稳定释放，但潜在的免疫原性限制了其在关节置换术中的应用。红霉素及其他大环内酯类抗生素的释放和临床疗效令人满意。四环素通常认为不能从骨水泥中释放。环丙沙星因其良好的理化特性也被应用于慢性骨髓炎的治疗。实验证实,上述有效药物在手术后局部血清中血药浓度的测量值均高于最低有效抑菌浓度(MIC)。

三、抗生素对骨水泥物理性质的影响

骨水泥物理性质包括固化时间、各种力学强度指标及孔隙形成等,适量的抗生素不会对骨水泥的物理性质产生显著影响。Chohfi等将3g万古霉素掺入60g骨水泥中,抗压强度为95MPa,优于标准骨水泥抗压强度70MPa。吕厚山等研究表明,40g骨水泥中添加庆大霉素、妥布霉素和西力欣0.5~1.5g,不影响骨水泥的抗拉强度和弹性模量,当添加剂量>2g时,抗拉强度和弹性模量开始下降。水剂抗生素可明显降低骨水泥的抗压强度和弹性模量,脆性明显增加,骨水泥颜色改变,因此临床不宜使用。利福平掺入骨水泥后能够抑制单体的聚合。骨水泥中加入庆大霉素后剪切强度显著降低。随着抗生素添加剂量的增加,固化骨水泥中的空隙相应增加,低浓度是以微孔为主,大剂量抗生素则会导致巨孔的形成,严重影响骨水泥的力学强度,这一现象可以通过电子显微镜观察证实。此外,抗生素对骨水泥固化时间、塑性均存在影响。骨水泥中抗生素部分释放后,骨水泥力学强度会得到一定程度的恢复。

四、抗生素的释放和组织渗透

Bayston认为,骨水泥中抗生素的释放可能是通过浓度梯度的弥散作用,释放浓度随时间延长而逐渐降低。骨水泥自然断面在扫描电镜下可见大小不等的不规则孔隙,彼此连接,加入庆大霉素粉剂后观察上述结构时,可见孔隙内有直径40~250μm的不规则球形药物颗粒,这是抗生素缓释系统的基础。抗生素从骨水泥中释放分为快排和慢排两个时象。将庆大霉素骨水泥置于细菌琼脂培养基和PBS缓冲液中,培养集中细菌生长受到抑制,根据释放药物剂量不同,形成一定大小的抑菌环;缓冲液中抗生素浓度测定显示,在第一个24小时内,抗生素释放最多,以后显著下降,但9天内均大于细菌MIC值。在7~10天以后,整个释放系统进入慢排阶段,这一过程可以持续数月甚至数年。Chohfi等人的研究显示,含万古霉素骨水泥周围组织内的万古霉素含量在6个月内均高于最小杀菌浓度4倍以上。Powles的结果则显示,庆大霉素骨水泥植入体内后10年,其周围组织中庆大霉素含量仍有抗菌作用。两种以上抗生素混合掺入骨水泥后,其释放会发生交互作用。例如,万古霉素从骨水泥中的释放不如妥布霉素,但将两种药物同时加入骨水泥后,妥布霉素可以促进万古霉素的释放,而万古霉素并不影响妥布霉素的释放。

尽管抗生素从骨水泥中释放可以维持相当长的时间,但整体释放效率并不高。以庆大霉素骨水泥为例,通常释放的药物不足25%。将1.2g妥布霉素掺入40g骨水泥中,置于PBS液中释放,12周后仅释放全部药物的12%。骨水泥的表面积不同,对抗生素的释放有显著影响。增加表面积-体积比例会造成7天内妥布霉素释放的显著增加。抗生素从骨水泥中的稳定、持续释放同样受到骨水泥理化特性的影响,骨水泥品种、搅拌工艺、表面特性、孔隙数量等因素最为重要。大量数据显示,真空搅拌技术可以减少骨水泥固化后孔隙数量,增加强度,同时抗生素可以达到均匀分布。环境温度在20~40℃时,抗生素释放不会受到显著影响。

五、抗生素骨水泥在骨科领域的应用

抗生素骨水泥在骨科手术中能够发挥重要的预防和治疗作用。骨科感染通常是缺乏血运的组织发生局限感染,应用抗生素骨水泥无需血流将抗生素运送至感染局部,而通过缓释系统在局部长时间维持峰值药物浓度。局部药物浓度高于全身用药时的几十倍,且避免了全身用药的毒副作用。

(一)关节置换术后感染的预防和治疗

术中污染是人工关节感染的重要原因,骨水泥中抗生素在最初7~10天内的释放可以有效防止细菌在植入材料表面的附着和繁殖。1997年,Espehaug统计了10905例关节置换术病人的术后感染情况,结果显示,全身用药联合应用抗生素骨水泥对感染预防最为有效,感染率为39/5804,单独应用抗生素骨水泥的病例感染率是其6.3倍,单纯全身用药是其4.3倍,未应用抗生素组是其11.5倍。抗生素骨水泥对远期低毒力感染同样有预防作用,应用抗生素骨水泥的病例假体松动率明显下降。

抗生素骨水泥能够有效地预防早期术中污染

造成的感染,但对晚期血源性感染往往无效。Blomgren 等建立晚期血源性感染模型,对兔实施髋关节置换,术中庆大霉素骨水泥固定,6~8 周后静脉接种金黄色葡萄球菌,25 天后 1/3 假体出现感染。

人工关节翻修术中,抗生素骨水泥的作用已经得到广泛认可。关节置换术后如果发生感染,最佳的治疗方法为取出假体,对感染失活组织进行仔细清创。假体重新植入时机和抗生素的选择目前还未形成统一观点。欧洲学者一般主张Ⅰ期翻修,同时使用抗生素骨水泥;而美国医师往往习惯于应用抗生素骨水泥填充缺损,同时全身用药,6 周后Ⅱ期翻修。

(二)慢性骨髓炎的治疗

动物实验证实,抗生素骨水泥能够有效防止骨髓炎的发展,但不能完全清除感染。相比而言,抗生素念珠效果更好。Septopal 念珠串植入时间越长,疗效越显著。可降解的念珠、中空载药陶瓷念珠的问世,为骨科临床医生提供了更多方法和选择。值得一提的是,上述治疗手段都是建立在彻底清创和充分引流的基础之上。

(三)开放性骨折时的感染预防

严重的开放性骨折急诊清创时,失活组织范围不清。作为辅助疗法,可应用抗生素骨水泥暂时填充死腔,理论上可以减少局部细菌繁殖。Ostermann 等报道,同样方法清创、固定、全身应用抗生素后,使用念珠组病人的整体感染率明显低于不使用念珠组。但合并神经血管损伤的病例应慎重选择应用。

(四)骨肿瘤手术中的应用

长骨肿瘤假体置换、囊性病变刮除等手术均需要填充骨水泥。恶性骨肿瘤病人术前往往需要接受辅助性放化疗,抵抗力弱,术后发生感染的相对几率增加。因此抗生素骨水泥在骨肿瘤手术中的应用有一定必要性。此外,骨水泥中添加抗生素的数据和经验,为其他化疗药物与骨水泥的联合应用开辟了道路。

总之,试验和临床结果均证实,抗生素骨水泥可以明显减少骨科手术感染的发生,合理的剂量配置可不影响骨水泥的力学强度。但是关于药代动力学和远期疗效的研究还缺乏数据支持。

(张　威)

第二十一章 外科用药及消毒防腐收敛药

过氧乙酸 Peracetic Acid

由浓过氧化氢液作用于乙酸酐制成,为过氧乙酸与乙酸的混合物,含过氧乙酸量为20%,也有含量为30%和40%的制品。

【商品名】过醋酸。

【性状】为无色液体,有酸败臭,可与水以任何比例混合,对皮肤有腐蚀性。遇热不稳定,加热可发生爆炸。

【药理作用】为强氧化剂,遇有机物放出新生态氧而起氧化作用,常用为消毒杀菌药。

【用法用量】用前按规定比例用水稀释。最常用的稀释倍数为500倍(1:500),即用20%的本品2ml加水998ml制得,含过氧乙酸实际浓度为0.04%。

(1)空气消毒:1:200液对空气喷雾,每立方米空间用药30ml。

(2)预防性消毒:食具、毛巾、水果、蔬菜等用1:500液洗刷浸泡,禽蛋用1:1000液浸泡,时间为5分钟,密闭50~60分钟。

(3)有可能被污染时依下法消毒:①诊察后洗手,1:500液洗刷2分钟;接触肺结核或麻风时应用1:200浓度,消毒液每日调换1~2次。②体温表,1:200液浸泡30分钟,消毒液每日调换1~2次。③食具、药瓶、注射器、玻片、吸管等玻璃或瓷器上的油污和血迹应先洗去,再用1:200液浸泡,肺结核患者的器皿用1:100液浸泡。④地面、墙壁、家具、浴盆、运输车等用1:500液喷雾或擦洗,注意喷洗均匀。⑤衣服、被单、玩具用1:1000液浸泡2小时;肺结核患者用品用1:200液。⑥垃圾废物用1:500液喷雾或浸泡,肺结核患者的用品用1:100液。⑦生活污水按1:10万浓度加药并混匀,放置2小时。

【注意事项】(1)对金属有腐蚀性,勿用于金属器械的消毒。

(2)有漂白作用,可使有色织物褪色。

(3)其稀释液易分解,宜随配随用。

(4)本品的作用与温度有关系,如气温低于10℃时,则应延长消毒时间。

(5)保存于阴凉处,贮存中有分解,应注意有效期。

(6)若为二元瓶装,可将A、B液混合摇匀后放置24~48小时后使用。

【制剂】溶液:16%~20%。

聚维酮碘 Povidone Iodine

【商品名】碘伏,碘附,强力碘,Iodophor,Betadine。

【性状】为黄棕色至红棕色无定形粉末。在水或乙醇中溶解,在乙醚或氯仿中不溶。

【药理作用】本品是碘与表面活性剂聚维酮相结合而成的松散络合物。聚维酮(聚乙烯吡咯酮)起载体和助溶作用,是深红色透明溶液,含有效碘9%~12%,其中80%~90%的结合碘在溶液中可解聚成游离碘。本品有广谱的抗微生物作用,对细菌、芽孢、真菌、衣原体、支原体、病毒均有效,顽固者需较高浓度和较长时间。本品性质稳定,气味小,毒性低,对黏膜也无刺激性,故不需用乙醇脱碘,脱碘反可使其作用下降。

【用法用量】(1)外科手术消毒,0.5%溶液刷洗5分钟。注射部位消毒,30秒钟以上。

(2)术野皮肤消毒,0.5%溶液均匀涂擦2次。

(3)黏膜创伤或感染,用0.1%~0.025%溶液冲洗或涂擦。

(4)皮肤感染,0.5%溶液局部涂擦。

【注意事项】(1)对碘过敏者慎用。

(2)伤面过大者不宜用。

(3)有机物可降低其作用。

(4)不可与汞溴红溶液同时涂用。

【制剂】溶液:0.5%;1%;5%。软膏:10%。栓剂:0.29g。凝胶:10%。

【贮法】避光,密闭,阴暗处保存。

氯己定 Chlorhexildine

【商品名】洗必泰。

【性状】常用其醋酸盐,为白色结晶性粉末,无臭,有苦味。溶于乙醇。微溶于水(1:400)。

【药理作用】具有相当强的广谱抑菌、杀菌作用,是一种较好的杀菌消毒药,对革兰阳性菌和阴性菌的抗菌作用,比苯扎溴铵等表面活性消毒药强。即使在有血清、血液等存在时仍有效。对芽胞、抗酸杆菌、真菌和病毒无效。局部刺激性及过敏反应都很少见。每日口服2g,连服1周。亦未见明显的毒性反应。主要用于:

(1)手的消毒:以1:5000水溶液泡手3分钟。

(2)术野消毒:用0.5%乙醇(70%)溶液,其效力约与碘酊相当,但无皮肤刺激,亦不染色,因而特别适用于面部、会阴部及儿童的术野消毒。

(3)创伤伤口消毒:用1:2000水溶液冲洗。

(4)含漱消炎:以1:5000溶液漱口,对咽峡炎及口腔溃疡有效。

(5)烧伤、烫伤:用0.5%乳膏或气雾剂。

(6)分娩时产妇外阴及其周围皮肤消毒,阴道镜检滑润:用0.1%乳膏涂抹。

(7)器械消毒:消毒用1:1000水溶液。贮存用1:5000水溶液,加入0.1%亚硝酸钠浸泡。隔2周换1次。

(8)房间、家具等消毒:用1:200水溶液喷雾或拭擦。

(9)尿路感染:用0.02%溶液膀胱冲洗。

(10)眼药水防腐剂:用0.01%溶液。

【注意事项】(1)偶可引起皮肤过敏或接触性皮炎。

(2)误用高浓度溶液作膀胱冲洗可引起血尿,意外静脉用药可造成溶血。

(3)高浓度溶液对眼结膜刺激性强,并可软化口腔上皮发生溃疡。

【制剂】葡萄糖酸氯己定含漱剂:0.016g(200ml);0.04g(500ml)。葡萄糖酸氯己定溶液:50g(250ml)。稀葡萄糖酸氯己定溶液:12.5g(250ml)。醋酸氯己定外用片:每片5mg。醋酸氯己定霜:1%。醋酸氯己定软膏:1%。

甲酚磺酸 Cresol Sulfonic Acid

【商品名】煤酚磺酸。

【药理作用】本品是一种杀菌力强、溶解度高、毒性较小的杀菌消毒剂。由于酚类用作消毒剂对环境污染有一定影响,故低毒高效的酚类消毒剂的研究受到重视。

甲酚经磺化后,降低了毒性,提高了水溶性。甲酚磺酸的杀菌力较煤酚皂溶液强,据报道,其0.1%溶液的消毒作用与70%乙醇、0.1%过氧乙酸、3%煤酚皂溶液相当。因其水溶性良好,故能配成多种制剂供使用。

【用法用量】外用消毒。

【制剂】甲酚磺酸溶液:常用浓度为0.1%,可代替过氧乙酸用于环境消毒。

甲酚磺酸钠溶液:可代替煤酚皂溶液用于洗手、洗涤和消毒器械及用具等。

甲酚磺酸烷基磺酸钠皂溶液:可用于公共场所,洗涤毛巾,消毒浴池。用于理发刮脸兼有肥皂与消毒剂的滑润清洁作用,且无刺激性,可防治头癣、脱发、头皮过多症。

戊二醛 Glutaral

【性状】为无色油状液体,味苦。有微弱的甲醛气味,但挥发度较低,18℃时相对密度为0.9945,沸点为187~189℃(分解)。溶于水和醇,溶液呈微酸性。在4℃时稳定,其碱性水溶液(pH为7.5~8.5)可保存14天。pH高于9时,可迅速聚合。

【药理作用】(1)本品的碱性水溶液有较好的杀菌作用,当pH为7.5~8.5时作用最强,可杀灭细菌繁殖体、芽胞、真菌、病毒,作用较甲醛强2~10倍,是一种较好的灭菌剂。

(2)1.5%碱性水溶液(加入0.3%碳酸氢钠,将pH调为7.7~8.3),在20℃下,可以杀灭金黄色葡萄球菌、酿脓链球菌、肺炎双球菌、大肠杆菌、铜绿假单胞菌等繁殖体,作用时间只需1~2分钟;杀灭真菌所需的时间相同。其2%的碱性水溶液杀灭结核杆菌的作用时间需30分钟以上;杀灭各种病毒如脊髓灰质炎病毒、柯萨奇病毒、疱疹病毒,牛痘病毒、腺病毒、流感病毒等,需作用10分钟;但杀灭细菌的芽胞则需3小时左右。

(3)2%碱性异丙醇水溶液(70%异丙醇加0.3%碳酸氢钠),能在数分钟内杀灭结核杆菌,于2~3小时内杀灭枯草杆菌、短小杆菌、破伤风杆菌、产胞杆菌等的芽胞,可用于消毒内镜、温度计、橡胶与塑料制品,以及不能用加热法来消毒的各种医疗器械。

戊二醛为一种病理标本固定剂,近10余年来始发现其具有较好的杀菌作用,且在某些方面较甲醛优越,故正在逐渐推广使用。

【用法用量】(1)碱性戊二醛水溶液或异丙醇溶液(浓度为2%,pH为7.5~8.5):对细菌繁殖体的作用时间为10~20分钟,对细菌芽胞为4~12小时。用于消毒不宜加温处理的内镜等器械。浸泡10小时。10%溶液用于治疗寻常疣、甲癣和多汗症。局部涂擦,每日1~2次。配制好的2%碱性水溶液在室温下经14天后,杀菌作用即明显减退。

(2)酸性强化戊二醛液:是在2%戊二醛溶液中加入某些非离子型化合物作为强化剂配制而成。所加强化剂既有稳定作用,又有协同增效作用。国外商品名为Sonacide。国内曾用0.25%聚氧乙烯脂肪醇醚(polyoxyethylene alcohol)作为强化剂配制。此种强化戊二醛溶液,因仍保持酸性(pH3.4),故较稳定,在室温下放置18个月,杀菌效能不减(虽然酸性戊二醛较碱性戊二醛聚合倾向低,但不加强化剂者在室温中放置6个月即失去杀菌效能)。同时因加入聚氧乙烯脂肪醇醚,加强了药物的表面活性作用,并影响微生物反相转录酶活性的作用,故可协同增效。其溶液虽为酸性,但杀菌力与碱性戊二醛相似,故用法也与碱性戊二醛相同。惟一缺点是易致金属器械生锈。

(3)人造心脏瓣膜消毒液:为其0.65%溶液,pH(7.4)与血液相似,系磷酸盐缓冲液。每100ml中含KH_2PO_4 1.82g,$Na_2HPO_4 \cdot 12H_2O$ 19.10g。

(4)戊二醛气体:用于密闭空间内表面的熏蒸消毒,因其不易在物体表面聚合,故优于甲醛。曾有报道,用于微生物操作防护箱的消毒,每升容积蒸发10%溶液1.06ml,在室温下,相对湿度>75%时,使之密闭过夜,即可达到消毒目的。

【注意事项】(1)对皮肤与黏膜的刺激性较甲醛小,但重复使用,也可引起皮炎和皮肤过敏。2%碱性水溶液对眼黏膜的刺激作用轻于4%甲醛溶液。对人体组织具有中等毒性。

(2)本品蒸气对鼻、眼、呼吸道有刺激,可引起咳嗽、吞咽困难、喉头痉挛、气管炎和肺炎,反复吸入可发生哮喘。

(3)勿用于面部、肛门、生殖器等部位,以免刺激黏膜。

(4)误服可使消化道黏膜产生炎症、坏死和溃疡,引起剧痛、呕吐、呕血、便血、血尿、尿闭、酸中毒、眩晕、抽搐、意识丧失和循环衰竭。误服后可服用水、牛奶、活性炭或其他可缓和胃肠道刺激的药物,但应避免洗胃和使用催吐药,如有必要可进行辅助通气并治疗休克,纠正酸中毒。

(5)各种物品消毒后,放置2小时以上未用时,需重新消毒后再使用。

(6)戊二醛可以凝固蛋白,但菌悬液中若存在有20%血清,对其杀菌效果影响不大。

(7)温度增加,其杀菌效果增强,但温度系数(指在一定条件下,温度每增加10℃杀灭微生物所需的时间变化)较甲醛低。

(8)其碱性溶液对光学仪器无损害,但可腐蚀铝制品。

【制剂】溶液制:浓度为25%,供配制各种消毒液使用。

【贮法】避光密闭保存。

邻苯二醛 Phthalaldehyde

【商品名】苯二醛,酞醛,OPA。

【性状】为淡黄色针状结晶,溶于水、醇和醚。

【药理作用】可有效杀灭细菌繁殖体、结核分支杆菌、真菌、细菌芽胞和灭活HBV、HCV、HIV等病毒。主用于内镜的消毒。

【用法用量】0.5%水溶液浸泡30分钟。

【注意事项】本品具有戊二醛优良的杀灭微生物的能力和腐蚀性低的优点,而又没有戊二醛刺激性、毒性、使用浓度高和作用时间长的缺点,因此是一种较好的戊二醛代用品。

【制剂】溶液:0.5%。

洗消净

由次氯酸钠溶液(含氯量不得低于5%)和40%十二烷基磺酸钠溶液等量混合配制而成。它是一种新型的含氯消毒洗涤剂,对细菌、芽胞、病毒均可杀灭,为广谱、高效、快速的杀菌剂。使用范围广泛,可供下列物品消毒之用:医疗单位的医疗器械及各种用具;饭店、招待所的餐具、用具;传染病患者的用具、内衣裤及排泄物等。

【用法用量】取本品50ml,用10kg水稀释,将被洗涤物品放在上述溶液中刷洗,即可达到消毒洗净的目的。油污较多的物品需在溶液中浸泡3~5分钟,然后再刷洗,刷洗后用自来水冲洗干净即可。配制本品可用自来水。冬季油垢易凝固,故水温应保持在40℃左右。不宜在高温和强光下存放。另外,未经稀释的原液,有较大的漂白及腐蚀作用,故使用时注意不要滴在带色衣物上。

氯溴异氰酸 Chloro-bromotriisocyanic Acid

氯化异氰尿酸类消毒药之一,同类品种还有三氯异氰尿酸(健之素)、二氯异氰尿酸(防消散)、二氯异氰尿酸钠(优氯净)、二氯异氰尿酸钾等。氯化异氰尿酸类是氯胺类消毒药中的一类新品种。它们具有有效氯含量高、杀菌作用强、生产工艺简单、成本低等优点,目前已广泛应用于桑蚕消毒、饮水消毒和其他卫生消毒等方面。

【商品名】氯溴三聚异氰酸,691饮水消毒剂。

【药理作用】本品及其他氯化异氰尿酸类消毒药的杀菌谱较广,对细菌繁殖体、病毒、真菌孢子及细菌芽孢等都有较强的杀灭作用。其偏酸性,pH值均<7,能保持次氯酸的较大浓度,因此,它们的杀菌作用优于氯胺T和漂白粉(两者溶液的pH值均>8)。临床上可以用作局部抗感染药,也可用以处理污染物品和粪便等排泄物。在卫生防疫方面,除用于饮水消毒外,还可以配制去垢消毒剂、去污粉和餐具洗涤液等。兹将各种使用方法介绍如下:

(1)喷洒消毒:可用于病室的墙壁、地面及用具、器械等的消毒。如为病室,每100m²用药液25L(浓度为0.5%~1%,临用新配),喷洒后保持湿润

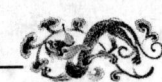

半小时,即可达到消毒目的(对病毒杀灭效果不好)。由于本类药物都具有腐蚀和漂白作用,故使用时应戴好口罩、手套等防护用具。如喷于织物或金属器械上时,应于消毒后用水冲洗干净,以防止其腐蚀和漂白。

(2)烟熏消毒:对于喷洒消毒不便或不彻底者,可采用本法。每1m³空间用二氯异氰尿酸(防消散)5g,与1/2量的助燃剂(如焦糖)混合后点燃于室内,密闭门窗2~12小时后,敞开门窗通风即可。因这种烟剂为表面消毒剂,穿透力较差,故消毒的用具应事先洗刷干净,晾干后方可消毒。如果用硝铵类易燃物作助燃剂时,应临用时混合,以免发生自燃或爆炸。

(3)干粉处理:可用于含水分较多的排泄物或潮湿地面的消毒。用量可按排泄物量的1/15~1/10计算。处理时应略加搅拌,待作用2~4小时(必要时可延长为6~12小时)后再清除。

(4)复方消毒剂:将本类药物与适当的洗涤剂混合配制,即可得到不同的复方消毒剂。

二溴海因 Dibromohydantoin

【商品名】二溴二甲基乙内酰脲,二溴二甲基海因,DBDMH。

【性状】为白色至微黄色结晶粉末,有轻微刺激性气味,干燥时稳定,易吸潮,吸潮后部分水解,其水溶液为酸性。溶于乙醇、氯仿、丙酮等有机溶剂,微溶于水。溶点194~198℃。

【药理作用】本品在水中水解主要形成次溴酸,以次溴酸的形式不断地释放出活性溴,起到杀菌效果。本品是一种高效、安全的杀菌消毒剂,具有强烈杀灭细菌、真菌及病毒的效果,且有杀灭水体不良藻类的功效,可用于人类及鱼、虾、蛙、甲鱼等水产养殖中各种疾病的预防和治疗,还可用于游泳池消毒、水果保鲜和工业用循环水灭藻,以及日常生活消毒等。

【用法用量】本品曾是中国疾病预防控制中心推荐的预防非典型肺炎的消毒剂之一。对地面、墙壁消毒,用含有效溴500~1000mg/L的二溴海因溶液喷雾,水泥墙、石灰墙用量为100ml/m²,其喷洒量不宜超过其吸液量,地面喷液量为200~300ml/m²。患者用过的餐(饮)具、污染过的衣物,

用含有效溴 250～500mg/L 的二溴海因溶液浸泡 30 分钟，再用清水洗净。

【注意事项】(1)温度对消毒效果略有影响，温度降低，消毒速度变慢。

(2)对金属除不锈钢之外，均有腐蚀作用。

【制剂】粉剂：活性溴含量为 54%～55%。

氯羟二苯醚　Triclosan

【商品名】三氯散，玉洁新，Novaderm，Irgasan，DP300。

【性状】为白色结晶粉末，无臭，无味。溶于乙醇、异丙醇、丙二醇等有机溶剂，微溶于水。溶点 55～58℃

【药理作用】直接作用于微生物细胞壁，破坏细胞壁的通透性，使细胞内容物大量漏出或有害物质大量渗入，均可使微生物致死。本品对细菌繁殖体有较强的杀灭作用，对革兰阳性菌比革兰阴性菌作用强，对真菌也有明显的杀菌作用。其杀菌作用与氯己定类似，比季铵盐类作用略强，对耐甲氧西林金黄色葡萄球菌的杀灭作用比氯己定强，但对铜绿假单胞菌效果不如氯己定。

【用法用量】先用少量乙醇将其溶解，然后用蒸馏水稀释成使用浓度的溶液。

(1)皮肤黏膜的消毒：0.5%～1.0%乙醇溶液，直接浸泡、冲洗或擦拭。

(2)表面消毒：0.5%～1.0%水溶液，适宜怕腐蚀表面的消毒。

(3)口腔黏膜的消毒：0.5%水溶液，漱口、涂擦或冲洗。

【注意事项】(1)原粉剂储存稳定，配制成使用浓度时，水溶液稳定性有所下降。

(2)临床发现有个别皮肤过敏现象。

【制剂】乙醇溶液：0.5%；0.7%。

腐植酸钠　Sodium Humate

本品系腐植酸的钠盐，为天然高分子有机化合物，主要含黑腐植酸，还含有少量的棕腐植酸和黄腐植酸。

【商品名】富新钠。

【药理作用】本品是一种胶体物质，具有较强的吸附和螯合作用，可以吸附大量的阴道分泌物，保持阴道内壁洁净，并具有一定的抗炎作用，如对于因雌激素水平低下、阴道局部抵抗力下降引起的炎症，它可以使之消退。其消炎作用与抑制透明质酸酶活性和活化垂体-肾上腺皮质系统有关。在一定条件下具有沉淀蛋白质的作用，这可能也与其抗炎、收敛作用有关。临床上外用于收敛、止血、止痛，止痒、抗渗出、消炎、消肿等。常用于治疗宫颈糜烂，其中以Ⅰ度及Ⅱ度宫颈糜烂疗效较好，约有半数上药不到 10 次即可治愈。对Ⅲ度宫颈糜烂也有缓解甚至治愈的效果。也可用于老年性阴道炎、外阴炎及外伤溃疡等。

【用法用量】治疗宫颈糜烂及老年性阴道炎时，先用棉球蘸本品 1%水溶液擦净患处（或阴道常规消毒），将带线棉球蘸 20%本品糊剂均匀涂敷并留置于阴道患处，12～24 小时后牵线取出棉球，每隔 1 日上药 1 次，10 次为 1 疗程。治疗过程中禁止性交及盆浴。对其他炎症、外伤溃疡等，可用本品 1%水溶液浸洗、湿敷。

【注意事项】偶见有小腹隐痛及烧灼感，继续用药几次，可自行消失。此外，个别出现出血现象，停药后可自行止血，仍可继续使用。

【制剂】粉剂：5g；25g。1%水溶液：以粉剂加开水充分搅拌使溶解后制成。20%糊剂：以粉剂加 5 倍开水，搅拌均匀，放置一夜后即成。

【贮藏】密闭，防潮。1%水溶液的贮存期，夏季以不超过 1 周为宜。

洗必泰　Chlorhexidine

【商品名】双氯苯双胍己烷。

【适应证】具有相当强的广谱抑菌、杀菌作用，是较好的杀菌消毒药，对革兰阳性菌和阴性菌的抗菌作用比新洁尔灭等消毒药强，即使在有血清、血液等存在时仍有效。

【用法用量】(1)手的灭菌：以 1∶5000（醋酸洗必泰）泡手 3 分钟。

(2)术野预备：用 0.5%洗必泰醇（70%）溶液，其效力约与碘酊相等，但无皮肤刺激，亦不染色，因而适用于面部、会阴部及儿童的术野预备。

(3)冲洗创口：用 1∶2000 水溶液。

(4)含漱消炎：以 1∶5000 溶液漱口，对咽峡炎及口腔溃疡有效。

(5)烧伤、烫伤：用 0.5% 乳膏或气雾剂。

(6)分娩时，产妇外阴及其四周皮肤消毒，阴道镜检滑润剂可用 0.1% 乳膏。

(7)器械消毒：消毒用 1：1000 水溶液，贮存用 1：5000 水溶液，加入 0.1% 亚硝酸钠浸泡，隔 2 周换 1 次。

(8)房间、家具等消毒：用 1：200 水溶液喷雾或拭擦。

【注意事项】局部刺激性及过敏反应都很少见。每日口服 2g，连服 1 周，亦未见明显的毒性反应。

【药品规格】片剂：醋酸洗必泰外用片，盐酸洗必泰含片，每片 5mg。

苯扎溴铵 Benzalkonium Bromide

【商品名】新洁尔灭。

【化学组成】十二烷基基苄基溴化铵。活性物含量（以无水物计），95.0%～105.0%。相对密度（25℃）0.96～0.98。为一种季铵盐阳离子表面活性广谱杀菌剂，杀菌力强，对皮肤和组织无刺激性，对金属、橡胶制品无腐蚀作用。

【性状】本品在常温下为黄色胶状体。本品兼有杀菌和去垢效力，作用强而快，对金属无腐蚀作用，不污染衣服，性质稳定，易于保存，属于消毒防腐药类。低温时可能逐渐形成蜡状固体，臭芳香，味极苦；水溶液呈碱性反应，振摇时产生多量泡沫。本品在水或乙醇中易溶，在丙酮中微溶，在乙醚或苯中不溶。或蜡状固体。性质稳定，无刺激性，不损坏物品。市售为 5% 苯扎溴铵水溶液，振荡可产生大量泡沫，影响使用。

【药理作用】本品为阳离子表面活性剂类广谱杀菌剂，能改变细菌胞浆膜通透性，使菌体胞浆物质外渗，阻碍其代谢而起杀灭作用。对革兰阳性菌作用较强，但对绿脓杆菌、抗酸杆菌和细菌芽孢无效。能与蛋白质迅速结合，遇有血、棉花、纤维素和有机物存在，作用显著降低。对 0.1% 以下浓度皮肤无刺激性。

用于手术前皮肤消毒、黏膜和伤口消毒、手术器械消毒。

创面消毒用 0.01% 溶液，皮肤及黏膜消毒用 0.1% 溶液，手术前洗手用 0.05%～0.1% 溶液浸泡 5 分钟；手术器械消毒用 0.1% 溶液（内加 0.5% 亚硝酸钠以防止生锈）煮沸 15 分钟，再浸泡 30 分钟；0.005% 以下溶液作膀胱和尿道灌洗；0.0025% 溶液作膀胱保留液。

稀释液可用于外科手术前洗手（0.05%～0.1%，浸泡 5 分钟）、皮肤消毒和霉菌感染（0.1%）、黏膜消毒（0.01%～0.05%）、器械消毒（置于 0.1% 的溶液中煮沸 15 分钟后再浸泡 30 分钟）。

【注意事项】忌与肥皂、盐类或其他合成洗涤剂同时使用，避免使用铝制容器，消毒金属器械需加 0.5% 亚硝酸钠防锈，不宜用于膀胱镜、眼科器械及合成橡胶的消毒。对革兰阴性杆菌及肠道病毒作用弱。对结核杆菌及芽孢无效。

另外，新洁尔灭（苯扎溴铵）也可作为硬表面的清洁消毒和去臭。新洁尔灭是一种广谱性的杀生剂，对藻类、真菌、异养菌等均有较好的杀生效果。

一般浓度为 50～100mg/L。新洁尔灭（苯扎溴铵）在工业水处理上用作缓蚀剂、杀菌灭藻剂、垢和粘泥剥离剂。

【不良反应】曾报道引起变态反应性结膜炎、视力减退、接触性皮炎，也有报道 3% 溶液灌肠数分钟后引起恶心、冷汗终致死亡。用作阴道冲洗亦有引起死亡的病例，死亡显著降低。

【包装贮存】净含量 50kg/塑桶。应密封贮存在室内；在运输过程中，应小心轻放、防撞、防冻，以免损漏。

【制剂】1：(1000～2000) 溶液。

新霉素 Neomycin (Neomin)

【药理作用】新霉素为氨基糖苷类广谱抗生素，对革兰阴性菌、阳性菌及结核杆菌等都有较好作用。以大肠杆菌最敏感，对金葡菌、炭疽杆菌、白喉杆菌、产气杆菌、变形杆菌及痢疾杆菌等较敏感，对绿脓杆菌较不敏感。细菌对本品和链霉素、卡那霉素、庆大霉素之间可发生交叉耐药性。临床上由于本品毒性大，一般不作注射给药，仅用于口服及局部应用。口服吸收很少，可用于治疗腹泻，对大肠杆菌引起的小儿腹泻疗效较好。亦可用于腹部及肠道手术前用药。局部应用疗效也较好，对敏感菌所致的皮肤黏膜感染如脓疮、疖、溃疡及烧伤等效果都好。

【用法用量】口服。成人每次 0.5～1g,每日 4 次;儿童每日 25～50mg/kg,分 4 次。局部应用,0.5% 滴眼液或软膏,另有 0.1%、0.5% 溶液供局部外用。

【不良反应】本品在胃肠道很少吸收,主要是胃肠道反应,有食欲不振、恶心及大便次数增多等。

洁肤柔抗菌洗手液

【成分】醋酸洗必泰 0.2%、非离子表面活性剂、甘油、硅油和透明质酸钠。

【性状】采用中性配方,性质温和,泡沫细腻,全面清洁肌肤。对细菌繁殖大肠杆菌和金黄色葡萄球菌及白色念珠菌有杀菌作用。

【使用范围】皮肤的清洁、去污和杀菌。

【用法】先用少量水湿润双手,然后取本品适量于掌心,按规范方法充分错擦,清水冲净。

【注意事项】仅供外用,不得口服。

【贮藏】密闭,置于凉暗处保存。

【有效期】24 个月。

洁肤柔消毒凝胶

【成分】本品是以 DP300 和乙醇为主要有效成分的消毒凝胶,DP300 含量为 0.12%±0.012%,乙醇含量为 55%±5.5%。

【杀灭微生物类别】可杀灭肠道致病菌、化脓性球菌和致病性酵母菌。

【使用范围】适用于手和皮肤消毒。

【用法】(1)外科洗手消毒:按规范用皂液吸收后,流水冲净,用无菌毛巾擦干,然后取本品原液均匀涂于手及前臂部一遍,每只手臂 5～10ml,作用 3 分钟,双手搓擦至干。

(2)手的卫生消毒:取本品 3ml 涂于手部,作用 1 分钟,搓擦至干。

(3)一般皮肤消毒:取本品适量涂于或喷于皮肤表面至湿润,作用 3 分钟,自然干燥。

【注意事项】(1)本品为外用消毒剂,不得口服。

(2)本品含有酒精,忌明火。

【贮藏】密闭,置于凉暗处保存。

【有效期】24 个月。

苯酚 Phenol

【商品名】酚,石炭酸,Carbolic Acid。

【性状】无色或白色晶体,有特殊气味。溶于乙醇、乙醚、氯仿、甘油、二硫化碳等。

【药理作用】常用于消毒痰、脓、粪便和医疗器械。液化苯酚(加水 10% 加温制得)用于涂拭阑尾残端。酚软膏用于皮科防腐止痒。酚甘油用于中耳炎。

【用法】外用消毒防腐剂。

【注意事项】本品对人有腐蚀性、毒性,可引起新生儿黄疸,不宜长期应用。

【制剂】1%～5% 溶液;2% 酚软膏;2% 酚甘油。

甲酚 Cresol

【商品名】甲酚皂溶液(来苏儿);煤酚。

【性状】无色或灰棕黄色液体,久贮或露置日光下颜色变暗,有酚臭。可溶于水(1:50);能与乙醇、氯仿、乙醚、甘油混溶;极易溶于脂肪油和挥发油;可溶于碱性溶液,2% 的水溶液呈中性。

【药理作用】杀菌力强于苯酚,腐蚀性及毒性则较低。常用的是 2%～5% 甲酚皂溶液,供手术部位、用具、痰、绷带等的消毒。

【用法】外用消毒防腐剂。

【注意事项】禁用于伤口,不能用于橡皮、塑料或织物的消毒,以防吸收后皮肤再接触致灼伤。

【制剂】甲酚皂溶液(来苏儿):由甲酚 500ml、植物油 300g、氢氧化钠 43g 配成。

间苯二酚 Resorcinol

【商品名】雷琐辛,Resorcin。

【药理作用】杀菌力弱于苯酚,腐蚀性也较小。尚有角质促成作用,高浓度(20%以上)有角质溶解作用。常用于皮肤科癣症、胼胝、鸡眼、寻常疣、银屑病、湿疹的止痒、防腐。

【用法用量】供配制外用制剂用。

【制剂】3% 洗剂;2%～20% 软膏。

六氯酚 Hexachlorophene(G-11)

【药理作用】为皮肤消毒药,对革兰阳性菌有效。涂膜气雾剂适用于灼伤创面、外科切口等,作表面涂膜,代替敷料使用。

【用法用量】溶液:外用。涂膜气雾剂:喷射于创面,待干后再喷射 1～2 次。

【制剂】0.5%～1%溶液；涂膜气雾剂（含本品0.5%）。

愈创蓝油烃 Guaiazulene

【性状】为暗蓝色结晶或黏稠液体；见光后由暗蓝色变成绿色，最后变成黄色，易溶于液体石蜡。

【药理作用】有消炎及促进组织肉芽再生作用，能促进烧烫伤创面愈合，并有防热、防辐射、防皲裂作用。用于烧烫伤、皲裂、冻疮、湿疹、皮炎的治疗及预防高热辐射。

【用法】外用涂搽，每日2～3次。

【贮藏】避光，密闭，凉处保存。

鱼石脂 Ichthammol

【商品名】依克度，Ichthyol。

【药理作用】本品为酚类防腐药，有温和的防腐和刺激作用，有抑菌、消炎、止痒、抑制分泌及消肿等作用。用于疖肿、牛皮癣、湿疹、宫颈炎、阴道炎、淋巴结炎、血栓性静脉炎、慢性溃疡、慢性皮炎、放射性皮炎，外耳道炎等。

【用法】(1)各种皮肤炎症及疖肿：以鱼石脂软膏外涂，每日2次。

(2)外耳道炎：用鱼石脂甘油滴耳液滴耳，每次2滴，每日3次。

(3)宫颈炎及阴道炎：每晚应用鱼石脂栓。

【制剂】软膏，每100g含鱼石脂10g；栓剂，每100g含鱼石脂5g；鱼石脂甘油滴耳液，每100g含鱼石脂10g。

【不良反应】本品对皮肤有轻微的刺激，偶尔可致接触性皮炎。

【注意事项】(1)本品宜用于急性炎症的早期，对于已经化脓的软组织炎症不宜使用。

(2)与酸、碱、生物碱、碘化物、铁和铅盐有配伍禁忌，应避免与这些药物合用。

二氧化钛 Titanium Dioxide

【性状】白色固体或粉末状的两性氧化物，又称为钛白。二氧化钛在水中的溶解度很小，但可溶于酸，也可溶于碱。

【药理作用】有吸收紫外线的作用及止痒作用，可用于光感性皮肤病及皮肤瘙痒症。

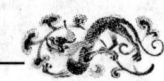

【用法】外用涂搽。

【制剂】复方二氧化钛软膏（含二氧化钛5%）。

铬酸 Chromic Acid

【商品名】三氧化铬。

【药理作用】为腐蚀收敛剂，其25%～100%溶液用于治慢性宫颈炎；其结晶用于烧灼鼻或口腔之出血点。

【用法】治慢性宫颈炎，每月涂1次，共涂2次。

鞣酸 Tannic Acid

【商品名】鞣质，单宁，单宁酸，Tannin。

【来源】系由五倍子中得到的一种鞣质。

【性状】为黄色或淡棕色轻质无晶性粉末或鳞片；有特异微臭，味极涩。溶于水及乙醇，易溶于甘油，几乎不溶于乙醚、氯仿或苯。其水溶液与铁盐溶液相遇变蓝黑色，加亚硫酸钠可延缓变色。

【药理作用】为收敛剂，能沉淀蛋白质，与生物碱、苷及重金属等均能形成不溶性复合物。主要用于局部，其11%～20%软膏用于渗出性溃疡、烫伤、压疮、痔疮、湿疹等，其15%～20%甘油溶液用于口腔炎、扁桃体炎与咽喉炎等，亦用于解毒，对去水吗啡、士的年、洋地黄、铅、银、铜、锌等中毒时，可用其溶液洗胃，现已用其他解毒药代替；用于结肠造影时，于硫酸钡灌肠剂中加入本品0.25%～0.5%灌肠，用以清洁结肠，便于显影。

【不良反应】口服对胃黏膜有刺激性，可引起恶心、呕吐；用于局部破损处，如大面积烧伤或加于硫酸钡灌肠剂灌肠时，易吸收中毒，引起肝脏严重毒性，甚至死亡。

【注意事项】(1)用于硫酸钡灌肠时，加入本品量不超过1.5%，并不得在肠部存留（最多不超过30分钟）。

(2)不适用于大面积烧伤，以免吸收中毒。

【贮藏】避光，密闭保存。

【制剂】鞣酸甘油，Glycerinrm Acidi Tan-nici：15%～20%。

獾油 Badger Fat

鼬科动物狗獾 Meles meles L. 的脂肪经加工而成。秋冬捕捉。取肉油，洗净，切碎，置锅内炼油,去渣,放冷后加入冰片适量(獾油 500g 用冰片 5 钱),搅拌均匀,分装。

【性状】本品为淡黄色半透明黏稠状的液体油膏;气辛凉。味甘、酸、平。

【药理作用】有清热解毒、消肿止痛作用,治疗小面积烧伤、酒渣鼻(酒糟鼻)。

【用法用量】外用适量,涂患处,每日 1~2 次。

【鉴别】取本品 0.5g,加乙醇 2ml,充分振摇 10 分钟,滤过,滤液加新制的 1% 香草醛硫酸溶液 1~2 滴,即发生混浊,试管底部显紫红色。

【制剂】獾油:320g;冰片:10g。

【规格】每瓶内装 15g;30g。

【贮藏】密封,置阴凉处。

松节油 Turpentine Oil

由松科植物马尾松(Pinus massoniana Lamb.)、红松(Pinus koraiensis Sieb. et Zucc.)、湿地松(P. elliottii Engelm.)、思茅松(P. khasya Royle.)等的树脂(松脂)经直接蒸馏或水蒸气蒸馏取得。为无色或淡黄色澄清液体。具松节油特征气味。主要成分为 α-蒎烯和 β-蒎烯,也含有苧烯、莰烯、茜烯等成分。

【性状】本品为无色至微黄色的澄清液体;臭特异;久贮或暴露空气中,臭渐增强,色渐变黄;本品易燃,燃烧时发生浓烟。本品在乙醇中易溶,与氯仿、乙醚或冰醋酸能任意混合,在水中不溶。

【药理作用】皮肤刺激药,穿透力很强,能渗入深部组织而呈刺激作用,促进血液循环,并兼有消毒作用。具有抗风湿性关节炎、抗菌、抗流脑病毒、抗支气管炎等作用。用于肌肉痛或关节痛。

【用法用量】外用适量,涂擦患处。对于风湿痹痛、关节酸痛等症,可单味浸酒服或与羌活、独活、防风、桑枝、海风藤、川芎、当归等药同用。

【贮藏】遮光,密封,置阴凉处。

乙醇 Alcohol(Ethyl Alcohol)

【商品名】酒精。

【性状】无色、透明,具有特殊香味的液体(易挥发),密度比水小,能跟水以任意比互溶(一般不能做萃取剂),是一种重要的溶剂,能溶解多种有机物和无机物。

【药理作用】75% 乙醇用于杀菌消毒。50% 稀醇用于防压疮。25%~50% 乙醇擦浴用于高热患者的物理退热。此外,还可用于小面积烫伤的湿敷浸泡。在配制剂时作溶剂用。

【用法】用消毒棉球蘸取适量涂擦于需消毒的皮肤。

【注意事项】用作消毒剂时应注意浓度,过高、过低均影响杀菌效果。不宜用于伤口或破损的皮面。

【制剂】各种不同浓度的乙醇溶液。

苯氧乙醇 Phenoxy-aethanol

【性状】无色微黏性液体,略有芳香气味和收敛味。溶于水和橄榄油,能与乙醇、丙酮、甘油混溶。

【药理作用】对于绿脓杆菌是有特效的抑菌剂,对革兰阳性菌和阴性菌都有抑菌作用。一般用于皮肤创伤、烧灼、烫伤等表面感染,以及脓肿、脓疮、溃疡等。

【用法用量】常配成 2% 水溶液或 2% 乳膏外用。

【贮藏】避光,凉处密闭保存。

【制剂】溶液剂:0.1%~2%(其中加乙醇 10%)。

甲醛溶液 Formaldehyde Solution

【商品名】福尔马林,Formalin。

【性状】一种无色、有强烈刺激性气味的气体。易溶于水、醇和醚。甲醛在常温下是气态,通常以水溶液形式出现。易溶于水和乙醇,35%~40% 的甲醛水溶液叫做福尔马林。

【药理作用】本品 15ml 加水 20ml,加热蒸发,可消毒空气 $1m^3$(4 小时)。稀释 10 倍,可用于生物标本的防腐。5%~10% 溶液用于止汗及表面消毒等。

【用法】外用消毒。产生白色絮状物为多聚甲醛,加少量乙醇可防止已产生的絮状物可加热使之分解为甲醛。

【制剂】按需要稀释后使用。

乳酸 Lactic Acid

【性状】纯品为无色液体,工业品为无色到浅黄色液体。无气味，具有吸湿性。能与水、乙醇、甘油混溶，不溶于氯仿、二硫化碳和石油醚。

【药理作用】(1)在病房、手术室、实验室等场所中采用乳酸蒸汽消毒，可有效杀灭空气中的细菌，起到减少疾病，达到提高健康之目的。空气消毒：$1ml/m^3$，稀释10倍后加热熏蒸。

(2)在医药方面广泛用作防腐剂、载体剂、助溶剂、药物制剂、pH调节剂等。

(3)乳酸聚合得到聚乳酸，聚乳酸可以抽成丝纺成线，这种线是良好的手术缝线，缝口愈合后不用拆线，能自动降解成乳酸被人体吸收，无不良后果。尤其是体内手术缝线，免除二次手术拆线的麻烦。这种高分子化合物可做成粘接剂在器官移植和接骨中应用。

(4)乳酸可以直接配制成药物或制成乳酸盐使用；1%溶液用于阴道滴虫病。

(5)调节肌肉活力和抗疲劳的制约作用。可代替枸橼酸配制盐汽水。

【注意事项】高浓度对皮肤和黏膜有强刺激和腐蚀性。空气消毒对金属等有腐蚀性。

硼酸 Boric Acid

【性状】为白色粉末状结晶或三斜轴面鳞片状光泽结晶，有滑腻手感，无臭味。溶于水、酒精、甘油、醚类及香精油中，水溶液呈弱酸性。硼酸在水中的溶解度随温度升高而增大，并能随水蒸气挥发；在无机酸中的溶解度要比在水的溶解度小。

【药理作用】本品为外用杀菌剂、消毒剂、收敛剂和防腐剂。对多种细菌、霉菌均有抑制作用。作用原理是它能与细菌蛋白质中的氨基结合而发挥作用。防腐作用不强，但刺激性小，可用于眼、口腔、膀胱、子宫等的冲洗；或用于湿疹等皮肤疾患的湿敷；软膏用于化脓性皮肤病或软化痂皮。

【用法】外用，禁止内服。婴儿应用过多含硼酸的扑粉可通过皮肤吸收中毒。

【制剂】3%溶液；10%软膏；2%醑剂。

【贮藏】密闭保存。

硼砂 Borax

【性状】无色半透明晶体或白色结晶粉末。无臭，味咸。易溶于水、甘油中，微溶于酒精。水溶液呈弱碱性。硼砂在空气可缓慢风化。熔融时成无色玻璃状物质。硼砂有杀菌作用，口服对人有害。

【药理作用】外用清热解毒，消肿，防腐；内服清肺化痰。用于急性扁桃体炎、咽喉炎、咽喉肿痛、口舌生疮、口腔炎、齿龈炎、中耳炎、目赤肿痛、汗斑，为五官科疾患的常用药。内服用于痰热咳嗽，但现代少用。

【用法用量】外用适量，配合其他药物研粉搽敷患处。或外洗，或配制成眼剂外用。

【注意】一般不作内服(中药入丸散服，每次1.5～3.0g)。

【制剂】冰硼散(《外科正宗》)：冰片、硼砂、玄明粉、朱砂。

碘 Iodine

【药理作用】消毒、杀菌，2%用于皮肤消毒；3%、5%用于术野消毒；5%、10%用于毛囊炎、甲癣、传染性软疣。碘甘油用于口腔、咽部、齿龈涂搽杀菌。

碘伏又叫聚维酮碘溶液，是一种消毒防腐药，它对于大多数细菌包括霉菌都有杀灭作用，可用于皮肤、黏膜的消毒，也可治疗烫伤、滴虫性阴道炎、霉菌性阴道炎、皮肤霉菌感染等。碘伏在医院一般用于手术前消毒手、手术前皮肤消毒、各种注射部位皮肤消毒、器械浸泡消毒、阴道手术前消毒和阴道炎治疗等。

【用法用量】碘伏常用的浓度是1%；用于皮肤的消毒治疗可直接涂擦；稀释2倍可用于口腔炎漱口；稀释10倍可用于阴道炎冲洗治疗。

【注意事项】(1)对碘过敏者忌用。

(2)高浓度碘酊可造成皮肤、黏膜损伤，擦拭后1分钟再用70%乙醇脱碘。

(3)正常使用：对黏膜有明显刺激作用。少数人有过敏反应。

(4)误用：口服过量可发生腐蚀性胃肠炎样症状，呕吐、呕血、烧心、便血等。

(5)高浓度碘液接触皮肤和眼睛，可引起灼伤。

(6)过敏反应重者可发生喉水肿、哮喘样发作或休克。

(7)处理：眼或皮肤污染时立即用清水彻底冲洗，如症状不能缓解或加重，应专科医院就诊；经口摄入中毒后,可服用大量淀粉、米汤,注意防治喉痉挛和肺水肿;发生过敏反应时给抗过敏药物及对症处理。

【制剂】碘酊;碘甘油。

【贮藏】属于中效消毒剂,宜在室温下避光保存。

碘仿 Iodoform

【作用】有防腐、除臭作用,可用于充填口腔、会阴等深而易感染的伤口。

【制剂】4%～6%碘仿纱布。

氯胺 Chloramine-T

【性状】本品为白色或微黄色结晶性粉末,微有氯气臭味,不苦,露空气中缓缓分解,一年有效氯只减少0.1%,渐渐失去氯而变成黄色,易溶于水、乙醇,不溶于氯仿、乙醚或苯。它的水溶液对酚酞及石蕊试剂呈微碱性反应,pH值8～10。

【药理作用】作为消毒剂本品,为外用广谱杀菌能力的消毒剂,含有效氯24%～25%,性较稳定,对细菌、病毒、真菌、芽胞均有杀灭作用。其作用原理是溶液产生次氯酸放出氯,有缓慢而持久的杀菌作用,可溶解坏死组织。其作用温和持久,对黏膜无刺激性,无任何副作用,效果极佳,常用于伤口与溃疡面冲洗消毒;广泛用于医药企业的无菌室消毒及医疗器械的消毒灭菌;且适用于饮水食具、食品、各种器具、水果蔬菜养殖业消毒,创面、黏膜冲洗;也曾用于毒瓦斯毒气的消毒等。冲洗创口用1%～2%;黏膜消毒用0.1%～0.2%;用于饮水消毒时,用量为每吨水中加入2～4g氯胺;食具消毒用0.05%～0.1%。0.2%1小时可杀灭细菌繁殖型,5%2小时可杀灭结核杆菌,杀灭芽胞需10小时以上。各种铵盐可促进其杀菌作用。1%～2.5%溶液对肝炎病毒亦有作用。3%水溶液用于排泄物的消毒。在日常使用中,以1∶500的比例配制的消毒液,性能稳定、无毒、无刺激反应、无酸味、无腐蚀、使用保存安全。可用于室内空气、环境消毒和器械、用具、玩具的擦拭、浸泡消毒等。本品水溶液稳定性较差,故宜现配即用,时间过久,杀菌作用降低。

【注意事项】(1)密闭,贮冷暗处。

(2)溶液可存放1个月。

【贮藏】在8～15℃密封,避光保存。

甲紫 Methylrosanilin-ium Chloride

【商品名】龙胆紫,Methyl Violet,Gentian Violet。

【性状】本品为深绿紫色的颗粒性粉末或绿紫色人金属光泽的碎片;臭极微。

【药理作用】其溶液通常称为紫药水(含甲紫1%),为消毒防腐药,有较好的杀菌作用,对组织无刺激性,且能与黏膜、皮肤表面凝结成保护膜而起收敛作用。可用于表浅创面、溃疡及皮肤感染,如小面积烧伤、湿疹、疱疹、咽喉炎、鹅口疮等。

因其阳离子能与细菌蛋白质的羟基结合,影响细菌的代谢,而具有一定的杀菌作用。甲紫对革兰阳性菌,特别是葡萄球菌、白喉杆菌作用较强,对白色念珠菌等真菌及绿脓杆菌也较好的抗菌作用。它还能与坏死组织结合形成保护膜而起到一定的收敛作用。所以,临床上常将甲紫用于皮肤和黏膜的感染、溃疡与鹅口疮的局部治疗等。

用于皮肤与黏膜的创伤、感染、溃疡,蛲虫病。

【用法】外用涂搽。据报道,有一定的致癌作用,故有伤口处禁用。

【制剂】溶液剂:1%～2%。糊剂:1%。胶囊剂:15mg;30mg。肠溶糖衣片:15mg;30mg。甲紫阴道片:2mg。

依沙吖啶 Ethacridine

【商品名】利凡诺,雷夫奴尔,Rivanol。

【药理作用】多用于外科创伤、皮肤黏膜的洗涤和湿敷。此外,经过提纯及消毒后本品能刺激子宫肌肉收缩,使子宫肌紧张度增加,可应用于中期妊娠引产,成功率达95%以上,用药后除阵缩疼痛外无其他不适症状,胎儿排出快,效果尚可。

【用法用量】(1)中期引产:妊娠在14～18周者,先冲洗阴道,每日1次,冲洗3天。然后由导尿管向宫腔注入本品溶液50ml(取本品1%注射液10ml加注射用水40ml),保留导尿管24小时取出。妊娠在18～24周者,由下腹壁向羊膜腔内注射本品1%溶液,每次量不超过100mg。妊娠在20周以内者用50mg,在20周以上者用100mg。

(2)外用灭菌:用其 0.1%～0.2%(以片剂溶解配成),供局部洗涤、湿敷。

【注意事项】(1)本品用于引产须掌握剂量,注入量过大(例如超过 1g),可能引起肾功能损伤甚至致死。

(2)主要并发症为出血较多,为减少出血,一般以用于妊娠 16～24 周的引产为宜。

(3)注射液要避光贮藏,使用期暂定为 3～6 个月。注射用利凡诺剂须于注射前临时现配,要用注射用水溶解,不能用生理盐水作溶剂,也不能与含氯化物的溶液或碱性溶液配伍,以免析出沉淀。

(4)心肝肾疾患者禁用。

【制剂】注射用利凡诺:每支 100mg;片剂:每片 100mg。

高锰酸钾　Potassium Permangangate(P.P.)

【性状】深紫色细长斜方柱状结晶,带蓝色的金属光泽。味甜而涩。易溶于水、甲醇、丙酮,但与甘油、蔗糖、樟脑、松节油、乙二醇、乙醚、羟胺等有机物或易燃的物质混合发生强烈的燃烧或爆炸。水溶液不稳定。遇光发生分解,属于强氧化剂,在酸性条件下氧化性更强,可以用做消毒剂和漂白剂。

【药理作用】有强氧化作用,可除臭消毒,但作用短暂表浅。冲洗感染创面及膀胱炎用 0.1%～0.5%溶液,清除皮损表面的脓性分泌物和恶臭,湿敷治疗湿疹用 0.025%～0.01%溶液,眼科用 0.01～0.02%溶液,洗胃 1:(1000～5000),坐浴 0.02%,水果、食具消毒 0.1%。

【注意事项】本品有毒,且有一定的腐蚀性。吸入后可引起呼吸道损害。溅落眼睛内,刺激结膜,重者致灼伤。刺激皮肤后呈棕黑色。浓溶液或结晶对皮肤有腐蚀性,对组织有刺激性。

口服后,会严重腐蚀口腔和消化道。出现口内烧灼感、上腹痛、恶心、呕吐、口咽肿胀等。口服剂量大者,口腔黏膜黑染呈棕黑色、肿胀糜烂,胃出血,肝肾损害,剧烈腹痛,呕吐,血便,休克,最后死于循环衰竭,本品纯品致死量约为 10g。

危险性质:本品助燃,具腐蚀性、刺激性,可致人体灼伤。

使用高锰酸钾还应注意,由于高锰酸钾放出氧的速度慢,浸泡时间一定要达到 5 分钟才能杀死细菌。配制水溶液要用凉开水,热水会使其分解失效。配制好的水溶液通常只能保存 2 小时左右,当溶液变成褐紫色时则失去消毒作用。故最好能随用随配。

过氧化氢溶液　Hydrogen Peroxide Solution

【性状】本品为无色澄明液体;无臭或有类似臭氧的臭气;遇氧化物或还原物即迅速分解并发生泡沫,遇光易变质。

【药理作用】为强氧化剂,具有消毒、防腐、除臭及清洁作用,用于清洗创面、溃疡、脓窦、耳内脓液;涂搽治疗面部褐斑(肝斑);在换药时用以去痂皮和黏附在伤口上的敷料(可减轻疼痛);稀释至 1%浓度用于扁桃体炎、口腔炎、白喉等的含漱。

【用法用量】除用于有恶臭不洁的创面外,尤适用于厌氧菌感染及破伤风、气性坏疽的创面,用 3%溶液冲洗或湿敷,根据情况每日可多次使用。

【注意事项】高浓度对皮肤和黏膜产生刺激性灼伤,形成一疼痛"白痂"。以本品连续应用漱口可产生舌乳头肥厚,属于可逆性。本品溶液灌肠时,当含过氧化氢(H_2O_2)浓度$\geqslant$0.75%可发生气栓或(和)肠坏疽。

【制剂】溶液剂:3%。

含氯石灰　Chlorinated Lime

【商品名】氯化石灰,漂白粉,氯石灰,Calx Chlorinata,Calcaria Chlorata,Bleaching Powder。

【性状】本品为灰白色颗粒性粉末;有氯臭;在空气中即吸收水分与二氧化碳而缓慢分解;水溶解遇石蕊试纸显碱性反应,随即将试纸漂白。本品在水或乙醇中部分溶解。

【药理作用】有杀菌消毒作用,消毒粪、痰等用 10%～20%乳状液或干粉;饮水消毒用 0.03%～0.15%;消毒用具用 0.5%;喷洒浴室厕所用 1%～3%;清洗伤口用复方含氯石灰溶液。

【不良反应】(1)刺激皮肤与黏膜。

(2)吸入易中毒,引起鼻炎、支气管炎。

【注意事项】(1)禁用于金属制品及有色织物。

(2)溶液应临用新配。

【贮藏】密闭,存干燥冷暗处。

【制剂】(1)原粉:含有效氯 25%～35%。

(2)溶液剂。

(3)优琐液:含氯石灰、硼酸各1.25%。

(4)次氯酸钠溶液(德肯液、Dakin Solution):为漂白粉、碳酸氢钠与碳酸钠的混合物,含有效氯0.5%~0.55%),用时配制,有效期1周。

【剂量】一般每1000ml水中加入4~8mg的有效氯(相当于含氯石灰16~32mg)。

呋喃西林　Nitrofural(Nitrofurazone)

【性状】为柠檬黄色细微结晶性粉末;无臭,味苦。

【药理作用】呋喃西林能干扰细菌的糖代谢过程和氧化酶系统而发挥抑菌或杀菌作用,主要干扰细菌糖代谢的早期阶段,导致细菌代谢紊乱而死亡。其抗菌谱较广,对多种革兰阳性菌和阴性菌有抗菌作用,对厌氧菌也有作用,对绿脓杆菌和肺炎双球菌力弱,对假单胞菌属及变形杆菌属有耐药性,对真菌,霉菌无效,但对因霉菌引起的细菌感染仍有相当效力。对敏感菌的杀菌浓度为13~20μg/ml,抑菌浓度为5~10μg/ml。

临床仅用作消毒防腐药,有广谱抗菌活性,但对假单胞菌属疗效甚微,对真菌和病毒无效。用于皮肤及黏膜的感染,如化脓性中耳炎、化脓性皮炎、急慢性鼻炎、烧伤、溃疡等。对组织几乎无刺激,脓血对其消毒作用无明显影响。

【用法用量】局部外用:0.01%~0.02%灭菌水溶液湿敷、冲洗创面或灌洗腔道。0.2%~1%软膏涂敷。

【注意事项】(1)对呋喃类药物过敏者忌用。

(2)口服有过敏反应,如休克、气喘、气闷、皮疹等;尚有胃肠道反应、药热、嗜酸性白细胞增多症及神经症状如幻听、幻视、幻觉、头晕、失眠及多发性末梢神经炎等。局部应用偶尔引起皮肤过敏反应。

【贮藏】避光,密闭保存。

【制剂】软膏:0.2%;灭菌溶液:0.02%。

升汞　Mercuric Chloride

【商品名】二氯化汞,氯化高汞。

【性状】无色或白色结晶性粉末,质重,无臭。可溶于水(1:15)、乙醇(1:3)、乙醚(1:25)和甘油(1:15)。水溶液呈酸性。不宜与生物碱、碱、醋酸铅、硝酸银等配伍。

【药理作用】本品是无机汞剂,能抑制细菌含巯基酶的活性,使菌体代谢障碍,汞还可与蛋白直接结合,使蛋白变性。杀菌力强,但对芽胞、病毒无效,不能用于金属器械的消毒和粪便消毒。0.1%~0.2%溶液用作非金属器械、聚乙烯类制品、棉花、纱布等消毒。

【注意事项】本品有剧毒,不可内服,不可与伤口接触,应妥善保管。溶液应着色,以引起警惕。升汞(二氯化汞 $HgCl_2$)中毒解决措施:

(1)立即催吐及早应用2%碳酸氢钠溶液洗胃,忌用生理盐水洗胃(生理盐水可增加毒物吸收)。

(2)口服磷酸钠与醋酸钠混合液或蛋清水、牛奶、豆浆或药用炭悬液。使用硫酸镁或硫酸钠导泻。

(3)解毒剂:给予二巯基丙磺酸钠、二巯基丁二钠治疗,按疗程使用;如无上述药物,给予青霉胺(青霉素过敏者禁用)及维生素 B_6 或硫代硫酸钠治疗;必要时可考虑血液透析。

(4)静滴10%葡萄糖溶液,补充大量维生素B、维生素C,维持水电解质平衡,促进甲基汞排泄。酌情应用能量合剂。

(5)出现休克、心力衰竭、急性肾衰竭者,给予相应的治疗。

硫柳汞　Thiomersal

【商品名】硫汞柳酸钠,乙汞硫水杨酸钠,Thimerosal, Merthiolate, Mercurothiolate。

【性状】为乳白至微黄色结晶性粉末;稍有特殊臭味,微有引湿性。遇光易变质。1%水溶液pH6~8。易溶于水、乙醇,不溶于乙醚和苯。

【药理作用】为消毒防腐剂。有抑菌与抑霉菌作用,其效力比红汞强,而比升汞弱,毒性和刺激性小。外用作皮肤黏膜消毒剂(用于皮肤伤口消毒、眼鼻黏膜炎症、尿道灌洗、皮肤真菌感染)。

【用法用量】0.1%酊剂用于手术前皮肤消毒;0.1%溶液用于创面消毒;0.01%~0.02%溶液用于眼、鼻及尿道冲洗;0.1%乳膏用于治疗霉菌性皮肤感染;0.01%~0.02%用于生物制品作抑菌剂。

【贮藏】避光,密闭保护,本品遇橡胶制品失活。

【制剂】硫柳汞酊 Tinctura Thiomersalati:每

1 000ml 含硫柳汞 1g,曙红 0.6g,乙醇胺 1g,乙二胺 0.28g,乙醇 600ml,蒸馏水适量。

【不良反应】可引起接触性皮炎、变应性结膜炎、耳毒性。

硝甲酚汞　Nitromersol

【商品名】米他芬,Metaphen。

【性状】为黄色或棕黄色颗粒或粉末;无臭,无味。不溶于水,几乎不溶于乙醇、丙酮,在碱溶液中溶解并形成盐类。

【作用用途】为消毒防毒剂,其制菌效力比升汞强,如对金黄色葡萄球菌、大肠杆菌与酿脓链球菌等均有效,对组织无刺激性,毒性很小。主要用于黏膜、皮肤和器械的消毒。0.5%酊剂,用于手术野皮肤消毒;0.2%溶液用于消毒皮肤的小创伤;0.02%~0.1%溶液用于器械消毒;0.01%~0.02%溶液用于尿道灌洗、眼的冲洗等。

【注意事项】不可用做铝制品的消毒剂。

【贮藏】避光,密闭保存。

氯化氨基汞　Mercuric Aminochloride

【商品名】白降汞。

【药理作用】有收敛和防腐作用,无腐蚀性,软膏供治疗各种化脓性皮肤病及褐斑(肝斑)用。

【贮藏】密闭避光保存。

【制剂】软膏:2.5%;5%;10%。

汞溴红　Merbromin

【商品名】红汞,Mercurohrome。

【药理作用】其溶液通常称为红药水,内含红汞 2%。以其解离出汞离子而起杀菌作用。防腐作用较弱、刺激性小。可用于皮肤、小创面消毒,不可与碘酊同时涂用。

【制剂】硝甲酚汞酊:每 100ml 含硝甲酚汞 0.5g,氢氧化钠 0.18g,丙酮 10ml,乙醇 50ml,蒸馏水适量。也可以 60%乙醇稀释成 0.1%后作皮肤消毒。硝甲酚汞溶液:每 100ml 内含硝甲酚汞 200mg,氢氧化钠 40mg,无水碳酸钠 363mg。

【注意事项】红汞会与碘反应生成有毒的碘化汞,过多的话,会造成汞中毒。

【制剂】2%溶液(红药水),汞溴红醑(含汞溴红 2%,丙酮 10%)。

硝酸银　Silver Nitrate

【性状】无色透明的斜方结晶或白色结晶,有苦味。极易溶于水、碱,微溶于乙醚。

【药理作用】有腐蚀和收敛作用,用于烧灼黏膜溃疡及出血点、裂口等,用后用盐水冲去。曾试用于大面积烧伤。

【注意事项】避光保存,配制溶液必须用蒸馏水。

【制剂】溶液:5%;10%;20%。

硫酸铜　Copper Sulfate

【商品名】胆矾。

【性状】深蓝色大颗粒状结晶体或蓝色颗粒状结晶粉末。有毒,无臭,带有金属涩味。干燥空气中会缓慢风化。溶于水,水溶液呈弱酸性,不溶于乙醇。

【药理作用】有收敛、腐蚀、抑菌作用,多用于治沙眼。

【用法】治沙眼,用 0.5%~1%溶液点眼,或用硫酸铜棒涂搽。

【制剂】0.5%溶液;硫酸铜棒(含本品及硝酸钾、明矾各等量)。

氧化锌　Zinc Oxide

【商品名】锌白;锌氧粉。

【性状】白色六角晶体或粉末,无气味,不溶于水、乙醇,溶于酸、氢氧化钠水溶液、氯化铵。

【药理作用】有弱的收敛及抗菌作用,常与其他药物配成复方制剂。用于各种皮肤病如湿疹、溃疡以及肠瘘周围的皮肤保护。

【用法】外用局部涂搽。

【制剂】15%氧化锌软膏;复方锌糊、水杨酸锌糊(拉沙糊)、锌氧油(含氧化锌 40%)、扑粉、痱子粉等。

炉甘石　Calamine

【商品名】异极石,甘石,卢甘石,芦甘石,羊肝石,浮水甘石,炉眼石,干石。

【性状】不规则块状,圆形或扁圆形,大小不一。表面白色、淡红色或黄褐色,凹凸不平,多孔似蜂窝状。体轻质松显粉性，易碎，断面白色或淡红色，呈颗粒状并有小孔隙，有吸湿性。无臭，味微涩。以体轻、质松、块大、色白或淡红者佳。

【药理作用】为不溶于水的天然碳酸锌，广泛用于皮肤科，作为中度的防腐、收敛、保护剂治疗皮肤炎症或表面创伤。一般用5%～10%水混悬液（洗剂），亦有用油膏者。外用可抑制局部葡萄球菌生长。能部分吸收创面分泌液，有收敛、保护作用；尚能抑制局部葡萄球菌的生长。用于急性、亚急性皮肤炎，湿疹，痱子及止痒。

【用法】外用。水飞点眼，研末撒或调敷。

【制剂】炉甘石洗剂（含炉甘石15%，氧化锌5%；或炉甘石，氧化锌各8%）。

冰片 Borneol

【商品名】龙脑，梅片。

【性状】白色半透明的六方形晶体，像樟脑的气味。右旋冰片为叶状或六方形片状晶体；溶于乙醇、乙醚和苯。左旋冰片为六方形片状晶体；溶于乙醇、乙醚、丙酮和苯。消旋冰片为叶片状晶体；易升华，溶于乙醇、乙醚和苯。氧化时生成樟脑。

【药理作用】(1)用于闭证神昏。本品有开窍醒神之功效，但不及麝香，二者常相须为用。然冰片性偏寒凉，为凉开之品，宜用治热病神昏、痰热内闭、暑热卒厥、小儿惊风等热闭，常与牛黄、麝香、黄连等配伍，如安宫牛黄丸。若与温里祛寒及性偏温热的开窍药配伍，也可以治疗寒闭。

(2)用于目赤肿痛，喉痹口疮。本品苦寒，有清热止痛、消肿之功，为五官科常用药。治疗目赤肿痛，单用点眼即效；也可与炉甘石、硼砂、熊胆等制成点眼药水，如八宝眼药水。治疗咽喉肿痛、口舌生疮，常与硼砂、朱砂、玄明粉共研细末，吹敷患处，如冰硼散。治疗风热喉痹，《濒湖集简方》以之与灯心草、黄柏、白矾共为末，吹患处取效。

(3)用于疮疡肿痛，溃后不敛。本品亦有清热解毒、防腐生肌作用。以本品与银朱、香油制成红褐色药膏外用，可治烫火伤；与象皮、血竭、乳香等同用，治疗疮疡溃后不敛，如生肌散。近代以本品搅溶于核桃油中滴耳，治疗急、慢性化脓性中耳炎，有较好疗效。

此外，本品用治冠心病心绞痛及齿痛，有一定疗效。

【用法】口腔溃疡可用冰硼散涂布患处。

【注意事项】孕妇慎用。因实验证明本品对中、晚期妊娠小鼠有引产作用。

【制剂】冰硼酸（冰片、硼砂、朱砂、元明粉配成）。

冬青油（柳酸甲酯） Methyl Salicylate

【性状】无色液体，有香味。微溶于水，溶于乙醇和乙醚。在空气中易变色。

【药理作用】外用发赤剂，可促进局部血循环，用于肌肉痛、关节痛及神经痛。

【用法】外用局部涂搽。

消毒净 Myristylpicoline Bromide

【性状】类白色结晶性易吸湿粉末，微有刺激性。易溶于水（1∶0.8）、乙醇（1∶0.9），微溶于丙酮；不溶于乙醚、苯。水溶液易起泡。

【药理作用】本品在抗菌谱及抗病毒方面，与苯扎溴铵相似，而杀菌作用较苯扎溴铵、度米芬强，对组织刺激性小。对皮肤消毒，用0.1%～0.5%水溶液涂抹、浸泡；0.02%溶液用于黏膜消毒；对污染表面可用0.1%～0.5%水溶液喷洒、浸泡或擦拭，作用时间10～60分钟。0.1%溶液用于器械消毒，浸泡30分钟，为防生锈，浸泡金属器械时加入0.1%～0.3%亚硝酸钠。其他注意事项同苯扎溴铵。

【注意事项】(1)不可与合成洗涤剂或阴离子表面活性剂接触，以免失败，亦不可与普通肥皂配伍（因普通肥皂为阴离子皂）。

(2)泡器械加0.5%亚硝酸钠。

(3)在水质硬度过高的地区应用时，药物浓度应适当提高。

度米芬 Domiphen Bomide

【商品名】杜灭芬。

【性状】为白色或微黄色片状结晶，能溶于水及醇。

【药理作用】为表面活性广谱杀菌剂，其作用在碱性中增强，在普通肥皂、酸性有机物质、脓血存在的情况下则下降，可用于口腔感染的辅助治疗及皮肤消毒。

【用法用量】喉片:每日4次,含化;皮肤消毒用0.5%醇溶液;局部湿敷用0.02%水溶液;泡器械用0.05%水溶液(加亚硝酸钠0.5%)。

【制剂】喉片:0.5mg。

氯己定碘 Chlorhexidinium Iodine

【药理作用】为强效杀菌消毒剂,适用于各种浅表伤口的换药及多种皮肤感染的治疗。

【注意事项】涂膜剂不宜用于渗出物较多之创面。

【制剂】1%氯己定碘乳膏;1%氯己定碘涂膜。

薄荷脑 Menthol

【性状】本品为无色针状或棱柱状结晶或白色结晶性粉末;有薄荷的特殊香气,味初灼热后清凉;乙醇溶液显中性反应。本品在乙醇、氯仿、乙醚、液状石蜡或挥发油中极易溶解,在水中极微溶解。

【药理作用】局部应用时,有促进血循环及消炎、止痒等作用,可用于消炎、止痒、止痛、减轻浮肿等。

【用法用量】0.02～0.1g,多入片剂含服。或入醑剂、软膏剂,外用涂患处。滴鼻、口含或吸入用。

【注意事项】人的致死量约为2g,在幼儿鼻腔使用含有本品的滴鼻剂或油膏是很危险的,将会引起虚脱。

【贮藏】密封,置阴凉处保存。

冰醋酸(乙酸) Acetic Acid

【性状】无色液体,有刺鼻的醋味,能溶于水、乙醇、乙醚、四氯化碳及甘油等有机溶剂。

【药理作用】0.1%～0.5%溶液用于阴道滴虫;1%～3%溶液用于铜绿假单胞菌感染;0.3%溶液50～200ml加温口服,用于缓解胆道蛔虫病的疼痛;食醋熏蒸(2ml/m³)预防流感及感冒。30%溶液用于鳞屑型手足癣、水疱型足癣及甲癣。

【用法】按需要而定。

【制剂】食醋含醋酸约5%。

十一烯酸 Undecylenic Acid

【性状】十一烯酸为淡黄色至黄色液体;色泽受

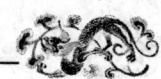

第二十一章 外科用药及消毒防腐收敛药

光与空气影响,遇冷则变成乳白色结晶性团块,有特臭,几乎不溶于水,能与乙醇、氯仿、乙醚、挥发油或脂肪油任意混合。凝固点不低于21℃。软膏剂、外用溶液剂。

【药理作用】本品能抑制真菌的繁殖。用于治疗头癣、股癣、足癣等皮肤真菌感染及真菌性阴道炎。对脚癣的疗效最好。

【用法用量】外用。局部涂敷其制剂,须连用数周才能治愈。用于黏膜的浓度不宜大于1%,每日2～3次。

【注意事项】局部外用可引起接触性皮炎。本品为外用药不可内服,当浓度过大时,对组织有刺激性。

苯甲酸(安息香酸) Benzoic Acid

【性状】苯甲酸为无色、无味片状晶体。在100℃时迅速升华,它的蒸气有很强的刺激性,吸入后易引起咳嗽。微溶于水,易溶于乙醇、乙醚等有机溶剂。

【药理作用】本品为消毒防腐剂,具有抗细菌作用;在酸性环境中,0.1%浓度即有抑菌作用。通常pH值较低效果较好,如pH为3.5时,0.125%的浓度在1小时内可杀灭葡萄球菌。在碱性环境下作用减弱。外用能抗浅部真菌感染。将0.05%～0.1%浓度加入药品制剂或食品作防腐剂,可阻抑细菌和真菌生长。

【用法用量】本品常以6%～12%浓度与水杨酸配制成酊剂或软膏治疗皮肤浅部真菌感染。外涂皮损,每日2次,作为药品制剂和食物的防腐剂,有效浓度为0.05%～1%。

【不良反应】口服可发生哮喘、荨麻疹和血管性水肿等变态反应。外涂可发生接触性皮炎。较大剂量口服可引起水杨酸盐类样反应。

【注意事项】应用本品不仅需注意其浓度,尚需注意其pH值,在微酸性环境下比在碱性环境中有效。

水杨酸(柳酸) Salicylic Acid

【性状】水杨酸为白色结晶性粉末,无臭,味先微苦后转辛。

【药理作用】有抗真菌、止痒、溶解角质等作用,常与苯甲酸等配成外用制剂,治疗多种慢性皮肤病。

【用法】外用涂搽。

【制剂】酒精溶液:3%;5%;10%。搽头水,脚癣水,痱子粉,5%～10%水杨酸膏。

水杨酸苯胺　Salicylanilide

【药理作用】用于治疗各种癣症(如脚气灵药粉,含本品5%、十一烯酸3%、麝香草酚0.6%、硼酸10%、氧化锌6%、薄荷油1%及赋形剂等,市上有成品出售)。

【用法】外用涂搽。

【制剂】杀烈癣软膏(为本品5g,冬青油、龙脑各1g,羊毛脂5g,凡士林加至100g)。

【注意事项】浓度大时对皮肤有刺激性。

松馏油　Pine Tar

【性状】棕黑色稠厚液体;有松节油特臭,带焦性。在水中微溶,与乙醇、乙醚、冰醋酸、脂肪油或挥发油能任意混合。

【药理作用】有止痒、收敛、溶解角质、防腐等作用,常用于慢性皮炎、湿疹、脂溢性皮炎、牛皮癣等。

【注意事项】对皮肤有局部刺激作用,不能用于有炎症或破损皮肤。

【用法用量】外用。涂于患处,每日1～2次。

【制剂】松馏油软膏(含松馏油10%～50%)。

糠馏油　Pityrol

【药理作用】有促进角质新生及止痒、消炎、收敛等作用,用于治皮炎、湿疹。

【用法】外用涂搽。

【制剂】糠馏油糊。

黑豆馏油　Black Soyabean Tar

【药理作用】本品3%～5%浓度有角质软化作用,20%～30%浓度能促使角质剥脱。还有止痒、消炎、收敛和防腐作用。用于慢性湿疹、神经性皮炎、婴儿湿疹。

【用法用量】外用。涂于患处,每日1～2次。

【制剂】油糊剂,软膏剂。浓度:2%～10%。

煤焦油　Coal Tar

【性状】黑色黏稠液体,具有特殊臭味。微溶于水,溶于苯、乙醇、乙醚、氯仿、丙酮等多数有机溶剂。

【药理作用】有防腐、止痒作用,用于慢性湿疹等。

【用法】外用涂搽。

【制剂】5%软膏。

升华硫　Sublimated Sulfur

【性状】本品为黄色结晶性粉末;有微臭。本品在水或乙醇中几乎不溶。

【药理作用】杀虫药。

【贮藏】密封保存。

【制剂】硫软膏。

氯化铝　Aluminum Chlorid

【性状】白色粉末。溶于许多有机溶剂。在空气中极易吸取水分而发生烟雾。水溶液呈酸性。

【药理作用】有收敛、防腐作用,溶液用于除腋臭。

【用法】外用涂搽。

山梨酸　Sorbic Acid

【性状】本品为白色至微黄白色结晶性粉末;有特臭。本品在乙醇中易溶,在乙醚中溶解,在水中极微溶解。

【药理作用】山梨酸(钾)能有效地抑制霉菌,酵母菌和好氧性细菌的活性,还能防止肉毒杆菌、葡萄球菌、沙门菌等有害微生物的生长和繁殖,但对厌氧性芽孢菌与嗜酸乳杆菌等有益微生物几乎无效,其抑止发育的作用比杀菌作用更强,从而达到有效地延长食品的保存时间,并保持原有食品的风味。

有抗真菌和较弱的抗细菌活性。在pH>6时,基本上失去抗菌活性。多用作药物制剂、食品、化妆品的防腐剂,一般用0.05%～0.2%。

【注意事项】本品在酸性条件下才有作用。

【贮藏】40℃以下密闭避光保存。

羟苯乙酯 Ethylparaben

【通用名】对羟基苯甲酸乙酯,尼泊金乙酯,Ethyl Hydroxybenzoate。

【性状】本品为白色结晶性粉末;无臭或有轻微的特殊香气,味微苦、灼麻。本品在乙醇或乙醚中易溶,在氯仿中略溶,在甘油中微溶,在水中几乎不溶。

【药理作用】抗真菌效果显著,对细菌效果较差。在pH7～9时有效。用作药物制剂、食品、化妆品的防腐剂。0.2%溶液作为食物的防腐剂,0.3%浓度作为各种酶制剂的防腐剂。

【注意事项】有非离子表面活性剂存在时,本品防腐作用降低。

【贮藏】密闭保存。

三氯叔丁醇 Chlorobutanol

【性状】本品为白色结晶;有微似樟脑的特臭;易挥发。本品在乙醇、氯仿、乙醚或挥发油中易溶,在水中微溶。

【药理作用】有抗细菌和抗真菌作用,对革兰阳性菌和革兰阴性菌(包括铜绿假单胞菌)均有效。此外,尚有局部止痛作用。防腐用0.5%,镇痛用0.3%～0.5%。

【注意事项】用作制剂的防腐剂时,制剂的pH不能超过5,以免影响效果。

【不良反应】(1)心血管毒性,可使血压急剧下降。

(2)神经系统毒性:抽搐、意识丧失、呼吸抑制等。

(3)严重过敏反应。

乌洛托品 Urotropine (Methenamine, Hexamine)

【性状】白色细粒状结晶,味初甜后苦。溶于水、乙醇、氯仿、四氯化碳,不溶于乙醚、石油醚、芳烃。

【药理作用】药用时,在酸性尿液中缓慢水解成氨和甲醛,甲醛能使蛋白变性而发挥非特异性抗菌作用。用于轻度尿路感染;外用于治癣、止汗、治腋臭。

【注意事项】(1)肝肾功能不全及脱水者禁用。

(2)可干扰对尿儿茶酚胺、尿雄三醇等的测定。

过氧戊二酸 Perglutaric Acid

【药理作用】本品是高效消毒剂。具有与过氧乙酸类似的杀菌能力,但比过氧乙酸更稳定,刺激性小。0.5%溶液用于手的消毒和空气消毒,0.5%～1%溶液用于物体表面擦拭消毒,2%溶液用于医疗器材的浸泡消毒。

【注意事项】(1)稀释液不稳定,宜现用现配。

(2)具有一定的腐蚀性。

(3)0.5%一下浓度对皮肤无刺激性。

【制剂】0.1%～2%溶液。

氯化磷酸三钠 Chlorinated Trisodium

【性状】白色针状或棒状晶体,微有氯气味。易溶于水,溶液呈碱性。

【药理及应用】为广谱、快速消毒剂。气味小、无毒性、消毒效果可靠。0.05%～0.1%溶液用于污染医疗用品、内镜、注射器、输液器等玻璃器材的消毒;0.025%～0.5%溶液用于餐饮具消毒。

【制剂】0.025%～0.1%溶液。

二氧化氯 Chlorine Dioxide

【商品名】氧氯灵。

【性状】溶于水,同时分解。溶于碱溶液而生成亚氯酸盐和氯酸盐。

【药理作用】(1)对饮用水的消毒:二氧化氯是净化饮用水的一种十分有效的净水剂,其中包括良好的除臭与脱色能力、低浓度下高效杀菌和杀病毒能力。二氧化氯用于水消毒,在其浓度为0.5～1mg/L时,1分钟内能将水中99%的细菌杀灭,灭菌效果为氯气的10倍,次氯酸钠的2倍,抑制病毒的能力也比氯高3倍,比臭氧高1.9倍。二氧化氯还有杀菌快速,pH范围广(6～10),不受水硬度和盐分多少的影响,能维持长时间的杀菌作用,能高效率地消灭原生动物、孢子、霉菌、水藻和生物膜,不生成氯代酚和三卤甲烷,能将许多有机化合物氧化,从而降低水的毒性和诱变性质等多种特点。

(2)对空气的杀菌:空气中含有大量可以致病的细菌,特别是饮食业场所及食品加工厂生产车间空气中微生物种类和数量多而复杂,对于这些微生物普遍采用的是紫外线灭菌方式,但由于室内空气相对湿度大,紫外线杀菌效果并不理想。而二氧化氯制剂的灭菌能力强,分解迅速无残留,非常适于饮食业及食品加工业的有关场所的空气喷雾杀菌及消毒。此外,春秋两季是感冒、气管炎等传染病的多发季节,可以用二氧化氯对环境进行消毒,不但能杀灭病原微生物,还能消除异味,清新空气。因此,二氧化氯是十分理想的预防"非典"的环境消毒剂。

(3)对厨房用具、食品机械设备的消毒:厨房用具、食品机械设备、容器等如果不经彻底消毒,容易对食品造成污染,导致食物中毒的发生。用二氧化氯对厨房用具、食品机械设备、容器等进行消毒,可杀灭大肠杆菌、金黄色葡萄球等。

(4)在医疗领域:二氧化氯用于口腔含漱,可有效控制牙龈炎、牙菌斑和口臭,用作坐浴或冲洗,可防止多种疾病,等等。在1998年抗洪救灾中,抗洪战士用二氧化氯消毒液洗脸、坐浴、擦身、泡脚、泡洗内衣裤等,其神奇作用再次被验证。实践证明,二氧化氯对防治红眼病、皮肤病及除臭有良好效果。

【注意事项】稳定型二氧化氯使用时需要活化,其水溶液应当天使用,不得过期使用。

【制剂】0.02%~0.1%溶液。

环氧乙烷 Ethylene Oxide

【性状】室温、常压下为无色气体,比空气重,具芳香醚味;当温度低于10.8℃时,气体液化。无色透明,能与水以任意比例混溶,并能溶于常用有机溶剂和油脂。

【药理作用】环氧乙烷是广谱、高效的气体杀菌消毒剂。对消毒物品的穿透力强,可达到物品深部,可以杀灭数种病原微生物,包括细菌繁殖体、芽孢、病毒和真菌。气体和液体均有较强杀微生物作用,以气体作用强,故多用其气体。环氧乙烷杀灭微生物是由于它能与微生物的蛋白质、DNA和RNA发生非特异性烷基化作用。以蛋白质为例,蛋白质上的羧基、氨基、硫氢基和羟基被烷基化,使蛋白质的正常生化反应和新陈代谢受阻,导致微生物死亡。环氧乙烷经水解转化成乙二醇,乙二醇也具有一定杀菌作用。用于怕热怕湿的医疗器械、合成材料、棉毛织品及一次性医疗用品和卫生用品的消毒与灭菌。

【用法用量】因环氧乙烷易爆易燃,在空气中浓度超过3%可引起燃烧爆炸。一般使用CO_2或卤烷作稀释剂,防止燃烧爆炸,其制剂是10%的环氧乙烷与90%的CO_2或卤烷混合而成。消毒时必须在密闭容器内进行。较常用的有固定容器消毒法、消毒袋消毒法、塑料棚幕消毒法和自动控制消毒箱消毒法。温度升高增强杀菌作用,对大多数对热不稳定的物品常用温度约55℃。干燥微生物必须给予水分湿润才能杀灭,常用的消毒剂相对浓度40%~60%。消毒时间6~24小时。

【不良反应】环氧乙烷对人及动物的毒性高于四氯化碳和氯仿,和氨气相似。本品对眼、呼吸道有腐蚀性,可导致呕吐、恶心、腹泻、头痛、中枢抑制、呼吸困难、肺水肿等,还可出现肝、肾损害和溶血现象。皮肤过度接触环氧乙烷液体或溶液,产生灼烧感,出现水疱、皮炎等,若经皮吸收可能出现系统反应。环氧乙烷属于烷基化剂,有致癌可能。

【注意事项】环氧乙烷对大多数消毒物品无损害。可破坏食物中的某些成分,如维生素B_1、维生素B_2、维生素B_6和叶酸,消毒后食物中组氨酸、蛋氨酸、赖氨酸等含量降低。链霉素经环氧乙烷灭菌后效力降低35%,但对青霉素无灭活作用。因本品可导致红细胞溶解、补体灭活和凝血酶原破坏,不能用作血液灭菌。

【贮藏】存放于远离火源、阴凉通风处,禁止吸烟和明火。

【制剂】600~2500mg/L。

异丙醇 Isopropyl Alcohol(Isopropanol)

【性状】无色透明挥发性液体。有似乙醇和丙酮混合物的气味,其气味不大。其蒸汽能对眼睛、鼻子和咽喉产生轻微刺激;能通过皮肤被人体吸收。

【药理作用】为中等效果的消毒剂。可杀灭细菌繁殖体、真菌、分枝杆菌及灭活病毒,但不能杀死细菌芽胞。对乙肝病毒的灭活效果比乙醇强。

本品在欧洲使用广泛。

【制剂】70%。

二氯二甲基乙内酰脲 Dichloro Dimethyl Hydantoin

【商品名】二氯海因。

【性状】本品为淡黄色结晶性粉末,微溶于水,溶于氯仿,乙醇等有机溶剂,干燥时稳定,在强酸或强碱中易分解,可进一步加工成颗粒和片剂,其消毒最佳pH值为5~7,消毒后残留物可在短时间内生物降解,对环境无任何污染。

【药理作用】为广谱、高效、快速、无毒、无刺激性、高稳定性的消毒剂。主要用于卫生防疫、医院、畜禽产业和水产养殖业的消毒。

【注意事项】对铜、铝等金属有一定的腐蚀作用。

【制剂】有效氧500mg/L。

【贮藏】本品应贮存在阴凉、干燥的环境中,严禁与有毒、有害物品混放,以免污染,保质期2年。

溴化十六烷三甲基铵 Cetyltrimethylammonium Bromide

【药理作用】对革兰阳性菌有杀灭作用,对革兰阴性菌需有更高浓度才有杀菌活性,但对细菌芽胞、病毒和真菌无效。用于药品和化妆品的防腐、保存及皮肤消毒。

【注意事项】本品为阳离子表面活性剂,严禁与肥皂和其他阴离子表面活性剂配伍。

(丁 磊 李 坚 隋成江)

第二十二章 解毒药

一、金属中毒解毒药

谷胱甘肽 Glutathione, Tathion

【药理作用】谷胱甘肽是甘油醛磷酸脱氢酶的辅基,又是乙二醛酶及磷酸丙糖脱氢酶的辅酶,参与体内三羧酸循环及糖代谢,使人体获得高能量。它能激活各种酶,如体内的巯基(-SH)酶等,从而促进糖类、脂肪及蛋白质代谢,也能影响细胞的代谢过程。临床上用于:

(1)解毒。对丙烯腈、氟化物、一氧化碳、重金属及有机溶剂等的中毒均有解毒作用。对红细胞膜有保护作用,故可防止溶血,从而减少高铁血红蛋白。

(2)对某些损伤的保护作用。由于放射线治疗、放射性药物或由于使用肿瘤药物所引起白细胞减少症,以及由于放射线引起的骨髓组织炎症,本品均可改善其症状。

(3)保护肝脏。能抑制脂肪肝的形成,也能改善中毒性肝炎和感染性肝炎的症状。

(4)抗过敏。能纠正乙酰胆碱、胆碱酯酶的不平衡,从而消除由于这种不平衡所引起的过敏症状。

(5)改善某些疾病的症状。对缺氧血症的不适、恶心、呕吐、瘙痒等症状,以及由于肝脏疾病引起的其他症状,均有改善作用。

(6)防止皮肤色素沉着。可防止新的黑色素形成并减少其氧化。

(7)眼科疾病。可抑制晶体蛋白质巯基的不稳定,因而可以抑制进行性白内障及控制角膜和视网膜疾病的发展等。

【用法用量】肌内或静脉注射:将本品注射剂所附的 2ml 维生素 C 注射液溶解后使用。每次 50~100mg,每日 1~2 次。

【注意事项】注射时不得与维生素 B_{12}、维生素 K_3、泛酸钙、乳清酸、抗组胺制剂、磺胺制剂及四环素制剂混合使用。

【制剂】注射用谷胱甘肽:每支 50mg。

【贮藏】避光保存。

二巯丙醇 Dimercaprol

【商品名】巴尔,双硫代甘油,Dimercaptopropanol,BAL。

【性状】为无色或几乎无色易流动的液体,有强烈异臭(似葱蒜臭)。本品的相对密度在 25℃时为 1.235~1.255,在甲醇、乙醇及苯甲酸苄酯中极易溶解,在水中溶解,但其水溶液不稳定,故需配成 10%的油溶液(其中加有 9.6%苯甲酸苄酯)供肌内注射用。

【药理作用】本品及二巯丙磺钠、二巯丁二钠等,均因分子中具有两个活性巯基,与金属亲和力大,能夺取已与组织中酶系统结合的金属,形成不易离解的无毒性结合物而由尿排出,使巯基酶恢复活性,从而解除金属引起的中毒症状。这是一种竞争性解毒剂,因此必须及早并足量使用。当大量重金属中毒或解救过迟时疗效不佳。由于形成的络合物可有一部分逐渐离解出二巯丙醇并很快被氧化,游离的金属仍能引起中毒现象,因此必须反复给予足够量,使游离的金属再度与二巯丙醇相结合,直至排出为止。

肌内注射后 30 分钟,其血药浓度达最高峰,吸收与解毒于 4 小时内完成,经肾排出。

对砷、汞及金的中毒有解救作用,但治疗慢性汞中毒效果差。对锑中毒的作用因锑化合物的不同而异,它能减轻酒石酸锑钾的毒性而能增加锑波芬与新斯锑波散等的毒性;能减轻镉对肺的损害,但是由于它能影响镉在体内的分布及排出,增加了对肾脏的损害,故使用时要注意掌握。它还能减轻发泡性砷化合物战争毒气所引起的损害。

【用法用量】一般用肌内注射方法给药,其剂量为 2.5～4mg/kg。最初 2 天每 4～6 小时注射 1 次,第 3 天每 6～12 小时注射 1 次,以后每日注射 1 次,1 疗程为 7～14 天。

【注意事项】有收缩小动脉作用,可使血压上升,心跳加快。大剂量时能损伤毛细血管,而使血压下降。其他还有恶心、头痛、流涎、腹痛、口咽部烧灼感、视力模糊、手麻等反应,对肝、肾有损害,肝肾功能不良者应慎用。碱化尿液可以减少络合物的离解而减轻肾损害。

【制剂】注射液:每支 0.1g(1ml);0.2g(2ml)。

二巯丁二钠　Sodium Dimercaptosuccinate

【商品名】二巯琥钠,二巯琥珀酸钠,DMS。

【性状】为带有硫臭的白色粉末,易吸水潮解。在水中易溶。水溶液无色或微红色,不稳定,常变为混浊或呈土黄色。

【药理作用】作用大致同二巯丙醇。对酒石酸锑钾的解毒效力较之强 10 倍(但因能提高锑的排泄率,使血吸虫患者血液内的含锑量降低,以致使锑剂的疗效亦降低),且毒性较小。从血液中消失快,4 小时排出 80%。用于治疗锑、铅、汞、砷的中毒(治疗汞中毒的效果不如二巯丙磺钠)及预防镉、钴、镍中毒,对肝豆状核变性病有驱铜及减轻症状的效果。

【用法用量】(1)肌内注射:每次 0.5g,每日 2 次,防止疼痛可加 2%普鲁卡因 2ml(先作皮试)。

(2)缓慢静脉注射(不宜静脉滴注):①用于急性中毒(如锑剂引起的心律失常),首次 2g,以注射用水 10～20ml 稀释后注射,以后每次 1g,每小时 1 次,共 4～5 次。②用于亚急性中毒,每次 1g,每日 2～3 次,共用 3～5 天。③用于慢性中毒,每次 1g,每日 1 次,1 疗程 5～7 天,可间断用 2～3 个疗程。

【注意事项】(1)可有口臭、头痛、恶心、乏力、四肢酸痛等反应,注射速度越快,反应越重,但可于数小时内自行消失。

(2)粉剂溶解后立即使用,水溶液不稳定,不可久置,也不可加热。正常者为无色或微红色,如呈土黄色或混浊,则不可用。

【制剂】注射用二巯丁二酸钠:每支 0.5g～1g。

依地酸钙钠　Calcium Disodium Edetate

【商品名】依地钙,乙二胺四乙酸二钠钙,Calcium Disodium Versenate,EDTA Na-Ca,EDTA Ca-Na$_2$。

【性状】为白色结晶性或颗粒性粉末,无味无臭。露置空气中容易潮解。易溶于水,不溶于醇、醚。

【药理作用】能与多种金属结合成为稳定而可溶的络合物,由尿中排泄,故用于一些金属的中毒,尤其对无机铅中毒效果好(但对四乙基铅中毒无效),对钴、铜、铬、镉、锰及放射性元素(如镭、钚、铀、钍等)均有解毒作用,但对锶无效。依地酸或依地酸钠由于易与钙络合,静脉注射时(特别在静脉注射速度快时)能使血中游离钙浓度迅速下降,严重者引起抽搐甚至心脏停搏,因此不用为金属解毒剂。本品与汞的络合力不强,很少用于汞中毒的解毒。

胃肠道吸收差,不宜口服给药。静脉注射后在体内不被破坏,迅速自尿排出,1 小时内约排出 50%,24 小时排出 95%以上。仅少量通过血-脑屏障。

【用法用量】以短程间歇疗法为原则,长期连续使用则排毒率低,不良反应大。

(1)肌内注射或皮下注射:每次 0.2～0.5g,每日 2 次,每次加 2%普鲁卡因 2ml。

(2)静脉滴注:每次 0.5～1g,每日 2 次,用生理盐水或 5%～10%葡萄糖液稀释成 0.25%～0.5%浓度,总剂量不宜超过 30g。

(3)口服:成人每次 1～2g,每日 2～4 次。

(4)局部用药:0.5%溶液于每晨作电离子透入 1 次,然后每 0.5～1 小时滴眼 1 次,每晚结膜下注射 1 次,治眼部金属异物损害。

一般以连用 3 天休息 4 天为 1 疗程,注射一般可连续 3～5 个疗程。必要时,可间隔 3～6 个月再重复。以静脉滴注疗效最高。

【注意事项】(1)部分患者可有短暂的头晕、恶心、关节酸痛、腹痛、乏力等反应。

(2)大剂量时可有肾小管水肿等损害,用药期间应注意查尿,若出现管型、蛋白、红细胞、白细胞甚至少尿或肾衰竭等，应立即停药，停药后可逐渐恢复正常。

(3)如静脉注射过快、血药浓度超过0.5%时，可引起血栓性静脉炎。

(4)个别患者于注入4~8小时后可出现全身反应，症状为疲软、乏力、过度口渴、突然发热及寒战，继以食欲不振等。也有报告出现类组胺反应和维生素B_6缺乏样皮炎者。

(5)对铅脑病疗效不高，与二巯丙醇合用可提高疗效和减轻神经症状。治疗铅脑病及脑压增高患者，应避免给予过多水分，可由肌内给药，同时给予甘露醇等脱水剂。

【制剂】片剂：每片0.5g。注射液：每支0.2g(2ml)；1g(5ml)。

青霉胺 Penicillamine

【商品名】D-盐酸青霉胺，D-Penicillamine Hydrochloride。

【性状】为白色或类白色结晶性粉末。在水中易溶，在乙醇中微溶，在氯仿或乙醚中不溶。1%水溶液的pH值为4.0~6.0。

【药理及应用】为青霉素的代谢产物，系含有巯基的氨基酸，对铜、汞、铅等重金属离子有较强的络合作用，性质稳定、溶解度高，广泛用于肝豆状核变性病(由于铜在各组织中沉积所引起)，用药后，可使尿铜排出增加5~20倍，症状也可改善，作用比二巯丙醇强。对铅、汞中毒亦有解毒作用，但不及依地酸钙钠及二巯丙磺钠。在汞中毒治疗中，以N-乙酰-DL-青霉胺为好。此外，尚可治疗某些免疫性疾病，如类风湿性关节炎、与自体免疫有关的慢性活动性肝炎等。口服后吸收良好，在体内不易破坏，故可用于口服。

【用法用量】(1)治疗肝豆状核变性病：每日量为20~25mg/kg(每日1.0~1.5g)，长期服用，症状改善后可间歇给药。

(2)铅、汞中毒：每日1g，分4次服，5~7天为1疗程。停药2天开始下1疗程。一般可用1~3个疗程。

(3)免疫性疾病：成人用量为每日1.5~1.8g，分3~4次服，可用6个月以上。以上均宜空腹服用。

【注意事项】(1)偶可引起头痛、咽痛、乏力、恶心、腹痛、腹泻等反应。还可出现发热、皮疹、白细胞减少，血小板减少。

(2)长期服用，可引起视神经炎(由于抗吡哆醛所致，可用维生素B_6治疗)。

(3)对肾脏有刺激，可出现蛋白尿及肾病综合征，故用药时，应经常检查尿蛋白。肾脏患者忌用。

(4)用前应做青霉素皮试。

【制剂】片剂：每片0.1g。

曲恩汀 Trientine

【商品名】三乙撑四胺，Cuprid, Triene, Syprine。

【药理作用】本品是一种螯合剂，为金属与类金属解毒药，可与体内铜离子结合成螯合物，用以除去体内过量的铜，是肝豆状核变性的治疗药。用于对青霉胺不能耐受的肝豆状核变性病。

【用法用量】口服，本品初始剂量，儿童为每日500~700mg，成人为每日750~1250mg，每日2~4次，空腹服用，至少在餐前1小时或餐后2小时用水整粒送服。最大剂量，成人为每日2000mg，12岁以下儿童为1日1500mg。每隔6~12个月，应确定最佳的长期维持用量。

【注意事项】(1)治疗肝豆状核变性病时，已报道的不良反应有缺铁、全身性红斑狼疮等。

(2)本品有致畸作用，且可致胎儿铜水平下降及胎儿异常，出血和水肿发生率频度增加，因此，孕妇及哺乳期妇女禁用。6岁以下小儿忌用。

(3)用药期间，应密切注意缺铁性贫血的发生。

(4)本品能引起接触性皮炎，因而误接触本品后(如胶囊弄破、伤及皮肤时)应立即用水冲洗。

(5)应通过测定游离血清铜浓度，作为本品调整用量的依据。

(6)服用本品后，至少相隔1小时才能服用其他药物、食物或乳制品。

(7)矿物质能阻碍本品吸收，故服药期间，不应补充矿物质。

(8)服药第1个月，患者应每晚测体温，注意有否药热症状出现，同时注意是否有皮疹。

(9)对本品过敏者禁用。

【制剂】胶囊剂：每粒250mg。

【贮法】2～8℃密闭贮存。

喷替酸 Pentetic Acid

【商品名】五醋三胺,二乙醇三胺五醋酸。

【性状】为白色粉末,水中难溶,在酸碱性溶液中可溶,溶点为218～222℃(分解)。本品钠盐与钙的络合物名为"促排灵",可溶于水,用于配制注射液用。

【药理作用】促排灵的作用和依地酸钙钠相似,但与重金属络合后较后者稳定性大,可用于铅、铁、锌、钴、铬中毒。治疗钚、铀、锶、钇等放射性元素对机体的损伤,亦有效,静脉注射后可增加钚的尿排出量达50～100倍。口服不易吸收,注射后2小时自尿中可排出40%,34小时几乎完全排出。

【用法用量】(1)静脉滴注:每日0.5～4g,溶于生理盐水或葡萄糖液中,剂量可由小到大,每周2～3次,间歇应用效果更好。

(2)肌内注射:每日2次,每次0.25～0.5g,3天为1疗程。

【注意事项】可引起皮炎、轻度头昏、无力、恶心、食欲不振等,大剂量可引起腹泻。肾功能减退患者忌用。

【制剂】注射液:每支0.25g;0.5g;1g。

【附】据报道,双酚酰胺丁酸对铀的促排作用最强。双硫仑(戒酒硫)则可用于镍中毒。

二、有机磷中毒解毒药

碘解磷定 Pralidoxime Iodide

【商品名】解磷定,碘磷定,派姆,Pyraloxime Methiodide,PAM。

【性状】为黄色颗粒状结晶,或结晶性粉末,无臭、味苦;遇光易变质。在水或热乙醇中溶解,在乙醇中微溶,在乙醚中不溶。溶点为220～227℃(分解),能溶于水(1:20)。水溶液稳定,在碱性溶液中易破坏。

【药理作用】有机磷酸酯类杀虫剂(如敌敌畏、1609、1059等)进入有机体后,与体内胆碱酯酶结合,形成磷酰化酶而使之失去水解乙酰胆碱的作用,因而体内发生乙酰胆碱的蓄积,出现一系列中毒症状。碘解磷定等解毒药在体内能与磷酰化胆碱酯酶中的磷酰基结合,而将其中胆碱酯酶游离,恢复其水解乙酰胆碱的活性,故又称为胆碱酯酶复活剂。碘解磷定等尚能与血中有机磷酸酯类直接结合,称为无毒物质由尿排除。

碘解磷定类仅对形成不久的磷酰化胆碱酯酶有作用,但如经过数小时,磷酰化胆碱酯酶已"老化",酶活性即难以恢复,故应用此类药物治疗有机磷中毒时,中毒早期用药效果较好,治疗慢性中毒则无效。

对有机磷的解毒作用有一定选择性。如对1605、1059、特普、乙硫磷的疗效较好;而对敌敌畏、乐果、敌百虫、马拉硫磷的效果较差或无效;对二嗪农、甲氟磷、丙胺氟林及八甲磷中毒则无效。

对轻度有机磷中毒,可单独应用本品或阿托品以控制症状;中度、重度中毒时则必须合并应用阿托品,因对体内已蓄积的乙酰胆碱几乎无作用。静脉给药后,血中很快达到有效浓度,大剂量时还能通过血-脑屏障进入脑组织,由肾很快排出,无蓄积中毒现象。

【用法用量】(1)轻度中毒:成人0.4g/次,以葡萄糖液或生理盐水稀释后静脉滴注或缓慢静脉注射,必要时2～4小时重复1次。小儿每次15mg/kg。

(2)中度中毒:成人首次0.8～1.2g,以后每2小时0.4～0.8g,共2～3次;或以静脉滴注给药维持,每小时0.4g,共4～6次。小儿每次20～30mg/kg。

(3)重度中毒:成人首次用1～1.2g,30分钟后如无效可再给0.8～1.2g,以后每小时0.4g/次。小儿每次30mg/kg,静脉滴注或缓慢静脉注射。

【注意事项】(1)有时可引起咽痛及腮腺肿大,注射过速可引起眩晕、视力模糊、恶心、呕吐、心动过缓。严重者可发生阵挛性抽搐,甚至抑制呼吸中枢,引起呼吸衰竭。

(2)在体内迅速倍分解而维持时间短(仅1.5～2小时),故根据病情必须反复给药。

(3)在碱性溶液中易水解为氰化物,故忌与碱性药物配伍。

(4)粉剂难溶,溶时可加温(40～50℃)或振摇。

(5)应避光贮存。

【制剂】注射用碘解磷定:每支0.4g。注射液:每支0.4g(1ml)。

【附】1. 解磷注射液　本品含氯解磷定、阿托品和贝那替秦(Benactyzine)，为有机磷类中毒的特效急救药。

用法：轻度中毒，每次肌内注射本品 0.5～1 支；中度中毒，每次肌内注射本品 1～2 支，同时伴用氯解磷定注射液 1 支(0.5g/2ml)；重度中毒，每次肌内注射本品 2～3 支，同时伴用氯解磷定 1～2 支。

注意：(1)患者确诊后，应立即注射本品，然后在进行催吐、洗胃或采取其他措施。

(2)首次用药后 0.5～2 小时，根据症状缓解程度和全血胆碱酯酶检验结果，酌情重复用药。出现毒蕈碱症状时可加用阿托品，使患者轻度阿托品化(指征：口干、皮肤干燥、心率 90～100 次/分钟)，切忌用量过大而致中毒。有烟碱样症状或全血胆碱酯酶活力较低及中度中毒时，加用本品，每次 1 支；重度中毒，加用本品每次 1～2 支。

(3)中毒症状基本消失，全血胆碱酯酶活力达正常值的 60% 以上时，可停药观察。停药后，病情能稳定达 12 小时以上者，方可出院。

2. 近年新开发的胆碱酯酶复活剂 Asoxinme chloride，其复活酶活性显著强于双复磷和碘解磷定，最适于与阿托品、吡斯的明、地西泮联合应用。

三、氰化物中毒解毒药

亚甲蓝　Methylthioninium Chloride

【商品名】次甲蓝，美蓝，Methylene Blue，Methylenum Caerule。

【性状】为深绿色、有铜样光的柱状结晶或结晶性粉末，无臭。在水或乙醇中易溶，在氯仿中溶解。

与苛性碱、重铬酸盐、碘化物、升汞、还原剂等起化学变化，故不宜与之配伍。

【药理作用】为一氧化还原剂，高浓度时直接使血红蛋白氧化为高铁血红蛋白。低浓度时，在还原型辅酶Ⅰ脱氢酶(NADPH)的作用下，本品还原成还原型亚甲蓝，能将高铁还原型蛋白还原为血红蛋白。所以临床使用本品低浓度(1～2mg/kg，1% 溶液 5～10ml)以治疗亚硝酸盐、氯酸盐、醌类、醌亚胺类、苯胺及硝基苯等所引起的高铁血红蛋白血症；高浓度(5～10mg/kg，1% 溶液 25～50ml)则对血红蛋白起氧化作用，使生成高铁血红蛋白。原因是大量本品进入体内，还原型辅酶Ⅰ脱氢酶(NADPH)生成减少，不能使本品全部转变为还原型亚甲蓝，氧化型亚甲蓝量多，血红蛋白被氧化为高铁血红蛋白。高浓度的本品其氧化作用可用于治疗氰化物中毒。原理与亚硝酸钠相同，但不如亚硝酸钠作用强。小剂量在临床上用于治疗高铁血红蛋白血症(如硝基苯、硝酸甘油、苯胺、非那西丁、伯氨喹、肠原性青紫症)，注意此时剂量切忌过大，否则会生成高铁血红蛋白而使症状加重。大剂量用于轻度氰化物中毒，并在静脉注射本品后，再给予硫代硫酸钠静脉注射，以使游离的氰离子和已与高铁血红蛋白结合的氰离子结合成硫氰酸盐(毒性仅为氰化物的 1/200)而从尿中排出。

大量维生素 C 和葡萄糖对高铁血红蛋白亦有还原作用，故可与本品合用。本品亦可外用于口腔溃疡的涂布。

近年来，临床还试用于以下几方面：

(1)治尿路结石：亚甲蓝能使膀胱结石溶解，故可用于尿路结石。对草酸钙结石疗效较好。每日 3 次，每次 65mg，每日量可用至 300mg，疗程 1 年半以上。治疗期避免高钙食物，多饮水，保持尿液稀释。

(2)治疗闭塞性脉管炎：一组 41 例用本品动脉注射，每隔 3～4 日 1 次，用量为 0.5% 5～10ml，3 次为 1 疗程。41 例全部有效，其中 36 例下肢疼痛完全消失，皮肤温度上升 2～5℃。

(3)治疗神经性皮炎：本品与神经组织有较强的亲和力。用 0.2% 溶液局部注射，可作用于神经末梢，损害末梢神经髓质，新生的髓质大约于 30 天后修复完毕。治神经性皮炎时，用本品复方溶液(本品 0.2g，盐酸普鲁卡因 3g，加水至 1000ml 而成)局部多处点状注射，1 次用药总量不超过 15ml。在注射后多有疼痛，经 4 小时左右疼痛逐渐转为麻木，此时因末梢神经受刺激，继而神经髓质受损，约 30 天后，新的髓质生长，感觉可恢复正常。少数病例可能复发，但皮损程度较前大为减轻。

【用法用量】(1)治疗亚硝酸盐(包括烂白菜及腌渍不好的蔬菜、酸菜等)及苯胺类引起的中毒：用 1% 溶液 5～10ml，稀释于 25% 葡萄糖溶液 20～40ml 中，静脉注射。或口服本品 150～250mg，每 4 小时 1 次。

(2)治疗氰化物中毒:用1%溶液50～100ml静脉注射,再注入硫代硫酸钠。二者交替使用。

【注意事项】(1)不可作皮下、肌内或鞘内注射,以免造成损害。

(2)静脉注射剂量过大(500mg)时,可引起恶心、腹痛、心前区痛、眩晕、头痛、出汗和神志不清等反应。

【制剂】注射液:每支20mg(2ml)。

硫代硫酸钠　Sodium Thiosulfate

【商品名】次亚硫酸钠；大苏打,海波,Sodium Hyposulfide,Hypo。

【药理作用】为氰化物的解毒剂,在酶的参与下能和体内游离的(或与高铁血红蛋白结合的)氰离子相结合,使变为无毒的硫氰酸盐排出体外而解毒。此外,尚有抗过敏作用。临床上用于皮肤瘙痒症、慢性荨麻疹、药疹和氰化物及砷剂等的中毒。

【用法用量】(1)抗过敏:每次静脉注射5% 10～20ml,每日1次,10～14天为1疗程。

(2)抢救氰化物中毒:由于本品解毒作用较慢,须先用作用迅速的亚硝酸钠、亚硝酸异戊酯或亚甲蓝,然后缓慢静脉注射12.5～25g(25%～50%溶液50ml)。口服中毒者,还须用5%溶液洗胃,洗后留本品溶液适量于胃内。

【注意事项】(1)有头晕、乏力、恶心、呕吐等反应。

(2)静脉注射不宜过快,以免引起血压下降。

【制剂】注射液:每支0.5g(10ml);1g(20ml)。注射用硫代硫酸钠:每支0.32g无水物(相当于含结晶水品0.5g);0.64g无水物。

亚硝酸钠　Sodium Nitrite

【药理作用】治疗氰化物中毒的机制亦系使血红蛋白变成高铁血红蛋白,其解毒过程与亚甲蓝同,但作用较亚甲蓝强。本品能扩张血管平滑肌,故静脉滴注时不能过快,以免引起血压骤降。

【用法用量】静脉注射:每次3%溶液10～20ml(或6～12mg/kg),注射速度宜慢(按2ml/分钟)。由于氰离子与细胞色素氧化酶的亲和力稍小于与高铁血红蛋白的亲和力,故本品的用量不可过小,应使患者稍呈青紫,即有相当量的高铁血红蛋白以使其充分与氰离子结合,才能迅速有效地解毒。

【制剂】注射液:每支0.3g(10ml)。

4-二甲氨基苯酚　4-Dimethylaminophenol

【商品名】4-DMAP。

【药理作用】本品是高效高铁血红蛋白形成剂。它能使氰化血红蛋白转化为高铁血红蛋白,后者与细胞色素氧化酶竞争氰离子,形成氰化高铁血红蛋白,从而恢复氧化酶的活性,解除氰化物的急性中毒症状。其特点为:

(1)抗氰效力强:猫静脉滴注氰化钾8mg/kg后2分钟,再分别静脉注射4-DMAP2.5mg/kg和亚硝酸钠15mg/kg,动物存活率分别为7/8和1/8。

(2)显效快:4-DMAP对各种动物和人的血液,形成高铁血红蛋白最高浓度的一半所需时间仅为0.3～3分钟,而亚硝酸钠则需4.5～9分钟。

(3)稳定性好:注射液保存8个月,含量无改变。

(4)毒副作用小:大鼠静脉注射4-DMAP的LD 50为57mg/kg,腹腔注射时的LD 50为90mg/kg,给犬3～5mg/kg静脉注射(治疗量),每周2次,连续14周,血液及器官均未见病理改变。4-DMAP 3.25mg/kg正常人静脉注射后1～2分钟,对循环系统无影响,对体位性低血压只有轻度影响;亚硝酸钠4mg/kg正常人静脉注射后,可引起循环性虚脱,卧位血压下降。体位性低血压试验,几乎无法进行。

【用法用量】氰化物中毒后,立即肌内注射一支4-DMAP(10%2ml)(4-DMAP与氰离子形成的高铁血红蛋白结合物并不牢固,氰离子还可重新游离出来,再去损害细胞色素氧化酶,出现中毒症状,故最好与硫代硫酸钠伍用),1小时左右再给硫代硫酸钠(静脉滴注25% 25ml)。这种二者结合的用法,可使解救作用提高20倍以上。4-DMAP 3mg/kg和对氨基苯丙酮(PAPP)1.5mg/kg合用,可组成抗氰预防片,能有效地预防氰化物中毒,口服40分钟显效,有效时间为4～6小时。

【注意事项】(1)肌内注射局部有轻微胀痛,面、唇和指甲会出现轻度发绀,数小时后均可消失。

(2)遗传性高铁血红蛋白还原酶缺乏者禁用本品。

【制剂】注射液：每支10％2ml。

【附】羟钴胺治疗氰化物中毒，能与氰化物络合，且无严重不良反应。推荐用量为70mg/kg。

四、有机氟中毒解毒药

乙酰胺　Acetamide

【商品名】解氟灵。

【性状】为白色结晶性粉末，无臭，溶于水。

【药理作用】为氟乙酰胺（一种有机氟杀虫农药）中毒的解毒剂，具有延长中毒潜伏期、减轻发病症状或制止发病的作用。其解毒机制可能是由于本品的化学结构与氟乙酰胺相似，故能竞争某些酶（如酰胺酶）使之不产生氟乙酸，从而消除氟乙酸对机体三羧酸循环的毒性作用。

【注意事项】(1)所有氟乙酰胺中毒患者，包括可疑中毒者，不管发病与否，都应及时给予本品，尤其在早期，应给予足量，危重病例一次可给予5.0～10g。

(2)本品pH值低，刺激性较大，注射可引起局部疼痛，故本品一次量（2.5～5g）需加普鲁卡因20～40mg混合注射以减轻疼痛。

(3)与解痉药、半胱氨酸合用，效果较好。

【制剂】注射液：每支2.5g(5ml)。

五、苯二氮䓬类中毒解毒药

氟马西尼　Flumazenil

【商品名】安易醒，Anexate。

【药理作用】本品为有选择性的苯二氮䓬类拮抗药。作用于中枢的苯二氮䓬(BZD)受体，能阻断受体而无BZD样作用。动物试验证明，本品能逆转对中枢BZD受体有亲和力的BZD类和非BZD类（如佐匹克隆等），对人的作用也有抑制。它还能部分地拮抗丙戊酸钠的抗惊厥作用。

抗精神药物多能增加人体催乳素的分泌水平，而BZD类抗焦虑药则可使其降低，本品能拮抗BZD类的降低效应。

对地西泮、劳拉西泮或三唑仑等所形成的耐受性及有躯体依赖的动物，使用本品后可产生戒断症状。

本品为弱亲脂性碱，血浆蛋白结合率约为50％，且多为白蛋白。在体内迅速经肾排出，代谢物无活性，半衰期为53分钟，稳态分布容积为0.95L/kg，与苯二氮䓬类近似。临床用于苯二氮䓬类药物之中毒解救。

【用法用量】(1)麻醉后：因苯二氮䓬类常用于术前的麻醉诱导和术中的麻醉维持。本品则于术后时候使用，以终止BZD类的镇静作用。开始用量是15秒钟内缓慢静脉注射0.2mg，如30秒钟内尚未清醒，则可再注射0.1～0.3mg，必要时，60秒钟重复一次，直至总量达3mg为止。通常使用0.3～0.6mg即可。

(2)急救：对原因不明的神志丧失患者，可用本品来鉴别是否为苯二氮䓬类所致，如反复给药也不能使意识或呼吸功能改善，则可判定为非苯二氮䓬所致。开始用量是静脉注射0.3mg，60秒钟内如尚未清醒，则再注0.3mg，直至清醒或总量达3mg为止。如清醒后又困睡，则可静脉滴注0.1～0.4mg/h，滴速个体化，直至清醒为止。

【注意事项】(1)妊娠前3个月的孕妇禁用。哺乳期妇女慎用。

(2)麻醉后肌松药作用未消失前，不得使用本品。

(3)麻醉后使用，偶有潮红、恶心、呕吐等反应。

(4)使用本品前，曾经长期使用苯二氮䓬有成瘾类的患者，如快速注射本品，会出现戒断症状，如焦虑、心悸、恐惧等，故应缓慢注射。戒断症状较重者，可缓慢静脉注射地西泮5mg或咪达唑仑(Midazolam)5mg。

(5)使用本品患者清醒后，但由于残留的苯二氮䓬类仍在发挥作用。故这类患者，不得进行精细操作、高空作业或驾驶。

(6)禁用于对本品过敏者。

【制剂】注射液：每支0.5mg(5ml)；1mg(10ml)。

六、吗啡类中毒解毒药

左洛啡烷　Levallorphan

【商品名】烯丙左吗南，LORFAN。

【性状】本品为酒石酸盐，系白色结晶性粉末，溶于水(1∶17)、乙醇(1∶38)。其注射液的pH值为4.0～4.5。

【药理作用】本品为阿片受体拮抗剂，也有轻微的激动作用,与烯丙吗啡相似。它可使吗啡类的呼吸抑制作用逆转,但对乙醇等非阿片类中枢抑制剂所致的呼吸抑制,不但不能逆转,反可使之加剧。故它只宜用于拮抗阿片中毒。

【用法用量】首次静脉注射1～2mg,以后每5～15分钟继续注射0.5mg,1～2次。本品也可用于手术后使用芬太尼类药物的催醒或新生儿因母亲使用阿片类镇痛剂而致的呼吸抑制。除静脉注射外,本品也可肌内注射或皮下注射。

【制剂】注射液:每支1mg(1ml)。

【附】纳美芬(Nalmefene):其解吗啡中毒的作用优于纳洛酮,作用时间长,给药途径多,生物利用度高,不良反应少。除用于吗啡解毒外,还可用于心衰、休克、酒精中毒及脱毒的治疗等。

七、除虫菊酯类中毒解毒药

美芬新　Mephenesin

【商品名】唛酚生。

【药理及应用】本品为中枢性肌肉松弛剂,可用于除虫菊酯类中毒时的解毒。它可以选择性地抑制脊髓的多突触中间神经元,阻止进入细胞的钠离子流,改变细胞膜的兴奋性,使中毒的神经兴奋受到抑制。

本品的半衰期甚短,必须反复静脉注射给药或连续静脉滴注,因口服和直接静脉注射均有一定刺激性,使其使用受到一定的限制。

八、对乙酰氨基酚中毒解毒药

乙酰半胱氨酸　Acetylcysteine

【商品名】痰易净,易咳净。

【药理作用】本品在我国抑制用为祛痰药,它可降低对乙酰氨基酚的血药水平,开始应用得越早越好,以减少肝脏损害。静脉注射与口服给药无显著差异。对10小时内的中毒和10～24小时内的中毒,同样有效。对乙酰氨基酚(扑热息痛)引起的肝功能减退者则应延长给药间隔时间。其他对症治疗和支持疗法可常规采用。

维持和恢复解除对乙酰氨基酚代谢产物毒性所需要的肝脏谷胱甘肽水平。用于短期内服用超过150mg/kg,或服用4小时后,对乙酰氨基酚血浓度超过150μg/ml,或出现严重肝毒性者。

【用法用量】5%乙酰半胱氨酸(痰易净)水溶液加果汁内服,如服后1小时呕吐,可再补服1次,如连续呕吐可下胃管将药液直接导入十二指肠内。140mg/kg为起始量,70mg/kg为后续量,每4小时1次,17次可达解救的负荷量。

静脉滴注:成人,第1阶段,150mg/kg加入5%葡萄糖液200ml中,静脉滴注15～120分钟。第2阶段,50mg/kg加入5%葡萄糖液500ml中,静脉滴注4小时。第3阶段,100mg/kg加入5%葡萄糖液1000ml中,静脉滴注16小时(严重者可持续静脉滴注)。儿童,根据患儿的年龄和体重调整用量。

【注意事项】(1)口服一般不致引起不良反应。静脉给药可能会有皮肤发红、发热等反应。

(2)每日测定氨基转移酶、血胆红素和凝血时间,以监测肝损伤。

九、麻醉性镇痛药急性中毒解救

盐酸纳洛酮　Naloxone Hydrochloride Naloxone, Narcan, N-ally-noroxymorphone

【商品名】苏诺等。烯丙羟吗啡酮,苏诺,盐酸丙烯吗啡,N-烯丙去甲羟吗啡酮,丙烯吗啡酮,那诺非,盐酸纳洛酮注射液,纳洛酮。

【主要成分】盐酸纳洛酮。

【药理作用】本品为阿片受体拮抗剂,化学结构与吗啡相似,对阿片受体的亲和力与吗啡相似,能阻止吗啡样物质与阿片受体的结合,但自身无明显药理作用,不产生吗啡样激动作用。本品是阿片类药物急性中毒治疗的首选药物,小剂量注射后,2分钟就逆转其作用,其作用机制是通过对内啡肽的拮抗而发挥兴奋中枢神经,抑制迷走神经作用,能使血中去甲肾上腺素和肾上腺素水平升高,血压上升,可以增加急性中毒的呼吸,抑制病人的呼吸频率。此外,本品还有抗休克作用,可增强心肌收缩力,升高动脉压,改善血液供应。

【适应证】本品为阿片类药物中毒的首选药物,用于麻醉镇痛药和非麻醉镇痛药过量、安眠药中毒、急性乙醇中毒、休克、脑梗死、新生儿缺血缺氧性脑病等。亦用于急性呼吸衰竭、老年性痴呆、慢性阻塞性肺病等。

【用法用量】常用剂量为0.4～0.8mg加生理盐水或葡萄糖注射液稀释静注,必要时重复给药。

小儿剂量为 0.01mg/kg 体重。常用给药途径有静脉、肌内、皮下注射,以静脉注射为主。本品口服无效。

【注意事项】本品应严格遵医嘱;个别病人可能会出现头昏、恶心、呕吐、血压升高等;有高血压和心功能不全的患者慎用。

十、其他解毒药

其他相关解毒药见下表。

药物	制剂	药理及应用	用法	注意
二巯丙磺钠 Unithiol（二巯基丙醇磺酸钠）	注射液:0.25g（5ml）	对汞中毒效力较二巯基丙醇好,毒性则较低。对砷、铬、铋、铜、锑等中毒亦有效	①急性中毒:静脉注射,每次 5mg/kg,每 4～6 小时 1 次。第 2 天 2～3 次,以后每日 1～2 次。7 天 1 疗程 ②慢性中毒:每次 2.5～5mg/kg,每日 1 次,用药 3 天停 4 天为 1 疗程,一般 3～5 个疗程	可有恶心、心动过速、头晕等,不久可消失。个别有过敏反应如皮疹、寒战、发热,甚至过敏性休克、剥脱性皮炎
去铁胺 Ddeferoxamine Mesylate（去铁敏）		为铁的络合剂,与 Fe^{3+} 络合成为无毒物排出,用作铁盐中毒的解毒剂	①肌内注射:开始 1g,以后每 4 小时 1 次,0.5g/次,注 2 次后每 4～12 小时 1 次,每日总量不超过 6g ②静脉注射:剂量同肌内注射。注射速度保持 1 小时 15mg/kg	注射局部有疼痛,并可有腹泻、视力模糊、腹部不适、腿肌震颤等
羟乙基乙烯二胺三乙酸(HEDTA)		用作铁盐中毒的解毒剂	口服:每日 3 次,每次 1g	
亚硝戊酯 Amyl Nitrite		参见抗心绞痛药,用于氰化物中毒,作用快,但作用时间短,可供应急之用	吸入:0.2ml/次,可与亚硝酸钠、亚甲蓝并用	
氯解磷定 Pyraloxime Methylchloride（氯磷定）	注射液:0.25g(2ml);0.5g(5ml)	作用与碘解磷定略同,对敌百虫、敌敌畏效果差,对乐果、马拉硫磷等疗效可疑或无效。其特点为除能供静脉注射外,其毒性较低	①轻度中毒:肌内注射,0.25～0.5g,必要时 2 小时后重复 1 次 ②中度中毒:肌内注射,0.5～0.75g ③重度中毒:静脉注射 1g(稀释液)。其余参见"碘解磷定"	①同碘解磷定 ②中、重度中毒必须合用阿托品
双复磷 Obidoxime（Toxogomin,DMO4）	注射液:0.25g(2ml)	作用同碘解磷定。其特点为能通过血-脑屏障,对中枢神经系统的症状消除作用较强	①轻度:肌内注射,0.125～0.25g ②中度:肌内注射或静脉注射 0.5g,2～3 小时后再注射 0.25g,必要时可重复 2～3 次 ③重度:静脉注射 0.5～0.75g,2 小时后再注射 0.5g,以后酌情使用	注射过快可出现全身发热、口干、颜面潮红,少数患者有头胀、心律失常、口舌发麻等。应避光贮存

续表

药物	制剂	药理及应用	用法	注意
双解磷 Trimedoxime (TMB4)	注射剂:0.15g	作用同碘解磷定,但较强而持久,不宜透过血-脑屏障	①轻度:肌内注射 0.15g ②中度:肌内注射或静脉注射 0.3～0.45g,4 小时后注 0.15g,必要时重复 2～3 次 ③重度:静脉注射 0.3～0.75g,4 小时后注射 0.3g,以后酌情继续使用	可见阵发性抽搐、心律失常、心动过速、阿-斯综合征,并可引起肝损害
烯丙吗啡 Nalorphine (纳络芬)	注射液:5mg (1ml);10mg (1ml)	有对抗吗啡等的作用,并有一定的镇痛作用,用于抢救吗啡、哌替啶等的急性中毒,并用于分娩前以防止由于哌替啶所致的新生儿呼吸抑制	静脉注射(肌内注射、皮下注射亦可)5～10mg,必要时隔 10～15 分钟再注射,总量不超过 40mg。对新生儿,注射 0.2mg,必要时可加至 0.5mg	可见眩晕、嗜睡、无力、出汗、感觉异常、幻视等

(许大庆　隋成江　马玉林)

第二十三章 急救与心肺复苏用药

第一节 休克与心肺复苏用药

一、改善心排量和血压药物

盐酸肾上腺素注射液

【主要成分】盐酸肾上腺素。

【性状】无色或几乎无色的澄明液体。

【药理毒理】兼有α受体和β受体激动作用,能增强心肌收缩力,加快心率,增加心肌耗氧量。α受体激动引起皮肤、黏膜、内脏血管收缩。β受体激动引起冠状血管扩张,骨骼肌、心肌兴奋,心率增快,支气管平滑肌、胃肠道平滑肌松弛。对血压的影响与剂量有关,常用剂量使收缩压上升而舒张压不升或略降,大剂量使收缩压、舒张压均升高。

【药代动力学】肾上腺素在体内的代谢途径与异丙肾上腺素相同。口服后有明显首过效应,在血中被肾上腺素神经末梢摄取,另一部分迅速在肠黏膜及肝中被儿茶酚-氧位-甲基转移酶(COMT)和单胺氧化酶(MAO)灭活,转化为无效代谢物,不能达到有效血浓度。皮下注射由于局部血管收缩使之吸收缓慢,肌内注射吸收较皮下注射为快。皮下注射6~15分钟起效,作用维持1~2小时,肌注作用维持80分钟左右。仅少量原形药物由尿排出。本药可通过胎盘,不易透过血-脑脊液屏障。

【适应证】(1)心跳骤停:各种原因引起的心脏骤停进行心肺复苏的主要抢救用药,既适用于心室纤颤,又适用于心脏静止的抢救。

(2)可迅速缓解药物等引起的过敏性休克。

(3)支气管痉挛所致严重呼吸困难。

(4)用于延长浸润麻醉用药的作用时间。

【用法用量】常用量:心跳骤停,1mg静脉注射或心内注射。目前有学者主张采用大剂量(每次3~5mg)静脉进行复苏抢救。小儿常用量:皮下每次0.02~0.03mg/kg,心脏停搏心室内注射每次0.5~1mg。过敏性休克及支气管哮喘:每次皮下或肌内注射0.25~0.5mg。极量:皮下注射,每次1mg。

(1)抢救过敏性休克:由于本品具有兴奋心肌、升高血压、松弛支气管等作用,故可缓解过敏性休克的心跳微弱、血压下降、呼吸困难等症状。皮下注射或肌注0.5~1mg,也可用0.1~0.5mg缓慢静注(以0.9%氯化钠注射液稀释到10ml),如疗效不好,可改用4~8mg静滴(溶于5%葡萄糖液500~1000ml)。

(2)抢救心脏骤停:可用于麻醉和手术中的意外、药物中毒或心脏传导阻滞等原因引起的心脏骤停,以0.25~0.5mg加入10ml生理盐水稀释后静脉注射(或心内注射),同时进行心脏按压、人工呼吸、纠正酸中毒。对电击引起的心脏骤停,亦可用本品配合电除颤仪或利多卡因等进行抢救。

(3)治疗支气管哮喘:效果迅速但不持久。皮下注射0.25~0.5mg,3~5分钟见效,但仅能维持1小时。必要时每4小时可重复注射1次。

(4)与局麻药合用:加少量[1:200000~500000]于局麻药中(如普鲁卡因),在混合药液中,本品浓度为2~5μg/ml,总量不超过0.3mg,可减少局麻药的吸收而延长其药效,并减少其副作用,亦可减少手术部位的出血。

(5)制止鼻黏膜和齿龈出血:将浸有1:20000~1:1000溶液的纱布填塞出血处。

(6)治疗荨麻疹、枯草热、血清反应等：皮下注射 1:1000 溶液 0.2～0.5ml，必要时再以上述剂量注射 1 次。

(7)治疗支气管哮喘：效果迅速但不持久。皮下注射 0.25～0.5mg，3～5 分钟见效，但仅能维持 1 小时。必要时每 4 小时可重复注射 1 次。

【不良反应】(1)心悸、头痛、血压升高、震颤、无力、眩晕、呕吐、四肢发凉。

(2)有时可有心律失常，严重者可由于心室颤动而致死。

(3)用药局部可有水肿、充血、炎症。

【禁忌证】(1)下列情况慎用：器质性脑病、心血管病、青光眼、帕金森病、噻嗪类引起的循环虚脱及低血压、精神神经疾病。

(2)用量过大或皮下注射时误入血管后，可引起血压突然上升而导致脑溢血。

(3)每次局麻使用剂量不可超过 300μg，否则可引起心悸、头痛、血压升高等。

(4)与其他拟交感药有交叉过敏反应。

(5)可通过胎盘屏障，致胎儿缺氧。动物实验显示有致畸作用。

(6)抗过敏休克时，须补充血容量。

【注意事项】高血压、器质性心脏病、冠状动脉疾病、糖尿病、甲状腺功能亢进、洋地黄中毒、外伤性及出血性休克、心源性哮喘等患者禁用。

【孕妇及哺乳期妇女用药】必须应用本品时应慎用。

【儿童用药】必须应用本品时应慎用。

【老年患者用药】老年人对拟交感神经药敏感，必须应用本品时宜慎重。

【药物相互作用】(1)α受体阻滞剂及各种血管扩张药可对抗本品的加压作用。

(2)与全麻药合用，易产生心律失常，直至室颤。用于指、趾部局麻时，药液中不宜加用本品，以免肢端供血不足而坏死。

(3)与洋地黄、三环类抗抑郁药合用，可致心律失常。

(4)与麦角制剂合用，可致严重高血压和组织缺血。

(5)与利血平、胍乙啶合用，可致高血压和心动过速。

(6)与β受体阻滞剂合用，两者的β受体效应互相抵消，可出现血压异常升高、心动过缓和支气管收缩。

(7)与其他拟交感胺类药物合用，心血管作用加剧，易出现副作用。

(8)与硝酸酯类合用，本品的升压作用被抵消，硝酸酯类的抗心绞痛作用减弱。

【规格】1ml：1mg。

【贮藏】遮光、密闭、在阴凉处保存。

重酒石酸间羟胺注射液

【主要成分】重酒石酸间羟胺。

【性状】无色澄明液体。

【药理毒理】主要作用于α受体，直接兴奋α受体，较去甲肾上腺素作用为弱但较持久，对心血管的作用与去甲肾上腺素相似。本品能收缩血管，持续地升高收缩压和舒张压，也可增强心肌收缩力，正常人心输出量变化不大，但能使休克患者的心输出量增加。对心率的兴奋不很显著，很少引起心律失常，无中枢神经兴奋作用。由于其升压作用可靠，维持时间较长，较少引起心悸或尿量减少等反应。连续给药时，因本品间接在肾上腺素神经囊泡中取代递质，可使递质减少，内在效应减弱，故不能突然停药，以免发生低血压反跳。

【药代动力学】注射间羟胺后可被肾上腺素神经末梢摄取，促进肾上腺素能神经末梢释放去甲肾上腺素而发挥拟肾上腺素作用。肌注 10 分钟或皮下注射 5～20 分钟起效，持续作用约 1 小时；静注 1～2 分钟起效，持续作用约 20 分钟。主要在肝内代谢，代谢物多经胆汁和尿液排出，尿液酸化可增加原药自肾排除。

【适应证】升压作用可靠，维持时间较持久，可静脉滴注亦可肌内注射给药，与去甲肾上腺素相比，较少出现心悸、尿少等不良反应。因此，在抗休克临床应用中，常被用作去甲肾上腺素的代用品。亦可用于防治椎管内阻滞麻醉时发生的急性低血压。

【用法用量】(1)成人用量：①肌肉或皮下注射，2～10mg/次（以间羟胺计），由于最大效应不是立即显现，在重复用药前对初始量药效应至少观察 10 分钟；②静脉注射，初始量 0.5～5mg，继而静滴，用于重症休克；③静脉滴注,将间羟胺 15～100mg 加入 5%葡萄糖液或氯化钠注射液 500ml 中滴注,调节滴速以维持合适的血压。成人极量每次 100mg（每分钟 0.3～0.4mg）。

（2）小儿用量：①肌肉或皮下注射,0.1mg/kg 用于严重休克；②静脉滴注,0.4mg/kg 或按体表面积 12mg/m²,用氯化钠注射液稀释至每 25ml 中含间羟胺 1mg 的溶液,滴速以维持合适的血压水平为度。配制后应于 24 小时内用完,滴注液中不得加入其他难溶于酸性溶液配伍禁忌的药物。

【不良反应】（1）心律失常,发生率随用量及病人的敏感性而异。

（2）升压反应过快过猛可致急性肺水肿、心律失常、心跳停顿。

（3）过量的表现为抽搐、严重高血压、严重心律失常,此时应立即停药观察,血压过高者可用 5～10mg 酚妥拉明静脉注射,必要时可重复。

（4）静脉时药液外溢,可引起局部血管严重收缩,导致组织坏死糜烂或红肿硬结形成脓肿。

（5）长期使用骤然停药时可能发生低血压。

【禁忌证】糖尿病、甲状腺机能亢进、器质性心脏病及高血压患者忌用。

【注意事项】（1）甲状腺功能亢进、高血压、冠心病、充血性心力衰竭、糖尿病患者和疟疾病史者慎用。

（2）血容量不足者应先纠正后再用本品。

（3）本品有蓄积作用,如用药后血压上升不明显,须观察 10 分钟以上再决定是否增加剂量,以免贸然增量致使血压上升过高。

（4）给药时应选用较粗大静脉注射,并避免药液外溢。

（5）短期内连续应用,出现快速耐受性,作用会逐渐减弱。

【孕妇及哺乳期妇女用药】尚不明确。

【药物相互作用】（1）与环丙烷、氟烷或其他卤化羟类麻醉药合用,易致心律失常。

（2）与单胺氧化酶抑制剂合用,使升压作用增强,引起严重高血压。

（3）与洋地黄或其他拟肾上腺素药合用,可致异位心律。

（4）不宜与碱性药物共同滴注,因可引起本品分解。

【药物过量】药物过量,血压过高者可静注酚妥拉明 5～10mg。

【规格】注射剂：19mg(1ml)（含间羟胺 10mg）。

【贮藏】遮光,密闭保存。

盐酸去氧肾上腺素注射液

【主要成分】盐酸去氧肾上腺素。

【性状】无色的澄明液体。

【药理毒理】本品为 α 肾上腺素受体激动药。本品为直接作用于受体的拟交感胺类药,但同时也间接通过促进去甲肾上腺素自贮存部位释放而生效。作用于 α 受体（尤其皮肤、黏膜、内脏等处）,引起血管收缩,外周阻力增加,使收缩压及舒张压均升高。随血压升高可激发迷走神经反射,使心率减慢,由此可治疗室上性心动过速。本品收缩血管的作用比肾上腺激素或麻黄碱长,在治疗剂量,很少引起中枢神经系统兴奋作用；本品可使肾、内脏、皮肤及肢体血流减少,但冠状动脉血流增加。

【药代动力学】在胃肠道和肝脏内被单胺氧化酶降解,不宜口服。皮下注射,升压作用 10～15 分钟起效,持续 50～60 分钟；肌内注射一般也是 10～15 分钟起效,持续 30～120 分钟；静脉注射立即起效,持续 15～20 分钟。

【适应证】用于治疗休克及麻醉时维持血压。也用于治疗室上性心动过速。

【用法用量】（1）升高血压,轻或中度低血压,肌内注射 2～5mg,再次给药间隔不短于 10～15 分钟,静脉注射一次 0.2mg,按需每隔 10～15 分钟给药一次。

（2）阵发性室上性心动过速,初始量静脉注射 0.5mg,20～30 秒钟注入,以后用量递增,每次加药量不超过 0.1～0.2mg,一次量以 1mg 为限。

（3）严重低血压和休克（包括与药物有关的低血压）,可静脉给药,5%葡萄糖注射液或氯化钠注射液每 500ml 中加本品 10mg(1∶50000 浓度）,开始时滴速为每分钟 100～180 滴,血压稳定后递减至每分钟 40～60 滴,必要时浓度可加倍,滴速则根据血压而调节。

【不良反应】（1）胸部不适或疼痛、眩晕、易激怒、震颤、呼吸困难、虚弱等,一般少见,但持续存在时需注意。

(2)持续头痛及异常心率缓慢、呕吐、头胀或手足麻刺痛感,提示血压过高而逾量应立即重视,调整用药量;反射性心动过缓可用阿托品纠正,其他逾量表现可用α受体阻滞剂如酚妥拉明治疗。

(3)静注给药治疗阵发性心动过速时常出现心率加快或不规则,提示过量。

【禁忌证】高血压、冠状动脉硬化、甲亢、糖尿病、心肌梗死者禁用,近2周内用过单胺氧化酶抑制剂者禁用。

【注意事项】(1)交叉过敏反应:对其他拟交感胺如苯丙胺、麻黄碱、肾上腺素、异丙肾上腺素、去甲肾上腺素、奥西那林、间羟异丙肾上腺素过敏者,可能对本品也异常敏感。

(2)下列情况慎用:严重动脉粥样硬化、心动过缓、高血压、甲状腺机能亢进、糖尿病、心肌病、心脏传导阻滞、室性心动过速、周围或肠系膜动脉血栓形成等患者。

(3)治疗期间除应经常测量血压外,须根据不同情况作其他必要的检查和监测。

(4)防止药液漏出血管,出现缺血性坏死。

【孕妇及哺乳期妇女用药】动物试验发现有胎儿毒性,妊娠晚期或分娩期间使用,可使子宫的收缩增强,血流量减少,引起胎儿缺氧和心动过缓。故孕妇在非必要时应避免使用。

【老年患者用药】老年人慎用,以免引起严重的心动过缓或(和)心排血量降低,应适当减量。

【药物相互作用】(1)先用α受体阻滞药如酚妥拉明、酚苄明、妥拉唑林、吩噻嗪类等后再给药时,可减弱本品的升压作用。

(2)与全麻药(尤其环丙烷或卤代碳氢化合物)合用,易引起室性心律失常;也不宜将本品加入局麻药液中用于指趾末端,以避免末梢血管极度收缩,引起组织坏死溃疡。

(3)与降压药合用,可使降压作用减弱。

(4)与胍乙啶合用,可降低胍乙啶的作用,并使本品的升压作用增效。

(5)与催产药合用,可引起严重的高血压。

(6)与单胺氧化酶(MAO)抑制剂合用,可使本品的升压作用增强,故在使用MAO抑制剂后14天内禁用本品。

(7)与拟交感神经药合用,可使这类药潜在的不良反应容易显现。

(8)与甲状腺激素合用,二药的作用均加强。

(9)与三环类抗抑郁药合用,本品升压作用增强。

(10)与硝酸盐类合用,可使本品的升压作用与硝酸盐类的抗心绞痛作用均减弱。

【药物过量】出现血压过度上升,反射性心动过缓可用阿托品纠正,其他逾量表现可用α受体阻滞剂如酚妥拉明治疗。

【规格】1ml:10mg。

【贮藏】遮光,密闭保存。

重酒石酸去甲肾上腺素注射液

【主要成分】重酒石酸去甲肾上腺素。

【性状】无色或几乎无色的澄明液体;遇光和空气易变质。

【药理毒理】本品为肾上腺素受体激动药,是强烈的α受体激动药,同时也激动β受体。通过α受体激动,可引起血管收缩,主要收缩小动脉和小静脉。冠状动脉则舒张,血流量增加,这是因为心脏兴奋,血压升高及心肌代谢产物增加所致。通过β受体的激动,使心肌收缩加强,心率增快,心搏出量增加。用量按每分钟0.4mg/kg时,以β受体激动为主;用较大剂量时,以α受体激动为主。

【药代动力学】皮下注射后吸收差,且易发生局部组织坏死。临床上一般采用静脉滴注,静脉给药后起效迅速,停止滴注后作用时效维持1～2分钟,主要在肝内代谢成无活性的代谢产物。经肾排泄,仅微量以原形排泄。

【适应证】用于治疗急性心肌梗死、体外循环等引起的低血压;对血容量不足所致的休克、低血压或嗜铬细胞瘤切除术后的低血压,本品作为急救时补充血容量的辅助治疗,以使血压回升,暂时维持脑与冠状动脉灌注,直到补充血容量治疗发生作用;也可用于椎管内阻滞时的低血压及心跳骤停复苏后血压维持。

【用法用量】用5%葡萄糖注射液或葡萄糖氯化钠注射液稀释后静滴。

(1)成人常用量:开始以每分钟8～12μg速度滴注,调整滴速以使血压升到理想水平;维持量为每分钟2~4μg。在必要时可按医嘱超越上述剂量,但需注意保持或补足血容量。

(2)小儿常用量:开始按体重以每分钟0.02~0.1μg/kg速度滴注,按需要调节滴速。

【不良反应】(1)药液外漏可引起局部组织坏死。

(2)本品强烈的血管收缩可以使重要脏器器官血流减少,肾血流锐减后尿量减少,组织供血不足导致缺氧和酸中毒;持久或大量使用时,可使回心血流量减少,外周血管阻力升高,心排血量减少,后果严重。

(3)应重视的反应包括静脉输注时沿静脉径路皮肤发白,注射局部皮肤破溃,皮肤发绀,发红,严重眩晕,上述反应虽属少见,但后果严重。

(4)个别病人因过敏而有皮疹、面部水肿。

(5)在缺氧、电解质平衡失调、器质性心脏病病人中或逾量时,可出现心律失常;血压升高后可出现反射性心率减慢。

(6)以下反应如持续出现应注意:焦虑不安、眩晕、头痛、皮肤苍白、心悸、失眠等。

(7)逾量时可出现严重头痛及高血压、心率缓慢、呕吐、抽搐。

(8)突然停药可致"滴注后低血压",应逐渐减量和减速。

【禁忌证】禁止与含卤素的麻醉剂和其他儿茶酚胺类药合用,可卡因中毒及心动过速患者禁用。

【注意事项】缺氧、高血压、动脉硬化、甲状腺功能亢进症、糖尿病、闭塞性血管炎、血栓病患者慎用。用药过程中必须监测动脉压、中心静脉压、尿量、心电图。

【孕妇及哺乳期妇女用药】孕妇应权衡利弊慎用。

【儿童用药】小儿应选粗大静脉注射并需更换注射部位,在应用中至今未发现特殊问题。

【老年患者用药】老年人长期或大量使用,可使心排血量减低。

【药物相互作用】与全麻药如氯仿、环丙烷、氟烷等合用,可使心肌对拟交感胺类药反应更敏感,容易发生室性心律失常,不宜合用,必须合用时应减量给药。

(1)与β受体阻滞剂合用,各自的疗效降低,β受体阻滞后α受体作用突出,可发生高血压,心动过缓。

(2)与降压药合用,可抵消或减弱降压药的作用;与甲基多巴合用还使本品加压作用增强。

(3)与洋地黄类合用,易致心律失常,需严密注意心电监测。

(4)与其他拟交感胺类药合用,心血管作用增强。

(5)与麦角制剂如麦角胺、麦角新碱或缩宫素合用,促使血管收缩作用加强,引起严重高血压,心动过缓。

(6)与三环类抗抑郁药合用,由于抑制组织吸收本品或增强肾上腺素受体的敏感性,可加强本品的心血管作用,引起心律失常、心动过速、高血压或高热,如必须合用,则开始本品用量需小,并监测心血管作用。

(7)与甲状腺激素合用,二药作用均加强。

(8)与妥拉唑林合用,可引起血压下降,继以血压过度反跳上升,故妥拉唑林逾量时不宜用本品。

(9)不宜与偏碱性药物如氨茶碱、磺胺嘧啶等配伍注射,以免失效。

【药物过量】持久或大量使用时,可使回心血流量减少,外周血管阻力升高,心排血量减少,后果严重,应即停药。适当补充液体及电解质,血压过高给予α受体阻滞剂,如酚妥拉明5~10mg静脉注射。

【规格】1ml:2mg;2ml:10mg。

【贮藏】遮光,密闭,在阴凉处保存。

盐酸多巴胺注射液

【主要成分】盐酸多巴胺。

【性状】无色的澄明液体。

【药理毒理】激动交感神经系统肾上腺素受体和位于肾、肠系膜、冠状动脉、脑动脉的多巴胺受体,其效应为剂量依赖性。

(1)小剂量时(每分钟按体重0.5~2μg/kg),主要作用于多巴胺受体,使肾及肠系膜血管扩张,肾血流量及肾小球滤过率增加,尿量及钠排泄量增加。

(2)小到中等剂量(每分钟按体重2~10μg/kg),能直接激动$β_1$受体及间接促使去甲肾上腺素自贮藏部位释放,对心肌产生正性应力作用,使心肌收缩力及心搏量增加,最终使心排血量增加,收缩压升高,脉压可能增大,舒张压无变化或有轻度升高,外周总阻力常无改变,冠脉血流及耗氧改善。

(3)大剂量时(每分钟按体重>10μg/kg),激动α受体,导致周围血管阻力增加,肾血管收缩,肾血流量及尿量反而减少。由于心排血量及周围血管阻力增加,致使收缩压及舒张压均增高。对心脏$β_1$受体激动,增加心肌收缩力作用强的多。由于增加肾和肠系膜的血流量,可防止由这些器官缺血所致的休克恶性发展。在相同的增加心肌收缩力情况下,致心律失常和增加心肌耗氧的作用较弱。总之,多巴胺对于伴有心肌收缩力减弱、尿量减少而血容量已为补足的休克患者尤为适用。

【药代动力学】口服无效,静脉滴入后在体内分布广泛,不易通过血-脑脊液屏障。静注5分钟内起效,持续5~10分钟,作用时间的长短与用量不相关。在体内很快通过单胺氧化酶及儿茶酚-氧位-甲基转移酶(COMT)的作用,在肝、肾及血浆中降解成无活性的化合物。一次用量的25%,在肾上腺神经末梢代谢成去甲基肾上腺素。半衰期约为2分钟。经肾排泄,约80%在24小时内排出,尿液内以代谢物为主,极小部分为原形。

【适应证】适用于心肌梗死、创伤、内毒素败血症、心脏手术、肾衰竭、充血性心力衰竭等引起的休克综合征;补充血容量后休克仍不能纠正者,尤其有少尿及周围血管阻力正常或较低的休克。由于本品可增加心排血量,也用于洋地黄和利尿剂无效的心功能不全。

【用法用量】成人常用量:静脉注射,开始时每分钟按体重1~5μg/kg,10分钟内以每分钟按体重1~4μg/kg速度递增,以达到最大疗效。慢性顽固性心力衰竭,静滴开始时,每分钟按体重0.5~2μg/kg逐渐递增。多数病人按每分钟1~3μg/kg给予即可生效。闭塞性血管病变患者,静滴开始时按每分钟1μg/kg,逐增至每分钟5~10μg/kg,直到每分钟20μg/kg,以达到最满意效应。如危重病例,先按每分钟5μg/kg滴注,然后以每分钟5~10μg/kg递增至每分钟20~50μg/kg,以达到满意效应。或本品20mg加入5%葡萄糖注射液200~300ml中静滴,开始时按75~100μg/分钟滴入,以后根据血压、心

输出量及尿量反应情况而定。最大剂量不超过每分钟500μg。

【不良反应】多巴胺可引起恶心、呕吐、头痛、胸痛、中枢神经系统兴奋、呼吸困难、心悸、心律失常(尤其用大剂量)、全身软弱无力感;由于本品促进房室传导,可使心房扑动、心房纤颤患者心室率增速;治疗心源性休克时,多巴胺在改善血流动力状态的同时会增加心肌耗氧量;长期应用大剂量或小剂量用于外周血管病患者,出现的反应有手足疼痛或手足发凉;外周血管长时期收缩,可能导致局部坏死或坏疽;过量时可出现血压升高,此时应停药,必要时给予α受体阻滞剂。

【注意事项】(1)交叉过敏反应:对其他拟交感胺类药高度敏感的病人,可能对本品也异常敏感。

(2)对人体研究尚不充分,动物实验未见有致畸。给妊娠鼠有导致新生仔鼠存活率降低,而且存活者潜在形成白内障的报道。孕妇应用时必须权衡利弊。

(3)下列情况应慎用:①嗜铬细胞瘤患者不宜使用;②闭塞性血管病(或有既往史者),包括动脉栓塞、动脉粥样硬化、血栓闭塞性脉管炎、冻伤(如冻疮)、糖尿病性动脉内膜炎、雷诺病等慎用;③对肢端循环不良的病人,须严密监测,注意坏死及坏疽的可能性;④频繁的室性心律失常时应用本品也须谨慎。

(4)在滴注本品时须进行血压、心排血量、心电图及尿量的监测。

【给药说明】(1)应用多巴胺治疗前必须先纠正低血容量。

(2)在滴注前必须稀释,稀释液的浓度取决于剂量及个体需要的液量,若不需要扩容,可用0.8mg/ml溶液,如有液体潴留,可用1.6~3.2mg/ml溶液。中、小剂量对周围血管阻力无作用,用于处理低心排血量引起的低血压;较大剂量则用于提高周围血管阻力以纠正低血压。

(3)选用粗大的静脉作静注或静滴,以防止药液外溢产生组织坏死;如确已发生液体外溢,可用5~10mg酚妥拉明稀释溶液在注射部位作浸润。

(4)静滴时应控制每分钟滴速,滴注的速度和时间需根据血压、心率、尿量、外周血管灌流情况、异位搏动出现与否等而定,可能时应做心排血量

测定。

(5)休克纠正时即减慢滴速。

(6)遇有血管过度收缩引起舒张压不成比例升高和脉压减小、尿量减少、心率增快或出现心律失常,滴速必须减慢或暂停滴注。

(7)如在滴注多巴胺时血压继续下降或经调整剂量仍持续低血压,应停用多巴胺,改用更强的血管收缩药。

(8)突然停药可产生严重低血压,故停用时应逐渐递减。

【孕妇及哺乳期妇女用药】孕妇应用时必须权衡利弊。本品是否排入乳汁未定,但在哺乳妇女应用未发现问题。

【儿童用药】本品在小儿应用未有充分研究。

【老年患者用药】本品在老年人应用未有充分研究,但未见报告发生问题。

【药物相互作用】(1)多巴酚丁胺合用治疗顽固性心力衰竭,可减少二药的用药剂量,从而降低副作用。

(2)与硝普钠合用治疗严重的泵衰竭,心输出量的增加明显大于二药单独应用时的效应。

(3)大剂量多巴胺与α受体阻滞剂如酚苄明、酚妥拉明、妥拉唑林等合用,后者的扩血管效应可被本品的外周血管的收缩作用拮抗。

(4)与全麻药(尤其是环丙烷或卤代碳氢化合物)合用,由于后者可使心肌对多巴胺异常敏感,引起室性心律失常。

(5)与β受体阻滞剂合用,可拮抗多巴胺对心脏的$β_1$受体作用。

(6)与硝酸酯类合用,可减弱硝酸酯的抗心绞痛及多巴胺的升压效应。

(7)与利尿药合用,一方面由于本品作用于多巴胺受体扩张肾血管,使肾血流量增加,可增加利尿作用;另一方面本品自身还有直接的利尿作用。

(8)与胍乙啶合用时,可加强多巴胺的加压效应,使胍乙啶的降压作用减弱,导致高血压及心律失常。

(9)与三环类抗抑郁药合用,可能增加多巴胺的心血管作用,引起心律失常、心动过速、高血压。

(10)与单胺氧化酶抑制剂同用,可延长及加强多巴胺的效应;已知本品是通过单胺氧化酶代谢,

在给予多巴胺前2~3周曾接受单胺氧化酶抑制剂的病人,初始量至少减到常用剂量的1/10。

(11)与苯妥英钠同时静注可产生低血压与心动过缓。在用多巴胺,如必须用苯妥英钠抗惊厥治疗时,则须考虑两药交替使用。

(12)不能与碱性药物配伍。

【规格】2ml:20mg。

【贮藏】遮光、密闭保存。

盐酸多巴酚丁胺注射液

【主要成分】盐酸多巴酚丁胺。

【性状】无色的澄明液体。

【药理毒理】(1)对心肌产生正性肌力作用,主要作用于$β_1$受体,对$β_2$受体及α受体作用相对较小。

(2)能直接激动心脏$β_1$受体以增强心肌收缩和增加搏出量,使心排血量增加。

(3)可降低外周血管阻力(后负荷减少),但收缩压和脉压一般保持不变,或仅因心排血量增加而有所增加。

(4)能降低心室充盈压,促进房室结传导。

(5)心肌收缩力有所增强,冠状动脉血流及心肌耗氧量常增加。

(6)由于心排血量增加,肾血流量及尿量常增加。

(7)本品与多巴胺不同,多巴酚丁胺并不间接通过内源性去甲肾上腺素的释放,而是直接作用于心脏。

【药代动力学】静脉注入1~2分钟内起效,一般静注后10分钟作用达到高峰,稳态血药浓度与剂量正相关。药物的清除符合一级动力学过程,血浆清除率为每分钟(58.4±33.3)ml/kg,半衰期约为2分钟,在肝脏代谢成无活性的化合物。代谢物主要经肾脏排出。

【适应证】主要应用于急性心肌梗死并发的左心力衰竭、各种心脏病引起的难治性或顽固性心力衰竭(不伴有外周循环衰竭)、心脏手术后出现的低心排血量综合征。

【用法用量】(1)成人常用量:将多巴酚丁胺加于5%葡萄糖液或0.9%氯化钠注射液中稀释后,以滴速每分钟2.5~10μg/kg给予,在每分钟

$15\mu g/kg$ 以下的剂量时,心率和外周血管阻力基本无变化;偶用每分钟>$15\mu g/kg$,但需注意过大剂量仍然有可能加速心率并产生心律失常。注射前溶液应至少被稀释至 5mg/ml,24 小时内用完。

(2)小儿常用量:5~6mg/kg,加入 5%葡萄糖注射液中,每分钟用量参照成人量酌减。

【不良反应】心动过速是最常见的副作用,通过减少剂量可以得到控制。心悸、恶心、头痛、胸痛、气短、收缩性高血压及室性心律不齐亦可能出现。约 10%患者用药后心率每分钟可增加 30 次,有 7.5%患者收缩压升高>6.7kPa,此时应减量。

【注意事项】(1)交叉过敏反应,对其他拟交感药过敏,可能对本品也敏感。

(2)对妊娠的影响,在人体应用未发生问题。

(3)本品是否排入乳汁未定,但应用未发生问题。

(4)梗阻性肥厚型心肌病不宜使用,以免加重梗阻。

(5)下列情况应慎用:①心房颤动,多巴酚丁胺能加快房室传导,心室率加速,如须用本品,应先给予洋地黄类药;②高血压可能加重;③严重的机械梗阻,如重度主动脉瓣狭窄,多巴酚丁胺可能无效;④低血容量时应用本品可加重,故用前须先加以纠正;⑤室性心律失常可能加重;⑥心肌梗死后,使用大量本品可能使心肌耗氧量增加而加重缺血;⑦用药期间应定时或连续监测心电图、血压、心排血量,必要或可能时监测肺楔嵌压。

【孕妇及哺乳期妇女用药】尚不明确。

【儿童及老年患者用药】本品在小儿应用缺乏研究。在老年人中研究尚未进行,但应用预期不受限制。

【药物相互作用】(1)与全麻药尤其环丙烷、氟烷等合用,室性心律失常发生的可能性增加。

(2)与β受体阻滞剂合用,可拮抗本品对$β_1$受体的作用,导致α受体作用占优势,外周血管的总阻力加大。

(3)与硝普钠合用,可导致心排血量微增,肺楔嵌压略降。

(4)本品不得与碳酸氢钠等碱性药物混合使用。

(5)治疗顽固性心力衰竭与多巴胺合用具有协同作用,可降低用药剂量,减少毒副作用。

【规格】2ml:20mg(按多巴酚丁胺计)。

【贮藏】遮光,密闭保存。

盐酸异丙肾上腺素注射液

【主要成分】盐酸异丙肾上腺素。

【性状】无色的澄明液体。

【药理作用】本品为β受体激动剂,对$β_1$受体和$β_2$受体均有强大的激动作用,对α受体几乎无作用。主要作用:①作用于心脏$β_1$受体,使心收缩力增强,心率加快,传导加速,心输出量和心肌耗氧量增加;②作用于血管平滑肌$β_2$受体,使骨骼肌血管明显舒张,肾、肠系膜血管及冠脉亦不同程度舒张,血管总外周阻力降低,其心血管作用导致收缩压升高,舒张压降低,脉压差变大;③作用于支气管平滑肌$β_2$受体,使支气管平滑肌松弛;④促进糖原和脂肪分解,增加组织耗氧量。

【药代动力学】静注后作用于β肾上腺受体,作用维持不到 1 小时。根据注射的快慢,半衰期为 1 分钟至数分钟。静注后 40%~50%以原形排出。

【适应证】(1)治疗心源性或感染性休克。

(2)治疗心律失常:适用于窦房结功能低下、窦房、房室传导障碍等缓慢型心律失常和心脏复苏后心率仍缓慢的治疗。亦用于治疗继发性 Q-T 间期延长综合征所致的室性心律失常,以及尖端扭转型室性心动过速。

【用法用量】(1)救治心脏骤停,心腔内注射 0.5~1mg。

(2)三度房室传导阻滞,心率每分钟不及 40 次时,可以本品 0.5~1mg 加在 5%葡萄糖注射液 200~300ml 内缓慢静滴。

【不良反应】常见的不良反应有口咽发干、心悸不安;少见的不良反应有头晕、目眩、面潮红、恶心、心率增速、震颤、多汗、乏力等。过量时或严重缺氧时易致心律失常,甚至心动过速或室颤。

【禁忌证】心绞痛、心肌梗死、甲状腺功能亢进及嗜铬细胞瘤患者禁用。

【注意事项】(1)心律失常并伴有心动过速;心血管疾患,包括:心绞痛、冠状动脉供血不足;糖尿病;高血压;甲状腺功能亢进;洋地黄中毒所致的心动过速慎用。

(2)遇有胸痛及心律失常应及早重视。

(3)交叉过敏：病人对其他肾上腺能激动药过敏者，对本品也常过敏。

【药物相互作用】(1)与其他拟肾上腺素药物合用可增效，但不良反应也增多。

(2)与普萘洛尔合用时，本品的作用受到拮抗。

(3)三环抗抑郁药可能增强其作用。

【规格】2ml：1mg。

【贮藏】遮光，密封，在凉处保存。

硝酸甘油注射液

【主要成分】硝酸甘油。

【性状】无色的澄明液体。

【药理毒理】主要药理作用是松弛血管平滑肌。硝酸甘油释放一氧化氮(NO)，NO与内皮舒张因子相同，激活鸟苷酸环化酶，使平滑肌和其他组织内的环鸟苷酸(cGMP)增多，导致肌球蛋白轻链去磷酸化，调节平滑肌收缩状态，引起血管扩张。硝酸甘油扩张动静脉血管床，以扩张静脉为主，其作用强度呈剂量相关性。外周静脉扩张，使血液潴留在外周，回心血量减少，左室舒张末压(前负荷)降低。扩张动脉使外周阻力(后负荷)降低。动静脉扩张使心肌耗氧量减少，缓解心绞痛。对心外膜冠状动脉分支也有扩张作用。治疗剂量可降低收缩压、舒张压和平均动脉压，有效冠状动脉灌注压常能维持，但血压过度降低或心率增快使舒张期充盈时间缩短时，有效冠状动脉灌注压则降低，使增高的中心静脉压与肺毛细血管楔嵌压、肺血管阻力与体循环血管阻力降低。心率通常稍增快，估计是血压下降的反射性作用。心脏指数可增加、降低或不变。左室充盈压和外周阻力增高伴心脏指数低的患者，心脏指数可能会有增高。相反，左室充盈压和心脏指数正常者，静脉注射用药可使心脏指数稍有降低。

【药代动力学】静脉滴注即刻起作用。主要在肝脏代谢，迅速而近乎完全，中间产物为二硝酸盐和单硝酸盐，终产物为丙三醇。两种主要活性代谢产物1,2-二硝酸甘油和1,3-二硝酸甘油与母体药物相比，作用较弱，半衰期更长。代谢后经肾脏排出。

【适应证】用于冠心病心绞痛的治疗及预防，也可用于降低血压或治疗充血性心力衰竭。

【用法用量】注射液：用5%葡萄糖注射液或氯化钠注射液稀释后静脉滴注，开始剂量为5μg/分钟，最好用输液泵恒速输入。用于降低血压或治疗心力衰竭，可每3~5分钟增加5μg。如在20μg/分钟时无效，可以10μg/分钟递增，以后可20μg/分钟。患者对本品的个体差异很大，静脉滴注无固定适合剂量，应根据个体的血压、心率和其他血流动力学参数来调整用量。

【不良反应】(1)头痛：可于用药后立即发生，可为剧痛和呈持续性。

(2)偶可发生眩晕、虚弱、心悸和其他体位性低血压的表现，尤其在直立、制动的患者。

(3)治疗剂量可发生明显的低血压反应，表现为恶心、呕吐、虚弱、出汗、苍白和虚脱。

(4)晕厥、面红、药疹和剥脱性皮炎均有报告。

【禁忌证】禁用于心肌梗死早期(有严重低血压及心动过速时)、严重贫血、青光眼、颅内压增高和已知对硝酸甘油过敏的患者。还禁用于使用枸橼酸西地那非(万艾可)的患者，后者增强硝酸甘油的降压作用。

【注意事项】(1)应使用能有效缓解急性心绞痛的最小剂量，过量可能导致耐受现象。

(2)小剂量可能发生严重低血压，尤其在直立位时。

(3)慎用于血容量不足或收缩压低的患者。

(4)发生低血压时可合并心动过缓，加重心绞痛。

(5)加重肥厚梗阻型心肌病引起的心绞痛。

(6)容易出现药物耐受性。

(7)如果出现视力模糊或口干，应停药。

(8)剂量过大可引起剧烈头痛。

(9)静脉滴注本品时，由于许多塑料输液器可吸附硝酸甘油，因此应采用非吸附本品的输液装置，如玻璃输液瓶等。

(10)静脉使用本品时须采用避光措施。

【孕妇及哺乳期妇女用药】尚不知是否引起胎儿损害或者影响生育能力，故仅当确有必要时方可用于孕妇。亦不知是否从人乳汁中排泌，故孕妇静脉用药时应谨慎。

【药物相互作用】(1)中度或过量饮酒时，使用本品可致低血压。

(2)与降压药或血管扩张药合用,可增强硝酸盐的致体位性低血压作用。

(3)阿司匹林可减少舌下含服硝酸甘油的清除,并增强其血流动力学效应。

(4)使用长效硝酸盐可降低舌下用药的治疗作用。

(5)枸橼酸西地那非(万艾可)加强有机硝酸盐的降压作用。

(6)与乙酰胆碱、组胺及拟交感胺类药合用,疗效可能减弱。

【药物过量】过量可引起严重低血压、心动过速、心动过缓、传导阻滞、心悸、循环衰竭导致死亡、晕厥、持续搏动性头痛、眩晕、视力障碍、颅内压增高、瘫痪和昏迷并抽搐、脸红与出汗、恶心与呕吐、腹部绞痛与腹泻、呼吸困难与高铁血红蛋白血症。

【规格】1ml:5mg。

【贮藏】遮光,密封,在阴凉处保存。

注射用硝普钠

【主要成分】硝普钠。

【性状】本品为粉红色结晶性粉末。水溶液放置不稳定,光照下加速分解。

【药理作用】本品为一种速效和短时作用的血管扩张药。对动脉和静脉平滑肌均有直接扩张作用,但不影响子宫、十二指肠或心肌的收缩。血管扩张使周围血管阻力减低,因而有降压作用。血管扩张使心脏前、后负荷均减低,心排血量改善,故对心力衰竭有益。后负荷减低可减少瓣膜关闭不全时主动脉和左心室的阻抗而减轻反流。

【药代动力学】静滴后立即达血药浓度峰值,其水平随剂量而定。本品由红细胞代谢为氰化物,在肝脏内氰化物代谢为氰酸盐,代谢物无扩张血管活性;氰化物也可参与维生素 B_{12} 的代谢。本品给药后几乎立即起作用并达到作用高峰,静滴停止后维持1~10分钟。肾功能正常者半衰期为7天(由硫氰酸盐测定),肾功能不良或血钠过低时延长,经肾排泄。

【适应证】(1)用于高血压急症,如高血压危象、高血压脑病、恶性高血压、嗜铬细胞瘤手术前后阵发性高血压等的紧急降压,也可用于外科麻醉期间进行控制性降压。

(2)用于急性心力衰竭,包括急性肺水肿。亦用于急性心肌梗死或瓣膜(二尖瓣或主动脉瓣)关闭不全时的急性心力衰竭。

【用法用量】用前将本品 50mg(1支)溶解于 5ml 5%葡萄糖溶液中,再稀释于 250~1000ml 5%葡萄糖液中,在避光输液瓶中静脉滴注。

(1)成人常用量:静脉滴注,开始每分钟按体重 $0.5\mu g/kg$。根据治疗反应以每分钟 $0.5\mu g/kg$ 递增,逐渐调整剂量。常用剂量为每分钟按体重 $3\mu g/kg$,极量为每分钟按体重 $10\mu g/kg$。总量为按体重 $3.5\mu g/kg$。用作麻醉期间短时间的控制性降压,滴注最大量为每分钟按体重 $0.5mg/kg$。

(2)小儿常用量:静脉滴注,每分钟按体重 $1.4\mu g/kg$。按效应逐渐调整用量。

【不良反应】短期应用适量不致发生不良反应。

(1)本品毒性反应来自其代谢产物氰化物和硫氰酸盐,氰化物是中间代谢物,硫氰酸盐为最终代谢产物,如氰化物不能正常转换为硫氰酸盐,则硫氰酸盐血浓度虽正常也可发生中毒。

(2)麻醉中控制降压时突然停用本品,尤其血药浓度较高而突然停药时,可能发生反跳性血压升高。

(3)以下3种情况出现不良反应:①血压降低过快过剧,出现眩晕、大汗、头痛、肌肉颤搐、神经紧张或焦虑、烦躁、胃痛、反射性心动过速或心律不齐,症状的发生与静脉给药速度有关,与总量关系不大;②硫氰酸盐中毒或逾量时,可出现运动失调、视力模糊、谵妄、眩晕、头痛、意识丧失、恶心、呕吐、耳鸣、气短;③氰化物中毒或超量时,可出现反射消失、昏迷、心音遥远、低血压、脉搏消失、皮肤粉红色、呼吸浅、瞳孔散大;④光敏感与疗程及剂量有关,皮肤石板蓝样色素沉着,停药后经较长时间(1~2年)才渐退。其他过敏性皮疹,停药后消退较快。

【禁忌证】代偿性高血压如动静脉分流或主动脉缩窄时,禁用本品。

【注意事项】(1)本品对光敏感,溶液稳定性较差,滴注溶液应新鲜配制并注意避光。新配溶液为淡棕色,如变为暗棕色、橙色或蓝色,应弃去。溶液的保存与应用不应超过24小时。溶液内不宜加入其他药品。

(2)对诊断的干扰:用本品时血二氧化碳分压、pH值、碳酸氢盐浓度可能降低;血浆氰化物、硫氰酸盐浓度可能因本品代谢后产生而增高,本品逾量时动脉血乳酸盐浓度可增高,提示代谢性酸中毒。

(3)下列情况慎用:①脑血管或冠状动脉供血不足时,对低血压的耐受性降低;②麻醉中控制性降压时,如有贫血或低血容量应先予纠正再给药;③脑病或其他颅内压增高时,扩张脑血管可进一步增高颅内压;④肝功能损害时,本品可能加重肝损害;⑤甲状腺功能过低时,本品的代谢产物硫氰酸盐可抑制碘的摄取和结合,因而可能加重病情;⑥肺功能不全时,本品可能加重低氧血症;⑦维生素B_{12}缺乏时使用本品,可能使病情加重。

(4)服用本品过程中,应经常测血压,最好在监护室内进行。肾功能不全而本品服用超过48~72小时者,每天须测定血浆中氰化物或硫氰酸盐,保持硫氰酸盐不超过100μg/ml,氰化物不超过3μmol/ml。急性心肌梗死患者使用本品时,须测定肺动脉舒张压或嵌压。

(5)药液有局部刺激性,谨防外渗,推荐自中心静脉给药。

(6)少壮男性患者麻醉期间用本品作控制性降压时,需要用大量,甚至接近极量。

(7)如静滴已达每分钟10μg/kg,经10分钟而降压仍不满意,应考虑停用本品,改用或加用其他降压药。

(8)左心衰竭时应用本品可恢复心脏的泵血功能,但伴有低血压时,须同时加用心肌正性肌力药如多巴胺或多巴酚丁胺。

(9)用本品过程中,偶可出现明显耐药性,此应视为中毒的先兆征象,此时减慢滴速,即可消失。

【孕妇及哺乳期妇女用药】本品对孕妇和哺乳期妇女的影响尚缺乏人体研究。

【老年患者用药】老年人用本品须注意增龄时肾功能减退对本品排泄的影响,老年人对降压反应也比较敏感,故用量宜酌减。

【药物相互作用】(1)与其他降压药合用,可使血压剧降。

(2)与多巴酚丁胺合用,可使心排血量增多而肺毛细血管嵌压降低。

(3)与拟交感胺类药合用,本品降压作用减弱。

【药物过量】血压过低时减慢滴速或暂停本品即可纠正。如有氰化物中毒征象,吸入亚硝酸异戊酯或静滴亚硝酸钠或硫代硫酸钠均有助于将氰化物转为硫氰酸盐而降低氰化物血药浓度。

【规格】50mg。

【贮藏】遮光,密封保存。

注射用氨力农

【主要成分】氨力农。

【性状】本品为黄色疏松冻干块状物。

【药理毒理】本品为磷酸二酯酶抑制剂,具有正性肌力作用和血管扩张作用,有利于改善心力衰竭患者血流动力学状态。正性肌力作用主要是通过抑制磷酸二酯酶,使心肌细胞内环磷酸腺苷(cAMP)浓度增高,细胞内钙增加,心肌收缩力加强,心排血量增加,与肾上腺素受体或心肌细胞Na^+、K^+、ATP酶无关。其血管扩张作用可能是直接作用于小动脉,或心功能改善后交感神经的兴奋减轻而降低心脏前、后负荷,降低左心室充盈压,改善左室功能,增加心脏指数,但对平均动脉压和心率无明显影响。

【药代动力学】正常人体静脉注射0.68~1.2mg/kg的分布容积1.2L/kg,血浆蛋白结合率为10%~49%,消除方式为以原形经肾脏排泄(约占30%)和经肝脏代谢。本品静注2分钟起效,10分钟内作用达高峰,血浆分布半衰期约4.6分钟,消除半衰期约3.6小时,作用可持续60~90分钟,心衰患者静脉注射后消除半衰期约5.8小时,主要通过尿以原形及数种代谢物形式排泄。

【适应证】适用于对洋地黄、利尿剂、血管扩张剂治疗无效或效果欠佳的各种原因引起的急、慢性顽固性充血性心力衰竭的短期治疗及心脏术后低心排血综合征。

【用法用量】氨力农静脉注射粉针每支加注射用氨力农溶剂1支温热,振摇,完全溶解后,再用适量的生理盐水稀释后使用。负荷量:0.5~1.0mg/kg 5~10分钟缓慢静脉注射,继续以5~10μg/(kg·min)静脉滴注,单次剂量最大不超过2.5mg/kg,缓慢注射并注意观察心律变化。每日最大量<10mg/kg。疗程不超过2周。

【不良反应】本品具有扩血管作用,用量过大或患者伴有血容量不足时容易引起低血压,有时可诱发心律失常,血钾过低可加重此种副作用。

(1)可有胃肠反应如恶心、呕吐、腹痛、厌食。

(2)血小板减少症(用药后2～4周),具有剂量依赖性。

(3)肝脏毒性,如血清谷丙转氨酶明显升高并伴有临床症状,应立即停药。

(4)偶可致过敏反应,出现发热、皮疹、胸痛、呕血、肌痛、精神症状、静脉炎及注射局部有刺激。

【禁忌证】严重低血压。

【注意事项】(1)氨力农在溶媒中成盐速度较慢,需40～60℃温热、振摇,待溶解完全后,方可稀释使用。静脉注射用生理盐水稀释成1～3mg/ml。

(2)用药期间应监测心率、心律、血压,必要时调整剂量。

(3)不宜用于严重瓣膜狭窄病变及肥厚梗阻性心肌病患者。急性心肌梗死或其他急性缺血性心脏病患者慎用。

(4)合用强利尿剂时,可使左室充盈压过度下降,需注意水、电解质平衡。

(5)对房扑、房颤患者,因可增加房室传导作用导致心室率增快,宜先用洋地黄制剂控制心室率。

(6)肝肾功能损害者慎用。

(7)尚无用于心肌梗死、孕妇、哺乳妇女及儿童的经验,使用时应慎重。

(8)本品必须先用注射氨力农溶剂溶解,再以生理盐水稀释后使用,不能用含右旋糖酐或葡萄糖的溶液稀释。

(9)与速尿混用立即产生沉淀。

【药物相互作用】(1)与丙吡胺合用,可导致血压过低。

(2)不能与速尿合并滴注给药。

(3)与硝酸酯类合用,有相加作用。

(4)与儿茶酚胺类药物、洋地黄、巯甲丙脯酸等合用,可增加疗效。

【规格】注射剂:50mg;100mg。

【贮藏】遮光,密闭保存。

酚苄明 Phenoxybenzamine Hydrochloride Injection

【主要成分】本品主要成分为:盐酸酚苄明。其化学名称为:N-(1-甲基-2-苯氧乙基)-N-(2-氯乙基)苯甲胺盐酸盐。

分子式:$C_{18}H_{22}ClNO \cdot HCl$。

分子量:340.29。

【性状】本品为无色澄明液体。

【药理作用】盐酸酚苄明是作用时间长的α-受体阻滞剂。作用于节后α肾上腺素受体,防止或逆转内源性或外源性儿茶酚胺作用,使周围血管扩张,血流量增加。卧位时血压稍下降,直立时可显著下降。血压下降可反射性引起心率增快。致癌、致突变和生殖毒性小鼠淋巴瘤体外艾姆斯(Ames,检查致癌物质)实验表明,盐酸酚苄明有致突变活性;小鼠微核实验(micronucleus test)则没有显示本品有致突变活性。大鼠或小鼠腹腔内连续注射盐酸酚苄明,能引起腹膜肉瘤。大鼠长期口服给药能引起胃肠道恶性肿瘤,绝大多数是胃非腺性恶性肿瘤。在慢性口服实验中,大鼠溃疡性或糜烂性胃炎发生率高,与药物作用有关。未见盐酸酚苄明影响生殖的研究结果。

【药代动力学】静脉注射本品后1小时作用达高峰,消除半衰期约为24小时。由于本品与α受体结合牢固,排泄缓慢,故静脉用药作用可持续3～4天。每日给药1次,其效应累计可长达1周。本品在肝内代谢,多数药物24小时内从肾及胆汁排出,少量在体内保留数天。静脉输注12小时后约排出50%。

【适应证】(1)嗜铬细胞瘤的治疗、诊断和术前准备。

(2)周围血管痉挛性疾病、休克。

(3)前列腺增生引起的尿潴留。

【用法用量】本品局部刺激性强,不作皮下或肌内给药,可采用静脉用药。静脉注射,每日0.5～1mg/kg;静脉滴注,0.5～1mg/kg,加入5%葡萄糖液200～500ml中静滴(2小时滴完),每日总量不宜超过2mg/kg,用于心力衰竭和休克。嗜铬细胞瘤术前应用3天,若必要麻醉诱导时给药1次。

【不良反应】常见体位性低血压、鼻塞、口干、瞳孔缩小、反射性心跳加快和胃肠刺激。少见神志模糊、倦怠、头痛、阳痿、嗜睡,偶可引起心绞痛和心肌梗死。

【禁忌证】低血压;心绞痛、心肌梗死;对本品过敏者。

【注意事项】(1)可有体位性低血压、心动过速、瞳孔缩小、鼻塞、口干等。

(2)脑供血不足时服用本品需注意血压下降,可能加重脑缺血。

(3)代偿性心力衰竭者服用本品降低血压可引起反射性心跳加快,导致心功能失代偿。

(4)冠心病患者服用本品可因反射性心跳加速而致心绞痛。

(5)肾功能不全时服用本品,可因降压和肾缺血而导致肾功能进一步损害。

(6)上呼吸道感染时服用本品可因鼻塞而加重症状。

(7)用药期间需定时测血压,有血容量不足时不宜服用。

(8)开始治疗嗜铬细胞瘤时,建议定时测定尿儿茶酚胺及其代谢物,以决定用药量。

【孕妇及哺乳期妇女用药】本品对妊娠的影响尚未作充分研究,对孕妇只有非常必要时才能服用本品。尚不知本品是否经乳汁分泌,然而很多药物能够经乳汁分泌,因此哺乳期妇女要选择停药或者停止哺乳。

【儿童用药】本品在小儿应用未经充分研究。

【老人用药】尚不明确。但老年人对其降压作用敏感,易发生低温。肾功能较差,应用本品时需慎重。

【药物相互作用】(1)与拟交感胺类药合用,升压效应减弱或消失。

(2)与胍乙啶合用,易发生体位性低血压。

(3)与二氮嗪合用时,拮抗后者抑制胰岛素释放的作用。

(4)本品可阻断左旋去甲肾上腺素引起的体温过高,亦可阻断利血平引起的体温过低症。

【药物过量】药物过量时,出现体位性低血压、头晕、疲劳、心动过速、呕吐、嗜睡或休克,应立即停药,同时给予抗休克治疗。轻者置患者于头低脚高卧位,恢复脑供氧,绑腿和腹带加压有助于减轻患者的低血压反应和缩短药物反应时间;严重的低血压反应,需静脉输注去甲肾上腺素重酒石酸盐,拮抗盐酸酚苄明的α受体阻滞作用。酚苄明过量时,不能使用肾上腺素。

【贮藏】遮光,密闭保存。

【规格】1ml:10mg。

【剂型】注射剂。

甲氧明 Methoxamine Hydrochloride Injection

【性状】本品为无色的澄明液体。

【适应证】升高血压,用于治疗在全身麻醉时发生的各种低血压,临床主要用于外科手术,以维持和恢复血压,尤其适用于脊椎麻醉所造成的血压降低,周围循环功能不全时低压状态的急救,大出血外伤及外科手术所引起的低血压、心肌梗死所致休克、室上性心动过速及脊椎麻醉前的预防低血压症,也可用于手术后的循环衰竭和因周围循环衰竭所引起的低血压休克。

【用法用量】常用量:肌内注射,每次10~20mg;静脉注射,每次5~10mg;静脉滴注,每次20~60mg,稀释后缓慢滴注,根据病情调整滴速及用量。极量:肌内注射,每次20mg,每日60mg;静脉注射,每次10mg。

【注意事项】动脉硬化、器质性心脏病、甲状腺功能亢进患者禁用。

【贮藏】密闭,置阴凉处保存。

【规格】1ml:10mg。

【剂型】注射剂。

二、抗心律失常药物

见"第三十章第二节 抗心律失常"。

三、碱性药物

碳酸氢钠注射液

见"第二十五章 水、电解质、酸碱平衡调节药"。

(丛 丽 时 飞 许文亮)

第二节 心肺复苏方法

病人呼吸心跳停止时采取的一切抢救措施,称为心肺复苏(CPR)。复苏处理过程可分为3个阶段:初期复苏或基础生命支持(basic life support,BLS);二期复苏或进一步生命支持(advanced cardiac life support,ACLS);后期复苏(prolonged life support,PLS)。初期复苏多用于现场抢救,包括A、B、C三步骤,即保持气道通畅(airway)、进行口对口人工呼吸(breathing)及胸外心脏按压(cardiac compression)。二期复苏包括心脏用药、心电图(ECG)监测,诊断和治疗各种心律失常、电击除颤(fibrillation treatment)、建立静脉通路和维持呼吸循环稳定。后期复苏包括病情估计,以恢复神志为重点的脑复苏及重病监测治疗。

一、初期复苏

(一)维持呼吸道通畅

呼吸道通畅是施行人工呼吸的首要条件。主要方法有:①仰头抬颏法:术者一手置于病人前额,向后加压使头后仰,另一手的第二、第三指置于病人颏部的下颌角处,将颏上抬。②托下颌法:术者将拇指放在病人颧骨上作支点,用食指或中指放在病人耳垂下方的下颌角外作力点,将下颌向前、向上托起,使下颌齿超过上颌齿,此时舌根便离开了咽后壁而解除了阻塞,此操作可单手进行,亦可双手托下颌。为排出呼吸道内异物或口腔内的分泌物、血液、呕吐物等,在应用上述手法的基础上,应使用吸引器予以吸除,如无此设备,可将头部后仰并转向一侧,以利于分泌物流出。固体异物或大块异物,可用手指抠出,亦可用器械帮助异物取出。

(二)人工通气

呼吸道通畅后,即应开始人工通气,以气管内插管行控制呼吸最为有效;但在无气管插管用具的抢救现场,徒手进行人工呼吸是最为简便有效的方法。

1. 口对口人工呼吸 操作方法:

(1)病人仰卧并使头部后仰,迅速解开衣扣和裤带以免妨碍呼吸,一手按住前额,另一手托颈部。

(2)如果病人口唇闭合,下颌松垂,可将托颈的手改托下颌使口轻度张开并保持上呼吸道通畅。

(3)吸气后,将口唇包紧病人的口部(对婴儿或儿童则包住口鼻)。若为成人则用力吹入,对儿童则缓缓吹入。

(4)吹气的同时,为防止吹入气经鼻逸出,可用按前额的手捏住病人鼻孔。

(5)当见到病人胸部上升时证明吹气有效,即可停止吹气,放松口鼻,任胸廓自然回缩呼气。

(6)呼气完毕后,给予另一次吹气,吹入的气量较频率重要,一般为潮气量的1.5~2倍,在成人每次吹气时间约为2秒,每分钟吹气10~12次,儿童则为每分钟12~20次。

2. 口对鼻及口对口鼻人工呼吸法 对于牙关紧闭的病人或口唇有创伤者,在确保呼吸道通畅的情况下可作口对鼻呼吸法。吹气的频率、持续时间和潮气量,与对口呼吸相同。婴幼儿的口鼻较小,可采用口对口鼻呼吸法。

3. 面罩或喉罩通气和气管插管 病人一旦发生呼吸心跳停止,应立即进行面罩通气,同时准备气管插管,有时病人呼吸尚未完全停止,病人虽然奄奄一息,但牙关紧闭,或声门暴露困难,也应先用面罩通气,用喉罩通气,再设法气管插管。

(三)心脏按压

1. 心前区叩击法 常用于冠心病人心跳骤停1分钟左右,一次叩击可产生约5~10J电能,使部分心肌除颤,因而心脏起搏。

2. 胸外心脏按压(external chest compression,ECC) 操作方法:

(1)合适的体位:将病人仰卧于硬板或平地上,头部与心脏处于同一平面,两下肢抬高,以利于静脉回流和增加心排血量。

(2)按压部位:急救者跪于病人的一侧,以一手掌根部置于胸骨中、下1/3交界处,手掌与病人胸骨纵轴平行以免直接按压肋骨,另一手掌交叉重叠在该手背上。

(3)急救者肘关节伸直,借助双臂和躯体重量向脊柱方向垂直下压。

(4)每次下压使胸骨下段及其相连肋软骨下陷4~5cm后放松胸骨,便于心脏舒张。但手掌仍与病人胸壁保持接触,待胸骨回复到原来位置后再次下压,如此反复进行。

(5)成人按压频率100次/分钟,按压与放松时间比为1∶1。无论是单人操作还是双人操作,按压与通气的比率均为30∶2。

(6)在儿童可用单手按压。婴儿因心脏位置高、胸廓小,可以两手抱胸,以两拇指尖按压胸骨中部,压胸幅度在儿童为2.5~4cm,婴儿1~2cm,推荐频率100~200次/分钟。

3. 插入式腹部反搏术(interposed abdominal counterpulsation,IAC) 操作方法:在进行胸外心脏按压与人工呼吸的同时,另一急救者在胸外心脏按压的舒张期进行腹部按压,将手掌置于脐上,另一手覆盖于此手上,按压频率与胸外心脏按压频率相等,按压压力为(13.3±2.66)kPa[(100±20)mmHg]。

4. 开胸心脏按压(open chest cardiac compression,OCC) 操作方法:

(1)在胸外心脏按压的同时,尽快消毒、铺巾。

(2)自胸骨左缘2cm处起至腋中线第4肋间开胸,迅速切开皮肤、皮下组织、肋间肌和胸膜,不需止血。

(3)右手迅速进入胸腔,除拇指外,四指并拢放置于心脏后面(左心室),拇指和大鱼际在心脏前面(右心室),在心包外每分钟60~80次挤压心脏。亦可双手置于心脏前后,协调用力挤压心脏。

(4)心包外按压未能恢复心跳,则可在左膈神经前纵行切开心包作心脏挤压,并可进行心内注射。

(5)若有室颤发生,就迅速进行电除颤。

(6)若心跳恢复,可不必严密缝合心包,止血后,若血压、心律稳定可关胸并作闭式胸腔引流。

5. 心肺复苏有效的标志 大动脉处可触及搏动;肤色由苍白或发绀转为红润;可测得血压;散大的瞳孔开始缩小。

二、二期复苏

(一)气道控制

为了达到有效通气,应作气管插管,这是控制气道的最佳方式。插管后可给氧并行人工呼吸,或应用呼吸机进行机械通气,达到有效氧合及通气。

(二)维持循环

应用机械压胸代替人工胸外按压,应用抗休克裤可减少腹部及下肢血容量,提供一定程度的自身输血,可提升血压,有助于心脏复苏。将病人下肢抬高也可达到同样目的。同时静脉输液,补充血容量,放置心电图,明确心跳停止的类型,如心跳已恢复,可监测心律情况,及时进行复苏及心律失常的治疗。

(三)电击除颤

心电图证实心室颤动时,必须用电击除颤治疗。电击除颤分胸外和胸内除颤两种,胸外除颤首次用200J,如不能除颤,第2次用200~300J,第3次用360J。在胸外除颤时与电极之间涂上电极膏,用直径8cm以上的电极能减少除颤能量的消耗。胸内电击除颤电能为20~30J,必要时可增加。

(四)药物治疗

1. 给药途径

(1)静脉给药:上肢静脉给药为心肺复苏时的首选给药途径。在胸外按压及人工通气的同时,应尽早建立畅通的静脉给药及输液通路,这是心肺复苏的重要保障。在情况允许时,可行中心静脉穿刺置管,给药更有效,也可监测中心静脉压和掌握输液量。下肢静脉给药难以作用于全身,应避免。

(2)气管内给药:气管内滴入体积在0.1~0.6μm以下的物质均可被肺毛细血管迅速吸收。若已进行了气管插管,而静脉通道尚未建立,可行气管内给药。肾上腺素、阿托品、利多卡因均可行气管内给药,去甲肾上腺素不能采用。将这些药物的静脉剂量的2~2.5倍稀释于5~10ml生理盐水,接一根细长的导管插入并超过气管插管末端迅速推注,然后立即进行正压通气,以利药物弥散、吸收。但是气管内给药受气道分泌物影响较大,药效发挥欠稳定,因此不被首选。

(3)心内注射给药:常可导致气胸、血胸、心包填塞,注入心腔的准确率低,一般认为此法不可常规使用。但在开胸心脏按压时,明视下行穿刺,将药物注入左心室,可选择使用。

2. 常用药物

(1) 改善心排及血压的药物

1) 肾上腺素：为心跳骤停和 CPR 期间的首选药物。CPR 期间应用肾上腺素，兴奋 α 受体，增强血管收缩张力，维持足够的主动脉舒张压，心肌和脑血流量增加；兴奋 β 受体，增强心肌张力和自律性，扩张冠状动脉。一般认为，兴奋 α 受体是促使心脏复跳的主要因素，能够增加心率，增加心缩力，体循环血管阻力增加，升高动脉压，提高自律性，改善冠状动脉灌注，提高 CPR 的成功率。推荐剂量为首次静注 1mg，3~5 分钟可重复。肾上腺素标准剂量 1.0mg 静注，复苏期间每 3~5 分钟给一次，若心脏无反应可一次给 3~5mg 静注。

2) 多巴胺：为儿茶酚胺类药物，是去甲肾上腺素的前体，兼有 α 受体和 β 受体两种兴奋作用。多巴胺是应用最为普遍的升压药，效果确切，副作用较少，推荐剂量为 5~20μg/(kg·min)，不能与碱性药物合用——后者可使其失活。

3) 多巴酚丁胺：是一种强有力的 β 受体兴奋剂，可增加心肌收缩力，常用剂量为 5~20μg/(kg·min)。大剂量[>20μg/(kg·min)]快速静滴易引起心动过速，严重时可导致心肌缺血。

4) 去甲肾上腺素：被认为是目前最好的升压药，升压效果确切，小剂量可以扩张重要脏器的血管，改善血供，增加尿量。适用于有严重低血压及周围血管阻力低的病人，在应用其他升压药效果不好的情况下可以应用此种药物。感染性休克时首选。剂量为每分钟 8~12μg，根据反应调节剂量。在碱性溶液中容易失活，不能与碱性溶液同时输注。

5) 血管加压素：又称为抗利尿激素，在心肺复苏时可提高冠脉灌注压和心肌血流量，升压效果较好，不会使重要脏器血流减少，可促进自主循环恢复。血管加压素可使非生命器官（皮肤、脂肪、肌肉等）的血管收缩，血流减少，以保证复苏初期心、脑等重要器官的血流灌注，在复苏后阶段迅速降低外周阻力，增加心排血量，继续保证生命器官的血液灌注，改善组织代谢，防止再灌注损伤，促进生命器官的功能迅速恢复，延长患者的生命时限，为后续的器官支持及原发病治疗奠定基础。

(2) 抗心律失常药：纠正心律失常之前，应先排除一些情况，如缺氧、二氧化碳潴留、低温、电解质紊乱等，及时纠正这些情况有助于心律失常的治疗。

1) 利多卡因：可降低心肌应激性，提高室颤阈，抑制室性异位起搏点。CPR 时用于无脉性室性心动过速或室颤，首次剂量 1.0~1.5mg/kg 静注，无效可再注射 0.5~0.75mg/kg，总量不要超过 3mg/kg（200~300mg/h）。心律转复后给予 1~4mg/h 速度维持静滴，在维持过程中如心律失常复发，可追加小剂量（0.5mg/kg）静注或加速静滴（最快速度 4mg/min）。不主张预防性应用利多卡因。

2) 溴苄胺：可提高室颤的阈值，在非同步电除颤前，先静注该药，具有较高的转复成功率，并可预防室颤复发。它能够延长心室肌浦肯野纤维的不应期，增加心肌收缩力和窦房结自律性。VF 电击除颤、肾上腺素、利多卡因均无效，或在点滴利多卡因时复发，可用溴苄胺，5~10mg/kg 静注，继而行电复律，若不成功可重复每 15~30 分钟给予 10mg/kg，总量不超过 30mg/kg。

3) 乙胺碘呋酮（胺碘酮）：治疗房性和室性心律失常疗效可靠，特别是对心肌缺血和心功能受损患者，优于其他抗心律失常药物。常用剂量为 150mg，静注 10 分钟以上，然后以 1mg/min 维持 6 小时后改为 0.5mg/min 静滴，复发或无效时可重复静注 150mg，每日最大剂量可达 2g。胺碘酮的最大副作用是低血压和心率减慢。

4) 阿托品：具有拮抗副交感神经的作用，通过解除迷走神经的张力而加速窦性心律和改善房室传导。对心肌缺血伴心动过缓或高度房室传导阻滞有效；在 CPR 中主要用于心搏骤停和电-机械分离，常用剂量 1.0mg 稀释后静注或气管内给药，无效可在 3~5 分钟后重复应用。2005 年《指南》推荐阿托品剂量为 0.5mg，静脉注射（可重复给予直至总量达 3mg）。

5) 异丙肾上腺素：能够增加心肌收缩力，加快心率，加速房室传导。但能降低冠脉血流灌注，导致心内膜下心肌缺血。多用于阿托品治疗无效时的心动过缓。用法：0.2mg 加入液体中缓慢静滴，维持心率在 60~70 次/分钟。由于没有证据证实其有效性，新《复苏指南》删除了有关内容。

(3) 纠正酸中毒的药物：以往认为心跳骤停时，由于无氧代谢产生酸中毒，应常规给予碳酸氢钠。

现在认为碳酸氢钠的需要量较以前要少,因为中度的过度通气就可纠正酸中毒。给予碳酸氢钠可造成高渗血症和二氧化碳释放增加,使细胞内和脑内二氧化碳进一步升高,加重了细胞内酸中毒。然而自主循环恢复后,由于组织清除的酸增多,可应用碳酸氢钠治疗。另外,高钾血症也是其应用的适应证。

碳酸氢钠的首次剂量1mmol/kg,以后每隔5~10分钟追加量勿超过 0.5mmol/kg,最好根据血气分析的结果决定用量。使用碳酸氢钠应注意:①保证通气量足够;②宁酸勿碱,力戒矫枉过正。

三、后期复苏

心跳复苏后,全身缺氧所致的一系列病理生理改变仍然存在,有些病变在心跳恢复后还可加重。因此,初期复苏处理后应在重症监测病房(ICU)进行重点监护治疗,包括维持呼吸循环功能,酸碱内稳定及电解质失衡的处理,肾衰竭及感染防治,以及脑复苏等。

1. 支持呼吸功能 在ICU,应保持病人通气良好,无低氧血症,病人均应作机械通气,监测血氧饱和度及$P_{ET}CO_2$,并作血气分析。对气管导管应经常吸引分泌物,机械通气超过 48 小时,应按具体情况考虑气管切开。

2. 维持循环稳定 病人常规监测动脉压,最好进行桡动脉或股动脉穿刺插管,直接测量动脉压,可同时作血气分析和酸碱测定,并经颈内静脉穿刺测中心静脉压。

3. 酸碱内稳及水电解质平衡 应监测各项代谢指标及水出入量,根据血气分析决定是否输注碱性药物。对血钾、血钙根据化验而进行针对性治疗。

4. 保护脏器功能 心跳停止后,各脏器均有缺氧性改变,需注意保护肝肾脑等器官功能,特别应重视脑复苏和脑保护。

(丛 丽 时 飞)

第三节 肺栓塞防治用药

肺栓塞(pulmonary embolism)是指嵌塞物质进入肺动脉及其分支,阻断组织血液供应所引起的病理和临床状态。或者说肺栓塞为内源性或外源性栓子堵塞肺动脉或其分支引起的肺循环障碍。发生肺出血或坏死者称梗死。常见的栓子是血栓,其余为少见的新生物细胞、脂肪滴、气泡、静脉输入的药物颗粒甚至导管头端引起的肺血管阻断。由于肺组织受支气管动脉和肺动脉双重血供,而且肺组织和肺泡间也可直接进行气体交换,所以大多数肺栓塞不一定引起肺梗死。

肺栓塞具有以下特点:①发病率高——在心血管疾病中仅次于冠心病和高血压,相当于急性心肌梗死发病率的1/2;②易漏诊及误诊——国内对肺栓塞的警惕性不高,正确诊断率低,漏诊率高达80%以下;③不经治疗死亡率高——可高达20%~30%,死亡率位居第 3 位,仅次于肿瘤和心肌梗死;④诊断明确并经过治疗者死亡率明显下降——可降至 2%~8%。骨科关节置换、脊柱重建等大手术、多发骨折、严重创伤也容易诱发肺栓塞,如果诊断抢救不及时,常是骨科病人死亡的原因之一,应认真研究诊断及处理。

肺栓塞的主要治疗措施为对症处理和溶栓、抗凝治疗。对症处理的目的是维持血流动力学的稳定,防治休克和心力衰竭,严重胸痛者可给予镇痛剂。

一、溶血栓药物

纤维蛋白溶解系统简称为纤溶系统,主要生理功能是限制血液中的凝块增大和从伤口愈合处移走纤维蛋白。用溶栓药激活纤溶系统,使血栓溶解,能有效地治疗血栓栓塞症。早期的第一代溶血栓药物有尿激酶(Urokinase,UK)、链激酶(Streptokinase,SK)、蚓激酶(Lumbrukinase)、尿激酶原(Pro-urokinase)、葡激酶(Staphylokinase)、甲氧苯甲酰纤溶酶原链激酶激活剂和蛇毒抗栓酶。第二代溶血栓药物代表是阿替普酶(Alteplase,rt-PA),一种重组组织型纤溶酶原激活剂,是世界上第一个基因重组溶栓药,由美国Genetech公司开发上市。第三代溶栓药代表药是瑞替普酶(Reteplase,r-PA),一种蛋白质修饰药物,为重组人组织型纤维蛋白溶解酶原激活剂缺失变异体,于1996年由德国宝灵曼(Boehringer Mannheim GmbH)公司研制。

1. 注射用尿激酶。
2. 注射用重组链激酶。
3. 重组组织型纤溶酶原激活剂(阿替普酶)。
4. 注射用瑞替普酶。
5. 替奈普酶。
6. 其他
(1)孟替普酶;
(2)吸血蝙蝠唾液纤溶酶原激活剂。

以上药物详细见"第十二章第一节 溶栓药与降低纤维蛋白原药"。

二、抗凝药物

1. 低分子量肝素钠注射液。
2. 肝素钠注射液。
3. 华法林钠片。

以上药物详见"第十二章第二节 抗凝血药"。

【编者语】肺栓塞一旦确定,抗凝治疗应尽早实施,它虽不能直接溶解血栓,但可以防止血栓进一步发展或再发。常用的药物是肝素和华法林。建议肝素治疗至少5～7天后,同时给予口服抗凝药物华法林,3～5天后改为单独口服华法林。老年人抗凝剂的剂量随增龄和给药时间的延长应有所减少。主要根据凝血时间和凝血酶原时间来调整。凝血时间控制在正常的1.5～2倍,凝血酶原时间为正常的1.5～2.5倍。肝素相关的出血在急性静脉血栓栓塞疾病平均发生率大概为3%。低分子肝素可能比普通肝素更安全和有效。用低分子肝速很少发现有出血,总的死亡率也较普通肝素低。肺栓塞的溶栓治疗仍有争议,但对于发病在5天之内的大块肺栓塞或伴明显低氧血症的肺栓塞,若无溶栓禁忌者仍多主张行溶栓治疗。

第四节 肺血栓栓塞症的诊断与治疗指南(草案)

中华医学会呼吸病学分会

一、前言(略)

二、名词与定义

肺栓塞(pulmonary embolism,PE)是以各种栓子阻塞肺动脉系统为其发病原因的一组疾病或临床综合征的总称,包括肺血栓栓塞症(PTE)、脂肪栓塞综合征、羊水栓塞、空气栓塞等。PTE为来自静脉系统或右心的血栓阻塞肺动脉或其分支所致疾病,以肺循环和呼吸功能障碍为其主要临床和病理生理特征。PTE为PE的最常见类型,占PE中的绝大多数,通常所称PE即指PTE。肺动脉发生栓塞后,若其支配区的肺组织因血流受阻或中断而发生坏死,称为肺梗死(PI)。引起PTE的血栓主要来源于深静脉血栓形成(DVT)。PTE常为DVT的并发症。PTE与DVT共属于静脉血栓栓塞症(VTE),为VTE的两种类别。

三、危险因素(略)

四、病理与病理生理(略)

五、临床征象

(一)症状

PTE的临床症状多种多样,不同病例常有不同的症状组合,但均缺乏特异性。各病例所表现症状的严重程度亦有很大差别,可以从无症状到血流动力学不稳定,甚至发生猝死。以下根据国内外对PTE症状学的描述性研究,列出各临床症状、体征及其出现的比率:

(1)呼吸困难及气促(80%～90%):是最常见

的症状,尤以活动后明显。

(2)胸痛:包括胸膜炎性胸痛(40%~70%)或心绞痛样疼痛(4%~12%)。

(3)晕厥(11%~20%),可为PTE的惟一或首发症状。

(4)烦躁不安、惊恐甚至濒死感(55%)。

(5)咯血(11%~30%),常为小量咯血,大咯血少见。

(6)咳嗽(20%~37%)。

(7)心悸(10%~18%)。需注意,临床上出现所谓"肺梗死三联征"(呼吸困难、胸痛及咯血)者不足30%。

(二)体征

1. 呼吸急促(70%),呼吸频率>20次/分,是最常见的体征。

2. 心动过速(30%~40%)。

3. 血压变化,严重时可出现血压下降甚至休克。

4. 发绀(11%~16%)。

5. 发热(43%),多为低热,少数患者可有中度以上的发热(7%)。

6. 颈静脉充盈或搏动(12%)。

7. 肺部可闻及哮鸣音(5%)和(或)细湿啰音(18%~51%),偶可闻及血管杂音。

8. 胸腔积液的相应体征(24%~30%)。

9. 肺动脉瓣区第二音亢进或分裂(23%),$P_2>A_2$,三尖瓣区收缩期杂音。

(三)深静脉血栓的症状与体征

注意PTE的相关症状和体征,并考虑PTE诊断的同时,要注意发现是否存在DVT,特别是下肢DVT。下肢DVT主要表现为患肢肿胀、周径增粗、疼痛或压痛、浅静脉扩张、皮肤色素沉着、行走后患肢易疲劳或肿胀加重。约半数或半数以上的下肢深静脉血栓患者无自觉临床症状和明显体征。

(四)动脉血气分析

常表现为低氧血症、低碳酸血症、肺泡-动脉血氧分压差[$P(A-a)O_2$]增大。部分患者的结果可以正常。

(五)心电图

大多数病例表现有非特异性的心电图异常。较为多见的表现包括$V_1\sim V_4$的T波改变和ST段异常;部分病例可出现SIQⅢTⅢ征(即Ⅰ导S波加深,IE导出现Q/q波及T波倒置);其他心电图改变包括完全或不完全右束支传导阻滞,肺型P波,电轴右偏,顺钟向转位等。心电图改变多在发病后即刻开始出现,以后随病程的发展演变而呈动态变化。观察到心电图的动态改变较之静态异常对于提示PTE具有更大意义。

(六)胸部X线平片

多有异常表现,但缺乏特异性。可表现为:区域性肺血管纹理变细、稀疏或消失,肺野透亮度增加;肺野局部浸润性阴影;尖端指向肺门的楔形阴影;肺不张或膨胀不全;右下肺动脉干增宽或伴截断征;肺动脉段膨隆及右心室扩大征;患侧横膈抬高;少至中量胸腔积液征等。仅凭X线胸片不能确诊或排除PTE,但在提供疑似PTE线索和除外其他疾病方面,X线胸片具有重要作用。

(七)超声心动图

超声心动图在提示诊断和除外其他心血管疾患方面有重要价值。对于严重的PTE病例,超声心动图检查可以发现右室壁局部运动幅度降低;右心室和(或)右心房扩大;室间隔左移和运动异常;近端肺动脉扩张;三尖瓣反流速度增快;下腔静脉扩张,吸气时不萎陷。这些征象说明肺动脉高压、右室高负荷和肺原性心脏病,提示或高度怀疑PTE,但尚不能作为PTE的确定诊断标准。超声心动图为划分次大面积PTE的依据。检查时应同时注意右心室壁的厚度,如果增厚,提示慢性肺原性心脏病,对于明确该病例存在慢性栓塞过程有重要意义。若在右房或右室发现血栓,同时患者临床表现符合PTE,可以作出诊断。超声检查偶可因发现肺动脉近端的血栓而确定诊断。

(八)血浆D-二聚体(D-dimer)

D-二聚体是交联纤维蛋白在纤溶系统作用下产生的可溶性降解产物,为一特异性的纤溶过程标记物。在血栓栓塞时因血栓纤维蛋白溶解使其血中浓度升高。D-二聚体对PTE诊断的敏感性达92%~100%,但其特异性较低,仅为40%~43%。手术、肿瘤、炎症、感染、组织坏死等情况均可使D-二聚体升高。在临床应用中,D-二聚体对急性PTE

有较大的排除诊断价值,若其含量低于 500μg/L,可基本除外急性 PTE。酶联免疫吸附法(ELISA)是较为可靠的检测方法,建议采用。

(九)核素肺通气/灌注扫描

核素肺通气/灌注扫描是 PTE 重要的诊断方法。典型征象是呈肺段分布的肺灌注缺损,并与通气显像不匹配。但是由于许多疾病可以同时影响患者的肺通气和血流状况,致使通气/灌注扫描在结果判定上较为复杂,需密切结合临床进行判读。一般可将扫描结果分为 3 类:①高度可能,其征象为至少一个或更多叶段的局部灌注缺损而该部位通气良好或 X 线胸片无异常;②正常或接近正常;③非诊断性异常,其征象介于高度可能与正常之间。

(十)螺旋 CT 和电子束 CT 造影

螺旋 CT 和电子束 CT 造影能够发现段以上肺动脉内的栓子,是 PTE 的确诊手段之一。PTE 的直接征象为肺动脉内的低密度充盈缺损,部分或完全包围在不透光的血流之间(轨道征),或者呈完全充盈缺损,远端血管不显影(敏感性为 53%~89%,特异性为 78%~100%)。间接征象包括:肺野楔形密度增高影;条带状的高密度区或盘状肺不张;中心肺动脉扩张及远端血管分支减少或消失等。CT 对亚段 PTE 的诊断价值有限。CT 扫描还可以同时显示肺及肺外的其他胸部疾患。电子束 CT 扫描速度更快,可在很大程度上避免因心跳和呼吸的影响而产生的伪影。

(十一)磁共振成像

磁共振成像(MRI)对段以上肺动脉内栓子诊断的敏感性和特异性均较高,避免了注射碘造影剂的缺点。与肺血管造影相比,患者更易于接受,适用于碘造影剂过敏的患者。MRI 具有潜在的识别新旧血栓的能力,有可能为将来确定溶栓方案提供依据。

(十二)肺动脉造影

肺动脉造影为 PTE 诊断的参比方法,其敏感性约为 98%,特异性为 95%~98%。PTE 的直接征象有肺血管内造影剂充盈缺损,伴或不伴轨道征的血流阻断;间接征象有肺动脉造影剂流动缓慢,局部低灌注,静脉回流延迟等。如缺乏 PTE 的直接征象,不能诊断 PTE。肺动脉造影是一种有创性检查,发生致命性或严重并发症的可能性分别为 0.1% 和 1.5%,应严格掌握其适应证。如果其他无创性检查手段能够确诊 PTE,而且临床上拟仅采取内科治疗时,则不必进行此项检查。

(十三)深静脉血栓的辅助检查

1. 超声技术 通过直接观察血栓、探头压迫观察或挤压远侧肢体试验和多普勒血流探测等技术,可以发现 95% 以上的近端下肢静脉内的血栓。静脉不能被压陷或静脉腔内无血流信号为 DVT 的特定征象和诊断依据。对腓静脉和无症状的下肢深静脉血栓,其检查阳性率较低。

2. MRI 对有症状的急性 DVT 诊断的敏感性和特异性可达 90%~100%。部分研究提示,MRI 可用于检测无症状的下肢 DVT。MRI 在检出盆腔和上肢深静脉血栓方面有优势,但对腓静脉血栓其敏感性不如静脉造影。

3. 肢体阻抗容积图(IPG) 可间接提示静脉血栓形成。对有症状的近端 DVT 具有很高的敏感性和特异性,对无症状的下肢静脉血栓敏感性低。

4. 放射性核素静脉造影 属无创性 DVT 检测方法,常与肺灌注扫描联合进行。另适用于对造影剂过敏者。

5. 静脉造影 是诊断 DVT 的"金标准",可显示静脉堵塞的部位、范围、程度及侧支循环和静脉功能状态,其诊断敏感性和特异性均接近 100%。

六、治疗

(一)急性 PTE 的治疗

1. 一般处理 对高度可疑或确诊 PTE 的患者,应进行严密监护,监测呼吸、心率、血压、静脉压、心电图及血气的变化,对大面积 PTE 可收入重症监护治疗病房(ICU)。为防止栓子再次脱落,要求绝对卧床,保持大便通畅,避免用力;对于有焦虑和惊恐症状的患者应给予安慰并可适当使用镇静剂;胸痛者可给予止痛剂;对于发热、咳嗽等症状可给予相应的对症治疗。

2. 呼吸循环支持治疗 对有低氧血症的患者,采用经鼻导管或面罩吸氧。当合并严重的呼吸衰竭时,可使用经鼻或面罩无创性机械通气或经气管插管行机械通气。应避免做气管切开,以免在抗凝或溶栓过程中局部大量出血。应用机械通气中需注意尽量减少正压通气对循环的不利影响。

3. 对于出现右心功能不全,心排血量下降,但血压尚正常的病例,可给予具有一定肺血管扩张作用和正性肌力作用的多巴酚丁胺和多巴胺;若出现血压下降,可增大剂量或使用其他血管加压药物,如间羟胺、肾上腺素等。对于液体负荷疗法需持审慎态度,因过大的液体负荷可能会加重右室扩张并进而影响心排出量,一般所予负荷量限于500ml之内。

4. 溶栓治疗 溶栓治疗可迅速溶解部分或全部血栓,恢复肺组织再灌注,减小肺动脉阻力,降低肺动脉压,改善右室功能,减少严重PTE患者的病死率和复发率。溶栓治疗主要适用于大面积PTE病例,即出现因栓塞所致休克和(或)低血压的病例;对于次大面积PTE,即血压正常,但超声心动图显示右室运动功能减退,或临床上出现右心功能不全表现的病例,若无禁忌证,可以进行溶栓;对于血压和右室运动均正常的病例不推荐进行溶栓。溶栓治疗宜高度个体化。溶栓的时间窗一般定为14天以内,但鉴于可能存在血栓的动态形成过程,对溶栓的时间窗不作严格规定。溶栓应尽可能在PTE确诊的前提下慎重进行。对有溶栓指征的病例宜尽早开始溶栓。

溶栓治疗的主要并发症为出血。用药前应充分评估出血的危险与后果,必要时应配血,做好输血准备。溶栓前宜留置外周静脉套管针,以方便溶栓中取血监测,避免反复穿刺血管。溶栓治疗的绝对禁忌证有:活动性内出血、近期自发性颅内出血。相对禁忌证有:2周内的大手术、分娩、器官活检或不能以压迫止血部位的血管穿刺,2个月内的缺血性卒中、10天内的胃肠道出血、15天内的严重创伤、1个月内的神经外科或眼科手术、难以控制的重度高血压(收缩压>180mmHg,舒张压>110mmHg)、近期曾接受心肺复苏、血小板计数<10万/mm^3、妊娠、细菌性心内膜炎、严重肝肾功能不全、糖尿病出血性视网膜病变、出血性疾病等。对于大面积PTE,因其对生命的威胁极大,上述绝对禁忌证亦应被视为相对禁忌证。

常用的溶栓药物有尿激酶(UK)、链激酶(SK)和重组组织型纤溶酶原激活剂(rt-PA)。三者溶栓效果相仿,临床上可根据条件选用。rt-PA可能对血栓有较快的溶解作用。目前尚未确定完全适用于国人的溶栓药物剂量。以下方案与剂量主要参照欧美的推荐方案,供参考使用。

(1)尿激酶负荷量4400IU/kg,静注10分钟,随后以2200IU/(kg·h)持续静滴12小时。另可考虑2小时溶栓方案:2万IU/kg持续静滴2小时。

(2)链激酶负荷量25万IU,静注30分钟,随后以每小时10万IU持续静滴24小时。链激酶具有抗原性,故用药前需肌注苯海拉明或地塞米松,以防止过敏反应。

(3)rt-PA 50~100mg持续静滴2小时。使用尿激酶、链激酶溶栓期间勿同用肝素。对以rt-PA溶栓时是否需停用肝素无特殊要求。

溶栓治疗结束后,应每24小时测定一次凝血酶原时间(PT)或活化部分凝血激酶时间(APTT),当其水平低于正常值的2倍,即应重新开始规范的肝素治疗。溶栓后应注意对临床及相关辅助检查情况进行动态观察,以评估溶栓疗效。

5. 抗凝治疗 为PTE和DVT的基本治疗方法,可以有效地防止血栓再形成和复发,同时,机体自身纤溶机制溶解已形成的血栓。目前临床上应用的抗凝药物主要有普通肝素(以下简称肝素)、低分子量肝素和华法林。一般认为,抗血小板药物的抗凝作用尚不能满足PTE或DVT的抗凝要求。临床疑诊PTE时,即可安排使用肝素或低分子量肝素进行有效的抗凝治疗。

应用肝素/低分子量肝素前,应测定基础APTT、PT及血常规(含血小板计数、血红蛋白),注意是否存在抗凝的禁忌证,如活动性出血、凝血功能障碍、血小板减少、未给予控制的严重高血压等。对于确诊的PTE病例,大部分禁忌证属于相对禁忌证。

肝素的推荐用法(供参考):予2000~5000IU或按80IU/kg静注,继之以18IU/(kg·h)持续静滴。在开始治疗后的最初24小时内每4~6小时测定APTT,根据APTT调整剂量,尽快使APTT达到并维持于正常值的1.5~2.5倍。达稳定治疗水平后,改每天上午测定1次APTT。使用肝素抗凝务求达到有效水平。若抗凝不充分,将严重影响疗效并可导致血栓复发率的显著增高。

肝素亦可用皮下注射方式给药。一般先予静注负荷量2000～5000IU,然后按250IU/kg剂量,每12小时皮下注射1次。调整注射剂量使注射后6～8小时的APTT达到治疗水平。肝素治疗前常用的监测指标是APTT。APTT为一种普通凝血状况的检查,并不是总能可靠地反映血浆肝素水平或抗栓活性。对这一情况需加注意。若有条件测定血浆肝素水平,使之维持在0.2～0.4IU/ml(鱼精蛋白硫酸盐测定法)或0.3～0.6IU/ml(酰胺分解测定法),可能为一种更好的调整。

肝素治疗的方法:各单位实验室亦可预先测定在本实验室中与血浆肝素的上述治疗水平相对应的APTT值,作为调整肝素剂量的依据。

因可能出现肝素诱发的血小板减少症(HIT),故在使用肝素的第3～5天必须复查血小板计数。若较长时间使用肝素,尚应在第7～10天和第14天复查。HIT很少于肝素治疗的2周后出现。若出现血小板迅速或持续降低达30%以上,或血小板计数<10万/mm³,应停用肝素。一般在停用肝素后10天内血小板开始逐渐恢复。需注意HIT可能会伴发PTE和DVT的进展或复发。当血栓复发的风险很大而又必须停用肝素时,可考虑放置下腔静脉滤器,但需警惕滤器处合并腔静脉血栓。

低分子量肝素(LMWH)的推荐用法:根据体重给药(anti-Xa IU/kg或mg/kg)。不同低分子量肝素的剂量不同),每日1～2次,皮下注射。对于大多数病例,按体重给药是有效的,不需监测APTT和调整剂量;但对过度肥胖者或妊娠妇女,宜监测血浆抗Xa因子活性,并据以调整剂量。

各种低分子量肝素的具体用法:

达肝素钠:200anti-Xa IU/kg皮下注射,每日1次。单次剂量不超过1.8万IU。

依诺肝素钠:1mg/kg皮下注射,每12小时1次,或1.5mg/kg皮下注射,每日1次,单次总量不超过180mg。

那屈肝素钙:86anti-Xa IU/kg皮下注射,每12小时1次,连用10天,或171anti-Xa IU/kg皮下注射,每日1次。单次总量不超过17100IU。

亭扎肝素钠:175anti-Xa IU/kg皮下注射,每日1次。

不同厂家制剂需参照其产品使用说明。

由于不需要监测和出血的发生率较低,低分子量肝素尚可用于在院外治疗PTE和DVT。低分子量肝素与普通肝素的抗凝作用相仿,但低分子量肝素引起出血和HIT的发生率低。除无需常规监测APTT外,在应用低分子量肝素的前5～7天内亦无需监测血小板数量。当疗程长于7天时,需开始每隔2～3天检查血小板计数。

低分子量肝素由肾脏清除,对于肾功能不全,特别是肌酐清除率低于30ml/分钟的病例须慎用。若应用,需减量并监测血浆抗Xa因子活性。建议肝素或低分子量肝素须至少应用5天,直到临床情况平稳。对大面积PTE或髂股静脉血栓,肝素约需用至10天或更长。

重组水蛭素和其他小分子血栓抑制剂:重组水蛭素较肝素抗凝作用更为有效。对合并有血小板减少的PTE和HIT的病例,可使用重组水蛭素和其他小分子血栓抑制剂抗凝。一般先给予重组水蛭素抗凝,直到血小板数升至10万/mm³时再给予华法林治疗。

华法林:在肝素和(或)低分子量肝素开始应用后的第1～3天内加用口服抗凝剂华法林,初始剂量为每日3.0～50mg。由于华法林需要数天方能发挥全部作用,因此,与肝素需至少重叠应用4～5天,当连续2天测定的国际标准化比率(INR)达到2.5(2.0～3.0)时,或PT延长至1.5～2.5倍时,即可停止使用肝素和(或)低分子量肝素,单独口服华法林治疗。应根据INR或PT调节华法林的剂量。在达到治疗水平前,应每日测定INR,其后2周每周监测2～3次,以后根据INR的稳定情况每周监测1次或更少。若行长期治疗,约每4周测定INR并调整华法林剂量1次。

抗凝治疗的持续时间因人而异。一般口服华法林的疗程至少为3～6个月。部分病例的危险因素短期可以消除,例如服用雌激素或临时制动,疗程可能为3个月即可;对于栓子来源不明的首发病例,需至少给予6个月的抗凝;对复发性VTE、合并肺心病或危险因素长期存在者,如癌症患者、抗心脂抗体综合征、抗凝血酶Ⅲ缺乏、易栓症等,抗凝治疗的时间应更为延长,达12个月或以上,甚至终生抗凝。

妊娠的前3个月和最后6周禁用华法林,可用肝素或低分子量肝素治疗。产后和哺乳期妇女可以服用华法林。育龄妇女服用华法林需注意避孕。

华法林的主要并发症是出血。INR高于3.0一般无助于提高疗效,但出血的机会增加。华法林所致出血可以用维生素K拮抗。华法林有可能引起血管性紫癜,导致皮肤坏死,多发生于治疗的前几周。

6. 肺动脉血栓摘除术　适用于经积极的保守治疗无效的紧急情况,要求医疗单位有施行手术的条件和经验。患者应符合以下标准:①大面积PTE,肺动脉主干或主要分支次全堵塞,不合并固定性肺动脉高压者(尽可能通过血管造影确诊);②有溶栓禁忌证者;③经溶栓和其他积极的内科治疗无效者。

7. 经静脉导管碎解和抽吸血栓　用导管碎解和抽吸肺动脉内巨大血栓或行球囊血管成形,同时还可进行局部小剂量溶栓。适应证有肺动脉主干或主要分支大面积PTE并存在以下情况者:有溶栓和抗凝治疗禁忌、经溶栓或积极的内科治疗无效、缺乏手术条件。

8. 静脉滤器　为防止下肢深静脉大块血栓再次脱落阻塞肺动脉,可于下腔静脉安装滤器。适用于下肢近端静脉血栓,而抗凝治疗禁忌或有出血并发症;经充分抗凝而仍反复发生PTE伴血流动力学变化的大面积PTE;近端大块血栓溶栓治疗前;伴有肺动脉高压的慢性反复性PTE;行肺动脉血栓切除术或肺动脉血栓内膜剥脱术的病例。对于上肢DVT病例还可应用上腔静脉滤器。置入滤器后,如无禁忌证,宜长期口服华法林抗凝,定期复查有无滤器上血栓形成。

(二)慢性栓塞性肺动脉高压的治疗

1. 严重的慢性栓塞性肺动脉高压病例,若阻塞部位处于手术可及的肺动脉近端,可考虑行肺动脉血栓内膜剥脱术。

2. 介入治疗　球囊扩张肺动脉成形术。已有报道,但经验尚少。

3. 口服华法林可以防止肺动脉血栓再形成和抑制肺动脉高压进一步发展。使用方法为:每日3.0~5.0mg,根据INR调整剂量,保持INR为2.0~3.0。

4. 存在反复下肢深静脉血栓脱落者,可放置下腔静脉滤器。

5. 使用血管扩张剂降低肺动脉压力,治疗心力衰竭。

(三)预防

对存在发生DVT-PTE危险因素的病例,宜根据临床情况采用相应预防措施。采用的主要方法:机械预防措施,包括加压弹力袜、间歇序贯充气泵和下腔静脉滤器;药物预防措施,包括小剂量肝素皮下注射、低分子量肝素和华法林。对重点高危人群,包括普通外科、妇产科、泌尿外科、骨科(人工股骨头置换术、人工膝关节置换术、髋部骨折等)、神经外科、创伤、急性脊髓损伤、急性心肌梗死、缺血性卒中、肿瘤、长期卧床、严重肺部疾病(慢性阻塞性肺疾病、肺间质疾病、原发性肺动脉高压等)的患者,根据病情轻重、年龄、是否复合其他危险因素等,来评估发生DVT-PTE的危险,制定相应的预防方案。建议各医院制订对上述病例的DVT-PTE预防常规并切实付诸实施。

第五节　呼吸窘迫综合征用药

一、激素类

氢化可的松注射液

每日400~600mg(宜选用氢化可的松琥珀酸钠)溶于10%葡萄糖液中静脉滴注,可连用3~5天,病情好转后减量、停用。其他详见"激素"章节。

地塞米松磷酸钠注射液

早期、适量、短程应用。可按病情轻重程度给予地塞米松,每日10~60mg,分次给药,待病情好转后即减量,大剂量应用一般不超过3~5天,重症者为预防阻塞性细支气管炎,可酌情延长小剂量应用的时间。其他详见"激素"章节。

注射用甲泼尼龙琥珀酸钠

每日 160～280mg,分 2～3 次给予。其他详见"激素"章节。

【编者语】糖皮质激素是一种免疫调节剂,在体外实验中被证明可以降低一些炎性因子(TNF-α、IL-1、IL-6、IL-8、PLA2)的表达。在动物实验中被发现能将动物循环中的上述炎性因子的浓度降低。但不少临床实验中却发现应用糖皮质激素后并不能降低患者的死亡率,同时又有继发感染的顾虑。但有些文献资料显示,机体感染后产生的内源性糖皮质激素具有调节炎性介质的作用。感染性休克时,过量的细胞因子和炎性介质将激活 AP-1、NF-KB 等转录因子,并与糖皮质激素受体结合,从而影响内源性糖皮质激素与之结合,丧失对免疫系统的调节作用,产生"starvation in plenty"现象。而在一些因感染性休克死亡的病例中发现其血液中糖皮质激素的含量并不低。在使用足量的外源性糖皮质激素后,会抑制炎性因子的表达,恢复糖皮质激素受体的功能。Meduri 对 ARDS 患者连续 32 天使用足量的甲基强的松龙治疗,提示有可能降低患者的死亡率,并指出应在肺纤维化形成前即大剂量使用糖皮质激素才能阻断 ARDS 的进展,而当肺纤维化晚期再使用则效果不明显。

前列地尔 Alprostadil(PGE$_1$),Prostaglandin E$_1$,Caverject

【商品名】前列腺素 E$_1$,凯威捷,凯时。

【成分】主要成分为前列腺素 E$_1$。

【性状】白色乳状液体。

【药理毒理】本品是以脂微球为药物载体的静脉注射用前列地尔(前列腺素 E$_1$)制剂,由于脂微球的包裹,前列地尔(前列腺素 E$_1$)不易失活,且具有易于分布到受损血管部位的靶向特性,从而发挥本品扩张血管、抑制血小板聚集的作用。此外,还具有稳定肝细胞膜、改善肝功能和调节免疫作用,通过抑制巨噬细胞分泌炎性介质、诱导巨噬细胞本身分泌 PGE$_1$,引起链级反应,调节免疫反应。本品选择性扩张可通气区域肺血管床,改善肺微循环;扩张肺血管和降低肺动脉压;抑制肺内血小板聚集、中性粒细胞迁徙和黏附;减少氧自由基产生和蛋白水解酶的释放,降低血栓素 A$_2$(TXA$_2$)合成,从而降低肺血管的通透性和减轻肺间质水肿,提高心输血量,改善氧合,促进损伤肺的修复。基础研究表明,PGE$_1$ 能抑制 IL-B$_4$/氧自由基和细胞毒性酶的分泌。但 PGE$_1$ 的临床效果还有争论。

毒理作用:静脉内给予小鼠、大鼠和犬至可能承受的最大容量 50ml/kg[相当于前列地尔 250μg/kg],未见动物死亡,也未见严重的急性毒性。本品无过敏性、致畸性及血管刺激性。

【药代动力学】以[3H]标记的本品静脉给予大鼠 5 分钟后,组织内前列地尔含量最高,以后缓慢下降至消失。主要分布在肾、肝和肺组织中,在中枢神经系统、眼球和睾丸内含量最低。本品主要与血浆蛋白结合,在血中代谢较快,其代谢产物(13,14-二氢-15-酮-PGE$_1$)主要通过肾脏排泄,给药后 24 小时内尿中排泄大约 90%,其余经粪便排泄。

【适应证】(1)治疗慢性动脉闭塞症(血栓闭塞性脉管炎、闭塞性动脉硬化症)引起的四肢溃疡及微小血管循环障碍引起的四肢静息疼痛,改善心脑血管微循环障碍。

(2)脏器移植术后抗栓治疗,用以抑制移植血管内的血栓形成。

(3)动脉导管依赖性先天性心脏病,用以缓解低氧血症,保持导管血流以等待时机手术治疗。

(4)用于慢性肝炎的辅助治疗。

【用法用量】静脉注射:成人,5～10μg 加入 10ml 生理盐水(或 5% 的葡萄糖)或直接入小壶,每日 1 次,缓慢注射。

【不良反应】(1)休克:偶见休克,注意观察,发现异常现象时,立刻停药,采取适当的措施。

(2)注射部位:有时出现血管疼、血管炎、发红,偶见发硬、瘙痒等。

(3)循环系统:有时出现加重心衰、肺水肿、胸部发紧感和血压下降等症状,一旦出现立即停药。另外,偶见脸面潮红、心悸。

(4)消化系统:有时出现腹泻、腹胀、不愉快感,偶见腹痛、食欲不振、呕吐、便秘和转氨酶升高等。

(5)精神和神经系统:有时头晕、头痛、发热和疲劳感,偶见发麻。

(6)血液系统:偶见嗜酸粒细胞增多,白细胞减少。

(7)其他：偶见视力下降、口腔肿胀感、脱发、四肢疼痛、浮肿和荨麻疹。

【禁忌证】(1)严重心衰(心功能不全)患者。

(2)既往对本制剂有过敏史的患者。

【注意事项】(1)下述患者慎用本品：①间质性肺炎患者，有报告可使病情恶化；②青光眼或眼压亢进的患者，有报告可使眼压增高；③既往有胃溃疡合并症的患者，有报告可使胃出血。

(2)用于治疗慢性动脉闭塞症、微小血管循环障碍的患者，由于本品的治疗是对症治疗，停止给药后，有再复发的可能性。

(3)给药时注意：①出现副作用时，应采取变更给药速度、停止给药等适当措施；②本制剂不能与输液以外的药品混合使用，避免与血浆增溶剂(右旋糖酐、明胶制剂等)混合；③本制剂与输液混合后在2小时内使用，残液不能再使用；④不能使用冻结的药品；⑤打开安瓿时，先用酒精棉擦净后，把安瓿上的标记点朝上，向下掰；⑥本品要通过医生的处方和遵医嘱使用。

【孕妇及哺乳期妇女用药】妊娠或可能妊娠的妇女禁用。

【药物相互作用】避免与血浆增容剂(右旋糖苷、明胶制剂等)混合。

【规格】粉针剂：$5\mu g/1ml$；$10\mu g/2ml$。

【贮藏】遮光，0～5℃保存，避免冻结。

【包装】10支/盒，无色安瓿。

【有效期】12个月。

猪肺磷脂注射液　Poractant Alfa Injection

【商品名】固尔苏。

【成分】猪肺磷脂是一种天然提取物，磷脂占干重的90%，大部分为磷脂酰胆碱(PC)，具有表面活性的PC为二棕榈酸磷脂酰胆碱，其余的磷脂还包括磷脂酰乙醇胺、磷脂酰丝氨酸、磷脂酰肌醇和鞘磷脂。此外，还有SP-B和SP-C两种表面活性物质(PS)特异性蛋白质。

【性状】本品为白色或乳白色混悬液。

【药理毒理】本品是由猪肺的肺泡表面来源制备的一种天然表面活性物质，主要含有磷脂，特别是磷脂酰胆碱(大约占总磷脂的70%)及1%～2%的表面活性物质特异疏水性低分子量蛋白SP-B和SP-C。肺表面活性物质是一种混合物，以磷脂和特异性蛋白为主组成，内衬于肺泡表面并降低肺泡表面张力。这一作用使得肺泡在呼气末保持扩张而不致塌陷，并且在整个呼吸周期维持充分气体交换。无论何种原因所致肺表面活性物质缺乏，都可以造成严重呼吸衰竭，被称为呼吸窘迫综合征(RDS)或肺透明膜病(HMD)。早产婴儿出生后第一天的发病及死亡原因主要是呼吸窘迫综合征，而且可以带来长期的呼吸和神经系统的后遗症。本品的开发应用，系将外源性肺表面活性物质制剂送入下部气道，来替代内源性缺乏的肺表面活性物质。本品的表面活性特性使其在肺内得以均匀分布，并且在肺泡的气液界面展开。本品对于表面活性物质缺乏的生理学和治疗上的效果已经在各种动物实验中得到充分记录证实。在经剖腹产取出后处死的早产胎兔上，气道内滴入本品可以使肺膨胀程度显著改善。在经100%氧做机械通气的早产胎兔，与对照动物相比，气道插管内滴入本品可以观察到极其显著的肺潮气量及肺-胸腔顺应性的增加。对早产胎兔维持标化潮气量在10ml/kg的机械通气并给予本品治疗，可以使肺-胸腔系统顺应性改善达到接近成熟胎兔的水平。大规模国际临床试验验证了本品对于呼吸窘迫综合征患儿的治疗效果。早产新生婴儿在给予单剂量(2.5ml/kg，相当于200mg/kg的磷脂)本品治疗后，显示快速和极其显著的改善氧合作用：吸入氧浓度(FiO_2)减少，PaO_2/FiO_2及a/APO_2比例的提高，同时亦可不必反复给药。本品减少了呼吸窘迫综合征的病死率和主要肺部并发症的发生。根据临床情况，给予1～2次重复剂量，每次100ml/kg可以进一步减少病死率及呼吸道疾病发生率。

对不同种属的动物经腹腔内和气管内给药，研究急性毒性，未发现有肺部或全身中毒的体征，也无死亡发生。对犬、兔和大鼠进行的亚急性(14天)气管内毒性研究显示，既无与治疗有关的临床作用或血液学变化，也无大体改变。而且，大鼠经腹腔内给药(4周)无任何直接毒性的证据。豚鼠经肠道外途径给药既不引发主动过敏反应，被动皮肤过敏试验也不刺激抗体产生。气管内给药未观察到过敏反应。而且，也无皮肤致敏可能性的证据(Magnusson试验和Kligman试验)。本品无任何致突变和致畸活性。

【药代动力学】气管内给药后,本品主要存留在肺内,用^{14}C标记的二棕榈酰磷脂酰胆碱测定其在新生兔体内的半衰期为67小时。给药后48小时,在血浆和肺以外的器官中仅有微量的表面活性磷脂。

【适应证】预防治疗早产婴儿呼吸窘迫综合征(RDS)。

【用法用量】(1)抢救治疗:推荐剂量为每次100～200mg/kg(1.25～2.5ml/kg)。如果婴儿还需要辅助通气和补充氧气,则可以每隔12小时再追加100mg/kg(最大总剂量:300～400mg/kg)。建议一经诊断为RDS,尽快开始治疗。

(2)预防:出生后(15分钟内)尽早每次给药100～200mg/kg。第1次给药后6～12小时可以再给100mg/kg,如果发生了RDS需要机械通气,就隔12小时给药(最大总剂量:300～400mg/kg)。

【不良反应】肺出血罕见,但有时是早产儿致命的并发症,发育越不成熟的早产儿发病率越高。无任何证据表明使用本品能增加该事件的危险性。没有其他不良反应报告。

【禁忌证】目前尚未发现特殊禁忌证。

【注意事项】本品使用前须先加温到37℃,并上下转动药瓶以使药液混合均匀。将一次剂量(100～200mg/kg)药液沿气管插管直接滴注入下部气管。给药后行1分钟手工通气,给氧浓度须与给药前机械通气时的氧浓度一致。注入给药后也可立即行机械通气,使本品在肺内分布。给药后将患儿联入机械通气机时的起始设置须与给药前相一致,然后根据患儿临床状态和血气分析及时调节呼吸机设置。由于给药后血氧分压PaO_2和血氧饱和度可以迅速提高,有必要密切观察动脉血气的变化。为防止高氧的危险,有必要连续监测经皮氧分压和氧饱和度。本品只可在医院内由对早产婴儿医护和复苏训练有素、经验丰富的临床医师使用。病房内应有对婴儿机械通气及监测的设施。

【孕妇及哺乳期妇女用药】无相关资料。

【药物相互作用】无相关资料。

【规格】注射剂:0.12g/1.5ml;0.24g/3ml。

【贮藏】避光,贮存于2～8℃。首次抽吸后残余药液不要再次使用。复温后的药瓶不要重新放回冰箱。

【包装】1瓶/盒。

【有效期】有效期18个月。

二、其他药物

艾布芬 Ibuprofen

本品是一种还氧化酶抑制剂,在动物实验中被证明能降低花生四烯酸的代谢水平,减少其代谢产物(主要是TXA_2、PGI_2和PGE_2)的含量。但治疗效果不能肯定。血栓素的拮抗剂Ketoconazol的应用也正在实验研究中。

TNF-α单克隆抗体 TNF-Mab

在动物实验中,本品被证明能对受内毒素攻击的动物起到保护作用,降低动物的死亡率。Abraham将其应用于临床,发现其能降低实验后3天内的死亡率,但整个实验过程(32天)的患者死亡率却与对照组并无显著差异。同样,另外一些新开发出来的单克隆抗体也未取得预期的疗效。

己酮可可碱 Pentoxifylline

一种黄嘌呤的衍生物,可以减少氧自由基的释放,抑制血小板黏附,减弱吞噬作用和机体对血小板活性因子的反应,甚至在动物实验中还能减少感染动物的TNF的释放。

氧自由基清除剂

正常情况下,肺血管内皮细胞能通过其本身的防御机制(如分泌SOD、过氧化氢酶等)消除炎性细胞分泌的氧自由基(H_2O_2、OH^-等)。但肺血管床被大量破坏后,这些氧自由基则成为强烈的细胞毒性物质。所以,人们正在研究一些能有效清楚这些氧自由基或能增强SOD、过氧化氢酶的药物。

血小板衍化因子抑制剂

Suyder认为,血小板衍化因子在ARDS的体液机制中具有重要作用,从理论上说,它的抑制剂能影响本病的治疗。但这方面资料尚待收集。

静脉麻醉药

静脉麻醉药在ARDS的治疗中目前仅作为一

种镇静剂。但基础实验的结果表明，一些静脉麻醉药有抑制白细胞功能的作用。Nishina 的细胞实验结果显示，Midazolam、Thiopental 和 Ketamine 均能抑制培养液中的白细胞分泌 ROS 物质，并减弱其趋化作用。Mikawa 发现 Propofol 也有这样的作用，且这种作用与白细胞膜上的 Ca^{2+} 通道有关。Nadar-Djalal 制作了麻醉误吸引起的 ALI 动物模型，证明 Ketamine 能减轻受胃酸侵蚀的肺的进一步炎症反应。这些实验结果提示，静脉麻醉药在 ARDS 的治疗中有可能起到更加重要的作用。但这方面系统的研究工作尚未开展。

（纪　霞　曲永明）

第六节　中枢兴奋药

中枢兴奋药(central stimulants)是能提高中枢神经系统机能活动的一类药物。根据其主要用部位可分为 3 类：①主要兴奋大脑皮层的药物，如咖啡因等；②主要兴奋延脑呼吸中枢的药物，又称为呼吸兴奋药，如尼可刹米等；③主要兴奋脊髓的药物，如士的宁等。这种分类是相对的。随着剂量的增加，其中枢作用部位也随之扩大，过量均可引起中枢各部位广泛兴奋而导致惊厥。脊髓兴奋药因毒性较大，无临床应用价值，故本章节不作介绍。

中枢兴奋药主要用于对抗中枢抑制药中毒或某些传染病引起的中枢性呼吸衰竭。它们的选择性一般都不高，安全范围小，兴奋呼吸中枢的剂量与致惊厥剂量之间的距离小。对深度中枢抑制的患者，大多数中枢兴奋药在不产生惊厥的剂量时往往无效；而且它们的作用时间都很短，需要反复用药才能长时间维持患者呼吸，因而很难避免惊厥的发生。所以除严格掌握剂量外，这类药物的应用宜限于短时就能纠正的呼吸衰竭患者。临床主要采用人工呼吸机维持呼吸，因为它远比呼吸兴奋药有效而且安全可靠。

一、大脑皮层兴奋药

咖啡因　Caffeine

【商品名】咖啡因，咖啡碱。

【性状】本品为白色或带极微黄绿色、有丝光的针状结晶；无臭，味苦；有风化性。在热水或氮仿中易溶，在水、乙醇或丙酮中略溶，在乙醚中极微溶解。

【药理毒理】咖啡因对大脑皮层有兴奋作用，人服用小剂量(0.05～0.20g)即可使睡意消失，疲劳减轻，精神振奋，思维敏捷，工作效率提高，因此，咖啡和茶叶早就成为世界性的兴奋性饮料成分。动物实验表明，咖啡因可引起觉醒型脑电波，损伤其间脑与中脑后，此作用仍存在，这提示作用部位在大脑皮层。较大剂量时则要直接兴奋延脑呼吸中枢和血管运动中枢，使呼吸加深加快，血压升高；在呼吸中枢受抑制时，尤为明显。本品口服后容易吸收。主要用于：①解救因急性感染中毒、催眠药、麻醉药、镇痛药中毒引起的呼吸、循环衰竭；②与溴化物合用，使大脑皮层的兴奋、抑制过程恢复平衡，用于神经官能症；③与乙酰水杨酸制成复方制剂用于一般性头痛；与麦角胺合用治疗偏头痛。此外，咖啡因还可舒张支气管平滑肌、利尿及刺激胃酸分泌。

【适应证】主要用于中枢性呼吸及循环功能不全，使病人保持清醒；作为小儿多动症注意力不集中的综合治疗药物；兴奋呼吸，防治未成熟初生儿呼吸暂停或阵发性呼吸困难。与麦角胺合用治疗偏头痛，与阿司匹林、对乙酰氨基酚制成复方制剂用于一般头痛等。

【用法用量】(1)解救中枢抑制肌注或皮下注射安钠咖注射液。常用量：皮下或肌内注射，每次 1.2ml，每日 2～4ml。极量：皮下或肌内注射，每次 3ml，每日 12ml。

(2)调节大脑皮层活动口服咖溴合剂，每次 10～15ml，每日 3 次，饭后服用。

【不良反应】(1)含咖啡因的饮料偶而服用过多，可引起恶心、头痛或失眠。长期习惯性地过多服用,可出现头痛、紧张、激动和焦虑。

(2)成人致死量一般为10g,其时血药浓度为60~160μg/ml,尿内出现管形或红细胞,有死于肝昏迷的报道。

(3)心血管系统:有报告妇女每天喝6杯或更多的咖啡,发生心肌梗死的危险性高2.5倍。咖啡因可致房室结的有效不应期缩短,从而引起各种快速性心律失常及早搏。

(4)神经系统:咖啡因可引起不安、失眠、神经过敏及震颤;大剂量也可产生类似焦虑性神经官能症状,如易激动、失眠、心悸、潮红及头痛等。

(5)消化系统:大剂量咖啡因可引起恶心及呕吐。咖啡因是胃酸分泌的强刺激剂,可使十二指肠溃疡加重。

(6)内分泌、代谢:咖啡或等量的咖啡因肌注,使血中游离脂肪酸增多、血糖升高及儿茶酚胺升高。

(7)皮肤:有报告发生荨麻疹者。

【禁忌证】(1)胃溃疡患者禁用。

(2)心肌易受激惹的患者,咖啡因可致心律失常,应限制应用。

(3)婴儿应用咖啡因治疗时,易发生胃食管反流。

【孕妇及哺乳期妇女用药】少数人服用后可出现耐受。动物实验表明,本品可引起仔鼠先天性缺损,骨骼发育迟缓。因此,孕妇慎服。

【药物相互作用】(1)异烟肼和甲丙氨酯能促使咖啡因增效,提高后者脑组织内浓度达55%,肝和肾内浓度则有所下降。

(2)口服避孕药有可能减慢咖啡因的清除率。咖啡因可改变精神抑制药的血中浓度。

【规格】1ml:安钠咖(苯甲酸钠咖啡因)注射液每支含无水咖啡因0.12g与苯甲酸钠0.13g;2ml:含无水咖啡因0.24g与苯甲酸钠0.26g。

咖溴合剂(巴氏合剂):200ml中含安钠咖0.05~2g及溴化钠(或溴化钾)1.0~10g。二药的分配比与用量视病情而定,用于抑郁型者咖啡因含量较多,兴奋型者溴化物含量较大。

甲氯芬酯 Meclofenoxate

【商品名】氯酯醒,遗尿丁,Centrofenoxate。

【成分】本品主要成分为盐酸甲氯芬酯。

【性状】常用其盐酸盐,为白色结晶性粉末;略有特异臭,味酸苦。在水中极易溶解,在乙醚中易溶,在氯仿中溶解。

【药理毒理】本品能促进脑细胞的氧化还原代谢,增加对糖类的利用,并能调节细胞代谢。对中枢抑制的患者有兴奋作用。用于外伤性昏迷、脑动脉硬化及中毒所致意识障碍、儿童精神迟钝、新生儿缺氧症、儿童遗尿症、意识障碍、老年性精神病、酒精中毒及某些中枢和周围神经症状。作用出现缓慢,需反复用药。尚未发现不良发应。

【用法用量】(1)口服,成人每次0.1~0.3g,每日3次。儿童每次0.1g,每日3次。

(2)肌注或静滴,成人每次0.25g,每日1~3次。溶于5%葡萄糖溶液250~500ml中供静滴用。新生儿可注入脐静脉。小儿每次0.06~0.1g,每日2次。

【注意事项】(1)高血压患者慎用。精神过度兴奋、锥体外系症状患者及对本品过敏者禁用。

(2)本品易水解,配成溶液后应立即使用。

【不良反应】偶有过度兴奋、激动、失眠、疲劳无力、胃部不适、头痛,停药后可恢复。

【制剂】胶囊剂:每胶囊0.1g。注射用盐酸甲氯芬酯:每支0.25g。

吡拉西坦 Piracetam

【商品名】吡乙酰胺,脑复康。

【成分】本品主要成分为吡拉西坦。化学名为2-氧化-1-吡咯烷基乙酰胺。

【性状】本品内容物为白色或类白色结晶性粉末。

【药理毒理】本品是一种γ-氨基丁酸的环形衍生物。动物实验提示,吡拉西坦可预防或保护动物因缺氧而导致的逆行性健忘。另外,吡拉西坦也能明显拮抗巴比妥盐对中枢的抑制作用,这提示其可能增加细胞内ATP和细胞膜的兴奋性,提高脑组织对葡萄糖的利用率,保护脑缺氧所致的脑损伤,促进正处于发育的儿童大脑及智力的发展,还可用于脑外伤后遗症、慢性酒精中毒、老年人脑机能不全综合征、脑血管意外及儿童的行为障碍,能促进神经外科手术后昏迷患者的苏醒(如脑肿瘤、脑血管瘤、颅脑损伤、脑出血性昏迷)。

【药代动力学】据文献报道,吡拉西坦进入体内后,半衰期为 5~6 小时,血浆蛋白结合率为 30%,分布于机体的大部分组织和器官,并可透过血-脑屏障到达脑组织和脑脊液中,大脑皮层和嗅球的浓度较脑干中浓度更高,易通过胎盘屏障。吡拉西坦在体内基本不发生降解或生物转化,主要以原形从尿中排出,只有极少量(2%)从粪便中排出。

【适应证】适用于急、慢性脑血管病、脑外伤、各种中毒性脑病等多种原因所致的记忆减退及轻、中度脑功能障碍。也用于儿童智能发育迟缓。

【用法用量】口服:成人,每次 0.8g,每日 3 次;儿童,每次 0.4g,每日 3 次。2~4 周为 1 疗程,或遵医嘱。静脉滴注:每次 4~8g,每日 1 次,用 5% 或 10% 葡萄糖注射液或氯化钠注射液稀释至 250ml 后使用,或遵医嘱。

【不良反应】(1) 中枢神经系统不良反应包括神经质、兴奋、易激惹、活动过多、头晕、头痛、睡眠障碍(失眠、嗜睡)和抑郁,但症状轻微,且与使用剂量大小无关。停药后以上症状消失。

(2) 消化道不良反应常见有恶心、腹部不适、纳差、腹胀、腹痛、体重增加、腹泻等,症状的轻重与用药剂量直接相关。

(3) 偶见轻度肝功能损害,表现为轻度转氨酶升高,但与药物剂量无关。

(4) 偶见皮疹。

【禁忌证】(1) 锥体外系疾病、Huntington 舞蹈症者禁用,以免加重症状。

(2) 重度肝、肾功能障碍的病人禁用。轻、中度肝肾功能障碍者慎用,并适当减少剂量。

【孕妇及哺乳期妇女用药】本品易通过胎盘屏障,故孕妇禁用。哺乳期妇女用药尚不明确,不推荐哺乳期妇女使用本品。

【儿童用药】新生儿禁用。

【老年患者用药】老年患者可能会出现生理功能下降,因此应慎用;如需使用,应注意酌情选择合适的剂量。

【药物相互作用】本品与华法林联合应用时,可延长凝血酶原时间,诱导血小板聚集的抑制。在接受抗凝治疗的患者中,同时应用本品应特别注意凝血时间,防止出血危险,并调整抗凝治疗药物的剂量和用法。

本品无特殊解救药,一旦过量,应按照药物过量治疗的一般原则进行处理,并给予对症支持治疗。

【制剂】口服液:0.4g/瓶(儿童型);0.8g/瓶(成人型)。

【贮藏】遮光,密闭保存。

【有效期】24 个月。

哌醋甲酯 Methylphenidate

【商品名】利他林,Ritalin。

【药理毒理】化学结构与具有中枢兴奋作用的感胺-苯丙胺相似,作用性质也相似,但交感作用很弱,中枢兴奋作用较温和,能改善精神活动,解除轻度抑制及疲乏感。大剂量也能引起惊厥。临床用于轻度抑郁及小儿遗尿症,因为它可兴奋大脑皮层使之易被尿意唤醒。此外,它对儿童多动综合征有效,该病是由于脑干网状结构上行激活系统内去甲肾上腺素、多巴胺、5-羟色胺等递质中某一种缺乏所致,它能促进该类递质的释放。

【用法用量】成人,静脉注射,每次 10mg,每日 2~3 次。6 岁以上儿童,开始 5mg,每日 1~2 次。以后视病情逐渐递增,每日量不超过 60mg。

【不良反应】本品在治疗量时不良反应较少,偶有失眠、心悸、焦虑、厌食、口干。大剂量时可使血压升高而致眩晕、头痛等。久用可产生耐受性,并可抑制儿童生长发育。

【注意事项】儿童长期应用可因剂量过大而产生食欲减退、失眠。偶见腹痛、心动过速及过敏。6 岁以下儿童不宜使用。癫痫、高血压患者及孕妇慎用。严重焦虑、紧张、癫痫、青光眼病人忌用。

【规格】片剂:10mg×20 片。注射剂:每支 20mg(1ml)。

二、延脑呼吸中枢兴奋药

尼可刹米 Nikethamidum

【商品名】可拉明,二乙烟酰胺,Coramine。

【性状】为无色或淡黄色的澄明油状液体;放置冷处,即成结晶;微有特异的香气,味微苦,随后有轻微的温暖感觉;有引湿性,能与水任意混合,易溶于乙醇、氯仿。25% 水溶液 pH6.5~7.8。遇碱性液易水解,pH 为 7 时,水解速度最小,5.94% 的溶液为等渗。

【药理毒理】本品为延髓兴奋药。对呼吸中枢有直接兴奋作用,使呼吸加快、加深,其作用迅速、温和,安全范围较大,对大脑皮层、血管运动中枢等也有较弱的兴奋作用。用于各种原因引起的呼吸抑制,对抗吗啡中毒效果较好;亦可对抗中枢神经性循环障碍如外伤或手术所致的休克、急性传染病的心衰及虚脱等;也可用于新生儿窒息、早产儿呼吸困难及各种慢性心脏疾患、呼吸困难等。

【药代动力学】吸收好,起效快,作用时间短暂,一次静脉注射只能维持作用 5~10 分钟,进入体内后迅速分布至全身,体内代谢为烟酰胺,然后再被甲基化为 N-甲基烟酰胺经尿排出。

【用法用量】口服:每次 0.25~0.5g,每日 0.5~1g。皮下、肌注、静注或静滴:每次 0.25~0.5g,必要时 1~2 小时重复用药。极量,每次 1.25g,小儿 6 个月以下每次 0.075g,1 岁以上每次 0.125g,4~7 岁每次 0.175g。药物作用时间短暂,应视病情间隔给药。

【不良反应】常见面部刺激症、烦躁不安、抽搐、恶心、呕吐等。大剂量时可出现血压升高、心悸、出汗、面部潮红、呕吐、震颤、心律失常、惊厥甚至昏迷。

【禁忌证】抽搐及惊厥患者禁用。

【孕妇及哺乳期妇女用药】尚不明确。

【药物相互作用】与其他中枢兴奋药合用,有协同作用,可引起惊厥。

【药物过量】可引起中毒症状:兴奋不安、精神错乱、恶心、呕吐、头痛、出汗、抽搐、呼吸急促,同时可出现血压升高、心悸、心律失常、呼吸麻痹而死亡。处理:①出现惊厥时,可注射苯二氮䓬类或小剂量硫喷妥钠或苯巴比妥钠等控制。②静脉滴注 10% 葡萄糖注射液,促进排泄。③给予对症治疗和支持疗法。

【制剂】溶液剂:25% 水溶液。注射剂:每支 1.5ml:0.375g;2ml:0.5g。

【贮藏】遮光,密闭保存。

洛贝林 Lobeline

【商品名】山梗菜碱,祛痰菜碱。

【性状】本品为无色或几乎无色的澄明液体。

【药理作用】兴奋颈动脉体化学感受器而反射性兴奋呼吸中枢,但对呼吸中枢并无直接兴奋作用。对迷走神经中枢和血管运动中枢也同时有反射性的兴奋作用,对自主神经节先兴奋而后阻断。可用于新生儿窒息、一氧化碳引起的窒息、吸入麻醉剂及其他中枢抑制药(如阿片、巴比妥类)的中毒及肺炎、白喉等传染病引起的呼吸衰竭。

【用法用量】皮下注射或肌肉注射常用量,成人每次 3~10mg;极量,每次 20mg,每日 50mg;儿童常用量每次 1~3mg。静脉注射常用量:成人每次 3mg;极量,每次 6mg,每日 20mg;儿童常用量每次 0.3~3mg。必要时每 30 分钟重复 1 次。新生儿窒息可注入脐静脉 3mg。静脉注射须缓慢。

【不良反应】可有恶心、呕吐、呛咳、头痛、心悸等;大剂量可引起心动过速、传导阻滞、呼吸抑制,甚至惊厥。

【孕妇及哺乳期妇女用药】尚不明确。

【儿童用药】可用于婴幼儿、新生儿。

【药物相互作用】尚不明确。

【规格】注射液:每支 3mg(1ml);10mg(1ml)。

吗乙苯比酮

【商品名】多沙普仑,佳苏仑,Doxapram。

【性状】多用其盐酸盐,为白色或类白色晶性粉末,无臭。在水、氯仿或乙醇中略溶,在乙醚中不溶。

【药理作用】直接兴奋呼吸中枢及通过颈动脉化学感受器兴奋呼吸中枢,并可增加心输出量。静注后立即生效,持续 5~12 分钟。用于解救麻醉药、中枢抑制药引起的中枢抑制。经肾排泄。

【用法用量】对麻醉药引起的或其他药物引起的中枢抑制:静脉注射或稀释(用 5% 葡萄糖注射液稀释至 1mg/ml)后静脉滴注,1mg/kg,每小时用量不宜超过 300mg。

【不良反应】(1)可引起头痛、无力、呼吸困难、心律失常、恶心、呕吐、腹泻及尿潴留等。

(2)癫痫、惊厥、肺部疾患患者禁用,颅内高压、重度高血压、冠心病、孕妇及 12 岁以下儿童慎用。

(3)禁与碱性药合用;慎与拟交感胺、单胺氧化酶抑制剂(MAOI)合用。

【制剂】注射液:每支 20mg(1ml);100mg(5ml)。

二甲弗林　Dimenlini Hydrochloridum

【商品名】回苏灵。

【性状】本品为白色结晶性粉末；无臭，味苦。溶于水和乙醇，不溶于氯仿和乙醚。

【药理作用】本品为中枢神经兴奋药，对呼吸中枢有较强的兴奋作用。其作用比尼可刹米、戊四氮、美解眠和山梗菜碱为强，具有作用快、疗效明显的特点。适用于各种原因引起的中枢性呼吸衰竭及由麻醉药、安眠药所致的呼吸抑制，以及外伤手术等引起的虚脱和休克。

【药代动力学】口服吸收快而完全，作用快，维持时间2～3小时。

【用法用量】肌注：每次8mg，每日1～2次。静注：每次8～16mg，以5%葡萄糖注射液稀释后缓慢注入。重症病人用16～32mg，以灭菌生理盐水或葡萄糖注射液稀释后静滴。

【不良反应】本品安全范围较窄，剂量掌握不当易致抽搐或惊厥。

(1)有惊厥病史者忌用或慎用；肝、肾功能不全者禁用。

(2)当用药过量产生惊厥时，立即以短效巴比妥类药如阿米妥解救。

(3)毒性反应不明显，对小儿有时因剂量掌握不当，可引起抽搐，剂量过大，可引起肌肉震颤、惊厥等。处理：洗胃、催吐，静脉滴注10%葡萄糖注射液，促进排泄。

【孕妇及哺乳期妇女用药】禁用。

【儿童用药】慎用。

【老年患者用药】慎用。

【药物相互作用】尚不明确，给予相应的对症治疗。

【制剂】注射剂：每支2ml；8mg。

贝美格　Bemegride

【商品名】美解眠，Megimide。

【性状】本品为无色澄明液体。

【药理毒理】本品能直接兴奋呼吸中枢及血管运动中枢，使呼吸增加，血压微升。

【适应证】用于巴比妥类及其他催眠药的中毒，也用于减少硫喷妥钠麻醉深度，以加快其苏醒。

【用法用量】静脉注射每3～5分钟注射50mg，至病情改善或出现中毒症状。静脉滴注50mg临用前加5%葡萄糖注射液250～500ml稀释后静脉滴注。

【不良反应】可引起恶心、呕吐。

【禁忌证】吗啡中毒者禁用。

【注意事项】静脉注射或静脉滴注速度不宜过快，以免产生惊厥。

【孕妇及哺乳期妇女用药】尚不明确。

【药物相互作用】尚不明确。

【药物过量】中毒症状：恶心、呕吐、肌腱反射亢进、肌肉抽动，甚至惊厥等。也可以引起精神错乱、幻视等迟发毒性反应。

处理：对症治疗和支持疗法。

【规格】10ml：50mg；20ml：50mg。

（时　飞　丛　丽　田秋林）

第二十四章 维生素类、酶类及其他生化制剂

第一节 维生素

一、维生素 A、维生素 D 属药物

维生素 A Vitamin A

维生素 A 包括维生素 A_1（视黄醇）与维生素 A_2（3-脱氢视黄醇）两种，维生素 A_2 效力约为维生素 A_1 的 1/3，维生素 A 一般指维生素 A_1 而言。鱼肝油中富含维生素 A。若干黄绿色植物如胡萝卜、番茄等含有维生素 A 原。胡萝卜含有 β-胡萝卜素（β-carotene），吸收入体内，能转化成维生素 A。在肝脏、蛋类、乳类及肉类中，含有维生素 A。

【商品名】维生素甲，视黄醇，甲种维生素，Retinol。

【性状】本品在常温为淡黄色油状物质，无败油臭。不溶于水，微溶于乙醇，与氯仿、乙醚、环乙烷或石油醚能任意混合。在空气中易氧化，遇光易变质。

【药理作用】本品具有促进生长，维持上皮组织如皮肤、结膜、角膜等正常功能的作用，并参与视紫红质的合成。增强视网膜感光力，参与体内许多氧化过程，尤其是不饱和脂肪酸的氧化。维生素 A 缺乏时，机体则停止生长，骨骼成长不良，生殖功能衰退，皮肤粗糙、干燥、角膜软化，并发生干燥性眼炎及夜盲症。口服极易吸收。食物中脂肪、蛋白质与体内的胆盐和维生素 E 对维生素 A 吸收有密切关系，缺乏上述物质则吸收降低。吸收后贮存于肝脏中。从肝脏释放的维生素 A 90%～95% 与维生素 A 结合蛋白结合，当储存达到饱和时，给予大剂量维生素 A 将超过结合能力，游离的维生素 A 增高是造成中毒的主要原因。维生素 A 几乎全部在体内代谢，其代谢物由尿及粪便排除。哺乳期妇女有部分维生素 A 分泌于乳汁中。

用于维生素 A 缺乏症，如夜盲症、眼干燥症、角膜软化症和皮肤粗糙等。用于补充需要，如妊娠、哺乳妇女和婴儿等。有学者认为，对预防上皮癌、食管癌的发生有一定意义。现采用国际单位作为剂量单位。其效价是以幼年大鼠，喂以缺乏维生素 A 的标准食物，在此动物比较标准品与试品促进发育率程度，其相当于标准品维生素 A 乙酸盐 $0.344\mu g$ 的生物效价为一个国际单位。

【用法用量】(1) 严重维生素 A 缺乏症：口服，成人每日 10 万 U，3 天后改为每日 5 万 U，给药 2 周，然后每日 1 万～2 万 U，再用药 2 个月。吸收功能障碍或口服困难者可用肌内注射，成人每日 5 万～10 万 U，3 天后改为每日 5 万 U，给药 2 周；1～8 岁儿童，每日 0.5 万～1.5 万 U，给药 10 天；婴儿，每日 0.5 万～1 万 U，给药 10 天。

(2) 轻度维生素 A 缺乏症：每日 1 万～2.5 万 U，分 2～3 次口服。

(3) 补充需要：成人每日 5000U，哺乳期妇女每日 5000U，婴儿每日 600～1500U，儿童每日 2000～3000U。

【注意事项】(1) 长期应用大剂量可引起维生素 A 过多症，甚至发生急性或慢性中毒，以 6 个月至 3 岁的婴儿发生率最高。表现为食欲不振、皮肤发痒、毛发干枯、脱发、口唇皲裂、易激动、骨痛、骨折、颅内压增高（头痛、呕吐、前囟宽而隆起）。停药 1～2 周后消失。成人一次剂量超过 100 万 U，小儿一

次超过30万U,即可致急性中毒。不论成人或小儿,如连续每日服10万U超过6个月,可致慢性中毒,须注意。

(2)孕妇的维生素A用量每日不超过5000U。

【制剂】胶丸剂:每丸5000U;2.5万U。其他制剂见"维生素D"。

【贮藏】纯品使用铝制或其他合适容器,充氮,密封,在凉暗处保存,制剂使用棕色瓶。

β胡萝卜素 Betacarotene

【药理作用】本品是维生素A的前体,在体内酶的催化下,可根据人体需要转化成维生素A。因此,本品不仅可补充人体缺乏维生素A,又不致造成维生素A过量中毒。此外,还具有下列药理作用:

(1)抗癌作用:能有效地抑制氧自由基的活性,保护细胞免受损害,从而避免细胞发生癌变。

(2)防治动脉硬化:据报道本品可抑制低密度脂蛋白(LDL)氧化为氧化LDL,从而减慢动脉粥样硬化,降低冠心病、中风和白内障的发病率。

(3)减弱放疗对机体的毒副作用:许多资料表明,本品在降低放射线对机体组织损伤的同时,可提高对肿瘤放射治疗的疗效,还能杀灭由放射线诱发产生的自由基,有利于维护线粒体膜的完整性。

(4)提高人体的免疫力:能促进吞噬细胞和淋巴细胞的功能,促进细胞因子的释放,提高宿主的免疫力,延缓细胞和机体衰老,减少疾病的发生。

(5)抗皮肤光敏反应:能使光敏化皮肤中前列腺素合成酶和组胺含量显著降低。

本品可用于:①防治肿瘤,国外研究资料表明,本品摄入量与乳腺癌、胃癌、膀胱癌、宫颈癌、前列腺癌、口腔癌等的发生率呈负相关,所以临床上曾用于肿瘤的预防和辅助治疗;②防治动脉硬化、防治冠心病、脑卒中、白内障、老年性痴呆;③防治维生素A缺乏症;④治疗红细胞生成性原卟啉症引起的光敏性皮炎;⑤免疫性疾病辅助治疗用药。

【制剂用法】胶囊剂:每粒15mg。每次15mg,每日1次。

维生素D Vitamin D

维生素D常与维生素A共存于鱼肝油中。此外,鱼类的肝脏或脂肪组织中及蛋黄、乳汁、奶油、猪肝、鱼籽中也含有维生素D。常见的维生素D有两种,即维生素D_2(骨化醇、麦角骨化醇或称钙化醇,calciferol,ergocalciferol)和维生素D_3(胆钙化醇,胆骨化醇,activated-7-dehydrocholesterol,cholecalciferol,colecalciferol)。动物组织、人体皮肤内均含有维生素D_3的前体7-脱氢胆固醇,经日光(或紫外线)照射后,转变成维生素D_3。酵母等内含有麦角骨化醇,经紫外线照射后转变成维生素D_2。维生素D_2与维生素D_3两者作用相同。

【性状】为无色结晶形粉末,无臭,遇光或空气易变质。不溶于水,略溶于植物油,易溶于乙醇,在氯仿中极易溶解。

【药理作用】对钙、磷代谢及小儿骨骼生长有重要影响,能促进钙、磷在小肠内吸收,其代谢活性物质能促进肾小管对钙的吸收,也可能促进对磷的吸收。维生素D缺乏时,人体吸收钙、磷能力下降,血中钙、磷水平较低,钙、磷不能在骨组织上沉积,成骨作用受阻,甚至骨盐再溶解。在儿童称为佝偻病(又称为维生素D缺乏病),在成人称为骨软化病。如血钙明显下降,出现手足搐搦、惊厥等症状,常见于缺乏维生素D的婴儿,亦称为婴儿手足搐搦症。故用于防治佝偻病、骨软化症和婴儿手足搐搦症等。本品对牙齿的发育也有重要作用,佝偻病患者每兼有龋齿,可用本品防治。现用国际单位计量,即以人工方法使幼年大鼠产生佝偻病,在此动物比较标准品和测试品对骨钙化的影响,相当于维生素D_2纯品$0.025\mu g$的生物效价,为一个国际单位。

【用法用量】(1)治疗佝偻病:口服,每日2500～5000U,1～2个月后待症状开始消失时即改用预防量。若不能口服者、重症的患者,肌内注射每次30万～60万U,如需要,1个月后再肌内注射1次,两次总量不超过90万U。用大剂量维生素D时如缺钙,应口服10%氯化钙,每次5～10ml,每日3次,用2～3天。

(2)婴儿手足搐搦症:口服,每日2000～5000U,1个月后改为每日400U。

(3)预防维生素D缺乏症:用母乳喂养的婴儿每日400U,妊娠期必要时每日400U。

【注意事项】(1)大量久服,可引起高血钙、食欲不振、呕吐、腹泻甚至软组织异位骨化等。若肾功能受损,可出现多尿、蛋白尿、肾功能减退等。应及时停用本品及钙剂。

(2)孕妇使用过量,可致胎儿瓣膜上主动脉狭窄、脉管受损、甲状旁腺功能抑制而使新生儿长期低血糖抽搐,应予以注意。

(3)市售鱼肝油制剂中,内含大量维生素A,长期大量使用,容易引起维生素A慢性中毒,故治疗佝偻病时宜用纯维生素D制剂。此外,注射比口服容易中毒。

【制剂】维生素D_2胶丸:每粒含1万U。维生素D_2片:每片5000U;10000U。

维生素D_2胶性钙注射液:每支1ml;10ml。每毫升含维生素$D_2$5万U,胶性钙0.5mg。

维生素D_3注射液:每支15万U(0.5ml);30万U(1ml);60万U(1ml)。用前及用时需服钙剂。

维生素AD胶丸:每粒含维生素A 3000U,维生素D 300U。浓维生素AD胶丸:每粒含维生素A 1万U,维生素D 1000U。

维生素AD滴剂:每克含维生素A 5000U,维生素D 500U;每克含维生素A 5万U,维生素D 5000U;每克含维生素A 9000U,维生素D 3000U。

【贮藏】避光,密闭,阴凉处保存。

骨化三醇 Calcitriol

【商品名】罗钙全,1,25-二羟胆钙化醇,1,25-二羟胆骨化醇,1,25-Dihydroxycholecalciferol,Rocaltrol。

见第二章。

阿法骨化醇片 Alfacalcidol

见"第二章第三节 骨质疏松用药"。

双氢速甾醇 Dihydrotachysterol

【商品名】双氢速变固醇,AT-10,DT-10。

【性状】为无臭、无色或白色结晶形粉末,难溶于水;溶于氯仿、乙醚及乙醇等溶剂中。

【药理作用】化学结构与骨化三醇相似,在肝脏羟化为具有活性的25-羟基双氢速甾醇,是1,25-双羟维生素D的类似物。其作用与其他维生素D类相似,特点是作用缓慢、持久,较长期应用无耐受性。用于甲状旁腺功能低下及手足搐搦症。

【用法用量】一般开始口服每日0.2~2.5mg,数日后改用维持量每日0.2~1.0mg,维持血钙正常,根据病情调整剂量。

【注意事项】(1)同维生素D类。

(2)停药后,其作用尚可持续4周。

(3)治疗量和中毒量差距较小,用量须个体化。

【制剂】油溶液:每瓶0.25mg/ml;1mg/ml。片剂:每片0.2mg。胶囊剂:每粒0.1mg;0.25mg;1mg。

鱼肝油 Cod Liver Oil

【药理作用】含维生素A及维生素D,用于夜盲症、干燥性眼炎、佝偻病、软骨症及其他缺乏维生素A、维生素D的病人。

【用法用量】一般每次5~15ml,每日3次,饭后服用。50%乳剂每服10~30ml,复方浸膏每服4~30ml。

【制剂】乳剂:50%。鱼肝油麦芽浸膏:含鱼肝油10%。

二、维生素B属药物

维生素B_1 Vitamin B_1

天然存在于酵母、猪肉(瘦)、米糠、麦麸、车前子、杨梅、花生等,粗粮比精白米、面粉中含量多。现主要由人工合成。

【商品名】硫胺,Thiamine。

【性状】常用盐酸硫胺,是白色结晶性粉末,有微弱的异臭,味稍苦。露置空气中,能吸收水分。易溶于水,微溶于醇,不溶于乙醚。在碱性溶液中(尤其加热时)易分解破坏。遇碱性药物(如苯巴妥钠、碳酸氢钠、枸橼酸钾)能引起变质。因能吸湿,可渐起化学变化。在酸性溶液中较稳定,pH在3.5时可耐100℃灭菌,pH>5时则渐失效。

【药理作用】在体内与焦磷酸结合成辅羧酶,参与糖代谢中丙酮酸和α-酮戊二酸的氧化脱羧反应,是糖类代谢所必需。缺乏时,氧化受阻形成丙酮酸、乳酸堆积,并影响机体能量供应。其症状主要表现在神经和心血管系统,出现感觉神经与运动神经均受影响的多发性周围神经炎,表现为感觉异常、神经痛、四肢无力,以及肌肉酸痛和萎缩等症状。心血管方面由于血中丙酮酸和乳酸增多,使小动脉扩张,舒张压下降,心肌代谢失调,故易出现心悸、气促、胸闷、心脏肥大、肝肺充血和周围水肿等心脏功能不全的症状。消化道方面表现为食欲下降导致衰弱和体重下降等。用于脚气病防治及各种疾病的辅助治疗(如全身感染、高热、糖尿病、多发性神经炎、小儿麻痹后遗症及小儿遗尿症、心肌炎、食欲不振、消化不良、甲状腺功能亢进和妊娠期等)。对解除某些药物如链霉素、庆大霉素等引起的听觉障碍有帮助。

【用法用量】成人每日的最小必需量为1mg,孕妇及小儿因发育关系需要较多。在治疗脚气病及消化不良时可根据病情调整。成人每次10~20mg,每日3次,口服;或每次50~100mg,每日1次,肌内注射。儿童每次5~10mg,每日3次,口服;或每次10~20mg,每日1次,肌内注射。不宜静脉注射。

【注意事项】(1)注射时偶见过敏反应,个别甚至可发生过敏性休克,故除急需补充的情况外很少采用注射。

(2)增大口服剂量时,并不增加吸收量。

【制剂】片剂:每片5mg;10mg。注射液:每支10mg(1ml);25mg(1ml);50mg(2ml);100mg(2ml)。

维生素 B_2 Vitamin B_2

主要来源为酵母、肝、肾与肉类,乳类中亦含有少量。现在应用者多为人工合成品。

【商品名】核黄素,维生素乙$_2$,Riboflavin,Vitamin G。

【性状】为橙黄色结晶粉末,稍有臭及苦味,难溶于水,水溶液呈黄绿色并有荧光,几乎不溶于乙醇。遇光线(尤其是溶液)易破坏,应贮于有色瓶中。遇碱或加热时,也易分解。与还原剂易引起变质而褪色。

【药理作用】为体内黄素酶类辅基的组成部分(黄素酶在生物氧化还原中发挥递氢作用),当缺乏时,影响机体的生物氧化,使代谢发生障碍。其病变多表现为口、眼和外生殖器部位的炎症,如口角炎、唇炎、舌炎、眼结膜炎和阴囊炎等。

本品用于上述疾病的防治。

【用法用量】成人每日的需要量为2~3mg,治疗口角炎、舌炎、阴囊炎等时,每次可服5~10mg,每日3次,或皮下注射或肌内注射5~10mg,每日1次,连用数周,至病势减退为止。

【注意事项】(1)在空腹服用吸收反不如进食时服用,宜在就餐时或餐后立即服用。

(2)服后尿呈黄绿色。

【制剂】片剂:每片5mg;10mg。注射液:每支1mg(2ml);5mg(2ml);10mg(2ml)。

月桂酸维生素 B_2 Vitamin B_2 Laurate

【商品名】长效维生素B_2,月桂酸核黄素,长效核黄素,Riboflavin Laurate。

【药理作用】为核黄素月桂酸酯,在体内缓慢释出游离型核黄素,从而发挥长效作用。注射一次在体内可维持有效浓度60~90天。用于病后恢复期及因缺乏核黄素而引起的各种疾病。

【用法用量】肌内注射,每次150mg,可保持有效2~3个月。

【制剂】注射液:每支150mg(1ml)。

烟酰胺   Nicotinamide

【商品名】Nicotinic Acid Amide。

【性状】为白色结晶性粉末,无臭,味苦,易溶于水和乙醇。具有微弱的吸湿性。性质较稳定,可耐酸碱及高温。

【药理作用】为辅酶Ⅰ及辅酶Ⅱ的组成部分,称为许多脱氢酶的辅酶。缺乏时可影响细胞的正常呼吸和代谢而引起糙皮病。主要用于防治糙皮病、口炎、舌炎等。此外,尚有防治心脏传导阻滞和提高窦房结功能及抗快速型实验性心律失常的作用,能显著改善维拉帕米(异搏停)引起的心率减慢和房室传导阻滞。维拉帕米为钙拮抗剂,因此本品可能系通过促进钙内流而奏效。

用于冠心病、病毒性心肌炎、风湿性心脏病及少数洋地黄中毒等伴发的心律失常(多数为其他药物无效后才应用)。一般对各度房室传导阻滞均有明显疗效,基本上经治疗后,传导阻滞均能消失。对病态窦房结综合征也有明显疗效,对束支传导阻滞疗效差。

【用法用量】(1)防治糙皮病、口炎及舌炎:口服,每次50~200mg,每日3次。如口服吸收不良,可加入葡萄糖注射液静脉滴注,每次25mg,每日2

次。同时加服其他维生素B族及维生素C。

(2)防治心脏传导阻滞:每次300～400mg,每日1次,加入250ml 10%葡萄糖注射液中静脉滴注,30天为1疗程。

【注意事项】(1)肌内注射可引起疼痛,故少用。

(2)个别可引起头晕、恶心、上腹不适、食欲不振等,可自行消失。

(3)妊娠初期过量服用有致畸的可能。

(4)长期服用异烟肼应补充烟酰胺。

【制剂】片剂:每片50mg;100mg。注射液:每支50mg(1ml);100mg(1ml)。

维生素 B_6 Vitamin B_6

维生素B_6包括吡多醇、吡多醛和吡多胺,三者可相互转化。

【商品名】吡多辛,Pyridoxine。

【性状】为白色结晶性粉末,无臭,味酸苦。易溶于水,微溶于乙醇。高温、碱性溶液中和遇光均易于破坏。

【药理作用】在体内和ATP经酶作用生成具有生理活性的磷酸吡多醛和磷酸吡多胺。它是某些氨基酸的氨基转移酶、脱羧酶及消旋酶的辅酶,参与许多代谢过程,如脑中抑制性递质γ-氨基丁酸是由谷氨酸脱羧产生,色氨酸转化为烟酸亦需维生素B_6参与。此外,磷酸吡多醛可参与亚油酸转变为花生四烯酸的过程。动物缺乏维生素B_6时,可致动脉粥样硬化病变。

本品用于:①防治因大量或长期服用异烟肼、肼屈嗪等引起的周围神经炎、失眠、不安,减轻抗癌药和放射治疗引起恶心、呕吐或妊娠呕吐等;②治疗婴儿惊厥或给孕妇服用以预防婴儿惊厥;③白细胞减少症;④局部涂搽治疗痤疮、酒糟鼻、脂溢性湿疹等。

【用法用量】口服:每次10～20mg,每日3次(缓释片,每次50mg,每日1～2次)。皮下注射、肌内注射、静脉注射:每次50～100mg,每日1次。治疗白细胞减少症时,以50～100mg,加入20ml 5%葡萄糖注射液中,作静脉注射,每日1次。

【注意事项】罕见发生过敏反应。

【制剂】片剂:每片10mg。维生素B_6缓释片:每片50mg。注射液:每支25mg(1ml);50mg(1ml);100mg(2ml)。霜剂:每支含12mg。

复合维生素B片:每片含维生素B_1 3mg,维生素B_2 1.5mg,维生素B_6 0.2mg,烟酰胺10mg。每次服1～2片,每日3次。

复合维生素B注射液:每支含维生素B_1 20mg,维生素B_2 2mg,维生素B_6 2mg,烟酰胺30mg。每次肌内注射2ml,每日1次。

其他维生素B属药物见下表。

药名	制剂	药理作用	用法
呋喃硫胺 Fursultiamine(Thiamine Tetrahydro-furyl Disulfide,TTFD)	片剂:25mg 注射液:20mg(2ml)	作用、用途同盐酸硫胺,但疗效较持久,毒性较低	口服:每次25～50mg,每日3次 肌内注射:每日20～40mg
泛酸钙 Calcium Panto-thenate	片剂:20mg 注射液:50mg	为辅酶A的组成部分,参与蛋白质、脂肪、糖的代谢,用于维生素B缺乏症、周围神经炎、手术后肠绞痛等	口服:每次10～20mg,每日3次 对手术后肠绞痛:肌内注射,每次50mg,每日1～3次
干酵母 Dried Yeast(食母生)	片剂:0.3g;0.5g	含多种B属维生素,用于防治脚气病、多发性神经炎、糙皮病等	每次0.5～4g,每日3次,服时嚼碎

三、维生素C及其他

维生素C Vitamin C

含于新鲜蔬菜和水果如橘、橙、番茄、菠菜、枣等。应用的是合成品。

【商品名】抗坏血酸,维生素丙,丙种维生素,丙素,Ascorbic Acid。

【性状】为白色结晶性粉末,味酸,无臭,久置色变微黄,遇日光颜色可变深。易溶于水。水溶液显酸性反应,不稳定,有还原性。遇空气或加热都易变质,在酸性溶液中比较稳定。

【药理作用】在体内抗坏血酸和脱氢抗坏血酸形成可逆的氧化还原系统,此系统在生物氧化还原作用中和细胞呼吸中起重要作用。维生素C参与氨基酸代谢,神经递质的合成,胶原蛋白和组织细胞间质的合成,可降低毛细血管的通透性,加速血液的凝固,刺激凝血功能,促进铁在肠内吸收,促使血脂下降,增加对感染的抵抗力,参与解毒功能,且有抗组胺的作用及阻止制癌物质(亚硝胺)生成的作用。正常人每日需要量自每日新鲜蔬菜水果中一般能满足上项需要,但遇到特殊情况(如患传染病时),可引起缺乏症和坏血病。

本品用于:①坏血病的预防及治疗;②急慢性传染病时,消耗量增加,宜适当补充,病后恢复期,创伤愈合不良者,也应适当补充;③克山病患者在发生心源性休克时,可用大剂量治疗;④用于肝硬化、急性肝炎和砷、汞、铅、苯等慢性中毒时的肝脏损害;⑤其他,如用于各种贫血、过敏性皮肤病、口疮、促进伤口愈合等。近年来报道对感冒、某些癌症、高脂血症等均有一定作用,但临床疗效尚未能肯定。

【用法用量】(1)一般应用:口服(饭后),每次0.05~0.1g,每日2~3次;亦可静脉注射或肌内注射,或以5%~10%葡萄糖液稀释进行静脉滴注,每日0.25~0.5g(小儿0.05~0.3g),必要时可酌增剂量。

(2)克山病:首剂5~10g,加入25%葡萄糖注射液中,缓慢静脉注射。

(3)口疮:将本品1片(0.1g)压碎,撒于溃疡面上,令患者闭口片刻,每日2次,一般3~4次即可治愈。

【注意事项】(1)不宜与碱性药物(如氨茶碱、碳酸氢钠、谷氨酸钠等)、核黄素、三氯叔丁醇、铜离子、铁离子(微量)的溶液配伍,以免影响疗效。

(2)过量服用可引起不良反应:每日1~4g,可引起腹泻、皮疹、胃酸增多、胃液反流,有时尚可见泌尿系结石、尿内草酸盐与尿酸盐排除增多、深静脉血栓形成、血管内溶血或凝血等,有时可导致白细胞吞噬能力降低。每日用量超过5g时,可导致溶血,重者可致命。孕妇服用大量时,可产生婴儿坏血病。

(3)大量长期服用突然停药,有可能出现坏血病症状,故宜逐渐减量停药。

(4)可破坏食物中维生素B_{12},与食物中的铜、锌离子络合,阻碍其吸收,从而可能产生维生素B_{12}或铜、锌缺乏症状。在碱性溶液中易于氧化失效,氧化剂、光、热、核黄素及微量的铜、铁等能加速其失效。

(5)制剂色泽变黄后不可应用。

【制剂】片剂:每片20mg;25mg;50mg;100mg;250mg。咀嚼片剂:每片100mg。泡腾片:每片500mg。注射液:每支100mg(2ml);250mg(2ml);500mg(5ml);2.5g(20ml)。

【贮藏】避光,密闭保存。

维生素E Vitamin E

维生素E有α、β、γ、δ4种,活性以α最强,δ最弱。

【商品名】生育酚,产妊酚,Tocopherol,Ephynal。

【性状】常用其醋酸盐,为淡黄色的稠稠液,几乎无臭。遇光色渐变深。不溶于水,易溶于氯仿、醚、乙醇。

【药理作用】根据动物实验,维生素E有下列作用,但尚缺乏一致意见。

(1)增强细胞的抗氧化作用。在体内能阻止多价不饱和脂肪酸的过氧化反应,抑制过氧化脂质的生成,减少过氧化脂质对机体生物膜的损害,被认为有一定的抗衰老作用和抗癌作用。

(2)参与多种酶活动。本品可增强δ-氨基-γ-酮戊酸合成酶及δ-氨基-γ酮戊酸脱氢酶的活性,从而促进血红素的合成;同时还抑制某些分解代谢酶。

(3)维持和促进生殖功能。本品能使腺垂体促性腺激素分泌增加,促进精子生成和活动,促进卵泡生长发育,并促进排卵和黄体生成,使黄体分泌孕酮增加。

(4)维持骨髓肌、心肌和平滑肌的正常结构与功能,减少组织中氧的消耗,提高氧的利用率。

(5)维持毛细血管的正常通透性,增加血流量,增加对寒冷的防御能力,并能修复血管壁损伤后的瘢痕,抑制血小板聚集,防止血栓形成。还能改善脂质代谢，缺乏时可使动物的胆固醇、甘油三酯等的含量增加，导致动脉粥样硬化；补充本品，可防止动物实验性动脉硬化症的发生。

本品可用于：①未进食强化奶或有严重脂肪吸收不良母亲所生的新生儿、早产儿、低出生体重儿；②未成熟儿、低出生体重儿常规应用预防维生素E缺乏，但也有人认为可能有引起坏死性结肠炎的潜在危险；③进行性肌营养不良的辅助治疗；④维生素E需要量增加的情况，如甲状腺功能亢进、吸收功能不良综合征、肝胆系统疾病等；⑤试用于下列疾病，但皆有待于进一步研究，如习惯性流产、先兆流产、月经失调、男女不育症及更年期综合征、巨幼红细胞性贫血、早产儿溶血性贫血、阵发性血红蛋白尿、动脉硬化、心功能不全、冻疮、下肢溃疡、色素性紫癜性皮肤病、红斑狼疮、多形性红斑、系统性硬化症、银屑病、毛囊角化病、带状疱疹后遗症、骨骼肌痉挛及间歇性跛行、运动神经元疾病、神经痛、肌营养不良、肌萎缩性脊髓侧索硬化症、面部抽搐及不宁腿综合征等；⑥预防和治疗血栓形成，调节脑功能等。

【用法用量】口服或肌肉注射：每次10～100mg，每日1～3次。

【注意事项】(1)长期(6个月以上)应用，易引起血小板聚集和血栓形成。大剂量长期服用，部分病例有恶心、头痛、疲劳、眩晕、视力模糊、月经过多、闭经等。个别患者有皮肤皲裂、唇炎、口角炎、胃肠功能紊乱、肌无力，停药后上述反应可逐渐消失。此外，偶可引起低血糖、血栓性静脉炎、凝血酶原降低。每日用量超过400mg，疗程超过1年，特别是与雌激素合用时，诱发血栓性静脉炎的机会增加。另有报道，每日量在300mg以上且长期服用时，尚可能引起出血、高血压、荨麻疹、生殖功能障碍、糖尿病和心绞痛加重，甚至可导致乳癌。又据报道，大剂量(每日300mg以上)不仅能引起不良反应，且可影响免疫功能使之下降。

(2)如食物中硒、维生素A、含硫氨基酸不足时，或含有大量不饱和脂肪酸时，其需要量将大为增加，如不及时补充本品，则可能引起其缺乏症。

【制剂】片剂：每片5mg；10mg；100mg。胶丸：每丸5mg；10mg；50mg；100mg；200mg。粉剂：每克粉剂中含维生素E 0.5mg。注射液：每支5mg(1ml)；50mg(1ml)。

维生素的药物相互作用见下表。

药物	相互作用的药物	相互作用的结果
维生素D	巴比妥类或苯妥英钠	可加速维生素D代谢
	考来烯胺	可减少维生素D吸收
维生素B_2	甲氧氯普胺	疗效降低
烟酰胺	异烟肼	两者有拮抗作用
维生素B_6	左旋多巴	左旋多巴的药效降低
维生素C	维生素K_3	两者疗效减弱或消失
	肝素或华法林	凝血酶原时间缩短

第二节　酶类及其他生化制剂

一、酶类药物

胰蛋白酶　Trypsin

由牛、羊或猪的胰腺中分离而得。

【性状】为白色或类白色结晶性粉末，能溶于水，不溶于醇。水溶液对热不稳定，在室温中经过3小时其效力损失75%，60℃以上变性失效。故贮藏温度不应超过20℃。溶液最好新鲜配用，以防止失效和变性。《中国药典》2005年版规定，按干燥品计算每1mg的效价不得少于2500U。

【药理作用】属于丝氨酸蛋白水解酶，具有分解蛋白质中由赖氨酸或精氨酸构成的酯键或肽键的作用，能消化溶解变性蛋白质，对未变性的蛋白质无作用，因此能使脓、痰液、血凝块等消化变稀，易于引流排除，加速创面净化，促进肉芽组织新生，而不损伤正常组织或损伤极微(因血清内有胰蛋白酶抑制物)。此外，本品还有抗炎作用。临床上主要用于脓胸、血胸、外科炎症、溃疡、创伤性损伤、瘘管等所产生的局部水肿、血肿、脓肿等虹膜睫状体炎、急性泪囊炎、视网膜周围炎、眼外伤等。喷雾吸入，用于呼吸道疾病。因对蛇毒蛋白(蛇毒的主要毒成分)有水解作用，故近年来将本品用于治疗毒蛇咬伤，曾试用于竹叶青、银环蛇、眼镜蛇、蝮蛇等毒蛇咬伤的各型病例。

【用法用量】(1)一般应用：每次 5000U，每日 1 次，肌内注射，用量根据情况决定。为防止疼痛，可加适量普鲁卡因。局部用药视情况而定，可配成溶液剂(pH 7.4～8.2，微碱性时活性最强)、喷雾剂、粉剂、软膏等，用于体腔内注射、患部注射、喷雾、湿敷、涂搽等。

(2)滴眼：0.25% 溶液，每日 4～6 次。冲洗泪道：0.25%～0.5% 溶液(内加 2% 普鲁卡因少量)，每日 1 次。眼浴：1:5000～1:10000 溶液 10～20ml，每次 10～15 分钟，每日 1 次，适用于角膜溃疡等。球结膜下注射每次 0.5～2.5mg，每日 1 次，或隔日 1 次。球后注射一次 1～2.5mg，隔日 1 次。肌内注射每次 2.5～5mg，每日 1～2 次。

(3)治蛇毒：取注射用结晶胰蛋白酶 2000～6000U，加 0.25%～0.5% 盐酸普鲁卡因(或注射用水)4～20ml 稀释，以牙痕为中心，在伤口周围作浸润注射，或在肿胀部位上方作环状封闭 1～2 次。如病情需要，可重复使用。若伤肢肿胀明显，可于注射 30 分钟后，切开伤口排毒减压(严重出血者例外)，也可在肿胀部位针刺排毒。如伤口已坏死、溃烂，可用其 0.1% 溶液湿敷患处。

【注意事项】(1)较常见的不良反应为寒战、发热、头痛、头晕、胸痛、腹痛等，但并不影响继续用药，一般给予抗组胺药和解热药，即可控制或预防。

(2)不可用于急性炎症及出血空腔中。

(3)肝、肾损伤和功能不全，血液凝固障碍和有出血倾向的患者禁用。

(4)结核病患者慎用。

(5)吸取注射液后，应另换针头，以免注射时疼痛。

(6)不可作静脉注射。用前须作划痕试验，应注意可能产生过敏反应。

(7)外用时可采用注射用制剂以缓冲液溶解，但必须在 3 小时内用毕。

【制剂】注射用胰蛋白酶：每支 1.25 万 U；2.5 万 U；5 万 U；10 万 U(附灭菌缓冲液 1 瓶)。

【贮藏】密闭，在阴凉处保存。

糜蛋白酶 Chymotrypsin

由胰脏中分离制得的另一种蛋白酶。

【商品名】α 糜蛋白酶，胰凝乳蛋白酶，Chymar。

【性状】为白色或类白色结晶或无定形粉末，无臭，易溶于水。pH7～8 时活性最强。在固体状态时比较稳定，水溶液以 pH3～4 时最稳定，可在临用前溶解供用。《中国药典》规定，1mg 的效价不得少于 800U。

【药理作用】作用于芳香族氨基酸的羟基形成的肽键、酰胺键及酯键，能迅速分解蛋白质，可激活纤维蛋白溶酶，而表现出抑制血液凝固或消炎作用，能选择性溶解晶状体悬韧带和影响眼组织的其他蛋白质，能使痰液中纤维蛋白和黏蛋白等水解为多肽或氨基酸，使黏稠痰液液化便于咳出，对脓性或非脓性痰液均有效。本品和胰蛋白酶均是强有力的蛋白水解酶，仅水解部位有差异，蛇毒神经毒含有碱性氨基酸，可被本品和胰蛋白酶分解为无毒蛋白质，本品对腹亚科蛇疗效优于胰蛋白酶，二者合用疗效更佳。主要用于创伤或手术后创伤愈合、抗炎及防止局部水肿、积血、扭伤血肿、乳房手术后浮肿、中耳炎、鼻炎、角膜溃疡、泪道疾病、眼外伤、眼睑水肿、出血和玻璃体出血、慢性支气管炎、支气管扩张、肺脓肿及毒蛇咬伤等。

【用法用量】(1)肌内注射：以 0.9% 氯化钠注射液 5ml 溶解 4000U，肌内注射。

(2)经眼用药：本品对眼球睫状韧带有选择性松弛作用，故可用于白内障摘除，使晶状体比较容易地移去。眼科注入后房，一次 800U，以 0.9% 氯化钠注射液配成 1:5000 溶液，由瞳孔注入后房，经 2～3 分钟，在晶状体浮动后以生理盐水冲洗前后房中遗留的本品。

(3)喷雾吸入：以 0.9% 氯化钠注射液配成 0.5mg/ml 浓度，每次 5mg。

(4)用于处理软组织炎症或创伤，800U 糜蛋白酶溶于 1ml 0.9% 氯化钠注射液注于创面。

(5)毒蛇咬伤：糜蛋白酶 10～20mg 用注射用水

4ml 稀释后,以蛇牙痕迹为中心区域向周围浸润注射,并在伤口中心区域注射 2 针,再在肿胀上方 3cm 作环状封闭 1~2 层,根据不同部位针 0.3~0.7ml,至少 10 针,最多 26 针。

【注意事项】(1)不可作静脉注射。

(2)因可导致玻璃体液丧失,20 岁以下的眼病患者或玻璃体液不固定的创伤性白内障患者忌用。

(3)用前需做过敏试验。

(4)如引起过敏反应,应立即停止使用,并用抗组胺类药物治疗。

(5)水溶液不稳定,需现配现用。

【制剂】注射用糜蛋白酶:每支 800U;4000U。

【贮法】密闭,遮光,在阴凉处保存。

糜胰蛋白酶　Trypsin-Chymotrypsin

从动物胰腺中提取糜蛋白酶与胰蛋白酶的精制共晶体(其比例为 3∶2),经无菌冷冻干燥而得。

【药理作用】具有糜蛋白酶与胰蛋白酶协同水解蛋白质肽链的作用,能液化脓液和坏死组织,净化创面,有利于新生肉芽的生长,并促进伤口愈合。用于治疗各种炎症、炎性水肿、血肿、术后粘连、溃疡、血栓等。对慢性支气管炎、支气管哮喘、胃炎、宫颈炎、盆腔炎、化脓性中耳炎、角膜炎、前列腺炎、栓塞性静脉炎、脑血栓形成等,有一定疗效。

【用法用量】(1)肌内注射:每日 1~2 次,每次 5mg,以 2ml 苯甲醇注射液或生理盐水溶解后注射,疗程为 10~20 天。用于预防或控制复发,每周注射 2~3 次,每次 5mg。

(2)外用:以生理盐水溶解后纱布浸湿外敷,或与抗生素软膏拌匀后涂纱布上外敷,每日换药 1~2 次。

【注意事项】(1)本品与抗生素、磺胺药等合用,有助于上述药物渗入病灶,增加疗效。

(2)注射局部有疼痛,有的且可引起局部红肿,停药后自行消退。个别有荨麻疹、轻度恶心、头晕等反应。

【制剂】注射用结晶糜胰蛋白酶:每支 1mg;5mg。

糜木瓜酶　Chymopapain

从木瓜汁中分离提取的一种蛋白水解酶,但与木瓜蛋白酶不同。

【商品名】法洛肯,Disken。

【药理作用】可能通过对蛋白多糖的降解作用使脱出的髓核缩小而减轻对神经根压迫,缓解疼痛。临床上将本品作椎间盘注射,治疗椎间盘脱出或继发于腰髓疝的坐骨神经痛。

【用法用量】每椎间盘每次注射剂量为 3~5 纳卡托(nanokatals,nKat,催化酶的活性单位)每例患者每次最大用量 10nKat。

【注意事项】(1)作椎间盘注射时,应确保药物准确注入椎间盘,勿将药物注入鞘内。

(2)约 1‰使用者可发生危及生命的过敏反应,女性的发生几率大于男性。

(3)常见的其他不良反应为:肌肉痉挛、背痛、头痛、恶心、呕吐、麻痹性肠梗阻、下身麻痹、急性横贯性脊髓炎、蛛网膜炎、蛛网膜下腔出血等。

(4)为避免过敏反应的发生,每例患者只用一次本品。禁用于已知对木瓜蛋白酶过敏的患者。使用时,应准备好应急药品(抗组胺药和皮质激素类药物)和抢救仪器。

(5)禁用于瘫痪、脊髓肿瘤、马尾损伤或严重脊椎前移的患者。

【制剂】注射用糜木瓜酶:每支 7.5nKat;12.5nKat。

菠萝蛋白酶　Bromelains

【商品名】菠萝酶。

【性状】为浅黄色无定形粉末,微有特异臭。稍溶于水,不溶于乙醇。

【药理作用】从菠萝汁液中提出的一种蛋白水解酶。用作抗水肿和抗炎药。口服后能加强体内纤维蛋白的水解作用,将阻塞于组织的纤维蛋白及血凝块溶解,从而改善局部循环,导致炎症和水肿的消除。与抗生素、化疗药物合用,能促进药物对病灶的渗透和扩散。它的优点是:分解纤维蛋白的大分子,但不破坏凝血所必需的纤维蛋白原。可用于各种原因所致的炎症、水肿、血肿、血栓症如支气管炎、支气管哮喘、急性肺炎、产后乳房充血、乳腺炎、产后血栓静脉炎、视网膜炎等。与抗菌药物合用治疗关节炎、关节周围炎、蜂窝织炎、小腿溃疡等,均有效。

【用法用量】(1)口服,每日 3～4 次,每次 10 万 U。

(2)外用,0.1%～0.2%生理盐水溶液外敷,每日 1～2 次。

【注意事项】(1)胃肠道溃疡、严重肝肾疾病或血液凝固功能不全的患者忌用。

(2)遇胃蛋白酶被破坏,故片剂宜吞服,不要嚼碎。

【制剂】片剂:每片 5 万 U。

链道酶 Streptodornase

从哺乳动物胰腺或溶血性链球菌培养基中分离提取而得。

【商品名】脱氧核糖核酸酶,链脱酶,DNA 酶,Deoxyribonuclease,DNAase。

【性状】为类白色粉末,易溶于水,在室温中或过度稀释可迅速灭活。

【药理作用】具有脱氧核糖核酸和脱氧核糖核蛋白的渗出物及浓痰液化,易于咳出。用于支气管扩张、肺脓疡等,吸入或肌内注射。若胸膜腔有纤维蛋白模块沉积或有黏性渗出物堵塞,可直接行腔内注射。

【用法用量】(1)吸入或腔内注射:每次可达 5 万 U。

(2)肌内注射:每次 100 万 U,每 2 日 1 次。

(3)局部涂搽:浓度为 1250～2500U/ml。常与链激酶合用。

【注意事项】(1)注射后可能引起无力、胃肠道反应,偶见皮疹。

(2)急性化脓性蜂窝织炎、有支气管脓腔瘘管的活动性结核患者忌用。

(3)禁与肝素、枸橼酸盐等配伍。

(4)溶液须临用前配制,贮存温度不得超过 4℃。

【制剂】注射用链道酶:每支含本品 25000U;10 万 U,供局部或注射用。

双链酶 Streptokinase and Streptodornase

从溶血性链球菌的培养液中经提取、精制所得的一种链激酶(SK)与链道酶(SD)的混合酶。

【性状】为白色或类白色结晶性或无定形粉末,能溶于水。

【药理作用】链激酶具有溶解血栓血块的作用;链道酶则能分解大分子的脱氧核糖核酸及核蛋白(这两种在脓液及痰液中占 30%～70%),可溶解血栓、血块,清洁创面,清除炎症,液化痰液及脓液,使其易于排除及引流。

【用法用量】(1)撒粉或湿敷:用于各种伤口及术后感染,一般化脓性疾患(如蜂窝织炎、乳腺炎等)、慢性溃疡、各种烫伤感染等,创口清洗后在湿润状态下撒一薄层药粉,覆以湿纱布或凡士林纱布;或将外用片 1 片溶于 10ml 冷开水中,采用湿敷、滴注等方法用于患部,上覆以湿纱布或凡士林纱布。

(2)口含:每日 4 次,每次含 1 片,用于多种炎症的缓解,消除水肿、血肿、脓肿等,或用于支气管炎(液化分泌物)、肺脓疡。

(3)局部注射:如球后注射、球结膜下注射,用于眼前房出血、玻璃体积血等。每周 2～3 次,每次 1000～2000U。

(4)滴用:浓度为 1000U/ml,每 1～2 小时滴 1 次,用于化脓性中耳炎、化脓性齿龈炎、卡他性鼻炎、卡他性结膜炎。

【注意事项】(1)使用时如大量出血,即应暂停使用,必要时给予止血药。

(2)一些杀菌剂或重金属剂如呋喃西林、红汞等对酶有破坏作用,不宜在一起使用。

(3)由外用片或注射剂制备的溶液需置冰箱中保存,药效可保持 24 小时。

(4)不能做静脉注射。

抑肽酶 Aprotinin

从牛胰提纯制得的一种能抑制肽酶的碱性多肽结晶。

【商品名】赫泰林,Antagosan,Trasylol。

【性状】为白色或米黄色粉末,无臭。有引湿性,能溶于水。

【药理作用】为广谱蛋白酶抑制剂,能抑制胰蛋白酶及糜蛋白酶,阻止胰脏中其他活性蛋白酶原的激活及胰蛋白酶的自身激活。静脉注射和静脉滴注,半衰期约为10小时,经代谢后以无活性代谢产物形式由尿排出。

用于各型胰腺炎的治疗与预防,能抑制纤维蛋白溶酶和纤维蛋白溶酶原的激活因子,阻止纤维蛋白溶酶原的活化,用于治疗和预防各种纤维蛋白溶解所引起的急性出血,能抑制血管舒张素,从而抑制其舒张血管、增加毛细血管通透性、降低血压的作用,用于各种严重休克状态。此外,在腹腔手术后直接注入腹腔,能预防肠粘连。

【用法用量】(1)第1、第2天每日注射5万~12万U,首剂用量应大一些,缓慢静脉注射(每分钟不超过2ml)。维持剂量应采用静脉滴注,一般每日4次,每日总量2万~4万U。

(2)对由纤维蛋白溶解引起的急性出血,立即静脉注射5万~10万U,以后2小时1万U,直至出血停止。

(3)预防剂量:手术前1天开始,每日注射2万U,共3天。治疗肠瘘及连续渗血也可局部使用。

(4)预防术后肠粘连:在手术切口闭合前,腹腔内直接注入2万~4万U。注意勿与伤口接触。

(5)用于体外循环心脏直视手术。

【注意事项】(1)少数过敏性体质患者用药后可能引起过敏反应,应停药。

(2)注射过快,有时出现恶心、发热、瘙痒、荨麻疹等。

(3)推荐使用抑肽酶的同时,静脉给予H_2受体拮抗剂(抗组胺剂)。

(4)避免与β-内酰胺抗生素合用。

【制剂】注射液:每支5万U(5ml);10万U(5ml);50万U(5ml)。

玻璃酸酶 Hyaluronidase

由动物睾丸或微生物提取而得。

【商品名】透明质酸酶,波糖酸酶,Ronidase。

【性状】为白色或微黄色粉末,无臭。易溶于水,水溶液无色无臭。遇热易变质。在乙醇、丙酮、乙醚中不溶。本品在pH5.5~6.6及温度为37~38℃时,酶活力最高。

【药理作用】能水解透明质酸(透明质酸为组织基质中具有限制水分及其他细胞外物质扩散作用的成分),可促使皮下输液或局部积贮的渗出液或血液加快扩散而有利于吸收。

本品用于一些以缓慢速度进行静脉滴注的药物如各种氨基酸、水解蛋白等,在与本品合用的情况下可改为皮下注射或肌内注射,使吸收加快。

【用法用量】(1)临用时将本品粉末溶于生理盐水中,常用量50IU或150IU,配成每毫升含0.7U、1.5U或2.0U的注射液,事先注射于灌注部位。

(2)皮下注射大量的某些抗生素(如链霉素)或其他化疗药物(如异烟肼等),以及麦角制剂时,合用本品,可使扩散加速,减轻痛感。用法同上。

(3)以150U溶解在25~50ml局部麻醉液中,如加入肾上腺素,可加速麻醉,并减少麻醉药的用量。

(4)与胰岛素合用,可防止注射局部浓度过高而出现的脂肪组织萎缩。胰岛素休克疗法中用本品100~150U,促使胰岛素吸收量增加,注射较小量即可达血中有效浓度,因而减少其危险性。

(5)球后注射促进玻璃体混浊或出血的吸收,一次100~300U/ml,每日1次。

(6)结膜下注射促进球后血肿的吸收,每次50~100U/0.5ml,每日或隔日1次。

(7)滴眼预防结膜化学烧伤后睑球粘连,治疗外伤性眼眶出血,外伤性视网膜水肿,150U/ml,每2小时滴眼1次。

(8)关节腔内注射,每次2ml,每周1次,连续3~5周。

【注意事项】(1)禁用于感染及肿瘤部位。

(2)不能静脉注射。

(3)应现配现用。

【制剂】注射用玻璃酸酶:每支150U;1500U。

【贮藏】冷暗处。

溶菌酶 Lysozyme

从鲜鸡蛋清中提取的一种能分解黏多糖的多肽酶。

【商品名】Muramidase。

【药理作用】有抗菌、抗病毒、止血、消肿及加快组织恢复功能等作用。用于慢性鼻炎、急慢性咽喉炎、口腔溃疡、水痘、带状疱疹和扁平疣等。也可与其他抗菌药物合用,治疗各种细菌和病毒感染。

【用法用量】口服:每次30~50mg(肠溶片),每日 3 次。口含：每次 20mg，每日 4～6 次。外用：用生理盐水或注射用水或甘油配成 1%～2% 溶液外搽。治水痘时，每日 10mg/kg。分 3～4 次服用。

【制剂】片剂（肠溶片）：每片 10mg。口含片：每片 20mg。

【贮藏】阴凉干燥密闭处保存。

复合磷酸酯酶　Phosphoesterases Complex

【性状】自大麦芽中提取而得，为褐黄色细粉，含水量在 10% 以下，在微碱性溶液中溶解较好。

【药理作用】为具有磷酸酯酶活性的一种多酶制剂，能促进或调节人体的正常代谢，用于迁延性肝炎、早期肝硬化、冠心病、硬皮病、小儿顽固性牛皮癣、再生障碍性贫血、白细胞减少症等的辅助治疗剂。

【用法用量】常用量：每日 3 次，每次 100～150mg，饭后服用；1～2 个月为 1 疗程。

【制剂】片剂：每片 50mg；75mg。

【贮法】片剂应避光，密封凉暗处保存。

泛癸利酮　Ubidecarenone

【商品名】辅酶 Q_{10}，癸烯醌，Co-Q_{10}，Conenzyme Q_{10}，Ubiquinone。

【性状】为黄色或淡黄色结晶性粉末，无臭，无味。易溶于氯仿，难溶于乙醇，不溶于水。遇光分解。

【药理作用】在人体内呼吸链中质子移位及电子传递中起作用，它不仅可作为细胞代谢和细胞呼吸激活剂，还可作为重要的抗氧化剂和非特异性免疫增强剂，具有促进氧化磷酸化反应，保护生物膜结构完整性。作用包括：

(1) 抗冠心病作用：可防止急性缺血时的心肌收缩力减弱，磷酸肌酸与三磷酸腺苷含量减少，能保持缺血心肌细胞线粒体的形态结构，同时使实验性心肌梗死范围缩小，对缺血心肌有一定保护作用。

(2) 增加心输出量，降低外周阻力，具有抗心衰作用，还能抑制醛固酮的合成与分泌及阻断对肾小管的效应。

(3) 抗心律失常作用：在缺氧条件下灌流离体心室肌时，可使动作电位持续时间缩短，电刺激测定其产生室性心律失常阈值较对照组少，冠状动脉开放后，阈值恢复亦较快。

(4) 降压作用：使外周血管阻力下降，并有抗醛固酮作用。此外，还有抗阿霉素的心脏毒性作用及保肝等作用。

可作为充血性心力衰竭、冠心病、高血压、心律不齐的辅助治疗药物。此外，亦试用于原发性和继发性醛固酮增多症、颈部外伤后遗症、脑血管障碍、出血性休克及肝炎等。

【用法用量】口服：每次 10～15mg，每日 3 次，饭后服用，2～4 周为 1 疗程。延长疗程或适当加大剂量可望提高疗效。肌内注射：每次 5～10mg，每日 1 次，2～4 周为 1 疗程。静脉注射：剂量疗程同肌内注射，重症患者必要时每次剂量可增至 50mg 以上。

【注意事项】可出现恶心、胃部不适、食欲减退，但不必停药。偶见荨麻疹及一过性心悸。

【制剂】片剂：每片 5mg。胶囊剂：每粒 5mg；10mg；15mg。

【贮藏】避光保存。

超氧化物歧化酶　Superoxide Dismutase

由红细胞、肝和其他哺乳动物组织分离的一种大分子肽链金属酶，含有 2 个亚单位。按其金属辅因子的不同分成 3 种类型：第一种类型含有铜和锌，分子量约 32000；第二种类型含锰，分子量约 40000；第三种类型含铁，分子量约 38000。

【商品名】SOD，Orgotein，Ormetein。

【药理作用】自由基可造成对机体的损害。本品能清除炎症中伴随产生的自由基，显示抗炎作用；无免疫调节及镇痛作用，也不影响前列腺素等炎症介质的合成。用于前列腺癌或膀胱癌放射治疗后遗症、类风湿性关节炎。

【用法用量】慢性风湿性关节炎：肌内注射，每次 8mg，每周 3～4 次。骨关节炎：关节腔内注射，每次 4mg，每 2 周 1 次。放射治疗后遗症如放射性膀胱炎：深部肌内注射，每次 4mg，在放疗后半小时注射。

【注意事项】注射后少数可出现局部疼痛、荨麻疹和蛋白尿等。

【制剂】注射用超氧化物歧化酶：每支

4mg;8mg。

胶原酶　Collagenase

由溶组织梭状芽孢杆菌发酵而得的蛋白酶。

【药理作用】具有独特的消化天然胶原和变性胶原的能力。由于对坏死组织有较强的消化作用，故可促进上皮细胞生长，加快创口愈合而不影响人体正常神经血管和肌肉组织。外用油膏用于Ⅱ度灼伤的清创、脱痂和减少瘢痕增生、慢性溃疡、压疮等。

【用法用量】用前先进行外科清创处理，控制感染后应用本品油膏效果显著，使用时先用盐水及酒精棉球清洗、消毒周围皮肤和创面，然后涂上0.1cm厚的胶原酶油膏，再用灯烤20分钟，以加速酶活力扩散，加强药物的渗透，最后包扎消毒纱布。

【制剂】外用软膏：每100g含胶原酶0.5g(50U/mg)，新霉素1g。

阿糖苷酶　Alglucerase

从人体胎盘组织提取而得。

【药理作用】是葡萄糖脑苷脂酶的修饰形式，可被需要酶的巨噬细胞所摄取，从而发挥治疗作用。可用于Ⅰ型戈谢病(Gaucher disease)患者进行长期酶置换疗法。长期应用明显减少肝、脾肿大，改善血红蛋白、血细胞比容、红细胞和血小板计数，减少儿童恶病质和消瘦。

【用法用量】静脉滴注：剂量应个体化，初始计量为60U/kg，用生理盐水稀释每2周静脉滴注1次。起效后以3~6个月间隔逐渐减少剂量，同时严密监测。

【注意事项】可出现发热、寒战、腹部不适、恶心和呕吐等。

【制剂】注射液：每瓶400U(4ml)，溶液内含1%的人血白蛋白，不得振摇，以免失活。

二、其他生化制剂

三磷腺苷　Adenosine Triphosphate

【商品名】三磷酸腺苷，腺三磷，Atriphos，ATP。

【性状】为白色无定形粉末，无臭，微有酸性。易溶于水，不溶于有机溶剂。在碱性溶液中稳定。

【药理作用】为一种辅酶，有改善机体代谢的作用，参与体内脂肪、蛋白质、糖、核酸及核苷酸的代谢。同时又是体内能量的主要来源，当体内吸收、分泌、肌肉收缩及进行生化合成反应等需要能量时，三磷酸腺苷即分解成二磷酸腺苷及磷酸基，同时释放出能量，适用于因细胞损伤后细胞酶减退引起的疾病。

用于心力衰竭、心肌炎、心肌梗死、脑动脉硬化、冠状动脉硬化、心绞痛、阵发性心动过速、急性脊髓灰质炎、进行性肌萎缩性疾患、肝炎、肾炎、眼疲劳、眼肌麻痹、视网膜出血、中心性视网膜炎、视神经炎、视神经萎缩等。本品不易透过细胞膜，能否发挥其生理效应，值得怀疑。其能量注射液为本品与辅酶A等配置的复方注射液，用于肝炎、肾炎、心力衰竭等。近年来报道本品在动物试验可抑制慢反应纤维的慢钙离子内流，阻滞或延缓房室结折返途径中的前向传导，大剂量还可能阻断或延缓旁路的前向和逆向传导；另外，还具有短暂的增强迷走神经的作用，因而能终止房室结折返和旁路折返机制引起的心律失常。现在应用于治疗快速型室上性心律失常，具有复率快、短期内可重复使用等优点，因此可用于终止室上性急性发作。

【用法用量】肌内注射或静脉注射，每次20mg，每日1~3次。肌内注射多用注射液，静脉注射多用注射用三磷腺苷，另附有缓冲液溶解，再以5%~10%葡萄糖注射液10~20ml稀释后缓慢静脉注射，也可用5%~10%葡萄糖注射液稀释后静脉滴注。1%生理盐水溶液滴眼，治疗弥漫性表层角膜炎和角膜外伤。

【注意事项】(1)静脉注射宜缓慢，以免引起头晕、头胀、胸闷及低血压等。用于治疗快速型室上性心律失常时用静脉注射，首剂常用20mg用葡萄糖注射液稀释至5ml于20秒内快速静脉注射，若无效则间隔5分钟，再注入30mg，单剂注入量不超过40mg。由于在终止室上性发作过程中，可发生多种心律失常和全身反应，尽管是瞬间反应，不需处理，但仍具有一定潜在危险。故使用本品时宜连续心电图监测，密切注意患者全身反应；治疗时宜从小剂量开始，无效时逐渐加量，每次不宜超过40mg。另外，本品对窦房结有明显抑制，因此对病窦综合征或窦房结功能不全或老年人慎用或不用。

(2)脑出血初期忌用。
(3)受热后易降低效价,应在低温干燥处保存。
(4)过敏史者不宜使用。
(5)部分疗效不确切,应引起注意切勿滥用。

【制剂】注射液:每支 20mg(2ml)。注射用三磷腺苷:每支 20mg;另附磷酸缓冲液 2ml。

脑蛋白水解物 Cerebrolysin

从小牛脑中提取的无蛋白质的特异性氨基酸混合物的水溶液。内含游离氨基酸及低分子肽,包括各种必需氨基酸(异亮氨酸、亮氨酸、赖氨酸、蛋氨酸、苯丙氨酸、苏氨酸、色氨酸、缬氨酸)及非必需氨基酸(丙氨酸、精氨酸、门冬氨酸、胱氨酸、谷氨酸、甘氨酸、脯氨酸、酪氨酸)。此外,还有谷酰胺、门冬酰胺、鸟氨酸、西瓜氨酸、γ-氨基丁酸和 γ-氨基-β-羟丁酸等。1ml 相当于 1g 脑蛋白中含氮物质,但应用合成氨基酸混合物,至今未发现相似作用。

【商品名】脑活素。

【药理作用】本品 50%~80%游离氨基酸可通过血-脑屏障进入神经细胞,分子量在 1 万以下小分子肽也可透过血-脑屏障并影响其呼吸链,具有抗缺氧的保护功能,能激活腺苷酸环化酶,催化激素系统,改善记忆。曾用于器质性脑性精神综合征、记忆障碍、神经衰弱、轻度婴儿大脑发育不全、脑震荡或脑挫伤后遗症、脑卒中、颅脑手术、脑膜炎及严重脑感染和休克症状等。其疗效有待进一步总结。

【用法用量】剂量及时间依年龄、体重及病情而定。皮下注射可用到 2ml,肌内注射 5ml。静脉滴注:10~30ml 溶于 250ml 0.9%氯化钠注射液中,以 60~120 分钟缓慢滴注。每疗程注射 10~20 次。开始每日注射,随后每周 2~3 次;或每日静脉滴注,连续 8~10 天。根据病情考虑疗程及给药次数。

【注意事项】注射过快可出现中度灼热感。偶见过敏反应如发热或寒战。肾功能障碍及妊娠早期患者忌用。

爱维治 Actovegin

由新生 6 个月以内小牛血清经严格超滤制成的分子量均小于 5000 道尔顿的无蛋白质的制剂,其中包括寡糖、核酸衍生物、氨基酸和低分子多肽、糖脂类及糖和类脂代谢的中间产物等有机成分。

【药理作用】通过促进细胞对葡萄糖的摄取和利用(不依赖于胰岛素)增加细胞氧的摄入率和利用率,从而使 ATP 生成增加,使细胞能源量提高,在机能缺陷、代谢受抑制的情况下(低血氧、基质不足)和能量需求增加时,在细胞水平促进细胞能量代谢,改善细胞功能,从而使血流供应增加。同时,本品与各种人类生长因子有协同效应,对组织有增殖作用,可促进伤口愈合。

用于脑血管疾病、脑创伤、脑器质性精神障碍、周边血管闭塞性疾病,以及各种类型伤口、营养性病灶、烧伤、化学灼伤和放射性损伤。

【用法用量】剂量和使用方法视临床情况而定。一般用静脉注射或静脉滴注,初期以每日 5~20ml 静脉注射,或每星期数次。静脉滴注以 250ml 稀释液(用 0.9%氯化钠注射液或 5%~10%葡萄糖注射液),以 2ml/分钟的滴速滴注。

(1)大脑功能不全:30ml 加入 250ml 稀释液中,静脉滴注,每日 1 次,治疗 2 周。巩固治疗:口服片剂,每日 3 次,每次 2 片,维持疗程不少于 6 周。

(2)脑卒中及脑外伤:急性期治疗:20~30ml 加入 250ml 稀释液中,静脉滴注,每日 1 次,用 3~5 天,以后可根据病情,给予本品 20ml 加入 250ml 稀释液中,静脉滴注,每日 1 次,维持 5~10 天。巩固治疗:口服片剂,每日 3 次,每次 2 片,维持疗程 4 周。

【注意事项】(1)少数患者会出现荨麻疹、红疹、发热等轻度过敏反应,可立即停药,并按情况给予一般抗过敏治疗(抗组胺药物和/或皮质类固醇)。

(2)糖尿病患者谨慎使用。

(3)妊娠及哺乳期妇女需在医生指导下使用。

(4)静脉滴注的速度控制在<2ml/分钟,要严格执行血管内输注。

(5)本品输液不得与其他药物配伍。

【制剂】片剂:每片 200mg(干燥去蛋白衍生物)。注射液:每支 80mg(2ml);200mg(10ml);400mg(10ml)。霜剂:20g(5%);30g(5%)。

【贮法】密闭,在阴凉处保存。

素高捷疗 Solcoseryl

【药理作用】为新生小牛血清的提取物,具有改善细胞对葡萄糖、钾及磷酸盐的通透性，保持细胞内钾的恒量，促进葡萄糖转移至细胞内，改善低氧状态下糖的代谢作用。激活组织细胞再生，促进肉芽肿生长，激发毛细血管形成，改善微循环，加速上皮愈合；激发胶原纤维形成，使纤维重组，减少或避免瘢痕形成，可显著降低烧伤的继发性组织破坏过程，加速组织细胞的修复。

用于各种溃疡：皮肤损伤、营养不良、血管栓塞诱发的溃疡。用于各种损伤：烧伤、烫伤、阳光灼伤、化学性灼伤、日光性皮炎等。用于压疮、各种手术切口，使伤口加速愈合。

【用法用量】洗清伤口后外敷。轻者每日 1 次，重者每日 2～6 次。患处长皮长成后，仍应酌情用药 2～3 周，巩固疗效。

【注意事项】由于刺激纤维母细胞生长，使用初期患处偶有烧灼感及分泌物增加属于正常现象。本品无抗菌作用，对于感染性角膜、结膜病患者需联合应用相应的抗菌药。

【制剂】软膏剂：每支 20g(10%)。

（许大庆 隋成江 李 坚）

第二十五章 水、电解质、酸碱平衡调节药

水、电解质和酸碱平衡是人体细胞进行正常代谢所必需的条件，也是维持人体生命和各脏器生理功能所必要的条件。因疾病、创伤、感染、物理化学因素不恰当的治疗而使平衡失调时，如果机体缺乏能力进行调节或超过了机体的代偿能力，将会出现水、电解质和酸碱平衡紊乱。水、电解质和酸碱平衡紊乱一旦发生，除了调整失衡，还须针对其原发病进行治疗，但是当疾病发展到一定阶段，水、电解质和酸碱平衡紊乱成为威胁生命的主要因素，则必须及早发现和纠正以挽救患者的生命。

一、电解质平衡调节药

氯化钠 Sodium Chloride

由普通亚食盐加以精制而得医用氯化钠。

【性状】为无色透明立方形结晶或白色结晶粉末，无臭，味咸。露置于空气中有引湿性，易溶于水（1∶3）、沸水（1∶2.7）、甘油（1∶10）中，难溶于醇。水溶液呈中性。

【药理作用】正常人体内总钠量平均为150g，大部分（44%）以氯化钠形式存在于细胞外液，小部分（9%）存在于细胞内。机体内恒定的渗透压为维持生命所必需，细胞外液中钠离子占阳离子含量90%。故钠是保持细胞外液渗透压和容量的重要成分。此外，钠还以碳酸氢钠形式构成缓冲系统，对调解体液的酸碱平衡具有重要的作用。血液中氯化钠的浓度经常保持136～145mmol/L（0.6%）的水平，此浓度是维持细胞兴奋性、神经肌肉应急性的必要条件。体内大量丢失可引起蒂娜综合征，表现为全身虚弱、表情淡漠、肌肉镇乱、循环障碍等，重则谵妄、昏迷，以致死亡。氯化钠注射液可补充血容量和钠离子，用于各种缺盐性失水症（如大面积烧伤、严重吐泻、大量发汗、强利尿药、出血等引起）。在大量出血而又无法进行输血时，可输入其注射液以维持血容量进行急救。暑天高温下劳动，大量出汗，丢失氯化钠量很大，常引起"中暑"，可在饮水中加入0.1%～1%的氯化钠，或以含盐清凉片溶于开水内引用。还用于慢性肾上腺皮质功能不全（艾迪生病）治疗过程中补充氯化钠，每日约10g。此外，生理盐水可用于洗伤口、洗眼、洗鼻及产科水囊引产等。

【用法用量】(1) 口服：用于轻度急性胃肠患者恶心、呕吐不严重者。

(2) 高渗性失水：高渗性失水时患者脑细胞和脑脊液渗透浓度升高，若治疗使血浆和细胞外液钠浓度和渗透压下降过快，可致脑水肿。故一般认为，在治疗开始的48小时内，血浆钠浓度每小时下降不超过0.5mmol/L。

血浆渗透浓度＞350mOsm/L时，可给予0.6%低渗氯化钠，或改用0.9%氯化钠注射液。补液总量根据下列公式计算：

所需补液量(L) = [血钠浓度(mmol/L) - 142]/血钠浓度(mmol/L) × 0.6 × 体重(kg)

一般第1天补给半量，余量在以后2～3天内补，并根据心肺肾功能酌情调节。

(3) 等渗性失水：原则给予等渗溶液，如0.9%氯化钠注射液或复方氯化钠溶液，但上述溶液氯浓度明显高于血浆，单独大量使用可致高氯血症，故可将0.9%氯化钠注射液和1.25%碳酸氢钠或1.86%（1/6M）乳酸钠以7∶3的比例配制后补给。后者氯浓度为107mmol/L，并可纠正代谢性酸中毒。补给量可按体重或血细胞比容计算，作为参考。

按体重计算：补液量(L) = [体重下降(kg) × 142]/154

按血细胞比容计算：补液量(L)＝(实际血细胞比容－正常血细胞比容)×体重(kg)×0.2/正常血细胞比容。正常血细胞比容男性为48%，女性为42%。

(4) 低渗性失水：严重低渗性失水时，脑细胞内溶质减少以维持细胞容积。若治疗使血浆和细胞外液浓度和渗透浓度迅速回升，可致脑细胞损伤。一般认为，当血钠低于120mmol/L时，治疗使血钠上升速度在每小时0.5mmol/L，不超过每小时1.5mmol/L(稀释性低钠血症勿需补钠)。当急性血钠低于120mmol/L，或出现中枢神经系统症状时，可给予3%氯化钠注射液静脉滴注。一般要求在6小时内将血钠浓度提高至120mmol/L或以上。参考补钠量为3%氯化钠1ml/kg，可提高血钠1mmol/L。待血钠回升至120～125mmol/L或以上，可改用等渗溶液。慢性缺钠补钠速度要慢，剂量要少，使血钠浓度逐渐回升至130mmol/L。

(5) 低氯性碱中毒：给予0.9%氯化钠注射液或复方氯化钠注射液(林格液)500～1000ml，以后根据碱中毒情况决定用量。

(6) 外用：用生理氯化钠溶液洗涤伤口、冲洗眼部。

【注意事项】(1) 脑、肾、心脏功能不全及血浆蛋白过低者慎用。脑水肿患者禁用。

(2) 生理盐水含钠、氯离子各154mmol，比血浆氯离子浓度高出50%，对已有酸中毒者如大量应用，可引起高氯性酸中毒。故可采用碳酸氢钠生理盐水或乳酸钠生理盐水。

(3) 静脉滴注时，要注意无菌操作，严防污染，夏季开瓶后24小时，不宜再继续使用。

(4) 如发生输液反应，应及时检查对症处理，输入过量可引起组织水肿。

【制剂】注射液：为含0.9%氯化钠的灭菌水溶液。每支(瓶) 2ml；10ml；250ml；500ml；1000ml。静脉滴注或皮下滴注，剂量根据病情决定，一般每次500～1000ml。

浓氯化钠注射液：每支 1g(10ml)，0.3g (10ml)。临用前稀释。

复方氯化钠注射液(林格液，Ringer's Injection)：灭菌溶液，每100ml中含氯化钠0.85g，氯化钾0.03g，氯化钙0.033g，比生理盐水成分完全，可代替生理盐水。

乳酸钠林格注射液(Sodium Lactate Ringer's Injection)：每100ml中，含氯化钙0.02g，氯化钾0.03g，氯化钠0.6g，乳酸钠0.31g。可代替生理盐水，特别适用于酸中毒或有酸中毒倾向的脱水病例。

葡萄糖氯化钠注射液：每1000ml中含葡萄糖5%及氯化钠0.9%。每瓶250ml；500ml；1000ml。

直肠透析液(直肠灌肠液)：每100ml中含氯化钠0.6g，碳酸氢钠0.2g，氯化钾0.048g，硫酸镁0.031g，乳酸钙0.077g，葡萄糖1.5g。用于治疗肾盂肾炎、尿毒症等的酸中毒，改善体内电解质平衡。一般每次用1000ml，以每分钟15～20滴的速度缓慢滴入直肠。天冷时可将溶液微温后应用。

清凉盐片(盐汽水片)：每片含氯化钠0.65g，酒石酸(或枸橼酸)0.07g，糖精0.007g。作为解渴饮料并补充盐分。每次1～2片，以适量冷开水溶解后供高温车间饮用。

复方沸腾散(盐汽水散)：由氯化钠2.5g，碳酸氢钠7.8g，酒石酸7.2g，糖精钠0.2g配成1剂，并能补充体内的盐分和水分，用时以适量冷开水溶解1剂服下。

口服补液盐[Oral Rehydration Salt(ORS)]：每升含氯化钠3.5g，氯化钾1.5g，碳酸氢钠2.5g(或枸橼酸钠2.9g)，无水葡萄糖20g，每日口服50ml/kg治疗和预防轻度急性腹泻。

氯化钾 Potassium Chloride

【性状】为无色长棱形或立方形结晶或白色结晶粉末，无臭，味咸涩。水中易溶，不溶于乙醇或乙醚。

【药理作用】正常人体内总钾量平均为120g，其中仅约2%存在于细胞外液，其余几乎集中在细胞内。钾为细胞内主要阳离子，是维持细胞内渗透压的重要成分。钾通过与细胞外的氢离子交换参与酸碱平衡的调节，当体内缺钾时，细胞内钾离子外移而细胞外氢、钠离子内移，其结果为细胞内酸中毒，血钾过高时则相反。

钾参与糖、蛋白质的合成及二磷酸腺苷转化为三磷酸腺苷的能量代谢。钾也参与神经冲动传导和神经末梢递质乙酰胆碱的合成。缺钾对心肌兴奋性增高,钾过多时则抑制心肌的自律性、传导性和兴奋性。因而钾浓度变化影响洋地黄对心脏的作用。当钾摄入量不足、排出量增多或在体内分布异常,可引起低钾血症。

用于低钾血症(多由严重吐泻不能进食,长期应用排钾利尿剂或肾上腺皮质激素所引起)的防治,亦可用于强心苷中毒引起的阵发性心动过速或频发室性期外收缩。

【用法用量】补充钾盐大多采用口服,每次 1g,每日 3 次。血钾过低、病情危急或吐泻严重口服不易吸收时,可用静脉滴注,每次用 10%氯化钾液 10~15ml,加入 5%~10%葡萄糖注射液 500ml 稀释或根据病情酌定用量。

【注意事项】(1)静脉滴注过量时可出现疲乏、肌张力减低、反射消失、周围循环衰竭、心率减慢甚至心脏停搏。

(2)肾功能严重减退者尿少时慎用,无尿或血钾过高时忌用。

(3)脱水病例一般先给予不含钾的液体(也可给予复方氯化钾溶液,因其含钾浓度低,不致引起高钾血症)等排尿后补钾。

(4)静脉滴注时,速度宜慢,溶液不可太浓(一般不超过 0.2%~0.4%,治疗心律失常时可加至 0.6%~0.7%),否则不仅因其局部剧痛,且可导致心脏停搏。

(5)口服本品溶液或无糖衣片,对胃肠道有较强的刺激性,部分患者难以耐受。当患者服用后出现腹部不适、疼痛等症状时,应加以警惕,因服用氯化钾片等制剂时,有造成胃肠溃疡、坏死或狭窄等并发症的可能,宜采用本品的 10%水溶液稀释于饮料中在餐后服用,以减少刺激性。如有氯化钾控释片供用则更好。

【制剂】片剂:每片 0.25g;0.5g。控释片(SLOW-K):每片 0.6g。微囊片(PEL-K):每片 0.75g。氯化钾口服液:100ml:10g。注射液:每支 1g(10ml)。

复方氯化钾注射液:内含氯化钾 0.28%、氯化钠 0.42%及乳酸钠 0.63%,可用于代谢性酸血症及低血钾。用量视病情而定,一般每日量 500~1000ml,静脉滴注。

氯化钙 Calcium Chloride

【性状】为白色半透明的坚硬碎块或颗粒,极易潮解。无臭,味稍苦。极易溶于水,易溶于乙醇。

【药理作用】正常人含钙总量为 1400g,其中 99%以骨盐形式存在于骨中以保持骨的硬度。

(1)正常人血清钙含量为 9~11mg/ml,血钙降低时可出现神经肌肉兴奋性升高,甚至昏迷。本品可用于血钙降低引起的手足搐搦症及肠绞痛、输尿管绞痛。

(2)钙离子可促使心肌兴奋-收缩耦联的形成,高浓度的钙可引起心律失常,并可使心跳停止于收缩期。钙盐有促进骨骼和牙齿的钙化形成,钙离子还参与凝血过程。

(3)能降低毛细血管通透性,增加毛细血管壁的致密性,使渗出减少,有消炎、消肿及抗过敏等作用,可用于荨麻疹、渗出性水肿、瘙痒性皮肤病。

(4)与镁离子有竞争性拮抗作用,可解救镁盐中毒。

(5)用于防止慢性钙缺乏症,常用于维生素 D 缺乏性佝偻病、软骨病、孕妇及哺乳期妇女钙盐补充。

(6)对抗高钾血症:当高血钾引起室性心律失常时,应立即静脉注射钙盐制剂。钙离子虽不能影响血钾浓度,但可拉开心肌细胞静息电位与阈电位之间的差距,从而降低心室肌的兴奋性。

【用法用量】(1)成人:①治疗低钙血症,500~1000mg(含 Ca^{2+} 136~272mg)缓慢静脉注射,速度不超过每分钟 50mg,根据反应和血钙浓度,必要时 1~3 天后重复;②心脏复苏,静脉或心室腔内注射,每次 200~400mg,应避免注入心肌内;③治疗高钾血症,在心电图监视下用药,并根据病情决定剂量,一般可先应用 500~1000mg 缓慢静脉注射,以后酌情用药;④治疗高镁血症,先静脉注射 500mg,每分钟速度不超过 100mg,以后酌情用药。

(2)小儿:①治疗低钙血症,按体重 25mg/kg,(含 Ca^{2+} 6.8mg)缓慢静脉注射。但一般情况下本品不用于小儿,因刺激性较大;②心脏复苏心室内注射,每次 10mg/kg,间隔 10 分钟可重复注射。

【注意事项】(1)静脉注射时可有全身发热感。注射宜缓慢(每分钟不超过 2ml),因钙盐兴奋心脏,注射过快会引起血内浓度突然增高,引起心律失常,甚至心脏骤停。

(2)在应用强心苷期间或停药后7天以内,忌用本品。

(3)有强烈刺激性,其5%溶液不可直接静脉注射,应在注射前以等量葡萄糖液稀释。亦不宜作皮下注射或肌内注射。

(4)注射液不可漏于血管之外,否则导致剧痛及组织坏死。如有外漏,应立即用0.5%普鲁卡因液作局部封闭。

【制剂】注射液:每支 0.3g(10ml);0.5g(10ml);0.6g(20ml);1g(20ml)。

氯化钙葡萄糖注射液(简称"葡萄糖钙"):为含5%氯化钙及25%葡萄糖的灭菌溶液,用于因血钙降低而致的手足搐搦、荨麻疹、血清反应等,每次量10～20ml,静脉注射,每日或隔日1次。禁用于肌内注射,以免引起组织坏死。

氯化钙溴化钠注射液(痒苦乐民注射液):每支5ml,含氯化钙 0.1g,溴化钠 0.25g。主要用于皮肤瘙痒症,止痒作用比葡萄糖酸钙针强。每次静脉注射 5ml(重症可用 10ml),每日 1～2 次。静脉注射时宜缓慢,以免引起全身发热反应。禁用于肌内注射。

葡萄糖酸钙 Calcium Gluconate

【性状】为白色颗粒性粉末,无臭,无味。在沸水中易溶,在水中缓慢溶解,在无水乙醇、氯仿中不溶。

【药理作用】同氯化钙,但含钙量较氯化钙低。对组织的刺激性较小,注射比氯化钙安全,常与镇静剂合用。其余同氯化钙。

【用法用量】(1)口服:成人每次 0.5～2g,每日 3 次;儿童每次 0.5～1g,每日 3 次。

(2)静脉注射:每次 10%液 10～20ml,对小儿手足搐搦症,每次 5～10ml,加等量 5%～25%葡萄糖注射液稀释后缓慢静脉注射(每分钟不超过 2ml)。

【注意事项】参见"氯化钙"。

【制剂】片剂:每片 0.1g;0.5g。含片:每片 0.1g;0.15g;0.2g。口服液:每支 1g(10ml)。注射液:每支 1g(10ml)。

戊酮酸钙 Calcium Levulinate

【商品名】果糖酸钙。

【性状】为白色结晶或粉末,味微苦涩,易溶于水,微溶于乙醇。

【药理作用】与葡萄糖酸钙相似。用于低血钙,又能降低毛细血管的通透性,用于荨麻疹、血管神经性水肿等过敏疾患。

【注意事项】参见氯化钙。

【用法用量】静脉注射:每次 1.0g,加等量葡萄糖注射液稀释后,缓慢静脉注射。

【制剂】注射液:每支 1g(10ml)。

乳酸钙 Calcium Lactate

【性状】为白色颗粒或粉末,几乎无臭,微有风化性。能溶于水,易溶于热水,几乎不溶于醇、氯仿、乙醚。

【药理作用】其作用略同于氯化钙。因其水中溶解度较小,一般均供内服,无前者的苦咸味及刺激性,但吸收缓慢。用于防治钙缺乏症如手足搐搦症、骨发育不全、佝偻病,以及结核病、妊娠和哺乳期妇女的钙盐补充。每次成人 1～4g,小儿 0.3～0.6g,每日 2～3 次。须同时服维生素 D(每日 1 万 U),以防止钙吸收不良。

【用法用量】每克乳酸钙含钙 130mg。成人:口服,每日 1～2g,分 2～3 次口服。小儿:按体重每日 45～60mg/kg,分 2～3 次口服。

【制剂】片剂:每片 0.25g;0.5g。

甘油磷酸钙 Calcium Glycerophosphate

白色或乳白色粉末,易溶于冷水(有的产品难溶),略溶于热水,溶于甘油,不溶于醇。滋补药,多用于病后恢复期,一次量 0.2～0.6g,每日 3 次,饭后服用。

聚磺苯乙烯 Polystyrene Sulfonate

【商品名】降钾树脂,聚苯乙烯磺胺钠,Kayexalate,Reronium-A。

【性状】常用其钠盐,为浅黄色细颗粒或粉末,无臭,无味。不溶于水。

【药理作用】为钠型阳离子交换树脂,口服后在胃部酸性环境中分子上的钠离子被氢离子取代成氢型树脂。当氢型树脂进入肠内即与肠道中的钾、铵等离子进行交换，吸附钾后随粪便排出体外，从而清除体内钾离子。本品尚可与少量镁、钙离子交换。开始作用时间需数小时至数日。虽然每克干树脂含 4.1mmol 钠，15g 树脂含 46.5mmol 钠可等量交换 46.5mmol 钾，但本品实际有效交换量为 33%。钠式树脂的优点是既不会加重酸中毒，还摄取尿毒症患者肠道内的铵离子，因此可减少尿素的合成。可用于治疗各种原因引起的高钾血症，特别是急、慢性肾衰竭时的高钾血症。急、慢性肾衰竭患者由于肌肉受损、感染、溶血、组织代谢亢进等原因，使钾离子自细胞内释出增多，并因患者尿量减少，钾离子无法排除，致使血清钾离子浓度增高。高钾血症可导致心脏停搏，是肾衰竭患者死亡的主要原因之一。高钾血症虽可用透析法治疗，限于设备条件，仅少数医院可以施行。因此，本品为肾衰竭引起的高钾血症提供简易的治疗手段，具有一定临床价值。

试用于治疗急、慢性肾衰竭、肾病综合征、狼疮性肾炎、肝肾综合征等并发的高钾血症（血钾＞5.5mmol/L 者）。

【用法用量】口服：成人每次 15～30g，事先可用温水或饮料 20～100ml 调匀，每日 1～3 次或遵医嘱，连用 2～3 天。若有便秘，可与甘露醇粉或山梨醇粉等量同时服用。儿童参考剂量每日按 1g/kg 计算。直肠给药：每次 30～60g，用水或 20%甘露醇 100～200ml 调匀作高位保留灌肠，保留时间从 30～45 分钟至 4～10 小时。

【注意事项】(1)不良反应轻微，少数患者可发生轻度恶心、呕吐、血压升高、便秘等症状。

(2)有严重高血压及心力衰竭者慎用。

(3)治疗期间应经常测定血钾水平，避免血钾过低，血钾降至 4.5mmol/L 时即应停药。

二、酸碱平衡调节药

属于本类药物的除下列药物外，还有氯化铵。

乳酸钠溶液 Sodium Lactate Solution
【性状】为无色或几乎无色澄明黏稠液体。能与水、乙醇或甘油任意混合。

【药理作用】为纠正酸血症的药物，其高渗溶液注入体内后，在有氧条件下经肝脏氧化、代谢，转化成碳酸根离子，纠正血中过高的酸度，可用于纠正代谢性酸血症。由于作用不及碳酸氢钠迅速，现已渐少用。但在高钾血症或普鲁卡因胺等引起的心律失常伴有酸血症者，仍以应用本品为宜。

【用法用量】静脉滴注：每次 11.2%液 5～8ml/kg，先用半量，以后根据病情再给其半量。用时须以 5%～10%葡萄糖液 5 倍量稀释（成为 1.87%，即 1/6g 分子溶液）后静脉滴注。成人每次量一般为 1.87%液 500～2000ml。

【注意事项】(1)如过量，会造成碱血症。

(2)肝病、休克缺氧、心功能不全者不宜使用。

(3)一般情况下，不宜以 0.9%氯化钠注射液或其他含氯化钠溶液稀释本品，以免成为高渗溶液。

【制剂】注射液：每支 2.24g（20ml）；5.60g（50ml）。

氨丁三醇 Trometamol
【商品名】三羟甲基氨基甲烷，缓血酸铵，Trishydroxymethylaminomethane，THAM，Tromethamine。

【性状】为白色结晶性固体或粉末，易溶于水（1：1.25）。其水溶液的 pH 值为 10.2（室温）。

【药理作用】为氨基缓冲剂，能摄取氢离子而纠正酸血症，其作用较强，且能透过细胞膜。常用于急性代谢性及呼吸性酸血症。亦可用于忌钠情况下的酸血症。

【用法用量】静脉滴注：对急症，每次用 7.28%溶液 2～3mg/kg，于 1～2 小时内滴完，严重者可再用 1 次。

【注意事项】(1)本品可引起低血糖、低血压、恶心、呕吐，亦可抑制呼吸甚至使呼吸停止。

(2)慢性呼吸性酸血症及肾性酸血症患者忌用。

(3)一般用 3.64%溶液滴注，可将 7.28%溶液（即 0.6mol/L 溶液）于临用前加等量 5%～10%葡萄糖液稀释后使用，限制水分患者可直接静脉滴注 7.28%溶液。

(4)注射时勿溢出静脉外，以免局部坏死。

(5)可使肺泡通气量显著减少，故用于呼吸性酸中毒时，必须同时给氧。

(6)注射后常可在30～40分钟内纠正酸度,亦有到4～6小时方见好转者。

(7)应注意避免剂量过大,滴速过快。

【制剂】注射液:每支7.28%(10ml);7.28%(20ml);7.28%(100ml)。

碳酸氢钠注射液

【主要成分】碳酸氢钠。

【性状】无色澄明液体。

【药理毒理】(1)治疗代谢性酸中毒,本品使血浆内碳酸根浓度升高,中和氢离子,从而纠正酸中毒。

(2)碱化尿液,由于尿液中碳酸根浓度增加后pH值升高,使尿酸、磺胺类药物与血红蛋白等不易在尿中形成结晶或聚集。

(3)制酸,口服能迅速中和或缓冲胃酸,而不直接影响胃酸分泌。因而胃内pH值迅速升高缓解高胃酸引起的症状。

【药代动力学】本品经静脉滴注后直接进入血液循环。血中碳酸氢钠经肾小球滤过,进入尿液排出。部分碳酸氢根离子与尿液中氢离子结合生成碳酸,再分解成二氧化碳和水。前者可弥散进入肾小管细胞,与胞内水结合,生成碳酸,解离后的碳酸氢根离子被重吸收进入血循环。血中碳酸氢根离子与血中氢离子结合生成碳酸,进而分解成二氧化碳和水,前者经肺呼出。

【适应证】(1)治疗代谢性酸中毒。治疗轻至中度代谢性酸中毒,以口服为宜。重度代谢性酸中毒则应静脉滴注,如严重肾脏病、循环衰竭、心肺复苏、体外循环及严重的原发性乳酸性酸中毒、糖尿病酮症酸中毒等。

(2)碱化尿液。用于尿酸性肾结石的预防,减少磺胺类药物的肾毒性,以及急性溶血防止血红蛋白沉积在肾小管。

(3)作为制酸药,治疗胃酸过多引起的症状。

(4)静脉滴注对某些药物中毒有非特异性的治疗作用,如巴比妥类、水杨酸类药物及甲醇等中毒。但本品禁用于吞食强酸中毒时的洗胃,因本品与强酸反应产生大量二氧化碳,导致急性胃扩张甚至胃破裂。

【用法用量】代谢性酸中毒,静脉滴注,所需剂量按下式计算:补碱量(mmol)=(-2.3-实际测得的BE值)×0.25×体重(kg),或补碱量(mmol)=正常的CO_2CP-实际测得的CO_2CP(mmol)×0.25×体重(kg)。除非体内丢失碳酸氢盐,一般先给计算剂量的1/3～1/2,4～8小时内滴注完毕。心肺复苏抢救时,首次1mmol/kg,以后根据血气分析结果调整用量(每1g碳酸氢钠相当于12mmol碳酸氢根)。

静脉用药还应注意下列问题:①静脉应用的浓度范围为1.5%(等渗)～8.4%;②应从小剂量开始,根据血中pH值、碳酸氢根浓度变化决定追加剂量;③短时间大量静脉输注可致严重碱中毒、低钾血症、低钙血症。当用量超过每分钟10ml高渗溶液时可导致高钠血症、脑脊液压力下降甚至颅内出血,此新生儿及2岁以下小儿更易发生。故以5%溶液输注时,速度不能超过每分钟8mmol钠。但在心肺复苏时因存在致命的酸中毒,应快速静脉输注碱化尿液。成人:口服,首次4g,以后每4小时1～2g。静脉滴注,2～5mmol/kg,4～8小时内滴注完毕。小儿:口服,每日按体重1～10mmol/kg。

【不良反应】(1)大量注射时可出现心律失常、肌肉痉挛、疼痛、异常疲倦虚弱等,主要由于代谢性碱中毒引起低钾血症所致。

(2)剂量偏大或存在肾功能不全时,可出现水肿、精神症状、肌肉疼痛或抽搐、呼吸减慢、口内异味、异常疲倦虚弱等。主要由代谢性碱中毒所致。

(3)长期应用时可引起尿频、尿急、持续性头痛、食欲减退、恶心呕吐、异常疲倦虚弱等。

【禁忌证】(1)对诊断的干扰:对胃酸分泌试验或血、尿pH值测定结果有明显影响。

(2)下列情况慎用:①少尿或无尿,因能增加钠负荷;②钠潴留并有水肿时,如肝硬化、充血性心力衰竭、肾功能不全、妊娠高血压综合征;③原发性高血压,因钠负荷增加可能加重病情。

(3)下列情况不作静脉内用药:①代谢性或呼吸性碱中毒;②因呕吐或持续胃肠负压吸引导致大量氯丢失,而极有可能发生代谢性碱中毒;③低钙血症时,因本品引起碱中毒可加重低钙血症表现。

【孕妇及哺乳期妇女用药】(1)长期或大量应用可致代谢性碱中毒,并且钠负荷过高引起水肿等,孕妇应慎用。

(2)本品可经乳汁分泌,但对婴儿的影响尚无有关资料。

【儿童用药】治疗酸中毒,参考成人剂量。心肺复苏抢救时,首次静注按体重 1mmol/kg,以后根据血气分析结果调整用量。

【药物相互作用】(1)合用肾上腺皮质激素(尤其是具有较强盐皮质激素作用者)、促肾上腺皮质激素、雄激素时,易发生高钠血症和水肿。

(2)与苯丙胺、奎尼丁合用,后两者经肾排泄减少,易出现毒性作用。

(3)与抗凝药如华法林和 M 胆碱酯酶药等合用,后者吸收减少。

(4)与含钙药物、乳及乳制品合用,可致乳-碱综合征。

(5)与西咪替丁、雷尼替丁等 H_2 受体拮抗剂合用,后者的吸收减少。

(6)与排钾利尿药合用,增加发生低氯性碱中毒的危险性。

(7)本品可使尿液碱化,影响肾对麻黄碱的排泄,故合用时麻黄碱剂量应减小。

(8)钠负荷增加使肾脏排泄锂增多,故与锂制剂合用时,锂制剂的用量应酌情调整。

(9)碱化尿液能抑制乌洛托品转化成甲醛,从而抑制后者治疗作用,故不主张两药合用。

(10)本品碱化尿液可增加肾脏对水杨酸制剂的排泄。

【规格】10m:0.5g;100ml:5g;250ml:12.5g。

【贮藏】密闭保存。

三、葡萄糖及其他

葡萄糖　Glucose

由淀粉加硫酸分解而得,供注射用的纯品,也称为右旋糖(Dextrose)。

【性状】为无色结晶、白色结晶性或颗粒性粉末,无臭,味甜。有吸湿性。易溶于水,微溶于乙醇。水溶液呈中性。

【药理作用】是机体所需能量的主要来源,在体内被氧化成二氧化碳和水并同时供给热量,或以糖原形式贮存。对肝脏具有保护作用。此外,静脉注射 20% 以上高渗葡萄糖溶液可提高血液渗透压,使组织脱水及短暂利尿作用。当葡萄糖和胰岛素一起静脉滴注时,糖原的合成需要钾离子,从而钾离子进入细胞内,血钾浓度降低。

用于:(1)腹泻、呕吐、重伤大失血等,体内损失大量水分时,可静脉滴注含本品 5%～10% 的溶液 200～1000ml,同时静脉滴注适量生理盐水,以补充体液的损失及钠的不足。

(2)不能摄取饮食物的重症患者,可注射本品或灌肠,以补助营养。

(3)静脉注射:50% 溶液 40～100ml,用于血糖过低症或胰岛素过量,以保护肝脏。对糖尿病的酮中毒须与胰岛素同用。

(4)25%～50% 溶液静脉注射,因其高渗压作用,将组织(特别是脑组织)内液体进入循环系统内由肾排除,用于降低眼压及因颅压增高引起的各种病症如脑出血、颅骨骨折、尿毒症等。注射时切勿注于血管之外,以免刺激组织。

(5)高钾血症。

【用法用量】(1)补充热能:患者因为某些原因进食减少或不能进食,一般可给予 10%～25% 葡萄糖注射液静脉滴注,并同时补充体液。葡萄糖用量根据所需热能计算。

(2)全静脉营养疗法:葡萄糖是此疗法中最重要的能量供给物质。在非蛋白质热能中,葡萄糖与脂肪供给热量之比为 2:1。具体用量由临床热量需要量决定。根据补液量的需要,葡萄糖可配成 25%～50% 不同浓度,必要时可加胰岛素,每 5～10g 葡萄糖加正规胰岛素 1U。由于常应用高渗溶液,对静脉刺激性较大,并需要输注脂肪乳剂,故一般选用较深部的大静脉,如锁骨下静脉、颈静脉。

(3)低血糖症:轻者口服,重者可先给予 50% 葡萄糖注射液 20～40ml 静脉注射。

(4)饥饿性酮症:轻者口服,重者可先给予 5%～25% 葡萄糖注射液静脉滴注,每日 100g 葡萄糖可基本控制病情。

(5)失水:等渗性失水给予 5% 葡萄糖注射液静脉滴注。

(6)高钾血症:应用 10%～25% 注射液,每 2～4g 葡萄糖加正规胰岛素 1U,可降低血清钾浓度。但此疗法仅使细胞外钾离子进入细胞内,体内总钾含量不变。如不采取排钾措施,仍有再次出现高钾血症的可能。

(7)组织脱水：高渗溶液（一般采用50%注射液）快速静脉注射20~50ml，但作用短暂。应注意防止高血糖，目前少用。用于调节腹膜透析液渗透压时，50%葡萄糖注射液20ml即10g葡萄糖可使1L透析液渗透压提高55mOsm/(kg·H_2O)。

(8)葡萄糖耐量试验：空腹口服葡萄糖1.75g/kg，于服前及服后0.5小时、1小时、2小时、3小时抽血测血糖。血糖浓度正常上限分别为6.9mmol/L、11.1mmol/L、10.5mmol/L、8.3mmol/L、6.9mmol/L。

【注意事项】(1)葡萄糖有引湿性，且易发霉，为细菌的良好培养基，故在配制注射液时，必须特别注意；夏季细菌易于繁殖，尤应注意消毒。

(2)冬季在注射前须先将安瓿加热至与体温相等的温度，再徐徐注入静脉，可避免痉挛。

(3)高渗溶液应缓慢注射。

【制剂】粉剂：每袋250g；500g。注射液：每支（瓶）50g(1000ml)；100g(1000ml)；50g(500ml)；25g(500ml)；12.5g(250ml)；25g(250ml)；1g(20ml)；5g(20ml)；10g(20ml)；2g(10ml)；0.5g(10ml)。葡萄糖氯化钠注射液：见"氯化钠制剂"。

果糖　Fructose

为葡萄糖的异构体，具左旋性。

【商品名】左旋糖。

【药理作用】基本上与葡萄糖同，具有直接供给热能、补充体液及营养全身的功效，但本品在从血液中移出、转化成肝糖原等方面比葡萄糖快，并能在无胰岛素情况下代谢成糖原，因此比葡萄糖容易吸收、利用。对糖尿病、肝病患者供给能量、补充体液似比葡萄糖更适宜。此外，能加速乙醇代谢，用于急性中毒的辅助治疗。

用以静脉注射或静脉滴注，用量视病情而定。常用量为每次500~1000ml。

【制剂】注射液：每瓶12.5g(250ml)；25g(250ml；500ml)；50g(500ml)。

【贮法】避光保存。

四、复方电解质输液及透析液

临床应用的复方电解质输液大致分为4种。

一号液(起始液)：用于手术前后和脱水患者的初期水与电解质的补充。其中KN-1B用于婴儿和新生儿。

二号液(脱水补充液，亦称为细胞内修复液)：用于脱水或手术前后水与电解质的补充，纠正钾、钠离子平衡。

三号液(维持液)：主要用于不能经口摄取或摄取量不足时来维持水分和电解质平衡及给机体提供能量，其配方种类较多。

四号液(恢复液)：主要用于新生儿、老年及术后患者的水分、电解质的补充和维持。其配方特点是电解质浓度低。此外，在特殊用液中，胃液补充液(EL-G)用于胃液丢失患者；十二指肠补充液(EL-I)用于肠液丢失患者。

复方电解质葡萄糖注射液 M3A　Compound Electrolytes and Glucose Injection M3A

每1000ml含氯化钠2.34g，氯化钾0.75g，乳酸钠2.24g，葡萄糖27g。

【药理作用】在经口摄取不可能或不充分时，补充并维持机体水分和电解质。适用于肾功能及血钾正常的患者维持输液。

【用法用量】静脉滴注：成人，每次500~1000ml。给药速度每小时300~500ml(80~130滴/分钟)，小儿，每小时50~100ml，按年龄、症状和体重可适量增减。

【注意事项】(1)乳酸血症患者，高钾血症、少尿、艾迪生病、重症烧伤及高氮质血症患者禁用。最好在患者的尿量为每日500ml或每小时20ml以上时使用本品。

(2)急速大量给药时，有可能出现肺水肿、脑水肿、末梢浮肿、水中毒、高钾血症。

复方电解质葡萄糖注射液 M3B　Compound Electrolytes and Glucose Injection M3B

每100ml含氯化钠1.75g，氯化钾1.5g，乳酸钠2.24g，葡萄糖27g。

【药理作用】在经口摄取不可能或不充分时，补充并维持机体水分和电解质。适用于肾功能正常但血钾偏低的患者维持输液。

【用法用量】静脉滴注：成人，每次500~1000ml。给药速度：成人为每小时300~500ml

（80～130滴/分钟），小儿为每小时50～100ml，按年龄、症状、体重可适当增减。

【注意事项】（1）禁用于乳酸血症患者；高钾血症、艾迪生病、重症烧伤、高氮质血症患者禁用。

（2）以下患者慎用：不伴有高钾血症的肾功能不全患者；心功能不全患者；重症肝功能障碍患者；因阻塞性尿路疾患而引起尿量减少患者；糖尿病患者。

（3）最好在患者的尿量为每日500ml或每小时20ml以上时使用。

（4）急速大量给药时，有可能出现肺水肿、脑水肿、末梢浮肿、高钾血症。

复方电解质葡萄糖注射液MG3 Compound Electrolytes and Glucose Injection MG3

每1000ml含氯化钠1.75g，氯化钾1.5g，乳酸钠2.24g，葡萄糖100g。

【药理作用】可补充每日所需的水分和电解质，为维持性输液剂，含有10%的葡萄糖；其电解质组成是根据正常人对水分和电解质的平均需要量算出的。于一般因手术等经口摄取水分和电解质发生困难时，或伴有低钾血症的高渗性脱水症时，作为维持液使用，并可补充热量。

【用法用量】成人静脉滴注每次500～1000ml。给药速度：按年龄、体重及症状的不同可适量增减。最好在患者的尿量为每日500ml或每小时20ml以上时使用。

【注意事项】（1）乳酸血症患者，高血钾、缺尿、艾迪生病、重症灼伤、高氮血症患者禁用。

（2）以下患者慎用：不伴有高钾血症的肾功能不全患者；心功能不全患者；重症肝障碍患者；因阻塞性尿路疾患而引起尿量减少患者和糖尿病患者。

（3）急速大量给药时，有可能出现脑水肿、肺水肿、末梢水肿、水中毒、高钾血症，可能偶然出现血栓静脉炎。

复方电解质葡萄糖注射液R2A Compound Electrolytes and Glucose Injection R2A

每1000ml含氯化钠1.92g，氯化钾1g，乳酸钠2.80g，氯化镁0.1g，磷酸二氢钠0.14g，磷酸二氢钾1g，葡萄糖23.5g。

【药理作用】供一般脱水状态下的患者补充水分，用于脱水症及手术前后的水分和电解质的补充、调整。最适用于小儿。可用于开始修复时的重度呼吸性及代谢性中毒、重度中毒症状及合并代谢性酸中毒的患者。

【用法用量】成人静脉滴注每次500～1000ml。成人每小时为300～500ml（每分钟80～130滴），小儿每小时50～100ml，按年龄体重及症状的不同可适量增减。最好在患者的尿量为每日500ml或每小时20ml以上时使用本品。

【注意事项】（1）以下患者禁用：乳酸血症患者；高血钾、少尿、艾迪生病、重症灼伤、高氮血症患者；高磷血症、低钙血症、甲状旁腺功能低下症患者；高镁血症、甲状腺功能低下症患者。

（2）以下患者慎用：不伴有高钾血症的肾功能不全患者；心功能不全患者；重症肝障碍患者；高渗性脱水症患者；因阻塞性尿路疾患而引起尿量减少的患者和糖尿病患者。遇钙离子将产生沉淀，切勿与含钙的药剂配合使用。

（3）急速大量给药时，有可能出现脑水肿、肺水肿、末梢水肿、高钾血症。对未满1周岁的小儿急速给药时（每小时超过100ml），有可能出现高钾血症。

复方电解质葡萄糖注射液R4A Compound Electrolytes and Glucose Injection R4A

每1000ml含氯化钠1.17g，乳酸钠1.12g，葡萄糖40g。

【药理作用】发热或其他病理状态造成机体失水的同时，会丧失少量电解质，因此补充水分与糖的同时，应补充低量的Na^+、Cl^-。本品是不含钾的低钠、低氯注射液，对肾脏发育不成熟的患儿、肾功能障碍患者（排钾功能障碍），组织破坏伴有高血钾者为适宜。用于手术后早期及婴幼儿手术后电解质的补充。用于有钾潴留可能性时的水分和电解质的补充。

【用法用量】成人静脉滴注每次500～1000ml。按年龄、体重及症状的不同可适量增减。给药速度：成人每小时为300～500ml（每分钟80～130滴），小儿每小时50～100ml。

【注意事项】以下患者慎用：乳酸血症患者；因肾疾患所引起的肾功能不全患者；心功能不全患者；重症肝障碍患者；因阻塞性尿路疾患而引起尿量减少的患者和糖尿病患者。

复合磷酸氢钾注射液 Compound Potassium Phosphates Injection

【成分】主要成分为三水合磷酸氢二钾和磷酸二氢钾的灭菌水溶液，渗透压约 7.4mmol/ml。

【药理作用】健康成人每日约需 0.9g 磷，每日排泄量与之相当，所需磷约 60% 由空肠迅速吸收，余者在肠道其他部位吸收。维生素 D、甲状旁腺激素可促进磷的肠道吸收，降钙素可抑制磷的肠道吸收，食物中 Ca^{2+}、Mg^{2+}、Fe^{2+}、Al^{3+} 等金属离子过多，能与磷酸结合成不溶性的盐，阻碍磷的吸收。肾是调节磷平衡的主要器官，每日由尿排出的磷相当于摄取量的 90%，其余由肠道及皮肤排泄。

磷参与糖代谢中的糖的磷酸化，构成膜成分中的磷脂质，是组成细胞内 RNA、DNA 及许多辅酶的重要成分之一。磷还参与能量的贮藏转运、输送及体液缓冲功能的调节。主要用于完全胃肠外营养疗法中作为磷的补充剂，如中等以上手术或其他创伤需禁食 5 天以上患者的磷补充剂。

用于某些疾病所致的低磷血症。

【用法用量】静脉滴注：对长期不能进食的患者，根据病情、监测结果由医生决定用量。将本品稀释 200 倍以上，供静脉点滴输注。一般在完全胃肠外营养疗法中，每 4.184MJ（1000kcal）热量加入本品 2.5ml[相当于（PO_4^{3-}）8mmol]，并控制滴注速度。

【注意事项】(1)严禁直接注射。必须在医师指导下，稀释 200 倍以上，方可静脉滴注，并必须注意控制滴注速度。

(2)仅限于不能进食的患者使用。

(3)肾衰竭患者不宜使用。

(4)与钙注射液配伍时，易析出沉淀，不宜合用。

(5)如过量使用本品，可出现高磷血症、低钙血症、肌肉颤搐、痉挛、胃肠道不适等，出现中毒症状，应立即停药。

【制剂】注射液：2ml。

【贮藏】遮光，密闭保存。

腹膜透析液 Peritoneal Dialysis Solution

腹膜透析液由钠、钾、钙、镁、氯、缓冲物质（碱性基团）和葡萄糖等配制而成的澄明、无菌、无热源和 pH 值适宜的溶液。

【药理作用】腹膜是一种生物半透膜，具有分泌、吸收、扩散和渗透作用。按杜南平衡原理，将含有与机体细胞外液近似的电解质和葡萄糖等透析溶液通过透析管输入腹腔，腹膜毛细管内血浆及淋巴液中积聚的尿素、肌酐、钾、硫酸、磷酸盐、胍类中分子代谢物及其他电解质等，利用浓度梯度和渗透压梯度，经过腹膜进入腹腔透析液中，而透析液中的物质也同样通过腹膜进入循环，不断交换、透析、清除了患者体内的氮质及其他代谢物，并保持水、电解质平衡，代替了肾脏的部分功能。腹膜透析液可用于：急性或慢性肾衰竭；药物中毒；顽固性心力衰竭；电解质紊乱，急性出血性胰腺炎和广泛化脓性腹膜炎等。

【用法用量】透析管插入腹膜（切开法或穿刺法），将透析管与腹膜透析液连接并保持通畅。用前透析液加温至37℃。每日透析 4 次，每次透析交换量，依尿量多少可分为 1000ml、1500ml 和 2000ml，白天一般每日存留 4 小时放出，夜间存留 10 小时。在透析后，可将透析袋卷起置入腰包内，患者可自由活动。透析液用毕，换透析管严防污染。具体方法应根据患者年龄、病情、体重和分解代谢等制订透析方案。

【注意事项】(1)严重肠胀气、腹胀、高度脱水、周围循环衰竭、腹壁皮肤感染、腹腔内脏创伤或炎症、肠粘连、腹部术后、恶液质、肺部病变等禁用腹膜透析。

(2)严防使用过程中的污染。

(3)注意腹膜透析的并发症，如腹痛、腹膜炎、脱水、电解质紊乱、蛋白质及其他营养丢失、腹膜粘连、出血、透析管阻塞、透析管周围渗漏、失衡综合征等。

【制剂】腹膜透析液：每袋 1000ml；2000ml。

（田秋林　隋成江　马玉林）

第二十六章 生物制品

第一节 抗毒素药、免疫血清

白喉抗毒素 Diptheria Antitoxin

【主要成分】经胃酶消化后的马白喉免疫球蛋白。

【性状】本品为无色或微黄色的澄明液体。含适量防腐剂,久置后可析出少量能摇散的沉淀。

【药理作用】本品含有特异性抗体,具有中和白喉毒素的作用,可用于白喉杆菌感染的预防和治疗。

【适应证】用于预防和治疗白喉。对已出现白喉症状者应及早注射抗毒素治疗。未经白喉类毒素免疫注射或免疫史不清者,如与白喉患者有密切接触,可注射抗毒素进行紧急预防,但也应同时进行白喉类毒素预防注射,以获得持久免疫。

【用法用量】皮下注射应在上臂三角肌附着处。同时注射类毒素时,注射部位须分开。肌内注射应在上臂三角肌中部或臀大肌外上部。只有经过皮下或肌内注射未发生反应者方可作静脉注射。静脉注射应缓慢,开始每分钟不超过1ml,以后每分钟不宜超过4ml。一次静脉注射不应超过40ml,儿童每千克体重不应超过0.8ml,亦可将抗毒素加入葡萄糖注射液、氯化钠注射液等液体中静脉点滴。静脉注射前将安瓿在温水中加热至接近体温,注射中发生异常反应,应立即停止。

皮下或肌内注射每次1000~2000IU。

下表可作参考,应力争早期大量注射。

假膜所侵范围	注射与发病相距时间(小时)	应注射抗毒素剂量(IU)	假膜所侵范围	注射与发病相距时间(小时)	应注射抗毒素剂量(IU)
一边扁桃体	24	8000	二边扁桃体、悬雍垂、鼻咽或喉部	24	24000
	48	16000		48	48000
	72	32000		72	72000
二边扁桃体	24	16000	白喉病变(仅限于鼻部)		8000~16000
	48	32000			
	72	48000			

【不良反应】(1)过敏休克:可在注射中或注射后数分钟至数十分钟内突然发生。患者突然表现沉郁或烦躁、脸色苍白或潮红、胸闷或气喘、出冷汗、恶心或腹痛、脉搏细速、血压下降,重者神志昏迷虚脱,如不及时抢救可以迅速死亡。轻者注射肾上腺素后即可缓解;重者需输液输氧,使用升压药维持血压,并使用抗过敏药物及肾上腺皮质激素等进行抢救。

(2)血清病:主要症状为荨麻疹、发热、淋巴结肿大、局部浮肿,偶有蛋白尿、呕吐、关节痛,注射部位可出现红斑、瘙痒及水肿。一般系在注射后7~14天发病,称为延缓型。亦有在注射后2~4天发病,称为加速型。对血清病应对症治疗,可使用钙剂或抗组胺药物,一般数日至十数日即可痊愈。

【禁忌证】过敏试验阳性反应者慎用(详见"脱敏注射法")。

【注意事项】(1)本品为液体制品。制品混浊、有摇不散的沉淀、异物或安瓿有裂纹、标签不清者均不能使用。安瓿打开后应一次用完。

(2)每次注射须保存详细记录,包括姓名、性别、年龄、住址、注射次数、上次注射后的反应情况、本次过敏试验结果及注射后反应情况、所用抗毒素的生产单位名称及批号等。

(3)注射用具及注射部位应严格消毒。注射器宜专用,如不能专用,用后应彻底洗净处理,最好干烤或高压蒸汽灭菌。同时注射类毒素时,注射器须分开。

(4)使用抗毒素须特别注意防止过敏反应。注射前必须先做过敏试验并详细询问既往过敏史。凡本人及其直系亲属曾有支气管哮喘、枯草热、湿疹或血管神经性水肿等病史,或对某种物质过敏,或本人过去曾注射马血清制剂者,均须特别提防过敏反应的发生。

过敏试验:用氯化钠注射液将抗毒素稀释10倍(0.1ml抗毒素加0.9ml氯化钠注射液),在前臂掌侧皮内注射0.05ml,观察30分钟。注射部位无明显反应者,即为阴性,可在严密观察下直接注射抗毒素。如注射部位出现皮丘增大、红肿、浸润,特别是形似伪足或有痒感者,为阳性反应,必须用脱敏法进行注射。如注射局部反应特别严重或伴有全身症状,如荨麻疹、鼻咽刺痒、喷嚏等,则为强阳性反应,应避免使用抗毒素。如必须使用时,则应采用脱敏注射,并做好抢救准备,一旦发生过敏休克,立即抢救。无过敏史者或过敏反应阴性者,也并非没有发生过敏休克的可能。为慎重起见,可先注射小量于皮下进行试验,观察30分钟,无异常反应,再将全量注射于皮下或肌内。

脱敏注射法:在一般情况下,可用氯化钠注射液将抗毒素稀释10倍,分小量数次作皮下注射,每次注射后观察30分钟。第1次可注射10倍稀释的抗毒素0.2ml,观察无发绀、气喘或显著呼吸短促、脉搏加速时,即可注射第2次0.4ml,如仍无反应则可注射第3次0.8ml,如仍无反应即可将安瓿中未稀释的抗毒素全量作皮下或肌内注射。有过敏史或过敏试验强阳性者,应将第1次注射量和以后的递增量适当减少,分多次注射,以免发生剧烈反应。

(5)门诊病人注射抗毒素后,须观察30分钟始可离开。

【孕妇及哺乳期妇女用药】尚不清楚。

【药物相互作用】尚不清楚。

【规格】预防用1000U/瓶;治疗用8000U/瓶。

【贮藏】2~8℃避光干燥处保存。

【有效期】抗毒素装20%(应不低于16%)超量者有效期为5年;抗毒素装10%(应不低于8%)超量者有效期为3年。

破伤风抗毒素

【商品名】冻干破伤风抗毒素,Lyophilized Tetanus Antitoxin。

【成分】经胃酶消化后的马破伤风免疫球蛋白。

【性状】本品为白色或乳白色疏松体,按标签规定量加灭菌注射用水,溶化后呈无色或淡黄色的澄明液体。

【药理作用】本品含特异性抗体,具有中和破伤风毒素的作用,可用于破伤风梭菌感染的预防和治疗。

【适应证】用于预防和治疗破伤风。已出现破伤风或其可疑症状时,应在进行外科处理及其他疗法的同时,及时使用抗毒素治疗。开放性外伤(特别是创口深、污染严重者)有感染破伤风的危险时,应及时进行预防。凡已接受过破伤风类毒素免疫注射者,应在受伤后再注射1针类毒素加强免疫,不必注射抗毒素;未接受过类毒素免疫或免疫史不清者,须注射抗毒素预防,但也应同时开始类毒素预防注射,以获得持久免疫。

【用法用量】按标签规定量加灭菌注射用水,溶化后注射。皮下注射应在上臂三角肌附着处。同时注射类毒素时,注射部位须分开。肌内注射应在上臂三角肌中部或臀大肌外上部。只有经过皮下或肌内注射未发生反应者方可作静脉注射。静脉注射应缓慢,开始每分钟不超过1ml,以后每分钟不宜超过4ml。一次静脉注射不应超过40ml,儿童每千克体重不应超过0.8ml,亦可将抗毒素加入葡萄糖注射液、氯化钠注射液等输液中静脉点滴。静脉注射前将安瓿在温水中加热至接近体温,注射中发生异常反应,应立即停止。

预防:一次皮下或肌内注射 1500～3000U,儿童与成人用量相同;伤势严重者可增加用量 1～2 倍。经 5～6 天,如破伤风感染危险未消除,应重复注射。

治疗:第 1 次肌内或静脉注射 50000～200000U,儿童与成人用量相同;以后视病情决定注射剂量与间隔时间,同时还可以将适量的抗毒素注射于伤口周围的组织中。初生儿破伤风,24 小时内分次肌内或静脉注射 20000～100000U。

【不良反应】(1)过敏休克:可在注射中或注射后数分钟至数十分钟内突然发生。患者突然表现沉郁或烦躁、脸色苍白或潮红、胸闷或气喘、出冷汗、恶心或腹痛、脉搏细速、血压下降,重者神志昏迷虚脱,如不及时抢救可以迅速死亡。轻者注射肾上腺素后即可缓解;重者需输液输氧,使用升压药维持血压,并使用抗过敏药物及肾上腺皮质激素等进行抢救。

(2)血清病:主要症状为荨麻疹、发热、淋巴结肿大、局部浮肿,偶有蛋白尿、呕吐、关节痛,注射部位可出现红斑、瘙痒及水肿。一般系在注射后 7～14 天发病,称为延缓型。亦有在注射后 2～4 天发病,称为加速型。对血清病应对症疗法,可使用钙剂或抗组胺药物,一般数日至十数日即可痊愈。

【禁忌证】过敏试验为阳性反应者慎用,详见"脱敏注射法"。

【注意事项】(1)本品为冻干制品。按标签上规定的量加入灭菌注射用水,轻摇使完全溶解。有摇不散的沉淀、异物或安瓿有裂纹、标签不清、过期失效者均不能使用。安瓿打开后应一次用完。

(2)每次注射须保存详细记录,包括姓名、性别、年龄、住址、注射次数、上次注射后的反应情况、本次过敏试验结果及注射后反应情况、所用抗毒素的生产单位名称及批号等。

(3)注射用具及注射部位应严格消毒。注射器宜专用,如不能专用,用后应彻底洗净处理,最好干烤或高压蒸汽灭菌。同时注射类毒素时,注射器须分开。

(4)使用抗毒素须特别注意防止过敏反应。注射前必须先做过敏试验并详细询问既往过敏史。凡本人及其直系亲属曾有支气管哮喘、枯草热、湿疹或血管神经性水肿等病史,或对某种物质过敏,或本人过去曾注射马血清制剂者,均须特别提防过敏反应的发生。

过敏试验:用氯化钠注射液将抗毒素稀释 10 倍(0.1ml 抗毒素加 0.9ml 氯化钠注射液),在前掌侧皮内注射 0.05ml,观察 30 分钟。注射部位无明显反应者,即为阴性,可在严密观察下直接注射抗毒素。如注射部位出现皮丘增大、红肿、浸润,特别是形似伪足或有痒感者,为阳性反应,必须用脱敏进行注射。如注射局部反应特别严重或除局部反应外并伴有全身症状,如荨麻疹、鼻咽刺痒、喷嚏等,则为强阳性反应,应避免使用抗毒素。如必须使用时,则应采用脱敏注射,并做好抢救准备,一旦发生过敏休克,立即抢救。无过敏史者或过敏反应阴性者,也并非没有发生过敏休克的可能。为慎重起见,可先注射小量于皮下进行试验,观察 30 分钟,无异常反应,再将全量注射于皮下或肌内。

脱敏注射法:在一般情况下,可用氯化钠注射液将抗毒素稀释 10 倍,分小量数次作皮下注射,每次注射后观察 30 分钟。第 1 次可注射 10 倍稀释的抗毒素 0.2ml,观察无发绀、气喘或显著呼吸短促、脉搏加速时,即可注射第 2 次 0.4ml,如仍无反应则可注射第 3 次 0.8ml,如仍无反应即可将安瓿中未稀释的抗毒素全量作皮下或肌内注射。有过敏史或过敏试验强阳性者,应将第 1 次注射量和以后的递增量适当减少,分多次注射,以免发生剧烈反应。

(5)门诊病人注射抗毒素后,须观察 30 分钟始可离开。

【孕妇及哺乳期妇女用药】尚不清楚。
【药物相互作用】尚不清楚。
【规格】预防用 1500U/瓶;治疗用 10000U/瓶。
【贮藏】2～8℃避光干燥处保存。
【有效期】抗毒素装 20%(应不低于 16%)超量者有效期为 7 年;抗毒素装 10%(应不低于 8%)超量者有效期为 5 年。

肉毒抗毒素 Botulinum Antitoxin

【成分】经胃酶消化后的马肉毒(A 型、B 型或 E 型)免疫球蛋白。

【性状】本品为无色或淡黄色的澄明液体,含适量防腐剂。久置后可析出少量能摇散的沉淀。

【药理作用】本品含有特异性抗体,具有中和相应型肉毒毒素的作用,可用于 A 型、B 型、E 型肉毒中毒的预防和治疗。

【适应证】用于预防及治疗肉毒中毒。凡已出现肉毒中毒症状者,应尽快使用本抗毒素进行治疗。对可疑中毒者亦应尽早使用本抗毒素进行预防。在一般情况下,人的肉毒中毒多为 A 型、B 型或 E 型,中毒的毒素型别尚未得到确定之前,可同时使用 2 个型别,甚至 3 个型别的抗毒素。

【用法】皮下注射应在上臂三角肌附着处。同时注射类毒素时,注射部位须分开。肌内注射应在上臂三角肌中部或臀大肌外上部。只有经过皮下或肌内注射未发生异常反应者方可作静脉注射。静脉注射应缓慢,开始每分钟不超过 1ml,以后每分钟不宜超过 4ml。一次静脉注射不应超过 40ml,儿童每千克体重不应超过 0.8ml,亦可将抗毒素加入葡萄糖注射液、氯化钠注射液等输液中静脉点滴。静脉注射前将安瓿在温水中加热至接近体温,注射中发生异常反应,应立即停止。

【用量】预防:一次皮下注射或肌内注射 1000～20000U(指 1 个型别)。若情况紧急,亦可酌情增量或采用静脉注射。

治疗:采用肌内注射或静脉滴注。第 1 次注射 10000～20000U(指 1 个型别),以后视病情决定,可每隔约 12 小时注射 1 次。只要病情开始好转或停止发展,即可酌情减量(如减半)或延长间隔时间。

【不良反应】(1)过敏休克:可在注射中或注射后数分钟至数十分钟内突然发生。患者突然表现沉郁或烦躁、脸色苍白或潮红、胸闷或气喘、出冷汗、恶心或腹痛、脉搏细速、血压下降、重者神志昏迷虚脱,如不及时抢救可以迅速死亡。轻者注射肾上腺素后即可缓解;重者需输液输氧,使用升压药维持血压,并使用抗过敏药物及肾上腺皮质激素等进行抢救。

(2)血清病:主要症状为荨麻疹、发热、淋巴结肿大、局部浮肿,偶有蛋白尿、呕吐、关节痛,注射部位可出现红斑、瘙痒及水肿。一般系在注射后 7～14 天发病,称为延缓型。亦有在注射后 2～4 天发病,称为加速型。对血清病应对症治疗,可使用钙剂或抗组胺药物,一般数日至十数日即可痊愈。

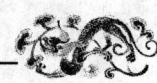

【禁忌证】过敏试验为阳性反应者慎用,详见"脱敏注射法"。

【注意事项】(1)本品为液体制品。制品混浊、有摇不散的沉淀、异物或安瓿有裂纹、标签不清、过期失效者均不能使用。安瓿打开后应一次用完。

(2)每次注射须保存详细记录,包括姓名、性别、年龄、住址、注射次数、上次注射后的反应情况、本次过敏试验结果及注射后反应情况、所用抗毒素的生产单位名称及批号等。

(3)注射用具及注射部位应严格消毒。注射器宜专用,如不能专用,用后应彻底洗净处理,最好干烤或高压蒸汽灭菌。同时注射类毒素时,注射器须分开。

(4)使用抗毒素须特别注意防止过敏反应。注射前必须做过敏试验并详细询问既往过敏史。凡本人及其直系亲属曾有支气管哮喘、枯草热、湿疹或血管神经性水肿等病史,或对某种物质过敏,或本人过去曾注射马血清制剂者,均须特别提防过敏反应的发生。

过敏试验:用氯化钠注射液将抗毒素稀释 10 倍(0.1ml 抗毒素加 0.9ml 氯化钠注射液),在前掌侧皮内注射 0.05ml,观察 30 分钟。注射部位无明显反应者,即为阴性,可在严密观察下直接注射抗毒素。如注射部位出现皮丘增大、红肿、浸润,特别是形似伪足或有痒感者,为阳性反应,必须用脱敏进行注射。如注射局部反应特别严重或伴有全身症状,如荨麻疹、鼻咽刺痒、喷嚏等,则为强阳性反应,应避免使用抗毒素。如必须使用时,则应采用脱敏注射,并做好抢救准备,一旦发生过敏休克,立即抢救。无过敏史者或过敏反应阴性者,也并非没有发生过敏休克的可能。为慎重起见,可先注射小量于皮下进行试验,观察 30 分钟,无异常反应,再将全量注射于皮下或肌内。

脱敏注射法:在一般情况下,可用氯化钠注射液将抗毒素稀释 10 倍,分小量数次作皮下注射,每次注射后观察 30 分钟。第 1 次可注射 10 倍稀释的抗毒素 0.2ml,观察无发绀、气喘或显著呼吸短促、脉搏加速时,即可注射第 2 次 0.4ml,如仍无反应则可注射第 3 次 0.8ml,如仍无反应即可将安瓿中未稀释的抗毒素全量作皮下或肌内注射。有过敏史或过敏试验强阳性者,应将第 1 次注射量和以后的递增量适当减少,分多次注射,以免发生剧烈反应。

(5)门诊病人注射抗毒素后,须观察30分钟方可离开。

【孕妇及哺乳期妇女用药】尚不清楚。

【药物相互作用】尚不清楚。

【规格】10000U/瓶(单价A型);5000U/瓶(单价B型);5000U(单价E型)。

【贮藏】2~8℃避光干燥处保存。

【有效期】抗毒素装20%(应不低于16%)超量者有效期为5年;抗毒素装10%(应不低于8%)超量者有效期为3年。

多价气性坏疽抗毒素 Polyvalent Gasganrene Antitoxin

【成分】主要经胃酶消化后的马气性坏疽(威氏、水肿、脓毒、溶组织)免疫球蛋白。

【性状】本品为无色或淡黄色澄明液体,含适量防腐剂,久置后可析出少量能摇散的沉淀。

【药理作用】本品含有特异性抗体,具有中和相应气性坏疽毒素的作用,可用于产气夹膜梭菌、水肿梭菌、脓毒梭菌、溶组织梭菌等感染所引起气性坏疽的预防和治疗。

【适应证】用于预防及治疗气性坏疽。当受严重外伤,认为有发生气性坏疽的危险或不能及时施行外科处置时,应及时注射本品预防。一旦病症出现,除及时采取其他措施外,要尽快使用大量抗毒素进行治疗。

【用法用量】皮下注射应在上臂三角肌附着处。同时注射类毒素时,注射部位须分开。肌内注射应在上臂三角肌中部或臀大肌外上部。只有经过皮下或肌内注射未发生异常反应者方可作静脉注射。静脉注射应缓慢,开始每分钟不超过1ml,以后每分钟不宜超过4ml。一次静脉注射不应超过40ml,儿童每千克体重不应超过0.8ml,亦可将抗毒素加入葡萄糖注射液、氯化钠注射液等输液中静脉点滴。静脉注射前将安瓿在温水中加热至接近体温,注射中发生异常反应,应立即停止。

预防:一次皮下或肌内注射10000U(混合)左右。在紧急情况下,可酌增用量,亦可采用静脉注射。伤口感染的危险未消除者,可每隔5~6天反复注射一次。

治疗:第一次注射30000~50000U(混合)于静脉内,同时注射适量于伤口周围健康组织内,以后可根据病情,经适当的间隔时间(如4~6小时或12小时)反复注射。病情开始好转后,可酌情减量(例如减半)或延长间隔时间(如24~48小时),直到确认无需继续注射为止。

【不良反应】(1)过敏性休克:可在注射中或注射后数分钟至数十分钟内突然发生。患者突然表现沉郁或烦躁、脸色苍白或潮红、胸闷或气喘、出冷汗、恶心或腹痛、脉搏细速、血压下降、重者神志昏迷虚脱,如不及时抢救可以迅速死亡。轻者注射肾上腺素后即可缓解;重者需输液输氧,使用升压药维持血压,并使用抗过敏药物及肾上腺皮质激素等进行抢救。

(2)血清病:主要症状为荨麻疹、发热、淋巴结肿大、局部浮肿,偶有蛋白尿、呕吐、关节痛,注射部位可出现红斑、瘙痒及水肿。一般系在注射后7~14天发病,称为延缓型。亦有在注射后2~4天发病,称为加速型。对血清病应对症治疗,可使用钙剂或抗组胺药物,一般数日至十数日即可痊愈。

【禁忌证】过敏试验为阳性反应者慎用,详见"脱敏注射法"。

【注意事项】(1)本品为液体制品。制品混浊、有摇不散的沉淀、异物或安瓿有裂纹、标签不清、过期失效者均不能使用。安瓿打开后应一次用完。

(2)每次注射须保存详细记录,包括姓名、性别、年龄、住址、注射次数、上次注射后的反应情况、本次过敏试验结果及注射后反应情况、所用抗毒素的生产单位名称及批号等。

(3)注射用具及注射部位应严格消毒。注射器宜专用,如不能专用,用后应彻底洗净处理,最好干烤或高压蒸汽灭菌。同时注射类毒素时,注射器须分开。

(4)使用抗毒素须特别注意防止过敏反应。注射前必须先做过敏试验并详细询问既往过敏史。凡本人及直系亲属曾有支气管哮喘、枯草热、湿疹或血管神经性水肿等病史,或对某种物质过敏,或本人过去曾注射马血清制剂者,均须特别提防过敏反应的发生。

过敏试验:用氯化钠注射液将抗毒素稀释10倍(0.1ml抗毒素加0.9ml氯化钠注射液),在前掌侧皮内注射0.05ml,观察30分钟。注射部位无明显反应者,即为阴性,可在严密观察下直接注射抗毒素。如注射部位出现皮丘增大、红肿、浸润,特别是形似伪足或有痒感者,为阳性反应,必须用脱敏法进行注射。如注射局部反应特别严重或伴有全身症状,如荨麻疹、鼻咽刺痒、喷嚏等,则为强阳性反应,应避免使用抗毒素。如必须使用时,则应采用脱敏注射,并做好抢救准备,一旦发生过敏休克,立即抢救。无过敏史者或过敏反应阴性者,也并非没有发生过敏休克的可能。为慎重起见,可先注射小量于皮下进行试验,观察30分钟,无异常反应,再将全量注射于皮下或肌内。

脱敏注射法:在一般情况下,可用氯化钠注射液将抗毒素稀释10倍,分小量数次作皮下注射,每次注射后观察30分钟。第1次可注射10倍稀释的抗毒素0.2ml,观察无发绀、气喘或显著呼吸短促、脉搏加速时,即可注射第2次0.4ml,如仍无反应则可注射第3次0.8ml,如仍无反应即可将安瓿中未稀释的抗毒素全量作皮下或肌内注射。有过敏史或过敏试验强阳性者,应将第1次注射量和以后的递增量适当减少,分多次注射,以免发生剧烈反应。

(5)门诊病人注射抗毒素后,须观察30分钟始可离开。

【孕妇及哺乳期妇女用药】尚不清楚。
【药物相互作用】尚不清楚。
【规格】预防用1500U/瓶;治疗用10000U/瓶。
【贮藏】2~8℃避光干燥处保存。
【有效期】抗毒素装20%(应不低于16%)超量者有效期为5年;抗毒素装10%(应不低于8%)超量者有效期为3年。

抗蛇毒血清 Snake Antivenins
【成分】经胃酶消化后的马蛇毒免疫球蛋白。
【性状】本品为无色或淡黄色澄明液体,含适量防腐剂,久置后可析出少量能摇散的沉淀。
【药理作用】本品含有特异性抗体,具有中和相应蛇毒的作用。
【适应证】用于蛇咬伤者的治疗,其中蝮蛇毒血清,对竹叶青蛇和烙铁头蛇咬伤亦有疗效。咬伤后,应迅速注射本品,越早越好。
【用法用量】通常采用静脉注射,也可作肌内或皮下注射,一次完成。一般蝮蛇咬伤注射抗蝮蛇毒血清6000U;五步蛇咬伤注射抗五步蛇毒血清8000U;银环蛇或眼镜蛇咬伤注射抗银环蛇毒血清10000U或抗眼镜蛇毒血清2000U。以上剂量约可中和一条相应蛇的排毒量。视病情可酌情增减。注射前必须做过敏试验,阴性者才可全量注射。

过敏试验方法:取0.1ml抗血清加1.9ml生理氯化钠注射液,即20倍稀释。在前臂掌侧皮内注射0.1ml,经20~30分钟,注射皮丘在2cm以内,且皮丘周围无红晕及蜘蛛足者为阴性,可在严密观察下直接注射。若注射部位出现皮丘增大、红肿、浸润,特别是形似伪足或有痒感者,为阳性反应。若阳性可疑者,预先注射扑尔敏10mg(儿童根据体重酌减);15分钟后再注射本品,若阳性者应采用脱敏注射法。

脱敏注射法:取氯化钠注射液将抗血清稀释20倍。分数次做皮下注射,每次观察10~20分钟,第1次注射0.4ml。如无反应,可酌情增量注射。注射观察3次以上,无异常反应者,即可做静脉、肌内或皮下注射。注射前将制品在37℃水浴加温数分钟。注射时速度应慢,开始每分钟不超过1ml以后亦不宜超过4ml。注射时,如有异常反应,应立即停止注射。

【不良反应】(1)过敏休克:可在注射中或注射后数分钟至数十分钟内突然发生。患者突然表现沉郁或烦躁、脸色苍白或潮红、胸闷或气喘、出冷汗、恶心或腹痛、脉搏细速、血压下降、重者神志昏迷虚脱,如不及时抢救可以迅速死亡。轻者注射肾上腺素后即可缓解;重者需输液输氧,使用升压药维持血压,并使用抗过敏药物及肾上腺皮质激素等进行抢救。

(2)血清病:主要症状为荨麻疹、发热、淋巴结肿大、局部浮肿,偶有蛋白尿、呕吐、关节痛,注射部位可出现红斑、瘙痒及水肿。一般系在注射后7~14天发病,称为延缓型。亦有在注射后2~4天发病,称为加速型。对血清病应对症疗法,可使用钙剂或抗组胺药物,一般数日至十数日即可痊愈。

【禁忌证】过敏试验为阳性反应者慎用。
【注意事项】(1)本品为液体制品。制品混浊、有摇不散的沉淀、异物或安瓿有裂纹、标签不清者均不能使用。安瓿打开后应一次用完。

(2)每次注射须保存详细记录,包括姓名、性别、年龄、住址、注射次数、上次注射后的反应情况、本次过敏试验结果及注射后反应情况、所用抗血清的生产单位名称及批号等。

(3)注射用具及注射部位应严格消毒。注射器宜专用,如不能专用,用后应彻底洗净处理,最好干烤或高压蒸汽灭菌。同时注射类毒素时,注射器须分开。

(4)使用抗血清须特别注意防止过敏反应。注射前必须先做过敏试验并详细询问既往过敏史。凡本人及其直系亲属曾有支气管哮喘、枯草热、湿疹或血管神经性水肿等病史,或对某种物质过敏,或本人过去曾注射马血清制剂者,均须特别提防过敏反应的发生。遇有血清过敏反应,用抗过敏治疗。即肌内注射扑尔敏。必要时,应用地塞米松 5mg 加入 25%(或 50%)葡萄糖注射液 20ml 中静脉注射或氢化可的松琥珀酸钠 135mg 或氢化可的松 100mg 加入 25%(或 50%)葡萄糖注射液 40ml 中静脉注射,亦可静脉滴注。

(5)对蛇咬伤者,应同时注射破伤风抗毒素 1500~3000U。

(6)门诊病人注射抗血清后,需观察至少 30 分钟方可离开。

【孕妇及哺乳期妇女用药】尚不清楚。

【儿童用药】儿童用量应与成人相同,不应减少。

【药物相互作用】尚不清楚。

【规格】抗蝮蛇毒血清 6000U/瓶;抗五步蛇毒血清 2000U/瓶;抗眼镜蛇毒血清 1000U/瓶;抗银环蛇毒血清 10000U/瓶。

【贮藏】2~8℃避光干燥处保存。

抗炭疽血清 Anthrax Antisera

【成分】经胃酶消化后的马炭疽杆菌免疫球蛋白。

【性状】本品为无色或淡黄色澄明液体。含适量防腐剂,久置可析出少量能摇散的沉淀。

【药理作用】本品含有特异性抗体,具有中和炭疽杆菌的作用,可用于炭疽杆菌的治疗和预防。

【适应证】炭疽病人和有炭疽感染危险者。

【用法用量】根据病情肌内注射或静脉滴注。每次 20ml。原则应是早期给予大剂量,第 1 天注射 20~30ml。待体温恢复正常,水肿消退后,临床医生可根据病情给予维持量。

【不良反应】(1)过敏性休克:可在注射中或注射后数分钟至数十分钟内突然发生。患者突然表现沉郁或烦躁、脸色苍白或潮红、胸闷或气喘、出冷汗、恶心或腹痛、脉搏细速、血压下降、重者神志昏迷虚脱,如不及时抢救可以迅速死亡。轻者注射肾上腺素后即可缓解;重者需输液输氧,使用升压药维持血压,并使用抗过敏药物及肾上腺皮质激素等进行抢救。

(2)血清病:主要症状为荨麻疹、发热、淋巴结肿大、局部浮肿,偶有蛋白尿、呕吐、关节痛,注射部位可出现红斑、瘙痒及水肿。一般系在注射后 7~14 天发病,称为延缓型。亦有在注射后 2~4 天发病,称为加速型。对血清病应对症治疗,可使用钙剂或抗组胺药物,一般数日至十数日即可痊愈。

【禁忌证】过敏试验为阳性反应者慎用,详见"脱敏注射法"。

【注意事项】(1)本品为液体制品。制品混浊、有摇不散的沉淀、异物或安瓿有裂纹、标签不清或过期失效者均不可使用。安瓿打开后应一次用完。

(2)每次注射须保存详细记录,包括姓名、性别、年龄、住址、注射次数、上次注射后的反应情况、本次过敏试验结果及注射后反应情况、所用血清的生产单位名称及批号等。

(3)使用血清前须特别注意防止过敏反应。注射前必须先做过敏试验并详细询问既往过敏史。凡本人及其直系亲属曾有支气管哮喘、枯草热、湿疹或血管神经性水肿等病史,或对某种物质过敏,或本人过去曾注射马血清制剂者,均须特别提防过敏反应的发生。

过敏试验:用氯化钠注射液将血清稀释 10 倍(0.1ml 血清加 0.9ml 氯化钠注射液),在前掌侧皮内注射 0.05ml,观察 30 分钟。注射部位无明显反应者,即为阴性,可在严密观察下直接注射本血清。如注射部位出现皮丘增大、红肿、浸润,特别是形似伪足或有痒感者,为阳性反应,必须用脱敏法进行注射。如注射局部反应特别严重或伴有全身症状,如荨麻疹、鼻咽刺痒、喷嚏等,则为强阳性反应,应避免使用抗血清。如必须使用时,则应采用脱敏法注射。并做好一切准备,一旦发生过敏休克,立即抢救。无过敏史或过敏反应阴性者,也并非没有发生过敏休克的可能。为慎重起见,可先注射小量于皮下,进行试验,观察30分钟,无异常反应,再将全量注射于皮下或肌内。

脱敏注射法:在一般情况下,可用氯化钠注射液将本血清稀释10倍,分小量数次作皮下注射,每次注射后观察30分钟。第1次可注射10倍稀释的血清0.2ml,观察无发绀、气喘或显著呼吸短促、脉搏加速时,即可注射第2次0.4ml,如仍无反应则可注射第3次0.8ml,如仍无反应即可将安瓿中未稀释的血清全量作皮下或肌内注射。有过敏史或过敏试验强阳性者,应将第1次注射量和以后的递增量适当减少,分多次注射,以免发生剧烈反应。

(4)门诊病人注射血清后,须观察30分钟始可离开。

【孕妇及哺乳期妇女用药】尚不清楚。

【药物相互作用】尚不清楚。

【规格】注射液:20ml/支;注射液冻干品:20ml/支。

【贮藏】2~8℃避光干燥处保存。

抗狂犬病血清 Rabies Antisera

【成分】经胃酶消化后的马狂犬病毒免疫球蛋白。

【性状】本品为无色或淡黄色澄明液体,久置后可析出少量能摇散的沉淀。

【药理作用】本品具有特异性中和狂犬病毒的作用,可用于狂犬病的预防。

【适应证】用于配合狂犬病疫苗对被疯动物严重咬伤如头、脸、颈部或多部位咬伤者进行预防注射。被疯动物咬伤后注射愈早愈好。咬后48小时内注射本品,可减少发病率。对已有狂犬病症状的患者,注射本品无效。

【用法用量】受伤部位应先进行处理。若伤口曾用其他化学药品处理过时,应冲洗干净。先在受伤部位进行浸润注射,余下的血清进行肌内注射(头部咬伤可注射于颈背部肌肉)。

注射量均按体重计算,每千克体重注射40U(特别严重可酌情增至80~100U),在1~2天内分次注射,注射完毕后开始注射狂犬病疫苗。亦可同时注射狂犬病疫苗。

【不良反应】(1)过敏性休克:可在注射中或注射后数分钟至数十分钟内突然发生。患者突然表现沉郁或烦躁、脸色苍白或潮红、胸闷或气喘、出冷汗、恶心或腹痛、脉搏细速、血压下降、重者神志昏迷虚脱,如不及时抢救可以迅速死亡。轻者注射肾上腺素后即可缓解;重者需输液输氧,使用升压药维持血压,并使用抗过敏药物及肾上皮质腺素等进行抢救。

(2)血清病:主要症状为荨麻疹、发热、淋巴结肿大、局部浮肿,偶有蛋白尿、呕吐、关节痛,注射部位可出现红斑、瘙痒及水肿。一般系在注射后7~14天发病,称为延缓型。亦有在注射后2~4天发病,称为加速型。对血清病应对症治疗,可使用钙剂或抗组胺药物,一般数日至十数日即可痊愈。

【禁忌证】过敏试验为阳性反应者慎用,详见"脱敏注射法"。

【注意事项】(1)制品混浊、有摇不散的沉淀、异物或安瓿有裂纹、标签不清、过期失效者均不能使用。安瓿打开后应一次用完。

(2)每次注射须保存详细记录,包括姓名、性别、年龄、住址、注射次数、上次注射后的反应情况、本次过敏试验结果及注射后反应情况、所用抗血清的生产单位名称及批号等。

(3)使用抗血清须特别注意防止过敏反应。注射前必须做过敏试验并详细询问既往过敏史。凡本人及直系亲属曾有支气管哮喘、枯草热、湿疹或血管神经性水肿等病史,或对某种物质过敏,或本人过去曾注射马血清制剂者,均须特别提防过敏反应的发生。

过敏试验:用氯化钠注射液将抗血清稀释10倍(0.1ml抗血清加0.9ml氯化钠注射液),在前掌侧皮内注射0.05ml,观察30分钟。注射部位无明显反应者,即为阴性,可在严密观察下直接注射抗血清。如注射部位出现皮丘增大、红肿、浸润,特别是形似伪足或有痒感者,为阳性反应,必须用脱敏进行注射。如注射局部反应特别严重或伴有全身症状,如荨麻疹、鼻咽刺痒、喷嚏等,为强阳性反应,则应采用脱敏注射,并做好抢救准备,一旦发生过敏休克,立即抢救。

无过敏史者或过敏反应阴性者,也并非没有发生过敏休克的可能。为慎重起见,可先注射小量于皮下进行试验,观察30分钟,无异常反应,再将全量注射于皮下或肌内。

脱敏注射法:在一般情况下,可用氯化钠注射液将抗血清稀释10倍,分小量数次作皮下注射,每次注射后观察20~30分钟。第1次可注射1ml,观察无发绀、气喘或显著呼吸短促、脉搏加速时,即可注射第2次2ml,如注射量达到4ml仍无反应,可缓慢地将全量注入。

(4)门诊病人注射抗毒素后,须观察30分钟始方可离开。

【孕妇及哺乳期妇女用药】尚不清楚。

【药物相互作用】尚不清楚。

【规格】不低于400U/瓶。

【贮藏】2~8℃避光保存。

第二节　血液制品

人血白蛋白　Albumin Prepared from Human Plasma

【成分】人血白蛋白。

【性状】本品为略黏稠、黄色或绿色至棕色澄明液体。

【药理作用】(1)增加血容量和维持血浆胶体渗透压:白蛋白占血浆胶体渗透压的80%,主要调节组织与血管之间水分的动态平衡。由于白蛋白分子量较高,与盐类及水分相比,透过膜内速度较慢,使白蛋白的胶体渗透压与毛细管的静力压抗衡,以此维持正常与恒定的血容量;同时在血循环中,1g白蛋白可保留18ml水,每5g白蛋白保留循环内水分的能力约相当于100ml血浆或200ml全血的功能,从而起到增加循环血容量和维持血浆胶体渗透压的作用。

(2)运输及解毒:白蛋白能结合阴离子也能结合阳离子,可以输送不同的物质,也可以将有毒物质输送到解毒器官。

(3)营养供给:组织蛋白和血浆蛋白可以互相转化,在氮代谢障碍时,白蛋白可作为氮源为组织提供营养。

【适应证】(1)失血创伤、烧伤引起的休克。

(2)脑水肿及损伤引起的颅压升高。

(3)肝硬化及肾病引起的水肿或腹水。

(4)低蛋白血症的防治。

(5)新生儿高胆红素血症。

(6)用于心肺分流术、烧伤的辅助治疗、血液透析的辅助治疗和成人呼吸窘迫综合征。

【用法用量】一般采用静脉滴注或静脉推注。为防止大量注射时机体组织脱水,可采用5%葡萄糖注射液或氯化钠注射液适当稀释作静脉滴注(宜用备有滤网装置的输血器)。滴注速度应以每分钟不超过2ml为宜,但在开始15分钟内,应特别注意速度缓慢,逐渐加速至上述速度。

使用剂量由医师酌情考虑,一般因严重烧伤或失血等所致休克,可直接注射本品5~10g,每隔4~6小时重复注射1次。在治疗肾病及肝硬化等慢性白蛋白缺乏症时,可每日注射本品5~10g,直至水肿消失,血清白蛋白含量恢复正常为止。

【不良反应】使用本品一般不会产生不良反应,偶可出现寒战、发热、颜面潮红、皮疹、恶心、呕吐等症状,快速输注可引起血管超负荷导致肺水肿,偶有过敏反应。

【禁忌证】(1)对白蛋白有严重过敏者。

(2)高血压患者、急性心脏病者、正常血容量及高血容量的心力衰竭患者。

(3)严重贫血患者。

(4)肾功能不全者。

【注意事项】(1)药液呈现混浊、沉淀、异物或安瓿有裂纹、瓶盖松动、过期失效等情况不可使用。

(2)本品开启后,应一次输注完毕,不得分次或给第二人输用。

(3)输注过程中如发现病人有不适反应,应立即停止输用。

(4)有明显脱水者应同时补液。

(5)运输及贮存过程中严禁冻结。

【孕妇及哺乳期妇女用药】对孕妇或可能怀孕的妇女用药应慎重,如有必要应用时,应在医师指导和严密观察下使用。

【药物相互作用】本品不宜与血管收缩药、蛋白水解酶或含酒精溶剂的注射液混合使用。

【药物过量】因本品有高渗作用,过量注射时,可造成脱水、机体循环负荷增加、充血性心力衰竭和肺水肿。

【规格】蛋白浓度可分为 5%、10%、20% 或 25%,装量为 2g/瓶、5g/瓶、10g/瓶、12.5g/瓶。

【贮藏】2~8℃或室温(不超过 30℃)避光保存。

【有效期】5 年(2~8℃);3 年(室温不超过 30℃)。

人血丙种球蛋白　Human Immunoglobulin

【商品名】人免疫球蛋白。

【成分】人免疫球蛋白。

【性状】本品为无色或黄色澄清液体,可带乳光。

【药理作用】注射免疫球蛋白是一种被动免疫疗法。它是把免疫球蛋白内含有的大量抗体输给受者,使之从低或无免疫状态很快达到暂时免疫保护状态。由于抗体与抗原相互作用能直接中和毒素与杀死细菌和病毒,因此,免疫球蛋白制品对预防细菌、病毒性感染有一定的作用。

【药代动力学】人免疫球蛋白的生物半衰期为 16~24 天。

【适应证】主要用于预防麻疹和传染性肝炎。若与抗生素合用,可提高对某些严重细菌和病毒感染的疗效。

【用法用量】只限于肌内注射,不得用于静脉输注。

(1)预防麻疹:为预防发病或减轻症状,可在与麻疹患者接触 7 天内按每千克体重注射 0.05~0.15ml,5 岁以下儿童注射 1.5~3.0ml,6 岁以上儿童最大注射量不超过 6ml。一次注射预防效果通常为 2~4 周。

(2)预防传染性肝炎:按每千克体重注射 0.05~0.1ml 或成人每次注射 3ml,儿童每次注射 1.5~3ml,一次注射预防效果通常为 1 个月左右。

【不良反应】一般无不良反应,少数人会出现注射部位红肿、疼痛反应,无需特殊处理,可自行恢复。

【禁忌证】(1)对免疫球蛋白过敏或有其他严重过敏史者。

(2)有 IgA 抗体的选择性 IgA 缺乏者。

【注意事项】(1)本品出现混浊、有摇不散的沉淀、异物或安瓿有裂纹、过期失效,均不可使用。

(2)开瓶后应一次注射完毕,不得分次使用。

(3)运输及贮存过程中严禁冻结。

【孕妇及哺乳期妇女用药】尚不清楚。

【药物相互作用】应单独使用。

【规格】150mg/瓶;300mg/瓶。

【贮藏】2~8℃避光保存。

人乙型肝炎免疫球蛋白　Human Hepatitis B Immunoglobulin

【成分】人乙型肝炎免疫球蛋白。

【性状】本品为无色或淡黄色澄清液体,可带乳光。

【药理作用】本品含有高效价的乙型肝炎表面抗体,能与相应抗原专一结合起到被动免疫的作用。

【适应证】主要用于乙型肝炎预防。适用于:乙型肝炎表面抗原(HbsAg)阳性的母亲及所生的婴儿;意外感染的人群;与乙型肝炎患者和乙型肝炎病毒携带者密切接触者。

【用法用量】本品只限肌内注射,不得用于静脉输注。

(1)母婴阻断:HBsAg 阳性的孕妇从产前 3 个月起每月注射 1 次,每次剂量 200~400U。HBsAg 阳性母亲所生婴儿出生 24 小时内注射本品 100U;注射乙型肝炎疫苗的剂量及时间见乙型肝炎疫苗说明书或按医生推荐的其他适宜方案。

(2)乙型肝炎预防:一次注射量儿童为 100U,成人为 200U,必要时可间隔 3~4 周再注射 1 次。

(3)意外感染者,立即(最迟不超过 7 天)按体重注射 8~10U/kg,隔月再注射 1 次。

【不良反应】一般不会出现不良反应,少数人有红肿、疼痛感,无需特殊处理,可自行恢复。

【禁忌证】(1)对人免疫球蛋白过敏或有其他严重过敏史者。

(2)有 IgA 抗体的选择性 IgA 缺乏者。

【注意事项】(1)本品应为无色或淡黄色可带乳光澄清液体。久存可能出现微量沉淀,但一经摇动应立即消散,如有摇不散的沉淀或异物不得使用。

(2)安瓿破裂、过期失效者不得使用。

(3)本品开启后,应一次输注完毕,不得分次使用或给第二人使用。

【孕妇及哺乳期妇女用药】尚不清楚。

【药物相互作用】尚不清楚。

【规格】100U/瓶;200U/瓶;400U/瓶。

【贮藏】2~8℃避光保存。

破伤风人免疫球蛋白 Human Tetanus Immunoglobulin

【商品名】人破伤风免疫球蛋白。

【成分】人破伤风免疫球蛋白。

【性状】本品为无色或淡黄色澄清液体,可带乳光。

【药理作用】本品含高效价的破伤风抗体,能中和破伤风毒素,从而起到预防和治疗破伤风梭菌感染的作用。

【适应证】主要用于预防和治疗破伤风,尤其适用于对破伤风抗毒素(TAT)有过敏反应者。

【用法用量】供臀部肌内注射,不需作皮试,不得用作静脉注射。

预防剂量:儿童、成人一次用量250U。创面严重或创面污染严重者可加倍。

参考治疗剂量:3000~6000U,尽快用完,可多点注射。

【不良反应】一般无不良反应。极少数人有红肿、疼痛感,无需特殊处理,可自行恢复。

【禁忌证】对人免疫球蛋白类制品有过敏史者禁用。

【注意事项】(1)应用本品作被动免疫的同时,可使用吸附破伤风疫苗进行自动免疫,但注射部位和用具应分开。

(2)制品应为澄清或可带乳光液体,可能出现微量沉淀,但一经摇动应立即消散。若有摇不散的沉淀或异物,以及安瓿有裂纹、过期失效等情况,均不得使用。

(3)开瓶后,制品应一次注射完毕,不得分次使用。

【孕妇及哺乳期妇女用药】尚不清楚。

【药物相互作用】应单独使用。

【规格】100U/瓶;200U/瓶;250U/瓶。

【贮藏】2~8℃避光保存。

第三节 体内诊断用品

旧结核菌素

【商品名】稀释旧结核菌素。

【药理作用】结核菌素是使用结核菌的液体培养物,经杀菌后除去菌体,加温浓缩制成的黏性液体(其中含有结核菌的代谢产物),然后经稀释到一定量而成。人感染结核菌4~8周后,在产生免疫力的同时,亦发生Ⅳ型变态反应。本品能与致敏淋巴细胞特异性结合,使淋巴细胞释放淋巴因子,在注射部位引起变态反应性炎症,出现红肿、硬结,而未感染过结核菌的人则无此反应。因而,本品可用以测定机体对结核菌感染后(或卡介苗接种后)产生的特异性过敏反应,即OT试验。当给致敏机体注射结核菌素时,24小时后局部会出现红晕,至48~72小时反应明显,血管充血扩张、细胞渗出浸润,形成一个边缘整齐的硬结。

【适应证】用于结核菌感染的诊断。

【用法用量】婴儿、儿童及成人均可用。用生理盐水稀释成10U、100U、1000U 3种稀释液。以10U稀释液开始注射,如呈阴性,以100U注射,如仍呈阴性,以1000U注射,如仍呈阴性,方可判断为阴性。

注射法:于一侧前臂掌侧皮内注射0.1ml,注射后72小时检查。注射局部有红肿硬块、其纵横直径平均在5mm以上者,即为阳性反应。

【不良反应】不良反应一般轻微,注射局部有疼痛、瘙痒,偶有高反应者可出现水疱、溃疡和坏死。

【注意事项】(1)患急性传染病(如麻疹、百日咳、流行性感冒、肺炎等)、急性结膜炎、急性中耳炎、广泛性皮肤病患者暂不使用。

(2)注射本品的注射器及针头,不得作其他注射用。

【剂型】体内诊断试剂。

【贮藏】密闭,在凉暗干燥处保存。

【规格】50U。

结核菌素纯蛋白衍生物 Purified Protein Derivative Tuberculin,PPD

【商品名】卡介苗纯蛋白衍生物,结核菌素纯蛋白衍化物。

【药理作用】本品为诊断试剂。对已受结核杆菌感染或曾接种卡介苗已产生免疫力的机体,能引起特异的皮肤变态反应。与旧结核菌素相比,本品具有反应清楚、不易产生硬结、非特异性反应少等优点。

【适应证】专供卡介苗接种对象的选择、卡介苗接种后质量监测及临床诊断用。也可用于测量肿瘤病人的细胞免疫功能等。

【用法用量】成人、婴儿、儿童皆适用。

用于检查是否感染:第一次试验,前臂掌侧皮内注射 0.1ml(1个结素单位),如呈阴性再皮内注射 0.1ml(5个结素单位),如仍为阴性,方可判定为阴性。

用于选择卡介苗接种对象及免疫效果的考核:采用陈孟都法于前臂内侧皮内注射 0.1ml(5个结素单位),48~72小时检查注射部位反应。如有红肿、水疱、坏死、淋巴管炎,或硬结纵、横直径平均≥1.5cm 者为强阳性反应;硬结纵、横直径平均≥5m 者为阳性反应。

【注意事项】(1)偶见过敏反应。

(2)患有急性传染病,如麻疹、百日咳、流行性感冒或肺炎、急性结膜炎、急性中耳炎,以及广泛性皮肤病者暂不宜使用。

(3)注射本品之注射器及针头,不得做其他注射用。

(4)配制时应小心勿触及皮肤或吸入本品。

(5)安瓿如有破裂或有异物者禁用。

(6)在 2~10℃ 处保存。

【规格】注射剂:20U/ml;50U/ml。

布氏菌素

【药理作用】本品为诊断试剂。试验阴性者,表示可以接种布氏菌活菌苗;阳性者表示已有布氏菌感染或已接种布氏菌活菌苗,产生了免疫力。

【适应证】主要用于检测是否有布氏菌感染或是否具有免疫力。

【用法用量】于前臂掌侧中部皮内注射,一次 0.1ml,注射后局部有小白疱隆起。48小时后观察,局部红肿达 4cm×6cm 以上为强阳性反应;2cm×6cm~4cm×6cm 者为阳性反应;局部无反应或红肿在 2cm×2cm 以下者为阴性反应。

【注意事项】(1)罕见过敏反应。

(2)注射前详细询问被试者的职业、健康状况、曾否患过布氏菌病、是否接种过布氏菌苗等。有过敏史、支气管哮喘者禁用。

(3)不能用碘酊消毒皮肤,以免引起假阳性反应。注射时注射液不得从针口漏出。每注射一人更换一次消毒针头。

(4)部分病人注射后局部只有浮肿而不发红,需用手指触摸注射部位,判明浸润范围大小,不能单独以皮肤变态反应为诊断依据。

(5)药物应保存在 2~10℃ 的暗处,如有混浊、沉淀、异物者不可使用。

【规格】注射剂:1ml;2ml(甲磺酸盐)。

锡克试验毒素

【主要成分】本品系用精制白喉毒素稀释而成。

【性状】本品为无色或乳白色澄明液体。

【适应证】本品系用精制白喉毒素稀释而成。供测定人体对白喉敏感性之用。适用于 7 岁以上儿童和成人注射吸附精制白喉类毒素前的阳性诊断试验。

【用法用量】于前掌侧下 1/3 处皮内注射 0.1ml,注射部位应有小皮丘隆起。注射后 72 小时判定反应。10mm×10mm 或以上的红肿判为阳性,以下者或无反应判为阴性。阳性者表示对白喉无免疫力,阴性反应表示有免疫力。

【注意事项】(1)使用时如出现凝块、异物、安瓿有裂纹、制品曾经冻结、标签不清及过期失效者均不可使用。

(2)应备有 1:1000 肾上腺素,当偶有休克发生时急救用。

【剂型】注射剂。

【贮藏】在 2~8℃ 的暗处保存。

【规格】1ml。

(傅廷友　周　翔)

第二十七章 血浆代用品与大量输血

第一节 血浆及血浆代用品

血浆及血浆代用品主要用于大量失血或失血浆（如大面积烧伤、剧烈呕吐、腹泻等）所致的血容量降低、休克等应急情况。为了迅速恢复循环的血容量，可使用全血、血浆或人工合成的血容量扩充剂。但血液制品（全血、血浆等）来源有限，又不便保存（全血一般保存不超过1个月，血浆约可贮存2年），因此有必要采用代用品即血容量扩充剂。对血浆代用品的要求是：①有一定胶体渗透压，可在血管内保持血容量；②排泄较慢，但不应持久蓄积体内；③无抗原性，不引起严重不良反应。现用制剂有不同分子量的右旋糖酐、淀粉代血浆、聚烯吡酮等。低分子右旋糖酐等还可以抑制红细胞和血小板聚集，降低血液黏滞性，可改善微循环，防治休克后期弥散性血管内凝血和血栓性疾病。

右旋糖酐 40   Dextran 40

【商品名】通脉液；右旋糖酐 40 注射液；(低分子右旋糖酐 Low Molecular Doxtran Rheomacrodex)。

【性状】为白色粉末，无臭、无味。在热水中易溶，在乙醇中不溶。

【药理毒理】本品为血容量扩充剂，静注后能提高血浆胶体渗透压，吸收血管外水分进入体循环而增加血容量，升高和维持血压。其扩充血容量作用比右旋糖酐 70 弱且短暂，但改善微循环的作用比右旋糖酐 70 强。它可使已经聚集的红细胞和血小板解聚，降低血液黏滞性，改善微循环，防止血栓形成。此外，还具有渗透性利尿作用。

【药代动力学】本品在体内停留时间较短，静注后立即开始从血液中通过肾脏排出体外，用药1小时内经肾脏排出50％，24小时排出70％，少部分进入胃肠道，从粪便中排出。体内存留部分经缓慢氧化代谢，半衰期约为3小时。

【适应证】(1)各种休克：抗失血性休克的疗效优于右旋糖酐 70。因其除扩充血容量之外，尚能改善微循环和组织灌流。可用于失血、创伤、烧伤及中毒性休克，还可早期预防因休克引起的弥散性血管内凝血。体外循环时，可代替部分血流预充心肺机。

(2)血栓性疾病，如脑血栓形成、心绞痛和心肌梗死、血栓性脉管炎、视网膜动静脉血栓、皮肤缺血性溃疡等。

(3)肢体再植和血管外科手术，可预防术后血栓形成，并可改善血流循环，提高再植成功率。

【用法用量】静脉点滴。每次 250～500ml，成人和儿童每日不超过 20ml/kg。速度每分钟 5～15ml，抗休克时滴注速度为每分钟 20～40ml，在 15～30 分钟注入 500ml。对冠心病和脑血栓患者应缓慢滴注。疗程视病情而定，通常每日或隔日1次，7～14 次为1疗程。

【不良反应】(1)少数患者可出现过敏反应，表现为皮肤瘙痒、荨麻疹、恶心、呕吐、哮喘，重者口唇发绀、虚脱、血压剧降、支气管痉挛，个别患者甚至出现过敏性休克，直至死亡。过敏反应的发生率为 0.03％～4.7％。过敏体质者用前应做皮试。

(2)偶见发热、寒战、淋巴结肿大、关节炎等。

(3)出血倾向可引起凝血障碍，使出血时间延长，该反应常与剂量有关。

【禁忌证】(1)充血性心力衰竭及其他血容量过多的患者禁用。

(2)严重血小板减少,凝血障碍等出血患者禁用。

(3)心、肝、肾功能不良患者慎用,少尿或无尿者禁用。

(4)活动性肺结核患者慎用,有过敏史者慎用。

【注意事项】(1)首次输用本品,开始几毫升应缓慢静滴,并在注射开始后严密观察5～10分钟,出现所有不正常征象(寒战、皮疹)都应马上停药。

(2)对严重的肾功能不全,尿量减少病人,因本品可从肾脏快速排泄,增加尿黏度,可能导致少尿或肾衰竭,因此,本品禁用于少尿病人。一旦使用中出现少尿或无尿应停用。

(3)避免用量过大,尤其是老年人、动脉粥样硬化或补液不足者。

(4)重度休克时,如大量输注右旋糖酐,应同时给予一定数量的全血,以维持血液携氧功能。如未同时输血,由于血液在短时间内过度稀释,则携氧功能降低,组织供氧不足,而且影响血液凝固,出现低蛋白血症。

(5)某些手术创面渗血较多的患者,不应过多使用本品,以免增加渗血。

(6)伴有急性脉管炎者,不宜使用本品,以免炎症扩散。

(7)对于脱水病人,应同时纠正水电解质紊乱情况。

(8)每日用量不宜超过1500ml,否则易引起出血倾向和低蛋白血症。

(9)本品不应与维生素C、维生素B_{12}、维生素K、双嘧达莫及促皮质素、氢化可的松、琥珀酸钠在同一溶液中混合给药。

(10)本品能吸附于细胞表面,与红细胞形成假凝集,对血型鉴定和血交叉配血试验结果有一定干扰。输血患者的血型检查、交叉配血试验应在使用右旋糖酐前进行,以确保输血安全。

【药物相互作用】与肝素合用时,由于有协同作用而增加出血可能;与卡那霉素、庆大霉素、巴龙霉素合用,会增加肾毒性。

【规格】注射剂:右旋糖酐40(低分子右旋糖酐)葡萄糖注射液:每瓶10g(100ml);25g(250ml);50g(500ml);6g(100ml);15g(250ml);30g(500ml)。均含葡萄糖5%。

右旋糖酐40(低分子右旋糖酐)氯化钠注射液:每瓶10g(100ml);25g(250ml);50g(500ml);6g(100ml);15g(250ml);30g(500ml)。均含氯化钠0.9%。

【贮藏】在25℃以下保存。

右旋糖酐70　Dextran 70

【商品名】右旋糖酐70氯化钠注射液(中分子右旋糖酐,Medium Molecular Dextran,Macrodex)。

【性状】同右旋糖酐40。

【药理毒理】作用基本同右旋糖酐40。但其扩充血容量、维持血压作用和抗血栓作用较前者强。几乎无改善微循环及渗透性利尿作用。

【药代动力学】静滴后,显效时间15～30分钟,在血循环中存留时间较长,排泄较慢,1小时排出30%,24小时排出60%。静脉注入后,本品血中浓度在最初3～4小时内下降较迅速,以后下降缓慢,在血循环中存留时间较长,部分暂时贮存于网状内皮系统逐渐被代谢成葡萄糖为机体利用。本品部分以原形经肾排泄,1小时排出30%,24小时60%,仅少量由肠道排泄。

【适应证】主要用于防治低血容量休克、手术中休克、烧伤性休克。也可用于预防手术后血栓形成和血栓性静脉炎。

【用法用量】静脉点滴。每次500ml,每分钟注入20～40ml。每日最大量不超过1000～1500ml。

【药物相互作用】同右旋糖酐40。

【不良反应与注意事项】同右旋糖酐40,由于抗血栓作用强更易致出血。

【规格】右旋糖酐70(中分子右旋糖酐)葡萄糖注射液:每瓶30g(500ml),含葡萄糖5%。

右旋糖酐70(中分子右旋糖酐)氯化钠注射液:每瓶30g(500ml),含氯化钠0.9%。

【贮藏】在25℃以下保存。

右旋糖酐10　Dextran 10

【商品名】小分子右旋糖酐(409代血浆,脉通)。

【性状】本品来源和性状皆同右旋糖酐40。

【药理毒理】作用与右旋糖酐40相似，但其改善微循环、防止弥散性血管内凝血作用强于右旋糖酐40。其维持血容量及升压作用较右旋糖酐40为短，约3小时。

【适应证】适用于急性失血性休克、创伤及烧伤性休克、急性心肌梗死、心绞痛、脑血栓形成、脑供血不足、血栓闭塞性脉管炎、雷诺病等。此外，术前有低血容量及硬膜外麻醉后所致低血压者均可使用本品。

【用法用量】静脉点滴。每分钟5～15ml；血压上升后，可酌情减慢滴速，每次500～1000ml。

【不良反应与注意事项】偶见发热、荨麻疹、血压降低、呼吸困难、胸闷、血尿等不良反应；用量过大可致贫血、低血浆蛋白和凝血时间延长等现象，急救大出血时，宜与全血并用；本品利尿作用较强，故不宜用于肾病患者；血小板减少症、出血性疾病患者禁用，心功能不全患者慎用。

【规格】右旋糖酐10（小分子右旋糖酐）葡萄糖注射液：每瓶30g(500ml)；50g(500ml)。均含葡萄糖5%。

右旋糖酐10（小分子右旋糖酐）氯化钠注射液：每瓶30g(500ml)；50g(500ml)。均含氯化钠0.9%。

聚明胶肽注射液　Polygeline Injection

【通用名】复方氧化聚明胶注射液，聚明胶肽代血浆注射液。

【成分】本品为健康牛骨或猪骨明胶水解制成的灭菌水溶液。

【性状】本品为淡黄色澄明液体，稍带黏性，有时显轻微的乳光。

【药理毒理】本品为明胶多肽溶液，平均分子量应为27500～39500，其渗透压与血浆相等，可保持血管内液与组织间液的平衡，不引起组织脱水及肺水肿，具有维持血容量和提升血压作用。输注本品可导致血液稀释，降低血液黏度，从而改善微循环。本品对出凝血时间及血小板功能无明显影响，仅有血液稀释作用。

【药代动力学】本品在体内无蓄积作用，输入后由肾排出，半衰期为4～6小时，在肾功能正常的情况下完全排出时间约为48小时。

【适应证】用于外伤引起的失血性休克者；严重烧伤、败血症、胰腺炎等引起的失体液性休克者。本品并可用于预防较大手术前可能出现的低血压，以及用于体外循环、血液透析时的容量补充。

【用法用量】静脉滴注。每次500～1000ml，滴速为每小时500ml。用量及输注速度根据病情决定，每日最高量可达2500ml。小儿用量按体重计，10～20ml/kg。

【不良反应】输液中或输液后，偶可出现一过性皮肤反应（荨麻疹）、恶心、呕吐、低血压、心动过速、心动过缓、呼吸困难、发热或寒战、休克等严重反应病例，极少见。如出现上述情况，应立即停止输注，并给予对症处理。

【禁忌证】(1)严重肝、肾功能损害，肾性或肾后性无尿禁用。

(2)充血性心力衰竭、肺水肿、心源性休克者禁用。

(3)高血压患者、食管静脉曲张、出血性疾病患者禁用。

(4)已知对本制剂过敏或具有组胺释放高危因素病人禁用。

【注意事项】(1)使用本品时应仔细检查，如有下列情况，请勿使用：溶液混浊、瓶口或瓶身微裂、封口松动。

(2)使用本品不受血型限制，如配合输血时，应先查好血型，以防止出现红细胞假凝集现象。

(3)在体外循环或人工肾使用过程中，本品只能与加肝素的血液混合使用，不得直接与库血混合使用。

(4)如因温度较低，本品黏度加大，可稍加温后使用。

(5)输注本品可导致暂时性红细胞沉降率加快。

【孕妇及哺乳期妇女用药】妊娠期和产后妇女用药应密切观察。

【儿童用药】应注意可能存在的低蛋白血症，并注意用药剂量。

【老年患者用药】应注意可能存在的低蛋白血症，并密切注意心脏功能。

【药物相互作用】(1)使用强心苷的病人，应考虑到钙剂与其有协同作用。

（2）不可配伍药液：氨苄青霉素、菌必治、甲基氢化泼尼松、丙咪嗪、阿昔洛韦。

（3）本品不可与含枸橼酸盐的血液混合使用，但含枸橼酸盐的血液可在输入本品之前或之后输注，或分通道同时输注。

【规格】250ml：1.6g（以含氮量计）；500ml：3.2g（以含氮量计）。

【贮藏】密闭，2～25℃保存。

【包装】输液瓶装 250ml×30 瓶；输液瓶装 500ml×20 瓶。

羟乙基淀粉 200/0.5 Hydroxyethyl Starch 200/0.5

【商品名】羟乙基淀粉 200/0.5 氯化钠注射液（贺斯，盈源，HAESTERIL）。

【药理毒理】本品的原料主要为高分子支链淀粉。独特的分子量、克分子取代级和取代方式是其特点之一。平均分子量大约为 200000。克分子取代级约是 0.5，即在支链淀粉的结构上每 10 个葡萄糖单位中约有 5 个羟乙基，且主要在 C_2 位置上。C_2/C_6 比例是 5∶1。羟乙基淀粉的主链由葡萄糖单位通过 α-1,4 链直线相联，通过 α-1,6 键链发出分支。由于其在结构上与糖原非常相似，因此可以预计贺斯有很高的躯体耐受性，仅有非常低的过敏性反应发生的可能性。贺斯溶液有良好的稳定性，温度的波动不会发生絮结作用。快速输注贺斯可增加血浆容量。输注贺斯 6% 溶液时，其增加的血浆容量相当于输注量的 100%，输注贺斯 10% 溶液时，其增加的血浆容量相当于输注量的 145%。之后，4 小时内保持在 100% 以上；8 小时后仍保持输注量的 72%（贺斯 6%）或 57%（贺斯 10%）。而且贺斯 6% 有 4 小时的平台期，贺斯 10% 有 1 小时的平台期。因此，至少在 4～8 小时内，贺斯能有效改善循环及微循环。贺斯在体内可不断被血清淀粉酶降解，主要从肾脏排除。24 小时内约 47% 的贺斯 6% 溶液或 54% 的贺斯 10% 溶液在尿中出现，此时血浆中只能分别检测出 6% 和 10%

【适应证】治疗和预防与手术、创伤、感染、烧伤有关的容量不足（循环血容量减少）和休克（容量补充治疗）。减少手术中对供血的需要，如急性等容血液稀释=ANH；治疗性血液稀释。

【用法用量】静脉滴注。由于可能有过敏反应发生，开始的 10～20ml 应缓慢滴注，每日用量和滴注速度取决于失血量、血液浓缩程度，每日总量不应>33ml/kg（6%）。在心肺功能正常的患者，其血细胞比容应不低于 30%。

【不良反应】可产生过敏样反应。长期中、高剂量输注，个别患者可出现皮肤瘙痒。仅有极少的病例报告有肾区痛。应用更高剂量时，由于血液稀释会发生出血时间延长。

【注意事项】（1）严重凝血功能异常、血性心力衰竭、脑出血、肾衰竭合并无尿和少尿，对羟乙基淀粉过敏者。

（2）大剂量输注可抑制凝血因子，特别是Ⅷ因子的活性，可出现一过性凝血时间延长。

（3）使用本品血清淀粉酶可能升高。干扰胰腺炎诊断，但不影响血型鉴定。

（4）对肝肾功能异常者应监测肝功能和血清肌酐水平，大剂量使用者，应监测血细胞比容和血浆蛋白浓度。必须避免由于输注过快和用量过大导致的循环超负荷。

【规格】500ml 注射剂：30g 羟乙基淀粉 200/0.5 与 4.5g 氯化钠。

【贮藏】密封保存。

羟乙基淀粉 130/0.4 Hydroxyethyl Starch 130/0.4

【商品名】羟乙基淀粉 130/0.4（万汶，Voluven）。

【性状】本品为无色或淡黄色略带黏性的澄明液体。

【药理毒理】作用与中分子羟乙基淀粉 200/0.5 相似。为血液容量扩充剂，其容量扩充效应和血液稀释效应，取决于分子量大小、取代度、取代方式和药物浓度，以及给药剂量和输注速度。

【药代动力学】羟乙基淀粉的药代动力学较为复杂，与分子量和摩尔取代度密切相关。当静脉给予本品时，低于肾阈（60000～70000）的小分子很容易通过肾脏经尿排泄，大分子羟乙基淀粉在通过肾脏排泄之前，被血浆 α-淀粉酶降解为小分子。本品在输入体内后，血浆中羟乙基淀粉的平均分子量为

70000～80000，在治疗期间保持在肾阈值之上。本品分布容积约为 5.9L，输注本品 30 分钟后，血药浓度为最大血药浓度的 75%，6 小时后降至 14%。单次给予羟乙基淀粉 500ml，血药浓度在 24 小时后几乎回到基线水平。单次给予本品 500ml 后，药物的血浆清除率为 31.4ml/分钟，AUC 为 14.3mg/(ml·h)，$t_{1/2}\alpha$ 为 1.4 小时，$t_{1/2}\beta$ 为 12.1 小时，药物的体内药代动力学显示非线性特征。对轻至重度肾功能不全者进行本品的药代动力学研究，受试者单次给予本品 500ml，结果显示，药物的 AUC 有中等程度的增加，药物在肌酐清除率 $Cl_{Cr}<50$ml/分钟的受试者体内 AUC 为 $Cl_{Cr}\geqslant 50$ml/分钟受试者体内的 1.7 倍（95% 可信限为 1.44～2.07）。肾功能不全不影响药物的消除半衰期和 C_{max}。当 $Cl_{Cr}\geqslant 30$ml/分钟时，59% 的药物经尿排泄；当 $Cl_{Cr}<30$ml/分钟时，51% 的药物经尿排泄。对受试者进行的研究显示，每日给予 10% 羟乙基淀粉 130/0.4 溶液 500ml，连续给药 10 天，药物在血浆中没有出现明显的蓄积现象。在大鼠模型实验中，每日给予本品按体重 0.7g/kg，连续给药 18 天，在末次给药后第 52 天对组织的药物含量进行检测，结果显示，仅有给药剂量的 0.6% 在组织中贮存。尚没有透析疗法对本品药代动力学影响的研究。

【适应证】治疗和预防血容量不足，急性等容血液稀释（ANH）。

【用法用量】用于静脉输注。初始的 10～20ml，应缓慢输入，并密切观察病人（防止可能发生的过敏性样反应）。每日剂量及输注速度应根据病人失血量、血液动力学参数的维持或恢复及稀释效果确定。没有心血管或肺功能危险的病人使用胶体扩容剂时，红细胞压积应不低于 30%。每日最大剂量按体重 33ml/kg。根据病人的需要，本品在数日内可持续使用，治疗持续时间，取决于低血容量持续的时间和程度，及血液动力学参数和稀释效果。对于长时间每日给予最大剂量的治疗，目前只有有限的经验。或遵医嘱。

【不良反应】极个别患者在使用含羟乙基淀粉的药品时，可能发生过敏性样反应（过敏反应，类似中度流感的症状，心动过缓，心动过速，支气管痉挛，非心源性肺水肿）。在输液过程中，如患者发生不可耐受的反应，应立即终止给药，并给予适当的治疗处理。给予羟乙基淀粉时，患者血淀粉酶浓度将升高，可能干扰胰腺炎的诊断。大剂量使用时，由于稀释效应，可能引起血液成分如凝血因子、血浆蛋白的稀释，以及红细胞压积的下降。使用羟乙基淀粉时，可能发生与剂量相关的血液凝结异常。

【禁忌证】液体负荷过重（水分过多），包括肺水肿、少尿或无尿的肾衰竭、接受透析治疗病人、颅内出血、严重高钠或高氯血症、已知对羟乙基淀粉和/或本品中其他成分过敏。

【注意事项】同中分子羟乙基淀粉 200/0.5。

【药物相互作用】尚未发现与其他药物或肠外营养产品的相互作用。给予羟乙基淀粉时，病人血淀粉酶浓度将升高，可能干扰胰腺炎的诊断。

【规格】6% 中分子羟乙基淀粉 130/0.4 氯化钠注射液：每瓶 250ml；500ml。

【贮藏】密闭保存，不得冷冻。

人血白蛋白　Albumin Prepared from Human Plasma

【商品名】人血清白蛋白，白蛋白。

【性状】冻干制剂应为白色或灰白色的疏松体，液体制剂和冻干制剂溶解后，溶液应为略黏稠黄色或绿色至棕色澄明液体，不应有异物、混浊和沉淀。

【药理毒理】(1) 增加血容量和维持血浆胶体渗透压。在血循环中，1g 白蛋白可保留 18ml 水，每 5g 白蛋白保留循环内水分的能力约相当于 100ml 血浆或 200ml 全血的功能，从而起到增加循环血容量和维持血浆胶体渗透压的作用。

(2) 运输及解毒：白蛋白能结合阴离子也能结合阳离子，可以输送不同的物质，也可以将有毒物质输送到解毒器官。

(3) 营养供给：组织蛋白和血浆蛋白可互相转化，在氮代谢障碍时，白蛋白可作为氮源为组织提供营养。

【适应证】失血创伤、烧伤引起的休克；脑水肿及损伤引起的颅压升高；肝硬化及肾病引起的水肿或腹水；低蛋白血症的防治；新生儿高胆红素血症；用于心肺分流术、烧伤的辅助治疗、血液透析的辅助治疗和成人呼吸窘迫综合征。

【用法用量】静脉滴注或静脉推注，使用剂量及浓度视病情而定。严重烧伤或失血等所致休克，可直接注射本品 5～10g,隔 4～6 小时重复注射 1 次。在治疗肾病及肝硬化等慢性白蛋白缺乏症时,可每日注射本品 5～10g,直至水肿消失、血清白蛋白含量恢复正常为止。

【不良反应】使用本品一般不会产生不良反应,偶可出现寒战、发热、颜面潮红、皮疹、恶心、呕吐等症状,快速输注可引起血管超负荷导致肺水肿,偶有过敏反应。

【禁忌证】对白蛋白有严重过敏者;高血压患者,急性心脏病者、正常血容量及高血容量的心力衰竭患者;严重贫血患者;肾功能不全者。

【注意事项】(1)药液呈现混浊、沉淀、异物或瓶子有裂纹、瓶盖松动、过期失效等情况不可使用。

(2)本品开启后,应一次输注完毕,不得分次或给第二人输用。

(3)输注过程中如发现病人有不适反应,应立即停止输用。

(4)有明显脱水者应同时补液。

(5)运输及贮存过程中严禁冻结。

【药物相互作用】本品不宜与血管收缩药、蛋白水解酶或含酒精溶剂的注射液混合使用。

【规格】蛋白浓度可分为 5%、10%、20%、25%,装量为 2g/瓶、5g/瓶、10g/瓶、12.5g/瓶。

【贮藏】2～8℃ 或室温(不超过 30℃)避光保存。

人胎盘血白蛋白 Albumin Prepared from Human Placenta

【性状】本品为黄色或黄褐色澄明液体。

【药理毒理】(1)增加循环血容量和维持血浆渗透压:白蛋白占血浆胶体渗透压的 80%,主要调节组织与血管之间水分的动态平衡。由于白蛋白分子量较高,与盐类及水分相比,透过膜内速度较慢,使白蛋白的胶体渗透压与毛细管的静力压抗衡,以此维持正常与恒定的血容量;同时在血循环中,1g 白蛋白可保留 18ml 水,每 5g 白蛋白保留循环内水分的能力约相当于 100ml 血浆或 200ml 全血的功能,从而起到增加循环血容量和维持胶体渗透压的作用。

(2)运输及解毒:白蛋白能结合阴离子也能结合阳离子,可以输送不同物质,也可将有毒物质输送到解毒器官。

(3)营养供给:组织蛋白和血浆蛋白可互相转化,在氮代谢障碍时,白蛋白可作为氮源为组织提供营养。

【适应证】(1)失血创伤及烧伤等引起的休克。

(2)脑水肿及大脑损伤所致的颅压升高。

(3)防治低蛋白血症。

(4)肝硬化或肾病引起的水肿或腹水。

(5)新生儿高胆红素血症。

【用法用量】一般采用静脉滴注或静脉推注。为防止大量注射时机体组织脱水,必要时可用 5% 葡萄糖注射液或氯化钠注射液稀释做静脉滴注(宜用备有滤网的输血器),在开始 15 分钟内应特别注意速度缓慢,逐渐加速至滴注速度每分钟不超过 2ml(约 60 滴)。使用剂量由医师酌情考虑,一般因严重烧伤或失血等所致休克,可直接注射本品 5～10g,每隔 4～6 小时重复注射 1 次。在治疗肾病及肝硬化等慢性白蛋白缺乏症时,可每日注射本品 5～10g,直至水肿消失、白蛋白含量恢复正常为止。

【不良反应】使用本品一般不会产生不良反应,偶可出现寒战、发热、颜面潮红、皮疹、恶心、呕吐等症状。

【禁忌证】(1)对白蛋白有严重过敏者。

(2)高血压患者、急性心脏病者、正常血容量及高血容量的心力衰竭者。

(3)严重贫血者。

(4)肾功能不全者。

【注意事项】(1)药液呈现混浊或有异物沉淀或瓶子有裂纹均不可使用。

(2)本品打开后应一次输用完毕,不得分次或给第二人输用。

(3)在输注过程中如发现病人有不适反应,应立即停止使用。

(4)运输及贮存过程中严禁冻结。

【药物相互作用】本品不宜与血管收缩药、蛋白水解酶或含酒精溶剂的注射液混合使用。

【规格】注射溶液:5g。

【贮藏】保存于 2～8℃暗处。

【生产企业】北京生物制品研究所,上海生物制品研究所。

琥珀酰明胶注射液 Succinylated Gelatine Injection

【商品名】佳乐施,长源血安。

【主要成分】本品为4%琥珀酰明胶(改良液体明胶)的生理盐水静脉输注液。每1000ml中含琥珀酰明胶40g,氯化钠7.01g,氢氧化钠1.36g,注射用969g;电解制:Na^+ 154mmol/L,Cl^- 120mmol/L,K^+、Ca^{2+}、Mg^{2+}均小于0.4mmol/L。

【性状】pH7.4±0.3,相对黏稠度(37℃,与0.9% NaCl相比)1.9,胶体渗透4.439kPa(33.3mmHg),胶凝点0℃,渗透压274mOsm/L。

【药理毒理】本品为胶体性血浆代用品,能增加血浆容量,使静脉回流量、动脉血压和外周灌注增加,其产生的渗透性利尿作用有助于维持休克病人的肾功能。本品的相对黏稠度与血浆相似,所产生的血液稀释作用降低血液相对黏稠度,改善循环,增加心输出量,加快血液流速。本品的胶体渗透压防止和减少组织水肿,有利于对组织供氧。

【药代动力学】本品经静脉输注,半衰期为4小时,大部分在24小时内经肾脏排出,3天内完全从血液中清除。

【适应证】用于低血容量性休克、手术创伤、烧伤及感染的血容量补充,手术前后及手术间的稳定血液循环,体外循环(血液透析,人工心肺机)血液稀释,脊髓及硬膜外麻醉后低血压的预防。

【用法用量】静脉输注,剂量和速度取决于病人的实际情况。严重急性失血致生命垂危时,可在5~10分钟内加压输注500ml,直至低血容量症状缓解。快速输注时应加温液体,但不超过37℃。一般1~3小时内输注500~1000ml;低血容量休克,容量补充和维持时,可在24小时内输注10~15L(但红细胞压积不应低于25%,年龄大者不应低于30%,同时避免血液稀释引起的凝血异常)。

【不良反应】偶有过敏反应,可出现轻微荨麻疹。本品引起严重不良反应的发生率为1/13000~1/6000,由血管活性物质放引起。病人通常表现为变态反应。如病人已处于过敏状态,如哮喘,则出现反应的机会增加,程度也会加重,应慎用。一旦出现过敏反应,应立即停止输注,并根据病人情况做相应处理:更换容量替代液;抬高双腿;增加供氧;监测电解质;给予肾上腺素(1:1000浓度0.5~1.0ml肌注,必要时每15分钟重复1次或1:10000浓度5~10ml缓慢静滴)及大剂量肾上腺皮质激素(如泼尼松龙250~1000mg);也可使用抗生素组胺药(如氯苯那敏10~20mg缓慢静滴)及钙剂(小心病人服过强心苷);必要时可用利尿剂加快液体排出。

【禁忌证】对本品有过敏反应的病人禁用。有循环超负荷、水潴留、严重肾衰竭、出血素质、肺水肿的病人禁用。

【注意事项】(1)心力衰竭可能伴有循环超负荷者,此时输液应缓慢进行。

(2)对水分过多、肾衰竭、有出血倾向、肺水肿、钠或钾缺乏及对输液成分过敏等病人要慎用。

(3)失血量超过总量25%时,应输全血或红细胞。

(4)使用本品不会干扰交叉配血。

(5)本品含钙量、含钾量低,可用于洋地黄化的病人或肾功能较差的病人。

(6)输注本品期间,下列化验指标可能不稳定:血糖、血沉、尿液比重、蛋白、双缩脲、脂肪酸、胆固醇、果糖、山梨醇脱氢酶。

(7)容器如有破裂或液体出现混浊应丢弃不用,瓶盖上的无菌封贴一经揭开,不宜再盖回,插入输液器前应消毒。

(8)本品一旦封口开启,应在4小时内使用,任何未用完的药液均不可再用。

【药物相互作用】本品可与血液制品同时使用,可经同一输液器输入本品和血液。

【规格】注射液500ml:20g。

聚维酮 Polyvidon

【商品名】聚烯吡酮,聚乙烯吡咯酮,Povidon,PVP。

【适应证】提高血浆胶体渗透压,增加血容量。用于外伤性及其他原因引起的血容量减少。

【用量用法】静脉滴注:用量视病情而定,一般为500~1000ml。2岁以下儿童忌用。

【规格】注射液:3.5% 250ml。

羟乙基淀粉 Hydroxyethyl Starch

【商品名】羟乙基淀粉代血浆,706代血浆,淀粉代血浆,羟乙基淀粉。

【适应证】用于各种手术、外伤性失血、中毒性休克等的补液。

【用量用法】静注。用量视病情而定,一般为 500～1000ml。剩余溶液不宜再用,因有空气进入。

【规格】注射液:6％500ml。

羧甲基淀粉代血浆　Carboxymethyl Starch

【通用名】羧甲基淀粉代血浆,403代血浆。

【适应证】为血容量扩充剂。用于各种手术、外伤的失血、中毒性休克等的补液。

【用法用量】静滴。每次用量一般为 500～1500ml。

【规格】注射液:5％500ml。

氧化聚明胶　Oxypolygelatin

【适应证】血容量扩充剂,用于失血性及中毒性休克。

【用法用量】静滴。每次量一般为 500～1000ml,输注速度 80～160 滴/分钟。

【规格】注射液 500ml。

缩合葡萄糖　Polyglucose

【适应证】血容量扩充剂,用于失血性、创伤性、失水性、烧伤性、中毒性休克。严重肾病患者慎用。

【用法用量】静滴。每次 500～1500ml。

【规格】注射液 500ml:缩合葡萄糖 60g,氯化钠 4.25g。

羧甲基淀粉代血浆　Carboxymethyl Starch

【商品名】羧甲基淀粉代血浆,403代血浆。

【适应证】为血容量扩充剂,用于各种手术、外伤的失血、中毒性休克等的补液。

【用法用量】静滴。每次 500～1500ml。

【规格】注射液:5％500ml。

(邢秀华)

第二节　大量输血与成分输血

一、大量输血

大量输血是指在 12～24 小时内快速输入相当于受血者本身全部血容量或更多血液的输血,输血速度可以快到每分钟 100ml 以上。美国将 24 小时内输入 75ml/kg 体重以上的血液定为大量输血,相当于一位体重 70kg 的人 24 小时内输入 5000ml 的血。

(一)大量输血时血液制品的选择

1. 全血　以前大量快速输血一概用全血,以同时补充血容量、血浆蛋白和红细胞。现在主张主要采用成分输血,适当输全血。

2. 红细胞制剂　大量输血时前 4～6 个单位的血常规应用浓缩红细胞、红细胞悬液或少白细胞红细胞(我国 200ml 全血制备成 1 个单位),然后再根据病情选用其他血液成分。临床研究证明,在大出血导致的失血性休克复苏中,只要迅速用晶体液和胶体液补足血容量,接着用红细胞制剂提高患者的携氧能力比用全血好。

3. 浓缩血小板　由于大量输入保存的血,以及大量输液可使血小板发生稀释性减少,加上大量出血本身也丧失不少血小板,所以当血小板数低于 $50 \times 10^9/L$ 时可输注浓缩血小板。

4. 新鲜冰冻血浆　在大量输血时可以补充一定量的新鲜冰冻血浆,以补充丧失的血容量血浆蛋白和多种凝血因子。

5. 冷沉淀　冷沉淀富含纤维蛋白原等凝血因子,如患者有纤维蛋白原减少可用冷沉淀治疗。

(二)大量输血的并发症

1. 循环超负荷　循环超负荷输血反应是过多过快输血,超过了受血者心血管系统的负荷能力所引起。患者可出现全身静脉压上升,伴随肺血管内血量增加和肺活量减小。如不及时处理,病情会进一步加重,严重的可于数分钟内死亡。

(1)原因:①心脏功能不健全或有心功能不全的潜在因素;②心功能正常,但急速大量输液、输血,血容量增加过猛,超过心输出量范围,引起急性肺水肿;③低蛋白血症或过多输入25%白蛋白。

(2)临床表现:输血中或输血后1小时内患者突然表现恐惧、烦躁不安、头痛、头胀、心率加快、心音变弱、脉搏变弱、颈静脉怒张、血压升高、发绀、皮肤湿冷、大汗淋漓、咳嗽咯大量白色继而粉红色泡沫样痰、双肺满布哮鸣音、双肺底湿性啰音,少数出现心律失常、昏厥、休克乃至短期内死亡。

(3)治疗方法:①减少静脉回流,立即停止输血、输液,使患者取半坐位,四肢扎止血带,每15~20分钟交替放松1次;②镇静,对烦躁不安、气喘者可皮下或肌内注射吗啡10mg(严重肺部疾患者忌用,年老体弱、儿童应严格控制剂量);③纠正缺氧,高压高流量吸氧每分钟可达6~8L。面罩吸氧时常将酒精放入湿化瓶内,浓度为30%~40%,以降低肺泡表面张力,达到去泡沫作用;④快速利尿,可用利尿酸50mg或呋塞米20~80mg静脉注射;⑤强心药,如2周内未用过洋地黄,可用西地兰0.4~0.8mg加入50%葡萄糖液20~40ml内缓慢静脉注射(5分钟以上),必要时1~2小时或4小时后可再给予0.1~0.2mg,总剂量不宜超过1.2mg;⑥血管扩张剂,如酚妥拉明、硝普钠;⑦氨茶碱0.25g用10%葡萄糖液稀释后缓慢注射,以减轻支气管痉挛。

(4)预防措施:①根据患者体质、年龄和心脏功能等情况确定输血、输液速度、限量;②对有可能发生循环超负荷的患者输血,应让患者取半坐位,注意保暖;③输血过程中应严密观察患者有无异常表现,如烦躁不安、胸闷、恐惧感、心率加快等症状,有者立即停止输血并采取相应措施;④最好选用浓缩红细胞、红细胞悬液或少白细胞红细胞输注。

2. 凝血异常

(1)原因:大量输血后常见患者的伤口渗血不止或术后持续出血,其原因常有:①血小板数量及质量下降;②过量使用血浆增量剂,当大量使用右旋糖酐、羟乙基淀粉等血浆增量剂达到或超过20ml/kg时,可使出、凝血时间和凝血酶原时间延长,在此基础上大量输入保存血,会引起出血现象;③需要大量输血的创伤患者,损伤组织释放的大量组织促凝物质进入血流,加之大量输注的保存血中血小板、白细胞及红细胞破坏后也释放促凝物质,以及大量输血时有可能发生的受、供者之间的血型不合,引起溶血反应,这些都容易诱发DIC,产生消耗性凝血障碍。

(2)临床表现:经过大量输血的患者,在手术中或手术后出现原因不明的出血倾向:手术创面或伤口渗血不止,胃肠道黏膜出血,皮肤大片瘀斑。引流出的血液不易凝固或凝块溶解等,这时应想到可能是大量输血造成的凝血障碍,并迅速进行血小板数量测定,出血时间、凝血酶原时间、血浆纤维蛋白原等有关血液学检查,以便采取相应措施。

(3)治疗方法:如果是因凝血因子被稀释造成的出血,则应输新鲜冰冻血浆、冷沉淀、纤维蛋白原浓缩剂和复合凝血酶等。如果是发生DIC引起的出血,则应先用肝素抑制血管内凝血再根据病情输注红细胞制剂、浓缩血小板、新鲜冰冻血浆或补充其他凝血因子。

(4)预防措施:①大量输血患者应注意作有关血液学检查监测,如定时作血小板计数,若血小板降到50×10^9/L以下,便应考虑输注浓缩血小板;②根据凝血因子缺乏情况补充相应的凝血因子浓缩剂或血液成分,如新鲜冰冻血浆、冷沉淀、纤维蛋白原浓缩剂和复合凝血酶等。

3. 枸橼酸盐中毒及低钙血症

(1)原因:大量输入枸橼酸盐保存的血液有可能发生枸橼酸盐中毒,使血清结合钙上升,游离钙下降。由于人体对枸橼酸的耐受力很大,枸橼酸盐输入人体后大部分能迅速被肝和肌肉代谢。此外,当血中枸橼酸盐含量快速增加时,可刺激甲状旁腺释放甲状旁腺素,动员骨钙向血中释放,使钙离子与枸橼酸盐结合,因此输血中虽然有一时性钙离子减低,并不一定发生枸橼酸盐中毒。正常人枸橼酸盐的中毒剂量为15g左右,相当于4000~5000ml枸橼酸盐抗凝血的含量,特别是在患者有严重肝、肾功能不良,进行血浆置换,输血速度>150ml/分钟(成人)时,则可使体内枸橼酸盐积聚产生枸橼酸盐中毒及低钙血症。

(2)临床表现:可出现血压及脉压下降,手足搐搦,心电图显示Q-T间期延长、心律紊乱,甚至出现心室颤动、停搏等。

(3)治疗方法:临床上一旦出现中毒表现应停止或放慢输血速度并适当补充钙剂,常用剂量为

10%葡萄糖酸钙0.5~1ml/100ml输入血,剂量不宜过大,以取得疗效为度,以免发生高钙血症引起心脏停搏。钙剂亦不应加入血中静滴,而应从另一条静脉注射,注射速度宜慢。

(4)预防措施:关于大量快速输血时枸橼酸盐中毒的预防意见颇不一致。使用钙离子电极监测钙离子水平来指导补充钙剂,则更有科学根据。

4. 高钾血症

(1)原因:保存血钾离子浓度随保存日期而逐步上升,2周后血浆钾将高出正常的4倍以上,3周可达32mmol/L。加之休克时肾排钾功能减退,如有酸血症和广泛软组织损伤更易使血钾升高。故大量输血须注意可能出现高钾血症。不过,实际很少引起能导致钾中毒的程度。一般认为,保存血血钾系红细胞释出,输入人体后可被体内存活的红细胞很快收回,再加上血浆的稀释,故血钾不会明显升高。但当患者原先已经有钾潴留(如休克、肾功能不全、大面积肌肉损伤等)时,即使输入数量不多的保存血,也容易发生高钾血症;若大量输注,势必产生严重后果。

(2)临床表现:正常人血浆钾含量为4~5mmol/L,高于6mmol/L时可出现高血钾症状,高于7mmol/L时出现心电图改变,如升高到10mmol/L,可发生心室纤颤引起突然死亡。

(3)治疗方法:高血钾患者有心搏突然停止的危险,在疑有或已出现高钾血症时应立即终止输血,必须继续输血者应改输洗涤红细胞。为了降低血浆钾可以给予:①静脉注射5%碳酸氢钠溶液60~100ml,再继续静脉滴注5%碳酸氢钠100~200ml;②25%葡萄糖溶液100~200ml,每3~4g糖加入1U胰岛素作静脉滴注;③肾功能不全,不能输液过多者,可用10%葡萄糖酸钙100ml,11.2%乳酸钠溶液50ml,25%葡萄糖溶液400ml,加入胰岛素30U,作静脉持续滴注24小时,每分钟6滴。患者出现心律紊乱时,可静脉推注10%葡萄糖酸钙10~20ml,对钾有拮抗作用。必要时还可采用腹膜透析和血液透析降低血浆钾浓度。

(4)预防措施:需大量输血的患者可选用比较新鲜的血,如保存1周左右的血,特别应选用临输前移除血浆的浓缩红细胞或洗涤红细胞。对输血前已经有钾潴留的患者需大量输血时,要特别谨慎,尽量避免输入保存时间太长的全血,亦可适当加温血液,因为低体温可刺激红细胞释放钾。

5. 低钾血症 血液在贮存过程中,由于低温及三磷酸腺苷(ATP)缺乏,红细胞内钾离子外溢,钠离子进入红细胞内,血浆钾含量增高。如果大量输入这种血液,理论上应该发生高钾血症,但临床上也可以发生低钾血症。一般发生高钾血症或低钾血症的概率分别为12%和10%,二者几乎相当。

(1)原因:贮存血中丢失钾的红细胞输入体内后重新吸钾排钠,血浆中的钾离子大量移入红细胞内,因而血钾降低。由于保存液中的枸橼酸盐在代谢中产生碳酸氢钠,大量输注保存血后可致代谢性碱中毒,钾离子一方面进入红细胞内以换取氢离子,一方面代替氢离子经肾排出,血浆钾降低。

(2)临床表现:低钾血症的最早表现为肌无力,一般先出现四肢肌肉软弱无力,严重时延及躯干和呼吸肌。由于胃肠道平滑肌张力减退可以出现肠麻痹、腹气胀。心脏受累主要表现为传导和节律异常,典型的心电图改变为早期出现T波降低、变宽、双向或倒置,随后出现ST段降低,Q-T间期延长和u波。

(3)防治措施:必须大量输血时应考虑适当输注较新鲜血并注意及时纠正酸碱平衡失调。已经发生低钾血症者可参考血钾测定结果初步确定补钾量。能口服者口服补钾,静脉补钾以10%氯化钾加入5%葡萄糖溶液内滴注,浓度不宜超过60mmol/L,每日补钾量不宜超过100~200mmol,静脉补钾速度不宜超过20mmol/小时,并注意"见尿补钾"的原则,每小时尿量在40ml以上补钾比较安全。

6. 高血氨症 正常人血液中的氨以铵盐形式存在,含量极少,为0.04~0.1mg/dl,血液在4℃保存期中,血氨含量升高,冷藏贮存到21天时,血氨可增至0.9mg/dl。当肝功能不全或接近肝昏迷的肝功能衰竭患者,大量、快速输入保存期太久的血液时,可导致血氨增高,出现肝性脑病表现,从轻度的性格、行为改变到出现扑翼样震颤及意识障碍,脑电图异常。可应用谷氨酸、精氨酸、左旋多巴等制剂纠正氨代谢的紊乱,注意维持重要器官功能,促进肝细胞的再生与恢复。其预防可参考高钾血症的预防措施。

7. 低体温　快速、大量输入未经加温的冷藏血,可使受血者体温降低3℃或更多。人体体温在34～36℃时为轻度低温,低于34℃则为中度低温。低体温是一种特别的代谢性并发症,可使血红蛋白对氧的亲和力增加,枸橼酸及乳酸的代谢降低,由于蓄积发生代谢性酸中毒。心血管对输冷血耐受性低,可引起静脉痉挛使输血发生困难,患者会感到寒冷不适。若体温降至30℃以下,可引起心律紊乱,甚至发生室性心律不齐及心搏骤停。

为预防大量输冷血所致患者体温下降引起的反应,应在输血前或输血过程中,适当将血液作加温处理。平常一次输血1～3U时,量少、时间较长,不必加温血液。需要加温血液的情况有:①大量输血超过5U;②输血速度大于每分钟50ml;③换血疗法时,特别是对新生儿溶血病的换血治疗;④受血者血内存在强冷凝集素;⑤患者发生静脉痉挛。输血时针刺部位发生疼痛,加温比较好的方法是使用一次性热交换器,其环形管用电加热板加温。没有设备条件时,可采用水浴加温,即将长盘旋输血管通过35℃温水,使血液经过加温后再进入受血者的血循环(需加压输注)。切忌将血袋(瓶)直接放在热水内加温,以免引起溶血。加热血液到32℃是合适的,若至44～45℃,便易造成红细胞热损伤,引起急性溶血反应。因此,加热的水浴温度不能超过38℃。为安全计,应由专人执行并且时常检测水浴的温度。

8. 微聚物与肺微栓塞　所谓微聚物是指保存血在贮存过程中由白细胞、血小板和纤维蛋白组成的微聚颗粒,其直径在10～164μm。颗粒数目随着保存期的延长而增加,亦与抗凝剂种类、采血方法和保存温度有关。在肝素血液中,2小时内微聚物就形成,8小时后明显增多。在ACD血液中,采血后24小时内开始形成。5～6天迅速增加,8～10天明显增多。ACD血在4～6℃保存时形成的微聚物,在第1周几乎完全是血小板,较大的纤维蛋白原—白细胞—血小板聚集物在10天后形成。

这些微聚物通过滤网(标准滤血网孔径为170μm)后进入血循环,可以阻塞肺内毛细血管引起急性肺损害。患者在接受大量保存血后数小时出现胸闷、气促、发绀等呼吸窘迫综合征的临床表现。微聚物所致的肺微栓塞可释放收缩支气管和作用于血管的物质,引起支气管痉挛和肺血管收缩和肺动脉压上升,导致充血性肺水肿,并进一步使血内白细胞和血小板凝聚。肺微栓塞症的病情发展迅速,如处理不及时,会很快死亡。治疗可给地塞米松1～2mg/kg静脉注射,呼气终末正压通气(PEEP)加压供氧,给予强心药和利尿剂防止心力衰竭。

除去微聚物的方法是:①采用微孔滤器(孔眼20～40μm),但小孔径滤器使输血速度减慢,滤器容易堵塞;②选用保存期较短的含微聚物少的血液,如保存7天内的全血或红细胞制剂。

9. 酸碱平衡紊乱　血液在保存过程中,由于葡萄糖分解和红细胞代谢产生乳酸和丙酮酸,加上保存液中含有枸橼酸,故以往认为大量输血可导致酸血症。现已认识到人体对酸碱平衡有强大的代偿能力,而且枸橼酸钠经过三羧酸循环后的产物是碳酸氢钠,可以中和酸血症。因此大量输血后不必常规应用碳酸氢钠,除非血气分析证明有此必要。

10. 传播与输血相关的传染病　因为技术条件限制,现不可能将所有具有传染性的血液检测出来,所以输血可能传播与输血相关的传染病。

二、失血性休克的输血

扩充血容量是纠正失血性休克的最主要措施。鉴于休克后微循环缺氧以30分钟内最为显著,超过2小时往往已难以纠正,故必须从速实施扩容治疗。争取在尽可能短的时间内补充有效的循环血量,疏通和改善微循环功能。正确的扩容治疗应该从四个方面来考虑:补什么? 补多少? 怎么补? 补足了没有?

1. 补什么　失血性休克是指因出血而引起的休克,"失血补血"的概念曾长期被遵循,以至于大量输入血液,而忽视了细胞外液的补充。20世纪60年代以后,大量的实验和临床观察表明,失血性休克在损失全血的同时还伴有大量细胞外液的丢失,以一定量近似细胞外液组成的含钠电解质溶液(平衡盐液)补充功能性细胞外液的丢失,远较单纯输血有效。为了减少液体的用量,防止组织水肿,提高血浆胶体渗透压,较长时间地维持血容量,在用晶体液抗休克过程中还应适当配合使用胶体液(右旋糖酐、羟乙基淀粉、白蛋白、明胶等)。晶体液和胶体液都有增容和扩张细胞外液的作用,选用何者、孰先孰后是多年来一直在争论的问题。一般认为应该先晶体后胶体,晶胶比例为(2～3):1。失血性休克对机体的影响不仅是胶体渗透压的改变,而且还影响到氧的携带能力。在血容量得到适当恢复的同时或之后便应根据患者具体情况施行成分输血以纠正贫血。临床已经证明,一般情况下,血容量损失在20%以内时,用晶体液及胶体液扩容更为安全,无需急于输注红细胞,更不必输全血。中等度出血,失血量达血容量的20%～50%时,除了输液还应输注一定量的红细胞制剂。超过50%时还要输注新鲜冰冻血浆及白蛋白。失血量持续超过总血容量,则应在上述成分的基础上加用浓缩血小板和冷沉淀。总之,急性失血时的输血可参考以下几个参数:①血细胞压积低于0.3时可输红细胞制剂;②胶体渗透压低于2.67kPa或血浆蛋白低于52g/L时需补充5%或20%白蛋白;③血小板计数低于(50～60)×10^9/L时需输注浓缩血小板;④凝血因子降到正常水平的30%～50%以下,或凝血酶原时间、白陶土部分凝血活酶时间>1.5倍对照时,需输注冰冻血浆或冷沉淀。除了大量出血(损失血容量的80%以上),患者处于无血状态时需酌情输部分全血外,全血的使用是有限的。综上所述,对补什么的回答应该是先晶后胶、酌情输血。

2. 补多少 是对量的掌握。以往常被遵循的"缺多少、补多少"的原则已被废弃。休克时不仅要补充丢失的血容量,而且要补充已扩张的血管内容积和细胞外液的损失。为了改善微循环,常需输入丢失量3～4倍的液体。失血性休克时到底损失了多少血量,临床上很难测定,估计出血量也很难确切。常用的估计方法有:①按脉率增快情况估计,出血后脉率增至90～110次/分钟,估计出血量为1000ml,超过120次/分钟,则在1000ml以上;②按血压变化估计出血量,出血后收缩压降至13.3kPa,估计出血量为500ml,血压降至12kPa为750ml,降至8kPa则在1000ml以上;③按红细胞压积变化估计出血量,出血后红细胞压积降至0.3,估计出血量为750ml,降至0.3以下,估计出血量超过1000ml。

3. 怎么补 失血性休克补充血容量的方法不是机械的,对液体种类的选择、剂量的估计、速度的快慢等,既要掌握原则,又必须根据具体情况灵活对待。对重度失血性休克应该兼顾到血容量,血液携氧能力及止血障碍3个方面的纠正。对一般失血性休克患者,在抽血作血型鉴定和交叉配血后,即可自静脉内快速滴注等渗盐水或平衡盐液,应在45分钟内输入1000～2000ml。若血压恢复正常并能继续维持,表明失血量较小,已不再继续出血。如果失血量大或有继续出血,血压未回升或短暂回升后又下降者,需继续输给上述溶液,补充量可以达到估计失血量的3～4倍,其中1/3用胶体液,包括一定量的红细胞制剂,使红细胞压积维持在0.3左右。在出血基本控制后部分重症患者可以酌情输注高渗含钠液。

4. 补足了没有 这是在扩容过程中时时应该考虑的问题。早期、快速、足量补液无疑是抗休克治疗的重要措施,但是对大量输液可能产生的并发症也不容忽视。要防止扩容太过或不及就得加强输液时的监测。可以通过监测中心静脉压(CVP)或肺动脉楔压(PAWP)来指导输液。最简便易行的监测是观察患者的尿量和比重。

三、成分输血

(一)成分输血的定义

血液由不同血细胞和血浆组成。将供者血液的不同成分应用科学方法分开,依据患者病情的实际需要,分别输入有关血液成分,称为成分输血。

(二)成分输血的优点

成分输血具有疗效好、副作用小、节约血液资源及便于保存和运输等优点。

(三)成分输血的临床应用

1. 红细胞制剂

浓缩红细胞(CRC):每单位含200ml全血中全部红细胞,总量110～120ml,红细胞压积0.7～0.8。含血浆30ml及抗凝剂8～10ml,运氧能力和体内存活率等同一袋全血。在(4±2)℃ACD保存液中可保存21天,CPD保存液中可保存28天,CP-DA保存液中可保存35天。作用:增强运氧能力。适用证:各种急性失血的输血;各种慢性贫血;高钾血症、肝、肾、心功能障碍者输血;小儿、老年人输血。

少白细胞红细胞(LPRC):过滤法,白细胞去除率 96.3%～99.6%，红细胞回收率>90%；手工洗涤法，白细胞去除率 79%±1.2%，红细胞回收率>74%±3.3%；机器洗涤法，白细胞去除率>93%，红细胞回收率>87%。作用：同 CRC。适用证：由于输血产生白细胞抗体，引起发热等输血不良反应的患者；防止产生白细胞抗体的输血（如器官移植的患者）。

红细胞悬液(CRCs)：400ml 或 200ml 全血离心后除去血浆，加入适量红细胞添加剂后制成。

洗涤红细胞(WRC)：400ml 或 200ml 全血经离心去除血浆和白细胞，用无菌生理盐水洗涤 3～4 次，最后加 150ml 生理盐水悬浮。白细胞去除率>80%，血浆去除率>90%，RBC 回收率>70%。适用证：对血浆蛋白有过敏反应的贫血患者；自身免疫性溶血性贫血患者；阵发性睡眠性血红蛋白尿症；高钾血症及肝肾功能障碍需要输血者。

冰冻红细胞(FTRC)：去除血浆的红细胞加甘油保护剂，在-80℃保存，保存期 10 年，解冻后洗涤去甘油，加入 100ml 无菌生理盐水或红细胞添加剂或原血浆。白细胞去除率>98%，血浆去除>99%，红细胞回收>80%，残余甘油量<1%。洗除了枸橼酸盐或磷酸盐、K^+、NH_3^- 等。解冻后(4±2)℃可保存 24 小时。适用证：同 WRC；稀有血型患者输血；新生儿溶血病换血；自身输血。

2. 浓缩血小板

手工分离浓缩血小板(PC-1)：由 200ml 或 400ml 全血制备。血小板含量为≥$2.0×10^{10}$/袋或≥$4.0×10^{10}$/袋。规格：20～25ml/袋或 40～50ml/袋。需在(22±2)℃条件下振荡保存。作用：止血。适用证：血小板减少所致的出血；血小板功能障碍所致的出血。

单采浓缩血小板(PC-2)：用细胞分离机单采技术从单个供血者循环液中采集，每袋内含血小板≥$2.5×10^{11}$，红细胞含量<0.41ml。规格：150～250ml/袋。

3. 浓缩白细胞

单采浓缩白细胞悬液(GRANs)：用细胞分离机单采技术由单个供血者循环血液中采集。每袋内含粒细胞≥$1×10^{10}$，(22±2)℃的条件下可保存 24 小时。作用：提高机体抗感染能力。适用证：中性粒细胞低于 $0.5×10^9$/L，并发细菌感染，抗生素治疗 48 小时无效者。

4. 血浆

新鲜冰冻血浆(FFP)：含有全部凝血因子，血浆蛋白为 60～80g/L；纤维蛋白原 2～4g/L；其他凝血因子 0.7～1.0U/ml。作用：补充凝血因子，扩充血容量。适用证：补充全部凝血因子；大面积烧伤、创伤。

普通冰冻血浆(FP)：作用为补充稳定的凝血因子和血浆蛋白。适用证：主要用于补充稳定的凝血因子缺乏，如Ⅱ、Ⅶ、Ⅸ、Ⅹ因子缺乏；手术、外伤、烧伤、肠梗阻等大出血或血浆大量丢失。

冷沉淀(Cryo)：每袋由 200ml 血浆制成。含有：Ⅷ因子 80～100U；纤维蛋白原约 250mg；血浆 20ml。适用证：甲型血友病；血管性血友病(vWD)；纤维蛋白原缺乏症。

四、外科输血的途径、速度和注意事项

(一)途径

输血的主要途径是静脉。静脉输血是最简便易行和常规采用的途径，通常用来输液的浅静脉均可用作输血。病情紧急而静脉穿刺插管困难或施行大手术时，可通过静脉切开将导管插入中心静脉，进行快速输血。

(二)速度

输血速度应根据患者的具体情况来决定，成人一般调节在每分钟 4～6ml，老年或心脏病患者约每分钟 1ml，小儿每分钟 10 滴左右。对血容量正常的贫血，每次输血量不可过多，以 200～400ml 为宜。大量输血时的速度随患者的情况而定，可以快到每分钟 50～100ml，但不宜超过心输出量的范围。在大量、快速输血时，应密切观察患者的血压、心率、尿量、红细胞压积、毛细血管充盈时间、中心静脉压、肺动脉楔压及心输出量等多项指标，以便随时调整输血速度。

(三)输血注意事项

1. 血液中不应添加药物　除了生理盐水以外，不可向血液制品内加入任何药物，以免产生药物配伍禁忌或溶血。临床上为了防止输血反应，曾有人把氢化可的松或异丙嗪加到血袋中一起输入，这样容易造成血红蛋白变性或污染，实不可取。更不应

该把碳酸氢钠或钙剂经输血管道输入。

2. 癌症患者应尽量减少输血　有人报告癌症手术的术期输血(指手术前后 3 个月内)可使患者的免疫功能下降,导致癌症的复发率增高和生存率降低,尽管这一问题目前尚有争议,但迄今极少有输血对癌症患者长期存活有益的报道。因此,癌症患者应尽量减少输血,尤其在手术前后不宜输注"安慰血"。必须输血时,亦应输相应的成分血。

3. 手术前忌用影响血小板功能的药物　手术前 1 周不宜服用阿司匹林、吲哚美辛等影响血小板功能的药物,以避免出现术中止血障碍。

4. 严密观察患者有无不良反应　输血是一种常用的治疗措施,有 2%～10% 的患者会发生轻重不等的不良反应,每 800～2500 次输血就会有 1 人发生严重输血反应,甚至危及生命。因此,应严密观察病情、检查体温、脉搏、血压、尿量、尿的颜色及手术中原因不明的渗血等,以便及时发现与处理可能产生的并发症。

(尹凤媛)

第二篇　骨科伴发病用药

第二十八章 骨科伴发血液病用药

第一节 抗贫血药

贫血的种类很多,病因各不相同,治疗药物也不相同。缺铁性贫血是由于摄入铁不足、吸收不良或慢性失血,导致体内供造血用的铁不足所致,常见于急慢性失血、儿童生长期、妇女妊娠和哺乳期等。常用铁剂有硫酸亚铁、多糖铁复合物胶囊、葡萄糖酸亚铁、富马酸亚铁、乳酸亚铁、枸橼酸铁铵、右旋糖酐铁、蔗糖铁注射液等。

巨幼红细胞贫血是由于缺乏叶酸或维生素 B_{12} 所致,由于内因子缺乏所致的维生素 B_{12} 缺乏的恶性贫血在我国少见,对恶性贫血用维生素 B_{12} 治疗,并辅以叶酸治疗。对于营养不良、婴儿期和妇女妊娠期的巨幼红细胞贫血,主要采用叶酸治疗,辅以维生素 B_{12} 治疗。对叶酸拮抗剂如氨甲蝶呤、乙氨嘧啶所致的巨幼红细胞性贫血,需用甲酰四氢叶酸钙治疗。

各种原因造成的肾功能不全、肾衰竭均可导致肾性贫血,以往只能间断输血或输红细胞悬液治疗,暂纠正贫血;重组人红细胞生成素的问世,使肾性贫血的治疗有了新的进展。

硫酸亚铁 Ferrous Sulfate
【商品名】硫酸低铁,Iron Sulfate。
【性状】淡蓝绿色柱状结晶或颗粒,无臭,味咸、涩。在干燥空气中即风化,在湿空气中迅速氧化变质,表面生成棕黄色的碱式硫酸盐铁。易溶于水,不溶于酒精。
【药理毒理】铁是红细胞合成血红素的必需物质。吸收转运到骨髓里的铁,进入幼红细胞的线粒体中,与原卟啉结合形成血红素,再与球蛋白结合形成血红蛋白,促进红细胞的发育和成熟。缺铁时血红素合成减少,但红细胞数量不减少,导致红细胞体积变小,血红蛋白减少,故缺铁性贫血属于小细胞低色素性贫血。

【药动学】口服硫酸亚铁后,约2小时即可达血浆峰浓度。铁剂在体内的半衰期约为6小时。补充铁剂后7天左右显效,网织红细胞开始增加,与治疗后 5~10 天达高峰,血红蛋白每日增加 0.1%~0.3%,4~8 周血红蛋白可恢复正常。因体内储存铁的恢复需较长时间,故需连续用药数月,使储存铁量达到正常为止。

【适应证】主要用于慢性失血(月经过多、痔疮出血、子宫肌瘤出血、钩虫病失血等)、生长发育期儿童、青少年、妊娠期、哺乳期妇女、营养不良等引起的缺铁性贫血。

【用法用量】口服。成人,每次 0.3~0.6g,每日3次,饭后服用。小儿,每次 0.1~0.3g,每日3次。

【不良反应】(1)可见胃肠道不良反应,如恶心、呕吐、上腹疼痛、便秘。

(2)本品可减少肠蠕动,引起便秘,并排黑便。

【禁忌证】对铁剂过敏者禁用;反复输血的患者,铁负荷过高、血色病或含铁血黄素沉着症患者禁用。

【注意事项】(1)本品宜在饭后或饭时服用,以减轻胃部刺激。

(2)本品不应与浓茶同服。

(3)铁与肠道内硫化氢结合,生成硫化铁,使硫化氢减少,减少了对肠蠕动的刺激作用,可致便秘,并排黑便。须预先对患者讲清,以免顾虑。

(4)酒精中毒、肝炎、急性感染、肠道炎症、胰腺炎等患者慎用;胃与十二指肠溃疡、溃疡性肠炎患者慎用。

(5)大量口服可致急性中毒,出现胃肠道出血、坏死,严重时可引起休克。如服过量或出现严重不良反应,应立即就医。

(6)长期服用铁剂可使铁沉积于组织器官和皮肤上,引起皮肤色素沉着,脏器功能的损害。

【药物相互作用】(1)稀盐酸能促进Fe^{3+}转变为Fe^{2+},有助于铁剂吸收,对胃酸缺乏者尤适用。

(2)维生素C为还原性物质,能防止Fe^{2+}氧化而有利于吸收。

(3)含钙、磷酸盐类、含鞣酸的药物、抗酸药物和浓茶均可使铁盐沉淀,妨碍其吸收。

(4)四环素类药物与铁剂可形成络合物,互相妨碍吸收。

(5)胰酶制剂含不耐热因子,可抑制铁剂在肠道吸收。

(6)本品可减少左旋多巴、卡比多巴、甲基多巴及喹诺酮类药物的吸收。

【规格】片剂:0.3g;0.45g(缓释片)。

多糖铁复合物 Polysaccharide Iron Complex Capsules

【商品名】力蜚能,Niferes。

【性状】本品为硬胶囊,内容物为棕黑色微丸,溶于水形成深棕色溶液,无味、无臭。

【药理毒理】本品是一种铁元素含量高达46%的低分子量多糖铁复合物。作为铁元素补充剂,可迅速提高血铁水平与升高血红蛋白。由于是有机复合物,不含游离铁离子,对于胃肠黏膜刺激性轻,可连续给药。

【药动学】本品是铁和多糖合成的复合物,以完整的分子形式存在,在消化道中能以分子形式被吸收。经核素标记示踪试验证实其吸收率不低于硫酸亚铁,且吸收率不受胃酸减少、食物成分的影响,有极高的生物利用度。

【适应证】用于缺铁性贫血治疗。

【用法用量】口服。成人,每次0.15~0.3g,每日1次。

【不良反应】不良反应较少,可有恶心、呕吐、腹泻或胃灼热感,但不影响治疗。

【注意事项】请将本品置于儿童接触不到的地方保存。

【孕妇及哺乳期妇女用药】对于治疗孕产妇缺铁性贫血,其优越性尤为突出。

【药物相互作用】制酸剂及四环素抑制其吸收。

【规格】胶囊剂:每粒含铁元素0.15g。

【包装】10粒/盒;20粒/盒。

【贮藏】室温(15~30℃)贮存。

多糖铁胶囊

【商品名】红源达。

【适应证】同多糖铁复合物。极少出现胃刺激或便秘。

【药理毒理】同多糖铁复合物。

【不良反应】同多糖铁复合物。

【用法用量】口服。成人,每次0.15~0.3g,每日1次。

【规格】每粒含铁元素150mg。

【包装】10粒/盒。

葡萄糖酸亚铁 Ferrous Gluconate

【适应证】同硫酸亚铁,临床用于缺铁性贫血。

【药理毒理】同硫酸亚铁。

【不良反应】同硫酸亚铁,但较轻微。

【用法用量】口服。预防:成人,每次0.4~0.6g,每日3次;儿童,每次0.1g,每日2次。治疗:成人,每次0.3~0.6g,每日3次;儿童,每次0.1~0.2g,每日3次。

【规格】片剂(糖衣片):每片0.1g;0.3g。

胶囊剂:每胶囊0.25g;0.3g;0.4g。

糖浆:0.25g(10ml);0.3g(10ml)。

琥珀酸亚铁 Ferrous Succinate

【适应证】临床适用于缺铁性贫血治疗。口服给药较硫酸亚铁有更高的吸收率。

【不良反应】较硫酸亚铁轻。

【用法用量】口服。成人,每次0.1~02g,每日3次。儿童,每次0.05~0.1,每日1~2次,饭后服用。

【规格】片剂：100mg。

富马酸亚铁 Ferrous Fumarate
【适应证】同硫酸亚铁，特点为含铁量较高，奏效较快，恶心、呕吐、便秘等副作用较少。
【用法用量】口服，每次0.2～0.4g，每日3次。
【规格】片剂：0.2g；0.5g。胶囊剂：0.2g。

乳酸亚铁 Ferrous Lactate
【适应证】同硫酸亚铁，因含有乳酸，服后较易吸收。
【用法用量】口服，每次0.15～0.6g，每日3次，饭后服用。
【规格】片剂：0.15g。

枸橼酸铁铵 Ferric Ammonium Citrate
【适应证】同硫酸亚铁。由于是三价铁，不如硫酸亚铁易于吸收，但无刺激性，适用于儿童及不能吞服药片的患者。由于含铁量低，不适于重症贫血病例。
【用法用量】口服，每次0.5～2g，每日3次，饭后服用。
【注意事项】遇光易变质；服后应漱口，或以玻管吸服，以保护牙齿；腹泻患者慎用。
【规格】溶液：10%。

右旋糖酐铁 Iron Dextran Injection
【商品名】葡聚糖铁，科莫非。
【主要成分】右旋糖酐与铁的络合物。
【性状】本品为深褐色的胶体溶液。
【药理毒理】抗贫血药。铁为血红蛋白及肌红蛋白的主要组成成分。血红蛋白为红细胞中主要携氧者。肌红蛋白系肌肉细胞贮存氧的部位，以助肌肉运动时供氧需要。与三羧循环有关的大多数酶均含铁，或仅在铁存在时才能发挥作用。所以对缺铁患者积极补充铁剂后，除血红蛋白合成加速外，与组织缺铁和含铁酶活性降低的有关症状如生长迟缓、行动异常、体力不足、黏膜组织变化及皮肤指甲病变也均能逐渐得以纠正。
【药代动力学】本品由于分子较大，须由淋巴管吸收再转入血液，所以注射后血浓度提高较慢，24～48小时血药浓度达到高峰。铁吸收后与转铁蛋白结合在血中循环，以供造红细胞之用，也可以铁蛋白或含铁血黄素形式累积在肝、脾、骨髓及其他网状内皮组织。

【适应证】右旋糖酐铁为可溶性铁，供注射用，不良反应多，应严格掌握适应证。
(1) 肠道对铁的吸收有障碍，如胃大部切除术后，胃肠吻合术后，慢性腹泻、脂肪痢等。
(2) 胃肠道疾病，如消化性溃疡、溃疡性结肠炎、节段性结肠炎、胃肠功能紊乱、妊娠期呕吐。
(3) 口服铁剂有严重胃肠反应者。
(4) 不宜控制的慢性失血，失铁量超过补铁剂量。
(5) 妊娠晚期伴有严重缺铁性贫血，急需尽快补铁者。

【用法用量】右旋糖酐铁应局部肌内注射给药，成人每次100mg，每日或隔日1次。儿童每次2.5mg/kg，每日或隔日1次。首次先肌注50mg，观察15～20分钟后无不良反应，第2天可加量到100mg，每日或隔日肌注。右旋糖酐铁可静脉注射，首次量25～50mg，液体稀释后静注，观察15～20分钟，无不良反应后第2天可增至100～150mg加入液体中静注，每日或隔日1次。

【不良反应】(1) 肌内注射后可出现局部疼痛感、淋巴结炎、头痛、头晕、发热、荨麻疹、关节肌肉痛等表现。
(2) 静脉注射右旋糖酐铁可发生局部静脉痉挛、静脉炎，外溢可引起剧痛和炎症。静脉注射还可发生全身反应，严重者可休克。所以，一般不采用静脉用药。
(3) 本品注射后，可产生局部疼痛及色素沉着。

【注意事项】(1) 适于不能耐受口服铁剂的缺铁性贫血患者，或需迅速纠正缺铁患者。
(2) 注射本品后血红蛋白未见逐步升高者应立即停药。
(3) 严重肝、肾功能不全者禁用。
【规格】注射剂：50mg(2ml)；100mg(4ml)。
【贮藏】遮光，密闭保存。
【包装】2ml安瓿，每盒10支。

蔗糖铁注射液 Iron Sucrose Injection
【商品名】蔗糖铁注射液(维乐福)。

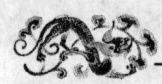

【成分】主要成分为蔗糖铁。

【性状】本品为棕褐色溶液。

【药理毒理】蔗糖铁为补血剂。蔗糖铁注射液为多核氢氧化铁(Ⅲ)-蔗糖复合物溶液。蔗糖铁复合物结构稳定,在生理条件下不会释放出铁离子。静脉注射蔗糖铁后,由网状内皮系统迅速解离为蔗糖和铁,主要分布于红细胞、肝脏和骨髓。急性失血、慢性失血、铁需要相对增加,以及胃肠道铁吸收障碍时,都可因铁的消耗与摄取不平衡而发生缺铁性贫血。所以对缺铁患者积极补充铁剂后,除血红蛋白合成加速外,与组织缺铁和含铁酶活性降低的有关症状如生长迟缓、行动异常、体力不足、黏膜组织变化心脏皮肤指甲病变也均能逐渐得以纠正。

【药代动力学】给健康志愿者单剂量静脉注射含100mg铁的本品,10分钟后铁的水平达到最高,平均为538mmol/L。中央室分布容积与血浆容积相等(大约3L)。注射的铁在血浆中快速被清除,半衰期约为6小时。稳态分布容积约为8L,说明铁在体液中分布量少。由于本品比转铁蛋白稳定性低,可以看到铁到转铁蛋白的竞争性交换。结果铁的转运速率为31mg/24小时。注射本品后的前4小时铁的肾清除量不到全部清除量的5%。在24小时后,血浆中铁的水平下降到注射前铁的水平,约75%的蔗糖被排泄。

【适应证】本品适用于口服铁剂效果不好而需要静脉铁剂治疗的缺铁性贫血病人的治疗。如口服铁剂不能耐受或铁剂吸收不好的病人。还可用于正在补充促红细胞生成素(EPO)的长期血液透析病人缺铁性贫血的治疗。

【用法用量】本品可不经稀释缓慢静脉注射,或仅与0.9%氯化钠注射液混合使用。本品不能与其他治疗药品混合使用。本品应直接注射到透析器的静脉端给药,或以滴注或缓慢注射的方式静脉,本品不适合肌肉注射,不可以按照病人需要铁的总量一次全剂量给药。

常用剂量:成年人和老年人,根据血红蛋白水平,每次给予本品5~10ml(100~200mg铁),给药频率每周不超过3次。儿童,根据血红蛋白水平,每次每千克体重给予本品0.15ml(3mg/kg)。

【不良反应】罕见过敏反应。据报道偶而会出现下列不良反应:金属味、头痛、恶心、呕吐、腹泻、低血压。极少出现副交感神经兴奋、胃肠功能障碍、肌肉痛、发热、风疹、面部潮红、四肢肿胀、呼吸困难、过敏(假过敏)反应,以及在输液的部位发生静脉曲张、静脉痉挛。

【禁忌证】本品禁用于非缺铁性贫血。铁过量或铁利用障碍,以及已知对单糖或二糖铁复合物过敏者。

【注意事项】本品只能用于已通过适当的检查、适应证得到完全确认的患者。非肠道使用的铁剂会引起具有潜在致命的过敏反应或过敏样反应,轻度过敏反应应服用抗组胺类药物;重度过敏应立即给予肾上腺素。

【药物相互作用】本品和所有非肠道给药铁剂一样会减少口服铁剂的吸收,因此应在注射完本品的5天之后开始口服铁剂的治疗。

【规格】注射剂:100mg(5ml)。

【贮藏】密闭遮光,室温保存。

山梨醇铁 Iron Sorbitol(Iron Sorbitex)

【适应证】同右旋糖酐铁。但吸收较快,局部反应较少。

【用法用量】深部肌肉注射,每次1.5~2ml,每日或隔日1次。不宜静脉注射。

【规格】注射液:50mg(1ml)。

含糖氧化铁 Ferric Oxide Saccharate

【适应证】为注射用铁剂,同右旋糖酐铁。

【用法用量】静脉注射,首次不超过25~50mg,2~5分钟内注完,每日1次。如无反应,可渐增至每日150mg。

【规格】注射液:20mg(1ml)。

复方二甲砷酸铁注射液 Compound Iron Cacodylate Injection

【适应证】用于慢性贫血、神经衰弱、病后恢复期等。

【用法用量】肌肉注射或皮下注射:每日1ml。

【规格】注射液:含二甲砷酸、铁、甘油磷酸钠等。

叶酸　Folic Acid

【商品名】维生素 M，维生素 Bc。

【性状】黄色或橙黄色结晶性粉末，无臭、无味。不溶于水、乙醇、丙酮、氯仿和乙醚中。易溶于氢氧化碱或碳酸碱稀溶液中。

【药理毒理】叶酸是细胞生长和分裂所必需的物质，在体内叶酸被叶酸还原酶和二氢叶酸还原酶还原为四氢叶酸，四氢叶酸与多种一碳单位结合成四氢叶酸类辅酶，传递一碳单位，参与体内核酸和氨基酸的合成，因核酸和氨基酸是合成 DNA 的原料，所以叶酸是合成 DNA 的辅酶，并与维生素 B_{12} 共同促进红细胞的生长和成熟。

【药代动力学】口服后主要以还原形在空肠近端吸收，5～20 分钟即出现于血中，1 小时后达高峰，其半衰期约为 0.7 小时。贫血患者吸收速度较正常人快。叶酸由门静脉进入肝脏，以 N_5-甲基四氢叶酸的形式储存于肝脏和分布到其他组织器官，在肝脏中储存量为全身总量的 1/3～1/2。治疗量的叶酸约 90% 自尿中排泄，大剂量注射后 2 小时，即有 20%～30% 出现于尿中。叶酸主要在近端空肠吸收，数分钟出现在血液中。

【适应证】用于各种巨幼红细胞性贫血，尤其适用于由于营养不良或婴儿期、妊娠期叶酸需要量增加所致的巨幼红细胞贫血。在叶酸拮抗剂氨甲蝶呤、乙氨嘧啶等所致的巨幼红细胞贫血时，因二氢叶酸还原酶遭受抑制，四氢叶酸生成障碍，故需用甲酰四氢叶酸钙治疗。用于治疗恶性贫血时，虽可纠正异常血象，但不能改善神经损害症状，故应以维生素 B_{12} 为主，叶酸为辅。

【用法用量】口服。成人，每次 5～10mg，每日 3 次。儿童，每次 2.5mg，每日 1～2 次。

【不良反应】不良反应较少，罕见过敏反应，长期服用可出现厌食、恶心、腹胀等。大量服用叶酸时，可使尿呈黄色。

【禁忌证】维生素 B_{12} 缺乏引起的巨幼细胞贫血不能单用叶酸治疗。

【注意事项】(1) 营养性巨幼红细胞贫血常合并缺铁性贫血，应同时补铁，并补充蛋白质及其他 B 族维生素。

(2) 维生素 B_{12} 缺乏所致的贫血，应以维生素 B_{12} 为主，叶酸为辅。

(3) 静脉注射较易致不良反应，故不宜采用；肌内注射时不宜与维生素 B_1、维生素 B_2、维生素 C 同管注射。

【药物相互作用】大剂量叶酸能拮抗苯巴比妥、苯妥英钠和扑米酮的抗癫痫作用，可使癫痫发作的临界值明显降低，并使敏感患者的发作次数增多；口服大剂量叶酸，可以影响微量元素锌的吸收。

【规格】叶酸片：每片 5mg。注射液：每支 15mg(1ml)。

亚叶酸钙　Calcium Folinate

【商品名】甲酰四氢叶酸钙(甲叶钙)。

【适应证】与叶酸相似。常用作氨蝶呤及氨甲蝶呤过量的解毒剂。此外，还可用于巨幼红细胞贫血和白细胞减少的治疗。

【用法用量】抗叶酸代谢药物中度中毒每次 6～12mg，每 6 小时肌注 1 次，共 4 次。重度中毒：75mg 加液体中静滴，随后改为肌注。巨幼红细胞贫血：每次 1mg，每日肌注 1 次。白细胞减少症：每次 3～6mg，每日肌注 1 次。

【规格】注射剂：3mg(1ml)；5mg(1ml)。

维生素 B_{12}　Vitamin B_{12}

【商品名】氰钴胺，Cyanocobalamin。

【性状】为深红色结晶或结晶性粉末，无臭、无味。能溶于水或乙醇，在丙酮、氯仿或乙醚中不溶。其水溶液呈红色，可在 100℃ 消毒 30 分钟或 120℃ 消毒 15 分钟，温度过高或消毒时间过长均可使之分解。维生素 C、重金属盐类及微生物均能使之失效。

【药理毒理】维生素 B_{12} 是合成 DNA 的重要辅酶，参与体内甲基转换和叶酸代谢，促进 5-甲基四氢叶酸转变为四氢叶酸。维生素 B_{12} 缺乏时，可致叶酸缺乏，DNA 合成障碍而影响红细胞的成熟。维生素 B_{12} 还能促使甲基丙二酸转变为琥珀酸，参与三羧酸循环，此作用关系到神经髓鞘的合成，能维持髓鞘纤维功能的完整，维生素 B_{12} 缺乏的神经损害可能与此有关。正常人每日需要维生素 B_{12} 1μg，主要由食物提供，肠道微生物亦能合成少量。食物中的维生素 B_{12} 必须与胃黏膜壁细胞分泌的"内因子"结合，形成复合物后，方不易被肠道消化，在回肠远端被吸收入血。恶性贫血患者的胃黏膜萎缩,内因子缺乏,导致维生素 B_{12} 吸收障碍。

【药代动力学】维生素 B_{12} 肌注后迅速吸收,1小时后血浆含量达峰值,主要分布于肝脏,占体内总量的50%~90%,少量经胆汁、胃液、胰液排入肠内,其中小部分可被再吸收入血。主要经肾排泄,大部分在最初8小时内排泄,剂量越大,排泄越多。

【适应证】主要用于治疗恶性贫血,亦与叶酸合用于治疗各种巨幼红细胞性贫血、抗叶酸药引起的贫血及脂肪泻、全胃切除或胃大部切除。尚用于神经系统疾病(如神经炎、神经萎缩等)、肝脏疾病(肝炎、肝硬化等)等。

【用法用量】肌肉注射。成人,每日 0.025~0.1mg 或隔日 0.05~0.2mg。用于神经炎时,用量可酌增。

【不良反应】偶可引起皮疹、瘙痒、腹泻及过敏性哮喘,但发生率低,极个别有过敏性休克。

【注意事项】(1)偶见过敏反应,甚至过敏性休克应停药,并用抗过敏药物如扑尔敏、苯海拉明、泼尼松等治疗。

(2)恶性贫血患者口服无效。

(3)不可静脉给药。

(4)痛风患者使用本品可能发生高尿酸血症。

【药物相互作用】与叶酸有协同作用,可同时用于巨幼红细胞贫血的治疗;抗肿瘤药物抑制骨髓的造血功能,减低维生素 B_{12} 的抗贫血作用。

【规格】注射剂:每支 0.05mg(1ml);0.1mg(1ml);0.25mg(1ml);0.5mg(1ml);1mg(1ml)。

【包装】10安瓿/盒。

【贮藏】避光密闭保存。

甲钴胺注射液 Mecobalamin Injection

【商品名】弥可保。

【性状】本剂为红色澄明液体,填充于一点切割式褐色安瓿。pH值:5.3~7.3。渗透压比:约1(对0.9%生理盐水的比)。

【药理毒理】本品是一种内源性的辅酶 B_{12},参与一碳单位循环,在由同型半胱氨酸合成蛋氨酸的转甲基反应过程中起重要作用。动物实验发现,本品比氰钴胺易于进入神经元细胞器,参与脑细胞和脊髓神经元胸腺嘧啶核苷的合成,促进叶酸的利用与核酸代谢,且促进核酸和蛋白质合成作用较氰钴胺强。本品能促进轴突运输功能和轴突再生,使链脲霉素诱导的糖尿病大鼠坐骨神经轴突骨架蛋白的运输正常化,对药物引起的神经退变具有抑制作用,如阿霉素、丙烯酰胺、长春新碱引起的神经退变及自发高血压大鼠神经疾病等。

【适应证】周围神经病;因缺乏维生素 B_{12} 引起的巨红细胞性贫血。

【用法用量】(1)周围神经病:通常,成人每次1安瓿(含甲钴胺 $500\mu g$),每日1次,1周3次,肌内注射或静脉注射,可按年龄、症状酌情增减。

(2)巨红细胞性贫血通常,成人每次1安瓿(含甲钴胺 $500\mu g$),每日1次,1周3次,肌内注射或静脉注射,可按年龄、症状酌情增减。给药约2个月后,作为维持治疗1~3个月可给与一次1安瓿。

【禁忌证】对本品成分过敏者禁用。

【注意事项】(1)给药时见光易分解,开封后立即使用的同时,应注意避光。

(2)肌内注射时,为避免对组织、神经的影响,应注意避免同一部位反复注射;注意避开神经走向部位;注意针扎入时,如有剧痛、血液逆流的情况,应立即拔出针头,换部位注射。

(3)安瓿打开时本品为一点折割安瓿,将安瓿的切割部位用酒精棉等擦拭后,再切割。

(4)为了确保储存质量稳定,采用遮光保护袋LPE(light protect easy open pack)包装,在使用时从遮光保护袋中取出。

【规格】注射剂:$500\mu g$(1ml)。

【包装】10安瓿/盒。

【贮藏】室温保存,维持避光保护袋的状态保存(若安瓿外露,会见光分解,含量降低)。

腺苷钴胺 Cobamamide

【商品名】辅酶维 B_{12},辅酶维生素 B_{12},Coenzyme。

【性状】暗红色结晶或非晶性粉末;引湿性强;遇光极易分解。在水中略溶,在乙醇中几乎不溶,在丙酮、乙醚、氯仿中不溶。

【药理毒理】本品是氰钴型维生素 B_{12} 的同类物,即其CN基被腺嘌呤苷取代,成为5′-脱氧腺苷钴胺,它是体内维生素 B_{12} 的两种活性辅酶形式之一,是细胞生长繁殖和维持神经系统髓鞘完整所必需的物质。本品可直接吸收利用,活性强,与组织细胞亲和力强,排泄较慢。

【适应证】主要用于巨幼红细胞性贫血、营养不良性贫血、妊娠期贫血、亦用于神经性疾患如多发性神经炎、神经根炎、三叉神经痛、坐骨神经痛、神经麻痹、营养性神经疾患及放射线和药物引起的白细胞减少症。

【用法用量】口服。成人,每次0.5～1.5mg,每日1.5～4.5mg。肌注,每日0.5～1mg。

【不良反应】同维生素B_{12}。

【药物相互作用】同维生素B_{12}。

【规格】片剂:每片0.25mg。注射液:每支500μg(1ml)。

【贮藏】避光,密闭存放。注射液启封后要尽快使用。

红细胞生成素 Recombinant Human Erythropoietin Injection

【商品名】重组人红细胞生成素,促红细胞生成素,益比奥,环尔博,利血宝等。

【主要成分】基因重组人红细胞生成素。

【性状】人体内的红细胞生成素是一种糖蛋白,主要由肾脏产生。重组人红细胞生成素是应用DNA重组技术及细胞培养技术通过遗传基因的重组而制成的,它具有与人体尿液中分离及精制出来的天然红细胞生成素相同的构造和生物特性。本剂为无色、无臭的透明液体,pH值为6.4～7.4,渗透压比为1(生理盐水对比)。

【药理毒理】本品能刺激红细胞生成,在骨髓中能直接作用于红细胞的祖细胞,刺激其红细胞祖细胞集落形成,刺激红系原始细胞增殖、分化和成熟,增多红细胞数和血红蛋白含量;稳定红细胞膜,提高红细胞膜抗氧化酶功能。长期接受血液透析的患者应用本品后,血细胞比容增加。另外,本品还能改善血小板功能,对止血障碍有所改善。

【药代动力学】皮下注射给药吸收缓慢,2小时后可见血清红细胞生成素浓度升高,血药浓度达峰值时间为18小时,骨髓为特异性摄取器官,药物主要为肝脏和肾脏摄取。红细胞生成素给药后大部分在体内代谢。动物(大鼠)实验表明,除肝脏外,还有少部分药物在肾、骨髓和脾脏内降解。肾脏不是红细胞生成素的主要排泄器官,使用红细胞生成素的贫血患者,药物以原形经肾脏排泄的量<10%。

【适应证】主要用于肾衰竭所致的肾性贫血的治疗,用于施行血液透析的肾性贫血的治疗。也可用于多发性骨髓瘤相关的贫血和骨髓增生异常综合征、再生障碍性贫血及肿瘤患者药物治疗后所引起的血细胞减少而发生的贫血。对结缔组织病(类风湿性关节炎和系统性红斑狼疮等)所致的贫血。

【用法用量】静脉注射,开始剂量50～150U/kg,每周3次,治疗过程中需视红细胞压积或血红蛋白水平调整剂量或调节维持量。接受长期透析时,一般在每次透析时给予本品,皮下注射与静脉注射剂量相同。

【不良反应】(1)一般反应:少数病人用药初期可出现头痛、低热、乏力等,个别病人可出现肌痛、关节痛等,绝大多数不良反应经对症处理后可以好转,不影响继续用药,极个别病例上述症状持续存在,应考虑停药。

(2)过敏反应:极少数患者用药后可能出现皮疹或荨麻疹等过敏反应,包括过敏性休克。因此,初次使用本品或重新使用本品时,建议先使用少量,确定无异常反应后,再注射全量;如发现异常,应立即停药并妥善处理。

(3)心脑血管系统:血压升高,原有的高血压恶化和因高血压脑病而有头痛、意识障碍、痉挛发生,甚至可引起脑出血。因此,在红细胞生成素注射液治疗期间应注意并定期观察血压变化,必要时应减量或停药,并调整降压药的剂量。

(4)血液系统:随着红细胞压积增高,血液黏度可明显增高,因此应注意防止血栓形成。

(5)肝脏:偶有GOT和GPT的上升。

(6)胃肠:有时会有恶心、呕吐、食欲不振、腹泻的情况发生。

【禁忌证】以下患者禁用:①未控制的重度高血压患者;②对本品及其他哺乳动物细胞衍生物过敏者,对人血清白蛋白过敏者;③合并感染者,宜控制感染后再使用本品。

【注意事项】(1)本品用药期间应定期检查红细胞压积(用药初期1周1次、维持期2周1次),注意避免过度的红细胞生成。

(2)应用本品有时会引起血清钾轻度升高,应适当调整饮食,若发生血钾升高,应遵医嘱调整剂量。

(3)对有心肌梗死、肺梗死、脑梗死患者,有药物过敏症病史的患者及有过敏倾向的患者应慎重给药。

(4)治疗期间因出现有效造血,铁需求量增加。通常会出现血清铁浓度下降,如果患者血清铁蛋白低于100ng/ml,或转铁蛋白饱合度低于20%,应每日补充铁剂。

(5)叶酸或维生素B_{12}不足会降低本品疗效。严重铝过多也会影响疗效。

(6)药瓶有裂缝、破损者,有混浊、沉淀等现象不能使用。药瓶开启后,应一次用完,不得多次用。

【规格】重组人红细胞生成素注射剂:每支2000U(1ml);4000U(1ml);6000U(1ml);10000U(1ml)。

【贮藏】需冷藏于2~8℃,不可结冻或振荡。

避免光线照射。

氯化钴　Cobalt Chloride

【适应证】刺激骨髓促进红细胞的生成,用于再生障碍性贫血、肾性贫血。可有厌食、恶心、腹痛、偶见色素沉着。

【规格】溶液0.3%。

【用法用量】口服。一日量30~60ml(90~180mg),分3次,饭后服用,疗程至少3个月。

肝精　Liver Extract

【商品名】肝浸膏。

【适应证】含有维生素B_{12}、叶酸等,作用同维生素B_{12},但较弱,用于恶性贫血等。

【用法用量】口服,每次2~10片,每日3次。肌注,每次1~2ml(5~10U),每日1次。

【规格】片剂:125mg。注射液:5U(1ml);50U(10ml)。

第二节　促进白细胞增生药

由于各种原因(如苯中毒、解热镇痛药、抗肿瘤药、放射线、某些感染及疾病等)引起末梢血白细胞总数低于$4.0\times10^9/L$,称为白细胞减少症;中性粒细胞绝对值低于$2.0\times10^9/L$,称为中性粒细胞减少症;严重者低于$0.5\times10^9/L$时,称为粒细胞缺乏症。白细胞可由于其粒细胞增殖和成熟障碍、破坏、丧失及各种先天性和后天性疾病而引起减少。由于白细胞减少症的发病机制不同,治疗时应针对其发病机制不同而相应治疗,对由于造血功能低下者,可采用刺激骨髓造血功能、促进白细胞增生药物;对于免疫抗体形成而破坏了粒细胞,采用糖皮质激素类药物抑制其抗体的生成,减少白细胞的破坏;对于药物抑制而引起的粒细胞减少,则应相应减少或停止有关药物;对于某些疾病而引起的白细胞减少,应治疗其相应疾病。临床上治疗时,根据白细胞减少的原因,祛除病因,并采用有关提升白细胞的药物。常用的一些升高白细胞作用的药物如维生素B_4、鲨肝醇、利血生等,作用与疗效一般,仅作为一般需要提高白细胞的辅助治疗。而重组人粒细胞巨噬细胞集落刺激因子(GM-CSF)或粒细胞集落刺激因子(G-CSF),已用于临床,作用与疗效肯定而明显。

重组人粒细胞巨噬细胞集落刺激因子　Recombinant Human Granulocyte-Macrophage Colony Stimulating Factor(rhGM-CSF)

【商品名】生白能,沙格司亭,沙格莫丁,先特能。

【主要成分】重组人粒细胞巨噬细胞集落刺激因子。

【性状】本品为无色透明的液体。

【药理毒理】刺激粒细胞、单核细胞增殖,刺激T淋巴细胞的生长。诱导正常人骨髓细胞形成粒细胞集落形成单位(CFU-G)、巨噬细胞集落形成单位(CFU-M)和粒细胞-巨噬细胞集落形成单位(CFU-GM),使集落的大小和数目均增加,能促进早期多能前体细胞增殖并分化,并可与红细胞生成因子(EPO)、M-CSF、G-CSF 等相互作用,增强单核细胞、粒细胞、嗜酸粒细胞和巨噬细胞功能,提高机体抗肿瘤及抗感染的能力。

【药代动力学】本品皮下 3μg/kg、10μg/kg、20μg/kg 和静脉注射 3~30μg/kg,其血药浓度峰值和药-时曲线下面积均随剂量增加而增高。皮下注射本品,在 3~4 小时血浓度达到峰值。静脉注射本品的清除半衰期为 1~2 小时,皮下注射则为 2~3 小时。在 24 小时内有 45% 药物经尿液排出,其中 20% 以原形排出,48 小时内 66%~86% 的药物经尿液排泄。

【适应证】主要用于各种原因引起的白细胞或粒细胞减少症,包括肿瘤化疗引起的白细胞减少症。药物特应性白细胞减少症、慢性周期性白细胞减少症、再生障碍性贫血、骨髓机能损伤包括骨髓移植后造血恢复等治疗。外周血造血干细胞移植前的干细胞动员。

【不良反应】本品的安全性与剂量和给药途径有关。大部分不良反应多属于轻到中度,严重的反应罕见。最常见的不良反应为发热、寒战、恶心、呼吸困难、腹泻,一般的常规对症处理便可使之缓解;其次有皮疹、胸痛、骨痛和腹泻等。据国外报道,低血压和低氧综合征在首次给药时可能出现,但以后给药则无此现象。不良反应发生多与静脉推注和快速滴注及剂量>32μg/(kg·d)有关。

【禁忌证】对 rhGM-CSF 或该制剂中任何其他成分有过敏史的病人;自身免疫性血小板减少性紫癜的病人。

【注意事项】(1)本品应在专科医生指导下使用。治疗前及开始治疗后定期观察外周血白细胞或中性粒细胞、血小板数据的变化,血象恢复正常后立即停药或采用维持剂量。

(2)本品属于蛋白质类药物,用前应检查是否发生混浊,如有异常,不得使用。

(3)本品不应与抗肿瘤放、化疗药同时使用,如要进行下一疗程的抗肿瘤放、化疗,应停药至少 48 小时后,方可继续治疗。

(4)孕妇、高血压患者及有癫痫病史者慎用。

(5)使用前仔细检查,如发现瓶子有破损、溶解不完全者均不得使用,溶解后的药剂应一次用完。

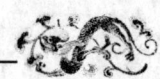

【药物相互作用】本品与化疗药物同时使用,可加重骨髓毒性,因而不宜与化疗药物同时使用;本品可引起血浆白蛋白降低,因此,同时使用具有血浆白蛋白高结合的药物应注意调整药物的剂量。

【规格】注射用冻干粉:50μg;100μg;150μg;250μg;300μg;400μg;700μg。用无菌溶媒溶解后,于 2~8℃ 可保存 1 周。静脉稀释液于 2~8℃ 可保存 24 小时。用溶媒溶解后可冻存 28 天,冻融 2 次。

【贮藏】于 2~8℃ 避光保存。

重组人粒细胞集落刺激因子 Recombinant Human Granulocyte Colony Stimulating Factor for Injection(rhG-CSF)

【商品名】格拉诺塞特,来格司亭,非格司亭,惠尔血,里亚金,瑞白,特尔津,保力津等。

【主要成分】重组人粒细胞集落刺激因子。

【药理毒理】本品是应用 DNA 重组技术生产的人粒细胞集落刺激因子(G-CSF),与天然的 G-CSF 的氨基酸序列和糖链完全相同。所不同的是,重组人 G-CSF 链的 N 端含有氨基酸。刺激粒细胞系造血,也可使多能干细胞进入细胞周期,促进髓系造血祖细胞的增殖、分化和成熟。

驱使中性粒细胞释放至外周血中,使外周血中中性粒细胞数量增加,并提高其功能,增强抗体依赖细胞的细胞毒活性(ADCC)。

【药代动力学】本品经静脉或皮下注射后主要分布在肾脏、骨髓和血浆中,以氨基酸代谢途径被降解,并主要由尿排泄。经皮下注射时,半衰期为 3.5 小时,清除率为每分钟 0.5~0.7ml/kg。

【适应证】用于肿瘤化疗时引起的中性粒细胞减少症,骨髓移植时促进中性粒细胞增加;骨髓发育不良引起的中性粒细胞缺乏症;再生障碍性贫血伴有中性粒细胞缺乏症;原发性、先天性中性粒细胞减少症。

【用法用量】皮下注射或静脉滴注,开始剂量每日 2~5μg/kg,或 50~200μg/m²,以 5% 葡萄糖注射液稀释。根据中性粒细胞升高的情况增减剂量或停止用药,用药期间宜定期检查血象。

【不良反应】不良反应较少,偶有皮疹、低热、转氨酶升高、消化道不适、骨痛等,一般停药后消失。

【注意事项】同重组人粒细胞巨噬细胞集落刺

激因子。

【禁忌证】对本品有过敏史者禁用。

【规格】冻干粉针剂：每支 50μg；75μg；100μg；150μg；250μg；300μg；460μg。

【贮藏】于 2～8℃避光保存。忌冰冻，忌震摇。

维生素 B₄ VitaminB₄

【商品名】磷酸腺嘌呤，磷酸氨基嘌呤，6-氨基嘌呤磷酸盐，Adenine。

【性状】为白色针状结晶或结晶性粉末，易溶于水，微溶于乙醇，不溶于乙醚或氯仿，其饱和水溶液呈中性。

【药理毒理】本品系辅酶与核酸的组成成分，在体内参与 RNA 和 DNA 合成，当白细胞缺乏时，它能促进白细胞增殖。一般用药 2～4 周左右，白细胞数可增加。

【适应证】用于防治各种原因如放射治疗、苯中毒、抗肿瘤药、抗甲状腺药、氯霉素、解热镇痛药等引起白细胞减少。

【用法用量】口服：成人每次 10～20mg，每日 3 次。肌注或静注：每日 20～60mg，与缓冲液 1～3 支混合后注射。

【不良反应】未见明显不良反应。

【注意事项】(1)注射时需溶于 2ml 磷酸氢二钠缓冲液中，缓慢注射，不能与其他药物混合注射。

(2)由于本品是核酸前体，故与抗肿瘤化疗药和放疗并用时，应注意是否有促进肿瘤发展可能性。

(3)需连续使用 1 个月左右才能显效。

【规格】片剂：10mg；25mg。注射剂：20mg(2ml)。

鲨肝醇 Batilol(Batyalcohol)

【适应证】临床用于防治肿瘤患者放、化疗引起的白细胞减少症，以及各种原因引起粒细胞减少。

【用法用量】口服。成人，每次 50mg，每日 3 次，4～6 周为 1 疗程。小儿，每次 1～2mg/kg，每日 3 次。

【规格】片剂：25mg；50mg。

利可君片 Leucogon

【商品名】利血生。

【适应证】用于防治由于放射线照射或化疗等引起白细胞减少症。对血小板减少及再生障碍性贫血也有一定疗效。

【用法用量】口服。成人，每次 20mg，每日 3 次。小儿，每次 10mg，每日 2～3 次。

【规格】片剂：10mg；20mg。

【包装】铝塑板，16 片/板×2 板/盒；24 片/板×2 板/盒。

茜草双酯 Rubidate

【适应证】用于防治因肿瘤放疗、化疗、苯中毒、药物等各种原因引起的白细胞减少。本品与利血生、鲨肝醇、维生素 B₄ 尚有协同作用。

【用法用量】口服。成人，每次 400mg，每日 3 次。小儿每次 15～20mg/kg，每日 3 次，每个月为 1 疗程，一般可重复 2～3 个疗程。

【规格】片剂：100mg。

地菲林葡萄糖苷 Diphyllin Glycoside

【商品名】升白新，Cleistanthin-B。

【适应证】用于防治肿瘤因放疗和化疗后引起的白细胞减少，用药后白细胞可持续升高。与维生素 B₄、鲨肝醇等比较，其升高白细胞作用强，波动幅度较小，且其他药无效时，本品仍常有效。

【用法用量】口服。每次 200mg（胶囊）；50mg（微型胶囊）。每日 3 次。

【规格】胶囊剂：每粒 200mg。微粒胶囊：每粒 50mg。

小檗胺 Berbamine

【适应证】用于防治肿瘤患者因放疗、化疗后引起白细胞减少，以及苯中毒、放射性物质及药物引起白细胞减少症。

【用法用量】口服。成人每次 50mg，每日 3 次。

【规格】片剂：25mg。

茴香烯 Anethole

【商品名】升血宁，茴香脑。

【适应证】用于因肿瘤、放、化疗所致白细胞减少和其他原因引起的白细胞减少。

【用法用量】口服。成人每次 450mg，每日 2～

3次。

【规格】胶囊剂：150mg。

千金藤素　Cepharanthine

【适应证】用于因肿瘤放、化疗而引起的粒细胞缺乏和其他原因引起的白细胞减少。

【用法用量】口服：每次20mg，每日3次，每疗程1～2个月。

【规格】片剂：20mg。

苦参总碱　Alkaloids Sophora

【适应证】临床对放、化疗而引起的粒细胞缺乏和其他原因引起的白细胞减少（包括再障、慢性放射病、慢性肝炎等）都有较好的疗效。

【用法用量】肌内注射。每次0.2g，每日2次。

【规格】注射液：0.2g(1ml)。

肌苷　Inosine

【商品名】次黄嘌呤核苷。

【适应证】参与体内能量及蛋白质的合成。可用于治疗各种原因引起的白细胞及血小板减少等。亦可用于急慢性肝病、心脏病、中心性视网膜炎、视神经萎缩等。

【用法用量】口服。成人每次200～600mg，每日3次。静注、静滴：成人每次200～600mg，每日1～2次。

【规格】片剂：200mg。注射剂：100mg(5ml)；200mg(5ml)。

肌苷磷酸钠　Sodium Inosinmonophosphate

【适应证】用于各种原因引起的白细胞减少、急慢性肝炎等。

【用法用量】口服：每次0.1～0.2g，每日3次。肌肉注射：每次0.1～0.2g，每日1～2次。

【规格】片剂：0.1g；0.2g。注射剂：0.1g(2ml)。

核苷酸　Nucleic Acid

【适应证】能刺激细胞增生。用于各种原因所引起的白细胞减少及血小板减少。

【用法用量】口服：每次100～200mg，每日3次。

【制剂】片剂：50mg；100mg。

氨肽素　Ampeptide Elemente

【适应证】促进白细胞增殖、分化、成熟和释放，增加白细胞和血小板。用于白细胞减少、原发性血小板减少性紫癜与再生障碍性贫血。

【用法用量】口服。成人每次1g，小儿酌减，用药4周，有效者可连续应用。

【规格】片剂：0.2g。

白血生　Pentoxyl

【商品名】潘托西。

【适应证】有促进白细胞增生作用。用于白细胞减少、原发性血小板减少性紫癜与再生障碍性贫血。

【用法用量】口服。每次0.2～0.3g，每日3～4次。

【规格】片剂：0.1g。

第三节　骨科伴发血液病的药物治疗

一、骨科伴发贫血的药物治疗

（一）伴发缺铁性贫血的药物治疗

治疗原则：去除造成缺铁的病因，补充铁剂，恢复血红蛋白及铁贮存。

1. 补充铁剂

（1）口服铁剂：宜选用二价盐，治疗量为元素铁100～150mg/d。常用的有硫酸亚铁、多糖铁复合物胶囊、琥珀酸亚铁、葡萄糖酸亚铁及富马酸亚铁。疗程一般应在血红蛋白恢复正常后再服用2～3个月。

（2）注射铁剂：如患者不能口服和不能忍受口服铁剂的胃肠道反应，持续失血一时不易控制时，或妊娠晚期伴有严重缺铁性贫血，急需尽快补铁者,可用肌内或静脉注射铁剂,如右旋糖酐铁或蔗糖铁注射液。用前应计算所需注射的总剂量。所需注射的总剂量(mg)=[150－患者血红蛋白(g/L)]×体重(kg)×0.33。分次使用。

2. 输血 缺铁性贫血一般不需要输血,仅在患者出现严重贫血而又有不易控制的出血或组织明显缺氧时应用或急需手术术前准备。

(二)伴发巨幼细胞贫血的药物治疗

1. 治疗基础疾病,去除病因。
2. 增加营养,纠正偏食及不良的过度烹调习惯。
3. 补充叶酸和维生素 B_{12} 叶酸缺乏可口服叶酸,每次 5～10mg,每日 3 次,至血红蛋白恢复正常,一般不需维持治疗。维生素 B_{12} 缺乏可每日用维生素 B_{12} 100μg。恶性贫血及全胃切除者,要终身维持治疗。
4. 输血 有严重贫血而又有组织脏器明显缺氧时,可输注红细胞。

(三)伴发慢性病贫血的药物治疗

1. 慢性病贫血的治疗主要针对基础疾病。基础疾病纠正后,贫血可以得到改善。
2. 一般不需要特殊治疗,输血只在严重贫血时考虑。
3. 铁剂的补充无效,除非患者同时伴有缺铁性贫血。
4. 补充重组人红细胞生成素可使部分促红细胞生成素相对减低的患者贫血改善,其用量为:100～150U/kg,皮下注射,每周 3 次。

(四)伴发再生障碍性贫血的药物治疗

1. 一般支持治疗
(1)去除可能引起再生障碍性贫血的病因。
(2)控制感染和出血:小剂量多次成分输血;造血细胞因子,G-CSF 5～10μg/(kg·d);静滴大剂量免疫球蛋白,0.4～1g/(kg·d),用 3～5 天。
2. 再生障碍性贫血的治疗
(1)雄性激素:具有刺激造血作用,但需注意男性化与肝功能异常等不良反应。常用制剂为司坦唑醇(康力龙)2mg,每日 3 次(或与保肝药同时服用),疗程不应短于 6 个月。
(2)环孢素(与雄激素单用或合用):剂量维持血清浓度在 150～200mg/ml,疗程至少 3 个月。
3. 重型再生障碍性贫血的治疗 除积极控制感染、出血、成分输血外,首先考虑异基因骨髓移植或外周血干细胞移植。其他根据患者的情况采用。
(1)抗胸腺球蛋白或抗淋巴细胞球蛋白:2.5～5mg/(kg·d),用 5 天;或 10～15mg/(kg·d),用 5 天。
(2)环孢素:3～5mg/(kg·d),用 3～5 个月。

二、骨科伴发白细胞减少症的治疗

1. 病因治疗 停用可疑药物或可疑毒物。
2. 一般处理 粒细胞缺乏患者出现发热时,应以内科急诊对待,立即入院治疗,有条件时应给予逆向隔离。
3. 感染的治疗 在进行皮肤、咽喉、血、尿、大便等部位的病菌培养后,立即给予经验性广谱抗生素治疗。选用的抗生素必须是杀菌剂,抗菌谱广,对毒性较强的 G^- 菌有相加或协同效用。有效的联合方案通常包括一种广谱头孢菌素加一种氨基糖苷类或一种对绿脓杆菌有效的青霉素,如头孢拉定＋丁胺卡那＋派拉西林。也可用广谱而又高效的单一抗生素作为首选药物,此类抗生素有头孢他定、泰能及美平等。若未发现病原菌,但经治疗后病情得以控制者,在病情治愈后仍应继续给予口服抗生素 7～14 天。
4. 应用集落刺激因子 主要有重组人粒细胞集落刺激因子(rhG-CSF)[2～5μg]/(kg·d),皮下注射]和重组人粒细胞巨噬细胞集落刺激因子(rh-GM-CSF)[3～10μg]/(kg·d),皮下注射]。中性粒细胞绝对值计数＞$1.0×10^9$/L 时停用。
5. 粒细胞输注 下列 3 种情况同时存在时应用,一般不用作预防性输注:①粒细胞＜$0.5×10^9$/L;②有严重感染;③强效抗生素治疗 48 小时无效。

粒细胞输注的注意事项:
(1)ABO 血型相同,输前作交叉配血试验。
(2)最好在制备后 6 小时内输注,最多不超过 24 小时。
(3)输注前须经 15～30Gy 照射,以预防移植物抗宿主病(GVHD)。
(4)每次输注量应＞10^{10}/m^2,每日 1 次,一般连用 4～6 天。

(5)输注速度不易过快(每小时一般控制在10×10^9,在输注过程中应密切观察,如出现呼吸困难、肺水肿、休克等严重不良反应,应立即停止输注。

6. 其他治疗　肾上腺皮质激素的应用尚有争议,可试用泼尼松,每日30~60mg,如用药后无效即停药,以避免加重感染。

三、骨科伴发血小板减少症的治疗

(一)治疗原则

急性原发性血小板减少性紫癜(ITP),尤其是儿童患者,大多可自发缓解,对于出血症状较轻者可不治疗。对于慢性ITP,若血小板$>30\times10^9/L$,且无出血表现也可不给予治疗。对于各型中出血较重者酌情选择以下治疗。

(二)治疗方案

1. 去除各种可能的诱发因素,如控制感染、停用可疑药物等。有幽门螺杆菌感染者应给予抗幽门螺杆菌治疗。

2. 糖皮质激素　首选泼尼松0.5~1mg/(kg·d)。也可选用地塞米松或氢化可的松等。一般应用3~6周,如血小板计数已恢复正常,逐步将剂量减至维持量,维持治疗一般为3~6个月。糖皮质激素治疗4周仍无效者需快速减量至停药。糖皮质激素有效但停药后复发者,重新使用糖皮质激素部分患者仍有效。

3. 脾切除　主要适合于对糖皮质激素无效、依赖或有禁忌证的成人慢性ITP。脾切除前应注意纠正贫血,至少使血红蛋白升至80g/L以上,血小板$<50\times10^9/L$者,应配浓缩血小板悬液,备术前、术中使用。

4. 其他免疫抑制剂　可给予环孢素、长春新碱、环磷酰胺、硫唑嘌呤或其他有关药物。

5. 达那唑　用药期间应注意检测肝功能。达那唑与糖皮质激素有协同作用,两者合用可减少糖皮质激素的用量。

6. 静脉滴注免疫球蛋白　用于严重血小板减少者,或拟手术、分娩需快速提升血小板计数者。常用方法为200~400mg/(kg·d),静脉滴注,连续5天。

7. 输注浓缩血小板　适合于血小板明显降低伴有严重出血者。脾切除手术前应输注浓缩血小板。

8. 联合治疗　对血小板明显降低伴严重出血的难治病例,可联合采用输注血小板浓缩液、免疫球蛋白、大剂量糖皮质激素甲基泼尼松龙等联合治疗方法。

9. 血浆置换疗法　为血栓性血小板减少性紫癜病人的首选治疗,应采用新鲜血浆、新鲜冰冻血浆作血浆置换。当严重肾衰竭时,可与血液透析联合应用。

10. 其他治疗　如中药、维生素C、秋水仙碱等。对于难治性ITP,还可试用Rh(D)免疫球蛋白、α-干扰素与抗(CD)单克隆抗体等。

四、骨科伴发白血病的治疗

(一)支持治疗

白血病病人确诊时、化疗前后多有严重贫血、明显出血,因伴发感染而导致的发热、体质衰弱、肝肾及心脏脏器功能受损等临床表现,这些因素除本身就可直接威胁到患者的生命外,也将影响到化疗和其他治疗的顺利进行。针对患者的病情选择恰当的支持治疗,及时处理并发症,其目的是为了进行抗白血病治疗,达到完全缓解。

1. 凡Hb$\leq$80g/L或贫血症状明显时应输注红细胞,PLT$<10\times10^9/L$或有明显出血表现时应输注血小板。输注的血制品需经过滤或照射,以避免产生血小板同种免疫作用,降低巨细胞病毒的感染率,降低免疫抑制患者GVHD的发生率。给拟行造血干细胞移植的患者输注的血制品应进行CMV检测。

2. 做好消毒隔离,防止交叉感染。

3. 患者出现发热或感染症状时应及时进行检查,以发现感染灶,或做细菌和真菌培养,并给予适当的抗生素治疗。如化疗期间合并急性阑尾炎、肛周脓肿或其他情况需要外科手术时,应视病情而定,当白血病处于恶化时,手术易招致出血、感染、伤口不易愈合,故宜保守治疗。在病情缓解期,手术指征很强,可在加强控制感染和出血的条件下急症手术。

4. 对化疗后合并严重粒细胞减少的患者,可考虑使用 rhGM-CSF[3～10μg/(kg·d)，皮下注射]或 rhG-CSF[2～5μg/(kg·d)，皮下注射]。

5. 对 WBC 异常增高（＞100×10⁹/L）或有白细胞淤滞症状者，可进行白细胞分离，或化疗前先用羟基脲 1～3g/(m²·d)使白细胞数下降，以防出现肿瘤溶解综合征。肿瘤溶解的预防主要是使用别嘌呤醇和碱化利尿。

6. 化疗期间应密切监测心、肝、肾功能，注意及时纠正水电解质紊乱及酸碱失衡。

7. 治疗前 WBC＞100×10⁹/L、急性单核细胞白血病、复发的急性早幼粒细胞白血病或急性淋巴细胞白血病病人，发生中枢神经系统白血病的危险性增加，应注意腰穿检测，并作预防性鞘注。

8. 急性早幼粒细胞白血病合并凝血功能障碍时，应积极输注血小板、新鲜冰冻血浆（补充凝血因子）和冷沉淀（补充纤维蛋白原）。DIC 的处理详见相关章节。

（二）抗白血病治疗

包括第一阶段诱导缓解治疗，化疗是此阶段的主要方法，目的是使患者迅速获得完全缓解。缓解后必须进行强化巩固维持治疗，有条件者行造血干细胞移植治疗。

五、骨科伴发凝血功能障碍的治疗

（一）防治基础疾病

如控制感染，积极治疗肝、胆疾病，肾病，抑制异常免疫反应等。避免接触、使用可加重出血的物质及药物，如血管性血友病、血小板功能缺陷等，应避免使用阿司匹林、吲哚美辛（消炎痛）、噻氯匹定等抗血小板药物。凝血障碍所致如血友病等，应慎用抗凝药，如华法林、肝素等。

（二）止血措施

1. 补充凝血因子和血小板　血友病或其他凝血因子缺乏患者原则上应避免手术，若患者必须手术，则需充分做好术前、术中、术后准备工作，如明确为血友病，则以补充所缺乏的凝血因子浓缩制剂为主要治疗措施。在其他紧急情况下，输入新鲜血浆或新鲜冰冻血浆是一种可靠的补充或替代疗法，因其含有除 TF、Ca^{2+} 以外的全部凝血因子。此外，可根据具体情况选用以下制剂：如血小板悬液（血小板减少患者）、纤维蛋白原、凝血酶原复合物（含维生素 K 依赖因子Ⅱ、Ⅶ、Ⅸ、Ⅹ和少量蛋白）、冷沉淀（含有 FⅧ、FⅩⅢ、血管性血友病因子、纤维蛋白原和纤维结合蛋白）等。

2. 止血药物　目前广泛应用于临床者有以下几类：

（1）收缩血管、增加毛细血管致密度、改善其通透性的药物，如卡巴克络、曲克芦丁、垂体后叶素、维生素 C、维生素 P 及糖皮质激素等。

（2）合成凝血相关成分所需的药物，如维生素 K_1、维生素 K_3、维生素 K_4 等。

（3）抗纤溶药物，如氨基己酸（EACA）、氨甲苯酸（PAMBA）、抑肽酶等。

（4）促进止血因子释放的药物，如去氨加压素（1-脱氨-8-精氨酸加压素，DDAVP）促进血管内皮细胞释放 vWF，从而改善血小板黏附、聚集功能，并有稳定血浆 FⅧ:C 和提高 FⅧ:C 水平的作用。

（5）局部止血药物，如凝血酶、巴曲酶及吸附性明胶海绵等。

3. 促血小板生成的药物　多种细胞因子调节各阶段巨核细胞的增殖、分化和血小板的生成，目前已用于临床的此类药物包括血小板生成素（TPO）、白介素-11（IL-11）等。

4. 局部处理　包括局部加压包扎、固定及手术结扎局部血管等。

（三）其他治疗

1. 基因疗法　适用于某些先天性出血性疾病，如血友病等。

2. 抗凝及抗血小板药物　对某些消耗性出血性疾病，如 DIC、ITP 等，以肝素等抗凝药终止异常凝血过程，减少凝血因子、血小板的消耗，可发挥一定的止血作用。

3. 血浆置换　重症 ITP、血栓性血小板减少性紫癜（TTP）等，可通过血浆置换去除抗体或相关致病因素。

4. 手术治疗　包括脾切除、血肿清除、关节成型及置换等。

5. 中医中药　现代医学研究证明，中药中有止血作用的药物相当多，如蒲黄、柿子叶粉、血凝片等有减低血管通透性、收缩血管的作用；血余炭粗晶液、大黄等有增强血小板功能的作用；荆芥炭脂溶性提取液、赤石脂、血余炭粗晶液、党参注射液等可增强止血功能。

(四)伴发 DIC 的药物治疗

1. 去除病因和诱因　若原发病能得到及时控制,则 DIC 可能逆转。

2. 抗小血管痉挛,扩张血容量,降低血液黏度,纠正酸中毒及充分给氧,以改善微循环障碍。如山莨菪碱、右旋糖酐、碳酸氢钠等。

3. 抗凝治疗

(1)肝素

1)适应证:①DIC 高凝期;②消耗性低凝期而病因不能迅速消除者,在补充凝血因子的情况下应用。

2)禁忌证:①DIC 晚期或以纤溶亢进为主型者;②颅内出血;③24 小时内新鲜创面、肺结核空洞及溃疡病伴新鲜出血等;④蛇毒所致的 DIC。

3)用法:目前多主张小至中等剂量,即 50~200mg/d。静脉给药:适合用于急性 DIC。皮下注射:适用于病情相对轻的急性型 DIC 或亚急性、慢性 DIC。有条件者应尽可能以低分子肝素替代标准肝素,剂量 50~100mg/d,皮下注射。

(2)复方丹参注射液:60~100ml/d,分次静脉滴注。

(3)其他抗凝药物:有条件或病情需要时,可选用水蛭素、抗凝血酶或活化的蛋白 C(ABC)等抗凝药物及抗血小板聚集药物等。

4. 补充凝血因子和血小板　适合于消耗性低凝期,一般情况下宜与抗凝药物同时使用。可输注新鲜全血、新鲜冰冻血浆、纤维蛋白原、凝血酶原复合物。血小板过低时$<20\times10^9$/L,应及时补充血小板浓缩液。

5. 抗纤溶药物　现一般不主张应用,只有在某些疾病引起的 DIC 后期或以纤溶亢进为主型者。主要制剂有氨基己酸、氨甲苯酸、氨甲环酸、抑肽酶等。

(邢秀华)

第二十九章 骨科伴发糖尿病用药

第一节 胰岛素

胰岛素为治疗糖尿病的主要药物。胰岛素根据来源和化学结构分为动物胰岛素（包括猪胰岛素、牛胰岛素）、人胰岛素（包括诺和灵、优泌林、甘舒霖）、胰岛素类似物（包括赖脯胰岛素-优泌乐、门冬胰岛素-诺和锐、甘精胰岛素-来得时、长秀霖）。根据其起效时间和维持时间的长短分为超短效、短效、中效、长效、超长效、预混。见表29-1。

表 29-1 各种胰岛素制剂的特点

作用类别	制剂	皮下注射作用时间（小时）		
		开始	高峰	持续
超短效	优泌乐	15分钟	30~70分钟	2~5
	诺和锐	10~20分钟	1~3	3~5
短效	诺和灵 R	0.5	1~3	8
	优泌林 R	0.5	1~3	8
	甘舒霖 R	0.5	1~3	8
	普通胰岛素	0.5	2~4	6~8
中效	诺和灵 N	1.5	4~12	24
	优泌林 N	1.5	4~12	24
	甘舒霖 N	1.5	4~12	24
长效	长效胰岛素	3~4	12~24	24~36
超长效	来得时	2~3	无峰	30
	长秀霖	2~3	无峰	30
预混	优泌乐 25	15分钟	1.5~3	16~24
	诺和锐 30	10~20分钟	1~4	14~24
	诺和灵 30R	0.5	2~8	24
	优泌林 70/30	0.5	2~8	24
	甘舒霖 30R	0.5	2~8	24
	诺和灵 50R	0.5	2~3	10~24

各种胰岛素共性

【药理毒理】本品为降血糖药。胰岛素的主要药效为降血糖,同时影响蛋白质和脂肪代谢,包括以下作用:

(1)抑制肝糖原分解及糖原异生作用,减少肝输出葡萄糖。

(2)促使肝摄取葡萄糖及肝糖原的合成。

(3)促使肌肉和脂肪组织摄取葡萄糖与氨基酸,促使蛋白质和脂肪的合成与贮存。

(4)促使肝生成极低密度脂蛋白并激活脂蛋白脂酶,促使极低密度脂蛋白的分解。

(5)抑制脂肪及肌肉中脂肪和蛋白质的分解,抑制酮体的生成并促进周围组织对酮体的利用。

【适应证】(1)1型糖尿病。

(2)2型糖尿病有严重感染、外伤、大手术等严重应激情况,以及合并心、脑血管并发症、肾脏或视网膜病变等。

(3)糖尿病酮症酸中毒,高血糖高渗状态。

(4)长病程2型糖尿病血浆胰岛素水平确实较低,经合理饮食、体力活动和口服降糖药治疗控制不满意者。2型糖尿病有口服降糖药禁忌时,如妊娠、哺乳等。

(5)成年或老年糖尿病病人发病急、体重显著减轻伴明显消瘦。

(6)妊娠糖尿病及糖尿病合并妊娠。

(7)继发于严重胰腺疾病的糖尿病。

(8)对严重营养不良、消瘦、顽固性妊娠呕吐、肝硬变初期,可同时静脉滴注葡萄糖和小剂量胰岛素,以促进组织利用葡萄糖。

【不良反应】(1)局部过敏反应,注射部位红肿、瘙痒、荨麻疹、血管神经性水肿。罕见严重过敏反应,如血清病、过敏性休克。

(2)低血糖反应,出汗、心悸、乏力、饥饿感,少数患者出现精神行为改变,重者出现意识障碍、共济失调、心动过速甚至昏迷。

(3)胰岛素抵抗,日剂量需超过200U以上。

(4)注射部位皮下脂肪萎缩或增生。

(5)眼屈光失调,为晶状体的屈光度改变,常于数周内自然恢复。

【禁忌证】低血糖者、对胰岛素及其赋形剂过敏患者禁用。

【注意事项】(1)出现过敏反应时,应更换胰岛素制剂种属,使用抗组胺药和糖皮质激素,以及脱敏疗法等。严重过敏反应者需停止或暂时中断胰岛素治疗。

(2)低血糖反应,严重者低血糖昏迷,在有严重肝、肾病变等患者应密切观察血糖。糖尿病患者本人和家属应熟知此反应,尽早发现及处理。糖尿病患者外出时,应随身携带糖果、甜点或含糖饮料备用。

(3)患者应被告知在什么情况下低血糖的警告症状会不明显。低血糖的警告症状可能改变、不明显或不出现的患者包括:血糖控制明显改善的患者、低血糖缓慢发生的患者、老年患者、从动物胰岛素转用人胰岛素、自主神经病变患者、糖尿病病程长的患者、精神病患者、同时用某些其他药物治疗的患者(参见【药物相互作用】)。上述患者可能在不知不觉中发生严重的低血糖甚至丧失意识。

(4)如果发现糖化血红蛋白水平正常或降低,应该考虑到低血糖复发及低血糖发作但未觉察(特别是夜间发作)的可能性。如下因素使低血糖更易于发生,必须特别密切监测并在必要时调整胰岛素注射剂量:改变注射区;提高对胰岛素的敏感性(如去除应激因素);异常的、增加或延长体力活动;并发症(如呕吐、腹泻);进食不当;错过进餐;饮酒;某些失代偿性的内分泌疾病(如甲状腺功能减退症、垂体前叶或肾上腺皮质功能减退);同时使用某些其他药品。

(5)1型糖尿病患者,即使只能吃少量或不能吃食物或在呕吐时,也必须坚持少吃少量碳水化合物,切勿全部停用胰岛素。

(6)应经常更换注射部位,以防止注射部位皮下脂肪萎缩或增生。

(7)用药期间应定期检查血糖、尿常规、肝肾功能、视力、眼底视网膜血管、血压及心电图等,以了解病情及糖尿病并发症情况。

(8)病人伴有下列情况,胰岛素需要量减少:肝功能不正常,甲状腺功能减退症,恶心呕吐,肾功能不正常,肾小球滤过率每分钟10~50ml,胰岛素的剂量减少到95%~75%;肾小球滤过率减少到每分钟10ml以下,胰岛素剂量减少到50%。

(9)病人伴有下列情况,胰岛素需要量增加:高热、甲状腺功能亢进、肢端肥大症、糖尿病酮症酸中毒、严重感染或外伤、重大手术等。

(10)胰岛素治疗过程中不能突然中断或不适当减量,以免诱发糖尿病酮症酸中毒。

(11)对运动员的影响:不同强度的运动对血糖影响不同,需及时调整胰岛素剂量。

(12)对驾驶和操纵机械能力的影响:低血糖会影响患者集中精力及其反应能力。若患者不能集中精力或反应能力下降,有时会造成危险(如开车或操纵机器时)。应提醒患者特别注意不要在驾驶时出现低血糖。这对于低血糖预警征象减少或缺乏及反复发生低血糖的患者尤为重要。

(13)患者换用不同品牌和类型的胰岛素必须在严格的医疗监控下进行。以下变化均需调整剂量:药物浓度、品牌(生产商)、类型(短效、中效、长效等)、种类(动物、人胰岛素类似物)和/或生产工艺(基因重组,动物来源的胰岛素)。

(14)避光保存。

(15)避免儿童触及。

(16)不要将胰岛素暴露在热源或直接光照下,也不要将其冷冻。冷冻后的胰岛素产品不可使用。

(17)胰岛素包装盒上注明有效日期,过期切勿使用。

(18)使用胰岛素会产生抗体,但是人胰岛素产生抗体滴度值低于相应的高纯度动物来源的胰岛素所产生的滴度值。

【孕妇及哺乳期妇女用药】由于胰岛素不通过胎盘屏障,所以糖尿病患者在妊娠期间使用胰岛素治疗不受限制。建议患有糖尿病的妊娠妇女在整个妊娠期间和计划妊娠时采用强化血糖控制的方式治疗。

胰岛素的需要量通常在妊娠的前3个月降低,在妊娠的后6个月增加。分娩后胰岛素的需要量迅速回复至怀孕前的水平。如妊娠中发现的糖尿病为妊娠糖尿病,分娩后应终止胰岛素治疗;随访其血糖,再根据有无糖尿病决定治疗。

由于哺乳的母亲使用胰岛素治疗对婴儿无危险,所以,哺乳期间使用胰岛素治疗糖尿病不受限制。但胰岛素剂量也许需要降低。

【儿童用药】儿童易产生低血糖,血糖波动幅度较大,调整剂量为0.5～1U,逐步增加或减少;青春期少年适当增加剂量,青春期后再逐渐减少。

【老年患者用药】老年人易发生低血糖,且对低血糖的感知能力差,血糖控制不宜过低。需特别注意饮食、体力活动的适量。

【药物相互作用】(1)糖皮质类固醇、促肾上腺皮质激素、胰升血糖素、雌激素、口服避孕药、肾上腺素、苯妥英钠、噻嗪类利尿剂、甲状腺素等可不同程度地升高血糖浓度,同用时应调整这些药或胰岛素的剂量。

(2)口服降糖药与胰岛素有协同降血糖作用。

(3)抗凝血药、水杨酸盐、磺胺类药及抗肿瘤药氨甲蝶呤等可与胰岛素竞争和血浆蛋白结合,从而使血液中游离胰岛素水平增高。非甾体消炎镇痛药可增强胰岛素降血糖作用。

(4)β受体阻滞剂如普萘洛尔可阻止肾上腺素升高血糖的反应,干扰肌体调节血糖功能,与胰岛素同用可增加低血糖的危险,而且可掩盖低血糖的症状,延长低血糖时间。合用时应注意调整胰岛素剂量。

(5)中等量至大量的酒精可增强胰岛素引起的低血糖作用,可引起严重、持续的低血糖,在空腹或肝糖原贮备较少的情况下更易发生。

(6)氯喹、奎尼丁、奎宁等可延缓胰岛素的降解,在血中胰岛素浓度升高从而加强其降血糖作用。

(7)升血糖药物如某些钙通道阻滞剂、可乐定、丹那唑、二氮嗪、生长激素、肝素、H_2受体拮抗剂、大麻、吗啡、尼古丁、磺吡酮等可改变糖代谢,使血糖升高,因此,胰岛素同上述药物合用时应适当加量。

(8)血管紧张素转换酶抑制剂、溴隐亭、氯贝特、酮康唑、锂、甲苯咪唑、吡多辛、茶碱等可通过不同方式直接或间接致血糖降低,胰岛素与上述药物合用时应适当减量。

(9)奥曲肽可抑制生长激素、胰高血糖素及胰岛素的分泌,并使胃排空延迟及胃肠道蠕动减缓,引起食物吸收延迟,从而降低餐后高血糖,在开始用奥曲肽时,胰岛素应适当减量,以后再根据血糖调整。

(10)吸烟可通过释放儿茶酚胺而拮抗胰岛素的降血糖作用,吸烟还能减少皮肤对胰岛素的吸收,所以正在使用胰岛素治疗的吸烟患者突然戒烟时,应观察血糖变化,考虑是否需适当减少胰岛素用量。

【药物过量】对糖尿病患者,如用量过大或未按规定进食,均可引起血糖过低甚至产生低血糖性昏迷,有先兆症状时应及时口服葡萄糖、进食糕饼或糖水,如病人失去知觉,应静注葡萄糖溶液,或应用胰高血糖素(肌肉、皮下或静脉注射),神志清醒后,口服糖类物质。

一、动物胰岛素

普通胰岛素

【商品名】胰岛素注射液,Insulin Injection。

【成分】本品为猪胰岛素的灭菌水溶液,辅料为甘油、苯酚、注射用水。用适量的盐酸调节 pH 值。

【性状】本品为无色或几乎无色的澄明液体。

【药代动力学】口服易被胃肠道消化酶破坏。皮下给药吸收迅速,皮下注射后 0.5～1 小时开始生效,2～4 小时作用达高峰,维持时间 5～7 小时;静脉注射 10～30 分钟起效,15～30 分钟达高峰,持续时间 0.5～1 小时。静注的胰岛素在血液循环中半衰期为 5～10 分钟,皮下注射后半衰期为 2 小时。皮下注射后吸收很不规则,不同注射部位胰岛素的吸收可有差别,腹壁吸收最快,上臂外侧比股前外侧吸收快;不同病人吸收差异很大,即使同一病人,不同时间也可能不同。胰岛素吸收到血液循环后,只有 5% 与血浆蛋白结合,但可与胰岛素抗体相结合,后者使胰岛素作用时间延长。主要在肾与肝中代谢,少量由尿排出。

【用法用量】(1)皮下注射:一般每日 3 次,餐前 15～30 分钟注射,必要时睡前加注一次小量。剂量根据病情、血糖由小剂量(视体重等因素每次 2～4U)开始,逐步调整。1 型糖尿病患者每日胰岛素需用总量多介于每公斤体重 0.5～1U,根据血糖监测结果调整。2 型糖尿病患者每日需用总量变化较大,在无急性并发症情况下,敏感者每日仅需 5～10U,一般约 20U,肥胖、对胰岛素敏感性较差者需要量可明显增加。在有急性并发症(感染、创伤、手术等)情况下,对 1 型及 2 型糖尿病患者,应每 4～6 小时注射 1 次,剂量根据病情变化及血糖监测结果调整。

(2)静脉注射:主要用于糖尿病酮症酸中毒、高血糖高渗状态的治疗。可静脉持续滴入,成人每小时 4～6U,小儿按体重每小时 0.1U/kg,根据血糖变化调整剂量;也可首次静注 10U 加肌内注射 4～6U,根据血糖变化调整。病情较重者,可先静脉注射 10U,继之以静脉滴注,当血糖下降到 13.9mmol/L(250mg/ml)以下时,胰岛素剂量及注射频率随之减少。在用胰岛素的同时,还应补液纠正电解质紊乱及酸中毒并注意机体对热量的需要。不能进食的糖尿病患者,在静脉输注含葡萄糖液的同时应滴注胰岛素。

【规格】10ml:400U;10ml:800U。

【贮藏】密闭,在冷处 2～10℃保存,避免冰冻。

【有效期】24 个月。

长效胰岛素

【商品名】精蛋白锌胰岛素注射液,Protamine Zinc Insulin Injection。

【成分】本品为含有鱼精蛋白与氯化锌的胰岛素(猪或牛)的灭菌混悬液。每 100U 中含鱼精蛋白 1.0～1.5mg 与锌 0.2～0.25mg。

【性状】本品为白色或类白色的混悬液;振摇后能均匀分散。

【药理毒理】本品是一种长效动物胰岛素制剂。皮下注射后,在注射部位逐渐释放出游离胰岛素而被吸收。本品药理作用与胰岛素相同。

【药代动力学】本品皮下注射吸收缓慢而均匀,注射后 3～4 小时开始生效,12～24 小时达高峰,药效持续时间可达 24～36 小时。吸收进入血浆的胰岛素主要分布于细胞外液,主要在肝、肾和骨骼肌中降解。其中,肝脏代谢 50% 左右。胰岛素及其降解产物主要经肾小球滤过而排泄。肾小管对胰岛素的重吸收功能及肾功能严重受损明显影响胰岛素的消除。

【适应证】用于治疗中、轻度糖尿病患者,重症须与正规胰岛素合用,有利于减少每日胰岛素注射次数,控制夜间高血糖。

【用法用量】本品于早餐前 30～60 分钟皮下注射,起始治疗每日 1 次,每次 4～8U,按血糖变化调整维持剂量。有时需于晚餐前再注射一次,剂量根据病情而定,一般每日总量 10～20U。使用前须滚动药瓶,使胰岛素混匀,但不要用力摇动以免产生气泡。与正规胰岛素合用：开始时正规胰岛素与本品混合用的剂量比例为(2～3)∶1，剂量根据病情调整。本品与正规胰岛素混合将有部分正规胰岛素转为长效胰岛素，使用时应先抽取正规胰岛素，后抽取本品。胰岛素用量应随患者的运动量或饮食状态的改变而调整。

【注意事项】(1)本品作用缓慢，不能用于抢救糖尿病酮症酸中毒、高血糖高渗状态。

(2)不能用于静脉注射。

【规格】10ml∶400U；10ml∶800U。

【贮藏】密闭，在冷处2～10℃保存，避免冷冻。

二、人胰岛素

(一)诺和灵

诺和灵 R

【通用名】生物合成人胰岛素注射液，Biosynthetic Human Insulin Injection。

【商品名】诺和灵 R®，Novolin® R。

【成分】本品主要成分为中性胰岛素。活性成分：生物合成人胰岛素(通过基因重组技术，利用酵母生产的)。1IU 相当于 0.035mg 无水人胰岛素。其他成分：氯化锌、甘油、间甲酚、氢氧化钠、盐酸和注射用水。

【性状】本品是无菌、澄清、无色的人胰岛素水溶液。

【药代动力学】血流中的胰岛素半衰期只有几分钟。所以，胰岛素的时-效特点完全由其吸收特点决定。此过程受多种因素(如胰岛素剂量、注射途径和部位)的影响。这就是胰岛素的降糖效果在不同患者间及同一患者自身会有某些变异的原因。经皮下注射后，平均药物作用时间为：起始时间，半小时之内；最大时间，1～3 小时；持续时间，大约 8 小时。

【用法用量】剂量因人而异，由医生根据患者的需要而定。通常选取在腹壁、大腿做诺和灵 R 的皮下注射，有时也用臀肌或三角肌做注射区域。餐前 15～30 分钟注射，注射后 30 分钟内必须进食有碳水化合物的正餐或加餐。在医生指导下，可做肌内注射。

【注意事项】(1)胰岛素药瓶有一个带有色标的防撬保护性塑料盖，从新的药瓶内抽取胰岛素时，必须去掉此盖。若新购买的药瓶，此盖已松动或丢失，请将药瓶退回药房。

(2)从动物胰岛素转用本品，发生低血糖症的危险增加，应严密观察。

(3)由于会有使某些泵导管产生沉淀的危险，造成泵导管堵塞，所以，诺和灵 R 不能用于胰岛素泵做持续皮下胰岛素输注治疗(CSⅡ)。

【规格】10ml∶400U，瓶装，每毫升 40IU。3ml∶300U，笔芯，卡式瓶装，每毫升 100IU。

【贮藏】(1)未使用的诺和灵 R 应贮存于 2～8℃的冰箱内(不要太接近冷冻室)。

(2)使用中的诺和灵 R 瓶装可以在室温(最高25℃)最长保存 6 周。使用中的诺和灵 R 笔芯可与诺和诺德胰岛素注射笔一起使用或随身携带，可以在室温(最高 25℃)最长保存 4 周。

(3)如果诺和灵 R 胰岛素液体不呈无色澄清溶液，请不要使用。

【有效期】30 个月。

诺和灵 N

【通用名】精蛋白生物合成人胰岛素注射液，Isophane Protamine Biosynthetichuman Insulin Injection。

【商品名】诺和灵 N®，Novolin® N。

【成分】本品主要成分为低精蛋白锌胰岛素。活性成分：生物合成人胰岛素(通过基因重组技术，利用酵母生产的)。1IU 相当于 0.035mg 无水人胰岛素。

其他成分：硫酸鱼精蛋白、氯化锌、甘油、磷酸氢二钠二水合物、间甲酚、苯酚、氢氧化钠、盐酸和注射用水。诺和灵 N 是 10ml 瓶装中效胰岛素混悬液。诺和灵 N 是低精蛋白锌胰岛素混悬液(NPH)。诺和灵 N 10ml 瓶装要与有相应刻度的胰岛素注射器配合使用。

【性状】诺和灵 N 是无菌、雾状、白色的人胰岛素混悬液。

【药代动力学】血流中的胰岛素半衰期只有几分钟。所以，胰岛素的时-效特点完全由其吸收特点所决定。此过程受多种因素(胰岛素剂量、注射途径和部位)的影响。这就是胰岛素的降糖效果在不同患者间及同一患者自身会有某些变异的原因。

经皮下注射后,平均药物作用时间为:起始时间,1.5 小时;最大时间,4~12 小时;持续时间,最多 24 小时。

【用法用量】(1)剂量因人而异,由医生根据患者的需要而定。

(2)诺和灵 N 可在大腿做皮下注射,如果方便的话,也可在臀肌、腹壁或三角肌区域做皮下注射。

(3)诺和灵 N 不可静脉给药。

(4)从大腿皮下给药比从其他注射部位给药吸收更慢,变化更小。

(5)此药可单独使用或与短效胰岛素(诺和灵 R)混合使用。在强化治疗中,此药可用作基础胰岛素(晚上和/或早上注射)与可溶性胰岛素混合餐前使用。

(6)2 型糖尿病治疗中,单独使用口服降糖药控制血糖效果不满意时,诺和灵 N 也可与口服降糖药共同使用。

【注意事项】(1)胰岛素药瓶有一个带有色标的防撬保护性塑料盖,从新的药瓶内抽取胰岛素时,必须去掉此盖。若新购买的药瓶,此盖已松动或丢失,请将药瓶退回药房。

(2)胰岛素混悬液不能用于胰岛素泵做持续皮下胰岛素输注治疗(CSⅡ)。也不能静脉给药。

【规格】10ml:400U,瓶装,每毫升 40IU。3ml:300U,笔芯,卡式瓶装,每毫升 100IU。

【贮藏】(1)不使用的诺和灵 N 应贮存于 2~8℃的冰箱内(不要太接近冷冻室)。

(2)使用中的诺和灵 N 不要放在冰箱里。诺和灵 N 瓶装可以在室温(最高 25℃)最长保存 6 周。使用中的诺和灵 N 笔芯可与诺和诺德胰岛素注射笔一起使用或随身携带,可以在室温(最高 25℃)最长保存 4 周。

(3)如果诺和灵 N 振摇后不呈白色,不呈均匀雾状,请不要使用。

【有效期】30 个月。

诺和灵 30R

【通用名】精蛋白生物合成人胰岛素注射液(预混 30R),Isophane Protamine Biosynthetic Human Insulin Injection(Pre-Mixed 30R)。

【商品名】诺和灵 30R®,Novolin® 30R。

【成分】本品主要成分为双时相低精蛋白锌胰岛素。活性成分:生物合成人胰岛素(通过基因重组技术,利用酵母生产的)。1IU 相当于 0.035mg 无水人胰岛素。其他成分:硫酸鱼精蛋白、氯化锌、甘油、磷酸氢二钠二水合物、间甲酚、苯酚、氢氧化钠、盐酸和注射用水。诺和灵 30R 是短效和中效胰岛素混悬液的混合物。诺和灵 30R 是双时相低精蛋白锌胰岛素注射液,含有 30% 可溶性胰岛素和 70% 低精蛋白锌胰岛素混悬液。

【性状】诺和灵 30R 预混胰岛素是无菌、雾状、白色的人胰岛素混悬液。

【药代动力学】血流中的胰岛素半衰期只有几分钟。所以,胰岛素的时-效特点完全由其吸收特点所决定。此过程受多种因素(胰岛素剂量、注射途径和部位)的影响。这就是胰岛素的降糖效果在不同患者间及同一患者自身会有某些变异的原因。经皮下注射后,平均药物作用时间为:起始时间,半小时之内;最大时间,2~8 小时;持续时间,最多 24 小时。

【用法用量】(1)剂量因人而异,由医生根据患者的需要而定。

(2)诺和灵 30R 可在大腿皮下做注射,如果方便的话,也可在腹壁、臀肌或三角肌区域做皮下注射。

(3)诺和灵 30R 不可静脉给药。

(4)从腹壁皮下给药比从其他注射部位给药吸收更快。

(5)注射后 30 分钟内必须进食有碳水化合物的正餐或加餐。

【注意事项】诺和灵 30R 不能用于胰岛素泵做持续皮下胰岛素输注治疗(CSⅡ)。

【规格】10ml:400U,瓶装,每毫升 40IU。3ml:300U,笔芯,卡式瓶装,每毫升 100IU。

【贮藏】(1)不使用的诺和灵 30R 应贮存于 2~8℃的冰箱内(不要太接近冷冻室)。

(2)使用中的诺和灵 30R 不要放在冰箱里。诺和灵 30R 瓶装可以在室温(最高 25℃)最长保存 6 周。使用中的诺和灵 30R 笔芯可与诺和诺德胰岛素注射笔一起使用或随身携带,可以在室温(最高 25℃)最长保存 4 周。

(3)如果诺和灵 30R 振摇后不呈白色,不呈均匀雾状,请不要使用。

【有效期】30个月。

诺和灵 50R

【通用名】精蛋白生物合成人胰岛素注射液(预混 50R)(笔芯), Isophane Protamine Biosynthetic Human Insulin Injection(Pre-Mixed 50R)。

【商品名】诺和灵 50R®, Novolin® 50R。

【用法用量】餐前30分钟皮下注射,每日1～2次。

【规格】3ml:300U,笔芯,卡式瓶装,每毫升100IU。

(二)优泌林

优泌林 R

【通用名】重组人胰岛素注射液,Recombinant Human Insulin Injection。

【商品名】优泌林® R Humulin® R(优泌林-常规)。

【成分】本品主要组成成分为重组人胰岛素。

【性状】本品为无色澄明液体。

【药代动力学】胰岛素的药动学不能反映该激素的代谢作用。因此,当探讨胰岛素的活性作用时,最为适当的评价方法是评价体内血糖的变化情况。和其他胰岛素相比,本品起效快,作用时间相对较短(4～12小时)。

【用法用量】(1)临床医生根据患者的实际需求量,确定给予患者胰岛素的治疗剂量。

(2)应该采用皮下注射的方式给药,皮下注射给药的部位应选择上臂、大腿、臀部或腹部。虽然不推荐,但是也可以肌内注射给药。

(3)该制剂也可以采用静脉注射的方式给药。

(4)注射后30分钟内必须进食有碳水化合物的正餐或加餐。

【注意事项】对于有些先前使用动物来源胰岛素的患者,在换用优泌林 R 时,使用剂量需要进行适当调整。如果需要进行调整,应该在首次剂量或在首次给药的数周或数月内进行。

【规格】瓶装:10ml:400U。笔芯:3ml:300U。

【贮藏】2～8℃避光保存,不得冰冻。一经开始使用后,在不高于25℃的条件下可保存28天。超过有效期后严禁使用。

【有效期】24个月。

优泌林 N

【通用名】精蛋白锌重组人胰岛素注射液,Protamine Zinc Recombinant Human Insulin Injection。

【商品名】优泌林® NPH, Humulin® NPH(Humulin N;优泌林-中效)。

【成分】本品主要组成成分为精蛋白锌重组人胰岛素。

【性状】本品为白色或类白色的混悬液,振荡后应能均匀分散。在显微镜下观察,晶体呈棒状,且绝大多数晶体的大小应为1～60μm。

【药代动力学】胰岛素的药代动力学不能反映该激素的代谢作用。因此,当探讨胰岛素的活性作用时,最为适当的评价方法是评价体内血糖的变化情况。

【用法用量】临床医生根据患者的实际需求量,确定给予患者胰岛素的治疗剂量。应该采用皮下注射的方式给药,皮下注射给药的部位应选择上臂、大腿、臀部或腹部。虽然不推荐但是也可以肌肉注射给药。不可以采用静脉注射的方式给药。

在使用前应在手中翻转10次、180°翻转10次,以确保在注射时该胰岛素制剂呈显出均匀的混浊或乳状状态。应对小瓶经常检查,如小瓶内有凝块物出现或底部有白色固体颗粒沉积,以及在小瓶壁上有结霜时,则不能使用。

【注意事项】对于有些先前使用动物来源胰岛素的患者,在使用人胰岛素时,使用剂量需要进行适当调整。如果需要进行调整,应该在首次剂量或在首次给药的数周或数月内进行。

【规格】笔芯:3ml:300U。瓶装:10ml:400U。

【贮藏】2～8℃避光保存,不得冰冻。一经开始使用后,在不高于25℃的条件下可保存28天。超过有效期后严禁使用。

【有效期】24个月。

优泌林 70/30

【通用名】精蛋白锌重组人胰岛素混合注射液,Mixed Protamine Zinc Recombinant Human Insulin Injection。

【商品名】优泌林®70/30，Humulin®70/30。

【成分】本品主要组成成分为30%重组人胰岛素（常规人胰岛素）、70%精蛋白锌重组人胰岛素（中效人胰岛素）。

【性状】本品为白色或类白色混悬液，振荡后应能均匀分散，在显微镜下观察，晶体呈棒状，且绝大多数晶体的大小应为1~60μm。

【药代动力学】胰岛素的药代动力学不能反映该激素的代谢作用。因此，当探讨胰岛素的活性作用时，最为适当的评价方法是评价体内血糖的变化情况。

【用法用量】临床医生根据患者的实际需求量，确定给予患者胰岛素的治疗剂量。应该采用皮下注射的方式给药，皮下注射给药的部位应选择上臂、大腿、臀部或腹部。虽然不推荐但是也可以肌肉注射给药。不可以采用静脉注射方式给药。

在使用前应在手中翻转10次、180°翻转10次，以确保在注射时该胰岛素制剂呈显出均匀的混浊或乳状状态。

应对小瓶经常检查，如小瓶内有凝块物出现或底部有白色固体颗粒沉积，以及在小瓶壁上有结霜时，则不能使用该小瓶。

【规格】笔芯：3ml：300U。瓶装：10ml：400U。

【贮藏】2~8℃避光保存，不得冰冻。一经开始使用后，在不高于25℃的条件下可保存28天。超过有效期后严禁使用。

【有效期】24个月。

（三）甘舒霖

甘舒霖30R

【通用名】30/70混合重组人胰岛素注射液，30/70，Mixture Recombinant Human Insulin Injection。

【商品名】甘舒霖30R。

【成分】活性成分：重组人胰岛素。非活性成分：甘油、磷酸氢二钠、苯酚、药用鱼精蛋白。

【性状】本品为白色或类白色无菌悬浮液体，振摇后能均匀分散。本品pH值范围在7.0~7.8。

【药代动力学】本品皮下注射因个体差异，药物的起效和持续时间差异较大，一般注射后30分钟起效，2~8小时达高峰，持续约24小时。

【用法用量】(1)本品为白色悬浮液，于早晚餐前1小时左右皮下注射，但需由医生根据每位患者的病情决定适宜的注射时间。

(2)选择皮肤较松的部位，如上臂、大腿、臀部及腹部等，注射部位要轮流交替，2周内同一部位不能连续注射2次，每次注射部位应与上次注射部位间隔1cm左右。

(3)使用剂量：因每位糖尿病患者的具体情况不同，使用胰岛素的剂型、剂量、注射时间也不同。另外，胰岛素的用量也受食物、从事的工作或运动量的影响，所以必须在医生的指导下用药。

【注意事项】(1)以往使用动物胰岛素的病人在换用甘舒霖时必须在医生指导下调整剂量。

(2)取药前应仔细检查瓶盖是否完好，并仔细查看瓶签上的名称、字母标志，以确认所取的药品与医生所开的处方一致。

(3)抽取药液前要先检查瓶内内容物的外观，低精蛋白重组人胰岛素注射液应为白色或类白色悬浮液，如果振摇后瓶底仍有沉淀，或团块状漂浮物切勿使用，如果发现任何异常或需要改变胰岛素剂量时，必须立即向医生咨询。

【规格】10ml：400U。

【贮藏】2~8℃避光冷藏。如果最近要用的胰岛素无法冷藏，则应尽量放于阴凉处，避免光照和受热。使用中的胰岛素可在室温保存1个月。

【有效期】2年。

甘舒霖R

【通用名】常规重组人胰岛素注射液。

【商品名】甘舒霖R。

甘舒霖N

【通用名】低精蛋白重组人胰岛素注射液。

【商品名】甘舒霖N。

三、胰岛素类似物

（一）赖脯胰岛素

优泌乐

【通用名】赖脯胰岛素注射液，Recombinant Human Insulin Lispro Injection。

【商品名】优泌乐®，Humalog®。

【成分】本品主要成分为赖脯胰岛素，是由基因重组技术生产的人胰岛素类似物，它是将胰岛素B

链上第 28 位和第 29 位氨基酸互换而产生的。辅料：注射用水、磷酸氢二钾、甘油、间甲酚、氧化锌，可能含有盐酸或氢氧化钠（pH 调节剂）。

【性状】本品为无色澄明液体。

【药理毒理】大剂量皮下注射赖脯胰岛素进行慢性毒性研究，经一年的动物试验，结果表明，和人胰岛素一样，未发现器官和组织增生及肿瘤产生，试验没有发现动物生殖能力损伤。

【药代动力学】与常规人胰岛素相比，赖脯胰岛素具有起效快、达峰时间早、作用持续时间短等特点。赖脯胰岛素在给药后 15 分钟即可起效，与其快速吸收直接相关，这使得赖脯胰岛素给药时间更接近用餐时间（餐前 15 分钟之内），而常规人胰岛素要在餐前 30～45 分钟注射。赖脯胰岛素起效快速，且作用持续时间更短，为 2～5 小时。

在患者肾功能损害的情况下，赖脯胰岛素与常规人胰岛素溶液相比，吸收更快。皮下注射后 30～70 分钟达血液高峰浓度。对于肾功能不全的 2 型糖尿病患者，赖脯胰岛素与人胰岛素溶液在药代动力学上存在差异，且这种差异与肾功能损害程度无关。对于肝功能损害的患者，与人胰岛素溶液相比，赖脯胰岛素具有快速吸收、作用时间短的特点。

【用法用量】（1）赖脯胰岛素剂量由医生根据病人的需要情况来决定。

（2）赖脯胰岛素是快速起效产品，给药时间更接近用餐时间，可在进餐前给药，必要时餐后马上给药。

（3）赖脯胰岛素皮下注射部位可选择上臂、大腿、臀部或腹部，应轮换注射部位，同一注射部位每月注射不能超过一次。

（4）可用于胰岛素泵持续皮下输注，还可静脉给药。

【注意事项】赖脯胰岛素与其他胰岛素不同，由于其独特的结构导致起效快和持续时间短，病人从以前的胰岛素转换为赖脯胰岛素时可能需要调整剂量。

【孕妇及哺乳期妇女用药】（1）从大量由有药物使用的妊娠中得到的数据没有显示赖脯胰岛素对妊娠或胎儿及新生儿的健康有什么不良作用。

（2）目前尚不知道赖脯胰岛素是否会向乳汁中大量分泌，许多药物包括人胰岛素可分泌到人乳汁中。

【儿童用药】12 岁以下儿童的安全性和有效性尚未确定。

【规格】笔芯：3ml：300U。

【贮藏】（1）2～8℃避光冷藏保存，不得冷冻。

（2）尚未使用的赖脯胰岛素笔芯应储存于冰箱冷藏室内，不可置于冰冻室。

（3）正在使用的赖脯胰岛素笔芯不可冷藏，但应置于尽量低温条件下（＜30℃），避免直接光照和过热。如果发现赖脯胰岛素已被冰冻，则不得使用。

（4）赖脯胰岛素笔芯一旦开始使用，最多使用 28 天，28 天后必须扔掉，尽管可能还有剩余药物。

【有效期】适宜条件下可贮藏 2 年，正在使用中的保存期为 28 天。

优泌乐 25

【通用名】精蛋白锌重组赖脯胰岛素混合注射液（25R），Mixed Protamine Zinc Recombinant Human Insulin Lispro Injection（25R）。

【商品名】优泌乐® 25，Humalog® Mix25。

【成分】本品主要组成成分为赖脯胰岛素 25%，精蛋白锌赖脯胰岛素 75%。

【性状】本品为白色，无菌混悬液。

【药代动力学】赖脯胰岛素的药代动力学显示皮下注射赖脯胰岛素可快速吸收，血药浓度达峰时间为 30～70 分钟。精蛋白锌赖脯胰岛素药代动力学特征与体内基础胰岛素（NPH）相似。优泌乐 25 药代动力学所反映的是这两种物质药代动力学的单独表现。从临床角度而言，评估葡萄糖利用曲线会更好。

【用法用量】（1）使用剂量须由医生根据患者病情而定。

（2）优泌乐 25 可在餐前即时注射。必要时，也可在饭后立即注射。

（3）优泌乐 25 只能以皮下注射方式给药。皮下注射的部位为上臂、大腿、臀部及腹部。

（4）在任何情况下，优泌乐 25 都不能采取静脉输注方式给药。

（5）使用前将优泌乐 25 笔芯在手心中旋转 10 次、以 180°反转 10 次至其中的药液呈均匀的混悬状态或乳浊液。如未达到则重复上述动作直至混合均匀为止。

(6)容器内含有的小玻璃珠有助于药液的混匀,不要剧烈振摇,否则生成的泡沫将对剂量的准确测量产生影响。应经常对药液容器进行检查,如发现有团块出现或有粘结于瓶底或瓶壁类似"霜"的白色颗粒出现时,则不能使用。

(7)优泌乐 25 笔芯不能与其他胰岛素制剂混合。本装置只能一次性使用,不能再次填充。

【注意事项】(1)任何情况下都不能以静脉输注方式给药。

(2)改变患者使用的胰岛素种类及品牌均须在严格的医生监督下进行。

【规格】3ml:300U(笔芯)。

【贮藏】储存在 2~8℃(冰箱内)。不能冷冻。不能放置于过热或阳光直射的地方。一经使用,28 天内用完。

【有效期】2 年。笔芯装入注射笔后,需放置在温度低于 25℃ 的条件下,正在使用中的保存期为 28 天。

(二)门冬胰岛素

诺和锐

【通用名】门冬胰岛素注射液,Insulin Aspart Injection。

【商品名】诺和锐®,NovoRapid®。

【成分】本品主要成分为门冬胰岛素(用生物技术将人胰岛素氨基酸链 B28 位的脯氨酸由天门冬氨酸替代)。

其他成分:甘油、苯酚、间甲酚、氯化锌、氯化钠、二水磷酸二钠、氢氧化钠、盐酸和注射用水。

【性状】本品为透明、无色水溶液。

【药代动力学】诺和锐笔芯比可溶性人胰岛素起效快,使血糖浓度下降的更低。且皮下注射后作用持续时间短。皮下注射后,10~20 分钟内起效,最大作用时间为注射后 1~3 小时,降糖作用可持续 3~5 小时。门冬胰岛素达到最高血药浓度的平均时间为可溶性人胰岛素的 50%。1 型糖尿病患者达峰时间约为皮下注射后 40 分钟。

【用法用量】本品比可溶性人胰岛素起效更快,持续作用时间更短,由于快速起效,所以一般须紧邻餐前注射。如有必要,可于餐后立即给药。本品经皮下注射,部位可选择腹壁、大腿、三角肌区域和臀肌区域,或在腹壁连续输注。注射位置应在同一区域内轮换。本品可用于胰岛素泵持续皮下输注,还可静脉给药。

【注意事项】诺和锐的注射时间应与进餐时间紧密相连,即紧邻餐前。本品起效迅速,所以必须同时考虑患者的合并症及合并用药是否延迟食物的吸收。注射后 10 分钟内需进食含有碳水化合物的食物。如果本品溶液不再透明或无色,请勿使用。

【孕妇及哺乳期妇女用药】本品尚无用于妊娠妇女的系统研究结果。哺乳期妇女应用本品不受限制。哺乳母亲应用胰岛素不会对婴儿产生危害。但门冬胰岛素剂量可能需要调整。

【儿童用药】儿童只有在与可溶性胰岛素相比快速起效更有利的情况下使用本品。如注射时间与进餐时间相关时。

【规格】笔芯:3ml:300U。笔式特充:3ml:300U。

【贮藏】尚未应用的本品储存于 2~8℃ 的冰箱内(不要太接近冷冻室),不可冷冻。正在使用的本品不要放于冰箱内,应存放于低于 30℃ 的室温下,开封后勿超过 4 周。为避免光照,把药品放在纸盒内。小心存放,避免儿童触及。超过标签及纸盒上标明的有效期,请勿使用。

【有效期】2 年。

诺和锐 30

【通用名】门冬胰岛素 30 注射液,Insulin Aspart 30 Injection。

【商品名】诺和锐® 30,NovoMix® 30。

【成分】本品主要成分为 30% 可溶性门冬胰岛素和 70% 精蛋白门冬胰岛素。其活性成分为门冬胰岛素(利用生物技术将人胰岛素氨基酸链 B28 位的脯氨酸用天门冬氨酸替代)。1U 相当于 0.035mg 不含盐的无水门冬胰岛素。其他成分:甘露醇、苯酚、间甲酚、锌(氯化物)、氯化钠、二水合磷酸氢二钠、硫酸鱼精蛋白、氢氧化钠、盐酸和注射用水。

【性状】本品为白色云雾状混悬液。

【药代动力学】本品是一种双时相(预混)人胰

岛素类似物。皮下注射后，将在10～20分钟内起效，作用最强时间在注射后1～4小时，作用持续时间可达24小时。一项1型、2型糖尿病为期3个月的临床试验结果显示，本品在糖化血红蛋白控制方面与双时相（预混）人胰岛素30R的效果相同。在药物用量上，门冬胰岛素与人胰岛素均等。本品的最大血清胰岛素浓度比双时相（预混）人胰岛素30R平均高50%。本品达到最大浓度的时间平均是双时相（预混）人胰岛素30R的一半。在健康人中，经皮下注射本品每公斤体重0.20U，约在注射60分钟后，达到最大血胰岛素浓度，平均为(140±32)pmol/L。本品的半衰期平均为8～9小时，反映鱼精蛋白结合部分的吸收率。血清胰岛素水平在皮下注射后15～18小时回到基值。对于2型糖尿病患者，给予本品后，血胰岛素浓度达到最大的时间约为95分钟，并将在基础水平以上保持14小时以上。目前还没有在老年、儿童及肝肾损害的患者中进行本品的药代动力学研究。

【用法用量】（1）本品比双时相（预混）人胰岛素起效更快，所以一般须紧邻餐前注射。必要时，可在餐后立即给药。

（2）本品经皮下注射，部位可选择大腿或腹壁。如方便，也可选择臀部或三角肌区域。注射点应在同一注射区域内轮换。

（3）本品绝不能经静脉给药。

（4）本品不可用于胰岛素泵。

（5）如果本品在手掌间滚搓或上下摇动后不呈均匀的白色雾状混悬液，请勿使用。如果笔芯内出现块状物或有固体白色颗粒粘在笔芯底部或瓶壁，呈霜冻状，也不要使用。

【孕妇及哺乳期妇女用药】本品用于妊娠妇女的临床经验还有限。动物试验没有发现门冬胰岛素与人胰岛素在胚胎毒性与致畸性方面有任何差异。哺乳期妇女使用本品不受限制。哺乳母亲使用胰岛素不会对婴儿产生危害。但是本品的剂量可能需要做相应的调整。

【儿童用药】本品还没有在18岁以下儿童中进行研究。

【规格】笔芯：3ml∶300U。笔式特充：3ml∶300U。

【贮藏】尚未使用的本品应冷藏于2～8℃的冰箱中（不要太接近冷冻室），不可冷冻。正在使用的本品不要放于冰箱中，开始使用后，可在室温下（不超过30℃）存放4周，4周之后必须丢弃。如果本品振摇后不呈均匀的白色雾状混悬液，请勿使用。

【有效期】24个月。

（三）甘精胰岛素

来得时

【通用名】甘精胰岛素注射液，Insulin Glargine Injection。

【商品名】来得时®，Lantus®。

【成分】主要成分甘精胰岛素。其他成分：氯化锌、M-甲酚、甘油、盐酸、氢氧化钠、注射用水。

【性状】本品为无色澄清溶液。

【药理毒理】本品是一种在中性pH液中溶解度低的人胰岛素类似物。在本品酸性pH(pH值为4)注射液中，完全溶解。注入皮下组织后，因酸性溶液被中和而形成的微细沉积物可持续释放少量甘精胰岛素，从而产生可预见的、有长效作用的、平稳、无峰值的血药浓度/时间特性。

胰岛素受体结合：在胰岛素与其受体结合的动力学方面，甘精胰岛素与人胰岛素极为相似。因此可以认为它与经由胰岛素受体而介导胰岛素的作用相同。

临床药理学的研究表明，静脉注射等剂量的甘精胰岛素和人胰岛素，其效价是相同的。像所有的胰岛素一样，甘精胰岛素的作用时程可能受体力活动及其他因素的影响。

对健康人及1型糖尿病患者的正常血糖钳夹研究表明。皮下注射甘精胰岛素的起效时间比中性低精蛋白锌人胰岛素(NPH)慢，但甘精胰岛素的作用特性为平稳、无峰值、作用时间长。

甘精胰岛素作用时间较长与其吸收率较慢有直接关系，这支持每日1次的给药方案。胰岛素及像甘精胰岛素等胰岛素类似物的作用时程，在不同个体及同一个体内可能差别很大。

对健康志愿者及1型糖尿病患者的临床研究结果表明，静脉注射甘精胰岛素或人胰岛素，其低血糖的症状或对抗调节激素的反应类似。

【药代动力学】健康人及糖尿病患者的血清胰岛素浓度均表明，皮下注射甘精胰岛素后，其吸收远比人NPH胰岛素慢而长，而且无峰值。因此，血清胰岛素浓度是同甘精胰岛素的药效学作用时间特性一致的。每日1次注射甘精胰岛素,在第1次注射后2~4天血清胰岛素浓度达到稳态。当静脉注射时,甘精胰岛素的半衰期和人胰岛素近似。

在人体中,甘精胰岛素部分在皮下组织中降解,在β链的羧酸端,形成21A-甘氨酸胰岛素和21A-甘氨酸-脱-30B-苏氨酸胰岛素活性代谢产物。血浆中也存在未改变的甘精胰岛素及其降解产物。

在临床研究中,按年龄和性别分类的亚组分析结果表明,用甘精胰岛素治疗的患者在安全性和有效性方面与总研究人群没有任何差异。临床前安全性资料:根据常规的药理学安全性研究,包括重复剂量毒性、生殖毒性、基因毒性和致癌性等临床前资料均未发现对患者有特殊危害。

【用法用量】(1)甘精胰岛素应皮下注射给药。本品是胰岛素类似物,具有长效作用,应该每日1次在固定的时间皮下注射给药。

(2)切勿静脉注射甘精胰岛素。甘精胰岛素的长效作用与其在皮下组织内注射有关。如将平常皮下注射的药物剂量注入静脉内,可发生严重低血糖。

(3)在腹部、三角肌或大腿皮下注射后,血清胰岛素或葡萄糖水平未见临床差异。在某一注射区内,每次注射的部位必须轮换。

(4)甘精胰岛素注射液不能同任何其他胰岛素或稀释液混合。混合或稀释会改变其时间/作用特性,混合会造成沉淀。

(5)OptiSet注射装置剂量调整幅度是2U,最大的单次注射剂量为40U。

(6)甘精胰岛素的用药剂量应因人而异。2型糖尿病患者也可将甘精胰岛素和口服降糖药物一起使用。

(7)由其他胰岛素治疗改为甘精胰岛素治疗:从其他中效或长效胰岛素的治疗方案改为甘精胰岛素的治疗方案时,可能需改变基础胰岛素的剂量并调整其他同时使用的治疗糖尿病的药物。

(8)为了减少夜间和清晨发生低血糖的危险性,将原来采用每日注射2次NPH胰岛素的患者,改为每日注射1次甘精胰岛素的治疗方案时,在变更治疗的第1周,其每日基础胰岛素的用量应减少20%~30%。在第1周减少基础胰岛素用量期间,有些患者可能需在进食时代偿性地加用胰岛素,此后的治疗方案应因人而异。

【注意事项】(1)糖尿病酮症酸中毒的治疗,不能选用甘精胰岛素,推荐静脉注射常规胰岛素。

(2)由于经验有限,儿童、肝功能损害或肾功能中、重度损害的患者使用甘精胰岛素的安全性和有效性尚待评估。

(3)由于甘精胰岛素持续提供基础胰岛素,可以预料,夜间低血糖较少见。而清晨低血糖较之常见。

(4)发生低血糖的患者,皮下注射甘精胰岛素的长效作用可能延缓低血糖的恢复。

【孕妇及哺乳期妇女用药】至今尚未得到有关妊娠期间使用甘精胰岛素的确切流行病学资料。动物研究未见甘精胰岛素对妊娠、胚胎和胎儿发育、分娩或产后发育有直接的损害作用。当给孕妇开药时,应特别注意。患者若怀孕或准备怀孕时,应告知其医生。哺乳妇女可能需要调整胰岛素剂量和饮食。

【儿童用药】由于经验有限,儿童患者使用甘精胰岛素的安全性和有效性尚待评估。

【规格】每毫升注射液含3.64mg甘精胰岛素活性物质,相当于100U人胰岛素。

包装规格:10ml:1000U;3ml:300U。笔芯/预填充。

【贮藏】2~8℃储藏。保存在外包装内,勿冰冻。注射装置切勿接触冰冻层或冰冻盒。一旦启用,其储藏温度不能高于25℃。正在使用的注射装置请勿储藏在冰箱内。

【有效期】2年。已开封的注射装置:4周。

长秀霖

【通用名】重组甘精胰岛素注射液,Recombinant Insulin Glargine Injection。

【商品名】长秀霖TM。

【成分】主要成分为甘精胰岛素。其他成分:氯化锌、间甲酚、甘油、氢氧化钠、盐酸、注射用水。

【性状】本品为无色澄清溶液。

【药理毒理】本品是一种利用重组DNA技术生产的生物合成人胰岛素类似物。甘精胰岛素是在人胰岛素B链羧基末端增加了2个精氨酸,同时也把 A 链羧基末端 A21 位置的天冬酰胺替换成甘氨酸，这使甘精胰岛素在酸性溶液（pH 值为 4）中完全溶解，在中性溶液中溶解度很低，因此，皮下注射后，因酸性溶液被中和而形成的微小沉淀可持续释放甘精胰岛素，从而产生长达 24 小时平稳无峰值的可预见的血药浓度。

甘精胰岛素吸收缓慢的特点取决于甘精胰岛素皮下注射后释放缓慢，继之吸收入血也慢，因此，每日定时皮下注射 1 次，即可满足人体对基础胰岛素的需要。

国外已公开发表的临床药理学研究表明，甘精胰岛素和人胰岛素的生物效价是等同的。

【药代动力学】甘精胰岛素和其他胰岛素在血液中的半衰期相似，只有几分钟。甘精胰岛素经皮下注射后，部分在 B 链的羧基末端降解生成 A21-甘氨酸胰岛素和 A21-甘氨酸-脱-B30-苏氨酸胰岛素，这两种代谢产物均具有降血糖活性，而未改变的甘精胰岛素及其降解产物也存在于血浆中。

胰岛素的作用特点取决于其释放速度。健康人与糖尿病患者皮下注射甘精胰岛素后，其释放远比 NPH 胰岛素缓慢而持久，且无明显峰值。因此，甘精胰岛素具有平稳、长效的降血糖作用，作用时间长达 24 小时。每日 1 次皮下注射甘精胰岛素，在第 1 次注射后 2～4 天血清胰岛素浓度可达到稳态。

【用法用量】（1）甘精胰岛素具有长效作用，每日定时皮下注射 1 次即可。

（2）甘精胰岛素应皮下注射给药，注射前请恢复至室温。

（3）甘精胰岛素可根据患者病情，与短效胰岛素、速效胰岛素类似物和口服药物联合使用。

（4）从其他胰岛素治疗改为甘精胰岛素治疗时，可能需要改变甘精胰岛素的剂量，并调整其他同时使用的治疗糖尿病药物的剂量。

（5）原来每日注射 2 次 NPH 胰岛素的患者，改为每日注射 1 次甘精胰岛素时，在变更治疗的第 1 周，其每日甘精胰岛素的用量应比 NPH 胰岛素减少 20%～30%。若血糖控制不满意，应在医生指导下调整使用剂量，以达到合理的血糖控制。

（6）使用甘精胰岛素的最初几周，应密切监测血糖，及时调整剂量。

【注意事项】（1）甘精胰岛素注射液不能与其他胰岛素或稀释液混合。

（2）切勿静脉注射甘精胰岛素。甘精胰岛素的长效作用与其皮下注射后的释放速度有关，若静脉注射了原来用于皮下注射的剂量，可发生严重低血糖。

（3）糖尿病酮症酸中毒的治疗，不能选用甘精胰岛素，推荐静脉注射短效胰岛素或速效胰岛素类似物。

【孕妇及哺乳期妇女用药】本品尚无用于妊娠女性的系统研究结果。

【儿童用药】由于经验有限，儿童患者使用甘精胰岛素的安全性和有效性尚待评估。

【规格】100U/ml，10ml/瓶。100U/ml，3ml/支（笔芯）。

【贮藏】本品应在 2～8℃ 的冰箱内保存，切勿冷冻或接近冰格。若最近使用的本品无法冷藏，则应尽量存放于不超过 25℃ 的室温下，尽可能在 30 天内用完，避免光照和受热。药品每次用后应放回纸盒中。

【有效期】24 个月。

第二节　口服降血糖药和抗高血糖药

一、磺脲类

格列本脲

【通用名】格列本脲片，Glibenclamide Tablets。

【商品名】优降糖。

【成分】主要成分为格列本脲。

【性状】本品为白色片。

【药理毒理】本品为第二代磺脲类降血糖药。刺激胰腺胰岛 B 细胞分泌胰岛素，先决条件是胰岛 B 细胞还有一定的合成和分泌胰岛素的功能。通过增加门静脉胰岛素水平或对肝脏直接作用，抑制肝糖原分解和糖原异生作用，使肝生成和输出葡萄糖减少。也可能增加胰外组织对胰岛素的敏感性和糖的利用(可能主要通过受体后作用),因此,总的作用是降低空腹血糖和餐后血糖。

【药代动力学】口服吸收快,蛋白结合率很高为95%,口服后0.5小时开始起效,2~6小时血药浓度达峰值,持续作用16~24小时。生物半衰期为10~16小时。在肝内代谢,由肝和肾各排出约50%。

【适应证】适用于单用饮食控制疗效不满意的轻、中度2型糖尿病,病人胰岛B细胞有一定的分泌胰岛素功能,并且无严重的并发症。

【用法用量】口服。从小剂量开始,开始1.25mg,早餐前30分钟一次口服,监测血糖递增剂量,或改为每日早、晚餐前30分钟2次口服,每日剂量2.5~15mg。

【不良反应】(1)低血糖。
(2)可有腹泻、恶心、呕吐、头痛、胃痛或不适。
(3)较少见的有皮疹。
(4)少见而严重的有黄疸、肝功能损害、骨髓抑制、粒细胞减少(表现为咽痛、发热、感染)、血小板减少症(表现为出血、紫癜)等。

【禁忌证】(1)1型糖尿病人。
(2)2型糖尿病人伴有酮症酸中毒、昏迷、严重烧伤、感染、外伤和重大手术等应激情况。
(3)肝、肾功能不全者。
(4)对磺胺药过敏者。
(5)白细胞减少的病人。

【注意事项】(1)下列情况应慎用:体质虚弱、高热、恶心和呕吐、甲状腺功能亢进症、老年人。
(2)用药期间应定期测血糖、尿糖、尿酮体、尿蛋白和肝、肾功能,并进行眼科检查等。

【孕妇及哺乳期妇女用药】(1)动物试验和临床观察证明,磺脲类降血糖药物可造成死胎和胎儿畸形,孕妇不宜服用。
(2)本类药物可由乳汁排出,乳母不宜服用,以免婴儿发生低血糖。

【老年患者用药】老年病人及有肾功能不全者对本类药的代谢和排泄能力下降,本品降血糖作用相对较强,不宜用本品,可用其他作用时间较短的磺脲类降糖药。

【药物相互作用】(1)与酒精同服时,可引起腹部绞痛、恶心、呕吐、头痛、面部潮红和低血糖。

(2)与β受体阻滞剂合用,可增加低血糖的危险,而且可掩盖低血糖的症状,如脉率增快,血压升高;小剂量应用选择性β受体阻滞剂如阿替洛尔和美托洛尔造成此种情况的可能性较小。

(3)氯霉素、胍乙啶、胰岛素、单胺氧化酶抑制剂、保泰松、羟保泰松、丙磺舒、水杨酸盐、磺胺类与本品合用,可加强降血糖作用。

(4)肾上腺皮质激素、肾上腺素、苯妥英钠、噻嗪类利尿剂、甲状腺素可增加血糖水平,与本类药同用时,可能需增加本类药的用量。

(5)香豆素类抗凝剂与本类药同用时,最初彼此血浆浓度皆升高,但以后彼此血浆浓度皆减少,故需要调整两者的用量。

【药物过量】药物过量可产生低血糖。至少对病人进行72小时的严密监测。在72小时后,医师根据患者的情况决定是否需要进一步的监护。

【规格】2.5mg。
【贮藏】密闭保存。

格列齐特

【通用名】格列齐特片,Gliclazide Tablets。
【商品名】达美康®,DIAMICRON®。
【成分】主要成分为格列齐特。
【性状】本品为白色片。
【药理毒理】本品为第二代磺脲类口服降血糖药物。格列齐特通过刺激胰岛β细胞分泌胰岛素降低血糖水平。对2型糖尿病,格列齐特可以恢复对葡萄糖作出反应的第一相胰岛素分泌高峰并增加第二相胰岛素分泌。可以见到进餐后诱导或葡萄糖刺激的胰岛素分泌反应明显增加。其他性质:血液生化性质。

格列齐特通过可能参与糖尿病并发症形成的两个机制减少微血栓形成过程:部分抑制血小板粘连和凝聚,减少血小板活性标记物(β血栓球蛋白、血栓烷B_2)。对血管内皮产生纤溶活性作用(增大tPA活性)。

【药代动力学】格列齐特在胃肠道吸收迅速,作用最强时间在服药后5小时。在人体中,蛋白结合率为94.2%。由于在人体中,格列齐特的半衰期是6~12小时,作用持续10~20小时。主要通过尿液清除:尿中所含未起变化的摄取药物成分不到1%。

【适应证】单用饮食疗法不足以控制血糖的2型糖尿病患者,同时应饮食控制。病人胰岛B细胞有一定的分泌胰岛素功能,并且无严重的并发症。

【用法用量】口服,仅用于成年人。从小剂量开始,开始40mg,早餐前30分钟一次口服,监测血糖递增剂量,每次剂量增加后有一个至少间隔为14天的维持时间,并且进行严格的血糖监测。

剂量较大时,每日早、晚餐前30分钟2次口服,每日剂量范围80~320mg。

【不良反应】(1)低血糖。

(2)胃肠道紊乱,包括恶心、消化不良、腹泻和便秘都有过报道;如果用餐时服用格列齐特或剂量分次服用,可避免或减轻以上症状。

(3)以下为曾有的反应:黏膜和皮肤反应,如皮疹、瘙痒症、风疹、斑丘疹;血液疾病,如贫血、白血球减少症、血小板减少症;肝酶水平增高(谷丙转氨酶、谷草转氨酶、碱性磷酸酶)、肝炎(罕见)。如有胆汁郁积性黄疸出现,停止服用本品。一般而言,这些症状在治疗停止后均会消失。

【禁忌证】(1)对于格列齐特或所用的任何一种赋形剂过敏者,对于其他磺脲或磺胺过敏者。

(2)1型糖尿病人,尤其是青少年糖尿病,伴有酮症酸中毒或糖尿病昏迷前期的糖尿病患者。

(3)严重的肝脏或肾脏功能不全。

(4)应用咪康唑治疗的患者(参见【药物相互作用】)。

(5)卟啉症:体内会有色素(卟啉)积蓄。

【注意事项】(1)低血糖:用磺脲类降血糖药物治疗时会发生低血糖,有些病例中会很严重或持续很长时间,如有必要应住院几天控制血糖。为了减少低血糖发作的危险,必须小心选择病人及所用剂量,并对患者解释清楚低血糖的情况。

(2)年纪较大、营养不良或身体状态有改变的病人,肾上腺功能不全或垂体机能减退的患者,对于抗糖尿病药物产生的降血糖作用尤其敏感。在老年患者和用β-阻断剂治疗的患者中很难诊断出低血糖。

(3)本品只能处方给每天饮食规律(包括早餐)的病人。

(4)在肝或肾功能不全的患者中,格列齐特的药代动力学和(或)药效学数据会有变化,如果这些患者发生低血糖,那么会有低血糖持续的危险,应改用胰岛素。

(5)在发烧、外伤或感染的病人或进行外科手术的病人中,用抗糖尿病药物控制的血糖浓度的作用会有下降。在这些病例中,有必要中断本品的治疗而使用胰岛素。

(6)应定期监测血糖和尿糖水平。经证明,测量糖基化血红蛋白水平是评估降糖疗效较好的指标。

(7)对于开车和操纵机器能力的影响:患者应清楚低血糖的症状并且在开车和操纵机器时小心。

【孕妇及哺乳期妇女用药】(1)大剂量磺脲类降糖药物对动物有致畸作用。对于评估妊娠期服用格列齐特可能致畸或胎儿中毒作用,目前还没有足够的有关临床资料。

(2)对糖尿病患者,建议从计划要怀孕的时候或服用格列齐特患者偶然发现怀孕的时候,将口服药物治疗改为用胰岛素治疗:对这样的病例,不必机械地建议中止妊娠,但应进行特别护理并作专门的产前检查,对其妊娠进行监护。并对新生儿进行血糖水平监测。

(3)哺乳:由于缺乏论证格列齐特进入母乳的资料及考虑到产生新生儿低血糖危险,因此用此药治疗期间禁忌母乳喂养。

【药物相互作用】(1)以下药品可能会增加低血糖的危险。

[禁止联合应用]双氯苯咪唑(全身途径、口服凝胶):增加降糖用并可能会出现低血糖症状,甚至昏迷。

[不推荐联合应用]保泰松(全身途径):增加磺脲类药物的降糖效应(取代它们与血浆蛋白的结合和(或)减少它们的清除)。最好使用一种相互作用少的非甾体消炎药剂,否则需警告患者并强调自我监测的重要性:在与非甾体消炎药剂一同使用时,在治疗期间和中断治疗阶段,有必要调整药物剂量。

酒精:增加低血糖反应,同时具有增加低血糖昏迷发作的危险。避免摄入酒精或使用含有酒精的药物治疗。

[联合应用需谨慎]β受体阻滞剂:所有的β受

体阻滞剂均能掩盖某些低血糖症状,如心悸和心动过速。大多数非心脏选择性β受体阻滞剂会增加低血糖的突发和严重性。需警告患者并强调血糖自我监测的重要性,特别是治疗开始时。

氟康唑:增加磺脲类药物的半衰期和发作低血糖症状的危险。需警告患者并强调进行血糖自我监测的重要性,必要时在以氟康唑治疗时调整磺脲类药的剂量。

血管紧张素转换酶抑制剂(一般指卡托普利、依那普利)使用血管紧张素转换酶抑制剂会加剧磺脲类降血糖药的低血糖效应。发生症状性低血糖十分少见。

(2)以下药品可能引起血糖水平提高。

[建议不要联合应用]丹那唑:致糖尿病效应。如果无法避免使用该种药物,需要警告患者并强调自我监测尿糖和血糖的重要性。在使用和停止丹那唑治疗时,需要调整糖尿病治疗药物剂量。

氯丙嗪(精神抑制剂):使用大剂量氯丙嗪治疗(每日氯丙嗪剂量100mg)会增加血糖水平(降低胰岛素的释放)。告知患者并强调需要进行血糖水平的自我监测。如有必要,在用精神抑制剂药物治疗中和治疗终止中都应调整抗糖尿病药物剂量。

糖皮质激素和替可克肽(全身途径和局部途径:关节内部、皮肤和直肠制剂):(在Addison病中氢化可的松作为一种替代治疗属于例外)血糖水平会升高,有时可能伴有酮症(由糖类皮质激素引起的对碳水化合物耐受性降低)需要警告患者并强调自我监测血糖的重要性,特别是在开始治疗阶段。有必要,在使用糖皮质治疗阶段和停药后需要调整糖尿病治疗药物剂量。

$β_2$拟交感神经药物:羟苄羟麻黄碱、舒喘宁、三丁喘宁由于$β_2$激动剂作用,提高血糖水平。

【药物过量】药物过量可产生低血糖。至少对病人进行48小时的严密监测。在48小时后,医师根据患者的情况决定是否需要进一步的监护。对于患有肝脏疾病的患者,格列齐特的血浆清除期将延长。由于格列齐特与蛋白结合牢固,透析对患者无用。

【规格】每片80mg。

【贮藏】遮光,密封保存。

【包装】铝塑泡罩包装,每盒60片,每盒20片。

【有效期】3年。

格列齐特缓释片 Gliclazide Modified Release Tablets

【商品名】达美康®缓释片,DIAMICRON® MR。

【成分】主要成分为格列齐特。

【性状】本品为白色椭圆形片剂,两面有刻印,一面印有"DIA 30",另一面印有施维雅公司标记。

【药代动力学】口服后,药物血浆浓度在最初的6个小时内进行性升高,在6～12小时达到稳定状态。

个体内差异很小。

格列齐特吸收完全。摄食并不影响其吸收的速度和程度。

用药剂量与浓度曲线下面覆盖的面积之间呈线性关系,持续到剂量高达120mg。

血浆蛋白结合约为95%。

格列齐特主要在肝内代谢,且大部分从尿中排泄。尿内所含未起变化的成分不到1%。

血浆内检测不到有效的代谢产物。

格列齐特的清除半衰期为12～20小时。

分布容积大约为30L。

老年患者的药代动力学参数没有明显的变化。

每日1次格列齐特缓释片,能够维持格列齐特有效血浆浓度24小时。

【用法用量】(1)口服。仅用于成年人。开始剂量每日30mg,每日仅服1次,如血糖水平不佳,剂量可逐渐增加。每次增量间隔至少1个月,治疗2周后血糖仍无下降时除外。遇到这种情况,可提议于治疗2周后增加剂量。

(2)建议最大剂量不得超过每日120mg。

(3)用格列齐特缓释片代替格列齐特:格列齐特80mg 1片相当于格列齐特缓释片30mg 1片。替代时,必须提供血糖监测。

(4)其他口服降血糖药物换用格列齐特缓释片时无需过渡期,开始以剂量为30mg为较好。然后按照每位患者的血糖情况进行调整。

(5)与其他口服治疗糖尿病药联合应用:格列齐特缓释片可与双胍类、α葡萄糖苷酶抑制剂、噻唑烷二酮类联用。

(6)对轻度或中度肾功能不全患者:治疗方案

与肾功能正常的患者相同,但需小心监测。

【规格】30mg。

【贮藏】密闭,30℃以下保存。

【包装】铝塑泡罩包装,10片/盒,30片/盒,60片/盒。

【有效期】3年。

二甲双胍格列齐特片 Metformin Hydrochloride and Gliclazide Tablets

【用法用量】从小剂量开始口服,早餐前30分钟1片,监测血糖调整剂量。剂量较大时可早、晚2次口服。每日剂量应不超过8片。

【规格】每片含二甲双胍250mg,格列齐特40mg。

格列吡嗪

【通用名】格列吡嗪片,Glipizide Tablets。

【商品名】美吡达®,Minidiab®。

【成分】主要成分为格列吡嗪。

【性状】本品为白色片,在水中迅速崩解。

【药理毒理】本品为第二代磺脲类口服抗糖尿病药。对大多数2型糖尿病患者有效,可使空腹及餐后血糖降低,糖化血红蛋白(HbA1C)下降1%~2%。此类药主要作用为刺激胰岛β细胞分泌胰岛素,但先决条件是胰岛β细胞还有一定的合成和分泌胰岛素的功能。其机制是与β细胞膜上的磺酰脲受体特异性结合,从而使K^+通道关闭,引起膜电位改变,Ca^{2+}通道开启,胞液内Ca^{2+}升高,促进胰岛素分泌。此外,还有胰外效应,包括改善外周组织(如肝脏、肌肉、脂肪)的胰岛素抵抗状态。

【药代动力学】口服后通过小肠吸收,30分钟见效。达峰时间1~2小时。半衰期为2~4小时。作用时间8~12小时。药物在体内代谢成无活性物质。第1天排泄服用药量的97%;3天内全部由肾脏排出体外。

【适应证】适用于经饮食控制及体育锻炼2~3个月疗效不满意的轻、中度2型糖尿病患者,这类糖尿病患者的胰岛B细胞需有一定的分泌胰岛素功能,且无急性并发症(如感染、创伤、酮症酸中毒、高血糖高渗状态等),不合并妊娠,无严重的慢性并发症。

【用法用量】口服。起始剂量每日2.5g~5.0g,早餐前30分钟服用。以后根据血糖情况增减剂量,每次增减2.5~5.0mg。日剂量超过15mg,分3次餐前服用。最大日剂量不超过30mg。

【不良反应】(1)较常见的为胃肠道症状(如恶心、上腹胀满)、头痛等,减少剂量即可缓解。

(2)个别患者可出现皮肤过敏。

(3)偶见低血糖,尤其是年老体弱者、活动过度者、不规则进食、饮酒或肝功能损害者。

(4)亦偶见造血系统可逆性变化的报道。

【禁忌证】(1)对磺胺药过敏者。

(2)已明确诊断的1型糖尿病患者。

(3)2型糖尿病患者伴有酮症酸中毒、昏迷、严重烧伤、感染、外伤和重大手术等应激情况。

(4)肝、肾功能不全者。

(5)白细胞减少的病人。

【注意事项】(1)病人用药时应遵医嘱,注意饮食控制和用药时间。

(2)下列情况应慎用:体质虚弱、高热、恶心和呕吐、有肾上腺皮质功能减退或垂体前叶功能减退症者。

(3)用药期间应定期测血糖、尿糖、尿酮体、尿蛋白和肝、肾功能、血象,并进行眼科检查。

(4)避免饮酒,以免引起类戒断反应。

【孕妇及哺乳期妇女用药】(1)动物实验和临床观察证明,磺酰脲类降血糖药物可造成死胎和胎儿畸形,故孕妇禁用。

(2)本类药物可由乳汁排出,乳母不宜用,以免婴儿发生低血糖。

【老年患者用药】从小剂量开始,逐渐调整剂量。

【药物相互作用】(1)本品与双香豆素类、单胺氧化酶抑制剂、保泰松、磺胺类药、氯霉素、环磷酰胺、丙磺舒、水杨酸类药合用,可增加其降血糖作用。

(2)与肾上腺素、肾上腺皮质激素、口服避孕药、噻嗪类利尿剂合用,可降低其降血糖作用。

(3)与β阻断药并用时应谨慎。

(4)缩短本品在胃肠道滞留时间的胃肠道疾病,可影响本品的药代动力学和药效。

【药物过量】格列吡嗪的过量服用可导致低血

糖。应密切监测病人至少24~48小时。由于格列吡嗪结合大量蛋白,透析可能无效。

【规格】5mg。

【贮藏】密闭,室温保存。

【包装】铝塑包装,15片/板×2板/盒。

【有效期】3年半。

格列吡嗪控释片 Glipizide Controlled-Rrelease Tablets

【商品名】瑞易宁,Glucotrol XL。

【成分】主要成分为格列吡嗪。

【性状】是一种白色、无味的粉末,pH为5.9,不溶于水和乙醇,但可溶于0.1%的氢氧化钠,易溶于二甲基甲酰胺。

本品由具有渗透活性的药物核心及包裹其外的半透膜组成。核心本身分为两层:一层是含有药物的"活性"层;另一层是含有药理学惰性(但具有渗透活性)成分的"挤压"层。包裹片剂的膜对水具有渗透性,但对药物或渗透赋形剂不具渗透性,当来自胃肠道的水进入片剂后,渗透层的压力增加,挤压药层,通过片剂药物那一侧膜上的一种小激光钻孔,释放药物。其释放速率,不受pH或胃肠运动的支配。瑞易宁的功能依赖存在于双层核心成分与胃肠道液体之间的渗透梯度。只要渗透压梯度保持恒定,药物释放基本上是恒定的,然后逐渐降低至零。该片剂的生物惰性成分在胃肠道转运期间保持完整,并以不溶性外壳的渣滓形式排出。

【药理毒理】本品是一种磺脲类口服降血糖药,通过刺激胰腺释放胰岛素,产生快速降低血糖作用。另一个重要作用机制是胰腺外效应,增加胰岛素敏感性并降低肝糖生成。糖尿病患者服用后,可增强食物促胰岛素分泌作用。治疗至少6个月后,餐后胰岛素和C-肽反应持续增强,空腹胰岛素水平无显著增加。每日服用5mg、10mg和20mg,治疗中至重度2型糖尿病患者,可显著降低糖化血红蛋白A1C、空腹血糖和餐后血糖。糖化血红蛋白A1C和空腹血糖的降低在年轻及老人中相似,本品的作用效果不受性别、种族或体重的影响。用本品治疗对2型糖尿病病人的血脂蛋白无不良影响。

毒理研究:致癌、致畸性及对生殖力的影响没发现药物相关性致癌。细菌和体内致畸试验均为阴性。在雌、雄大鼠研究中,剂量高达人类用量75倍时,对生殖力无影响。

【药代动力学】口服后的前2~3小时血浆药物浓度逐渐增加,服药后6~12小时内达到最大浓度。连续每日服用,有效的血浆格列吡嗪浓度维持在给药后24小时期间内,比每日2次给予速释格列吡嗪所观察到的峰-谷波动小。2型糖尿病患者长期使用格列吡嗪控释片未发现药物蓄积现象。可使格列吡嗪的胃肠道滞留时间长期明显缩短的因素(如短肠综合征),可能会影响药物的药代动力学,而导致血浆浓度降低。

格列吡嗪主要通过肝脏生物转化而消除,少于10%的剂量以原形经尿和粪便排泄,大约90%的剂量以生物转化产物经尿(80%)和粪便(10%)排泄。

格列吡嗪98%~99%与血清蛋白结合,主要是白蛋白。平均末期消除半衰期为2~5小时。关于肾脏损害对格列吡嗪分布的影响所知甚少。目前尚不清楚肝脏疾病对格列吡嗪分布的影响。由于格列吡嗪与蛋白高度结合的特性,以及肝脏生物转化是本品重要的排泄途径,在肾脏或肝脏损害时,格列吡嗪的药代动力学和药效学特性可能发生改变。

【适应证】充分饮食控制的基础上治疗2型糖尿病患者的高血糖及相关症状。

【用法用量】推荐初始剂量为每日5mg服用。根据血糖控制来调整剂量。每间隔3个月测量糖化血红蛋白A1C水平。最大推荐剂量每日20mg。

使用其他磺脲类的病人改用本品,不需要过渡期。由于潜在的药物叠加效应,当停用长半衰期磺脲类药物时应仔细观察(1~2周)病人的低血糖反应。

【不良反应】虚弱、头痛、头晕、紧张、震颤、腹泻、胃肠胀气及低血糖。

【禁忌证】已知对本品过敏者、1型糖尿病、糖尿病酮症酸中毒者。

【警告】对先前存在严重胃肠狭窄的病人使用时应谨慎。

【注意事项】若肾或肝功能损害的病人发生低血糖,须延长给药间隔。注意避免发生低血糖,特别是老人、虚弱的或营养不良的病人,以及肾上腺或垂体功能不全患者对降糖药所致的低血糖反应特别敏感。稳定的糖尿病病人在一些应激情况下可能出现血糖失控,此时须停用本品,改用胰岛素治疗。

【用药须知】应完整吞服瑞易宁,不应咀嚼、掰开或压碎片剂。不必担心粪便中出现的片剂样东西。瑞易宁包裹于不可吸收的外壳内,这种设计的目的是为了缓慢释放药物,以便人体吸收。完成这一过程后,空片将从体内排出。

【药物相互作用】非甾体类抗炎药和其他具有高蛋白结合能力的药物、水杨酸盐、磺胺、氯霉素、丙磺酸、香豆素、单胺氧化酶抑制剂及 β-肾上腺能阻断剂可能加强磺脲类的降血糖作用。与噻嗪类和其他利尿剂、皮质类固醇、苯噻嗪、甲状腺制剂、雌激素、口服避孕药、苯妥英、烟酸、拟交感神经药、钙通道拮抗剂和异烟肼合用时,易产生高血糖并可能导致血糖失控。

【药物过量】格列吡嗪的过量服用可导致低血糖。应密切监测病人至少 24~48 小时。由于格列吡嗪结合大量蛋白,透析可能无效。

【规格】5mg/片,14 片。

【贮藏】防湿存于室温下(15~30℃)。

格列吡嗪缓释片　Glipizide Sustained Release Tablets

【商品名】秦苏。

【成分】主要成分为格列吡嗪。

【性状】本品为微黄色薄膜衣片,除去薄膜衣后显白色或类白色。

【药理毒理】本品为第二代磺酰脲类抗糖尿病药,对大多数 2 型糖尿病患者有效,可使空腹及餐后血糖降低,糖化血红蛋白(HbAlC)下降 1%~2%。此类药主要作用为刺激胰岛 B 细胞分泌胰岛素,但先决条件是胰岛 B 细胞还有一定的合成和分泌胰岛素的功能。其机制是与 B 细胞膜上的磺酰脲受体特异性结合,从而使 K^+ 通道关闭,引起膜电位改变,Ca^{2+} 通道开启,胞液内 Ca^{2+} 升高,促使胰岛素分泌。此外,还有胰外效应,包括改善外周组织(如肝脏、肌肉、脂肪)的胰岛素抵抗状态。

【药代动力学】本品为缓释片,健康成人口服本品 10mg,约(11.6±5.54)小时达最高血药浓度,C_{max} 约为(373.5±86.57)ng/ml,半衰期为(9.67±3.50)小时,本品主要经肝脏代谢,代谢物无降糖活性。

【适应证】适用于经饮食控制及体育锻炼 2~3 个月疗效不满意的轻、中度 2 型糖尿病患者,这类糖尿病患者的胰岛 B 细胞需有一定的分泌胰岛素功能,且无急性并发症(如感染、创伤、酮症酸中毒、高渗性昏迷等),不合并妊娠,无严重的慢性并发症。

【用法用量】口服,需整片吞服。剂量因人而异,一般推荐起始剂量每日 5mg,每日 1 次,早餐前 30 分钟服用。以后根据血糖情况调整剂量及服药时间。

【不良反应】(1)较常见的为肠胃道症状(如恶心、上腹胀满)、头痛等,减少剂量即可缓解。

(2)个别患者可出现皮肤过敏。

(3)偶见低血糖,尤其是年老体弱者、活动过度者、不规则进食、饮酒或肝功能损害者。

(4)亦偶见造血系统可逆性变化的报道。

【禁忌证】(1)对磺胺药过敏者。

(2)已明确诊断的 1 型糖尿病患者。

(3)2 型糖尿病患者伴有酮症酸中毒、昏迷、严重烧伤、感染、外伤和重大手术等应激情况。

(4)肝、肾功能不全者。

(5)白细胞减少的病人。

【注意事项】(1)病人用药时应遵医嘱,注意饮食控制和用药时间。

(2)下列情况应慎用:体质虚弱、高热、恶心和呕吐、有肾上腺皮质功能减退或垂体前叶功能减退症者。

(3)用药期间应定期测血糖、尿糖、尿酮体、尿蛋白和肝、肾功能、血象,并进行眼科检查。

(4)避免饮酒,以免引起类戒断反应。

【孕妇及哺乳期妇女用药】(1)动物实验和临床观察证明,磺酰脲类降血糖药物可造成死胎和胎儿畸形,故孕妇禁用。

(2)本类药物可由乳汁排出,乳母不宜用,以免婴儿发生低血糖。

【老年患者用药】从小剂量开始,逐渐调整剂量。

【药物相互作用】(1)本品与双香豆素类、单胺氧化酶抑制剂、保泰松、磺胺类药、氯霉素、环磷酰胺、丙磺舒、水杨酸类药合用可增加其降血糖作用。

（2）与肾上腺素、肾上腺皮质激素、口服避孕药、噻嗪类利尿剂合并使用时，可降低其降血糖作用。

（3）与β阻断药并用时应谨慎。

（4）缩短本品在胃肠道滞留时间的胃肠道疾病，可影响本品的药代动力学和药效。

【规格】5mg。

【贮藏】遮光，密封保存。

格列喹酮

【通用名】格列喹酮片，Gliquidone Tablets。

【商品名】糖适平。

【成分】本品的主要成分为格列喹酮。

【性状】本品为白色片。

【药理毒理】本品系第二代口服磺脲类降糖药，为高活性亲胰岛β细胞剂，与胰岛β细胞膜上的特异性受体结合，可诱导产生适量胰岛素，以降低血糖浓度。

【药代动力学】口服和静脉应用本品后的血药浓度比较显示，本品吸收完全，每次口服30mg后2~3小时血浆达最高水平，为500~700ng/ml。血浆半衰期1.5小时，作用可持续2~3小时，代谢完全。不论给药量如何，仅平均5%的药量在尿中以代谢产物而存在。多次重复给药后，肾脏排泄仍然极少。大部分代谢产物，经胆道系统从粪便中排泄。其代谢产物不具有降糖作用。

【适应证】2型糖尿病。

【用法用量】口服应在餐前半小时服用。一般日剂量为15~120mg（0.5~4片），据个体情况及遵医嘱可适当调节剂量。通常日剂量为30mg（1片）以内者可于早餐前1次服用，更大剂量应分3次，分别于餐前服用。日最大剂量不得超过180mg（6片）。

【不良反应】极少数人有皮肤过敏反应、胃肠道反应、轻度低血糖反应及血液系统方面改变的报道。

【禁忌证】（1）1型糖尿病。

（2）糖尿病酮症酸中毒或糖尿病昏迷或昏迷前期。

（3）对磺胺类药物过敏者。

（4）妊娠、哺乳期及晚期尿毒症患者。

【注意事项】（1）糖尿病患者合并肾脏疾病，肾功能轻度异常时，尚可使用。但是当有严重肾功能不全时，则应改用胰岛素治疗为宜。

（2）治疗中若有不适，如低血糖、发热、皮疹、恶心等应从速就医。

（3）胃肠反应一般为暂时性的，随着治疗继续而消失，一旦有皮肤过敏反应，应停用本品。

【孕妇及哺乳期妇女用药】孕妇及哺乳期妇女不宜使用。

【药物相互作用】（1）与水杨酸类、磺胺类、保泰松类、抗结核病药、四环素类、单胺氧化酶抑制剂、β受体阻滞剂、氯霉素、双香豆素类和环磷酰胺等合用，可增强本品作用。

（2）氯丙嗪、拟交感神经药、皮质激素类、甲状腺激素、口服避孕药和烟酸制剂等可降低本品降血糖作用，本品可以减弱病人对酒精的耐受力，而酒精亦可能加强药物的降血糖作用。

【药物过量】导致低血糖。若发生低血糖，一般只需进食糖、糖果或甜饮料即可纠正，如仍不见效，应立即就医。极少数严重者可静脉给葡萄糖。

【规格】30mg。

【贮藏】遮光，密封保存。

【包装】塑料瓶：60片/瓶；30片/瓶。铝塑泡罩：12片/板，2板/盒。

【有效期】5年。

【生产企业】北京万辉双鹤药业有限责任公司。

亚莫利 Amaryl

【通用名】格列美脲片，Glimepiride Tablets。

【成分】本品主要成分为格列美脲。

【性状】格列美脲1.0mg规格，为粉色异形片。格列美脲2.0mg规格，为绿色异形片。

【药理毒理】本品活性成分为格列美脲，属于口服第二代磺脲类降糖药。格列美脲主要通过刺激胰岛B细胞释放胰岛素发挥作用。

胰岛素释放：磺脲类药物通过关闭胰岛B细胞膜ATP依赖性钾通道而调节胰岛素的分泌。关闭钾通道诱发B细胞膜去极，同时开放钙通道导致钙离子向细胞内流入增加，通过胞吐作用刺激胰岛素的释放。

格列美脲以高交换速率同 ATP 依赖性钾通道相关的 B 细胞膜蛋白结合，其结合部位不同于传统的磺脲类药物结合部位。

胰腺外活性：胰腺外效应为改善外周组织对胰岛素的敏感性，并减少肝脏对胰岛素的摄取。

外周肌肉和脂肪组织摄取血液中的葡萄糖，是通过位于细胞膜的特异性转运蛋白；葡萄糖在这些组织中的转移限制了葡萄糖的利用速率。格列美脲快速增加肌肉和脂肪细胞胞浆膜活性葡萄糖转移分子的数量，从而刺激葡萄糖的摄取。

格列美脲增加糖基-磷脂酰肌醇-特异性磷脂酶 C 的活性，这与在孤立的脂肪和肌肉细胞中药物诱导的脂肪和糖原的合成有关。

格列美脲通过增加细胞内 2,6-二磷酸果糖的浓度，抑制肝脏葡萄糖的产生，由此抑制糖原的生成。

一般药效学：健康个体的最小有效口服剂量约为 0.6mg。格列美脲的效果是剂量依赖的和可重复的。在服用格列美脲的情况下，激烈运动时胰岛素的分泌减少这一生理反应仍然存在。

无论餐前 30 分钟或者餐前即刻给药，其治疗效果均无显著差异。每日给药 1 次即可很好地控制糖尿病患者 24 小时的代谢。

虽然格列美脲的羟基代谢产物引起健康受试者血清葡萄糖小幅度但具有统计学差异的降低，但这只是药物总体效果的一小部分。

【药代动力学】吸收：格列美脲口服给药后的生物利用度是完全的。进餐时服用不影响吸收度，仅稍微减低吸收速率。口服给药后大约 2.5 小时达最大血清浓度（C_{max}）（每日 4mg 多次给药，血清浓度平均值为 0.3mg/ml），并且在剂量与 C_{max} 和 AUC（时间/浓度曲线下的面积）之间存在线性关系。

分布：格列美脲的分布容积非常低（大约 8.8L），大致相当于白蛋白的分布空间，高蛋白结合（>99%），低清除率（大约 48ml/分钟）。

动物试验发现，格列美脲可分泌进入乳汁及进入胎盘。格列美脲也可少量通过血-脑屏障。

代谢和清除：平均血清半衰期与多剂量给药情况下血清浓度有关，为 5～8 小时。高剂量给药后可观察到半衰期稍微延长。

给予单剂放射性标记的格列美脲后，58% 的放射活性出现在尿中，35% 在粪便中。在尿中没有检出原形药物。在尿和粪中检出两种可能在肝脏降解产生的代谢产物：羟基衍生物和羧基衍生物。口服格列美脲后，这些代谢产物的半衰期分别为 3～6 小时和 5～6 小时。

比较每日单剂给药和多次给药，在药代动力学方面未显示出明显的差别，个体内的变异非常低。无药物蓄积作用。

无论男性和女性，还是老年（超过 65 岁）和年轻患者，本品的药代动力学是相似的。肌酐清除率低的患者，有增加格列美脲清除和降低平均血清浓度的趋势，可能是由于较低的蛋白结合导致更快的清除。两种代谢产物的肾脏清除率降低。总体上，这类病人并无额外的药物蓄积的风险。

【适应证】适用于食物、运动疗法及减轻体重均不能满意控制血糖的 2 型糖尿病。

【用法用量】起始剂量为每日 1mg 格列美脲片。如果血糖得到满意控制，应以该剂量维持治疗。

如果不能满意控制代谢状况，应根据血糖控制情况增加剂量。每隔 1～2 周，逐步增加剂量至每日 2mg、3mg 甚至 4mg。

只有个别情况每日口服格列美脲超过 4mg 才能较好地控制血糖。最大推荐剂量为每日 8mg。

一般每日 1 次顿服即可，建议早餐前不久或者早餐中服用，若不吃早餐，则于第 1 次正餐前不久或者餐中服用。如漏服一次，不能以加大下次服药剂量来纠正。以适量的水整片吞服。

【不良反应】依据对格列美脲片及其他磺脲类药物的经验，应考虑下列不良反应：

(1) 免疫系统：个别病例轻微的过敏反应可发展成导致威胁生命的严重情况，如呼吸困难、血压降低，有时发展为休克。极个别病例可出现过敏性血管炎。同其他磺脲类、磺胺类或相关物质可能有交叉过敏性。

(2) 血液和淋巴系统：在格列美脲片治疗的过程中血液学变化罕见，中、重度的血小板减少、白细胞减少、红细胞减少症、粒细胞减少、粒细胞缺乏、溶血性贫血和全血细胞减少曾有报道。通常停药后即可恢复。

(3)代谢系统:在极少数病例已观察到服用格列美脲片后出现了低血糖反应。低血糖反应通常立即发生,可能非常严重,有时难以矫正。与其他降血糖疗法一样,低血糖反应基于个体因素,如饮食习惯和用药剂量。

(4)眼:尤其是在治疗开始阶段,由于血糖的改变,可能对视力产生暂时性影响。

(5)胃肠道:胃肠道主诉,如恶心、呕吐和腹泻、胃内压迫或饱胀感和腹痛非常少见,极少导致治疗的中断。

(6)肝胆系统:可出现肝酶的升高,极个别肝功能损害病例(如胆汁郁积和黄疸)可能进展,如肝炎,可能发展成肝功能衰竭。

(7)皮肤和皮下组织:可出现皮肤过敏反应,如瘙痒、皮疹和荨麻疹。极个别病例可出现对光过敏。

(8)化验指标:观察到个别病例发生血钠浓度降低。

【禁忌证】(1)对格列美脲、其他磺脲类、磺胺类或赋形剂过敏者。

(2)1型糖尿病、糖尿病昏迷、酮症酸中毒、严重的肾脏或肝功能损害。

(3)格列美脲片禁用于妊娠和哺乳病人。

【注意事项】(1)格列美脲片必须在进餐前即刻或进餐中服用。

(2)用格列美脲片治疗时不定时进餐或不进餐会引起低血糖。

(3)应用格列美脲片治疗期间,必须定期监测血糖及尿糖。另外,建议定期检查糖化血红蛋白,需定期进行肝功能和血液学检查(尤其是白细胞和血小板)。

(4)在应激的情况下(如事故后、急诊手术、感染发热等),可能需要临时改用胰岛素治疗。

(5)对严重肝功能损伤或透析的病人尚无用格列美脲片治疗的经验。严重肝、肾功能损伤的病人应改用胰岛素治疗。

(6)对驾驶和操纵机器的影响:由于低血糖或高血糖,或视觉障碍的原因,可能导致病人的注意力和反应能力下降,在对这些能力要求很高的特殊环境下(如驾车或操纵机器),可能导致危险。

必须警告患者驾车时应预防低血糖反应发生。对于经常发生低血糖或对低血糖警觉性认识不够的患者,这一点尤其重要。在这种情况应慎重考虑该患者是否能够驾车或操纵机器。

【孕妇及哺乳期妇女用药】妊娠期禁用格列美脲片。妊娠期病人应换成使用胰岛素。对计划怀孕的病人,应通知医生。由于磺脲类衍生物,如格列美脲可从乳汁中排出,哺乳妇女禁用。

【儿童用药】尚缺乏本品儿童用药安全性和有效性的研究资料。

【老年患者用药】没有特别指导,或遵医嘱。

【药物相互作用】(1)服用下列潜在导致血糖下降的药物之一,在某些情况下会导致低血糖的发生,如保泰松、阿扎丙宗、羟布宗、胰岛素和口服降糖药物、二甲双胍、水杨酸、对氨基水杨酸、类固醇及雄性激素、氯霉素、香豆素抗凝剂、芬氟拉明、氯贝特、ACE抑制剂、氟西汀、别嘌醇、抗肾上腺素能制剂、环磷酰胺,异环磷酰胺、磺吡酮、长效磺胺类、四环素族、单胺氧化酶抑制剂、喹诺酮类、丙磺舒、咪康唑、己酮可可碱(胃肠外高剂量给药)、曲托喹啉。

(2)服用下列减弱降血糖的作用药物之一,可能会升高血糖水平,如雌激素和孕激素、噻嗪利尿药、促甲状腺激素、糖皮质激素、吩噻嗪及其衍生物、氯丙嗪、肾上腺素和其他拟交感神经药物、烟酸(高剂量)及其衍生物、轻泄药(长期使用时)、苯妥英、二氮嗪、高血糖素、巴比妥类、利福平、乙酰唑胺。

(3)H₂受体拮抗剂、β阻滞剂、可乐定和利血平可能会增强或减弱降血糖效果。

(4)在抗交感神经药物如β阻滞剂、可乐定、胍乙啶和利血平的作用下,低血糖的肾上腺素能反向调节征象可能会减弱甚至消失。

(5)饮酒可能增强或者减弱格列美脲片的降血糖作用,但是不可预料。

(6)格列美脲可能增强或减弱香豆素衍生物的作用。

【药物过量】过量服用格列美脲片可导致低血糖,持续时间为12～72小时,第一次恢复后低血糖可能会再次发生。症状可能直到过量服用药物后的24小时才出现。通常建议送入医院观察。可能出现恶心、呕吐和上腹部疼痛。低血糖常伴有神经症状如不安、震颤、视觉紊乱、共济失调、嗜睡、昏迷和惊厥等。

治疗主要是采取防止吸收的措施，先刺激呕吐，然后喝水或者带活性炭的柠檬水（吸附剂）和硫酸钠（泻药）。如果服用了大量的格列美脲片，应洗胃，然后口服活性炭和硫酸钠。严重过量的病例需送入医院重症监护室。尽快给予葡萄糖，必要时静脉注射50%葡萄糖溶液50ml，然后静脉滴注10%葡萄糖溶液，并严密检测血糖。进一步对症治疗。

尤其在对婴儿和儿童误服格列美脲片后低血糖的治疗，葡萄糖的剂量必须小心控制，以避免危险的高血糖发生的可能性，应严密监测血糖。

【规格】1.0mg；2.0mg。

【贮藏】密闭，25℃以下保存。将药品放在儿童难以触及的地方。

【包装】铝塑包装，15片/盒。

【有效期】3年。有效期过后请勿使用。

【生产企业】赛诺菲-安万特集团。

佳和洛

【通用名】格列美脲片，Glimepiride Tablets。

【性状】本品为白色片。

【适应证】用于节食，体育锻炼及减肥均不能满意控制血糖的2型糖尿病。

【用法用量】服用本品时，不得嚼碎，并以足量的水（约半杯）送服。在初期治疗阶段，格列美脲的起始剂量为1～2mg（相当于1～2片），每日1次。通常维持剂量是1～4mg（1～4片），每日1次。推荐的最大维持量是8mg（8片），每日1次。

用药时间：由医生根据病人的生活方式来确定其用药时间。一般每日1次顿服即可，建议于早餐前服用，若不吃早餐，则于第一次正餐之前即可服用。尤其注意，服药后不要忘记进餐。若发生服药差错，如漏服一次药量，不可于下次服药时以大剂量来纠正。

【禁忌证】同亚莫利。

【规格】1mg。

【有效期】暂定2年。

二、格列奈类

瑞格列奈

【通用名】瑞格列奈片，Repaglinide Tablets。

【商品名】诺和龙®，NovoNorm®。

【成分】主要成分为瑞格列奈。

【性状】瑞格列奈0.5mg片为白色圆形双凸片剂，1.0mg片为黄色圆形双凸片剂，2.0mg片为桃色圆形双凸片剂，表面上刻有诺和诺德公司标志。

【药理毒理】瑞格列奈为新型的短效口服促胰岛素分泌降糖药。瑞格列奈刺激胰腺释放胰岛素使血糖水平快速地降低。此作用依赖于胰岛中有功能的B细胞。

与其他口服促胰岛素分泌降糖药的不同在于，瑞格列奈通过与不同的受体结合以关闭B细胞膜中ATP-依赖性钾通道。它使B细胞去极化，打开钙通道，使钙的流入增加。此过程诱导B细胞中胰岛素的分泌。

【药代动力学】瑞格列奈经胃肠道快速吸收，导致血浆药物浓度迅速升高。服药后1小时内血浆药物浓度达峰值。然后，血浆浓度迅速下降，4～6小时内被清除。血浆半衰期约为1小时。瑞格列奈与人血浆蛋白的结合大于98%。瑞格列奈几乎全部被代谢，代谢物未见任何临床意义的降血糖作用。

瑞格列奈及其代谢产物主要自胆汁排泄，很小部分（小于8%）以代谢产物自尿排出。粪便中的原形药物少于1%。

【适应证】用于饮食控制、减轻体重及运动锻炼不能有效控制其高血糖的2型糖尿病患者。瑞格列奈可与二甲双胍并用。二者并用时对控制血糖比各自单独使用时更能达到协同功效。

【用法用量】瑞格列奈应在主餐前服用（即餐前服用）。在口服瑞格列奈30分钟内即出现促胰岛素分泌反应。通常在餐前15分钟内服用本品，服药时间也可掌握在餐前0～30分钟内。

推荐起始剂量为0.5mg，以后如需要可每周或每2周作调整。接受其他口服降血糖药治疗的病人可直接转用瑞格列奈治疗。其推荐起始剂量为1mg。最大的推荐单次剂量为4mg，进餐时服用。但最大日剂量不应超过16mg。

对于衰弱和营养不良的患者,应谨慎调整剂量。如果与二甲双胍合用,应减少瑞格列奈的剂量。尽管瑞格列奈主要由胆汁排泄,但肾功能不全的患者仍应慎用。

【不良反应】(1)代谢及营养不良:罕见低血糖。

(2)胃肠道不适:罕见腹痛、恶心。非常罕见腹泻、呕吐和便秘。同其他口服促胰岛素分泌的药物相比,这些症状出现的频率及严重程度均无差别。

(3)皮肤及皮下组织异常:罕见过敏反应,如瘙痒、皮疹、荨麻疹。由于化学结构不同,没有理由怀疑可能发生与磺脲类药物之间的交叉过敏反应。

(4)眼睛异常:非常罕见视觉异常,已知血糖水平的改变可导致暂时性的视觉异常,尤其是在治疗开始时。在瑞格列奈治疗初期过后,此种现象极少有报道。在临床试验中没有因此而停用瑞格列奈的病例。

(5)肝脏异常:非常罕见肝功酶指标升高。个别病例报告用瑞格列奈治疗期间肝功酶指标升高。多数病例为轻度和暂时性,因肝酶指标升高而停止治疗的病人极少。只有极其罕见的病例报道发生严重肝功能异常,可是这些病例存在其他因素,不能确定是服用瑞格列奈引起的。

【禁忌证】(1)已知对瑞格列奈或瑞格列奈中的任何赋形剂过敏的患者。

(2)1型糖尿病患者。

(3)伴随或不伴昏迷的糖尿病酮症酸中毒患者。

(4)妊娠或哺乳妇女。

(5)12岁以下儿童。

(6)严重肝肾功能不全的患者。

【注意事项】(1)同其他大多数口服促胰岛素分泌降血糖药物一样,瑞格列奈也可致低血糖。

(2)与二甲双胍合用,会增加发生低血糖的危险性。如果合并用药后仍发生持续高血糖,则不能再用口服降糖药制血糖,而需改用胰岛素治疗。

(3)在发生应激反应时,如发烧、外伤、感染或手术,可能会出现高血糖。

(4)瑞格列奈尚未在肝功能不全的患者进行过研究。也未在18岁以下或75岁以上的老年患者中进行研究。

(5)对驾车和操纵机器能力的影响。与其他口服降糖药一样,患者必须慎用以避免开车时发生低血糖。

【孕妇及哺乳期妇女用药】尚未在怀孕期或哺乳期妇女中进行研究。因此,怀孕期哺乳期妇女禁用瑞格列奈。

【儿童用药】瑞格列奈尚未在18岁以下患者中进行研究。

【老年患者用药】瑞格列奈尚未在75岁以上的患者中进行研究。

【药物相互作用】已知一些药物会影响糖代谢,因此,医生应考虑可能的药物间相互作用。

(1)下列药物可增强瑞格列奈的降血糖作用:单胺氧化酶抑制剂(MAOⅠ)、非选择性β受体阻滞剂、血管紧张素转换酶 ACE 抑制剂、非甾体抗炎药、水杨酸盐、奥曲肽、酒精及促合成代谢的激素。

(2)下列药物可减弱瑞格列奈的降血糖作用:口服避孕药、噻嗪类药物、皮质激素、达那唑、甲状腺激素和拟交感神经药。

(3)β受体阻滞剂可能会掩盖低血糖症状。酒精可能会加重或延长瑞格列奈的低血糖症状。

(4)给予健康受试者瑞格列奈,结果显示,瑞格列奈不影响地高辛、茶碱和华法林稳定状态时的药代动力学特性。因此,上述药物与瑞格列奈合用时不用调整剂量。

(5)对健康人多次给药研究显示,瑞格列奈与其他依赖于CYP3A4代谢的药物如西咪替丁、尼莫地平或雌激素合用,瑞格列奈的吸收和分布没有明显改变。一位健康受试者中进行的药物相互作用研究表明,辛伐他汀不改变瑞格列奈的用药。然而,平均 C_{max} 增加 25%,变异性 95%(可信区间 0.95~1.68)。此发现的临床相关性还不清楚。

(6)在一个健康志愿者的药物相互作用研究中,利福平减少瑞格列奈 25% AUC。此发现的临床相关性不清楚。在健康受试者中进行的 CYP3A4 抑制剂-酮康唑对瑞格列奈药代动力学影响的研究,结果显示,当合并用药时瑞格列奈的分布没有改变。

(7)当瑞格列奈与其他像瑞格列奈一样主要由胆汁分泌的药物合用药时,应注意任何潜在的相互作用。

【药物过量】用药过量可能导致低血糖。

【规格】瑞格列奈有3种规格：0.5mg片剂（白色）；1.0mg片剂（黄色）；2.0mg片剂（桃色）。为铝铂气泡眼包装，每盒装30片、90片、120片。

【贮藏】置于15～2℃，干燥处保存。请储存在原密封包装中。避免儿童触及。在外包装上注明有效期。过期请勿使用。

【有效期】3年。

孚来迪片 Repaglinide

【通用名】瑞格列奈片。

【适应证】饮食控制、降低体重及运动锻炼不能有效控制高血糖的2型糖尿病。

【用法用量】推荐起始剂量为500μg，在主餐前0～30分钟内服用。以后如需要可每周或每2周作调整。接受其他口服降血糖治疗的病人可直接转用本品，其推荐起始剂量为每次1mg。最大单次剂量为4mg，最大日剂量不应超过16mg。如果与二甲双胍合用，应减少本药的剂量。

【禁忌证】1型糖尿病患者，伴随或不伴昏迷的糖尿病酮症酸中毒患者，严重肝肾功能不全的患者，妊娠或哺乳妇女，12岁以下儿童禁用。

【规格】片剂：500μg/片，24片。

那格列奈

【通用名】那格列奈片，Nateglinide Tablets。

【商品名】唐力®，STARLIX®。

【成分】主要成分为那格列奈。

【性状】60mg片：粉红色回形薄膜衣片，除去包衣后显白色。120mg片：黄色椭圆形薄膜衣片，除包衣后显白色。

【药理毒理】那格列奈为氨基酸衍生物，口服抗糖尿病药，用于2型糖尿病人的治疗。那格列奈的作用依赖于胰岛B细胞的功能。那格列奈通过与B细胞膜上的ATP敏感性K^+通道受体结合并将其关闭使细胞去极化，钙通道开放，钙内流，刺激胰岛素的分泌，降低血糖。那格列奈促胰岛素分泌作用依赖于葡萄糖水平。在葡萄糖水平较低时，促胰岛素分泌减弱。那格列奈有高度的组织选择性，与心肌和骨骼肌的亲和力低。

遗传毒性：Ames实验、小鼠淋巴瘤试验、仓鼠肺细胞染色体畸变试验、小鼠体内微核试验未见本品有致突变作用。

生殖毒性：大鼠给药剂量达600mg/kg时（约为人临床治疗剂量120mg，每日3次，餐前口服暴露量的16倍），对生育力无影响。大鼠给药剂量达1000mg/kg时（约为人临床治疗剂量120mg，每日3次，餐前口服暴露量的60倍），未见致畸胎作用。兔给予剂量为500mg/kg时（约为人临床治疗剂量120mg，每日3次，餐前口服暴露量的40倍），胚胎发育有不利影响，出现胆囊发育不全或小胆囊的发生率增加。目前尚无充分的和严格对照的孕妇临床研究资料。怀孕期不应使用。那格列奈可通过大鼠乳汁分泌，其在乳汁与血浆中的AUC0～48小时的比值为1：4。大鼠给予那格列奈1000mg/kg（约为人临床治疗剂量120mg，每日3次，餐前口服暴露量的60倍），其后代体重较轻。目前尚不知道那格列奈是否在人乳中排出，因为很多药物从人乳中排出，那格列奈不应用于哺乳期妇女。

致癌性：大鼠连续2年给予那格列奈，剂量达900mg/(kg·d)，其AVC暴露量在雄性、雌性动物上分别为人临床治疗剂量（120mg，每日3次，餐前口服）的30倍和40倍；$B_6C_3F_1$小鼠连续2年给予那格列奈，剂量达400mg/(kg·d)，其AUC暴露量在雄性、雌性动物上分别为人临床治疗剂量（120mg，每日3次，餐前口服）的10倍和30倍，均未发现致癌性。

【药代动力学】(1)吸收和生物利用度：餐前服用那格列奈片后那格列奈迅速吸收，药物浓度平均峰值通常出现在服药1小时内。以溶液形式口服时，那格列奈几乎完全并迅速吸收（≥90%），口服的绝对生物利用度约为72%。每日3餐，前给2型糖尿病患者那格列奈60～240mg共1周后，那格列奈显示出线性的药代动力学特征。AUC和C_{max}均如此，并且T_{max}不依赖于药物剂量。

(2)分布：依据静脉给药数据估计的那格列奈稳态分布容积大约是10L。体外研究表明，那格列奈大部分（97%～99%）与血浆蛋白结合，主要是血浆白蛋白和少量$α_1$酸性糖蛋白。在那格列奈0.1～10μg/ml的测试范围内其与血浆蛋白结合的能力与药物浓度无关。

(3)代谢：那格列奈在清除前主要通过混合功能氧化酶系代谢。在人主要的代谢产物来自于异丙基侧链的羟化,或发生于次甲基碳原子或发生于某一甲基基团,其活性分别较那格列奈低5～6倍和3倍。较少的代谢产物是那格列奈的二醇、异丙醇和酰基葡萄糖醛酸苷。只有那格列奈的少量异丙醇代谢产物具有活性,强度与那格列奈相当。从目前体内及体外实验得出的数据表明,70%的那格列奈由细胞色素 P450 CYP2C9 代谢,30% 由 CYP3A4 代谢。

(4)排泄:那格列奈及其代谢产物的清除迅速彻底。服药后6小时内大约75%的那格列奈可在尿中回收。83%的那格列奈在尿中排泄,另10%在粪便中排泄。大约所服药物的6%～16%以原形在尿中排泄。在健康志愿者和2型糖尿病患者中,那格列奈血浆浓度迅速降低且那格列奈清除半衰期平均为1.5小时。与较短的清除半衰期相一致,那格列奈剂量加倍至240mg每日3次也无明显蓄积。

(5)食物影响:餐后服用那格列奈其吸收(AVC)程度不受影响。但吸收速度降低表现为峰浓度(C_{max})降低和血浆达峰时间(T_{max})延迟。因此,推荐餐前服用那格列奈。通常餐前1分钟服用,也可餐前30分钟内服用。

(6)性别:男女之间未发现那格列奈药代动力学有临床意义的差异。

【适应证】本品可以单独用于经饮食和运动不能有效控制高血糖的2型糖尿病病人。也可用于使用二甲双胍不能有效控制高血糖的2型糖尿病病人,采用与二甲双胍联合应用,但不能替代二甲双胍。那格列奈不适用于对磺脲类降糖药治疗不理想的2型糖尿病病人。

【用法用量】本品的常用剂量为餐前120mg,可单独应用,也可与二甲双胍联合应用。剂量应根据定期的 HbA1C 检测结果调整。因为那格列奈的主要治疗作用是降低餐时血糖(其为 HbA1C 的重要构成成分),也可通过餐后1～2小时血糖来监测那格列奈的治疗效果。在临床试验中,那格列奈通常于主餐即早餐、午餐和晚餐前服用。对于治疗初始时 HbA1C 水平接近治疗目标的患者(即 HbA1C<7.5%),可采用单独应用或者与二甲双胍联合应用,餐前服用那格列奈 60mg 即可,根据治疗的效果调整剂量。

肝损害患者的剂量:对轻至中度肝病患者药物剂量不需调整。轻至中度肝功能不全的2型糖尿病患者,那格列奈的生物利用度和半衰期与健康人相比其差别未达到有临床意义的程度。尚未对严重肝病患者服药情况进行研究,因此,严重肝病患者应慎用那格列奈。

肾损害患者的剂量:肾损害患者无需调整剂量。在中度至严重肾功能不全[肌酐清除率 15～50ml/(min·1.73m²)]的糖尿病患者和需透析的患者,那格列奈的生物利用度和半衰期与健康人相比,其差别未达到具有临床意义的程度。

【不良反应】(1)低血糖。

(2)肝功能:极少患者出现肝酶增高,其程度较轻且为一过性,很少导致停药。

(3)过敏:极少有皮疹、瘙痒和荨麻疹等过敏反应的报道。

(4)其他反应:临床试验发现的其他不良事件包括胃肠道反应(腹痛、消化不良、腹泻)、头痛,以及糖尿病人群可能同时伴发的一些临床症状(如呼吸道感染)等在那格列奈治疗组与安慰剂治疗组中发生的比例相似。

【禁忌证】(1)对药物的活性成分或任何赋形剂过敏。

(2)1型糖尿病,糖尿病酮症酸中毒。

(3)妊娠和哺乳。

(4)重度感染,手术前后或有严重外伤的患者慎用。

【注意事项】(1)低血糖:本品可以引起低血糖现象。其发生的频率与糖尿病严重程度、血糖控制水平及病人其他相关情况有关。老年病人、营养不良的病人、伴有肾上腺或垂体功能不全的病人对降糖药比较敏感,易发生低血糖。剧烈运动、饮酒、腹泻呕吐,进食减少,或合用其他抗糖尿病药物时,低血糖的危险性增加。对伴有自主神经病变或合并使用β受体阻滞剂者发生低血糖时难以被认识。那格列奈必须餐前口服以减少低血糖的危险。病人不准备进食时,不可服用那格列奈。

(2)那格列奈必须慎用于伴有中、重度肝功能损害的病人。

(3)血糖控制失常:当病人伴有发热、感染、创伤或手术时,血糖可以暂时性升高。此时应使用胰岛素代替那格列奈。那格列奈使用一段时期后,可以发生继发失效或药效减弱。

（4）本品不能与磺酰脲类制剂并用。与其他口服抗糖尿病药物合用,可增加低血糖的危险。

（5）对驾驶和操作机械能力的影响：应提醒患者驾驶或操纵机器时采取预防措施避免低血糖。

【孕妇及哺乳期妇女用药】那格列奈对小鼠和兔无致畸作用。尚无妊娠妇女服用此药的经验。因此无法估计人类妊娠时那格列奈的安全性,与其他口服抗糖尿病药物一样,妊娠时不推荐使用那格列奈。那格列奈口服后可自小鼠乳汁中排出。尽管尚不清楚那格列奈是否能从人乳汁中排出,母乳喂养婴儿出现低血糖的可能性是存在的。因此,那格列奈不应用于哺乳期妇女。

【儿童用药】尚未对那格列奈在儿童患者中使用的安全性和有效性进行评价。因此,不推荐儿童使用那格列奈。

【老年患者用药】未观察到老年患者和普通人群间在药物安全性和有效性方面有差异。此外,年龄不影响那格列奈的药代动力学特征。因此,对于老年患者没有必要调整剂量。

【药物相互作用】

（1）那格列奈对下列药物的药代动力学特征无影响：华法林（CYP3A4 和 CYP2C9 的底物）、双氯芬酸（CYP2C9 的底物）、曲格列酮（CYP3A4 诱导剂）和地高辛。因此,合用时无论那格列奈、地高辛、华法林或双氯芬酸均无需调整剂量。

（2）那格列奈与其他口服抗糖尿病药物如与二甲双胍或格列苯脲间不存在具有临床意义的药代动力学方面的相互作用。

（3）那格列奈与血清蛋白的结合率较高（98%）,主要是与白蛋白结合。体外用蛋白结合率高的药物进行的替换实验发现,它们对那格列奈的蛋白结合无影响。这些药物是呋塞米、普萘洛尔、卡托普利、尼卡地平、普伐他汀、格列苯脲、华法林、苯妥英钠、乙酰水杨酸、甲磺丁脲和二甲双胍。同样,那格列奈对普萘洛尔、格列苯脲、尼卡地平、华法林、苯妥英钠、乙酰水杨酸和甲磺丁脲的血清蛋白结合无影响。

（4）口服抗糖尿病药的降血糖作用可被某些药物所加强。这些药物包括非甾体类抗炎药、水杨酸盐、单胺氧化酶抑制剂和非选择性β肾上腺素能阻滞剂。

（5）口服抗糖尿病药的降血糖作用可被某些药物所削弱。这些药物包括噻嗪类、可的松、甲状腺制剂和类交感神经药。

【药物过量】临床研究显示,逐渐增加那格列奈的剂量至每日 720mg 共用 7 天时患者仍可耐受。无那格列奈过量的临床试验经验,然而,药物过量可增强降血糖作用,出现低血糖。由于那格列奈的蛋白结合率较高,因此透析不能将其从血液中清除。

【规格】0.06g；0.12g。

【贮藏】密闭,30℃以下保存。

【包装】透明护罩：PYC/PE/PVDC 压膜,铝箔覆盖。0.06g：24 片/盒；0.12g：12 片/盒。

【有效期】暂定 2 年。

三、双胍类

盐酸二甲双胍片　Metformin Hydrochloride Tablets

【成分】主要成分为盐酸二甲双胍。

【性状】本品为白色片。

【药理毒理】本品为抗高血糖药。本品可降低 2 型糖尿病患者空腹及餐后高血糖,HbAlC 可下降 1%～2%。本品降血糖的机制可能是：

（1）增加周围组织对胰岛素的敏感性,增加胰岛素介导的葡萄糖利用。

（2）增加非胰岛素依赖的组织对葡萄糖的利用,如脑、血细胞、肾髓质、肠道、皮肤等。

（3）抑制肝糖原异生作用,降低肝糖输出。

（4）抑制肠壁细胞摄取葡萄糖。

（5）抑制胆固醇的生物合成和贮存,降低血甘油三酯、总胆固醇水平。

与胰岛素作用不同,本品无促进脂肪合成作用,对正常人无明显降血糖作用,对 2 型糖尿病单独应用时一般不引起低血糖。

【药代动力学】二甲双胍主要由小肠吸收,吸收半衰期为 0.9～2.6 小时,生物利用度为 50%～60%。口服二甲双胍 0.5g 后 2 小时,其血浆浓度达峰值,近 2mg/ml。胃肠道壁内集聚较高水平二甲双胍,为血浆浓度的 10～100 倍。二甲双胍结构稳定,不与血浆蛋白结合,以原形随尿液排出,清除迅速,血浆半衰期为1.7～4.5小时,12小时内90%被清除。本品一部分可由肾小管分泌,故肾清除率大于肾小球滤过率。由于本品主要以原形由肾脏排泄,故在肾功能减退时服用本品可在体内大量积聚,引起高乳酸血症或乳酸性酸中毒。

【适应证】用于单纯饮食控制不满意的2型糖尿病病人,尤其是肥胖和伴高胰岛素血症者,本品不但有降血糖作用,还可能有减轻体重和高胰岛素血症的效果。对某些磺酰脲类疗效差的患者可奏效,如与磺酰脲类、小肠糖苷酶抑制剂或噻唑烷二酮类降糖药合用,较分别单用的效果更好。亦可用于胰岛素治疗的患者,以减少胰岛素用量。

【用法用量】口服。成人开始每次0.25g,每日2～3次,以后根据疗效逐渐加量,一般每日量1.0～1.5g,最多每日不超过2.0g。餐中或餐后即刻服用,可减轻胃肠道反应。

【不良反应】(1)常见的有:恶心、呕吐、腹泻、口中有金属味。

(2)有时有乏力、疲倦、头晕、皮疹。

(3)乳酸性酸中毒虽然发生率很低,但应予以注意。临床表现为呕吐、腹痛、过度换气、神志障碍,血液中乳酸浓度增加而不能用尿毒症、酮症酸中毒或水杨酸中毒解释。

(4)可减少肠道吸收维生素B_{12},使血红蛋白减少,产生巨红细胞贫血,也可引起吸收不良。

【禁忌证】(1)2型糖尿病伴有酮症酸中毒、肝及肾功能不全(血清肌酐超过1.5mg/dl)、肺功能不全、心力衰竭、急性心肌梗死、严重感染和外伤、重大手术及临床有低血压和缺氧情况。

(2)糖尿病合并严重的慢性并发症(如糖尿病肾病、糖尿病眼底病变)。

(3)静脉肾盂造影或动脉造影前。

(4)酗酒者。

(5)严重心、肺病患者。

(6)维生素B_{12}、叶酸和铁缺乏的患者。

(7)全身情况较差的患者(如营养不良、脱水)。

【注意事项】(1)1型糖尿病不应单独应用本品(可与胰岛素合用)。

(2)用药期间经常检查空腹血糖、尿糖及尿酮体,定期测血肌酐、血乳酸浓度。

(3)既往有乳酸性酸中毒史者慎用。

【孕妇及哺乳期妇女用药】妊娠及哺乳期妇女禁用。

【老年患者用药】70岁以上患者可出现乳酸性酸中毒,宜慎用。

【药物相互作用】(1)与胰岛素合用,降血糖作用加强,应调整剂量。

(2)本品可加强抗凝药(如华法林等)的抗凝血作用,可致出血倾向。

(3)西咪替丁可增加本品的生物利用度,减少肾脏清除率,故应减少本品剂量。

【药物过量】会发生乳酸酸中毒,血透会清除蓄积的药物。

【规格】0.25g;0.50g;0.85g。

【贮藏】密封保存。

盐酸二甲双胍肠溶片 Metformin Hydrochloride Enteric-Coated Tablets

【性状】本品为白色肠溶薄膜衣片,除去包衣后显白色。

【适应证】肠溶片在小肠崩解,溶出药物由小肠吸收。故肠溶片能减轻胃肠道反应。适合应用二甲双胍,但胃肠道反应明显者,可换用肠溶片。

【用法用量】口服,餐前半小时服用。成人开始每次0.25g,每日2～3次,以后根据血糖和尿糖情况调整剂量,一般每日1.0～1.5g,最多每日不超过2.0g。

【规格】0.25g。

盐酸二甲双胍缓释片 Metformin Hydrochloride Sustained Release Tablets

【商品名】泰白。

【性状】本品为异形薄膜衣片,除去包衣后显白色。

【适应证】适合应用二甲双胍,但对一日多次服药依从性差者,可换用缓释片。

【用法用量】通常盐酸二甲双胍缓释片的起始剂量为0.5g,每日1次随晚餐服用。每周剂量增加0.5g,最大剂量至2.0g,每日1次随晚餐服用。如果用至2.0g,每日1次,血糖仍没控制满意,可以考虑改用1.0g,每日2次试验性治疗。推荐的每日最大剂量2.0g。

【规格】0.5g(以盐酸二甲双胍计)。
【包装】塑料瓶装:10片/瓶;20片/瓶。

苯乙双胍
【别名】降糖灵。临床少用,有些国家已禁用。

四、α葡萄糖苷酶抑制剂

阿卡波糖片　Acarbose Tablets
【商品名】拜唐苹®,Glucobay®(拜糖平)。
【成分】本品主要成分为阿卡波糖。
【性状】本品为类白色或淡黄色片。
【药理毒理】本品是一种生物合成的假性四糖。动物试验结果表明,本品对小肠壁细胞刷状缘的α-葡萄糖苷酶的活性具有抑制作用,从而延缓了肠道内多糖、寡糖或双糖的降解,使来自碳水化合物的葡萄糖的降解和吸收入血速度变缓,降低了餐后血糖的升高,使平均血糖值下降。
【药代动力学】据文献报道,对健康志愿者口服放射性标记的阿卡波糖0.2g的药代动力学的研究表明,口服阿卡波糖后,有1%～2%的活性抑制剂经肠道吸收,加上被吸收的经消化酶和肠道细菌分解的产物,共占剂量的35%。

没有或未发现阿卡波糖在体内有可测定到的代谢现象,相反,在肠腔内阿卡波糖被消化酶和肠道细菌分解,其降解产物可于小肠下段被吸收。口服后,阿卡波糖及其降解产物迅速完全地自尿中排出,剂量的51%在96小时内经粪便排出。
【适应证】配合饮食控制,用于2型糖尿病和糖耐量减低。
【用法用量】用餐前即刻吞服或与前几口食物一起咀嚼服用,剂量因人而异。起始剂量为每次50mg(每次1片),每日3次,以后逐渐增加至每次0.1g(每次2片),每日3次。个别情况下,可增加至每次0.2g(每次4片),每日3次。或遵医嘱。
【不良反应】(1)常有胃肠胀气,偶有腹泻和腹痛,极少见有恶心。如果不遵守规定的饮食控制,则胃肠道副作用可加重。如果控制饮食后仍有严重不适的症状,应咨询医生以便暂时或长期减小剂量。

(2)极个别病例可能出现诸如红斑、皮疹和荨麻疹等皮肤过敏反应。

(3)极个别病例观察到水肿的发生。

(4)极个别病例发生轻度肠梗阻或肠梗阻。

(5)据报道,在极个别情况可出现黄疸和/或肝炎合并肝损害。在日本发现个别患者发生暴发性肝炎而死亡,但是否与阿卡波糖有关还不明确。

(6)在接受阿卡波糖每日150～300mg治疗的患者,观察到个别患者发生与临床有关的肝功能检查异常(3次超过正常高限)。
【禁忌证】(1)对阿卡波糖和/或非活性成分过敏者。

(2)有明显消化和吸收障碍的慢性胃肠功能紊乱患者禁用。

(3)患有由于肠胀气而可能恶化的疾患(如Ro-emheld综合征、严重的疝、肠梗阻和肠溃疡)的病人禁用。

(4)严重肾功能损害(肌酐清除率<25ml/分钟)的患者禁用。
【注意事项】(1)病人应遵医嘱调整剂量。

(2)如果病人在服药4～8周后疗效不明显,可以增加剂量。如果病人坚持严格的糖尿病饮食仍有不适时,就不能再增加剂量,有时还需适当减少剂量,平均剂量为每次0.1g,每日3次。

(3)个别病人,尤其是在使用大剂量时会发生无症状的肝酶升高。因此,应考虑在用药的前6～12个月监测肝酶的变化。这种情况下停药后肝酶值会恢复正常。

(4)本品可使蔗糖分解为果糖和葡萄糖的速度更加缓慢,因此,如果发生急性低血糖,不宜使用蔗糖,而应该使用葡萄糖纠正低血糖反应。
【孕妇及哺乳期妇女用药】(1)因为缺乏有关本品在妊娠妇女中使用的资料,妊娠期妇女不得使用本品。

(2)哺乳期大鼠服用放射性标记的阿卡波糖片后,在其乳汁中发现了少量的放射活性物质,在人类尚无类似的发现。即使如此,由于尚不能排除乳汁中阿卡波糖片对婴儿的影响,原则上建议在哺乳期妇女不使用本品。
【儿童用药】鉴于尚无本品对儿童和青春期少年的疗效和耐受性的足够资料,本品不应使用于18岁以下的患者。
【药物相互作用】(1)服用阿卡波糖治疗期间,

由于结肠内碳水化合物酵解增加,蔗糖或含有蔗糖的食物常会引起腹部不适,甚至导致腹泻。

(2)本品具有抗高血糖的作用,但其本身不会引起低血糖。如果本品与磺酰脲类药物、二甲双胍或胰岛素一起使用时,血糖会下降至低血糖的水平,故需减少磺酰脲类药物、二甲双胍或胰岛素的剂量。在个别病例有低血糖昏迷发生。

(3)个别情况下,阿卡波糖可影响地高辛的生物利用度,因此需调整地高辛的剂量。

(4)服用本品期间,避免同时服用考来酰胺、肠道吸附剂和消化酶类制剂,以免影响本品的疗效。未发现与二甲基硅油有相互作用。

【药物过量】当过量的阿卡波糖片与含碳水化合物的食物或饮料一起服用时,会发生严重的胃肠胀气和腹泻;如果空腹服用过量阿卡波糖片,一般情况下不会发生胃肠道反应。当服用了过量的阿卡波糖片时,在随后的4～6小时内要避免饮用或进食含碳水化合物的食物。

【规格】50mg。

【贮藏】遮光,密封,在25℃以下干燥保存。放在儿童触及不到的地方。

【包装】铝塑水泡眼包装:每板15片,每盒2板。

【有效期】2年。

卡博平

【通用名】阿卡波糖片,Acarbose Tablets。

【性状】本品为白色或类白色片。

【适应证】配合饮食控制治疗糖尿病。

【用法用量】用餐前即刻整片吞服或与前几口食物一起咀嚼服用,剂量需个体化。起始剂量为每次50mg(每次1片),每日3次;以后逐渐增加至每次0.1g(每次2片),每日3次。个别情况下,可增加至每次0.2g(每次4片),每日3次。或遵医嘱。

【规格】本品每片含阿卡波糖50mg。

【包装】铝塑水泡眼包装:15片/板,2板/盒。

伏格列波糖

【通用名】伏格列波糖片,Voglibose Tablets。

【商品名】倍欣,Basen。

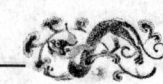

【成分】本品主要成分为伏格列波糖。

【性状】本品为白色或微黄色片。

【药理毒理】药理作用:本品为口服降血糖药。本品在肠道内抑制了将双糖分解为单糖的双糖类水解酶(α-葡萄糖苷酶),因而延迟了糖分的消化和吸收,从而改善餐后高血糖。健康成人给予蔗糖负荷后测定呼出氢气,其结果证实本品在临床用量下对血糖增高有抑制作用。正常大鼠口服给药时,本品抑制淀粉、麦芽糖和蔗糖负荷后的血糖增高,而对葡萄糖、果糖和乳糖负荷后的血糖增高无抑制作用。体外试验作用机制研究显示,对于从猪和大鼠小肠得到的麦芽糖酶和蔗糖酶,本品的抑制作用较强;另外,对猪和大鼠的α-胰淀粉酶的抑制作用弱,对β-葡萄糖苷酶无抑制作用。对于大鼠小肠的蔗糖酶-异麦芽糖酶复合物的双糖类水解酶为竞争性抑制作用。

毒理研究:大鼠单次给予伏格列波糖1mg/kg,其胎仔及乳汁中可见药物分布。

【药代动力学】据国外研究资料报道,健康成年男性,每次0.2mg,每日3次,连续服药7天,血浆及尿中没有检测出伏格列波糖。健康成年男性,单次服用2mg时,血浆及尿中没有检测出伏格列波糖。

【适应证】改善糖尿病餐后高血糖。本品适用于患者接受饮食疗法、运动疗法没有得到明显效果时,或者患者除饮食疗法、运动疗法外还用口服降血糖药物或胰岛素制剂而没有得到明显效果时。

【用法用量】通常成人每次0.2mg(每次1片),每日3次,餐前口服,服药后即刻进餐,疗效不明显时,经充分观察可以将每次用量增至0.3mg(每次1.5片)。

【不良反应】(1)严重的不良反应

1)与其他糖尿病药物并用时有时出现低血糖(发生率为0.1%～5%)。另外,也有报告不并用其他糖尿病药物也偶见低血糖(不到0.1%)。本品可延迟双糖类的消化、吸收,如出现低血糖症状时不应给予蔗糖而应给予葡萄糖进行适当处理。

2)有时出现腹部胀满、肠排气增加(发生率为0.1%～5%)等,由于肠内气体等的增加,偶尔出现肠梗阻样症状(不到0.1%),应充分进行观察,出现症状应进行停药等适当处理。

3) 偶尔出现暴发性肝炎、伴随 AST(GOT)、ALT(GPT)等上升的严重肝功能障碍或黄疸(均小于 0.1%),故应充分观察,出现异常时应进行停止给药等适当处理。

4) 严重肝硬化病例给药时,因伴随以便秘等为契机的高氨血症恶化、意识障碍(频率不明),所以应充分观察排便等状况,发现异常应立即进行停止给药等适当处理。

(2) 其他不良反应

1) 消化系统:腹泻、软便、腹鸣、腹痛、便秘、食欲不振、恶心、呕吐、烧心(发生率在 0.1%～5%以下)、口腔炎、口渴、味觉异常、肠壁囊样积气症(0.1%以下)。

2) 过敏症注:皮疹、瘙痒、光敏感(发生率在 0.1%以下)。

3) 肝脏:GOT、GPT、LDH、γ-GTP、ALP 上升(发生率为 0.1%～5%)。

4) 精神神经系统:头痛、眩晕、蹒跚、困倦(发生率在 0.1%以下)。

5) 血液系统:贫血(发生率在 0.1%～5%以下)、血小板减少(0.1%以下)。

6) 其他:麻痹、颜面等浮肿、朦胧眼、发热感、倦怠感、乏力感、高钾血症、血清淀粉酶上升、高密度脂蛋白降低、发汗、脱毛(发生率为 0.1%～5%)。

【禁忌证】(1) 糖尿病酮症酸中毒、糖尿病昏迷或昏迷前的患者(因必须用输液及胰岛素迅速调节高血糖,所以不适于服用本品)。

(2) 严重感染的患者、手术前后的患者或严重创伤的患者(因有必要通过注射胰岛素调节血糖,所以不适于服用本品)。

(3) 对本品的成分有过敏史的患者。

【注意事项】(1) 下述患者应慎重用药:①正在服用其他糖尿病药物的患者(同时服用本品有可能引起低血糖);②有腹部手术史或肠梗阻史的患者(因服用本品可能使肠内气体增加,易出现肠梗阻样症状);③伴有消化和吸收障碍的慢性肠道疾病的患者(因本品有引起消化道不良反应的可能性,有可能使病情恶化);④勒姆理尔德(Roemheld)综合征、重度疝、大肠狭窄和溃疡等患者(因服用本品可能使肠内气体增加,有可能使病情恶化);⑤严重肝障碍的患者(因代谢状态的变化,有可能诱发血

糖控制状况的显著变化,另外,在严重肝硬化病例中,有可能出现高氨血症恶化同时伴随意识障碍);⑥严重肾障碍的患者(因代谢状态的变化,有可能诱发血糖控制状况的显著变化)。

(2) 重要注意事项:①本品只用于已明确诊断为糖尿病的患者,必须注意除糖尿病外的葡萄糖耐量异常和尿糖阳性等也会出现糖尿病样症状(肾性糖尿、老年性糖代谢异常、甲状腺功能异常等);②对只进行糖尿病基本治疗即饮食疗法、运动疗法的患者,仅限于餐后 2 小时血糖值在 200mg/dl(11.1mmol/L)以上;③饮食疗法和运动疗法外,对并用口服降糖药或胰岛素制剂的患者,服用本品的指标为空腹时血糖值在 140mg/dl(7.8mmol/L)以上;④服用本品期间必须定期监测血糖值并注意观察,充分注意持续用药的必要性。假如用药 2～3 个月后,控制餐后血糖的效果不满意(餐后 2 小时静脉血浆的血糖值不能控制在 200mg/dl(11.1mmol/L以下),必须考虑换用其他更合适的治疗方法。另外,餐后血糖得到充分控制(静脉血浆中餐后 2 小时血糖值降到 160mg/dl(8.9mmol/L)以下)、饮食疗法、运动疗法或并用口服降糖药或胰岛素制剂就能够充分控制血糖时,应停止服用本品并注意观察;⑤在使用本品时,应向患者充分说明低血糖症状及其处理方法;⑥药物交付时,铝塑泡罩包装的药物应从铝塑泡罩薄板中取出后服用(有报道因误服铝塑泡罩薄板,坚硬的锐角刺入食道黏膜,进而发生穿孔,并发纵隔炎等严重的并发症)。

【孕妇及哺乳期妇女用药】孕妇、产妇和哺乳期妇女应慎重用药,因有关妊娠期用药的安全性尚未确立,孕妇或有可能妊娠的妇女,只有在判定治疗上的有益性大于危险性时才可用药。

虽然尽可能避免哺乳期妇女用药,但当不得不用药时应停止哺乳[动物试验(大鼠)已发现本品抑制新生大鼠体重的增加,推测是由于抑制母体动物糖分的吸收而抑制乳汁分泌]。

【儿童用药】对儿童用药的安全性尚未确立。

【老年患者用药】老年人通常生理机能下降,应从小剂量开始用药(每次 0.1mg),并留意观察血糖值及消化系统症状等的发生,同时应慎重用药。

【药物相互作用】(1) 与糖尿病药物(如磺酰胺

类及磺酰脲类药物、双胍类药物、胰岛素制剂、胰岛素增敏剂)、胰岛素及磺酰脲类药物并用时,因有出现低血糖的报告,所以上列药物并用时,应考虑发生低血糖的可能性,慎重地从低剂量开始给药。

(2)与糖尿病药物及增强或降低其降糖作用的药物合用时,可增强糖尿病药物降血糖作用的药物(β阻滞剂、水杨酸制剂、单胺氧化酶抑制剂、氯贝特类高脂血症治疗剂、华法林等),降低糖尿病药物降糖作用的药物(肾上腺素、肾上腺素皮质激素、甲状腺激素等)。

上列药物在与本品并用时,应留意并用糖尿病药物注意事项记载的相互作用,同时也应充分注意由于本品糖吸收延迟作用的影响。

【规格】0.2mg。
【贮藏】密封,室温干燥处保存。
【包装】铝塑泡罩包装,10片×3板。
【有效期】36个月。

五、噻唑烷二酮类

罗格列酮

【通用名】马来酸罗格列酮片,Rosiglitazone Maleate Tablets。

【成分】主要成分为马来酸罗格列酮。

【药理毒理】本品可通过增加组织对胰岛素敏感性,提高细胞对葡萄糖的利用而发挥降低血糖的疗效,可明显降低空腹血糖及胰岛素和C-肽水平,对餐后血糖和胰岛素亦有明显的降低作用,使糖化血红蛋白(HbAlC)水平明显降低。本品的作用机制与特异性激活一种核受体过氧化物酶体增殖因子激活的γ型受体(PPARγ)有关。在人类,PPARγ受体分布在一些胰岛素作用的关键靶组织如脂肪组织、骨骼肌和肝脏等。PPARγ核受体的作用是调节胰岛素反应基因转录,而胰岛素反应基因参与控制葡萄糖产生、转运和利用。另外,PPARγ反应基因也调节脂肪酸代谢。对于动物模型,罗格列酮可以增加肝脏、肌肉和脂肪组织对胰岛素作用的敏感性。可见到在脂肪组织上胰岛素介导的葡萄糖转运子GLUT-4的表达增加。噻唑烷二酮类治疗2型糖尿病奏效的条件为患者尚有一定的分泌胰岛素的能力,如胰岛素已严重缺乏则不能奏效。

【药代动力学】本品的口服吸收生物利用度为99%,血浆达峰时间约为1小时,血浆清除半衰期为3~4小时,进食对本品的吸收总量无明显影响,达峰时间延迟至1.75小时,峰值降低28%。本品的平均口服分布容积为17.6L(30%)。99.8%与血浆蛋白结合,主要为白蛋白。本品主要以原形从尿排出,主要代谢途径为经N-去甲基和羟化作用与硫酸盐或葡萄糖醛酸结合。所有循环代谢产物均没有胰岛素增敏作用。体外试验证实,本品绝大部分经P450酶系统的CYP2C8途径,少量经CYP2C9途径代谢。口服或静脉给予^{14}C标记的罗格列酮后,64%经尿液排出,23%经粪便排出。临床研究证实,罗格列酮的药代动力学参数不受年龄、种族、吸烟或饮酒的影响。

【适应证】经饮食控制和锻炼治疗效果仍不满意的2型糖尿病患者。本品可单独应用,也可与磺脲类或双胍类合用治疗单用磺脲类或双胍类血糖控制不佳的2型糖尿病患者。

【用法用量】口服。单药治疗,与磺酰脲类或二甲双胍合并用药时,本品起始用量为每日4mg,单次服用。经12周治疗后,如需要,本品可加量至每日8mg,每日1次或分2次服用。

【不良反应】(1)本品单独应用甚少引起低血糖(<2%)。

(2)对肝脏影响:在治疗2型糖尿病的对比试验中,丙氨酸氨基转移酶(ALT)水平升高的发生率大于正常3倍。

(3)轻至中度浮肿及轻度贫血,皆为老年患者(≥65岁),较65岁以下者为多见,浮肿发生率为7.5%:3.5%,贫血为2.5%:1.7%。

【禁忌证】(1)对本品过敏者禁用。

(2)需要药物治疗的充血性心力衰竭。

(3)活动性肝病或转氨酶增高超过正常上限2.5倍者。

【注意事项】(1)本品单用或与其他抗糖尿病药物合用,可引起液体潴留,有加重充血性心衰的危险。应严密监测患者心衰的症状和体征。尚无严重心衰患者(NYHA分级为Ⅲ级和Ⅳ级的患者与急性心衰患者)参加的临床研究,故本品不推荐用于这类病人。

(2)鉴于罗格列酮的作用机制,它仅在内源性胰岛素存在的条件下才可发挥作用,故本品不宜用于1型糖尿病治疗。

(3)本品与其他降糖药合用时,患者有发生低血糖的危险,必要时可减少合用药物的剂量。

(4)水肿患者应慎用本品。2型糖尿病患者参加的对照临床试验中,服用本品的患者有出现轻至中度水肿的报道,且可能与剂量相关。

(5)本品单用和与其他降糖药合用,可出现体重增加,且具有剂量相关性。体重增加的机制尚不清楚,但有可能为体液潴留和脂肪重新分布的共同作用的结果。

(6)血液学:本品单药治疗或与其他降糖药合用对照临床试验中,可见血红蛋白和红细胞压积下降(个别试验中的平均血红蛋白和血球压积的减少可分别≤1.0g/dl和3.3%)。此改变主要出现于服药的前3个月或发生于剂量增加后。服用本品患者可见轻度白细胞计数减少。上述改变可能与本品治疗后引起的血容量增加有关,也可能与用药剂量相关。

(7)排卵:本品同其他噻唑烷二酮类药物一样,可使绝经前期和无排卵型伴胰岛素抵抗的妇女恢复排卵。女性患者如不注意避孕,则有妊娠的可能。因此,建议绝经前期女性患者应注意避孕。

(8)肝脏反应:本品上市后,有肝炎和肝酶升高>3倍的报告。若2型糖尿病患者血清转氨酶升高(ALT>正常上限的2.5倍)时,则不应服用本品。建议患者在服用本品前检测肝功,服药后亦需定期检测肝功。

【孕妇及哺乳期妇女用药】尚不明确。

【老年患者用药】老年患者无需调整剂量。

【药物相互作用】(1)对硝苯地平、口服避孕药(炔雌醇、炔诺酮)等经CYP3A4代谢的药物无临床相互作用。

(2)与格列本脲、二甲双胍或阿卡波糖合用时,对这些药物的稳态药代动力学和临床疗效无影响。

(3)不影响地高辛、华法林、乙醇、雷尼替丁等在体内的代谢和临床治疗。

(4)与磺酰脲类合用,不明显增加后者引起低血糖的频率。

(5)与二甲双胍合用,不增加后者胃肠道反应的发生率,不增加血浆乳酸浓度。

【药物过量】目前尚缺乏人体药物过量的资料。健康受试者单剂口服本品最高达20mg,仍可很好耐受。一旦发生药物过量,应根据病人的临床表现给予相应的支持治疗。

【规格】4mg。

【贮藏】密封,30℃以下干燥处保存。

二甲双胍马来酸罗格列酮

【通用名】二甲双胍马来酸罗格列酮片,Metformin Hydrochloride and Rosiglitazone Maleate Tablets。

【商品名】文达敏,Avandamet。

【适应证】在饮食控制和运动的基础上,适用于正在使用罗格列酮和二甲双胍联合治疗的患者或单用二甲双胍血糖控制不佳的患者的血糖改善。

【用法用量】应分次和食物一起服用,逐渐加量,以减少胃肠道副作用。起始量1片每日2次,推荐每日最大剂量4片。

【禁忌证】(1)肾脏疾病或肾功能不全。

(2)需要药物治疗的充血心力衰竭。

(3)对马来酸罗格列酮或盐酸二甲双胍过敏。

(4)急慢性代谢性酸中毒。

(5)接受放射学检查需血管内碘化造影剂时,应暂停使用。

【规格】每片含盐酸二甲双胍0.5g,马来酸罗格列酮2mg。

吡格列酮

【通用名】盐酸吡格列酮片,Pioglitazone Hydrochloride Tablets。

【商品名】卡司平®。

【成分】本品主要成分为盐酸吡格列酮。

【性状】本品为白色或类白色片。

【药理毒理】药理作用:本品属于噻唑烷二酮类口服抗糖尿病药,为高选择性过氧化物酶体增殖激活受体(PPAR)的激动剂,通过提高外周和肝脏的胰岛素敏感性而控制血糖水平。其主要作用机制为激活脂肪、骨骼肌和肝脏等胰岛素所作用组织的PPAR核受体,从而调节胰岛素应答基因的转录,控制血糖的生成、转运和利用。

毒理研究:

(1) 重复给药毒性：小鼠(100mg/kg)、大鼠(≥4mg/kg)和犬(3mg/kg)经口重复给予本品(按体表面积折算，分别相当于临床推荐最大剂量的11倍、12倍)，均发现心脏增大。在大鼠经口给药1年的试验中，160mg/(kg·d)(按体表面积折算，分别相当于临床推荐最大剂量的35倍)组动物发生明显的心脏功能衰竭，从而导致与给药相关的动物提前死亡。猴口服本品剂量≥8.9mg/kg(按体表面积折算，分别相当于临床推荐最大剂量的4倍)13周，也发现心脏增大，但给药52周，剂量达32mg/kg(按体表面积折算，相当于临床推荐最大剂量的13倍)却未见心脏增大。

(2) 遗传毒性：Ames试验、哺乳动物细胞正向基因突变试验(CHO/HPRT和AS52/XPRT)、CHL细胞体外细胞遗传学试验、非程序性DNA合成试验和体内微核试验结果均为阴性。

(3) 生殖毒性：在交配前及整个妊娠期，每日经口给予本品剂量达40mg/(kg·d)(按体表面积折算，相当于临床推荐最大剂量的9倍)，对雌、雄大鼠的生育力未见不良影响。在器官形成期经口给药，大鼠剂量达80mg/kg，家兔达160mg/(kg·d)(按体表面积折算，分别相当于临床推荐最大剂量的17倍和40倍)，均未见致畸性。大鼠经口给药剂量≥40mg/(kg·d)，可见分娩延迟和胚胎毒性，表现为着床后丢失率增加、发育延迟和低出生体重。对仔鼠的功能和行为未见毒性反应。家兔经口给药剂量为160mg/kg时，可见胚胎毒性。大鼠妊娠后期和授乳期经口给药剂量≥10mg/kg(按体表面积折算，相当于临床推荐最大剂量的2倍)，仔鼠出生后发育延迟(体重下降)。尚无充分和严格控制的孕妇临床研究资料。只有当其潜在利益大于对胎儿的潜在危险性时，孕妇才可以服用本品。本品能在大鼠的乳汁中分泌，但人乳汁中是否分泌本品尚不清楚。由于许多药物通过人乳汁排泄，故哺乳妇女不应使用本品。

(4) 致癌性：用雌、雄大鼠进行了一项为期2年的致癌性试验，经口给药剂量达63mg/(kg·d)(按体表面积折算，相当于临床推荐最大剂量的14倍)，结果显示，除膀胱外，其他器官未出现给药所致的肿瘤。给药剂量≥4mg/(kg·d)(按体表面积折算，几乎与临床推荐最大剂量相等)时，在雄性大鼠体内发现良性和/或恶性过渡性细胞肿瘤。这些结果与人之间的相关性尚不清楚。用雌、雄小鼠进行了为期2年的致癌性试验，经口给药剂量达100mg/(kg·d)(按体表面积折算，相当于临床推荐最大剂量的11倍)，结果任何器官均未出现因给药所致的肿瘤。在对临床试验中接受本品一年的1800多例患者进行的尿细胞学前瞻性评价中，未发现膀胱肿瘤。

【药代动力学】吸收：口服给药后，空腹情况下，30分钟后可在血清中测到吡格列酮，2小时后达到峰浓度。食物会将峰浓度时间推迟到3～4小时，但不改变吸收率。

分布：单剂给药后吡格列酮的平均表观分布容积(Vd/F)是(0.63±0.41)(平均值±标准差)L/kg。在人血清中，吡格列酮蛋白结合率很高(>99%)，主要结合于血清白蛋白，也与其他血清蛋白结合，但亲和力低。代谢物M-Ⅲ和M-Ⅳ与血清白蛋白的结合率也很高(>98%)。

代谢：吡格列酮通过羟基化和氧化作用代谢，代谢产物也部分转化为葡萄糖醛酸或硫酸结合物。在2型糖尿病动物模型中，代谢产物M-Ⅱ、M-Ⅳ(吡格列酮的羟基化衍生物)和M-Ⅲ(吡格列酮的酮代谢产物)均有药理活性。在多次给药后，人血清中主要的药物形式除吡格列酮外，还有M-Ⅲ和M-Ⅳ。稳态时，在健康志愿者和2型糖尿病病人中，吡格列酮均占血清总峰浓度的30%～50%和总AUC的20%～25%。当与表达人的P450或人肝微粒体一起孵育时，吡格列酮主要形成M-Ⅳ，也生成少量的M-Ⅱ。在吡格列酮肝代谢中，细胞色素P450的主要同工酶为CYP2C8和CYP3A4，其他很多同工酶，包括主要分布在肝外的CYP1A1也参与代谢。在体外等摩尔浓度时，酮康唑可抑制达85%的肝吡格列酮代谢。与人P450肝微粒体孵育时，吡格列酮并不抑制P450活性。尚未进行人体内的研究确定吡格列酮是否可诱导CYP3A4生成。

排泄和清除：空腹给药后，相当于15%～30%剂量的吡格列酮在尿中出现。排泄药物主要是代谢产物及其结合物，而肾对吡格列酮的清除可忽略。据研究，大部分口服药以原形或代谢产物形式排泄入胆汁，并从粪便清除。吡格列酮和总吡格列酮的平均血清半衰期分别为3～7小时和16～24

小时,计算出的吡格列酮表观清除率(CL/F)为5~7L/小时。

[特殊人群]肾功能不全:在中度(肌酐清除率30~60ml/分钟)至重度(肌酐清除率＜30ml/分钟)。肾功能不全的病人中,吡格列酮、M-Ⅲ和M-Ⅳ的血清清除半衰期与在正常人中的相同。肾功能不全患者用药无须调整。

肝功能不全:与正常对照相比,肝功能不全(Child-Pugh B或C)患者吡格列酮和总吡格列酮平均峰浓度降低约45%,而平均AUC值不变。如患者有活动性肝疾病的临床证据或血清转氨酶(ALT)水平超过正常高限的2.5倍时,不应用盐酸吡格列酮治疗。

老年人:与年轻人比,健康老年人吡格列酮和总吡格列酮的血清峰浓度无明显变化,AUC值略高,最终半衰期略长。这些变化没有重要的临床意义。

儿童:尚无儿童的药代动力学数据。

性别:女性中,平均 C_{max} 和AUC值增加20%~60%。无论单药,还是与磺脲类药物、二甲双胍或胰岛素合用,在男性和女性中,盐酸吡格列酮均可改善血糖控制,在对照临床试验中,糖化血红蛋白,即血红蛋白ALC(HbALC)基线浓度的降低,女性比男性大一些(HbALC均值的差别平均为0.5%)。为达到良好血糖控制,治疗应个体化,但无须仅就性别差别而进行剂量调整。

种族:尚未获得不同种族的药代动力学数据。

【适应证】对于2型糖尿病患者,盐酸吡格列酮可与饮食控制和体育锻炼联合以控制血糖。盐酸吡格列酮可单独使用,当饮食控制、体育锻炼和单药治疗不能满意控制血糖时,也可与磺脲类药物、二甲双胍或胰岛素合用。

【用法用量】盐酸吡格列酮应每日服用1次,服药与进食无关。

[单药治疗]单用饮食控制和体育锻炼不足以控制血糖时,可进行盐酸吡格列酮单药治疗,初始剂量可为每次15mg或30mg,每日1次。如对初始剂量反应不佳,可加量至每次45mg,每日1次。如患者对单药治疗反应不佳,应考虑联合用药。

[联合治疗]磺脲类药物:与磺脲类药物合用时,盐酸吡格列酮初始剂量可为每次15mg或30mg,每日1次。当开始盐酸吡格列酮治疗时,磺脲类剂量可维持不变。当病人发生低血糖时,应减少磺脲类药物用量。

二甲双胍:与二甲双胍合用时,盐酸吡格列酮初始剂量可为每次15mg或30mg,每日1次。开始盐酸吡格列酮治疗时,二甲双胍剂量可维持不变。一般而言,与二甲双胍合用时,二甲双胍无须降低剂量也不会引起低血糖。

胰岛素:与胰岛素合用时,盐酸吡格列酮初始剂量可为每次15mg或30mg,每日1次。开始盐酸吡格列酮治疗时,胰岛素用量可维持不变。对于联用盐酸吡格列酮和胰岛素的病人,当出现血糖浓度低至100mg/dl以下时,可降低胰岛素用量10%~25%。进一步根据血糖结果进行个体化调整。

目前尚无盐酸吡格列酮与其他噻唑烷二酮类药物合用的数据。

最大推荐剂量:盐酸吡格列酮剂量不应超过每次45mg,每日1次,因为超过这一剂量的用药尚未进行安慰剂对照的临床研究。剂量超过30mg的联合用药也尚未进行安慰剂对照的临床研究。对于肾功能不全的病人,剂量无须调整。

如治疗开始前,患者出现活动性肝病的临床表现或血清转氨酶升高(ALT超过正常上限的2.5倍),就不应开始盐酸吡格列酮治疗。所有病人在开始盐酸吡格列酮治疗前及治疗中均应监测肝酶。

目前尚无盐酸吡格列酮在18岁以下患者使用的数据,故盐酸吡格列酮不宜用于儿童患者。

【不良反应】(1)与磺脲类药物或胰岛素合用时,曾有病人出现轻至中度低血糖。

(2)少见贫血。

(3)少数病人轻度或中度水肿。

(4)盐酸吡格列酮可能会使血红蛋白和红细胞压积下降,这些变化可能与盐酸吡格列酮造成血浆容量增加有关。

(5)对肝脏影响:少数病人血清转氨酶水平轻度升高,升高都为可逆性的。在知情同意的临床试验中,未见导致肝衰竭的体质特异性药物反应。临床试验中进行必要的实验室检查时,曾观察到散发、短暂的肌酸磷酸激酶(CPK)水平升高。这些升高均得以恢复,且无明显临床后遗症。这一情况与盐酸吡格列酮治疗的关系尚未明确。

【禁忌证】盐酸吡格列酮禁用于对此产品或其任何成分过敏的病人。

【注意事项】(1)盐酸吡格列酮仅能在胰岛素存在下发挥降糖作用,故不应用于1型糖尿病或糖尿病酮症酸中毒的治疗。

(2)低血糖症:当患者联合使用盐酸吡格列酮和胰岛素或其他口服降糖药时,有发生低血糖症的风险,此时可能有必要降低同用药物的剂量。

(3)排卵:绝经期前不排卵的胰岛素抵抗患者,噻唑烷二酮,包括盐酸吡格列酮的治疗可能导致重新排卵。作为胰岛素敏感性改善的结果之一,这些患者如不采取有效避孕措施,则有怀孕的风险。

(4)血液学:盐酸吡格列酮可能造成血红蛋白和红细胞压积的降低。就所有临床研究而言,盐酸吡格列酮治疗组病人的血红蛋白指标降低了2%~4%。这一变化主要出现在治疗开始的4~12周时,之后基本保持平稳。这些变化可能与血浆容积增加有关,在血液学方面无重要的临床意义。

(5)水肿:水肿病人使用盐酸吡格列酮时应谨慎。在2型糖尿病双盲临床试验中,曾有盐酸吡格列酮治疗病人发生轻到中度水肿。

(6)心脏:在排除了按照纽约心脏病学协会(NYHA)标准心功能Ⅲ级和Ⅳ级病人后,在临床试验中未见与容量增加有关的严重心脏不良反应(如充血性心力衰竭等)。在盐酸吡格列酮临床试验中,不包括以NYHA标准心功能Ⅲ级和Ⅳ级病人。对于NYHA标准心功能Ⅲ级和Ⅳ级病人,盐酸吡格列酮不宜使用。

(7)对肝脏的影响:尽管无临床数据显示盐酸吡格列酮存在肝毒性或可使ALT升高,但吡格列酮与曲格列酮在结构上相似,而后者有体质特异性的肝毒性,并曾有罕见病例出现肝衰竭、肝移植和死亡。建议接受盐酸吡格列酮治疗的患者进行定期的肝酶测定。在开始盐酸吡格列酮治疗前,所有病人均应测定血清ALT(谷丙转氨酶)水平,在治疗的第1年,每2个月再行测定,之后此项检查也应定期进行。当有症状提示病人肝功能异常,如恶心、呕吐、腹痛、疲劳、食欲不振、尿色加深等时,也应进行肝功能测定,是否继续盐酸吡格列酮治疗,应在实验室测定基础上进行临床判断。如出现黄疸,应停药。如病人有活动性肝病的证据或ALT水平超过正常上限2.5倍,不应开始盐酸吡格列酮治疗。在基线测定或盐酸吡格列酮治疗期间,肝酶轻度升高(ALT水平在1~2.5倍正常上限)的病人,应加以评估,判断肝酶升高的进程。对肝酶轻度升高的病人,盐酸吡格列酮治疗的开始和继续都应谨慎,应进行适当的临床随访,包括更频繁的肝酶监测。如血清转氨酶水平再升高(ALT超过2.5倍正常上限),肝功能检查应更频繁,直到肝酶水平恢复正常或回到治疗前水平。如ALT超过3倍正常上限,应尽快重复检验。如ALT水平仍超过3倍正常上限或病人出现黄疸,盐酸吡吐格列酮治疗应中止。

对于使用曲格列酮时出现过肝脏问题、肝功能异常或黄疸的病人,目前尚无数据说明使用吡格列酮是否安全。服用曲格列酮时出现黄疸的病人不应使用盐酸吡格列酮。使用曲格列酮时肝酶正常的病人,当换用盐酸吡格列酮时,建议在开始盐酸吡格列酮治疗前,至少有1周的清洗期。

(8)实验室检查:为监测血糖对盐酸吡格列酮的反应,应定期测定FBG和HbAlC。所有病人在开始治疗前及治疗中均应定期进行肝酶监测。

(9)病人宣教:对病人进行如下宣教是很重要的。病人应坚持饮食控制,定期测定血糖和糖化血红蛋白水平。在应激,如发热、外伤、感染、手术等期间,治疗可能需要调整,应提醒病人及时咨询。应告知病人,治疗开始前要抽血检查肝功能,同样的检查在治疗的第1年每2个月进行1次,以后也要定期进行。应告知病人,有无法解释的恶心、呕吐、腹痛、疲劳、食欲不振、尿色加深等情况时,应及时就医。

应告知病人,盐酸吡格列酮每日服药1次,服药与进餐无关。如漏服,次日不应加倍服药。

【孕妇及哺乳期妇女用药】在孕妇方面,尚无足够且控制良好的研究。只有当对胎儿潜在的好处超过潜在风险时,才应在孕期使用盐酸吡格列酮。

哺乳期妇女:在泌乳大鼠中,吡格列酮可分泌到乳汁中。尚不清楚人可否将盐酸吡格列酮分泌入乳汁。因为许多药物可分泌入乳汁,母乳喂养的妇女不应使用盐酸吡格列酮。

【儿童用药】儿童使用盐酸吡格列酮是否安全、有效尚无定论。

【老年患者用药】在安慰剂对照的盐酸吡格列酮临床试验中,约有500例病人年龄在65岁或65岁以上。盐酸吡格列酮的有效性和安全性在这些病人和年轻病人之间无显著差别。

【药物相互作用】(1)口服避孕药:同时应用另一噻唑烷二酮和含乙炔雌二醇、炔诺酮的口服避孕药时,二者的血浆浓度都会降低约30%,这可能会使避孕作用消失。同时应用盐酸吡格列酮和口服避孕药的药代动力学评价尚未进行。所以,对于同时使用盐酸吡格列酮和口服避孕药的病人,避孕应更谨慎。

(2)格列吡嗪:对于健康受试者,同时应用盐酸吡格列酮(45mg,每日1次)和格列吡嗪(5.0mg,每日1次)共7天,未改变格列吡嗪的稳态药代动力学指标。

(3)地高辛:对于健康受试者,同时应用盐酸吡格列酮(45mg,每日1次)和地高辛(0.25mg,每日1次)共7天,未改变地高辛的稳态药代动力学指标。

(4)华法林:对于健康受试者,同时应用盐酸吡格列酮(45mg,每日1次)和华法林,未改变华法林的稳态药代动力学指标。而且,接受长期华法林治疗的病人,服用盐酸吡格列酮不会对凝血酶原时间产生有临床意义的影响。

(5)二甲双胍:对于健康受试者,服用7天盐酸吡格列酮(45mg,每日1次)后,再同时给予二甲双胍(1000mg)和盐酸吡格列酮(45mg),未改变二甲双胍的单剂药代动力学指标。

吡格列酮的代谢需细胞色素P450的CYP3A4同工酶。需此酶代谢的药物还有红霉素、阿司咪唑、钙通道阻滞剂、西沙必利、肾上腺皮质激素、环孢素、HMG-CoA还原酶抑制剂、三唑仑等,抑制此酶的药物有酮康唑、伊曲康唑等。盐酸吡格列酮与上述药物的相互作用尚未进行特定的、正式的药代动力学试验。在体外,酮康唑显著抑制吡格列酮的代谢。由于尚需收集更多数据,同时服用酮康唑和盐酸吡格列酮的病人应更频繁的评估血糖控制。

【药物过量】当出现服药过量时,应根据患者临床症状、体征进行适当的支持治疗。

【规格】15mg。

【贮藏】室温下,密封保存。

【包装】铝塑板装,7片/板,1板/盒;15片/板,1板/盒或2板/盒。

【有效期】2年。

第三节　2型糖尿病用药建议

一、2型糖尿病治疗流程图(根据患者体重选择治疗方案)

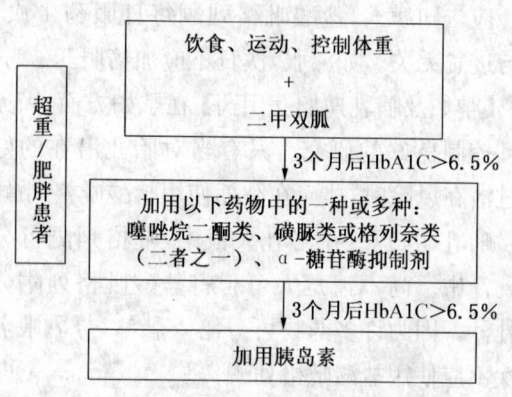

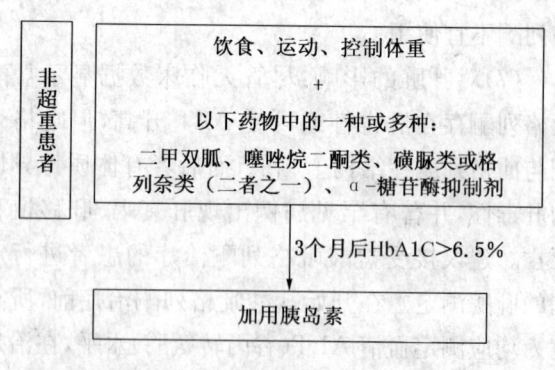

注:超重体重,指数≥24;肥胖体重,指数≥28。

二、糖尿病围手术期的处理

1. 术前准备及评估

(1)对择期手术,应对血糖控制及可能影响手术预后的糖尿病并发症进行全面评估,包括心血管疾病、自主神经病变及肾病。术前空腹血糖水平应控制在8mmol/L以下。对口服降糖药血糖控制不佳者,应及时调整为胰岛素治疗。口服降糖药控制良好的患者,术前当晚或手术当天停用口服降糖药,大、中型手术应在手术前3天停用口服降糖药,改为胰岛素治疗。

(2)对急症手术,主要评估血糖水平及有无酸碱、水电解质平衡紊乱,如有应及时纠正。

2. 术中处理

(1)对于既往仅需单纯饮食治疗或小剂量口服降糖药即可使血糖控制达标的2型糖尿病患者,在接受小手术时,术中不需要用胰岛素。

(2)在大、中型手术中,需静脉应用胰岛素,并加强血糖监测,血糖控制目标为5.0～11.0mmol/L。术中可输注5%葡萄糖液体每小时100～125ml,以防止低血糖。葡萄糖-胰岛素-钾是代替分别输入葡萄糖和胰岛素的简单方法,并根据血糖变化及时调整葡萄糖和胰岛素的比例。

3. 术后处理

(1)在患者恢复正常饮食以前仍给予胰岛素静脉输注,恢复正常饮食后改为皮下胰岛素注射。

(2)对术后需要重症监护或机械通气的患者的高血糖(血浆葡萄糖＞6.1mmol/L),通过持续静脉胰岛素输注而尽可能将血糖控制在4.5～6.0mmol/L。可改善预后。一般的目标6.0～10.0mmol/L在某些情况下更为合适。

(3)中、小型手术后血糖应控制在5.0～11.0mmol/L。在控制高血糖的同时,应注意防止低血糖。

三、糖尿病足的治疗

糖尿病足是糖尿病严重的和治疗费用很高的慢性并发症之一,严重者可导致截肢。糖尿病者下肢截肢的相对危险性约为非糖尿病者的40倍。大约85%的截肢是由于足溃疡引发的,15%左右的糖尿病患者在其一生中会发生足溃疡。

糖尿病足发病的基本因素是神经病变、血管病变和感染。这些因素共同作用,可导致组织的坏死、溃疡和感染。

神经病变有多种表现,与糖尿病足发生有关的最重要的神经病变是末梢神经的感觉减退。由于感觉减退或缺乏,糖尿病患者不能及时发现足部受到的损伤。糖尿病自主神经病变造成的皮肤干燥、皲裂和局部的动静脉短路也可以促使或加重糖尿病足的发生发展。

周围动脉病变是造成糖尿病足的另一重要因素。周围大动脉闭塞病变可致间歇性跛行,而周围小动脉闭塞病变多见是引起缺血性足溃疡,或加重了在感觉减退基础上的足病变。有严重周围动脉病变的足溃疡患者,首先应该采取措施改善血液供应,否则,足溃疡难以好转。

糖尿病足溃疡的患者容易合并感染。感染又是加重糖尿病足溃疡甚至是导致截肢的因素。糖尿病足溃疡合并的感染,大多是革兰阳性菌和阴性菌甚至合并有厌氧菌的混合感染。

对糖尿病足首先要鉴别溃疡性质。神经溃疡常见于反复受压的部位,如跖骨头的足底部、胼胝的中央,常伴有感觉的异常和缺失,而局部供血是好的。缺血性溃疡多见于足背外侧、足趾尖部或足跟部,局部感觉正常,但皮肤温度低、足背动脉和/或胫后动脉搏动明显减弱或不能触及。

对于神经性溃疡,主要是减压,特别是注意患者的鞋袜是否合适。

对于缺血性溃疡,则要重视解决下肢缺血,轻、重度缺血可以实行内科治疗。病变严重的患者可以接受介入治疗或血管外科成形手术。

对于合并感染的足溃疡,及时去除感染和坏死组织,局部供血良好的感染性溃疡,必须进行彻底清创。根据创面的性质和渗出的多少,选用合适的敷料。在细菌培养的基础上选择有效的足量的抗生素进行治疗。

(杨卫芳　尚振平)

第三十章 骨科伴发心血管疾病用药

第一节 强心药

一、洋地黄糖苷类

地高辛 Digoxin Tablets

【性状】本品为白色片。

【药理作用】(1) 正性肌力作用：本品选择性地与心机细胞膜 Na^+-K^+-ATP 酶结合而抑制该酶活性，使心肌细胞膜内外 Na^+ - K^+ 主动耦联转运受损，心肌细胞内 Na^+ 浓度升高，从而使肌膜上 Na^+、Ca^{2+} 交换趋于活跃，使细胞浆内 Ca^{2+} 增多，肌浆网内 Ca^{2+} 储量亦增多，心肌兴奋时，有较多的 Ca^{2+} 释放；心肌细胞内 Ca^{2+} 浓度增高，激动心肌收缩蛋白从而增加心肌收缩力。

(2) 负性频率作用：由于其正性肌力作用，使衰竭心脏心输出量增加，血流动力学状态改善，消除交感神经张力的反射性增高，并增强迷走神经张力，延缓房室传导，因而减慢心率。此外，小剂量时提高窦房结对迷走神经冲动的敏感性，可增强其减慢心率作用。大剂量（通常接近中毒量）则可直接抑制窦房结、房室结和希氏束而呈现窦性心动过缓和不同程度的房室传导阻滞。

(3) 心脏电生理作用：通过对心肌电活动的直接作用和对迷走神经的间接作用，降低窦房结自律性；提高浦肯野纤维自律性；减慢房室结传导速度，延长其有效不应期，导致房室结隐匿性传导增加，可减慢心房纤颤或心房扑动的心室率；由于本品缩短心房有效不应期，当用于房性心动过速和房扑时，可能导致心房率的加速和心房扑动转为心房纤颤；缩短浦肯野纤维有效不应期。

【药代动力学】本品为由毛花洋地黄提纯制得的强心苷，其特点是排泄较快而蓄积性较小。口服主要经小肠上部吸收，吸收不完全，也不规则，口服吸收率约 75%。

生物利用度：片剂为 60%～80%，口服起效时间 0.5～2 小时，血浆浓度达峰时间 2～3 小时，获最大效应时间为 4～6 小时。地高辛消除半衰期平均为 36 小时。

分布：吸收后广泛分布到各组织，部分经胆道吸收入血，形成肝-肠循环。血浆蛋白结合率低，为 20%～25%，表观分布容积为 6～10L/kg。

代谢与排泄：地高辛在体内转化代谢很少，主要以原形由肾排除，尿中排出量为用量的 50%～70%。

【适应证】(1) 用于高血压、瓣膜性心脏病、先天性心脏病等急性和慢性心功能不全。尤其适用于伴有快速心室率的心房颤动的心功能不全；对于肺源性心脏病、心肌严重缺血、活动性心肌炎及心外因素如严重贫血、甲状腺功能低下及维生素 B_1 缺乏症的心功能不全疗效差。

(2) 用于控制伴有快速心室率的心房颤动、心房扑动患者的心室率及室上性心动过速。

【用法用量】成人常用量：口服。常用 0.125～0.5mg，每日 1 次，7 天可达稳态血药浓度；若达快速负荷量，可每 6～8 小时给药 0.25mg，总剂量每日 0.75～1.25mg；维持量，每日 1 次，0.125～0.5mg。

小儿常用量：口服。本品总量，早产儿 0.02～0.03mg/kg；1 月以下新生儿 0.03～0.04mg/kg；1 月龄至 2 岁，0.05～0.06mg/kg；2～5 岁，0.03～0.04mg/kg；5～10 岁，0.02～0.035/kg；10 岁或 10

岁以上，照成人常用量；本品总量分3次或每6～8小时给予。维持量为总量的1/5～1/3，分2次，每12小时1次或每日1次。在小婴幼儿（尤其早产儿）需仔细滴定剂量和密切监测血药浓度和心电图。近年通过研究证明，地高辛逐日给予一定剂量，经6～7天能在体内达到稳定的浓度而发挥全效作用，因此，病情不急而又易中毒者，可逐日按5.5mg/kg给药，也能获得满意的治疗效果，并能减少中毒发生率。

【不良反应】（1）常见的不良反应包括：促心律失常作用、胃纳不佳或恶心、呕吐（刺激延髓中枢）、下腹痛、异常的无力、软弱。

（2）少见的反应包括：视力模糊或"色视"，如黄视、绿视、腹泻、中枢神经系统反应如精神抑郁或错乱。

（3）罕见的反应包括：嗜睡、头痛及皮疹、荨麻疹（过敏反应）。

（4）在洋地黄中毒表现中，促心律失常最重要，最常见者为室性早搏，约占促心律失常不良反应的33%。其次为房室传导阻滞、阵发性或加速性交界性心动过速，阵发性房性心动过速伴房室传导阻滞、室性心动过速、窦性停搏、心室颤动等。儿童中心律失常比其他反应多见，但室性心律失常比成人少见。新生儿可有P-R间期延长。

【禁忌证】与钙注射剂合用；任何洋地黄类制剂中毒；室性心动过速、心室颤动；梗阻性肥厚型心肌病（若伴收缩功能不全或心房颤动仍可考虑）；预激综合征伴心房颤动或扑动。

【注意事项】（1）不宜与酸、碱类配伍。

（2）慎用：低钾血症；不完全性房室传导阻滞；高钙血症；甲状腺功能低下；缺血性心脏病；心肌梗死；心肌炎；肾功能损害。

（3）用药期间应注意随访检查：血压、心率及心律；心电图；心功能监测；电解质，尤其钾、钙、镁；肾功能；疑有洋地黄中毒时，应作地高辛血药浓度测定。过量时，由于蓄积性小，一般于停药后1～2天中毒表现可以消退。

（4）应用时注意监测地高辛血药浓度。

（5）应用本品剂量应个体化。

【药物相互作用】（1）与两性霉素B、皮质激素或失钾利尿剂如布美他尼（Bumetanide，制品为丁尿胺）、依他尼酸（Ethacrynic Acid，利尿酸）等同用时，可引起低血钾而致洋地黄中毒。

（2）与制酸药（尤其三硅酸镁）或止泻吸附药如白陶土、果胶、考来烯胺（Colestyramine，消胆胺）和其他阴离子交换树脂、柳氮磺吡啶（Sulfasalazine）或新霉素、对氨基水杨酸同用时，可抑制洋地黄强心苷吸收而导致强心苷作用减弱。

（3）与抗心律失常药、钙盐注射剂、可卡因、泮库溴胺（Pancuronium Bromide，潘可龙，巴活郎）、萝芙木碱、琥珀胆碱（司可林，Scoline；Suxamethonium Chloride）或拟肾上腺素类药同用时，可因作用相加而导致心律失常。

（4）有严重或完全性房室传导阻滞且伴正常血钾者的应用洋地黄患者，不应同时应用钾盐，但噻嗪类利尿剂与本品同用时，常须给予钾盐，以防止低钾血症。

（5）β受体阻滞剂与本品同用，有导致房室传导阻滞发生严重心动过缓的可能，应重视。但并不排除β阻滞剂用于洋地黄不能控制心室率的室上性快速心律失常。

（6）与奎尼丁同用，可使本品血药浓度提高约1倍，提高程度与奎尼丁用量相关，甚至可达到中毒浓度，即使停用地高辛，其血药浓度仍继续上升，这是奎尼丁从组织结合处置换出地高辛，减少其分布容积之故。两药合用时应酌减地高辛用量1/3～1/2。

（7）与维拉帕米、地尔硫䓬、胺碘酮合用，由于降低肾及全身对地高辛的清除率而提高其血药浓度，可引起严重心动过缓。

（8）螺内酯可延长本品半衰期，需调整剂量或给药间期，随访监测本品的血药浓度。

（9）血管紧张素转换酶抑制剂及其受体拮抗剂可使本品血药浓度增高。

（10）依酚氯胺（Edrophonium Chloride，Tensilon，腾喜龙）与本品合用，可致明显心动过缓。

（11）吲哚美辛（Indometacin，消炎痛）可减少本品的肾清除，使本品半衰期延长，有中毒危险，需监测血药浓度及心电图。

（12）与肝素同用，由于本品可能部分抵消肝素的抗凝作用，需调整肝素用量。

（13）洋地黄化时静脉用硫酸镁应极其谨慎，尤其是也静注钙盐时,可发生心脏传导阻滞。

(14)红霉素由于改变胃肠道菌群,可增加本品在胃肠道的吸收。

(15)甲氧氯普胺(Metoclopramide,Maxolon,灭吐灵)因促进肠道运动而减少地高辛的生物利用度约25%。普鲁本辛因抑制肠道蠕动而提高地高辛生物利用度约25%。

【孕妇及哺乳期妇女用药】本品可通过胎盘,故妊娠后期母体用量可能增加,分娩后6周须减量。本品可排入乳汁,哺乳期妇女应用须权衡利弊。

【儿童用药】新生儿对本品的耐受性不定,其肾清除减少;早产儿与未成熟儿对本品敏感,按其不成熟程度而减小剂量。按体重或体表面积,1月以上婴儿用量比成人略大。

【老人用药】老年人肝肾功能不全,表观分布容积减小或电解质平衡失调者,对本品耐受性低,必须减少剂量。

【药物过量】(1)若地高辛血药浓度为>2.0~2.5ng/ml,应警惕地高辛药物过量或毒性反应。

(2)患者在2~3周之前服用过任何洋地黄制剂,宜给予小剂量给药,以免中毒。

(3)强心苷剂量计算应按标准体重,因脂肪组织不摄取强心苷。

(4)推荐剂量只是平均剂量,必须按照患者需要调整每次剂量。

(5)肝功能不全者,应选用不以肝脏代谢为主的洋地黄制剂。

(6)肾功能不全者选用洋地黄毒苷,因为尿中排泄的代谢产物大多是无活性的,并不影响本品的半衰期。

(7)应用洋地黄患者对电复律极为敏感,应高度警惕。

(8)透析不能从体内迅速去除本品。

(9)在本品引起严重或完全性房室传导阻滞时,不宜补钾。

(10)肾功能不全、老年及虚弱者在常用剂量及血药浓度时就可有中毒反应。婴幼儿,尤其是早产儿和发育不全儿,要在血药浓度及心电监测下调整剂量。

(11)当患者由强心苷注射液改为本品时,为补偿药物间药动学差别,需要调整剂量。

(12)应静脉给药,因为肌肉注射有明显局部反应,且作用慢、生物利用度差。

(13)本品过量及毒性反应的处理:轻度中毒者,停用本品及利尿治疗,如有低钾血症而肾功能尚好,可给以钾盐。

(14)氯化钾静脉滴注,对消除异位心律往往有效。

(15)苯妥英纳能与强心苷竞争性争夺Na-K-ATP酶,因而有解毒效应。成人用100~200mg加注射用水20ml缓慢静注,如情况不紧急,亦可口服,每次0.1mg,每日3~4次。

(16)利多卡因对消除室性心律失常有效,成人用50~100mg加入葡萄糖注射液中静脉注射,必要时可重复。

(17)阿托品对缓慢性心律失常者可用。成人用0.5~2mg皮下或静脉注射。

(18)心动过缓或完全房室传导阻滞有发生阿-斯综合征的可能时,可植入临时起搏器。应用异丙肾上腺素,可以提高缓慢的心率。

(19)依地酸钙纳(Calcium Disodium Edetate),以其与钙螯合的作用,也可用于治疗洋地黄所致的心律失常。

(20)对可能有生命危险的洋地黄中毒可经膜滤器静脉给与地高辛免疫Fab片段,每40mg地高辛免疫Fab片段,大约结合0.6mg地高辛或洋地黄毒苷。

【剂型】片剂。

【规格】0.25mg。

【贮藏】密闭,在干燥处保存。

毒毛花苷K Strophanthin K

【性状】本品为无色或微黄色的澄明液体。

【药理作用】本品系从康毗毒毛旋花种子中提取的强心苷,其化学极性高,脂溶性低,为常用的、高效、速效、短效强心苷。治疗剂量时:

(1)正性肌力作用:本品选择性地与心肌细胞膜Na^+-K^+-ATP酶结合而抑制该酶活性,使心肌细胞膜内外Na^+-K^+主动耦联转运受损,心肌细胞内Na^+浓度升高,从而使肌膜上Na^+、Ca^{2+}交换趋于活跃,使细胞浆内Ca^{2+}增多,肌浆网内Ca^{2+}储量亦增多,心肌兴奋时,有较多的Ca^{2+}释放;心肌细

胞内 Ca^{2+} 浓度增高,激动心肌收缩蛋白增加心肌收缩力。

(2) 负性频率作用:由于其正性肌力作用,血流动力学状态改善,消除反射性交感神经张力的增高,增强迷走神经张力,因而减慢心率、延缓房室传导。

(3) 心脏电生理作用:降低窦房结自律性;提高浦肯野纤维自律性;减慢房室结传导速度,延长其有效不应期,导致房室结隐匿性传导增加,可减慢心房纤颤或心房扑动的心室率;由于本品缩短心房有效不应期,当用于房性心动过速和房扑时,可能导致心房率的加速和心房扑动转为心房纤颤;缩短浦肯野纤维有效不应期。

(4) 强心苷的心外作用:中毒量的强心苷可致中枢神经兴奋,头痛、头晕、疲倦和嗜睡,有时可出现神经痛,面部下 1/3 区痛,表现类似三叉神经痛。因兴奋延脑极后区催吐化学感受区而致呕吐,严重者甚至引发行为异常和精神症状,尤其易发生于动脉硬化症的老人,如定向困难、失语、幻觉和谵妄等。由于强心苷影响视神经功能,甚至引发球后视神经炎而发生视神经障碍,如视力模糊、复视及色视(黄视或绿视症)。中毒量强心苷对中枢交感神经的兴奋致使交感神经张力过高,是强心苷诱发心律失常的神经性因素。强心苷对人的动脉和静脉有直接收缩作用是强心苷对血管的直接作用。

(5) 洋地黄毒苷治疗浓度为 15~30ng/ml,交叉浓度为 25~35ng/ml,中毒浓度为>35ng/ml。

(6) 中毒浓度强心苷的电生理影响是由于强心苷明显抑制心肌细胞膜 Na^+-K^+-ATP 酶,使 $[Na^+]i$ 积聚增高,$[K^+]i$ 明显降低,致使心肌细胞膜最大舒张电位降低,自律性增高,心肌、浦肯野纤维兴奋下降,房室结、浦肯野纤维及心肌传导速度延缓,呈现不同程度的房室传导阻滞。中毒量强心苷还可使心肌细胞内 Ca^{2+} 浓度过高,Ca^{2+} 呈超负荷状态,使细胞内 Ca^{2+} 贮库振荡性地释出和再摄取 Ca^{2+},同时细胞膜对 Na^+ 通透性增高,激发短暂的内向电流,心肌细胞膜出现迟后去极化,引起心肌触发活动,这是中毒量强心苷诱发心律失常的机制之一。

【药代动力学】口服经胃肠道不易吸收(仅 3%~10%)且吸收不规则,不宜口服。静脉注射作用迅速,蓄积性较低,对迷走神经作用很小,静注后 5~15 分钟生效,1~2 小时达最大效应,作用维持 1~4 天。可分布于心、肝、肾等组织中。血浆蛋白结合率仅 5%。以原形经肾排泄。清除半衰期约 21 小时。

【适应证】本品适用于急性充血性心力衰竭,特别适用于洋地黄无效的患者,亦可用于心率正常或心率缓慢的心房颤动的急性心力衰竭患者。

【用法用量】静脉注射成人常用量:首剂 0.125~0.25mg,加入等渗葡萄糖液 20~40ml 内缓慢注入(时间不少于 5 分钟),2 小时后按需要重复再给一次 0.125~0.25mg,总量每日 0.25~0.5mg。极量:静脉注射,每次 0.5mg,每日 1mg。病情好转后,可改用洋地黄口服制剂。成人致死量为 10mg。小儿常用量:按体重 0.007~0.01mg/kg 或按体表面积 $0.3mg/m^2$,首剂给予一半剂量,其余分成几个相等部分,间隔 0.5~2 小时给予。

【禁忌证】任何强心苷制剂中毒患者;室性心动过速,心室颤动;梗阻性肥厚型心肌。

【孕妇及哺乳期妇女用药】本品可通过胎盘,故妊娠后期用量可能适当增加,分娩后 6 周减量。本品可排入乳汁,哺乳期妇女应用时,停止哺乳。

【儿童用药】新生儿对本品的耐受性不定,其肾清除减少;早产儿与未成熟儿对本品敏感,按其不成熟程度而减小剂量。按体重或体表面积,1 月以上婴儿用量比成人略大。

【老人用药】老年人肝肾功能不全,表观分布容积减小或电解质平衡失调者,对本品耐受性低,必须减少剂量。

【药物相互作用】(1) 与两性霉素 B、皮质激素或失钾利尿剂等同用时,可引起低血钾而致洋地黄中毒。

(2) 与抗心律失常药、钙盐注射剂、可卡因、泮库溴铵、萝芙木碱、琥珀胆碱或拟肾上腺素类药同用时,可因作用相加而导致心律失常。

(3) 血钾正常的严重或完全性房室传导阻滞的洋地黄化患者不应同时应用钾盐,噻嗪类利尿剂与本品同用时,常须给予钾盐,以防止低钾血症。

(4) 应注意 β 受体阻滞剂与本品同用,有导致房室传导阻滞发生严重心动过缓的可能。但并不排除洋地黄不能控制心室率的室上性快速心律失常时应用β受体阻滞剂。

（5）与奎尼丁同用，可使本品血药浓度提高约1倍，提高程度与奎尼丁用量相关，甚至可达到中毒浓度。

（6）与维拉帕米、地尔硫䓬、胺碘酮合用，由于降低肾及全身对强心苷的清除率而提高其血药浓度，可引起严重心动过缓。

（7）螺内酯可延长本品半衰期，需调整剂量或给药间期，监测本品的血药浓度。

（8）血管紧张素转换酶抑制剂及其受体拮抗剂可使本品血药浓度增高。

（9）依酚氯铵与本品合用可致明显心动过缓。

（10）吲哚美辛可减少本品的肾清除，使本品半衰期延长，有中毒危险，需监测血药浓度及心电图。

（11）与肝素同用，由于本品可能部分抵消肝素的抗凝作用，需调整肝素用量。

（12）应用本品时静脉注射硫酸镁应极其谨慎，尤其是静注钙盐时，可发生心脏传导阻滞。

【剂型】注射剂。

【规格】1ml∶0.25mg；2ml∶0.5mg。

【贮藏】闭光，密封保存。

去乙酰毛花苷注射液　Deslanoside Injection

【主要成分】本品为去乙酰毛花苷加10%乙醇制成的灭菌溶液。分子式：$C_{47}H_{74}O_{19}$。分子量：943.09。

【性状】本品为无色的澄明液体。

【药理作用】（1）正性肌力作用：本品选择性地与心肌细胞膜Na^+-K^+-ATP酶结合而抑制该酶活性，使心肌细胞膜升高，从而使肌膜上Na^+-K^+主动耦联转运受损，心肌细胞内Na浓度升高，从而使肌膜上Na^+、Ca^{2+}储量亦增多，心肌兴奋时，有较多的Ca^{2+}释放；心肌细胞内Ca^{2+}浓度增高，激动心肌收缩蛋白从而增加心肌收缩力。

（2）负性频率作用：由于其正性肌力作用，使衰竭心脏心输出量增加，血流动力学状态改善，消除交感神经张力的反射性增高，并增强迷走神经张力，因而减慢心率，延缓房室传导。此外，小剂量时提高窦房结对迷走神经冲动的敏感性，可增强其减慢心率作用。由于其负性频率作用，使舒张期相对延长，有利于增加心肌血供；大剂量（通常接近中毒量）则可直接抑制窦房结、房室结和希氏束而呈现窦性心动过缓和不同程度的房室传导阻滞。

（3）心脏电生理作用：通过对心肌电活动的直接作用和对迷走神经的间接作用，降低窦房结自律性；提高浦肯野纤维自律性；减慢房室结传导速度，延长其有效不应期，导致房室结隐匿性传导增加，可减慢心房纤颤或心房扑动的心室率；由于本品缩短心房有效不应期，当用于房性心动过速和房扑时，可能导致心房率的加速和心房扑动转为心房纤颤；缩短浦肯野纤维有效不应期。

【药代动力学】系天然存在于毛花洋地黄中的强心苷，在提取过程中，其可经水钳子解失去葡萄糖和乙酸而成地高辛，为一种速效强心苷，其作用较洋地黄、地高辛快，但比毒毛化苷K稍慢。静脉注射可迅速分布到各组织，10～30分钟起效，1～3小时作用达到高峰，作用持续时间2～5小时。蛋白结合率低，为25%。半衰期为33～36小时。3～6天作用完全消失在体内转化为地高辛，经肾脏排泄。由于排泄较快，故蓄积性较小。

【适应证】（1）主要用于心力衰竭。由于其作用较快，适用于急性心功能不全或慢性心功能不全急性加重的患者。

（2）亦可用于控制伴快速心室率的心房颤动、心房扑动患者的心室率。

（3）终止室上性心动过速起效慢，已少用。

【用法用量】静脉注射。成人常用量：用5%葡萄糖注射液稀释后缓慢注射，首剂0.4～0.6mg，以后每2～4小时可再给予0.2～0.4mg，总量1～1.6mg。小儿常用量：按下列剂量分2～3次间隔3～4小时给予。早产儿和足月新生儿或肾功能减退、心肌炎患者，肌内或静脉注射按体重0.022mg/kg，2周至3岁，按体重0.025mg/kg。本品静脉注射获满意疗效后，可改用地高辛常用维持量以保持疗效。

【不良反应】（1）常见的不良反应包括：新出现的心律失常、胃纳不佳或恶心、呕吐（刺激延髓中枢）、下腹痛、异常的无力、软弱。

（2）少见的反应包括：视力模糊或"黄视"（中毒症状）、腹泻、中枢神经系统反应如精神抑郁或错乱。

（3）罕见的反应包括：嗜睡、头痛及皮疹、荨麻疹(过敏反应)。

(4)在洋地黄的中毒表现中,心律失常最重要,最常见者为室性早搏,约占心脏反应的33%。其次为房室传导阻滞,阵发性或加速性交界性心动过速,阵发性房性心动过速伴房室传导阻滞,室性心动过速、窦、性停搏、心室颤动等。儿童中心律失常比其他反应多见,但室性心律失常比成人少见。新生儿可有P-R间期延长。

【禁忌证】任何强心苷制剂中毒;室性心动过速,心室颤动;梗阻性肥厚型心肌病(若伴收缩功能不全或心房颤动仍可考虑);预激综合征伴心房颤动或扑动。

【注意事项】(1)以下情况慎用:低钾血症;不完全性房室传达室导阻滞;高钙血症;甲状腺功能低下;缺血性心脏病;急性心肌梗死早期(AMI);心肌炎活动期;肾功能损害。

(2)用药期间应注意随访检查:血压、心率及心律;心电图;心功能监测;电解质,尤其钾、钙、镁;肾功能;疑有洋地黄中毒时,应作地高辛血药浓度测定。

(3)过量时,由于蓄积性小,一般于停药后1～2天中毒表现可以消退。

【药物相互作用】(1)与两性霉素B、皮质激素或失钾利尿剂如布美他尼、依他尼酸等同用时,可引起低血钾而致洋地黄中毒。

(2)与制酸药(尤其三硅酸等)或止泻吸附药如白陶土、界胶、考来烯胺和其他阴离子交换树脂、柳氮磺吡啶或新霉素、对氨水杨酸同用时,可抑制洋地黄强心苷吸收而导致强心苷作用减弱。

(3)与抗心律失常药、钙盐注射剂、可卡因、泮库溴胺、萝芙木碱、琥珀胆碱或拟肾上腺素类药同用时,可因作用相加而导致心律失常。

(4)有严重或完全性房室传导阻滞且伴正常血钾者的洋地黄化患者不应同时应用钾盐,但噻嗪类利尿剂与本品同用时,常须给予钾盐,以防止低钾血症。

(5)β受全阻滞剂与本品同用,有导致房室传导阻滞发生严重心动过缓的可能,应重视。但并不排除β阻滞剂用于洋地黄不能控制心室率的室上性快速心律失常。

(6)与奎尼丁同用,可使本品血药浓度提高约1倍,提高程度与奎尼丁用量相关,甚至可达到中毒浓度,即使停用地高辛,其血药浓度仍继续上升,这是奎尼丁从组织结合处置换出地高辛,减少其分布容积之故。两药合用时,应酌减地高辛用量1/3~1/2。

(7)与维拉帕米、地尔硫䓬、胺碘酮合用,由于降低肾及全身对地高辛的清除率而提高其血药浓度,可引起严重心动过缓。

(8)螺内酯可延长本品半衰期,需调整剂量或给药间期,随访监测本品的血药浓度。

(9)血管紧张素转换酶抑制剂及其受体拮抗剂可使本品血药浓度增高。

(10)依酚氯铵(Edrophonium Chloride,Tensilon,腾喜龙)与本品合用,可致明显心动过缓。

(11)吲哚美辛(Indometacin,消炎痛)可减少本品的肾清除,使本品半衰期延长,有中毒危险,需监测血药浓度及心电图。

(12)与肝素同用,由于本品可能部分抵消肝素的抗凝作用,需调整肝素用量。

(13)洋地黄化时静脉用硫酸镁应极其谨慎,尤其是静注钙盐时,可发生心脏传导阻滞。

(14)红霉素由于改变胃肠道菌群,可增加本品在胃肠道的吸收。

(15)甲氧氯普胺(Metoclopramide,Maxolon,灭吐灵)因促进肠道运动而减少地高辛的生物利用度约25%。普鲁本辛因抑制肠道蠕动而提高地高辛生物利用度约25%。

(16)禁与钙注射剂合用。

(17)不宜与酸、碱类配伍。

【孕妇及哺乳期妇女用药】本品可通过胎盘,故妊娠后期母体用量可能适当增加,分娩后6周减量。本品可排入乳汁,哺乳期妇女应用须权衡利弊。

【儿童用药】新生儿对本品的耐受性不定,其肾清除减少;早产儿与未成熟儿对本品敏感,按其不成熟程度而减小剂量。按体重或体表面积,1月以上婴儿用量比成人略大。

【老人用药】老年人肝肾功能不全,表观分布容积减小或电解质平衡失调者,对本品耐受性低,必须减少剂量。

【药物过量】西地兰起作用时是通过体内释放

地高辛起作用,故中毒时是测地高辛中毒。

(1)地高辛中毒浓度为≥2.0ng/ml。

(2)如给予负荷量,需了解患者在2～3周之前是否服用过任何洋地黄制剂,如有洋地黄残余作用,需减少地高辛剂量,以免中毒。

(3)强心苷剂量计算应按标准体重,因脂肪组织不摄取强心苷。

(4)推荐剂量只是平均剂量,必须按照患者需要调整每次剂量。

(5)肝功能不全者,应选用不经肝脏代谢的地高辛。

(6)肾功能不全者,不宜应用地高辛,应选用洋地黄毒苷。

(7)洋地黄化患者常对电复律极为敏感,应高度警惕。

(8)透析不能从体内迅速去除本品。

(9)在本品引起严重或完全性房室传导阻滞时,不宜补钾。

(10)肾功能不全、老年及虚弱者在常用剂量及血药浓度时就可有中毒反应。婴幼儿尤其是早产儿和发育不全儿,要在血药浓度及心电监测下调整剂量。

(11)传统的治疗心力衰竭是在数日(1～3天)内给本品较大剂量(负荷量)以达到洋地黄化,然后逐日给以维持量来弥补消除量。目前认为,半衰期较短的本品(半衰期平均为36小时),每日口服0.25mg,经5个半衰期(6～8天)亦可达到最终血药浓度(洋地黄化)的96%,既达到治疗效果,又避免洋地黄中毒。如不能达到治疗效果,可适当增加剂量。如病情较急,为较快达到有效浓度,仍需先给予负荷量,但剂量需个体化。

(12)当患者由强心苷注射液改为本品时,为补偿药物间药代动力学差别,需要调整剂量。

(13)应静脉给药,因为肌肉注射有明显局部反应,且作用慢、生物利用度差。

(14)本品过量及毒性反应的处理:轻度中毒者,停用本品及利尿治疗,如有低钾血症而肾功能尚好,可给以钾盐。心律失常者可用:①氯化钾静脉滴注,对消除异位心律往往有效;②苯妥英钠,该药能与强心苷竞争性争夺Na-K-ATP酶,因而有解毒效应。成人用100～200mg加注射用水20ml缓慢静注,如情况不紧急,亦可口服,每次0.1mg,每日3～4次;③利多卡因,对消除室性心律失常有效,成人用50～100mg加入葡萄糖注射液中静脉注射,必要时可重复;④阿托品,对缓慢性心律失常者可用。成人用0.5～2mg皮下或静脉注射;⑤心动过缓或完全房室传导阻滞有发生阿-斯综合征的可能时,可安置临时起搏器,异丙肾上腺素可以提高缓慢的心率;⑥依地酸钙纳(Calcium Disodium Edetate),以其与钙螯合的作用,也可用于治疗洋地黄所致的心律失常;⑦对可能有生命危险的洋地黄中毒可经膜滤器静脉给与地高辛免疫Fab片段,每40mg地高辛免疫Fab片段,大约结合0.6mg地高辛或洋地黄毒苷;⑧注意肝功能不良时应减量,同时服用苯妥英钠、苯巴比妥、保泰松、利福平会使血中洋地黄毒苷浓度降低50%。

【剂型】注射剂。

【规格】1ml:0.2mg;2ml:0.4mg。

【贮藏】遮光,密封保存。

二、非苷类强心药

安力农注射液　Amrinone Injection

【性状】本品为淡黄色或黄色的澄明液体。

【药理作用】本品为磷酸二酯酶抑制剂,其作用机制尚未完全阐明,试验证明本品具有正性肌力作用和血管扩张作用。正性肌力作用主要是通过抑制磷酸二酯酶,使心肌细胞内环磷酸腺苷(cAMP)浓度增高,细胞内钙增加,心肌收缩力加强,心排血量增加,与肾上腺素 β_1 受体或心肌细胞 Na^+-K^+-ATP酶无关。其血管扩张作用可能是直接作用于小动脉,或心功能改善后交感神经的兴奋减轻而降低心脏前、后负荷,降低左心室充盈压,改善左室功能,增加心脏指数,但对平均动脉压和心率无明显影响。

【药代动力学】据国外资料报告,正常人体静脉注射0.68～1.2mg/kg的表观分布容积为1.2L/kg,血浆分布半衰期约4.6分钟,消除半衰期约3.6小时,心衰患者静脉注射后消除半衰期约5.8小时,主要通过尿以原形及数种代谢物形式排泄。

【适应证】适用于对洋地黄、利尿剂、血管扩张剂治疗无效或效果欠佳的各种原因引起的急、慢性顽固性充血性心力衰竭。

【用法用量】本品 50mg 用适量的生理盐水稀释后使用。负荷量:0.5~1.0mg/kg,5~10 分钟缓慢静脉注射,继续以 5~10μg/(kg·min)静脉滴注,单次剂量最大不超过 2.5mg/kg。每日最大量<10mg/kg。疗程不超过 2 周。应用期间不增加洋地黄的毒性,不增加心肌耗氧量,未见对缺血性心脏病增加心肌缺血的征象,故不必停用洋地黄、利尿剂及血管扩张剂。

【不良反应】可有胃肠反应、血小板减少(用药后 2~4 周)、室性心律失常、低血压及肝肾功能损害。偶可致过敏反应,出现发热、皮疹,偶有胸痛、呕血、肌痛、精神症状、静脉炎及注射局部有刺激。长期口服副作用大,甚至导致死亡率增加,口服制剂已不再应用,只限用于对顽固性心力衰竭短期静脉应用。

【禁忌证】严重低血压。

【注意事项】(1)静脉注射用生理盐水稀释成 1~3mg/ml。

(2)用药期间应监测心率、心律、血压、必要时调整剂量。

(3)不宜用于严重瓣膜狭窄病变及肥厚梗阻性心肌病患者。急性心肌梗死或其他急性缺血性心脏病患者慎用。

(4)合用强利尿剂时,可使左室充盈压过度下降,需注意水、电解质平衡。

(5)对房扑、房颤患者,因可增加房室传导作用导致心室率增快,宜先用洋地黄制剂控制心室率。

(6)肝肾功能损害者慎用。

(7)尚无用于心肌梗死、孕妇、哺乳妇女及儿童的经验,使用时应慎重。

(8)本品不能用含右旋糖酐或葡萄糖的溶液稀释。

(9)与速尿混用立即产生沉淀。

【药物相互作用】(1)与丙吡胺同用可导致血压过低。

(2)与常用强心、利尿、扩血管药合用,尚未见不良相互作用。

(3)与硝酸酯类合用有相加效用。

(4)本品加强洋地黄的正性肌力作用,故应用期间不必停用洋地黄。

【贮藏】遮光,密闭保存。

【规格】2ml:50mg;2ml:100mg;10ml:50mg。

米力农注射液 Milrinone Injection

【性状】本品为无色澄明液体。

【药理作用】本品是磷酸二酯酶抑制剂,为氨力农的同类药物,作用机制与氨力农相同。口服和静注均有效,兼有正性肌力作用和血管扩张作用。本品正性肌力作用主要是通过抑制磷酸二酯酶,使心肌细胞内环磷酸腺苷(cAMP)浓度增高,细胞内钙增加,心肌收缩力加强,心排血量增加。而与肾上腺素 $β_1$ 受体或心肌细胞 Na^+-K^+-ATP 酶无关。其血管扩张作用可能是直接作用于小动脉所致,从而可降低心脏前、后负荷,降低左心室充盈压,改善左室功能,增加心脏指数,但对平均动脉压和心率无明显影响。米力农的心血管效应与剂量有关,小剂量时主要表现为正性肌力作用,当剂量加大、逐渐达到稳态的最大正性肌力效应时,其扩张血管作用也可随剂量的增加而逐渐加强。本品对伴有传导阻滞的患者较安全。本品口服时不良反应较重,不宜长期应用。

【药代动力学】静脉给药 5~15 分钟起生效,清除半衰期为 2~3 小时。蛋白结合率 70%。

【适应证】适用于对洋地黄、利尿剂、血管扩张剂治疗无效或效果欠佳的各种原因引起的急、慢性顽固性充血性心力衰竭。

【用法用量】静脉注射:负荷量 25~75μg/kg,5~10 分钟缓慢静注,以后每分钟 0.25~1.0μg/kg 维持。每日最大剂量不超过 1.13mg/kg。口服:每次 2.5~7.5mg,每日 4 次。

【不良反应】(1)少数有头痛、室性心律失常、无力、血小板计数减少等。

(2)长期口服因副作用大,可导致远期死亡率升高,已不再应用。

【禁忌证】低血压、心动过速、心肌梗死慎用;肾功能不全者宜减量。

【注意事项】(1)用药期间应监测心率、心律、血压,必要时调整剂量。

(2)不宜用于严重瓣膜狭窄病变及梗阻性肥厚型心肌病患者。急性缺血性心脏病患者慎用。

(3)合用强利尿剂时,可使左室充盈压过度下降,且易引起水、电解质失衡。

(4)对房扑、房颤患者,因可增加房室传导作用导致心室率增快,宜先用洋地黄制剂控制心室率。

(5)低血压、心动过速、心肌梗死慎用。

(6)肝肾功能损害者慎用。

【孕妇及哺乳期妇女用药】慎用。

【儿童用药】尚未明确。

【老人用药】慎用。

【药物相互作用】(1)与丙吡胺同用可导致血压过低。

(2)与常用强心、利尿、扩血管药合用,尚未见不良相互作用。

(3)与硝酸酯类合用有相加效应。

(4)本品有加强洋地黄的正性肌力作用,故应用期间不必停用洋地黄。

(5)本品以生理盐水稀释后使用,不能用含右旋糖酐或葡萄糖的溶液稀释。

(6)与速尿混合立即产生沉淀。

【药物过量】过量时可有低血压、心动过速。

【规格】5ml：5mg。

【剂型】注射剂。

【贮藏】遮光,密闭保存。

环磷腺苷葡胺注射液 Meglumine Adenosine Cyclophosphate Injection

【成分】本品主要成分为环磷酸腺苷葡胺,系环磷腺苷与葡甲胺(摩尔比1：1)的盐。

【性状】本品为无色或几乎无色澄明液体。

【药理毒理】本品为非洋地黄类强心剂,具有正性肌力作用,能增强心肌收缩力,改善心脏泵血功能,有扩张血管作用,可降低心肌耗氧量,改善心肌细胞代谢,保护缺血、缺氧的心肌,能够改善窦房结P细胞功能。

【药代动力学】在血液中循环,进入心肌细胞,发挥作用后降解,降解产物进入核苷酸代谢途径。

【适应证】用于心力衰竭、心肌炎、病窦综合征、冠心病及心肌病,可用于心律失常的辅助治疗。

【用法用量】静脉滴注:加入200～500ml 5%葡萄糖注射液稀释后静脉滴注,每日1次,每次60～180mg。静脉推注:加入20～40ml 25%或10%葡萄糖注射液稀释后缓慢静脉推注,每日1次,每次90mg。

【不良反应】偶见心悸、心慌、头晕等症状。

【禁忌证】尚不明确。

【注意事项】(1)滴注不应太快,用量150mg以上应在90分钟以上滴完。

(2)滴注时如遇心悸、心慌,应停止用药,停药后症状自行消失。

【孕妇及哺乳期妇女用药】尚不明确。

【儿童用药】尚不明确。

【老年患者用药】尚不明确。

【药物相互作用】本品禁与氨茶碱同时静脉给药。

【药物过量】尚不明确。

【规格】2ml：30mg。

【包装】玻璃安瓿。2ml：30mg,10支×80盒/件;5ml：60mg,5支×100盒/件;10ml：150mg,5支×40盒/件。

【贮藏】遮光,密闭保存。

【有效期】2年。

第二节 抗心律失常药

普罗帕酮 Propafenone Hydrocnloride Tablets

【性状】本品为白色或类白色片。

【药理作用】(1)本品属于Ⅰc类(即直接作用于细胞膜)的抗心律失常药。在离体动物心肌实验结果指出,0.5～1μg/分钟时可降低收缩期的去极化作用,因而延长传导,动作电位的持续时间及有效不应期也稍有延长,并可提高心肌细胞阈电位,明显减少心肌的自发兴奋性。它既作用于心房、心室(主要影响浦肯野纤维,对心肌的影响较小),也作用于兴奋的形成及传导。临床资料表明,治疗剂量(口服300mg及静注30mg)时可降低心肌的应激性,作用持久,PQ及QRS均增加,延长心房及房室结的有效不应期,它对各种类型的实验性心律失常均有对抗作用。抗心律失常作用与其膜稳定作用及竞争性β阻断作用有关。它尚有微弱的钙拮抗作用（比维拉帕米弱100倍），尚有轻度的抑制心肌作用，增加末期舒张压，减少搏出量，其作用均与用药的剂量成正比。它还有轻度的降压和减慢心率作用。

（2）离体实验表明，普罗帕酮能松弛冠状动脉及支气管平滑肌。

（3）本品具有与普鲁卡因相似的局部麻醉作用。

（4）大鼠口服180～360mg/(kg·d)（成人推荐用药最大剂量的12～24倍）6个月后发生肾功能异常，肾小管和间质可见炎症和非炎症性反应。长期给予大鼠19倍成人推荐最大用量时，可发现肝脂肪变性。

【药代动力学】口服后自胃肠道吸收良好，服后2～3小时抗心律失常作用达峰效，作用可持续8小时以上，其生物利用度呈剂量依赖性，如100mg普罗帕酮3.4%，而300mg的生物利用度为10.6%。本品与血浆蛋白结合率高，达93%，剂量增加，生物利用度还会提高。肝功能下降也会增加药物的生物利用度，严重肝功能损害时普罗帕酮的清除减慢。普罗帕酮的药代动力学曲线为非线性。该药半衰期为3.5～4小时。本品经肾脏排泄，主要为代谢产物，小部分（<1%）为原形物。不能经过透析排出。

【适应证】用于阵发性室性心动过速及室上性心动过速（包括伴预激综合征者）。

【用法用量】口服。每次100～200mg，每日3～4次。治疗量，每日300～900mg，分4～6次服用。维持量：每日300～600mg，分2～4次服用。由于其局部麻醉作用，宜在饭后与饮料或食物同时吞服，不得嚼碎。

【不良反应】（1）不良反应较少，主要为口干、舌唇麻木，可能是由于其局部麻醉作用所致。此外，早期的不良反应还有头痛、头晕、闪耀，其后可出现胃肠道障碍如恶心、呕吐、便秘等。也有出现房室阻断症状。有2例在连续服用2周后出现胆汁郁积性肝损伤的报道，停药后2～4周各酶的活性均恢复正常。据认为这一病理变化属于过敏反应及个体因素性。

（2）在试用过程中未见肺、肝及造血系统的损害，有少数病人出现上述口干、头痛、眩晕、胃肠道不适等轻微反应，一般都在停药后或减量后症状消失。有报道个别病人出现房室传导阻滞，Q-T间期延长，P-R间期轻度延长，QRS时间延长等。

【禁忌证】无起搏器保护的窦房结功能障碍、严重房室传导阻滞、双束支传导阻滞患者，严重充血性心力衰竭、心源性休克、严重低血压及对该药过敏者禁用。

【注意事项】（1）心肌严重损害者慎用。

（2）严重的心动过缓，肝、肾功能不全，明显低血压患者慎用。

（3）如出现窦房性或房室性传导高度阻滞时，可静注乳酸钠、阿托品、异丙肾上腺素或间羟肾上腺素等解救。

【药物相互作用】（1）与奎尼丁合用，可以减慢代谢过程。

（2）与局麻药合用，增加中枢神经系统副作用的发生。

（3）普罗帕酮可以增加血清地高辛浓度，并呈剂量依赖型。与普萘洛尔、美托洛尔合用，可以显著增加其血浆浓度和清除半衰期，而对普罗帕酮没有影响。

（4）与华法林合用时，可增加华法林血药浓度和凝血酶原时间。

（5）与西咪替丁合用，可使普罗帕酮血药稳态水平提高，但对其电生理参数没有影响。

【孕妇及哺乳期妇女用药】在孕妇中应用的安全性和有效性尚不确定，因此仅用于药物作用对胎儿有利的情况下。尚不知该药是否存在于母乳，建议哺乳期妇女停用。

【儿童用药】该药在儿童中使用的安全性和有效性尚不清楚。

【老人用药】该药在老年患者中应用并无与年龄相关的副作用增加现象。但老年患者用药后可能出现血压下降。而且老年患者易发生肝、肾功能损害，因此要谨慎应用。老年患者的有效药物剂量较正常低。

【药物过量】药物过量摄入后3小时症状最明显，包括低血压、嗜睡、心动过缓、房内和室内传导阻滞，偶尔发生抽搐或严重室性心律失常。

【剂型】片剂。

【规格】0.15g。

【贮藏】密闭,在干燥处保存。

盐酸普罗帕酮注射液 Propafenone Hydrochloride Injection

【性状】本品为无色澄明液体。

【药理作用】(1)本品属于Ⅰc类(即直接作用于细胞膜)的抗心律失常药。在离体动物心肌的实验结果指出,0.5～1mg/分钟时可降低收缩期的去极化作用,因而延长传导,动作电位的持续时间及有效不应期也稍有延长,并可提高心肌细胞阈电位,明显减少心肌的自发兴奋性。它既作用于心房、心室(主要影响浦肯野纤维,对心肌的影响较小),也作用于兴奋的形成及传导。临床资料表明,治疗剂量(口服300mg及静注30mg)时可降低心肌的应激性,作用持久,PQ及QRS均增加,延长心房及房室结的有效不应期,它对各种类型的实验性心律失常均有对抗作用。抗心律失常作用与其膜稳定作用及竞争性β阻断作用有关。它尚有微弱的钙拮抗作用(比维拉帕米弱100倍),尚有轻度的抑制心肌作用,增加末期舒张压,减少搏出量,其作用均与用药的剂量成正比。它还有轻度的降压和减慢心率作用。

(2)离体实验表明,普罗帕酮能松弛冠状动脉及支气管平滑肌。

(3)本品具有与普鲁卡因相似的局部麻醉作用。

(4)大鼠口服180～360mg/(kg·d)(成人推荐用药最大剂量的12～24倍)6个月后发生肾功能异常,肾小管和间质可见炎症和非炎症性反应。长期给予大鼠19倍成人推荐最大用量时,可发现肝脂肪变性。

【药代动力学】本品与血浆蛋白结合率高,达93%,剂量增加,生物利用度还会提高。肝功能下降也会增加药物的生物利用度,严重肝功能损害时普罗帕酮的清除减慢。普罗帕酮的药代动力学曲线为非线性。该药半衰期为3.5～4小时。本品经肾脏排泄,主要为代谢产物,小部分(<1%)为原形。不能经过透析排出。

【适应证】用于阵发性室性心动过速、阵发性室上性心动过速及预激综合征伴室上性心动过速、心房扑动或心房颤动的预防。也可用于各种早搏的治疗。

【用法用量】静脉注射。成人常用量1～1.5mg/kg或以70mg加5%葡萄糖液稀释,于10分钟内缓慢注射,必要时10～20分钟重复1次,总量不超过210mg。静注起效后改为静滴,滴速0.5～1.0mg/分钟或口服维持。

【不良反应】(1)早期的不良反应有头痛、头晕、闪耀,其后可出现胃肠道障碍如恶心、呕吐、便秘等。也有出现房室阻断症状。有2例在连续服用2周后出现胆汁郁积性肝损伤的报道,停药后2～4周各酶的活性均恢复正常。据认为这一病理变化属于过敏反应及个体因素性。

(2)在试用过程中未见肺、肝及造血系统的损害,有少数病人出现上述口干、头痛、眩晕、胃肠道不适等轻微反应,一般都在停药后或减量后症状消失。有报道个别病人出现房室传导阻滞,Q-T间期延长,P-R间期轻度延长,QRS时间延长等。

【禁忌证】无起搏器保护的窦房结功能障碍、严重房室传导阻滞、双束支传导阻滞患者,严重充血性心力衰竭、心源性休克、严重低血压及对该药过敏者禁用。

【注意事项】(1)心肌严重损害者慎用。

(2)严重的心动过缓,肝、肾功能不全,明显低血压患者慎用。

(3)如出现窦房性或房室性传导高度阻滞时,可静注乳酸钠、阿托品、异丙肾上腺素或间羟肾上腺素等解救。

【孕妇及哺乳期妇女用药】在孕妇中应用的安全性和有效性尚不确定,因此仅用于药物作用对胎儿有利的情况下。尚不知该药是否存在于母乳,建议哺乳期妇女停用。

【儿童用药】该药在儿童中使用的安全性和有效性尚不清楚。

【老人用药】该药在老年患者中应用并无与年龄相关的副作用增加现象。但老年患者用药后可能出现血压下降,而且老年患者易发生肝、肾功能损害,因此要谨慎应用。老年患者的有效药物剂量较正常低。

【药物相互作用】(1)与奎尼丁合用,可以减慢代谢过程。

(2) 与局麻药合用增加中枢神经系统副作用的发生。

(3) 普罗帕酮可以增加血清地高辛浓度，并呈剂量依赖型。与普萘洛尔、美托洛尔合用，可以显著增加其血浆浓度和清除半衰期，而对普罗帕酮没有影响。

(4) 与华法林合用时可增加华法林血药浓度和凝血酶原时间。

(5) 与西咪替丁合用，可使普罗帕酮血药稳态水平提高，但对其电生理参数没有影响。

【药物过量】药物过量摄入后3小时症状最明显，包括低血压、嗜睡、心动过缓、房内和室内传导阻滞，偶尔发生抽搐或严重室性心律失常。

【规格】5ml：17.5mg；10ml：35mg。

【剂型】注射剂。

【贮藏】遮光，密闭保存。

美西律　Mexiletine Hydrochloride Tabltes

【性状】本品为白色片。

【药理作用】本品属于Ⅰb类抗心律失常药，可以抑制心肌细胞钠内流，降低动作电位0相除极速度，缩短浦肯野纤维的有效不应期。在心脏传导系统正常的病人中，美西律对心脏冲动的产生和传导作用不大，临床试验中未发现美西律引起Ⅱ度或Ⅲ度房室传导阻滞。美西律不延长心室除极和复极时程，因此可用于Q-T间期延长的室性心律失常。该药具有抗心律失常、抗惊厥及局部麻醉作用。对心肌的抑制作用较小。美西律的有效血药浓度为0.5~2mg/ml，中毒血药浓度与有效血药浓度相近，为2mg/ml以上。少数患者在有效血药浓度时即可出现严重不良反应。

【药代动力学】美西律口服后在胃肠道吸收良好。生物利用度为80%~90%，急性心肌梗死者吸收较低。口服后30分钟作用开始，约持续8小时，2~3小时达到血药峰浓度。口服200mg的血药峰值为0.3mg/ml，口服400mg时约为1.0mg/ml。2~3小时达到血药峰浓度。在体内分布广泛，表观分布容积为5~7L/kg，有或无心力衰竭者相似。血液红细胞内的浓度比血浆中高15%。正常人血浆清除半衰期为10~12小时。长期服药者为13小时，急性心肌梗死者为17小时。肝功能受损者半衰期也可延长。血浆蛋白结合率为50%~60%。美西律在肝脏代谢成多种产物，药理活性很小。约10%经肾排出。尿pH值不影响药物清除，尿pH值显著异常可以减慢药物清除速度：酸性尿加快其清除速度，碱性尿减慢其清除速度。

【适应证】主要用于慢性室性心律失常，如室性早搏、室性心动过速。

【用法用量】口服。首次200~300mg（4~6片），必要时2小时后再服100~200mg（2~4片）。一般维持量每日400~800mg（8~16片），分2~3次服用。成人极量为每日1200mg（24片），分次口服。

【不良反应】20%~30%患者口服发生不良反应。

(1) 胃肠反应：最常见，包括恶心、呕吐等，有肝功能异常的报道，包括GOT增高。

(2) 神经：为第二位常见不良反应，包括头晕、震颤（最先出现手细颤）、共济失调、眼球震颤、嗜睡、昏迷及惊厥、复视、视物模糊、精神失常、失眠。

(3) 心血管：窦性心动过缓及窦性停搏一般较少发生，偶见胸痛、促心律失常作用如室性心运过速、低血压及心力衰竭加剧。治疗包括停药、用阿托品、升压药、起搏器等。

(4) 过敏反应：皮疹。

(5) 极个别有白细胞及血小板减少。

【禁忌证】心源性休克和有Ⅱ度或Ⅲ度房室传导阻滞，病窦综合征者禁用。

【注意事项】(1) 本品在危及生命的心律失常患者中有使心律失常恶化的可能。在程序刺激试验中，此种情况见于10%的患者，但不比其他抗心律失常药高。

(2) 美西律可用于已安装起搏器Ⅱ度或Ⅲ度房室传导阻滞病人，有临床试验表明在Ⅰ度房室传导阻滞的病人中应用较安全，但要慎用。

(3) 美西律可引起严重心律失常，多发生于恶性心律失常患者。

(4) 在低血压和充血性心力衰竭病人中慎用。

(5) 肝功能异常者慎用。

(6) 室内传导阻滞或严重窦性心动过缓者慎用。

(7) 用药期间注意随访检查血压、心电图、血药浓度。

【药物相互作用】(1)有临床试验报道美西律与常用的抗心绞痛、抗高血压和抗纤溶药物合用未见相互影响。

(2)美西律与奎尼丁、普萘洛尔或胺碘酮合用治疗效果更好。可用于单用一种药无效的顽固室性心律失常。但不宜与Ⅰb类药物合用。

(3)如果苯妥英钠或其他肝酶诱导剂如利福平和苯巴比妥等与美西律合用，可以降低美西律的血药浓度。

(4)有报道，苯二氮䓬类药物不影响美西律的血药浓度。

(5)美西律和地高辛、利尿剂和普萘求洛尔合用，不影响心电图P-R、QRS、Q-T间期。

(6)在急性心肌梗死早期，吗啡使本品吸收延迟并减少，可能与胃排空延迟有关。

(7)制酸药可减低口服本品时的血药浓度，但也可因尿pH值增高，血药浓度升高。

【孕妇及哺乳期妇女用药】在怀孕大鼠、小鼠和兔中应用人体最大口服量4倍的剂量，未发现致畸和影响生育的作用，但在人体没有相关报道，因此仅用于对胎儿有益的治疗。美西律在母乳内的浓度与母体血液中相同，因此建议哺乳期妇女禁用该药。

【儿童用药】美西律在儿童中应用的安全性和有效性尚不明确。

【老人用药】老年人用药需监测肝功能。

【药物过量】过量时心电图可产生P-R间期延长及QRS波群增宽，门冬氨酸氨基转移酶增高，偶有抗核抗体阳性。有报道服4400mg美西律可导致死亡。药物应用过量的表现包括恶心、低血压、窦性心动过缓、感觉异常、癫痫发作、间歇性左束支传导阻滞和心跳骤停。

【剂型】片剂。

【规格】100片/瓶；50mg/片。

【有效期】3年。

普鲁卡因胺 Procainamide Hydrochloride Injection

【主要成分】本品主要成分为盐酸普鲁卡因胺。

【性状】本品为无色的澄明液体。

【药理作用】本品属于Ⅰa类抗心律失常药。该药可增加心房的有效不应期，降低心房、浦肯野纤维和心室肌的传导速度，通过升高阈值而降低心房、浦肯野纤维、乳头肌和心室的兴奋性，延长不应期及抑制舒张期除极，降低自律性。对心肌收缩性的抑制作用较弱，可轻度减低心输出量。间接抗胆碱作用弱于奎尼丁，小量即可使房室传导加速，用量偏大则直接抑制房室传导。本品有直接扩血管作用，但不阻断受体。其代谢产物N-乙酰普鲁卡因胺具有药理活性。用量＞12μg/ml时产生毒性反应。

【药代动力学】本品吸收较快而完全，广泛分布于全身，75%集中在血液丰富的组织内。表观分布容积为1.75～2.5L/kg。蛋白结合率为15%～20%。半衰期为2～3小时，因乙酰化速度而异，心、肾功能衰竭者可延长。约25%经肝脏代谢成N-乙酰普鲁卡因胺。乙酰化速度受遗传因素影响，中国大多数人为快乙酰化型，乙酰化快者血中乙酰化代谢物可较原形药的浓度高2～3倍。饮酒可增加原形药的乙酰化，因此，原药总的清除增加，血及尿中N-乙酰普鲁卡因胺与原药比值也增加。N-乙酰普鲁卡因胺的半衰期约为6小时。肾功能障碍者体内蓄积量可超过原药；血液透析可清除原药及N-乙酰普鲁卡因胺。静注后即刻起效。有效血药浓度2～10μg/ml，中毒血药浓度12μg/ml以上。该药30%～60%以原形经肾排出，N-乙酰普鲁卡因胺主要经肾清除，原药的6%～52%以乙酰化形从肾清除。

【适应证】适用于危及生命的室性心律失常。

【用法用量】静脉注射。成人常用量：每次0.1g，静注5分钟，必要时每隔5～10分钟重复1次，总量按体重不得超过10～15mg/kg；或者10～15mg/kg静脉滴注1小时，然后以每小时按体重1.5～2mg/kg维持。

【不良反应】(1)心血管：产生心脏停搏、传导阻滞及室性心律失常。心电图出现QRS波群增宽、P-R及Q-T间期延长，诱发多型性室性心动过速（扭转型室性心动过速）或室颤，但较奎尼丁少见。快速静注可使血管扩张产生严重低血压、室颤、心脏停搏。血药浓度过高可引起心脏传导异常。

(2)胃肠道：大剂量较易引起厌食、恶心、呕吐、腹泻、口苦、肝肿大、氨基转移酶升高等。

(3)过敏反应:少数人可有荨麻疹、瘙痒、血管神经性水肿及斑丘疹。

(4)红斑狼疮样综合征:主要见于长期服药者,静脉用药少见。

(5)神经:少数人可有头晕、精神抑郁及伴幻觉的精神失常。

(6)血液:溶血性或再生不良性贫血、粒细胞减少、嗜酸粒细胞增多、血小板减少及骨髓肉芽肿,血浆凝血酶原时间及部分凝血活酶时间延长。

(7)肝肾:偶可产生肉芽肿性肝炎及肾病综合征。

(8)肌肉:偶可出现进行性肌病及Sjogren综合征。

【禁忌证】病态窦房结综合征(除非已有起搏器);Ⅱ度或Ⅲ度房室传导阻滞(除非已有起搏器);对本品过敏者;红斑狼疮(包括有既往史者);低钾血症;重症肌无力。

【注意事项】(1)该药并不增加室性心律失常患者的存活率。

(2)交叉过敏反应:对普鲁卡因及其他有关药物过敏者,可能对本品也过敏。

(3)老年人及肾功能受损者应酌情调整剂量。

(4)用药期间一旦心室率明显减低,应立即停药。

(5)下列情况应慎用:过敏患者,尤以对普鲁卡因及有关药过敏者;支气管哮喘;肝功或肾功能障碍;低血压;洋地黄中毒;心脏收缩功能明显降低者。

(6)对诊断的干扰:干扰依酚氯铵(edrophonium chloride)的诊断试验,因本品有抗胆碱作用;碱性磷酸酶、胆红素、乳酸脱氢酶及门冬氨酸氨基转移酶升高;心电图QRS波群增宽、P-R及Q-T间期延长、QRS波群及T波电压降低

(7)血液透析可清除本品,故透析后可加用一剂药。

(8)用于治疗房性心动过速时需在使用地高辛的基础上应用。

(9)静脉应用易出现低血压,故静脉用药速度要慢。

【药物相互作用】(1)与其他抗心律失常药物、抗毒蕈碱药物合用时,效应相加。

(2)与降压药合用,尤其静注本品时,降压作用可增强。

(3)与拟胆碱药合用时,本品可抑制这类药对横纹肌的效应。

(4)与神经肌肉阻滞剂(包括去极化型和非去极化型阻滞剂)合用时,神经肌肉接头的阻滞作用增强,时效延长。

【孕妇及哺乳期妇女用药】本品可透过胎盘屏障在胎儿体内蓄积,孕妇及乳母用时须权衡利弊。致畸胎作用不详。

【儿童用药】小儿常用量:尚未确定。可参考以下资料:按体重3~6mg/kg,静注5分钟,静滴维持量为每分钟按体重0.025~0.05mg/kg。

【老人用药】老年患者用药应酌情减量。

【药物过量】药物过量可出现QRS波群增宽,Q-T和P-R间期延长、R波和T波振幅减低、房室传导阻滞,有时会出现室性早搏或室性心动过速,甚至室颤。一过性普鲁卡因胺血浓度增高可引起低血压,对收缩压的影响高于舒张压,且多见于高血压患者。神经系统症状常见震颤,甚至可发生呼吸抑制。一旦出现药物过量,需立即停药,给予严密监护,监测生命体征,必要时静脉用升压药物。

【剂型】注射剂。
【规格】1ml:0.1g。
【贮藏】密闭,在干燥处保存。

硫酸奎尼丁 Quinidine Sulfate Tablets

【性状】本品为糖衣片,除去糖衣后显白色。

【药理作用】本品为Ⅰa类抗心律失常药,对细胞膜有直接作用,主要抑制钠离子的跨膜运动,影响动作电位0相。抑制心肌的自律性,特别是异位兴奋点的自律性,降低传导速度,延长有效不应期,减低兴奋性,对心房不应期的延长较心室明显,缩短房室交界区的不应期,提高心房心室肌的颤动阈。其次,抑制钙离子内流,降低心肌收缩力。通过抗胆碱能作用间接对心脏产生影响。大剂量可阻断α受体,产生扩血管作用及低血压。奎尼丁的有效血药浓度是3~6mg/L,8mg/L以上可发生严重不良反应。

【药代动力学】本品口服后吸收快而完全。生

物利用度个体差异大,44%~98%。由于与蛋白亲和力强,广泛分布于全身,表观分布容积正常人为2~3L/kg,心衰时降低。正常人蛋白结合率为80%~88%。口服后30分钟作用开始,1~3小时达最大作用,持续约6小时。半衰期为6~8小时,小儿为2.5~6.7小时;肝功能不全者延长。主要经肝脏代谢,部分代谢产物具有药理活性。肝药酶诱导剂可增加本品代谢。以原形随尿排出的量约占用量18.4%(10%~20%),主要通过肾小球滤过,酸性尿液中排泄量增加。血液透析可促使原形及代谢物的清除。粪便约可排出5%,乳汁及唾液也有少量排出。

【适应证】主要适用于心房颤动或心房扑动经电转复后的维持治疗。虽对房性早搏、阵发性室上性心动过速、预激综合征伴室上性心律失常、室性早搏、室性心动过速有效,并有转复心房颤动或心房扑动的作用,但由于不良反应较多,目前已少用。

【用法用量】成人应先试服0.2g,观察有无过敏及特异质反应。成人常用量:每次0.2~0.3g,每日3~4次。用于转复心房颤动或心房扑动,第1天0.2g,每2小时1次,连续5次;如无不良反应,第2天增至每次0.3g,第3天每次0.4g,每2小时1次,连续5次。每日总量不宜超过2.4g。恢复窦性心律后改为维持量,每次0.2~0.3g,每日3~4次。成人处方极量:每日3g(一般每日不宜超过2.4g),应分次给予。

【不良反应】本品治疗指数低,约1/3患者发生不良反应。

(1)心血管:本品有促心律失常作用,产生心脏停搏及传导阻滞,较多见于原有心脏病患者,也可发生室性早搏、室性心动过速及室颤。心电图可出现P-R间期延长、QRS波群增宽,一般与剂量有关。可使心电图Q-T间期明显延长,诱发室性心动过速(扭转型室性心动过速)或室颤,可反复自发自停,发作时伴晕厥现象,此作用与剂量无关,可发生于血药浓度尚在治疗范围内或以下时。本品可使血管扩张产生低血压,个别可发生脉管炎。

(2)胃肠道不良反应:很常见。包括恶心、呕吐、痛性痉挛、腹泻、食欲下降、小叶性肝炎及食道炎。

(3)金鸡纳反应:可产生耳鸣、胃肠道障碍、心悸、惊厥、头痛及面红。视力障碍如视物模糊、畏光、复视、色觉障碍、瞳孔散大、暗点及夜盲、听力障碍、发热、局部水肿、眩晕、震颤、兴奋、昏迷、忧虑,甚至死亡。一般与剂量有关。

(4)特异质反应:头晕、恶心、呕吐、冷汗、休克、青紫、呼吸抑制或停止。与剂量无关。

(5)过敏反应:各种皮疹(尤以荨麻疹、瘙痒多见)、发热、哮喘、肝炎及虚脱。与剂量无关。

(6)肌肉:使重症肌无力加重,使CPK酶增高。

(7)血液系统:血小板减少、急性溶血性贫血、粒细胞减少、白细胞分类左移、中性粒细胞减少。

【禁忌证】对该药过敏者或曾应用该药引起血小板减少性紫癜者禁用。该药禁用于没有起搏器保护的Ⅱ度或Ⅲ度房室传导阻滞、病态窦房结综合征。

【注意事项】(1)对于可能发生完全性房室传导阻滞(如地高辛中毒、Ⅱ度房室传导阻滞、严重室内传导障碍等)而无起搏器保护的病人,要慎用。

(2)饭后2小时或饭前1小时服药并多次饮水可加快吸收,血药浓度峰值的出现提早、升高。与食物或牛奶同服可减少对胃肠道的刺激,不影响生物利用度。

(3)当每日口服量超过1.5g时,或给有不良反应的高危病人用药,应住院监测心电图及血药浓度。每日超过2g时,应特别注意心脏毒性。

(4)转复心房扑动或心房颤动时,为了防止房室间隐匿性传导减轻而导致1:1下传,应先用洋地黄制剂或β阻滞剂,以免室率过快。

(5)长期用药需监测肝、肾功能,若出现严重电解质紊乱或肝、肾功能异常时需立即停药。

(6)加强心电图检测,QRS间期超过药前20%应停药。

【孕妇及哺乳期妇女用药】孕妇中应用该药的安全性和有效性没有相应研究证实。仅用于必须使用奎尼丁的孕妇。该药可通过胎盘屏障。羊水中奎尼丁的含量是血清中的3倍。该药在母乳中的含量略低于其母体血清含量。因此,哺乳期妇女最好不服用该药。

【儿童用药】每次按体重6mg/kg,或按体表面积180mg/m^2,每日3~5次。奎尼丁在心律失常儿童中应用的安全性和有效性尚无定论。

【老人用药】奎尼丁在老年患者中应用的安全性和有效性尚不确切。

【药物相互作用】（1）与其他抗心律失常药合用时,可致作用相加,维拉帕米、胺碘酮可使本品血药浓度上升。

（2）与口服抗凝药合用,可使凝血酶原进一步减少,也可减少本品与蛋白的结合。故需注意调整合用时及停药后的剂量。

（3）苯巴比妥及苯妥英纳可以增加本品的肝内代谢,使血浆半衰期缩短,应酌情调整剂量。

（4）本品可使地高辛血清浓度增高以致达到中毒水平,也可使洋地黄毒苷血清浓度升高,故应监测血药浓度及调整剂量。在洋地黄过量时本品可加重心律失常。

（5）与抗胆碱药合用,可增加抗胆碱能效应。

（6）能减弱拟胆碱药的效应,应按需调整剂量。

（7）本品可使神经肌肉阻滞药尤其是筒箭毒碱、琥珀胆碱及泮库溴铵的呼吸抑制作用增强及延长。

（8）尿的碱化药如乙酰唑胺、大量柠檬汁、抗酸药或碳酸氢盐等,可增加肾小管对本品的重吸收,以至于常用量就出现毒性反应。

（9）与降压药、扩血管药及β阻滞剂合用,本品可加剧降压及扩血管作用;与β阻滞剂合用时,还可加重对窦房结及房室结的抑制作用。

（10）利福平可增加本品的代谢,使血药浓度降低。

（11）异丙肾上腺素可能加重本品过量所致的心律失常,但对Q-T间期延长导致的扭转型室速有利。

【药物过量】幼儿单次口服奎尼丁超过5g可引起死亡。药物过量急性期最常见的是室性心律失常和低血压。其他包括呕吐、腹泻、耳鸣、高频听力丧失、眩晕、视力模糊、复视、畏光、头痛、谵妄等。服用奎尼丁过量引起室性心动过速（包括尖端扭转型室速）影响到血流动力学时需停用奎尼丁,立即电转复,必要时安装临时起搏器。

【规格】0.2g。

【剂型】片剂。

【贮藏】遮光,密封保存。

艾司洛尔　Esmolol Hydrochloride for Injection

【主要成分】盐酸艾司洛尔。

【性状】本品为冻干粉针剂。

【药理作用】（1）药理作用:本品是一快速起效的作用时间短的选择性β_1肾上腺素受体阻滞剂。其主要作用于心肌的β_1肾上腺素受体,大剂量时对气管和血管平滑肌的β_2肾上腺素受体也有阻滞作用。在治疗剂量无内在拟交感作用或膜稳定作用。它可降低正常人运动及静息时的心率,对抗异丙肾上腺素引起的心率增快。其降血压作用与β肾上腺素受体阻滞程度呈相关性。静脉注射停止后10～20分钟β_1肾上腺素受体阻滞作用即基本消失。电生理研究提示,盐酸艾司洛尔注射液具有典型的β_1肾上腺素受体阻滞剂作用,即降低心率,降低窦房结自律性,延长窦房结恢复时间,延长窦性心律及房性心律时的A-H间期,延长前向的文式传导周期。放射性核素心血池造影提示,在每分钟0.2mg/kg的剂量下,本品可降低静息态心率、收缩压、心率血压乘积、左右心室射血分数和心脏指数,其效果与静脉注射4mg普萘洛尔（心得安）相似。运动状态下,盐酸艾司洛尔注射液与心得安相似,均可减慢心率,降低心率血压乘积和心脏指数,但对收缩压的降低作用更明显。心血管造影提示,在0.3mg/（kg·min）的剂量下,本品除引起上述作用,还可引起左室舒张末压和肺动脉楔压的轻度升高,停药30分钟后血液动力学参数即完全恢复。

（2）致癌、致突变和生殖毒性:由于盐酸艾司洛尔注射液的超短期使用方法,尚无其致癌、致突变和影响生殖的研究结果。

【药代动力学】本品在体内代谢迅速,主要受红细胞胞浆中的酯酶作用,使其酯键水解而代谢。其在人体的总清除率约20L/（kg·h）,大于心输出量,所以本品的代谢不受代谢组织（如肝、肾）的血流量影响。本品的分布半衰期约2分钟,消除半衰期约9分钟。经适当的负荷量,继以0.05～0.3mg/（kg·min）的剂量静点,本品于5分钟内即可达到稳态血药浓度（如不用负荷量,则需30分钟达到稳态血药浓度）。超过上述剂量,稳态血药水平呈线性增长,但清除与剂量无关。本品半衰期短,通过持续静脉点滴可维持稳态血药浓度,改变静脉点滴速度可很快改变血药浓度。本品在体内代谢为酸性代谢产物和甲醇,其酸性代谢产物在动物体内的活性仅为原形药物的1/1500,所以在正常人体内无β肾上腺素受体阻滞作用。在用药后24小时内,73%～88%的药物以酸性代谢产物形式由尿排出,仅2%以原形由尿排出。酸性代谢产物消除半衰期约3.7小时,肾病患者则约为正常的10倍。本品约55%与血浆蛋白结合,其酸性代谢产物10%与血浆蛋白结合。

【适应证】用于心房颤动、心房扑动时控制心室率;围手术期高血压;窦性心动过速。

【用法用量】(1)控制心房颤动、心房扑动时心室率:成人先静脉注射负荷量,0.5mg/(kg·min),约1分钟;随后静脉点滴维持量,自0.05mg/(kg·min)开始,4分钟后若疗效理想则继续维持,若疗效不佳,可重复给予负荷量并将维持量以0.05mg/(kg·min)的幅度递增,维持量最大可加至0.3mg/(kg·min),但0.2mg/(kg·min)以上的剂量未显示能带来明显的好处。

(2)围手术期高血压或心动过速:即刻控制剂量为1mg/kg,30秒内静注,继续给予0.15mg/(kg·min)静点,最大维持量为0.3mg/(kg·min)。逐渐控制剂量同室上性心动过速治疗。治疗高血压的用量通常较治疗心律失常用量大。

【不良反应】大多数不良反应为轻度、一过性。最重要的不良反应是低血压。有报道使用艾司洛尔单纯控制心室率发生死亡。

(1)发生率>1%的不良反应:注射时低血压(63%),停止用药后持续低血压(80%),无症状性低血压(25%),症状性低血压(出汗、眩晕)(12%),出汗伴低血压(10%),注射部位反应包括炎症和不耐受(8%),恶心(7%),眩晕(3%),嗜睡(3%)。

(2)发生率为1%的不良反应:外周缺血,神志不清,头痛,易激惹,乏力,呕吐。

(3)发生率<1%的不良反应:偏瘫,无力,抑郁,思维异常,焦虑,食欲缺乏,轻度头痛,癫痫发作,气管痉挛,打鼾,呼吸困难,鼻充血,干啰音,湿啰音,消化不良,便秘,口干,腹部不适,味觉倒错,注射部位水肿、红斑、皮肤褪色、烧灼感、血栓性静脉炎和外渗性皮肤坏死,尿潴留,语言障碍,视觉异常,肩胛中部疼痛,寒战,发热。

【禁忌证】支气管哮喘或有支气管哮喘病史;严重慢性阻塞性肺病;窦性心动过缓;Ⅱ至Ⅲ度房室传导阻滞;难治性心功能不全;心源性休克;对本品过敏者。

【注意事项】(1)高浓度给药(10mg/ml)会造成严重的静脉反应,包括血栓性静脉炎,20mg/ml的浓度在血管外可造成严重的局部反应,甚至坏死,故应尽量经大静脉给药。

(2)本品酸性代谢产物经肾消除,半衰期约3.7小时,肾病患者则约为正常的10倍,故肾衰竭患者使用本品需注意监测。

(3)糖尿病患者应用时应小心,因本品可掩盖低血糖反应。

(4)支气管哮喘患者应慎用。

(5)用药期间需监测血压、心率、心功能变化。

【孕妇及哺乳期妇女用药】曾做过本品对大白鼠的致畸研究,给予3mg/(k·min)的剂量静脉点滴,每日持续30分钟,未发现对孕鼠、胎鼠的毒性及致畸作用。但10mg/(kg·min)的剂量对孕鼠产生毒性,并致死。对兔子的致畸研究发现,给予1mg/(kg·min)的剂量静脉点滴,每日持续30分钟,未发现对孕鼠、胎鼠的毒性及致畸作用。

【儿童用药】本品在小儿应用未经充分研究。

【老人用药】本品在老年人应用未经充分研究。但老年人对降压、降心率作用敏感,肾功能较差,应用本品时需慎重。

【药物相互作用】(1)与交感神经节阻断剂合用,会有协同作用,应防止发生低血压、心动过缓、晕厥。

(2)与华法林合用,本品的血药浓度似会升高,但临床意义不大。

(3)与地高辛合用时,地高辛血药浓度可升高10%～20%。

(4)与吗啡合用时,本品的稳态血药浓度会升高46%。

(5)与琥珀胆碱合用,可延长琥珀胆碱的神经肌肉阻滞作用5～8分钟。

(6)本品会降低肾上腺素的药效。

(7)本品与维拉帕米合用于心功能不良患者会导致心脏停搏。

【规格】0.1g。

【剂型】注射剂。
【贮藏】遮光,密封保存。

胺碘酮 Amiodarone Hydrochloride Tablets

【性状】本品为类白色片。

【药理作用】本品属于Ⅲ类抗心律失常药。主要电生理效应是延长各部心肌组织的动作电位及有效不应期,有利于消除折返激动。同时具有轻度非竞争性的 α 及 β 肾上腺素受体阻滞和轻度Ⅰ类及Ⅳ类抗心律失常药性质,减低窦房结自律性,对静息膜电位及动作电位高度无影响。对房室旁路前向传导的抑制大于逆向。由于复极过度延长,口服后心电图有 Q-T 间期延长及 T 波改变,可以减慢心率 15%~20%,使 P-R 和 Q-T 间期延长 10% 左右。对冠状动脉及周围血管有直接扩张作用。可影响甲状腺素代谢。本品特点为半衰期长,故服药次数少,治疗指数大,抗心律失常谱广。

【药代动力学】口服吸收迟缓且不规则。生物利用度约为 50%,表观分布容积大约 60L/kg,主要分布于脂肪组织及含脂肪丰富的器官。其次为心、肾、肺、肝及淋巴结。最低的是脑、甲状腺及肌肉。在血浆中 62.1% 与白蛋白结合,33.5% 可能与 β 脂蛋白结合。主要在肝内代谢消除,代谢产物为去乙基胺碘酮。单次口服 800mg 时半衰期为 4.6 小时(组织中摄取),长期服药半衰期为 13~30 天。终末血浆清除半衰期可达 40~55 天。停药后半年仍可测出血药浓度。口服后 3~7 小时血药浓度达峰值。约 1 个月可达稳态血药浓度,稳态血药浓度为 0.92~3.75μg/ml。4~5 天作用开始,5~7 天达最大作用,有时可在 1~3 周才出现。停药后作用可持续 8~10 天,偶可持续 45 天。原形药在尿中未能测到,尿中排碘量占总含碘量的 5%,其余的碘经肝肠循环从粪便中排出。血液透析不能清除本品。

【适应证】适用于危及生命的阵发室性心动过速及室颤的预防,也可用于其他药物无效的阵发性室上性心动过速、阵发心房扑动、心房颤动、包括合并预激综合征者及持续心房颤动、心房扑动电转复后的维持治疗。可用于持续房颤、房扑时室率的控制。除有明确指征外,一般不宜用于治疗房性、室性早搏。

【用法用量】口服。成人常用量:治疗室上性心律失常,每日 0.4~0.6g,分 2~3 次服,1~2 周后根据需要改为每日 0.2~0.4g 维持,部分病人可减至 0.2g,每周 5 天或更小剂量维持。治疗严重室性心律失常,每日 0.6~1.2g,分 3 次服用,1~2 周后根据需要逐渐改为每日 0.2~0.4g 维持。

【不良反应】(1)心血管:较其他抗心律失常药对心血管的不良反应要少。①窦性心动过缓、窦性停搏或窦房阻滞,阿托品不能对抗此反应;②房室传导阻滞;③偶有 Q-T 间期延长伴扭转型室性心动过速,主要见于低血钾和并用其他延长 Q-T 间期的药物时。以上不良反应主要见于长期大剂量和伴有低血钾时,以上情况均应停药,可用升压药、异丙肾上腺素、碳酸氢钠(或乳酸钠)或起搏器治疗;注意纠正电解质紊乱;扭转型室性心动过速发展成室颤时可用直流电转复。由于本品半衰期长,故治疗不良反应需持续 5~10 天。

(2)甲状腺:①甲状腺机能亢进,可发生在用药期间或停药后,除突眼征以外可出现典型的甲亢征象,也可出现新的心律失常,化验 T_3、T_4 均增高,TSH 下降,发病率约 2%,停药数周至数月可完全消失,少数需用抗甲状腺药、普萘洛尔或肾上腺皮质激素治疗;②甲状腺机能低下,发生率 1%~4%,老年人较多见,可出现典型的甲状腺机能低下征象,化验 TSH 增高,停药后数月可消退,但黏液性水肿可遗留不消,必要时可用甲状腺素治疗。

(3)胃肠道:便秘,少数人有恶心、呕吐、食欲下降,负荷量时明显。

(4)眼部:服药 3 个月以上者在角膜中基底层下 1/3 有黄棕色色素沉着,与疗程及剂量有关,儿童发生较少。这种沉着物偶可影响视力,但无永久性损害。少数人可有光晕,极少因眼部副作用停药。

(5)神经系统:不多见,与剂量及疗程有关,可出现震颤、共济失调、近端肌无力、锥体外体征,服药 1 年以上者可有周围神经病,经减药或停药后渐消退。

(6)皮肤:光敏感与疗程及剂量有关,皮肤石板蓝样色素沉着,停药后经较长时间(1~2 年)才渐退。其他过敏性皮疹,停药后消退较快。

(7)肝脏:肝炎或脂肪浸润,氨基转移酶增高,与疗程及剂量有关。

(8)肺脏：肺部不良反应多发生在长期大量服药者（每日 0.8～1.2g）。主要产生过敏性肺炎、肺间质或肺泡纤维性肺炎、肺泡及间质有泡沫样巨噬细胞及 2 型肺细胞增生，并有纤维化，小支气管腔闭塞。临床表现有气短、干咳及胸痛等，限制性肺功能改变，血沉增快及血液白细胞增高，严重者可致死。需停药并用肾上腺皮质激素治疗。

(9)其他：偶可发生低血钙及血清肌酐升高。

【禁忌证】(1)严重窦房结功能异常者禁用。

(2)Ⅱ度或Ⅲ度房室传导阻滞者禁用。

(3)心动过缓引起晕厥者禁用。

(4)各种原因引起肺间质纤维化者禁用。

(5)对本品过敏者禁用。

【注意事项】(1)过敏反应，对碘过敏者对本品可能过敏。

(2)对诊断的干扰：①心电图变化，如 P-R 及 Q-T 间期延长，服药后多数患者有 T 波减低伴增宽及双向，出现 u 波，此并非停药指征；②极少数有 AST、ALT 及碱性磷酸酶增高；③甲状腺功能变化，本品抑制周围 T_4 转化为 T_3，导致 T_4 及 rT_3 增高和血清 T_3 轻度下降，甲状腺功能检查通常不正常，但临床并无甲状腺功能障碍。甲状腺功能检查不正常可持续至停药后数周或数月。

(3)下列情况应慎用：窦性心动过缓；Q-T 间期延长综合征；低血压；肝功能不全；肺功能不全；严重充血性心力衰竭。

(4)多数不良反应与剂量有关，故需长期服药者尽可能用最小有效维持量，并应定期随诊，用药期间应注意随访检查：血压；心电图，口服时应特别注意 Q-T 间期；肝功能；甲状腺功能，包括 T_3、T_4 及促甲状腺激素，每 3～6 个月 1 次；肺功能、胸部 X 射线片或胸部 CT 扫描，一般每 6～12 个月 1 次；眼科检查。

(5)本品口服作用的发生及消除均缓慢，临床应用根据病情而异。对危及生命的心律失常宜用短期较大负荷量，必要时静脉负荷。而对于非致命性心律失常，应用小量缓慢负荷。

(6)本品半衰期长，故停药后换用其他抗心律失常药时应注意相互作用。

【孕妇及哺乳期妇女用药】本品可以通过胎盘进入胎儿体内，大鼠实验已证实胺碘酮对胎儿有毒性作用。临床上有孕妇服用胺碘酮引起胎儿先天性甲状腺肿、甲亢和甲低的报道。新生儿血中原形药及代谢产物为母体血浓度的 25%。已知碘也可通过胎盘，故孕妇使用时应权衡利弊。本品及代谢物可从乳汁中分泌，服本品者不宜哺乳。

【儿童用药】儿童中应用胺碘酮的安全性和有效性尚不明确。

【老人用药】老年人口服胺碘酮需严密监测心电图、肺功能。

【药物相互作用】(1)增加华法林的抗凝作用，该作用可自加用本品后 4～6 天，持续至停药后数周或数月。合用时应密切监测凝血酶原时间，调整抗凝药的剂量。

(2)增强其他抗心律失常药对心脏的作用。本品可增高血浆中奎尼丁、普鲁卡因胺、氟卡尼及苯妥英的浓度。与Ⅰa 类药合用可加重 Q-T 间期延长，极少数可致扭转型室速，故应特别小心。从加用本品起，原抗心律失常药应减少 30%～50% 剂量，并逐渐停药，如必须合用则通常推荐剂量减少一半。

(3)与 β 受体阻滞剂或钙通道阻滞剂合用，可加重窦性心动过缓、窦性停搏及房室传导阻滞。如果发生则本品或前两类药应减量。

(4)增加血清地高辛浓度，亦可能增高其他洋地黄制剂的浓度达中毒水平，当开始用本品时洋地黄类药应停药或减少 50%，如合用应仔细监测其血清中药浓度。本品有加强洋地黄类药对窦房结及房室结的抑制作用。

(5)与排钾利尿药合用，可增加低血钾所致的心律失常。

(6)增加日光敏感性药物作用。

(7)可抑制甲状腺摄取 ^{123}I、^{131}I 及 ^{99m}Tc。

【药物过量】有报道服用 3～8g 胺碘酮致过量中毒的，但没有死亡和后遗症报道。动物实验证实，胺碘酮的 LD50 较高（>3000mg/kg）。发生药物过量中毒时，需立即监测心电和血压，严重心动过缓者可用 β 受体激动剂或临时起搏器。低血压状态引起机体灌注不良者应用正性肌力药和/或升压药。

【规格】盐酸胺碘酮片：0.1g；0.2g。盐酸胺碘酮胶囊：0.1g；0.2g。

【贮藏】遮光，密封保存。

盐酸胺碘酮注射液

【性状】本品为淡黄色的澄明液体。

【药理作用】本品属于Ⅲ类抗心律失常药。主要电生理效应是延长各部心肌组织的动作电位时程及有效不应期，减慢传导，有利于消除折返激动。同时具有轻度非竞争性的α和β肾上腺素受体阻滞和轻度Ⅰ类及Ⅳ类抗心律失常药性质，减低窦房结自律性，对静息膜电位及动作电位高度无影响，对房室旁路前向传导的抑制大于逆向。短时间静注时复极过度延长作用不明显。静注有轻度负性肌力作用，但通常不抑制左室功能。原为心绞痛药，具有选择性对冠状动脉及周围血管的直接扩张作用，能增加冠脉血流量，降低心肌耗氧量。可影响甲状腺素代谢。本品特点为半衰期长，故服药次数少，治疗指数大，抗心律失常谱广。

【药代动力学】注射后，胺碘酮血药浓度迅速下降而发生组织渗透，注射后大约15分钟其作用达到最大，并在4小时内消失，如重复注射或继续口服给药，会形成组织蓄积。

【适应证】适用于利多卡因无效的室性心动过速和急诊控制房颤、房扑的心室率。

【用法用量】静脉滴注：负荷量按体重3mg/kg，然后以1～1.5mg/分钟维持，6小时后减至0.5～1mg/分钟，每日总量1200mg。以后逐渐减量，静脉滴注胺碘酮最好不超过3～4天。

【禁忌证】(1)严重窦房结功能异常者禁用。

(2)Ⅱ度或Ⅲ度房室传导阻滞、双束支传导阻滞(除非已有起搏器)者禁用。

(3)心动过缓引起晕厥者禁用。

(4)各种原因引起弥漫性肺间质纤维化者禁用。

(5)对本品过敏者禁用。

【孕妇及哺乳期妇女用药】(1)本品可以通过胎盘进入胎儿体内。新生儿血中原形药及代谢产物为母体血浓度的25%。已知碘也可通过胎盘，故孕妇使用时应权衡利弊。

(2)本品及代谢物可从乳汁中分泌，使用本品者不宜哺乳。

【老人用药】本品可使老年病人心率明显减慢。应在心电监护下使用。

【药物相互作用】(1)增加华法林的抗凝作用，该作用可自加用本品后4～6天，持续至停药后数周或数月。合用时应减抗凝药1/3～1/2，并应密切监测凝血酶原时间。

(2)增强其他抗心律失常药对心脏的作用。本品可增高血浆中奎尼丁、普鲁卡因胺、氟卡尼及苯妥英钠的浓度。与Ⅰa类药合用，可加重Q-T间期延长，极少数可致扭转型室速，故应特别小心。从加用本品起，原抗心律失常药应减少30%～50%剂量，并逐渐停药，如必须合用则通常推荐剂量减少一半。

(3)与β受体阻滞药或钙通道阻滞药合用，可加重窦性心动过缓、窦性停搏及房室传导阻滞。如果发生则本品或前两类药应减量。

(4)增加血清地高辛浓度，亦可能增高其他洋地黄制剂的浓度达中毒水平，当开始用本品时洋地黄类药应停药或减少50%，如合用应仔细监测其血清中药浓度。本品有加强洋地黄类药对窦房结及房室结的抑制作用。

(5)与排钾利尿药合用，可增加低血钾所致的心律失常。

(6)增加日光敏感性药物作用。

(7)可抑制甲状腺摄取 ^{123}I、^{133}I 及 ^{99m}Tc。

【剂型】注射剂：2ml：150mg；3ml：150mg。

盐酸索他洛尔片 Sotalol Hydrochloride Tablets

【性状】本品为白色片。

【药理作用】本药兼有第Ⅱ类和第Ⅲ类抗心律失常药物特性，是非心脏选择性、无内在的拟交感活性类β受体阻滞剂，有 β_1 和 β_2 受体阻滞作用，并能延长心肌动作电位、有效不应期及Q-T新时期，抑制窦房结、房室结传导时间，并延长房室旁路的传导。心电图表现为P-R间期延长，QRS时限轻度增宽，Q-T间期显著延长。本品有轻度正性肌力作用，可能由于动作电位延长，钙内流时间增加，胞浆内钙增高所致。本品列入Ⅲ类抗心律失常药物的范围内。

【药代动力学】口服吸收近100%，2～3小时血药浓度达峰值水平，无肝脏首过效应，生物利用度达95%,主要由肾脏排泄,肾功能正常时,半衰期为15～20小时,肾功能受损半衰期明显延长。

【适应证】(1)转复,预防室上性心动过速,特别是房室结折返性心动过速,也可用于预激综合征伴室上性心动过速。

(2)心房扑动,心房颤动。

(3)各种室性心律失常,包括室性早搏、持续性及非持续性室性心动过速。

(4)急性心肌梗死并发严重心律失常。

【用法用量】口服。每日80～160mg,分2次服用,从小剂量开始,逐渐加量。室性心动过速成可每日160～480mg。肾功能不全应减少剂量。

【不良反应】与β阻滞剂作用相关的不良反应有心动过缓、低血压、支气管痉挛。本品亦可有乏力、气短、眩晕、恶心、呕吐、皮疹等不良反应。本品严重的不良反应是致心律失常作用,可表现为原有心律失常加重或出现新的心律失常,严重时可出现扭转型室性心动过速、多源性室性心动过速、心室颤动,多与剂量大、低钾、Q-T间期延长、严重心脏病变等有关。

【禁忌证】心动过缓;心率<60次/分钟病态窦房结综合征;Ⅱ～Ⅲ度房室传导阻滞;室内传导阻滞;低血压、休克、Q-T间期延长;未控制心衰及过敏者。

【注意事项】(1)用药前及用药过程要查电解质,注意有无低钾、低镁,需及时纠正。

(2)用药过程需注意心率及血压变化。

(3)应监测心电图Q-Tc变化,Q-Tc>500毫秒应停药。

(4)肾功能不全,需慎用或减量。

(5)孕妇,哺乳妇女慎用。

【老人用药】需慎用,特别肾功能不全,电解质紊乱者。

【药物相互作用】血压下降,心动过慢,Q-T间期延长,并可出严重致命性心律失常。

【药物过量】(1)与其他Ⅰa、Ⅱ、Ⅲ类抗心律失常药同用时有协同作用。

(2)与钙拮抗剂同用时可加重传导障碍,进一步抑制心室功能,降低血压。

(3)与儿茶酚胺类药(如利血平、胍乙啶)同用产生低血压和严重心动过缓。

(4)有血糖增高,需增加胰岛素和降糖药的报道。

【规格】40mg。

【剂型】片剂。

【贮藏】遮光,密闭,干燥处保存。

利多卡因 Lidocaine Injection

【药理作用】本品为膜稳定剂,对浦肯野纤维细胞膜具有抑制Na^+内流而降低心肌自律性,促进心肌细胞内K^+外流而引起超极化,消除折返激动,抑制心室应激性,提高室颤阈值,但对心房及窦房结作用很轻,降低心肌的自律性。在治疗剂量时,对心肌细胞的电活动而具有抗室性心律失常作用,但对房室传导和心肌的收缩无明显影响,本品的抑制房室旁路传导的作用,对经旁路折返的室上性心动过速可能有效。血药浓度进一步升高,可引起心脏传导速度减慢,房室传导阻滞,抑制心肌收缩力和使心排血量下降。

【药代动力学】本品口服吸收良好,但首过效应可消除70%以上,生物利用度低,舌下含化则可避免首过效应。肌内注射吸收完全,吸收后迅速分布于心、脑、肾及血液丰运的组织,然后分布至脂肪及肌肉组织。表观分布容积约1L/kg,心力衰竭时分布容积减低。能透过血-脑屏障和胎盘。血浆蛋白结合率约66%,吸烟者结合率比不吸烟者高。清除半衰期约100分钟。一次肌内注射后5～10分钟血浆药物浓度达1mg/L,30分钟达到2.5mg/L,维持2小时。静脉注射后约经45～90秒即起效,持续10～20分钟。治疗血药浓度为1.5～5μg/ml,中毒血药浓度5μg/ml以上,持续静脉滴注3～4小时达稳态血药浓度,急性心肌梗死者需8～10小时。本品大部分经肝脏代谢,由微粒体的混合功能氧化酶脱烃基,降解为单乙基甘氨酰二甲苯胺及甘氨酰二甲苯胺,具有药理活性和毒性。利多卡因由肾脏排泄,10%以原形,58%为代谢物,少量出现在胆汁中。

【适应证】本品抗心律失常可用于急性心肌梗死后室性早搏和室性心动过速,亦可用于洋地黄类中毒、心脏外科手术及心导管引起的室性心率失常。在心肺复苏时,可用于改善电除颤的效果。本品对室上性心律失常通常无效。

【不良反应】不良反应的产生多与剂量及长时间应用有关。

(1)过敏反应,可发生红斑皮疹及血管神经性水肿等,应停药。

(2)本品可作用于中枢神经系统,引起嗜睡、感觉异常、肌肉震颤、惊厥、昏迷及呼吸抑制等不良反应。眼球震颤是利多卡因毒性的早期信号。

(3)可引起低血压及心动过缓。血药浓度过高,可引起心脏停搏、心房传导速度减慢、房室传导阻滞,以及抑制心肌收缩力和心输出量下降。

【禁忌证】(1)下列情况应禁用:对有药物过敏史及特异质反应者;严重心脏阻滞,包括Ⅱ度或Ⅲ度房室传导阻滞、双束支阻滞;严重窦房结功能障碍。

(2)肝肾功能障碍、肝血流量减低、充血性心力衰竭、严重心肌受损、低血容量及休克等患者慎用。原有室内传导阻滞者禁用或慎用。

【注意事项】(1)对其他局麻药过敏者,可能对本品也过敏,但利多卡因与普鲁卡因胺、奎尼丁间尚无交叉过敏反应的报道。

(2)本品严格掌握浓度和用药总量,超量可引起惊厥及心跳骤停。

(3)其体内代谢较普鲁卡因慢,有蓄积作用,可引起中毒而发生惊厥。

(4)某些疾病如急性心肌梗死病人常伴有 α_1-酸性蛋白及蛋白率增加,利多卡因蛋白结合也增加而降低了游离血药浓度。

(5)用药期间应注意检查血压、血清电解质、血药浓度监测及监测心电图,并备有抢救设备,心电图 P-R 间期延长或 QRS 波群增宽,出现其他心率失常或原有心率失常加重者应立即停药。

【孕妇及哺乳期妇女用药】本品透过胎盘,且与胎儿蛋白结合高于成人,母亲用药后可导致胎儿心动过缓或过速,亦可导致新生儿高铁血红蛋白血症。

【儿童用药】新生儿用药可引起中毒,早产儿较正常儿半衰期长(3.16小时:1.8小时)。

【老年患者用药】老年人用药应根据需要及耐受程度调整剂量。

【药物相互作用】(1)与西咪替丁及β受体阻断剂如普萘洛尔、美托洛尔、纳多洛尔合用,利多卡因经肝脏代谢受抑制,利多卡因血浓度增加,可发生心脏和神经系统不良反应,应调整利多卡因剂量,并应心电图监护及监测利多卡因血药浓度。

(2)巴比妥类药物可促进利多卡因代谢,两药合用可引起心动过缓,窦性停搏。

(3)与普鲁卡因胺合用,可产生一过性谵妄及幻觉,但不影响本品血药浓度。

(4)异丙基肾上腺素因增加肝血流量,可使本品的总清除率升高,去甲肾上腺素因减少肝血流量,可使本品总清除率下降。

(5)与下列药品有配伍禁忌证苯巴比妥、硫喷妥钠、硝普钠、甘露醇、两性霉素B、氨苄西林、磺胺嘧啶。

(6)药物过量可引起惊厥和心脏骤停。

【贮藏】密闭保存。

硫酸阿托品注射液

【主要成分】阿托品。

【性状】无色透明液体。

【药理毒理】本品为典型的M胆碱受体阻滞剂。除一般的抗M胆碱作用解除胃肠平滑肌痉挛、抑制腺体分泌、扩大瞳孔、升高眼压、视力调节麻痹、心率加快、支气管扩张等外,大剂量时能作用于血管平滑肌,扩张血管,解除痉挛性收缩,改善微循环。此外,本品能兴奋或抑制中枢神经系统,具有一定的剂量依赖性。对心脏、肠和支气管平滑肌作用比其他颠茄生物碱更强而持久。

【药代动力学】肌注后15~20分钟血药浓度峰值,口服为1~2小时,作用一般持续4~6小时,扩瞳时效更长。半衰期为3.7~4.3小时。主要通过肝细胞酶的水解代谢,有13%~50%在12小时内以原形随尿排出。

【适应证】(1)各种内脏绞痛,如胃肠绞痛及膀胱刺激症状。对胆绞痛、肾绞痛的疗效较差。

(2)全身麻醉前给药、严重盗汗和流涎症。

(3)迷走神经过度兴奋所致的窦房阻滞、房室阻滞等缓慢型心律失常,也可用于继发于窦房结功能低下而出现的室性异位节。

(4)抗休克。

(5)解救有机磷酸酯类中毒。

【用法用量】(1)皮下、肌内或静脉注射:成人常用量,每次 0.3~0.5mg,每日 0.5~3mg;极量,每次 2mg。儿童皮下注射,每次 0.01~0.02mg/kg,每日 2~3 次。静脉注射用于治疗阿-斯综合征,每次 0.03~0.05mg/kg,必要时 15 分钟重复 1 次,直至面色潮红、循环好转、血压回升、延长间隔时间至血压稳定。

(2)抗心律失常:成人静脉注射 0.5~1mg,按需可 1~2 小时 1 次,最大量为 2mg。

(3)解毒:①用于锑剂引起的阿-斯综合征,静脉注射 1~2mg,15~30 分钟后再注射 1mg,如患者无发作,按需每 3~4 小时皮下或肌内注射 1mg;②用于有机磷中毒时,肌注或静注 1~2mg(严重有机磷中毒时可加大 5~10 倍),每 10~20 分钟重复,直到青紫消失,继续用药至病情稳定,然后用维持量,有时需 2~3 天。

(4)抗休克改善循环:成人一般按体重 0.02~0.05mg/kg,用 50%葡萄糖注射液稀释后静注或用葡萄糖水稀释后静滴。

(5)麻醉前用药:成人术前 0.5~1 小时,肌注 0.5mg。小儿皮下注射用量为:体重 3kg 以下者为 0.1mg,7~9kg 为 0.2mg,12~16kg 为 0.3mg,20~27kg 为 0.4mg,32kg 以上为 0.5mg。

【不良反应】不同剂量所致的不良反应大致如下:0.5mg,轻微心率减慢,略有口干及少汗;1mg,口干、心率加速、瞳孔轻度扩大;2mg,心悸、显著口干、瞳孔扩大,有时出现视物模糊;5mg,上述症状加重,并有语言不清、烦躁不安、皮肤干燥发热、小便困难、肠蠕动减少;10mg 以上,上述症状更重,脉速而弱,中枢兴奋现象严重,呼吸加快加深,出现谵妄、幻觉、惊厥等;严重中毒时可由中枢兴奋转入抑制,产生昏迷和呼吸麻痹等。最低致死剂量成人为 80~130mg,儿童为 10mg。发烧、速脉、腹泻和老年人慎用。

【禁忌证】青光眼及前列腺肥大者、高热者禁用。

【注意事项】(1)对其他颠茄生物碱不耐受者,对本品也不耐受。

(2)孕妇静脉注射阿托品可使胎儿心动过速。

(3)本品可分泌入乳汁,并有抑制泌乳作用。

(4)婴幼儿对本品的毒性反应极其敏感,特别是痉挛性麻痹与脑损伤的小儿,反应更强,环境温度较高时,因闭汗有体温急骤升高的危险,应用时要严密观察。

(5)老年人容易发生抗 M 胆碱样副作用,如排尿困难、便秘、口干(特别是男性),也易诱发未经诊断的青光眼,一经发现,应即停药。本品对老年人尤易致汗液分泌减少,影响散热,故夏天慎用。

(6)下列情况应慎用:①脑损害,尤其是儿童;②心脏病,特别是心律失常,充血性心力衰竭、冠心病、二尖瓣狭窄等;③反流性食管炎、食管与胃的运动减弱、下食管扩约肌松弛,可使胃排空延迟,从而促成胃潴留,并增加胃-食管的反流;④青光眼患者禁用,20 岁以上患者存在潜隐性青光眼时,有诱发的危险;⑤溃疡性结肠炎,用量大时肠能动度降低,可导致麻痹性肠梗阻,并可诱发加重中毒性巨结肠症;⑥前列腺肥大引起的尿路感染(膀胱张力减低)及尿路阻塞性疾病,可导致完全性尿潴留。

(7)对诊断的干扰:酚磺酞试验时可减少酚磺酞的排出量。

【孕妇及哺乳期妇女用药】有关本品对孕妇的安全性尚不明确,孕妇使用需考虑用药的利弊。本品可分泌至乳汁,并有抑制泌乳作用,哺乳期妇女慎用。

【儿童用药】儿童脑部对本品敏感,尤其发热时,易引起中枢障碍,慎用。

【老年患者用药】老年患者尤其年龄在 60 岁以上者,腺体分泌易受影响,慎用本品。

【药物相互作用】(1)与尿碱化药包括含镁或钙的制酸药、碳酸酐酶抑制药、碳酸氢钠、枸橼酸盐等伍用时,阿托品排泄延迟,作用时间和(或)毒性增加。

(2)金刚烷胺、吩噻嗪类药、其他抗胆碱药、扑米酮、普鲁卡因胺、三环类抗抑郁药伍用,阿托品的毒副反应可加剧。

(3)与单胺氧化酶抑制剂(包括呋喃唑酮、丙卡巴肼等)伍用时,可加强抗 M 胆碱作用的副作用。

(4)甲氧氯普胺并用时,后者的促进肠胃运动作用可被拮抗。

【药物过量】静脉每次极量 2mg,超过上述用量,会引起中毒。最低致死量成人为 80~130mg。用药过量表现为动作笨拙不稳、神志不清、抽搐、呼吸困难、心跳异常加快等。

【规格】注射液：1ml：0.5mg；2ml：1mg；1ml：5mg。

【贮藏】避光，阴凉，密闭保存。

第三节 β肾上腺素能受体阻滞剂

普萘洛尔　Propranolol Hydrochloride Tablets

【性状】本品为白色片。

【药理作用】(1)药理作用：普萘洛尔为非选择性竞争抑制肾上腺素β受体阻滞剂。阻断心脏上的$β_1$、$β_2$受体，拮抗交感神经兴奋和儿茶酚胺作用，降低心脏的收缩力与收缩速度，同时抑制血管平滑肌收缩，降低心肌耗氧量，使缺血心肌的氧供关系在低水平上恢复平衡，可用于治疗心绞痛。抑制心脏起搏点电位的肾上腺素能兴奋，用于治疗心律失常。本品亦可通过中枢、肾上腺素能神经元阻滞，抑制肾素释放，以及心排出量降低等作用，用于治疗高血压。竞争性拮抗异丙肾上腺素和去甲肾上腺素的作用，阻断$β_2$受体，降低血浆肾素活性，可致支气管痉挛，抑制胰岛素分泌，使血糖升高，掩盖低血糖症状，延迟低血糖的恢复。有明显的抗血小板聚集作用，这主要与药物的膜稳定作用及抑制血小板膜Ca^{2+}转运有关。

(2)致癌、致突变和生殖毒性：在18个月内，大鼠或小鼠每日给药150mg/kg，无明显毒性反应，无与药物相关的致癌作用。生殖实验未见与普萘洛尔作用有关的生殖能力损伤。当给与动物10倍于人用剂量时，显示本品有胚胎毒性。

【药代动力学】本品口服后胃肠道吸收较完全，广泛地在肝内代谢，生物利用度约30%。药后1～1.5小时达血药浓度峰值，消除半衰期为2～3小时，血浆蛋白结合率90%～95%。个体血药浓度存在明显差异，表观分布容积(3.9±6.0)L/kg。经肾脏排泄，主要为代谢产物，小部分(<1%)为原形。不能经透析排出。

【适应证】(1)作为二级预防，降低心肌梗死死亡率。

(2)高血压(单独或与与其他抗高血压药合用)。

(3)劳力型心绞痛。

(4)控制室上性快速心律失常、室性心律失常，特别是与儿茶酚胺有关或洋地黄引起心律失常。可用于洋地黄疗效不佳的房扑、房颤心室率的控制，也可用于顽固性期前收缩，改善患者的症状。

(5)减低肥厚型心肌病流出道压差，减轻心绞痛、心悸与昏厥等症状。

(6)配合α受体阻滞剂用于嗜铬细胞瘤病人控制心动过速。

(7)用于控制甲状腺机能亢进症的心率过快，也可用于治疗甲状腺危象。

【用法用量】(1)高血压：口服，初始剂量10mg，每日3～4次，可单独使用或与利尿剂合用。剂量应逐渐增加，一日最大剂量200mg。

(2)心绞痛：开始时5～10mg，每日3～4次；每3日可增加10～20mg，可渐增至每日200mg，分次服用。

(3)心律失常：每日10～30mg，每日3～4次。饭前、睡前服用。

(4)心肌梗死：每日30～240mg，每日2～3次。

(5)肥厚型心肌病：每日10～20mg，每日3～4次。按需要及耐受程度调整剂量。

(6)嗜铬细胞瘤：10～20mg，每日3～4次。术前用3天，一般应先用α受体阻滞剂，待药效稳定后加用普萘洛尔。

【不良反应】应用本品可出现眩晕、神智模糊(尤见于老年人)、精神抑郁、反应迟钝等中枢神经系统不良反应；头昏(低血压所致)；心率过慢(<50次/分钟)；较少见的有支气管痉挛及呼吸困难、充血性心力衰竭；更少见的有发热和咽痛(粒细胞缺乏)、皮疹(过敏反应)、出血倾向(血小板减小)；不良反应持续存在时，须格外警惕雷诺征样四肢冰冷、腹泻、倦怠、眼口或皮肤干燥、恶心、指趾麻木、异常疲乏等。

【禁忌证】支气管哮喘；心源性休克；心脏传导阻滞(Ⅱ、Ⅲ度房室传导阻滞)；重度或急性心力衰竭；窦性心动过缓。

【注意事项】(1)本品口服可空腹或与食物共进,后者可延缓肝内代谢,提高生物利用度。

(2)β受体阻滞剂的耐受量个体差异大,用量必须个体化。首次用本品时需从小剂量开始,逐渐增加剂量并密切观察反应以免发生意外。

(3)注意本品血药浓度不能完全预示药理效应,故还应根据心率及血压等临床征象指导临床用药。

(4)冠心病患者使用本品不宜骤停,否则可出现心绞痛、心肌梗死或室性心动过速。

(5)甲亢病人用本品也不可骤停,否则使甲亢症状加重。

(6)长期用本品者撤药须逐渐递减剂量,至少经过3天,一般为2周。

(7)长期应用本品可在少数病人出现心力衰竭,倘若出现,可用洋地黄苷类和(或)利尿剂纠正,并逐渐递减剂量,最后停用。

(8)本品可引起糖尿病患者血糖降低,但非糖尿病患者无降糖作用。故糖尿病患者应定期检查血糖。

(9)服用本品期间应定期检查血常规、血压、心功能、肝肾功能等。

(10)对诊断的干扰:服用本品时,测定血尿素氮、脂蛋白、肌酐、钾、甘油三酯、尿酸等都有可能提高,而血糖降低。但糖尿病患者有时会增高。肾功能不全者本品的代谢产物可蓄积于血中,干扰测定血清胆红质的重氮反应,出现假阳性。

(11)下列情况慎用本品:过敏史、充血性心力衰竭、糖尿病、肺气肿或非过敏性支气管哮喘、肝功能不全、甲状腺功能低下、雷诺综合征或其他周围血管疾病、肾功能衰退等。

【孕妇及哺乳期妇女用药】本品可通过胎盘进入胎儿体内,有报道妊娠高血压者用后可导致宫内胎儿发育迟缓,分娩时无力造成难产,新生儿可产生低血压、低血糖、呼吸抑制及心率减慢,尽管有报道对母亲及胎儿均无影响,但必须慎用,不宜作为孕妇第一线治疗用药。本品可少量从乳汁中分泌,故哺乳期妇女慎用。

【儿童用药】尚未确定,一般按体重每日0.5~1.0mg/kg,分次口服。根据体重计算儿童用量,本品血药浓度治疗范围与成人相似。但是按体表面积计算的儿童剂量,本品血药浓度治疗范围高于成人。有报道认为,先天愚型患者服用本品时,血药浓度升高,从而提高生物利用度。

【老人用药】因老年患者对药物代谢与排泄能力低,使用本品时应适当调节剂量。

【药物相互作用】(1)与抗高血压药物相互作用:本品与利血平合用,可导致体位性低血压、心动过缓、头晕、晕厥。与单胺氧化酶抑制剂合用,可致极度低血压。

(2)与洋地黄合用,可发生房室传导阻滞而使心率减慢,需严密观察。

(3)与钙拮抗剂合用,特别是静脉注射维拉帕米,要十分警惕本品对心肌和传导系统的抑制。

(4)与肾上腺素、苯福林或拟交感胺类合用,可引起显著高血压、心率过慢,也可出现房室传导阻滞。

(5)与异丙肾上腺素或黄嘌呤合用,可使后者疗效减弱。

(6)与氟哌啶醇合用,可导致低血压及心脏停搏。

(7)与氢氧化铝凝胶合用,可降低普萘洛尔的肠吸收。

(8)酒精可减缓本品吸收速率。

(9)与苯妥英、苯巴比妥和利福平合用,可加速本品清除。

(10)与氯丙嗪合用,可增加两者的血药浓度。

(11)与安替比林、茶碱类和利多卡因合用,可降低本品清除率。

(12)与甲状腺素合用导致T_3浓度的降低。

(13)与西咪替丁合用,可降低本品肝代谢,延缓消除,增加普萘洛尔血药浓度。

(14)可影响血糖水平,故与降糖药同用时,需调整后者的剂量。

【药物过量】一般情况下,如药物过量应尽快排空胃内容物,预防吸入性肺炎。心动过缓时给予阿托品,慎用异丙肾上腺素;必要时安装心脏起搏器。室性早搏给予利多卡因或苯妥英钠。心力衰竭时服用洋地黄或利尿剂。低血压时给予升压药,如去甲肾上腺素或肾上腺素。支气管哮喘给予肾上腺素或氨茶碱。透析无法排出本品。

【规格】片剂:10mg。

【贮藏】密封保存。

阿替洛尔 Atenolol Tablets

【性状】本品为白色片或糖衣片,除去糖衣后显白色。

【药理作用】本品为选择性 β_1 肾上腺素受体阻滞剂,不具有膜稳定作用和内源性拟交感活性。但不抑制异丙肾上腺素的支气管扩张作用。其降血压与减少心肌耗氧量的机制与普萘洛尔相同。大规模临床试验证实,阿替洛尔可减少急性心肌梗死 0～7 天的死亡率。治疗剂量对心肌收缩力无明显抑制。

【药代动力学】口服吸收很快,但不完全,口服吸收 50%,于 2～4 小时达峰浓度,口服后作用持续时间较长,可达 24 小时,广泛分布于各组织,小量可通过血-脑脊液屏障。健康人的分布容积为 50～75L。血中半衰期为 6～7 小时,主要以原形自尿排出,肾功能受损时半衰期延长,可在体内蓄积,血液透析时可予清除。本品脂质溶解度低,对脑部组织的渗透很低,而血浆蛋白结合率极低(6%～16%)。

【适应证】主要用于治疗高血压、心绞痛、心肌梗死,也可用于心律失常、甲状腺机能亢进、嗜铬细胞瘤。

【用法用量】口服。成人常用量:开始每次 6.25～12.5mg,每日 2 次,按需要及耐受量渐增至 50～200mg。肾功能损害时,肌酐清除率 $<15\text{ml}/(\text{min}\cdot 1.73\text{m}^2)$ 者,每日 25mg;15～35ml/(min·1.73m^2)者,每日最多 50mg。

【不良反应】在心肌梗死病人中,最常见的不良反应为低血压和心动过缓;其他反应可有头晕、四肢冰冷、疲劳、乏力、肠胃不适、精神抑郁、脱发、血小板减少症、牛皮癣样皮肤反应、牛皮癣恶化、皮疹及干眼等。罕见引起敏感病人的心脏传导阻滞。

【禁忌证】Ⅱ、Ⅲ度心脏传导阻滞;心源性休克者;病窦综合征及严重窦性心动过缓。

【注意事项】(1)本品的临床效应与血药浓度可不完全平行,剂量调节以临床效应为准。

(2)肾功能损害时剂量须减少。

(3)有心力衰竭症状的患者用本品时,给与洋地黄或利尿药合用,如心力衰竭症状仍存在,应逐渐减量使用。

(4)本品的停药过程至少 3 天,常可达 2 周,如有撤药症状,如心绞痛发作,则暂时再给药,待稳定后渐停用。

(5)与饮食共进不影响其生物利用度。

(6)本品可改变因血糖降低而引起的心动过速。

(7)患有慢性阻塞性肺部疾病的高血压病人慎用。

(8)本品可使末梢动脉血循环失调,病人可能对用于治疗过敏反应常规剂量的肾上腺素无反应。

【孕妇及哺乳期妇女用药】本品可通过胎盘屏障并出现在脐带血液中,缺乏前 3 个月使用本品的研究,不除外胎儿受损的可能。妊娠妇女较长时间服用本品,与胎儿宫内生长迟缓有关。本品在乳汁中有明显的聚集作用,哺乳期妇女服用时应谨慎小心。

【老人用药】所需剂量可以减少,尤其是肾功能衰退的患者。

【儿童用药】用于儿童应从小剂量开始 0.25～0.5mg/kg,每日 2 次。注意监测心率、血压。

【药物相互作用】与其他抗高血压药物及利尿剂并用,能加强其降压效果。Ⅰ类抗心律失常药、维拉帕米、麻醉剂要特别谨慎。β受体阻滞剂会加剧停用氯压定引起的高血压反跳,如两药联合使用,本品应在停用氯压定前几天停用,如果用本品取代氯压定,应在停止服用氯压定数天后才开始β受体阻滞剂的疗程。

【药物过量】过度的心动过缓可静脉注射阿托品 1～2mg,如有必要可随后静脉注射大剂量胰高血糖素 10mg,可根据反应重复或随后静脉滴注胰高血糖素 1～10mg/小时,若无预期效果,或没有胰高血糖素供应,可采用β受体兴奋剂。

【规格】12.5mg;25mg;50mg;100mg。

【剂型】片剂。

【贮藏】密封保存。

酒石酸美托洛尔片 Metoprolol Tartrate Tablets

【主要成分】本品含酒石酸美托洛尔应为标示量的 95.0%～105.0%。

【性状】本品为白色片。

【药理作用】倍他乐克是一种以 β_1 肾上腺素能

受体阻滞作用为主(心脏选择性)的药物,因此很适合于治疗高血压和心绞痛,减少心肌梗死的发生率,降低心肌梗死后的死亡率,本品由于阻滞心脏异位起搏点肾上腺素能受体的兴奋而可用于治疗室上性快速心律失常、室性心律失常、洋地黄类及儿茶酚胺引起的快速心律失常。本品能拮抗儿茶酚胺效应,可治疗甲状腺机能亢进引起的心律失常。在治疗剂量时,本品对收缩支气管和周围血管的作用不明显,个别病例用药后气道阻力可增高,但加用 β_1 激动剂可纠正。

【药代动力学】本品口服吸收迅速完全(>95%),生物利用度50%。吸收后迅速进入细胞外组织,并能通过血-脑屏障及胎盘。蛋白结合率低,约10%。口服1.5小时血药浓度达峰值,最大作用时间为1~2小时。血压的降低与血药浓度不平行,而心率的减少则与血药浓度呈直线关系。半衰期为3~5小时,肾功能不全时无明显改变。在肝内代谢,经肾排泄,尿内以代谢物为主,仅少量(3%~10%)为原形。

【适应证】高血压、心绞痛、心肌梗死后的维持治疗、心律失常、甲状腺机能亢进。

【用法用量】(1)治疗高血压:每日100mg,早晨顿服或分早、晚2次服,效果不满意可再加量或合用其他抗高血压药物。

(2)治疗心绞痛:每日100mg,分早、晚2次服,病情严重者加量。

(3)用于心律失常,甲状腺机能亢进的治疗及心肌梗死后的维持治疗时,治疗剂量遵医嘱。最大剂量每日不应超过300mg。

【不良反应】少数患者服药后可有轻微上腹部不适、倦怠或睡眠异常,长期服用后可消失,偶有报告非特异性皮肤反应和肢端发冷。

【禁忌证】Ⅱ、Ⅲ度房室传导阻滞,失代偿性心功能不全,心源性休克和显著心动过缓。

【剂型】片剂。

【规格】25mg。

【贮藏】遮光,密封保存。

琥珀酸美托洛尔缓释片 Metoprolol Succinate Sustained-release Tablets

【主要成分】琥珀酸美托洛尔。

【性状】本品为白色或类白色薄膜衣片。除去包衣后显白色。

【药理毒性】美托洛尔是一种选择性的 β_1 受体阻滞剂,其对心脏 β_1 受体产生作用所需剂量低于其对外周血管和支气管上的 β_2 受体产生作用所需剂量。琥珀酸美托洛尔的选择性是剂量依赖的,由于缓释片血药浓度的峰值明显低于同剂量的普通平片,使该剂型有相对更高的 β_1 受体选择性。美托洛尔无 β 受体激动作用,几乎无膜激活作用。β 受体阻滞剂有负性变力和变时作用。美托洛尔的治疗可减弱与生理和心理负荷有关的儿茶酚胺的作用,降低心率、心排出量及血压。在应激状态下,肾上腺分泌的肾上腺素增加,美托洛尔不会妨碍生理性血管扩张。在治疗剂量,美托洛尔对支气管平滑肌的收缩作用弱于非选择性的 β 受体阻滞剂,该特性使之能与 β_2 受体激动剂合用,治疗合并有支气管哮喘或其他明显的阻塞性肺病的患者。美托洛尔对胰岛素释放及糖代谢的影响小于非选择性 β 受体阻滞剂,因而可用于糖尿病患者。与非选择性 β 受体阻滞剂相比,美托洛尔对低血糖的心血管反应如心动过速的影响较小,血糖回升至正常水平的速度较快。对于高血压患者,琥珀酸美托洛尔可明显降低直立位、平卧位及运动时的血压,作用持续24小时以上。美托洛尔治疗开始时可观察到外周血管阻力的增加,然而,长期治疗获得的血压下降可能是由于外周血管阻力下降而心排出量不变。对于男性中/重度高血压患者,美托洛尔可降低心血管病死亡的危险。美托洛尔不会引起电解质紊乱。

对慢性心力衰竭的作用:在一项涉及3991例心功能NYHA Ⅱ~Ⅳ级、射血分数下降(≤0.40)的心力衰竭患者的研究(称为MERIT-HF)中,琥珀酸美托洛尔能增加存活率,减少入院治疗次数。长期接受治疗的患者的总体症状改善(纽约心脏病协会分级和总体治疗评估分值)。另外,琥珀酸美托洛尔能增加射血分数,减少左心室收缩末期和舒张末期的容量。对快速型心律失常的患者,本品可阻断交感神经活性增加的作用,使心率减慢。这主要通过降低起搏细胞的自律性,以及延长室上性传导的时间。在心肌梗死后患者中,美托洛尔可减少再次心肌梗死的危险,减少心源性死亡特别是心肌梗死后猝死的危险。

【药代动力学】本品由琥珀酸美托洛尔微囊化的颗粒组成,每个颗粒是一个独立的贮库单位。每个颗粒用聚合物薄膜包裹,以控制药物的释放速度。药片接触液体后快速崩解,颗粒分散于胃肠道巨大的表面上,药物的释放不受周围液体 pH 值的影响,以几乎恒定的速度释放约 20 小时。该剂型的血药浓度平稳,作用超过 24 小时。本品口服后吸收完全,药物吸收发生在整个胃肠道,包括结肠。本品的生物利用度为 30%~40%。美托洛尔在肝脏代谢,3 个主要的代谢物已被确定,均无有临床意义的 β 受体阻滞作用。约 5% 的美托洛尔以原形由肾排泄,其余均被代谢。

【适应证】高血压;心绞痛;伴有左心室收缩功能异常的症状稳定的慢性心力衰竭。

【用法用量】口服。每日 1 次,最好在早晨服用,可掰开服用,但不能咀嚼或压碎,服用时用至少半杯液体送服。同时摄入食物不影响其生物利用度。剂量应个体化,以避免心动过缓的发生。

高血压:47.5~95mg,每日 1 次。服用 95mg 无效的患者可合用其他抗高血压药,最好是利尿剂和二氢吡啶类的钙拮抗剂,或者增加剂量。

心绞痛:95~190mg,每日 1 次。需要时可合用硝酸酯类药物或增加剂量。

【不良反应】(1)常见(>1/100):疲劳、头痛、头晕、肢端发冷、心动过缓、腹痛、恶心、呕吐、腹泻和便秘。

(2)少见(≥1‰,<1%):胸痛、体重增加、心力衰竭暂时恶化、睡眠障碍、感觉异常、气急、支气管哮喘或有气喘症状者可发生支气管痉挛。

【禁忌证】心源性休克。病态窦房结综合征。Ⅱ、Ⅲ 度房室传导阻滞。不稳定的、失代偿性心力衰竭患者(肺水肿、低灌注或低血压),持续地或间歇地接受 β 受体激动剂正变力性治疗患者。有症状的心动过缓或低血压。本品不可给予心率<45 次/分、P-Q 间期>0.24 秒或收缩压<100mmHg 的怀疑急性心肌梗死患者。心力衰竭适应症患者,如果其平卧位收缩压在多次测量时均低于 100mmHg,在开始治疗前应对其是否适用本品进行重新评估。伴有坏疽危险的严重外周血管疾病患者。对本品中任何成分或其他 β 受体阻滞剂过敏者。

【注意事项】(1)美托洛尔可能使外周血管循环障碍疾病的症状如间歇性跛行加重。

(2)对严重的肾功能损害、伴代谢性酸中毒的各种急症,及合用洋地黄时,必须慎重。

(3)患变异型(Prinzmetal)心绞痛的患者,在使用 β 受体阻滞剂后可能会由于 α 受体介导的冠状血管收缩而导致心绞痛发作的频度和程度加重。因此,非选择性 β 受体阻滞剂不能用于此类患者。

(4)选择性 β_1 受体阻滞剂在使用时也必须慎重。

(5)对支气管哮喘或其他慢性阻塞性肺病患者,应同时给予足够的扩支气管治疗,β_2 受体激动剂的剂量可能需要增加。

(6)美托洛尔的治疗对糖代谢的影响或掩盖低血糖的危险低于非选择性 β 受体阻滞剂。在罕见的情况下,原有的中度房室传导异常加重(很可能导致房室阻滞)。

(7)β 受体阻滞剂的治疗可能会妨碍对过敏反应的治疗,常规剂量的肾上腺素治疗并不总能得到预期的疗效。

(8)嗜铬细胞瘤患者若使用琥珀酸美托洛尔,应考虑合并使用 α 受体阻滞剂。

(9)在严重的症状稳定性心力衰竭(心功能 NYHA IV)患者中,有关本品的有效性/安全性的临床对照研究资料有限,因此,这类患者的治疗只能由经验丰富且训练有素的医生来开始。

(10)心力衰竭的临床研究通常剔除了那些伴有急性心肌梗死和不稳定型心绞痛的有症状心力衰竭患者,因此,急性心肌梗死合并心力衰竭时,本品治疗的有效性/安全性资料仍然缺乏。

(11)本品禁用于症状不稳定的、失代偿的心力衰竭。

(12)突然撤除 β 受体阻滞剂是危险的,特别是在高危病人,可能会使慢性心力衰竭病情恶化并增加心肌梗死和猝死的危险。因此,本品应尽可能逐步撤药,整个撤药过程至少用 2 周时间,每次剂量减半,直至最后减至半片 23.75mg 片剂,停药前最后的剂量至少给药 4 天。若出现症状,建议更缓慢地撤药。

(13)若手术前要停用本品,必须至少在 48 小时前停药,除非有特殊情况,如甲状腺毒症和嗜铬细胞瘤。

【孕妇及哺乳期妇女用药】β受体阻滞剂可引起胎儿或新生儿的心动过缓。因此,在妊娠最后3个月以及分娩前后,使用β受体阻滞剂时应考虑到上述危险性。

【儿童用药】儿童使用本品的经验有限。

【老年患者用药】无需调整剂量。

【药物相互作用】(1)本品应避免与下列药物合并使用。

巴比妥类药物:巴比妥类药物(对戊巴比妥做过研究)可通过酶诱导作用使美托洛尔的代谢增加。

普罗帕酮:4例已经使用美托洛尔的患者,在给予普罗帕酮后,美托洛尔的血浆浓度增高2～5倍,其中2例发生与美托洛尔有关的副作用。这种相互作用在8例健康志愿者中得到证实。对于这种相互作用的可能的解释是,普罗帕酮与奎尼丁相似,可通过细胞色素P4502D6途径抑制美托洛尔的代谢。由于普罗帕酮也具有β受体阻滞效应,其与美托洛尔的联合使用很难掌握。

维拉帕米:维拉帕米与β受体阻滞剂合用时(已有与阿替洛尔、普萘洛尔和吲哚洛尔合用的报道),有可能引起心动过缓和血压下降。维拉帕米和β受体阻滞剂对于房室传导和窦房结功能有相加的抑制作用。

(2)本品与下列药物合并使用时可能需要调整剂量。

胺碘酮:1例报道显示,同时使用胺碘酮和美托洛尔,有可能发生明显的窦性心动过缓。胺碘酮的半衰期很长(约50天),这意味着在胺碘酮治疗停止后较长的一段时间内,使用美托洛尔仍有可能发生两药的相互作用。

Ⅰ类抗心律失常药物:Ⅰ类抗心律失常药物与β受体阻滞剂有相加的负性肌力作用,故在左心室功能受损的患者中,有可能引起严重的血流动力学副作用。病态窦房结综合征和病理性房室传导阻滞的患者,也应避免同时使用美托洛尔和Ⅰ类抗心律失常药物。丙吡胺和美托洛尔之间的相互作用已有明确的资料证明。

非甾体类抗炎/抗风湿药(NSAID):已发现NSAID抗炎镇痛药可抵消β受体阻滞剂的抗高血压作用。在这方面,经过研究的药物主要是吲哚美辛。β受体阻滞剂很可能不与舒林酸发生相互作用。在一项双氯芬酸的研究中,未发现β受体阻滞剂与双氯芬酸有相互作用。

苯海拉明:在快速羟化代谢人群中,苯海拉明使美托洛尔通过CYP2D6转化代谢成α羟美托洛尔的清除降低2.5倍。美托洛尔的作用因而增强。苯海拉明可能抑制其他CYP2D6底物的代谢。

地尔硫䓬:钙离子拮抗剂和β受体阻滞剂对于房室传导和窦房结功能有相加的抑制作用。已经有β受体阻滞剂与地尔硫䓬合并使用时发生明显心动过缓的病例报道。

肾上腺素:约有10例报道显示,接受非选择性β受体阻滞剂(包括吲哚洛尔和普萘洛尔)治疗的患者,在给予肾上腺素后发生明显的高血压和心动过缓。这些临床观察结果已经在对健康志愿者的研究中得到证实。局部麻醉药中的肾上腺素在血管内给药时有可能引起这种反应。根据推测,使用心脏选择性的β受体阻滞剂时,发生这种反应的危险性较低。

苯丙醇胺:苯丙醇胺50mg单剂给药能使健康志愿者的舒张压升高到病理的水平。普萘洛尔通常能拮抗这种由苯丙醇胺引起的血压增高。但是在接受大剂量苯丙醇胺治疗的患者中,β受体阻滞剂可反常地引起高血压反应。在单独使用苯丙醇胺治疗的过程中,也有发生高血压反应的报道。

奎尼丁:奎尼丁在所谓的"快速羟化者"(该类型在瑞典超过90%)中可抑制美托洛尔的代谢,结果使后者的血浆浓度显著升高、β受体阻滞作用增强。其他经由同一酶解途径(细胞色素P4502D6)进行代谢的β受体阻滞剂,也可能会与奎尼丁发生同样的相互作用。

可乐定:β受体阻滞剂有可能加重可乐定突然停用时所发生的反跳性高血压。

利福平:利福平可诱导美托洛尔的代谢,导致后者的血药浓度降低。

若与西咪替丁、肼屈嗪、选择性的5-羟色胺重摄取抑制剂(SSRI)如帕罗西汀、氟西汀和舍曲林合用,美托洛尔的血浆浓度会增加。应严密监控同时接受其他β受体阻滞剂(如滴眼液)或单胺氧化酶(MAO)抑制剂的患者。在接受β受体阻滞剂治疗的患者，吸入麻醉会增加心脏抑制作用。

【药物过量】毒性：美托洛尔 7.5g 引起成人致死性中毒。1 例 5 岁儿童误服 100mg 经洗胃后无任何症状。12 岁儿童给予 450mg 引起中度中毒。成人给予 1.4g 引起中度中毒，给予 2.5g 引起重度中毒，给予 7.5g 引起极重度中毒。

症状：心血管系统症状最为显著，但某些病例，特别是儿童和年轻患者，可能以中枢神经系统症状和呼吸抑制为主要表现。主要的中毒症状有心动过缓、Ⅰ度及Ⅲ度房室传导阻滞、心搏停止、血压下降、外周循环灌注不良、心功能不全、心源性休克、呼吸抑制和窒息。其他症状包括疲乏、精神错乱、神志丧失、频细震颤、痉挛、出汗、感觉异常、支气管痉挛、恶心、呕吐、可能有食管痉挛、低血糖（儿童特别容易发生）或高血糖症、高钾血症，对肾脏的影响，以及一过性肌无力综合征。

治疗：诊断明确者，给予洗胃和活性炭，并严密观察病情变化。注意：为减少迷走神经刺激的危险，洗胃前应先静脉给予阿托品（成人 0.25～0.5mg，儿童 10～20mg/kg）。有指征时，进行气管内插管和呼吸支持治疗。给予适当的容量替代治疗，输注葡萄糖，监测心电图。阿托品 1.0～2.0mg 静脉注射，必要时可重复注射（主要控制迷走神经症状）。对心肌功能抑制的患者，可滴注多巴酚丁胺或多巴胺，葡乳醛酸钙（9mg/ml）10～20ml。另一种替代方法是胰高血糖素 50～150mg/kg，1 分钟内静脉注射，继以静脉滴注，或用氨力农。部分患者加用肾上腺素有效。QRS 波群增宽和心律失常的患者，可输注氯化钠或碳酸氢钠。可能需要安装心脏起搏器。对心搏骤停的患者，有时需要长达数小时的复苏抢救。治疗支气管痉挛时，可使用特布他林（注射或吸入）。此外，进行对症治疗。

【规格】23.75mg（相当于酒石酸美托洛尔 25mg）；47.5mg（相当于酒石酸美托洛尔 50mg）；95mg（相当于酒石酸美托洛尔 100mg）；190mg（相当于酒石酸美托洛尔 200mg）。

【包装】7 片/盒，铝塑泡包装。

【贮藏】遮光，密封保存。

注射用酒石酸美托洛尔

【性状】白色疏松块状物或粉末。

【药理作用】为选择性 β_1 受体拮抗剂，不具有膜稳定作用和内源拟交感活性。其 β_1 受体拮抗剂作用强度与普萘洛尔相似，但并不抑制异丙肾上腺素的支气管扩张作用。其降血压与减少心肌氧耗量的机制与普萘洛尔相同。根据大规模临床试验，美托洛尔可减少急性心肌梗死 0～7 天的死亡率，治疗剂量对心肌收缩力无明显抑制。

【药代动力学】口服吸收迅速完全，＞95%，生物利用率为 50%。吸收后迅速入细胞外组织，并能通过血-脑屏障及胎盘。蛋白结合率低，约 12%。口服 1.5 小时血药浓度达峰值，最大作用时间为 1～2 小时。血压的降低与血药浓度不平行，而心率的减少则与血药浓度呈直线关系。半衰期为 3～7 小时。肾功能不全时无明显改变。在肝内代谢，经肾排泄，尿内以代谢物为主，仅少量（<5%）为原形物。不能经透析排出。缓释片峰浓度明显减低，达峰时间延长，谷峰变化小。口服 1～2 小时达有效血浓度，3～4 天后达稳态，生物利用度为普通片的 96%。

【适应证】(1) 高血压，单独或与其他药物合并应用。

(2) 心绞痛（典型心绞痛，即劳力型心绞痛）。

(3) 心肌梗死，作为次级预防，减少死亡率。

(4) 心律失常，控制室上性快速心律失常、室性心律失常，特别是与儿茶酚胺有关及洋地黄引起者，可用于洋地黄疗效不满意的房扑、房颤的心室率的控制，也可用于顽固早搏改善患者的症状。

(5) 甲状腺机能亢进症，用于控制心率过快，也用于治疗甲状腺危象。

(6) 嗜铬细胞瘤，配合 α 受体阻滞剂用于控制心动过速。

【用法用量】静脉注射。使用前用 1ml 注射用水溶解，然后加入到 10ml 0.9% 氯化钠注射液或 10ml 5% 葡萄糖注射液稀释。首次 2.5mg，最大量 5mg，以每分钟 1～2mg 速度注入，根据需要及耐受程度 5 分钟重复 1 次，总量不超过 10～15mg。

【禁忌证】下列情况应禁用：支气管哮喘；心源性休克；心传导阻滞（Ⅱ、Ⅲ度房室传导阻滞）；重度或急性心力衰竭；窦性心动过缓；低血压。

【注意事项】(1) 对诊断的干扰：用本品时，测定血尿素氮、脂蛋白、肌酐、钾、甘油三酯、尿酸等都可能增高;血糖则减低,但在糖尿病病人有时会增高。肾功能不全时,普萘洛尔的代谢产物可蓄积血中,干扰测定血清胆红质的重氮反应,可出现假阳性。

(2)下列情况应慎用:过敏史;充血性心力衰竭;糖尿病;肺气肿或非过敏性支气管炎;肝功能不全;甲状腺功能低下;雷诺综合征或其他周围血管疾病;肾功能减退。

(3)应用本品过程中应定期检查血常规、血压、心功能、肝功能、肾功能,糖尿病病人应定期查血糖。

(4)过去无心力衰竭史者长期用本品,可能出现心力衰竭征象,宜加用强心药和(或)利尿药,心衰症状则继续停药。

(5)本品能选择性阻滞 $β_1$ 受体,但应慎用于有支气管痉挛患者。由于 $β_1$ 受体的选择性阻滞并非绝对,一般仅用小量,并及时加用 $β_2$ 激动药。

(6)甲状腺功能亢进时应用,可使一些症状如心动过速被掩盖,疑有发生甲亢可能时应避免骤然停用,以致发生甲状腺危象。

(7)冠心病患者用本品时不宜骤然停药,否则可出现心绞痛、心肌梗死或室性心动过速。长期服用本品者撤药时用量须逐渐递减,至少要经过3天,一般需2周。

(8)大手术前应否停用β受体阻滞剂意见尚不一致,β受体阻滞后心脏对反射性交感兴奋的反应降低,使全麻和手术的危险性增加,但可用多巴酚丁胺或异丙肾上腺素逆转。

【孕妇及哺乳期妇女用药】本品可通过胎盘进入胎儿体内。有报道妊娠高血压者服用后可致宫内胎儿发育迟缓,分娩时无力造成难产,新生儿可产生低血压、低血糖、呼吸抑制及心率减慢,尽管也有报告对母亲及胎儿均无影响,但必须慎用,不宜作为孕妇第一线治疗药物。可从乳汁分泌小量,故哺乳期妇女应用必须慎用。

【老人用药】老年人对本品代谢与排泄能力低,应适当调节剂量。

【药物相互作用】(1)与降压药相互作用:与可乐定同用而须停药时,须先停用本品,数天后再逐步减停可乐定,以免血压波动。与单胺氧化酶抑制剂同用可致极度低血压,故禁用。与利血平同用,两者作用相加,β受体阻滞作用加强,有可能出现心动过缓及低血压。

(2)与洋地黄苷类同用,可发生房室传导阻滞而致心率过慢,故须严密观察。

(3)与钙拮抗剂同用,特别是静脉维拉帕米,要十分警惕对心肌和传导系统的抑制。

(4)与肾上腺素、苯福林或拟交感胺类同用,可引起显著高血压、心率过慢,也可能出现房室传导阻滞,故须严密观察。

(5)可使非去极化肌松药如氯化筒箭毒碱、加拉碘铵等增效,时效也延长。

(6)可影响血糖水平,故与降糖药同用时,须调整后者的剂量。

(7)与异丙肾上腺素或黄嘌呤同用,可使后者疗效减弱。

(8)与氯丙嗪同用,可使两者的血药浓度均增高。

(9)苯妥英钠、苯巴比妥、利福平使本品清除加速。

(10)安替比林、利多卡因、茶碱类使本品清除减慢。

【剂型】注射液。

富马酸比索洛尔片 Bisoprolol Fumarate Tablets

【性状】本品为白色片。

【药理作用】本品是选择性 $β_1$ 肾上腺素能受体阻滞剂。无内在拟交感活性和膜稳定作用。不同模型动物实验表明,它与 $β_1$ 受体的亲和力比 $β_2$ 受体大11~34倍,对 $β_1$ 受体的选择性是同类药物阿替洛尔(Atenolol)的4倍。本品作用时间长(24小时以上),连续服用控制症状好且无耐受现象,对呼吸系统副作用极小,未见对脂肪分解代谢的影响。

【药代动力学】本品口服吸收迅速、完全,生物利用度高(>90%),首过效应低(<10%),血药浓度达峰时间1.7~3.0小时,稳定血药浓度在20~60μg/L,给药后,肺、肾、肝含量最高,体内半衰期长(10小时)。该药的50%经肝脏代谢,50%由肾脏排泄,有平衡消除的特点。

【适应证】用于原发性高血压、心绞痛的治疗。

【用法用量】口服。每日1次,起始剂量2.5mg,最大剂量每日不超过10mg,请遵医嘱。对有轻微或中度肝肾功能不全者剂量不需调整,晚期肾功能不全(肌肝廓清率<20ml/分)及严重肝功能不全者,每日剂量不宜超过10mg。

【不良反应】(1)服药初期可能出现有轻度乏力、胸闷、头晕、心动过缓、嗜睡、心悸、头痛和下肢浮肿等,继续服药后均自动减轻或消失。

(2)在极少数情况下会出现胃肠紊乱(腹泻、便秘、恶心、腹疼)及皮肤反应(如红斑、瘙痒)。

(3)偶见血压明显下降,脉搏缓慢或房室传导失常。

(4)有时产生麻刺感或四肢冰凉,在极少情况下,会导致肌肉无力,肌肉痛性痉挛及泪少。

(5)对间歇性跛行或雷诺现象的病人,服药初期,病情可能加重,原有心肌功能不全者亦可能病情加剧。

(6)偶尔会出现气道阻力增加。

(7)对伴有糖尿病的老年患者,其糖耐量可能降低,并掩盖低血糖表现(如心跳加快)。

【禁忌证】(1)休克、房室传导障碍(Ⅱ度和Ⅲ度房室传导阻滞)、病窦综合征、窦房阻滞、心动过缓(50/分钟以下)、血压过低、支气管哮喘及外周循环障碍晚期。

(2)肾上腺瘤(嗜铬细胞瘤),仅在使用α受体阻断剂后方能服用本品。

【注意事项】(1)血糖浓度波动较大的糖尿病人及酸中毒病人宜慎服。

(2)肺功能不全,严重肝肾功能不全患者慎用。

(3)中断治疗时应逐日递减剂量,与其他降压药合用时常需减量。

(4)万一过量而引起心动过慢或血压过低时,须停服本品。必要时,可单独或连续使用如下药物,阿托品0.5~2.0mg静注,异丙喘宁缓慢静注适量;高血糖素1~5mg(或1~10mg)。

(5)由于本品的降压作用,可能减弱病人驾车或操纵机器能力,尤其在初服用时或转换药物时,以及与酒精同服为甚,但不致直接影响人的反应能力。

【孕妇及哺乳期妇女用药】怀孕期服本品时,为防止新生儿心动过缓、低血压、低血糖,应在预产期72小时前停用本品。若需继续服用,新生儿在娩出后48~72小时内应密切监护。

【儿童用药】不宜服用本品。
【老人用药】请遵医嘱。
【药物相互作用】(1)本品与其他抗高血压药物并用时,降压作用增强。

(2)本品与利血平、甲基多巴、氯压定或氯苯醋胺咪联用时可减慢心率。

(3)与利血平联用时,需在本品停用几天之后才能停用利血平。

(4)与心痛定联用,能增强本品的抗高血压效果。

(5)与维拉帕米或硫氮酮类钙离子拮抗剂或其他抗心律失常药共同使用时,需对病人监护,因可致低血压、心动过缓及其他。

【药物过量】万一过量而引起心动过慢或血压过低时,须停服本品。必要时,可单独或连续使用如下药物:阿托品0.5~2.0mg静注,异丙喘宁缓慢静注适量,高血糖素1~5mg(或1~10mg)。

【规格】5mg。
【剂型】片剂。
【贮藏】遮光,密封保存。

卡维地洛　Carvedilol Tablets
【性状】本品为白色片。
【药代动力学】卡维地洛口服后易于吸收,绝对生物利用度(F)为25%~35%,有明显的首过效应,消除相半衰期为7~10小时。与食物一起服用时,其吸收减慢,但对生物利用度没有明显影响,且可减少引起体位性低血压的危险性。卡维地洛为碱性亲脂化合物,与血浆蛋白结合率>98%。其稳态分布容积大约为1.5L,血浆清除率为500~700ml/分钟。卡维地洛代谢完全,其代谢产物先经胆汁再通过粪便排出,不到2%以原形随尿液排出。8名健康受试者单次服用本品30mg,进行药代动力学测定,血药浓度峰(C_{max})为89.89ng/ml,消除相半衰期为2.01小时,曲线下面积(AUC)为233.1ng/ml。本品口服吸收迅速、完全,食物可减慢吸收,使达峰时间延迟。因显著的首过代谢,绝对生物利用度为25%~35%。血浆蛋白结合率约98%。大约在1小时可达到最大血清浓度。表观分布容积稳定,约为115L。终末消除半衰期7~10小时。本品口服后经过立体选择性首过代谢,健康受试者体内卡维地洛右旋体的血浆水平是左旋体的2～3倍，右旋体终末消除半衰期为5～9小时，左旋体为7～11小时。药物在肝脏广泛代谢，主要参加的P450酶是CYP2D6和CYP2C9，其他有CYP3A4、2C19、1A2和2E1。其苯环的去甲基化和羟基化产生3种具有β受体阻滞活性的代谢产物，但扩张血管活性微弱，血浆浓度约是卡维地洛的1/10，药代动力学与原药相似。卡维地洛<2%以原形经尿排出，血浆清除率为500～700ml/分钟，代谢产物主要通过胆汁排入粪便。心功能不全患者的稳态血药浓度随剂量的增加而成比例的增加，平均AUC和C_{max}增高，终末消除半衰期与健康者相似。肝肾功能不全的患者，卡维地洛的血浆浓度增加。老年人卡维地洛的血浆水平比年轻人大约高50%。

【适应证】(1)原发性高血压：可单独用药，也可和其他降压药合用，尤其是噻嗪类利尿剂。

(2)心功能不全：轻度或中度心功能不全(NYHA分级Ⅱ级或Ⅲ级)，合并应用洋地黄类药物、利尿剂和血管紧张素转换酶抑制剂(ACEI)。也可用于ACEI不耐受和使用或不使用洋地黄类药物、肼屈嗪或硝酸酯类药物治疗的心功能不全者。

【用法用量】剂量必须个体化，需在医师的密切监测下加量。

(1)高血压：推荐起始剂量6.25mg/次，每日2次，口服。如果可耐受，以服药后1小时的立位收缩压作为指导，维持该剂量7～14天，然后根据谷浓度时的血压，在需要的情况下增至每次12.5mg，每日2次。同样，剂量可增至每次25mg，每日2次。一般在7～14天内达到完全的降压作用。总量不得超过每日50mg。本品须和食物一起服用，以减慢吸收，降低体位性低血压的发生。在本品的基础上加用利尿剂或在利尿剂的基础上加用本品，预计可产生累加作用，扩大本品的体位性作用。

(2)心功能不全：在使用本品之前，洋地黄类药物、利尿剂和ACEI(如果应用)的剂量必须稳定。推荐起始剂量每次3.125mg，每日2次，口服2周，如果可耐受，可增至每次6.25mg，每日2次。此后可每隔2周剂量加倍至患者可耐受的最大剂量。每次应用新剂量时，需观察患者有无眩晕或轻度头痛1小时。推荐最大剂量：<85kg者，每次25mg，每日2次；≥85kg者，每次50mg，每日2次。本品须和食物一起服用，以减慢吸收，降低体位性低血压的发生。每次增加剂量前，经评估心功能不全情况，如心功能恶化、血管扩张(眩晕、轻度头痛、症状性低血压)或心动过缓症状，以确定对卡维地洛的耐受性。一过性心功能不全恶化可通过增加利尿剂剂量治疗，偶尔需要卡维地洛减量或暂时停药。血管扩张的症状对利尿剂或ACEI减量治疗有反应，如果症状不能缓解，可能需卡维地洛减量。心功能不全恶化或血管扩张的症状稳定后，才可增加本品剂量。如果心功能不全患者发生心动过缓(脉搏<55次/分钟)，必须减量。

【禁忌证】(1)NYHA分级Ⅳ级失代偿性心功能不全，需要静脉使用正性肌力药物患者。

(2)气管痉挛(2例报道持续性哮喘患者服用单剂卡维地洛死亡)或相关的气管痉挛状态。

(3)Ⅱ度或Ⅲ度房室传导阻滞。

(4)病态窦房结综合征。

(5)心源性休克。

(6)严重心动过缓。

(7)临床严重肝功能不全患者。

(8)对本品过敏者禁用。

(9)糖尿病酮症酸中毒、代谢性酸中毒。

【孕妇及哺乳期妇女用药】人体研究尚不充分，只有卡维地洛对胎儿的有益性大于危险性时，方可用于孕妇。是否分泌入人类的乳汁不清楚。许多其他β受体阻滞剂可分泌入乳汁，以及潜在的严重不良反应，如心动过缓。因此，通过衡量药物对母亲的重要性，确定哺乳妇女应停药或停止哺乳。

【儿童用药】年龄<18岁者的安全性和疗效尚不明确。

【老人用药】老年与年轻心功能不全患者、高血压之间的疗效和不良事件的发生率无不同。

【药物相互作用】(1)CYP2D6抑制剂无卡维地洛与CYP2D6抑制剂(如奎尼丁、氟西汀、帕罗西汀)相互作用的研究，但预计该类药物将提高卡维地洛右旋体的浓度。回顾性分析表明，2D6代谢不良者在加量期眩晕的发生率高，推测可能是由于浓度增高的具有α阻滞活性的右旋体的血管扩张作用。

(2)耗竭儿茶酚胺的药物卡维地洛与可耗竭儿茶酚胺药物(如利血平、单氨氧化酶抑制剂)同时服用,必须密切观察患者的低血压和/或严重心动过缓症状。

(3)卡维地洛和地高辛同时服用,可增加血地高辛浓度15%。

(4)可乐定与卡维地洛同时服用,可能增强降低血压和减慢心率的作用。在停用可乐定前几天应先停用卡维地洛,然后可乐定逐渐减量至停药。

(5)环孢素:增加环孢素的血谷浓度,环孢素需要减量以维持在治疗浓度之内。建议开始卡维地洛的治疗后密切监测环孢素浓度,适当调整环孢素剂量。

(6)肝代谢:诱导剂和抑制剂雷米封减少70%的卡维地洛血浆浓度。西咪替丁使卡维地洛的AUC增加30%,但C_{max}无变化。

(7)钙拮抗剂:有报道与地尔硫草合用发生传导障碍。建议与其他β受体阻滞剂一样,与维拉帕米或地尔硫草类钙拮抗剂合用时,需监测心电图和血压。

(8)胰岛素或口服降糖药:具有β受体阻滞活性的药物可能增强胰岛素或口服降糖药降低血糖的作用,因此需监测血糖。

【剂型】片剂。

其他β受体阻滞剂:噻吗洛尔、卡替洛尔、喷布洛尔、拉贝洛尔和盐酸阿罗洛尔等。

第四节 血管紧张素转换酶抑制剂

卡托普利 Captopril Tablets

【主要成分】本品主要成分为卡托普利。

【性状】本品为白色或类白色糖衣片,除去糖衣后显白色或类白色。

【药理作用】本品为竞争性血管紧张素转换酶抑制剂,使血管紧张素Ⅰ不能转化为血管紧张素Ⅱ,从而降低外周血管阻力,并通过抑制醛固酮分泌,减少水钠潴留。本品还可通过干扰缓激肽的降解扩张外周血管。对心力衰竭患者,本品也可降低肺毛细血管楔压及肺血管阻力,增加心输出量及运动耐受时间。

【药代动力学】本品口服后吸收迅速,吸收率在75%以上。口服后15分钟起效,1~1.5小时达血药峰浓度。持续6~12小时。血循环中本品的25%~30%与蛋白结合。半衰期短于3小时,肾功能损害时会产生药物潴留。降压作用为进行性,约数周达最大治疗作用。在肝内代谢为二硫化物等。本品经肾脏排泄,40%~50%以原形排出,其余为代谢物,可在血液透析时被清除。本品不能通过血-脑屏障。本品可通过乳汁分泌,可以通过胎盘。

【适应证】高血压;心力衰竭。

【用法用量】视病情或个体差异而定。本品宜在医师指导或监护下服用,给药剂量须遵循个体化原则,按疗效而予以调整。

(1)成人常用量:高血压,口服每次12.5mg,每日2~3次,按需要1~2周内增至50mg,每日2~3次,疗效仍不满意时可加用其他降压药。心力衰竭,开始每次口服12.5mg,每日2~3次,必要时逐渐增至50mg,每日2~3次,若需进一步加量,宜观察疗效2周后再考虑;对近期大量服用利尿剂,处于低钠/低血容量,而血压正常或偏低的患者,初始剂量宜用6.25mg,每日3次,以后通过测试逐步增加至常用量。

(2)小儿常用量:降压与治疗心力衰竭,均开始按体重0.3mg/kg,每日3次,必要时,每隔8~24小时增加0.3mg/kg,求得最低有效量。

【不良反应】(1)较常见的有:①皮疹,可能伴有瘙痒和发热,常发生于治疗4周内,呈斑丘疹或荨麻疹,减量、停药或给抗组胺药后消失,7%~10%伴嗜酸粒细胞增多或抗核抗体阳性;②心悸,心动过速,胸痛;③咳嗽;④味觉迟钝。

(2)较少见的有:①蛋白尿,常发生于治疗开始8个月内,其中1/4出现肾病综合征,但蛋白尿在6个月内渐减少,疗程不受影响;②眩晕、头痛、昏厥,由低血压引起,尤其在缺钠或血容量不足时;③血管性水肿,见于面部及手脚;④心率快而不齐;⑤面部潮红或苍白。

(3)少见的有:白细胞与粒细胞减少,有发热、寒战,白细胞减少与剂量相关,治疗开始后3~12周出现,以10~30天最显著,停药后持续2周。

【禁忌证】对本品或其他血管紧张素转换酶抑制剂过敏者禁用。

【注意事项】（1）胃中食物可使本品吸收减少30%～40%，故宜在餐前1小时服药。

（2）本品可使血尿素氮、肌酐浓度增高，常为暂时性，在有肾病或长期严重高血压而血压迅速下降后易出现，偶有血清肝脏酶增高；可能增高血钾，与保钾利尿剂合用时尤应注意检查血钾。

（3）下列情况慎用本品：①自身免疫性疾病如严重系统性红斑狼疮，此时白细胞或粒细胞减少的机会增多；②骨髓抑制；③脑动脉或冠状动脉供血不足，可因血压降低而缺血加剧；④血钾过高；⑤肾功能障碍而致血钾增高，白细胞及粒细胞减少，并使本品潴留；⑥主动脉瓣狭窄，此时可能使冠状动脉灌注减少；⑦严格饮食限制钠盐或进行透析者，此时首剂本品可能发生突然而严重的低血压。

（4）服用本品期间随访检查：①白细胞计数及分类计数，最初3个月每2周1次，此后定期检查，有感染迹象时随即检查；②尿蛋白检查每月1次。

（5）肾功能差者应采用小剂量或减少给药次数，缓慢递增；若须同时服用利尿药，建议用呋塞米而不用噻嗪类，血尿素氮和肌酐增高时，将本品减量或同时停用利尿剂。

（6）服用本品时蛋白尿若渐增多，暂停本品或减少用量。

（7）服用本品时若白细胞计数过低，暂停用本品，可以恢复。

（8）服用本品时出现血管神经水肿，应停用本品，迅速皮下注射1∶1000肾上腺素0.3～0.5ml。

【孕妇及哺乳期妇女用药】本品能通过胎盘；可排入乳汁，其浓度约为母体血药浓度的1%，故授乳妇女应用必须权衡利弊。孕妇吸收ACEI可影响胎儿发育，甚至引起胎儿死亡，孕妇禁用。

【儿童用药】曾有报告本品用于婴儿可引起血压过度与持久降低伴少尿与抽搐，故应用本品仅限于其他降压治疗无效者。

【老人用药】老年人对降压作用较敏感，应用本品须酌减剂量。

【药物相互作用】（1）与利尿药同用使降压作用增强，但应避免引起严重低血压，故原用利尿药者宜停药或减量。本品开始用小剂量，逐渐调整剂量。

（2）与其他扩血管药同用可能致低血压，如拟合用，应从小剂量开始。

（3）与潴钾药物如螺内酯、氨苯蝶啶、阿米洛利同用可能引起血钾过高。

（4）与内源性前列腺素合成抑制剂如吲哚美辛同用，将使本品降压作用减弱。

（5）与其他降压药合用，降压作用加强；与引起肾素释出或影响交感活性的药物呈相加作用，与β阻滞剂呈小于相加的作用。

【药物过量】逾量可致低血压，应立即停药，并扩容以纠正，在成人还可用血液透析清除。

【规格】12.5mg；25mg。

【剂型】片剂。

【贮藏】遮光、密封保存。

复方卡托普利片 Compound Captopril Tablets

【主要成分】本品为复方制剂，其组分为：卡托普利，1-[(2S)-2-甲苯-3-巯基-1-氧化丙基]-L-脯氨酸；氢氯噻嗪，6-氯-3.4-二氢-2H-1,2,4-苯丙噻二嗪-7-磺酰胺-1,1-二氧化物。

【性状】本品为白色或类白色片式为糖衣片，除去糖衣后显白色或类白色。

【药理作用】本品为竞争性血管紧张素转换酶抑制剂，使血管紧张素Ⅰ不能转化为血管紧张素Ⅱ，从而降低外周血管阻力，并通过抑制醛固酮分泌，减少水钠潴留。本品还可通过干扰缓激肽的降解扩张外周血管。对心力衰竭患者，本品也可降低肺毛细血管楔压及肺血管阻力，增加心输出量及运动耐受时间。本品可通过乳汁分泌，可以通过胎盘。

【药代动力学】本品口服后吸收迅速，吸收率在75%以上。口服后15分钟起效，1～1.5小时达血药峰浓度。持续6～12小时。血循环中本品的25%～30%与蛋白结合。半衰期短于3小时，肾功能损害时会产生药物潴留。降压作用为进行性，约数周达最大治疗作用。在肝内代谢为二硫化物等。本品经肾脏排泄，40%～50%以原形排出，其余为代谢物，可在血液透析时被清除。本品不能通过血-脑脊液屏障。

【适应证】(1)高血压,可单独应用或与其他降压药合用。

(2)心力衰竭,可单独应用或与强心利尿药合用。

【用法用量】视病情或个体差异而定。本品宜在医师指导或监护下服用,给药剂量须遵循个体化原则,按疗效而予以调整。

(1)成人常用量:高血压,口服每次1片,每日2~3次,按需要1~2周内增至2片,每日2~3次,疗效仍不满意时可加用其他降压药。心力衰竭,开始每次口服1片,每日2~3次,必要时逐渐增至2片,每日2~3次,若需进一步加量,宜观察疗效2周后再考虑;对近期大量服用利尿剂,处于低钠/低血容量,而血压正常或偏低的患者,初始剂量宜用1片,每日3次,以后通过测试逐步增加至常用量。

(2)小儿常用量:降压与治疗心力衰竭,均开始以卡托普利计算按体重0.3mg/kg,每日3次,必要时,每隔8~24小时增加0.3mg/kg,求得最低有效量。

【不良反应】(1)较常见的有:①皮疹,可能伴有瘙痒和发热,常发生于治疗4周内,呈斑丘疹或荨麻疹,减量、停药或给抗组胺药后消失,7%~10%伴嗜酸粒细胞增多或抗核抗体阳性;②心悸,心动过速,胸痛;③咳嗽;④味觉迟钝。

(2)较少见的有:①蛋白尿,常发生于治疗开始8个月内,其中1/4出现肾病综合征,但蛋白尿在6个月内渐减少,疗程不受影响;②眩晕、头痛、昏厥,由低血压引起,尤其在缺钠或血容量不足时;③血管性水肿,见于面部及手脚;④心率快而不齐;⑤面部潮红或苍白。

(3)少见的有白细胞与粒细胞减少,有发热、寒战,白细胞减少与剂量相关,治疗开始后3~12周出现,以10~30天最显著,停药后持续2周。

【禁忌证】对本品或其他血管紧张素转换酶抑制剂过敏者禁用。

【注意事项】(1)胃中食物可使本品吸收减少30%~40%,故宜在餐前1小时服药。

(2)本品可使血尿素氮、肌酐浓度增高,常为暂时性,在有肾病或长期严重高血压而血压迅速下降后易出现,偶有血清肝脏酶增高;可能增高血钾,与保钾利尿剂合用时尤应注意检查血钾。

(3)下列情况慎用本品:①自身免疫性疾病如严重系统性红斑狼疮,此时白细胞或粒细胞减少的机会增多;②骨髓抑制;③脑动脉或冠状动脉供血不足,可因血压降低而缺血加剧;④血钾过高;⑤肾功能障碍而致血钾增高,白细胞及粒细胞减少,并使本品潴留;⑥主动脉瓣狭窄,此时可能使冠状动脉灌注减少;⑦严格饮食限制钠盐或进行透析者,此时首剂本品可能发生突然而严重的低血压。

(4)用本品期间随访检查:①白细胞计数及分类计数,最初3个月每2周1次,此后定期检查,有感染迹象时随即检查;②尿蛋白检查每月1次。

(5)肾功能差者应采用小剂量或减少给药次数,缓慢递增;若须同时用利尿药,建议用呋塞米而不用噻嗪类,血尿素氮和肌酐增高时,将本品减量或同时停用利尿剂。

(6)服用本品时蛋白尿若渐增多,暂停本品或减少用量。

(7)服用本品时若白细胞计数过低,暂停用本品,可以恢复。

(8)服用本品时出现血管神经性水肿,应停用本品,迅速皮下注射1∶1000肾上腺素0.3~0.5ml。

【孕妇及哺乳期妇女用药】本品能通过胎盘,可影响胎儿发育,甚至引起胎儿死亡,故孕妇禁用。本品可排入乳汁,其浓度约为母体血药浓度的1%,故授乳妇女应用必须权衡利弊。

【儿童用药】曾有报告本品在婴儿可引起血压过度与持久降低伴少尿与抽搐,故应用本品仅限于其他降压药治疗无效者。

【老人用药】老年人对降压作用较敏感,应用本品须酌减剂量。

【药物相互作用】与利尿药同用使降压作用增高,但应避免引起严重低血压,故原用利尿药者宜停药或减量。本品开始用小剂量,逐渐调整剂量。

(1)与其他扩血管药同用可能致低血压,如拟合用,应从小剂量开始。

(2)与潴钾利尿药物如螺内酯、氨苯蝶啶、阿米洛利同用可能引起血钾过高。

(3)与内源性前列腺素合成抑制剂如吲哚美辛同用,将使本品降压作用减弱。

(4)与其他降压药合用,降压作用加强;与引起肾素释出或影响交感活性的药物呈相加作用,与β

阻滞剂呈小于相加的作用。

【药物过量】逾量可致低血压,应立即停药,并扩容以纠正,在成人还可用血液透析清除。

【规格】含卡托普利 10mg;氢氯噻嗪 6mg。

【剂型】片剂。

【贮藏】遮光,密封,在 30℃以下干燥处保存。

马来酸依那普利 Enalapril Maleate Tablets

【主要成分】本品主要成分为马来酸依那普利。

【性状】本品为白色。

【药理作用】本品为血管紧张素转换酶抑制剂。口服后在体内水解成依那普利拉(Enalaprilat),后者强烈抑制血管紧张素转换酶,降低血管紧张素Ⅱ含量,造成全身血管舒张,引起降压。对Ⅱ肾型高血压、Ⅰ肾型高血压及自发性高血压大鼠模型均有明显降压作用。

【药代动力学】依那普利是前体药物,其乙酯部分在肝内被迅速水解,转化成它的有效代谢物——依那普利拉而发挥降压作用。口服依那普利约 68%被吸收,本品与食物同服,不影响它的生物利用度,服药后 1 小时,血浆依那普利浓度可达峰值。服药后 3.5～4.5 小时,依那普利拉血浆浓度可达峰值,半衰期为 11 小时。肝功能异常者依那普利转变成依那普利拉的速度延缓。依那普利给药 20 分钟后广泛分布于全身,肝、肾、胃和小肠药物浓度最高,大脑中浓度最低。每日口服 2 次,2 天后,依那普利拉与血管紧张素转换酶结合达到稳态,最终半衰期延长为 30～35 小时,依那普利拉主要由肾脏排泄。严重肾功能不全病人(肌酐清除率低于 30ml/分钟)可出现药物蓄积,本品能用血液透析法清除。

【适应证】用于治疗原发性高血压。

【用法用量】口服。开始剂量为每日 5～10mg,分 1～2 次服用,肾功能严重受损病人(肌酐清除率低于 30ml/分钟)为每日 2.5mg。根据血压水平,可逐渐增加剂量,一般有效剂量为每日 10～20mg,一日最大剂量一般不宜超过 40mg。本品可与其他降压药特别是利尿剂合用,降压作用明显增强,但不宜与潴钾利尿剂合用。

【不良反应】可有头昏、头痛、嗜睡、口干、疲劳、上腹不适、恶心、心悸、胸闷、咳嗽、面红、皮疹和蛋白尿等。必要时减量。如出现白细胞减少,需停药。

【禁忌证】对本品过敏者或双侧性肾动脉狭窄患者忌用。肾功能严重受损者慎用。

【注意事项】(1)个别病人,尤其是在应用利尿剂或血容量减少者,可能会引起血压过度下降,故首次剂量宜从 2.5mg 开始。

(2)定期作白细胞计数和肾功能测定。

【孕妇及哺乳期妇女用药】孕妇及哺乳期妇女慎用。

【儿童用药】儿童慎用。

【药物相互作用】尚不明确。

【规格】5mg;10mg。

【剂型】片剂。

【贮藏】遮光,密闭保存。

盐酸贝那普利 Benazepril Hydrochloride Tablets

【商品名】贝那普利盐酸盐,洛汀新,洛丁新,盐酸苯那普利,敌亚平等。

【性状】本品为薄膜衣片,除去膜衣后显白色。

【药理作用】(1)药理:降压——本品在肝内水解为苯那普利拉,成为一种竞争性的血管紧张素转换酶抑制剂,阻止血管紧张素Ⅰ转换为血管紧张素Ⅱ,使血管阻力降低,醛固酮分泌减少,血浆肾素活性增高。苯那普利拉还抑制缓激肽的降解,也使血管阻力降低,产生降压作用。减低心脏负荷——本品扩张动脉与静脉,降低周围血管阻力或心脏后负荷,降低肺毛细血管嵌压或心脏前负荷,也降低肺血管阻力,从而改善心排血量,使运动耐量和时间延长。

(2)毒理:大鼠和小鼠持续口服苯那普利 2 年,剂量为每日 150mg/kg,未发现本品有致癌性(该剂量按 mg/kg 计算,为人类最大用量的 110 倍;按 mg/m² 计算,为人类最大用量的 18 倍和 9 倍)。不论在细菌试验中,还是在体外培养的哺乳动物细胞试验中,均未发现本品有致突变性。雌、雄大鼠口服苯那普利,剂量为每日 50～150mg/kg,未发现本品影响生殖能力(该剂量按 mg/kg 计算,为人类最大用量的 37～375 倍;按 mg/m² 计算,为人类最大用量的 6～60 倍)。

【药代动力学】苯那普利口服吸收迅速,达峰时间为0.5~1小时,苯那普利拉为1~1.5小时。口服吸收至少37%,进食不影响吸收。本品的蛋白结合率高达96.7%,苯那普利拉为95.3%。本品吸收后在肝内水解生成苯那普利拉,其抑制血管紧张素转换酶的作用比本品强。本品的半衰期为0.6小时,苯那普利拉为10~11小时,2~3天后达稳态。本品主要经肾清除,不到1%的苯那普利以原形排出,20%以苯那普利拉排出,其余则以苯那普利和苯那普利拉的乙酰-葡萄苷酸的结合物排出;11%~12%从胆道排泄。轻、中度肾功能障碍(肌酐清除率>30ml/分钟)、肝硬化所致肝功能障碍及年龄不影响药代动力学。血液透析时,本品少量可被透析清除。

【适应证】高血压(可单独应用或与其他降压药如利尿药合用);心功能不全(可单独应用或与强心药利尿药同用)。

【用法用量】(1)成人用量:降压,未服用利尿药者,开始推荐剂量为口服10mg,每日1次;已服用利尿药者(严重和恶性高血压除外),用本品前应停用利尿药2~3天,小剂量给药,在观察下小心增剂量。如每日给药1次不能满意控制血压,可增加剂量或分2次给药,维持量可达每日20~40mg。肾功能不良或有水、钠缺失者开始用5mg,每日1次。心功能不全,开始推荐剂量为口服5mg,每日1次,首次服药需监测血压。维持量可用5~10mg,每日1次。严重心功能不全者较轻中度心功能不全者需更小的剂量。

(2)儿童用量尚无研究资料。

【不良反应】(1)常见的有:头痛、头晕、疲乏、嗜睡、恶心、咳嗽。最常见的为头痛和咳嗽。

(2)少见的有:症状性低血压、体位性低血压、晕厥、心悸、周围性水肿、皮疹、皮炎、便秘、胃炎、焦虑、失眠、感觉异常、关节痛、肌痛、哮喘等。血管神经性水肿罕见。

【禁忌证】对苯那普利或其他血管紧张素转换酶抑制剂过敏者。有血管神经性水肿史者。孤立肾、移植肾、双侧肾动脉狭窄而肾功能减退者。

【注意事项】(1)血管神经性水肿:服用本品曾发生过唇或面部水肿,如出现该症状,应立即停药,监护患者,直到水肿消失。声门、舌、喉部水肿可能引起气道阻塞,应停药,并立即进行适当治疗,如皮下注射1:1000肾上腺素溶液(0.3~0.5ml)。

(2)低血压:严重缺钠的血容量不足者服用本品时可能发生低血压(如接受大量利尿药或透析治疗者)。开始服用本品前数天应停用利尿药或采取其他措施补充体液。对有可能发生严重低血压者(如心功能不全病人),服用首剂后应严密监护,直到血压稳定。如果发生低血压,应采取卧位,必要时静脉滴注生理盐水。

(3)粒细胞减少:自身免疫性疾病及肾功能不全者出现白细胞或粒细胞减少机会增多。对肾功能不全或有白细胞减少者,最初3个月内每2周检查白细胞计数及分类1次,以后定期检查。

(4)肾功能不全:少数患者服用本品后可出现暂时性血尿素氮、肌酐升高,停用本品和/或利尿药,即可恢复。对肾功能不全者,在治疗前几周要密切监测肾功能,以后应定期检查肾功能。用本品时如肌酐清除率<30ml/分钟或血尿素氮、肌酐升高,须减低本品的剂量和/或停用利尿药。

(5)其他:偶见血钾升高,尤其在肾功能不全和并用治疗低血钾的药物时。偶见氨基转移酶升高。脑或冠状动脉供血不足,可因血压降低而加重。肝功能障碍时,本品在肝内的代谢降低。

【孕妇及哺乳期妇女用药】妊娠期间不宜服用本品。本品可透过胎盘,在妊娠第2、第3期服用,可导致胎儿损害,甚至死亡。若发现妊娠,应立即停药。本品和苯那普利拉可分泌至母乳,但能到达婴儿体循环的苯那普利拉可忽略不计。

【儿童用药】在儿童中研究不充分。在新生儿和婴儿,会出现少尿和神经异常。

【老人用药】老年患者服用本品有较好的疗效和耐受性,但老年患者及伴心功能不全、冠状动脉及脑动脉硬化患者服用本品时均应注意血压,血压突然降低会引起重要脏器的供血不足。

【药物相互作用】(1)与利尿药合用降压作用增强,可能引起严重低血压。故原用利尿药应停药或减量,本品开始用小剂量,逐渐调整剂量。

(2)与其他扩血管药合用可能导致低血压。如合用,应从小剂量开始。

(3)与潴钾利尿药(如螺内酯、氨苯蝶啶、阿米洛利)合用可引起血钾过高。

(4)与非甾体类抗炎止痛药合用可通过抑制前列腺素合成及水钠潴留，使本品降压作用减弱。

(5)与其他降压药合用，降压作用加强。其中与引起肾素释出或影响交感活性的药物呈较大的相加作用，与β受体阻滞剂合用呈小于相加的作用。

【药物过量】首先应纠正低血压，通过静脉输注生理盐水扩充血容量是恢复血压的一个有效措施。苯那普利拉可部分经透析除去。

【规格】10mg。

【剂型】片剂。

【贮藏】阴凉干燥处保存。

雷米普利 Ramipril Tablets

【药理作用】本品为一前体药物，经胃肠道吸收后在肝脏水解成有活性的血管紧张素转换酶(ACE)抑制剂——雷米普利拉而发挥作用。服用雷米普利可导致血浆肾素活性的升高，血管紧张素Ⅱ及醛固酮血浆浓度的下降。因为血管紧张素Ⅱ的减少，ACE抑制剂可导致外周血管扩张和血管阻力下降，从而产生有益的血流动力学效应。

【药代动力学】雷米普利拉的峰值血浆浓度出现在用药后的 2～4 小时之内。雷米普利拉的血浆峰浓度以多相方式下降。如雷米普利 5mg，每日 1 次给药，经数日后雷米普利拉的有效半衰期为 13～17 小时；以较低的剂量（雷米普利 1.25～2.5mg）给药时，有效半衰期明显延长。这种差异与极低血浆浓度时观察到的雷米普利拉的浓度时间曲线的长终末相有关。这一终末相不依赖于药物剂量，提示同雷米普利拉与酶的结合是可饱和的。雷米普利常用剂量，每日 1 次给药，大约在 4 天后可达到雷米普利拉的稳态血浆浓度。雷米普利几乎能被完全地代谢，其代谢产物主要从肾脏排泄（大约 60% 从尿中排泄，40% 从粪便排泄）。除其活性代谢产物——雷米普利拉以外，其他没有活性的代谢产物包括二酮哌嗪酯、二酮哌嗪酸及其耦合物。

【适应证】原发性高血压；充血性心力衰竭；急性心肌梗死（2～9 天）后出现的轻到中度心力衰竭。

【用法用量】原发性高血压患者：起始剂量一般为 2.5mg 雷米普利晨服，如果该剂量血压不能恢复正常，可增加至每日 5mg。增加剂量时应至少有 3 周的间隔时间。维持剂量一般为每日 2.5mg，最大剂量每日 10mg。如果 5mg 雷米普利的降压效果不理想，应考虑合用利尿剂等。充血性心力衰竭患者最初用药量为每日 1 次，每次 1.25mg。根据病人的反应，剂量可以增加。如增加剂量，建议间隔 1～2 周后将剂量加倍，如果每日需服 2.5mg 或更大剂量，可以 1 次服用或分 2 次服用。每日允许最大服用量为 10mg。

急性心肌梗死后（29 天）轻到中度心衰(NYHA Ⅱ和 NYHA Ⅲ)患者：雷米普利的剂量调整只能在住院的情况下，对血流动力学稳定的患者进行。必须严密监测合并应用抗高血压药的患者，以免血压过度降低。起始剂量常为雷米普利 2.5mg，早、晚各服一次。如果该起始剂量患者不能耐受（如血压过低），应采用 1.25mg，早、晚各服一次。随后根据患者的情剂量可增加。间隔 12 天剂量可加倍，至最大每日剂量 10mg，早、晚各服 5mg。

给药方法：本品的吸收不受食物的影响，可在饭前、饭中或者饭后用足量液体送服。急性心肌梗死后，心衰患者开始时应当特定地服用每日剂量，早、晚 2 次分服，其他情况每日剂量可以早上一次服用。对急性心肌梗死后出现心衰的患者，应在梗死后 29 天内服用本品。建议服用本品至少 15 个月。

【注意事项】(1)雷米普利治疗初期，尤其是伴有盐和/或体液流失患者（如呕吐/腹泻、利尿治疗），心衰患者（尤其是心肌梗死后）或严重高血压患者，可能会产生血压过度降低现象。

(2)如果可能，开始用雷米普利治疗前，应纠正盐和/或体液流失，减少或停止现正使用的利尿剂至少 2～3 天（在心衰患者，必须权衡容量负荷过重的风险）。

(3)患者的治疗应当以最低单剂量开始，早晨服用 1.25mg 雷米普利（如半片，雷米普利片 2.5mg）。

【孕妇及哺乳期妇女用药】孕期服用本品，尤其是怀孕的最后 6 个月，可能导致胎儿损伤甚至死亡，故妊娠妇女禁用本品。本品可通过乳汁分泌，故哺乳期妇女禁用本品。

【儿童用药】未对本品进行儿童用药的研究，故本品禁用于儿童患者。

【老人用药】同时使用利尿剂,有充血性心力衰竭或肝肾功能不全的老年患者,应慎用本品。使用本品时应根据血压控制的需要仔细调节用药剂量。

【药物相互作用】雷米普利片或其他ACE抑制剂与下列药物合用可产生如下作用。

(1)钾盐、保钾利尿剂(如螺旋内酯、阿米洛利、氨苯蝶啶):血钾浓度明显增加(与这些药物同时应用时必须严密监测血清钾浓度)。

(2)抗高血压药物(尤其利尿剂)和其他具有潜在降压作用的药物(如硝酸盐、三环类抗抑郁药):雷米普利的降压效果增强(在同时使用利尿剂治疗期间,推荐定期检测血清钠浓度)。

(3)催眠药、镇静剂、麻醉剂:血压明显下降(手术前应告知麻醉师正在使用雷米普利治疗)。

(4)拟交感类血管升压药(如肾上腺素):可能减弱雷米普利的降压效果(推荐严密监测血压)。

(5)别嘌呤醇、普鲁卡因酰胺、细胞生长抑制剂、免疫抑制剂、有全身作用的皮质醇类和其他能引起血象变化的药物:增加血液学反应的可能性,尤其血液白细胞计数下降、白细胞减少症。

(6)锂:血清锂浓度增高,由此增强锂的心脏和神经毒性(需要定期监测血清锂浓度)。

(7)口服降糖药(如磺脲类、双胍类)、胰岛素:由于潜在地降低胰岛素抵抗,本品可增强降糖药效果,具产生低血糖的风险(尤其在治疗初期,应仔细监测血糖水平)。

(8)非甾体抗炎药物、止痛剂(如消炎痛、乙酰水杨酸):可能减弱雷米普利的降压效果,还可能增加肾功能损害和血清钾浓度升高的危险。

(9)肝素:可能增加血清钾浓度。

(10)氯化钠:减弱雷米普利的降压作用和缓解心衰症状的效果。

(11)乙醇:增强血压下降和乙醇的作用。

【剂型】片剂。

赖诺普利   Lisinopril Tabelets

【主要成分】本品主要成分为赖诺普利。

【性状】本品为微红色片剂(10mg)或微黄色片剂(20mg)。

【药理作用】本品为第三代血管紧张素转换酶抑制剂,可抑制血管紧张素转换酶的活性,使血管紧张素Ⅱ和醛固酮的浓度降低,升高血浆肾素活性,导致外周血管扩张和血管阻力下降,从而产生降压效应。口服后降压作用约在2小时内产生,最大降压作用约在口服后4~6小时出现,与血药浓度峰值时间一致。降压作用持续24小时,停药后不会产生血压反跳,服药后心率无明显变化。

【药代动力学】本品为依那普利拉的赖氨酸衍生物,口服时吸收不受食物影响,6~8小时达血药浓度峰值。生物利用度(F)为25%~50%。本品不易与血浆蛋白结合,口服10mg后,平均分布容积为1.24L。本品不再进一步代谢,吸收的药物以原形从尿排出。本品呈多相清除,大部分药物在快速相清除。有效半衰期约为12.6小时,终末半衰期约为30小时。每日服用1次,3天后血药浓度达稳态,肾功能减退时药物有蓄积。肾清除率平均为每分钟106ml,主要通过肾脏排泄。

【适应证】用于治疗原发性高血压。

【用法用量】口服。每日1次,一般常用剂量为10~40mg,开始剂量为10mg,早餐后服用,根据血压反应调整用量,最高剂量为80mg。

【不良反应】与其他血管紧张素转换酶抑制剂相似,常见咳嗽、头昏、头痛、心悸、乏力等。

【禁忌证】对本品过敏者。有双侧肾动脉狭窄、孤立肾有肾动脉狭窄者。高钾血症患者。

【注意事项】(1)应用利尿剂或有心力衰竭、脱水及钠耗竭病人对本品极敏感,必须从小剂量开始,以避免低血压。

(2)肾衰竭病人要减少剂量或延长给药时间。

(3)本品应用期间应定期测白细胞、尿常规,肾功能损害病人测血钾、血尿素氮及肌酐。

(4)本品必须在医生指导下应用。咳嗽为干咳,往往是不能应用本品的主要原因。

【孕妇及哺乳期妇女用药】妊娠期妇女及哺乳期妇女不宜使用。

【药物相互作用】(1)消炎痛可减弱本品的降压作用。

(2)本品可使血钾升高,故不宜与潴钾利尿剂或钾制剂合用。

【规格】10mg;20mg。

【剂型】片剂。

【贮藏】遮光,密闭保存。

培哚普利 Perindopril Tablets

【性状】白色棒状药片,双面有刻痕。

【药理作用】本品属于血管紧张素转换酶抑制剂(ACEI)。血管紧张素转换酶可将血管紧张素转化为血管紧张素Ⅱ。血管紧张素Ⅱ具有明显的缩血管作用,并可刺激肾上腺皮质分泌醛固酮。培哚普利可导致醛固酮分泌减少。由于缺少醛固酮的副反馈,肾素活性增高。长期服用,总外围动脉阻力降低,且优先作用于肌肉和肾脏血流,不伴有钠和液体潴留或反射性心动过速。与所有的转换酶抑制剂相同,培哚普利抑制强烈肽类血管扩张物质——缓激肽降解为无活性的肽类。对于低肾素水平或正常肾素水平的患者,培哚普利均能降低血压。培哚普利以其活性成分培哚普利拉发生作用,其他代谢产物无活性。

培哚普利可用于治疗各种程度的高血压:轻度、中度或重度。降低卧位和立位的收缩压及舒张压。服用单一剂量后,4~6小时出现最大降压作用,而且持续24小时以上。24小时后残留的转换酶抑制作用仍然很高(接近80%)。对于有效的患者,治疗1个月后血压可恢复正常化,而且不产生耐药性。停止治疗后,不引起血压反跳。培哚普利有血管扩张作用。恢复大动脉弹性并降低左室肥厚。必要时与噻嗪类利尿剂合用可产生协同作用。转换酶抑制剂与噻嗪类利尿剂合用可以减少单独服用利尿剂引起低血钾的危险性。3项对慢性心衰的研究显示,和其他同类药物比较,培哚普利降低血压更为缓和,极少发生突然性血压下降。

培哚普利降低心脏负荷的作用机制可能通过改变前列腺素的代谢,扩张静脉,降低前负荷;降低总外周血管阻力,降低后负荷。

对心衰病人的研究显示,本品能降低左室和右室的充盈压,降降低总外围血管阻力,增加心输出量和提高心脏指数,增加局部肌肉血流,提高运动耐力。

【药代动力学】培哚普利口服吸收迅速,吸收为服用剂量的65%~70%。培哚普利水解为培哚普利拉,培哚普利拉是特异性血管紧张素转换酶抑制剂。培哚普利拉的生成量受饮食的影响。血浆培哚普利拉达峰浓度的时间是3~4小时。血浆蛋白结合率少于30%,而且为浓度依赖性。继连续每日1次服用培哚普利后,平均达到稳态浓度的时间是4天,有效的累积半衰期约为24小时。在肌酐清除率<60ml/分钟的病人。血浆培哚普利垃浓度显著升高,这可能是由于肾衰竭或年老的关系。在心力衰竭患者,药物的清除延缓。培哚普利的血液透析清除率是70ml/分钟。在肝硬化的患者,培哚普利动力学有所改变:母体分子的肝清除率减半。而培哚普利拉的生成量并无减少,由此不需要调整剂量。ACE抑制剂能通过胎盘。

【适应证】高血压与充血性心力衰竭。

【用法用量】培哚普利片必须饭前服用,因为食物改变其活性代谢产物培哚普利拉的生物利用度。每日1次,每次4mg,或遵医嘱。

【不良反应】(1)头痛、疲倦、眩晕、情绪或睡眠紊乱、痛性痉挛。

(2)体位性或非体位性低血压。

(3)少数病例皮疹。

(4)胃痛、厌食、恶心、腹痛、味觉障碍。

(5)已报道干咳与服用ACE抑制剂有关,其特点为持续性。但停药后干咳消失,如有上述情况,应考虑这种症状可能是由药物引起的。

(6)极少见:血管神经性水肿。

(7)对实验室指标的影响:血尿素和血肌酐中度升高,停止治疗后可恢复。这种升高多见于合并肾动脉狭窄、利尿剂治疗的高血压和肾衰竭患者。

【禁忌证】(1)下列情况禁用培哚普利:对培哚普利过敏;与使用ACE抑制剂有关的血管神经性水肿病史;妊娠的4~9个月;哺乳。

(2)下列情况不推荐使用培哚普利:与保钾利尿剂、钾盐、锂盐、雌二醇氮芥合用;双侧肾动脉狭窄或单肾肾动脉狭窄;高血钾;在妊娠的最初3个月和哺乳期。

【注意事项】由于该药含有乳糖,故禁用于先天性半乳糖血症。此病患者对葡萄糖和半乳糖吸收不良,或缺乏乳糖酶。在免疫抑制病人,有引起中性粒细胞减少/粒细胞缺乏的危险。当以下述方式服用ACE抑制剂时,罕见病例出现粒细胞缺乏或骨髓抑制。

(1)大剂量给药。

(2)多系统疾病(胶原性疾病,如系统性红斑狼疮或硬皮病)引起的肾衰竭患者、合并免疫抑制治疗或可能引起白细胞减少的治疗患者。预防这类事件最好的方法是严格遵守推荐的服用剂量。但是,假如这些病人需要服用ACE抑制剂,应慎重评估危险/利益比。

【孕妇及哺乳期妇女用药】在妊娠的4～9个月,禁用培哚普利。由于缺乏药物进入母乳的资料,母乳喂养的妇女禁止服用培哚普利。

【儿童用药】培哚普利的安全性和疗效尚未确定。

【老人用药】开始治疗之前应检查肾功能和血钾。起始剂量应根据血压变化进行调整,在有水钠丢失的病例则更应谨慎,以免引起血压突然下降。

【药物相互作用】(1)保钾利尿剂(安体舒通、氨苯蝶啶,单独或联合),治疗心力衰竭时除外(小剂量ACE抑制剂+保钾利尿剂)、钾盐、高钾血症(可以致命,尤其在肾衰的病例,药物对血钾的升高具有协同作用)。除低血钾的患者,不要将补钾制剂或保钾利尿剂与ACE抑制剂合用。

(2)锂:ACE抑制剂升高血锂浓度甚至达到毒性水平(减少锂的肾排泄)。如果必须使用ACE抑制剂,必须严密监测血锂水平并调整剂量。

(3)雌二醇氮芥:血管神经性水肿的危险性增加。

【规格】4mg。

【剂型】片剂。

【贮藏】储藏30℃以下密封保存。

福辛普利钠　Fosinopril Sodium Tablets

【药理作用】本品为抗高血压药,系血管紧张素转换酶抑制药,在体内转变成具有药理活性的福辛普利钠。后者能抑制血管紧张素转换酶,降低血管紧张素Ⅱ和醛固酮的浓度,使外周血管扩张/血管阻力降低,而产生降压效应。

【药代动力学】本品绝对吸收率为平均口服剂量的36%,吸收不受食物影响,在胃肠黏膜和肝脏迅速并完全水解成具有活性的福辛普利钠。达峰浓度(C_{max})的时间与剂量无关,均在3小时达峰,与血管紧张素Ⅰ升压反应的最大抑制作用相一致,给药后3～6小时抑制作用达高峰。肝肾功能正常的高血压病人接受重复剂量本品,福辛普利钠的有效累积半衰期平均为11.5小时。心力衰竭病人的有效半衰期为14小时,福辛普利钠蛋白结合率很高(95%),分布容积相对较小,与血中的细胞成分结合率可忽略不计,本品可通过肝、肾途径消除,与其他ACE抑制剂不同,肾或肝功能不全的病人可通过替代途径代偿性排泄。

【适应证】适用于治疗高血压和心力衰竭。治疗高血压时,可单独使用作为初始治疗药物,或与其他抗高血压药物联合使用,治疗心力衰竭时,可与利尿剂合用。

【用法用量】口服。成人和>12岁儿童的用法与用量如下。

(1)不用利尿剂治疗的高血压病人:剂量范围为每日10～40mg,单次服药,与进食无关。病人服用正常初始剂量10mg,每日1次。约4周后,根据血压的反应适当调整剂量。剂量超过每日40mg,不增强降压作用。如单独使用不能完全控制血压,可加服利尿剂。

(2)同时服用利尿剂治疗的高血压病人:在开始用本品治疗前,利尿剂最好停服几天以减少血压过分下降的危险。如果经约4周的观察期后,血压不能被充分控制,可以恢复用利尿剂治疗。另一种选择是,如果不能停服利尿剂,则在给予本品初始剂量10mg时,应严密观察几个小时,直至血压稳定为止。用利尿剂治疗的高血压病人,尽管服用本品后血压显著降低,但在4～24小时能维持平均脑血流量。

(3)心力衰竭:推荐的初始剂量为10mg,每日1次,并作严密的医学监护。如果病人能很好耐受,则可逐渐增量至40mg,每日1次,即使在初始剂量后出现低血压,也应继续谨慎地增加剂量,并有效地处理低血压症状,本品应与利尿剂合用。

(4)心力衰竭的高危病人:以下病人应在医院内开始治疗,即严重心功能不全的病人(NYHA Ⅳ级);对首剂低血压有特殊危险的病人,如接受多种或高剂量利尿剂的病人(如>80mg速尿),血容量减少、血钠过少(血钠<130mmol/L)、已有低血压(收缩压<90mmHg)的病人,以及患不稳定性心功能不全和接受高剂量血管扩张剂治疗的病人。老年人及肝或肾功能减退的病人不需降低剂量。

【不良反应】本品最常见的副作用是头晕、咳嗽、上呼吸道症状、恶心或呕吐、腹泻和腹痛、心悸或胸痛、皮疹或瘙痒、骨骼肌疼痛或感觉异常、疲劳和味觉障碍。在治疗心力衰竭的试验中，与其他 ACE 抑制剂相同，可引起低血压，包括体位性低血压，偶有报道用 ACE 抑制剂治疗的病人发生胰腺炎，在某些病例被证明是致命的。副作用的发生率和类型在年轻病人和老年病人之间无区别。实验室检查显示有轻度暂时性的血红蛋白和红细胞值减少，偶见血尿素氮轻度升高。

【禁忌证】对本品或其他血管紧张素转换抑制剂过敏者、妊娠期及哺乳期妇女禁用。

【注意事项】(1)低血压：与所有的 ACE 抑制剂相同，可能观察到低血压反应，如果发生低血压，一般在首次剂量时发生，对大多数病例，病人躺下后症状即可减轻。一旦病人血压稳定，暂时的低血压偶发事件不作为继续治疗的禁忌证。与其他 ACE 抑制剂相同，有血压过分下降危险的病人，有时伴肾功能不全，包括充血性心力衰竭、肾血管性高血压、肾透析，以及任何病因引起的水分和(或)盐耗竭的病人。对于存在以上任何一种危险因素的病人，在给予本品治疗前必须谨慎地停止或减少利尿药的剂量，或者采取其他措施以保证有充足的体液，这些高危病人的治疗，开始时应该在严密的医疗监护下进行，进行密切的随访，特别在恢复使用和增加利尿药或本品的剂量更应如此。

(2)肾功能损伤：已患充血性心力衰竭、肾血管性高血压(特别是肾动脉狭窄)和任何原因引起的水或盐耗竭的病人用 ACE 抑制剂治疗时，有增加发生肾功能障碍指征的危险，包括血尿素氮升高、血清肌酐和钾升高。蛋白尿、尿容量改变(包括尿过少/无尿)和尿分析结果异常。此时，利尿药和(或)本品的剂量应减少或停止使用。

(3)类过敏症样反应：近来临床观察显示，接受 ACE 抑制剂治疗的病人在用高流量透析膜(如 AN69)进行血液透析时有较高的类过敏反应发生率。因此，应该避免这类联合治疗，在用硫酸聚糖吸收分离 LDL 时，也观察到类似的反应。据记录在脱敏治疗中(膜翅目毒素)，与其他 ACE 抑制剂一样也有少数类过敏症样反应的例子。

(4)特异反应：已观察到用 ACE 抑制剂治疗的病人会出现血管性水肿，包括肢体、脸、唇、黏膜、舌、声门或喉。如治疗中出现这样的症状，应停止治疗。

(5)肝功能：据报道用 ACE 抑制剂治疗时，有极少数潜在的胆汁性黄疸和肝细胞损害的致死病例。出现黄疸或肝酶明显升高的病人应该停止用 ACE 抑制剂治疗。

(6)高钾血症：当用 ACE 抑制剂治疗时，对肾功能不全、糖尿病病人和合并应用保钾利尿药、补钾剂和(或)含钾盐制剂的病人均有发展为高钾血症的危险。

(7)中性粒细胞减少症：偶有报道 ACE 抑制剂可引起粒细胞减少和骨髓抑制，常见于肾功能不全的病人，特别当病人患有胶原性血管疾病如系统性红斑狼疮或硬皮病。对这类病人应该监测白细胞数。

(8)手术/麻醉：ACE 抑制剂可能增强麻醉药和镇痛药的降血压作用。进行手术/麻醉同时接受 ACE 抑制剂治疗的病人如发生低血压，一般可以用静脉补液予以纠正。

(9)治疗前肾功能的检测：对高血压病人的评价应包括开始治疗前及治疗中对肾功能的检测。

(10)对过量服用的患者：应监测血压，如发生低血压，则选择血容量扩张剂予以治疗。本品不能通过透析从体内排除。

【药物相互作用】(1)补钾药和保钾利尿药：本品能减少由噻嗪类利尿药诱发的血钾减少，保钾利尿药或补钾药可增加高钾血症的危险。因此，如果同时应用这类药物应该谨慎，需要经常监测病人的血清钾。

(2)抗酸药：抗酸药可能影响本品的吸收，本品和抗酸药必须分开服用，至少相隔 2 小时。

(3)非甾体抗炎药：非甾体抗炎类药可能影响抗高血压作用，但同时应用本品和非甾体抗炎类药(包括阿司匹林)不增加临床明显的不良反应。

(4)锂：与锂同时治疗可能增加血清锂的浓度。

(5)其他抗高血压药：与其他抗高血压药如β受体阻滞剂、甲基多巴、钙离子拮抗剂和利尿药合用，可以增加抗高血压药效。

【规格】10mg。

【剂型】片剂。

【贮藏】遮光，密封在阴凉干燥处保存。

其他血管紧张素转换酶抑制剂：咪达普利、盐酸喹那普利、西拉普利、阿拉普利等。

第五节　血管紧张素受体拮抗剂

厄贝沙坦　Irbesartan Tablets

【主要成分】本品主要成分为厄贝沙坦。

【性状】本品为薄膜衣片,除去包衣后显白色或类白色。

【药理作用】本品为血管紧张素Ⅱ(AngiotensinⅡ,AngⅡ)受体抑制剂,能抑制 AngⅠ转化为AngⅡ,能特异性地拮抗血管紧张素转换酶1受体(AT1),对 AT1 的拮抗作用大于 AT2 8500 倍,通过选择性地阻断 AngⅡ与 AT1 受体的结合,抑制血管收缩和醛固酮的释放,产生降压作用。本品不抑制血管紧张素转换酶(ACE)、肾素、其他激素受体,也不抑制与血压调节和钠平衡有关的离子通道。

【药代动力学】据国外资料报道,本品口服后能迅速吸收,生物利用度为 60%~80%,不受食物的影响。血浆达峰时间为 1~1.5 小时,消除半衰期为 11~15 小时。3 天内达稳态。厄贝沙坦通过葡萄糖醛酸化或氧化代谢,体外研究表明主要由细胞色素酶 P450C9 氧化。本品及代谢物经胆道和肾脏排泄。厄贝沙坦的血浆蛋白结合率为 90%。据国内资料报道,健康受试者口服本品 300mg 后,约 1.9 小时血药浓度达峰值,峰浓度约为 4058μg/L,消除相半衰期约为 10.2 小时。

【适应证】高血压。

【用法用量】口服。推荐起始剂量为 0.15g,每日 1 次。根据病情可增至 0.3g,每日 1 次。可单独使用,也可与其他抗高血压药物合用。对重度高血压及药物增量后血压下降仍不满意时,可加用小剂量的利尿药(如噻嗪类)或其他降压药物。

【不良反应】常见不良反应为头痛、眩晕、心悸等,偶有咳嗽,一般程度都是轻微的,呈一过性,多数患者继续服药都能耐受。罕有荨麻疹及血管神经性水肿发生。文献报道本品不良反应发生率>1%的有:消化不良、胃灼热感、腹泻、骨骼肌疼痛、疲劳和上呼吸道感染,但与空白对照组比没有显著性差异。>1%但低于对照组发生率的有腹痛、焦虑、神经质、胸痛、咽炎、恶心、呕吐、皮疹、心动过速等。低血压和体位性低血压发生率约为 0.4%。

【禁忌证】对本品过敏者禁用。

【注意事项】(1)开始治疗前应纠正血容量不足和(或)钠的缺失。

(2)肾功能不全患者可能需要减少本品的剂量,并且要注意血尿素氮、血清肌酐和血钾的变化。作为肾素-血管紧张素-醛固酮抑制的结果,个别敏感的患者可能产生肾功能变化。

(3)肝功能不全、老年患者使用本品时,不需调节剂量。

(4)厄贝沙坦不能通过血液透析被排出体外。

【孕妇及哺乳期妇女用药】妊娠和哺乳期妇女禁用。

【儿童用药】尚没有<18 岁患者用药安全性的资料。

【药物相互作用】(1)本品与利尿剂合用时,应注意血容量不足或因低钠可引起低血压。与保钾利尿剂(如氨苯蝶啶等)合用时,应避免血钾升高。

(2)本品与华法林之间无明显的相互作用。

(3)与洋地黄类药如地高辛、β 阻滞剂如阿替洛尔、钙拮抗剂如硝苯吡啶等合用,不影响相互的药代动力学。

【药物过量】过量服用本品后可出现低血压、心动过速或心动过缓,应采用催吐、洗胃及支持疗法。

【规格】75mg;150mg。

【剂型】片剂。

【贮藏】密封保存。

其他:厄贝沙坦氢氯噻嗪片,商品名:安博诺。

氯沙坦　Losartan Potassium Tablets

【性状】本品 50mg 为白色椭圆形薄膜衣片,除去膜后片芯显白色或类白色。

【药理作用】本品为血管紧张素Ⅱ受体(AT1型)拮抗剂,可以阻断内源性及外源性血管紧张素Ⅱ所产生的各种药理作用(包括促使血管收缩、醛固酮释放等作用);本品可选择性地作用于 AT1 受体,不影响其他激素受体或心血管中重要的离子通道的功能,也不抑制降解缓激肽的血管紧张素转换酶(激肽酶Ⅱ),不影响血管紧张素Ⅱ及缓激肽的代谢过程。雄性小鼠口服氯沙坦钾其LD50为2248mg/kg(6744mg/m^2)(推荐的成人每天最大剂量的1124倍)。小鼠和大鼠口服本品其显著的最小致死量分别为1000mg/kg(3000mg/m^2)和2000mg/kg(11800mg/m^2),分别是推荐成人每天最大剂量的500倍和1000倍。通过对猴子进行3个月、大鼠和犬进行1年的多次口服给药的一系列毒性试验来评价氯沙坦钾的潜在毒性,未发现会阻碍在治疗剂量水平上服药。

【药代动力学】本品口服吸收良好,经首过代谢后形成羧酸型活性代谢物及其他无活性代谢物;生物利用度约为33%。氯沙坦及其活性代谢产物的血药浓度分别在1小时及3~4小时达到峰值。半衰期分别为2小时和6~9小时。氯沙坦及其活性代谢产物的血浆蛋白结合率≥99%。血浆清除率分别为600ml/分钟和50ml/分钟。肾清除率分别为74ml/分钟和26ml/分钟。氯沙坦及其代谢产物经胆汁和尿液排泄。

【适应证】本品适用于治疗原发性高血压。

【用法用量】对大多数病人,通常起始和维持剂量为每日一次50mg。治疗3~6周可达到最大降压效果。在部分病人中,剂量增加到每日1次100mg可产生进一步的降压作用。对血管容量积不足的病人(如应用大剂量利尿剂治疗的病人),可考虑采用每日1次25mg的起始剂量。对老年病人或肾损害病人包括做血液透析的病人,不必调整起始剂量。对有肝功能损害病史的病人应考虑使用较低剂量。本品可与其他抗高血压药物一起使用。本品可与或不与食物同时服用。

【禁忌证】对本品任何成分过敏者禁用。

【不良反应】低血压及电解质/体液平衡失调血管容积不足的病人(如应用大剂量利尿药治疗的病人),可发生症状性低血压。在使用本品治疗前应纠正这些情况,或使用较低的起始剂量。肝功能损害伤药代动力学资料表明,肝硬化病人氯沙坦的血浆浓度明显增加,故对有肝功能损害病史的病人应该考虑使用较低剂量。肾功能损伤由于抑制了肾素-血管紧张素系统,已有关于敏感个体出现包括肾衰在内的肾功能变化的报道;停止治疗后,这些肾功能的变化可以恢复。对于双侧肾动脉狭窄或只有单侧肾脏而肾动脉狭窄的病人,影响肾素-血管紧张素系统的其他药物可增加其血尿素和血清肌酐含量。使用本品也有类似的报道。停止治疗后,这些肾功能的变化可以恢复。

【注意事项】当孕妇在怀孕中期和后期用药时,直接作用于肾素-血管紧张素系统的药物可引起正在发育的胎儿损伤,甚至死亡。当发现怀孕时,应该尽早停用本品。尽管没有怀孕妇女使用本品的经验,但使用氯沙坦钾进行的动物研究已证明有胎儿及新生儿损伤和死亡,其机制被认为是通过药物介导而对肾素-血管紧张素系统作用所致。对于人类,胎儿从在怀孕中期开始的肾灌注,取决于肾素-血管紧张素系统的发育,因此,如果在怀孕的中期和后期应用本品,对胎儿的危险会增加。

【孕妇及哺乳期妇女用药】尚不知道氯沙坦是否经人乳分泌。由于许多药物可经人乳分泌,而对哺乳婴儿产生不良作用,故应该从对母体重要性的角度考虑决定是停止哺乳还是停用药物。

【儿童用药】在儿童中用药的安全性和有效性尚未建立。

【老人用药】在临床研究中本品的有效性和安全性没有年龄差异。

【药物相互作用】在临床药动学的研究中,已确认和氢氯噻嗪、地高辛、华法林、西咪替丁、苯巴比妥、酮康唑和红霉素不具有临床意义上的药物相互作用。已有报道,利福平和氟康唑可降低活性代谢产物水平。这些药物相互作用的临床结果还没有得到评价。与其他抑制血管紧张素Ⅱ及其作用的药物一样,本品与保钾利尿药(如螺内酯、氨苯蝶啶、阿米洛利)、补钾剂或含钾的盐代用品合用时,可导致血钾升高。与其他抗高血压药物一样,非甾体抗炎药吲哚美辛可降低氯沙坦的抗高血压作用。

【药物过量】关于人类用药过量的资料很少。用药过量最可能的表现是低血压和心动过速。由于副交感神经(迷走神经)的兴奋,可发生心跳过缓。如果发生症状性低血压,应该给予支持疗法。氯沙坦及其活性代谢产物都不能通过血液透析而清除。

【规格】50mg;100mg。

【剂型】片剂。

氯沙坦钾氢氯噻嗪片 Losartan Potassium and Hydrochlorothiazide Tablets

【药理作用】氯沙坦钾氢氯噻嗪是第一个血管紧张素Ⅱ受体（AT1型）拮抗剂和利尿剂组合的复方制剂。

【适应证】氯沙坦钾氢氯噻嗪用于治疗高血压，适用于联合用药治疗的患者。

【用法用量】常用的氯沙坦钾氢氯噻嗪起始量和维持剂量为每日1次，每次1片氯沙坦钾氢氯噻嗪50/12.5（氯沙坦钾50mg/氢氯噻嗪12.5mg）。对氯沙坦钾氢氯噻嗪50/12.5反应不足的患者，剂量可增至每日1次，每次2片海捷亚50/12.5。最大服用剂量为每日1次，每次2片海捷亚50/12.5。通常在服药后3周内达到抗高血压疗效。

【不良反应】在氯沙坦钾氢氯噻嗪的临床试验中，未发现这种复方药物有特殊的不良反应，只限于那些以前报道过的氯沙坦钾和/或氢氯噻嗪的不良反应。这种复方制剂不良反应的总体发生率与安慰剂相似，中断治疗的百分率也与安慰剂相似。一般而言，用氯沙坦钾氢氯噻嗪治疗的耐受性良好，大多数不良反应的性质轻微和短暂，不需中断治疗。氯沙坦钾氢氯噻嗪治疗原发性高血压的临床对照试验中，头晕是惟一被报道发生率高于安慰剂1%或1%以上的药物不良反应。上市后发现的其他不良反应：①过敏，氯沙坦钾治疗的患者中很少有血管性水肿（包括喉和声门肿导致呼吸道堵塞和/或脸、唇、咽和/或舌的肿胀）的报道，其中一些患者曾因服用其他药物（如ACE抑制剂），而出现过血管性水肿；②胃肠道，肝炎（在使用氯沙坦患者中罕见报道）、腹泻。

实验室化验结果：临床对照试验中，标准实验室参数发生临床重要改变者极少与服用氯沙坦钾氢氯噻嗪有关，有0.7%患者发生高血钾（血钾＞5.5mEq/L），但无需因此停用氯沙坦钾氢氯噻嗪。血谷丙转氨酶升高很少发生，一般停药即恢复。

【禁忌证】（1）对此产品中任何成分过敏的患者。

（2）无尿患者。

（3）对其他磺胺类药物过敏的患者。

（4）妊娠：在妊娠中期或后期使用氯沙坦钾氢氯噻嗪，药物直接作用于肾素-血管紧张素系统，可导致胎儿的损伤甚至死亡。因此，确定妊娠后，应尽快停药。

【注意事项】（1）氯沙坦钾氢氯噻嗪不能用于血容量减少的患者（如服用高剂量利尿剂者）。

（2）严重肾功能不全（肌酐清除率≤30ml/分钟）或肝功能异常的患者，不建议使用氯沙坦钾氢氯噻嗪。

（3）老年患者不需调整起始剂量。

（4）氯沙坦钾氢氯噻嗪可与其他抗高血压药物联合使用。

（5）进食与否，均可服用氯沙坦钾氢氯噻嗪。

【孕妇及哺乳期妇女用药】氯沙坦能否通过乳汁排泌还不清楚，但噻嗪类药物能出现于人乳汁中，由于它对哺乳婴儿的潜在不良作用，应权衡药物对母亲的重要性，决定停止授乳还是停止用药。

【老人用药】临床研究中，氯沙坦钾氢氯噻嗪对老年（≥65岁）和年轻患者的疗效及安全性无临床显著差异。

【剂型】片剂。

【规格】50mg；12.5mg。

【贮藏】遮光，密封保存。

缬沙坦胶囊 Valsartan Capsules

【性状】本品为胶囊剂，内容物为白色颗粒或粉末。

【药理作用】本品为血管紧张素Ⅱ受体拮抗剂。本品可选择性作用于已知与血管紧张素Ⅱ作用相关的AT1受体亚型，选择性阻断血管紧张素Ⅱ与肾上腺和血管平滑肌等组织细胞AT1受体的结合，抑制血管收缩和醛固酮分泌，产生降压作用。本品对AT1受体的亲和力比对AT2受体约高20000倍。本品不影响缓激肽的作用和离子通道功能，也不与其他对心血管功能发挥重要调节作用的激素的受体结合。本品无致癌、致畸、致突变毒性，无生殖毒性。

【药代动力学】本品口服后可迅速吸收，2～4小时后达血药峰值，其中94%～97%与血清蛋白结合，主要分布在血浆内，在组织中分布很少。口服用药时本品经过粪便（70%）、尿（30%）主要以原形排泄,仅20%转化为代谢产物排出,半衰期为4~6小时。本品吸收量差异很大,平均绝对生物利用度为23%。

【适应证】适用于各类轻、中度高血压,尤其对ACE抑制剂不耐受的病人。

【用法用量】口服,每次1粒,每日1次。

【禁忌证】对本品过敏者禁用。妊娠妇女禁用。

【相互作用】本品与氨氯地平、阿替洛尔、西咪替丁、地高辛、呋塞米、格列本脲、氢氯噻嗪、吲哚美辛之间没有明显的相互作用。本品与阿替洛尔联合应用的降压效果高于两者单独使用,但与阿替洛尔单独用药相比不能进一步降低心率。与华法林联合应用,本品药代动力学没有改变,华法林的抗凝作用也不受本品影响。与保钾利尿剂、钾制剂或含钾的盐代用品合用时,可使血钾升高。

【孕妇及哺乳期妇女用药】妊娠妇女禁用。哺乳期妇女慎用。

【剂型】胶囊剂。

【规格】80mg。

缬沙坦氢氯噻嗪片 Valsartan and Hydrochlorothiazide Tablets

【性状】本品为复方制剂,淡橘红色薄膜衣片,除去包衣后显白色。

【药理作用】(1)缬沙坦:血管紧张素Ⅰ在血管紧张素转换酶(ACE)作用下形成血管紧张素Ⅱ(AngⅡ)。AngⅡ是肾素-血管紧张素-醛固酮系统(RAAS)的重要活性成分,与各种组织细胞膜上的特异受体结合发挥广泛的生理作用,包括直接或间接参与血压调节。血管紧张素Ⅱ是一种强的缩血管物质,可发挥直接的升压效应,还可促进钠的重吸收,刺激醛固酮分泌。缬沙坦是一种口服有效的特异性血管紧张素(Ang)Ⅱ受体拮抗剂,它选择性地作用于AT1受体亚型,与AT1受体的亲和力比AT2受体的亲和力强20000倍。AT1受体亚型介导血管紧张素Ⅱ的生理反应,AT2受体亚型与心血管作用无关,缬沙坦对AT1受体没有部分激动剂的活性。缬沙坦不抑制ACE(又名激肽酶Ⅱ),此酶使血管紧张素Ⅰ转化为血管紧张素Ⅱ且降解缓激肽。缬沙坦对ACE没有抑制作用,不引起缓激肽和P物质的潴留,故不易引起咳嗽。比较缬沙坦与ACE抑制剂的临床试验证实,缬沙坦组干咳的发生率(2.6%)显著低于ACE抑制剂组(7.9%,$P<0.05$)。在一项对曾接受ACE抑制剂治疗后发生干咳症状的患者进行的临床试验发现,缬沙坦组、利尿剂组、ACEI组分别有19.5%、19.0%、68.5%患者出现咳嗽($P<0.05$)。在对照临床试验中,用缬沙坦和氢氯噻嗪联合治疗的病人咳嗽的发生率为2.9%。缬沙坦对其他已知的在心血管调节中起重要作用的激素受体或离子通道无影响。缬沙坦降低升高的血压,不影响心率。对大多数患者,单剂口服2小时内产生降压效果,4~6小时达作用高峰,降压效果维持至服药后24小时以上。在长期治疗中,治疗2~4周后达最大降压疗效,并得以维持。与氢氯噻嗪联合应用显著地增强缬沙坦的降压作用。突然终止缬沙坦治疗,不引起高血压"反跳"或其他副作用。缬沙坦不影响高血压患者的空腹总胆固醇、甘油三酯、血糖或尿酸水平。

(2)氢氯噻嗪:噻嗪类利尿剂的主要作用部位是在远曲小管近端。研究表明,在肾皮质存在着高亲和力的受体,其为噻嗪类利尿剂的主要结合部位和作用部位,抑制远曲小管近端的氯化钠转运。噻嗪类的作用方式为抑制钠和氯离子的共转运。竞争氯离子作用部位能影响电解质的重吸收,这将直接增加钠和氯的排泄,并间接减少血浆容积,继而增加血浆肾素活性,醛固酮分泌和钾排泄,使血清钾降低。因为肾素-醛固酮系统是血管紧张素Ⅱ依赖性的,联合使用血管紧张素Ⅱ受体拮抗剂可减少与噻嗪类相关的钾丢失。

【适应证】用于治疗单一药物不能充分控制血压的轻、中度原发性高血压。

【用法用量】口服,每次1片,每日1次。

【禁忌证】以下患者禁用:对本药中的任一成分或磺胺衍生物过敏;妊娠(见妊娠和哺乳);严重的肝脏衰竭,胆汁性肝硬化或胆汁郁积;严重的肾脏衰竭(肌酐清除率<30ml/分钟)或无尿;难治性低钾血症、低钠血症或高钙血症和症状性高尿酸血症(痛风或尿酸结石病史)。

【注意事项】(1)血清电解质变化:与保钾利尿剂、补钾制剂、含钾的盐替代物或其他可以增加钾水平(如肝素)的药物合用需要小心。因而应当定期监测血钾水平。噻嗪类利尿剂与低钠血症和低氯性碱中毒有关。噻嗪类药物可通过增加肾脏镁的排泄而引起低镁血症。

（2）钠和/或血容量不足：极少数情况下，在严重缺钠和/或血容量不足患者（如大剂量应用利尿剂），开始给予本品治疗时可能出现症状性低血压。在开始应用本品治疗前，应纠正低钠和/或血容量不足。如果发生低血压，应该让患者仰卧，必要时可以给予生理盐水。血压稳定后可以恢复治疗。

（3）肾动脉狭窄：在单侧或双侧肾动脉狭窄或孤立肾狭窄的病人中，没有使用本品的经验。

（4）肾功能不全：对于肌酐清除率≥30ml/分钟的病人不需要调整剂量。

（5）肝功能不全：对于非胆汁郁积的轻至中度肝功能不全的病人，应小心使用本品。但是，由于缬沙坦每日 80mg 的剂量并未超过限度，以及氢氯噻嗪的药代动力学在肝功能不全时受到的影响并不显著，因此对上述病人不需要调整剂量。

（6）系统性红斑狼疮：噻嗪类利尿剂能引发或加重系统性红斑狼疮。

（7）其他代谢紊乱：噻嗪类利尿剂可影响葡萄糖耐量和增加血清胆固醇、甘油三酯和尿酸水平。

（8）对驾驶和操纵机器能力的影响：与其他抗高血压药一样，服药患者在驾驶和操纵机器时应小心。

【老人用药】与青年志愿者相比，一些老年人（≥65岁）的缬沙坦浓度稍增高，但无临床意义。与年轻人相比，老年人氢氯噻嗪的稳态浓度高且系统清除率显著降低。因而接受氢氯噻嗪治疗的老年病人需要密切监测。

【剂型】薄膜衣片。

【规格】每片含缬沙坦 80mg 与氢氯噻嗪 12.5mg。

【贮藏】防潮，30℃以下保存。

替米沙坦 Telmisartan Tablets

【性状】本品为白色或类白色片。

【药理作用】替米沙坦是一种口服起效的、特异性血管紧张素Ⅱ受体（AT1型）拮抗剂。与血管紧张素Ⅱ受体 AT1 亚型（已知的血管紧张素Ⅱ作用位点）呈高亲和性结合，该结合作用持久，但无任何部分激动剂效应。替米沙坦可致血醛固酮水平下降。替米沙坦不抑制人体血浆肾素，亦不阻断离子通道。血管紧张素转换酶（激酶Ⅱ）亦可降解缓激肽，由于替米沙坦不抑制血管紧张素转换酶，故不会出现缓激肽作用增强导致的不良反应。在人体，给予 80mg 替米沙坦几乎可完全抑制血管紧张素Ⅱ引起的血压升高，抑制效应持续 24 小时，在 48 小时仍可测到。首剂替米沙坦后 3 小时内降压效应逐渐明显。在治疗开始后 4 周可获得最大降压效果，并可在长期治疗中维持。动态血压监测显示，服药后降压效果持续超过 24 小时，包括下次给药前的 4 小时。这一结果在安慰剂对照的临床试验研究中得到证实：服用替米沙坦 40mg 和 80mg 后，波谷与波峰的比值持续地在 80% 以上。

【适应证】用于原发性高血压的治疗。

【用法用量】（1）成人：应个体化给药。常用初始剂量为每次 1 片（40mg），每日 1 次。在 20～80mg 的剂量范围内，替米沙坦的降压疗效与剂量有关。若用药后未达到理想血压可加大剂量，最大剂量为 80mg，每日 1 次。本品可与噻嗪类利尿药如氢氯噻嗪合用，此类利尿药与本品有协同降压作用。因替米沙坦在疗程开始后 4～8 周本品才能发挥最大药效，因此，若欲加大药物剂量时，应对此予以考虑。肾功能不全的病人、轻或中度肾功能不良的病人，服用本品不需调整剂量。替米沙坦不通过血过滤消除。肝功能不全的病人、轻或中度肝功能不全的病人，本品用量每日不应超过 40mg。

（2）老年人：服用本品不需调整剂量。

（3）儿童和青少年：对于儿童和 18 岁以下的青少年，本品的安全性及有效性数据尚未建立。

【禁忌证】对本品活性成分及任一种赋形剂成分过敏者；妊娠中末期及哺乳者；胆道阻塞性疾病患者；严重肝功能不全患者；严重肾功能不良患者（肌酐清除率＜30ml/分钟）。

【孕妇及哺乳期妇女用药】尚无足够数据显示本品能否用于妊娠妇女。动物试验未显示致畸性，但显示胚胎毒性。因此，慎重起见，在妊娠前 3 个月不要使用替米沙坦。在计划妊娠之前，应采取适宜的替代疗法。在妊娠的中末期（第 2 个月及第 3 个月期间），直接作用于肾素-血管紧张系统的药物可导致胎儿的损伤甚至死亡，因此，替米沙坦禁用于妊娠中末期。一旦确诊妊娠，应尽快停用本品。

由于本品是否经乳汁排出尚不得而知,故哺乳期间禁用本品。

【药物相互作用】(1)锂剂:锂剂与血管紧张素转换酶抑制剂合用,可引起可逆性的血锂水平升高和毒性反应。也有个别病例是锂剂与血管紧张素Ⅱ受体拮抗剂合用引起的。因此,锂剂和本品合用须慎重。如需合用,则合用期间应监测血锂水平。

(2)有些药物可影响血钾水平或引起高血钾症(如ACE抑制剂、保钾类利尿药、钾离子补充剂、含钾的盐替代品、环孢菌素A或其他药物如肝素钠);如果本品需与这些药物合用,建议监测血钾水平。基于使用其他影响肾素-血管紧张素系统药物的经验,本品与上述药物合用,可致血钾水平升高。

(3)药代动力学试验已经研究了本品与地高辛、华法林、氢氯噻嗪、格列苯脲、布洛芬、扑热息痛、氨氯地平等药物的相互作用。可升高地高辛平均波谷血药浓度20%(个别病例升高39%),因此须监测地高辛血浆浓度。

(4)本品可加强其他抗高血压药物的降压效果。其他临床上有意义的相互作用尚不能证实。

(5)基于其药理学特性,下述药物可加强抗高血压药物包括替米沙坦的降压效果:巴氯芬、氨磷汀。另外,酒精、巴比妥类药物、镇静安眠药或抗抑郁剂可增强体位性低血压效应。

(6)当与替米沙坦合用时,辛伐他汀代谢物(辛伐他汀酸)的 C_{max} 有轻度升高(1.34倍)且消除加速。

【剂型】片剂。

坎地沙坦酯片 Candesartan Cilexetil Tablets
【成分】本品主要成分为坎地沙坦酯。
【性状】本品为白色或类白色片。
【药理毒理】坎地沙坦酯在体内迅速被水解成活性代谢物坎地沙坦,坎地沙坦为选择性血管紧张素Ⅱ受体(AT1型)拮抗剂,通过与血管平滑肌AT1受体结合而拮抗血管紧张素Ⅱ的血管收缩作用,从而降低末梢血管阻力。另有学者认为,坎地沙坦可通过抑制肾上腺分泌醛固酮而发挥一定的降压作用。坎地沙坦不抑制激肽酶Ⅱ,不影响缓激肽降解。

在高血压患者进行的试验显示,患者多次服用本品可致血浆肾素活性、血管紧张素Ⅰ浓度及血管紧张素Ⅱ浓度升高;本品2~8mg每日1次连续用药,可使收缩压、舒张压下降,左室心肌重量、末梢血管阻力减少,而对心排出量、射血分数、肾血管阻力、肾血流量、肾小球滤过率无明显影响;对有脑血管障碍的原发性高血压患者,对脑血流量无影响。

毒理学研究:小鼠、大鼠和犬一次口服坎地沙坦酯2000mg/kg,均无死亡。NIH小鼠口服本品最大耐受量高达6750mg/kg。大鼠长期(26周)口服本品的无毒剂量为10mg/(kg·d),彼格犬长期口服本品的无毒剂量为20mg/(kg·d)。

致突变、致癌、生殖损害的试验证明,坎地沙坦酯分别经微生物诱变、染色体畸变、哺乳动物细胞DNA基因突变试验证明本品无致突变作用。大鼠和小鼠分别给予本品300mg/(kg·d)和1000mg/(kg·d)连续2年(104周)均未见有致癌作用(此剂量分别为每日推荐人用最大剂量32mg的7倍和70倍)。雌性和雄性大鼠口服本品300mg/(kg·d)(为每日推荐人用最大剂量的83倍),对其生育力和生殖力无影响。生殖和胚胎毒性试验显示,给怀孕后期及其哺乳大鼠口服10mg/(kg·d)本品使子代存活数减少,肾盂积水发生率上升(为推荐人用最大剂量的2.8倍)。孕兔口服本品3mg/(kg·d)(约为推荐人用最大剂量的1.7倍),产生母体毒性(体重减轻或死亡),但对存活母体胎儿的存活率、体重、外形、内脏及骨骼发育无不利影响。给怀孕小鼠口服本品直到1000mg/(kg·d)(约为推荐人用最大剂量的138倍),未见母体毒性和对胎儿发育的不良影响。

【药代动力学】坎地沙坦酯为坎地沙坦的前体药,在经胃肠道吸收期间即迅速、完全地水解为坎地沙坦,坎地沙坦的绝对生物利用度约为15%,血浆坎地沙坦浓度的达峰时间为3~4小时。坎地沙坦与血浆蛋白的结合率>99%,表观分布容积为0.13L/kg。大鼠实验证明,坎地沙坦极少通过血-脑屏障,但可通过胎盘屏障并分布至胎仔。

坎地沙坦主要以原形经尿、粪排泄,极少部分在肝脏经 O-去乙基化反应生成无活性代谢产物。坎地沙坦的排泄半衰期约为9小时。高血压患者口服本品每日2~16mg,连续用药4周,坎地沙坦的血浆清除率为14.07L/小时,终末消除半衰期为9～13小时。有资料显示,坎地沙坦的总清除率为0.37ml/(kg·min),肾清除率为0.19ml/(kg·min)。口服^{14}C标记的坎地沙坦酯后,尿、粪中分别回收33%、67%的放射活性物。

老年人和不同性别:本品对65岁或65岁以上的老年人,男女不同性别的药代动力学参数测定显示,在等剂量时,老年组血药浓度高于青年组,男女无明显差别。

肝、肾功能不全者:对于有严重肝、肾功能不全的病人,有必要调整起始剂量。

【适应证】用于治疗原发性高血压。本品可单独使用,也可与其他抗高血压药物联用。

【用法用量】口服。一般成人每日1次,每次4～8mg,必要时可增加剂量至12mg。

【不良反应】
[重的不良作用(发生率不明)]
(1)血管性水肿:有时出现面部、口唇、舌、咽、喉头等水肿为症状的血管性水肿,应进行仔细观察,见到异常时,停止用药,并进行适当处理。

(2)晕厥和失去意识:过度降压可能引起晕厥和暂时性失去意识。在这种情况下,应停止服药,并进行适当处理。特别是正进行血液透析的患者、严格进行限盐疗法的患者、最近开始服用利尿降压药的患者,可能会出现血压的迅速降低。因此,这些患者使用本品治疗应从较低的剂量开始服用。如有必要增加剂量,应密切观察患者情况,缓慢进行。

(3)急性肾衰竭:可能会出现急性肾衰竭,应密切观察患者情况。如发现异常,应停止服药,并进行适当处理。

(4)高血钾患者:鉴于可能会出现高血钾,应密切观察患者情况。如发现异常,应停止服药,并进行适当处理。

(5)肝功能恶化或黄疸:鉴于可能会出现AST(GOT)、ALT(GPTO,γ-GTP)等值升高的肝功能障碍或黄疸,应密切观察患者情况。如发现异常,应停止服药,并进行适当处理。

(6)粒细胞缺乏症:可能会出现粒细胞缺乏症,应密切观察患者情况。如发现异常,应停止服药,并进行适当处理。

(7)横纹肌溶解:可能会出现如表现为肌痛、虚弱、CK增加、血中和尿中的肌球蛋白。如出现上述情况,应停止服药,并进行适当处理。

(8)间质性肺炎:可能会出现伴有发热、咳嗽、呼吸困难、胸部X线检查异常等表现的间质性肺炎。如出现上述情况,应停止服药,并进行适当处理,如用肾上腺皮质激素治疗。

[其他不良作用(<5%)]
(1)过敏:皮疹、湿疹、荨麻疹、瘙痒、光过敏。(注①)

(2)循环系统:头晕(注②)、蹒跚(注②)、站起时头晕(注②)、心悸、发热、心脏期前收缩、心房颤动。罕见的不良反应有心绞痛、心肌梗死。

(3)精神神经系统:头痛、头重、失眠、嗜睡、舌部麻木、肢体麻木。

(4)消化系统:恶心、呕吐、食欲不振、胃部不适、剑下疼痛、腹泻、口腔炎、味觉异常。

(5)肝脏:GOT、GPT、ALP、LDH升高。

(6)血液:贫血、白细胞减少、白细胞增多、嗜酸粒细胞增多、血小板计数降低。

(7)肾脏:BUN、肌酐升高、蛋白尿、血尿。

(8)其他:倦怠、乏力、鼻出血、尿频、水肿、咳嗽、钾、总胆固醇、CPK、CPR、尿酸升高、血清总蛋白减少、低钠血症。

注①:在这种情况下应停止服用。

注②:在这种情况下应减量或停药,进行适当处理。

【禁忌证】(1)对本制剂的成分有过敏史的患者。

(2)妊娠或可能妊娠的妇女。

(3)严重肝、肾功能不全或胆汁淤滞患者。

【注意事项】
[慎重用药]
(1)有双侧或单侧肾动脉狭窄的患者(见"重要的基本注意事项")。

(2)有高血钾的患者(见"重要的基本注意事项")。

(3)有肝功能障碍的患者(有可能使肝功能恶化,并且据推测活性代谢物坎地沙坦的清除率降低,因此应从小剂量开始服用,慎重用药。

(4)有严重肾功能障碍的患者(由于过度降压,

有可能使肾功能恶化,因此每日1次,从2mg开始服用,慎重用药)。

(5)有药物过敏史的患者。

(6)老年患者。

(7)肾移植:对于近期做过肾脏移植手术的病人,尚未有本品用药经验。

(8)大动脉和左房室瓣狭窄(阻塞性心肌肥大症):使用其他血管扩张剂的患者,患者血液动力学相关的大动脉或左房室瓣狭窄或者阻塞性心肌肥大症的病人特别慎用。

(9)轻、中度肾上腺皮质激素过多症:轻、中度肾上腺皮质过多症患者,对于抑制肾素-血管紧张素-醛固酮系统起作用的降压药物通常没有反应,因此不主张服用本品。

[重要的基本注意事项]

(1)有双侧或单侧肾动脉狭窄的患者,服用肾素-血管紧张素-醛固酮系统药物时,由于肾血流和滤过压的降低可能会使肾功能危险性增加,除非被认为治疗必需,应尽量避免服用本品。

(2)由于可能加重高血钾,除非被认为治疗必需,有高血钾的患者,尽量避免服用本品。另外,有肾功能障碍和不可控制的糖尿病,由于这些患者易发展为高血钾,应密切注意血钾水平。

(3)由于服用本制剂,有时会引起血压急剧下降,特别对下列患者服用时,应从小剂量开始,增加剂量时,应仔细观察患者的状况,缓慢进行:进行血液透析的患者;严格进行限盐疗法的患者;服用利尿降压药的患者(特别是最近开始服用利尿降压药的患者)。

(4)因降压作用,有时出现头晕、蹒跚,故进行高空作业、驾驶车辆等操作时应注意。

(5)手术前24小时最好停止服用。

(6)药物交付时:PTP包装的药物应从PTP薄板中取出后服用(有报道因误服PTP薄板坚硬的锐角刺入食道黏膜,进而发生穿孔,并发纵隔炎等严重的合并症)。

【孕妇及哺乳期妇女用药】在围产期及哺乳期大白鼠灌胃给予本制剂后,可看到10mg/(kg·d)以上给药组,新生仔肾盂积水的发生增多,另外也有报道在妊娠中期和晚期,给予包括坎地沙坦酯在内的血管紧张素Ⅱ受体拮抗剂或血管紧张素转换酶抑制剂的高血压患者,出现羊水过少症,胎儿、新生儿死亡,新生儿低血压,肾衰竭,高钾血症,头颅发育不良,以及可能由于羊水过少引起四肢挛缩、颅面畸形等。孕妇或有妊娠可能的妇女禁用本品。

另外,仅在大白鼠妊娠末期或哺乳期给予本制剂时,在300mg/(kg·d)给药组,新生仔肾盂积水增多。哺乳期妇女避免用药,必须服药时,应停止哺乳。

【儿童用药】对儿童用药的安全性尚未确定(无使用检验)。

【老年患者用药】一般认为对老年人不应过度地降压(有可能引起脑梗死等)。应在观察患者的状态下慎重用药。

对于肝、肾功能正常的老年人起始剂量为4mg,用于肾功能或肝功能不全患者时建议起始剂量为2mg,剂量需根据病情而增减。

【药物相互作用】

注意并用(合并用药时应注意),详见下表。

药品名	临床表现与处理方法	机制与危险因素
保钾利尿药、螺内酯、氨苯蝶啶、补钾药	可出现血清钾浓度升高,应注意	本制剂对醛固酮分泌有抑制作用,加上保钾利尿药对钾排泄的抑制作用 危险因子:特别对肾功能障碍的患者
利尿降压药、呋塞米、三氯甲噻嗪等	接受利尿降压药治疗的患者初次服用本制剂时,有可能增强降压作用,故应从小剂量开始,慎重用药	接受利尿降压药治疗的患者,肾素活性亢进的患者较多,本制剂易奏效

本品与优降糖、尼莫地平、地高辛、华法林、氢氯噻嗪等药品均无明显相互作用,在健康受试者口服避孕药情形下,亦无明显相互作用。

由于本品不通过P450肝药酶体系代谢,并对

P450代谢无影响,因此,本品与其他能被P450代谢的或影响P450代谢功能的药物间无相互作用。

【药物过量】根据药理研究,过量服用主要表现为症状性低血压和头晕。如果出现症状性低血压,必须对症治疗和观察重要生命体征。病人须置于脚高头低位仰卧,必要时注射等渗生理盐水增加其血浆容量,如果上述措施仍不能纠正时,可以给病人应用拟交感药物。

【规格】8mg。

【贮藏】遮光,密封保存。

第六节 抗心绞痛药

硝酸甘油片 Nitroglycerin Tablets

【性状】本品为白色片。

【药理作用】主要药理作用是松弛血管平滑肌。硝酸甘油释放一氧化氮(NO),激活鸟苷酸环化酶,使平滑肌和其他组织内的环鸟苷酸(cGMP)增多,导致肌球蛋白轻链去磷酸化,调节平滑肌收缩状态,引起血管扩张。硝酸甘油扩张动静脉血管床,以扩张静脉为主,其作用强度呈剂量相关性。外周静脉扩张,使血液潴留在外周,回心血量减少,左室舒张末压(前负荷)降低。扩张动脉使外周阻力(后负荷)降低。动静脉扩张使心肌耗氧量减少,缓解心绞痛。对心外膜冠状动脉分支也有扩张作用。治疗剂量可降低收缩压、舒张压和平均动脉压,有效冠状动脉灌注压常能维持,但血压过度降低或心率增快使舒张期充盈时间缩短时,有效冠状动脉灌注压则降低,使增高的中心静脉压与肺毛细血管楔嵌压、肺血管阻力与体循环血管阻力降低。心率通常稍增快,估计是血压下降的反射性作用。心脏指数可增加、降低或不变。左室充盈压和外周阻力增高伴心脏指数低的患者,心脏指数可能会有增高。相反,左室充盈压和心脏指数正常者,静脉注射用药可使心脏指数稍有降低。

【药代动力学】舌下含服立即吸收,生物利用度80%;而口服因肝脏首过效应,生物利用度仅为8%。舌下给药2~3分钟起效,5分钟达到最大效应,血药浓度峰值为2~3ng/ml,作用持续10~30分钟,半衰期为1~4分钟。血浆蛋白的结合率约为60%。主要在肝脏代谢,中间产物为二硝酸盐和单硝酸盐,终产物为丙三醇。两种主要活性代谢产物1,2-二硝酸甘油和1,3-二硝酸甘油与母体药物相比,作用较弱,半衰期更长。代谢后经肾脏排出。

【适应证】用于冠心病心绞痛的治疗及预防,也可用于降低血压或治疗充血性心力衰竭。

【用法用量】片剂:成人每次用0.25~0.5mg(1片)舌下含服。每5分钟可重复1片,直至疼痛缓解。如果15分钟内总量达3片后疼痛持续存在,应立即就医。在活动或大便之前5~10分钟预防性使用,可避免诱发心绞痛。

【不良反应】(1)头痛:可于用药后立即发生,可为剧痛和呈持续性。

(2)偶可发生眩晕、虚弱、心悸和其他体位性低血压的表现,尤其在直立、制动的患者。

(3)治疗剂量可发生明显的低血压反应,表现为恶心、呕吐、虚弱、出汗、苍白和虚脱。

(4)晕厥、面红、药疹和剥脱性皮炎均有报告。

【禁忌证】禁用于心肌梗死早期(有严重低血压及心动过速时)、严重贫血、青光眼、颅内压增高和已知对硝酸甘油过敏的患者。还禁用于使用枸橼酸西地那非(万艾可)的患者,后者增强硝酸甘油的降压作用。

【注意事项】(1)应使用能有效缓解急性心绞痛的最小剂量,过量可能导致耐受现象。片剂用于舌下含服,不可吞服。

(2)小剂量可能发生严重低血压,尤其在直立位时。舌下含服用药时患者应尽可能取坐位,以免因头晕而摔倒。

(3)应慎用于血容量不足或收缩压低的患者。

(4)诱发低血压时可合并反常性心动过缓和心绞痛加重。

(5)可使肥厚梗阻型心肌病引起的心绞痛恶化。

(6)可发生对血管作用和抗心绞痛作用的耐受性。

(7)如果出现视力模糊或口干,应停药。剂量过大可引起剧烈头痛。

【孕妇及哺乳期妇女用药】尚不知是否引起胎儿损害或者影响生育能力,故仅当确有必要时方可用于孕妇。亦不知是否从人乳汁中排泌,故哺乳期妇女应谨慎。

【药物相互作用】(1)中度或过量饮酒时,使用本品可致低血压。

(2)与降压药或血管扩张药合用,可增强硝酸盐的致体位性低血压作用。

(3)阿司匹林可减少舌下含服硝酸甘油的清除,并增强其血流动力学效应。

(4)使用长效硝酸盐可降低舌下用药的治疗作用。

(5)枸橼酸西地那非(万艾可)加强有机硝酸盐的降压作用。

(6)与乙酰胆碱、组胺及拟交感胺类药合用时,疗效可能减弱。

【药物过量】过量可引起严重低血压、心动过速、心动过缓、传导阻滞、心悸、循环衰竭导致死亡、晕厥、持续搏动性头痛、眩晕、视力障碍、颅内压增高、瘫痪和昏迷并抽搐、脸红与出汗、恶心与呕吐、腹部绞痛与腹泻、呼吸困难与高铁血红蛋白血症。

【规格】0.5mg。

【剂型】片剂。

【贮藏】遮光,密封,在阴凉处保存。

硝酸甘油注射液 Nitroglycerin Injection

【性状】本品为无色的澄明液体。

【药理作用】主要药理作用是松弛血管平滑肌。硝酸甘油释放一氧化氮(NO),激活鸟苷酸环化酶,使平滑肌和其他组织内的环鸟苷酸(cGMP)增多,导致肌球蛋白轻链去磷酸化,调节平滑肌收缩状态,引起血管扩张。硝酸甘油扩张动静脉血管床,以扩张静脉为主,其作用强度呈剂量相关性。外周静脉扩张,使血液潴留在外周,回心血量减少,左室舒张末压(前负荷)降低。扩张动脉使外周阻力(后负荷)降低。动静脉扩张使心肌耗氧量减少,缓解心绞痛。对心外膜冠状动脉分支也有扩张作用。治疗剂量可降低收缩压、舒张压和平均动脉压,有效冠状动脉灌注压常能维持,但血压过度降低或心率增快使舒张期充盈时间缩短时,有效冠状动脉灌注压则降低,使增高的中心静脉压与肺毛细血管楔嵌压、肺血管阻力与体循环血管阻力降低。心率通常稍增快,估计是血压下降的反射性作用。心脏指数可增加、降低或不变。左室充盈压和外周阻力增高伴心脏指数低的患者,心脏指数可能会有增高。相反,左室充盈压和心脏指数正常者,静脉注射用药可使心脏指数稍有降低。

【药代动力学】静脉滴注即刻起作用。主要在肝脏代谢,迅速而近乎完全,中间产物为二硝酸盐和单硝酸盐,终产物为丙三醇。两种主要活性代谢产物1,2-二硝酸甘油和1,3-二硝酸甘油与母体药物相比,作用较弱,半衰期更长。代谢后经肾脏排出。

【适应证】用于冠心病心绞痛的治疗及预防,也可用于降低血压或治疗充血性心力衰竭。

【用法用量】注射液:用5%葡萄糖注射液或氯化钠注射液稀释后静脉滴注,开始剂量为5μg/分钟,最好用输液泵恒速输入。用于降低血压或治疗心力衰竭,可每3～5分钟增加5μg/分钟,如在20μg/分钟时无效可以10μg/分钟递增,以后可20μg/分钟。患者对本品的个体差异很大,静脉滴注无固定适合剂量,应根据个体的血压、心率和其他血流动力学参数来调整用量。

【不良反应】(1)头痛:可于用药后立即发生,可为剧痛和呈持续性。

(2)偶可发生眩晕、虚弱、心悸和其他体位性低血压的表现,尤其在直立、制动的患者。

(3)治疗剂量可发生明显的低血压反应,表现为恶心、呕吐、虚弱、出汗、苍白和虚脱。

(4)晕厥、面红、药疹和剥脱性皮炎均有报告。

【禁忌证】禁用于心肌梗死早期(有严重低血压及心动过速时)、严重贫血、青光眼、颅内压增高和已知对硝酸甘油过敏的患者。还禁用于使用枸橼酸西地那非(万艾可)的患者,后者增强硝酸甘油的降压作用。

【注意事项】(1)应使用能有效缓解急性心绞痛的最小剂量,过量可能导致耐受现象。

(2)小剂量可能发生严重低血压,尤其在直立位时。

(3)应慎用于血容量不足或收缩压低的患者。

(4)发生低血压时合并心动过缓,加重心

绞痛。

(5) 加重肥厚梗阻型心肌病引起的心绞痛。

(6) 易出现药物耐受性。

(7) 如果出现视力模糊或口干，应停药。

(8) 剂量过大可引起剧烈头痛。

(9) 静脉滴注本品时，由于许多塑料输液器可吸附硝酸甘油，因此应采用非吸附本品的输液装置，如玻璃输液瓶等。

(10) 静脉使用本品时须采用避光措施。

【孕妇及哺乳期妇女用药】尚不知是否引起胎儿损害或者影响生育能力，故仅当确有必要时方可用于孕妇。亦不知是否从人乳汁中排泌，故孕妇静脉用药时应谨慎。

【儿童用药】儿童患者用药的安全性和效果尚不确定。

【老人用药】尚不明确。

【药物相互作用】(1) 中度或过量饮酒时，使用本品可致低血压。

(2) 与降压药或血管扩张药合用可增强硝酸盐的致体位性低血压作用。

(3) 阿司匹林可减少舌下含服硝酸甘油的清除，并增强其血流动力学效应。

(4) 使用长效硝酸盐可降低舌下用药的治疗作用。

(5) 枸橼酸西地那非(万艾可)加强有机硝酸盐的降压作用。

(6) 与乙酰胆碱、组胺及拟交感胺类药合用时，疗效可能减弱。

【药物过量】过量可引起严重低血压、心动过速、心动过缓、传导阻滞、心悸、循环衰竭导致死亡、晕厥、持续搏动性头痛、眩晕、视力障碍、颅内压增高、瘫痪和昏迷并抽搐、脸红与出汗、恶心与呕吐、腹部绞痛与腹泻、呼吸困难与高铁血红蛋白血症。

【规格】1ml：1mg；1ml：2mg；1ml：5mg；1ml：10mg。

【剂型】注射剂。

【贮藏】遮光，密封，在阴凉处保存。

硝酸异山梨酯 Isosorbide Dinitrate Tablets

【主要成分】本品主要成分为硝酸异山梨酯。

【性状】本品为白色或类白色粉末。

【药理作用】药理学：硝酸异山梨酯(ISDN)主要药理作用是松弛血管平滑肌。ISDN 在体内代谢生成单硝酸异山梨酯(ISMN)，后者释放一氧化氮(NO)，NO 与内皮舒张因子相同，激活鸟苷酸环化酶，使平滑肌细胞内的环鸟苷酸(cGMP)增多，从而松弛血管平滑肌，使外周动脉和静脉扩张，对静脉的扩张作用更强。静脉扩张使血液潴留在外周，回心血量减少，左室舒张末压和和肺毛细血管楔嵌压(前负荷)减低。动脉扩张使外周血管阻力、收缩期动脉压和平均动脉压(后负荷)减低。冠状动脉扩张，使冠脉灌注量增加。总的效应是使心肌耗氧量减少，供氧量增多，心绞痛得以缓解。

毒理学：动物实验未观察到致癌和致突变现象。

【药代动力学】ISDN 口服吸收完全，平均生物利用度(F)约 25%，口服 30%，舌下 40%～60%，肝脏首过效应明显。血清浓度达峰时间在服药后 1 小时，一次用药作用持续 2～4 小时。吸收后的分布容积为 2～4L/kg，清除率为 2～4L/分钟，半衰期约 1 小时。脱硝基后生成 2-单硝酸酯(15%～25%)和 5-单硝酸酯(75%～85%)，两者均有生物活性。5-单硝酸酯的活性更强，半衰期为 5 小时，在血清中脱硝后形成异山梨醇(大约 37%)和右旋山梨醇(大约 7%)，由尿中排出。此外，25%以葡糖醛酸形式排出，2%以原形排出，粪便中排出<1%。5-单硝酸酯的代谢产物均无扩血管作用。

【适应证】冠心病的长期治疗；心绞痛的预防；心肌梗死后持续心绞痛的治疗；与洋地黄和/或利尿剂联合应用，治疗慢性充血性心力衰竭；肺动脉高压的治疗。

【用法用量】口服。预防心绞痛，每次 5～10mg，每日 2～3 次，每日总量 10～30mg。由于个体反应不同，需个体化调整剂量。舌下给药：每次 5mg，缓解症状。

【不良反应】用药初期可能会出现硝酸酯引起的血管扩张性头痛，还可能出现面部潮红、眩晕、体位性低血压和反射性心动过速。偶见血压明显降低、心动过缓和心绞痛加重，罕见虚脱及晕厥。

【禁忌证】急性循环衰竭(休克、循环性虚脱)；严重低血压(收缩压<90mmHg)；急性心肌梗死伴

低充盈压（除非在有持续血流动力学监测的条件下）；肥厚梗阻型心肌病；缩窄性心包炎或心包填塞；严重贫血；青光眼；颅内压增高；原发性肺动脉高压；对硝基化合物过敏者。

【注意事项】(1)低充盈压的急性心急梗死、主动脉或二尖瓣狭窄、体位性低血压、颅内压增高者慎用。

(2)不应突然停止用药，以避免反跳现象。

【孕妇及哺乳期妇女用药】动物实验中未观察到对胚胎的毒性效应，但除非确有必要方可用于孕妇。不清楚 ISDN 是否经乳汁排泌，故哺乳期妇女应慎用。

【儿童用药】儿童用药的安全性及效果均不确定。

【药物相互作用】与其他血管扩张剂、钙拮抗剂、β受体阻滞剂、降压药、三环抗抑郁药及酒精合用，可增强本类药物的降血压效应。可加强二氢麦角碱的升压作用。同时使用类固醇类抗炎药可降低本品的疗效。

【药物过量】与血管过度扩张有关的反应有颅内压增高、眩晕、心悸、视力模糊、恶心与呕吐、晕厥、呼吸困难、出汗伴皮肤潮红或湿冷、传导阻滞与心动过缓、瘫痪、昏迷、癫痫发作或死亡，无特异的拮抗剂可对抗 ISDN 的血管扩张作用，用肾上腺素和其他动脉收缩剂可能弊大于利，处理方法包括抬高患者的下肢以促进静脉回流，以及静脉补液。也可能发生高铁血红蛋白血症，治疗方法是静注亚甲蓝 1～2mg/kg。

【贮藏】遮光，密封保存。

【剂型】片剂。

硝酸异山梨酯注射液 Isosorbide Dinitrate Injection

【主要成分】本品主要成分为硝酸异山梨酯。

【性状】本品为无色澄明液体。

【药理作用】本品的基本药理作用是直接松弛平滑肌，尤其是血管平滑肌；对毛细管后静脉血管的舒张作用较小动脉更为持久。对心肌无明显直接作用。由于容量血管舒张，静脉回心量减少，降低心脏的前负荷，同时外周阻力血管扩张，血压下降，使左心室射血阻力减少，又使心脏后负荷下降。心脏前后负荷的降低使心肌耗氧量减少。

【药代动力学】经静脉给药，迅速分布至全身，在心脏、脑组织和胰腺中含量较高，脂肪组织、皮肤、大肠、肾上腺和肝脏含量较低，血浆蛋白结合率低。经至肝脏时，大部分药迅即被代谢成活性产物 2-单硝酸异山梨酯和 5-单硝酸异山梨酯，肾脏是其主要排泄途径，其次为胆汁排泄。

【适应证】主要适用于心绞痛和充血性心力衰竭的治疗。

【用法用量】静脉滴注。最适浓度：1 支 10ml 安瓿注入 200ml 0.9％氯化钠注射液或 5％葡萄糖液中，或者 5 支 5ml 安瓿注入 500ml 0.9％氯化钠注射液或 5％葡萄糖液中，振摇数次，得到 50μg/ml 的浓度；亦可用 10ml 安瓿 5 支注入 500ml 输液中，得到 100μg/ml 的浓度。药物剂量可根据病人的反应调整，静脉滴注开始剂量 30μg/分钟，观察 0.5～1 小时，如无不良反应可加倍，每日 1 次，10 天为 1 疗程。

【不良反应】和其他硝酸盐类药物一样，在使用过程中特别是在给药初期可能会因血管扩张，出现头痛、恶心等症状。

【禁忌证】禁用于贫血、头部创伤、脑出血、严重低血压或血容量不足和对硝酸盐类药物敏感的患者。

【注意事项】使用过程中应严密观察病人的心率和血压。对甲状腺功能减退、营养不良、严重的肝或肾脏疾病及体重过低者也应谨慎注意。

【孕妇及哺乳期妇女用药】除非医生认为非常必要，本品不应用于孕妇和哺乳期妇女。

【儿童用药】本品用于儿童的安全、有效性尚未建立。

【老人用药】同一般患者一样，根据对药物的反应调整剂量。

【药物相互作用】尚不明确。

【规格】5ml：5mg；10ml：10mg；100ml：10mg；200ml：20mg。

【剂型】注射剂。

【贮藏】阴凉处防冻，密闭保存。

单硝酸异山梨酯片 Isosorbide Mononitrate Tablets

【性状】本品为白色片。

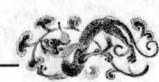

【药理作用】单硝酸异山梨酯（ISMN）为二硝酸异山梨酯的主要生物活性代谢物，与其他有机硝酸酯一样，主要药理作用是松弛血管平滑肌。ISMN释放一氧化氮（NO），NO与内皮舒张因子相同，激活鸟苷酸环化酶，使平滑肌细胞内的环鸟苷酸（cGMP）增多，从而松弛血管平滑肌，使外周动脉和静脉扩张，对静脉的扩张作用更强。静脉扩张使血液潴留在外周，回心血量减少，左室舒张末压和肺毛细血管楔嵌压（前负荷）减低。动脉扩张使外周血管阻力、收缩期动脉压和平均动脉压（后负荷）减低。冠状动脉扩张，使冠脉灌注量增加。总的效应是使心肌耗氧量减少，供氧量增多，心绞痛得以缓解。动物实验未观察到致癌和致突变现象。

【药代动力学】口服普通片剂在胃肠道完全吸收，无肝脏首过效应，生物利用度近100%，血清浓度达峰时间在服药后30～60分钟。片剂的作用时间6小时，平均清除半衰期为4～5小时。老年人、肝功能或肾功能损害及心功能不全患者的清除率与健康年轻人无区别。ISMN在血清中脱硝基后形成异山梨醇（大约37%）和右旋山梨醇（大约7%），由尿中排出。此外，25%以葡糖醛酸形式排出，2%以原形排出，粪便中排出<1%。ISMN的代谢产物均无扩血管作用。

【适应证】冠心病的长期治疗；心绞痛的预防；心肌梗死后持续心绞痛的治疗；与洋地黄或利尿剂联合应用，治疗慢性充血性心力衰竭。

【用法用量】口服。每次10～20mg，每日2～3次，严重病例可用40mg，每日2～3次。

【不良反应】用药初期可能会出现硝酸酯引起的血管扩张性头痛，通常连续服用数日后，症状可消失。还可能出现面部潮红、眩晕、体位性低血压和反射性心动过速。偶见血压明显降低、心动过缓、心绞痛加重和晕厥。

【禁忌证】急性循环衰竭（休克、循环性虚脱）；严重低血压（收缩压<90mmHg）；急性心肌梗死伴低充盈压（除非在有持续血流动力学监测的条件下）；肥厚梗阻型心肌病；缩窄性心包炎或心包填塞；严重贫血；青光眼；颅内压增高；对硝基化合物过敏者。

【注意事项】低充盈压的急性心肌梗死患者，应避免收缩压低于90mmHg。主动脉或二尖瓣狭窄、体位性低血压及肾功能不全者慎用。

【孕妇及哺乳期妇女用药】动物实验中未观察到对胚胎的毒性效应，也不清楚ISMN是否经乳汁排泌，但由于缺少孕妇及哺乳期妇女用药的经验，故需慎用。

【儿童用药】这类药物的研究均在成人中进行，无比较儿童与成人用药情况的资料，故不推荐用于儿童。

【老人用药】老年患者对本类药物的敏感性可能更高，更易发生头晕等反应。

【药物相互作用】与其他血管扩张剂、钙拮抗剂、β受体阻滞剂、抗高血压药、三环抗抑郁药及酒精合用，可强化本类药物的降血压效应。

【药物过量】与血管过度扩张有关的反应有颅内压增高、眩晕、心悸、视力模糊、恶心与呕吐、晕厥、呼吸困难、出汗伴皮肤潮红或湿冷、传导阻滞与心动过缓、瘫痪、昏迷、癫痫发作或死亡，无特异的拮抗剂可对抗ISMN的血管扩张作用，用肾上腺素和其他动脉收缩剂可能弊大于利，处理方法包括抬高患者的下肢以促进静脉回流，以及静脉补液。也可能发生高铁血红蛋白血症，治疗方法是静注亚甲蓝1～2mg/kg。

【规格】10mg；20mg；40mg。

【剂型】片剂。

【贮藏】遮光，密闭保存。

单硝酸异山梨酯注射液　Isosorbide Mononitrate Injection

【性状】本品为无色澄明液体。

【药理作用】单硝酸异山梨酯（ISMN）为二硝酸异山梨酯的主要生物活性代谢物，与其他有机硝酸酯一样，主要药理作用是松弛血管平滑肌。ISMN释放一氧化氮（NO），NO与内皮舒张因子相同，激活鸟苷酸环化酶，使平滑肌细胞内的环鸟苷酸（cGMP）增多，从而松弛血管平滑肌，使外周动脉和静脉扩张，对静脉的扩张作用更强。静脉扩张使血液潴留在外周，回心血量减少，左室舒张末压和肺毛细血管楔嵌压（前负荷）减低。动脉扩张使外周血管阻力、收缩期动脉压和平均动脉压（后负荷）减低。冠状动脉扩张，使冠脉灌注量增加。总的效应是使心肌耗氧量减少，供氧量增多，心绞痛得以缓解。动物实验未观察到致癌和致突变现象。

【药代动力学】静脉注射后约9分钟内分布到总体液中,分布容积为0.6~0.7L/kg。ISMN的蛋白结合率<5%,平均清除半衰期为4~5小时。老年人、肝功能或肾功能损害及心功能不全患者的清除率与健康年轻人无区别。ISMN在血清中脱硝基后形成异山梨醇(大约37%)和右旋山梨醇(大约7%),由尿中排出。此外,25%以葡糖醛酸形式排出,2%以原形排出,粪便中排出<1%。ISMN的代谢产物均无扩血管作用。

【适应证】冠心病的长期治疗;心绞痛的预防;心肌梗死后持续心绞痛的治疗;与洋地黄或利尿剂联合应用,治疗慢性充血性心力衰竭。

【用法用量】用5%葡萄糖注射液稀释后从每小时1~2mg开始静滴,根据患者的反应调整剂量,最大剂量为8~10mg,用药期间须密切观察患者的心率及血压。由于个体反应不同,需个体化调整剂量。

【不良反应】用药初期可能会出现硝酸酯引起的血管扩张性头痛,通常连续使用数日后,症状可消失。还可能出现面部潮红、眩晕、体位性低血压和反射性心动过速。偶见血压明显降低、心动过缓、心绞痛加重和晕厥。

【禁忌证】急性循环衰竭(休克、循环性虚脱);严重低血压(收缩压<90mmHg);急性心肌梗死伴低充盈压(除非在有持续血流动力学监测的条件下);肥厚梗阻型心肌病;缩窄性心包炎或心包填塞;严重贫血;青光眼;颅内压增高;对硝基化合物过敏者。

【注意事项】低充盈压的急性心急梗死患者,应避免收缩压低于90mmHg。主动脉或二尖瓣狭窄、体位性低血压及肾功能不全者慎用。

【孕妇及哺乳期妇女用药】动物实验中未观察到对胚胎的毒性效应,也不清楚ISMN是否经乳汁排泌,但由于缺少孕妇及哺乳期妇女用药的经验,故需慎用。

【儿童用药】这类药物的研究均在成人中进行,无比较儿童与成人用药情况的资料,故不推荐用于儿童。

【老人用药】老年患者对本类药物的敏感性可能更高,更易发生头晕等反应。

【药物相互作用】与其他血管扩张剂、钙拮抗剂、β受体阻滞剂、抗高血压压药、三环抗抑郁药及酒精合用,可强化本类药物的降血压效应。

【药物过量】与血管过度扩张有关的反应有颅内压增高、眩晕、心悸、视力模糊、恶心与呕吐、晕厥、呼吸困难、出汗伴皮肤潮红或湿冷、传导阻滞与心动过缓、瘫痪、昏迷、癫痫发作或死亡,无特异的拮抗剂可对抗ISMN的血管扩张作用,用肾上腺素和其他动脉收缩剂可能弊大于利,处理方法包括抬高患者的下肢以促进静脉回流,以及静脉补液。也可能发生高铁血红蛋白血症,治疗方法是静注亚甲蓝1~2mg/kg。

【规格】20ml:25mg;20ml:20mg。

【剂型】注射剂。

【贮藏】遮光,密封阴凉处保存。

盐酸曲美他嗪片 Trimetazidine

【性状】本品为薄膜衣片,除去薄膜衣后呈白色。

【药理作用】本品属于其他类抗心绞痛心血管药物,曲美他嗪通过保护细胞在缺氧或缺血情况下的能量代谢,阻止细胞内ATP水平的下降,从而保证了离子泵的正常功能和透膜钠-钾流的正常运转,维持细胞内环境的稳定。

动物研究:曲美他嗪帮助维持心脏和神经感觉器官在缺血和缺氧情况下的能量代谢,降低细胞内的酸中毒和由缺血引起的透膜离子流的变化,减少缺血时和心肌再灌注时出现的多核中性粒细胞的移动和浸润,减少实验性梗死的范围,在产生这种作用的同时对血液动力学无明显影响。

人体研究:对心绞痛患者的对照实验显示,曲美他嗪可以增加冠脉血流储备,因此在开始治疗的第15天起,延迟运动诱发缺血的发生,限制血压的快速波动而心率没有明显的改变,明显地降低心绞痛发作的频率,明显降低三硝酸甘油酯的使用。

【药代动力学】口服给药后,曲美他嗪吸收迅速,不到2小时即达到血浆峰值。单剂曲美他嗪20mg口服后,血浆峰值浓度大约是55mg/ml。重复给药后,24~36小时后达到稳定的状态并且在整个治疗中保持非常稳定。表面分布体积是4.8L/kg,这提示本品具有良好的组织弥散性。蛋白结合率低,离体测定为16%。曲美他嗪主要通过尿液清除,主要以原形清除。清除半衰期大约是6小时。

【适应证】心绞痛发作的预防性治疗。眩晕和耳鸣的辅助性对症治疗。

【用法用量】60mg/24小时:每日3次,每次1片,三餐时服用。

【禁忌证】对药品任一组分过敏者禁用。哺乳期通常不推荐使用。

【孕妇及哺乳期妇女用药】动物实验没有提示致畸作用,但是由于缺乏临床资料,致畸的危险不能排除。因此,从安全的角度考虑,最好避免在妊娠期间服用该药物。由于缺乏通过乳汁分泌的资料,建议治疗期间不要哺乳。

【药物相互作用】为避免不同药物之间可能的相互作用,必须将接受的其他治疗告知医生或药剂师。

【剂型】片剂。

丹参注射液

【性状】本品为棕色至棕红色的澄明液体。

【功能主治】活血化瘀,通脉养心。用于冠心病胸闷、心绞痛。

【用法用量】肌内注射,每次2~4ml,每日1~2次;静脉注射,每次4ml(用50%葡萄糖注射液20ml稀释后使用),每日1~2次;静脉滴注,每次10~20ml(用5%葡萄糖注射液100~500ml稀释后使用),每日1次。或遵医嘱。不良反应偶见过敏反应。

【禁忌证】对本类药物有过敏或严重不良反应病史患者禁用。

【注意事项】(1)本品不宜在同一容器中与下列药物混用:氨基糖苷类抗生素,如硫酸庆大霉素、硫酸阿米卡星、硫酸妥布霉素、硫酸萘替米星(尼泰欣)等注射液;生物碱盐类,如盐酸罂粟碱、利血平、盐酸洛贝林(盐酸山梗菜碱)、硫酸阿托品、硫酸麻黄碱、硝酸士的宁等注射液;人工合成的含氮杂环类有机盐类化合物,如盐酸雷尼替丁、盐酸硫胺(维生素B_1)、盐酸吡多辛(维生素B_6)、盐酸氯丙嗪(冬眠灵)、盐酸异丙嗪(非那根)、乳酸环丙沙星、心得安等注射液;其他,如蛋白质和重金属盐类。

(2)本品是纯中药制剂,保存不当可能影响产品质量。

【贮藏】密封,遮光。

【规格】每支装2ml。

复方丹参注射液

【商品名】香丹注射液。

【主要成分】丹参、降香。

【性状】本品为棕色的澄明液体。

【药理作用】主要作用有保护心肌缺血缺氧,清除自由基,保护肝损害,镇静,改善血液流变性等。

【功能主治】祛瘀止痛,活血通经,清心除烦。主要用于胸中憋闷、心绞痛、慢性肝炎和肾功能不全。

【用法用量】复方丹参注射液(3g生药/2ml)10~20ml加入5%~10%葡萄糖注射液100~500ml内静脉滴注。亦可加入25%葡萄糖溶液20ml中静脉推注。肌内注射,2ml/次,每日1~2次。一般2~4周为1疗程。

【不良反应】复方丹参注射液临床应用很少出现不良反应,偶有静脉滴注引起过敏反应。

【注意事项】不宜与抗癌药如环磷酰胺等合用,也不宜与细胞色素C配伍使用。

第七节 血管扩张药

注射用硝普钠 Sodium Nitroprusside for Injection

【主要成分】本品主要成分为硝普钠。

【性状】本品为粉红色结晶性粉末。水溶液放置不稳定,光照下加速分解。

【药理作用】本品为一种速效和短时作用的血管扩张药。通过血管内皮细胞产生NO,对动脉和静脉平滑肌均有直接扩张作用,但不影响子宫、十二指肠或心肌的收缩。血管扩张使周围血管阻力减低,因而有降压作用。血管扩张使心脏前、后负荷均减低，心排血量改善，故对心力衰竭有益。后负荷减低可减少瓣膜关闭不全时主动脉和左心室的阻抗而减轻反流。

【药代动力学】静滴后立即达血药浓度峰值，其水平随剂量而定。本品由红细胞代谢为氰化物，在肝脏内氰化物代谢为硫氰酸盐，代谢物无扩张血管活性；氰化物也可参与维生素 B_{12} 的代谢。本品给药后几乎立即起作用并达作用高峰，静滴停止后维持 1～10 分钟。肾功能正常者半衰期为 7 天（由硫氰酸盐测定），肾功能不良或血钠过低时延长，经肾排泄。

【适应证】(1)用于高血压急症，如高血压危象、高血压脑病、恶性高血压、嗜铬细胞瘤手术前后阵发性高血压等的紧急降压，也可用于外科麻醉期间进行控制性降压。

(2)用于急性心力衰竭，包括急性肺水肿。亦用于急性心肌梗死或瓣膜（二尖瓣或主动脉瓣）关闭不全时的急性心力衰竭。

【用法用量】用前将本品 50mg 溶解于 5ml 5% 葡萄糖注射液中，再稀释于 250～1000ml 5% 葡萄糖注射液中，在避光输液瓶中静脉滴注。

成人常用量：静脉滴注，开始每分钟按体重 0.5mg/kg。根据治疗反应以每分钟 0.5mg/kg 递增，逐渐调整剂量，常用剂量为每分钟按体重 3mg/kg，极量为每分钟按体重 10mg/kg。

小儿常用量：静脉滴注，每分钟按体重 1.4mg/kg，按效应逐渐调整用量。

【不良反应】短期应用适量不致发生不良反应。

(1)本品毒性反应来自其代谢产物氰化物和硫氰酸盐，氰化物是中间代谢物，硫氰酸盐为最终代谢产物，如氰化物不能正常转换为硫氰酸盐，则硫氰酸盐血浓度虽正常也可发生中毒。

(2)麻醉中控制降压时突然停用本品，尤其血药浓度较高而突然停药时，可能发生反跳性血压升高。

(3)以下情况可出现不良反应：①血压降低过快过剧，出现眩晕、大汗、头痛、肌肉颤搐、神经紧张或焦虑、烦躁、胃痛、反射性心动过速或心律失常，症状的发生与静脉给药速度有关，与总量关系不大；②硫氰酸盐中毒或逾量时，可出现运动失调、视力模糊、谵妄、眩晕、头痛、意识丧失、恶心、呕吐、耳鸣、气短；③皮肤：光敏感与疗程及剂量有关，皮肤石板蓝样色素沉着，停药后经较长时间（1～2 年）才消退。其他过敏性皮疹，停药后消退较快；④氰化物中毒或超量时，可出现反射消失、昏迷、心音遥远、低血压、脉搏消失、皮肤粉红色、呼吸浅、瞳孔散大。

【禁忌证】代偿性高血压如动静脉分流或主动脉缩窄者，禁用本品。

【注意事项】(1)本品对光敏感，溶液稳定性较差，滴注溶液应新鲜配制并注意避光。新配溶液为淡棕色，如变为暗棕色、橙色或蓝色，应弃去。溶液的保存与应用不应超过 24 小时。溶液内不宜加入其他药品。

(2)对诊断的干扰：用本品时血二氧化碳分压、pH 值、碳酸氢盐浓度可能降低；血浆氰化物、硫氰酸盐浓度可能因本品代谢后产生而增高，本品逾量时动脉血乳酸盐浓度可增高，提示代谢性酸中毒。

(3)下列情况慎用：①脑血管或冠状动脉供血不足时，对低血压的耐受性降低；②麻醉中控制性降压时，如有贫血或低血容量应先给予纠正再给药；③脑病或其他颅内压增高时，扩张脑血管可进一步增高颅内压；④肝功能损害时，可能本品加重肝损害；⑤甲状腺功能过低时，本品的代谢产物硫氰酸盐可抑制碘的摄取和结合，因而可能加重病情；⑥肺功能不全时，本品可能加重低氧血症；⑦维生素 B_{12} 缺乏时使用本品，可能使病情加重。

(4)应用本品过程中，应经常测血压，最好在监护室内进行；肾功能不全而本品应用超过 48～72 小时者，警惕血浆中氰化物或硫氰酸盐中毒，保持硫氰酸盐不超过 100mg/ml，氰化物不超过 3mmol/ml。

(5)药液有局部刺激性，谨防外渗。

(6)少壮男性患者麻醉期间用本品作控制性降压时，需要用大量，甚至接近极量。

(7)如静滴已达每分钟 10mg/kg，经 10 分钟而降压仍不满意，应考虑停用本品，改用或加用其他降压药。

(8)左心衰竭时应用本品可恢复心脏的泵血功能，但伴有低血压时，须同时加用心肌正性肌力药如多巴胺或多巴酚丁胺。

(9)服用本品过程中，偶可出现明显耐药性，此应视为中毒的先兆征象,此时减慢滴速,即可消失。

【孕妇及哺乳期妇女用药】本品对孕妇和乳母的影响尚缺乏人体研究。

【老人用药】老年人用本品须注意增龄时肾功能减退对本品排泄的影响,老年人对降压反应也比较敏感,故用量宜酌减。

【药物相互作用】(1)与其他降压药同用,可使血压剧降。

(2)与多巴酚丁胺同用,可使心排血量增多而肺毛细血管嵌压降低。

(3)与拟交感胺类同用,本品降压作用减弱。

【药物过量】血压过低时减慢滴速或暂停本品即可纠正。如有氰化物中毒征象,吸入亚硝酸异戊酯或静滴亚硝酸钠或硫代硫酸钠均有助于将氰化物转为硫氰酸盐而降低氰化物血药浓度。

【规格】50mg。

【剂型】注射剂。

【贮藏】遮光,密封保存。

盐酸肼屈嗪片 Hydralzine Hydrochloride Tablets

【主要成分】本品主要成分为盐酸肼屈嗪。

【性状】本品为白色或几乎白色片或糖衣片。

【药理作用】本品为烟酸类衍生物。

(1)降压:降压作用的确切机制未明。主要扩张小动脉,对静脉作用小,使周围血管阻力降低,心率增快,心每搏量和心排血量增加。长期应用可致肾素分泌增加,醛固酮增加,水钠潴留而降低效果。

(2)心力衰竭:本品增加心排出量,降低血管阻力与后负荷。

【药代动力学】口服吸收良好,达90%,1～2小时达血浆高峰浓度,但生物利用度较低为30%～50%。血浆蛋白的结合率87%。在肝内经乙酰化产生有活性的代谢产物。半衰期为3～7小时,肾功能衰竭时延长,但不必调整剂量。由于本品持久存在于血管壁内,故其降压作用半衰期比血药浓度半衰期为长。口服后45分钟起作用,持续3～8小时。经肾排出,2%～4%为原形。

【适应证】高血压;心力衰竭。

【用法用量】成人常用量:口服,每次10mg,每日4次,饭后服用。2～4天后,加至25mg,每日4次,共1周;第2周后增至每次50mg,每日4次。最大剂量不超过每日300mg。

儿童常用量:口服,按体重750mg/kg或按体表面积25mg/m²,每日2～4次,1～4周内渐增至最大量,7.5mg/kg或每日300mg。

【不良反应】(1)常见:头痛、恶心、呕吐、腹泻、心悸、心动过速等。

(2)少见:便秘、低血压、脸潮红、流泪、鼻塞。

(3)罕见:免疫变态反应所致,长期大量应用(每日400mg以上),可引起皮疹、瘙痒、胸痛、淋巴结肿大、周围神经炎、水肿、红斑性狼疮综合征。

【禁忌证】有主动脉瘤、脑中风、严重肾功能障碍患者应视为禁忌证。

【注意事项】对中度原发性高血压,肼屈嗪合并应用利尿药和β受体阻滞剂则可以获得良好疗效。但本品不宜单独应用,老年患者应用此药时须特别注意。合并冠心病患者因可致心肌缺血,宜慎用。动物研究中发现,本品大剂量有致肿瘤作用。已有的研究未发现本品的致突变作用。用药期间随访检查抗核抗体、血常规,必要时查红斑狼疮。长期给药可产生血容量增大、液体潴留,反射性交感兴奋而心率加快、心排血量增加,使本品的降压作用减弱。缓慢增加剂量或合用β阻滞剂可使副作用减少。停用本品须缓慢减量,以免血压突然升高。食物可增加起生物利用度,故宜在餐后服用。

【孕妇及哺乳期妇女用药】本品可通过胎盘,但缺少在人体的研究。是否排入乳汁尚不清楚,故不推荐用于乳母。

【儿童用药】在儿童中的安全性研究不够,但临床使用未受限制。

【老人用药】老年人对本品的降压作用较敏感,并易有肾功能减低,故宜减少剂量。

【药物相互作用】(1)与非甾体类抗炎止痛药同用,可使降压作用减弱。

(2)拟交感胺类与本品同用,可使本品的降压作用降低。

(3)与二氮嗪或其他降压药同用,可使降压作用加强。

【药物过量】如有过量,应停药,将胃排空,给活性炭。若有休克,应给予扩容治疗。

【规格】10mg;25mg;50mg。

【剂型】片剂。

其他血管扩张药,请参见"第十三章 周围血管舒张药"。

第八节 钙通道阻滞剂

硝苯地平片 Nifedipine Tablets

【通用名】硝苯地平久保卡迪,拜新同控释片,拜心通,利心平,圣通平,硝苯啶,心痛定。

【性状】本品为糖衣片,除去糖衣后显黄色。

【药理作用】硝苯地平为二氢吡啶类钙拮抗剂,可选择性抑制钙离子进入心肌细胞和平滑肌细胞的跨膜转运,并抑制钙离子从细胞内释放,而不改变血浆钙离子浓度。药理作用:

(1)本品能同时舒张正常供血区和缺血区的冠状动脉,拮抗自发的或麦角新碱诱发的冠状动脉痉挛,增加冠状动脉痉挛病人心肌氧的递送,解除和预防冠状动脉痉挛。

(2)本品可抑制心肌收缩,降低心肌代谢,减少心肌耗氧量。

(3)本品能舒张外周阻力血管,降低外周阻力,可使收缩血压和舒张血压降低,减轻心脏后负荷。

(4)本品可延缓离体心脏的窦房结功能和房室传导;整体动物和人的电生理研究未发现本品有延缓房室传导、延长窦房结恢复时间和减慢窦房结率的作用。致癌、致突变及生殖毒性无致癌作用。无致突变性。大剂量应用可降低雌性鼠生殖力,可致畸,可引起流产(胎鼠药物吸收率增加,胎鼠死亡率上升,新生鼠存活率下降)。孕猴服用 2/3~2 倍于人类最大剂量,可导致小胎盘和绒毛发育不全;给大鼠 3 倍于人类最大剂量,可引起妊娠延长。对人类的生殖力影响尚不明确。

【药代动力学】口服后吸收迅速、完全。口服后 10 分钟即可测出其血药浓度,约 30 分钟后达血药峰浓度,嚼碎服或舌下含服达峰时间提前。硝苯地平在 10~30mg,生物利用度和半衰期无显著差别。吞服、嚼碎服或舌下含服硝苯地平片,相对生物利用度基本无差异。硝苯地平与血浆蛋白高度结合,约为 90%。口服 15 分钟起效,1~2 小时作用达高峰,作用持续 4~8 小时;舌下给药 2~3 分钟起效,20 分钟达高峰。半衰期呈双相,分布半衰期 2.5~3 小时,消除半衰期为 5 小时。药物在肝脏内转换为无活性的代谢产物,约 80% 经肾排泄,20% 随粪便排出。肝肾功能不全的患者,硝苯地平代谢和排泄速率降低。

【适应证】(1)预防和治疗冠心病心绞痛,变异型心绞痛和冠状动脉痉挛所致心绞痛。不稳定型心绞痛;慢性稳定型心绞痛。

(2)各种类型的高血压,对顽固性、重度高血压也有较好疗效(单独或与其他降压药合用)。适用于雷诺征。由于能降低后负荷,对顽固性充血性心力衰竭亦有良好疗效,宜于长期服用。另外,也适用于患有呼吸道阻塞性疾病的心绞痛病人,其疗效优于 β 受体阻滞剂。

【用法用量】(1)硝苯地平的剂量应视患者的耐受性和对心绞痛的控制情况逐渐调整。过量服用硝苯地平可导致低血压。

(2)从小剂量开始服用,一般起始剂量每次 10mg,每日 3 次口服;常用的维持剂量为口服每次 10~20mg,每日 3 次。部分有明显冠脉痉挛的患者,可用至每次 20~30mg,每日 3~4 次。最大剂量不宜超过每日 120mg。如果病情紧急,可嚼碎服或舌下含服每次 10mg,根据患者对药物的反应,决定再次给药。

(3)通常调整剂量需 7~14 天。如果患者症状明显,病情紧急,剂量调整期可缩短。根据患者对药物的反应、发作的频率和舌下含化硝酸甘油的剂量,可在 3 天内将硝苯地平的用量从每次 10~20mg 调至 30mg,每日 3 次。

(4)在严格监测下的住院患者,可根据心绞痛或缺血性心律失常的控制情况,每隔 4~6 小时增加 1 次,每次 10mg。

【不良反应】(1)常见服药后出现外周水肿(外周水肿与剂量相关,每日服用 60mg 时的发生率为 4%,服用 120mg 则为 12.5%)、头晕、头痛、恶心、乏力和面部潮红(10%)。一过性低血压(5%),多不需要停药(一过性低血压与剂量相关,在每日剂量<60mg 时的发生率为 2%,而每日 120mg 的发生率为 5%)。个别患者发生心绞痛,可能与低血压反应有关。还可见心悸、鼻塞、胸闷、气短、便秘、腹泻、胃肠痉挛、腹胀、骨骼肌发炎、关节僵硬、肌肉痉挛、精神紧张、颤抖、神经过敏、睡眠紊乱、视力模糊、平衡失调等(2%),晕厥(0.5%),减量或与其他抗心绞痛药合用则不再发生。

(2)少见贫血、白细胞减少、血小板减少、紫癜、过敏性肝炎、齿龈增生、抑郁、偏执、血药浓度峰值时瞬间失明、红斑性肢痛、抗核抗体阳性关节炎等(<0.5%)。

(3)可能产生的严重不良反应:心肌梗死和充血性心力衰竭发生率 4%;肺水肿的发生率 2%;心律失常和传导阻滞的发生率各<0.5%。

(4)本品过敏者可出现过敏性肝炎、皮疹,甚至剥脱性皮炎等。

【禁忌证】低血压;对硝苯地平、二氢吡啶类药物过敏患者;心血管性休克;心肌梗死急性期(8 天之内)。

【注意事项】(1)低血压:绝大多数患者服用硝苯地平后仅有轻度低血压反应,个别患者出现严重的低血压症状。这种反应常发生在剂量调整期或加量时,特别是合用β受体阻滞剂时。在此期间需监测血压,尤其合用其他降压药时。

(2)芬太尼麻醉:接受冠脉旁路血管移植术(或者其他手术)的患者,单独服用硝苯地平或与β受体阻滞剂合用可导致严重的低血压,如条件许可应至少停药 36 小时。

(3)心绞痛和/或心肌梗死:极少数患者,特别是严重冠脉狭窄患者,在服用硝苯地平或加量期间,降压后出现反射性交感兴奋而心率加快,心绞痛或心肌梗死的发生率增加。

(4)外周水肿:10%的患者发生轻、中度外周水肿,与动脉扩张有关。水肿多初发于下肢末端,可用利尿剂治疗。对于伴充血性心力衰竭的患者,需分辨水肿是否由于左室功能进一步恶化所致。

(5)β受体阻滞剂"反跳"症状。突然停用β受体阻滞剂而启用硝苯地平,偶可加重心绞痛。须逐步递减前者用量。

(6)充血性心力衰竭:少数接受β受体阻滞剂的患者开始服用硝苯地平后可发生心力衰竭,严重主动脉狭窄患者危险更大。

(7)对诊断的干扰应用本品时偶可有碱性磷酸酶、肌酸磷酸激酶、乳酸脱氢酶、门冬氨酸氨基转移酶和丙氨酸氨基转移酶升高,一般无临床症状,但曾有报道胆汁淤积和黄疸;血小板聚集度降低,出血时间延长;直接 Coombs 实验阳性伴/不伴溶血性贫血。

(8)肝肾功能不全、正在服用β受体阻滞剂者应慎用,宜从小剂量开始,以防止诱发或加重低血压,增加心绞痛、心力衰竭,甚至心肌梗死的发生率。慢性肾衰患者应用本品时偶有可逆性血尿素氮和肌酐升高,与硝苯地平的关系不够明确。

(9)长期给药不宜骤停,以避免发生停药综合征而出现反跳现象。

【孕妇及哺乳期妇女用药】(1)无详尽的临床研究资料。临床上有硝苯地平用于高血压的孕妇。

(2)硝苯地平可分泌入乳汁,哺乳妇女应停药或停止哺乳。

【老人用药】硝苯地平在老年人的半衰期延长,应用时注意调整剂量。

【药物相互作用】(1)硝酸酯类:与本品合用控制心绞痛发作,有较好的耐受性。

(2)β受体阻滞剂:绝大多数患者合用本品有较好的耐受性和疗效,但个别患者可能诱发和加重低血压、心力衰竭和心绞痛。

(3)洋地黄:本品可能增加血地高辛浓度,提示在初次使用、调整剂量或停用本品时应监测地高辛的血药浓度。

(4)蛋白结合率高的药物,如双香豆素类、苯妥英钠、奎尼丁、奎宁、华法林等与本品同用时,这些药的游离浓度常发生改变。

(5)西咪替丁:与本品同用时,本品的血浆峰浓度增加,注意调整剂量。

【药物过量】尚无足够的研究资料。现有文献表明,增加剂量可使外周血管过度扩张,导致或加重低血压状态。药物过量导致临床上出现低血压的患者,应及时给予心血管支持治疗,包括心肺监测、抬高下肢,注意循环血容量和尿量。若无禁忌证,可用血管收缩药(去甲肾上腺素)恢复血管张力和血压。肝功能损害的患者药物清除时间延长。

血液透析不能清除硝苯地平。

【规格】片剂:5mg×12片;10mg×12片。控释片:30mg×7片;60mg×7片。胶囊剂:每胶囊5mg。喷雾剂:每瓶100mg。

【剂型】片剂(糖衣,薄膜衣)。

【贮藏】遮光,密封保存。

硝苯地平控释片 Nifedipine Controlled Release Tablets

【商品名】拜新同,欣然。

【成分】本品的主要成分是硝苯地平。

【性状】本品为粉红色的薄膜片,去除糖衣后显黄色。

【药理作用】硝苯地平是1,4-二氢吡啶类钙离子拮抗剂。钙离子拮抗剂能减少钙离子经过钙通道进入细胞。硝苯地平特异地作用于心肌细胞、冠状动脉及外围阻力血管的平滑肌细胞。硝苯地平能扩张冠状动脉,尤其是大血管,甚至能扩张不完全阻塞区的健全血管。硝苯地平还可降低冠状动脉平滑肌的张力,防止血管痉挛。最终增加狭窄血管的血流量,提高供氧量。同时,硝苯地平由于降低了外周阻力(后负荷),而减少了对氧的需求。若长期服用,硝苯地平能防止新的冠状动脉粥样硬化病变的发生。硝苯地平能降低小动脉平滑肌的张力,因而能降低已经增加了的外周阻力和降低血压。开始治疗时,可能出现短时的反射性心率加快,导致心输出量增加。但是这样增加不足以补偿血管的扩张。而且,无论短期或长期服用,硝苯地平都能增加钠和水的排出。对于高血压患者,硝苯地平的降压作用尤为显著。

【药代动力学】拜新同的配方,能使其在24小时内近似恒速释放硝苯地平,通过膜调控的推拉渗透泵原理,使药物以零级速率释放。它不受胃肠道蠕动和pH值的影响。服药后,药片中的非活性成分完整地通过胃肠道,并以不溶的外壳随大便排出。18名健康男性单次口服本品30mg后,其半衰期为(9.9 ± 6.8)小时,$C_{0.5max}$为(27.5 ± 15.9)ng/ml,多次给药后稳态峰浓度$C_{0.5max}$为(40.8 ± 12.5)ng/ml,稳态谷浓度为$C_{0.5max}$为(27.7 ± 11.6)ng/ml,峰谷比为(1.84 ± 1.24)。硝苯地平在组织内分布广泛,药物在肝、血清、肾及肺中浓度较高,而在脑、骨骼肌中浓度较低。它在人体内血浆蛋白结合率高达92%~98%,但其主要代谢物的蛋白结合率较低,为54%。硝苯地平在体内经肝微粒体酶系统(包括细胞色素P450氧化酶)的作用,被氧化成3种无药理活性的代谢物,70%~80%的药物以水溶性代谢物从尿中排出,主要以非原形的代谢产物从尿中排泄,仅0.1%以原形药物经尿排泄,体内无蓄积作用。

【适应证】冠心病慢性稳定性心绞痛(劳力性心绞痛);高血压。

【用法用量】治疗时应尽可能按个体情况服药。除非特殊医嘱,成年人推荐下列剂量:

(1)冠心病:慢性稳定性心绞痛(劳力性心绞痛)

拜新同30mg,片剂,每次30mg(每次1片),每日1次。

拜新同60mg,片剂,每次60mg(每次1片),每日1次。

(2)高血压

拜新同30mg,片剂,每次30mg(每次1片),每日1次。

拜新同60mg,片剂,每次60mg(每次1片),每日1次。

通常治疗的初始剂量为每日30mg。

疗程:用药时间由医生决定。

用药方法:通常整片药片用少量液体吞服,服药时间不受就餐时间的限制。

该药片不能咀嚼或掰断后服用!

【不良反应】临床最常见的不良反应,依据发生的频率和不同的人体系统($n=9566,13.10.98$)。

(1)以下情况发生率在1%~10%

整个机体:虚弱(疲劳),水肿,心痛。

心血管系统:末梢性水肿,血管扩张(面红,热感),心悸。

消化系统:便秘。

神经系统:眩晕。

(2)以下情况发生率在0.1%~1%

整个机体:腹痛,胸痛,腿痛,不适,疼痛。

心血管系统:低血压,体位性低血压,晕厥,心动过速。

消化系统:腹泻,口干,消化不良,腹胀,恶心。

肌肉骨骼系统：腿部肌肉痉挛。

神经系统：失眠、紧张、感觉异常、嗜睡、眩晕。

呼吸系统：呼吸困难。

皮肤及其附属结构：瘙痒，皮疹。

泌尿生殖系统：夜尿，多尿。

(3)以下情况发生率在0.01%～0.1%

整个机体：过敏反应，胸骨后疼痛，寒战，面部水肿，发热。

心血管系统：心绞痛（不稳下型除外），心脏不适。

消化系统：厌食，嗳气，胃肠道不适，牙龈炎，牙龈增生，GGT升高，肝功能异常，呕吐。

肌肉骨骼系统：关节痛，关节不适，肌肉痛。

神经系统：感觉迟钝，睡眠异常，震颤。

呼吸系统：鼻出血。

皮肤及其附属结构：血管神经性水肿，多形性皮疹，脓疱疹，出汗，荨麻疹，大疱疹。

特殊感觉：视觉异常，眼部不适，眼痛。

泌尿生殖系统：排尿困难，尿频。

[自发报道的最常见药物不良反应]

根据CIOMSⅢ频率分类及COSTART人体系统名（5thed. mod.，拜耳）计算（$n=2886$，15.09.98），发生率<0.01%。

整个机体：过敏反应。

消化系统：粪石，言语困难，食管炎，牙龈不适，肠梗阻，肠道溃疡，黄疸，SGPT升高。

血液淋巴系统：白细胞减少，紫癜。

代谢与营养异常：高血糖，体重下降。

肌肉骨骼系统：肌肉痉挛。

皮肤及其附属结构：剥脱性皮炎，男子女性型乳房。

特殊感觉：视觉模糊。

对于伴有恶性高血压和低血容量的透析患者，可由于血管扩张而引起血压明显下降。

【禁忌证】(1)拜新同，禁用于已知对硝苯地平过敏者。

(2)硝苯地平禁用于心源性休克。

(3)由于酶诱导作用，与利福平合用时，硝苯地平达不到有效的血药浓度，因而不得与利福平合用。

【注意事项】(1)对于心力衰竭及严重主动脉瓣狭窄的患者，当血压很低时（收缩压<90mmHg的严重低血压），服用拜新同，应十分慎重。

(2)拜新同有不可变形的物质，因此，胃肠道严重狭窄的患者使用本品时应慎重，因为有可能发生梗阻症状。

(3)有KOCK小囊的病人（直肠结肠切除后作回肠造口）不能使用拜新同。

(4)用钡餐作对比检查时，拜新同可引起假阳性结果（因填满缺损处，而被误认为息肉）。

(5)妊娠妇女若同时静注硫酸镁，应给予密切监测。

(6)肝功能损害：患者用药须严格监测，病情严重时应减少剂量。

(7)受精试验：试管受精试验中，硝苯地平类钙离子拮抗剂。与精子头部的可逆性生化改变有关，从而损伤精子的功能。那些反复进行试管受精不成功的男性，在无其他原因可寻时，应考虑到硝苯地平类钙离子拮抗剂可能是其原因。

(8)对连通器及操作机器能力的影响：由于对药物反应因人而异，因此有可能损伤驾驶及操作机器的能力，这种作用在治疗初期，更换药物及饮酒时尤其明显。

(9)拜新同有不可吸收的外壳，这样可使药品缓慢释放进入人体内吸收。当这一过程结束时，空药片可在粪便中发现。

【药物相互作用】(1)硝苯地平的降压作用，在与其他降压药合用时会加强。

(2)硝苯地平与β受体阻断剂同时使用时，因为完全可能会出现严重的低血压，必须对患者严格监测，已知个别病例有心衰恶化的情况。

(3)硝苯地平通过位于肠黏膜和肝脏的细胞色素P4503A4系统代谢，已知对此酶有抑制或促进作用的药物会对硝苯地平的首过效应（口服后）或清除造成影响。

(4)苯妥英：可诱导细胞色素P4503A4系统，与苯妥英合用时，硝苯地平的生物有效性降低从而导致疗效下降。当两种药物合用时，需监测硝苯地平的临床疗效，必要时需增加硝苯地平的剂量。如两种药物合用时已经增加了硝苯地平的剂量，停用苯妥英后应考虑减少硝苯地平的剂量。

(5)地高辛：与硝苯地平同时使用时会导致地高辛清除率降低，从而增加了地高辛的血药浓度，因此患者应接受检查以防止地高辛过量，如果必要，可根据血浆中地高辛的浓度而减少地高辛的剂量。

(6)奎尼丁：硝苯地平与奎尼丁同时使用时，奎尼丁浓度下降，停服硝苯地平后，在个别的病例中奎尼丁的血药浓度明显升高。因此，服用奎尼丁的患者另外加服或停服硝苯地平时，均应监测血浆中奎尼丁的浓度，必要时可遵医嘱调整剂量。

一些学者报道，硝苯地平与奎尼丁合用时硝苯地平的血浆浓度增加，然而另外一些学者则报道未发现硝苯地平有药物动力学的改变。因此，如果在硝苯地平之前服用奎尼丁，应密切监测血压，如果需要可降低硝苯地平的剂量。

(7)奎双普汀/达福普汀：硝苯地平与奎双普汀/达福普汀合用可导致硝苯地平血浆浓度升高，如合用上述药物，需密切监测血压，必要时需降低硝苯地平剂量。

(8)西咪替丁：此药可抑制细胞色素 P4503A4 系统，因此可升高硝苯地平的血浆浓度而加强抗高血压疗效。

(9)利福平：具有强烈的诱导细胞色素 P4503A4 系统的作用，如与之合用，硝苯地平的生物有效性会被直接抑制从而降低其疗效。因此，硝苯地平禁止与利福平合用。

(10)地尔硫䓬：可减少硝苯地平的清除，二药合用时应谨慎，必要时应考虑降低硝苯地平的剂量。

(11)葡萄柚汁：可抑制细胞色素 P4503A4 系统，如与硝苯地平合用可使硝苯地平的血浆浓度升高，从而提高生物有效性。因此，提高降血压疗效。

(12)西沙比利：西沙比得与硝苯地平合用可使硝苯地平的血浆浓度升高，因此如二药合用需密切监测血压，必要时降低硝苯地平的剂量。

［理论上潜在的相互作用］

(1)红霉素：目前尚未开展硝苯地平与红霉素相互作用的研究，据悉红霉素可抑制细胞色素 P4503A4 系统，从而调节其他药物的代谢。因此，尚不能排除与硝苯地平合用后可增加硝苯地平血浆浓度的潜在作用。

(2)酮康唑、伊曲康唑、氟康唑：目前尚未开展有关硝苯地平与酮康唑、伊曲康唑、氟康唑相互作用的研究。这类药物据悉可抑制细胞色素 P4503A4 系统。因此，与硝苯地平同时口服，尚不能排除因为吸收增加而使硝苯地平生物有效性增加的作用。如果合并用药，需密切监测血压，必要时可考虑硝苯地平减量。

(3)免疫抑制剂：通过细胞色素 P4503A4 系统代谢，据已发表的资料表明，与硝苯地平合用时，个别病例需降低硝苯地平剂量。

(4)卡马西平：目前尚未进行硝苯地平与卡马西平是否潜在相互作用的研究，但是因为卡马西平可诱导酶的活性，从而导致与硝苯地平结构相似的钙离子通道阻滞剂尼莫地平的血浆浓度降低，因此不能排除二药合用可降低硝苯地平的血浆浓度，从而降低疗效。

(5)苯巴比妥：目前尚未进行硝苯地平与苯巴比妥是否有潜在相互作用的研究，但是因为苯巴比妥可诱导酶的活性，从而导致与硝苯地平结构相似的钙离子通道阻滞剂尼莫地平的血浆浓度降低，因此不能排除二药合用可降低硝苯地平面的血浆浓度，从而降低疗效。

(6)丙戊酸：目前尚未进行硝苯地平与丙戊酸是否有潜在相互作用的研究，但是因为丙戊酸可抑制酶的活性，从而导致与硝苯地平结构相似的钙离子通道阻滞剂尼莫地平的血浆浓度升高，因此不能排除二药合用提高硝苯地平的血浆浓度，从而提高了疗效。

［不存在相互作用］

(1)硝苯地平与阿义马林、苯好普利、异喹胍、多沙唑嗪、奥美代唑、奥利司他、潘拖拉唑、雷尼替丁、Rosiglitazone、他林洛尔、氨苯蝶啶、氢氯噻嗪合用，对硝苯地平的药代动力学没有影响。

(2)硝苯地平与坎地沙坦或西立伐他汀合用，对二药的药代动力学均无影响。

(3)阿司匹林：硝苯地平与 100mg 阿司匹林合用，对硝苯地平的药代动力学没有影响。同时，二药合用也不影响阿司匹林对血小板聚集及出血时间的作用。

(4)伊贝沙坦：硝苯地平与伊贝沙坦合用，不影响伊贝沙坦的药代动力学。

[其他形式的相互作用]硝苯地平可导致尿香草扁桃酸的分光光度值假性升高,但HPLC测定不受影响,硝苯地平类的拮抗剂可能是导致该值假性升高的原因。

【孕妇及哺乳期妇女用药】妊娠期间禁服拜新同。动物试验表明会发生胚胎中毒,胎儿中毒和畸胎。动物实验中,引起胚胎中毒,胎儿中毒和畸胎的各种剂量对母体都有毒性;并高出人类最大剂量数倍。对于孕妇,尚未作适当和对照的研究。

硝苯地平能进入母乳。因为尚无婴儿可能产生何种影响的报告,所以哺乳期间必须服用硝苯地平时,首先要停止哺乳。

【儿童用药】禁用。

【药物过量】发生严重的硝苯地平中毒时可见症状:意识障碍甚至昏迷,血压下降,心动过速/心动过缓性心律失常,高血糖,代谢性酸中毒,低氧血症/心源性休克伴肺水肿。

[成人过量后的救治措施]

(1)在针对硝苯地平过量的救治中,应首先考虑到活性成分的排除及恢复心血管状态的稳定。

(2)给予口听取洗胃后,如必要可给予小肠灌肠,尤其对于拜新同等缓释片中毒者的处理应尽可能全面,包括灌肠的措施,以防止其他活性成分的吸收。

(3)血液透析意义不大,因为透析不能排除硝苯地平,但可进行血浆置换(高血浆蛋白,而相对低血容量)。

(4)心动过缓性心律失常可给予β拟交感神经药物治疗,对于危及生命的心动过缓可安置临时心脏起搏器。

(5)由心源性休克和动脉扩张导致的低血压可给予钙制剂治疗(缓慢静10~20ml 10%葡萄糖酸钙,必要时可重复)。血钙可达到正常上限或轻度升高,如果应用钙制剂后,血压升高不明显,应考虑给予拟交感神经性血管收缩剂,如多巴胺、去甲肾上腺素,剂量依据疗效而定。

(6)因为有心脏超负荷的危险,所以补液或补充血容量时应慎重。

【剂型】控释片剂。

【包装】7片/盒,铝塑包装。

【规格】30mg/片。

【贮藏】拜新同内的有效成分有光敏性,应避免光线直射。该药片应防潮保存,从铝塑板中取出后应立即服用。将药品置于儿童触及不到的地方。

苯磺酸氨氯地平片 Amlodipine Besylate Tablets

【性状】本品为白色片。

【药理毒理】药理作用:苯磺酸氨氯地平是二氢吡啶类钙拮抗剂(钙离子拮抗剂或慢通道阻滞剂)。心肌和平滑肌的收缩依赖于细胞外钙离子通过特异性离子通道进入细胞。本品选择性抑制钙离子跨膜进入平滑肌细胞和心肌细胞,对平滑肌的作用大于心肌。其与钙通道的相互作用取决于它和受体位点结合与解离的渐进性速率,因此药理作用逐渐产生。本品是外周动脉扩张剂,直接作用于血管平滑肌,降低外周血管阻力,从而降低血压。治疗剂量下,体外实验可观察到负性肌力作用,但在整体动物实验中未见。本品不影响血浆钙浓度。15项随机双盲、安慰剂对照的临床试验证实了本品的抗高血压作用。轻、中度高血压患者每日服药1次,可以24小时降低卧位和立位血压,长期使用不引起心率或血浆儿茶酚胺显著改变。降压效果平稳。降压效果和剂量相关,降压幅度与治疗前血压相关,中度高血压者(舒张压105~114mmHg)的疗效比轻度高血压者(舒张压90~104mmHg)高,血压正常者服药后没有明显作用。本品降低舒张压的作用在老年人和年轻人中相似,降低收缩压的作用对老年人更强。本品缓解心绞痛的准确机制尚不明确,但可能在运动时,本品通过降低外周阻力(后负荷)减少心脏做功和心率血压乘积,减少心肌氧需,治疗劳力性心绞痛;通过抑制钙离子、肾上腺素、5-羟色胺和血栓素 A_2 引起的冠状动脉和小动脉收缩,恢复缺血区血供治疗自发性心绞痛。8项临床试验中5项显示,本品显著延长运动诱发劳力性心绞痛的时间;部分研究显示本品延长ST段下降1mm的时间,并减少心绞痛发作频率。该作用具有持续性,并且不显著影响血压和心率。在一项50例自发性心绞痛患者中进行临床试验显示,本品每周可以减少4次心绞痛发作(安慰剂每周减少1次)。心功能正常的患者服用本品后测定静息和运动状态下血流动力学,心脏射血分数有所增加,但对 dp/dt 或左室舒张末压/容积无显著影响。治疗剂量下，本品单独使用或与 β 阻滞剂合用，均不引起负性肌力作用。一项安慰剂对照研究中，697 例心功能Ⅱ/Ⅲ级（NYHA）的心衰患者用药 8～12 周后，运动耐量检查、NYHA 分级、症状和左室射血分数均未显示心衰有加重的迹象（另一项安慰剂对照的长期生存试验，1153 例心功能Ⅲ/Ⅳ级心衰病人，在常规治疗基础上随机加用本品或安慰剂，结果显示各种原因的死亡率和心源性发病率，氨氯地平组为 39%，安慰剂组为 42%）。本品不影响窦房结功能和房室传导。高血压或心绞痛患者合用本品和 β 阻滞剂，未发现心电图异常。本品不改变心绞痛患者的心电图，不加重房室传导阻滞。肾功能正常的高血压患者用药后，肾血管阻力降低、肾小球滤过率和肾血流增加，但滤过分数或尿蛋白不变。

毒理作用：致癌、致突变和致畸。以每日 0.5mg/kg、1.25mg/kg 和 2.5mg/kg 的剂量，大鼠和小鼠连续喂食氨氯地平 2 年，未证实有致癌性。最高剂量已达到了小鼠的最大耐受量，但大鼠尚未达到（以临床最大推荐剂量 10mg 为基础计算，mg/m²）。基因和染色体水平均未揭示有药物相关的致突变性。雄性大鼠在交配前 64 天、雌性大鼠在交配前 14 天开始给予氨氯地平，每日 10mg/kg（8 倍于人类最大推荐剂量），不影响生殖能力。妊娠大鼠和兔在主要器官形成期给予氨氯地平 10mg/kg（8 倍和 23 倍于人类最大推荐剂量），未发现有致畸性和其他胚胎毒性。但是大鼠交配前 14 天开始，直至整个交配期和妊娠期给予 10mg/kg 氨氯地平，导致幼仔的体型明显减小（约 50%），宫内死亡数量明显增加（约 5 倍），同时延长妊娠时间和分娩时程。毒性小鼠和大鼠分别单剂给予氨氯地平高达 40mg/kg 和 100mg/kg，可以导致死亡。犬单剂服用 4mg/kg 或更高剂量将导致明显的外周血管扩张和低血压。

【药代动力学】本品口服后吸收完全但缓慢，6～12 小时达到峰浓度。单次口服 5mg，血药峰值为 3.0ng/ml；单次口服 10mg，血药峰值为 5.9ng/ml。绝对生物利用度为 64%～90%，不受饮食影响。循环中的药物约 95% 以上与血浆蛋白结合，分布容积为 21L/kg。持续用药后 7～8 天达到稳态血药浓度。本品以二室模型的方式从血浆中消除，在肝脏广泛代谢为无药理活性的代谢产物（90%）。终末半衰期健康者约为 35 小时，高血压病人延长为 50 小时，老年人 65 小时，肝功受损者 60 小时，肾功能不全者不受影响。本品 10% 以原形、60% 以代谢物的形式从尿中排出，20%～25% 从胆汁或粪便排出。本品不被血液透析清除。肾功能不全对本品的药代动力学特点没有显著影响。老年患者和肝功能不全患者对本品的清除率降低，药时曲线下面积（AUC）增加 40%～60%。中重度心衰患者的 AUC 升高幅度相似。

【适应证】高血压（单独或与其他药物合并使用）。心绞痛，尤其自发性心绞痛（单独或与其他药物合并使用）。

【用法用量】通常口服起始剂量为 5mg，每日 1 次，最大不超过 10mg。瘦小者、体质虚弱者、老年患者或肝功能受损者从 2.5mg、每日 1 次开始用药；合用其他抗高血压药者也从此剂量开始用药。用药剂量根据个体需要进行调整，调整期应不少于 7～14 天，以便医生充分评估患者对该剂量的反应。但在临床有保障的前提下，可以加快调整速度。治疗心绞痛的推荐剂量是 5～10mg，老年患者或肝功能受损者需减量。

【不良反应】本品在每日 10mg 的剂量范围内有良好的耐受性，大多数不良反应是轻、中度的。本品因不良反应而停药的仅为 1.5%，与安慰剂没有明显差别（约 1%）。最常见的不良反应是头痛和水肿。发生率＞1% 的剂量相关性不良反应有水肿、头晕、潮红和心悸。与剂量关系不明确，但发生率超过 1.0% 的不良反应有头痛、疲倦、恶心、腹痛和嗜睡。以上不良反应中，水肿、潮红、心悸和嗜睡在女性中的发生率超过男性。以下不良事件发生率≤1% 但＞0.1%，与药物的因果关系不明确。

一般：过敏反应，虚弱，背痛，潮热，不适，疼痛，僵硬，体重增加。

心血管：心律失常（包括心动过速、心动过缓或房颤），胸痛，低血压，外周缺血，昏厥，体位性头晕，体位性低血压和脉管炎。

中枢和外周神经系统：感觉减退，外周神经病，感觉异常，震颤，眩晕。

胃肠道：厌食症，便秘，消化不良，吞咽困难，腹泻,胃胀气,胰腺炎,呕吐,牙龈增生。

骨骼肌系统:关节痛,关节炎,肌肉痛性痉挛,肌痛。

精神:性功能障碍,失眠,紧张,抑郁,梦魇,焦虑,人格解体。

皮肤及附属物:血管性水肿,红斑,瘙痒,皮疹,斑丘疹。

特殊感觉:视觉异常,结膜炎,复视,眼痛,耳鸣。

泌尿系统:尿频,排尿障碍,夜尿。

自主神经系统:口干,盗汗。

代谢和营养:高血糖,口渴。

造血系统:白细胞减少症,紫癜,血小板减少症。

以下不良事件的发生率≤0.1%:心衰,脉搏不规则,期外收缩,皮肤变色,风疹,皮肤干燥,皮肤炎,脱发,肌肉无力,颤搐,共济失调,张力过高,偏头痛,皮肤冷湿,淡漠,激动,健忘,胃炎,食欲增加,稀便,咳嗽,鼻炎,排尿困难,多尿,嗅觉到错,味觉颠倒,视觉调节失常,眼干燥症。

其他偶发反应如心肌梗死和心绞痛则不能分辨是药物作用还是疾病状态。常规实验室检查项目没有明显变化,未发现血钾、血糖、甘油三酯、总胆固醇、高密度脂蛋白(HDL)、尿酸、血尿素氮或肌酐出现有意义的变化。药物上市后,用药人群中偶有男性乳腺发育的报道,但与药物的因果关系不明;部分病例中黄疸和肝酶升高(常伴有胆汁淤积和肝炎)较严重,需要住院治疗。

【禁忌证】对二氢吡啶类钙拮抗剂过敏者。

【注意事项】(1)心绞痛和/或心肌梗死:罕见。有严重的阻塞性冠状动脉疾病的患者,在开始应用钙通道拮抗剂治疗或加量时,会出现心绞痛发作频率、时程和/或严重性上升,或发展为急性心肌梗死,机制不明。

(2)低血压:由于本品逐渐产生扩血管作用,口服一般很少出现急性低血压。但本品与其他外周扩血管药物合用时仍需谨慎,特别是对于有严重主动脉瓣狭窄的病人。

(3)心力衰竭患者:钙通道阻滞剂应慎用于心衰患者。

(4)肝功能不全患者:严重肝功能不全患者应慎用本品。

(5)肾衰竭患者:肾衰竭患者的起始剂量可以不变。

(6)停用β阻滞剂:本品对突然停用β阻滞剂所产生的反跳症状没有保护作用。因此,停用β阻滞剂仍需逐渐减量。

(7)本品在梗阻性肺病、代偿良好的心力衰竭、外周血管疾病、糖尿病和脂质异常疾病的病人中可以安全使用。

【孕妇及哺乳期妇女用药】对孕妇用药缺乏相应的研究资料,但根据动物试验结果,本品只在非常必要时方可用于孕妇。尚不知本品能否通过乳汁分泌,服药的哺乳期妇女应中止哺乳。

【儿童用药】儿童的安全性和有效性尚未确定。

【老人用药】临床研究未证实老年人对该药的反应与年轻人不同,但考虑到老年人多有肝肾功能和心功能减退,并伴有其他疾病和相应的药物治疗,一般起始用药采用剂量范围的下限。老年人对本品的清除率降低,药时曲线(AUC)增加40%~60%,也需采用较低的起始剂量。

【药物相互作用】(1)西咪替丁、葡萄柚汁、致酸剂:合用时不改变本品的药代动力学。

(2)阿伐他汀、地高辛、乙醇:本品不影响其药代动力学。

(3)昔多芬:原发性高血压患者单剂服用昔多芬(伟哥ò)对本品的药代动力学没有影响。两药合用时独立产生降压效应。

(4)华法林:本品不改变华法林的凝血酶原作用时间。

(5)地高辛、苯妥英和华法林:与本品合用对血浆蛋白结合率没有影响。

(6)麻醉药:吸入烃类与本品合用可引起低血压。

(7)非甾体类抗炎药:尤其吲哚美辛可减弱本品的降压作用。

(8)β阻滞剂:与本品合用耐受性良好,但可引起过度低血压,罕见加重心力衰竭。

(9)雌激素:合用可引起体液潴留而增高血压。

(10)磺吡酮:合用可增加本品的蛋白结合率,产生血药浓度变化。

(11)锂:合用可引起神经中毒,出现恶心、呕吐、腹泻、共济失调、震颤和/或麻木,需慎重。

(12)拟交感胺:可减弱本品降压作用。

(13)舌下硝酸甘油和长效硝酸酯制剂:与本品合用可加强抗心绞痛效应。虽未报告有反跳作用,但停药时应在医生指导下逐渐减量。

(14)噻嗪类利尿药、ACEI、地高辛、华法林、抗生素和口服降糖药:可与本品安全合用。

【药物过量】药物过量可导致外周血管过度扩张,引起低血压,还可能出现反射性心动过速。发生药物过量后,必须监测血压,同时进行心脏和呼吸监测。一旦发生低血压,则采取支持疗法,包括抬高肢体和根据需要扩容。如果这些手段无效,在循环血容量和尿量允许的情况下可以考虑给予升压剂(如去氧肾上腺素)。静脉给予葡萄糖酸钙有助于逆转钙拮抗作用。由于本品与血浆蛋白高度结合,透析处理没有作用。

【规格】5mg。

【剂型】片剂。

【贮藏】遮光,密封保存。

尼群地平片　Nitrendipine Tablets

【性状】本品为淡黄色片。

【药理作用】(1)本品为二氢吡啶类钙通道阻滞剂。

(2)本品抑制血管平滑肌和心肌的跨膜钙离子内流,但以血管作用为主,故其血管选择性较强。

(3)本品引起冠状动脉、肾小动脉等全身血管的扩张,产生降压作用。

【药代动力学】本品口服吸收良好,但存在明显的首过效应。蛋白结合率98%。早期研究报道半衰期为2小时,近期研究由于使用了更敏感的测定设备,报道半衰期在10~22小时。本品口服后约1.5小时血药浓度达峰值。口服后30分钟收缩压开始下降,60分钟后舒张压开始下降,降压作用在1~2小时最大,持续6~8小时。本品在肝内广泛代谢,其代谢产物70%经肾排泄,8%随粪便排出。肝病患者血药浓度和消除半衰期增加。

【适应证】高血压。

【用法用量】成人常用量:开始每次口服10mg,每日1次,以后可根据情况调整为20mg,每日2次。

【不良反应】较少见的有头痛、面部潮红。少见的有头晕、恶心、低血压、足踝部水肿、心绞痛发作、一过性低血压。本品过敏者可出现过敏性肝炎、皮疹,甚至剥脱性皮炎等。

【禁忌证】对本品过敏及严重主动脉瓣狭窄的患者禁用。

【注意事项】(1)少数病例可能出现血碱性磷酸酶增高。

(2)肝功能不全时血药浓度可增高,肾功能不全时对药代动力学影响小,以上情况慎用本品。

(3)绝大多数患者服用此药后仅可以耐受的轻度低血压反应,但个别患者可出现严重的体循环低血压症状。这种反应常发生在初期调整药量期间或者增加药物用量的时候,特别是合用β受体阻滞剂时。故服用本品期间须定期测量血压。

(4)已经证明极少数的患者,特别是那些有严重冠状动脉狭窄的患者,在服用此药或者增加剂量期间,心绞痛或心肌梗死的发生率增加。其机制尚不明了。故服用本品期间须定期作心电图。

(5)少数接受β受体阻滞剂的患者在开始服用此药后可发生心力衰竭,有主动脉狭窄的患者危险性更大。

【孕妇及哺乳期妇女用药】本品在孕妇中应用的研究尚不充分,但已有的临床应用尚未发生问题。

【老人用药】老年人应用血药浓度较高,但半衰期未延长,故宜适当减少剂量;正在服用β受体阻滞剂者应慎重加用本品。合用宜从小剂量开始,以防诱发或加重体循环低血压,增加心绞痛、心力衰竭,甚至心肌梗死的发生。推荐老年患者初始剂量为每日10mg。

【药物相互作用】(1)与β受体阻滞剂绝大多数患者合用此药可加强降压作用,并可减轻本品降压后发生的心动过速;然而个别患者有可能诱发和加重体循环低血压、心力衰竭和心绞痛。

(2)与血管紧张素转换酶抑制剂合用耐受性较好,降压作用加强。

(3)与长效硝酸盐类合用有较好的耐受性,但尚缺乏评价这种合用控制心绞痛的有效性文献。

(4)洋地黄:部分研究提示服用此药,能够增加合用的地高辛血浆浓度,平均增加45%。部分研究认为不增加地高辛血浆浓度和毒性。提示初次使用、调整剂量或停用尼群地平时,应监测地高辛的血药浓度,以防止地高辛过量或不足。

(5)双香豆类抗凝药:尚无报告表明合用尼群地平能够增加香豆类抗凝药物的凝血酶原时间。目前,还不能肯定它们之间的相互作用。

(6)西咪替丁:由于西咪替丁可介导抑制肝脏细胞色素 P450 酶,使尼群地平的首关效应发生改变,建议对正在服用西咪替丁治疗的患者合用尼群地平时,注意药物剂量的调整。

【药物过量】现有的文献表明,增加剂量能够导致过度的外周血管扩张,继发或延长体循环低血压状态。由药物过量导致临床上出现显著的低血压反应的患者,应及时在心肺监测的同时,给予积极的心血管支持治疗。肝功能不全的患者药物清除率下降。

【规格】10mg。

【剂型】片剂。

【贮藏】遮光,密封保存。

非洛地平片 Felodipine Tablets

【主要成分】本品主要成分为非洛地平。

【性状】白色或类白色片。

【药理作用】本品为选择性钙离子拮抗药,主要抑制小动脉平滑肌细胞外钙的内流,选择性扩张小动脉,对静脉无此作用,不引起体位性低血压;对心肌亦无明显抑制作用。本品在降低肾血管阻力的同时,不影响肾小球滤过率和肌酐廓清率,肾血流量无变化甚至稍有增加,有促尿钠排泄和利尿作用。本品可增加输出量和心脏指数,显著降低后负荷,而对心脏收缩功能、前负荷及心率无明显影响。

【药代动力学】10 名健康成年人口服本品 10mg 后,达峰时间为(2.01±0.63)小时,峰浓度为(4.78±0.89)ng/ml,消除相半衰期为(16.09±6.07)小时。据资料文献报道,本品主要由肝脏代谢、消除,约 70% 以代谢产物形式从尿排出,约 10% 药物由粪便排出。老年人半衰期长约 36 小时。

【适应证】用于轻、中度原发性高血压的治疗。

【用法用量】口服。起始剂量 2.5mg,每日 2 次,或遵医嘱。常用维持剂量为每日 5mg 或 10mg,必要时剂量可进一步增加,或加用其他降压药。

【不良反应】(1)本品和其他钙拮抗药相同,在某些病人身上会导致面色潮红、头痛、头晕、心悸和疲劳,这些反应大部分具有剂量依赖性,而且是在剂量增加后开始的短时间内出现,是暂时的,应用时间延长后消失。

(2)本品与其他二氢吡啶类药物相同,可引起与剂量有关的踝肿、牙龈或牙周炎患者用药后可能会引起轻微的牙龈肿大。

(3)也可见皮疹、瘙痒。

(4)在极少数病人中可能会引起显著的低血压伴心动过速,这在易感个体可能会引起心肌缺氧。

【禁忌证】对本品过敏者禁用。

【孕妇及哺乳期妇女用药】孕妇禁用。

【药物相互作用】(1)服用本品时,同时加服影响细胞色素 P450 类药物可影响非洛地平的血药浓度。

(2)酶诱导药(如苯妥英、酰胺咪嗪、巴比妥)能引起非洛地平血药浓度的降低。

(3)酶抑制药(西咪替丁)可引起非洛地平血药浓度升高。虽非洛地平具有较高程度血浆蛋白结合力,但不影响其他血浆蛋白结合药物(如华法林)的结合程度。

【药物过量】药物过量可引起外周血管过度扩张,伴有显著的低血压,有时还可能出现心动过缓。如出现严重低血压应给予对症处理,如病人平卧、抬高下肢。如伴有心动过缓时,应静脉滴注阿托品 0.5~1.0mg,如效果不明显,应输注葡萄糖、盐水和右旋糖酐扩充血容量。如上述措施仍不见效时,可给予 α_1 肾上腺素受体作用为主的拟交感胺类药。

【贮藏】遮光,密封保存。

【规格】5mg;10mg。

【剂型】片剂。

盐酸乐卡地平片 Lercanidipine Hydrochloride Tablets

【适应证】在欧洲一些地区本品用于各型高血压,而在英国只用于轻、中度高血压。

【用法用量】推荐剂量为 10mg,每日 1 次,至少在饭前 15 分钟口服,必要时 2 周以后增至 20mg,每日 1 次。

【禁忌证】本品生物利用度不受年龄和肝硬化的影响,但严重肝、肾功能不全者禁用。

【不良反应】最常见不良反应是头痛、面红、无力、疲劳、心悸及踝关节水肿,3%~5%患者因此而停药。

【注意事项】本品耐受性良性,据 20 个临床试验中心、共约 1800 例患者参与的试验结果表明,不良反应发生率为 11.8%,安慰剂组为 7%。对 9605 例临床观察表明,本品耐受性良性,其中 7469 例轻、中度高血压患者每日口服 10mg 或 20mg,疗程 3 个月,不良反应发生率 7.6%,最常见的是头痛(2.7%)和踝关节水肿(2.1%)。本品不良反应多属于轻、中度,且与血管扩张作用相关。对二氢吡啶类过敏者禁用;左心室传出通道阻滞、未经治疗的充血性心力衰竭、不稳定型心绞痛、有严重肾脏或肝脏疾病,以及在 1 个月内发生过心肌梗死的患者禁用;妊娠和哺乳期妇女,未采取任何避孕措施的高龄妇女;18 岁以下患者不得服用。

【药物相互作用】本品与药酶抑制剂,如酮康唑、依曲康唑、红霉素、氟西汀,或药酶诱导剂如苯妥英、依曲康唑、红霉素、氟西汀,以及药酶底物如特非那定、阿司咪唑、环孢素、胺碘酮、奎尼丁、地西泮、咪达唑仑、普萘洛尔和美托洛尔合用时应谨慎。此外,本品也不能与葡萄柚汁合用,以免因血药浓度升高而产生不良反应。

【规格】10mg。

【剂型】片剂。

盐酸尼卡地平片　Nicardipine Hydrochloride Tablets

【性状】本品为微黄色片或糖衣片

【药理作用】(1)药理作用:本品为钙通道阻滞剂(慢通道阻滞剂或钙离子拮抗剂),可抑制心肌与血管平滑肌的跨膜钙离子内流而不改变血钙浓度。本品具有高度的血管选择性,对血管平滑肌的钙离子拮抗作用强于对心肌的作用。动物实验中本品扩张冠状血管平滑肌。本品可增加慢性稳定型心绞痛患者的运动耐受量,减少心绞痛发作频率。本品降低人体外周血管阻力,使血压下降,可降低轻、中度高血压患者的收缩压与舒张压,但是不改变血压的昼夜节律变化。此作用在高血压患者大于正常血压者,降压时有反射性心率加快和心肌收缩性增强。本品增加心脏射血分数及心排血量,左室舒张末压改变不多,可短暂增加尿钠排泄。本品阻滞慢钙通道而不影响快钠通道。麻醉犬实验表明,本品扩张冠状动脉并增加局部心肌血流量,但不影响房室传导。

(2)致癌、致突变和生殖毒性:大鼠分别每日给予尼卡地平 5mg/kg、15mg/kg 或 45mg/kg,2 年后的结果表明,甲状腺增生和瘤形成(滤泡状腺瘤/肿瘤)随剂量的增加而增加。对大鼠的研究显示这些结果与尼卡地平诱导的血浆甲状腺素(T_4)水平降低有关,伴随血浆促甲状腺素(TSH)水平的升高。TSH 的缓慢增加可引起甲状腺高度兴奋。饮食缺碘的大鼠给予尼卡地平 1 个月,出现甲状腺增生,可通过补充 T_4 防止该现象。小鼠每日给予尼卡地平 100mg/kg,18 个月后未发现任何组织的瘤形成和甲状腺改变。犬每日给予尼卡地平 25mg/kg,1 年后未见甲状腺病理改变,未发现尼卡地平影响人的甲状腺功能(血浆 T_4 和 TSH)。在对微生物指示菌进行的生殖毒性试验、小鼠和仓鼠的微核试验或仓鼠的姐妹染色单体交换试验中均未发现尼卡地平有致突变作用。雄性大鼠和雌性大鼠口服尼卡地平 100mg/kg 未见生殖能力损伤。

【药代动力学】本品口服吸收完全,20 分钟后血中可测得本品,血药浓度峰值出现于服药后 0.5~2 小时(平均 1 小时),餐后服用本品血药浓度降低。由于饱和肝脏首过代谢,呈非线性动力学特征。口服 20mg,30mg 和 40mg 本品(每日 3 次)稳态时的达峰浓度分别为 36mg/ml、88mg/ml 和 133mg/ml,且个体差异较大。每日给药 3 次,2~3 天后血药浓度达稳态,稳态时的血药浓度比单剂量给药时高 2 倍,平均消除半衰期 8.6 小时。口服 30mg 本品稳态时的生物利用度为 35%。本品的血浆蛋白结合率高(>95%),在不同种属动物间相近。本品在肝脏广泛代谢,60%从尿中排出,35%从粪便排出,尿中检测到的原形药物<1%。给药后 48 小时内回收的药物总量为 90%。本品不诱导自身代谢,也不诱导肝微粒体代谢酶。由于本品在

肝脏广泛代谢,血药浓度水平受肝功能变化的影响。严重肝功能失常患者的体内药物浓度高于正常受试者,半衰期明显延长。本品在肾功能不全患者(基线血肌酐浓度 1.2～5.5mg/dl)体内的血药浓度高于健康受试者。口服 30mg(每日 3 次)本品达稳态时,肾功能不全患者的 C_{max} 和 AUC 比健康受试者高 2 倍。

【适应证】高血压。劳力性心绞痛。

【用法用量】(1)高血压:口服,起始剂量每次 20mg,每日 3 次,可随反应调整剂量至每次 40mg,每日 3 次。增加剂量前至少连续给药 3 天以上,以保证达到稳态血药浓度。可与利尿剂、β阻滞剂等抗高血压药物合用。

(2)心绞痛:口服,起始剂量每次 20mg,每日 3 次,可随反应调整剂量至每次 40mg,每日 3 次。增加剂量前至少连续给药 3 天以上,以保证达到稳态血药浓度。可与硝酸酯类、$β_1$ 阻滞剂等抗心绞痛药合用。

【不良反应】(1)常见者有足踝部水肿、头晕、头痛、面部潮红等。

(2)有时出现谷丙转氨酶(GPT)、谷草转氨酶(GOT)升高。

(3)较少见者有心悸、心动过速、心绞痛加重,减少剂量或加 $β_1$ 受体阻滞剂可以纠正。

(4)少有恶心、口干、便秘、乏力、皮疹等。

(5)偶有胆红素、乳酸脱氢酶、胆固醇、尿素氮、肌酐升高;偶见粒细胞减少。

【禁忌证】(1)对本品有过敏反应者。

(2)重度主动脉狭窄病人。

(3)颅内出血尚未完全止血的患者。

(4)脑中风急性期颅内压增高的患者。

【注意事项】(1)肝、肾功能障碍、低血压、青光眼、孕妇、哺乳期妇女、儿童慎用本品,肝功能不全的患者宜从低剂量(每次 20mg,每日 2 次)开始治疗。

(2)充血性心力衰竭患者慎用,特别是在与 $β_1$ 受体阻滞剂合用时。

(3)本品慎用于急性脑梗死和脑缺血患者,以防止发生低血压。

(4)在治疗早期决定合适剂量的过程中,应仔细监测血压,注意避免。

(5)发生低血压。

(6)本品的最大降压作用是在血药峰浓度时,故宜在给药后 1～2 小时。

(7)测血压;为了解降压是否满意,则宜在血药谷浓度(给药后 8 小时)测血压。

(8)用药后注意患者反应,尤其对于降压后心率加快者。

(9)本品与 $β_1$ 受体阻滞剂合用时,应避免突然停用 $β_1$ 受体阻滞剂,须逐渐减少剂量。

(10)停用本品时应逐渐减少剂量,并密切观察病情。

【孕妇及哺乳期妇女用药】本品在孕妇中的应用尚缺乏良好的对照研究,个别动物实验中有不利影响,故人体应用须权衡利弊。本品可能排入乳汁,大鼠口服本品后在乳汁中检测到高浓度的尼卡地平,故建议哺乳期妇女不用此药。

【老人用药】本品在老年人(≥65 岁)与中青年人中的药动学研究未发现差异,故老年人用药与中青年人相同。

【药物相互作用】(1)与肾上腺素 $β_1$ 受体阻滞剂合用耐受性良好。

(2)与西咪替丁合用可增加本品的血浆药物浓度,故应注意监测。

(3)与地高辛合用未见到地高辛血药浓度升高,但须测定地高辛血药浓度。

(4)与环孢素合用时,环孢素血药浓度升高,须密切监测环孢素血药浓度并相应减少环孢素的剂量。

(5)治疗浓度的呋塞米、普萘洛尔、双嘧达莫、华法林、奎尼丁、萘普生加于人体外血浆中不改变本品的蛋白结合率。

【药物过量】尼卡地平过量可引起显著低血压和心动过缓,伴嗜睡、意识模糊和言语不清。可采用对症治疗如排空胃内容物、抬高四肢、注意循环血量和尿排出量、心脏和呼吸功能的监测血管、静脉补液,对严重低血压患者给予血管升压药。

【规格】30mg。

【剂型】片剂。

盐酸尼卡地平缓释片 Nicardipine Hydrochloride Sustained-release Tablets

【主要成分】本品主要成分为盐酸尼卡地平。

【性状】本品内容物为黄色或淡黄色结晶性粉末。

【药理作用】本品为钙拮抗剂、血管扩张药。抑制心肌与血管平滑肌的跨膜钙离子内流而不改变血钙浓度，对血管选择性较强。动物实验中本品扩张冠状血管平滑肌，此作用产生时的血药浓度对心肌不产生负性肌力作用。在人体，本品降低周围血管阻力，此作用在高血压患者大于正常血压者，降压时有反射性心率加快。本品使心脏射血分数及心排血量增多而左室舒张末压改变不多。冠状血流增加。

【药代动力学】口服吸收完全，餐后服本品血药浓度降低。本品的蛋白结合率高（＞95％）。半衰期为 8.6 小时。在肝内代谢。本品 60％从尿中排出，35％从粪便排出。

【适应证】（1）高血压，单独应用或与其他药物合并应用。

（2）心绞痛，单独应用或与其他药物合并应用。

【用法用量】口服。每日 10mg。

【不良反应】（1）较常见者有脚肿、头晕、头痛、脸红，均为血管扩张结果。

（2）较少见者有心悸、心动过速、心绞痛加重，常是反射性心动过速的结果，减小剂量或加用 β 阻滞药可以纠正。

（3）少见者有恶心、口干、便秘、乏力、皮疹等。

【禁忌证】对本品有过敏反应者；重度主动脉瓣狭窄、颅内出血尚未完全止血者、脑中风等颅压患者。

【注意事项】（1）服用本品期间须定期测量血压、作心电图检查，尤其在治疗早期决定合适的剂量过程中，注意避免发生低血压。

（2）肝功能不全者、肾功能不全者、有中风史者应慎用。

（3）用药后注意反应，尤其在降压后心率加快者。

（4）本品也曾用于充血性心力衰竭，初步结果见后负荷减低而不影响心肌收缩力，但须注意本品的负性肌力作用。

（5）本品可能减低脑血管阻力，增加肾小球滤过率。

（6）孕妇及儿童慎用。

【孕妇及哺乳期妇女用药】本品可能排入乳汁，故哺乳期妇女最好不用。

【儿童用药】尚少研究。

【老人用药】老年人与中青年人有药动学研究未发现差异，但应从低剂量开始。

【药物相互作用】（1）本品与 β 阻滞剂同用耐受良好。

（2）与西咪替丁同用，本品血药浓度增高。

（3）本品与地高辛合用未见地高辛血药浓度增高，但须测定地高辛血药浓度。

（4）本品与环孢素合用时，环孢素血药浓度增高。

（5）在体外，治疗浓度的呋塞米、普萘洛尔、双嘧达莫、华法林、奎尼丁、萘普生加于人体血浆中不改变本品的蛋白结合率。

【药物过量】本品逾量时可引起显著低血压与心动过缓，伴倦怠、神志模糊、语言不清。此时应给以血管收缩药静脉内给葡萄糖酸钙以纠正症状。

【规格】10mg。

【剂型】片剂（缓释）。

【贮藏】遮光，密封保存。

盐酸尼卡地平注射液 Ncardipine Hydrochloride Injection

【主要成分】本品主要成分为盐酸尼卡地平注射液。

【性状】本品为淡黄色的澄明液体。

【药理作用】本品抑制心肌与血管平滑肌的跨膜钙离子内流而不改变血钙浓度，其作用在血管平滑肌胜于在心肌，故其血管选择性较强。动物实验中本品选择性扩张冠状血管平滑肌，此作用产生时的血药浓度不产生负性肌力作用（心肌），对心律及心收缩力的影响极小。在人体，本品降低周围血管阻力，此作用在高血压患者大于正常血压者，降压时会有反射性心率加快。本品使心脏射血分数及心排血量增多，而左室舒张末压改变不多，能降低心肌耗氧量及总外周阻力，也可增加冠脉侧支循环，使冠状血流增加。本品为二氢吡啶类钙拮抗剂，可阻滞钙离子流入血管平滑肌细胞内，从而扩张血管，使血压下降。

【药代动力学】据资料报道，健康男性成年人，按 0.01～0.02mg/kg 盐酸尼卡地平静脉给予后,消除半衰期为 50～63 分钟。尿内主要代谢物为 M-11 结合物。本品的血浆蛋白结合率约 90%。

【适应证】手术时异常高血压的急救处置;高血压性急症。

【用法用量】(1)手术时异常高血压的急救处置;本品用生理盐水或 5%葡萄糖注射液稀释后,以盐酸尼卡地平计,0.01%～0.02%(1ml 中的含量为 0.1～0.2mg)的溶液进行静脉滴注。这时,以每分钟 2～10μg/kg(体重)的滴注速度开始给予,将血压降到目的值后,边监测血压边调节滴注速度。如有必要迅速降低血压时,则将本品以盐酸尼卡地平计,10～30μg/kg(体重)的剂量进行静脉给予。

(2)高血压性紧急症本品用生理盐水或 5%葡萄糖注射稀释后,以盐酸尼卡地平计,0.01%～0.02%(1ml 中的含量为 0.1～0.2mg)的溶液进行静脉滴注。这时,以每分钟 0.5～6μg/kg(体重)的滴注速度速度给予。从每分钟 0.5μg/kg(体重)开始,将血压降到目的值后,边监测血压边调节滴注速度。

【不良反应】(1)循环系统有时会出现心动过速、心慌、面赤、全身不适感、心电图变化。

(2)肝脏有时会出现肝功能障碍(GOT、GPT 等的上升)。

(3)肾脏有时 BUN、肌酐会上升。

(4)消化系统有时会出现恶心。

(5)其他有时会出现血氧过少、头痛、体温上升、尿量减少、血液总胆固醇下降。

【禁忌证】(1)颅内出血者,估计尚未完全止血的病人。

(2)脑中风的急性期颅内压增高病人。

(3)对盐酸尼卡地平有过敏史者。

【注意事项】(1)本品作用因人而异,因此应充分监测血压、心搏率等情形下慎重用药。

(2)因本品给予过多引起明显低血压时,应中止给予。此外,如想迅速恢复血压,应投与升压制(正肾上腺素)。

(3)对高血压性急症,经投与本品,血压达到目标后,仍然继续进行降压治疗,且有可能时应改为口服。

(4)高血压急症在停止使用本品后血压有时会重新上升,因此应逐渐减量,停药后仍应细心观察血压。此外,改为口服时,也应注意血压再次上升。

(5)长期使用本品若注射部位出现疼痛或发红时,应改变注射部位。

(6)有肝、肾功能障碍的患者或主动脉瓣狭窄进展的患者慎用。

(7)孕妇必须在认真权衡利弊后慎用。哺乳期妇女避免使用,如需应用本品,应停止哺乳。

(8)老年人用药时,应从低剂量开始(如每分钟 0.5μg/kg),仔细观察病情,慎重给予。本品对小儿的安全性尚未确立。

(9)与下列药物合用时应慎重:降血压药(会加剧降血压药的效果);β阻滞剂(充血性心力衰竭患者有时会呈阴性变力作用);西咪替丁会使本品的血药浓度上升;地高辛(会使地高辛的血药浓度升高);芬太尼麻醉(与β阻滞剂合用时,有时会出现低血压);环孢素(会使环孢素的血药浓度上升);苯妥英钠(会使苯妥英钠的血药浓度上升,引起神经性中毒症状);硝苯呋海因(有报告指出,使用其他钙拮抗剂的动物实验中,观察到心室纤维性颤动);硝酸甘油(有报告指出,出现过房室性传导阻滞);本品对光不稳定,使用时应避免阳光直射。

【孕妇及哺乳期妇女用药】孕妇必须在认真权衡利弊后慎用。哺乳期妇女避免使用,如需应用本品,应停止哺乳。

【儿童用药】本品对小儿的安全性尚未确立。

【老人用药】老年人用药时,应从低剂量开始(如每分钟 0.5μg/kg),仔细观察病情,慎重给予。

【药物相互作用】(1)降血压药:会加剧降血压药的效果。

(2)β阻滞剂:充血性心力衰竭患者有时会呈阴性变力作用。

(3)西咪替丁:会使本品的血药浓度上升。

(4)地高辛:会使地高辛的血药浓度升高。

(5)芬太尼麻醉:与β阻滞剂合用时,有时会出现低血压。

(6)环孢素:会使环孢素的血药浓度上升。

(7)苯妥英钠:会使苯妥英钠的血药浓度上升,引起神经性中毒症状。

(8)硝苯呋海因:有报告指出,使用其他钙拮抗剂的动物实验中,观察到心室纤维性颤动。

(9)硝酸甘油：有报告指出，出现过房室性传导阻滞。

【剂型】注射剂。

拉西地平片　Lacidipine Tablets

【性状】本品为白色片。

【药理毒理】(1)药理：本品为二氢吡啶类钙离子拮抗剂，具有高度选择性作用于平滑肌的钙通道，主要扩张周围动脉，减少外周阻力，降压作用强而持久，对心脏传导系统和心肌收缩功能无明显影响，并可改善受损肥厚左室的舒张功能，以及抗动脉粥样硬化作用，可使肾血流量增加而不影响肾小球滤过率，可产生一过性但不明显的利尿和促尿钠排泄作用，因此能防止移植患者出现环孢素A诱发的肾脏灌注不足。本品为高度脂溶性，它在脂质部分沉积并在清除阶段不断释放到结合部位。这一特点使本品明显不同于其他钙拮抗药，其他钙拮抗药脂溶性低因而作用时间短。

(2)毒理：通过对Sparague-Dawley鼠及Beagle犬78周的急性、亚急性、慢性毒理研究显示，最大重复剂量：鼠为32mg/kg(1个月)或20mg/kg(6个月)，犬为8.5mg/kg(1个月)或5mg/kg(6个月)。与本品药效性相关的变化包括心动过速及便秘。通过犬60周口服给药毒性研究显示，在最高剂量组群(1mg/kg和5mg/kg)可发现齿龈增生。致癌、致畸及致突变通过研究本品无致癌性、致畸性及致突变性。

【药代动力学】本品口服从胃肠道吸收迅速，由于肝脏广泛首过代谢，生物利用度为2%～9%，用更敏感分析方法平均为18.5%(4%～52%)。吸收后95%药物与蛋白结合，主要是白蛋白及α_1糖蛋白。本品经肝脏代谢，代谢产物主要为吡啶类似物及羧酸类似物，2种为吡啶类，2种为羧酸类，主要通过胆道从粪便排出。其粪便排泄物中基本为代谢物。代谢谷峰比>60%。血浆清除率为1.1L/kg，稳态时终末半衰期为12～15小时。

【适应证】高血压。

【用法用量】成人起始剂量4mg，每日1次，在早晨服用较好。饭前饭后均可。如需要3～4周可增加至6mg及8mg，每日1次。除非临床需要更急而超前投药。肝病患者初始剂量为2mg，每日1次。

【不良反应】最常见的有头痛、皮肤潮红、水肿、眩晕和心悸、少见无力、皮疹（包括红斑和瘙痒）、胃纳不佳、恶心、多尿。极少数有胸痛和齿龈增生。

【禁忌证】对本品成分过敏者。

【注意事项】肝功能不全者需减量或慎用，因其生物利用度可能增加，而加强降血压作用。本品不经肾脏排泄，肾病患者无需修改剂量。一般不明显影响实验室检查或血液学。但曾有1例可逆性碱性磷酸酯酶增加的报告。虽然本品不影响传导系统和心肌收缩，但理论上钙拮抗药影响窦房结活动及心肌储备，应予以注意。窦房结活动不正常者尤应关注，有心脏储备较弱患者亦应谨慎。

【孕妇及哺乳期妇女用药】(1)尚无资料证实本品对人类妊娠的安全性，孕妇应用须权衡利弊。

(2)本品及其代谢物由乳汁排出，应用本品最好不授乳或停用本品。

(3)本品有引起子宫肌肉松弛的可能性，临娩妇女应慎用。

【儿童用药】本品尚无用于儿童的经验。

【老人用药】老年人初始剂量为2mg，每日1次，必要时可增至4mg及6mg，每日1次。可以长期连续用药。

【药物相互作用】(1)与β阻滞剂、利尿药合用，降压作用可加强。

(2)与西咪替丁合用，可使本品血药浓度增高。

(3)与地高辛合用，地高辛峰值水平可增加17%，对24小时平均地高辛水平无影响。

(4)与普萘洛尔合用，可轻度增加两药合用时曲线下面积(AUC)。

(5)与华法林、甲苯磺丁脲、双氯芬酸、环孢菌素、安替比林等无特殊交叉反应。

【药物过量】尚无明确报道。但逾量可引起低血压及心动过速，此时需用输液及升压药。

【规格】2mg；4mg。

【剂型】片剂。

【贮藏】遮光，密封保存。

尼索地平片　Nisoldipine Tablets

【主要成分】尼索地平。

【性状】本品为棕色薄膜衣片，除去膜衣后显黄色。

【药理作用】尼索地平抑制平滑肌的电压依赖跨膜钙离子流,对血管平滑肌有高度选择性作用,扩张周围血管与冠状血管,由于冠状动脉扩张而改善氧供,减少后负荷而减少氧耗。治疗剂量无心肌负性作用并不影响心脏产生激动和传导,并有一定排尿钠作用。长期治疗并不产生耐受性。

【药代动力学】口服几乎完全吸收,有明显肝脏首过效应,生物利用度为4%～8%,口服后99%与蛋白结合,口服吸收后1小时达血药峰值。在肝内代谢,70%由尿排出,10%～15%原形和代谢产物由粪便排出。半衰期在病人间变异较大,单剂量口服半衰期为11.4小时,而反复给药为14小时。老年人及肝病患者C_{max}和AUC可以增加。

【适应证】原发性轻、中度高血压。

【用法用量】口服。成人每次5～10mg,每日1次。

【不良反应】(1)循环系统:有时出现心悸、血压降低、胸部痛、面红、热感、肢体下垂部位浮肿。

(2)精神神经系统:有时出现无力、肌痛、头痛、头晕、耳鸣、乏力,较少数可有胸痛。

(3)消化系统:有时出现恶心、腹胀满、腹痛、腹泻、便秘。

(4)肝脏:有时出现GOT、GPT、ALP的异常。

(5)肾脏:有时出现BUN异常。

(6)过敏症:有时出现皮疹。

(7)偶见尿频、牙龈增生、男性乳房女性化。

【禁忌证】(1)孕妇及哺乳期妇女禁用。动物试验,大量可致指(趾)畸形,在孕妇的安全性不能确定。

(2)休克患者禁用。

(3)对本品过敏者禁用。

【注意事项】(1)血压过度低的患者、严重肝功能障碍的患者、高龄患者应慎用。

(2)停药时应逐渐减量。

(3)个别患者开始治疗或合并饮酒,可能影响驾驶或操纵机器的能力。

【药物相互作用】(1)与β阻滞剂或其他降压药同用有协同作用,应注意体位性低血压。

(2)与西咪替丁同用,可使本品血药浓度增高,作用加强。

(3)奎尼丁可能使本品药时曲线下面积(AUC)轻度减少,可能需要调整本品剂量。

(4)利福平由于诱导本品代谢酶的活力而加速本品代谢从而减弱降压作用,需调整本品剂量。

【规格】5mg。

【剂型】片剂。

【贮藏】遮光,密封,在干燥处保存。

盐酸维拉帕米片　Verapamil Hydrochloride Tablets

【性状】本品为糖衣片,除去糖衣后显白色。

【药理作用】(1)盐酸维拉帕米为钙离子拮抗剂。通过调节心肌传导细胞、心肌收缩细胞及动脉血管平滑肌细胞细胞膜上的钙离子内流,发挥其药理学作用,但不改变血清钙浓度。

(2)盐酸维拉帕米扩张心脏正常部位和缺血部位的冠状动脉主干及小动脉,拮抗自发的或麦角新碱诱发的冠状动脉痉挛,增加了冠状动脉痉挛病人心肌氧的递送,解除和预防冠状动脉痉挛;维拉帕米减少总外周阻力,降低心肌耗氧量。可用于治疗变异型心绞痛和不稳定型心绞痛。

(3)维拉帕米减少钙离子内流,延长房室结的有效不应期,减慢传导,可降低慢性心房颤动和心房扑动病人的心室率;减少阵发性室上性心动过速发作的频率。通常维拉帕米不影响正常的窦性心率,但可导致病窦综合征病人窦性停搏或窦房阻滞;维拉帕米不改变正常心房的动作电位或室内传导时间,但它降低被抑制的心房纤维去极化的振幅、速度及传导的速度,可能缩短附加旁路通道的前向有效不应期,加速房室旁路合并心房扑动或心房颤动病人的心室率,甚至会诱发心室颤动。

(4)维拉帕米通过降低体循环的血管阻力产生降低血压作用,一般不引起体位性低血压或反射性心动过速。

(5)维拉帕米减轻后负荷,抑制心肌收缩,可改善左室舒张功能。在心肌等长或动力性运动中,维拉帕米不改变心室功能正常病人的心脏收缩功能。器质性心脏疾病的病人,维拉帕米的负性肌力作用可被降低后负荷的作用抵消,心脏指数无下降。但在严重左室功能不全的病人(如肺楔压>20mmHg或射血分数<30%),或服用β受体阻滞剂或其他

心肌抑制药物的病人,可能出现心功能恶化。

(6)动物试验提示,维拉帕米的局部麻醉作用是普鲁卡因等摩尔的1.6倍。在人体该作用及剂量尚不清楚。

(7)致癌、致突变和生殖毒性:维拉帕米无致癌性。艾姆斯试验证实维拉帕米无致突变性。Beagle犬长期服用维拉帕米≥30mg/(kg·d),导致透镜状和/或缝线状改变,≥62.5mg/(kg·d)时引起症状明显的白内障。人类尚未有因服用维拉帕米而促使白内障形成的报道。雌性鼠未见损害生殖力。对人类的生殖力影响尚不明确。

【药代动力学】维拉帕米口服后90%以上被吸收。经门静脉有首过效应。生物利用度仅有20%~35%。血浆蛋白结合率约为90%。单剂口服后1~2小时内达峰浓度,作用持续6~8小时。平均半衰期为2.8~7.4小时,在增量期可能延长。长期口服(间隔6小时给药至少10次)半衰期增加至4.5~12.0小时。老年病人的清除半衰期可能延长。健康人口服维拉帕米后大部分在肝脏代谢。尿中可检测到13种代谢产物。除甲维拉帕米外,所有代谢产物都是微量的。去甲维拉帕米的心血管活性是维拉帕米的20%,可达到与维拉帕米基本相同的稳态血药浓度。口服维拉帕米后5天内大约70%以代谢物由尿中排泄,16%或更多由粪便清除,3%~4%以原形由尿排出。维拉帕米在肝功能不全的病人代谢延迟,清除半衰期延长至14~16小时,表观分布容积增加,血浆清除率降低至肝功能正常人的30%。

【适应证】(1)心绞痛:变异型心绞痛;不稳定性心绞痛;慢性稳定性心绞痛。

(2)心律失常:与地高辛合用控制慢性心房颤动和/或心房扑动时的心室率;预防阵发性室上性心动过速的反复发作。

(3)原发性高血压。

【用法用量】通过调整剂量达到个体化治疗。安全有效的剂量为不超过每日480mg。

(1)心绞痛:一般剂量为口服维拉帕米每次80~120mg,每日3次。肝功能不全者及老年人的安全剂量为每次40mg,每日3次口服。约在药后8小时根据疗效和安全评估决定是否增量。

(2)心律失常:慢性心房颤动服用洋地黄治疗的病人,每日总量为240~320mg,分3~4次口服。预防阵发性室上性心动过速(未服用洋地黄的病人)成人的每日总量为240~480mg,每日3~4次口服。年龄1~5岁:每日4~8mg/kg,每日分3次口服;或每隔8小时口服40~80mg。>5岁:每隔6~8小时口服80mg。

(3)原发性高血压:一般起始剂量为80mg,口服,每日3次。使用剂量可达每日360~480mg。对低剂量即有反应的老年人或体型瘦小者,应考虑起始剂量为40mg,口服,每日3次。

【不良反应】以推荐的单剂量和每日总量为起始剂量并逐渐向上调整剂量用药,严重不良反应少见。发生率在1%~10%的不良反应:便秘(7.3%);眩晕、轻度头痛(3.5%);恶心(2.7%);低血压(2.5%);头痛(2.2%);外周水肿(2.1%);充血性心力衰竭(1.8%);窦性心动过缓,Ⅰ度、Ⅱ度或Ⅲ度房室阻滞;皮疹(1.2%);乏力;心悸;转氨酶升高,伴或不伴碱性磷酸酶和胆红素的升高,这种升高有时是一过性的,甚至继续使用维拉帕米仍可消失。发生率<1%的不良反应:低血压;心动过速;潮红;溢乳;牙龈增生;非梗阻性麻痹性肠梗阻等。

【禁忌证】(1)严重左心室功能不全。

(2)低血压(收缩压<90mmHg)或心源性休克。

(3)病窦综合征(已安装并行使功能的心脏起搏器病人除外)。

(4)Ⅱ度或Ⅲ度房室阻滞(已安装并行使功能的心脏起搏器病人除外)。

(5)房扑动或心房颤动病人合并房室旁路通道。

(6)已知对盐酸维拉帕米过敏的病人。

【注意事项】(1)心力衰竭:维拉帕米的负性肌力作用可因其减轻后负荷(降低循环血管阻力)而代偿,净效应不损害心室功能。但是严重左心室功能不全(肺楔压>20mmHg或射血分数<30%)、中重度心力衰竭病人、已接受β受体阻滞剂治疗的任何程度的心室功能障碍病人,避免使用维拉帕米。必须使用维拉帕米的轻度心功能不全的病人,治疗前需已有洋地黄类或利尿剂控制临床症状。

(2)预激综合征:维拉帕米会加速房室旁路前

向传导。房室旁路通道合并心房扑动或心房颤动病人静脉用维拉帕米治疗,会通过加速房室旁路的前向传导,引起心室率加快,甚至诱发心室颤动。虽然口服维拉帕米未见上述报道,但这种病人接受口服维拉帕米可能有危险,因此禁止使用。

(3)传导阻滞:维拉帕米可能导致房室结和窦房结传导阻滞,与血浆浓度增高相关,尤其是在治疗早期的增量期。引起Ⅰ度房室阻滞、一过性窦性心动过缓,有时伴有结性逸搏。高度房室传导阻滞不常见(0.8%)。当出现显著的Ⅰ度房室传导阻滞或逐渐发展成Ⅱ度或Ⅲ度房室传导阻滞时,需要减量或停药。

(4)肝功能损害:因维拉帕米在肝内广泛代谢,肝功能损害的病人慎用维拉帕米。严重肝功能不全时维拉帕米的清除半衰期延长至14~16小时,该类病人只需服用正常剂量的30%。

(5)肾功能损害:肾功能损害的病人慎用维拉帕米。血液透析不能清除维拉帕米。

(6)神经肌肉传导减弱:有报道维拉帕米减弱肌肉萎缩病人的神经肌肉传导,该类病人可能需要减量。

(7)血清钙:维拉帕米不改变血清钙浓度,但也有高于正常范围的血钙水平可能影响维拉帕米疗效的报道。

(8)因维拉帕米可引起转氨酶增高,为慎重起见,接受维拉帕米治疗的患者应定期监测肝功能。

【孕妇及哺乳期妇女用药】维拉帕米可通过胎盘。仅用于明确需要且利大于对胎儿的危害的孕妇。维拉帕米可分泌入乳汁,服用维拉帕米期间应中断哺乳。

【儿童用药】18岁以下儿童的安全性和疗效尚未确定。

【老人用药】老年病人的清除半衰期可能延长,并且必须考虑到老年人发生肝或肾功能不全更为常见。一般的,老年人应用较低的起始剂量。

【药物相互作用】(1)环磷酰胺、长春新碱、甲基苄肼、泼尼松、长春碱酰胺、阿霉素、顺铂等细胞毒性药物减少维拉帕米的吸收。

(2)苯巴比妥、乙内酰脲、维生素D、苯磺唑酮和雷米封通过增加肝脏代谢降低维拉帕米的血浆浓度。

(3)西咪替丁可能提高维拉帕米的生物利用度。

(4)维拉帕米抑制乙醇的消除,导致血中乙醇浓度增加,可能延长酒精的毒性作用。

(5)少数病例报道维拉帕米与阿司匹林合用,出血时间较单独使用阿司匹林时延长。

(6)与β受体阻滞剂联合使用,可增强对房室传导的抑制作用。

(7)长期服用维拉帕米,使地高辛血药浓度增加50%~75%。维拉帕米明显影响肝硬化病人地高辛的药代动力学,使地高辛的总清除率和肾外清除率分别减少27%和29%。因此服用维拉帕米时,须减少地高辛和洋地黄的剂量。

(8)与血管扩张剂、血管紧张素转换酶抑制剂、利尿剂等抗高血压药合用时,降压作用叠加,应适当监测联合降压治疗的病人。

(9)与胺碘酮合用可能增加心脏毒性。

(10)肥厚型心肌病主动脉瓣下狭窄的病人,最好避免联合用药。

(11)维拉帕米与氟卡胺合用,可使负性肌力作用叠加,房室传导延长。

(12)维拉帕米可增加卡马西平、环孢素、阿霉素、茶碱的血药浓度。

(13)有报道维拉帕米增加病人对锂的敏感性(神经毒性)。

(14)动物实验提示吸入性麻醉剂与维拉帕米同时使用时,需仔细调整两药剂量,避免过度抑制心脏。

(15)避免维拉帕米与丙吡胺同时使用。

【药物过量】服用维拉帕米过量的主要表现为低血压和心动过缓(如房室分离、高度房室传导阻滞、心脏停搏)、精神错乱、昏迷、恶心、呕吐、肾功能不全、代谢性酸中毒和高血糖等。对症治疗包括应用阿托品、异丙肾上腺素和心脏起搏治疗及静脉输液、血管收缩剂、钙溶液(如10%的氯化钙溶液)、正性肌力药等。血液透析不能清除维拉帕米。

【规格】40mg。

【剂型】片剂。

【贮藏】密封保存。

盐酸维拉帕米缓释片 Verapamil Hydrochloride Sustaind-release Capsules

【性状】本品为类白色片。

【药理作用】药理作用：盐酸维拉帕米为钙离子拮抗剂。通过调节心肌传导细胞、心肌收缩细胞及动脉血管平滑肌细胞膜上的钙离子内流，发挥其药理学作用，但不改变血清钙浓度。盐酸维拉帕米扩张心脏正常部位和缺血部位的冠状动脉主干与小动脉，拮抗自发的或麦角新碱诱发的冠状动脉痉挛，增加了冠状动脉痉挛病人心肌氧的递送，解除和预防冠状动脉痉挛；维拉帕米减少总外周阻力，降低心肌耗氧量。可用于治疗变异型心绞痛和不稳定型心绞痛。维拉帕米减少钙离子内流，延长房室结的有效不应期，减慢传导，可降低慢性心房颤动和心房扑动病人的心室率；减少阵发性室上性心动过速发作的频率。通常维拉帕米影响正常的窦性心率作用较小，但可导致病窦综合征病人窦性停搏或窦房阻滞；维拉帕米不改变正常心房的动作电位或室内传导时间，但它降低被抑制的心房纤维去极化的振幅、速度及传导的速度，可能缩短附加旁路通道的前向有效不应期，加速房室旁路合并心房扑动或心房颤动病人的心室率，甚至会诱发心室颤动。维拉帕米通过降低体循环的血管阻力产生降低血压作用，一般不引起体位性低血压或反射性心动过速。维拉帕米减轻后负荷，抑制心肌收缩，可改善左室舒张功能。在心肌等长或动力性运动中，维拉帕米不改变心室功能正常病人的心脏收缩功能。器质性心脏疾病的病人，维拉帕米的负性肌力作用可被降低后负荷的作用抵消，心脏指数无下降。但在严重左室功能不全的病人（例如肺楔压＞20mmHg 或射血分数＜30%），或服用β受体阻滞剂或其他心肌抑制药物的病人，可能出现心功能恶化。动物试验提示，维拉帕米的局部麻醉作用是普鲁卡因等摩尔的1.6倍。在人体该作用及剂量尚不清楚。

致癌、致突变和生殖毒性：维拉帕米无致癌性。艾姆斯试验证实维拉帕米无致突变性。Beagle犬长期服用维拉帕米≥30mg/(kg·d)，导致透镜状和/或缝线状改变，≥62.5mg/(kg·d)时引起症状明显的白内障。人类尚未有因服用维拉帕米而促使白内障形成的报道。雌性鼠未见损害生殖力。对人类的生殖力影响尚不明确。

【药代动力学】禁食状态下口服维拉帕米缓释片，生物利用度与维拉帕米普通片剂相似。经门静脉有首过效应，生物利用度仅有20%～35%。禁食状态下单剂口服维拉帕米缓释片240mg 后5.21 小时内达峰浓度，血浆峰浓度为164ng/ml，AUC(0～24 小时)为478ng/ml；餐后用药，达峰时间为7.71小时，血浆峰浓度为79ng/ml，AUC(0～24 小时)为841ng/ml。血浆蛋白结合率约为90%。维拉帕米大部分在肝脏代谢。平均半衰期为2.8～7.4小时，在加量期可能延长。长期口服（间隔6小时给药至少10次）半衰期增加至4.5～12小时。老年病人的清除半衰期可能延长。口服维拉帕米后5天内大约70%以代谢物由尿中排泄，16%或更多由粪便清除，3%～4%以原形由尿排出。尿中可检测到13种代谢产物。除去甲维拉帕米外，所有代谢产物都是微量的。去甲维拉帕米的心血管活性是维拉帕米的20%，可达到与维拉帕米基本相同的稳态血药浓度。维拉帕米在肝功能不全的病人代谢延迟，清除半衰期延长至14～16 小时，表观分布容积增加，血浆清除率降低至肝功能正常人的30%。

【适应证】原发性高血压。

【用法用量】(1)起始剂量180mg，清晨口服一次。对维拉帕米反应增强的病人(即老年人或体型瘦小者)，120mg，每日1次口服，作为起始剂量可能是安全的。根据每周评定的疗效和安全性，并在上一剂量后24小时才可增加剂量。

(2)如果每日1次口服维拉帕米缓释片180mg 未达到满意疗效，可按下列方式增加剂量：①每日清晨口服240mg；②每日清晨和傍晚各口服一次180mg，或每日清晨口服一次240mg，加傍晚口服一次120mg；③每12小时口服一次240mg。

(3)当从普通片剂换服维拉帕米缓释片时，总剂量可能保持不变。

【不良反应】(1)以推荐的单剂量和每日总量为起始剂量并逐渐向上调整剂量用药，严重不良反应少见。

(2)发生率在1%～10%的不良反应：便秘(7.3%)；眩晕、轻度头痛(3.5%)；恶心(2.7%)；低血压(2.5%)；头痛(2.2%)；外周水肿(2.1%)；充血性心力衰竭(1.8%)；窦性心动过缓(1.4%)；

Ⅰ度、Ⅱ度或Ⅲ度房室阻滞(1.2%);皮疹(1.2%);乏力;心悸;转氨酶升高,伴或不伴碱性磷酸酶和胆红素的升高,这种升高有时是一过性的,甚至继续使用维拉帕米仍可消失。

(3)发生率<1%的不良反应:低血压;心动过速;潮红;溢乳;牙龈增生;非梗阻性麻痹性肠梗阻等。

【禁忌证】(1)严重左心室功能不全。

(2)低血压(收缩压<90mmHg)或心源性休克。

(3)病窦综合征(已安装心脏起搏器并行使功能者除外)。

(4)Ⅱ度或Ⅲ度房室阻滞(已安装心脏起搏器并行使功能者除外)。

(5)心房扑动或心房颤动病人合并房室旁路通道。

(6)已知对盐酸维拉帕米过敏的病人。

【注意事项】(1)必须调整剂量以达到个体化治疗。必须和食物同时服用。

(2)心力衰竭:维拉帕米的负性肌力作用可因其减轻后负荷(降低循环血管阻力)而代偿,净效应不损害心室功能。但是严重左心室功能不全(肺楔压>20mmHg 或射血分数<30%)、中重度心力衰竭的病人,已接受 β_1 受体阻滞剂治疗的任何程度的心室功能障碍的病人,避免使用维拉帕米。必须使用维拉帕米的轻度心功能不全的病人,治疗前需已有洋地黄类或利尿剂控制临床症状。

(3)预激综合征:维拉帕米会加速房室旁路前向传导。房室旁路通道合并心房扑动或心房颤动病人静脉用维拉帕米治疗,会通过加速房室旁路的前向传导,引起心室率加快,甚至诱发心室颤动。虽然口服维拉帕米未见上述报道,但这种病人接受口服维拉帕米可能有危险,因此禁止使用。

(4)传导阻滞:维拉帕米可能导致房室结和窦房结传导阻滞,与血浆浓度增高相关,尤其是在治疗早期的增量期。引起Ⅰ度房室阻滞、一过性窦性心动过缓,有时伴有结性逸搏。高度房室传导阻滞不常见(0.8%)。当出现显著的Ⅰ度房室传导阻滞或逐渐发展成Ⅱ度或Ⅲ度房室传导阻滞时,需要减量或停药。

(5)肝功能损害:因维拉帕米在肝内广泛代谢,肝功能损害的病人慎用维拉帕米。严重肝功能不全时维拉帕米的清除半衰期延长至14~16小时,该类病人只需服用正常剂量的30%。

(6)肾功能损害:肾功能损害的病人慎用维拉帕米。密切观察 P-R 间期的异常延长或其他中毒症状。血液透析不能清除维拉帕米。

(7)神经肌肉传导减弱:有报道维拉帕米减弱肌肉萎缩病人的神经肌肉传导,该类病人可能需要减量。

(8)血清钙:维拉帕米不改变血清钙浓度,但也有高于正常范围的血钙水平可能影响维拉帕米疗效的报道。

(9)因维拉帕米可引起转氨酶增高,为慎重起见,接受维拉帕米治疗的患者应定期监测肝功能。

【孕妇及哺乳期妇女用药】维拉帕米可通过胎盘。在孕妇中使用应权衡利弊。维拉帕米可分泌入乳汁,服用维拉帕米期间应中断哺乳。

【儿童用药】18岁以下儿童的安全性和疗效尚未确定。

【老人用药】老年病人的清除半衰期可能延长,并且必须考虑到老年人发生肝或肾功能不全更为常见。一般的,老年人应用较低的起始剂量。

【药物相互作用】(1)环磷酰胺、长春新碱、甲基苄肼、强的松、长春碱酰胺、阿霉素、顺铂等细胞毒性药物减少维拉帕米的吸收。

(2)苯巴比妥增加维拉帕米的清除。

(3)雷米封显著降低口服维拉帕米的生物利用度。

(4)西咪替丁可能提高维拉帕米的生物利用度。

(5)维拉帕米抑制乙醇的消除,导致血中乙醇浓度增加,可能延长酒精的毒性作用。

(6)与β受体阻滞剂联合使用,可能增强对房室传导、心率和/或心脏收缩的抑制作用。

(7)长期服用维拉帕米,使地高辛血药浓度增加50%~75%。维拉帕米明显影响肝硬化病人地高辛的药代动力学,使地高辛的总清除率和肾外清除率分别减少 27% 和 29%。因此服用维拉帕米时,须减少地高辛和洋地黄的剂量。

(8)与血管扩张剂、血管紧张素转换酶抑制剂、利尿剂等抗高血压药合用时,降压作用叠加,应适当监测联合降压治疗的病人。

(9)与胺碘酮合用可能增加心脏毒性。

(10)维拉帕米与氟卡胺合用,可使负性肌力作用叠加,房室传导延长。

(11)维拉帕米可增加卡马西平、环孢素、茶碱的血药浓度。

(12)维拉帕米增加病人对锂的敏感性(神经毒性)。

(13)试验提示吸入性麻醉剂与维拉帕米同时使用时,需仔细调整两药剂量,避免过度抑制心脏。

(14)用维拉帕米前48小时内或服用后24小时不得服用丙吡胺。

【药物过量】服用维拉帕米过量的主要表现为低血压和心动过缓(如房室分离、高度房室传导阻滞、心脏停搏)、精神错乱、昏迷、恶心、呕吐、肾功能不全、代谢性酸中毒和高血糖等。对症治疗包括应用阿托品、异丙肾上腺素和心脏起搏治疗及静脉输液、血管收缩剂、钙溶液(如10%的氯化钙溶液)、正性肌力药等。血液透析不能清除维拉帕米。

【规格】120mg。

【剂型】片剂(缓释)。

【贮藏】遮光,密闭保存。

盐酸维拉帕米注射液 Verapamil Hydrochloride Tablets

【性状】本品为无色的澄明液体。

【药理作用】(1)盐酸维拉帕米为钙离子拮抗剂。通过调节心肌传导细胞、心肌收缩细胞及动脉血管平滑肌细胞细胞膜上的钙离子内流,发挥其药理学作用,但不改变血清钙浓度。

(2)盐酸维拉帕米扩张心脏正常部位和缺血部位的冠状动脉主干与小动脉,拮抗自发的或麦角新碱诱发的冠状动脉痉挛,增加了冠状动脉痉挛病人心肌氧的递送,解除和预防冠状动脉痉挛;维拉帕米减少总外周阻力,降低心肌耗氧量。可用于治疗变异型心绞痛和不稳定型心绞痛。

(3)维拉帕米减少钙离子内流,延长房室结的有效不应期,减慢传导,可降低慢性心房颤动和心房扑动病人的心室率;减少阵发性室上性心动过速发作的频率。通常维拉帕米不影响正常的窦性心率,但可导致病窦综合征病人窦性停搏或窦房阻滞;维拉帕米不改变正常心房的动作电位或室内传导时间,但它降低被抑制的心房纤维去极化的振幅、速度以及传导的速度,可能缩短附加旁路通道的前向有效不应期,加速房室旁路合并心房扑动或心房颤动病人的心室率,甚至会诱发心室颤动。

(4)维拉帕米通过降低体循环的血管阻力产生降低血压作用,一般不引起体位性低血压或反射性心动过速。

(5)维拉帕米减轻后负荷,抑制心肌收缩,可改善左室舒张功能。在心肌等长或动力性运动中,维拉帕米不改变心室功能正常病人的心脏收缩功能。器质性心脏疾病的病人,维拉帕米的负性肌力作用可被降低后负荷的作用抵消,心脏指数无下降。但在严重左室功能不全的病人(如肺楔压>20mmHg或射血分数<30%),或服用β受体阻滞剂或其他心肌抑制药物的病人,可能出现心功能恶化。

(6)动物试验提示,维拉帕米的局部麻醉作用是普鲁卡因等摩尔的1.6倍。在人体该作用及剂量尚不清楚。

(7)致癌、致突变和生殖毒性:维拉帕米无致癌性。艾姆斯试验证实维拉帕米无致突变性。Beagle犬长期服用维拉帕米≥30mg/(kg·d),导致透镜状和/或缝线状改变,≥62.5mg/(kg·d)时引起症状明显的白内障。人类尚未有因服用维拉帕米而促使白内障形成的报道。雌性鼠未见损害生殖力。对人类的生殖力影响尚不明确。

【药代动力学】维拉帕米静脉注射后2分钟(1~5分钟)开始发挥抗心律失常作用,2~5分钟达最大作用,作用持续约2小时。血流动力学作用3~5分钟开始,持续10~20分钟。维拉帕米静脉注射后代谢迅速,大部分在肝脏代谢。清除呈双指数型,分为早期快速分布相(半衰期约为4分钟)和终末缓慢清除相(半衰期为2~5小时)。年龄可能影响维拉帕米的药代动力学,老年病人的清除半衰期可能延长。5天内大约70%以代谢物由尿中排泄,16%或更多由粪便清除,3%~4%以原形由尿排出。肝功能不全时半衰期延长,血浆清除率降低。

【适应证】(1)快速阵发性室上性心动过速的转复。应用维拉帕米之前应首选抑制迷走神经的手法治疗(如Valsalva法)。

(2)心房扑动或心房颤动心室率的暂时控制。心房扑动或心房颤动合并房室旁路通道（预激综合征和LGL综合征）时除外。

【用法用量】必须在持续心电监测和血压监测下，缓慢静脉注射至少2分钟。本品注射液与林格液、5%葡萄糖注射液或氯化钠注射液均无配伍禁忌证。因无法确定重复静脉给药的最佳给药间隔，必须个体化治疗。一般起始剂量为5～10mg（或按体重0.075～0.15mg/kg），稀释后缓慢静脉推注至少2分钟。如果初反应不令人满意，首剂15～30分钟后再给一次5～10mg或0.15mg/kg。静脉滴注给药，每小时5～10mg，加入氯化钠注射液或5%葡萄糖注射液中静滴，一日总量不超过50～100mg。

【不良反应】(1)发生率在≥1%的不良反应：症状性低血压（1.5%）；心动过缓（1.2%）；眩晕（1.2%）；头痛（1.2%）；皮疹（1.2%）；严重心动过速（1.0%）。

(2)发生率<1%的不良反应：恶心（0.9%）；腹部不适（0.6%）；静脉给药期间发作癫痫；精神抑郁；嗜睡；旋转性眼球震颤；眩晕；出汗；超敏病人发生支气管/喉部痉挛伴瘙痒和荨麻疹；呼吸衰竭等。

【禁忌证】(1)重度充血性心力衰竭（继发于室上性心动过速且可被维拉帕米纠正者除外）。

(2)严重低血压（收缩压<90mmHg）或心源性休克。

(3)病窦综合征（已安装并行使功能的心脏起搏器病人除外）。

(4)Ⅱ度或Ⅲ度房室阻滞（已安装并行使功能的心脏起搏器病人除外）。

(5)心房扑动或心房颤动病人合并有房室旁路通道。

(6)已用β受体阻滞剂或洋地黄中毒的病人。

(7)室性心动过速。QRS增宽（≥0.12秒）的室性心动过速病人静脉用维拉帕米，可能导致显著的血流动力学恶化和心室颤动。用药前需鉴别宽波QRS心动过速为室上性或室性。

(8)已知对盐酸维拉帕米过敏的病人。

【注意事项】(1)低血压：静脉注射维拉帕米引起的血压下降一般是一过性和无症状的，但也可能发生眩晕。静脉注射维拉帕米之前静脉给予钙剂可预防该血流动力学反应。

(2)极度心动过缓/心脏停搏：维拉帕米影响房室结和窦房结，罕见导致Ⅱ度或Ⅲ度房室传导阻滞、心动过缓，更甚者心脏停搏，易发生在病窦综合征病人。这类疾病老年人多发，需立即采取适当的治疗。

(3)心力衰竭：轻度心力衰竭的病人如有可能必须在使用维拉帕米治疗之前已由洋地黄类或利尿剂所控制。中到重度心功能不全者可能会出现心力衰竭急性恶化。

(4)房室旁路通道（预激或LGL综合征）：房室旁路通道合并心房扑动或心房颤动病人静脉用维拉帕米治疗，会通过加速房室旁路的前向传导，引起心室率加快，甚至诱发心室颤动。此类病人禁止使用。

(5)肝或肾功能损害：严重肝肾功能不全可能不增强维拉帕米的药效，但可能延长其作用时间。反复静脉给药可能会导致蓄积，产生过度药效。如果必须重复静脉给药，必须严密监测血压和P-R间期或药效过度的其他表现。

(6)肌肉萎缩：静脉给予维拉帕米可诱发呼吸肌衰竭，肌肉萎缩病人慎用。

(7)颅内压增高：静脉给予维拉帕米升高幕上肿瘤病人的颅内压。颅内压增高者应用时小心。

【孕妇及哺乳期妇女用药】维拉帕米可通过胎盘。仅用于明确需要且利大于对胎儿的危害的孕妇。维拉帕米可分泌入乳汁，服用维拉帕米期间应中断哺乳。

【儿童用药】非对照性研究提示，新生儿使用静脉给药治疗的效果与成人相似，但极少数新生儿和婴儿发生严重的可致命的血流动力学副作用。因此，儿科病人给药时必须十分小心。0～1岁起始剂量0.1～0.2mg/kg（通常单剂0.75～2mg），持续心电监测下，稀释后静脉推注至少2分钟。如果初反应不令人满意，持续心电监测下，首剂30分钟后再给予0.1～0.2mg/kg（通常单剂0.75～2mg）。1～15岁：0.1～0.3mg/kg（通常单剂2～5mg），总量不超过5mg，静脉推注至少2分钟。如果初反应不令人满意，首剂30分钟后再给一次0.1～0.3mg/kg（通常单剂2～5mg）。

【老人用药】老年人应用起始剂量应较低，且宜缓慢静脉给药(至少3分钟)。

【药物相互作用】(1)苯巴比妥可能增加维拉帕米的清除率。

(2)雷米封可能显著降低维拉帕米的生物利用度。

(3)健康志愿者合用西咪替丁的急性研究结果不一,维拉帕米的清除率下降或不变。

(4)与β受体阻滞剂合用可能增强对房室传导的抑制作用。

(5)与其他降血压药(如血管扩张剂、利尿剂等)合用时,降压作用叠加,应适当监测接受这类联合治疗的病人。

(6)与胺碘酮合用可能增加心脏毒性。

(7)维拉帕米可增加卡马西平、环孢素的血药浓度。

(8)有报道维拉帕米增加病人对锂的敏感性(神经毒性),两药合用时需密切监测。

(9)动物实验提示,吸入性麻醉剂通过减少钙离子内流抑制心血管活动,与钙离子拮抗剂如维拉帕米同时使用时,需仔细调整两药剂量,避免过度抑制心脏。

(10)避免同时使用丙吡胺。

(11)神经肌肉阻滞剂:临床资料和动物实验研究表明,维拉帕米可能增强神经肌肉阻滞剂的活性。联合使用时,维拉帕米或神经肌肉阻滞剂减量。

(12)丹曲林:两项动物实验研究表明两药伴随使用,可导致心血管虚脱。

【药物过量】使用维拉帕米过量的主要表现为低血压和心动过缓(如房室分离、高度房室传导阻滞、心脏停搏)、精神错乱、昏迷、恶心、呕吐、肾功能不全、代谢性酸中毒和高血糖等。对症治疗包括应用阿托品、异丙肾上腺素和心脏起搏治疗及静脉输液、血管收缩剂、钙溶液(如10%的氯化钙溶液)、正性肌力药等。血液透析不能清除维拉帕米。

【规格】2ml:5mg。

【剂型】注射剂。

【贮藏】遮光,密闭保存。

盐酸地尔硫䓬片
【性状】本品为白色片。

【药理作用】药理作用:(1)本品为钙离子通道阻滞剂,其作用与心肌与血管平滑肌除极时抑制钙离子内流有关。

(2)本品可以有效地扩张心外膜和心内膜下的冠状动脉,缓解自发性心绞痛或由麦角新碱诱发冠状动脉痉挛所致心绞痛;通过减慢心率和降低血压,减少心肌需氧量,增加运动耐量并缓解劳力型心绞痛。

(3)本品使血管平滑肌松弛,周围血管阻力下降,血压降低。其降压的幅度与高血压的程度有关,血压正常者仅使血压轻度下降。

(4)本品有负性肌力作用,并可减慢窦房结和房室结的传导。

致癌、致突变和生殖毒性作用:有报告大鼠服用本品24个月,小鼠服用本品21个月未发现致癌作用。体外细菌实验未发现致突变作用。动物实验证实本品对生育力无明显作用。

【药代动力学】本品口服后通过胃肠道吸收较完全(达80%),有较强的首过效应,生物利用度为40%。在体内代谢完全,仅2%~4%原形由尿液排除。血浆蛋白结合率70%~80%。单次口服本品30~120mg,30~60分钟后可在血浆中测出,2~3小时血药浓度达峰值,单次或多次给药血浆清除半衰期3.5小时。最小有效血药浓度50~200ng/ml。

【适应证】(1)冠状动脉痉挛引起的心绞痛和劳力型心绞痛。

(2)高血压。

(3)肥厚性心肌病。

【用法用量】口服。起始剂量每次30mg,每4次,餐前及睡前服药,每1~2日增加1次剂量,直至获得最佳疗效。平均剂量范围为每日90~360mg。

【不良反应】常见:浮肿、头痛、恶心、眩晕、皮疹、无力。罕见:

(1)心血管系统:房室传导阻滞、心动过缓、束支传导阻滞、充血性心衰、心电图异常、低血压、心悸、晕厥、心动过速、室性早搏。

(2)神经系统:多梦、遗忘、抑郁、步态异常、幻觉、失眠、神经质、感觉异常、性格改变、嗜睡、震颤。

(3)消化系统:厌食、便秘、腹泻、味觉障碍、消化不良、口渴、呕吐、体重增加、碱性磷酸酶、乳酸脱氢酶、谷草转氨酶、谷丙转氨酶轻度升高。

(4)皮肤：瘀点、光敏感、瘙痒、荨麻疹。

(5)其他：弱视、CPK升高、口干、呼吸困难、鼻出血、易激惹、高血糖、高尿酸血症、阳痿、肌痉挛、鼻充血、多尿、夜尿增多、耳鸣、骨关节痛、脱发、多形性红斑、锥体外系综合征、齿龈增生、溶血性贫血、出血时间延长、白细胞减少、紫癜、视网膜病变、血小板减少、剥脱性皮炎。

【禁忌证】(1)病态窦房结综合征未安装起搏器者。

(2)Ⅱ度或Ⅲ度房室传导阻滞未安装起搏器者。

(3)收缩压低于12kPa(90mmHg)。

(4)对本品过敏者。

(5)急性心肌梗死或肺充血者。

【注意事项】(1)本品可延长房室结不应期，除病态窦房结综合征外，不明显延长窦房结恢复时间。罕见情况下此作用可异常减慢心率(特别在病态窦房结综合征患者)或致Ⅱ度或Ⅲ度房室传导阻滞。本品与β受体阻滞剂或洋地黄合用可导致对心脏传导的协同作用。有报道1例变异性心绞痛患者口服本品60mg致心脏停搏2～5秒。

(2)本品有负性肌力作用，在心室功能受损的患者单用或与β受体阻滞剂合用的经验有限，因而这些患者应用本品须谨慎。

(3)使用本品偶可致症状性低血压。

(4)本品罕见出现急性肝损害，表现为碱性磷酸酶、乳酸脱氢酶、谷草转氨酶、谷丙转氨酶明显增高及其他急性肝损害征象。停药可恢复。

(5)在肝脏代谢，由肾脏和胆汁排泄，长期给药应定期监测肝肾功能。肝肾功能受损者应用本品应谨慎。

(6)反应多为暂时的，继续应用本品也可消失。有少数报道皮肤反应可进展为多型红斑和/或剥脱性皮炎。如果皮肤反应为持续性应停药。

(7)由于可能与其他药物有协同作用，同时使用对心脏收缩和/或传导有影响的药物时应谨慎，并仔细调整所用剂量。

(8)在体内经细胞色素P450氧化酶进行生物转化，与经同一途径进行生物转化的其他药物合用时可导致代谢的竞争抑制。故在开始或停止同时使用本品时，对相同代谢途径的药物剂量，特别是治疗指数低的药物或有肝肾功能受损的患者，须加以调整以维持合理的血药浓度。

【相互作用】(1)β受体阻滞剂：研究表明盐酸地尔硫䓬与β受体阻滞剂合用耐受性良好，但在左心室功能不全及传导功能障碍患者中资料尚不充分。本品可增加普萘洛尔生物利用度近50%，因而在开始或停止两药合用时需调整普萘洛尔剂量。

(2)西咪替丁：由于抑制细胞色素P450氧化酶影响本品首过代谢，可明显增加本品血药浓度峰值及药时曲线下面积。雷尼替丁仅使本品血药浓度轻度升高。

(3)地高辛：有报告本品可使地高辛血药浓度增加20%，但也有不影响的报告，虽然结果矛盾，但在开始、调整和停止本品治疗时应监测地高辛血药浓度，以免地高辛过量或不足。

(4)麻醉药：对心肌收缩、传导、自律性都有抑制，并有血管扩张作用，可与本品产生协同作用。因此，两药合用时须仔细调整剂量。

【孕妇及哺乳期妇女用药】在妊娠妇女中的应用尚缺乏对照试验资料，故孕妇应用本品须权衡利弊。本品可经过乳汁排出，其浓度接近血药浓度，如哺乳期妇女确有必要应用本品，须改变婴儿喂养方式。

【儿童用药】儿童应用本品的安全性和有效性尚未确定。

【老人用药】未查到老年人用药的临床资料，但建议老年患者可以从正常人常用剂量减半开始用药。

【药物过量】药物过量可导致心动过缓、低血压、心脏传导阻滞和心力衰竭。此时在通过胃肠道清除本品的同时根据本品的药理作用和临床经验，可给予以下治疗：

(1)心动过缓：给予阿托品0.6～1mg，如无效可谨慎地使用异丙肾上腺素。

(2)高度房室传导阻滞：治疗同前，如出现持续的高度房室传导阻滞则应用起搏器治疗。

(3)心力衰竭：应用正性肌力药物(异丙肾上腺素、多巴胺、多巴酚丁胺)和利尿剂。

(4)低血压：应用升压药(如多巴胺或去甲肾上腺素)。

【剂型】片剂。

【规格】30mg。

【贮藏】遮光，密闭保存。

盐酸地尔硫䓬缓释片/胶囊 Diltiazem Hydrochloride Sustaind-release Tablets

【性状】本品为白色薄膜衣片，除去薄膜衣后显白色。

【药理毒理】(1)药理：本品为钙离子通道阻滞剂，其作用与心肌及血管平滑肌除极时抑制钙离子内流有关。本品可以有效地扩张心外膜和心内膜下的冠状动脉，缓解自发性心绞痛或由麦角新碱诱发冠状动脉痉挛所致心绞痛；通过减慢心率和降低血压，减少心肌需氧量，增加运动耐量并缓解劳力型心绞痛。本品可以使血管平滑肌松弛，周围血管阻力下降，血压降低；其降压的幅度与高血压的程度有关，血压正常者仅使血压轻度下降。本品有负性肌力作用，并可减慢窦房结和房室结的传导。

(2)毒理：致癌、致突变和生殖毒性作用。有报告大鼠服用本品24个月，小鼠服用本品21个月未发现致癌作用。体外细菌实验未发现致突变作用。动物实验证实本品对生育力无明显作用。

【药代动力学】本品口服后通过胃肠道吸收较完全(达92%)。单剂口服本品120mg后2～3小时可测到血浆药物浓度，6～11小时达到血浆药物浓度高峰。单剂或多剂口服本品后的表观消除半衰期为5～7小时。当每日剂量由120mg增至240mg，其AUC增加2.6倍。当每日剂量由240mg增至360mg，其AUC增加1.8倍。仅2%～4%原形药由尿液排除。血浆蛋白结合率70%～80%。最小有效血药浓度50～200ng/ml。

【适应证】冠状动脉痉挛引起的心绞痛和劳力型心绞痛；高血压。

【用法用量】口服。起始剂量每次60～120mg，每日2次(每次2～4片，每日2次)，平均剂量范围为每日240～360mg。

【不良反应】常见不良反应：浮肿、头痛、恶心、眩晕、皮疹、无力。少见的不良反应(<1%)：

(1)心血管系统：心绞痛、心律失常、房室传导阻滞、心动过缓、束支传导阻滞、充血性心衰、心电图异常、低血压、心悸、晕厥、心动过速、室性早搏。

(2)神经系统：多梦、遗忘、抑郁、步态异常、幻觉、失眠、神经质、感觉异常、性格改变、嗜睡、震颤。

(3)消化系统：厌食、便秘、腹泻、味觉障碍、消化不良、口渴、呕吐、体重增加、碱性磷酸酶、乳酸脱氢酶、谷草转氨酶、谷丙转氨酶轻度升高。

(4)皮肤：瘀点、光敏感、瘙痒、荨麻疹。

(5)其他：弱视、CPK升高、口干、呼吸困难、鼻出血、易激惹、高血糖、高尿酸血症、阳痿、肌痉挛、鼻充血、多尿、夜尿增多、耳鸣、骨关节痛、脱发、多形性红斑、锥体外系综合征、齿龈增生、溶血性贫血、出血时间延长、白细胞减少、紫癜、视网膜病变、血小板减少、剥脱性皮炎。

【禁忌证】(1)病态窦房结综合征未安装起搏器者。

(2)Ⅱ度或Ⅲ度房室传导阻滞未安装起搏器者。

(3)收缩压低于12kPa(90mmHg)。

(4)对本品过敏者。

(5)急性心肌梗死或肺充血者。

【注意事项】(1)本品可延长房室结不应期，除病态窦房结综合征外，不明显延长窦房结恢复时间。罕见情况下此作用可异常减慢心率(特别在病态窦房结综合征患者)或致Ⅱ度或Ⅲ度房室传导阻滞。本品与β受体阻滞剂或洋地黄合用可导致对心脏传导减缓的协同作用。有报道1例变异性心绞痛患者口服本品60mg致心脏停搏2～5秒。

(2)本品有负性肌力作用，在心室功能受损的患者单用或与β受体阻滞剂合用的经验有限，因而这些患者应用本品须谨慎。

(3)本品最大降压效果常在14天后达到，使用本品偶可致症状性低血压。

(4)应用本品罕见出现急性肝损害，表现为碱性磷酸酶、乳酸脱氢酶、谷草转氨酶、谷丙转氨酶明显增高及其他急性肝损害征象。停药可恢复。

(5)本品在肝脏代谢，由肾脏和胆汁排泄，长期给药应定期监测肝肾功能。肝肾功能受损者应用本品应谨慎。

(6)皮肤反应多为暂时的，继续应用本品也可消失。有少数报道皮肤反应可进展为多形性红斑和/或剥脱性皮炎。如果皮肤反应为持续性应停药。

(7)本品由于可能与其他药物有协同作用,同时使用对心脏收缩和/或传导有影响的药物时应谨慎,并仔细调整所用剂量。

(8)本品在体内经细胞色素 P450 氧化酶进行生物转化,与经同一途径进行生物转化的其他药物合用时可导致代谢的竞争抑制。故在开始或停止同时使用本品时,对相同代谢途径的药物剂量,特别是治疗指数低的药物或有肝肾功能受损的患者,须加以调整以维持合理的血药浓度。

【孕妇及哺乳期妇女用药】本品在妊娠妇女中的应用尚缺乏对照试验资料,故孕妇应用本品须权衡利弊。本品可经过乳汁排出,其浓度接近血药浓度,如哺乳期妇女确有必要应用本品,须暂停哺乳。

【儿童用药】儿童应用本品的安全性和有效性尚未确定。

【老人用药】未查到老年人用药的临床资料,但建议老年患者可以从正常人常用剂量减半开始用药。

【药物相互作用】(1)β受体阻滞剂:研究表明,盐酸地尔硫䓬与β受体阻滞剂合用耐受性良好,但在左心室功能不全及传导功能障碍患者中资料尚不充分。本品可增加普萘洛尔生物利用度近50%,因而在开始或停止两药合用时需调整普萘洛尔剂量。

(2)西咪替丁:由于抑制细胞色素 P450 氧化酶影响本品首过代谢,可明显增加本品血药浓度峰值及药时曲线下面积。雷尼替丁仅使本品血药浓度轻度升高。

(3)地高辛:有报告本品可使地高辛血药浓度增加20%,但也有不影响的报告,虽然结果矛盾,但在开始、调整和停止本品治疗时应监测地高辛血药浓度,以免地高辛过量或不足。

(4)麻醉药:对心肌收缩、传导、自律性都有抑制,并有血管扩张作用,可与本品产生协同作用。因此,两药合用时须仔细调整剂量。

(5)本品可明显增加三唑仑和米达唑仑血浆峰浓度及延长其消除半衰期。

(6)本品与卡马西平合用后,一些病例中可使卡马西平的血药浓度增高40%～72%而导致毒性。

(7)在心、肾移植者中发现,本品与环孢菌素合用时,环孢菌素的剂量应降低15%～48%以保证环孢菌素的药物浓度与合用本品前相同。二者合用时应监测环孢菌素血浆药物浓度,特别在开始、调整剂量或停止使用本品时。环孢菌素对本品血浆药物浓度的影响尚未知。

(8)本品与利福平合用后,可以明显降低本品血浆药物浓度及疗效。

【药物过量】已报告的有关本品过量的剂量范围为1～10.8g。本品过量可导致心动过缓、低血压、心脏传导阻滞和心力衰竭。此时在通过胃肠道清除本品的同时根据本品的药理作用和临床经验,可给予以下治疗:

(1)心动过缓:给予阿托品0.6～1mg,如无效可谨慎地使用异丙肾上腺素。

(2)高度房室传导阻滞:治疗同上,如出现持续的高度房室传导阻滞则应用起搏器治疗。

(3)心力衰竭:应用正性肌力药物(异丙肾上腺素、多巴胺、多巴酚丁胺)和利尿剂。

(4)低血压:应用升压药(如多巴胺或去甲肾上腺素)。

【剂型】片剂(缓释)。

【贮藏】遮光,密封保存。

注射用盐酸地尔硫䓬

【主要成分】盐酸地尔硫䓬。

【性状】本品为白色疏松块状物及粉末。

【药理作用】药理:通过作用于冠脉血管及末梢血管的心管平滑肌及房室结,抑制 Ca^{2+} 向细胞内流入,而显示血管扩张作用及延长房室结传导时间的作用,从而对高血压、心律不齐、心绞痛有效。

(1)对血压的作用:麻醉下及无麻醉下均能降低高血压,但麻醉下比无麻醉下作用强,并且对于比正常血压高的血压具有更强的降压作用(大鼠);降压的同时减少末梢血管阻力及心肌耗氧量,增加心输出量(犬);不减少脑、冠脉、肾的血流量的同时,降低血压,并显示钠利尿作用(犬、猴)。

(2)对心律不齐的作用:延长房室结的传导时间、有效不应期及功能不应期,对室上性快速心律不齐显示效果(犬);抑制心房电刺激引起的室上性快速心律不齐(兔)。

(3)对心肌缺血的作用:改善心肌氧的供需平

衡,扩张冠状动脉主干及侧支,增加心肌缺血部位血流(犬),抑制冠动脉痉挛(猪、人);心肌保护作用,心肌缺血时,抑制 Ca^{2+} 过多流入细胞内,保持心功能、心肌能量代谢,缩小梗死灶(犬、猫)。

毒理:盐酸地尔硫䓬给予小鼠口服,其 LD50 为 640~740mg/kg;静脉注射 LD50 为 58~61mg/kg。大鼠口服,其 LD50 为 585mg/kg;静脉注射 LD50 为 58~61mg/kg。在生殖毒性试验中,给小鼠、大鼠和兔口服大于人剂量 5~10 倍以上的地尔硫䓬,可见胚胎和胎仔死亡。在某些研究中,有报告这些剂量可致骨骼异常,在围产期及产后的研究中,早期见个别幼仔体重减低存活率降低,发现给予>人口服剂量 20 倍,死胎发生率增加。本品致突试验为阴性。

【药代动力学】单次静脉推注(1 分钟静注 10mg)时的半衰期(消失相)约 1.9 小时。静脉滴注(以每分钟 5μg/kg、10μg/kg、15μg/kg 静脉滴注),用药开始后 5~6 小时达稳态。

【适应证】室上性心动过速;手术时异常高血压的急救处置;高血压急症;不稳定型心绞痛。

【用法用量】静脉注射,静脉滴注。用时以 5ml 以上的生理盐水或葡萄糖注射液溶解,按下述方法用药:

(1)室上性心动过速:通常对成人每次在 3 分钟内缓慢静注盐酸地尔硫䓬 10mg,可据年龄、症状适当增减。

(2)手术时异常高血压的急救处置:通常对成人每次 1 分钟缓慢静注盐酸地尔硫䓬 10mg。但可据年龄、症状适当增减;或按体重每分钟 5~15μg/kg 的速度静脉滴注,血压降至目标值以后,边监测血压边调节点滴速度。

(3)高血压急症:成人通常按体重每分钟 5~15μg/kg 的速度静脉滴注,血压降至目标值以后,边监测血压边调节点滴速度。

(4)不稳定型心绞痛:成人通常按体重每分钟 1~5μg/kg 的速度静脉滴注。从低药量开始点滴,根据患者病情适当增减,最高用量不超过每分钟按体重 5μg/kg。

【不良反应】常见不良反应为:心动过缓(1.1%);低血压(0.7%);Ⅰ度房室传导阻滞(0.4%);Ⅱ度房室传导阻滞(0.3%);房室交界性心律(0.3%)等。

【禁忌证】对药物中任一成分过敏者、妊娠或可能妊娠的妇女禁用。

【剂型】注射剂。

【规格】10mg。

【贮藏】避光,密闭,阴凉处保存。

第九节 α肾上腺素能受体阻滞药

妥拉苏林 Tolazoline

【商品名】苄唑啉,Benzazoline,Priscoline。

【适应证】为 $α_1$、$α_2$ 阻滞剂,能使周围血管舒张而降低血压,但降压作用不稳定。临床上主要用于血管痉挛性疾病,如肢端动脉痉挛症、手足发绀、闭塞性血栓静脉炎等。

【用法用量】口服,每次 15mg,每日 45~60mg;肌注或皮下注射,每次 25mg。

【注意事项】(1)副作用较多,常见者为潮红、寒冷感、心动过速、恶心、上腹部疼痛、体位性低血压等。

(2)胃溃疡、冠状动脉病患者忌用。

【规格】片剂:每片 25mg。注射液:每支 25mg(1ml)。

哌唑嗪 Prazosin Hydrochloride Tablets

【性状】本品为白色片。

【药理作用】药理作用:(1)盐酸哌唑嗪为选择性突触后 $α_1$ 受体阻滞剂,是喹唑啉衍生物,本品可松弛血管平滑肌,扩张周围血管,降低周围血管阻力,降低血压。

(2)本品扩张动脉和静脉,降低心脏前负荷与后负荷,使左心室舒张末压下降,改善心功能,治疗心力衰竭起效快,1 小时达高峰,持续 6 小时。

(3)本品对肾血流量与肾小球滤过率影响小,可通过阻滞膀胱颈、前列腺包膜和腺体、尿道的 $α_1$

受体减轻前列腺增生病人排尿困难。

(4)动物实验显示,大部分药物与 α_1 酸性糖蛋白相结合,仅5%药物以游离型存在于血液中,肺、心脏、血管等部位的浓度较高,而在脑中较低。

(5)本品不影响 α_2 受体,降压时很少发生反射性心动过速,对心排出量影响较小,也不增加肾素分泌。长期应用对脂质代谢无影响。

致癌、致突变及生殖毒性:大鼠使用人体最高推荐剂量(每日20mg)225倍的盐酸哌唑嗪18个月,未发现致癌作用;在基因毒理学研究中,亦未发现盐酸哌唑嗪有致基因突变的作用。大鼠给以人体最高推荐剂量的225倍(75mg/kg)盐酸哌唑嗪,生殖能力下降;而以人体最大推荐剂量的75倍(25mg/kg)给药,对生殖没有影响。犬与大鼠以每日25mg/kg的剂量给药,为期1年,睾丸出现萎缩及坏死;而以每日10mg/kg(人体最高推荐剂量的30倍)给药,未发现上述变化。105例长期服用盐酸哌唑嗪的患者监测17-酮类固醇的分泌,未发现有异常变化;27例服药长达51个月的患者亦未发现药物引起精子形态学改变。对妊娠大鼠、兔及猴子分别以人体最高推荐剂量的225倍或12倍给药时,未发现胎儿出现外观、内脏及骨骼异常。

【药代动力学】本品口服吸收完全,生物利用度50%~85%,血浆蛋白结合率高达97%。本品口服后2小时起降压作用,血药浓度达峰时间为1~3小时,半衰期为2~3小时,心力衰竭时半衰期延长达6~8小时。持续作用10小时。本品主要通过去甲基化和共价键结合形式在肝内代谢,随胆汁与粪便排泄,尿中仅占6%~10%。5%~11%以原形排出,其余以代谢物排出。心力衰竭时,清除率比正常为慢,不能被透析清除。

【适应证】用于轻、中度高血压。

【用法用量】口服,每次0.5~1mg,每日2~3次(首剂为0.5mg,睡前服用)。逐渐按疗效调整为每日6~15mg,分2~3次服,每日剂量超过20mg后,疗效不进一步增加。

【不良反应】(1)本品可引起晕厥,大多数由体位性低血压引起,偶发生在心室率为100~160次/分钟的情况下,通常在首次给药后30~90分钟或与其他降压药合用时出现。低钠饮食与合用β受体阻滞剂的患者较易发生。如果将首次剂量改为0.5mg,临睡前服用,可防止或减轻这种不良反应;在给本药前一天停止使用利尿药,也可减轻"首次现象"。这种副作用有自限性,多数情况下不会再发生。

(2)眩晕和嗜睡可发生在首次服药后,在首次服药或加量后第1天应避免驾车和危险的工作。目眩可发生于体位由卧位变为立位时,缓慢起床可避免。此外,目眩在饮酒、长时间站立、运动或天气较热时也可出现,故在上述情况下应慎用本品。

(3)发生率为50%的不良反应依次为眩晕(10.3%)、头痛(7.8%)、嗜睡(7.6%)、精神差(6.9%)、心悸(5.3%)、恶心(4.9%)。不良反应多发生在服药初期,可以耐受。

(4)其他不良反应发生率为1%~4%的如下:呕吐、腹泻、便秘、水肿、体位性低血压、晕厥、头晕、抑郁、易激动、皮疹、瘙痒、尿频、视物模糊、巩膜充血、鼻塞、鼻出血。

(5)发生率低于1%的不良反应有:腹部不适、腹痛、肝功能异常、胰腺炎、心动过速、感觉异常、幻觉、脱发、扁平苔藓、大小便失禁、阳痿、阴茎持续勃起。

(6)其他偶见不良反应:耳鸣、发热、出汗、关节炎和抗核抗体阳性。

【注意事项】(1)剂量必须按个体化原则,以降低血压反应为准。

(2)与其他抗高血压药合用时,降压作用加强,较易产生低血压,而水钠潴留可能减轻。合用时应调节剂量以求每种药物的最小有效剂量。为避免这些副作用的产生可将盐酸哌唑嗪减为1~2mg,每日3次。

(3)首次给药及以后加大剂量时,均建议在卧床时给药,不做快速起立动作,以免发生体位性低血压反应。

(4)肾功能不全时应减小剂量,起始剂量1mg,每日2次为宜。肝病患者也相应减小剂量。

(5)在治疗心力衰竭时可以出现耐药性,早期是由于降压后反射性交感兴奋,后期是由于水钠潴留。前者可暂停给药或增加剂量,后者则宜暂停给药,改用其他血管扩张药。

【孕妇及哺乳期妇女用药】对44例妊娠期高血压患者以β阻滞剂及盐酸哌唑嗪控制血压(持续治

疗时间14周),未发现与药物相关的胎儿畸形及其他副作用。在盐酸哌唑嗪的使用中,尚未发现对胎儿及新生儿有异常影响的报道。相关研究结果表明,盐酸哌唑嗪可以单独或与其他药物联合应用来控制妊娠期严重高血压。对哺乳期妇女未见不良反应。

【儿童用药】7岁以下每次0.25mg,每日2～3次;7～12岁每次0.5mg,每日2～3次,按疗效调整剂量。

【老人用药】(1)老年人对本品的降压作用敏感,应加注意。

(2)本品有使老年人发生体温过低的可能性。

(3)老年人肾功能降低时剂量需减小。

【药物相互作用】(1)与钙拮抗药同用,降压作用加强,剂量须适当调整。与其他降压药或利尿药同用,也须同样注意。

(2)与噻嗪类利尿药或β阻滞药合用,使降压作用加强而水钠潴留可能减轻,合用时应调节剂量以求每种药物的最小有效剂量。

(3)与非甾体类抗炎镇痛药同用,尤其与吲哚美辛同用,可使本品的降压作用减弱。

(4)与拟交感类药物同用,本品的降压作用减弱。

【药物过量】本品过量发生低血压,甚至循环衰竭时,可让病人保持卧位促使血压和心率恢复正常。若无效则须补充血容量,必要时给予血管收缩药。治疗中应注意肾功能变化。本品不易经透析排出。

【规格】1mg;2mg。

【剂型】片剂。

【贮藏】遮光,密封保存。

盐酸特拉唑嗪 Terazosin Hydrochloride Tablets

【主要成分】本品主要成分为盐酸特拉唑嗪。

【性状】本品为白色片。

【药理作用】本品为选择性α_1受体阻滞剂,能降低外周血管阻力,对收缩压和舒张压都有降低作用;具有松弛膀胱和前列腺平滑肌的作用,可缓解良性前列腺肥大而引起的排尿困难症状。

【药代动力学】盐酸特拉唑嗪口服吸收好、服药后1小时血浆浓度达到峰值,其血浆蛋白结合率为90%～94%,消除半衰期为12小时。本品药物原形自尿中排出约占口服剂量的10%,粪便中排出约占20%,代谢产物自尿中排出约40%,自粪便中排出约占60%。本品的药代动力学参数与肾功能无关,食物对生物利用度无影响。

【适应证】(1)用于治疗高血压,可单独使用或与其他抗高血压药同时使用。

(2)用于改善良性前列腺增生症患者的排尿症状,如尿频、尿急、尿线变细、排尿困难、夜尿增多、排尿不尽感等。

【用法用量】口服。(1)高血压患者:每日1次,首次睡前服用。开始剂量1mg,剂量逐渐增加直到出现满意疗效。常用剂量为每日1～10mg,最大量为每日20mg,停药后需重新开始治疗者,亦必须从1mg开始渐增剂量。

(2)良性前列腺增生患者:每日1次,每次2mg,每晚睡前服用。

【不良反应】本品主要不良反应有头痛、头晕、无力、心悸、恶心、体位性低血压等。这些反应通常轻微,继续治疗可自行消失,必要时可减量。

【禁忌证】对本品过敏者禁用。

【注意事项】孕妇及哺乳期妇女慎用。病人在开始治疗及增加剂量时应避免可导致头晕或乏力的突然性姿势变化或行动。

【规格】2mg。

【剂型】片剂。

【贮藏】遮光,密闭保存。

甲磺酸酚妥拉明注射液 Phentolamine Mesylate Injection

【主要成分】本品主要成分为甲磺酸酚妥拉明。

【性状】本品为无色或微黄色的澄明液体。

【药理毒理】药理作用:甲磺酸酚妥拉明是短效的非选择性受体(α_1、α_2)阻滞剂,能拮抗血液循环中肾上腺素和去甲肾上腺素的作用,使血管扩张而降低周围血管阻力;拮抗儿茶酚胺效应,用于诊治嗜铬细胞瘤,但对正常人或原发性高血压患者的血压影响甚少;能降低外周血管阻力,使心脏后负荷降低,左心室舒张末压和肺动脉压下降,心搏出量增加,可用于治疗心力衰竭。

致癌、致突变和生殖毒性:长期试验表明,甲磺酸酚妥拉明没有明显的致癌、致突变和生殖毒性。在对大鼠、小鼠和兔的试验中,未发现甲磺酸酚妥拉明有致畸或胚胎毒性。

【药代动力学】肌内注射20分钟血药浓度达峰值,持续30～45分钟,静脉注射2分钟血药浓度达峰值,作用持续15～30分钟。静注的半衰期约19分钟。静脉注射后约有一次给药量的13%以原形自尿排出。

【适应证】(1)用于诊断嗜铬细胞瘤及治疗其所致的高血压发作,包括手术切除时出现的高血压,也可根据血压对本品的反应用于协助诊断嗜铬细胞瘤。

(2)治疗左心室衰竭。

(3)治疗去甲肾上腺素静脉给药外溢,用于防止皮肤坏死。

【用法用量】(1)成人常用量:①用于酚妥拉明试验,静脉注射5mg,也可先注入1mg,若反应阴性,再给5mg,如此假阳性的结果可以减少,也减少血压剧降的危险性。②用于防止皮肤坏死,在每1000ml含去甲肾上腺素溶液中加入本品10mg作静脉滴注,作为预防之用。已经发生去甲肾上腺素外溢,用本品5～10mg加10ml氯化钠注射液作局部浸润,此法在外溢后12小时内有效。③用于嗜铬细胞瘤手术,术时如血压升高,可静脉注射2～5mg或滴注每分钟0.5～1mg,以防止肿瘤手术时出现高血压危象。④用于心力衰竭时减轻心脏负荷,静脉滴注每分钟0.17～0.4mg。

(2)小儿常用量:①用于酚妥拉明试验,静脉注射一次1mg,也可按体重0.15mg/kg或按体表面积3mg/m^2。②用于嗜铬细胞瘤手术,术中血压升高时可静脉注射1mg,也可按体重0.1mg/kg或按体表面积3mg/m^2,必要时可重复或持续静脉滴注。

【不良反应】较常见的有体位性低血压、心动过速或心律失常、鼻塞、恶心、呕吐等;晕厥和乏力较少见;突然胸痛(心肌梗死)、神志模糊、头痛、共济失调、言语含糊等极少见。

【禁忌证】严重动脉硬化及肾功能不全者、低血压、冠心病、心肌梗死、胃炎或胃溃疡及对本品过敏者禁用。

【注意事项】(1)作酚妥拉明试验时,在给药前、静脉给药后至3分钟内每30秒,以后7分钟内每分钟测一次血压,或在肌内注射后30～45分钟内每5分钟测一次血压。

(2)对诊断的干扰,降压药、巴比妥类、鸦片类镇痛药、镇静药都可以造成酚妥拉明试验假阳性,故试验前24小时应停用。

(3)用降压药必须等血压回升至治前水平方可给药。

【孕妇及哺乳期妇女用药】需权衡利弊再慎用。

【老人用药】在老年人用本品诱发低温的可能性增大,应适当减量。

【药物相互作用】(1)与拟交感胺类药同用,使后者的周围血管收缩作用抵消或减弱。

(2)与胍乙啶同用,体位性低血压或心动过缓的发生率增高。

(3)与二氮嗪同用,使二氮嗪抑制胰岛素释放的作用受抑制。

(4)苯巴比妥类、导眠能等加强本品降压作用。

(5)忌与铁剂配伍。

【药物过量】可引起低血压、心律失常、全身静脉血量增加、休克、头痛、视力障碍、呕吐、低血糖等,必要时用升血压药。

【规格】1ml:5mg;1ml:10mg。

【剂型】注射剂。

【贮藏】遮光,密闭保存。

盐酸乌拉地尔 Urapidil Hydrochloride Injection

【性状】本品为无色的澄明液体。

【药理作用】乌拉地尔为苯唑嗪取代的尿嘧啶,本品具有外周和中枢双重降压作用。外周主要阻断突触后α_1受体,使血管扩张显著降低外周阻力。同时也有较弱的突触前α_2阻滞作用,阻断儿茶酚胺的收缩血管作用(不同于哌唑嗪的外周作用);中枢作用主要通过激动5-羟色胺-1a(5-HT-1a)受体,降低延髓心血管中枢的交感反馈调节而降压(不同于可乐定的中枢作用)。在降血压同时,本品一般不会引起反射性心动过速。在临床开放性研究中,单项麻醉时可分别降低收缩压和舒张压3.1%和2.1%,对高血压病人分别降低为12%和6.7%。本品对高血压效果显著。而对血压正常者没有降压效果。脊髓麻醉时,可明显地降低收缩压约32%、舒张压27%。在心功能不全的病人中应用乌拉地尔可降低心肌氧耗量,降低肺楔嵌压及外周阻力,改善左心室功能,增加心排血量。乌拉地尔不影响糖及脂肪代谢,亦不损害肾功能。动物实验研究表明,给猫脊椎动脉注射乌拉地尔可引起显著的中枢性降压效应,其中枢性降压效应不受中枢 α_2 肾上腺素能受体介导,α_2 受体阻滞剂不能阻断乌拉地尔的中枢性降压效应。乌拉地尔对大鼠具有中度的镇静作用,这一作用亦不受 α_2 受体阻滞剂的影响。有研究发现,当给予麻醉后高血压犬的脑池内注射 1mg 乌拉地尔后,高血压犬的血压开始下降,但心率仍保持在对照前水平。当注射剂量达 2~4mg 时,心率开始下降,但血压恢复至对照前水平,未见反射性心动过速。大鼠动物实验研究未发现乌拉地尔有致癌、致突变、致生殖能力下降的作用。动物试验未发现此药有致畸作用。

【药代动力学】本品口服吸收较快,4~6 小时血药浓度达峰值,在肝内广泛代谢,主要为羟化,产生的对羟基化合物(M1)占 50%,无生物活性,芳环邻脱甲基化合物(M2)和脲嘧啶环 N-去甲基化合物(M3)为微量,有生物活性如原药。本品口服吸收后 80% 与蛋白结合,大部分代谢产物和 10%~20% 原形通过肾脏排泄,余下的通过粪便排出。口服半衰期为 4.7 小时,静脉半衰期为 2.7 小时。

【适应证】(1)高血压危象(如血压急聚升高)。

(2)重度和极重度高血压。

(3)难治性高血压。

(4)控制围手术期高血压。

【用法用量】乌拉地尔针剂应静脉注射或静脉点滴,病人须取卧位。单次和重复静脉注射及长时间静脉点滴均可。亦可在静脉注射后持续静脉点滴。静脉注射缓慢静注 10~50mg 乌拉地尔针剂,监测血压变化,降压效果应在 5 分钟内即可显示。若效果不够满意,可重复用药。持续静脉点滴或使用输液泵本品在静脉注射后,为了维持其降压效果,可持续静脉点滴。液体按下述方法配制:通常将 250mg 乌拉地尔加入到合适的液体中,如生理盐水、5% 或 10% 葡萄糖溶液、5% 的果糖加生理盐水中。如使用输液泵维持剂量,可加入 20ml 注射液(相当于 100mg 乌拉地尔),再用上述液体稀释到 50ml。静脉输液的最大药物浓度为每毫升 4mg 乌拉地尔。输入速度根据病人的血压酌情调整。推荐初始速度为每分钟 2mg,维持速度为每小时 9mg(若将 250mg 乌拉地尔溶解在 500ml 液体中,则 1mg 乌拉地尔相当于 44 滴或 2.2ml 输入液)。静脉点滴或用输液泵输入应当在静脉注射后使用,以维持血压稳定。血压下降的程度由前 15 分钟内输入的药物剂量决定,然后用低剂量维持。

【不良反应】(1)使用乌拉地尔后,个别病例可能出现头痛、头晕、恶心、呕吐、出汗、烦躁、乏力、心悸、心律失常、上脸部压迫感或呼吸困难等症状,其原因多为血压降得太快所致,通常在数分钟内即可消失,病人无需停药。血压过度降低,可抬高下肢,补充血容量即可改善。

(2)过敏反应少见(如瘙痒、皮肤发红、皮疹等)。

(3)极个别病例在口服本品时出现血小板计数减少,但血清免疫学研究尚未证实其因果关系。

【禁忌证】(1)主动脉狭部狭窄或动静脉分流患者(血流动力学无效的透析分流除外)。

(2)哺乳期妇女。

【注意事项】(1)如果联合其他降压药使用本品前,应间隔一定的时间,必要时调整本品的剂量。

(2)血压骤然下降可能引起心动过缓甚至心脏停搏。治疗期限一般不超过 7 天。

(3)对本品过敏有皮肤瘙痒、潮红,有皮疹应停药。

(4)开车或操纵机器者应谨慎,可能影响其驾驶或操纵能力。

(5)逾量可致低血压,可抬高下肢及增加血容量,必要时加升压药。

(6)老年人及肝功能受损者可增强本品作用,应予以注意。

【孕妇及哺乳期妇女用药】尚无资料说明乌拉地尔针剂在妊娠期前 6 个月使用的安全性,妊娠期后 3 个月使用的资料亦不完善。对于孕妇,仅在绝对必要的情况下方可使用本品。哺乳期妇女亦无资料,因而亦不宜应用。

【儿童用药】儿童很少使用本品,目前尚缺乏这方面的资料。

【老人用药】老年患者须慎用本品,初始剂量宜小。老年患者对药物的敏感性有时难以估计。

【药物相互作用】(1)乌拉地尔针剂不能与碱性液体混合,因其酸性性质可能引起溶液混浊或絮状物形成。

(2)与降压药同用或饮酒可增强本品降压作用。

(3)与西咪替丁同用可增加本品血药浓度15%。

(4)目前无足够资料说明本品可与血管紧张素转换酶抑制剂同用,故暂不提倡与血管转换酶抑制剂合用。若同时使用其他抗高血压药物、饮酒或病人存在血容量不足的情况,如腹泻、呕吐,可增强乌拉地尔针剂的降压作用。

【药物过量】发生严重低血压可抬高下肢,补充血容量;如果无效,可缓慢静脉注射缩血管药物,不断监测血压变化。个别病例需使用肾上腺素。

【剂型】注射剂。

【贮藏】避光,密闭保存。

第十节 利尿剂

参见"第十七章第一节 利尿药"。

第十一节 抗休克血管活性药

参见"第二十三章第一节 休克与心肺复苏用药"。

第十二节 血脂调节药

参见"第十章 调节血脂药及抗动脉粥样硬化药"。

第十三节 心血管急症用药

一、急性心肌梗死

急性心肌梗死(acute myocardial infarction, AMI),是因持续而严重的心肌缺血所致的心脏部分心肌的急性坏死。在临床上常表现为严重胸痛、急性循环功能障碍、心律失常,以及反映心肌急性缺血、损伤和坏死的一系列特征性心电图衍变。冠状动脉粥样硬化斑块破裂是临床上急性和亚急性心肌缺血的共同病理生理基础。为了指导早期治疗,特别是溶栓等再灌注治疗,现在国内外一致将这种以冠状动脉粥样硬化斑块破裂、血栓形成或血管痉挛而致的急性或亚急性心肌缺血统称为急性冠脉综合征(acute coronary syndrome, ACS)。斑块破裂血栓形成,如果使冠状动脉完全闭塞,在心电图上典型表现为ST段抬高,称之为ST段抬高性心肌梗死(ST-segment elevation myocardial infarction, STEMI)。如果血栓形成后冠脉管腔没有完全闭塞,但严重限制了冠脉血流,在心电图上典型表现为非ST段抬高,则称之为非ST段抬高性心肌梗死(non-ST-segment elevation myocardial infarction, NSTEMI)或不稳定型心绞痛(unstable angina, UP)。UP和NSTEMI在病因、发病机制及临床表现方面基本相似,治疗措施基本相同,作为同一内容进行讨论。现主要讨论STEMI的诊断和处理。

(一)诊断依据

1. 诱发因素和前驱症状 近一半以上患者有诱因,主要因过重的体力活动、精神极度紧张或重度创伤、强冷刺激或一氧化碳中毒、手术等。发病时间高峰在上午6时到12时。大部分患者在发病前1周左右有前驱症状,表现为突然出现心绞痛,或原有心绞痛发作频繁、程度加重,轻度活动或休息时发生,硝酸甘油不易缓解等。

2. 临床表现 典型症状是剧烈、压榨性左侧胸骨后疼痛,有濒死感,持续时间30分钟以上到数小时,疼痛常放射到左臂,也可放射到颈、颌、背、右臂或上腹部。老年人、糖尿病、外科手术后患者可能不表现胸痛。恶心、呕吐等胃肠道症状常见,可能与迷走神经受坏死心肌刺激和胃肠道低灌注等有关。部分患者发病时以突然晕厥、猝死、急性左心衰竭、休克或脑供血障碍为起始症状和突出表现，这是心肌梗死后严重心律失常和泵衰竭的结果。体检时心脏浊音界可轻度扩大，心率常增快，少数减慢，特别是下壁心肌梗死伴缓慢性心律失常时。发病头24小时可有各种心律失常。第一心音减弱，可有第四、三心音奔马律。少数患者可闻及心包摩擦音。二尖瓣乳头肌功能失调、断裂或室间隔穿孔时有粗糙收缩期杂音。几乎所有患者血压都降低。有其他并发症时可查及相应体征。

3. 辅助检查

(1) 心电图：起病数小时内，无异常或异常高大两肢不对称T波。数小时后，ST段显著抬高，弓背向上，与直立T波形成单相曲线。数小时到2天出现病理性Q波，同时R减低。3～4天内Q波稳定不变。数日到2周左右，ST段逐渐回到基线水平，T波平坦、倒置。数周到数月后T波两肢对称性倒置。不同部位梗死心电图改变导联有不同组合。心肌梗死后心电图有各种心律失常并发症表现。心肌梗死后新出现左束支传导阻滞时，按STEMI处理。

(2) 心肌酶：肌酸激酶(CK)及其同工酶MB(CK-MB)起病6小时内升高，24小时达高峰，3～4天恢复正常；天门冬酸氨基转移酶(AST)起病6～12小时后升高，24～48小时达高峰，3～6天恢复正常；乳酸脱氢酶(LDH)起病8～10小时后升高，24～72小时达高峰，1～2周恢复正常。肌钙蛋白T(cTnT)和肌钙蛋白I(cTnI)敏感性和特异性最高，起病后3～6小时升高，2周左右从血清中消失，已越来越广泛应用于临床。

4. 注意鉴别的疾病有心绞痛、急性心包炎、急性肺动脉栓塞、急腹症和主动脉夹层等。根据世界卫生组织(WHO)的定义，诊断AMI至少要满足下列3条标准中的2条：①缺血性胸痛史；②心电图系列变化；③血清心肌标记物的升高或降低。

上述诊断标准虽然长期应用于临床和科研，但随着敏感性和特异性更高的心肌损伤血清学标记物和更精确心肌显像技术的出现，及流行病学研究和临床试验等的需要，有对心肌梗死重新定义的必要。根据2000年"欧洲心脏病学会(ESC)和美国心脏病学会(ACC)心肌梗死重新定义联合委员会"报告的建议，新的急性心肌梗死诊断标准如下：

(1) 心肌坏死生化标记物肌钙蛋白典型升高和逐渐降低，或CK-MB快速升高和降低，伴有至少一项如下表现时即可诊断为急性、进行性或新近的心肌梗死：①缺血性症状；②心电图上呈现病理性Q波；③心电图变化指示心肌缺血(ST段抬高或压低)。

(2) 急性心肌梗死的病理性发现。

(二) 治疗措施

1. 院前急救 AMI死亡患者中约50%在发病后1小时内于院外猝死，死因主要是可救治的致命性心律失常。因此，要最大限度地缩短院前转运、检查、处理的时间。应帮助已患有心脏病或有AMI高危因素的患者提高识别AMI的能力，发病时立即采取以下急救措施：停止任何主动活动和运动；立即舌下含服硝酸甘油片(0.6mg)，每5分钟重复使用。若含服硝酸甘油3片无效则立即拨打急救电话。急救中心要派出配备有专业医护人员、急救药品和除颤器等设备的救护车，将其运送到附近能提供24小时心脏急救的医院。AMI患者被送到医院急诊室后，医师应迅速做出诊断并尽早给予再灌注治疗。

2. 一般治疗

(1) 监护：持续心电、血压和血氧饱和度监测，及时发现和处理心律失常、血流动力学异常和低氧血症，并注意观察神志、呼吸、出入量、出汗和末梢循环等情况。

(2) 卧床休息：可降低心肌耗氧量，减少心肌损害。对血流动力学稳定且无并发症的AMI患者一般卧床休息1～3天，对病情不稳定及高危患者卧床时间应适当延长。

(3) 建立静脉通道：保持给药途径畅通。

(4) 止痛：心肌梗死引起的疼痛与进行性心肌缺血有关，硝酸甘油、吸氧、冠状动脉再灌注和β受体阻滞剂等改善血氧供需关系的治疗都有减轻疼痛的作用。常用的止痛剂有吗啡和哌替啶。吗啡阵痛效果更强，一般每次静脉注射2～5mg或皮下注射5～10mg，必要时15～30分钟后重复，总量不宜超过15mg。吗啡的主要副作用是恶心、呕吐、低血压和呼吸抑制，老年患者有慢性阻塞性肺部疾患时禁用。为防治迷走神经张力过高，可与阿托品

0.5mg 合用。哌替啶阵痛作用较弱,副作用较少,但易增快心率,50~100mg 肌肉注射,1~2 小时重复或与吗啡交替应用。

(5)吸氧:发病早期鼻导管吸氧 24~48 小时,3~5L/分钟,有减轻呼吸困难、疼痛或焦虑的作用。泵功能障碍或有肺部疾患者,根据动脉氧分压适当延长吸氧时间。

(6)硝酸甘油:AMI 患者只要无禁忌证通常使用硝酸甘油静脉滴注 24~48 小时,然后改用口服硝酸酯类药物。

(7)阿司匹林:所有 AMI 患者只要无禁忌证,均应立即口服水溶性阿司匹林或嚼服肠溶阿司匹林 150~300mg。

(8)饮食和通便:AMI 患者需禁食至胸痛消失,然后给予流质、半流质饮食,逐步过渡到普通饮食。所有 AMI 患者均应使用缓泻剂,以防止便秘时排便用力导致心脏破裂或引起心律失常、心力衰竭。通便药有果导、潘泻叶、开塞露等。

3. 再灌注治疗　治疗 AMI 的首要目标是尽可能早和尽可能快地给予再灌注治疗。所有起病后 12 小时内就诊者,如有 ST 段抬高或新出现左束支传导阻滞的患者都要考虑再灌注治疗。持续心肌缺血症状超过 12 小时,提示堵塞—自动再灌注—再堵塞的断续过程的患者,也应考虑再灌注治疗。再灌注治疗疗效肯定,治疗最早、危险最高的患者获益最大。再灌注治疗主要包括溶栓治疗、直接经皮冠状动脉介入治疗(PCI)和急诊冠状动脉搭桥(CABG)。心导管室设备条件和人员条件具备者,首选 PCI。

(1)溶栓治疗:溶栓治疗的目的是使梗死相关血管早期完全和持续开通,成功的溶栓治疗能缩小心肌梗死面积,改善心功能,使住院患者心力衰竭、恶性心律失常、室间隔穿孔和心源性休克的发生率明显减少。出院后运动耐量明显得到改善,30 天病死率由 25%~30%降低为 7%~8%。静脉溶栓最常用和首选。

溶栓治疗适应证:自胸痛开始计时,发病时间<12 小时;心电图 ST 段抬高(胸导≥0.2mV,肢体导联≥0.1mV);含硝酸甘油后 ST 段不下降;年龄原则上无上限,但因人而异,在高龄患者需特别注意脑血管及肝肾功能。

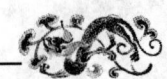

溶栓治疗禁忌证:半年内有脑卒中史;两周内有大手术或外伤史;未控制的高血压(>160/110mmHg);有出血性疾病史或有出血倾向的患者;有创伤的长时间心肺复苏后;对扩容和血管加压无反应的休克;在梗死相关血管分布的心肌区域内有穿壁性心肌梗死史;10 天内有不能压迫的大血管(如颈内动、静脉或锁骨下动、静脉)穿刺史;肝、肾功能障碍及严重进展性疾病(如恶性肿瘤)。

静脉溶栓最常用,方法简便,易于推广,虽效果逊于冠状动脉内给药,但可争取时间尽快开始溶栓,使患者获得裨益。常用的溶栓药物有:尿激酶(UK),常用剂量是 150 万 U,30 分钟内静脉滴注。链激酶(SK),统一标准剂量是 150 万 U,60 分钟内静脉滴注。SK 具有抗原性,给药前先静脉注射地塞米松 3mg。重组组织型纤溶酶原激活剂(rt-PA),常用剂量是 100mg,90 分钟内分次静脉注射和滴注。给药前即开始静脉注射肝素,继之静脉滴注。其他溶栓剂有单链尿激酶型纤溶酶元激活剂(CU-PA)、乙酰化纤溶酶元-链激活剂复合化物(APSAC)等。国产的蛇毒制剂,目前主张在尚未提纯以前不宜作为溶栓剂。

溶栓治疗冠状动脉再通的临床评价标准:①溶栓开始后 2 小时内胸痛明显减轻或消失;②开始给药后 2 小时内心电图 ST 段在抬高最明显的导联迅速下降≥50%;③溶栓开始后 2~3 小时内出现再灌注性心律失常,如加速的室性自主心律、窦性心动过缓或房室传导阻滞等;④酶峰前移,即 CK-MB 峰值提前至距发病 14 小时以内或总的 CK 提前至 16 小时以内。具备任意两条(①和③组合除外)可作为临床再通标准。

溶栓治疗的辅助治疗包括抗血小板药物如阿司匹林、氯吡格雷,抗凝药物如肝素、低分子肝素等。

出血是溶栓治疗后最常见的并发症,以颅内出血最严重,发生率一般在 1%以内,老年人脑出血的危险性增加。SK 等有过敏反应。溶栓治疗的冠状动脉开通率仅 60%~80%,冠状动脉 TIMI 3 级血流者仅 31.5%~63.2%,残余狭窄明显,心肌缺血或冠状动脉再闭塞率达 15%~20%。

(2)直接 PCI:与溶栓治疗相比,成功率达 83%~97%,再通率高,残余狭窄轻,左室射血分数较高,能更明显地降低病死率,减少再梗死发生率和出血并发症,对高危患者降低病死率的作用更为显著。有条件者,再灌注治疗首选直接 PCI。溶栓有禁忌证或不适宜溶栓治疗的患者;对升压药无反应的心源性休克患者;虽无溶栓禁忌证但高危的患者(如年龄>70 岁、既往有 MI 史、广泛前壁心肌梗死及收缩压<100mmHg、心率>100 次/分钟或 Killip 分级>Ⅰ级)都应首选直接 PCI。直接 PCI 时支架置入,管腔直径更大,早期和晚期缺血复发率低,靶血管重建率低,有更好的效果。溶栓治疗后临床判断冠状动脉未再通仍有缺血症状者,特别是发病时间较早及高危患者应尽快进行补救性 PCI。

(3)急诊 CABG:若冠状动脉系左主干病变、广泛多支病变,或合并室间隔穿孔、乳头肌断裂致二尖瓣关闭不全等情况,首选急诊 CABG。对急诊 PCI 后仍有持续或反复胸痛者,亦应考虑急诊 CABG。

4. 药物治疗

(1)硝酸酯类药物:常用的硝酸酯类药物包括硝酸甘油、硝酸异山梨酯和 5-单硝山梨醇酯。硝酸酯可减轻心肌梗死疼痛程度和持续时间,减少心肌缺血和梗死范围。虽然荟萃分析提示静脉应用硝酸甘油能降低死亡率,但未能被大系列的随机临床试验证实。AMI 早期通常给予硝酸甘油静脉滴注 24～48 小时。对 AMI 伴再发性心肌缺血、充血性心力衰竭或需处理的高血压患者更为适宜。硝酸甘油静脉滴注从 10μg/分钟开始,逐渐增加剂量,每 5～10 分钟增加 5～10μg,直至症状控制、血压正常、收缩压降低 10mmHg 或高血压患者收缩压降低 30mmHg 为有效治疗剂量。静脉滴注二硝基异山梨酯的剂量范围为 2～7mg/小时,开始剂量 30μg/分钟,30 分钟以后如无不良反应可逐渐加量。硝酸酯静脉用药 24～48 小时后可改用硝酸异山梨酯或 5-单硝山梨醇酯等制剂口服。硝酸异山梨酯口服常用剂量为 10～20mg,每日 3 次或 4 次,5-单硝山梨醇酯为 20～40mg,每日 2 次。下壁伴右室梗死时即使无低血压也应慎用硝酸酯类药物。

(2)抗血小板药物:所有 AMI 患者都应立即给予阿司匹林治疗,除非有明确的真正过敏。阿司匹林使 AMI 患者 5 周的死亡率降低 23%。持续长期服用能降低再梗死率。国内推荐的剂量是最初 3 天服用每日 300mg,以后每日 50～150mg 长期口服。阿司匹林过敏或不能耐受者,可用其他抗血小板制剂如氯吡格雷,负荷量 300mg,继之每日 75mg。

(3)抗凝药物:作为 AMI 溶栓治疗的辅助治疗,应用 rt-PA 溶栓时,溶栓前先静脉注射肝素 5000U 冲击量,继之以每小时 1000U 维持静脉滴注,以后每 4～6 小时测定 1 次 aPTT 或 ACT,以便于及时调整肝素剂量,保持其凝血时间延长至对照的 1.5～2.0 倍。静脉应用肝素时间一般为 48～72 小时,以后可改用皮下注射 7500 U 每 12 小时 1 次,注射 2～3 天。尿激酶和链激酶溶栓 6 小时后开始测定 aPTT 或 ACT,待 aPTT 恢复到对照时间 2 倍以内时开始皮下肝素治疗,用法同上。没有溶栓治疗的患者,肝素有防止冠状动脉内血栓向近端延展和新血栓形成、预防心室附壁血栓形成及体循环和肺循环栓塞的作用,用法同上。如果存在体循环血栓形成倾向,如左心室有附壁血栓形成、心房颤动或有静脉血栓栓塞史的患者,静脉肝素治疗时间可适当延长或改口服抗凝药物。有出血倾向、活动性溃疡、脑出血史、血压高于 180/110mmHg、肝肾疾患、癌症和老年极衰落者忌用。低分子肝素优于肝素,有条件时肝素可改为低分子肝素。

(4)β受体阻滞剂:β受体阻滞剂通过减慢心率,降低体循环血压和减弱心肌收缩力等减少心肌耗氧量,对改善缺血区的氧供需失衡,缩小心肌梗死面积,降低急性期病死率有肯定的疗效。在无该药禁忌证的情况下应及早常规应用。常用的β受体阻滞剂为美托洛尔,常用剂量为 25～50mg,每日 2 次或 3 次;阿替洛尔,6.25～25mg,每日 2 次。用药需严密观察,使用剂量必须个体化。在较急的情况下,如前壁 AMI 伴剧烈胸痛或高血压者,β受体阻滞剂亦可静脉使用,美托洛尔静脉注射剂量为 5mg/次,间隔 5 分钟后可再给予 1～2 次,继之口服剂量维持。β受体阻滞剂治疗的禁忌证为:心率<60 次/分钟;动脉收缩压<100mmHg;中重度左心衰竭(≥Killip Ⅱ级);Ⅱ、Ⅲ度房室传导阻滞或 P-R 间期>0.24 秒;严重慢性阻塞性肺部疾病或哮喘;末梢循环灌注不良。相对禁忌证为:哮喘病史;周围血管疾病;胰岛素依赖性糖尿病。

(5) 血管紧张素转换酶抑制剂：通过改善心肌重塑、减轻心室过度扩张而减少心力衰竭的发生率和病死率。多项大规模临床随机试验已证实，AMI 早期使用 ACEI 能降低病死率，尤其是前 6 周病死率降低最显著，以前壁心肌梗死伴有左心室功能不全的患者获益最大。在无禁忌证的情况下，溶栓治疗后血压稳定即可开始使用血管紧张素转换酶抑制剂。应从低剂量开始逐渐增加剂量，如初始给予卡托普利 6.25mg 作为试验剂量，一天内加至 12.5mg 或 25mg，次日加至 12.5～25mg，每日 2 次或 3 次。老年人、前壁心肌梗死、既往有心肌梗死史、病情在 Killip Ⅱ 级以上的患者，应终生服用血管紧张素转换酶抑制剂。其他常用的血管紧张素转换酶抑制剂有依那普利、苯那普利、雷米普利、培哚普利等。血管紧张素转换酶抑制剂的禁忌证有：急性期收缩压<90mmHg、临床出现严重肾衰竭（血肌酐>265μmol/L）、有双侧肾动脉狭窄病史者、对血管紧张素转换酶抑制剂制剂过敏者、妊娠和哺乳妇女等。

(6) 钙拮抗剂：因有潜在增加死亡的危险，仅能用于 AMI 发生室上性心动过速、β 受体阻滞剂不能缓解的梗死后心绞痛。

(7) 镁：AMI 早期补镁治疗是否有益，目前仍无定论，因此目前不主张常规补镁治疗。以下临床情况补镁治疗可能有效如 AMI 发生前使用利尿剂、低镁、低钾的患者；AMI 早期出现与 Q-T 间期延长有关的扭转型室性心动过速的患者。

5. 并发症及处理

(1) 急性左心衰竭：临床上表现为程度不等的呼吸困难，严重者端坐呼吸，咯粉红色泡沫痰。处理：①适量利尿剂，Killip Ⅲ 级（肺水肿）时静脉注射呋塞米 20mg；②静脉滴注硝酸甘油，10μg/分钟开始，逐渐加量，直到收缩压下降 10%～15%，但不低于 90mmHg；③尽早口服血管紧张素转换酶抑制剂，急性期以短效血管紧张素转换酶抑制剂为宜，小剂量开始，根据耐受情况逐渐加量；④肺水肿合并严重高血压是静脉滴注硝普钠的最佳适应证。小剂量（10μg/分钟）开始，根据血压逐渐加量并调整至合适剂量；⑤洋地黄制剂在 AMI 发病 24 小时内使用有增加室性心律失常的危险，故不主张使用。在合并快速心房颤动时，可用毛花苷 C 或地高辛减慢心室率。在左室收缩功能不全，每搏量下降时，心率宜维持在 90～110 次/分钟，以维持适当的心排血量；⑥急性肺水肿伴严重低氧血症者可行人工机械通气治疗。

(2) 心源性休克：临床上肺瘀血和低血压同时存在时诊断心源性休克。注意与心包填塞、升主动脉夹层伴主动脉瓣关闭不全或 AMI 严重机械性并发症，如严重急性二尖瓣关闭不全和室间隔穿孔等导致的心源性休克鉴别。处理：①严重低血压时，静脉滴注多巴胺每分钟 5～15μg/kg，一旦血压升至 90mmHg 以上，则可同时静脉滴注多巴酚丁胺（每分钟 3～10μg/kg），以减少多巴胺用量。如血压不升，应使用大剂量多巴胺（每分钟≥15μg/kg），仍无效时，也可静脉滴注去甲肾上腺素每分钟 2～8μg。轻度低血压时，可将多巴胺或与多巴酚丁胺合用；②AMI 合并心源性休克时药物治疗不能改善预后，应使用主动脉内球囊反搏。主动脉内球囊反搏对支持患者接受冠状动脉造影、PCI 或 CABG 均起到重要作用。在升压药和主动脉内球囊反搏治疗的基础上，谨慎、少量应用血管扩张剂如硝普钠，以减轻心脏前后负荷可能有用；③迅速使完全闭塞的梗死相关冠状动脉开通，恢复血流最重要，这与住院期间的生存率密切相关。对 AMI 合并心源性休克主张 PCI 或 CABG；④下壁 AMI 合并右室心梗时常见低血压，扩容治疗是关键，若补液 1～2L 后心排血量仍不增加，应静脉滴注正性肌力药多巴酚丁胺（每分钟 3～5μg/kg）。

(3) 右室梗死和功能不全：急性下壁心肌梗死中，近一半存在右室梗死，但仅 10%～15% 有明确血流动力学改变。维持右心室前负荷为其主要处理原则：①下壁心梗合并低血压时应避免使用硝酸酯类药物和利尿剂；②积极扩容治疗，补液 1～2L 血压仍不回升时，应静脉滴注正性肌力药多巴胺；③合并高度房室传导阻滞，对阿托品无反应时，应予临时起搏以增加心排血量；④右室梗死时也可出现左心功能不全引起的心源性休克，处理同左室梗死时的心源性休克。

(4) 心律失常：抗缺血治疗如溶栓、PCI、CABG、β 受体阻滞剂，及主动脉内球囊反搏、纠正电解质紊乱等均可预防或减少心律失常发生。

房性早搏：与交感神经兴奋或心功能不全有

关,本身不需特殊治疗。

阵发性室上性心动过速:静脉应用维拉帕米、硫氮䓬酮或美托洛尔,合并心力衰竭、低血压者可用直流电复律或心房起搏治疗。

心房扑动:少见且多为暂时性。

心房颤动:常见且与预后有关。处理:①血流动力学不稳定的患者,如出现血压降低、脑供血不足、心绞痛或心力衰竭者需迅速作同步电复律;②血流动力学稳定的患者,以减慢心室率为首要治疗,无心功能不全、支气管痉挛或房室传导阻滞者,可静脉使用β受体阻滞剂如美托洛尔 2.5～5mg 在5分钟内静脉注射,必要时重复,15分钟内总量不超过15mg。同时监测心率、血压及心电图,如收缩压<100mmHg 或心率<60次/分钟,终止治疗。也可使用洋地黄制剂,如毛花苷C静脉注射,其起效时间较β受体阻滞剂静脉注射慢,1～2小时内可见心率减慢。心功能不全者应首选洋地黄制剂。如上治疗无效或有禁忌证且无心功能不全者,可静脉使用维拉帕米或硫氮䓬酮。维拉帕米 5～10mg(0.075～0.75mg/kg)缓慢静脉注射,必要时30分钟可重复,硫氮䓬酮静脉缓慢注射,然后静脉滴注,以上药物静脉注射时必须严密观察血压和心率的变化;③胺碘酮对中止心房颤动、减慢心室率及复律后维持窦性心律均有价值,可静脉用药并随后口服治疗。

心室颤动、持续型多形性室性心动过速:立即非同步直流电复律,起始电能量 200J,如不成功可给予 300J 重复。

持续型单形性室性心动过速伴心绞痛、肺水肿、低血压(<90mmHg):应予同步直流电复律,电能量同上。持续型单形性室性心动过速不伴上述情况,可首先给予药物治疗。如利多卡因 50mg 静脉注射,必要时每15～20分钟可重复,最大负荷剂量 150mg,然后 2～4mg/分钟维持静脉滴注,时间不宜超过24小时;或胺碘酮 150mg 于10分钟内静脉注入,必要时可重复,然后 1mg/分钟静滴6小时,再 0.5mg/分钟维持滴注。

频发室性早搏、成对室性早搏、非持续性室速:可严密观察或利多卡因治疗(使用不超过24小时)。

偶发室性早搏、加速的心室自主心律:可严密观察,不作特殊处理。

短阵多形性室性心动过速,酷似尖端扭转型室性心动过速,但 Q-T 间期正常,可能与缺血引起的多环路折返机制有关,治疗方法同上,如利多卡因、胺碘酮等。

无症状窦性心动过缓:可暂作观察,不予特殊处理。

症状性窦性心动过缓、Ⅱ度Ⅰ型房室传导阻滞、三度房室传导阻滞伴窄 QRS 波群逸搏心律:患者常有低血压、头晕或心功能障碍、心动缓慢(<50次/分钟)等,可先用阿托品静脉注射治疗。阿托品剂量以 0.5mg 静脉注射开始,3～5分钟重复一次,至心率达 60 次/分钟左右。最大可用至 2mg。剂量小于 0.5mg,有时可引起迷走张力增高,心率减慢。

临时起搏治疗:①Ⅲ度房室传导阻滞伴宽 QRS 波群逸搏、心室停搏;②症状性窦性心动过缓、Ⅱ度Ⅰ型房室传导阻滞或Ⅲ度房室传导阻滞伴窄 QRS 波群逸搏经阿托品治疗无效;③双侧束支传导阻滞,包括交替性左、右束支阻滞或右束支传导阻滞伴交替性左前、左后分支阻滞;④新发生的右束支传导阻滞伴左前或左后分支阻滞和新发生的左束支传导阻滞并发Ⅰ度房室传导阻滞;⑤Ⅱ度Ⅱ型房室传导阻滞。

(5)机械性并发症:包括左室游离壁破裂、室间隔穿孔、乳头肌和邻近的腱索断裂等。临床表现为突然或进行性血流动力学恶化伴低心排血量、休克和肺水肿。药物治疗病死率高。

游离壁破裂:急性心包填塞时可突然死亡,临床表现为电-机械分离或停搏。亚急性心脏破裂在短时间内破口被血块封住,可发展为亚急性心包填塞或假性室壁瘤,应争取冠状动脉造影后行手术修补及 PCI 或 CABG。

室间隔穿孔:病情恶化的同时,在胸骨左缘第3、第4肋间闻及全收缩期杂音,粗糙、响亮,50%伴震颤。超声心动图能显示室间隔破口及左向右分流的射流束。血流动力学失代偿时提倡在血管扩张剂和利尿剂治疗及主动脉内气囊反搏支持下,早期或急诊手术治疗。如室间隔穿孔较小,无充血性心力衰竭,血流动力学稳定,可保守治疗,6周后择期手术。

急性二尖瓣关闭不全:主张血管扩张剂、利尿剂及主动脉内气囊反搏治疗,在血流动力学稳定的情况下急诊手术。因左室扩大或乳头肌功能不全引起的二尖瓣反流,应积极药物治疗心力衰竭,改善心肌缺血并主张行 PCI 或 CABG 以改善心脏功能和二尖瓣反流。

(三)药物应用

1. 吗啡　详见"急性心力衰竭"。

2. 硝酸甘油　详见"不稳定型心绞痛和无 ST 段抬高心肌梗死"。

3. 尿激酶(Urokinase,UK)　是肾脏制造的一种活蛋白质,首先由尿中提取,近年来由人工培养的人胚肾细胞提取,为我国应用最广泛的溶栓剂。UK 可直接激活纤溶酶原使之转化为纤溶酶,半衰期 16~22 分钟,无抗原性,不引起过敏反应,血中也不存在抗 UK 抗体。UK 应用剂量尚未标准化,根据我国的几项大规模临床试验结果,目前剂量为 150 万 U 左右 30 分钟内静脉滴注。梗死冠状动脉再通率为 53% 左右。

4. 链激酶(Streptokinase,SK)　是 C 组 B 溶血性链球菌产生的一种蛋白质,通过与纤溶酶原结合成 SK-纤溶酶原复合物,间接激活纤溶系统,使纤溶酶原转化成纤溶酶。纤溶酶是一种非特异性蛋白水解酶,使血浆中的纤维蛋白、凝血酶原及凝血因子V、Ⅷ等分解。SK 是国外应用最早、最广的溶栓剂,血浆半衰期 18~33 分钟。使用剂量已标准化,静脉溶栓时 150 万 U 60 分钟内静脉滴注。梗死冠状动脉再通率为 50% 左右(36%~55%),颅内出血率 0.3%。SK 具有抗原性,可引起过敏反应如发热、皮疹及低血压,给药前地塞米松 3mg 静脉注射可以预防。应用 SK 后体内抗 SK 抗体滴度迅速增加,持续 4~6 个月,因此,半年内不宜重复应用。SK 输入过快也可引起低血压。

5. 重组组织型纤溶酶原激活剂(Recombinant Tissue-type Plasminogen Activator,rt-PA)　是血管内皮细胞合成的一种丝氨酸蛋白酶。rt-PA 具有选择性溶栓作用,对纤维蛋白的亲和力高,能选择性地与血栓表面的纤维蛋白结合,形成 rt-PA 纤维蛋白复合物。该复合物与纤溶酶原有高度亲和力,并使血栓部位结合的纤溶酶原激活,转化为纤溶酶,使血栓溶解。rt-PA 血浆半衰期为 5~8 分钟。体重>65kg 的患者,首先给予 10mg 冲击量,2 分钟内注入,继之以每小时 50mg 的速度输注 1 小时,再以每小时 20mg 的速度输注 2 小时,3 小时内总量 100mg。体重<65kg 的患者,3 小时内总量按 1.25mg/kg 计算。

6. 肝素　详见"不稳定型心绞痛和无 ST 段抬高心肌梗死"部分。

7. 低分子肝素　详见"不稳定型心绞痛和无 ST 段抬高心肌梗死"部分。

二、不稳定型心绞痛和无 ST 段抬高心肌梗死

冠状动脉粥样硬化斑块破裂、血栓形成或血管痉挛是急性冠脉综合征(Acute coronary syndrome,ACS)的发病机制和病理基础。如果血栓形成后冠脉管腔没有完全闭塞,但严重限制了冠脉血流,在心电图上典型表现为非 ST 段抬高,则称之为非 ST 段抬高性心肌梗死(Non-ST-segment elevation myocardial infarction,NSTEMI)或不稳定性心绞痛(Unstable angina,UP),即 UP/NSTEMI。UP 和 NSTEMI 在病因、发病机制及临床表现方面基本相似,治疗措施基本相同,国内外文献、指南等均作为同一内容进行讨论。

(一)UA 诊断依据

1. 诱因　部分不稳定型心绞痛发作与诱因有关,包括贫血、感染、甲状腺功能亢进、心律失常等。

2. 临床表现　据中华医学会心血管病学分会 2000 年"不稳定型心绞痛诊断和治疗建议",不稳定型心绞痛包括如下亚型:

(1)初发劳力型心绞痛:病程在 2 个月内新发生的心绞痛(从无心绞痛或有心绞痛病史但在近半年内未发作过心绞痛)。

(2)恶化劳力型心绞痛:病情突然加重,表现为胸痛发作次数增加,持续时间延长,诱发心绞痛的活动阈值明显降低,硝酸甘油缓解症状的作用减弱,病程在 2 个月之内。

(3)静息心绞痛:心绞痛发生在休息或安静状态,发作持续时间相对较长,含服硝酸甘油效果欠佳,病程在 1 个月内。

(4)梗死后心绞痛:指急性心肌梗死发病 24 小时后至 1 个月内发生的心绞痛。

(5) 变异型心绞痛：休息或一般活动时发生的心绞痛，发作时心电图显示 ST 段暂时性抬高。

3. 辅助检查

(1) 心电图：ST 段压低、T 波倒置和暂时性 ST 段抬高。心电图变化常随着疼痛的缓解而完全或部分消失。心电图改变持续超过 12 小时提示可能发生了无 ST 段抬高心肌梗死。

(2) 心肌损伤标记物：肌酸磷酸激酶-MB、肌红蛋白和肌钙蛋白 T 或肌钙蛋白 I 等连续测定无升高。

(二) NSTEMI 诊断依据

有急性心肌梗死的症状、体征和动态心肌缺血性心电图改变，但心电图无 ST 段抬高（无论有或无病理性 Q 波形成），而心肌损伤标记物，如肌酸磷酸激酶-MB（CK-MB）≥正常上限的 2 倍，或/和肌钙蛋白超出正常上限。部分 CK-MB 不升高，而肌钙蛋白超过正常上限的无 ST 段抬高患者，存在所谓的微小心肌损伤（minor myocardial injury），近来欧洲心脏病学会（ESC）和美国心脏病学会（ACC）支持将这部分患者归为 AMI 的诊断，实际上属于 NSTEMI。

(三) 治疗措施

内科治疗的主要目标是迅速开始抗血小板和抗血栓治疗，并用抗心绞痛药物缓解症状。同时争取早期有创治疗进行血运重建，特别是对有高危特征的患者。

1. 抗缺血治疗

(1) 硝酸酯类药物：是缓解心绞痛的主要药物。胸痛发作时舌下含化硝酸甘油或硝酸异山梨醇酯。如果心绞痛持续，可硝酸甘油静脉滴注。发作频繁或预防发作可口服硝酸制剂，如硝酸异山梨酯，每日 15～60mg，2～3 次口服，5-单硝异山梨酯，每日 40～80mg，1～2 次口服。或硝酸甘油贴剂，每日 20mg，每日 1 次。

(2) β 受体阻滞剂：通过降低心肌需氧、血压和心率来减轻心肌缺血。对于 UP/NSTEMI 患者减少心肌梗死事件的发生。所有 UP/NSTEMI 患者都应给予 β 受体阻滞剂，根据心率和血压逐渐增加剂量，静息时目标心率为 50～60 次/分钟。重度房室传导阻滞、活动性支气管炎、心源性休克、低血压、窦性心动过缓和严重心力衰竭时禁用。

(3) 钙通道阻滞剂：患者在强化 β 受体阻滞剂和硝酸酯类药物治疗后仍反复发作的胸痛或对 β 受体阻滞剂不能耐受者，可考虑应用钙通道阻滞剂，或加用钙通道阻滞剂。一般应用硫氮䓬酮。冠状动脉痉挛伴有变异型心绞痛时，推荐用钙通道阻滞剂，禁用 β 受体阻滞剂。

2. 抗血小板治疗 UP/NSTEMI 患者冠脉内血栓主要为富含血小板的"白血栓"，对纤溶药物反应差，纤溶药物可能使原来尚未完全闭塞的血栓形成完全闭塞性血栓，导致病情恶化。

(1) 阿司匹林：尽管是一相对较弱的血小板聚集抑制剂，但对不稳定型心绞痛的病死率有实质性影响。阿司匹林仅阻断血小板激活所诱导的血栓烷 A2 而对血小板激活的许多其他刺激因素仍然未受抑制。不稳定型心绞痛患者阿司匹林每日 75～325mg，使死亡率或非致死性心肌梗死的总发生率降低 50%。

(2) 氯吡格雷和噻氯匹定是比阿司匹林更强的血小板聚集抑制剂，能选择性地拮抗血小板聚集所诱发的二磷酸腺苷（ADP），能通过抑制血小板 ADP 受体而有效地减少血小板激活和聚集。噻氯匹定因有中性粒细胞减少、血小板减少、全血细胞减少和血栓性血小板减少性紫癜等副作用，已被建议停用。阿司匹林基础上合用氯吡格雷，能进一步降低 UP/NSTEMI 患者的主要心血管不良事件及行 PCI 后心血管事件的发生。氯吡格雷负荷量 300mg，以后每日 75mg。

(3) GPⅡb/Ⅲa 受体拮抗剂：通过阻断了血小板活化、黏附、聚集的最后通路，发挥抗血小板作用，是最强的抗血小板药物。它的出现使 ACS 患者的抗血小板治疗进一步加强。GPⅡb/Ⅲa 受体拮抗剂有阿昔单抗（Abciximab）、小分子多肽如 Tirofiban、Eptifibatide 和 Lamifiban，多项临床荟萃分析显示静脉使用 GPⅡb/Ⅲa 受体拮抗剂于 UP/NSTEMI 患者在降低死亡和非致死性心肌梗死事件方面有肯定的疗效。GPⅡb/Ⅲa 受体拮抗剂因价格昂贵，尚未常规用于临床。

3. 抗凝治疗

(1) 肝素：多项临床荟萃分析显示，肝素静脉滴注合用阿司匹林可减少不稳定型心绞痛患者心肌缺血事件发生率,较单用阿司匹林可降低33%的死亡和心肌梗死发生率。肝素用量一般每小时500～1000U,以后根据凝血时间或激活部分凝血活酶时间(APTT)调整肝素用量,使凝血时间维持在正常值的1.5～2倍,APTT控制在45～70秒。肝素治疗必须持续3～7天或更长时间。

(2)低分子肝素:由于生物利用度高,抗凝作用无须监测,以及缺血事件反跳、血小板减少症或骨质疏松等并发症明显较少等优点,在ACS患者抗凝治疗方面提供了更强的临床效果。目前临床常用的低分子肝素有依诺肝素(Enoxaparin,商品名"克塞")每12小时1mg/kg,达肝素(Dalteparin,商品名"法安明"),每12小时120U/kg,和速避林(Nadroparin或Fraxiparin),每12小时5000U。

(3)水蛭素(Hirudin):一种从水蛭唾液中分离的有直接抗凝血酶作用的制剂,有更强力的抗凝血作用。预防缺血性事件的作用与肝素相同。作为肝素的替代治疗还未被广泛接受。

4. 早期的有创治疗　越来越多的临床研究表明,早期有创治疗策略优于早期保守药物治疗策略。UP/NSTEMI患者,特别是有高危特征的患者,无论有无明显缺血证据,只要无明显血运重建禁忌证者,均于早期常规进行冠状动脉造影及造影结果指导下的血运重建治疗。

5. 早期血脂干预　冠状动脉斑块不稳定、炎症反应、血栓形成、血管内皮功能异常等是UP/NSTEMI的主要病理生理机制。3-甲基戊二酰辅酶A抑制剂(他汀类),在降低胆固醇的同时有明显的稳定斑块、抗炎和改善内皮功能等作用。数项临床研究表明,UP/NSTEMI患者早期他汀类制剂治疗能显著减少缺血事件的发生率,改善患者出院后服药的依从性。

(四)药物治疗

1. 硝酸酯类药物　是治疗和预防心绞痛发作最常用的药物,有直接松弛各种平滑肌,尤其是血管平滑肌的作用。硝酸酯类制剂主要通过扩张体循环静脉系统减少回心血量,扩张动脉系统降低血压,即降低心脏前后负荷,来减少心肌耗氧量,恢复心肌氧供需平衡,缓解心肌缺血。硝酸酯类制剂同时直接扩张冠状动脉,增加缺血区心肌血液灌注。左心室舒张末压降低、冠脉血流的增加和冠状动脉侧支循环的开放,能使心内膜下心肌血流再分布,改善心内膜下心肌缺血。硝酸酯类药物还有抑制血小板聚集的作用。

(1)硝酸甘油(Nitroglycerin):舌下含化迅速被口腔黏膜吸收,1～3分钟起效,4～5分钟血药浓度达峰值,血浆半衰期2～8分钟。口腔喷雾剂起效比舌下含化更快,平均62秒。口服硝酸甘油迅速被肝脏代谢,生物利用度极低,小于10%,其代谢产物1,2-二硝酸甘油具有血管扩张作用。皮肤贴片,用药1小时后可达有效血浓度。心绞痛发作时,舌下含化,每次0.3～0.6mg,症状不能缓解时,可间隔5分钟增加0.3～0.5mg,一般15分钟内不超过1.2mg。口腔喷雾剂,每次0.4～0.8mg,必要时重复。静脉滴注通常5～10μg/分钟开始,根据患者反应调整剂量,每5～10分钟增加5～10μg/分钟,直到胸痛缓解,达到理想的血液动力学改变或出现副反应为止。通常剂量是20～40μg/分钟,少数患者可达200μg/分钟或更多。硝酸甘油静脉滴注5～10μg/分钟时即能降低肺动脉楔压,>40μg/分钟不仅扩体循环张静脉系统,同时扩张动脉系统。为预防心绞痛发作,近年研制的口服大剂量缓释剂,如长效疗通脉(nitro. MACK. Retard,2.5mg胶囊)或(乃才郎(Nitrong,2.6mg片),每次2.5～2.6mg,每日2次。皮肤贴片,每片含硝酸甘油20mg,每日1次,24小时内维持有效稳定血浓度。

(2)硝酸异山梨醇酯(Isosorbide Dinitrate):又名消心痛,舌下含化,血药浓度6分钟达高峰,半衰期45分钟,有效作用持续10～60分钟。口服胃肠道完全吸收,10～20分钟起效,30～120分钟血浆浓度达峰值,生物利用度个体差异很大,10%～75%。在肝脏内还原水解,脱硝基生成2-单硝酸异山梨醇酯和5-单硝酸异山梨醇酯,代谢产物仍有生物活性,有效作用持续4小时。用法:心绞痛发作时,片剂舌下含化,每次5～10mg,口腔喷雾剂,每次2.5～5mg,起效快于舌下含化,必要时重复。静脉滴注,30分钟左右血浆浓度稳定,常用剂量每小时2～7mg,平均每小时3.3mg。预防心绞痛发作,普通片剂或胶囊,每日10～60mg,每日3次或4～6小时1次。缓释剂,每日20～60mg,每日2次或8小时一次。皮肤喷剂,每次喷出30mg,每日1喷,重症每次2喷,每日1～2次。

(3) 5-单硝酸异山梨醇（Isosorbide-5-mononitrate，IS-5-MN）：由于5位亚硝酸基团立体构型阻碍肝脏硝酸酯酶的作用，肝脏内解离缓慢，口服胃肠道完全吸收，经过肝脏几乎不被代谢，生物利用度几乎100%。口服与静脉给药血药浓度相似，半衰期4~5小时。主要用于预防心绞痛的发作。普通片剂或胶囊，20~40mg，每日2次。缓释片剂或胶囊，40~50mg，每日1次。静脉制剂用法与硝酸异山梨醇酯相似。

各种硝酸酯类药物副作用相似，主要有头昏、头胀痛、头部跳动感、面红、心悸等，偶有血压下降。硝酸酯类药物长时间持续应用可发生耐药性，机制不明，巯基耗损、神经激素激活及血浆容量增加等均可能参与。间歇性硝酸酯类治疗是避免硝酸酯类药物耐药的惟一方法。长时间使用硝酸酯类药物的患者不宜突然停药，以避免撤药综合征，诱发冠状动脉痉挛。

2. β受体阻滞剂　通过与心脏、血管等组织细胞膜上的β受体相互作用，阻滞交感神经和儿茶酚胺类神经激素对β受体的激动，结果是心率减慢，心肌收缩力减弱，心排血量减少，心肌耗氧量降低。同时β受体阻滞剂通过减少肾素释放、直接作用于中枢神经系统和减少血浆容量等作用，降低血压。β受体有两个主要亚型，即β_1和β_2受体。β_1主要在心脏，β_2受体主要分布在血管和支气管平滑肌。

(1) 普萘洛尔（Popranolol）：又名心得安，第一个面世的第一代β受体阻滞剂，非选择性地抑制β_1受体和β_2受体。具有膜稳定作用，但无内源性拟交感活性。普萘洛尔脂溶性较高，口服吸收良好，1~3小时达吸收高峰，半衰期2~4小时。普萘洛尔能阻滞使冠状动脉扩张的β_2受体，并兴奋α受体，故有诱发冠状动脉收缩或引起痉挛，加重加重心肌缺血的可能，不宜用于变异性心绞痛及自发性心绞痛。近年来，由于新的β受体阻滞剂问世，以及本药的副作用较多，临床应用已趋减少。剂量：每日30~90mg，分3~4次口服。

(2) 美托洛尔（Metoprolol）：详见"心律失常"部分。

(3) 阿替洛尔（Atenolol）：又名氨酰心安，具有心脏选择性，属水溶性β受体阻滞剂。口服2~4小时达吸收高峰，生物利用度50%~60%，口服半衰期6~9小时。较广泛地应用于冠心病劳力型心绞痛，疗效显著肯定，基本不影响血脂代谢。剂量：每日6.25~100mg，分2次口服。

(4) 比索洛尔（Bisoprolol）：属于β_1受体阻滞剂，甚少内源性拟交感活性，脂溶性低。口服吸收好，1~3小时达高峰，半衰期可达12小时，每日1次，药物谷峰比值大于50%~60%。比索洛尔具有较长时间的抗心肌缺血作用，并使氧离曲线右移，促进心肌摄氧。剂量：每日2.5~10mg，分1~2次口服。

(5) 卡维洛尔（Carvedilol）：是第三代β受体阻滞剂，仅有轻度的β_1受体选择性，对β_1、β_2、α受体均有阻滞作用。口服1.2~1.5小时达峰值，生物利用度为22%~24%，半衰期6.4~7.0小时。剂量：每日25~50mg，从小剂量开始如6.25mg开始，分1~2次口服。卡维洛尔具有抗心绞痛、扩张血管和改善心功能等特点，对血脂和糖代谢无不良影响。

β受体阻滞剂的副作用直接与β受体的阻滞有关，主要有窦性心动过缓、疲乏和四肢发凉等末梢循环障碍、充血性心力衰竭、低血压、支气管哮喘及神经精神症状等。选择性β受体阻滞剂对血脂代谢几乎无任何影响。β受体阻滞剂必须从小剂量开始，并要个体化。长期应用较大剂量的患者如停用β受体阻滞剂时，应逐步减量，1周左右完全停药，否则可发生撤药综合征。

3. 钙拮抗剂　地尔硫䓬（Diltiazem）：又名䓬酮，非竞争性阻滞电压敏感的L型钙通道，抑制心肌和平滑肌细胞膜的钙离子内流。扩张冠状动脉增加缺血区心肌灌注，并预防冠状动脉痉挛。负性变时作用减慢心率，负性肌力作用减弱心肌收缩力，减少心肌耗氧量。同时有预防和抗血小板聚集、抗动脉粥样硬化等作用。地尔硫䓬普通制剂口服1.6小时达峰值，缓释制剂2.6小时达峰值，生物利用度为40%~70%，半衰期3.5~6小时。地尔硫䓬是冠心病治疗中最常用的钙拮抗剂，也是降低血压、控制房颤和房扑心室率及减慢窦性心动过速的主要药物。用法：每日90~360mg，普通制剂分3~4次口服，缓释制剂每日1次。静脉应用，负荷量15~25mg（0.25mg/kg），随后每小时5~

15mg静脉点滴。如首剂负荷量心室率控制不满意,15分钟内再给负荷量。大多患者耐受良好,严重副作用有低血压、心动过缓、窦性停搏、房室传导阻滞、心力衰竭加重等。

4. 抗凝剂

(1)肝素(Heparin):又称普通肝素,是阴离子粘多糖的硫酸酯,含有氨基己糖、葡萄糖醛酸和硫酸乙酯。主要从牛肺及猪肠黏膜提取,是一种未组分肝素,分子量介于3000~30000。肝素的主要作用是与血浆中的抗凝血酶Ⅲ结合形成复合物,从而加速对凝血酶的灭活。肝素能加速这一反应千倍以上。肝素还可从复合物上脱落,再被利用。肝素另有中和凝血因子Ⅹa、Ⅺa、Ⅸa,减少血小板聚集、降血脂,以及促进内皮细胞抗血栓形成物质释放等作用。一次静脉注射肝素平均半衰期为1小时,抗凝作用持续2~6小时。皮下注射3~4小时后血浆浓度达高峰,作用维持12小时。剂量:首次静脉注射5000U,继之1000U/小时(2400U/24小时)。皮下注射12500U/12小时。肝素应用期间要定时测定凝血时间或活化的部分凝血活酶时间,随时调整用量。皮肤黏膜等部位出血是肝素最常见和最重要的并发症,严重出血时需给予鱼精蛋白中和,1mg鱼精蛋白中和100U肝素。其他副作用有血小板减少、过敏反应、停药后反跳现象和长期应用后骨质疏松等。

(2)低分子肝素(low-molecular-weight heparin,LMWH):是未组分肝素通过级分、酶解或化学降解等方法制得的分子量比较小的肝素片段。LMWH抗凝血酶作用弱,但凝血因子Ⅹa作用强。LMWH较普通肝素有更长的半衰期,更好的线性剂量反应曲线,皮下注射生物利用度高达95%以上,较少引起血小板减少和骨质疏松,不需要监测或调整剂量。不稳定型心绞痛和急性心肌梗死应用中临床效果好于普通肝素。剂量:以抗Ⅹa活性国际单位计算,每次100IU/kg,皮下注射,12小时一次常用的LMWH有伊诺肝素(Enoparin,又名Clexane,克塞),速碧林(Fraxiparine,又名Nadroparin),法安明(Fragmin,又名Dalteparin)等。

三、慢性稳定型心绞痛

心绞痛(Angina Pectories),是心肌供氧和需氧不平衡引起的综合征,表现为阵发性前胸压榨性疼痛,或"阻塞"、"窒息"、"沉重"、"挤压感"等感觉。主要位于胸骨后部,可放射至背部、左上肢和下颌。常于劳动或情绪激动时诱发,持续数分钟,休息或用硝酸酯类药物后消失。心绞痛发作的诱因、频数、时限等基本稳定持续2个月以上,为慢性稳定型心绞痛(chronic angina pectoris,CAP)。

(一)诊断依据

1. 诱因 体力活动、情绪激动、受寒、饱餐或吸烟等是常见诱因。

2. 临床表现 不适通常位于胸骨后区,伴向颈部、肩部、上肢、下颌、上腹部和/或背部放射,有时累及这些部位而不影响胸骨后区。胸部不适常被患者描述为压榨样、烧灼样、紧缩感、窒息样、沉重感,以及偶有热或冷的感觉。有些患者可出现呼吸困难、严重乏力、虚脱、头晕、恶心、出汗、精神感觉改变等。症状常持续3~5分钟,一般不超过20分钟。休息或用硝酸酯类药物后消失。平时一般无异常体征,心绞痛发作时常见心率增快、血压升高、表情焦虑、皮肤冷或出汗,有时出现第四或第三心音奔马律可有暂时性心尖部收缩期杂音。

3. 辅助检查

(1)心电图:约半数患者静息心电图正常,也可能有陈旧性心肌梗死表现或非特异性ST段和T波异常,有时出现房室或束支传导阻滞或室性、房性期前收缩等心律异常。心绞痛发作时绝大多数患者可出现ST段移位,ST段压低0.1mV以上,发作缓解后恢复,有时出现T波倒置。平时有T波持续倒置的患者,发作时可变为直立。运动试验等负荷试验对没有心绞痛发作时心电图正常患者的诊断有重要意义,主要依据心电图ST段水平型或下斜型压低≥0.1mV,持续2分钟以上为阳性标准。

(2)超声心动图:为全面评价可疑的稳定型心绞痛患者提供有用的信息,可探测到缺血区心室壁的运动异常,除外主动脉瓣狭窄或肥厚型心肌病引起的心绞痛。

(3)放射性核素检查:^{201}Tl心肌显像休息时灌注缺损主要见于心肌梗死后瘢痕部位、运动等诱发心肌缺血时出现明显心肌灌注缺损。

(4)冠状动脉造影:明确冠状动脉狭窄的存在和程度,指导进一步治疗和评价预后。

4. 鉴别诊断 主要与精神因素、胃肠道疾病、颈胸脊神经根病变和胸壁神经软组织来源性胸痛等类似心绞痛的疾病相鉴别。细致的病史采集对鉴别诊断有很大帮助。高血压、糖尿病、吸烟、高脂血症、家族史及高龄增加了心绞痛诊断的可能性。

(二)治疗措施

1. 发作时的治疗

(1)休息发作时立刻休息,一般患者在停止活动后症状即可消除。有条件时吸氧可能有效。

(2)硝酸酯类药物起效快,舌下含化或口内喷雾吸能缓解心绞痛的发作,对绝大部分患者有效,大部分患者3分钟内见效。常用的硝酸酯类药物主要有硝酸甘油、硝酸异山梨醇酯等。

2. 缓解期的治疗

(1)抗血小板制剂:所有患者只要没有用药禁忌证都应服用阿司匹林或其他抗血小板制剂。随机对照研究证实慢性稳定型心绞痛患者服用阿司匹林可降低心肌梗死、脑卒中或心血管性死亡发生率33%。平均用量为85～325mg,口服,每日1次。主要副作用是胃肠道出血或过敏。确有过敏或不能耐受阿司匹林的患者,改用其他抗血小板制剂。氯吡格雷(Clopidogrel)和噻氯匹定(Ticlopidine)能通过抑制血小板ADP受体而有效地减少血小板激活和聚集。心肌梗死、脑卒中或外周血管病史患者,氯吡格雷75mg,口服,每日1次,可有效降低心肌梗死、心血管性死亡和缺血性脑卒中发生率。噻氯匹定因有中性粒细胞减少、血小板减少、全血细胞减少和血栓性血小板减少性紫癜等副作用,已被建议停用。氯吡格雷300mg,口服后2小时,即能达到有效血液浓度。

(2)抗心绞痛药物:主要分为3类:即β受体阻滞剂、钙拮抗剂和硝酸酯类药物。β受体阻滞剂通过抑制心脏和外周血管β肾上腺素能受体,减慢心率、减少心肌收缩和降低血压而减少心肌耗氧量,缓解心绞痛的发作,能延缓心绞痛发作和增加运动耐量。最常用的制剂是选择性$β_1$受体阻滞剂美托洛尔,每日50～200mg,分2～3次口服。阿替洛尔每日25～100mg,分1～2次口服。比索洛尔2.5～20mg,口服,每日1次。其他β受体阻滞剂如普萘洛尔等也常用。

钙拮抗剂有与β受体阻滞剂相同的缓解心绞痛和增加运动耐量的作用,双氢吡啶类和非双氢吡啶类钙拮抗剂同样有效。钙拮抗剂通过改善冠脉血流和减少心肌需氧量发挥作用。钙拮抗剂是变异型心绞痛治疗的一线药物。非双氢吡啶类的草酮和维拉帕米能减慢房室传导,常用于伴有心房纤颤或心房扑动的心绞痛患者。除长效血管选择性钙拮抗剂如安氯地平等外,心功能不全患者禁用钙拮抗剂。硝苯地平每日40～80mg,分2～3次口服。草酮每日120～300mg,分2～3次口服。维拉帕米每日240～480mg,分2～4次口服。

硝酸酯类药物能减少运动诱发的心肌缺血,缓解症状和增加运动能量。硝酸甘油有片剂、口腔喷雾剂、缓释制剂和经皮肤给药制剂,经皮肤给药制剂主要由于缓解期的治疗。硝酸异山梨酯,每日15～60mg,分2～3次口服。5-单硝异山梨酯,每日40～80mg,分1～2次口服。

(3)降脂治疗:积极控制血脂能降低冠心病的发生率和死亡率。临床疗效确实的主要是3-甲基戊二酰辅酶A抑制剂。常用的药物有:洛伐他汀,每日10～80mg,每晚1次;辛伐他汀,每日5～80mg,每晚1次;普伐他汀,每日10～40mg,每晚1次;氟伐他汀,每日20～80mg,每晚1次;阿伐他汀,每日10～80mg,每晚1次。

(4)控制危险因素和伴随疾病:积极严格控制和治疗糖尿病、高血压等危险因素,能显著降低冠心病并发症的发生率和死亡率。

(5)血运重建术:经皮冠状动脉介入治疗(PCI)冠状动脉搭桥术(CABG),是能达到完全缓解症状、恢复正常生活质量的最佳疗效的积极治疗方法。

(三)药物治疗

1. 硝酸甘油 详见"不稳定型心绞痛和无ST段抬高心肌梗死"部分。

2. 硝酸异山梨酯 详见"不稳定型心绞痛和无ST段抬高心肌梗死"部分。

四、急性心力衰竭

急性心力衰竭(acute heart failure),是指由于急性心脏病变引起心排血量显著、急骤的降低,导致组织器官灌注不足和急性肺瘀血的综合征。临床上以急性左心衰竭常见,亦称为急性肺水肿,是严重的心血管急危重症。抢救不及时,死亡率很高。

(一)诊断依据

1. 诱因 大部分患者有明显诱因,包括:①感染,特别是上呼吸道感染;②心律失常,如发作较久的快速性心律失常或重度的心动过缓;③水电解质紊乱,如低钾、低镁等;④血容量增多,如钠盐摄入过多,静脉输液过多、过快等;⑤过度体力劳累或情绪激动;⑥治疗不当,不恰当停药等;⑦客观环境的剧变。

2. 临床表现 突发严重呼吸困难,呼吸频率30~40次/分钟,强迫坐位,面色灰白,发绀,大汗,烦躁,咳粉红色泡沫样痰,极重者神志模糊。血压可一度升高,如病情持续则血压下降。双肺满布湿啰音和哮鸣音,心率快,心音减弱,有第三心音奔马律等。

3. 鉴别诊断 注意与支气管哮喘等非心源性肺水肿的鉴别,据典型症状和体征,鉴别诊断不难。

(二)治疗措施

1. 减少静脉回流 患者取坐位或半卧位,两腿下垂,以减少静脉回流,必要时,可加止血带于四肢,轮流结扎三肢体,每5分钟换一肢体,平均每肢体扎15分钟,放松5分钟,以保证肢体循环不受影响。

2. 吸氧 加压高流量给氧每分钟6~8L,可流经25%~70%酒精后用鼻管吸入,加压可减少肺泡内液体渗出,酒精能降低泡沫的表面张力使泡沫破裂,从而改善通气,也可使用有机硅消泡剂消除泡沫。

3. 镇静 吗啡5~10mg缓慢静脉注射,可以使患者镇静,减少躁动带来的额外心脏负担,同时减轻呼吸困难,扩张小血管减轻心脏负荷。必要时15分钟后重复,共2~3次。老年患者可酌减剂量或改为肌肉注射。

4. 快速利尿 速尿20~40mg静脉注射,10分钟内起效,作用维持3~4小时,4小时后可重复。速尿有静脉扩张作用,有利于缓解肺水肿。

5. 血管扩张剂 以静脉滴注的硝普钠、硝酸甘油、酚妥拉明等为主。

(1)硝普钠:效果最好,为动、静脉扩张剂,静滴2~5分钟起效,根据血压和治疗反应调整用量,收缩压维持在100mmHg左右,原有高血压患者血压下降幅度不超过80mmHg,维持量为50~100μg/分钟。

(2)硝酸甘油:扩张小静脉,减少回心血量,使左室舒张早期压力降低,肺血管压力下降。剂量调整同硝普钠。

(3)酚妥拉明:扩张小动脉、降压为主,减轻心脏后负荷。静脉滴注从0.1mg/分钟开始,最大剂量为1.5~2.0mg/分钟,剂量调整同硝普钠。

6. 洋地黄 毛花苷C最常用,最适合用于有心房纤颤伴快速心室率、左心室扩大伴收缩功能不全患者。毛花苷C首剂0.4~0.8mg,必要时2小时后加用0.2~0.4mg。对二尖瓣狭窄所引起的肺水肿,除伴有心室率快的心房颤动外,不用强心药,以免因右心室输出量增加而加重肺充血。

7. 氨茶碱 对伴有支气管痉挛者可选用,氨茶碱0.25g稀释后缓慢静脉注射,可减轻支气管痉挛,扩张冠状动脉和加强利尿。副作用有室性早搏、室性心动过速,慎用。二羟丙茶碱(又名喘定),具有刺激小,对心脏副作用小的特点,临床常用。

8. 糖皮质激素 氢化可的松100~200mg或地塞米松10mg静脉滴注,亦有助于肺水肿的控制。

9. 原发病和诱发因素的治疗。

(三)药物治疗

1. 吗啡(Morphine) 为阿片受体激动剂。通过模拟内源性抗痛物质脑啡肽的作用,激活中枢神经阿片受体而产生强大的镇痛作用。在镇痛的同时有明显镇静作用,有时产生欣快感,可改善疼痛患者的紧张情绪。可抑制呼吸中枢,降低呼吸中枢对二氧化碳的敏感性。对呼吸抑制的程度与使用吗啡的剂量平行,过大剂量可致呼吸衰竭而死亡。可促进内源性组胺释放而使外周血管扩张、血压下降。1次给药镇痛作用持续4~6小时。用法:静脉注射,5~10mg,必要时重复,共2~3次。皮下或肌肉注射,每次20mg,每日60mg。连续使用可致依赖(成瘾)性,需慎用。慢性阻塞性肺疾患、支气管哮喘、肺源性心脏病、颅内高压、颅脑损伤等患者禁用。吗啡急性中毒时注射对抗药纳洛酮。

2. 呋塞米(Furosemide) 又名速尿,是一种迅速、强力、作用时间短的袢利尿剂。主要作用于肾小管髓袢升支的髓部和皮质部,抑制其对钠、氯的

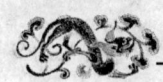

重吸收,促进钠、氯、钾的排出和影响肾小管髓袢高渗透压的形成,从而干扰尿的浓缩过程,引起显著利尿作用。此外,作用于肾素血管紧张素和前列腺素系统,增加肾血流也与利尿作用有关。口服30~60分钟后起效,静脉注射5分钟后显效,作用持续4小时。用法:20~40mg,每日2~3次,静脉注射每次20~80mg,每日最大剂量4000mg。副作用有电解质紊乱、耳神经损伤、高尿酸血症等。

3. 硝普钠(Nitroprusside) 硝普钠与半胱氨酸生成亚硝基半胱氨酸,激活鸟苷酸环化酶,增加cGMP生成,扩张动静脉,使血压下降。降低心脏前后负荷,心肌耗氧量减少。另外,还有扩张冠状动脉的作用。硝普钠静脉滴注起效快,消除快,血浆半衰期为3~4分钟,作用持续时间为1~2分钟。在肝脏代谢为硫氰酸盐,通过肾脏排泄,但氰酸盐中毒很少见。除子痫外(能通过胎盘),硝普钠几乎可用于所有高血压急症。用法:通常以每分钟20~25μg开始,每5~10分钟递增5~10μg,直至合适速度或达到最大速度每分钟10μg/kg。液瓶及液路应避光,最好每隔8小时新配一次液体,最长不超过24小时,换液时小心液速突变而引起血压波动。常见不良反应是低血压。在肝肾功能不全患者中长期用药,应注意避免硫氰酸盐的毒性。

4. 毛花苷C(Lanatoside) 又名西地兰,为洋地黄类正性肌力药物,有直接增强心肌收缩力作用,亦有能减慢心率和房室传导的作用。静脉应用10分钟后起效,1~2小时达作用高峰,作用持续1~2天。用于心功能不全的治疗,终止室上性心动过速及控制快速房颤的心室率。用法:0.4~0.8mg稀释后静注,2~4小时后可以再追加0.2~0.4mg,24小时内不应大于1.2mg。毛花苷C对体力活动等交感神经兴奋时的心室率控制不满意。必要时与β受体阻滞剂或钙拮抗剂合用。副作用有室性期前收缩等各种心律失常、胃肠道反应和中枢神经系统症状等。

5. 氨茶碱(Aminophylline) 为茶碱与乙二胺的复盐。能抑制体内磷酸二酯酶,减慢环磷酸腺苷(cAMP)的分解速度,从而增加cAMP在细胞内的含量,促使支气管平滑肌舒张;并有扩张胆管、冠状动脉、减少肾小管对电解质的再吸收而呈强心及利尿作用。主要用于支气管哮喘,也可用于胆绞痛、心源性水肿等。用法:口服,每次0.1~0.2g,每日3次,饭后服用。肌注、静注及静滴:每次0.25~0.5g,每日2次。急性心肌梗死、低血压、休克、严重冠状动脉硬化等患者忌用。副作用有口服后恶心、呕吐及胃部不适。静注过快或溶液过浓时,可引起心肌过度兴奋而发生心悸、惊厥和血压下降等。

五、心律失常

(一)窦性心动过速

窦性心动过速(sinus tachycardia),是指成年人的正常窦性心律的频率每分钟超过100次,是最常见的一种心动过速,其发生常与交感神经兴奋及迷走神经张力降低有关。它不是一种原发性心律失常,可由多种原因引起。

1. 诊断依据

(1)诱发因素:生理状态如运动、焦虑、情绪激动等;药物如应用肾上腺素、异丙肾上腺素之后;病理状态如发热、血容量不足、贫血、甲亢、呼吸功能不全、低氧血症、低钾血症、心衰等。

(2)症状:心悸为主,或出汗、头昏、眼花、乏力,或有原发疾病的表现。可诱发其他心律失常或心绞痛。心率多为100~150次/分钟,大多心音有力,或有原发性心脏病的体征。

(3)心电图:窦性心律,心率≥100次/分钟。

2. 治疗措施

(1)去除诱因、镇静等对症治疗,原发病的治疗。

(2)首选β受体阻滞剂,如普萘洛尔10~20mg,或美托洛尔25~100mg,口服,每日2~3次。若需迅速控制心率,可选用静脉制剂。

(3)不能使用β受体阻滞剂者,可选用维拉帕米或地尔硫革。

(二)房性心动过速

房性心动过速(atrial tachycardia),是起源于心房的规则性快速性心律失常,心房率通常在150~200次/分钟。据发生机制的不同,分为自律性房性心动过速、折返性房性心动过速和紊乱性房性心动过速。

1. 诊断依据

(1)诱因:洋地黄中毒、低钾血症、低氧血症等可能是某些房性心动过速的诱因。

(2)临床表现:有心悸、胸闷、头晕等症状,血液动力学障碍明显时,偶有晕厥。同时有原发病的表现。心率增快,可有节律和心音强度的改变。

(3)心电图:P′波形态与窦性P波不同,频率150~200次/分钟,节律规整。P-R间期>0.12秒,P波与R波比例可为1∶1或2∶1或3∶1等,有时呈文氏型传导阻滞。QRS波群形态正常,或呈室内差异性传导。有突然发作与突然停止特点。多源性房性心动过时P波形态不一,P-P间期不整,P-R间期变不一致。

2. 治疗措施

(1)治疗基础疾病,去除诱因。

(2)终止发作或控制心室率:可选用毛花苷C、β受体阻滞剂、胺碘酮、普罗帕酮、维拉帕米或地尔硫䓬静脉注射。对血液动力学不稳定者,直接直流电同步电复律。

(3)减少复发和减慢心室率:可选用β受体阻滞剂、维拉帕米或地尔硫䓬口服,或毛花苷C与β受体阻滞剂或钙拮抗剂合用。冠心病患者β受体阻滞剂、胺碘酮或索他洛尔更合适,心功能不全患者首选胺碘酮。

(4)合并病态窦房结综合征患者,起搏器植入后再药物治疗。

(5)特发性房性心动过速,首选射频消融治疗,无效者可用胺碘酮。

(三)阵发性室上性心动过速

阵发性室上性心动过速(paroxysmal supraventricular tachycardia),绝大多数为旁路参与的房室折返性心动过速(atrioventricular reentrant tachycardia,AVRT)及慢-快型房室区折返性心动过速(atrioventricular nodal reentrant tachycardia,AVNRT)这些患者一般不伴有器质性心脏病,射频消融已成为有效的根治办法。

1. 诊断依据

(1)临床表现:通常突发突止,持续时间长短不一,症状包括心悸、焦虑、眩晕、晕厥、心绞痛,甚至发生心力衰竭与休克。心音强度恒定,心律绝对规则。

(2)心电图:心率150~250次/分钟,节律规则;QRS波群形态与时限均正常,伴室内差异性传导或原有束支传导阻滞时,QRS波群增宽;P′在普通心电图上通常看不清,AVRT时P′位于QRS群终结后,落在ST段或T波的起始部分,AVNRT时P′逆行,常埋藏于QRS波群内或位于其终末部分。

2. 治疗措施

(1)急性发作期:维拉帕米静脉注射,或普罗帕酮缓慢静脉注射,如发作终止立即停止给药。两药都有副性肌力和副性传导作用,故器质性心脏病、心功能不全、基本心律有缓慢型心律失常的患者慎用;腺苷或三磷酸腺苷静脉快速注射,常在10~40秒内终止心动过速的发作;毛花苷C静脉注射,因起效慢,目前已少用;地尔硫䓬或胺碘酮静脉注射也可考虑适用,但终止发作的效率不高;有血液动力学障碍时首选同步电复律。

(2)防止发作:首选导管射频消融术根治。

(四)心房纤颤

心房纤颤(atrial fibrillation),简称房颤,是最常见的心律失常之一,发生于器质性心脏病或无器质性心脏病的患者。一般将房颤分为3种类型:能够自行终止者为阵发性房颤;不能自行终止但经过治疗可以终止者为持续性房颤;经治疗也不能终止的房颤为永久性房颤。

1. 诊断依据

(1)诱因:高血压、缺氧、急性心肌缺血或炎症、饮酒、甲状腺功能亢进、胆囊炎等可能是某些房颤的诱因。

(2)临床表现:以心悸为主,症状的轻重取决于心室率的快慢,心室率缓慢时,患者甚至觉察不到其存在。心室率超过150次/分钟,患者可发生心绞痛和心力衰竭。第一心音强度变化不定,心律极不规则,可有脉搏短绌。

(3)心电图:各导联P波消失,而代之以f波;f波大小不一,形态不同、间隔不整,f波的频率450~600次/分钟;心室率通常在100~160次/分钟,R-R间期绝对不整,QRS波群时限、形态一般正常,可伴室内差异性传导;长期的房颤,f波可变得纤细而不易辨认。

2. 治疗措施

(1)控制心室率:以避免心率过快,减轻症状,保护心功能。心室率过快，引起严重血液动力学障碍时，立即同步电复律，无电复律条件者可静脉应用胺碘酮，无预激综合征的患者也可以静注毛花苷C、地尔硫䓬或维拉帕米。口服用控制心室率的药物以地高辛和β受体阻滞剂常用，必要时两药合用，根据心室率调整剂量。上述两药不满意时，可以换用维拉帕米或地尔硫䓬。

(2) 心律转复及窦性心律维持：血液动力学稳定，患者能耐受时，可以先观察24小时。复律药物包括胺碘酮、普罗帕酮、莫雷西嗪、普鲁卡因胺、奎尼丁等。有器质性心脏病、心功能不全的患者首选胺碘酮，没有器质性心脏病者可首选普罗帕酮等。同步电复律见效快，成功率高。电复律前要进行药物准备，复律后需用药物维持。

(3) 血栓栓塞并发症的预防：风心病合并房颤，特别是换瓣后者，应用抗凝剂预防血栓栓塞。非瓣膜病房颤，发生血栓栓塞的高危因素包括高血压、糖尿病、充血性心力衰竭、既往血栓栓塞或一过性脑缺血病史、高龄（>75岁）尤其是女性、冠心病、左房扩大（>50mm）、左室功能下降（左室缩短率<25%，LVER≤40%）。欧美心脏病学会分别建议<60岁，无高危因素者，阿司匹林抗凝；75岁以上或有危险因素者，则用华法林。国内意见不一致。超过48小时未自行复律的持续性房颤，直流电或药物复律前华法林3周，复律后继服华法林4周，避免左房耳内血栓脱落或形成新的血栓。

(五) 心房扑动

心房扑动 (atrial flutter)，简称房扑，相对少见。一般将其分为两型，Ⅰ型房扑心室率为240～340次/分钟，Ⅱ、Ⅲ、aVF导联F波倒置，V₁导联直立，电生理检查时可以诱发和终止，折返环位于右心房。Ⅱ型房扑心室率为340～430次/分钟，Ⅱ、Ⅲ、aVF导联F波向上，F波不典型，电生理检查不能诱发和终止。Ⅱ型房扑有时介于房颤和房扑之间，称为不纯房扑。

1. 诊断依据

(1) 临床表现：心室率不快者，患者不觉察，以及快心室率时可诱发心绞痛和心力衰竭。当房室传导比例发生变化时，第一心音亦随之变化，有时能听到心房音。

(2) 心电图：各导联P波消失，而代之以F波；F波呈波浪形或锯齿状，形态大小一致，FF间隔规整；F波的频率一般为250～350次/分钟；F:R比例多为2:1，心室率一般在140～160次/分钟；QRS波群时限、形态一般正常，也可呈室内差异性传导。

2. 药物治疗 同"心房颤动"。

(六) 室性心动过速

室性心动过速 (ventricular tachycardia)，简称室速。起源于左心室或右心室的心律，频率超过100次/分钟。常发生于各种器质性心脏病患者，也可发生于无器质性心脏病者。发生于无器质性心脏病者的室速亦称为特发性室速，包括无症状的非持续性室速至持续单形或多形等一系列严重的室速。

1. 诊断依据

(1) 临床表现：症状取决于发作时心室率、持续时间和基础心脏病等。非持续性室速（发作时间短于30秒，能自行终止）通常无症状，持续性室速（发作时间超过30秒，或虽短于30秒但有严重血液动力学障碍）血液动力学障碍明显，可有低血压、少尿、晕厥、气促、心绞痛等。听诊心律轻度不规则，第一、第二心音分裂，有房室分离时第一心音常有变化。

(2) 心电图：3个或3个以上室性期前收缩连续出现；QRS波群宽大畸形，时限超过0.12秒，ST-T波方向与QRS波群主波方向相反；心室率100～250次/分钟，R-R间期规整，或稍不匀齐；有时可见到窦性P波、心室夺获与心室融合波，窦性P波与QRS波群无关。

2. 治疗措施

(1) 终止室速：有血液动力学障碍者立即同步电复律，情况紧急如发生晕厥、多形性室速或恶化为心室颤动时，也可非同步电复律；最常用的静脉复律药物是利多卡因、胺碘酮，心功能正常者也可用普鲁卡因胺或普罗帕酮；多形性室速而Q-T间期正常者，先静脉给予β受体阻滞剂，常用美托洛尔5～10mg缓慢静脉注射，室速终止后立即停止给药。β受体阻滞剂无效者，再使用利多卡因或胺碘酮。药物无效应予电复律；心率200次/分钟以下的血液动力学稳定单形性室速可以置右心室临时起搏电极，抗心动过速起搏终止。

(2) 预防复发：可以排除急性心肌梗死、电解质紊乱或药物等可逆性或一过性因素所致的持续性室速，可植入 ICD（植入性心脏除颤器）。预防复发的药物有胺碘酮，或胺碘酮合用 β 受体阻滞剂。

(3) 特发性室速：持续发作时间过长且有血液动力学改变者宜电复律。发作时的治疗药物，起源于右室流出道者，可选用维拉帕米、普罗帕酮、β 受体阻滞剂、腺苷或利多卡因，对左室特发性室速，首选维拉帕米静脉注射。射频消融术对特发性室速有很高的成功率。

（七）特殊类型的室性心动过速

1. 加速性心室自主心律（accelerated idioventricular rhythm） 心电图表现为连续发生的 3～10 个起源于心室的 QRS 波群，心率通常为 60～110 次/分钟，心动过速的开始与终止呈渐进性。患者一般无症状，亦不影响预后，通常无需治疗。有明显症状时，治疗参照室速的处理措施。阿托品通过提高窦性心律、夺获心室、终止加速性心室自主心律。

2. 扭转型室速（torsades de pointes） 为 Q-T 间期延长的多形性室速，因发作时 QRS 波群的振幅与波峰呈周期性改变，宛如围绕等电位线连续扭转而得名。频率 200～250 次/分钟，Q-T 间期通常大于 0.5 秒，U 波显著。扭转型室速可进展为心室颤动和猝死。病因是先天性长 Q-T 综合征或获得性 Q-T 延长综合征。获得性 Q-T 延长综合征主要由电解质紊乱（如低血钾症、低血镁症）、应用ⅠA 或某些ⅠC 类药物、吩噻嗪和三环类抗抑郁药、颅内病变、心动过缓等。扭转型室速发作期治疗措施如下：

(1) 寻找和处理病因：如纠正低血钾症、低血镁症，停用一切可能引起或加重 Q-T 延长的药物。

(2) 药物终止发作：首选硫酸镁，首剂 2～5g 于 3～5 分钟内静脉注射，然后 2～20mg/分钟静脉滴注。无效时可使用利多卡因或苯妥英静脉注射。

(3) 药物治疗效果不佳时行心脏起搏治疗，可以缩短 Q-T 间期，消除心动过缓。

(4) 异丙肾上腺素能增快心率，缩短心室复极时间，有助于控制扭转型室速，但可能使部分室速恶化为室颤，适用于没有条件立即行心脏起搏者。

3. Brugada 综合征 心电图表现为右束支阻滞并 $V_{1\sim3}$ ST 段抬高，或仅有 ST 段抬高，出现类似终末 R' 波，并有室颤发作史。ICD 能有效地预防心脏性猝死，在安置 ICD 后，可试用胺碘酮和/或 β 受体阻滞剂。

（八）病态窦房结综合征

病态窦房结综合征（sick sinus syndrome, SSS），是窦房结极其邻近组织（有时也累及房室结）的病变，出现起搏功能和/或冲动传出障碍，引起头晕、黑矇、晕厥等症状的综合征。

1. 诊断依据

(1) 脑、心、肾等器官供血不足的表现：以脑供血不足为主，轻者乏力、头昏、眼花、失眠、记忆力差、反应迟钝或易激动等，重者为阿-斯综合征发作或猝死。

(2) 心率常缓慢：合并快速性心律失常时，心率可达 100 次/分钟以上，持续时间长短不一，心动过速终止后有时伴晕厥发作。

(3) 心电图有下列表现：①窦性心动过缓；②窦性停搏和/或窦房阻滞；③心动过缓基础上伴发阵发性房性心动过速、心房颤动或心房扑动，即慢-快综合征；④房室交接区逸搏和/或传导功能障碍；⑤部分患者发展为永久性心房颤动。

(4) 辅助检查：24 小时动态心电图、阿托品试验、食道调搏等电生理检查对诊断有帮助。

2. 治疗措施 病态窦房结综合征患者出现脑、心、肾等器官供血不足的表现时，为永久性起搏器植入指征。药物治疗效果不满意，主要用于患者的抢救和永久性起搏器植入前的过渡。

(1) 阿托品或山莨菪碱(654-2)：为抗胆碱药物，阻断 M-胆碱受体，解除迷走神经对心脏的抑制，使心跳加快。阿托品 0.3～0.6mg，口服，每日 3 次，或 1mg 皮下或静脉注射。山莨菪碱 5～10mg，口服，每日 3 次，或 10～20mg，静脉注射或静脉滴注。

(2) 异丙肾上腺素：为肾上腺素能 β 受体兴奋剂，能兴奋心脏高位起搏点及改善心脏传导，增强心脏自律性。舌下含化 10～20mg，每 3～4 小时 1 次，或 1～2μg/分钟静脉滴注。

(3) 麻黄素：能兴奋 α、β 受体，作用类似异丙肾上腺素。12.5～25mg，口服，每日 2～3 次。

(4) 氨茶碱：被认为可能有拮抗腺苷受体的作

用,可逆转腺苷对心脏的异常电生理效应,提高心率和改善心脏传导。100mg,口服,每日3次,必要时250mg静脉滴注,每日1次,睡前加服氨茶碱缓释片200mg。

(5)慢-快综合征时,及时安装临时或永久性起搏器。

(九)房室及室内传导阻滞

房室传导阻滞(atrioventricular block),指发生在房室交接区的冲动传导阻滞,分为Ⅰ度房室阻滞、Ⅱ度房室传导阻滞和Ⅲ度(完全性)房室传导阻滞。室内传导阻滞(intraventricular block)是指希氏束以下部位的传导阻滞,表现为右束支阻滞、左束支阻滞、左前分支阻滞、左后分支阻滞及双分支阻滞与三分支阻滞。房室及室内传导阻滞都有特征性心电图表现,诊断以心电图为依据。

1. 治疗措施

(1)为Ⅰ度房室阻滞、Ⅱ度Ⅰ型房室传导阻滞心室率不太慢、无症状性心动过缓时,无需治疗。

(2)Ⅱ度Ⅱ型房室传导阻滞和Ⅲ度(完全性)房室传导阻滞如心室率显著缓慢,伴血液动力学障碍,甚至阿-斯综合征发作者,永久性起搏器植入治疗。过渡或抢救性治疗药物有阿托品或山莨菪碱(654-2)、异丙肾上腺素或麻黄素等。用法见"病态窦房节综合征"。

(3)室内传导阻滞无症状时,无需接受治疗,有血液动力学障碍时行永久性起搏器植入术。

2. 药物治疗

(1)利多卡因(Lidocaine):能延长心室的有效不应期,抑制心脏异位节律点的自律性。对短动作电位时程的心房肌无效,仅用于室性心律失常。代谢清除率等于肝血流量。半衰期在正常个体为2小时,急性心肌梗死患者为4小时,心力衰竭患者为10小时。用法:起始负荷量1mg/kg,3~5分钟内静脉注射,继以1~2mg/分钟静脉滴注维持。如无效,5~10分钟后可重复负荷量,但1小时内最大用量不超过200~300mg(4.5mg/kg)。连续应用24~48小时后半衰期延长,应减少维持量。在低血压状态,70岁以上高龄和肝功能障碍者,可接受正常的负荷量,但维持量为正常的1/2。副作用表现为言语不清、意识改变、肌肉搐动、眩晕和心动过缓等。

(2)普罗帕酮(Propafenone):又名丙胺苯丙酮、心律平。属于Ⅰ类抗心律失常物,既作用于心房、心室,也作用于兴奋的形成及传导。对各种类型的心律失常均有作用。抗心律失常作用与其膜稳定作用及竞争性β阻断作用有关,尚有微弱的钙拮抗作用。口服后胃肠道吸收良好,服后2~3小时抗心律失常作用达峰效,作用可持续8小时以上,半衰期3.5~4小时。适用于预防或治疗室性或室上性异位搏动,室性或室上性心动过速,对房颤有复律作用。用法:口服,初始剂量150mg,每8小时1次,如需要,3~4天后,加量到200mg,每8小时1次。最大剂量200mg,每6小时1次。如原有QRS波群增宽者,剂量不得大于150mg,每8小时1次。静脉应用,1~2mg/kg静脉注射,以后10mg/分钟静脉滴注维持。单次最大剂量不超过140mg。副作用为室内传导障碍加重,QRS波群增宽,副性肌力作用,诱发或加重原有心衰,造成低心排血量状态,进而室速恶化。心肌缺血、心功能不全和室内传导障碍者相对禁忌证或慎用。

(3)艾司洛尔(Esmolol):极短效的心脏选择性β受体阻滞剂,1~2分钟起效,作用持续时间10~20分钟。主要用于房颤或房扑时紧急控制心室率,常用于麻醉时。高血压急症中,尤其适用于主动脉夹层的血压控制。用法:负荷量0.5mg/kg,1分钟内静注,继之每分钟0.05mg/kg静滴4分钟,在5分钟内未获得有效反应,重复上述负荷量后继以每分钟0.1mg/kg滴注4分钟。每重复1次,维持量增加0.05mg,一般不超过0.2mg/kg,连续静滴不超过48小时。副作用有低血压、恶心等。

(4)美托洛尔(Metoprolol):又名甲氧乙心安、美多心安、美多洛尔、美元他新、倍他乐克等,是第二代β受体阻滞剂的代表,具有较好的心脏选择性,主要属于β_1受体阻滞剂,不具有内源性拟交感活性。通过阻断心脏β_1受体,减慢心率、降低血压、抑制心肌收缩力,降低心肌需氧量。对房室节不应期有延长作用。降压作用可能是早期抑制肾素释放及其活性及减少心排血量的结果。口服吸收良好,1.5~2.0小时达吸收高峰,生物利用度50%,半衰期为3~4小时。美托洛尔治疗劳力型心绞痛,能明显减少心绞痛发作,提高运动时间和耐力达20%~65%,降压效果与利尿剂相同,能控制房颤和房扑的心室率,减少房性和室性期前收缩及室速的复发。口服时因个体差异较大,故剂量需个体化。常从每次小剂量12.5或25mg开始,分2～3次口服,缓释片每日1次。高血压治疗,维持量为每日1次,100～200mg,必要时增至每日400mg。心绞痛治疗,每日100～150mg,必要时可增至每日150～300mg。静注用于心律失常,开始时5mg(每分钟1～2mg),隔5分钟重复注射,直至生效,一般总量为10～15mg。副作用有胃部不适、眩晕、头痛、疲倦、失眠、恶梦等。哮喘、Ⅱ度和Ⅲ度房室传导阻滞、严重窦性心动过缓、低血压、孕妇等忌用。

(5)胺碘酮(Amiodarone):又名乙胺碘呋酮、安律酮、可达龙,属于Ⅲ类抗心律失常药。主要电生理效应是延长各部心肌组织的动作电位及有效不应期,有利于消除折返激动。同时具有轻度非竞争性的α和β肾上腺素受体阻滞和轻度Ⅰ类及Ⅳ类抗心律失常药性质,减低窦房结自律性,对静息膜电位及动作电位高度无影响,对房室旁路前向传导的抑制大于逆向。由于复极过度延长,口服后心电图有Q-T间期延长及T波改变,可以减慢心率15%～20%,使P-R和Q-T间期延长10%左右。口服吸收迟缓且不规则。生物利用度约为50%,长期服药半衰期为13～30天。终末血浆清除半衰期可达40～55天。停药后半年仍可测出血药浓度。口服后3～7小时血药浓度达峰值。约1个月可达稳态血药浓度。适用于房颤、房扑的药物复律,电转复后窦律的维持,永久性房颤、房扑时室率的控制,室速及室颤的防治。可用于器质性心脏病、心功能不全患者,促心律失常反应少。用法:口服负荷量0.2g,每日3次,共5～7天,0.2g,每日2次,共5～7天,以后0.2g,每日1次维持。注意根据病情进行个体化治疗。静脉注射量150mg(3～5mg/kg),10分钟注入,10～15分钟后可重复,随后1～1.5mg/分钟静滴6小时,以后根据病情逐渐减量至0.5mg/分钟。24小时总量一般不超过1.2g,最大可达2.2g。长期应用的主要副作用为甲状腺功能改变,应定期检查甲状腺功能。常用维持剂量下很少发生肺纤维化。对老年人或窦房结功能低下者,胺碘酮进一步抑制窦房结,窦性心率<50次/分钟者,宜减量或暂停用药。其他副作用有日光敏感性皮炎、角膜色素沉着。静脉注射的主要副作用为低血压和心动过缓,往往与注射过快有关。特别是心功能明显障碍或心脏明显扩大者,要注意注射速度,监测血压。

(6)地尔硫䓬:详见"不稳定型心绞痛和无ST段抬高心肌梗死"部分。

(7)维拉帕米(Verapamil):又名维拉帕米、戊脉安、凡拉帕米、异搏停,为钙通道阻滞剂。抑制钙内流降低心脏舒张期自动去极化速率,使窦房结的发放冲动减慢,也可减慢前向传导,以消除房室结折返。对外周血管有扩张作用,使血压下降,但较弱。对冠状动脉有舒张作用,可增加冠脉流量,改善心肌供氧。此外,它尚有抑制血小板聚集作用。口服吸收完全,30～45分钟血药浓度达峰值,90分钟起效,维持5～6小时。口服的85%经肝灭活,故口服剂量较静注者大10倍。在血浆中90%与血浆蛋白结合。静注后1～2分钟开始作用,10分钟达最大效应,作用持续15分钟。用于抗心律失常及抗心绞痛。对于阵发性室上性心动过速最有效,对房室交界区心动过速疗效也很好,也用于房颤和房扑的心室率控制,以及减慢窦性心动过速和房性早搏的治疗。用法:口服:80～120mg,每8小时1次,可增加到160mg、每8小时1次,最大剂量每日480mg,老年人酌情减量。静脉注射5～10mg/5～10分钟,如无反应,15分钟后重复5mg/5分钟。副作用有眩晕、恶心、呕吐、便秘、心悸等,禁止与β阻滞剂合用,心力衰竭者、低血压、传导阻滞及心源性休克患者禁用。与地高辛合用可使后者的血药浓度升高,如需合用时应调整地高辛剂量。

(8)洋地黄(Digitalis):用于终止室上性心动过速或控制快速房颤的心室率。毛花苷C 0.4～0.8mg稀释后静注,可以再追加0.2～0.4mg,24小时内不应大于1.2mg;或地高辛0.125～0.25mg,口服,每日1次,用于控制房颤的心室率。洋地黄适用于心功能不全患者,不足是起效慢,对体力活动等交感神经兴奋时的心室率控制不满意。必要时与β受体阻滞剂或钙拮抗剂合用。

(9)腺苷(Adenine):用于终止室上性心动过速,3～6mg,2秒内静注,2分钟内不终止,可再以6～12mg,2秒内静注。三磷酸腺苷适应证与腺苷相同,2秒静注,2分钟内无反应,15mg,2秒内再次推注。腺苷半衰期极短,1～2分钟内效果消失。常有颜面潮红、头痛、恶心、呕吐、咳嗽、胸闷、胸痛等副作用。但均在数分钟内消失。由于作用时间短,可反复用药。严重的副作用有窦性停搏、房室传导阻滞等,对有窦房结和/或房室结功能障碍的患者不适用。

(10)异丙肾上腺素(Isoproterenol):为肾上腺素能β受体兴奋剂,兴奋心脏高位起搏点、窦房结和房室结,增快心率,使心排血量增加,加强心肌收缩力并改善心脏传导功能。此外,还扩张周围血管,降低周围血管阻力,可使收缩压升高而舒张压下降。用于急性心脏停搏、完全性房室传导阻滞、阿-斯综合征等。用法:房室传导阻滞,心率<40次/分钟时,0.5~1mg以250~500ml液体稀释后,缓慢滴注。心腔内注射:用于心跳骤停,每次0.2~1mg。有诱发室性心律失常、室颤的可能。

六、心脏猝死与心脏骤停

心脏猝死(sudden cardiac death),是指在急性症状发生后1小时内,先有骤然发生的意识丧失的因心脏性原因导致的自然死亡。可以发生在有或无心脏病的者,死亡的时间和方式是意外和不能预期的。所有自然死亡中12%是猝死,而所有自然发生的猝死中,心脏性猝死占88%。猝死患者最常见的基础心脏病是冠心病,尤其心肌梗死后1年内。心脏猝死者尸检表明,90%有冠心病。心脏骤停(cardiac arrest)是指心脏射血功能的突然停止,通过紧急的治疗干预有逆转存活的可能。

(一)诊断依据

根据意识丧失,以及颈、股动脉搏动消失,既可作出心脏骤停的诊断。呼吸断续或停止,皮肤苍白或明显发绀。

(二)治疗措施

一旦确定为心脏骤停,要立即开始抢救,而不要忙于求救延误时机。首先,立刻尝试捶击复律,方法是从20~25cm高度向胸骨中下1/3段交界处捶击1~2次,部分患者可瞬间复律。若未能恢复脉搏与呼吸,不应继续捶击。其次,清理呼吸道,保持呼吸道通畅。

1. 人工呼吸 时间和条件不允许时,口对口人工呼吸。每次吹气量700~1000ml,单人复苏时呼吸与按压比例为2:15,双人复苏时应为1:5。口对口人工呼吸的同时,要尽快行气管内插管加压呼吸或应用呼吸机。

2. 胸部按压 机制是整个胸腔内压改变而产生抽吸作用,改善全身血流量,有利于重要器官的血液灌注。要迅速准确地定位,不能随意操作,更不能因定位而延误按压时间。按压部位在胸骨中下1/3段交界处,频率100次/分钟,按压深度4~5cm。

3. 除颤和复律 如心电监护确定为心室颤动或持续性室性心动过速,立即200J直流电复律,无效时改为300J或360J重复。复律不成功时,应努力改善通气、纠正酸中毒、改善电生理状态等,再次复律。

4. 药物治疗 要尽量开放肘前静脉或颈外静脉,静脉途径给药。心内注射只限于开胸心脏挤压或没有其他给药途径时,不能常规使用。

(1)心室颤动或持续性室性心动过速的患者:静脉注射利多卡因有利于保持心电的稳定性,剂量是1mg/kg,如果复苏不成功或继续存在心电不稳定性,2分钟后重复此剂量,随后持续静滴。上述处理仍心室颤动者,静脉注射肾上腺素并重复电复律。肾上腺素可级进增量式给药,即间隔3分钟,1mg、3mg、5mg递增剂量静脉注射。近期研究表明血管加压素(40U,静注,不重复),对促进心脏骤停患者恢复自主循环的效力强于肾上腺素,可试用。难治性心室颤动或持续性室性心动过速,首选胺碘酮,初始剂量300mg稀释后静脉注射,无效时可重复静注150mg,然后1mg/分钟持续静滴6小时,然后改为0.5mg/分钟维持24小时,总量一般不超过2000mg。急性高血钾症引起的顽固性心室颤动、低血钙或钙通道阻滞剂中毒者,10%葡萄糖酸钙5~10ml静脉注射。心肺复苏期间不常规使用钙剂。心肺复苏中碳酸氢钠过早应用不仅无宜,反而有害。一般首剂1mmol/kg静脉注射(5%碳酸氢钠1.0ml含碱0.6mmol),随后依需要每隔10分钟重复受次剂量的一半,或依血气分析指导应用。

(2)缓慢性心律失常、心搏停顿或无脉性电活动(电-机械分离):在人工呼吸和胸外按压的同时,尽力恢复稳定的自主心律,或人工起搏心脏。肾上腺素和阿托品常用。异丙肾上腺素也可应用(15~

20μg/分钟)静脉滴注,但效果有限。有条件时争取临时心脏起搏。

(3)心电和血液动力学的维持:利多卡因或普鲁卡因胺持续静脉滴注有助于维持心电稳定性。肾上腺素的正性肌力作用和外周血管作用最好,为首选药物。当不需要肾上腺素的变时效应时,可使用正性肌力作用较强的多巴胺或多巴酚丁胺。

5. 复苏后处理

(1)脑复苏:主要措施包括:降温,冰帽物理降温或加用冬眠药物;脱水,20%甘露醇、呋塞米、白蛋白和皮质激素等;防治抽搐,异丙嗪、地西泮等;高压氧治疗。

(2)防治急性肾衰竭,维持有效的心脏和循环功能是关键。详见有关章节。

(三)药物治疗

1. 肾上腺素(Epinephrine) 又名副肾素,对α、β受体都有激动作用,使心肌收缩力加强,传导加快,心肌耗氧量增加,使皮肤、黏膜及内脏小血管收缩,但冠状血管和骨骼肌血管则扩张。常用于抢救过敏性休克、心脏骤停等。1mg 静注仍是目前临床普遍推荐的首次剂量,用药间隔时间不宜超过 3~5 分钟。常见副作用为心悸、头痛,有时可引起心律失常,严重者可由于心室颤动而致死。

2. 利多卡因 详见"心律失常"部分。

3. 胺碘酮 详见"心律失常"部分。

4. 加压素(Vasopressin) 又名加压素、抗利尿素。在心肺复苏中的作用,主要是通过兴奋 $β_1$ 受体和/或加强内源性儿茶酚胺的血管收缩作用而增加外周血管张力,使皮肤、骨骼肌、胃肠道、脂肪组织的血管收缩,血流量减少,而使脑和冠脉血流量增加。适用于心搏停止、无脉性电活动和电除颤无效的顽固性心室颤动。首剂 40U 或 0.8U/kg 静脉注射,如未恢复自主循环,5分钟后可重复1次。亦可气管内滴入,剂量为静脉用量的2倍。

5. 异丙肾上腺素 详见"心律失常"部分。

6. 多巴胺(Dapamine) 能兴奋心脏 $β_1$ 受体,使心肌收缩力增强,心输出量增加,但对心率和心律影响较小;能扩张心、肾、肠系膜等脏器的血管,改善其供血,对皮肤、肌肉等相对次要器官和组织的血管收缩,具有提升血压作用。开始静滴为每分钟 0.5~1μg/kg,逐渐增量到每分钟 2~10μg/kg。

多巴胺的特点是:小剂量每分钟 0.5~2μg/kg 时,由于激动肾、肠系膜、冠脉和脑血管的多巴胺受体,使血管扩张;中等剂量每分钟 2~10μg/kg 时,兴奋心脏 $β_1$ 受体使心肌收缩力增强,心率轻度增快,心脏传导加速;大剂量每分钟 10~20μg/kg 时,α 受体兴奋性增加,可使血压和外周血管阻力增加。

7. 多巴酚丁胺(Dobutamine) 主要兴奋 $β_1$ 受体,增强心肌收缩力,增加心输出量,增加冠脉流量,对收缩压无明显影响。每分钟 2.5μg/kg 开始,逐渐增加到 5~10μg/kg。副作用有心悸、头痛、恶心等,偶可诱发心律失常和心绞痛。

七、高血压急症

高血压急症(emergency)和高血压次急症(urgency)统称为高血压危象(hypertensive crisis)。高血压急症是指血压明显升高伴靶器官损害,如高血压脑病、心肌梗死、不稳定型心绞痛、肺水肿、子痫、中风、头部外伤、致命性动脉出血或主动脉夹层等,需住院和进行胃肠道外药物治疗。血压显著升高但不伴靶器官损害时,称为高血压次急症。通常不需住院,但要立即进行口服抗高血压药联合治疗,应仔细评估、监测高血压导致的心肾损害并确定高血压的可能原因。

(一)诊断依据

1. 血压明显升高,如舒张压 120~130mmHg 以上,但无具体和绝对的血压升高界值。

2. 需要急诊处理的重要靶器官的进展性损伤,包括:

(1)高血压脑病:剧烈头痛、恶心及呕吐;可伴有精神症状,如意识模糊、嗜睡、抽搐、视力异常、昏迷等;常见进展性视网膜病变;需行脑CT、急诊化验等检查,以与颅内出血等鉴别。

(2)脑中风:头痛、头晕、恶心、呕吐等症状;可出现偏瘫、偏麻或视力异常;精神症状及昏迷;脑CT检查鉴别出血性与缺血脑中风。

(3)子痫:抽搐前常有先兆子痫表现,如血压≥160/110mmHg,蛋白尿≥3g/24 小时,伴有头痛、视物不清、恶心、呕吐、右上腹疼痛、眼底血管痉挛、渗出或出血,化验检查有肝肾功能异常或有凝血机制的异常,可伴有心力衰竭等。

(4)主动脉夹层:90%患者伴血压升高,以突发的胸、背或腹部撕裂性疼痛为突出主要症状,持续时间较长,程度较重,烦躁或紧张,四肢血压和脉搏有时不对称,甚至出现相应器官缺血或坏死性症状和体征,胸片心影或纵隔增宽,超声心动图可有升主动脉增宽或某些夹层病变,经食道超声心动图、大动脉CT或磁共振成像可确诊。

(5)肾衰竭:与血压升高互为因果,表现为尿少或一过性增多,尿常规检查蛋白尿、红细胞及管型增加,血肌酐水平明显升高。

(6)儿茶酚胺危象:血压以收缩压显著升高为主,也可伴有舒张压升高。有头痛、烦躁、眩晕、恶心、呕吐、心悸、气促和视力模糊等症状。靶器官损害有心绞痛、肺水肿或高血压脑病等。

(7)心肌梗死、不稳定型心绞痛、肺水肿等见有关章节。

(二)治疗措施

1. 一般原则

(1)立即建立静脉通路,在严密监测下,通过静脉应用起效快、半衰期短、便于调量的降压药物,迅速控制血压。

(2)即刻目标:不同情况有不同要求。一般先在数分钟至2小时内,将平均动脉压降低不超过25%,在随后2～6小时内将血压逐渐降至较安全水平,如160/100mmHg左右。

(3)静脉滴注降压药物的同时,合用口服降压药。以循证医学为指导,选择降压疗效肯定,安全可靠地保护心脑肾等重要靶器官的药物,要达到延长寿命、改善生活质量的最高目标。口服用药5～7个半衰期后,逐渐减少静脉药量直至停用。如在用药过程中,血压波动过大时,可随时调整静脉用药速度。

(4)去除诱因,控制病因,对患者全面评估,综合控制心脑血管病的多重危险因素如高血脂、糖尿病、吸烟、肥胖及不活动等。

2. 不用靶器官损害的处理

(1)高血压脑病:首选药物是硝普钠,其他药物包括拉贝洛尔、乌拉地尔或尼卡地平。

(2)颅内出血:早期降压治疗对预防再次出血或减少血管性水肿的价值还没有肯定。一般认为,只是对影像学检查证实有大面积脑出血的患者,才非常小心地将收缩压降至200mmHg以下,舒张压120mmHg以下。可选择的降压药物包括拉贝洛尔、硝普钠、乌拉地尔等。

(3)急性缺血性脑中风:急性期降压治疗可能有害。在急性期3～5天内血压可保持在160～180/100～110mmHg左右,恢复期也要求血压逐渐降至正常水平。仅在舒张压持续超过120～130mmHg时才给予紧急降压药物治疗,最初24小时内降压幅度不大于20%。可选用拉贝洛尔或尼卡地平,硝普钠有升高颅内压作用。血管紧张素转换酶抑制剂、硝苯地平和肼苯哒嗪应避免使用。

(4)急性主动脉夹层:一旦考虑主动脉夹层的诊断,即应力图在15～30分钟内使血压降至最低可以耐受的水平,如110～120/70～80mmHg左右或更低,只要能满足重要脏器供血即可。静脉硝普钠及静脉艾司洛尔或美托洛尔联合应用。也可静脉应用拉贝洛尔或尼卡地平等。肼苯哒嗪或硝苯地平能反射性兴奋交感神经,增加主动脉的切变应力,禁忌证使用。

(5)急性肺水肿:最常用的是硝普钠或硝酸甘油,能迅速降低心脏前后负荷,改善心功能。乌拉地尔也可选用。同时给予吸氧、利尿剂或吗啡可增强抗高血压药物的作用。血管紧张素转换酶抑制剂也可以应用。

(6)不稳定型心绞痛和急性心肌梗死:硝酸甘油首选,静脉应用降低体循环血压可减轻心脏负荷、室壁张力和需氧量,改善心肌血供。次选药物是静脉应用艾司洛尔或拉贝洛尔。

(7)子痫:防止抽搐、降低血压和终止妊娠是子痫治疗的三项原则。当血压升高>170/110mmH时,积极降压,以防中风及子痫发生。究竟血压降至多低合适,目前尚无一致的意见。常用于紧急降压的药物如硝苯地平、拉贝洛尔、肼苯达嗪等。避免利尿剂、硝普钠和血管紧张素转换酶抑制剂。

(8)肾功能不全:血压控制在130/80mmHg为宜,硝普钠有效,但硫氰酸盐中毒危险增加,需密切监测硫氰酸盐水平。拉贝洛尔、尼卡地平等有效且耐受性好。

(9)儿茶酚胺危象:首选酚妥拉明,其次为拉贝洛尔或硝普钠加β受体阻滞剂。如果同时有心动过速或室性早搏,可能需要β受体阻滞剂。

3. 高血压次急症的处理 主要是使用口服降

压药物,使增高的血压在 24~48 小时内逐渐降低。过快降压会影响心脏和脑的血液供应,尤其是老年人,引起严重不良反应。血压暂时升高有明确诱因如疼痛、焦虑或睡眠差等,对症治疗有利于降低血压。血压升高原因不明,治疗用药同一般高血压。

(三)药物治疗

1. 硝普钠　详见"急性心力衰竭"部分。

2. 硝酸甘油　详见"不稳定型心绞痛和无 ST 段抬高心肌梗死"部分。

3. 肼苯哒嗪(Hydralazine)　血管扩张剂,5~30 分钟起效,作用持续时间 3~9 小时。用法:10~25mg 静脉注射,必要时 4~6 小时后重复给药。副作用有心率增快、头痛、潮红、心绞痛加重等。由于作用时间长,降压效果难以预测和控制,因此目前已少用。

4. 尼卡地平(Nicardipine)　为双氢吡啶类钙拮抗剂,5~15 分钟起效,作用持续时间 4~6 小时。用法:5mg/小时静脉滴注,每 5 分钟增加 2.5mg/小时,直至达到疗效。最大给药速度为 15mg/小时。副作用有头痛、心动过速、恶心、呕吐、潮红、静脉炎等。适用于除急性心力衰竭以外的所有高血压急症。

5. 拉贝洛尔(Labetalol)　又名柳氨苄心定,是 α、β 受体阻滞剂,降压同时减少周围血管阻力,但不减少脑、肾和冠状动脉血流量。2~10 分钟起效,5~15 分钟作用达峰值。首剂静脉注射 20mg,以后每 10 分钟增加 20mg,或在给予负荷量后 1~2mg/分钟静脉滴注,直至达到疗效后维持。24 小时内最大用量不超过 300mg。副作用有恶心、头皮麻刺感或喉头发热、头晕、支气管痉挛、心动过缓、传导阻滞、体位性低血压等。适用于除急性心力衰竭外的大部分高血压急症。

6. 乌拉地尔(Urapidil)　α 受体阻滞剂,兼有中枢 5-羟色胺激动作用。3~5 分钟起效,作用持续时间 4~6 小时。首剂 12.5~25mg,随之 5~40mg/小时静脉滴注。副作用有低血压、头痛和眩晕等。

7. 酚妥拉明(Phentolamine)　是 α 受体阻滞剂,适用于儿茶酚胺过多所致的高血压危象。1~2 分钟起效,作用持续时间 15 分钟。首剂 5mg 缓慢静脉注射,最大剂量 15mg。副作用有心动过速、潮红、头痛、心绞痛等。尤其适用于嗜铬细胞瘤。

8. 艾司洛尔　详见"心律失常"部分。

八、急性病毒性心肌炎

心肌炎是指心肌局限性或弥漫性的急性或慢性炎症病变,可分为感染性和非感染性两大类。前者由细菌、病毒、螺旋体、立克次体、霉菌、原虫、蠕虫等感染所致,后者包括过敏或变态反应性心肌炎如风湿病及理化因素或药物所致的心肌炎等。由病毒感染所致心肌炎,病程在 3 个月以内者称为急性病毒性心肌炎(acute viral mycarditis)。

(一)诊断依据

1. 临床表现　在上呼吸道感染、腹泻等病毒感染后 3 周内出现心脏表现,如不能用一般原因解释的感染后重度乏力、胸闷、头昏、心尖区第一心音明显减弱、舒张期奔马律、心包摩擦音、心脏扩大、充血性心力衰竭或阿-斯综合征等。

2. 心电图　上述感染后 3 周内新出现下列心律失常或心电图改变:①窦性心动过速、房室传导阻滞、窦房阻滞或束支阻滞;②多源、成对室性早搏,自主性房性或交界性心动过速,阵发或非阵发性室性心动过速,心房或心室扑动或颤动;③2 个以上导联 ST 段呈水平型或下斜型下移≥0.01mV,或 ST 段异常抬高或出现异常 Q 波。

3. 心肌损伤的参考指标　病程中血清肌钙蛋白 I 或肌钙蛋白 T、CK-MB 明显增高。超声心动图示心腔扩大或室壁活动异常和/或核素心功能检查证实左室收缩或舒张功能减弱。

4. 病原学依据

(1)急性期:从心内膜、心肌、心包或心包穿刺液中检测出病毒、病毒基因片段或病毒蛋白抗原。

(2)病毒抗体:第二份血清中同型病毒抗体(如柯萨奇 B 组病毒中和抗体或流行性感冒病毒血凝抑制抗体等)滴度较第一份血清升高 4 倍(2 份血清应相隔 2 周以上)或一次抗体效价≥640 者为阳性,320 者为可疑阳性(如以 1:32 为基础者则宜以≥256 为阳性,128 为可疑阳性,根据不同实验室标准作决定)。

(3)病毒特异性 IgM:以≥1:320 者为阳性(按各实验室诊断标准,需在严格质控条件下)。如同时有血中肠道病毒核酸阳性者更支持有近期病毒感染。

对同时具有上述1、2[(1)、(2)、(3)中任何一项]、3中任何2项，在排除其他原因心肌疾病后，临床上可诊断为急性病毒性心肌炎。如同时具有4中(1)项者，可从病原学上确诊急性病毒性心肌炎；如仅具有4中(2)、(3)项者，在病原学上只能拟诊为急性病毒性心肌炎。

如患者有阿-斯综合征发作、充血性心力衰竭伴或不伴心肌梗死样心电图改变、心源性休克、急性肾衰竭、持续性室性心动过速伴低血压或心肌心包炎等一项或多项表现，可诊断为重症病毒性心肌炎。如仅在病毒感染后3周内出现少数早搏或轻度T波改变，不宜轻易诊断为急性病毒性心肌炎。

5. 鉴别诊断 注意除外β受体功能亢进、甲状腺功能亢进症、二尖瓣脱垂综合征及影响心肌的其他疾患，如风湿性心肌炎、中毒性心肌炎、冠心病、结缔组织病、代谢性疾病及克山病（克山病地区）等。

（二）治疗措施

1. 充分休息，防止过劳 一经确诊，应立即卧床休息，目的是减轻心脏负荷，防止心脏扩大，早期不重视卧床休息，可能导致心脏进行性扩大，心功能不全等并发症。过劳不仅增加心脏负荷，还可诱发心力衰竭和心律失常，甚至猝死。卧床休息到症状消失，心电图恢复正常，一般需3个月左右。心脏扩大或有心功能不全患者，卧床休息到半年。恢复期仍应适当限制活动3～6个月。

2. 改善心肌营养或代谢

(1)维生素C：4～5g加入250ml液中静脉滴注，每日1次，10～15天为1疗程，可重复。

(2)能量合剂：ATP20mg+辅酶A100U+细胞色素C 30mg加入5%葡萄糖500ml静脉滴注，每日1次，10～15天为1疗程，可重复。

(3)肌苷：200～400mg 口服或肌肉注射，每日2次。

(4)环化腺苷酸(CAMP)：20～40mg，肌肉注射，每日2次。

(5)极化液：10%葡萄糖500ml加普通胰岛素8U，15%氯化钾 10ml 静脉滴注，7～10天为1疗程。

3. 抗病毒药物 各种抗病毒药物的疗效均不满意，该类药物能否进入心肌细胞也不清楚。常同时应用抗生素，防治继发细菌性感染。

4. 调节细胞免疫功能药物 如人白细胞干扰素、聚肌胞等。

5. 皮质激素 急性期（尤其是最初2周内），病情并非危重者，不用激素。但短期内心脏急剧扩大、高热不退、急性心力衰竭、休克或高度房室传导阻滞者，可试用地塞米松每日10～30mg，连用3～7天，病情改善后改为口服，并迅速减量，一般不超过2周。

6. 心脏并发症的治疗 心律失常、心力衰竭、休克等同一般处理原则，心肌炎患者耐受性差，注意药物剂量。

九、感染性心内膜炎

感染性心内膜炎(infective endocarditis)，是指由病原微生物直接侵袭心内膜而引起的炎症性疾病，在心瓣膜表面形成的血栓（疣赘物）含有病原微生物。引起心内膜感染的因素有：①病原体侵入血流，引起菌血症、败血症或脓毒血症，并侵袭心内膜；②瓣膜异常，有利于病原微生物的寄居繁殖；③防御机制的抑制，如肿瘤患者使用细菌毒性药物和器官移植患者使用免疫抑制剂时。根据发病情况和病程，感染性心内膜炎传统上分为急性感染性心内膜炎(acute infective endocarditis)和亚急性感染性心内膜炎(subacute infective endocarditis)。前者若不治疗，多在6～8周内死亡，后者占感染性心内膜炎的2/3以上，病程常超过3个月。

（一）急性感染性心内膜炎

常为全身严重感染的一部分，多见于原无心脏病的患者，由于全身感染症状严重，可掩盖急性感染性心内膜炎的临床表现，甚至生前不能确诊。诊断依据如下。

1. 诱因 常有急性化脓性感染、近期手术、外伤、产褥热、器械检查史等。

2. 败血症表现 如寒战、高热、多汗、衰弱、皮肤黏膜出血、休克、血栓栓塞和迁移性脓肿等，且多能发现原有感染病灶。

3. 心脏表现 短时间内出现多变、粗糙的心脏杂音。由于瓣膜破坏严重，常产生急性瓣膜关闭不全、急性肺水肿和/或全心衰竭。

4. 辅助检查 ①血常规有白细胞和中性粒细胞增多,进行性贫血征象;②血培养易获阳性致病菌;③超声心动图:心瓣膜上赘生物、瓣膜损害、瓣叶腱索短裂和血液动力学障碍等表现。

5. 鉴别诊断 心脏无杂音前,常为原发感染所掩盖,易于漏诊。工瓣膜置换术、血液透析或先心病矫正术后发热患者,应注意本病的可能。常需与流行性感冒、急性关节炎、急性化脓性脑膜炎、急性肾盂肾炎等鉴别。

(二)亚急性感染性心内膜炎

亚急性感染性心内膜炎多发生于风湿性心瓣膜病及某些先天性心脏病患者,个别亦发生于原无心脏病的基础上。病原多为条件性致病菌,在口腔局部手术、流产分娩、泌尿道手术、心脏手术或呼吸道感染时细菌均可进入血流,由于机体防御机制,多不产生危害。但当细菌附着在已有病损的心瓣膜或心内膜时,则局部有血小板,纤维蛋白的沉积,包绕细菌,形成赘生物。时当赘生物破裂、脱落、细菌多次释放入血流,形成反复慢性菌血症过程。赘生物所附着的瓣膜有炎性反应及灶性坏死,局部细菌滋长可使瓣叶产生溃疡或穿孔,腱索和乳头肌断裂及细菌性动脉瘤。亚急性感染性心内膜炎远较急性者为常见且重要。诊断依据如下。

1. 诱因 部分患者起病前有上述口腔局部等手术史。

2. 全身症状 大多起病缓慢,以发热最常见,常呈不规则低热,也可为间歇热或弛张热,伴有乏力、盗汗、进行性贫血脾肿大,晚期可有杵状指。少数起病急,有寒战、高热或栓塞现象。

3. 心脏表现 原有心脏病体征基础上,杂音发生变化,或出现新的杂音,也可无变化或不出现杂音。晚期可发生心力衰竭、房室传导阻滞及束支传导阻滞、期前收缩或房颤等。

4. 栓塞现象和血管病损 ①皮肤、睑结膜、口腔黏膜处出现瘀点,手指、足趾末节掌面出现稍高于表面紫或红色的奥氏(Osler)结节,手掌或足部小结节状出血点(Janewey 结节)等;②脑血管病损表现,如脑膜脑炎、脑出血、脑栓塞、中心视网膜栓塞可引起突然失明等;③肾栓塞最常见,有肉眼或镜下血尿,严重肾功能不全;④肺栓塞,常见于先心病,位于右心室或肺动脉内膜面的赘生物脱落引起;⑤还可有冠状动脉栓塞、脾栓塞、肠系膜动脉栓塞、四肢动脉栓塞等表现。

5. 辅助检查 ①反复血培养可明确致病菌,并为选择抗生素提供依据;②血常规,有进行性贫血,白细胞计数正常或增高;③血沉增快;④尿常规有蛋白尿及血尿;⑤超声心动图,有心瓣膜或心内膜壁有赘生物,以及固有心脏病的异常表现。

6. 鉴别诊断 凡有器质性心脏病患者有不明原因发热持续 1 周以上,需考虑本病的可能。若多次血培养阴性,需注意风湿热复发或左心房黏液瘤、非细菌性心内膜炎进行鉴别,也需与长期发热病如结核、布氏杆菌瘤、淋巴瘤、肝脓肿等鉴别。

(三)治疗措施

1. 抗生素的应用 及早采用足量有效抗生素,是治疗能否成功的关键。根据致病菌培养结果及对抗生素的敏感性选择抗生素。应用抗生素的原则是:

(1)选用杀菌剂,如青霉素、链霉素、先锋霉素、万古霉素等。

(2)剂量要大,必须达到血清有效杀菌浓度6~8倍以上。

(3)疗程要够,一般需 4~6 周,对抗生素敏感性差的细菌或有并发症的顽固病例可延长至 8 周。

(4)尽早治疗,在连续血培养 4~6 次后即开始试验治疗,根据临床特点及可能的感染途径,选用两种不同抗菌谱的抗生素联合应用。

2. 药物选择

(1)致病菌不明确者,一般联合使用两种抗生素。B-内酰胺环类抗生素(青霉素、头孢霉素)和氨基糖苷类抗生素(链霉素、卡那霉素、庆大霉素)联合应用对大多数细菌有杀灭作用,故可首先选用。先以青霉素G1000 万~2000 万 U 静脉滴注,链霉素每日 1.0g 肌注,有效时,可连续应用 6 周左右。若上述治疗无效时,可改用苯甲异恶唑青霉素,每日6~12g 或二甲氧苯青霉素,每日 6~12g,静脉滴注,亦可用万古霉素每日 2~3g,分 4~6 次静脉注射,或静脉滴注。头孢霉素抗菌范围较广,对青霉素有耐药性者亦可选用此类抗生素。第一代头孢霉素对革兰阳性球菌作用较强,第二、第三代头孢霉素除前述作用外对革兰阴性杆菌也有较强的抗菌作用。如环乙烯胺头孢霉素(先锋霉素Ⅵ)、头孢他啶等，每日4～8g，分3～4次静脉注射；头孢呋新，每日1.5～4.5g，分3～4次，静脉注射。血培养阳性，根据药敏情况调整抗生素种类和剂量。

(2) 致病菌为革兰阳性球菌时，可选用前述药物联合治疗。在应用大剂量青霉素G时需注意：①可加用丙磺舒以减慢青霉素由肾脏排泄，可使青霉素浓度提高4倍，对无明显肾功能损害者，可予以丙磺舒每次0.5g，口服，每日3～4次；②青霉素G钾盐，每100万U含钾离子39.1mg，大剂量应用时，需注意高血钾。

(3) 革兰阴性杆菌可采用一种氨基糖苷类与一种β-内酰胺环类抗生素（青霉素、头孢霉素）药物联用，前者包括庆大霉素每日18万～24万U，妥布霉素每日240mg，卡那霉素每日1～1.5g，丁胺卡那霉素每日400mg，乙基西梭霉素每日200～400mg，核糖霉素每日1～2g。β-内酰胺环类抗生素同上。

(4) 霉菌感染可用两性霉素，首次10mg加入液体中静滴，后每次增加5～10mg/d，直到0.5～1mg/(kg·d)，总剂量达3.0g，共6周。大蒜液、5-氟胞嘧啶、密康唑或酮康唑均有一定作用，但疗效均不如两性霉素。

3. 治愈标准及复发 治疗后体温恢复正常，脾脏缩小，症状消失者，在抗生素疗程结束后的第一、第二周及第六周分别作血培养，如临床未见复发，血培养阴性，则可认为治愈。本病复发率为5%～10%，多在停药后6周复发，复发病例再治疗时，要采取联合用药，加大剂量和延长疗程。

4. 手术治疗 下述情况需考虑手术治疗：①瓣膜穿孔、破裂，腱索断离，发生难治性急性心力衰竭；②人工瓣膜置换术后感染，内科治疗不能控制；③并发细菌性动脉瘤破裂或四肢大动脉栓塞；④先天性心脏病发生感染性心内膜炎，经系统治疗，仍不能控制时，手术应在加强支持疗法和抗生素控制下尽早进行。

(四) 药物治疗

青霉素等。详见有关章节。

十、急性心包炎

急性心包炎是心包脏层和壁层的急性炎症。病因大都继发于全身性疾病。根据病因，急性心包炎分为感染性心包炎（包括结核性、化脓性、病毒性、真菌性、寄生虫性）和非感染性心包炎（包括急性非特异性、风湿性疾病伴发性、尿毒症性、心肌梗死性、过敏性、肿瘤性射损伤性等）。如临床上以非特异性、结核性、风湿性、心肌梗死、尿毒症和肿瘤等引起者较为多见。近年来，由于抗生素的广泛应用，细菌性和风湿性已明显减少，而急性非特异性心包炎占大多数。急性非特异性心包炎病因可能与病毒感染有关，也有认为是过敏或自身免疫反应的一种表现。

(一) 诊断依据

1. 全身症状 感染性者，多有毒血症状，如发热、畏寒、多汗、困乏、食欲不振等。非感染性者的毒血症状较轻，肿瘤性者可无发热。

2. 心前区疼痛 主要见于心包纤维蛋白性渗出阶段。疼痛部位在心前区或胸骨后，亦可向左臂、左肩、左肩胛区或上腹部放散，呈尖锐的剧痛或沉重的闷痛，可随呼吸、咳嗽、吞咽、体位改变而加重。急性非特异性心包炎常伴胸膜炎，疼痛较著。结核性及尿毒症性心包炎时，疼痛较轻。

3. 心包积液压迫症状 心包填塞时，因腔静脉瘀血可出现上腹胀痛、呕吐、下肢浮肿等，肺瘀血时可引起呼吸困难。动脉血压显著下降时可见面色苍白、烦躁不安等休克症状。大量心包积液压迫气管可产生激惹性咳嗽，如压迫肺或支气管可使呼吸困难加重。喉返神经、膈神经受压时可分别出现声音嘶哑、呃噎症状，食管受压则可有吞咽困难。

4. 体格检查 心前区可闻及心包摩擦音，坐位、深吸气后屏息时较易听到，有时心前区扪诊有摩擦感，持续数小时到数天。当心包积液增多时，摩擦音减弱、消失。心包积液量超过300ml或迅速增多时，心浊音界向两侧迅速扩大，心尖搏动位于心浊音界内减弱或消失，心音遥远，心率增快，有时可闻及心包叩击音。急性心包填塞时，心搏出量明显下降，心率加快，动脉收缩压下降，脉压减少，严重者可出现休克。慢性心包填塞时，静脉瘀血征象突出，颈静脉怒张，吸气期明显，肝颈静脉回流征阳性，肝脏肿大伴压痛及腹水，下肢浮肿，可发现奇脉。左肺受压时，有Ewart征。

5. 辅助检查

(1) 化验检查：视病因而定，化脓性心包炎者血常规白细胞计数及中性粒细胞明显增高。心包穿刺液化验,可进一步明确心包液体为渗出性、脓性或血性,并可涂片及培养查感染原、瘤细胞等。

(2) X线检查:心影两侧扩大,甚至呈并三角形或烧瓶状,有上腔静脉明显扩张及心膈角变钝的表现,肺野常清晰。

(3) 超声心动图:迅速可靠,简单易行,当心包积液量超过 50ml 时,在心包和心脏间,探及液性暗区。

(4) 心电图:除 AVR 导联外,各导联 ST 段普遍抬高,弓背向下,继之 T 波低平或倒置。心包积液后,除 T 变化外,还可有肢导联 QRS 波群低电压。大量心包积液时,还可出现"电交替"现象。

6. 鉴别诊断 急性心包炎的胸痛可酷似主动脉夹层、肺栓塞或心肌梗死,注意仔细鉴别。

(二) 治疗措施

1. 一般治疗 急性期应卧床休息,呼吸困难者取半卧位,吸氧,胸痛明显者可给予镇痛剂,必要时可使用可待因或杜冷丁,同时加强支持疗法。

2. 病因治疗

(1) 结核性心包炎给予抗痨治疗,用药方法及疗程与结核性胸膜炎相同,可加用泼尼松每日 15～30mg,以促进渗液的吸收减少粘连。

(2) 风湿性者应加强抗风湿治疗。

(3) 非特异性心包炎,一般对症治疗,症状较重者可考虑给予皮质激素治疗。

(4) 化脓性心包炎,除选用敏感抗菌药物治疗外,在治疗过程中应反复抽脓,或通过套管针向心包腔内安置导管引流,向心包腔内注入抗菌药物。如疗效不佳,应尽早施行心包腔切开引流术,及时控制感染,防止发展为缩窄性心包炎。

(5) 尿毒症性心包炎,加强透析治疗改善尿毒症,同时可服用消炎痛 25～50mg,每日 2～3 次,对症处理。

(6) 放射损伤性心包炎,可给予泼尼松 10mg 口服,每日 3～4 次,停药前应逐渐减量,以防复发。

3. 解除心包填塞 大量渗液或有心包填塞症状者,可施行心包穿刺术抽液减压,或留置导管用于抽液和用药。穿刺前要先行超声波检查,了解进针途径及刺入心包处的积液层厚度,指导穿刺。

(三) 药物治疗

抗生素、抗结核药物等。详见有关章节。

十一、主动脉夹层

主动脉夹层(aortic dissection),是主动脉内膜撕裂,血液经裂口流入主动脉壁中层,形成夹层血肿并沿着主动脉壁延伸剥离的严重心血管急症。有 DeBakey 和 Standford 两种分类方法。

DeBakey 分型:Ⅰ型,破口在升主动脉,但累及升主动脉和降主动脉;Ⅱ型,破口在升主动脉,但仅限于升主动脉;Ⅲ型,破口在左锁骨下动脉以远,累及降主动脉。

Standford 分型:凡累及升主动脉的夹层为 A 型,一般要外科手术治疗;仅累及降主动脉为 B 型,一般采用内科药物治疗。

未经治疗的急性夹层预后很差,50%的患者 48 小时内死亡,70%于 1 周内死亡,90%于 3 个月内死亡。夹层发生 2 周内为急性夹层,2 周以后为慢性夹层。

(一) 诊断依据

1. 疼痛 为发病时最常见症状,90%患者发病开始即为突然且剧烈的疼痛,为撕裂或剥开样,最常位于胸前区,在肩胛间区亦多见。当夹层撕裂沿主动脉伸展时,疼痛常从原先撕裂的部位移行。部分患者出现颜面苍白、冷汗、四肢皮肤湿冷、脉搏快而弱和呼吸急促等休克征象,但血压仅稍有降低,或反而升高。

2. 器官受累表现 为夹层血肿波及主动脉大分支和压迫周围软组织的结果。

(1) 心血管系统:主动脉瓣区舒张期杂音或收缩期杂音,波及冠状动脉时,可发生急性心肌梗死,破裂到心包引起明显心包填塞。2/3 患者有外周动脉波动减弱或消失,四肢血压左右不对称,上、下肢血压差距减小等。

(2) 神经系统:可发生脑血管意外、截瘫等。

(3) 胃肠道系统:剧烈腹痛,伴恶心、呕吐等症状。

(4) 也可出现泌尿和呼吸系统受累的表现。

3. 辅助检查

(1) 白细胞计数轻度增多和贫血,血清门冬氨酸氨基转移酶(AST)和肌酸激酶(CK)浓度通常正常。血清乳酸脱氢酶(LDH)浓度可升高。

(2)心电图无变化,除非夹层累及冠状动脉,发生心肌梗死。

(3)胸片:90%患者有主动脉增宽,主动脉轮廓的局限性膨出,通常标志撕裂的起始部位。常同时有左侧胸腔积液。

(4)超声心动图:经胸超声对升主动脉夹层撕裂的鉴出十分可靠,但不能看到降主动脉段。经食道超声检查对诊断升主动脉和降主动脉的夹层撕裂敏感性和特异性均更高。

(5)加强CT是筛选主动脉夹层撕裂的有效方法,迅速可靠。

(6)MRI是主动脉夹层诊断最好的无创性方法,但显影所需的时间长。

(7)血管造影是主动脉夹层撕裂最可靠的检查方法,可以鉴别出夹层撕裂的起源和范围,主动脉关闭不全的严重程度,以及各主要分支的受累情况。

4.鉴别诊断　主要与急性心肌梗死、急腹症和其他原因引起的主动脉关闭不全等相鉴别。

(二)治疗措施

1.一般治疗　急性期严格卧床休息,严密监护生命体征,积极镇静止痛治疗,如吗啡或哌替啶等。有休克时,间羟胺巴胺抗休克,出血者输血等。

2.药物治疗　因夹层撕裂后最初数小时死亡率最高,应尽早开始药物治疗。主要是降低动脉压和减慢左室收缩速率(dp/dt),减轻血流对主动脉的冲击,防治严重并发症的发生。通常联合应用硝普钠和β阻滞剂。硝普钠连续静脉点滴,开始每分钟 $0.2\sim0.3\mu g/kg$,逐步增加剂量以控制血压,一般到每分钟 $200\sim300\mu g$。目标是将血压降到能维持足够的脑、心、肾血流灌注的最低血压水平。β阻滞剂减慢左室收缩速率,建议同时使用。普萘洛尔静注 0.5mg,然后 $1\sim2$mg 每 $3\sim5$ 分钟 1 次,直至脉搏减慢到 $60\sim70$ 次/分钟或 $30\sim60$ 分钟内总剂量 0.15mg/kg。以后每 $2\sim4$ 小时重复静注相同剂量以维持心率。心脏选择性的β阻滞剂如美托洛尔、快速短效如艾司洛尔等均可选用。血压控制,病情允许后,可以同时口服降压药,如血管紧张素转换酶抑制剂、β阻滞剂和利尿剂等。

3.手术治疗　A型夹层应手术治疗。B型夹层药物治疗和出现下列情况时选择手术治疗:①夹层导致重要器官缺血;②动脉破裂,或将要破裂,如形成梭型动脉瘤;③夹层逆行延展,累及了升主动脉。

4.介入治疗　主要适用于B型夹层。从目前应用和推广看,可能有很好的应用前景。

(三)药物治疗

1.硝普钠　详见"急性心力衰竭"部分。

2.艾司洛尔　详见"心律失常"部分。

十二、深静脉血栓形成

深静脉血栓形成(deep vein thrombosis),多发生于下肢深静脉,造成下肢静脉回流障碍和下肢深静脉瓣膜功能不全,严重影响患者的劳动力,并有发生肺栓塞的危险,威胁患者的生命安全。下肢深静脉血栓形成,可发生在下肢深静脉的任何部位。临床常见的有两类:小腿肌肉静脉丛血栓形成和髂股静脉血栓形成。无论小腿肌肉静脉丛血栓形成顺行扩展,或髂股静脉血栓形成逆行扩散,都可累及整个下肢深静脉系统。如果血栓滋长,使患肢整个静脉系统,几乎全部处于阻塞状态,同时引起动脉强烈痉挛者,称为股青肿。

(一)诊断依据

1.临床表现

(1)小腿肌肉静脉丛血栓形成:是手术后深静脉血栓形成的最常见类型。患者多无症状,或极轻微。通常表现为小腿部疼痛或胀感,腓肠肌有压痛,足踝部轻度肿胀,Homans征阳性。

(2)髂股静脉血栓形成:左侧多见,是右侧的 $2\sim3$ 倍。起病骤急,主要表现为局部疼痛、压痛、浅静脉曲张。腹股沟韧带以下患肢肿胀明显,在股三角区,可扪及股静脉充满血栓所形成的条索状物,伴有发烧。

(3)小腿肌肉静脉丛血栓形成:顺行扩展累及整个肢体时,起病方式大都轻微,症状逐渐加重,伴足靴区营养性变化,包括脱屑、瘙痒、色素沉着、湿疹、溃疡形成等。

(4)股青肿:发病急骤,疼痛剧烈,患肢明显广泛性肿胀,皮肤紧张发亮,呈发绀色,有的发生水疱。皮温明显降低,足背、胫后动脉搏动消失。全身反应明显,体温常达39℃以上,可出现休克及肢体静脉性坏疽。

2. 辅助检查

(1)放射性同位素检查:^{125}碘标记人体纤维蛋白原,能被正在形成的血栓所摄取,在血栓形成区形成放射性浓稀现象,能判断有无血栓形成。该法操作简便,无创伤,正确率高,可以发现较小静脉隐匿型血栓。

(2)超声波检查:可直接观察静脉直径及腔内情况,可了解栓塞的大小及其所在部位。

(3)静脉造影:为最准确的检查方法,能使静脉直接显像,可有效地判断有无血栓,能确定血栓的大小、位置、形态及侧支循环情况。后期行逆行造影,还可了解静脉瓣膜功能情况。

(二)治疗措施

1. 一般治疗 卧床休息和抬高患肢,卧床休息1~2周,避免活动和用力排便,以免引起血栓脱落。垫高床脚20~25cm,使下肢高于心脏平面,以改善静脉回流,减轻水肿和疼痛。开始下床活动时,需穿弹力袜或用弹力绷带,使用时间因栓塞部位而异:小腿肌肉静脉丛血栓形成使用1~2周;腘静脉血栓形成,使用不超过6周;髂股静脉血栓形成,可用3~6个月。

2. 溶栓疗法 常用药物有尿激酶和链激酶。

(1)尿激酶:副作用小,为首选溶栓药物。首日剂量为75万~100万U,以后每日50万~75万U维持,7~10天为1疗程。

(2)链激酶:成人首次剂量为50万U,30分钟内静脉滴注,以后每日10万U维持连续静脉滴注,直到临床症状消失,并继续维持3~4小时,疗程一般3~5天。

用药期间,监测凝血酶时间和纤维蛋白原含量,凝血酶时间控制在正常值的2~3倍,纤维蛋白原不宜低于0.5~1g/L。

3. 抗凝疗法 常作为溶栓疗法与手术取栓术的后续治疗,防治血栓滋长、繁衍和再发。肝素和低分子肝素,目前临床上低分子肝素更常用。肝素抗凝后仍需抗凝治疗者,可改为口服香豆素类衍生物,如华法林,每日3mg左右,因用药后24~48小时起效,故常与肝素联合应用。一般在联合用药2天后,停止应用肝素,而用本品维持量。维持抗凝治疗时间,应按照病情和血栓形成的部位而定。小腿深静脉血栓形成,需维持4~7周;髂股静脉血栓形成,需3~6个月。用药期间,应监测凝血酶原时间,使其控制在20~30秒,或国际标准化比值(INR)2.0左右。

4. 手术疗法 主要是静脉血栓取栓术,适应于症状出现时间不超过72小时者,主要包括重症深静脉血栓、股青肿、有威胁肢体存活者。

(三)药物治疗

1. 尿激酶 详见"急性心肌梗死"部分。
2. 链激酶 详见"急性心肌梗死"部分。
3. 肝素 详见"不稳定型心绞痛和非ST段抬高性心肌梗死"部分。
4. 低分子肝素 详见"不稳定型心绞痛和非ST段抬高性心肌梗死"部分。

(许文亮)

第三十一章 骨科伴发呼吸系统疾病药物治疗

第一节 祛痰药

祛痰药(expectorants)是一类能使痰液变稀，黏稠度降低，易于咳出，或者能加速呼吸道黏膜纤毛运动，改善痰液转运功能的药物，所以亦称之为黏液促动药(mucokinetic drugs)。祛痰药可促进呼吸道管腔内积痰的排出，减少痰液对呼吸道黏膜的刺激，间接起到镇咳和平喘作用，也有利于控制继发感染。合理应用祛痰药，是治疗呼吸系统疾病的重要措施之一。

人类气道内的黏液腺及杯状细胞都不断地产生分泌物，铺衬在黏膜表面上，形成包括水样层和凝胶层的黏液毯，以湿化吸入的气体，并促进纤毛-黏液运动。这些分泌液多数被吞咽入胃，有时作为稀痰被咳出，一般每日也不超过10ml。

祛痰药可稀释痰液、液化痰液或使痰液生成逐渐减少，使之易于咯出。根据祛痰药的不同药理作用常，可分为：①氯化铵等，口服后可刺激胃黏膜，引起轻度恶心，反射性地增加呼吸道分泌，使痰稀释，易于咳出的恶心性祛痰药和桉叶油等一些挥发性物质，加入沸水中，其蒸汽也可刺激呼吸道黏膜，增加腺体分泌，使痰液变稀易于咳出的刺激性祛痰药；②乙酰半胱氨酸等，作用于痰中黏性成分酸性黏多糖和脱氧核糖核酸，使其裂解，减低其黏度而稀化痰液、易于咳出的黏痰溶解药。呼吸道慢性炎症时，痰中黏性成分酸性黏多糖合成增加，痰的黏性增高，不易咳出。有细菌感染时，黏多糖被细菌的酶裂解，此时脓痰中的黏性成分主要来自粒细胞及坏死组织的脱氧核糖核酸。此类药物能裂解黏性成分，使痰易于咳出；③溴己新等，主要作用于气管、支气管的黏液产生细胞，促其分泌黏滞性低的分泌物，使呼吸道分泌的流变性恢复正常，痰液由黏变稀，易于咳出的黏液调节剂。

一、恶心性祛痰药

恶心性祛痰药(nauseous expectorants)，主要是一些口服祛痰药，口服后刺激胃黏膜感受器，通过胃-肺迷走反射，可引起轻度恶心的感觉，再通过迷走神经传出纤维引起支气管黏膜腺体分泌增加，使痰液稀释，有利于咳出。大剂量可引起明显的恶心和呕吐。有肺出血和胃肠疾病者慎用。

氯化铵 Ammonium Chloride

【成分】本品主要成分为氯化铵。

【性状】本品为白色片。

【药理毒理】本品通过对黏膜的化学性刺激，反射性地增加呼吸道黏液的分泌，从而使痰液易于排出，有利于不易咳出黏痰的清除。本品被吸收后，氯离子进入血液和细胞外液使尿液酸化。

【药代动力学】口服后本品可完全被吸收，在体内几乎全部转化降解，仅极少量随粪便排出。

【适应证】用于黏痰不易咳出者。也用于泌尿系统感染需酸化尿液时。

【用法用量】成人常用量：口服，每次0.3～0.6g，每日3次，溶于水中，饭后服用。

【不良反应】可引起恶心、呕吐、胃痛等刺激症状。

【禁忌证】(1)肝肾功能严重损害，尤其是肝昏迷、肾衰竭、尿毒症者禁用。

(2)镰状细胞贫血患者及代谢性酸中毒患者禁用。

(3)代谢性酸中毒患者禁用。

(4)对本品过敏者禁用。

(5)本品性状发生改变时,禁止使用。

【注意事项】(1)用药7天,症状未缓解,应立即就医。

(2)肝肾功能异常者及老年患者慎用。

(3)孕妇、哺乳期妇女及消化性溃疡患者应在医师指导下使用。

(4)如服用过量或出现严重不良反应,应立即就医。

(5)过敏体质者慎用。

(6)请将本品放在儿童不能接触的地方。

(7)如正在使用其他药品,使用本品前请咨询医师或药师。

【孕妇及哺乳期妇女用药】尚不明确。

【药物相互作用】本品与磺胺嘧啶、呋喃妥因等呈配伍禁忌。如与其他药物同时使用可能会发生药物相互作用,详情请咨询医师或药师。

【规格】片剂:0.3g/片。

【贮藏】密封,在干燥处保存。

【包装】100片/瓶。

【有效期】2年。

复方甘草浙贝氯化铵片 Compound Licorice Flitilarry Bule and Ammonium Chloride Tablets

【商品名】咳停片。

【成分】每片含氯化铵50mg,浙贝母流浸膏0.04ml,桔梗流浸膏0.06ml,甘草流浸膏0.1ml,远志流浸膏0.06ml,甘草浸膏40mg,八角茴香油0.004ml。辅料为碳酸钙。

【性状】本品为薄膜衣片,除去包衣后显淡棕色;气芳香。

【药理毒理】本品中氯化铵能反射性地增加呼吸道黏膜腺体的分泌,从而使痰液易于排出,有利于黏痰的清除;贝母流浸膏有止咳化痰清热解毒散结作用;桔梗流浸膏中含桔梗皂苷,能使呼吸道黏液分泌增加,稀释痰液,使之易于咳出;远志流浸膏中含有远志皂苷,其作用与桔梗皂苷相同;甘草流浸膏为黏膜保护性镇咳药,可覆盖在发炎的咽部黏膜上减少局部感觉神经末梢所受刺激,从而发挥镇咳作用;八角茴香油可刺激胃黏膜,反射性地引起气管及支气管分泌增加,稀释痰液,使之易于咳出。

【适应证】用于咳嗽、咳痰。

【用法用量】口服,成人常用量每次1~2片,每日3~4次。

【不良反应】(1)少数患者服用后可引起恶心、呕吐、胃痛。

(2)偶可引起皮疹,停药后症状可消失。

【禁忌证】(1)对本品过敏者禁用。

(2)孕妇和哺乳期妇女禁用。

(3)肝肾功能不全、心力衰竭患者禁用。

(4)对本品过敏者禁用。

(5)本品性状发生改变时,禁止使用。

【注意事项】(1)用药7天,症状未缓解,请咨询医师或药师。

(2)消化道溃疡患者慎用。

(3)过敏体质者慎用。

(4)请将本品放在儿童不能接触的地方。

(5)儿童必须在成人监护下使用。

(6)如正在使用其他药品,使用本品前请咨询医师或药师。

【孕妇及哺乳期妇女用药】孕妇和哺乳期妇女禁用。

【药物相互作用】本品与磺胺嘧啶、呋喃妥因等呈配伍禁忌。如与其他药物同时使用可能会发生药物相互作用,详情请咨询医师或药师。

【规格】片剂:50mg。

【贮藏】遮光,密封保存。

【包装】24片/盒。

【有效期】23个月。

碘化钾 Potassium Iodide

【成分】10%碘化钾溶液剂。碘化钾合剂:每100ml中含碘化钾5g,碳酸氢钠2.5g,氯仿适量。

【性状】为无色结晶或白色六角形结晶性粉末,无臭,味咸、带苦,微有引湿性。极易溶于水,溶于乙醇。其水溶液与空气接触易分解析出碘而变黄色。

【药理毒理】口服后一部分从呼吸道的腺体排

出,刺激呼吸道黏膜,反射性地分泌增多,痰液得以稀释,因此有祛痰作用。

【药代动力学】本品由胃肠黏膜吸收入血,在血中以无机碘离子形式存在。甲状腺对碘有特殊亲和力,比其他组织的吸碘能力强数百倍。每日生理摄入量的碘有一半由甲状腺摄取,其余一半在体内分布,其分布方式与氯化物及溴化物相似。主要随尿排泄,且较氯化物及溴化物的排泄更为迅速,一部分亦出现于唾液、泪液、胆汁及乳汁中。

【适应证】用于慢性支气管炎、痰少而稠的患者。

【用法用量】口服。10%碘化钾溶液剂,每次5～10ml,每日3次。碘化钾合剂,6～10ml/次,每日3次。

【不良反应】(1)过敏反应不常见,可发生在服药后即可或数小时后。出现血管性水肿,表现为上肢、下肢、颜面部、口唇、舌或喉部水肿,也可出现皮肤红斑或风团、发热、不适。

(2)关节疼痛、嗜酸粒细胞增多、淋巴结肿大,不常见。

(3)长期服用,可出现口腔、咽喉部烧灼感、流涎、金属味、齿和齿龈疼痛、胃部不适、剧烈头痛等碘中毒症状;也可出现高钾血症,表现为神志模糊、心律失常、手足麻木刺痛、下肢沉重无力。停药即可消退。

(4)腹泻、恶心、呕吐和胃痛等消化道不良反应,不常见。

(5)动脉周围炎,类白血病样嗜酸粒细胞增多,罕见。

(6)对甲状腺功能的影响:过量的碘可造成甲状腺功能亢进或低下,甲状腺功能低下状态、功能的抑制会导致TSH过度分泌而形成甲状腺肿。

(7)意外服用大剂量碘化钾可发生心律失常。

【禁忌证】(1)对碘化物过敏者禁用。

(2)婴、幼儿使用碘液易致皮疹,影响甲状腺功能应禁用。

(3)碘化物能分泌入乳汁,哺乳易致婴儿皮疹、甲状腺功能抑制,故妇女哺乳期间应禁用或暂停哺乳。

(4)有口腔疾患者慎用,因浓碘液可致唾液腺肿胀、触痛,口腔、咽喉部烧灼感,口中金属味,齿和齿龈疼痛,唾液分泌增加。

(5)急性支气管炎、肺水肿、肺结核、高钾血症、甲状腺功能亢进、肾功能受损者慎用。

(6)不宜用于青少年,以免发生或加重痤疮或影响甲状腺功能。

【注意事项】(1)应用本品能影响甲状腺功能,影响甲状腺吸碘率的测定,甲状腺核素扫描显像结果亦受影响,这些检查均宜安排在应用本品前进行。

(2)碘化钾作为祛痰药,仅用于慢性呼吸道炎症,剂量宜小,疗程要短。

【孕妇及哺乳期妇女用药】碘剂可以透过胎盘。孕妇摄入过量的碘会引起胎儿碘中毒,导致甲状腺功能低下,出现甲状腺肿,有时因甲状腺过于肿大而影响分娩,故妇女哺乳期间应禁用或暂停哺乳。

【药物相互作用】(1)本品与抗甲状腺药物合用,有可能致甲状腺功能低下和甲状腺肿大。

(2)本品与血管紧张素转换酶抑制药合用,以及与保钾利尿药合用时,易致高钾血症,应监测血钾。

(3)本品与锂盐合用时,可能引起甲状腺功能减退和甲状腺肿大。

(4)本品与^{131}I合用时,将减少甲状腺组织对^{131}I的摄取。

(5)用于祛痰的碘化钾合剂遇酸性药物能游离出碘。

【规格】溶液剂:10%碘化钾。碘化钾合剂:碘化钾 5g/100ml。

【贮藏】避光,密封,置干燥处保存。

【包装】100ml/瓶。

【有效期】2年。

愈咳片　Guaifenesin Tablets

【商品名】愈创木酚甘油醚片。

【成分】本品为复方制剂。每片含愈创木酚甘油醚 150mg,枸橼酸喷托维林 15mg,马来酸氯苯那敏 3mg,氢氧化铝 72mg。

【性状】本品为白色或类白色片。

【药理毒理】愈创木酚甘油醚为祛痰药,口服后可刺激胃黏膜,反射性地促进呼吸道腺体分泌增加,降低痰黏度,稀释痰液。枸橼酸喷托维林为非成瘾性镇咳药,镇咳作用强度只有可待因的 1/3。具有中枢和外周性镇咳作用,除对延髓的呼吸中枢有直接抑制作用外,还有微弱的阿托品样作用。吸收后可轻度抑制支气管内感应器,减弱咳嗽反射,并可使痉挛的支气管平滑肌松弛,减低气道阻力。马来酸氯苯那敏可通过拮抗 H_1 受体而对抗组胺的过敏效应,不影响组胺的代谢,也不阻止体内组胺的释放。本品具有抗 M 胆碱受体作用和较轻的镇静作用。氢氧化铝为制酸药,其对胃内已存在的胃酸起中和或缓冲的化学反应,但对胃酸的分泌无影响。氢氧化铝的中和、缓冲作用可导致胃内 pH 值升高,从而使胃酸过多的症状得以缓解。但其中和酸的能力比含镁制剂和碳酸钙为低,而比碳酸铝、碳酸双羟铝钠为高。

【药代动力学】愈创木酚甘油醚经胃肠道吸收迅速,血浆半衰期为 1 小时。代谢产物由肾脏排泄。尿液中主要代谢产物为 β-(2-甲氧基苯氧基)乳酸。枸橼酸喷托维林吸收后部分由呼吸道排出,一次给药作用可持续 4~6 小时。马来酸氯苯那敏口服经胃肠道吸收较慢,生物利用度为 25%~50%,血浆蛋白结合率约 72%。口服后 15~60 分钟起效。半衰期为 12~15 小时,主要经肝代谢,中间代谢产物无药理活性。代谢产物和未代谢的药物主要经肾排出。氢氧化铝仅少量自肠内吸收,大部分自粪便排出。起效缓慢,在胃内作用时效的长短与胃排空的快慢有关。空腹服药作用可持续 20~30 分钟,餐后 1~2 小时服药其药效可能延长到 3 小时。

【适应证】用于各种原因引起的咳嗽、痰多而不易咳出者。

【用法用量】口服,成人,每次 0.2g,每日 3~4 次。或遵医嘱。

【不良反应】可见恶心、胃肠不适、头晕、嗜睡和过敏等。

【禁忌证】(1)对本品过敏者禁用。
(2)急性胃肠炎禁用。
(3)肾炎患者禁用。
(4)肺出血患者禁用。
(5)当本品性状发生改变时禁用。

【注意事项】(1)用药 7 天,症状未缓解,请咨询医师或药师。
(2)消化道溃疡患者慎用。
(3)本品应饭后服用。
(4)儿童必须在成人监护下使用。
(5)请将此药品放在儿童不能接触的地方。

【孕妇及哺乳期妇女用药】妊娠 3 个月内妇女禁用,孕妇及哺乳期妇女慎用。

【药物相互作用】本品不宜与单胺氧化酶抑制剂合用。

【规格】片剂:0.2g。

【贮藏】密封,在干燥处保存。

【包装】10 片/板,铝塑包装。

【有效期】2 年。

复方桔梗片 Compound Platycodon

【商品名】阿桔片。

【成分】本品为复方制剂。每片含阿片 10%,桔梗 30%,硫酸钾 60%。

【性状】本品为淡棕色片。

【药理毒理】口服后可刺激胃黏膜,引起轻度恶心,通过迷走神经反射性地引起呼吸道腺体分泌增加,使痰液变稀,易咳出。具有镇咳、祛痰、止痛作用。

【适应证】用于慢性支气管炎及其他有痰的咳嗽。

【用法用量】口服。成人,每次 0.3g,每日 2~3 次,极量每次 1.8g。

【不良反应】恶心、有成瘾性、致心房纤颤。

【禁忌证】严重肝功能不全,肺源性心脏病,支气管哮喘禁用。

【注意事项】(1)因含阿片,久服成瘾,按麻醉药管理。
(2)不应长期应用。

【孕妇及哺乳期妇女用药】禁用。

【规格】片剂:0.3g。

【贮藏】遮光,密封保存。

【包装】10 片/板,铝塑包装。

【有效期】60 个月。

二、刺激性祛痰药

刺激性祛痰药(irritative expectorants)多属于挥发物质,如桉叶油(eucalyptus oil)、安息香酊(benzoin tincture)、薄荷醑(menthol spirit)、松节油

(turpentine oil)、愈创木酚(guaicol)等加入沸水中，吸入其蒸汽对呼吸道黏膜起温和的直接刺激作用，促进局部血液循环，并湿润呼吸道，使痰稀化，容易咳出，对呼吸道有微弱的抗菌消炎作用。适用于急、慢性呼吸道疾患，痰黏而难以咳出的病人。吸入时药物浓度不宜过高，以免刺激眼、鼻、喉等黏膜，引起疼痛、流泪、流涕、咳嗽等，亦应注意防止被蒸汽烫伤。

复方愈创木酚磺酸钾口服溶液 Compound Guaiacol Potassium Sulfonale Oral Solution

【成分】本品为复方制剂，每毫升含盐酸异丙嗪1mg，愈创木酚磺酸钾25mg，氯化铵10mg。

【性状】本品为红色或紫红色的澄清液体，具芳香臭，味甜、咸。

【药理毒理】盐酸异丙嗪为抗组胺药，能对抗过敏反应所致的毛细血管扩张，降低毛细血管通透性，有轻度的支气管平滑肌解痉作用，亦有明显的中枢安定作用及一定的镇咳作用；愈创木酚磺酸钾是强力祛痰剂，使呼吸道腺体分泌增加，痰液被稀释，易于咳出。氯化铵为盐类祛痰药，能反射性地增加呼吸道黏膜腺体的分泌，从而使痰易于咳出，有利于黏痰的清除。

【药代动力学】盐酸异丙嗪口服后吸收快而完全，蛋白结合率高。口服后起效时间为20分钟，抗组胺作用一般持续时间为6~12小时。主要在肝内代谢，无活性的代谢产物可经尿排出，经粪便排出量少。氯化铵口服后很快被吸收，在体内几乎全部转化降解，仅极少量随粪便排出。

【适应证】用于感冒及过敏性支气管炎引起的咳嗽多痰。

【用法用量】口服。成人，每次5~10ml，每日3~4次。

【不良反应】困倦、口干，偶有胃肠道刺激症状，少数患者用药后可出现兴奋、失眠、心悸、视力模糊、排尿困难等。

【禁忌证】(1)对本品中任一成分过敏者禁用。

(2)巨幼红细胞性贫血患者禁用。

(3)重度肝肾功能损害者禁用。

(4)本品性状发生改变时禁止使用。

(5)3个月以下的婴儿禁用。

【注意事项】(1)应用本品3~7天，症状未缓解，请咨询医师或药师。

(2)下列情况应慎用：急性哮喘、膀胱颈梗阻、骨髓抑制、心血管疾病、昏迷、闭角型青光眼、肝肾功能不全、高血压、消化道溃疡、前列腺肥大、幽门或十二指肠梗阻、黄疸。

(3)服药期间不得驾驶机、车、船，从事高空作业、机械作业及操作精密仪器。

(4)老年人用盐酸异丙嗪易发生头晕、呆滞、精神错乱和低血压，还易发生锥体外系症状，特别是帕金森病，不能静坐和持续性运动障碍，应在医师指导下使用。

(5)如正在使用其他药品，使用本品前请咨询医师或药师。

(6)请将本品放在儿童不能接触的地方。

【孕妇及哺乳期妇女用药】(1)孕妇服用本品后可能诱发婴儿的黄疸和锥体外系症状，孕妇在临产前1~2周应停用本品。

(2)一般的抗组胺药对婴儿特别是新生儿和早产儿有较大的危险性，哺乳期妇女应用本品时需权衡利弊。

(3)<3个月的小儿体内的药物代谢酶可能不足，不宜应用本品。

【药物相互作用】(1)本品与磺胺嘧啶、呋喃妥因等呈配伍禁忌。

(2)氨基糖苷类抗生素等耳毒性药与本品同时服用时，其耳毒性症状可被掩盖。

(3)溴苄胺、异喹胍或胍乙啶等降血压药与本品同用时，前者的降压效应可能增强，肾上腺素与本品同用时，肾上腺素的α作用被阻断，而使β作用占优势。

(4)与乙醇或其他中枢神经抑制剂合用时，可增强异丙嗪或/和医疗药物的效应，用量应予以调整。

【规格】100ml。

【贮藏】遮光，密封保存。

【包装】100ml/瓶，塑料瓶或玻璃瓶装。

【有效期】1年。

复方安息香酊 Compound Tincture Benzoin

【适应证】用于上呼吸道炎症、急性喉炎等。

【用法用量】蒸汽吸入法：每次 2～4ml，每日 2～3 次。取本品加入沸水中，吸其蒸汽，吸入时应避免蒸汽的浓度过高而刺激眼、鼻、喉等。

【规格】安息香 10g，苏合香 7.5g，妥路脂 2.5g，芦荟粉 2g，乙醇适量至 100ml。

愈创木酚 Guaifenesin

【商品名】甘油醚，甘油愈创木酯，格力特，去咳片，愈创木酚甘油醚，愈甘油，愈创甘油醚。

【适应证】用于慢性气管炎的多痰咳嗽，多与其他镇咳平喘药合用。

【用法用量】口服。片剂，每次 0.2g，每日 3～4 次；糖浆，每次 10～20ml，每日 3 次。

【规格】片剂：0.2g/片。糖浆剂：1%，2%。

三、黏液溶解剂

黏痰溶解药，亦称为黏痰液化药，是一类能改变痰中黏性成分，降低痰的黏滞度，使之易于咳出的药物。痰中黏性成分主要是黏蛋白和脱氧核糖核酸（DNA）。黏蛋白（又称黏多糖）是白色黏痰的主要成分，由气管、支气管腺体及杯状细胞分泌。每一个黏蛋白大分子的多肽链上接有许多低聚糖侧链，侧链上接有酸性基团的即为酸性黏蛋白，它与痰的黏度有密切关系。DNA 是呼吸道急性细菌感染后脓痰的主要成分，是呼吸道内大量的中性粒细胞坏死崩解而产生的。

按作用机制不同，黏痰溶解药大体可以分为 4 类：第一类通过使痰液中的酸性黏蛋白纤维断裂，从而降低痰液黏稠度，代表药是溴己新、氨溴索、溴环己酰胺等，这类对 DNA 无分解作用；第二类药物的结构中具有含巯基（—SH）的氨基酸，它们通过本身的巯基与黏蛋白的二硫键（—S—S—）互换作用，使黏蛋白分子裂解而产生降低痰液黏稠度的效果，代表药有乙酰半胱氨酸、美司钠等；第三类是酶抑制剂，如脱氧核糖核酸酶，可以使脓性痰中的 DNA 分解，脓性痰的黏度迅速下降，其他酶制剂有胰蛋白酶、糜蛋白酶等；第四类是表面活性剂，代表药是泰洛沙泊，气雾吸入时可降低痰液的表面张力，从而降低痰的黏度，使之易于咳出。

黏液溶解剂（mucolytic）通过调节支气管腺体的功能，促使黏液分泌细胞酶体酶释，出导致黏多糖纤维裂解，并能抑制酸性糖蛋白的合成，降低痰液的黏稠度，易于咳出。另外，口服后通过刺激胃黏膜，引起反射性胆碱受体兴奋，支气管黏液腺体分泌增加，起恶心性祛痰作用。有些半胱氨酸类药物可通过裂解痰液中的黏蛋白双巯基键而直接溶解黏痰。

盐酸溴己新 Bromhexine Hydrochloride

【商品名】必嗽平。

【成分】盐酸溴己新。

【性状】本品为白色片。

【药理毒理】本品是半合成的鸭咀花碱（vasicine）衍生物，有较强的溶解黏痰作用，可使痰中的黏多糖纤维素或黏蛋白裂解，降低痰液黏度，痰液变薄；其次它能抑制黏液膜和杯状细胞中酸性糖蛋白的合成，使痰液中的唾液酸（酸性黏多糖成分之一）含量减少，痰液黏度下降。另外，可促进呼吸道黏膜的纤毛运动及具有恶性祛痰作用，从而有利于痰咳出。对呼吸系统有显著的保护作用，与抗生素联用能提高抗生素在呼吸系统和病灶部位的浓度，减少发生感染性疾病的风险，有一定的协同作用，使患者的通气得到了改善。毒理急性毒性：兔子口服＞LD_{50} 10g/kg，大鼠口服为 LD_{50} 16.65g/kg。动物生殖试验、抗原性试验及突变性试验，未发现异常。

【药代动力学】本品口服吸收迅速完全，1 小时血药浓度达峰值，并在肝脏广泛代谢，产物主要为溴环乙胺醇，还包括其他 10 余种代谢产物，消除半衰期是 6.5 小时。主要以代谢物的形式经尿液排出，仅少量以原形排泄。口服本品后的 24 小时内和 5 天内，经尿液排出的药量大约为口服量的 70% 和 88%，另有少许经粪便排出。

【适应证】适用于慢性支气管炎、哮喘、支气管扩张、硅肺等有白色黏痰不易咳出的患者，脓性痰患者需联合应用抗生素。

【用法用量】口服：成人，每次 8～16mg，每日 3 次；6 岁以上儿童，每次 4～8mg，每日 3 次。肌肉注射：每次 4mg，每日 2～3 次，加注射用水 2ml 溶解后注射。静脉注射：每次 4mg，每日 2～3 次，用葡萄糖注射液稀释后静脉滴注。也可气雾吸入给药。

【不良反应】偶有恶心、胃部不适，减量或停药后可消失。偶见血清氨基转移酶短暂升高，但能自行恢复。

【禁忌证】(1)对本品过敏者禁用。

(2)当药品性状发生改变时，禁止使用。

【注意事项】(1)本品对胃肠道黏膜有刺激性，胃溃疡患者慎用。

(2)儿童必须在成人的监护下使用。

(3)请将此药品放在儿童不能接触的地方。

(4)如正在服用其他药品，使用本品前请向医师或药师咨询。

【孕妇及哺乳期妇女用药】孕妇与哺乳期妇女慎用。

【药物相互作用】本品能增加四环素类抗生素在支气管中的分布浓度，故二药并用时能增强此类抗生素的疗效。

【规格】片剂：8mg。针剂：4mg/2ml。

【贮藏】密闭保存。

【包装】片剂：100片/瓶，塑料瓶装；铝塑包装8mg×30片。注射剂：4mg/2ml×10支。

【有效期】暂定2年。

盐酸氨溴索 Ambroxol Hydrochloride

【商品名】美斯可，美舒咳，兰索力素，沐舒痰，溴环己胺醇，痰之保克，沐舒坦，兰勃素。

【成分】本品主要成分为盐酸氨溴索。

【性状】片剂为固形白色片，双面带有斜边；胶囊制剂为硬胶囊，内容物为白色或类白色颗粒及粉末；注射液为无色或几乎无色的澄明液体；注射用粉针为白色或类白色冻干粉末。

【药理毒理】本品为溴己新的衍生物，属于黏液溶解剂。具有黏液排除促进作用及溶解分泌物的特性。它可促进呼吸道内黏稠分泌物的排除及减少黏液的滞留，因而显著促进排痰，改善呼吸状况，还可促进肺表面活性物质的分泌，增加支气管纤毛运动，使痰液易于咳出。急性毒性试验中氨溴索的毒性指数非常低。经口LD50：雄性大鼠8.9g/kg；雌性大鼠10g/kg；雄性小鼠2.38g/kg；雌性小鼠3.05g/kg；雄性家兔2.597g/kg；雌性家兔3.336g/kg。在长期毒性研究中，大鼠经口500mg/kg剂量，家兔经口40mg/kg剂量为最大无效应剂量，也未检测到与氨溴索给药有关的靶器官。氨溴索无致突变性（Ame试验和微核试验），对小鼠和大鼠的致癌性研究显示，氨溴索无致癌性。

【药代动力学】口服后0.5～3小时血药浓度达高峰，静脉注射生物利用度100%，从血液向组织迅速分布，以肺、肝、肾分布较多。半衰期为7～12小时，主要通过肝代谢，从尿排泄，血浆蛋白结合率90%，未发现蓄积。

【适应证】适用于急、慢性呼吸道疾病，如急、慢性支气管哮喘、支气管扩张、肺结核等引起的痰液黏稠、咳痰困难。新生儿呼吸窘迫症和新生儿透明膜病。手术前后肺部并发症的预防和治疗。

【用法用量】口服：成人，每次30～60mg，每日3次，饭后服用；缓释胶囊每次75mg，每日1次。儿童用量请咨询医师。静脉滴注：成人及12岁以上儿童：每次15mg，每日2～3次，严重病例可增至每次30mg。6～12岁儿童：每次15mg，每日2～3次。2～6岁儿童：每日3次，每次7.5mg，每日2次。2岁以下儿童：每次7.5mg，每日2次。婴儿呼吸道窘迫综合征(IRDS)的治疗：每日用药量以婴儿体重计算30mg/kg，分4次给药，应使用注射泵给药。静脉输注时间至少5分钟以上。不能与pH>6.3的其他溶液混合，因为pH增加会导致产生盐酸氨溴索游离碱沉淀。粉针剂型：静脉推注，将药品用10～20ml 5%葡萄糖注射液或0.9%氯化钠注射液稀释后推注；静脉滴注，将本品加入100ml 5%葡萄糖注射液或0.9%氯化钠注射液中静滴。亦可与果糖或林格液混合静脉输注使用。

【不良反应】本品通常能很好耐受。轻微的上消化道不良反应曾有报道（主要为胃部灼热、消化不良和偶尔出现的恶心、呕吐等）。过敏反应极少出现，主要为皮疹，极少病例报道出现严重的急性过敏性反应，但其与盐酸氨溴索的相关性上不能肯定，这类病人通常对其他物质亦产生过敏。

【禁忌证】(1)已知对盐酸氨溴索或本品其他成分过敏者不宜使用。

(2)本品性状发生改变时禁止使用。

【注意事项】(1)儿童用量请咨询医师或药师。

(2)应避免与中枢性镇咳药（如右美沙芬等）同时使用，以免稀化的痰液堵塞气道。

(3)本品为一种黏液调节剂，仅对咳痰症状有一定作用，在使用时应注意咳嗽、咳痰的原因，如使用7天后未见好转,应及时就医。

(4)如服用过量或出现严重不良反应,应立即就医。

(5)请将本品放在儿童不能接触的地方。

(6)儿童必须在成人监护下使用。

(7)如正在使用其他药品,使用本品前请咨询医师或药师。

【孕妇及哺乳期妇女用药】孕妇及哺乳期妇女慎用。

【药物相互作用】(1)本品与抗生素阿莫西林、头孢呋新、红霉素、强力霉素同时服用,可导致抗生素在肺组织浓度升高。

(2)如与其他药物同时使用可能会发生药物相互作用。详情请咨询医师或药师。

【规格】片剂:30mg/片。缓释胶囊:75mg/粒。粉针:15mg/支。注射液:15mg 盐酸氨溴索与葡萄糖 2.5g/50ml;盐酸氨溴索 30mg 与葡萄糖 5g/100ml。安瓿:15mg/2ml。

【贮藏】请存放于30℃以下,遮光,密闭阴凉保存。胶囊在干燥处保存。

【包装】片剂:10片/板。缓释胶囊:10粒/板,铝塑板及纸盒。粉针:10支/盒。安瓿包装:5支/盒;盐酸氨溴索葡萄糖注射液玻璃输液瓶包装 50ml 和 100ml。

【有效期】粉针、玻璃输液瓶包装暂定1年半。安瓿包装暂定2年。

标准桃金娘油胶囊 Myrtol Standardized Enteric Capsules

【商品名】桃金娘烯醇,强力稀化粘素,吉诺通。

【成分】桃金娘科树叶标准提取物。

【性状】本品为微黄色透明肠溶软胶囊,内容物为无色至微黄色的油质液体,气芳香。

【药理毒理】标准桃金娘油可重建上、下呼吸道的黏液纤毛清除系统的清除功能,从而稀化和碱化黏液,增强黏液纤毛运动,黏液移动速度显著增加,促进痰液排出。此外,标准桃金娘油具有抗炎作用,能通过减轻支气管黏膜肿胀而起到舒张支气管的作用。标准桃金娘油对细菌和真菌亦具有杀菌作用。本品能消除呼吸时的恶臭气味,令呼吸有清新感受。经持久用药后,呼吸道的慢性炎症可被改善或治愈。服用本品后排痰次数会增加。本品的剂型为口服肠溶胶囊,到达小肠后胶囊内药物才被释放。即使是有胃病史的患者亦能良好耐受。本品不含糖,因而可用于糖尿病患者。

【药代动力学】口服给药后,标准桃金娘油中的单萜成分吸收迅速且完全,动物实验表明口服后1~3小时单萜成分达最大血药浓度。深入的研究表明,柠檬烯在大鼠及其他动物和人类很快被代谢,口服给药后,柠檬烯主要通过动物和人类的尿排泄,约60%在24小时内经尿排泄,5%经粪便排泄,2%经呼出的 CO_2 排泄。柠檬烯的主要代谢产物是双氢紫苏酸和紫苏酸,由约35%的血浆中的柠檬烯转化而得。柠檬烯-1,2-二醇是另一主要代谢产物(由约18%的柠檬烯初始量转化而得)。服用柠檬烯后在血浆中可检测到紫苏酸甲酯和双氢紫苏酸甲酯,但仅有5%是从初始的柠檬烯转化而来的。标准桃金娘油中的其他萜类成分的动力学特性类似于柠檬烯,但代谢途径少有细致的研究。

【适应证】适用于急、慢性鼻窦炎和支气管炎。亦适用于支气管扩张、慢性阻塞性肺疾病、肺部真菌感染、肺结核、硅肺等。并可在支气管造影术后使用,以有利于造影剂的排出。

【用法用量】口服。急性病患者:4~10岁儿童,每次 120mg,每日 3~4 次;成人每次 300mg,每日 3~4 次。慢性病患者:4~10 岁儿童,120mg/次,每日 2 次;成人每次 300mg,每日 2 次。成人功能性鼻内窥镜手术后治疗:每次 300mg,每日 3 次,3~4 周以上。本品适宜在餐前 30 分钟用较多的凉开水送服,最后一次剂量可在晚上临睡前服用,利用夜间休息。

【不良反应】本品即使在使用大剂量时亦极少发生不良反应。极个别有胃肠道不适及原有的肾结石和胆结石的移动。偶有过敏反应,如皮疹、面部浮肿、呼吸困难和循环障碍。

【禁忌证】对本品有过敏反应者不宜使用。

【注意事项】本胶囊不可打开或嚼破后服用。在20余年的临床应用史中,只有极个别的胃肠道不适报道。本品不含糖,因而可用于糖尿病患者。

【孕妇及哺乳期妇女用药】基础试验研究和多年的临床应用表明,孕期妇女在医生的指导下服用本品无危险性。但应充分考虑到本品的亲脂性而可进入乳汁。

【药物相互作用】暂无参考资料。

【规格】胶囊：120mg/粒（儿童装）；300mg/粒（成人装）。

【贮藏】存于干燥处，25℃以下。

【包装】10粒/板/盒。

【有效期】3年。

溴环己酰胺 Poronquimucil

【商品名】溴凡克新。

【性状】片剂。

【适应证】用于治疗肺炎、支气管炎、支气管扩张、肺气肿、硅肺及白色黏痰难以咳出。

【用法用量】口服。每次15～30mg，每日3次。

【规格】片剂：15mg。

乙酰半胱氨酸 Acetylcysteine

【商品名】N-乙酰半胱氨酸，乙酰半胱氨酸，易咳净，痰易净，泡腾片（富露施）。

【成分】主要成分为乙酰半胱氨酸。

【性状】本品有胶囊、颗粒和泡腾片3种剂型。胶囊：硬胶囊内容物为白色颗粒。颗粒剂：为可溶性细颗粒；气芳香，味甜。白色圆形泡腾片；带有柠檬味和轻微的硫磺味。

【药理毒理】本品为黏液溶解剂。本品的活性成分为N-乙酰基-L-半胱氨酸（NAC），它通过分解黏蛋白复合物、核酸，将痰中的脓性成分及其他黏液和黏液分泌物从黏稠变为稀薄而发挥强烈的黏液溶解作用。此外，有一个能与亲电子的氧化基团的自由巯基（亲核的—SH）可直接作用而发挥直接抗氧化作用。可保护α_1抗胰蛋白酶（弹性蛋白酶抑制剂）免受次氯酸（HOCl）的作用而失活。次氯酸是活化吞噬细胞中髓过氧化物酶产生的一种强氧化剂。适用于治疗以浓稠黏液及黏性分泌物为特征的急性和慢性呼吸系统感染。本品的分子结构易于透过细胞膜，在细胞内脱去乙酰基形成L-半胱氨酸，后者是合成谷胱甘肽（GSH）的必需氨基酸。GSH广泛存在于各种动物组织的高活性的三肽，是细胞内最重要的保护剂，对保持细胞功能和细胞形态的完整性是必需的，从而防止细胞免受体内外的氧自由基和各种细胞毒素物质的损害。在对乙酰氨基酚中毒和环磷酰胺治疗引起的出血性膀胱炎时，本品也可以作为一种特殊的解毒剂（在后一种情况中，本品提供使丙烯醛失活必需的巯基而不干扰化学治疗，丙烯醛是一种影响尿路黏膜的毒性代谢产物）。

急性毒性：口服、腹腔内注射或静脉注射乙酰半胱氨酸的急性毒性低，在正常喂养的大鼠和小鼠单次口服给药的LD50分别＞10g/kg和＞8g/kg，静脉注射给药大鼠为2.8g/kg，小鼠为4.6g/kg。

长期毒性：在重复给药研究中，大鼠口服给药1g/(kg·d)共12周和6个月，耐受良好。犬口服给药300mg/(kg·d)，共1年，尚未见毒性反应。

生殖毒性研究：观察大鼠和兔在妊娠期用大剂量乙酰半胱氨酸后对后代器官发育期无致畸作用。

致突变研究：乙酰半胱氨酸无致突变作用（Ames试验）。

致癌研究：乙酰半胱氨酸对动物和人的毒性研究试验显示无致突变作用，故未进行致癌试验。

【药代动力学】本品口服后吸收迅速，达到最高血药浓度约需30分钟，分布快速而广泛，在肠壁及肝中被迅速代谢，大约70%的药物以硫酸盐的形式排泄。通过放射性标记泡腾片口服给药，已证明本品在人体吸收良好，在2～3小时内血药浓度达到峰值，服药后肺组织中存在本品有效浓度。

【适应证】用于大量黏痰阻塞引起的呼吸困难和浓稠痰黏液过多的呼吸系统疾病如急性支气管炎、慢性支气管炎急性发作、慢性阻塞性肺病（COPD）、支气管扩张症、肺结核、肺炎和手术后的咳痰困难。本品尚可用于对乙酰氨基酚中毒的解毒。

【用法用量】口服。成人，每次0.2g，每日2～3次；泡腾片每次600mg，每日1次。治疗COPD：颗粒剂每次600mg，每日1次；泡腾片每次600mg，每日1～2次。将颗粒剂或泡腾片放入≤40℃少量温开水中，溶解后饮用。

【不良反应】偶尔发生恶心和呕吐，极少出现皮疹和支气管痉挛等过敏反应。

【禁忌证】(1)对本品过敏者禁用。

(2)支气管哮喘患者慎用或禁用。

(3)本品含有阿斯帕坦，患有苯丙酮酸尿症患者禁用。

【注意事项】(1)支气管哮喘患者在服用本品期间应严密监控,如发生支气管痉挛须立即停药。

(2)温开水冲服(≤40℃),开水冲服会影响疗效。最好不要将本品与其他药物混在一起同时服用。

(3)药品可能有硫磺气味,这并不是产品变质引起的,而是这种制剂中含有活性成分的一种特征。本品不可直接吞服。溶解后的本品溶液最好不与其他药物混合服用。

(4)本品应保存在小儿不易接触处。

(5)本品应在有效期内使用。

【孕妇及哺乳期妇女用药】妊娠和哺乳使用动物实验表明,本品没有致畸作用。然而,像大多数药品一样,在妊娠和哺乳期间必须严格遵照医嘱。

【药物相互作用】(1)应避免同服强力镇咳药。

(2)本品可减低青霉素、头孢菌素、四环素等的药效,不宜混合或并用,必要时可间隔4小时交替使用。

(3)本品与碘化油、糜蛋白酶、胰蛋白酶配伍禁忌。

【规格】胶囊:0.2g/粒。泡腾片:600mg/片。颗粒剂:100mg/包;200mg/包。

【贮藏】密封,遮光,阴凉干燥处保存。

【包装】胶囊:10粒/板,铝塑水泡眼包装。泡腾片:4片/盒。颗粒剂:10包/盒。

【有效期】胶囊、颗粒剂暂定2年,泡腾片3年。

巯乙磺酸钠粉剂 Mesna

【商品名】美斯纳,美司纳,美安。

【适应证】适用于大量黏痰阻塞引起的呼吸困难,如手术后的咳痰困难、急性和慢性支气管炎、支气管扩张、肺结核、肺炎、肺气肿等引起的痰液黏稠、咳痰困难、痰阻气管等。本品尚可用于对乙酰氨基酚中毒的解毒。

【用法用量】雾化吸入或气管滴入,用20%溶液每次1~2ml。

【注意事项】(1)有局部刺激作用,可致咳嗽、支气管痉挛等不良反应。

(2)不宜与红霉素、四环素、氨茶碱等配伍合用。

【规格】粉剂(装于安瓿中):600mg/支。

羧甲司坦片 Carbocisteine

【商品名】强力痰灵片,化痰片,强利灵,强利痰灵,羧甲司坦,羧甲半胱氨酸。

【成分】本品每片含主要成分羧甲司坦0.25g。辅料为羟丙纤维素、乳糖、磷酸氢钙、淀粉、硬脂酸镁、羧甲淀粉钠。

【性状】本品为白色片。

【药理毒理】本品为黏痰调节剂,可影响支气管腺体的分泌,使低黏度的唾液黏蛋白的分泌增加,高黏度的岩藻黏蛋白的产生减少,因而使痰液黏滞性降低,易于咳出。

【药代动力学】口服起效快,服后4小时可见明显疗效。

【适应证】用于慢性支气管炎、慢性阻塞性肺病(COPD)、支气管哮喘等疾病引起的痰黏稠、咳痰困难等患者。也可用于小儿非化脓性中耳炎,有一定的预防耳聋效果。

【用法用量】口服。12岁以上儿童及成人,每次0.25~0.5g,每日3次;2%糖浆,每次25~30ml,每日3次。儿童每次10mg/kg,每日3次,或遵医嘱。

【禁忌证】(1)对本品过敏者禁用。

(2)消化道溃疡活动期患者禁用。

(3)本品性状发生改变时,禁止使用。

【不良反应】可见恶心、胃部不适、腹泻、轻度头痛及皮疹等。

【注意事项】(1)用药7天后,如症状未缓解,应立即就医。

(2)有消化道溃疡史者慎用。

(3)2岁以下儿童用量请咨询医师或药师。

(4)过敏体质者慎用。

(5)请将本品放在儿童不能接触的地方。

(6)儿童必须在成人监护下作用。

(7)如正在使用其他药品,使用本品前请咨询医师或药师。

【孕妇及哺乳期妇女用药】孕妇、哺乳期妇女慎用。

【药物相互作用】(1)应避免同时服用强镇咳药,以免痰液堵塞气道。

(2)如与其他药物同时使用可能会发生药物相互作用,详情请咨询医师或药师。

【规格】片剂：250mg。糖浆剂：2%（每毫升20mg）。

【贮藏】密封，置阴凉（不超过 20℃）干燥处保存。

【包装】片剂：12 片/板，铝箔包装。糖浆剂：100ml/瓶。

【有效期】2 年。

盐酸美司坦片　Mecysteine Hydrochloride

【商品名】盐酸半胱氨酸甲酯片。

【成分】盐酸美司坦。

【性状】本品为糖衣片或薄膜衣片，除去包衣后显白色。

【药理毒理】本品为黏液溶解性祛痰剂，有溶解痰液的作用，因其分子中的巯基（—SH）能使黏液中黏蛋白的—S—S—键断裂，使黏滞度迅速下降，从而使痰液易于咳出。

【适应证】适用于急慢性支气管炎、肺气肿、肺结核、感冒等引起的黏稠痰液阻塞和咳痰困难。

【用法用量】口服。成人，每次 100mg，每日 3 次。

【禁忌证】（1）消化道溃疡活动期患者禁用。

（2）本品性状发生改变时禁止使用。

（3）对本品过敏者禁用。

【不良反应】偶见轻度头晕、恶心、胃部不适。

【注意事项】（1）有消化道溃疡病史者慎用。

（2）过敏体质者慎用。

（3）儿童用量请咨询医师或药师。

（4）请将本品放在儿童不能接触的地方。

（5）儿童必须在成人监护下使用。

【孕妇及哺乳期妇女用药】孕妇及哺乳期妇女慎用。

【药物相互作用】（1）应避免同时服用强镇咳药，以免痰液堵塞气道。

（2）本品不宜与糜蛋白酶及酸性药物配合使用。

（3）如与其他药物同时使用，可能会发生药物相互作用，详情请咨询医师或药师。

【规格】片剂：50mg。

【贮藏】密封，在阴凉干燥处保存。

【包装】18 片/板，铝塑包装。

【有效期】2 年。

厄多司坦胶囊　Erdosteine Capsuels

【商品名】阿多停，坦通，好舒丹，露畅，和坦。

【成分】本品主要成分为厄多司坦。

【性状】本品为硬胶囊，其内容物为白色或类白色粉末。

【药理毒理】本品属于黏液溶解剂。为一前体药物，其分子结构中含有被封闭的巯基（—SH），通过肝脏生物转化成含有游离巯基的活性代谢产物而发挥黏痰溶解作用。其作用机制可能主要是通过含游离巯基的代谢产物使支气管分泌物的黏蛋白的二硫键断裂，改变其组成成分和流变学性质（降低痰液黏度），从而有利于痰液排出。另外，还具有增强黏膜纤毛运转功能等作用。

重复给药毒性：Beagle 犬和 SD 大鼠连续经口给予本品 3 个月的无毒性反应剂量分别为 48mg/(kg·d)和 300mg/(kg·d)（按体表面积折算，分别相当于人临床拟用剂量的 2.7 倍和 4.9 倍），与给药相关的毒性反应为尿酮体阳性，停药后可恢复。

遗传毒性：本品 Ames 试验、CHL 细胞染色体畸变试验和 ICR 小鼠骨髓微核试验结果均为阴性。

致畸敏感期生殖毒性：SD 孕大鼠在怀孕第 6～15 天连续灌服本品，剂量达 1000mg/(kg·d)（按体表面积折算，相当于人临床拟用剂量的 162 倍）时，母鼠体重增长抑制，胎仔头骨、舌骨、胸椎椎体中心及耻骨骨化迟缓，尾椎、剑突、掌骨骨化点数减少，无毒性反应剂量为 500mg/(kg·d)（按体表面积折算，相当于人临床拟用剂量的 81 倍）。

【药代动力学】文献报道健康成人口服单剂量和多剂量厄多司坦，在血浆中原形药物浓度较低，并且至少有 3 种含有游离巯基的代谢物被发现。本品血浆蛋白结合率 64.5%，主要以无机硫酸盐经肾排泄，食物很少影响其吸收。代谢和排泄，多剂量治疗后未见蓄积。健康老年志愿者及患有急慢性支气管炎的儿童、成人口服本品的代谢同健康成人志愿者一样。中度肝、肾功能损伤患者，本品的药代动力学改变不明显。

【适应证】适用于急性和慢性支气管炎，痰液黏稠所致呼吸道阻塞。

【用法用量】口服。每次 300mg，每日 2 次。症状轻微者或体重较轻者,每次 150mg,每日 2～3 次。或遵医嘱。

【禁忌证】对本品过敏者禁用。

【不良反应】恶心、胃部不适、腹胀及胃肠道反应。

【注意事项】(1) 有严重肝、肾功能不良患者慎用。

(2) 消化道溃疡患者应在医生指导下服用。

(3) 应避免与强力镇咳药同时应用。

【孕妇及哺乳期妇女用药】未见明确研究报道。

【药物相互作用】尚不明确。

【规格】胶囊剂:300mg/粒;150mg/粒。

【贮藏】密闭,置阴凉干燥处保存。

【包装】6 粒/板;12 粒/板,铝塑包装。

【有效期】暂定 2 年。

脱氧核糖核酸酶 Streptodornase, DNA

【商品名】链脱酶。

【成分】脱氧核糖核酸酶。

【性状】注射液。

【药理毒理】本品是从哺乳动物胰脏中提取的酶制品,可使脓痰中的脱氧核糖核酸迅速分解,并进而产生继发性蛋白溶解作用,使痰液黏度降低,易于咳出。与抗生素合用,可使抗生素易于到达感染灶,充分发挥起作用。

【适应证】用于支气管扩张、肺脓疡等呼吸系感染有大量脓痰的病人。若胸膜腔有纤维蛋白膜块沉积或有黏性渗出物堵塞,可直接行腔内注射。

【用法用量】气雾吸入:每次 5 万～10 万 U(溶于 2～3ml 生理盐水中),每日 3～4 次,一般连续用药 4～6 天。腔内注射:每次 5 万 U。肌注:每次 100 万 U,每 2 日 1 次。常与链激酶合用。

【禁忌证】急性化脓性蜂窝织炎、有支气管胸膜瘘的活动性结核病人忌用。

【不良反应】(1) 用药后可有咽部疼痛,每次喷雾后应立即漱口。

(2) 长期应用可有皮疹、发热等过敏反应。

(3) 注射后可能引起无力、胃肠道反应。

【注意事项】溶液需临用前配制温度不得超过 4℃。

【孕妇及哺乳期妇女用药】暂无参考资料。

【药物相互作用】禁与肝素、枸橼酸盐等配伍。

【规格】注射液:25000U/支;10 万 U/支。

【贮藏】密闭,置阴凉干燥处保存。

【包装】10 支/盒。

【有效期】2 年。

注射用胰蛋白酶 Trypsin for Injection

【商品名】胰蛋白酶,结晶胰蛋白酶。

【成分】本品为胰蛋白酶的无菌冻干品。

【性状】为白色或类白色冻干块状物或粉末。

【药理毒理】本品具有肽链内切酶的作用,选择地作用于变性蛋白使之水解成多肽或氨基酸,提高组织通透性,抑制水肿和血栓周围的炎症反应;具有糜蛋白酶与胰蛋白酶协同水解蛋白质肽链的作用,能促进血凝块、脓性分泌物和坏死组织的液化清除,净化创面,有利于新生肉芽的生长,并促进伤口愈合;促使局部药液迅速扩散吸收。

【适应证】(1) 用于呼吸道疾病。

(2) 用于脓胸、血胸、外科炎症、溃疡、创伤性损伤、瘘管等所产生的局部水肿、血肿、脓肿。

(3) 用于治疗毒蛇咬伤,如竹叶青、银环蛇、眼镜蛇、蝮蛇等毒蛇咬伤的各型病人。

【用法用量】临用前,用氯化钠注射液溶解。肌内注射:每次 1.25 万～5 万 U,每日 1 次。

【禁忌证】(1) 不可用于急性炎症部位、出血空腔、肺出血 1 周以内。

(2) 肝、肾功能不全、血凝机制异常和有出血情况的患者禁用。

【不良反应】(1) 注射局部有疼痛,有的且可引起局部红肿,停药后自行消退。

(2) 本品可引起组胺释放,产生全身反应,有寒战、发热、头痛、头晕、胸痛、腹痛、皮疹、血管神经性水肿、呼吸困难、眼压升高、白细胞减少等。症状轻时不影响继续治疗,给予抗组胺药和对症药物即可控制,严重时应即停药。

(3) 过敏体质者慎用。

(4) 本品偶可致过敏性休克。

【注意事项】(1) 用药前先用针头蘸本品溶液作皮肤划痕试验,显示阴性反应,方可注射。

(2) 吸取注射液后应另换针头,以免注射时疼痛。

(3)不可供静脉注射。

(4)外用时,可采用注射用制剂以缓冲液溶解,本品在水溶液中不稳定,溶解后效价下降较快,故应在临用前配制溶液,配制好的溶液必须在3小时内用毕。

【孕妇及哺乳期妇女用药】尚不明确。

【药物相互作用】本品与抗生素、磺胺药等合用,有助于上述药物渗入病灶,增加疗效。

【规格】注射液:1.25万U/支;2.5万U/支;5万U/支;10万U/支(附灭菌缓冲液1瓶)。

【贮藏】密闭,在阴凉干燥处保存。

【包装】10支/盒。

【有效期】3年。

注射用糜蛋白酶 Chymoreypsin for Injection

【商品名】α糜蛋白酶,胰凝乳蛋白酶。

【成分】糜蛋白酶的无菌冻干品。

【性状】本品为白色冻干块状物。

【药理毒理】本品为牛胰中分离提纯的一种蛋白水解酶,作用与胰蛋白酶相似,但较胰蛋白酶分解能力强,毒性低,副作用小。不同处在于,本品分解蛋白质的作用点在酪氨酸和苯丙氨酸的羧端肽链处。本品作用特点:

(1)分解肽键:使黏稠痰液液化,便于咳出,对脓性或非脓性痰都有效。

(2)肽链内切酶:蛋白质大分子肽链切断成为分子量较小的肽,或作用在蛋白分子肽链端上分出氨基酸。

(3)脂酶:水解某些脂,因此可消化脓液、积血、坏死组织,起创面净化、消炎、消肿作用。

(4)松弛睫状韧带及溶解眼内某些组织的蛋白结构,故可用于白内障摘除术中,可减少囊膜破裂和视网膜损伤。

(5)促进抗生素、化疗药物向病灶渗透,临床用于创伤或术后创面愈合、炎症、局部水肿、积血、扭伤血肿、乳房术后浮肿、中耳炎、鼻炎、鼻窦炎等。

【药代动力学】未进行该项实验且无可靠参考文献。

【适应证】(1)能促进血凝块、脓性分泌物和坏死组织等液化清除,用于慢性支气管炎、支气管扩张和肺脓肿的治疗。

(2)为蛋白分解酶,具有分解肽链作用,能清洁化脓创面、溶解脓液和坏死组织,助长肉芽组织生长,对眼睫状韧带有选择性松解作用。用于眼科手术以松弛睫状韧带,减轻创伤性虹膜睫状体炎。

(3)与抗生素及磺胺类药物等合用治疗各种炎症、溃疡、脓肿、血肿、脓胸、中耳炎及白内障摘除等。

【用法用量】肌内注射:每次4000U,每日1次,生理盐水5ml溶解。气管滴入:4000U加生理盐水20ml,每次5~7滴,每20分钟滴药1次,滴药时注意顺气管导管内壁滴入,避免引起咳嗽。雾化吸入:4000U加生理盐水10ml,每日2~4次。临用前用氯化钠注射液溶解后应用。

【禁忌证】(1)严重肝肾疾病、凝血功能异常患者不可肌注本品。

(2)20岁以下患者,由于晶状体囊膜玻璃体韧带相连,故眼球较小,巩膜弹性强,应用本品可使玻璃体脱出,故禁用。

(3)眼压高或伴有角膜变性的白内障患者,以及玻璃体有液化倾向者禁用。

【不良反应】(1)个别病人出现皮疹等过敏反应,可用抗组胺类药物治疗。

(2)本品可引起组胺释放,注射局部疼痛、肿胀。

(3)眼科手术时,可引起暂时性青光眼、眼内压高和角膜水肿。青光眼症状持续1周后消失。

(4)肌注偶可引起过敏性休克,用前应做皮肤过敏试验。

(5)本品对视网膜毒性大,故不能使之进入玻璃体。

【注意事项】(1)不可用于静脉注射。

(2)本品遇血液迅速失活,因此在用药部位不得有未凝固的血液。

(3)本品溶解后极不稳定,宜临用前用生理盐水或注射用水新鲜配制。

(4)如引起过敏反应,应立即停止使用,并用抗组胺类药物治疗。用前需做过敏试验。

【孕妇及哺乳期妇女用药】尚不明确。

【药物相互作用】(1)不能与青霉素合用,不能与肾上腺素、过氧化氢配伍。

(2)本品引起的青光眼症状,于术后滴入β受体阻滞剂(如噻吗洛尔),或口服碳酸酐酶抑制剂(如乙酰唑胺),可望得到减轻。

【规格】800U(1mg);4000U(5mg)。

【贮藏】避光,密闭,在阴凉处(不超过 20℃)保存。

【包装】2ml 管制瓶,每盒 2 瓶。

【有效期】2 年。

复方菠萝蛋白酶肠溶片　Compound Bromelains Tablets

【成分】本品每片含菠萝蛋白酶 1 万 U,猪胆汁浸膏粉 0.1g。

【性状】本品为肠溶片,除去肠衣后呈灰棕褐色。

【药理毒理】菠萝蛋白酶是从水果菠萝中提取的蛋白水解酶为巯基酶,临床上可用作抗炎药。口服后能加强体内纤维蛋白的水解作用,使纤维蛋白大分子链断裂,从而改善体液的局部循环,导致炎症和水肿的消除。本品的活动能被半胱氨基激活,而为清除重金属抑制。本品对纤维蛋白的作用有较好的选择性,而对纤维蛋白原仅有微弱的作用,因而对正常血液凝固功能的影响甚微。猪胆汁浸膏粉的主要成分胆酸主要通过调节肠道菌群的生理活性发挥作用,具有抗炎解热、祛痰、抑菌、镇静抗惊等功效。

【药代动力学】本品为肠溶片,口服后经肠道吸收。

【适应证】用于慢性支气管炎、喉炎、百日咳、哮喘等。

【用法用量】口服:成人及 12 岁以上儿童,每次 2～4 片,每日 3 次。或遵医嘱。小儿每次 2500U,每日 3 次。或遵医嘱。

【禁忌证】(1)严重肝、肾功能不全患者禁用。

(2)当药品性状发生改变时,禁止使用。

(3)凝血障碍或抗凝治疗的病人禁用。

(4)肠道溃疡患者禁用。

(5)对本品过敏者禁用。

【不良反应】(1)消化道反应有恶心、呕吐、腹泻、食欲不振,以及诱发消化性溃疡出血。

(2)偶可致出血倾向,引起鼻出血、月经过多、痛经或子宫出血等。

【注意事项】(1)本品为蛋白质,在胃液中可被消化而失活。制剂为肠溶衣片,应整片吞服不要嚼碎。

(2)食物可影响本品的作用,宜在食前半小时空腹时应用,效果较佳。

(3)如服用过量或发生严重不良反应时应立即就医。

(4)儿童必须在成人的监护下使用。

(5)请将此药品放在儿童不能接触的地方。

【药物相互作用】如正在服用其他药品,使用本品前请咨询医师或药师。

【规格】片剂:1 万 U/片。

【贮藏】密封,在阴凉处(不超过 20℃)保存。

【包装】12 片/板,铝塑泡罩包装。

【有效期】18 个月。

泰洛沙泊　Tyloxapol

【商品名】四丁酚醛,安利维尔。

【成分】泰洛沙泊。

【性状】本品为琥珀色有黏性的液体,有时稍微混浊,微具芳香。

【药理毒理】为表面活性剂,可使黏稠的分泌物液化,容易咳出。

【适应证】用于痰液黏稠不易咳出的疾患。

【用法用量】雾化吸入:每次 2～5ml,每日 3～4 次。

【禁忌证】暂无相关研究的报道。

【不良反应】长期使用可有咽喉烧灼感、咽炎或支气管痉挛。

【注意事项】对呼吸道有刺激性,只能短期应用或长期间歇地应用。

【规格】溶液剂:0.125g/100ml。

【贮藏】阴凉干燥处。

【包装】100ml/瓶(非金属瓶)。

【有效期】半年。

碳酸氢钠注射液　Sodium Bicarbonate Injection

【商品名】小苏打,重碳酸钠,酸式碳酸钠。

【成分】本品主要成分为碳酸氢钠。

【性状】本品为无色澄明液体。

【药理毒理】使气道呈碱性(pH 约为 8),从而降低黏性痰的吸附力;加强内源性蛋白酶活性与纤毛运动;通过溶液高渗作用吸收水分进入呼吸道管腔内,使黏痰液化容易咳出;可取代黏蛋白中的Ca^{2+}促进黏蛋白解聚。

【适应证】用于痰液黏稠不易咳出的疾患。

【用法用量】雾化吸入:2%～7.5%溶液每次5～10ml,每日3～4次。

【禁忌证】未进行该项实验且无可靠参考文献。

【不良反应】暂无相关研究的报道。

【规　格】注射液:0.5g/10ml;5g/100ml;12.5g/250ml。

【贮藏】密闭保存。

【包装】10ml/10支/盒;100ml/瓶;250ml/瓶。

【有效期】2年。

高渗氯化钠　Hypertonic Saline

【商品名】浓氯化钠注射液,高张氯化钠注射液。

【成分】氯化钠。

【性状】无色澄明液体,味微咸。

【药理毒理】渗透压增加水分,降低痰黏稠度;激活蛋白水解酶而加速黏蛋白水解,并刺激呼吸道黏膜感受器而反射性引起咳嗽、排痰。

【适应证】用于痰液黏稠不易咳出的疾患。

【用法用量】雾化吸入:1.8%溶液,每次5～10ml,每日3～4次。

【药物相互作用】作为溶剂注意药物间的配伍禁忌。

【规格】注射剂:1g/10ml,本品为氯化钠的高渗灭菌水溶液。

【贮藏】密闭保存。

【包装】10ml×10支/盒。

【有效期】3年。

（纪　霞　张为忠　肖芝秀　纪　仰）

第二节　镇咳药

镇咳药可分为两种类型:凡能抑制咳嗽中枢而止咳的药物,称为中枢性止咳药;凡能抑制其他环节而止咳的药物,称为外围性止咳药。

一、中枢性镇咳药

中枢性镇咳药(central antibechic),是以抑制延脑咳嗽中枢为主要机制的镇咳药。目前临床上只在成人出现以下情况时才偶尔考虑短期应用:①癌症或主动脉瘤引起剧烈咳嗽,并伴有极度疼痛者;②急性肺梗死或左心衰竭伴有咳嗽者。可待因对咳嗽中枢有较强的选择性抑制作用,而对呼吸中枢抑制作用相对较弱,因此对于一般的无痰、剧烈干咳者,在应用其他镇咳药无效时可选用可待因而不用吗啡。大剂量可待因(成人每次>60mg)可抑制呼吸中枢,并可产生耐药性和成瘾性,所以临床应慎用。中枢性镇咳药又分为两类成瘾性(如可待因等)和非成瘾性(如咳必清、咳快好、克咳敏等)。

磷酸可待因

【商品名】甲基吗啡,磷酸可待因,磷酸甲基吗啡,尼柯康,可待因,Codeine, Actacode, Paveral, Phosphas。

【成分】常用其磷酸盐,为白色细微的针状结晶性粉末。

【性状】本品为白色片或包衣片。

【药理毒理】本品对延脑的咳嗽中枢有选择性地直接抑制作用,其镇咳作用强而迅速,类似吗啡。除镇咳作用外,也有镇痛和镇静作用。其镇痛作用为吗啡的1/12～1/7,但强于一般解热镇痛药,能抑制支气管腺体的分泌,使痰液黏稠难以咳出,故不宜用于多痰黏稠的患者。其呼吸抑制、便秘、耐受性及成瘾性等作用均较吗啡弱。

【药代动力学】可待因及其盐类普通片口服后自胃肠道吸收快而完全,约20分钟生效,药物达峰时间约1小时,半衰期为3～4小时。血浆蛋白结合率一般在25%左右,其生物利用度为40%～

70%,主要分布于肺、肝、肾和胰,易于透过血脑-屏障和胎盘。在体内经肝脏代谢,与葡萄糖醛酸结合,约15%经脱甲基变成吗啡。其代谢产物主要经尿排泄。口服后镇痛起效时间为30～45分钟,在60～120分钟间作用最强。作用持续时间,镇痛为4小时,镇咳为4～6小时。

缓释片口服后吸收良好,服用90mg后,平均达峰时间为2.75小时,半衰期为4.85小时,药效可维持12小时。本品在体内主要经肝脏代谢,大部分转化为可待因-6-葡萄糖醛酸。另外,约有10%脱甲基转化为吗啡,然后与葡萄糖醛酸结合,代谢物主要经尿排泄。服用一次时,缓释片的曲线下面积是普通片的156.06%,其在体内的生物利用度是普通片的1.56倍。连续多次服用时,磷酸可待因普通片的峰谷间波动范围明显大于缓释片,普通片的波动系数是34.1%,缓释片只有87.43%,说明缓释片的血药浓度平稳,副作用少,疗效稳定;磷酸可待因普通片的最低血药浓度是15.7μg/L,明显低于缓释片的30.6μg/L,说明缓释片在下次服药前的低谷时仍有较高的疗效。

【适应证】(1)镇咳,用于各种原因引起的剧烈干咳和刺激性咳嗽,尤适用于伴有胸痛的剧烈干咳者。由于本品能抑制呼吸道腺体分泌和纤毛运动,故对有少量痰液的剧烈咳嗽,应与祛痰药并用。

(2)镇痛,用于中度以上的疼痛。

(3)镇静,用于局麻或全麻时。

【用法用量】普通口服或皮下注射。成人常用量,每次15～30mg,每日3次;极量:每次100mg,每日250mg。缓释片:每次45mg,每日2次,本品必须整片吞服,不可嚼碎或截开。

【禁忌证】(1)对本品过敏的患者禁用。

(2)可待因能抑制肺支气管腺体的分泌,使痰的黏稠度增高,不易咳出。对那些痰多、痰较黏稠的病人,易造成痰咳不出而阻塞气道,故不宜应用。

(3)支气管哮喘性咳嗽、换气量差的肺气肿等阻塞性肺部疾病患者禁用。

(4)年老体弱的病人及婴幼儿,气管弹力、黏液腺的分泌和纤毛的活动功能本来就较差,用可待因后痰不易排出,更会引起胸闷、气急、呼吸不畅,故也不宜应用。

【不良反应】(1)较多见的不良反应有:心理变态或幻想、呼吸微弱、缓慢或不规则、心率或快或慢、异常。

(2)少见的不良反应:惊厥、耳鸣、震颤或不能自控的肌肉运动、荨麻疹、瘙痒、皮疹或脸肿等过敏反应、精神抑郁和肌肉强直等。

(3)长期应用可引起依赖性。常用量引起依赖性的倾向较其他吗啡类药为弱。典型的症状为:鸡皮疙瘩、食欲减退、腹泻、牙痛、恶心、呕吐、流涕、寒战、打喷嚏、打呵欠、睡眠障碍、胃痉挛、多汗、衰弱无力、心率增速、情绪激动或原因不明的发热。

【注意事项】(1)可待因是从阿片中分离出来的一种衍生物,其药理作用与吗啡相似,虽然成瘾性较吗啡低,但也属于阿片类成瘾性药物,故若连续应用,也可产生耐受性和成瘾性,用时需特别注意,不能长期应用。

(2)支气管哮喘、急腹症、胆结石、原因不明的腹泻、颅脑外伤或颅内病变和前列腺肥大者慎用。

(3)可待因能增加肛门括约肌的紧张性而引起便秘,对老年有便秘习惯史者,用时应加以注意。

(4)口服1次剂量超过60mg时,有些病人可出现兴奋及烦躁不安。

(5)小儿过量可致惊厥,以纳洛酮对抗。

【孕妇及哺乳期妇女用药】(1)本品可透过胎盘,使胎儿成瘾,引起新生儿的戒断症状如过度啼哭、打喷嚏、打呵欠、腹泻、呕吐等。分娩期应用本品可引起新生儿呼吸抑制。

(2)可自乳汁排出,哺乳期妇女慎用。

【药物相互作用】(1)本品与抗胆碱药合用时,可加重便秘或尿潴留的不良反应。

(2)与美沙酮或其他吗啡类药合用时,可加重中枢性呼吸抑制作用。

(3)与肌肉松弛药合用时,呼吸抑制更为显著。

(4)服用期间饮酒,能严重削弱患者的安全驾驶能力。

(5)与解热镇痛药有协同作用。

(6)与甲喹酮合用,相互具有协同作用

【规格】片剂:15mg,30mg。缓释片:45mg。注射液:15mg/ml;30mg/2ml。

【贮藏】密封,遮光,在干燥处保存。

【包装】片剂:10片/板,铝塑包装。缓释片:10片/盒。注射液:10支/盒。

【有效期】片剂5年。缓释片2年半。注射液2年。

复方可待因口服溶液 Compound Codeine Phosphate Oral Solution

【商品名】复方可待因口服溶液,泰洛其,新泰洛其。

【成分】本品为复方制剂。每5ml糖浆含磷酸可待因5mg,盐酸吡咯吡胺700μg,盐酸麻黄素7mg,愈创木酚磺酸钾70mg。

【性状】本品为黄色澄清液体,味甜。

【药理毒理】具有止咳祛痰、收缩鼻黏膜血管和抗过敏作用。

【适应证】本品可以缓解感冒综合症状及上呼吸道感染引起的咳嗽、咳痰、支气管哮喘、鼻塞、流涕、喷嚏、肌肉酸痛、头痛乏力等症状。

【用法用量】口服:成人或12岁以上儿童,每次10～15ml,每日3次,或遵医嘱;6～12岁儿童,每次10ml,每日3次;1～5岁幼儿,每次3～5ml,每日3次。瓶盖可做量杯用,每盖至刻线5ml。

【禁忌证】(1)早产儿和新生儿禁用。

(2)有下呼吸道疾病包括哮喘的患者禁用。

(3)对本品有特异性过敏体质的患者禁用。

(4)正在进行单胺氧化酶抑制剂治疗的患者,以及有严重高血压、严重冠状血管病的患者禁用。

【不良反应】(1)一般表现:口干、鼻干、喉干、荨麻疹、药疹、多汗和寒冷。

(2)心血管系统:低血压、头痛、心悸、心动过速。

(3)血液系统:溶血性贫血、血小板减少症、粒细胞缺乏症。

(4)神经系统:镇静、嗜睡、头晕、疲乏、兴奋、焦虑、易怒、失眠、视线模糊、复视、眩晕、耳鸣、惊厥、抑郁、幻觉。

(5)胃肠系统:上腹不适、厌食、恶心、呕吐、腹泻、便秘。

(6)泌尿系统:尿频、排尿困难、尿滞留。

(7)呼吸系统:胸闷、喘鸣、鼻塞、呼吸压抑。

【注意事项】(1)长期使用可引起依赖性,故应按医生指示服用,不宜久服。

(2)孕妇、哺乳期妇女及老年人慎用。

(3)眼内压过高、活动性消化道溃疡、前列腺肥大、高血压、糖尿病病人慎用。

(4)严重肝、肾功能不全的患者慎用。

(5)脑外伤及有急腹症待查的患者慎用。

(6)驾驶员或操纵机器的人员不宜服用本品。

(7)服用本品者不宜同时服用安眠、镇静或安定药物,亦不宜饮酒。

(8)本品不可过量服用。

(9)服药期间不宜饮酒。

【孕妇及哺乳期妇女用药】孕妇及哺乳期妇女慎用。

【药物相互作用】(1)禁与单胺氧化酶抑制剂合用。

(2)不宜同时服用安眠、镇静或安定药物。

【规格】0.5%。

【贮藏】遮光,密封保存。

【包装】120ml/瓶棕色塑料瓶。

【有效期】暂定2年。

联邦止咳露 Anticol

【商品名】菲迪克止咳糖浆。

【成分】每5ml糖浆含磷酸可待因5mg,盐酸麻黄素4mg,氯化铵110mg,扑尔敏1mg。

【性状】本品为绿褐色的澄清液体,味甜带咸。

【药理毒理】具有明显的镇咳作用,并有一定的祛痰平喘效应。

【适应证】无痰干咳,以及剧烈、频繁的咳嗽。

【用法用量】口服。成人,每次10～15ml,每日3次。儿童用量酌减,或遵医嘱。

【禁忌证】痰多黏稠不易咳出者不宜使用。

【不良反应】口干,便秘,头晕,心悸。

【注意事项】用药期间不宜驾驶车辆、管理机器及高空作业等。

【孕妇及哺乳期妇女用药】孕妇、哺乳期妇女慎用。

【药物相互作用】勿与单胺氧化酶抑制剂合用,以免影响血压。

【规格】糖浆60ml/瓶;120ml/瓶。

【贮藏】遮光,密封保存。

【包装】塑料瓶。

【有效期】3年。

枸橼酸喷托维林 Pentoxyverine

【通用名】喷托维林。

【商品名】咳必清,枸环戊酯,托可拉斯,托克拉斯,枸橼酸维静宁。

【成分】枸橼酸喷托维林。

【性状】本品为糖衣片,除去糖衣后显白色。

【药理毒理】本品为非成瘾性镇咳药,镇咳作用强度只有可待因的 1/3。具有中枢和外周性镇咳药,除对延髓的呼吸中枢有直接抑制作用外,还有微弱的阿托品作用。吸收后可轻度抑制支气管内感受器,减弱咳嗽反射,并可使痉挛的支气管平滑肌松弛,减低气道阻力。

【药代动力学】一次给药可持续 4~6 小时。

【适应证】主要用于上呼吸道感染引起的无痰干咳和百日咳等。

【用法用量】口服。成人,每次 25mg,每日 3~4 次;5 岁以上小儿,每次 6.25~12.5mg,每日 2~3 次。复方咳必清糖浆,成人,每次 10ml,每日 3~4 次。

【禁忌证】(1)青光眼及心功能不全伴有肺瘀血的病人忌用。

(2)驾车及操作机器工作时禁用。

(3)本品性状发生改变时禁用。

【不良反应】偶有轻度头晕、口干、恶心、腹胀、便秘等不良反应,此乃因其阿托品样作用所致。

【注意事项】(1)本品仅用于对症治疗,如应用 7 天症状无明显好转,应立即就医。

(2)对本品有特异性过敏体质的患者禁用。

(3)痰较多者宜与祛痰药合用。

(4)服药期间不得驾驶机、车、船,从事高空作业、机械作业及操作精密仪器。

(5)请将本品放在儿童不能接触到的地方。

(6)儿童必须在成人监护下使用。

(7)如正在使用其他药物,使用本品前请咨询医师或药师。

【孕妇及哺乳期妇女用药】禁用。

【药物相互作用】如与其他药物同时使用,可能会发生药物相互作用,详情请咨询医师或药师。

【规格】片剂:25mg。复方咳必清糖浆:每 100ml 含维静宁 0.2g,氯化铵 3g。

【贮藏】密封,在干燥处保存。

【包装】片剂:100 片/瓶,玻璃瓶包装。10 片×2 板/盒,铝塑包装。糖浆剂:100ml。

【有效期】2 年。

氢溴酸右美沙芬 Dextromethorphan Hydrobromide, Romilar

【商品名】二甲吗喃,美沙芬,右甲吗喃。

【成分】本品主要成分为右美沙芬氢溴酸盐。

【性状】浅绿色糖衣片,除去糖衣后显白色。

【药理毒理】本品为吗啡类左吗喃甲基醚的右旋异构体,通过抑制延髓咳嗽中枢而发挥中枢性镇咳作用。其镇咳强度与可待因相等或略强。无镇痛作用,长期应用未见耐受性和成瘾性。治疗剂量不抑制呼吸。

【药代动力学】口服吸收好,15~30 分钟起,可维持 3~6 小时。血浆中原形药物浓度很低。其主要活性代谢产物 3-甲氧吗啡烷在血浆中浓度高,半衰期为 5 小时。本品皮下或肌内注射后吸收迅速,镇咳作用平均起效时间为 30 分钟,本品在体内有 3 种代谢产物,血浆中 3-甲氧吗啡烷的浓度最高,是主要活性成分。用 ^{14}C 标记的氢溴酸右美沙芬给成年男子口服后的血药浓度 4 小时达高峰,8 小时后减半。

【适应证】适用于上呼吸道感染(感冒、咽喉炎、鼻窦炎等)、急性或慢性支气管炎、支气管哮喘、支气管扩张症、肺炎、肺结核等引起的咳嗽症状的控制,也可用于胸膜腔穿刺术、支气管造影术及支气管镜检查时引起咳嗽的治疗。龙其适用于干咳及手术后无法进食的咳嗽患者。

【用法用量】口服:成人,每次 15~30mg,每日 3~4 次。勿过量服用,24 小时内不应超过 8 片。肌内注射:成人,每次 5~10mg,每瓶加注射用水 1ml 溶解后注射,每日 1~2 次。儿童用量可由临床医师根据患者年龄及咳嗽严重程度酌情增减本品用量。

【禁忌证】(1)对本品成分过敏者禁用。

(2)精神病史者禁用。

(3)驾驶机动车、操作机器以及高空作业者工作时间禁用。

(4)当药品性状发生改变时禁用。

(5)正服用 MAO 阻断剂的患者禁用。

【不良反应】(1)偶有发生抑制呼吸现象。

(2)神经系统:有时出现头痛、头晕、失眠。

(3)消化系统:少数患者可有恶心、呕吐、便秘、口渴等不良反应,个别患者用药后发生 ALT 轻微升高。

(4)过敏反应:偶见皮疹。

(5)局部注射可有红肿、疼痛。

【注意事项】(1)本品服用 1 周,症状未缓解,请咨询医师。

(2)儿童用量请咨询医师或药师。

(3)哮喘患者、痰多患者慎用。

(4)肝肾功能不全者慎用。

(5)如服用过量或发生严重不良反应时,应立即就医。

(6)儿童必须在成人监护下使用。

(7)请将此药品放在儿童不能接触的地方。

(8)一旦出现呼吸抑制或过敏症状,应立即停药,并给予相应治疗措施。

(9)应避免在神经分布丰富部位注射,也应避免在同一部位反复注射。

【孕妇及哺乳期妇女用药】妊娠 3 个月内、哺乳期妇女禁用。孕妇慎用。

【药物相互作用】(1)本品不得与抗精神抑郁药并用。

(2)本品不宜与乙醇及其他中枢神经系统抑制药并用。

(3)如正在服用其他药品,使用本品前请咨询医师或药师。

【规格】片剂:15mg。注射剂:5mg。

【贮藏】密封,在干燥处保存。

【包装】片剂:20 片/盒。注射剂:10 支/盒。

【有效期】暂定 2 年。

萘磺酸左旋丙氧芬胶囊　Levopropoxyphene Napsylate Capsules

【商品名】左旋扑嗽芬,挪尔外,左旋丙氧芬,挪尔非,左丙氧芬。

【成分】萘磺酸左丙氧芬。

【性状】蓝白胶囊。

【药理毒理】为非成瘾性中枢镇咳药,其作用约为可待因的 1/5,无镇痛和抑制呼吸作用。

【药代动力学】口服吸收后,2 小时左右血药浓度达峰,分布于全身各脏器中,在体内主要经肝脏代谢,生成具活性的 N-去甲左丙氧芬,生物半衰期为 6 小时左右,代谢产物经肾脏代谢。

【适应证】用于治疗急、慢性支气管炎等所引起的干咳。

【用法用量】口服:成人,每次 50~100mg,每日 3 次。或遵医嘱。

【不良反应】偶有恶心、头痛头昏、倦睡、腹胀、咳痰困难、胸闷等,一般不需要停药,1~2 天可自行缓解。

【注意事项】(1)本品对痰量较多或原来排痰不畅的患者应慎用。

(2)对从事需要注意力高度集中的职业者宜谨慎应用。

【规格】胶囊剂:50mg。

【贮藏】遮光,密闭保存。

【包装】10 粒/板。

【有效期】暂定 1 年半。

氯苯达诺　Clofedanol

【商品名】敌退咳,氯苯胺丙醇。

【成分】本品主要成分为氯苯达诺。

【性状】其盐酸盐为无色结晶或白色结晶性粉末,味苦,溶于水及乙醇,难溶于乙醚、苯和醋酸乙酯,溶点为 190~193℃。

【药理毒理】本品抑制延脑咳嗽中枢,为非成瘾性镇咳药,但强度不及可待因。同时兼有微弱的局麻作用、抗组胺作用和阿托品样解痉作用。本品可使支气管黏膜充血,水肿减轻,分泌物轻度减少,与祛痰药合用可增加疗效,其镇咳作用比可待因稍弱,但有作用持久、不抑制呼吸和不引起便秘等特点。

【药代动力学】口服后 30 分钟生效,2 小时达最大效应,镇咳作用持续 3~8 小时。

【适应证】适用于各种原因引起的干咳,对上呼吸道感染和急性支气管炎引起的干咳或阵咳疗效更好。

【用法用量】口服。成人,每次 25mg,每日 3~4 次。小儿酌减。

【禁忌证】不宜单独用于多痰的病人。

【不良反应】不宜单独用于多痰的病人。偶有荨麻疹、头晕、兴奋、恶梦、幻觉、恶心、呕吐等反应。

【注意事项】本品慎与其他作用于中枢神经系统的药物合用。

【孕妇及哺乳期妇女用药】尚无资料。

【规格】片剂:25mg。

【贮藏】阴凉、干燥处保存。

【包装】20片/盒。

【有效期】3年。

异米尼尔　Isoaminile

【商品名】咳得平,异丙苯戊青,异丙苯戊腈,异米丙苯戊脂。

【成分】本品主要成分为异米尼尔。

【性状】药用枸橼酸盐为结晶粉末,无臭,味苦。能溶于水、丙醇,易溶于甲醇、乙醇。

【药理毒理】本品抑制咳嗽中枢,为非成瘾性中枢镇咳药,无镇静及呼吸抑制作用,但有局麻、松弛支气管平滑肌和轻微的镇痛作用;其局麻作用与普鲁卡因相近,镇咳作用优于可待因。对呼吸中枢、血压、肠蠕动极少影响,无成瘾性。

【药代动力学】服用后20～30分钟生效,2～3小时达最大效应。静注后5～10分钟见效,口服吸收较好,经2小时血药浓度达高峰,半衰期为6～7小时。血浆蛋白结合率为50%～65%,有效血药浓度2～4mg/L。主要由肾脏排出(不受尿液pH影响)。可透过胎盘,亦可经乳汁排泄。

【适应证】用于各种原因引起的咳嗽。

【用法用量】口服。成人,每次40mg,每日3次。

【禁忌证】病态窦房结综合征、重度房室传导阻滞及青光眼患者忌用。

【不良反应】可有口干、恶心、胃部不适等,偶见轻度房室传导阻滞。对有心力衰竭、房室传导阻滞、心源性休克的病人,可能加重病情;对Q-T间期延长者,可致室性心动过速、心房扑动或颤动。

【注意事项】(1)前列腺肥大和轻度心力衰竭患者慎用。

(2)用药期间,应定期检查血钾,以防止低钾血症。

【孕妇及哺乳期妇女用药】慎用。

【规格】片剂:20mg;40mg。

【贮藏】阴凉,干燥处保存。

【包装】100片/瓶。

【有效期】2年。

苯丙哌啉　Benproperine

【商品名】咳快好,苯哌丙烷。

【成分】主要成分为磷酸苯丙哌啉。

【性状】本品为白色或几乎白色粉末;微带特臭,味苦。本品在水中易溶,在乙醇、氯仿或苯中略溶,在丙酮或乙醚中不溶。溶点为148～153℃。

【药理毒理】本品为非麻醉性镇咳剂,具有较强镇咳作用。药理研究结果证明,本品可完全抑制多种刺激引起的咳嗽,其作用较可待因强2～4倍。本品除抑制咳嗽中枢外,尚可阻断肺-胸膜的牵张感受器产生的肺-迷走神经反射,并具有罂粟碱样平滑肌解痉作用,故其镇咳作用兼具中枢性和末梢性双重机制。

【药代动力学】本品口服易吸收,服用后15～20分钟即生效,镇咳作用可持续4～7小时。本品不抑制呼吸,不引起胆道及十二指肠痉挛或收缩,不引起便秘,未发现耐受性及成瘾性。

【适应证】用于治疗急性支气管炎及各种原因如感染、吸烟、刺激物、过敏等引起的咳嗽,对刺激性干咳效佳。有报道本品的镇咳疗效优于磷酸可待因。

【用法用量】口服:成人,每次20～40mg,每日3次,也可根据病情决定。儿童酌情减量。

【禁忌证】(1)本品无祛痰作用,如咳痰症状明显,不宜使用。

(2)对本品过敏者禁用,过敏体质者慎用。

(3)本品性状发生改变时禁止使用。

【不良反应】副作用少,偶尔可有轻度口渴、乏力、嗜睡、头晕、胃部烧灼感、食欲不振、腹部不适、药疹。嚼碎药片,对口腔黏膜有麻醉作用,引起口腔麻木。

【注意事项】(1)本品仅有止咳作用,如应用7天症状无明显好转,请立即咨询医师或药师。

(2)服用时需整片吞服,勿嚼碎,以免引起口腔麻木。

(3)儿童用量请咨询医师或药师。

(4)服药期间如出现皮疹,应停药,并咨询医师或药师。

(5)请将本品放在儿童不能接触的地方。

(6)儿童必须在成人监护下使用。

【孕妇及哺乳期妇女用药】孕妇慎用。

【药物相互作用】如正在使用其他药品,使用本品前请咨询医师或药师。

【规格】片剂、颗粒剂和胶囊剂:20mg。口服液:10mg/10ml。

【贮藏】避光,密闭保存。

【包装】片剂:100片/瓶,药用塑料瓶装。胶囊剂:12粒/板;口服液100ml/瓶。

【有效期】2年。

盐酸地美索酯　Dinethoxanate Hydrochloride Tablets

【通用名】地美索酯。

【商品名】奥克停,咳散,咳舒,咳吩嗪,二甲氧酯,咳舒平。

【成分】二甲氧酯。

【性状】为白色结晶性粉末,无臭,味苦,有麻辣感,遇光渐变棕色。易溶于水或乙醇,不溶于乙醚、氯仿。

【药理毒理】为吩噻嗪类药物,非成瘾性镇咳药,其镇咳作用与可待因相似或稍弱,可抑制咳嗽中枢,兼有局麻及微弱解痉作用。

【药代动力学】本品口服吸收快而迅速,起效快,口服5～10分钟生效,持续时间3～5小时。本品既无抗胆碱、抗组胺作用,也无镇痛作用。

【适应证】用于感冒引起的无痰性干咳及上呼吸道感染、急性支气管炎及百日咳、结核性胸膜炎、慢性支气管炎合并肺气肿、肺源性心脏病等引起的咳嗽(干咳)效果较好。也可用于支气管镜检查时引起的剧咳。

【用法用量】口服。成人,每次25～50mg,每日3～4次。

【禁忌证】(1)对本品过敏者禁用。

(2)早产儿、新生儿禁用。

(3)多痰患者禁用。

【不良反应】有头晕、唇麻、思睡等不良反应。偶有药疹及皮炎。

【注意事项】(1)肝功能不良者慎用。

(2)对神经及肝脏有毒性,故不宜长期服用。

(3)高空作业及驾驶车辆、操纵机器者避免服用。

【孕妇及哺乳期妇女用药】孕妇及哺乳期妇女慎用。

【规格】片剂:25mg(薄膜衣片)。

【贮藏】避光,密闭保存。

【包装】铝塑包装,24片/盒。

【有效期】2年。

普罗吗酯　Promolate

【商品名】咳吗宁,咳必定,盐酸普罗吗酯。

【成分】本品主要成分为普罗吗酯。

【性状】其盐酸盐为白色结晶性粉末,易溶于水。溶点156～157℃。

【药理毒理】本品为非成瘾性中枢性镇咳药,其镇咳作用强度较可待因弱,等效镇咳剂量约为可待因的10倍。本品尚能缓解组胺、乙酰胆碱和氯化钡引起的气管平滑肌痉挛,并有一定的镇静作用。

【药代动力学】口服后30～60分钟出现明显镇咳效果,作用可持续4～6小时。

【适应证】主要用于治疗各种原因引起的咳嗽,对轻、中度咳嗽的疗效较重度者为好;对急性支气管炎、上呼吸道感染的镇咳疗效较慢性支气管炎为佳。由于本品有镇静作用,尤适用于因咳嗽而影响睡眠的病人。

【用法用量】口服。成人,每次250mg,每日3次。

【不良反应】偶有口干、恶心、胃部不适等不良反应。

【孕妇及哺乳期妇女用药】暂无相关研究资料报道。

【药物相互作用】暂无相关研究资料报道。

【规格】片剂:200mg;250mg。

【贮藏】密封,在干燥处保存。

【包装】100片/瓶。

【有效期】2年。

布他米酯　Butamyrate Citrate

【商品名】咳息定,丁胺氧酯,枸橼酸丁胺氧酯。

【成分】本品主要成分为布他米酯。

【性状】药用枸橼酸盐为白色结晶,有引湿性。

【药理毒理】本品为非成瘾性中枢性镇咳药。本品起效快,镇咳作用强,镇咳效力是可待因的5倍。同时还具有一定的舒张支气管平滑肌,增加支气管分泌物及罂粟碱样解痉作用。

【适应证】适用于治疗上呼吸道感染和急性支气管炎引起的咳嗽。

【用法用量】口服。成人,每次5～10mg,每日3次;儿童,每日8～12mg,分数次服。

【不良反应】偶有恶心、腹泻等不良反应。

【注意事项】同枸橼酸喷托维林。

【规格】片剂:10mg。

【贮藏】密封,在干燥处保存。

【包装】24片/盒,铝塑包装。

【有效期】2年

羟蒂巴酚　Drotebanol

【商品名】羟甲吗喃醇,羟甲吗啡。

【性状】白色或近白色结晶或结晶粉末,味稍苦,几乎不溶于水,易于溶于乙醇和氯仿。

【药理毒理】本品抑制咳嗽中枢,为强效中枢性镇咳药,药理作用与可待因相似。口服用药的镇咳效果较磷酸可待因强5～14倍,皮下注射的作用较磷酸可待因强10～25倍,临床所用剂量仅为磷酸可待因的1/10,而且起效快,作用持久。

【药代动力学】作用迅速而持久,口服后20～30分钟生效,持续6～8小时,皮下注射后10～30分钟生效,持续4～8小时。

【适应证】用于急、慢性支气管炎、肺结核、肺癌等各种原因引起的剧烈干咳。

【用法用量】口服:成人,每次2mg,每日3次。皮下或肌内注射:成人,每次2mg,每日1～3次。

【不良反应】可有口干、食欲不振、恶心、呕吐、便秘或腹泻、倦睡、眩晕、头痛等症状。

【注意事项】有成瘾性,应控制使用。

【规格】片剂:2mg。注射剂:2mg/ml。

【贮藏】密封,在干燥处保存。

【包装】片剂:100片/瓶;注射剂:10支/盒。

【有效期】2年。

齐培丙醇　Zipeprol

【商品名】镇咳嗪,双苯哌丙醇。

【成分】甲胺基乙酰吗啉盐酸盐。

【性状】药用盐酸盐为白色结晶或结晶性粉末,无臭,味苦,易溶于水及甲醇。溶点为231℃。

【药理毒理】本品为非成瘾性中枢镇咳药。其镇咳作用与可待因相仿,其特点是在抑制咳嗽中枢的同时,具有呼吸中枢兴奋作用,有对抗吗啡的呼吸抑制作用。对呼吸道梗阻和呼吸功能不全者,能改善换气功能,使动脉氧分压升高,二氧化碳分压下降。对某些病例,还能促进支气管的分泌,降低痰液的黏度,减少痰量。本品毒性低,长期服用耐受性好,且无成瘾性。其镇咳作用比可待因弱,但优于喷托维林。

【适应证】适用于慢性支气管炎、肺气肿和肺心病患者的咳嗽。用于小儿顽固性百日咳,起效较双氢可待因快。

【用法用量】口服。成人,每次75mg,每日3次。

【不良反应】本品毒性低,有效剂量尚未发现有不良反应。

【注意事项】本剂量可导致血压下降。

【规格】片剂:75mg。

【贮藏】密闭,阴凉干燥处保存。

【包装】10片/板。

【有效期】2年。

福尔可定　Pholcodine

【商品名】酒石酸福尔可定,福可定,吗啉吗啡,吗啉乙基吗啡。

【成分】吗啉基乙基吗啡。

【性状】白色或近白色结晶性粉末,无臭,味极苦。略溶于水,易溶于无水乙醇,极易溶于丙酮、氯仿,微溶于乙醚。其酒石酸盐可增加其水溶性。

【药理毒理】与可待因相似,是一种中枢作用镇咳药,通过直接作用于延髓咳嗽中心选择性抑制咳嗽。具有镇咳、镇痛作用。口服效果比可待因好,对干咳特别有效。毒性及成瘾性比可待因小,呼吸抑制较吗啡弱。新生儿和儿童对本品耐受性较好,不致引起便秘或消化紊乱。

【药代动力学】口服吸收良好,口服生物利用度约为40%,仅10%与血浆蛋白结合。代谢及消除缓慢,消除半衰期约为37小时。

【适应证】用于剧烈干咳和中等度疼痛。

【用法用量】口服。成人,每次5～10mg,极量每日60mg。

【禁忌证】痰多者忌用。

【不良反应】偶见恶心、嗜睡等副作用。

【注意事项】可致依赖性。

【孕妇及哺乳期妇女用药】暂无资料。

【规格】片剂:5mg;10mg;15mg。

【贮藏】本品有引湿性,遇光易变质。密封,干燥,避光保存。

【包装】30片/瓶。

【有效期】3年。

布托啡诺　Butorphanol

【商品名】环丁羟吗喃,环丁吗喃醇。

【成分】酒石酸布托啡诺。

【性状】本品为无色的澄明液体。

【药理毒理】本品与右甲吗喃、二甲吗喃同属于非成瘾性中枢镇咳药,三者均具有吗啡类结构,镇咳作用较可待因强,作用持续时间亦久,兼有较强的镇痛作用。

【药代动力学】口服可吸收,但首过效应明显。肌注后吸收迅速而完全,30～60分钟达血浆峰浓度,80%与血浆蛋白结合,稳态分布容积为50L/kg,半衰期为2.5～4小时。主要在肝脏代谢为无活性的羟布托啡诺,大部分经尿排泄,11%经胆道排出,5%以原形从尿中排出。血浆清除率为2.7～4.1ml/(min·kg)。可透入胎盘和乳汁。

【适应证】适用于各种原因引起的干咳。

【用法用量】皮下、肌内注射。成人,每次2mg。

【禁忌证】(1)对本品或本品中其他成分过敏者禁用。

(2)因阿片的拮抗特征,本品不宜用于依赖那可汀的患者。

(3)年龄<18岁患者禁用。

【不良反应】主要为嗜睡。

【注意事项】同右甲吗喃。

【孕妇及哺乳期妇女用药】妊娠C类型:对小鼠、大鼠和兔生殖期间研究,使用布托啡诺对器官形成未显现潜在的致畸性。但妊娠期大鼠以布托啡诺1mg/kg(5.9mg/m²)皮下给药时,与对照组相比,死产有高发性。在妊娠期兔口服剂量为30mg/kg(5.1mg/m²)和60mg/kg,显示植入法失败后的高发病率。在人体妊娠妇女未有37周摄入布托啡诺并有足够和经过严密控制的研究,所以最好不要用药,只有潜在利益大于潜在风险时,妊娠期妇女才可使用布托啡诺。哺乳期妇女静脉给予布托啡诺注射液时,在乳汁中进行布托啡诺的检测表明,有少量布托啡诺临床上可能对婴儿无关紧要(母体每次2mg,每日4次,乳汁排泄时有4μg/L)。哺乳期妇女用药应权衡利弊。

【药物相互作用】(1)在使用布托啡诺的同时,使用中枢神经系统抑制药(如酒精、巴比妥类、安定和抗组胺药)会导致抑制中枢神经系统的作用加强。当与这些会加强类阿片药作用的药物合用时,布托啡诺的用量应为最小有效剂量,随后的剂量应尽可能降低。

(2)目前还不能确定与影响肝脏代谢的药物(如西咪替丁、红霉素、茶碱等)合用是否影响布托啡诺的作用,但内科医师经留心减小起始剂量并延长给药间歇。

(3)使用布托啡诺同时用MAO(单胺氧化酶)阻断药是否相互影响还未证实。

【规格】注射剂:2mg/ml,1mg/ml。

【贮藏】密封,避光保存。

【包装】棕色西林瓶,5瓶/盒。

【有效期】2年。

二氧丙嗪　Dioxopromethazine

【商品名】二氧异丙嗪,普罗噻农,克咳敏。

【性状】白色或微黄色粉末或结晶性粉末;无臭,味苦。在水中溶解,在乙醇中微溶解。

【药理毒理】本品具有较强的镇咳作用,并具有抗组胺、解除平滑肌痉挛、抗炎和局部麻醉作用。用于慢性支气管炎,镇咳疗效显著。双盲法对照实验指出,本品10mg的镇咳作用约与可待因15mg相当。

【药代动力学】多于服药后30～60分钟显效,作用持续4～6小时或更长。

【适应证】用于慢性支气管炎,镇咳疗效显著。尚可用于过敏性哮喘、荨麻疹、皮肤瘙痒症等。

【用法用量】口服:成人,每次5～10mg,每日

2～3次。极量：每次10mg,每日30mg。

【禁忌证】(1)高空作业及驾驶车辆、操纵机器者禁用。

(2)癫痫、肝功能不全者慎用。

【不良反应】少数病人服药后有思睡、头晕或精神不振等现象。

【注意事项】(1)本品耐受性好,未见耐药性与成瘾性。

(2)高血压病人慎用。

【孕妇及哺乳期妇女用药】经过致畸研究,本品对胎儿无伤害。

【规格】片剂：5mg。

【贮藏】密封,在阴凉干燥处保存。

【包装】100片/瓶,24片/盒。

【有效期】3年。

盐酸依普拉酮　Eprazinone Hydrochloride Tablets

【成分】本品主要成分为盐酸苯丙哌酮。

【性状】本品为糖衣片,除去糖衣后显白色。

【药理毒理】苯丙哌酮为兼具中枢性与末梢性镇咳作用的非成瘾性镇咳药,主要作用于咳嗽中枢。动物试验显示,选择性抑制脑干网状体,包括延髓的咳嗽中枢,其作用强度与可待因相近或为其1/3,为美沙芬的2倍,那可丁的3倍。本品的临床镇咳效果与可待因相近或稍逊,但无可待因的抑制肠蠕动作用。本品兼具祛痰作用,能使痰中酸性糖蛋白的多糖纤维性状改变,黏多糖纤维膨胀断裂,具有较强的黏液溶解作用。此外,实验结果还表明,本品还具有镇静作用、局麻作用和抗组胺、抗胆碱作用,能缓解组胺、乙酰胆碱和5-羟色胺引起的支气管平滑肌痉挛。

【药代动力学】同位素示踪研究表明,本品口服后在胃肠道很快吸收,约2小时达血药浓度高峰,主要分布于肺、肝、肾等器官。药物经代谢后,大约14%经尿、36%经粪便、23%由胆汁排泄。

【适应证】适用于急、慢性支气管炎、哮喘、肺炎、肺结核、肺气肿等疾病的镇咳和祛痰。

【用法用量】口服。成人,每次40～80mg,每日3次。

【禁忌证】多痰病人禁用。

【不良反应】少数患者可有头昏、口干、胃部不适及恶心等。

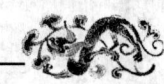

【孕妇及哺乳期妇女用药】尚不明确。

【药物相互作用】尚不明确。

【规格】片剂：40mg。

【贮藏】密封,在干燥处保存。

【包装】20片/板。

【有效期】2年。

磷酸苯丙哌林　Benproperine Phosphate

【商品名】咳快好,科福尔。

【成分】磷酸苯丙哌林。

【性状】本品为白色或类白色片。

【药理毒理】本品为非麻醉性镇咳药,其作用具有阻断肺-胸膜牵张感受器产生的肺迷走神经反射和抑制咳嗽中枢的双重作用,从而抑制咳嗽冲动的传导,起到镇咳作用。其镇咳作用较可待因强2～4倍,起效快,不抑制呼吸。本品对平滑肌的作用类似罂粟碱,但临床上不引起胆道和十二指肠痉挛,不至于造成便秘,无成瘾性,未发现耐药性。它对呼吸无抑制作用,也不引起便秘。

【适应证】用于治疗急、慢性支气管炎及各种刺激引起的咳嗽。

【用法用量】吞服。成人,每次20～40mg,每日3次。或遵医嘱。

【禁忌证】对本品呈过敏反应者禁用。

【不良反应】偶见有轻度口干、嗜睡、乏力、头昏、胃部烧灼感、食欲不振、药疹等。

【注意事项】(1)本品对口腔黏膜有麻醉作用,故应整片吞服,切勿嚼碎,以免引起口腔麻木。

(2)服药期间若出现皮疹,应中止用药。

【孕妇及哺乳期妇女用药】动物试验虽未发现致畸作用,但本品在妊娠期间的用药安全性尚未确定,所以孕妇慎用。

【规格】片剂：20mg。

【贮藏】遮光,室温下密闭保存。

【包装】100片/瓶。

【有效期】1年半。

苯佐那酯　Benzonatate

【商品名】退嗽。

【成分】本品主要成分为苯佐那酯。

【性状】淡黄色黏稠液体,可溶于冷水,但不溶于热水,能溶于大多数有机溶剂内。

【药理毒理】本品化学结构与丁卡因相似,故具有较强的局部麻醉作用。吸收后分布于呼吸道,对肺脏的牵张感受器及感觉神经末梢有明显抑制作用,抑制肺-迷走神经反射,从而阻断咳嗽反射的传入冲动,产生镇咳作用。本品镇咳作用强度略低于可待因,但不抑制呼吸,支气管哮喘病人用药后,反能使呼吸加深、加快,每分钟通气量增加。

【药代动力学】口服后10～20分钟开始产生作用,持续2～8小时。

【适应证】常用于急性支气管炎、支气管哮喘、肺炎、肺癌所引起的刺激性干咳、阵咳等,作纤维支气管镜检及喉镜检查时,可用其预防咳嗽。

【用法用量】口服。成人,每次50～100mg,每日3次。

【禁忌证】多痰病人禁用。

【不良反应】有时可引起嗜睡、恶心、眩晕、胸部紧迫感和麻木感、皮疹等不良反应。

【注意事项】服用时勿嚼碎以免引起口腔麻木。

【孕妇及哺乳期妇女用药】无相关资料。

【规格】糖衣丸或胶囊:25mg;50mg;100mg。

【贮藏】密封,在干燥保存。

【包装】10粒/板。

【有效期】2年。

咳塞坦 Pipazethate

【商品名】吡哌氮嗪酯,四哌氮酯。

【适应证】主要用于治疗百日咳、麻疹等引起的干咳。

【禁忌证】迄今未发现严重的毒性反应。

【规格】片剂:20mg;40mg。

【用法用量】口服。成人,每次20～40mg,每日3次。必要时临睡前加服1次。

【注意事项】偶见恶心、呕吐、不安、失眠和药疹等反应。

奥昔拉定 Oxeladin, Neobex

【商品名】咳乃定,压咳定,沃克拉丁。

【适应证】主要用于各种原因引起的咳嗽,对上呼吸道感染、急性支气管炎引起的咳嗽疗效佳。

【禁忌证】心功能不全,肺瘀血患者慎用。

【规格】片剂:10mg;20mg。

【包装】30片/瓶。

【用法用量】口服。成人,每次10～20mg,每日3～4次。儿童剂量减半。

地布酸钠 Sodium Bibunate

【商品名】双丁萘磺钠,咳宁。

【适应证】适用于感冒、支气管炎、百日咳等引起的咳嗽,亦可用于咳嗽多痰的病患者。

【规格】片剂:30mg;100mg。

【用法用量】口服。成人,每次30～100mg,每日3次,饭后及睡前服用,必要时可增至每日6次,最大剂量可用至每日1～2g。

【注意事项】大剂量能引起呕吐、腹泻、食欲不振等症状。

替培啶 Tipepidine

【商品名】安嗽灵,必嗽定,双噻甲哌啶,阿斯维林,压嗽灵。

【适应证】主要用于急、慢性支气管炎、肺炎、肺结核等引起的咳嗽。

【禁忌证】孕妇。

【规格】片剂:15mg;30mg。

【用法用量】口服。成人,每次30mg,每日3次。

【注意事项】(1)可有食欲缺乏、胃部不适、便秘等胃肠道反应,以及头晕、嗜睡、皮肤瘙痒等。

(2)有时含本晶的体内代谢物出现红色尿。

【包装】10片/板。

吡考哌林 Picoperine

【商品名】吡哌乙胺,哌比苯胺,哌吡苯胺,吡哌乙胺,匹考哌林。

【适应证】适于用感冒、支气管炎、咽喉炎、肺炎、肺结核等引起的咳嗽。尤其适用于干咳患者。

【规格】片剂:30mg。

【用法用量】口服。成人,每次30～60mg,每日3次。

【不良反应】可见头痛、食欲不振、恶心、便秘等不良反应。

【注意事项】有食欲缺乏、恶心、便秘和头痛等。

【包装】30片/瓶。

氯哌斯汀　Cloperastine

【商品名】氯哌啶,氯苯息定,咳平。

【适应证】适用于上呼吸道炎症、支气管炎、支气管扩张、肺结核、肺癌等引起的干咳。

【禁忌证】暂无资料。

【规格】片剂:每片 5mg;10mg。

【用法用量】口服。成人,每次 10～30mg,每日 3 次;儿童,每次 0.5～1mg/kg,每日 3 次。

【注意事项】偶有轻度口干、嗜睡等副作用。

【包装】30 片/瓶。

普诺地嗪　Prenoxdiazin

【商品名】哌乙噁唑。

【适应证】用于上呼吸道感染、慢性支气管炎、支气管肺炎、哮喘及肺气肿所致咳嗽。也可与阿托品并用于气管镜检查。

【规格】片剂:25mg;100mg。

【用法用量】口服。成人,每次 100mg,每日 3 次;儿童:每次 25～50mg,每日 3 次。

【注意事项】服用时不可嚼碎,以免引起口腔黏膜麻木感。

【包装】30 片/瓶。

那可丁片　Noscapine Tablets

【商品名】乐咳平,乐可平,诺司咳平。

【适应证】用于刺激性干咳。

【禁忌证】(1)不宜用于多痰患者。

(2)当药品性状发生改变时禁用。

【规格】片剂:10mg。

【用法用量】口服。成人,每次 15～30mg,每日 3～4 次。剧咳时每次可用至 60mg。

【注意事项】(1)不良反应轻微,可有嗜睡、眩晕、头痛、恶心、过敏性鼻炎、结膜炎、皮疹等。

(2)量大可出现支气管收缩(痉挛)。

(3)有报告发生腹痛或胸痛及呼吸困难者。

(4)不宜与其他中枢兴奋药同用。

(5)儿童必须在成人监护下使用。

(6)请将此药品放在儿童不能接触的地方。

(7)如服用过量或发生严重不良反应时,应立即就医。

【包装】30 片/瓶。

阿斯美　Asmeton

【商品名】强力安喘通胶囊。

【适应证】咳嗽,多痰,哮喘。

【禁忌证】(1)未满 8 岁的儿童,不得服用本剂。

(2)服用本剂后,可引起嗜睡,故不要驾驶或操作机械。

【规格】本品由盐酸咳喘宁 12.5mg、那可汀 7mg、氨茶碱 25mg 及扑尔敏 2mg 配制而成为胶囊制剂。

【用法用量】口服。成人,每次 2～3 粒,每日 3 次。

【注意事项】(1)本人或父母、兄弟姐妹中有易引起荨麻疹、皮炎、过敏性鼻炎、偏头痛、食物过敏等体质者慎用。

(2)有药物过敏症状(如发热、皮疹、关节痛、瘙痒)既往史者慎用。

(3)有宿疾、体弱或高热者慎用。

(4)心脏疾患者、高血压者或高龄者慎用。

(5)青光眼、排尿困难者、孕妇或有可能妊娠的妇女慎用。

(6)服用数次后症状未改善者,应停止服药。

【包装】胶囊:30 粒/瓶;100 粒/瓶。

二、外周性镇咳药

外周性镇咳药(peripheral antibechic drugs)通过抑制咳嗽反射弧中的末梢感受器、传入神经或传出神经的传导而起镇咳作用,主要是对呼吸道末梢感受器具有局麻作用。另外,还有一种"缓和性镇咳药",口服后部分残留覆盖在咽部黏膜上,减弱对咽黏膜的刺激,从而缓和咳嗽,但镇咳作用很弱,持续时间也短暂。外周性镇咳药也可分为两类:①局部麻醉性,即对呼吸道黏膜末梢感受器具有局部麻醉作用,如退嗽等;②缓和性,即口服药物后可缓和咳嗽,如复方甘草合剂和甘草流浸膏等。

莫吉司坦片　Moguisteine Tablets

【适应证】用于急性上呼吸道感染、慢性支气管炎、肺部的病变和纤维化引起的呼吸道不适诱发咳嗽的治疗。

【用法用量】口服。成人,每次 100～200mg,每日 3 次。

【禁忌证】暂无资料。

【规格】片剂、胶囊剂：100mg。

奥索拉明　Oxolamine

【商品名】枸橼酸胺乙噁唑，嗽拉明。

【适应证】适用于支气管炎所致咳嗽。

【用法用量】口服，成人，每次100～200mg，每日3～4次。

【注意事项】可有恶心、食欲不振等胃肠道反应。儿童有引起幻觉的报道。

【规格】片剂：100mg。

复方甘草合剂　Mistura Glycyrrhizae Composita

【适应证】镇咳祛痰药。适用于咳嗽多痰、咳嗽不爽、咽喉炎、支气管炎、支气管哮喘等。

【用法用量】口服。成人，每次10ml，每日3次，服时振摇。小儿，每次1ml，每日3～4次。

【注意事项】(1)本品服用1周，症状未缓解，请咨询医师。

(2)对本品成分过敏者禁用。

(3)儿童用量请咨询医师或药师。

(4)孕妇及哺乳期妇女慎用。

(5)胃炎及溃疡患者慎用。

(6)当药品性状发生改变时禁用。

(7)如服用过量或发生严重不良反应时应立即就医。

(8)儿童必须在成人监护下使用。

(9)请将此药品放在儿童不能接触的地方。

【规格】100ml/瓶。

甘草流浸膏　Extractum Glycyrrhizae Liquidum

【适应证】缓和药，常与化痰止咳药配伍应用，能减轻对咽部黏膜的刺激，并有缓解胃肠平滑肌痉挛与去氧皮质酮样作用。用于支气管炎、咽喉炎、支气管哮喘和慢性肾上腺皮质功能减退症。

【用法用量】口服。成人，每次2～5ml，每日6～15ml。

【注意事项】本品连续服用较大剂量时，可出现水肿、高血压等症状，停药后症状逐渐消失。

【规格】500ml/瓶。

【编者语】咳嗽是人体的一种防御功能，当感到气管内有痰或有异物时，以主动的咳嗽运动将其排除，能清除呼吸道的分泌物或异物，对人体是有益的。只有当剧烈、频繁的咳嗽时，才能应用镇咳药进行对症治疗，同时应当明确诊断，确定引起咳嗽的原因，并积极采取相应的治疗措施如控制感染、消除炎症等。

使用镇咳药物首先要明确用药目的，选择有针对性的药物。对于一般咳嗽的治疗，应以祛痰为主，不能单独使用镇咳药，以免影响痰液的排出，而且止咳效果也会减弱。此外，痰液滞留在呼吸道内可加重感染，也不利于抗菌消炎药充分发挥作用，延缓炎症的消退。因此，凡是湿性咳嗽，应镇咳和祛痰药物联合使用。

选择联合用药应根据病情变化，及时调整治疗方案，该类药物的使用原则包括：

1. 根据病因选择药物　对因慢性咽炎引起的咳嗽，则以选用保护呼吸道黏膜的清咽喉、滋肺阴的中草药，止咳祛痰：如蛇胆川贝枇杷膏、祛痰灵等药物；对感冒引起的咳嗽，应选用复方甘草合剂、联邦止咳露、克咳胶囊等药物；剧烈干咳，尤其是胸膜炎患者，在咳嗽同时伴有胸痛的患者，则可选用中枢性镇咳药，如可待因、咳必清、咳快好、克咳敏等药物，但对痰黏稠的患者不宜使用。慢性支气管炎引起的咳嗽，患者咳痰较多，长期伴咳痰不畅，则选用双苯哌丙酮为好，它除能镇咳外，还有一定的祛痰作用。此外，中药杏仁、枇杷叶、半夏、紫金牛等，均具有镇咳作用。

2. 根据年龄及生理特性选择药物　老年人由于心、肝、肾脏功能较年轻人差，故应选择对肝肾功能无损害的止咳祛痰药。孕妇及哺乳期妇女则宜选择不透过胎盘屏障的止咳祛痰药，含碘制剂、可待因等止咳祛痰药应禁用或慎用。对于儿童，最好选用小儿专用制剂或适宜服用作用温和的中草药类止咳药。

3. 选择药物时应注意事项　凡有成瘾性的中枢性镇咳药，必须慎重使用或尽量不用。成人药不能随便给小孩使用，这里不只是用药剂量大小的问题，主要是有些成人的药，起作用对小儿不利。如成人的止咳药有些含可待因成分，对小儿不适合。

同时也要尽量限制用药的天数和次数。对于痰多、痰液阻塞气道,引起窒息或加重感染时,儿童一般少用镇咳药,尤其对多痰或肺瘀血患儿禁用。对少数咳嗽剧烈或伴有胸痛或高张性气胸的患儿,可以给镇咳药,但必须严格控制、谨慎应用。

总之,由于镇咳药的单方、复方、中西药复方制剂品种繁多,因此,作为医生应了解常用镇咳药的主要成分,避免重复用药。还必须注意不同给药途径和不同制剂,根据病因合理选择药物,从而消除用药不安全隐患。

(贺彩霞 王晓霞 纪 仰 纪 霞)

第三节 平喘药

平喘药(antiasthmatic drugs),指一类能缓解支气管阻塞,降低气道高反应性,缓解或预防哮喘发作的一类药物,是缓解或消除呼吸系统疾患所致的喘息症状的重要药物。平喘药物的研究除对在支气管扩张作用方面外,还向抗过敏、抗炎症、抗胆碱功能等多环节发展,出现了不少新型平喘药。多数平喘药有两种或两种以上的作用机制。

一、β肾上腺素能受体激动剂

β肾上腺素能受体激动剂(简称β受体激动剂),是平喘药物中疗效最佳的一类药物,临床上最为常用,药物品种也最多,包括非选择性的β受体激动剂如肾上腺素、麻黄碱和异丙肾上腺素,以及选择性β受体激动剂如沙丁胺醇、叔丁喘宁等。β受体激动剂对气道平滑肌具有直接作用和间接作用的双重性。直接作用是通过激动气道平滑肌细胞上 β_2 受体,激活 AC,使细胞内的环磷酸腺苷(cAMP)含量增加、游离 Ca^{2+} 减少,而使之松弛。间接作用是两方面的,一是激动肥大细胞上的 β_2 受体,抑制其释放组胺、前列腺素 $D_2(PGD_2)$ 和白三烯(LTs)等过敏介质,从而取消了这些介质对气道平滑肌的收缩作用;二是激动气道壁内副交感神经节的 β_2 受体,抑制其传递,从而取消了该神经节的节后纤维对气道平滑肌的兴奋作用,而发挥平喘作用。本类常用药可分成中效、长效选择性 β_2 受体激动药和非选择性β受体激动药三类。

盐酸肾上腺素注射液 Adrenaline Hydrochloride Injection

【通用名】盐酸肾上腺素。

【商品名】副肾素,副肾碱。

【成分】注射液:为盐酸肾上腺素或酒石酸肾上腺素的无菌溶液,每毫升中含肾上腺素 1mg、氯化钠 8mg、焦亚硫酸钠 1mg,供皮下注射或肌注用(必要时亦可供静注)。溶液:为肾上腺素的盐酸性水溶液,由肾上腺素 1g、三氯叔丁醇 5g、氯化钠 9g、焦亚硫酸钠 0.5g、稀盐酸 3ml 及蒸馏水适量配成,使其中肾上腺素含量为 0.1%。本品用于注射以外的其他用途(如滴鼻等)。油注射液:为肾上腺素的无菌油混悬液,药效较水溶液持久,但作用较弱,用于肌注。

【性状】本品为无色或几乎无色的澄明液体。受日光照射或与空气接触易变质。

【药理毒理】兼有 α 受体和 β 受体激动作用。α 受体激动引起皮肤、黏膜、内脏血管收缩。β 受体激动引起冠状血管扩张、骨骼肌、心肌兴奋、心率增快、支气管平滑肌、胃肠道平滑肌松弛、解除支气管痉挛、消除黏膜水肿、散大瞳孔;促进糖原分解,升高血糖。对血压的影响与剂量有关,常用剂量使收缩压上升而舒张压不升或略降,大剂量使收缩压、舒张压均升高。

【药代动力学】本品能被消化液分解,故口服无效。皮下注射后 3~5 分钟显效,可维持 1~2 小时,肌注后其作用仅维持 10~30 分钟。此外,加入局麻药中或外用可延缓吸收,以延长作用时间并有止血作用。用于过敏性休克、支气管哮喘及心脏骤停等。

【适应证】适用于因支气管痉挛所致严重呼吸困难。

【用法用量】治疗支气管哮喘,效果迅速但不持久。皮下注射，每次0.25～0.5mg，3～5分钟见效，但仅能维持1小时。必要时每4小时可重复注射1次。

【不良反应】(1)心悸、头痛、血压升高、震颤、无力、眩晕、呕吐、四肢发凉。

(2)有时可有心律失常，严重者可由于心室颤动而致死。

(3)用药局部可有水肿、充血、炎症。

【禁忌证】(1)高血压、器质性心脏病、冠状动脉疾病、糖尿病、甲状腺功能亢进、洋地黄中毒、外伤性及出血性休克、心源性哮喘等患者禁用。

(2)用量过大或皮下注射时误入血管后，可引起血压突然上升而导致脑溢血。

【注意事项】(1)下列情况慎用：器质性脑病、心血管病、青光眼、帕金森病、噻嗪类引起的循环虚脱及低血压、精神神经疾病。

(2)运动员慎用。

(3)每次局麻使用剂量不可超过300μg，否则可引起心悸、头痛、血压升高等。

(4)与其他拟交感药有交叉过敏反应。

(5)抗过敏休克时，须补充血容量。

【孕妇及哺乳期妇女用药】可透过胎盘，必须应用本品时应慎用。

【药物相互作用】(1)α受体阻滞剂及各种血管扩张药可对抗本品的加压作用。

(2)与全麻药合用，易产生心律失常，直至室颤。用于指、趾部局麻时，药液中不宜加用本品，以免肢端供血不足而坏死。

(3)与洋地黄、三环类抗抑郁药合用，可致心律失常。

(4)与麦角制剂合用，可致严重高血压和组织缺血。

(5)与利血平、胍乙啶合用，可致高血压和心动过速。

(6)与β受体阻滞剂合用，两者的β受体效应互相抵消，可出现血压异常升高、心动过缓和支气管收缩。

(7)与其他拟交感胺类药物合用，心血管作用加剧，易出现副作用。

(8)与硝酸酯类合用，本品的升压作用被抵消，硝酸酯类的抗心绞痛作用减弱。

【规格】注射液：1mg/ml。

【贮藏】遮光，密闭，在阴凉处（不超过20℃）保存。

【包装】低硼硅玻璃安瓿，每盒10支。

【有效期】24个月。

盐酸异丙肾上腺素 Isoprenaline Hydrochloride

【商品名】喘息定，硫酸异丙肾上腺素，异丙基去甲肾上腺素，异丙肾，治喘灵。

【成分】主要成分为盐酸异丙肾上腺素。

【性状】本品气雾剂在耐压容器中的药液为无色或带黄色的澄清液体；揿压阀门，药液即呈雾粒喷出。片剂为黄色糖衣片。注射液为无色澄明液体。

【药理毒理】为β受体激动剂，对$β_1$、$β_2$受体均有强大的激动作用，对α受体几乎无作用。作用于心脏$β_1$受体，使心收缩力增强，心率加快，传导加速，心输出量和心肌耗氧量增加。作用于血管平滑肌$β_2$受体，使骨骼肌血管明显舒张，肾、肠系膜血管及冠脉亦不同程度舒张，血管总外周阻力降低。其心血管作用导致收缩压升高，舒张压降低，脉压差变大。作用于支气管平滑肌$β_2$受体，使支气管平滑肌松弛。促进糖原和脂肪分解，增加组织耗氧量。

【药代动力学】雾化吸入吸收完全，吸入2～5分钟即起效，作用可维持0.5～2小时。静注作用维持不到1小时。舌下给药15～30分钟起效，作用维持1～2小时。静注后作用于$β_1$肾上腺素受体，半衰期仅1分钟。主要在肝内代谢，通过肾脏排泄。雾化吸入后5%～10%以原形排出，静注后40%～50%以原形排出。

【适应证】适用于控制哮喘急性发作，常气雾吸入给药，作用快而强，但持续时间短。

【用法用量】气雾吸入：成人，0.25%气雾剂每次1～2揿，每日2～4次。极量：每次0.4mg，每日2.4mg。喷吸间隔时间不得少于2小时。喷吸时应深吸气，喷毕闭口8秒钟，而后徐缓地呼气。

【不良反应】(1)常见不良反应：口咽发干、心悸不安。

(2)少见的不良反应有：头晕、目眩、面潮红、恶心、心率增速、震颤、多汗、乏力等。

【禁忌证】心绞痛、心肌梗死、甲状腺功能亢进及嗜铬细胞瘤患者禁用。

【注意事项】(1)在已有明显缺氧的哮喘患者,用量过大,易致心肌耗氧量增加,易致心律失常,甚至可致室性心动过速及心室颤动。成人心率超过120次/分钟、小儿心率超过140~160次/分钟时应慎用。

(2)长期使用可产生耐药性,此时,不仅β受体激动剂之间有交叉耐受性,而且对内源性肾上腺素能递质也产生耐受性,使支气管痉挛加重,疗效降低,甚至增加死亡率。故应限制吸入次数和吸入量。停药7~10天后耐受性可消失。

(3)遇有胸痛及心律失常应及早重视。

(4)交叉过敏,病人对其他肾上腺能激动药过敏者,对本品也常过敏。

(5)舌下含服时,宜将药片嚼碎,含于舌下,否则达不到速效。舌下给药,吸入者唾液可呈粉红色。由于吸收不定,不作推荐。

(6)心律失常并伴有心动过速慎用。

(7)糖尿病、高血压、洋地黄中毒所致的心动过速慎用。

(8)不应与肾上腺素同时使用,可以交替使用,可与盐酸去氧肾上腺素同时使用。

【孕妇及哺乳期妇女用药】妊娠及哺乳期妇女应禁用。

【药物相互作用】(1)与其他拟肾上腺素药物合用可增效,但不良反应也增多。

(2)用普萘洛尔时本品的作用受到拮抗。

(3)与单胺氧化酶抑制剂及胍乙啶合用升压作用增强。

(4)可加快茶碱消除。

【规格】气雾剂:每瓶总量14g,内含盐酸异丙肾上腺素35mg,含盐酸异丙肾上腺素0.175mg/撤;注射液:1mg/2ml。

【贮藏】遮光,密闭,在凉暗处保存。

【包装】气雾剂:14g×1瓶/盒。注射液:10支/盒。

【有效期】气雾剂:12个月。片剂:2年。

沙丁胺醇

【商品名】舒喘灵,喘乐宁,羟甲叔丁肾上腺素,喘特宁,硫酸阿布叔醇,硫酸柳丁氨醇,啾必妥,硫酸索布氨,舒喘宁,硫酸沙丁胺醇,全乐宁,喘宁碟,全特宁,Salbutamol,Albuterol sulfate,Broncovaleas,Ventolin,Proventil。

【成分】主要成分为硫酸沙丁胺醇。

【性状】本品为白色或白色结晶粉末,无臭,味微苦,易溶于水。

【药理毒理】为选择性$β_2$受体激动剂,能选择性激动支气管平滑肌的$β_2$受体,有较强的支气管扩张作用。对哮喘患者其支气管扩张作用至少与异丙肾上腺素相等。抑制肥大细胞等致敏细胞释放过敏反应介质亦与其支气管平滑肌解痉作用有关。对心脏$β_1$受体作用弱。

【药代动力学】口服易吸收,但存在肝脏首过代谢,约在2.5小时血浓度达峰值,吸收药量的76%在3天内由尿排出,4%由粪便排出,半衰期为2.7~5小时。吸入本品200μg,血药浓度峰值为2.95mmol/L和3.57mmol/L,吸入400μg则为1.41mmol/L和5.69mmol/L。峰浓度出现于吸入后的3~4小时,平均半衰期为4.6小时,48小时从尿排出77.5%~96.8%,代谢物和原形物各半。

【适应证】用于预防和治疗支气管哮喘或喘息型支气管炎等伴有支气管痉挛(喘鸣)的呼吸道疾病。

【用法用量】缓解发作多用气雾吸入,而预防发作则可口服给药。口服:成人,每次2.4~4.8mg/次,每日3次;儿童,每次0.1~0.15mg/kg,每日2~3次。控释片:每次9.6mg,每日2次。气雾吸入:成人,每次0.1~0.2mg(即喷吸1~2撤),每日3~4次,必要时每4小时重复1次,24小时内不宜超过8次。粉雾吸入:成人,每次0.4mg,每日3~4次;儿童,每次0.2mg,每日3~4次。临用前,取胶囊1粒放入专用吸入器的刺孔槽内,用手指揿压侧按钮,胶囊两端分别被4根细针刺孔,然后将口吸器放入口腔深部,用力吸气,胶囊随着气流产生快速旋转,胶囊中的药粉即喷出胶壳,并随气流进呼吸道。静脉注射:每次0.4mg,用5%葡萄糖注射液20ml或氯化钠注射液2ml稀释后缓慢注射。静脉滴注:每次0.4mg,用5%葡萄糖注射液100ml稀释后滴注。肌内注射:每次0.4mg,必要时4小时可重复注射。

【不良反应】少数病例可见肌肉震颤、外周血管舒张及代偿性心率加速、头痛、不安、过敏反应。

（1）较常见的有震颤、恶心、心率增快或心搏异常强烈。

（2）较少见的有头晕、目眩、口咽发干。

（3）逾量中毒的早期表现：胸痛，头晕，持续、严重的头痛，严重高血压，持续恶心、呕吐，持续心率增快或心搏强烈，情绪烦躁不安等。

【禁忌证】（1）对本品其他肾上腺素受体激动剂过敏者禁用。

（2）对氟里昂过敏患者禁用本品雾化剂。

（3）当药品性状发生改变时，禁止使用。

【注意事项】（1）高血压、冠状动脉供血不足、心血管功能不全、糖尿病、甲状腺机能亢进等患者慎用。

（2）久用本品易产生耐受性，使药效降低。此时患者对肾上腺素等扩张支气管作用的药物也同样产生耐受性，使支气管痉挛不易缓解，哮喘加重。增加使用吸入的短效 $β_2$ 受体激动剂以控制症状，显示对哮喘的控制力衰减，若有此情况出现，应重新评估对病人的治疗方法。对哮喘的控制力突然和逐渐衰减，病人的生命可能有危险，应考虑开始施行或增加皮质类固醇治疗。若病人有此危机，应每天施行最大潮气量的监测。在家中接受本品治疗的病人宜注意，若舒缓效用或持续时间比平常减少，则不应自行增加剂量或给药次数。

（3）有可能引致严重的血钾过低症，若病人所患的是急性严重哮喘，尤须注意此不良效应，因为同时服用黄嘌呤诱导药、类固醇和利尿药，以及出现缺氧情况，均会使血钾过低情况转剧，遇有此等情况，必须小心监控血清钾水平。

（4）对于已知使用大剂量的其他拟交感神经药物的病人，宜慎用本品。

（5）本品仅有支气管扩张作用，作用持续时间约4小时，不能过量使用，哮喘症状持续不能缓解者要及时找医师诊治。

（6）一般应用3天后症状仍不见缓解，应向医师或药师咨询。

（7）儿童必须在医师诊治、处方后并在成人的监护下使用。

（8）请将此药品放在儿童不能接触的地方。

【孕妇及哺乳期妇女用药】（1）孕妇3个月内禁用，若经医生诊断，认为用此药对孕妇的益处高于对胎儿可能引致的危险，方可考虑使用此药。

（2）服用本品的妇女，产后乳液中可能渗有本品药素，因此，除非预期的益处高于可能引起的危险，否则以母乳哺育婴儿的妇女不应吸服本品，目前尚未能证明母乳中的本品是否对新生婴儿有害。

【药物相互作用】（1）本品与其他β受体激动剂合用，药效可增加，但也导致不良反应增加。

（2）本品与 $β_2$ 受体阻滞剂合用，则药效减弱或消失。

（3）本品不宜与抗抑郁药同用。

（4）本品与茶碱类药品并用时，可增加松弛支气管平滑肌的作用，但也可能增加不良反应。

（5）如正在服用其他药品。使用本品前请向医师或药师咨询。

【规格】片（胶囊）剂：2.4mg（相当于沙丁胺醇2mg）。缓释片（胶囊）：4.8mg（相当于沙丁胺醇4mg）；9.6mg（相当于沙丁胺醇8mg）。气雾剂：每揿含沙丁胺醇0.10mg。粉雾剂胶囊：0.2mg/粒（按沙丁胺醇计）；0.4mg/粒（按沙丁胺醇计）。注射液：0.48mg/2ml（相当于沙丁胺醇4mg）。

【贮藏】遮光，密封，凉暗处保存。

【包装】片剂：24片/板。缓释片：14片/板。气雾剂：200揿/支/盒，铝罐包装。粉雾剂胶囊：10粒/板。注射液：安瓶10支/盒。

【有效期】片剂、气雾吸入3年。缓释片2年。

特布他林　Terbutaline

【商品名】博利康尼，喘康速，间羟舒喘灵，间羟舒喘宁，间羟嗽必妥，间羟异丁肾，叔丁喘宁，间羟叔丁肾上腺素。

【成分】常用其磷酸盐。

【性状】白色或类白色结晶性粉末，无臭，味苦。易溶于水，略溶于甲醇、乙醇。不溶于乙醚、丙酮、氯仿。溶点255℃（分解）。

【药理毒理】本品是一种肾上腺素能激动剂，支气管扩张作用与沙丁胺醇相近。选择性激动 $β_2$ 受体，舒张支气管平滑肌、抑制内源性致痉挛物质的释放及内源性介质引起的水肿，提高支气管黏膜纤毛上皮廓清能力，也可舒张子宫平滑肌。本品

2.5mg 的平喘作用与 25mg 麻黄碱相当。动物或人的离体实验证明,其对心脏 β_1 受体的作用极小,对心脏的兴奋作用仅及异丙肾上腺素的 1/100。但大量或注射给药仍有明显心血管系统副作用,这除与它直接刺激心脏 β_1 受体有关外,尚与其激动血管平滑肌 β_2 受体、舒张血管、血流量增加和通过压力感受器反射地兴奋心脏有关。

【药代动力学】喷入口内,约 10% 从气道吸收,90% 咽下经肠壁和肝脏代谢;代谢物及原形药均从尿液排泄。口服生物利用度为 15%±6%,约 30 分钟出现平喘作用。有效血药浓度为 3μg/ml,血浆蛋白结合率为 25%。2~4 小时作用达高峰,持续 4~7 小时。V_d 为 (1.4 ± 0.4)L/kg。

【适应证】用于支气管哮喘、哮喘型支气管炎和慢性阻塞性肺部疾患时的支气管痉挛。

【用法用量】口服:成人,开始 1~2 周,每次 1.25mg,每日 2~3 次,以后可加至每次 2.5mg,每日 3 次;儿童,每次每公斤体重 0.065~0.075mg,每日 3 次。

雾化器给药:成人及 20kg 儿童:每次 5mg,24 小时内最多用 4 次。使用硫酸特布他林雾化液方法:①握住单剂量小瓶,使瓶口向上,拧动瓶盖翼以开启瓶盖;②将小瓶中溶液挤入雾化器贮液器中;③本品可在雾化器的贮液器中稳定存放 24 小时,开封后,其中的单剂量药液应在 3 个月内使用;④因为患者的雾化吸入技术经常不正确,因此应当定期检查患者的雾化吸入技术。喷雾吸入:每次 1~2 揿,每日 3~4 次,严重病人每次可增至 6 揿,最大剂量不超过 24 揿/24 小时。如果疗效不显著,请教医生。操作步骤如下:①取下保护盖,充分振摇,使其混匀;②将接口端平放入双唇间,通过接口端平静呼气;③在吸气开始的同时,按压气雾剂顶部使之喷药,经口缓慢和深深吸入;④尽可能长地屏住呼吸,最好 10 秒钟,然后再呼气。皮下注射:每次 0.25mg,如 15~30 分钟无明显临床改善,可重复注射 1 次,但 4 小时中总量不能超过 0.5mg。静脉滴注:成人每次 0.25mg,加入生理盐水 100ml 中以每分钟 1ml 的速度缓慢滴注,每日 2~3 次。

【不良反应】少数病人有手指震颤、头痛、心悸及胃肠功能障碍。口服 5mg 时,手指震颤发生率可达 20%~33%。不良反应的程度取决于剂量和给药途径。

【禁忌证】(1)对其他 β_2 激动剂及其成分过敏者禁用。

(2)心肌功能严重损伤者禁用。

【注意事项】(1)高血压、冠心病、甲状腺功能亢进者慎用。

(2)糖尿病、孕妇慎用。

(3)大剂量应用可使有癫痫病史的患者发生酮症酸中毒。

(4)长期应用可形成耐药,疗效降低。

(5)12 岁以下儿童与小儿的剂量尚未确立。

【孕妇及哺乳期妇女用药】因可舒张子宫平滑肌,所以可抑制孕妇的子宫活动能力及分娩,应慎用。

【药物相互作用】(1)同时应用其他肾上腺素受体激动剂者,其作用可增加,不良反应也可能加重。

(2)并用茶碱类药时,可增加松弛支气管平滑肌的作用,但心悸等也可能增加不良反应。

(3)非选择性 β 阻滞剂可部分或全部抑制该药的作用。

【规格】片剂:2.5mg。气雾剂:每揿 0.25mg。雾化溶液剂:5mg/2ml。注射液:0.25mg/支。

【贮藏】避光,密闭,存于 30℃ 以下环境中。

【包装】片剂:20 片/盒,铝塑泡包装。气雾剂:200 揿/支;400 揿/支。雾化溶液剂:5 支/盒。注射液:6 支/盒。

【有效期】雾化溶液剂、注射液 2 年。片剂、气雾剂 3 年。

盐酸克仑特罗 Clenbuterol Hydrochloride

【商品名】盐酸双氯醇胺,氨哮素,克喘素,氨双氯喘,氨必妥,胺双氯喘通,克仑特罗,盐胺双氯醇胺,氨双氯喘通,双氯醇胺。

【成分】主要成分为盐酸克仑特罗。

【性状】为白色结晶性粉末,无臭无味。能溶于水和热乙醇,略溶于丙酮,不溶于乙醚。

【药理毒理】本品为强效选择性 β_2 受体激动剂,能解除支气管平滑肌痉挛,其支气管扩张作用约为奥西那林的 25 倍、沙丁胺醇的 100 倍,而对心血管系统的影响则很小。其特点是起效快,维持时间长,剂量小(口服有效剂量为每次 30μg),毒副反应轻。口服吸收优于沙丁胺醇,平喘作用较特布他林约强170倍,并能增强支气管纤毛运动,促进痰液排出,有助于提高平喘效果。

【药代动力学】口服10~20分钟起效,2~3小时达最高血药浓度,维持时间6~8小时;气雾吸入5~10分钟起效,维持时间2~4小时;直肠给药后10~30分钟起效,作用可持续8~24小时。

【适应证】用于防治支气管哮喘及喘息型慢性支气管炎、肺气肿等呼吸系统疾病所致的支气管痉挛。

【用法用量】口服:成人,每次20~40μg,每日3次。舌下含服:成人,每次60~120μg,先舌下含服,待哮喘缓解后,将所余部分用温开水送下。气雾吸入:成人,每次10~20μg,每日3~4次。直肠给药:成人,每次60μg,每日2次,也可于睡前给药1次。

【不良反应】少数患者可见轻度心悸、手指震颤、头晕等,一般于用药过程中自行消失。

【禁忌证】对本品、其他β_2激动剂及其成分过敏者禁用。

【注意事项】心律失常、高血压和甲状腺功能亢进症患者慎用。

【孕妇及哺乳期妇女用药】孕妇慎用。

【药物相互作用】尚不明确。

【规格】片剂:20μg;40μg。气雾剂:2mg/14ml,10μg/揿。栓剂:60μg。膜剂:60μg;120μg(其中1/3为速效膜,2/3为缓释长效膜)。

【贮藏】遮光,在30℃以下密闭保存。

【包装】片剂:100片/瓶。气雾剂:200揿/瓶,铝瓶包装。肛门栓剂:10枚/盒。膜剂:10片/盒。

【有效期】2年。

盐酸环仑特罗片　Cycloclenbuterol Hydrochloride Tablets

【商品名】喘敌素,双氯氨,双氯氨苯噁唑,氧苯噁唑盐酸盐。

【成分】盐酸环仑特罗。

【性状】本品为白色或几乎白色的结晶性粉末,无臭,味略苦。

【药理毒理】本品为强效选择性β_2受体激动剂,其松弛支气管平滑肌作用强而持久,但对心血管系统的影响则较小。其支气管扩张作用约为沙丁胺醇的100倍,故用药量极小。哮喘患者每次口服本品30μg,可明显增加FEV_1和最大呼气流速。降低气道阻力,其平喘疗效与特布他林(每次5mg,每日3次)相近,即较后者强165倍。本品能增强支气管纤毛运动和促进痰液排出,有助于提高平喘效果。

【药代动力学】本品从胃肠道吸收,15分钟起效,2~3小时达最高血药浓度,维持时间6~8小时;气雾吸入5~10分钟起效,维持时间2~4小时;直肠给药后10~30分钟起效,作用可持续8~24小时。

【适应证】用于防治支气管哮喘及喘息型慢性支气管炎、肺气肿等呼吸系统疾病所致的支气管痉挛。

【用法用量】口服。成人,每次20~40μg,每日3次。

【不良反应】少数患者可见口干、轻度心悸、手指震颤、头晕等,一般于用药过程中自行消失。

【禁忌证】对本品、其他β_2激动剂及其成分过敏者禁用。

【注意事项】心脏病患者和甲状腺功能亢进症患者慎用。

【孕妇及哺乳期妇女用药】孕妇及哺乳期妇女慎用。

【药物相互作用】(1)同时应用其他肾上腺素受体激动剂者,其作用可增加,不良反应也可能加重。

(2)并用茶碱等磷酸二酯酶抑制剂或抗胆碱能支气管扩张药,可增加松弛支气管平滑肌作用,缓解哮喘的效果增强。

【规格】片剂:20μg。

【贮藏】遮光,密封保存。

【包装】100片瓶装。

【有效期】2年。

盐酸氯丙那林　Clorprenaline Hydrochloride

【商品名】喘通,邻氯喘息定,氯喘,氯喘通,邻氯异丙肾上腺素。

【成分】本品每片含主要化学成分盐酸氯丙那林5mg。

【性状】本品为白色或类白色结晶性粉末。易溶于水和乙醇,溶于氯仿,微溶于丙酮,不溶于乙醚。

【药理毒理】为β受体兴奋剂，对 β_2 受体的作用大于 β_1 受体，但对 β_2 受体的选择性低于沙丁胺醇。有明显的支气管解痉作用。对心脏的兴奋作用为异丙肾上腺素的 $1/10\sim1/3$。

【药代动力学】口服 15～30 分钟起效，1 小时达最大效应，可维持 4～6 小时。气雾剂吸入 5 分钟后起效。

【适应证】本品用于支气管哮喘、哮喘型支气管炎、慢性支气管炎合并肺气肿，可止喘并改善肺功能。

【用法用量】口服：成人，每次 5～10mg，每日 3 次。预防夜间发作可于睡前加服 5～10mg。气雾吸入：成人，每次 0.3～0.6ml（相当于 6～10mg）。

【不良反应】个别患者易出现心悸、头痛、手指震颤等副作用。

【禁忌证】(1)对本品过敏者禁用。

(2)当药品性状发生改变时禁止使用。

【注意事项】(1)心律失常、高血压、甲状腺功能亢进、糖尿病，以及前列腺增生而致排尿困难的患者慎用。

(2)必须按推荐剂量服用，不得任意增加用药剂量及次数。

(3)儿童必须在成人的监护下使用。

(4)请将此药品放在儿童不能接触的地方。

(5)如正在使用其他药品，使用本品前请咨询医师或药师。

【孕妇及哺乳期妇女用药】妊娠及哺乳期妇女应慎用。

【药物相互作用】(1)与其他扩张支气管的 β_2 受体激动剂同用时有相加作用，但也增加不良反应。

(2)与抗胆碱药或茶碱类药并用，其扩张支气管、缓解哮喘的效果增强。

(3)避免与单胺氧化酶抑制剂及三环类抗抑郁药同时应用。

(4)本品有抑制过敏引起的皮肤反应作用，故评估皮肤试验反应时，应考虑到本品对反应的影响。

(5)如正在服用其他药品，使用本品前请向医师或药师咨询。

【规格】片剂：5mg。气雾剂：2%溶液。

【贮藏】遮光，密封保存。

【包装】片剂：100 片/瓶。气雾剂：30ml。

【有效期】3 年。

甘草酸铵氯丙那林 Chlorprenaline Glycyrrhizinate

【商品名】甘氯喘，甘草酸铵氯喘，甘氯喘通。

【成分】本品主要成分为甘草酸铵氯丙那林。

【性状】本品为无色或淡黄色片，在水或乙醇中极易溶解，在氯仿、丙酮或乙醚中几乎不溶。

【药理毒理】本品为氯喘的干草酸单胺盐，属于中西药结合的平喘药。氯喘选择性激动 β_2 受体，使支气管平滑肌松弛，具有较强、持久平喘作用。对心脏兴奋作用极弱。此外，尚有一定止咳、祛痰作用。

【药代动力学】服后 5～10 分钟生效，持续 4～6 小时。

【适应证】主要用于支气管哮喘、慢性阻塞性肺疾病。

【用法用量】含服：成人，每次 10mg，每日 3 次。气雾吸入：每次 0.7～1.4mg，每日 3 次。

【不良反应】有时出现轻微头痛、头晕、心悸、手指颤抖、恶心、困倦和胃部不适等，继续服药，多能自行消失。但出现不良反应时，需停药。

【禁忌证】(1)对本品过敏者禁用。

(2)孕妇和 2 岁以下小儿禁用。

【注意事项】(1)心律失常、高血压、甲状腺功能亢进、糖尿病、前列腺增生等患者慎用。

(2)本品应在医师明确诊断后方可购买使用。

(3)不得任意增加用药剂量及次数。

(4)儿童必须在成人监护下使用。

(5)请将此药品放在儿童不能接触的地方。

【孕妇及哺乳期妇女用药】本品对孕妇及哺乳期妇女的安全性尚未确定，故应慎用。

【药物相互作用】(1)不应与其他扩张支气管的 β_2 受体激动剂同用。

(2)与抗胆碱药或茶碱类药并用，缓解哮喘的效果增强。

(3)与肾上腺素、异丙肾上腺素合用易致心律失常，应避免合用。

(4)如正在服用其他药品，使用本品前请咨询医师或药师。

【规格】片剂(含片):10mg。气雾剂:每瓶含药140mg。

【贮藏】遮光,密封保存。

【包装】片剂(含片):10片/板。气雾剂:1支/瓶。

【有效期】2年。

氢溴酸非诺特罗　Fenoterol Hydrobromide

【商品名】酚丙喘定,酚间羟异丙肾上腺素,备劳特。

【成分】主要成分为氢溴酸非诺特罗。

【性状】药用氢溴酸盐为白色结晶性粉末,无臭,味苦。微溶于乙醇。本品雾化吸入液为无色至淡黄色澄清溶液。片剂为白色。

【药理毒理】本品是奥西那林的衍生物,为强效选择性β_2受体兴奋剂。其支气管扩张作用强,约为奥西那林的3倍,异丙肾上腺素的15倍,而对心脏β_1受体则影响很少,仅为异丙肾上腺素的1/20。加大剂量虽可增强其支气管扩张作用,但心血管副作用和震颤的发病率也增加。其活性成分非诺特罗氢溴化物可促进气道的廓清机制。

【药代动力学】口服从胃肠道吸收迅速,T_{max}约2小时,作用维持6~8小时。气雾吸入3分钟见效,1~2小时作用达高峰,维持时间4~5小时。

【适应证】急性哮喘发作,其他可逆性气道狭窄如慢性阻塞性支气管炎或伴发肺气肿。预防运动性哮喘。也用于过敏性鼻炎。

【用法用量】气雾吸入:成人,每次0.4mg(2滴),小儿,每次0.2mg(1滴),每日3~4次。口服:每次2.5~7.5mg,每日3次,儿童酌减。

【不良反应】较大剂量可致心悸、不安、手指震颤、头痛等不良反应。久用可产生耐药性。

【禁忌证】对其他β_2激动剂及其成分过敏者禁用。

【注意事项】(1)甲亢、心功能不全、心绞痛、心律失常及高血压患者慎用。

(2)未控制的糖尿病、近期心肌梗死或严重器质性心血管疾病慎用,急性、快速进行性呼吸困难必须进行急救处理。

(3)在控制气道炎症的过程中,应考虑是否需合用和增加抗炎药物(如吸入皮质激素)以控制气道炎症,防止长期的气道损伤作用。

(4)使用β_2受体激动剂治疗可能导致低钾血症,特别是严重哮喘时,如合用黄嘌呤类衍生物、激素和利尿剂尤应注意。此外,低氧会加重低钾血症对心律的影响。

【孕妇及哺乳期妇女用药】妊娠期间(尤其是前3个月)谨慎用药。本品对子宫收缩有抑制作用,哺乳期间用药的安全性尚未完全确定。

【药物相互作用】(1)β肾上腺素能兴奋剂、抗胆碱能药物、黄嘌呤类衍生物及皮质激素对本品有加强药效作用。

(2)合用其他拟β肾上腺素能药物可增加全身吸收的抗胆碱能药物及黄嘌呤类药物的副作用。

(3)与祛痰药物和色甘酸钠合用的不良作用尚未确定。

(4)合用β受体阻滞剂可能导致药效的显著降低。

【规格】气雾剂:0.5%溶液(100mg/20ml)。片剂:2.5mg。

【贮藏】遮光,在30℃以下密闭保存。

【包装】气雾剂:20ml/支。片剂:2.5mg。

【有效期】2年。

妥布特罗　Tulobuterol

【商品名】息克平,喘舒,丁氯喘,氯丁喘安,叔丁氯喘通,盐酸氯丁喘氨,妥洛特罗。

【成分】主要成分为妥布特罗。

【性状】常用其盐酸盐,为白色或类白色结晶性粉末,无臭,味苦。溶于水、乙醇,微溶于丙酮,不溶于乙醚。溶点161~163℃。

【药理毒理】为选择性β_2受体激动剂,对支气管平滑肌具有较强而持久的扩张作用,对心脏的兴奋作用较弱。离体动物实验证明,本品松弛支气管平滑肌作用是氯喘通的2~10倍,而对心脏的兴奋作用是异丙肾上腺素的1/1000,作用维持时间较异丙肾上腺素长10倍多。临床试用表明,本品除有明显的平喘作用外,还有一定的止咳、平喘作用,而对心脏的兴奋作用极微。

【药代动力学】一般口服5~10分钟起效,作用可维持4~6小时。

【适应证】主要用于防治支气管哮喘、哮喘型支气管炎和慢性支气管炎等。

【用法用量】口服:成人,每次 0.5～2mg,每日 3 次。糖浆制剂:成人,每次 10～15ml,每日 3 次;儿童每次 5～10ml,每日 3 次。

【不良反应】偶有心悸、手指震颤、心动过速、头晕、恶心、胃部不适等不良反应,一般停药后即消失。偶有过敏反应。

【禁忌证】对其他 β_2 激动剂及其成分过敏者禁用。心绞痛、心律失常、高血压和甲状腺功能亢进症、糖尿病患者慎用。

【注意事项】(1)与肾上腺素、异丙肾上腺素合用易致心律失常,故应避免合用。

(2)冠心病、心功能不全、高血压、甲状腺功能亢进、糖尿病病人慎用。

(3)偶有过敏反应,此时应立即停药。

【孕妇及哺乳期妇女用药】孕妇慎用。

【药物相互作用】肾上腺素能药、抗胆碱能药、黄嘌呤衍生物和皮质激素类,可增强本品的作用。

【规格】片剂:0.5mg;1mg。糖浆制剂:120ml。

【贮藏】遮光,在 30℃以下密闭保存。

【包装】片剂:30 片/瓶。糖浆制剂:120ml/瓶。

【有效期】2 年。

盐酸丙卡特罗片 Procaterol Hydrochloride Tablets

【商品名】美普清,喘克星,可朋。

【成分】主要成分为盐酸丙卡特罗。

【性状】带有割线的白色素片。

【药理毒理】本品为 β_2 受体激动剂,对支气管平滑肌的 β_2 肾上腺素受体有较高的选择性,从而起到舒张支气管平滑肌的作用;还具有一定的抗过敏作用和促进呼吸道纤毛运动。

【药代动力学】口服 5 分钟内开始起效,1.5 小时左右作用最强,可持续 6～8 小时,消除半衰期为 8.4 小时。尿中排泄量为 10.3%±2.4%。

【适应证】适用于支气管哮喘、喘息性支气管炎、伴有支气管反应性增高的急性支气管炎、慢性阻塞性肺部疾病。

【用法用量】口服:成人,每次 50μg,每日 1～2 次,睡前或清晨及睡前服用;6 岁以上小儿,每次 25μg,每日 2 次,服用方法同成人。儿童可依据年龄和症状适当增减。

【不良反应】(1)心血管系统:偶有心律失常、心率增速或面部潮红。

(2)精神、神经系统:可有肌颤、头痛、眩晕或耳鸣。

(3)肠胃系统:偶有恶心或胃部不适。

(4)过敏反应:偶有皮疹发生。

(5)偶有口干、鼻塞、周身倦怠。

【禁忌证】对本品及肾上腺素受体激动药过敏者禁用。

【注意事项】(1)有可能引起心律失常,服用时应予以注意。

(2)以下患者慎服:甲状腺机能亢进症、高血压、心脏病、糖尿病。

(3)由于早产儿、新生儿、乳儿和幼儿服用的安全性尚未确立,慎用。

(4)其他:有抑制过敏引起的皮肤反应作用,故评估皮肤试验反应时,应考虑到本品对反应的影响。

【孕妇及哺乳期妇女用药】由于妊娠期服用本品的安全性尚未确立,所以对孕妇或有可能妊娠的妇女,应权衡利弊方可服用。

【药物相互作用】(1)本品与肾上腺素及异丙肾上腺素等儿茶酚胺类并用时会引起心律失常、心率增加,故应避免与上述药物并用。

(2)并用茶碱类药时,可增加舒张支气管平滑肌作用,但不良反应也增加。

(3)避免与单胺氧化酶抑制剂及三环类抗抑郁药同时应用。

【规格】片剂:25μg。

【贮藏】遮光,密闭保存。

【包装】10 片/板,铝箔包装。

【有效期】3 年。

沙美特罗 Salmeterol

【商品名】司多米,祺泰,昔萘酸沙美特罗气雾剂,羟萘酸沙美特罗吸入粉雾剂,施立稳,昔萘沙美特罗,平特。

【成分】主要成分常用其羟萘酸盐。

【性状】本品气雾剂在耐压容器中的药液为无

色或微黄色澄清液体。

【药理毒理】本品由选择性 β_2 受体激动剂沙丁胺醇衍生而得,具有沙丁胺醇的基本结构,即活性头部结构,而延长的侧链上连接一个苯环组成尾部。沙美特罗选择性作用于 β_2 肾上腺素受体,扩张支气管平滑肌,控制哮喘发作,具有作用持续时间长、肺外作用小、耐受性好的特点,为目前治疗哮喘夜间发作和哮喘维持治疗的理想药物。结构中长而无极性的侧链不影响其 β_2 受体激动剂活性,但可以紧贴细胞膜与 β_2 受体外位点结合,使分子的柔性头部自由地与受体的活性位点相互作用,激动或兴奋 β_2 受体。由于沙美特罗尾部结构与受体外位点结合,使之不易脱离细胞膜受体,从而作用强而持久(12小时)。此外,哮喘并非呼吸道平滑肌疾病本身,而是与体内一系列炎性过程有关,如炎性介质释放、炎性细胞激活、浸润及水肿形成。沙美特罗通过持续抑制炎性介质释放,减缓炎性细胞激活,抑制炎性细胞浸润,防止水肿形成,从而显示抗炎和控制哮喘作用。离体豚鼠气管平滑肌实验证明,本品对电刺激引起的平滑肌收缩反应的抑制作用,在本品灌注后30分钟内逐渐发生,平滑肌给缩逐渐减弱直至松弛,约持续7小时以上。

【药代动力学】哮喘病人在用药后 10~20 分钟开始出现支气管扩张作用,最佳疗效能持续 12 小时。老年和肾衰病人沙美特罗体内代谢不发生改变,不必调整剂量方案。

【适应证】适用于哮喘的长期维持治疗及慢性支气管炎、肺气肿引起的可逆性气道阻塞,不适于哮喘急性发作。

【用法用量】本品仅用于吸入给药,有气雾剂和碟式吸入剂两种剂型,施立碟必须与碟式吸入器配合使用。常用剂量:成人,每次 $50\mu g$,每日 2 次,严重者可加至每次 $100\mu g$;儿童,每次 $50\mu g$,每日 2 次。气管阻塞严重病人可吸入每次 $100\mu g$。

【不良反应】(1)震颤、主观性心悸及头疼。

(2)一些病人可出现心律失常包括房颤和室上性心动过速及期外收缩。

(3)关节痛及过敏反应包括皮疹、水肿和血管神经性水肿。

(4)口咽部刺激。

(5)低血钾。

【禁忌证】(1)对本品中任何成分有过敏史者禁用。

(2)哮喘急性发作时禁用。

【注意事项】(1)本品仅适用于哮喘的维持治疗,不宜于哮喘恶化状态时使用,需与短效 β_2 受体激动剂合用,否则有致命危险。

(2)应用沙美特罗治疗期间,病人应备好速效 β_2 受体激动剂。速效 β_2 受体激动剂用量增加提示哮喘加剧,此时应重新评价治疗方案,或考虑给予激素治疗。

(3)本品不是口服或吸入皮质激素的代用品,用药期间哮喘症状减轻时,亦不应停用激素或降低激素用量。

(4)不宜频繁或大剂量应用。超过推荐吸入或口服剂量有诱发 Q-T 间隔延长和心律失常而致死的危险。

(5)有可能出现低血钾。黄嘌呤衍生物、激素类利尿剂及缺氧可使之加剧,此时应监测血钾浓度。

(6)本品勿与选择性 β 受体阻断剂共用于哮喘的治疗。接受本品的哮喘病人使用心脏选择性 β 受体阻断剂时应小心。

【孕妇及哺乳期妇女用药】孕妇使用沙美特罗的安全性尚未确立,只有在疗效远远高于其可能带给胎儿损害的情况下,才考虑使用。沙美特罗极少分泌进入乳汁,但缺乏哺乳妇女使用的数据,应在利大于弊的前提下考虑使用。

【药物相互作用】可逆行气道阻塞性疾病的病人,除非迫不得已,应避免使用选择性及非选择性 β 受体阻滞剂。

【规格】气雾剂:$25\mu g$/揿。微粉吸入剂:$50\mu g$/粒。碟剂:$50\mu g$/药泡。

【贮藏】遮光,密闭,在阴凉处保存。

【包装】气雾剂:120 揿/支。碟式吸入剂:每盒含 15 个药碟,每个药碟有 4 个药泡,每个药泡含本品 $50\mu g$。

【有效期】24 个月。

福莫特罗　Formoterol Fumarate

【商品名】安通克,富马酸福莫特罗。

【成分】主要成分为富马酸福莫特罗。

【性状】本品为白色结晶性粉末;无臭,味苦。本品在水中溶解,在乙醇、三氯甲烷中溶解,在乙醚中几乎不溶。

【药理毒理】本品是一种新型长效 β_2 肾上腺素受体选择性更高的激动药。在体内与 β_2 受体结合,能激活气道平滑肌细膜上的腺苷酸环化酶,使细胞内的环磷腺苷合成增多,并能降低细胞内 Ca^{2+} 浓度而舒张支气管平滑肌,且呈剂量依赖性,能使第1秒用力呼气量(FEV_1)、用力肺活量(FVC)和呼气峰流速(PER)增加。支气管扩张作用明显比同等剂量的沙丁胺醇和特布他林强。口服 $80\mu g$ 富马酸福莫特罗,4小时后,扩张作用最强,其效应与口服 4mg 沙丁胺醇相当,其气道扩张作用可维持12小时以上。另一显著特点是具有较强的抗炎活性,抑制气道血管通透性增高和抗原引起的炎症细胞在气道的浸润,其作用与组胺 H_1 受体拮抗药、肥大细胞稳定药酮替芬类似。

【药代动力学】本品口服吸收良好,服后30分钟起效,约4小时后达最大效应。吸入给药5分钟即起效,约2小时达高峰。本品吸入给药半衰期为1.7～2.3小时,口服给药半衰期为8.5小时。口服给药10小时后,5.8%原形药和8%葡萄糖醛酸结合物由尿中排出。本品经肝脏代谢,肾脏排泄。本品口服吸收迅速,动物实验表明,体内以肾浓度最高,其次为肝、血浆、气管、肺、肾上腺、心、脑。口服后,尿及粪中的排泄量为给药量的24%～45%,部分经胆汁排泄,提示有肝肠循环存在。

【适应证】用于治疗支气管哮喘、慢性气管炎、喘息型支气管炎、肺气肿等气道阻塞性疾病所引起的呼吸困难。尤其适用于需要长期服用肾上腺素 β_2 受体激动药的患者和夜间发作型的哮喘患者。

【用法用量】口服:成人,每次40～80μg,每日2次;儿童,每日3～4μg/kg,分2～3次服。气雾吸入:成人,每次12～24μg,每日2次,每日总量不超过72μg;儿童用量减半或根据病情需要酌情调整剂量。

【不良反应】(1)循环系统:偶见心动过速、室性期外收缩、面部潮红、胸部压迫感等。

(2)神经系统:偶见头痛、震颤、兴奋、发热、嗜睡、盗汗等,罕见耳鸣、麻木感、不安感、头昏、眩晕等。

(3)消化系统:偶见嗳气、腹痛、胃酸过多等。

(4)过敏反应:偶见瘙痒,罕见皮疹,出现时应停药。

(5)其他:偶见口渴、疲劳、倦怠感等。

【禁忌证】(1)对本品过敏者。

(2)本品不宜用于治疗急性支气管痉挛。

【注意事项】(1)慎用于心血管功能紊乱、糖尿病、使用洋地黄、肝肾功能不全、低钾血症患者、嗜铬细胞瘤、甲亢、高血压患者。

(2)依病情及年龄调节剂量。

(3)正确使用本品无疗效时应停药。

(4)耐受性:常规使用本品可产生与其他长效肾上腺素 β_2 受体激动药及短效 β_2 受体激动药类似的影响,如支气管扩张的失敏。

【孕妇及哺乳期妇女用药】孕妇慎用。

【药物相互作用】(1)本品与肾上腺素及异丙肾上腺素等儿茶酚胺合用时,可能引起心律不齐,甚至可能导致心搏停止。

(2)本品可增加洋地黄类药物导致心律失常的易感性。

(3)皮质类固醇类药和本品均可引起血钾浓度降低,如果两者合用,可加重血钾浓度的降低,并有可能发生高血糖症。

(4)本品与利尿药合用,可增加发生低钾血症的危险性。

(5)本品可增强潘库溴铵、维库溴铵的神经肌肉阻滞作用。

(6)本品与单胺氧化酶抑制药合用,可出现毒副反应。

(7)本品与茶碱合用,可增加发生低钾血症的危险性。

【规格】片剂:40μg。气雾剂:0.025%溶液。奥克斯都保:4.5μg/吸。

【贮藏】遮光,密封保存。

【包装】片剂:20片/板。气雾剂:30ml/瓶。奥克斯都保:60吸/支。

【有效期】2年。

班布特罗 Bambuterol

【商品名】盐酸班布特罗,帮备。

【成分】盐酸班布特罗。

【性状】本品为白色或类白色片。

【药理毒理】本品在体内转化为特布他林,是 β_2 受体激动剂,舒张支气管平滑肌,达到平喘效果。

【药代动力学】口服盐酸班布特罗片后,大约口服剂量的 20% 被吸收。吸收后被缓慢代谢成有活性的特布他林。盐酸班布特罗和中间代谢物对肺组织显示有亲和力,在肺组织内也进行盐酸班布特罗→特布他林的代谢。因此在肺中活性药物可以达到较高浓度。口服本药后,约 7 小时可以达到活性代谢物——特布他林的最大血浆浓度,半衰期为 17 小时左右。盐酸班布特罗及其代谢物,主要由肾脏排出。

【适应证】支气管哮喘、慢性支气管炎、肺气肿及其他伴有支气管痉挛的肺部疾病。

【用法用量】口服:成人,起始剂量为每次 10mg,每日 1 次,睡前服用。根据临床效果,在用药 1~2 周后可增加到 20mg。肾功能不全(GFR50ml/分钟肾小球滤过率)的病人,初始剂量建议用 5mg。

【不良反应】可有震颤、头痛、心悸等,大部分在治疗 1~2 周后会自然消失。个别患者可出现皮疹。但本品较其他同类药物不良反应为轻,其强度与剂量正相关。极少数人可能会出现转氨酶轻度升高及口干、头晕、胃部不适等。

【禁忌证】(1)对本品、特布他林及拟交感胺类药过敏者禁用。

(2)肝硬化或某些肝功能不全患者,不宜用本品。

【注意事项】(1)对于患有高血压、心脏病、糖尿病或未经控制的甲状腺机能亢进者慎用。

(2)伴有糖尿病的哮喘患者使用本品时应加强血糖控制。

(3)严重肝肾功能不全的患者,剂量必须个体化。

(4)肥厚型心肌病患者不得服用本品。

【孕妇及哺乳期妇女用药】妊娠首 3 个月慎用。

【药物相互作用】(1)与其他拟交感胺类药合用作用加强,毒性增加。

(2)可延长琥珀酰胆碱肌肉松弛作用。

(3)不宜与肾上腺素能受体阻滞剂(如普萘洛尔)合用。

【规格】片剂:10mg。

【贮藏】密封保存。

【包装】10 片/盒。

【有效期】2 年。

盐酸麻黄碱 Ephedrine Hydrochloride

【商品名】盐酸麻黄素。

【成分】本品主要成分为盐酸麻黄碱。

【性状】本品片剂为白色片。注射剂为无色的澄明液体。

【药理毒理】本品可直接激动肾上腺素受体,也可通过促使肾上腺素能神经末梢释放去甲肾上腺素而间接激动肾上腺素受体,对 α、β 受体均有激动作用。可舒张支气管并收缩局部血管,其作用时间较长;加强心肌收缩力,增加心输出量,使静脉回心血量充分;有较肾上腺素更强的兴奋中枢神经作用。

【药代动力学】口服、肌注或皮下注射很快被吸收,可通过血-脑屏障进入脑脊液。口服 15~60 分钟起效,肌注 10~20 分钟起效,持续作用 3~5 小时。半衰期:当尿 pH 值为 5 时,约 3 小时;尿 pH 值为 6.3 时,约 6 小时。吸收后仅有少量经脱胺氧化,大部分以原形自尿排出。

【适应证】可缓解支气管哮喘的发作,现倾向少用。

【用法用量】口服:成人常用量,每次 15~30mg,每日 3 次。皮下或肌注:每次 15~30mg,每日 3 次。极量:每次 60mg,每日 150mg。

【不良反应】(1)对前列腺肥大者可引起排尿困难。

(2)大剂量或长期使用可引起精神兴奋、震颤、焦虑、失眠、心痛、心悸、心动过速等。

【禁忌证】甲状腺机能亢进、高血压、动脉硬化、心绞痛等病人禁用。

【注意事项】(1)交叉过敏反应对其他拟交感胺类药,如肾上腺素、异丙肾上腺素等过敏者,对本品也过敏。

(2)如有头痛、焦虑不安、心动过速、眩晕、多汗等症状出现时,应注意停药或调整剂量。

(3)短期内反复用药,作用可逐渐减弱(快速耐受现象),停药数小时后可以恢复。每日用药如不超过 3 次,则耐受现象不明显。

【孕妇及哺乳期妇女用药】(1)剖腹产麻醉过程中用本品维持血压,可加速胎儿心跳,当母体血压超过130/80mmHg时不宜用。

(2)本品可分泌入乳汁,哺乳期妇女禁用。

【药物相互作用】(1)与肾上腺皮质激素合用,本品可增加其代谢清除率,须调整皮质激素的剂量。

(2)尿碱化剂,如制酸药、钙或镁的碳酸盐、枸橼酸盐、碳酸氢钠等,影响本品在尿中的排泄,增加本品的半衰期,延长作用时间。特别是如尿保持碱性几日或更长,患者大多致麻黄碱中毒,本品用量应调整。

(3)与β_2受体阻滞药如酚妥拉明、哌唑嗪、妥拉唑林及酚噻嗪类药合用时,可对抗本品的加压作用。

(4)与全麻药如氯仿、氟烷、异氟烷等同用,可使心肌对拟交感胺类药反应更敏感,有发生室性心律失常危险,必须同用时,本品用量应减小。

(5)与三环类抗抑郁药如马普替林同用时,可降低本品的加压作用。

(6)与洋地黄苷类合用,可心律失常。

(7)与麦角新碱、麦角胺或缩宫素同用,可加剧血管收缩,导致严重高血压或外围组织缺血。

(8)与多沙普仑同用,两者的加压作用均可增强。

【规格】片剂:15mg;25mg;30mg。注射液:30mg/ml。

【贮藏】遮光,密闭保存。

【包装】片剂:100片/瓶,塑料瓶包装。注射液:10支/盒。

【有效期】24个月。

FDA就合理使用长效β受体激动剂(LABAs)治疗哮喘提出了指导意见:①LABAs不能被作为治疗哮喘的首选药,只有在其他药品(包括低剂量和中等剂量的皮质激素)不能控制哮喘症状时,才考虑与其他药品一起使用;②患者在未与医生商量之前不要停止使用LABAs和其他抗哮喘药,如需中断治疗应向医生咨询;③患者喘息症状加重时,不要使用LABAs,患者在使用LABAs时出现严重喘息症状,应立即通知医生;④LABAs对突发喘息症状没有减轻作用,患者在突发气喘时,应该使用短效支气管扩张药。

二、磷酸二酯酶抑制剂

茶碱及其衍生物均能松弛支气管平滑肌,但其作用机制仍未完全阐明。体外试验证明,茶碱能抑制磷酸二酯酶活性,使cAMP破坏减少,细胞中的cAMP水平增高。其支气管扩张作用的可能机制有以下几种可能性:其一是茶碱对支气管平滑肌的松弛作用与其拮抗内源性产生的腺苷有关,已知腺苷能使支气管平滑肌收缩;其二是茶碱刺激肾上腺髓质释放内源性儿茶酚胺,间接发挥拟肾上腺素作用;其三是茶碱可增强膈肌和肋间肌的收缩力,消除呼吸肌的疲劳。常用磷酸二酯酶抑制剂如下。

氨茶碱 Aminophylline

【商品名】阿米诺非林,茶碱胺,茶碱乙烯双胺,乙二氨茶碱。

【成分】本品主要成分为氨茶碱。

【性状】本品为无色或微黄色颗粒粉末,易结块;微有氨臭,味苦;在空气中吸收二氧化碳,并分解成茶碱,水溶液呈碱性反应。本品在水中溶解,在乙醇中微溶,在乙醚中几乎不溶。氨茶碱片为白色或微黄色片;氨茶碱注射液为无色或微黄的澄明液体。

【药理毒理】本品为茶碱与乙二胺复盐,其药理作用主要来自茶碱,乙二胺使其水溶性增强。本品具有解痉平喘、强心利尿、兴奋呼吸中枢和抗变态反应等多方面的药理作用。迄今为止,本品治疗哮喘的确切作用机制尚未明了。其平喘作用可能与下列机制有关:①磷酸二酯酶(PDE)抑制作用;②拮抗腺苷受体;③通过抑制钙离子的内流,降低细胞内的钙离子浓度;④刺激内源性儿茶酚胺的释放;⑤抑制肥大细胞释放炎性介质;⑥低浓度时具有抗变态反应炎症作用;⑦其他作用如增强β受体激动剂的松弛支气管平滑肌作用,增强呼吸肌的收缩力,抑制前列腺素(PG)作用等。

【药代动力学】氨茶碱的水溶性是茶碱的20倍,本品口服和静脉注射给药都能迅速吸收。口服用药的生物利用度为96%。60～120分钟血药浓度达峰值。吸收后药物分布到体内各部分,并可透过胎盘。本品在体内释放出有效成分茶碱,后者的蛋白结合率为60%。主要在肝脏代谢灭活,在细胞色素P450和黄嘌呤氧化酶的作用下经N-去甲基化和C-去氧化反应,人体内的代谢产物是3-甲基黄嘌呤、1-甲基尿酸和1,3-二甲基尿酸,其转化率分别为36%、17%和40%。10%以原形由肾脏排出。3-甲基黄嘌呤仍具有茶碱的药理活性,但作用强度仅为茶碱原形的1/5～1/2。本品的半衰期正常成人为(312±84)分钟,儿童平均为200分钟。

【适应证】适用于支气管哮喘、慢性喘息性支气管炎、慢性阻塞性肺病等缓解喘息症状。也可用于心功能不全和心源性哮喘。

【用法用量】口服:成人常用量,每次0.1～0.2g,每日3次。极量:每次0.5g,每日1g。缓释片:每次0.2～0.3g,每12小时1次。静脉注射:成人常用量,每次0.125～0.25g,每日0.5～1g,用50%葡萄糖注射液稀释至20～40ml,注射时间不得短于10分钟;小儿常用量,每次2～4mg/kg,以5%～25%葡萄糖注射液稀释后缓慢注射。静脉滴注:每次0.25～0.5g,每日0.5～1g,以5%～10%葡萄糖注射液稀释后缓慢滴注。成人注射给药极量每次0.5g,每日1g。

【不良反应】茶碱的毒性常出现在血清浓度为15～20μg/ml,特别是在治疗开始,早期多见的有恶心、呕吐、易激动、失眠等。当血清浓度超过20μg/ml,可出现心动过速、心律失常。血清中茶碱超过40μg/ml,可发生发热、失水、惊厥等症状,严重的甚至引起呼吸、心跳停止致死。

【禁忌证】(1)对本品过敏的患者。

(2)活动性消化溃疡和未经控制的惊厥性疾病患者禁用。

【注意事项】(1)本品不适用于哮喘持续状态或急性支气管痉挛发作的患者。

(2)应定期监测血清茶碱浓度,以保证最大的疗效而不发生血药浓度过高的危险。

(3)肾功能或肝功能不全的患者、年龄超过55岁,特别是男性和伴发慢性肺部疾病的患者、任何原因引起的心功能不全患者、持续发热患者、使用某些药物的患者及茶碱清除率减低者,血清茶碱浓度的维持时间往往显著延长。应酌情调整用药剂量或延长用药间隔时间。

(4)茶碱制剂可致心律失常和(或)使原有的心律失常加重,患者心率和(或)节律的任何改变均应进行监测。

(5)低氧血症、高血压或者非活动性消化道溃疡病史的患者慎用本品。

【孕妇及哺乳期妇女用药】本品可通过胎盘屏障,也能分泌入乳汁,随乳汁排出,孕妇、产妇及哺乳期妇女慎用。

【药物相互作用】(1)地尔硫䓬、维拉帕米可干扰茶碱在肝内的代谢,与本品合用,增加本品血药浓度和毒性。

(2)西咪替丁可降低本品肝清除率,合用时可增加茶碱的血清浓度和(或)毒性。

(3)某些抗菌药物,如大环内酯类的红霉素、罗红霉素、克拉霉素,氟喹诺酮类的依诺沙星、环丙沙星、氧氟沙星、左氧氟沙星;克林霉素、林可霉素等可降低茶碱清除率,增高其血药浓度。其中尤以红霉素、依诺沙星为著。当茶碱与上述药物伍用时,应适当减量或监测茶碱血药浓度。

(4)苯巴比妥、苯妥英、利福平可诱导肝药酶,加快茶碱的肝清除率,使茶碱血清浓度降低;茶碱也干扰苯妥英的吸收,两者血浆浓度均下降,合用时应调整剂量,并监测血药浓度。

(5)与锂盐合用,可使锂的肾排泄增加,影响锂盐的作用。

(6)与美西律合用,可减低茶碱清除率,增加血浆中茶碱浓度,需调整剂量。

(7)与咖啡因或其他黄嘌呤类药并用,可增加其作用和毒性。

【规格】片剂:0.1g。缓释片:0.1g。注射液:0.25g/2ml。

【贮藏】遮光,密闭保存。

【包装】片剂:100片/瓶。缓释片:12片/板。注射液:10支/盒。

【有效期】2年。

茶碱缓(控)释胶囊　Theophylline Controlled Release Capsules

【商品名】时尔平胶囊,茶喘平,舒弗美,茶碱缓释片,茶碱控释片,埃斯马隆,无水茶碱缓释片,茶碱,优喘平,长效茶喘平。

【成分】每片含无水茶碱100mg及控制释辅

料等。

【性状】本品为胶囊制剂,内容物为白色圆球状颗粒,或为片剂。

【药理毒理】本品采用特殊的控释微丸胶囊工艺制成茶碱缓(控)释制剂,可使血中的茶碱浓度维持12小时。其控释颗粒的骨架由特制的新型辅料(如兴华Ⅰ、Ⅱ号)按照不同的比例配制而成。由于每种辅料的渗透性不同,可使骨架中的茶碱缓慢地渗出到胃肠道。其释放度按照药典要求:2小时释出量20%~40%,6小时释出量40%~65%,12小时释出量70%以上。故平喘作用可维持12小时之久。为茶碱缓释片,作用同氨茶碱,具有直接舒张支气管和肺血管作用,并兴奋呼吸中枢,增强心肌收缩力,增加肾血流及抑制肾小管 Na^+、Cl^- 回吸收而达到利尿作用。此外,还有轻度兴奋中枢神经,舒张胆道,消化道平滑肌作用。

【药代动力学】口服吸收完全,口服的生物利用度高达100%。一次服药后,血药浓度能较平稳地维持在10~20mg/L,平喘作用可维持12小时。餐后服用可减少胃肠道反应。

【适应证】(1)用于缓解或预防各年龄组成人和3岁以上儿童的慢性支气管哮喘或哮喘持续状态。哮喘持续状态后的维持治疗能有效地防止再次发作。与 $β_2$ 受体激动剂或糖皮质激素合用其疗效比单用任何一种药物更佳,且副作用降低,耐受性更好。

(2)也适用于慢性支气管炎和肺气肿伴有的可逆性支气管痉挛的症状。

(3)是慢阻肺病人(COPD)冬季正常生活的保障,尤其对夜间发作的哮喘更适宜。

【用法用量】根据病情严重程度,成人每次0.2~0.4g,每12小时1次,吞服整个胶囊,或将胶囊中小丸倒在半食匙温水或流体食物中吞服。1~9岁儿童,每次0.1~0.2g;9~12岁儿童,每次0.2g;12~16岁少年,每次0.2g。

【不良反应】与氨茶碱相似。不良反应与个体对茶碱清除速率的快慢有关,毒性常出现在药物血清浓度15~20μg/ml时。当少数病人茶碱血药浓度超过20μg/ml时,常见头痛、恶心、呕吐和失眠,较少见的有消化不良、震颤和眩晕。多为轻至中度,重度罕见。当血药浓度超过40μg/ml时,可发生发热、失水、惊厥等,严重者甚至呼吸、心跳停止。

【禁忌证】(1)对茶碱不能耐受的病人禁用。

(2)未治愈的潜在癫痫患者及急性心肌梗死伴有血压降低者禁用。

【注意事项】(1)不可嚼碎服用,否则不能起控释作用,不应超过医生处方剂量。

(2)本品作用较为缓慢,不适用于急性哮喘发作时的治疗。

(3)胃和十二指肠溃疡、高血压及癫痫病患者应慎用本品。

(4)茶碱可致心律失常,可使原有的心律失常恶化,对患者心律异常或心律有任何显著变化者均应进行监测和研究。

(5)有消化性溃疡、肝肾功能不全、肝病、任何原因引起的心力衰竭、持续高烧的及使用某些药物的患者、有低氧血症、高血压患者应慎用,并注意监测血清茶碱浓度。

【孕妇及哺乳期妇女用药】孕妇和哺乳期妇女尽量避免使用茶碱制剂。

【药物相互作用】(1)与别嘌呤醇、西咪替丁、环丙沙星、红霉素及口服避孕药合用,可使茶碱血浓度增加。

(2)与巴比妥类、卡马西平、利福平及其他肝酶诱导剂,可降低本品的血浓度。

(3)勿与非选择性β受体阻滞剂同时使用。

【规格】片剂(胶囊):0.1g;0.2g。

【贮藏】遮光,密封保存。

【包装】10片(粒)/板。

【有效期】2年。

葆乐辉 Protheo

【成分】系无水茶碱的微粒制剂。

【性状】本品为白色片。

【药理毒理】同氨茶碱。本品由包含众多茶碱核的茶碱基质构成。每个核由蔗糖和数层以半透膜形成包被的茶碱构成。口服后基质在胃液中溶解,释放出初始剂量的茶碱,随后茶碱逐步溶解,有效地控制药物的释放并维持稳定的茶碱血浓度。因此,用药间隔可长达24小时。

【药代动力学】口服易被吸收,血药浓度达峰时间为4~7小时,每日口服1次,体内茶碱血药浓度可维持在治疗范围内(5~20mg/ml)达12小时,血药浓度相对较平稳。蛋白结合率约60%。半衰期新生儿(6个月内)>24小时,小儿(6个月以上)为(3.7±1.1)小时,成人(不吸烟并无哮喘者)为(8.7±2.2)小时,吸烟者(每日吸1~2包)为4~5小时。本品主要在肝脏代谢,由尿排出,其中约10%为原形物。

【适应证】适用于各型慢性支气管哮喘和喘息型慢性支气管炎的治疗,尤其适合治疗中、重度持续型慢性哮喘和夜间哮喘。

【用法用量】吞服:成人常用剂量,每次400mg,每日1次。可根据疗效、血液浓度及病人对药物耐受情况调整剂量,每隔3日增加0.2g,最大剂量每次不超过0.9g,分2次服用,早、晚用100ml温开水送服。

【不良反应】头痛、恶心和失眠,较少见消化不良、震颤和头晕等症状,其程度多数病人较轻至中度,偶见严重不良反应。

【禁忌证】对本品过敏患者、活动性消化性溃疡和未经控制的惊厥性疾病患者禁用。

【注意事项】(1)基本同12小时茶碱缓(控)释剂。本品也不能嚼碎或碾碎后服用,如需服用半片,可沿药片中间的划痕线掰开。每日1次给药,最好在晚上临睡前1~2小时服用。

(2)本品不适用于哮喘发作症状或急性支气管痉挛发作的患者。

(3)应定期监测茶碱血清浓度,防止血药浓度过高。

【孕妇及哺乳期妇女用药】对妊娠和哺乳的影响:尚未对茶碱进行动物生殖研究,亦不清楚孕妇服用茶碱是否引起胎儿损伤或影响生殖能力。对于孕妇,只有必须使用时才给用黄嘌呤类药物。哺乳期妇女:茶碱可进入乳汁,使婴儿发生烦躁或其他中毒征象,建议停止哺乳或停止服药。

【药物相互作用】茶碱缓(控)释胶囊。

【规格】片剂:400mg。

【贮藏】遮光,密封保存。

【包装】10片/板。

【有效期】暂定2年。

二羟丙茶碱 Diprophylline

【商品名】喘定。

【成分】本品主要成分为二羟丙茶碱。

【性状】本品注射液为无色澄明液体,片剂为白色片。

【药理毒理】本品属于黄嘌呤衍生物,磷酸二酯酶抑制剂。基本上和氨茶碱相似,其扩张支气管的作用约为氨茶碱的1/10。本品对呼吸道平滑肌有直接松弛作用,能增强膈肌收缩力,改善呼吸功能;还能兴奋心肌,增加心排血量。

【药代动力学】本品口服容易吸收,半衰期为2~2.5小时。在体内代谢为茶碱的衍生物,在体内的生物转化率有个体差异,大部分以代谢产物形式通过肾排出,10%以原形排出。

【适应证】支气管哮喘、喘息性支气管炎、慢性肺气肿及心源性水肿、心绞痛等,尤其是伴有明显心动过速或不能耐受茶碱者。

【用法用量】本品的用量需根据患者的症状及反应进行调整。口服:成人常用量,每次0.1~0.2g,每日3次,极量每次0.5g。肌内注射:成人,每次0.25~0.5g,每日2次。静脉滴注:成人,每次0.25~0.75g,以5%或10%葡萄糖注射液稀释,每日1次。

【不良反应】可有头痛、失眠、心悸、恶心和呕吐等胃肠道症状,但较氨茶碱刺激性小。过量时有中枢兴奋、心律失常、肌肉颤动或癫痫等。肌内注射时局部疼痛较氨茶碱为轻。

【禁忌证】对本品过敏者、活动性消化性溃疡和未经控制的惊厥性疾病者禁用。

【注意事项】(1)交叉过敏:对本品过敏者可能对其他茶碱类药也过敏。

(2)对诊断的干扰:本品可使血清尿酸及尿儿茶酚胺的测定值增高。

(3)下列情况应慎用:酒精中毒、心律失常、严重心脏病、充血性心力衰竭、肺源性心脏病、肝脏疾患、高血压、甲状腺功能亢进、严重低氧血症、急性心肌损害、活动性消化道溃疡或有溃疡病史者肾脏疾患。

(4)静脉注射时,注射速度不能太快,以免引起一过性低血压或周围循环衰竭。

【孕妇及哺乳期妇女用药】本品可通过胎盘屏障,也能分泌入乳汁,随乳汁排出,孕妇、产妇及哺乳期妇女慎用。

【药物相互作用】(1)本品和氨茶碱及麻黄碱等拟交感胺类药物合用时,不良反应增多。

(2)与克林霉素、红霉素、林可霉素合用时,可降低本品在肝内的消除率,使血药浓度升高,甚至出现毒性反应,应调整用药剂量。

(3)与锂盐合用时,使肾对锂的排出加快,疗效减低。

(4)与普萘洛尔合用时,本品的支气管扩张作用受抑制。

【规格】片剂:0.1g。注射液:0.25g/2ml。

【贮藏】遮光,密闭保存。

【包装】片剂:100片/瓶。注射液:10支/盒。

【有效期】注射液:2年。片剂:3年。

多索茶碱　Doxofylline Tablets

【商品名】枢维新,多速舒,凯宝川芎,安塞玛,达复琳。

【成分】主要成分为多索茶碱。

【性状】结晶,能溶于水、丙酮、氯仿、热乙醇,难溶于乙醚。

【药理毒理】本品是甲基黄嘌呤的衍生物,对磷酸二酯酶有显著抑制作用,是氨茶碱的替代品。通过抑制平滑肌细胞内的磷酸二酯酶、阻断腺苷受体和干扰平滑肌细胞内钙离子移动,而松弛支气管平滑肌。其松弛支气管平滑肌痉挛的作用是氨茶碱的5~10倍。另外,可抑制各种炎症介质、细胞因子释放,而控制气道炎症、降低气道高反应性。对组胺诱发的豚鼠咳嗽具有镇咳作用。

【药代动力学】本品口服吸收良好,服后15~90分钟达血药高峰值,半衰期约3小时。健康成人一次口服多索茶碱片0.4g,血药浓度达峰时间为1.22小时,血药浓度峰值为1.9μg/ml。静脉注射本品100mg(注射时间超过10分钟),给药后血浆药物达峰时间约为0.10小时,血药浓度峰值约为2.50μg/ml,消除半衰期约为1.83小时。能迅速分布到各种体液和脏器,总清除率为(683.6±197.8)ml/分钟。进食可使峰浓度降低,达峰时间延迟,宜增加本剂量。本品广泛分布于各脏器,其中以肺的含量为最高。本品以原形和代谢物形式从尿中排泄,主要代谢物为β-羟乙基茶碱。

【适应证】支气管哮喘、喘息性慢性支气管炎及其他支气管痉挛引起的呼吸困难。

【用法用量】口服:成人常用量,每次0.2~0.4g,每日2次,饮前或饭后3小时服用,重症哮喘患者应遵医嘱用药;儿童,每日12~18mg/kg,或遵医嘱。静脉注射:成人常用量,每次0.2g,12小时1次,以25%葡萄糖注射液稀释至40ml缓慢静脉注射,时间应在20分钟以上,5~10天为1疗程,或遵医嘱。静脉滴注:成人常用量,每次0.3g,每日1次,加入5%葡萄糖注射液或生理盐水注射液100ml中缓慢滴注。

【不良反应】使用黄嘌呤衍生物可能引起恶心、呕吐、上腹部疼痛、头痛、失眠、易怒、心动过速、期前收缩、呼吸急促、高血糖、蛋白尿。如过量使用还会出现严重心律失常、阵发性痉挛等。此表现为初期中毒症状,此时应暂停用药,请医生诊断,监测血药浓度。但在上述中毒迹象和症状完全消失后仍可继续使用。

【禁忌证】(1)凡对多索茶碱或黄嘌呤衍生物类药物过敏者。

(2)急性心肌梗死患者。

【注意事项】(1)茶碱类药物个体差异性较大,多索茶碱剂量亦要视个体病情变化选择最佳剂量和用药方法。

(2)患有甲亢、窦性心动过速、心律失常者,请遵医嘱。

(3)与氟喹诺酮类药物配伍用时,剂量酌减。

(4)妊娠期妇女慎用。

(5)严重心、肺、肝、肾功能异常者及活动性胃、十二指肠溃疡患者慎用。

(6)大剂量给药后引起血压下降。

(7)本品不得与其他黄嘌呤类药物同时服用,建议不要同时饮用含咖啡因的饮料或食品。

【孕妇及哺乳期妇女用药】孕妇慎用,哺乳期妇女禁用。

【药物相互作用】(1)巴比妥类药物对本品代谢影响不明显。

(2)动物试验,大环内酯类(如红霉素)对本品代谢影响不明显。与氟喹酮类药物如依诺沙星、环丙沙星合用,宜减量。

【规格】片剂:0.2。胶囊:0.3g。注射液:0.1g/10ml。静脉输注液:0.3g/100ml。

【贮藏】遮光,密闭保存。
【包装】片剂:12 片/盒,铝塑包装。胶囊剂:10粒/盒。注射剂:5 支/盒。输液剂:100ml/瓶。
【有效期】输液剂暂定 1 年半。注射液暂定 2 年。片剂、胶囊剂暂定 3 年。

胆茶碱片　Choline Theophyllinate Tablets
【商品名】胆茶碱。
【成分】本品为茶碱与胆碱的等分子化合物。
【性状】白色结晶性粉末,无臭,味微苦,易溶于水。
【药理毒理】本品含茶碱 60%～64%,作用与氨茶碱相同,有松弛支气管及血管平滑肌、强心、利尿等作用,但支气管扩张作用比氨茶碱弱,对心脏的副作用较氨茶碱弱。其特点是溶解度比氨茶碱大 5 倍,口服吸收迅速,经 3 小时达最大作用,加药浓度高于等量茶碱所能达到的血药浓度,对胃黏膜的刺激性小,病人易于耐受,作用时间也较长。
【药代动力学】口服、注射均吸收迅速,体内分布广泛,可透过胎盘,90% 药物在肝脏转化,大部分从尿中排泄,亦可从乳汁排泄。因个体差异体内清除速率和血药浓度差距较大。水溶性是氨茶碱的 5 倍,吸收迅速,口服后 3 小时达血药峰浓度,作用维持时间较长。
【适应证】于治疗支气管哮喘、慢性支气管炎、肺气肿、心源性哮喘、冠脉功能不全、心性或肾性水肿、胆绞痛等。
【用法用量】饭后口服。成人常用量,每次 0.1～0.2g,每日 3 次,极量每次 0.5g,每日 1g;小儿常用量,每日 10～15mg/kg,分 3～4 次。
【不良反应】偶有口干、恶心、呕吐、食欲不振、心悸、多尿等。
【禁忌证】对本品过敏的患者,活动性消化溃疡和未经控制的惊厥性患者禁用。
【注意事项】(1)本品不适用于哮喘持续状态或急性支气管痉挛发作的患者。
(2)应定期监测血清茶碱浓度,以保证最大的疗效而避免血药浓度过高的危险。
(3)肾功能或肝功能不全的患者,年龄超过 55 岁特别是男性患者,任何原因引起的心力衰竭患者,持续发热患者。使用某些药物的患者及茶碱清除率减低者,应酌情调整用药剂量或延长用药间隔时间。
(4)茶碱制剂可致心律失常和(或)使原有的心律失常加重;患者心率和(或)节律的任何改变均应进行监测和研究。
(5)高血压或者非活动性消化道溃疡病史的患者慎用本品。
【孕妇及哺乳期妇女用药】本品可通过胎盘屏障,也能分泌入乳汁,随乳汁排出,孕妇、产妇及哺乳期妇女慎用。
【药物相互作用】(1)地尔硫䓬、维拉帕米可干扰茶碱在肝内的代谢,与本品合用,增加本品血药浓度和毒性。
(2)西咪替丁可降低本品肝清除率,合用时可增加茶碱的血清浓度和(或)毒性。
(3)某些抗菌药物,如大环内酯类的红霉素、罗红霉素、克拉霉素,氟喹诺酮类的依诺沙星、环丙沙星、氧氟沙星、左氧氟沙星,克林霉素、林可霉素等可降低茶碱清除率,增高其血药浓度,尤以红霉素、依诺沙星为著。当茶碱与上述药物伍用时,应适当减量。
(4)苯巴比妥、苯妥英、利福平可诱导肝药酶,加快茶碱的肝清除率,使茶碱血清浓度降低;茶碱也干扰苯妥英的吸收,两者血浆浓度均下降,合用时应调整剂量监测血药浓度。
(5)与锂盐合用,可使锂的肾排泄增加,影响锂盐的作用。
(6)与美西律合用,可减低茶碱清除率,增加血浆中茶碱浓度,需调整剂量。
(7)与咖啡因或其他黄嘌呤类药并用,可增加其作用和毒性。
【规格】片剂:0.1g。
【贮藏】密封,在干燥处保存。
【包装】100 片/瓶。
【有效期】2 年。

茶碱甘氨酸钠　Theophylline Sodium Glycinate
【商品名】甘菲林,甘氨酸茶碱酸钠。
【成分】甘氨酸与茶碱钠的混合物。
【性状】白色或类白色粉末。无臭,味苦。有引湿性。在水中易溶,在乙醇、氯仿或乙醚中几乎不溶。
【药理毒理】1、3-二甲基黄嘌呤甘氨酸钠,是水溶性茶碱的衍生物。本品对呼吸道平滑肌有直接松弛作用。其作用机制比较复杂,过去认为通过抑制磷酸二酯酶,使细胞内 cAMP 含量提高所致。近来实验认为茶碱的支气管扩张作用部分是由于内源性肾上腺素与去甲肾上腺素释放的结果,此外,茶碱是嘌呤受体阻滞剂,能对抗腺嘌呤等对呼吸道的收缩作用。茶碱能增强膈肌收缩力,尤其在膈肌收缩无力时作用更显著,因此有益于改善呼吸功能。扩张支气管平滑肌的作用与氨茶碱相似,但水溶性明显增加,对胃肠道的刺激性明显减弱,口服耐受性好,可静脉注射、直肠给药或气雾吸入。

【药代动力学】本品口服吸收后分解为茶碱。成人口服本品 330mg,2 小时左右茶碱血药浓度达峰值为 (15.62 ± 0.64) mg/ml,5~6 小时后主要经肝脏代谢,其余部分由尿排出。

【适应证】适用于支气管哮喘、慢性喘息性支气管炎、慢性阻塞性肺病等缓解喘息症状。也可用于心功能不全和心源性哮喘。

【用法用量】口服:成人每次 0.3~0.6g,每日 3 次,饭后服用;儿童每次 0.02~0.15g,每日 3 次,饭后服用。静脉滴注:每次 0.4g,缓慢注射,如能耐受,可逐渐增加至每次 0.8g,每日 3~4 次。直肠给药:每次 0.8g,每日 2~3 次。气雾吸入:5%~10%溶液,每次 2ml,每 4 小时 1 次。

【不良反应】类似于氨茶碱,但较轻微。

【禁忌证】对本品过敏的患者,活动性消化溃疡和未经控制的惊厥性疾病患者禁用。

【注意事项】(1)与其他茶碱缓释制剂一样,本品不适用于哮喘持续状态或急性支气管痉挛发作的患者。

(2)应定期监测血清茶碱浓度,以保证最大的疗效而不发生血药浓度过高的危险。

(3)肾功能或肝功能不全的患者、使用某些药物的患者及茶碱清除率减低者,在停用合用药物后,血清茶碱浓度的维持时间往往显著延长。应酌情调整用药剂量或延长用药间隔时间。

(4)茶碱制剂可致心律失常或使原有的心律失常恶化;患者心率或节律的任何改变均应进行监测和研究。

(5)低氧血症、高血压或者消化道溃疡病史的患者慎用本品。

(6)老年人因血浆清除率降低,潜在毒性增加,55 岁以上患者慎用。

【孕妇及哺乳期妇女用药】本品可通过胎盘屏障,也能分泌入乳汁,随乳汁排出,孕妇、产妇及哺乳期妇女慎用。

【药物相互作用】(1)地尔硫䓬、维拉帕米可干扰茶碱在肝内的代谢,与本品合用,增加本品血药浓度和毒性。

(2)西咪替丁可降低本品肝脏清除率,合用时可增加茶碱的血清浓度和毒性。

(3)某些抗菌药物,如大环内酯类的红霉素、罗红霉素、克拉霉素,氟喹诺酮类的依诺沙星、环丙沙星、氧氟沙星、左氧氟沙星,克林霉素、林可霉素等可降低茶碱清除率,增高其血药浓度,尤以红霉素和依诺沙星为著。当茶碱与上述药物伍用时,应适当减量。

(4)苯巴比妥、苯妥英、利福平可诱导肝药酶,加快茶碱的肝清除率;茶碱也干扰苯妥英的吸收,两者血浆中浓度均下降,合用时应调整剂量。

(5)与锂盐合用,可使锂的肾排泄增加。影响锂盐的作用。

(6)与美西律合用,可减低茶碱清除率,增加血浆中茶碱浓度,需调整剂量。

(7)与咖啡因或其他黄嘌呤类药并用,可增加其作用和毒性。

【规格】片剂:330mg;300mg。胶囊:0.165g(按无水茶碱计)。注射剂:0.4g。直肠栓剂:0.8g。雾化溶液:5%~10%溶液,2ml/支。

【贮藏】遮光,密封保存。

【包装】片剂:12 片/板。注射剂:10 支/盒。直肠栓剂:8 枚/盒。雾化溶液:30ml/支。

【有效期】暂定 2 年。

三丙基黄嘌呤 Enprophylline

【商品名】恩普菲林,恩丙茶碱。

【成分】为新型黄嘌呤衍生物。

【药理毒理】本品几乎无拮抗腺苷作用,因此无氨茶碱的肺外作用(包括对中枢神经系统的兴奋作用、利尿作用、释放游离脂肪酸和刺激胃液分泌作用等),舒张支气管平滑肌的作用比氨茶碱强 2~4 倍,而其副作用比氨茶碱轻微。口服单次剂量恩普菲林 4mg/kg,可以产生与口服常规剂量(5mg)舒喘宁相似的支气管舒张作用。当给急性哮喘患者分别静注 0.15mg/kg 和 1mg/kg 恩普菲林时,可产生与剂量相关的气管扩张效应。本品有抑制吸入变应原诱发的迟发相哮喘反应的作用,还能降低毛细血管的后小静脉的通透性,减少渗出,改善微循环,减轻气道黏膜水肿。有可能取代茶碱。

【药代动力学】口服后吸收完全。与茶碱不同,本品不经肝脏代谢,而由肾脏清除。其肾脏清除率与肾功能直接相关。

【适应证】适用于支气管哮喘的解痉平喘治疗,也可用于治疗某些微循环障碍性疾病。

【用法用量】口服:成人每次 0.2g,每日 3 次。维持治疗量每次 0.3～0.4g,每日 2 次。静脉注射:成人每次 1.5～2.5mg/kg。

【不良反应】主要表现为恶心、呕吐等。近年来发现,长期服用本品可引起肝脏转氨酶的升高。与氨茶碱相比,本品的中枢神经兴奋、心律紊乱、胃酸反流和多尿等不良反应明显减轻。

【禁忌证】暂无参考资料。

【注意事项】有肾功能障碍者,剂量应酌减。

【孕妇及哺乳期妇女用药】暂无参考资料。

【药物相互作用】暂无参考资料。

【规格】片剂:0.1g

【贮藏】遮光,密封保存。

【包装】10 片/板。

【有效期】暂定 2 年。

羟丙茶碱 Proxyphylline

【适应证】主要适用于因胃肠道刺激症状明显,不能耐受氨茶碱的支气管哮喘病例。

【用法用量】口服:成人每次 0.2～0.3g,每日 3 次;儿童每次 0.1～0.15g,每日 2～3 次。静脉注射:成人,每次 200mg,加入 50%葡萄糖溶液中缓慢注射;直肠栓剂:每次 1 枚。

【不良反应】作用与氨茶碱相似,但程度明显减轻。剂量较大时也可出现胃肠道不适和兴奋、失眠等。

【禁忌证】请参阅"氨茶碱"。

【注意事项】请参阅"氨茶碱"。

【规格】片剂:200mg。注射剂:200mg/支。直肠栓剂:含本品 500mg/枚。

【编者语】茶碱是一种支气管扩张剂,但目前人们对它的认识已不断增加,低血浆浓度茶碱即可抑制因过敏原激发引起的迟发型哮喘反应。茶碱具有几种对抗与哮喘有关的炎症作用,包括抑止细胞因子的合成与释放、抑止炎症细胞活化及降低微血管漏出、防止因气道炎症所引起的气道高反应性,因此,茶碱似乎还具有免疫调节作用。茶碱对气道平滑肌具有较强的直接松弛作用,但其作用强度不及 β 受体兴奋药。有效血浆浓度为 10～20mg/L。

尽管茶碱应用范围广、历史长,然而其治疗功效的分子机制比较复杂,是通过多环节而实现的。

(1)磷酸二酯酶活性抑制作用:目前广泛认为茶碱的支气管扩张作用是通过抑制磷酸二酯酶(PDE)而产生的,该作用打断了细胞内核苷的循环途径,从而使细胞内 3′5′环磷酸腺苷(cAMP)和 3′5′环磷酸鸟苷(cGMP)的浓度升高。茶碱是一种非选择性 PDE 抑制剂,但茶碱在治疗作用的血浆浓度时,其酶的抑制作用很小。在茶碱的治疗血浆浓度时,人类肺脏提取物总的 PDE 活性仅有 5%～20% 受到抑制。然而,这种有限的抑制作用在腺苷酸环化酶的内源性激活因子存在的情况下,足以引起细胞内环核苷酸水平明显升高。此外,其 PDE 的抑制作用可导致与 β 受体兴奋剂的协同相互作用,低浓度 β 受体通过兴奋性 G 蛋白与钙通道开放直接耦合,不需 cAMP 参与。PDE 异构酶在不同的细胞中有不同的表达,目前已逐渐明确一些 PDE 异构酶在与哮喘相关的细胞调节中起着重要的作用。这样,PDE Ⅲ的主要功能是可使气道平滑肌舒张;而 PDE Ⅳ在炎症细胞中起重要作用,诸如肥大细胞、嗜酸粒细胞及 T 淋巴细胞。茶碱似乎为非选择性 PDE 抑制剂,但无可信服的证据说明,其对 PDE Ⅲ或 PDE Ⅳ异构酶具有较大的抑制作用。β 受体兴奋剂引起的 cAMP 增高,可导致 PDE 活性增强,因而又限制了它们的作用。实际上有证据表明哮喘病人肺泡巨噬细胞 PDE 活性升高,这可能意味着茶碱在哮喘状态气道中比正常者气道对 PDE 的抑制较预期作用强。和哮喘状态病人的支气管扩张作用相比,茶碱在正常者中的支气管舒张作用的缺失,支持了这一观点。

(2)腺苷酸受体拮抗作用:茶碱在其治疗性浓

度时是有效的腺苷酸受体抑制剂(包括 A_1 受体和 A_2 受体),这提示了其支气管扩张作用的基础,虽然腺苷酸在体外试验中对正常人气道平滑肌作用很小,但体外试验中可引起哮喘的气道收缩,当给哮喘状态病人吸入时,可引起支气管痉挛。气道痉挛的机制是间接的,涉及肥大细胞释放组胺及白细胞三烯。治疗浓度的茶碱可以预防腺苷酸所致的气道痉挛。三丙基黄嘌呤(Enprofylline)作为一个支气管扩张剂比茶碱更有效,但在其治疗浓度时,并无明显的腺苷受体抑制作用,提示腺苷酸拮抗作用不能解释茶碱的支气管扩张剂作用。相似的茶碱类药物如 Doxofyuine 也具有抗哮喘作用,但显然对腺苷酸受体也无作用。腺苷的拮抗作用可以解释一些茶碱药物的副作用,如中枢兴奋作用、心律失常、胃酸增多、胃食道反流及多尿。

(3)增强儿茶酚胺的释放:茶碱可增加肾上腺髓质分泌肾上腺素,促进内源性肾上腺素与去甲肾上腺素的释放,进而引起气道平滑肌松弛。在切除肾上腺的动物或预先应用β受体阻滞剂后,其气道平滑肌松弛作用明显减弱。可见茶碱的气管扩张作用部分是由于内源性肾上腺素与去甲肾上腺素释放的结果。

(4)介质的抑制作用:在体外血管平滑肌实验中可见茶碱有拮抗某些前列腺素的作用;茶碱可干扰在重度哮喘状态炎症中炎症性细胞因子、肿瘤坏死因子(TNF-α)的活性。茶碱可以抑制在具有气道炎症的活体动物模型中导致气道高反应性的TNF-α。一种有关系的化合物 Pentoxifylline 可防止 TNF-α 产生的肺损伤及提高缺氧性肺血管的收缩,但这种作用的机制现在是不明确的。

(5)抑制钙离子的内流:茶碱可以影响气道平滑肌中钙的移动,对 Ca^{+2} 离子经由电位依赖性通道的进入不起作用,但已表明可使 Ca^{+2} 离子经由受体运作的通道而进入,从细胞内的储备中释放,或可对磷脂酰肌醇的变构产生一些作用。促进气道平滑肌线粒体对钙的摄取,从而降低细胞内游离钙水平。

茶碱还能促进气道纤毛运动,加强黏膜纤毛的运转速度,有利于改善通气功能。它还能增强膈肌收缩力,尤其是在膈肌收缩无力时作用更著。此外,茶碱还具有呼吸兴奋作用,在 COPD 病人给予茶碱后,呼吸深度可增强,但呼吸频率不增加。

茶碱对哮喘具有较好的疗效。在急性哮喘病例可采用氨茶碱静脉注射,能受到缓解支气管痉挛,改善通气功能的疗效,但其疗效不及β受体兴奋药。治疗量氨茶碱静脉注射后,支气管扩张作用强度只有肾上腺素或气雾吸入异丙肾上腺素作用强度的 1/3。尽管如此,在急性哮喘病例,静脉注射氨茶碱能立即见效,临床上经常采用。对慢性哮喘病例,茶碱经常用作预防发作和维持疗法。在哮喘状态,由于严重缺氧,体内已释放大量的肾上腺素,气道β受体对β受体兴奋药的反应性往往降低,此时应用β受体兴奋药常不见明显疗效,应加用静脉注射氨茶碱,可增加疗效。

三、M 胆碱受体拮抗剂

迷走神经在维持呼吸道平滑肌张力上具有重要作用。呼吸道的感受器如牵张感受器(stretch receptor)、刺激感受器(irritant receptor)的传入和传出神经纤维均通过迷走神经。哮喘病人多表现出胆碱能神经功能偏亢现象,M 胆碱受体拮抗剂可抑制之。阿托品等 M 胆碱受体拮抗剂虽能解痉止喘,但可产生一系列严重副作用,应用受限。目前主要应用阿托品的异丙基衍生物——异丙阿托品。

异丙托溴铵　Ipratropine

【商品名】异丙阿托品,爱喘乐定量喷雾剂,异丙托溴铵气雾剂,溴化异丙托品,异丙托品,爱喘乐。

【成分】异丙托溴铵。

【性状】常用其溴化物,为白色结晶性粉末,味苦。熔点 232～233℃。溶于水,略溶于乙醇,不溶于其他有机溶剂。吸入溶液为无色或几乎无色的澄清液体。气雾剂在耐压容器中的药液为无色澄清溶液,揿压阀门,药液即呈雾粒喷出。

【药理毒理】本品是一种具有抗胆碱能(副交感)特性的四价铵化合物。抗胆碱能药物可阻止乙酰胆碱和支气管平滑肌上的毒蕈碱受体相互作用引起细胞内一磷酸环鸟苷酸的增高。吸入异丙托溴铵后作用只限于肺部而扩张支气管,它不作用于全身。异丙托溴铵的毒理学特性已多年为人所知,其具有典型抗胆碱能作用,诸如头部黏膜干燥,瞳孔放大，只出现于犬类的干燥性角膜结膜炎（干眼）和出现于大鼠的声调降低、胃肠道动力受抑制。小鼠和大鼠口服异丙托溴铵无潜在致癌性。无本品或其有效成分引起免疫毒性的报道。

【药代动力学】本品的治疗作用是通过气道的局部作用产生的。因此支气管扩张的时间曲线与全身药代动力学并不完全一致。根据剂型和吸入技术的不同，吸入剂量的 10%～30%（依赖于剂型和吸入技术）通常沉积在肺内。剂量的大部分被吞咽并经胃肠道排泄。由于吞咽部分的生物利用度仅为 2% 左右，异丙托溴铵胃肠道吸收可以忽略。这部分药物对活性成分的血浆浓度并无相应贡献。沉积在肺内的部分迅速入血循环（数分钟内），几乎是全身生物利用度的全部。异丙托溴铵全身生物利用度（肺和胃肠道）是吸入剂量的 7%～28%。这也是吸入溶液所吸入的有效剂量范围。沉积的异丙托溴铵动力学参数是通过静脉注射后计算血浆浓度而得到的。血浆浓度迅速的双向减退被观察到。表观分布容积为 338L（大约相当于 4.6L/kg）。药物与血浆蛋白有少量结合（小于 20%）。基于分子的四价铵结构，异丙托溴铵离子不能通过血-脑屏障。终末消除期的半衰期大约为 1.6 小时。药物平均总清除率为 2.3L/分钟。全身可利用剂量的 60% 主要从肝脏代谢降解排谢。肾脏的主要代谢药物很难与 M 受体结合，所以是无活性的。全身可利用剂量的 40% 主要从肾脏排泄，肾脏的排泄率为 0.9L/分钟（而口服剂量的肾脏排泄只有 1%，说明异丙托溴铵的胃肠道吸收很低）。放射标记法测得静脉给药时，10% 的药物及代谢产物通过胆道-粪便途径排泄。主要的标记性药物经肾脏排泄。

【适应证】慢性阻塞性支气管炎、支气管哮喘。

【用法用量】气雾剂：成人，每次 40～80μg，每日 4～6 次。间歇期及长期治疗：每次 40μg，每日 3～4 次；发作期治疗每次 40～60μg，2 小时后可重复。24 小时内最大剂量 12 揿。若发生迅速且追加给药不能改善的呼吸困难时，应立即就诊。首次使用气雾器前应先将气雾液摇匀，并按压两次气雾器活瓣。使用时先除去罩壳帽，将罩壳横眼套在喷头上，将瓶倒置，罩壳含在口内，对准咽喉，在吸气的同时揿压阀门上的喷头，吸入喷出的药液，屏气片刻。吸入溶液：12 岁以上患者每次 500μg，每日 3～4 次，可用生理盐水稀释至终体积 2～4ml，通过合适的雾化装置吸入或在有墙式给氧设施情况下，吸入液最好以每分钟 6～8L 的流速给予。

【不良反应】(1) 类似阿托品，可引起心悸、头痛、头晕、神经质、恶心、呕吐、消化道疼痛、震颤、视物模糊、口干、咳嗽，排尿困难、呼吸道症状加重及皮疹等。

(2) 雾化剂进入眼睛后出现眼部并发症如瞳孔散大、眼内压增高、闭角型青光眼和眼痛。

(3) 极少病例报道，使用本品后可能会迅速发生过敏反应，如荨麻疹、血管水肿、皮疹、支气管痉挛和口咽部水肿。

【禁忌证】(1) 禁用于肥厚型梗阻性心肌病和快速型心律失常。

(2) 对大豆卵磷脂或有关的食品如大豆和花生过敏者禁用本品。

(3) 对本品或阿托品及其衍生物成分过敏者禁用。

(4) 青光眼、前列腺肥大、幽门梗阻、尿潴留患者禁用。

【注意事项】(1) 患者应在指导下正确使用本品。

(2) 应注意避免使眼睛接触到本品药液或气雾。

(3) 建议患者通过口件吸入雾化剂，如果得不到该装置，可以使用合适的雾化面罩。特别提醒有青光眼倾向的患者应注意保护眼睛。

(4) 有以下疾患，特别是用药剂量超过推荐剂量时，应在权衡危险/利益后，慎重使用本品：尚未有效控制的糖尿病、近期心肌梗死、严重的器质性心血管疾病、甲亢、嗜铬细胞瘤、闭角型青光眼高危者、前列腺肥大或膀胱癌颈部阻塞。

【孕妇及哺乳期妇女用药】在人类妊娠期本品的安全性尚未确定，妊娠期尤其是前 3 个月应常规慎重用药。本品对子宫收缩的抑制作用应予以考虑。异丙托溴铵可从乳汁中排泌，尚不知对新生儿有何影响。尽管非脂溶性四价碱可进入乳汁，异丙托溴铵不太可能较大程度地进入婴儿体内，特别是在吸入用药时。但是，由于许多药物从乳汁中排泌，因此对哺乳期妇女应特别谨慎用药。

【药物相互作用】(1) 与 β 肾上腺素能兴奋剂或

黄嘌呤类药物合用可加强本品的支气管扩张作用。

(2) 与祛痰剂盐酸氨溴索(沐舒坦)雾化吸入液、盐酸溴己新雾化吸入液和非诺特罗雾化吸入液可共同吸入使用。

(3) 由于可出现沉淀,本品和含有防腐剂苯扎氯铵的色甘酸钠雾化吸入液不要在同一个容器内。

【规格】气雾剂:$20\mu g$/揿。吸入用溶液:$500\mu g/2ml$。

【贮藏】遮光,密闭,贮存于30℃以下环境。

【包装】气雾剂:200揿/10ml/支。吸入用溶液:10瓶/盒。

【有效期】24个月。

噻托溴铵 Tiotropium Bromide

【商品名】思力华,天晴速乐。

【成分】主要成分为噻托溴铵。

【性状】为硬胶囊,内容物为白色粉末。

【药理毒理】本品为特异选择性的抗胆碱药物,具有毒蕈碱受体亚型M1~M5类似的亲和力,它通过抑制平滑肌M3受体,产生支气管扩张作用。在临床前的活体外和活体内的研究中显示,本品对乙酰甲胆碱诱导的支气管收缩的阻位点专一制作用具有剂量依赖性并可维持长大24小时以上。本品吸入后产生支气管扩张作用多半是位点专一效应。临床研究表明,首次给药30分钟内能使肺功能得到显著改善,1周内达药效学稳态。本品能显著改善早、晚峰值呼气流速(PEFR)。并且在1年的给药期内一直保持其支气管扩张作用,而无耐受现象发生。此外,还能显著改善呼吸困难。

【药代动力学】青年健康自愿者吸入本品后,绝对生物利用度为19.5%,食物不影响其吸收。在稳态时,慢性阻塞性肺病(COPD)患者吸入本品$18\mu g$,5分钟血药浓度达峰值($17\sim 19pg/ml$),其后以多室模型的方式迅速下降,稳态时的血药谷浓度为$3\sim 4pg/ml$。本品血浆蛋白结合率达72%,分布容积为32L/kg。本品不能通过血-脑屏障。本品消除半衰期在吸入后$5\sim 6$天,14%的剂量经尿排出,其余经粪便排泄。本品肾脏消除率大于肌酐清除率,表明药物是分泌入尿液。COPD患者连续吸入,$2\sim 3$周达到药动学稳态,其后无进一步的药物累积。

【适应证】适用于伴呼吸困难的慢性阻塞性肺疾病(COPD),包括慢性支气管炎和肺气肿的维持治疗及急性加重发作的预防。

【用法用量】吸入推荐剂量:成人,每次$18\mu g$,每日1次。本品只能用HandiHaler(药粉吸入器)吸入装置吸入,不得吞服。不应超过推荐剂量使用。

【不良反应】(1) 最常见的为口干,症状较轻微。

(2) 便秘和尿潴留。

(3) 有个别病例发生室性心动过速和房颤,通常见于易感病人。

(4) 可能引起吸入刺激导致的支气管痉挛。

(5) 过敏反应包括血管性水肿、皮疹、风疹和皮肤瘙痒。

【禁忌证】对噻托溴铵、阿托品或其衍生物如异丙托溴铵或氧托溴铵或本产品的赋形剂乳糖有过敏反应的患者禁用。

【注意事项】(1) 噻托溴铵作为每日1次维持治疗的支气管扩张药,不应用作支气管痉挛急性发作的初始治疗,即抢救治疗药物。

(2) 在吸入噻托溴铵粉末后,有可能立即发生过敏反应。

(3) 对于窄角型青光眼、前列腺增生或膀胱颈梗阻的患者应谨慎使用。

(4) 对于中、重度肾功能不全(肌酐清除率≤50ml/分钟)的患者,只有在预期利益大于可能产生的危害时,才能使用噻托溴铵。

(5) 患者须注意避免将药物粉末弄入眼内,否则可引起或加重窄角型青光眼、眼睛疼痛或不适、短暂视力模糊、视觉晕轮或彩色影像并伴有结膜充血引起的红眼和角膜水肿的症状;如果出现窄角型青光眼的征象,应立即停止使用。

(6) 口干是由抗胆碱能治疗引起的,长期应用可引起龋齿。

(7) 噻托溴铵的使用不得超过每日1次。

(8) 18岁以下患者不推荐使用本品。

(9) 吸入药物可能引起吸入性支气管痉挛。

(10) 胶囊应该密封于囊泡中保存,仅在用药时取出,取出后应尽快使用,否则药效会降低,不小心暴露于空气中的胶囊应丢弃。

(11) 本胶囊仅供吸入,不能口服。

(12)未进行对驾驶和操作机器能力影响的研究。根据在推荐剂量下得到的药理学和不良反应特性,未有证据显示会影响驾驶和操作机器的能力。

【孕妇及哺乳期妇女用药】噻托溴铵不应用于妊娠或哺乳期妇女。

【药物相互作用】(1)尽管未进行过正式的药物相互作用研究,但噻托溴铵吸入性粉末与其他药物同时使用未发现不良反应,这些药物包括拟交感的支气管扩张剂、甲基黄嘌呤、口服或者吸入性甾体类药物等。

(2)与其他抗胆碱能药物合用未进行过研究,因此不推荐与其他抗胆碱能药物合用。

【规格】粉雾剂胶囊:$18\mu g$。

【贮藏】保存于 25℃以下,不得冷冻。

【包装】10 粒胶囊/盒,铝箔装。

【有效期】有效期 2 年(剥开包装后:9 天)。

氧托溴铵 Oxitropine Bromide

【商品名】溴乙东莨菪碱,氧托品,氧化溴铵。

【成分】主要成分为氧托溴铵。

【药理毒理】本品为胆碱能 M 受体阻滞剂,对支气管平滑肌具有较高选择性,吸入极小剂量即产生显著的支气管平滑肌舒张作用。本品 $100\mu g$ 的作用强度与异丙阿托品 $40\mu g$ 相近,但作用持续时间较长,可达 8 小时以上。无阿托品样中枢性不良反应,治疗剂量对心血管系统也无明显影响。

【药代动力学】本品为季铵盐,口服不易由胃肠道吸收,须采用气雾吸入给药。本品气雾吸入 5 分钟后,气道阻力显著下降,30 分钟内作用增强,2 小时后达高峰,8 小时后气道阻力仍均低于开始阶段。

【适应证】适用于治疗伴有支气管平滑肌可逆性张力增高的慢性阻塞性呼吸道疾病、慢性阻塞性支气管炎、支气管哮喘和肺水肿性哮喘。

【用法用量】气雾吸入:成人和学龄儿童每次 $100\mu g$(2 揿),每日 2 次。呼吸困难病人可增至 3 次。预防用药时,每日 2 次。必要时可与其他支气管扩张药如 β 受体激动剂合用。

【不良反应】个别患者可有暂时口干、鼻黏膜干燥,偶见眼发干。对患有干性鼻炎、干性角膜结膜炎患者,这些症状可能暂时加重。

【禁忌证】对本品或阿托品及其衍生物如异丙托溴铵者禁用。

【注意事项】为避免喷嘴堵塞,应经常将金属容器从塑料套中拔出,用温水冲洗。

【孕妇及哺乳期妇女用药】暂无参考资料。

【药物相互作用】暂无参考资料。

【规格】气雾剂:$50\mu g$/揿。

【贮藏】遮光,密闭,贮存于 30℃以下环境。

【包装】气雾剂:300 揿/瓶(0.03g/15ml)。

【有效期】2 年。

溴化异丙东莨菪碱 Isopropylscopola

【商品名】异丙东莨菪碱溴,异丙东碱。

【成分】本品主要成分为溴异丙东莨菪碱。在药液中浓度应为 0.073%~0.103%。

【性状】本品在耐压容器中的药液为无色的澄明液体,揿压阀门,药液即呈雾粒状喷出。

【药理毒理】本品为东莨菪碱的异丙基衍生物,其抗胆碱作用与东莨菪碱和溴化异丙阿托品相似,具有较强的支气管扩张作用。能阻断乙酰胆碱激活鸟苷酸环化酶,使支气管平滑肌细胞内环磷酸鸟苷(cGMP)的含量减少,cAMP/cGMP 上升而致支气管扩张,但对心血管的影响较异丙托溴铵及 β_2 受体兴奋剂小。哮喘患者吸入本品的平喘疗效与异丙阿托品相似。

【药代动力学】本品口服不易吸收,一般采用气雾吸入。气雾吸入后 5 分钟起效,30~60 分钟达作用高峰,可维持 3~5 小时。在体内消除缓慢,半衰期为 8~63 小时。主要由肾脏排泄。

【适应证】本品适用于治疗慢性阻塞性肺病、尤其适用于慢性内源性支气管哮喘、慢性喘息性支气管炎及对 β_2 受体兴奋剂疗效欠佳或不能耐受其肌肉震颤、心悸等不良反应的病人。

【用法用量】气雾吸入:每次 $180\mu g$(相当于 3 揿),每日 2~4 次。溴化异丙托品与沙丁胺醇的复合制剂可必特(Combivent),每次 2 揿,每日 3 次。

【不良反应】极少数病人有轻度口干、恶心。长期反复应用本品需注意肾功能检查。

【禁忌证】当药品性状发生改变时,禁止服用。

【注意事项】请将此药品放在儿童不能接触的

地方。

【孕妇及哺乳期妇女用药】暂无参考资料。

【药物相互作用】暂无参考资料。

【规格】气雾剂：14g/瓶（含异丙东莨菪碱12mg），60μg/揿。

【贮藏】遮光，密闭，在阴凉处保存。

【包装】气雾剂：200揿/瓶。

【有效期】暂定2年。

替沃托品 Tiotropium

一种新型的吸入型长效选择性抗胆碱能支气管扩张剂，已在西欧部分国家临床试用。该药为四季铵类化合物，其化学结构类似溴化异丙托品，可持续作用超过24小时，用药后20分钟左右起效，每日给药1次。由于作用起始时间稍慢，一般不用作急性控制平喘。不良反应轻微。

四、糖皮质激素类

糖皮质激素（Glucocorticoid Hormone），简称激素，是最有效的抗变态反应炎症药物。其主要的作用机制包括干扰花生四烯酸代谢、减少白三烯和前列腺素的合成、抑制嗜酸粒细胞的趋化与活化、抑制细胞因子的合成、减少微血管渗漏及增加细胞膜上$β_2$受体的合成等。给药途径包括吸入及口服。吸入疗法是目前防治支气管哮喘的最有效措施之一，许多国际或国家卫生组织制定的哮喘防治标准中均把糖皮质激素吸入疗法列为哮喘缓解期治疗的第一线药物，且已成为现代治疗方案中不可替代的重要部分。

布地奈德 Budesonide

【商品名】丁地去炎松，普米克，英福美。

【成分】本品主要成分为布地奈德。

【性状】本品为淡黄色至灰白色的混悬液体，药液灌装在耐压铝瓶中，揿压阀门的推动钮，药液即成雾状喷出。

【药理毒理】本品是一具有高效局部抗炎作用的糖皮质激素。它能增强内皮细胞、平滑肌细胞和溶酶体膜的稳定性，抑制免疫反应和降低抗体合成，从而使组胺等过敏活性介质的释放减少和活性降低，并能减轻抗原抗体结合时激发的酶促过程，抑制支气管收缩物质的合成和释放而减轻平滑肌的收缩反应。急性、亚急性和长期毒性研究发现，本品的全身作用如体重下降、淋巴组织及肾上腺皮质萎缩，比其他糖皮质激素弱或相当。

【药代动力学】吸入给药后，10%～15%在肺部吸收，吸入单剂1mg约10分钟后达C_{max}为2nmol/L。生物利用度约为26%，其中2/5来自经口吞咽的部分。血浆蛋白结合率为85%～90%。约90%经肝首先代谢，主要代谢物6β羟布地奈德和16α-羟泼尼松龙的活性不到本品的1%。本品以代谢物形式经肾排泄。

【适应证】用于非糖皮质激素依赖性或依赖性的支气管哮喘和哮喘性慢性支气管炎患者。

【用法用量】按个体化给药。在严重哮喘和停用或减量使用口服糖皮质激素的患者，开始使用气雾剂的剂量是：成人每日200～1600μg，分2～4次使用（较轻的患者每日200～800μg，较严重者则每日800～1600pg）。成人常用量，一般病例每次200μg，早、晚各1次；严重病例，每次200μg，每日4次。2～7岁儿童常用量：每日200～400μg，分成2～4次。7岁以上的儿童：每日200～800μg，分成2～4次。鼻喷吸入，用于鼻炎，每日256μg，可于早晨一次喷入（每侧鼻腔128μg），或早晚分2次喷入。奏效后减至最低有效量。

【不良反应】(1)轻度喉部刺激、咳嗽、声嘶。

(2)口咽部念珠菌感染。

(3)速发或迟发的过敏反应包括皮疹、接触性皮炎、荨麻疹、血管神经性水肿和支气管痉挛。

(4)精神症状，如紧张、不安、抑郁和行为障碍等。

【禁忌证】(1)对于本药任一成分过敏者禁用。

(2)2岁以下小儿应慎用或不用。

【注意事项】(1)不应试图靠吸入布地奈德快速缓解哮喘急性发作，此时仍需吸入短效支气管扩张剂。如发现患者使用短效支气管扩张药无效，或其所需的吸入剂量较平时增加，则应就诊，并考虑增强抗炎治疗。

(2)以吸入治疗替代全身糖皮质激素用药，有时不能控制需全身用药才能控制的过敏性疾病，如鼻炎、湿疹，这些过敏性疾病需以全身的抗组胺药及(或)局部剂型控制症状。

(3)长期使用布地奈德气雾剂的局部和全身作用尚不完全清楚。一旦哮喘被控制,就应该确定用药剂量至最小有效剂量。

(4)肝功能下降可轻度影响本品的清除。肺结核患者使用本品可能需慎重考虑。

(5)在多数情况下,偶尔的过量不会产生任何明显症状,但会降低血浆皮质醇水平,增加血液循环中中性粒细胞的数量和百分比。淋巴细胞和嗜酸粒细胞数量及百分比会同时降低。习惯性的过量会引起肾上腺皮质功能亢进和下丘脑-垂体-肾上腺抑制。

【孕妇及哺乳期妇女用药】应慎用。

【药物相互作用】酮康唑及西咪替丁可影响本品的体内代谢,在推荐剂量下无明显临床意义。

【规格】气雾剂:50μg/揿;200μg/揿。干粉吸入剂:100μg/揿;200μg/揿。

【贮藏】阀门朝下,30℃以下保存。

【包装】气雾剂:50μg×200揿/瓶;200μg×100揿/瓶。干粉吸入剂:100μg×200揿/瓶;200μg×100揿/瓶;200μg×200揿/瓶。

【有效期】3年。

丙酸倍氯米松　Beclomethasone Dipropionate

【商品名】倍氯美松双丙酸酯,倍氯松,氯倍他美松二丙酸酯,倍氯米松,二丙酸倍氯米松,丙酸倍氯松,必可酮。

【成分】主要成分为二丙酸倍氯米松。

【性状】内容物为白色或微黄色混悬液。揿压阀门,药液即呈雾粒定量喷出。

【药理毒理】丙酸倍氯米松为人工合成的强效外用肾上腺皮质激素类药物。气雾剂外用具有:

(1)抗炎、抗过敏、止痒及减少渗出作用,能抑制支气管渗出物,消除支气管黏膜肿胀,解除支气管痉挛。

(2)减轻和防止组织对炎症的反应,能消除局部非感染性炎症引起的发热、发红及肿胀,从而减轻炎症的表现。

(3)免疫抑制作用:防止或抑制细胞中介的免疫反应,延迟性过敏反应,并减轻原发免疫反应的扩展。

(4)本品局部应用,对钠潴留及肝糖原异生作用很弱,也无雄性、雌性及蛋白同化激素样作用,对体温和尿也无明显影响,吸入给药对支气管喘息的疗效比口服更有效。

【药代动力学】本品亲脂性较强,易渗透,约吸入量的25%到达肺部。

【适应证】适用于依赖肾上腺皮质激素或用其他药物难以控制的反复发作的哮喘病人,亦可用于预防发作及过敏性鼻炎等。

【用法用量】气雾吸入:成人,常规用量每次100μg,每日3～4次。严重病例用全身性皮质激素控制症状后再用本品治疗,每日最大量不超过1mg。儿童用量按年龄酌减,每日最大量不超过0.8mg。待症状缓解后逐渐减量。

【不良反应】(1)偶有口干及声音嘶哑。

(2)气雾剂对个别人有刺激感,咽喉部出现白色念球菌感染。但吸后立即漱口可减轻刺激感,并可用局部抗真菌药物控制感染,无需中断治疗。

(3)若吸入量每日超过800μg,可能抑制肾上腺皮质。

(4)少数可因变态反应引起皮疹。

【禁忌证】(1)对本制剂过敏的病人禁用。

(2)当药品性状发生改变时,禁止使用。

【注意事项】(1)因感染引起哮喘加剧者,需用抗生素治疗和加用本剂。

(2)气雾剂只用于慢性哮喘,急性发作时应使用其他平喘药,待控制症状后再加用本品气雾吸入。

(3)应用口服激素改用本剂时,用药后应在哮喘控制良好的情况下逐渐停用口服皮质激素,一般在本气雾剂治4～5天后才慢慢减量停用。在最初12个月仍需谨慎,不应突然停止口服激素,并应注意垂体-肾上腺系统的完全复原。

(4)活动性和静止期肺结核患者慎用。

(5)亦需注意可能发生的支气管痉挛。

【孕妇及哺乳期妇女用药】妊娠初3个月,一般不用本品。

【药物相互作用】(1)本品可能对人甲状腺碘摄取、清除和转化率有影响。

(2)胰岛素能与本品产生拮抗作用,糖尿病者应注意调整用药剂量。

【规格】气雾剂:18g(内含二丙酸倍氯米松

10mg),50μg/揿。

【贮藏】密闭,在阴凉处保存。

【包装】200揿/瓶。

【有效期】3年。

丙酸氟替卡松　Fluticasone Propionate

【商品名】辅舒酮,舒利迭,沙美特罗。

【成分】主要成分为丙酸氟替卡松。

【性状】内容物为白色或微黄色混悬液,揿压阀门,药液即呈雾粒定量喷出。

【药理毒理】丙酸氟替卡松是一种作用于局部的皮质激素,具有较高的治疗指数和强效的抗炎活性。吸入推荐剂量的丙酸氟替卡松,在肺部产生强效糖皮质激素的抗炎作用,从而减轻哮喘的症状和阻止哮喘的恶化,而无全身用皮质激素所见的副作用。对只使用支气管扩张剂或用其他预防疗法的病人,丙酸氟替卡松可减轻症状和阻止病情恶化。对大部分病人,在推荐剂量下本品对肾上腺功能和肾上腺储备功能无影响。

【药代动力学】本品脂溶性高,容易穿透细胞膜,与倍氯米松、布地奈德相比,氟替卡松与糖皮质激素受体(GR)结合时间最快,而溶出最慢;与GR有高度的选择性,亲和力高,比倍氯米松、布地奈德强1000～3000倍的亲脂性。吸入本品后在局部组织停留时间长,0.5～1.5小时血药浓度达峰值,受体半衰期为10.5小时,血浆半衰期普遍在10小时左右,代谢期延长5小时,是长效糖皮质激素药物。抗炎作用比倍氯米松和布地奈德强。口服后生物利用度<1%,全身吸收后几乎均失活;对下丘脑-垂体-肾上腺轴抑制作用小;临床应用结果表明使用相当于倍氯米松或布地奈德的一半剂量即可达到与其相同或更好的疗效。口服剂量的87%～100%随粪便排出,75%以上为未被吸收的原形化合物,此比例与剂量有关。主要代谢产物无活性。

【适应证】成人预防性治疗轻、中度和严重哮喘。需要预防性治疗的哮喘儿童包括目前的预防疗法不能控制病情的哮喘儿童。

【用法用量】丙酸氟替卡松气雾剂仅供吸入用,应使病人了解吸入丙酸氟替卡松疗法的预防性质,即使无症状也应定期使用,4～7天显效。成人和16岁以上儿童:轻度哮喘,每次100～250μg,每日2次;中度哮喘:每次250～500μg,每日2次;重度哮喘:每次500～1000μg,每日2次。4岁以上儿童:每次50～100μg,每日2次。可依病人的用药效果调整剂量至哮喘控制或降低至最小有效量。另一种方法是,或开始剂量以定量气雾剂给药时的丙酸倍氯米松剂量的一半为标准或相当量。老年人或肝、肾功能不全的病人不需要调整剂量。

【不良反应】(1)个别患者吸入本品口部可有白色念珠菌感染,这样的病人于吸入本品后用水漱口可能有益。可在继续吸入本品的同时,局部用抗霉菌药治疗白色念珠菌感染。

(2)某些病人吸入本品后可能引起嗓音嘶哑。

(3)与其他吸入疗法一样,给药后可能出现支气管痉挛,此时应立即吸入速效支气管扩张剂,立即停用本品,检查病人,必要时改用其他疗法。

【禁忌证】对任何种类的丙酸氟替卡松有过敏史的病人禁用丙酸氟替卡松气雾剂。

【注意事项】(1)对严重哮喘患者的病情进行定期评估。严重哮喘病人症状持续存在,并常常恶化,体力活动受限,最大呼气流量的基础值低于预测值的60%,变异率>30%,给予支气管扩张剂后通常不能完全恢复正常。这些病人需要吸入高剂量的皮质激素或口服皮质激素治疗。当患者症状突然加重时,可能需要增加皮质激素的剂量,此时应当在紧急的医疗监护下给药。本品不适用于急性症状的缓解,而应使用快速短效的支气管扩张剂(如沙丁胺醇)。不可突然中断丙酸氟替卡松的治疗。

(2)任何吸入型皮质激素都有可能引起全身反应,特别是长期大剂量使用,但其出现与口服皮质激素相比要少得多。

(3)建议长期接受吸入型皮质激素治疗的儿童定期检查身高。

(4)应用口服激素改用本品时,不应突然停止口服激素,并应注意垂体-肾上腺系统的完全复原。

(5)与所有吸入型皮质激素药物一样,活动期或静止期肺结核病人慎用。

(6)因感染引起哮喘加剧者,需用抗生素治疗和加用本品。

(7)本品对驾驶和操纵机器不大可能产生不良影响。

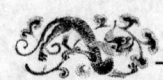

【孕妇及哺乳期妇女用药】本品对妊娠妇女的安全性尚无足够的证据。给怀孕的动物使用皮质激素可造成胚胎畸形，包括腭裂和宫内生长迟缓，然而，只有在大量地全身应用皮质激素的情况下才会发生。与其他药物一样，只有当用药对母亲预期的益处大于对胎儿可能的危险时，才能考虑在妊娠期间给予本品。尚不清楚本品是否自人乳汁排出，也无资料提供。

【药物相互作用】患可逆行气道阻塞性疾病的病人，除非迫不得已，应避免使用选择性及非选择性β受体阻滞剂。

【规格】吸入气雾剂：50μg/揿；125μg/揿；250μg/揿。

【贮藏】贮存于2～30℃，避免冷冻和直晒。

【包装】吸入气雾剂：50μg×120揿/支；125μg×60揿/支；250μg×60揿/支。铝罐包装。

【有效期】3年。

沙美特罗替卡松粉吸入剂 Salmeterol Xinafoate and Fluticasone Propionate Powder for Inhalation

【商品名】舒利迭。

【成分】其组分为沙美特罗和丙酸氟替卡松。

【性状】本品为白色或类白色微粉，密封在铝箔条内，该铝箔条缠绕在一模制的塑料装置中。

【药理毒理】本品含有沙美特罗与丙酸氟替卡松，两者有不同的作用方式。沙美特罗起控制症状的作用，而丙酸氟替卡松改善肺功能并预防病情恶化。沙美特罗分子结构为一条能与受体外点结合的长链，可提供更有效地针对组胺诱导的支气管收缩的保护作用，并产生至少持续12小时的更持久的支气管扩张作用。体外试验表明，沙美特罗可抑制人肺部肥大细胞介质如组胺、白三烯和前列腺素D_2的释放，是强有力的长效抑制制剂；能抑制人体吸入过敏源后的速发与迟发反应，对后者的作用在单剂吸入后能持续30多个小时，直至不再有明显的支气管扩张作用。单剂沙美特罗可减弱支气管高反应性，这些特性提示沙美特罗还有非支气管扩张剂的活性，但其全面的临床意义尚不清楚，这一机制不同于皮质激素的抗炎作用。吸入推荐剂量的丙酸氟替卡松在肺内产生强效的糖皮质激素抗炎作用，因而减轻哮喘的症状及恶化，而没有使用全身性皮质激素的副作用。在长期吸入丙酸氟替卡松治疗期间，即使使用了儿童及成人的最大推荐剂量，肾上腺皮质激素的每日分泌量仍保持在正常范围内。当由其他吸入皮质激素改换过来后，尽管过去及现在间断使用口服皮质激素，肾上腺皮质激素的每日分泌量仍逐渐改善，这表明在吸入丙酸氟替卡松时肾上腺功能可恢复至正常。在长期治疗中，肾上腺储备也保持正常，用刺激试验时可检测到正常的增值。但任何由过去治疗而遗留的肾上腺储备的受损可能会持续相当长时间。

沙美特罗昔萘酸盐与丙酸氟卡松的安全性已由动物毒性试验广泛评价。只在剂量超过人的推荐用量时才会出现显著的毒性，并且都是预期的强效$β_2$肾上腺受体激动剂和糖皮质激素的反应。在长期研究中，沙美特罗昔萘酸盐可导致大鼠卵巢系膜和小鼠子宫的良性平滑肌瘤。啮齿动物对这些药物诱致肿瘤的形成敏感。沙美特罗被认为对人类不具有明显的致癌危险。沙美特罗与丙酸氟替卡松大剂量合用时在心血管方面有一定的相互作用。在大鼠中，可暂时性引起轻度心房心肌炎和局灶性冠状动脉炎，常规用药后可缓解。联合用药时，犬心率的增加量超过单用沙美特罗时。在对人的研究中，尚未发现临床上相应的严重心血管副作用。在动物中，联合用药并不改变其他种类相关毒性。

【药代动力学】本品的推荐剂量经鼻腔给药后，丙酸氟替卡松的血浆浓度很低，水溶性鼻喷雾剂的系统生物利用度也很低，平均值为0.51%，中值为0.36%。静脉给药后，丙酸氟替卡松的药代动力学与剂量成正比。由于经胃肠道吸收不完全和广泛的首过代谢，其绝对口服生物利用度可忽略不计。丙酸氟替卡松在体内分布广泛（Vss约为300L），血浆蛋白结合率为91%。静脉给药后，丙酸氟替卡松具有很高的清除率，大约为1.1L/分钟，表明肝脏的吸收广泛。丙酸氟替卡松由CYP3A4酶代谢为无活性的羧基衍生物。在3～4小时内，其血浆峰浓度减少约98%，这与终末半衰期（约为8小时）有关。口服丙酸氟替卡松后，87%～100%以原形或代谢物的形式经粪便排泄。对于大多数经鼻腔给药的病人，丙酸氟替卡松不会引起丘脑-垂体-肾上腺轴抑制。然而,由于不同的患者可能发生全身反应的差异很大,所以应采用能有效地控制症状的最小剂量。本品的最大疗效会在治疗后3～4天获得。

在动物及人体内均无证据表明经吸入途径同时使用沙美特罗与丙酸氟替卡松会影响两种成分各自的药代动力学。虽然舒利迭的血浆浓度很低,但仍不排除与其他物质和CYP3A4抑制剂的相互作用的可能。沙美特罗在肺局部起作用,因此,血浆水平并不作为治疗指标。另外,关于沙美特罗的药代动力学的资料是有限的,因为吸入治疗剂量后的药物血浆浓度很低(约200pg/ml或更低),检测血浆中的药物有技术上的困难。常规使用沙美特罗后,可在体循环中监测到羟萘甲酸,其稳态浓度约达到100ng/ml。这样的浓度比毒性研究时观察到的稳态水平要低1000倍以上。在长期(12个月以上)常规用药的气道阻塞的病人中,未见到有害作用。不同吸入装置吸入丙酸氟替卡松后,绝对生物利用度为正常剂量的10%～30%。系统吸收主要发生在肺部,起始时迅速,而后缓慢。剩余的吸入剂量将被吞咽,但由于药物的低水溶性和系统前代谢作用,此方式对系统吸收的贡献极小,最终口服生物利用度低于1%。系统吸收随吸入剂量的增加呈线性增高。丙酸氟替卡松的分布具有血浆清除率高(1150ml/分钟),稳态分布容积大(约300L)和终末半衰期约为8小时的特点。其血浆蛋白结合率较高(91%)。丙酸氟替卡松从体循环中被迅速消除,主要被细胞色素P450酶CYP3A4A代谢为一种无活性的羧酸代谢物。丙酸氟替卡松的肾消除可忽略不计(<0.2%),并且其代谢物的肾消除低于5%。应谨慎合用CYP3A4抑制剂,因为这些制剂有可能提高丙酸氟替卡松的系统暴露。

【适应证】接受有效维持剂量的长效β激动剂和吸入型皮质激素治疗的成人及儿童哮喘患者;目前使用吸入型皮质激素治疗但仍有症状的患者;接受支气管扩张剂常规治疗但仍然需要吸入型皮质患者。

【用法用量】推荐剂量:成人和12岁及12岁以上的青少年,每次1吸(50μg沙美特罗和100μg丙酸氟替卡松),每日2次,或每次1吸(50μg沙美特罗和250μg丙酸氟替卡松),每日2次。4岁及4岁以上儿童:每次1吸(50μg沙美特罗和100μg丙酸氟替卡松),每日2次。尚无4岁以下儿童使用舒利迭的资料。舒利迭准纳器只供经口吸入使用。应该让病人认识到舒利迭准纳器须常规使用才能获得理想益处,即使没有症状时也如此。病人应该由医生定期再评估,以使所接受的舒利迭保持最佳剂量,并且只能在医生的建议下才能改变。应将药量调整到维持有效控制症状的最小剂量。应该根据病情的严重程度给病人开含有适宜剂量丙酸氟替卡松的舒利迭。

【不良反应】由于舒利迭含有沙美特罗和丙酸氟替卡松,可以预计与每一成分相关的副作用的类型及严重程度。这两种药物同时使用时并未发现其他副作用。

(1)沙美特罗:①曾报道震颤、主观性心悸及头痛等$β_2$激动剂的药理学副作用,但均为暂时性,并随常规治疗而减轻;②一些病人可出现包括房颤、室上性心动过速及期外收缩的心律失常,通常为敏感型病人;③曾有关节痛及过敏反应包括皮疹、水肿和血管神经性水肿的报道;④曾有口咽部刺激的报道;⑤罕有肌肉痉挛的报道。

(2)丙酸氟替卡松:①有些病人可出现声嘶和口咽部念珠菌病(鹅口疮);②曾有皮肤过敏反应的报道;③罕有面部和口咽水肿的报道。

(3)使用沙美特罗/丙酸氟替卡松准纳器后漱口可减少声嘶和念珠菌病的发生率。有症状的念珠菌病可局部用抗真菌药物进行治疗,同时可以继续使用。

(4)可能出现的系统作用包括:肾上腺抑制、儿童和青少年发育迟缓、骨矿物密度降低、白内障和青光眼。

(5)与其他吸入型治疗一样,用药后可能出现支气管异常痉挛并立即出现喘鸣加重,应立即用快速短效的吸入型支气管扩张剂进行治疗。同时应立即停用沙美特罗/丙酸氟替卡松准纳器,并对病人进行评估。如果必要,实施替代治疗。

(6)在沙美特罗/丙酸氟替卡松准纳器的临床试验中,常报道的副作用有声嘶、发音困难、咽部刺激、头痛、口咽部念珠菌病及心悸。

【禁忌证】对本品中任何成分有过敏史者禁用。
【注意事项】(1)对可逆性阻塞性气道疾病的处

理应常规遵循阶梯方案,并应在临床通过肺功能试验监测病人的反应。

(2)舒利迭准纳器不适用于急性症状的缓解,应使用快速短效的支气管扩张剂(如沙丁胺醇)。应建议病人随时携带能够快速缓解症状的药物,如增加使用短效支气管扩张剂来缓解哮喘症状,提示对哮喘控制的尚不满意。哮喘控制的突发性和进行性恶化有可能危及生命,应请医生对病人进行复查,并应考虑是否增加皮质激素治疗。同样,当舒利迭以当前剂量不足以控制可逆性阻塞性气道疾病时,病人也应找医生复查。同时应考虑其他皮质激素疗法,如有感染还应加用抗生素。

(3)不可突然中断舒利迭的治疗。

(4)与所有吸入型皮质激素药物一样,活动期或静止期肺结核的病人慎用舒利迭。

(5)甲状腺机能亢进的病人慎用舒利迭。

(6)任何吸入型皮质激素都有可能引起全身反应,特别是长期大剂量使用,但其出现与口服皮质激素相比要少得多。可能出现的全身作用包括肾上腺抑制、儿童和青少年发育延迟、骨矿物密度降低、白内障和青光眼。因此,将吸入型皮质激素的剂量调整至可维持有效控制的最小剂量是很重要的。

(7)建议长期接受吸入型皮质激素治疗的儿童定期检查身高。

(8)个别患者对吸入型皮质激素的反应比其他多数患者敏感。

(9)由于存在肾上腺反应不足的可能,患者在由口服皮质激素转为吸入皮质激素时,应特别谨慎,并定期监测肾上腺皮质功能。全身性治疗应在开始使用吸入皮质激素的同时,逐步撤消,并鼓励患者建立皮质激素警告卡,指明在紧急的时候可能需要的附加治疗。

(10)在极个别的情况下,吸入皮质激素可能暴露出潜在的嗜酸粒细胞疾病(如 Churg Strauss 综合征)。这些症状通常与减低或口服皮质激素的治疗相关。但并没有建立直接的因果关系。

(11)尚无关于舒利迭对驾车和操作机器影响的专门研究,但这两种药物的药理学均未提示会有任何影响。

【孕妇及哺乳期妇女用药】妊娠和哺乳期间,只有在预期对母亲的益处超过任何对胎儿或孩子的可能危害时才考虑用药。人类妊娠与哺乳期间使用沙美特罗和丙酸氟替卡松尚无足够经验。在对动物的生殖毒性研究中,无论单独用药或联合用药,全身性暴露于过量的强效 β_2 肾上腺素受体激动剂和糖皮质激素时,均发现对胎儿的预期影响。在使用这两类药物的广泛临床经验中,未发现上述现象与治疗剂量有相关作用的证据。沙美特罗昔萘酸盐与丙酸氟替卡松均未显示潜在的生殖毒性。在吸入治疗剂量后,沙美特罗与丙酸氟替卡松的血浆浓度都很低,因此在人乳中的浓度很可能相应也低。这在对哺乳期动物的研究中得到了证据,乳汁中检测到的药物浓度很低。尚无关于人乳的资料。

【药物相互作用】患可逆性阻塞性气道疾病的病人,除非迫不得已,应避免使用选择性及非选择性β阻滞剂。由于在吸入剂量下达到的血浆浓度非常低,所以临床显著意义的药物相互作用不可能出现。在同时使用已知的强效 CYP3A4 抑制剂时(如迭康唑和 Ritonavir),应注意由于使用丙酸氟替卡松造成系统暴露增加的可能性。

【规格】干粉吸入剂:$50\mu g/100\mu g$/泡;$50\mu g/250\mu g$/泡。

【贮藏】于 30℃以下,干燥处保存。

【包装】60 泡/盒。

【有效期】18 个月。

醋酸泼尼松片 Prednisone Acetate Tablets

【商品名】强的松片,去氢可的松,泼尼松,醋酸泼尼松。

【成分】本品主要成分为醋酸泼尼松。

【性状】本品为白色片。

【药理毒理】肾上腺皮质激素类药,具有抗炎、抗过敏、抗风湿、免疫抑制作用。作用机制为:

(1)抗炎作用:本产品可减轻和防止组织对炎症的反应,从而减轻炎症的表现。激素抑制炎症细胞,包括巨噬细胞和白细胞在炎症部位的集聚,并抑制吞噬作用、溶酶体酶的释放,以及炎症化学中介物的合成和释放。

(2)免疫抑制作用:包括防止或抑制细胞介导的免疫反应,延迟性的过敏反应,减少 T 淋巴细胞、单核细胞、嗜酸粒细胞的数目,降低免疫球蛋白与细胞表面受体的结合能力,并抑制白介素的合成与释放,从而降低 T 淋巴细胞向淋巴母细胞转化,并减轻原发免疫反应的扩展。可降低免疫复合物通过基底膜,并能减少补体成分及免疫球蛋白的浓度。

【药代动力学】本品须在肝内将 11 位酮基还原为 11 位羟基后显药理活性,生理半衰期为 60 分钟。体内分布以肝中含量最高,依次为血浆、脑脊液、胸水、腹水、肾,在血中本品大部分与血浆蛋白结合,游离的和结合型的代谢物自尿中排出,部分以原形排出,小部分可经乳汁排出。

【适应证】严重的支气管哮喘。

【用法用量】口服:成人,每日 20~40mg,症状减轻后减量,每隔 1~2 日减少 5mg。

【不良反应】长期大量服用引起库欣综合征,诱发神经精神症状,以及消化系统溃疡、骨质疏松、生长发育受抑制、并发和加重感染。主要表现为:

(1)向心性肥胖、满月脸、水牛背、多毛、痤疮、高血压、糖尿病、高血脂、低血钾、骨质疏松。

(2)诱发或加重感染或使体内潜在病灶扩散。

(3)诱发或加重胃、十二指肠溃疡。

(4)可引起饮食增加、激动、失眠、个别人可诱发精神病,偶尔可诱发癫痫。

(5)使眼压升高,诱发青光眼、白内障。本品较大剂量易引起糖尿病、消化道溃疡和类库欣综合征症状,对下丘脑-垂体-肾上腺轴抑制作用较强。并发感染为主要的不良反应。

【禁忌证】(1)高血压、血栓症、胃与十二指肠溃疡、精神病、电解质代谢异常、心肌梗死、内脏手术、青光眼等患者不宜使用。

(2)对本品及肾上腺皮质激素类药物有过敏史患者禁用。

(3)真菌和病毒感染者禁用。

【注意事项】(1)结核病、急性细菌性或病毒性感染患者应用时,必须给予适当的抗感染治疗。

(2)长期服药后,停药时应逐渐减量。

(3)糖尿病、骨质疏松、肝硬化、肾功能不良、甲状腺功能低下患者慎用。

(4)本品需经肝脏代谢活化为氢化泼尼松才能有效,故严重肝功能不良者不宜使用,其余同氢化可的松。

【孕妇及哺乳期妇女用药】妊娠期妇女使用可增加胎盘功能不全、新生儿体重减少或死胎的发生率,动物试验有致畸作用,应权衡利弊使用。乳母接受大剂量给药,则不应哺乳,防止药物经乳汁排泄,造成婴儿生长抑制、肾上腺功能抑制等不良反应。

【药物相互作用】(1)非甾体消炎镇痛药可加强其致溃疡作用。

(2)可增强对乙酰氨基酚的肝毒性。

(3)与两性霉素 B 或碳酸酐酶抑制剂合用,可加重低钾血症;长期与碳酸酐酶抑制剂合用,易发生低血钙和骨质疏松。

(4)与蛋白质同化激素合用,可增加水肿的发生率,使痤疮加重。

(5)与抗胆碱能药(如阿托品)长期合用,可致眼压增高。

(6)三环类抗抑郁药可使其引起的精神症状加重。

(7)与降糖药如胰岛素合用时,因可使糖尿病患者血糖升高,应适当调整降糖药剂量。

(8)甲状腺激素可使其代谢清除率增加,故甲状腺激素或抗甲状腺药与其合用,应适当调整后者的剂量。

(9)与避孕药或雌激素制剂合用,可加强其治疗作用和不良反应。

(10)与强心苷合用,可增加洋地黄毒性及心律紊乱的发生。

(11)与排钾利尿药合用,可致严重低血钾,并由于水钠潴留而减弱利尿药的排钠利尿效应。

(12)与麻黄碱合用,可增强其代谢清除。

(13)与免疫抑制剂合用,可增加感染的危险性,并可能诱发淋巴瘤或其他淋巴细胞增生性疾病。

(14)可增加异烟肼在肝脏代谢和排泄,降低异烟肼的血药浓度和疗效。

(15)可促进美西律在体内代谢,降低血药浓度。

(16)与水杨酸盐合用,可减少血浆水杨酸盐的浓度。

(17)与生长激素合用,可抑制后者的促生长作用。

【规格】 片剂：5mg。
【贮藏】 遮光，密封保存。
【包装】 100 片/瓶。
【有效期】 2 年。

氢化可的松　Hydrocortisone

【商品名】 氢可的松，可的索，皮质醇。
【成分】 本品主要成分为氢化可的松。
【性状】 本品为无色的澄明液体。
【药理毒理】 本品为糖皮质激素，具有抗炎、免疫抑制、抗毒素和抗休克作用。

(1) 抗炎作用：对除病毒外的各种病因引起的炎症均有作用，糖皮质激素减轻和防止组织对炎症的反应，从而减轻炎症的症状，亦可抑制炎症后期组织的修复，减少后遗症。

(2) 免疫抑制作用：防止或抑制细胞中介的免疫反应，延迟性的过敏反应，并减轻原发免疫反应的扩展。

(3) 抗毒、抗休克作用：糖皮质激素能提高机体的耐受能力，减轻细胞损伤，发挥保护机体的作用。还有扩张血管，增强心肌收缩力，改善微循环作用。

【药代动力学】 本品口服极易自消化道吸收。不溶于水，制成溶液稀释后，可用于静脉注射。约1小时血药浓度达峰值，半衰期约为 100 分钟，蛋白结合率 75%～96%，总清除率(CL)21～30L/小时。生物半效期为 8～12 小时。在血中 90% 以上与血浆蛋白结合，其中 80% 与皮质激素转运蛋白(CBG)结合，本品主要经肝脏代谢，转化为四氢可的松和四氢氢化可的松，大多数代谢产物结合成葡萄糖醛酸酯，只有少量皮质醇从尿中排出，其他代谢产物以葡萄糖醛酸结合或硫酸酯形式从肾脏排出。

【适应证】 严重支气管哮喘，哮喘持续状态。
【用法用量】 口服：成人，20mg，每日 1～2 次。肌内注射：成人，每次 20～40mg，每日 1 次。静脉滴注：成人，每次 50～100mg，每日 1 次，用生理氯化钠注射液或 5% 葡萄糖注射液 500ml 混合均匀后静滴，同时加用维生素 C 0.5～1g，可用至每日 300mg，疗程不超过 3～5 天。

【不良反应】 本品在应用生理剂量替代治疗时，一般无明显不良反应。不良反应多发生在应用药理剂量时，而且与疗程、剂量、用药种类、用法及给药途径等有密切关系。

(1) 长程使用可有医源性库欣综合征面容和体态、体重增加、下肢浮肿、紫纹、易出血倾向、创口愈合不良、痤疮、月经紊乱、肱或股骨头缺血性坏死、骨质疏松及骨折（包括脊椎压缩性骨折、长骨病理性骨折）、肌无力、肌萎缩、低血钾综合征、胃肠道刺激（恶心、呕吐）、胰腺炎、消化性溃疡或穿孔、儿童生长受到抑制、青光眼、白内障、良性颅内压升高综合征、糖耐量减退和糖尿病加重。

(2) 患者可出现精神症状：欣快感、激动、谵妄、不安、定向力障碍，也可表现为抑制。精神症状尤易发生于患慢性消耗性疾病的人及以往有过精神不正常者。

(3) 并发感染为肾上腺皮质激素的主要不良反应，以真菌、结核菌、葡萄球菌、变形杆菌、绿脓杆菌和各种疱疹病毒为主。

(4) 糖皮质激素停药综合征：有时患者在停药后出现头晕、昏厥倾向、腹痛或背痛、低热、食欲减退、恶心、呕吐、肌肉或关节疼痛、头疼、乏力、软弱，经仔细检查如能排除肾上腺皮质功能减退和原来疾病的复发，则可考虑为对糖皮质激素的依赖综合征。

【禁忌证】 (1) 对本品及其他甾体激素过敏者禁用。

(2) 下列疾病患者一般不宜使用，特殊情况应权衡利弊使用，但应注意病情恶化可能：严重的精神病（过去或现在）和癫痫、活动性消化性溃疡病、新近胃肠吻合手术、骨折、创伤修复期、角膜溃疡、肾上腺皮质机能亢进症、高血压、糖尿病、抗菌药物不能控制的霉菌感染、水痘、麻疹及较重的骨质疏松等。

【注意事项】 (1) 复发感染：在激素作用下，原来已被控制的感染可活动起来，最常见者为结核感染复发。在某些感染时应用激素可减轻组织的破坏，减少渗出、减轻感染中毒症状，但必须同时用有效的抗生素治疗，密切观察病情变化，在短期服用本品后，即应迅速减量、停药。

(2) 对诊断的干扰：①糖皮质激素可使血糖、血胆固醇和血脂肪酸、血钠水平升高，使血钙、血钾下降；②对外周血象的影响为淋巴细胞、真核细胞及嗜酸、嗜碱粒细胞数下降，多核白细胞和血小板增加,后者也可下降;③长期大剂量服用糖皮质激素可使皮肤试验结果呈假阴性,如结核菌素试验、组织胞浆菌素试验和过敏反应皮试等;④还可使甲状腺^{131}I 摄取率下降,减弱促甲状腺激素(TSH)对 TSH 释放素(TRH)刺激的反应,使 TRH 兴奋实验结果呈假阳性。干扰促黄体生成素释放素(LHRH)兴奋试验的结果;⑤使同位素脑和骨显象减弱或稀疏。

(3)下列情况应慎用:心脏病或急性心力衰竭、糖尿病、憩室炎、情绪不稳定和有精神病倾向、全身性真菌感染、青光眼、肝功能损害、眼单纯性疱疹、高脂蛋白血症、高血压、甲减(此时糖皮质激素反应增强)、重症肌无力、骨质疏松、胃溃疡、胃炎或食管炎、肾功能损害或结石、结核病等。

(4)随访检查:长期应用糖皮质激素者,应定期检查以下项目:①血糖、尿糖或糖耐量试验,尤其是糖尿病或糖尿病倾向者;②小儿应定期检测生长和发育情况;③眼科检查,注意白内障、青光眼或眼部感染的发生;④血清电解质和大便隐血;⑤高血压和骨质疏松的检查,尤其注意老年人;⑥用药过程中减量宜缓慢,不可突然停药。

【孕妇及哺乳期妇女用药】(1)妊娠期用药:本品可通过胎盘。动物实验研究证实,孕期给药可增加胚胎腭裂、胎盘功能不全、自发性流产和子宫内生长发育迟缓的发生率,可增加胎盘功能不全、新生儿体重减少或死胎的发生率。

(2)哺乳期用药:由于本品可由乳汁中排泄,对婴儿造成不良影响,如生长受抑制、肾上腺皮质功能抑制等。孕妇及哺乳期妇女在权衡利弊情况下,尽可能避免使用。

【药物相互作用】(1)非甾体消炎镇痛药可加强其致溃疡作用。

(2)可增强对乙酰氨基酚的肝毒性。

(3)与两性霉素 B 或碳酸酐酶抑制剂合用,可加重低钾血症;长期与碳酸酐酶抑制剂合用,易发生低血钙和骨质疏松。

(4)与蛋白质同化激素合用,可增加水肿的发生率,使痤疮加重。

(5)与抗胆碱能药(如阿托品)长期合用,可致眼压增高。

(6)三环类抗抑郁药可使其引起的精神症状加重。

(7)与降糖药如胰岛素合用时,因可使糖尿病患者血糖升高,应适当调整降糖药剂量。

(8)甲状腺激素可使其代谢清除率增加,故甲状腺激素或抗甲状腺药与其合用,应适当调整后者的剂量。

(9)与避孕药或雌激素制剂合用,可加强其治疗作用和不良反应。

(10)与强心苷合用,可增加洋地黄毒性及心律紊乱的发生。

(11)与排钾利尿药合用,可致严重低血钾,并由于水钠潴留而减弱利尿药的排钠利尿效应。

(12)与麻黄碱合用,可增强其代谢清除。

(13)与免疫抑制剂合用,可增加感染的危险性,并可能诱发淋巴瘤或其他淋巴细胞增生性疾病。

(14)可增加异烟肼在肝脏代谢和排泄,降低异烟肼的血药浓度和疗效。

(15)可促进美西律在体内代谢,降低血药浓度。

(16)与水杨酸盐合用,可减少血浆水杨酸盐的浓度。

(17)与生长激素合用,可抑制后者的促生长作用。

(18)与排钾利尿药合用,可致严重低血钾症,并由于水钠潴留而减弱利尿药的排钠利尿效应。

【规格】片剂:20mg。注射剂:10mg/2ml;25mg/3ml;50mg/10ml;100mg/20ml。

【贮藏】遮光,密闭保存。

【包装】片剂:100 片/瓶。注射剂:10mg/2ml×10 支/盒;25mg/3ml×10 支/盒;50mg/10ml×5 支/盒;100mg/20ml×5 支/盒。低硼硅玻璃安瓿。

【有效期】2 年。

氢化可的松琥珀酸钠 Hydrocortisone Sodium Succinate

【商品名】氢化可的松丁二酸钠,氢可琥钠。

【成分】含氢化可的松琥珀酸钠。

【性状】本品为白色或几乎白色的疏松块状物。

【药理毒理】肾上腺皮质激素类药。氢化可的松琥珀酸钠是氢化可的松的盐类化合物。具有抗炎、抗过敏和抑制免疫等多种药理作用。

（1）抗炎作用：糖皮质激素减轻和防止组织对炎症的反应，从而减轻炎症的表现。

（2）免疫抑制作用：防止或抑制细胞中介的免疫反应，延迟性的过敏反应，并减轻原发免疫反应的扩展。

（3）抗毒、抗休克作用：糖皮质激素能对抗细菌内毒素对机体的刺激反应，减轻细胞损伤，发挥保护机体的作用。

【药代动力学】口服吸收迅速，药物达峰时间为1小时，半衰期为1.6小时，血浆蛋白结合率90%。亦可经皮肤吸收。主要经肝脏代谢，极少量以原形经尿排泄。氢化可的松琥珀酸钠盐为水溶性制剂，可用于静脉注射或作为迅速吸收的肌肉注射剂而迅速发挥作用，其生物半衰期约为100分钟，血中90%以上的氢化可的松与血浆蛋白相结合。本品主要经肝脏代谢，转化为四氢可的松和四氢氢化可的松，大多数代谢产物结合成葡萄糖醛酸酯，极少量以原形经尿排泄。

【适应证】严重的支气管哮喘。

【用法用量】肌注或静注：成人，每次67.5~135mg，用注射用水2ml溶解。静滴：成人，每次67.5~135mg，用5%葡萄糖液或等渗盐水100~1000ml稀释后缓滴。溶液配成后应立即应用，如不澄明，则不能用。可用至每日405mg，疗程不超过3~5天。

【不良反应】长期大量应用糖皮质激素，可产生一系列不良反应：

（1）医源性肾上腺皮质功能过高症：满月脸、向心性肥胖、高胆固醇血症、高血糖、糖尿、肌肉萎缩无力、骨质疏松、多毛、痤疮、易受感染、低血钾、浮肿与高血压等，一般不需特殊治疗，必要时加用对症性治疗措施。

（2）医源性肾上腺皮质功能减退症：主要发生在长期用糖皮质激素治疗的停药过程中。采用激素间歇用药，并注意停药措施，可能避免发生此类不良反应。

（3）诱发或加重感染：长期应用能降低机体的免疫功能，常诱发继发性感染，或使机体内潜在感染病灶扩散，多见于病程较长、病情严重、体质虚弱者如白血病、再生障碍性贫血、肾病综合征、结缔组织病等长期应用糖皮质激素类药物治疗的过程中。以真菌、结核菌、葡萄球菌、变形杆菌、绿脓杆菌和各种疱疹病毒为主。多发生在中程或长程疗法时，但也可在短期用大剂量后出现。

（4）诱发消化道溃疡、出血、穿孔：常见恶心、呕吐、嗳气、返酸、腹胀、腹上区不适、腹痛等，严重者可诱发或加重胃、十二指肠溃疡。

（5）可出现精神症状：欣快感、激动、失眠等症状，也可表现为抑制或诱发精神病。精神症状尤易发生于患慢性消耗性疾病的人及以往有过精神不正常者。在用量达到每日40mg强的松或更多，用药数日至2周即可出现。儿童大剂量时可引起惊厥，可用苯巴比妥或苯妥英钠对抗之。

（6）诱发胰腺炎：糖皮质激素可使血清淀粉酶增高，可能是出现胰腺炎的征兆。

（7）糖皮质激素停药综合征。有时患者在停药后出现头晕、晕厥倾向、腹痛或背痛、低热、食欲减退、恶心、呕吐、肌肉或关节疼痛、头疼、乏力、软弱，经仔细检查如能排除肾上腺皮质功能减退和原来疾病的复发，则可考虑对糖皮质激素的依赖综合征。

（8）静脉迅速给予大剂量可能发生全身性的过敏反应，包括面部、鼻黏膜、眼睑肿胀、荨麻疹、气短、胸闷、喘鸣。

【禁忌证】严重的精神病（过去或现在）和癫痫、活动性消化性溃疡病、新近胃肠吻合手术、骨折、创伤修复期、角膜溃疡、肾上腺皮质机能亢进病、高血压、糖尿病、抗菌药物不能控制的感染如水痘、麻疹、霉菌感染及较重的骨质疏松等。

【注意事项】（1）本品注射剂（醇型）中含有50%乙醇，必须充分稀释至0.2mg/ml后供静脉滴注用。

（2）有中枢神经系抑制或肝功能不全者应慎用，需用大剂量时应改用氢化可的松琥珀酸钠。

（3）糖皮质激素感染：肾上腺皮质功能减退患者易发生感染。在激素作用下，原来已被控制的感染可活动起来，最常见者为结核感染复发。在某些感染时应用激素可减轻组织的破坏、减少渗出、减轻感染中毒症状，但必须同时用有效的抗生素治疗，密切观察病情变化，在短期用药后，即应迅速减量、停药。

(4)对诊断的干扰：①糖皮质激素可使血糖、血胆固醇和血脂肪酸、血钠水平升高，使血钙、血钾下降；②对外周血象的影响为淋巴细胞、真核细胞及嗜酸、嗜碱粒细胞数下降，多核白细胞和血小板增加，后者也可下降；③活性较强的糖皮质激素（如地塞米松）可使尿中17-羟皮质类固醇和17-酮类固醇下降；④长期大剂量服用糖皮质激素可使皮肤试验结果呈假阴性，如结核菌素试验和过敏反应皮试等；⑤还可使甲状腺^{131}I摄取率下降，减弱促甲状腺激素（TSH）对TSH释放素（TRH）成素释放素（LHRH）兴奋试验的结果；⑥使同位素脑和骨显象减弱或稀疏。

(5)下列情况应慎用：心脏病或急性心力衰竭、糖尿病、憩室炎、情绪不稳定和有精神病倾向、全身性真菌感染、青光眼、肝功能损伤、眼单纯性疱疹、高脂蛋白血症、高血压、甲减（此时糖皮质激素作用增强）、重症肌无力、骨质疏松、胃溃疡、胃炎或食管炎、肾功能损害或结石、结核病等。

(6)随访检查：长期应用糖皮质激素者，应定期检查以下项目：①血糖、尿糖或糖耐量试验，尤其是糖尿病或糖尿病倾向者；②小儿应定期检测生长和发育情况；③眼科检查，注意白内障、青光眼或眼部感染的发生；④血清电解质和大便隐血；⑤高血压和骨质疏松的检查，尤以老年人为然。

【孕妇及哺乳期妇女用药】(1)妊娠期用药：糖皮质激素可通过胎盘。动物实验研究证实，孕期给药可增加胚胎腭裂、胎盘功能不全、自发性流产和子宫内生长发育迟缓的发生率。人类使用药理剂量的糖皮质激素可增加胎盘功能不全、新生儿体重减少或死胎的发生率。

(2)哺乳期用药：由于糖皮质激素可由乳汁中排泄，对婴儿造成不良影响，如生长受抑制、肾上腺皮质功能抑制等。孕妇及哺乳期妇女在权衡利弊情况下，尽可能避免使用。

【药物相互作用】(1)甲状腺机能亢进时，氢化可的松的灭活加速。

(2)可抑制生长激素的促生长作用。

(3)胰岛素能拮抗糖皮质激素的多种作用。

(4)甲状旁腺激素可升高血钙浓度，而糖皮质激素则抑制血清钙浓度。

【规格】粉针剂：67.5mg（相当于氢化可的松50mg）；135mg（相当于氢化可的松100mg）。

【贮藏】避光，密闭保存。

【包装】5支/盒，管制玻璃瓶。

【有效期】2年（截止期见药盒）。

甲基泼尼松龙　Methylprednisolone

【商品名】6-甲基强的松龙，甲基氢化泼尼松，甲基去氢氢化可的松。

【成分】本品主要成分为甲基泼尼松龙。

【性状】白色或类白色结晶性粉末，无臭，味苦，几乎不溶于水，略溶于乙醇，溶于氯仿和无水乙醇。针剂在紫外线和荧光下易分解破坏，故应避光。

【药理毒理】同醋酸泼尼松。由于6α-甲基取代，其抗炎作用稍增加，保钠作用明显降低，甚至有排钠作用。

【药代动力学】本品口服、肌注、静脉注射均可吸收。静脉注射40mg：药物达峰值为42～47μg/ml，药物达峰时间为25分钟。肌注40mg：药物达峰值为34μg/ml，药物达峰时间为120分钟。本品血浆半衰期为0.3～4小时，生物半衰期为12～36小时。主要代谢产物为20β-羟基甲泼尼龙和20β-羟基-6α-甲基泼尼龙，并以葡萄糖醛酸盐、硫酸盐和非结合型化合物的形式随尿液排出，少量由粪便排出，部分存在于胆汁中。

【适应证】用于控制常规疗法难以处理的严重支气管哮喘。

【用法用量】口服：成人，开始每次8～12mg，每日2次，每隔7日减2mg，维持量每日4～8mg。静脉给药：成人，每天10～500mg，剂量大时给药应缓慢，超过250mg时不少于30分钟，250mg以下时不少于5分钟。冲击治疗每日可用至1000mg，连续3天。

【不良反应】同醋酸泼尼松，但引起钠潴留、电解质紊乱和水肿较轻。

【禁忌证】(1)全身性真菌感染。

(2)已知对甲泼尼龙过敏者。

(3)儿童、糖尿病、高血压和有精神病史者、某些传染性疾病如肺结核、某些病毒引发的疾病如疱疹和波及眼部的带状疱疹，使用此药时，应进行严格的医疗监督并尽可能缩短用药期。

【注意事项】针剂在紫外线和荧光下易分解破

坏,故应避光。其他注意事项同泼尼松。

【孕妇及哺乳期妇女用药】同醋酸泼尼松。

【药物相互作用】同醋酸泼尼松。

【规格】片剂:2mg;4mg。注射剂:20mg/ml;40mg/ml。

【贮藏】密闭,15～25℃保存。

【包装】片剂:30片/盒。注射剂:5支/盒。

【有效期】2年。

甲泼尼松龙琥珀酸钠 Methylprednisolone Sodium Succinate

【商品名】丁二酸钠-6甲强的松龙,琥珀甲强龙,甲泼尼龙,甲氢泼尼松琥珀酸钠,甲强龙,米乐松,美卓乐。

【成分】本品主要成分为甲基泼尼松龙。注射液为除有效成分外,尚含有乳糖、双磷酸钠、干燥的磷酸钠、苯甲醇、注射用水。

【性状】白色或类白色结晶性粉末。

【药理毒理】本品属于合成的糖皮质激素,具有强力抗炎作用、免疫抑制作用及抗过敏作用,能扩散透过细胞膜,并与特殊的细胞内受体相结合,该结合体能进入细胞核内与DNA(染色体)结合,并启动mRNA的转译,继而合成各种酶蛋白,糖皮质激素依靠这些酶来发挥其多种全身作用。糖皮质激素不仅对炎症和免疫过程有重要影响,而且影响碳水化合物、蛋白质和脂肪代谢,并且对心血管系统、骨髓和肌肉系统及中枢神经系统也有作用。通过抗炎、免疫抑制和抗过敏特性,减少炎症病灶周围的免疫活性细胞、减少血管扩张、稳定溶酶体膜、抑制吞噬作用、减少前列腺素和相关物质的产生。4mg甲泼尼龙(5mg醋酸甲泼尼龙)的糖皮质激素样作用(抗炎作用)与20mg氢化可的松相同。本品盐皮质激素样作用很低(200mg甲泼尼龙等价于1mg脱氧皮质酮)。分解蛋白质释出的氨基酸经糖异生过程在肝脏转化为葡萄糖和糖原,由于外周组织对葡萄糖的吸收减少,导致血糖增高和糖尿,有糖尿病倾向的患者尤其明显;脂肪分解作用主要影响四肢,而脂肪合成作用在胸部、颈部和头部尤为明显,导致脂肪重新分布。皮质类固醇的最大药理作用出现在血药峰浓度之后,表明其大部分作用是通过改变酶活性引发的,而不是药物的直接作用。

【药代动力学】本品在体内被胆碱脂酶迅速水解为自由的甲基强的松龙。以30mg/kg作静脉输注需超过20分钟,或1g静脉输注超过30～60分钟,接近15分钟时获得最高甲基强的松龙血浆浓度,接近于20μg/ml,静脉注射40mg后25分钟可测得血浓度峰值为42～47μg/100ml。肌肉注射40mg甲基强的松龙后于120分钟后可测得血浓度峰值为34μg/ml。肌肉注射所测得血浓度峰值较静脉注射为低,但经肌肉注射后血中浓度值能维持较长,所以两种注射方法可给予等量甲基强的松龙。考虑皮质类固醇的作用机制,此两种用法的临床意义相差极小。使用本品4～6小时后通常可观察到临床反应。用于治疗哮喘,使用12小时后可见预期效果。甲基强的松龙之血浆半衰期为2.3～4小时,与给药形式无关。甲基强的松龙为具有中等活性的皮质类固醇,其生物半衰期为12～36小时,从皮质类固醇之细胞内作用,可见血中半衰期与药理作用半衰期明显不同,当可测量之血中浓度消失后,而药理作用仍然持续。皮质类固醇抗炎作用的持续时间与抑制脑下丘脑-垂体-肾上腺轴(HPA)的持续时间约相等。甲基强的松龙通过肝脏代谢,与可的松相似,主要代谢产物为20β-羟基甲基强的松龙与20β-羟基-6α-甲基强的松,并以葡萄糖醛酸盐、硫酸盐和非螯合化合物主要经尿液排出。以^{14}C标记的甲基强的松龙经静脉注射后96小时内的尿液中可回收75%的总放射活性,于5天后的粪便中回收9%,胆汁中为20%。

【适应证】用于控制常规疗法难以处理的严重支气管哮喘。

【用法用量】口服:成人,开始每次8～20mg,分2次服,维持量每日4～8mg。静脉滴注或推注:成人,第一次剂量可每次10～40mg,最大量可用至按体重30mg/kg。初次剂量(可用至250mg)应以最少5分钟的时间经静脉投药,若>250mg,则最少30分钟,必要时每隔4小时可重复用药。如果需要,该药可稀释后给药,方法为将已溶解的药品于5%葡萄糖溶液、生理盐水或5%葡萄糖与0.45%氯化钠的混合液混合,配制后的溶液在48小时内物理和化学性质保持稳定。用药数天后,必须逐量递减用药剂量或逐步停药。

【不良反应】(1)体液及电解质紊乱:钠水潴留、

低钾碱中毒、低钙。

(2)某些敏感患者的充血性心力衰竭、高血压。

(3)肌肉骨骼系统：类固醇性肌病、肌无力、骨质疏松、无菌性坏死、压迫性椎骨骨折、病理性骨折。

(4)消化系统：消化道溃疡穿孔或出血、胰腺炎食管炎、肠穿孔。

(5)皮肤改变：伤口愈合延迟、瘀点和瘀斑、皮肤脆薄。

(6)神经系统：精神错乱、欣快感、失眠、情绪不稳、个性改变、癫痫发作和眩晕，严重抑郁甚至明显的精神病表现,蛋白质分解造成的负氮平衡颅内压升高。

(7)内分泌系统：因假性脑肿瘤内分泌、月经失调,引发库欣综合征,抑制垂体-肾上腺皮质轴、糖耐量降低,引发潜在的糖尿病,增加糖尿病患者对胰岛素和口服降糖药的需求,抑制儿童生长,过敏反应,血管水肿。

(8)眼：长期使用糖皮质激素可引发后房囊下白内障、青光眼和可能损伤视神经,并增加眼部继发真菌或病毒感染的几率,糖皮质激素慎用于眼内压增高、眼球突出。

(9)心血管系统：高剂量引起心动过速。

(10)免疫系统：掩盖感染、潜在感染发作、机会性感染、过敏反应、可能抑制皮试反应。

【禁忌证】(1)全身性真菌感染。

(2)已知对甲泼尼龙片或甲泼尼龙过敏者。

(3)儿童、糖尿病、高血压和有精神病史者,某些传染性疾病如肺结核、某些病毒引发的疾病如疱疹和波及眼部的带状疱疹,使用此药时,应进行严格的医疗监督并尽可能缩短用药期。

【注意事项】(1)特殊危险人群：对属于特殊危险人群的患者应采取严密的医疗监护并近可能缩短疗程。①儿童：长期每日分次给予糖皮质激素会抑制儿童生长,这种治疗只可用于非常严重的病情。隔日疗法通常可避免或减少这一副作用；②糖尿病患者：引发潜在的糖尿病或增加糖尿病患者对胰岛素和口服降糖药的需求；③心脏病患者：使动脉高血压病情恶化；④有精神病史者：已有的情绪不稳和精神病倾向可能会因服用皮质类固醇而加重。

(2)因糖皮质激素治疗的并发症与用药的剂量和时间有关,对每个病例均需就剂量、疗程及每日给药还是隔日给药作出风险/利益评价。

(3)应尽可能缩短用药期限,应采用尽可能低的剂量。当可以降低剂量时,应逐渐减少。长期治疗的中断应在医疗监护下进行。肾上腺皮质机能不全最重要的症状为无力、体位性低血压和抑郁。

(4)服用皮质类固醇治疗发生异常的紧急状况的患者,在紧急状况发生前、发生时和发生后须加大速效皮质类固醇的剂量。

(5)服用皮质类固醇的患者不可接种牛痘,也不可接受其他免疫措施,特别是大剂量服用的患者,因为有出现神经系统并发症和缺乏抗体反应的可能性。

(6)用于结核活动期患者时,应仅限于暴发性或扩散性结核病,这时皮质激素可与适当的抗结核病药物联用以控制病情。如皮质类固醇用于结核病潜伏期或结核菌素试验阳性的患者时,必须密切观察以防止疾病复发。此类患者长期服用皮质类固醇期间应接受药物预防治疗。

(7)关于皮质类固醇治疗是否会导致消化道溃疡尚未达成共识,但服用糖皮质激素会掩盖溃疡的症状,使穿孔或出血在未感到明显疼痛时就出现。

(8)大剂量糖皮质激素会抑制宿主的抑抗力从而导致对真菌、细菌和病毒的易感性增加。

(9)逐渐递减用药量可减少因用药而产生的肾上腺皮质机能不全现象。这种现象可在停药后持续数月。因而在此期间一旦出现紧急情况应恢复服药。由于盐皮质激素的分泌也可能被抑制,应同时补充盐分和/或盐皮质激素。

(10)若有下列情况应慎用皮质类固醇：可能立即穿孔的非特异性溃疡性结肠炎、脓肿或其他化脓性感染、憩室炎、刚行肠吻合术、消化道溃疡活动期或潜伏期、肾功能不良、高血压、骨质疏松、重症肌无力。

(11)皮质类固醇治疗只有在参照人体生物检验报告和参数的情况下才可以考虑使用(例如,皮下实验、甲状腺激素水平)。

(12)无证据表明皮质类固醇会致癌、致突变和抑制生育能力。

(13)尽管视力障碍属于极少见的不良反应,但仍建议患者小心驾驶和操作其他机器。

【孕妇及哺乳期妇女用药】一些动物试验表明，母亲服用大剂量皮质类固醇可能引起胎儿畸形。因未作过足够的人类生殖研究，因而当皮质类固醇用于孕妇、哺乳妇女或可能怀孕的妇女时，应仔细衡量其益处与对母亲和胚胎或胎儿的潜在威胁之间的关系。糖皮质激素只有在明确需要的前提下才可用于孕妇。如果在怀孕期间必须停用已长期服用的皮质类固醇（与其他长期疗法相同），停药过程必须逐步进行。某些疾病的治疗如肾上腺皮质不全的替代治疗可能需要继续，甚至增加剂量。

【药物相互作用】（1）与其他抗结核化疗法联合，可用于治疗暴发性或扩散性肺结核及伴有蛛网膜下腔阻塞的结合性脑膜炎。

（2）常与烷化剂、抗代谢药及长春花碱类药物联合用于肿瘤疾病如白血病和淋巴瘤。

（3）与致溃疡药物（如水杨酸盐和 NSAI）合用，会增加发生消化道并发症的危险。

（4）与噻嗪类利尿药合用，会增加糖耐量异常的危险。

（5）会增加糖尿病患者对胰岛素和口服降糖药的需求。

（6）不可接种牛痘、接受其他免疫措施，特别是大剂量服用的患者，因为有出现神经系统并发症和/或缺乏抗体反应的危险。

（7）与乙酰水杨酸联合用于凝血酶原过少的患者时应谨慎。

【规格】片剂：4mg。粉针剂：40mg；500mg。

【贮藏】未调配的药品储存于室温下（15～30℃）。已调配的溶液于室温下（15～30℃）储存，并在 48 小时内使用。

【包装】片剂：20片/盒。注射剂：1支/瓶。

【有效期】2年。

地塞米松　Dexamethasone

【商品名】氟甲去氢氢化可的松，氟美松，德萨美松，Dexasone, Decadron, Oradexone, Hexadrol。

【成分】本品主要成分为地塞米松。

【性状】常用其醋酸酯，为白色或类白色结晶或结晶性粉末，无臭，味微苦。在丙酮中易溶，在甲醇或无水乙醇中溶解，在乙醇或氯仿中略溶，在乙醚中极微溶解，在水中不溶。其磷酸钠盐易溶于水。

【药理毒理】本品的抗炎作用及控制皮肤过敏的作用比泼尼松更显著，而对水钠潴留和促进排钾作用较轻微，对垂体-肾上腺皮质的抑制作用较强。

【药代动力学】本品口服吸收快而完全。其磷酸酯水溶性增加，肌肉或皮下注射后迅速吸收，其药物达峰时间分别为 1 小时或 8 小时。在血浆中与特异性皮质激素结合球蛋白和白蛋白结合，然后在肝脏中迅速被代谢破坏。因其在血浆中清除的速度较慢，所以半衰期较长。生物半衰期约 190 分钟，组织半衰期约为 3 天。

【适应证】严重哮喘和激素依赖性哮喘。

【用法用量】口服：成人，每日 0.75～6mg，分 2～4 次服用，维持剂量每日 0.5～0.75mg。肌注：成人，每次 5～10mg。静推：成人，每次 5～10mg。静滴：成人，每次 2～20mg，或遵医嘱。

【不良反应】（1）长程使用可引起以下副作用：医源性库欣综合征面容和体态、体重增加、下肢浮肿、紫纹、易出血倾向、创口愈合不良、痤疮、月经紊乱、肱或股骨头缺血性坏死、骨质疏松及骨折（包括脊椎压缩性骨折、长骨病理性骨折）、肌无力、肌萎缩、低血钾综合征、胃肠道刺激（恶心、呕吐）、胰腺炎、消化性溃疡或穿孔、儿童生长受到抑制、青光眼、白内障、良性颅内压升高综合征、糖耐量减退和糖尿病加重。

（2）患者可出现精神症状：欣快感、激动、谵妄、不安、定向力障碍，也可表现为抑制。精神症状由易发生与患慢性消耗性疾病的人及以往有过精神不正常者。

（3）并发感染如真菌、结核菌、葡萄球菌、变形杆菌、绿脓杆菌和各种疱疹病毒为主。

（4）糖皮质激素停药综合征。有时患者在停药后出现头晕、昏厥倾向、腹痛或背痛、低热、食欲减退、恶心、呕吐、肌肉或关节疼痛、头疼、乏力、软弱。

【禁忌证】（1）对本品及肾上腺皮质激素类药物有过敏史患者禁用。

（2）高血压、血栓症、胃与十二指肠溃疡、精神病、电解质代谢异常、心肌梗死、内脏手术、青光眼等患者一般不宜使用。

【注意事项】（1）结核病、急性细菌性或病毒性感染患者应用时，必须给予适当的抗感染治疗。

(2) 长期服药后,停药前应逐渐减量。

(3) 糖尿病、骨质疏松、肝硬化、肾功能不良、甲状腺功能低下患者慎用。

【孕妇及哺乳期妇女用药】孕妇及哺乳期妇女慎用。

【药物相互作用】(1) 与巴比妥类、苯妥英、利福平同服,本品代谢促进作用减弱。

(2) 与水杨酸类药合用,增加其毒性。

(3) 可减弱抗凝血剂、口服降糖药作用,应调整剂量。

【规格】片剂:0.75mg。注射剂:2.5mg/0.5ml;5mg/ml。

【贮藏】密封,干燥处室温贮藏。

【包装】片剂:1000片/瓶。注射剂:10支/盒。

【有效期】2年。

【编者语】吸入型糖皮质激素是长期治疗持续性哮喘的首选药物。激素吸入给药药物可直接作用于呼吸道,所需剂量较小,通过消化道和呼吸道进入血液的药物大部分被肝脏灭活,因此全身性不良反应较少。口咽部局部的不良反应包括声音嘶哑、咽部不适和白色念珠菌感染。吸药后及时用清水漱口,注意头部后仰,漱清咽部沉积的药物,选用干粉吸入剂或加用储物罐可减少上述不良反应。吸入糖皮质激素后的全身不良反应的大小与药物剂量、药物生物利用度、肠道吸收、肝脏首过代谢率及全身吸收药物的半衰期等因素有关。一般而言,使用干粉吸入装置比普通定量气雾剂方便,吸入到下呼吸道的药物量较多。糖皮质激素气雾剂和干粉吸入剂通常需连续、规律地吸入 1 周后方能奏效。溶液经以压缩空气或高流量氧气为动力的射流装置雾化吸入,对患者吸气配合的要求不高,起效较快,适用于哮喘急性发作时的治疗。

口服给药用于急性发作病情较重的哮喘或重度持续(4级)性哮喘。患者吸入大剂量激素治疗无效时应早期口服糖皮质激素,以防止病情恶化。一般使用半衰期较短的糖皮质激素如泼尼松、泼尼松龙或甲基泼尼松龙等。对于糖皮质激素依赖型哮喘,可采用每日或隔日清晨顿服给药的方式,以减少外源性激素对脑垂体-肾上腺轴的抑制作用,泼尼松的维持剂量最好每日≤10mg。对于伴有结核病、寄生虫感染、骨质疏松、青光眼、糖尿病、严重忧郁或消化性溃疡的哮喘患者,全身给予糖皮质激素治疗时应慎重,并应密切随访。

糖皮质激素吸入疗法是目前防治支气管哮喘的最有效措施之一。近年来,许多国际或国家卫生组织制定的哮喘防治标准中均把糖皮质激素吸入疗法列为哮喘缓解期治疗的一线药物,且已成为现代治疗方案中不可替代的重要部分。

五、炎症介质拮抗药

许多介质都可能参与哮喘的发病机制。应用受体拮抗剂或合成抑制剂抑制白三烯的作用导致了哮喘病人症状改善和支气管扩张,该类药物的作用机制与抗炎药如皮质类固醇的机制相似,作用均是间接的。白三烯受体拮抗剂及合成抑制剂被认为是哮喘临床治疗中最有效的介质拮抗剂,是目前所研究的抗哮喘药物中最引人注目的新药之一。

扎鲁斯特 Zafirlukast

【商品名】扎鲁司特,安可来,安可米。

【成分】主要成分为扎鲁斯特。

【性状】白色片剂。

【药理毒理】本品作为一种多肽性 LTC4、LTD4、LTE4 等超敏反应慢反应物质的白三烯受体拮抗剂,竞争性抑制白三烯活性,有效地预防白三烯多肽所致的血管通透性增加而引起的气道水肿,同时抑制白三烯多肽产生的气道嗜酸粒细胞的浸润减少气管收缩和炎症,减轻哮喘症状。本品具有高度选择性,仅作用于白三烯受体,抑制嗜酸粒细胞、淋巴细胞和组织细胞的升高,减少因肺泡巨噬细胞刺激产生的过氧化物。不影响前列腺素、血栓素、胆碱能及组胺受体。单次口服能使哮喘患者对吸入 LTD4 的耐受性高 100 倍,并在 12～24 小时内有明显的保护作用。长期服用(20mg,每日 2 次)能持久缓解气道阻塞。

【药代动力学】口服吸收良好,在口服后约 3 小时血浆浓度达峰值,服药 2 小时内,药物血浆浓度尚未达到峰值时便可在基础支气管运动张力上产生明显的首剂效应。血浆蛋白结合率为 99%,主要是白蛋白。代谢完全。尿排泄为口服剂量的 10%,便排泄为 89%,消除半衰期约为 10 小时。药代动力学在正常人群和肾损害患者无显著性差异。但在老年和酒精性肝硬化稳定期患者用同等剂量的安可来时,其峰浓度和AUC较正常者增高2倍。与食物同服时大部分患者(75%)的生物利用度降低,其降低幅度可达40%。

【适应证】适用于哮喘的预防和长期治疗。本品能抑制各种刺激(如二氧化硫、运动和冷空气等)引起的支气管痉挛,还能降低各种抗原(如花粉、猫毛屑、豚草和混合抗原)引起的早发性及迟发性炎性反应。对使用β受体激动剂治疗但未获充分控制的哮喘患者,本品可作为一线维持治疗药。对有临床症状的患者,本品可缓解症状(减轻昼夜哮喘症状),改善肺功能,减少β受体激动剂的用量及哮喘恶化的发生率。

【用法用量】口服:成人及12岁以上儿童,每次20mg,每日2次,每次剂量增加至40mg,每日2次可能疗效更佳。用药剂量不应超过最大推荐量。应避免在进食时服用。用于预防哮喘,应持续用药。老年人及肝损害患者,起始剂量为每次20mg,每日2次,然后根据临床反应调整剂量。肾功能不全患者不需调整剂量,12岁以下儿童用药安全性尚无报道。

【不良反应】本品耐受性良好,不良反应有头痛或胃肠道反应,这些症状通常较轻微。荨麻疹及血管性水肿的过敏反应、皮疹、水疱也有报道。有转氨酶升高,但不常见,继续治疗或停药可恢复。通过安慰剂的对照观察发现,使用本品的老年患者感染的发生率增加,主要影响呼吸道,但症状较轻,不必中止治疗。

【禁忌证】对本品及其组分过敏者禁用。

【注意事项】(1)本品不适用于解除哮喘急性发作时的支气管痉挛。

(2)不宜用本品突然替代吸入或口服的糖皮质激素,在重度哮喘患者的治疗中,在考虑减少激素用量时应谨慎,在停用口服激素的重度哮喘患者中,极少数发生嗜酸粒细胞浸润,应注意。

(3)不推荐用于包括肝硬化在内的肝损害患者。

(4)哮喘缓解期和急性发作期,通常应维持治疗。

【孕妇及哺乳期妇女用药】妊娠妇女服用的安全性尚未确立。哺乳期妇女不宜服用。

【药物相互作用】(1)本品可与其他哮喘和过敏症常规治疗药物联用,与吸入性糖皮质激素、吸入和口服支气管扩张剂、抗生素、抗组胺药及口服避孕药合用时未见不良相互作用。

(2)与阿司匹林合用,可使本品的血浆浓度升高约45%。

(3)与红霉素合用,本品的血浆浓度下降约40%。

(4)与茶碱合用,使本品的血浆浓度下降30%,但茶碱血浆水平不受影响。

(5)与特非那定合用,本品的AUC降低54%,但对血浆特非那定水平无影响。

(6)与新一代抗组胺药克敏能(Loratadine)合用,可明显提高其对早晚期哮喘症状控制的疗效。

(7)本品能抑制细胞色素P4502C9异构酶系统,与华法林合用时能导致最大凝血酶原时间延长约35%,应密切监测。

(8)与食物同服时,本品的生物利用度降低40%。

【规格】片剂:20mg;40mg。

【贮藏】遮光,密封,30℃以下干燥处保存。

【包装】14片/盒,铝箔包装。

【有效期】2年。

孟鲁司特 Montelukast

【商品名】顺尔宁。

【成分】主要成分为孟鲁司特钠。

【性状】浅黄色异形薄衣片和咀嚼片,除去包衣后显白色或类白色。

【药理毒理】孟鲁司特是一种口服有效的选择性白三烯受体拮抗剂。与白三烯受体竞争性地结合,特异性抑制半胱氨酰白三烯(CysLT1)受体,通过减少气道组织和分泌物中嗜酸粒细胞、肥大细胞、激活的淋巴细胞、巨噬细胞和细胞素等炎症标志物,而降低气道的高反应性。另外,还可抑制支气管痉挛。

【药代动力学】本品通过胃肠道快速吸收。成人口服10mg片剂后血浆药物浓度T_{max}为3小时,生物利用度为58%～66%,不受进食影响。口服5mg咀嚼片后血浆药物浓度T_{max}为2.5小时,禁食和进食生物利用度分别为73%和63%。在体内,本品 99% 以上与血浆蛋白结合。本品小鼠同位素标记试验显示,24 小时内只有极少量的放射性物质在各种组织内被探测到,而脑组织内基本探测不到放射性物质,说明它不通过血-脑屏障。在小鼠和兔试验中,观察到它可以通过胎盘屏障。小鼠还可以通过乳汁分泌。人类的情况还有待进一步研究。代谢途径尚未被完全了解。主要在胃肠道和肝胆系统代谢,通过酰基葡萄糖醛酸化和被几个细胞色素 P450 的同工酶催化氧化。成人的血浆半衰期平均为 2.7~5.5 小时,血浆清除率平均为 45ml/分钟。主要以原形通过胆汁排泄。

【适应证】成人和儿童哮喘长期控制治疗和预防发作。

【用法用量】口服:15 岁及 15 岁以上成人,每日 10mg,每日 1 次,睡前服用。季节性过敏性鼻炎病人可根据自身的情况在需要时服药,同时患有哮喘和季节性过敏性鼻炎的病人应每晚用药 1 次。6~14 岁儿科患者咀嚼片:每次 5mg,每日 1 次,睡前嚼服,不需按年龄调整剂量。6 岁以下患儿的安全有效剂量及用法尚未确定。

【不良反应】本品的一般耐受性良好,副作用较轻微,通常不需停止治疗。在减少全身皮质类固醇剂量时,极少病例发生以下一项或多项情况嗜酸粒细胞增多症、血管性皮疹、肺部症状恶化、心脏并发症和/或神经病变(有时诊断为 Churg-Strauss 综合征——一种系统性嗜酸粒细胞性血管炎)。虽然尚未确定这些情况与白三烯受体拮抗剂的因果关系,但在接受本品治疗的患者减少全身皮质类固醇剂量时,建议应加以注意并作适当的临床监护。

【禁忌证】对本品及其组分过敏者禁用。

【注意事项】(1)一般建议以哮喘控制指标来评价治疗效果,本品的疗效在用药 1 天内即出现,不可用于治疗急性哮喘发作。应劝告患者准备好必要的急救药品备用。

(2)虽然合用的吸入皮质类固醇制剂可在医师监督下逐渐减量,但不应骤然使用本品取代吸入/口服皮质类固醇制剂。

(3)应建议患者无论在哮喘控制还是恶化阶段都坚持长期服用。

(4)老年患者、肾功能不良患者或轻、中度肝损害患者不必调整剂量,患者性别与剂量无关。

(5)本品可加入其他治疗哮喘药物的治疗方案中,减少合并用药的剂量,一旦有临床治疗反应(一般出现在首剂用药后),根据患者的耐受情况,在医疗监护下将支气管扩张剂和吸入皮质类固醇剂量逐渐减少。

(6)减少合用治疗药物用量如支气管扩张药和吸入皮质类固醇制剂。

(7)本品可与食物同服或另服。

【孕妇及哺乳期妇女用药】尚未研究。只有在十分必要的情况下才在妊娠期间使用。尚不清楚本品是否在人体经乳汁排泄,因为许多药物在人体经乳汁排泄,所以在哺乳期应小心谨慎。

【药物相互作用】本品临床推荐用量对茶碱、泼尼松、泼尼松龙、口服避孕药(炔雌醇/炔诺酮 35/1)、特非那定、地高辛和华法林的药代动力学无主要影响。合用苯巴比妥可使孟鲁司特钠的血浆浓度曲线下面积(AUC)减少约 40%。建议不必调整剂量。

【规格】薄膜包衣片:10mg。咀嚼片:5mg。

【贮藏】需存放于 15~30℃,避免日晒及受潮。

【包装】5 片/盒。

【有效期】2 年。

普仑司特 Pranlukast

【商品名】普兰流卡斯特,哌鲁卡特。

【适应证】支气管哮喘。

【禁忌证】老年人生理机能降低,应减量。小儿应用本品尚无经验。本品对妊娠的安全性尚未确定,妊娠或可能妊娠的妇女只有应用本品的益处大于可能发生的危险性时,才可应用。

【规格】片剂:112.5mg。

【用法用量】口服。成人每次 225mg,每日 2 次,早饭和晚饭后服用。可根据年龄、症状适当减量。

【注意事项】不良反应发生率 0.1%~5%。可有:①过敏,有时可见皮疹、瘙痒等,应停药并进行适当处理;②有时可有嗳气、呕吐、腹痛、胃部不适、腹泻、便秘等;③有时出现 GOT、GPT、胆红素升高;④有时可见胸部绞窄感、失眠、发热蛋白尿等。

齐留通 Zileuton

【商品名】齐罗噻尿,A-64077,Abbott,64077,

Leutrol,Zyflo。

【适应证】用于12岁以上哮喘病患者的哮喘预防和长期治疗,不用作哮喘急性发作的治疗。

【禁忌证】暂无参考资料。

【规格】普通片:300mg/片。缓释片:600mg/片。

【用法用量】推荐剂量:每次1200mg,每日2次。

【注意事项】暂无参考资料。

【包装】10片/板。

【编者语】半胱胺酰白三烯是强有力的支气管收缩剂,在哮喘病人的气道慢性炎症病理状态下,可导致气道微血管内蛋白和水分漏出引起黏膜水肿、黏液分泌增加、平滑肌痉挛引起的支气管收缩和气道嗜酸粒细胞浸润,造成不同程度的广泛的与气道阻塞有关的症状。

哮喘治疗的现代指导方针强调吸入类固醇药并用支气管扩张剂,主要是按需使用短效β肾上腺素能激动剂。白三烯抑制剂可作用于哮喘治疗的所有阶段。用于以下情况:①对有症状或每周使用β受体激动剂超过3～4次的病人的规则治疗的第一步;②与吸入类固醇治疗同时应用,形成有效的增效或协同效应,而降低或限制吸入类固醇治疗的剂量。

白三烯受体拮抗剂及合成抑制剂被认为是哮喘临床治疗中最有效的介质拮抗剂,是目前所研究的抗哮喘药物中最引人注目的新药之一。

六、抗过敏平喘药

抗过敏平喘药(antiallergic asthmatic)从抑制炎症介质释放和拮抗这些介质的病理作用两个环节,预防和治疗哮喘发作,对外源性及运动性哮喘有较好地疗效。以色甘酸钠为代表的一类新型平喘药,其主要作用是稳定肺组织肥大细胞膜,抑制过敏介质释放。

色甘酸钠气雾剂 Sodium Cromoglicate Aerosol

【商品名】咽泰,咳乐钠。

【成分】主要成分为色甘酸钠。

【性状】本品在耐压容器中的药液为无色或微黄色的混悬液,揿压阀门,药液即呈雾粒喷出。

【药理毒理】其作用机制是能稳定肥大细胞的细胞膜,阻止肥大细胞脱颗粒,从而抑制组胺、5-羟色胺、慢反应物质等过敏反应介质的释放,进而阻抑过敏反应介质对组织的不良作用。其抑制过敏反应介质释放的作用,可能是通过抑制细胞内环磷腺苷磷酸二酯酶,致使细胞内环磷腺苷(cAMP)的浓度增加,阻止钙离子转运入肥大细胞内,从而稳定肥大细胞膜,阻止过敏反应介质的释放。

【药代动力学】吸入后,有8%～10%进入肺内,经支气管和肺泡吸收。半衰期为80分钟。以原形排出,50%通过肾脏排泄,50%通过胆汁。体内无蓄积。口服本品仅能吸收0.5%。

【适应证】用于预防和治疗支气管哮喘和过敏性哮喘。

【用法用量】喷吸前先摇匀液体。口腔吸入:每次3.5～7mg,每日3～4次。

【不良反应】偶有排尿困难,喷雾吸入可致刺激性咳嗽。

【禁忌证】对本品及赋形剂过敏者禁用。

【注意事项】(1)由于本品系预防性地阻断肥大细胞脱颗粒,而非直接舒张支气管,因此对于支气管哮喘病例应在发病季节之前2～3周提前用药。

(2)极少数人在开始用药时出现哮喘加重,此时可先吸入少许扩张支气管的气雾剂,如沙丁胺醇。

(3)不要中途突然停药,以免引起哮喘复发。

(4)肝肾功能不全者慎用。

(5)本品起效较慢,需连用数日甚至数周后才起作用,故对正在发作的哮喘无效。

(6)首次使用或用后放置1周以上再使用时,应先向空气中试喷。如遇喷不出情况,请确认使用是否正确或检查助动器喷孔是否堵塞。

(7)连续使用数次后,须取下助动器,用温水浸泡冲洗,擦净晾干后重新安装,以防助动器喷孔堵塞。

(8)本品系受压容器,严禁受热、撞击或在瓶上戳刺,即使将药用完也应避免。

(9)请将此药品放在儿童不能接触的地方。

【孕妇及哺乳期妇女用药】应慎用。

【药物相互作用】尚不明确。

【规格】气雾剂:3.5mg/揿。每瓶总量14g,内含色甘酸钠0.7g。

【贮藏】密闭,在阴凉处(不超过20℃)保存。

【包装】200揿/支,铝罐包装。

【有效期】3年。

酮替芬　Ketotifen

【商品名】富马酸酮替芬,噻喘酮,甲哌噻庚酮,噻哌酮,克脱吩,哌啶环庚酮,萨地同。

【成分】常用其富马酸盐。

【性状】为类白色结晶性粉末,无臭,味苦。在甲醇中溶解,在水或乙醇中微溶,在丙酮或氯仿中极微溶解。

【药理毒理】为口服强效过敏介质阻释剂。本品不仅能抑制抗原诱发的人肺和支气管组织肥大细胞释放组胺和过敏的慢反应物质(SRS-A),而且还能抑制抗原、血清或钙离子介导剂诱发的人嗜碱性白细胞或中性白细胞释放组胺和过敏的慢反应物质。本品还兼有强大的H_1受体拮抗作用,其作用强度较氯丙那敏约强10倍。此外,它还能拮抗5-羧色胺和过敏的慢反应物质的作用。近来还发现,本品亦能抑制哮喘患者的非特异性气道高反应性,拮抗过敏原、组胺、二氧化硫、乙酰胆碱等引起的支气管痉挛。本品不改变痰的性质,亦不影响黏液纤毛运动。

【药代动力学】本品在胃肠道吸收迅速而完全,无蓄积作用,血浆半衰期为0.5～1小时,血浆蛋白结合率75%,代谢产物和原形药物经尿液和粪便排泄。

【适应证】对多种类型的支气管哮喘均有明显疗效。过敏性哮喘疗效尤为显著,混合型次之,感染型约半数以上有效。对过敏性哮喘的预防效果优于色甘酸钠。

【用法用量】口服:成人,每次1mg,每日2次,早晚服用。用于治疗可连服2～6周。

【不良反应】(1)用药第1周,有10%～15%成年病例有镇静、嗜睡、疲倦、头晕、口干等副作用,一般继续用药即消失。儿童较少发生。

(2)偶见头痛、头晕、迟钝及体重增加。

【禁忌证】(1)对本品过敏者。

(2)当药品性状发生改变时禁止服用。

(3)车辆驾驶员、机械操作者及高空作业者工作时禁用。

【注意事项】(1)如服用过量或出现严重不良反应,可暂将剂量减半,待副作用消失后再恢复原剂量。或请立即就医。

(2)儿童必须在成人监护下使用。

(3)请将此药品放在儿童不能接触的地方。

【孕妇及哺乳期妇女用药】孕妇慎用。

【药物相互作用】(1)与多种中枢神经抑制剂或酒精并用,可增强本品的镇静作用,应予避免。

(2)不得与口服降血糖药并用。

(3)如与其他药物同时使用,可能会发生药物相互作用,详情请咨询医师或药师。

【规格】片剂:1mg/片。胶囊剂:1mg/粒。

【贮藏】遮光,密封保存。

【包装】片剂:100片/瓶,60片/瓶。胶囊剂:12粒/板,铝塑包装。

【有效期】3年。

曲尼司特　Tranilast

【商品名】肉桂氨茴酸,利喘平,利喘贝,去敏泰。

【成分】本品主要成分为曲尼司特。

【性状】带微黄色的白色结晶性粉末,无臭,无味。不溶于水,可溶于碱性水溶液。

【药理毒理】本品有稳定肥大细胞和嗜碱粒细胞的细胞膜作用,阻止其脱颗粒,从而抑制组胺、5-羟色胺过敏性反应物质的释放,对于IgE抗体引起的大白鼠皮肤过敏反应和实验性哮喘有显著抑制作用。

【药代动力学】临床药代动力学显示,给药后2～3小时,血药浓度达到峰值,半衰期为8.6小时左右,24小时明显降低,48小时后在检出限度之下。给药96小时内主要从尿中排出,体内代谢产物主要是曲尼司特的4位脱甲基与硫酸及葡萄糖醛酸的结合物。

【适应证】可用于预防和治疗支气管哮喘及过敏性鼻炎。

【用法用量】口服。成人,每次0.1g,每日3次;儿童,5mg/kg,分3次服用。

【不良反应】(1)肝脏:偶尔出现肝功能异常,需注意观察,可采取减量、停药等适当措施。

(2)胃肠道:食欲缺乏、恶心、呕吐、腹痛、腹胀、便秘、腹泻、胃部不适,偶有胃部不消化感。

(3)血液系统:有时红细胞数和血红蛋白量下降。

(4)精神、神经系统:有时头痛、头昏、全身疲倦感等症状。

(5)过敏反应:皮疹,偶见全身痒等过敏症状,此时应停药。

(6)泌尿系统:偶见膀胱刺激症状,应停止用药。

(7)其他:偶见心悸、浮肿、面部红晕、鼻出血、口腔炎等症状。

【禁忌证】对本品过敏者禁用。

【注意事项】(1)肝、肾功能异常者慎用。

(2)本品能阻断过敏反应发生的环节,在易发季节前半月服用,能起到预防作用。

(3)本品的特性不同于支气管舒张剂以及肾上腺皮质激素,对已经发作的症状,不能迅速起效。当哮喘大发作时,可联合使用支气管舒张剂或肾上腺皮质激素服药1~4周,其他对症治疗药可逐渐减量,直至撤除而单用。一般2~3个月为1疗程。

(4)可与其他平喘药并用,以本品作为基础处方药,有规则地连续服用,可长期控制哮喘的发作。

(5)激素依赖性患者使用时,激素用量应慢慢减少,不可突然停用。

【孕妇及哺乳期妇女用药】孕妇忌用。

【药物相互作用】尚不明确。

【规格】片剂、胶囊剂:0.1g。

【贮藏】遮光,密封,在干燥处保存。

【包装】100 片/瓶,塑料瓶包装。胶囊:12 粒×2 板/盒,铝塑泡罩包装。

【有效期】2 年。

苯氮嘌呤酮　Zaprinast

【商品名】丙苯氮嘌呤,喘乐氮嘌酮,敏喘宁,扎普司特。

【成分】主要成分为苯氮嘌呤酮。

【性状】白色结晶,溶点241℃(分解)。微溶于水。其三乙醇胺盐的溶点为138~139℃。

【药理毒理】为过敏反应阻释剂,一种新开发的模拟 cGMP 结构的药物,是比茶碱和 IBMX 等药物选择性更强的 PDE 抑制剂,具有高效能和高选择性。药理实验表明,对离体人肺组织可抑制组胺、慢反应物质等过敏介质的释放,对大鼠反应素介导的被动皮肤过敏,以及对脉鼠反应素介导的过敏性支气管痉挛均有很强的抑制作用。其作用强度较色甘酸钠强 20~50 倍,且口服有效。其作用机制与色甘酸钠相似,即能稳定支气管黏膜上肥大细胞膜,阻止组胺、慢反应物质的释放。此外,尚见有抑制磷酸二酯酶的作用,阻止细胞内环磷腺苷(cAMP)的分解代谢,提高 cAMP 的水平,这可能与其稳定肥大细胞膜的作用有关。

【适应证】用于支气管哮喘、哮喘型慢性支气管炎。

【用法用量】口服。成人,每次 20mg,每日 3 次。

【不良反应】少数病人有口干、恶心、胸闷等反应。

【禁忌证】对本品过敏者禁用。

【孕妇及哺乳期妇女用药】孕妇忌用。

【药物相互作用】尚不明确。

【规格】片剂:20mg。

【贮藏】遮光,密封,在干燥处保存。

【包装】100 片/瓶。

【有效期】2 年。

羟哌苯噻酮　Tiaramide

【商品名】氯噻哌醇,噻拉米特,羟哌苯酮。

【成分】本品主要成分为羟哌苯噻酮。

【性状】本品为白色片剂。

【药理毒理】原为一强消炎、镇痛、解热药。实验表明,其抗炎作用较羟基保泰松、苄达明(炎痛静)显著,镇痛作用与炎痛静相等。近年发现,本品具有与色甘酸钠相同的药理作用,即能抑制肥大细胞释放组胺等过敏反应介质,对前列腺素 $F_{2\alpha}$ 有选择性的拮抗作用。用于支气管炎哮喘,疗效与色甘酸钠相似。

【药代动力学】本品口服吸收良好,20 分钟血药浓度达高峰,在组织中的浓度较血中高 4~6 倍,24 小时内经尿完全排泄。

【适应证】用于支气管炎哮喘,疗效与色甘酸钠相似。

【用法用量】口服。成人，每次100mg，每日4次。

【不良反应】可见食欲不振、浮肿等不良反应。

【禁忌证】对本品过敏者禁用。

【孕妇及哺乳期妇女用药】孕妇忌用。

【药物相互作用】尚不明确。

【规格】片剂：50mg。

【贮藏】遮光，密封，在干燥处保存。

【包装】100片/瓶。

【有效期】2年。

盐酸曲普利定 Triprolidinge Hydrochloride

【商品名】克敏，盐酸苯丙烯啶，盐酸吡咯吡胺。

【成分】主要成分为曲普利啶。

【性状】白色粉末，味微苦。

【药理毒理】抗组胺药，在体内与组胺竞争效应细胞上的组胺H_1受体，使组胺类物质完全丧失同H_1受体结合的机会，从而抑制机体过敏反应的发生。具有长效、强效、低毒及无中枢抑制的特点。有报道其脱敏作用以肺、鼻、眼及皮肤等组织部位最强和最显著。

【药代动力学】本品口服吸收迅速完全。口服后1～3小时即可达血药峰值，维持作用时间长达8～12小时，半衰期为6～24小时。体内分布广泛，局部浓度以肺脾、肾较高，部分经肝脏代谢裂解成以甲苯甲基化合物为主的降解产物经肾脏排泄。

【适应证】过敏性鼻炎、荨麻疹、皮炎、皮肤瘙痒、支气管哮喘、花粉热、食物过敏等过敏性疾病。

【用法用量】口服。成人，每次2.5～5mg，每日2次，每日总剂量一般不超过10mg。

【不良反应】偶有嗜睡、恶心、不适等，减量或停药后症状自行消失。

【禁忌证】(1)对本品过敏者禁用。

(2)急性哮喘发作期内的患者。

(3)早产婴儿和新生儿。

【注意事项】眼内压增高、闭角型青光眼、甲状腺功能亢进、血管性疾患及高血压、支气管哮喘、前列腺增生、膀胱颈阻塞、消化道溃疡及12岁以下儿童，均需慎用。

【孕妇及哺乳期妇女用药】哺乳期妇女禁用。

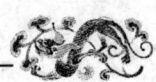

【药物相互作用】尚不明确。

【规格】片剂、胶囊剂：2.5mg。

【贮藏】遮光，密封，置干燥处保存。

【包装】10(片)粒/盒。

【有效期】3年。

呋塞米注射液 Furosemide Injection

【商品名】速尿，速尿灵，利尿灵，呋喃苯胺酸，利尿磺胺，腹安酸。

【适应证】支气管哮喘。

【禁忌证】对本品过敏禁用。

【规格】注射剂：每支20mg/2ml。

【用法用量】雾化吸入。成人，每次20～40mg，每日1～2次。

【注意事项】对磺胺和噻嗪类过敏者，对本品可能交叉过敏。

【包装】10支/盒。

【编者语】支气管哮喘是呼吸系统的常见病，它是一种以发作性呼吸困难并伴有喘鸣表现的疾病。哮喘的发病机制至今尚未完全阐明。诱发哮喘发病的因素很多，如呼吸系统感染、接触过敏原、情绪激动、气候变化、剧烈运动及某些药物等均可导致广泛的、可逆的气道狭窄，而诱发哮喘。目前常用平喘药物包括拟肾上腺素类、磷酸二酯酶抑制剂、M胆碱受体阻断药、皮质激素类、炎症介质拮抗药及抗过敏平喘药等。当哮喘发作时，给予上述平喘药的同时，要采取祛痰措施，可给予恶心性祛痰药或黏痰溶解药，而不宜给镇咳药，因镇咳药会影响黏痰的咳出。中度以上的哮喘发作，使用平喘药同时要进行抗感染治疗，如青霉素、先锋霉素、丁氨卡那霉素等抗生素。不要轻易使用肾上腺皮质激素类药。只有当哮喘重度发作，用一般平喘药效果不佳或反复发作、肾上腺皮质功能衰退、体内激素水平相对不足者，经常反复发作、使用其他平喘药效果不好者，才可使用肾上腺皮质激素类药物，但应尽可能使用最小有效量，缓解期争取停用。肾上腺素类平喘药对心脏副作用较大，可使心率加快、心收缩力加强、心肌耗氧量增加，因此冠心病、心肌炎和甲亢病人禁用此药。

常用平喘药分为气道扩张药和抗炎抗过敏平

喘药两大类。气道扩张药包括：

(1) β 受体激动药：通过激动呼吸道 $β_2$ 受体，激活腺苷酸环化酶（AC），使细胞内的环磷腺苷（cAMP）生成增多，环磷腺苷/环磷鸟苷（cAMP/cGMP）比值升高，游离钙离子（Ca^{2+}）减少，从而松弛支气管平滑肌，抑制过敏介质释放，增加纤毛运动，降低血管通透性而发挥平喘作用，代表药为沙丁胺醇、克仑特罗等。

(2) 磷酸二酯酶抑制剂：通过抑制磷酸二酯酶（PDE），使 cAMP 分解减少，细胞内 cAMP/cGMP 的比值升高使气管平滑肌松弛。此外，这类药物还可增加呼吸肌的收缩力，代表药为茶碱及其衍生物。

(3) M 胆碱受体阻滞药：通过阻滞 M 受体而松弛支气管平滑肌，抑制鸟苷酸环化酶（GC），使 cGMP 生成减少，结果 cAMP/cGMP 的比值升高使支气管平滑肌扩张，代表药为异丙托溴铵。

(4) 钙拮抗药：通过阻滞钙离子（Ca^{2+}）进入细胞内，降低细胞内 Ca^{2+} 浓度使支气管平滑肌松弛，代表药为硝苯地平。

抗炎抗过敏平喘药包括：

(1) 糖皮质激素类：平喘机制较复杂，能从多个环节抑制过敏反应、减少过敏介质释放、降低血管通透性、加强儿茶酚胺对腺苷酸环化酶的激活作用和较强的抗炎作用，临床常用局部作用强、吸收很少的二丙酸倍氯米松气雾剂等。

(2) 抗过敏平喘药：通过稳定肥大细胞膜，抑制过敏介质释放而对速发型过敏反应具有明显保护作用，代表药物为色甘酸钠。

(3) 炎症介质拮抗药：如 5-羟色胺拮抗药芬司匹利。

（贾少丹　纪　霞　张为忠　贺彩霞）

第三十二章 骨科伴发胃肠疾病用药

第一节 治疗消化性溃疡病药物

一、抗酸药

铝碳酸镁 Hydrotalcite

【商品名】胃达喜。

【药理毒理】迅速中和胃酸,可逆性失活胃蛋白酶,持续阻止胆酸和溶血卵磷酯对胃的损伤,增强胃黏膜保护因子的作用。

【适应证】急性胃炎、慢性胃炎、胃及十二指肠溃疡病、反流性食管炎,以及与胃酸有关的胃部不适如胃灼痛、反酸、烧心感、腹胀、早饱现象、恶心、呕吐。

【用法用量】除非另有医嘱,成人在饭后 1~2 小时,睡前或胃不适时服用 1~2 片胃达喜咀嚼片(不要超过 14 片),胃达喜用于治疗胃和十二指肠溃疡时,在所有症状消失后应持续服用 4 周。每次 1~2 片,每日 3~4 次,在饭后 1~2 小时及睡前服用;或 1~2 片症状出现时服用。治疗溃疡病时,每次 2 片,每日 4 次,疗程至少 4 周。

【不良反应】在服用胃达喜时可能会出现副作用,但是并不是对每例病人都产生副作用。可能产生的副作用如下:大剂量服用可导致胃肠道不适,如软糊状便。在妊娠或哺乳期使用,目前没有关于胃达喜在妊娠或哺乳期使用产生不良反应的报告。

【禁忌证】无明显禁忌。

【注意事项】肾功能损伤的病人(肌肝清除率<30ml/分钟)服用胃达喜时,应定期监测血清中镁和铝的含量。1 片胃达喜咀嚼片含有极少量的糖分,因此,糖尿病病人也可以服用。胃达喜咀嚼片不含钠,因此高血压病人可以服用。胃达喜咀嚼片禁止在失效期后服用。

【规格】1 片咀嚼片含 500mg 铝碳酸镁;咀嚼片 500mg×20 片。

二、胃酸分泌抑制剂

(一)H_2 受体拮抗剂

西咪替丁 Cimetidine

【商品名】甲氰咪胍,泰胃美,甲氰咪胺。

【药理毒理】本品有显著抑制胃酸分泌的作用,能明显抑制基础和夜间胃酸分泌,也能抑制由组胺、分肽胃泌素、胰岛素和食物等刺激引起的胃酸分泌,并使其酸度降低,对因化学刺激引起的腐蚀性胃炎有预防和保护作用,对应激性胃溃疡和上消化道出血也有明显疗效。

【适应证】消化性溃疡、胃炎、胃食管反流性疾病,以及需要减少胃酸分泌以有利于病情控制的病症如卓-艾综合征、上消化道溃疡或糜烂引起的出血。低剂量可以预防消化性溃疡的复发。注射剂可预防应激性溃疡。

【用法用量】消化性溃疡活动期:每次 800mg,每晚 1 次,或每次 400mg,早、晚各 1 次,连服 4~6 周。预防溃疡复发:400mg,每日 1 次,连服 6 个月。胃食管反流性疾病:每次 800mg,每晚 1 次,或每次 400mg,早、晚各 1 次,连服 4~6 周。症状严重者:400mg,每日 4 次,连服 12 周。卓-艾综合征及其他胃酸分泌过高:400mg,每日 4 次。

【不良反应】不良反应有头痛、疲倦、头晕、疲乏、嗜睡、腹泻、肌痛、皮肤潮红、眩晕等。但一般不影响继续用药,偶见肝肾功能受损、男子乳房发育、女性溢乳、阳痿、脱发、口腔溃疡、药疹、再障。

【禁忌证】严重肾功能不全、心血管系统及呼吸系统疾患的患者应减量慎用。如同时合并有肝脏损害时应进一步减低剂量。

【规格】片剂：400mg×20片；800mg×10片。注射液：200mg/2ml×6瓶。

【孕妇及哺乳期妇女用药】妊娠及哺乳期妇女和有药物过敏史者慎用。

雷尼替丁 Ranitidine

【商品名】甲硝呋胍，呋喃硝胺 AH-19065。

【药理毒理】为组胺 H_2 受体拮抗剂，抑制基础的和被激发的胃酸分泌。

【适应证】十二指肠溃疡，良性胃溃疡，手术后溃疡，反流性食管炎，卓-艾综合征，重症病人应激性溃疡的预防，有消化性溃疡引发的胃肠道复发性出血的预防，为有吸入胃酸危险的全身麻醉病人作预防处理。预防非甾体抗炎药（包括阿司匹林）引起的十二指肠溃疡，以及由幽门螺旋杆菌引起的十二指肠溃疡。

【用法用量】十二指肠溃疡和胃溃疡：150mg，每日2次或夜间服200mg。非甾体抗炎药引起的消化性溃疡：150mg，每日2次或夜间服300mg。手术后溃疡：150mg，每日2次。胃-食管反流：150mg，每日2次或夜间服300mg。卓-艾综合征：150mg，每日2次。

【不良反应】偶见可逆性肝功能损害，血细胞计数的变化，过敏性反应。个别病例可见心动过缓、头痛、眩晕、幻觉及皮疹。

【禁忌证】对本品过敏及有急性卟啉症病史者。

【注意事项】胃溃疡病人在开始用药前应排除恶性肿瘤的可能性。严重肾功能障碍、有卟啉病史者、妊娠及哺乳妇女慎用。

【规格】片剂：150mg×10片。注射液：50mg/2ml×5，安瓿。

法莫替丁胶囊 Famotidine

【商品名】立复丁，高舒达，胃舒达。

【性状】本品为胶囊，内含白色或类白色粉末。

【药理毒理】本品为组胺 H_2 受体阻滞药。对胃酸分泌具有明显的抑制作用。对动物实验性溃疡有一定保护作用。

【药代动力学】国内健康志愿者口服本品后，约2小时血浓度达高峰，半衰期为 2.7～4.2 小时，生物利用度 30%～40%，口服 40mg 可维持有效血浓度 12 小时。文献报道，大鼠口服或静注 ^{14}C-Famotidine 后，放射性在消化道、肝、肾、鄂下腺及胰腺中较高。80%原形物从尿中排泄，本品对肝药酶的抑制作用较轻微。

【适应证】适用于消化性溃疡病（胃、十二指肠溃疡）、应激性溃疡、急性胃黏膜出血、胃泌素瘤及返流性食管炎等。

【用法用量】口服，每次20mg，每日2次，4～6周为1疗程。溃疡愈后的维持量减半。肾功能不全者应调整剂量。

【不良反应】少数患者可有口干、头晕、失眠、便秘、腹泻、皮疹、面部潮红、白细胞减少，偶有轻度转氨酶增高等。

【禁忌证】(1)对本品过敏者、严重肾功能不全及孕妇、哺乳期妇女禁用。

(2)肝、肾功能不全及婴儿慎用。

【注意事项】应排除胃癌后才能使用本品。

【规格】20mg/粒。

【贮藏】遮光，密封保存。

【包装】瓶装：24粒。铝塑包装：每盒2板，每板12粒。

【有效期】3年。

（二）质子泵抑制剂

奥美拉唑 Omeprazole

【商品名】渥米哌唑，奥克，洛赛克。

【药理毒理】抑制壁细胞中 H^+-K^+-ATP 酶活性，可使正常人及溃疡病者的基础胃酸分泌及由组胺、五肽胃泌素等刺激引起的胃酸分泌均受到明显抑制，抑制胃酸作用强。因为血小板聚集及血浆凝血功能所诱导的止血作用需在 pH>6.0 时有效发挥；相反，新形成的凝血块在 pH<5.0 的胃液中会迅速被消化。因此，抑制胃酸分泌，提高胃内 pH 在理论上有止血作用。

【药代动力学】口服本品后，经小肠吸收，主要分布于胃肠道。血浆半衰期为 30～60 分钟。通常单剂量生物利用度约 35%，多剂量生物利用度增至约60%。主要在肝脏代谢。大约服用量的80%以代谢物的形式经尿排泄，其余从粪便排泄。

【用法用量】十二指肠溃疡、胃溃疡和反流性食管炎：每日早晨吞服20mg，不可咀嚼，不可倾出内容物；对用其他治疗而不愈的患者，每日早晨吞服40mg。十二指肠溃疡疗程通常为2～4周；胃溃疡和反流性食管炎疗程通常为4～8周。卓-艾综合征：首次剂量为60mg，每晨1次；然后按不同病情调节每日剂量为20～120mg。其疗程视临床情况而定，但每日超过80mg时，应分为2次服用。

【不良反应】本品耐受性好。曾有头痛、腹泻、便秘、腹痛、恶心或呕吐和腹胀等报道，偶见血清氨基转移酶（ALT、AST）增高、皮疹、眩晕、嗜睡、失眠等反应。上述反应与治疗本身的因果关系尚未确定。

【禁忌证】肝肾功能不全者慎用。

【注意事项】（1）当怀疑胃溃疡时，应首先排除癌症的可能性，因用本品治疗可减轻其症状，从而延误诊断。

（2）尚无儿童用药经验。

（3）本品可延缓经肝脏氧化代谢药物在体内的消除，如安定、苯妥英钠、华法林、硝苯地平。当本品和上述药物一起使用，应酌减后者的用量。

【规格】20mg/粒。3粒/瓶；7粒/瓶；14粒/瓶。

【孕妇及哺乳期妇女用药】对孕期妇女一般不用，对乳期妇女也应慎用。

泮托拉唑　Pantoloc

【商品名】潘妥洛克。

【药理毒理】本品为选择性的质子泵抑制剂，作用机制同上。

【适应证】（1）与下述药物配伍能够根除幽门螺杆菌感染：克拉霉素和阿莫西林，或克拉霉素和甲硝唑，或阿莫西林和甲硝唑（详见用药方法）以减少该微生物感染所致的十二指肠溃疡与胃溃疡的复发。

（2）十二指肠溃疡；胃溃疡；中、重度反流性食管炎。

（3）Zollinger-Ellison综合征。

【用法用量】对伴有幽门螺杆菌感染的十二指肠溃疡或胃溃疡须用联合疗法根除感染。潘妥洛克与抗菌药物的联合使用可采取下述任何一种方案：

（1）1片潘妥洛克肠溶片×2/日＋1000mg阿莫西林×2/日＋500mg克拉霉素×2/日。

（2）1片潘妥洛克肠溶片×2/日＋500mg甲硝唑×2/日＋500mg克拉霉素×2/日。

（3）1片潘妥洛克肠溶片×2/日＋1000mg阿莫西林×2/日＋500mg甲硝唑×2/日。

在联合疗法中，有甲硝唑的方案仅在其他方案不能根除幽门螺杆菌感染的情况下方予使用。若患者无联合疗法的指征，如检查幽门螺杆菌阴性，潘妥洛克可按下述剂量单独使用，除非另有医师处方：

十二指肠溃疡、胃溃疡和反流性食管炎患者一般每日服用1片潘妥洛克肠溶片。个别病例，特别是在其他治疗方法无效的情况下，可将剂量加倍（即每日2片潘妥洛克肠溶片）。

【禁忌证】潘妥洛克不能用于已知对该药的某种成分过敏的患者。在根除幽门螺杆菌感染的联合疗法中，有中、重度肝肾功能障碍的患者禁用此药，因为目前尚缺乏联合疗法对这类患者疗效及安全性的临床经验。

【注意事项】（1）肾功能受损和老年患者每日潘妥洛克的剂量一般不应超过40mg，但有些情况例外，即为根除幽门螺杆菌感染而使用联合疗法时，老年患者在1周治疗中也使用常规剂量（40mg，每日2片）的潘妥洛克。

（2）严重肝衰竭的患者剂量应减少至隔日1片（40mg）潘妥洛克。

【药物相互作用】潘妥洛克可能减少生物利用度取决于胃内pH值的药物（如酮康唑）的吸收。注意，这也适用于口服潘妥洛克之前的短暂时间内所应用的药物。潘妥洛克的活性成分在肝脏内通过细胞色素P450酶系代谢，因此凡通过该酶系代谢的其他药物均不能排除与之有相互作用的可能性。然而对许多这类药物进行专门检测，如卡马西平、咖啡因、安定、双氯芬酸、地高辛、乙醇、格列本脲、美托洛尔、硝苯地平、苯丙香豆素、苯妥英、茶碱、华法林和口服避孕药等，却未观察到潘妥洛克与之有明显临床意义的相互作用。潘妥洛克与同时使用的碱性抗酸药也没有相互作用。

【孕妇及哺乳期妇女用药】对妊娠和哺乳期妇女,潘妥洛克必须严格限制使用,因为目前还没有将之用于此种情况的经验。尽管动物实验未发现其对胚胎的任何损害,但确实可见少量药物进入动物的乳汁。

【儿童用药】儿童禁用此药,目前还没有将之用于儿童的经验。

【规格】每片潘妥洛克肠溶片含 45.1mg 泮托拉唑钠盐倍半水合物(相当于40mg 泮托拉唑);每瓶 7 片、14 片、28 片潘妥洛克肠溶片。

达克普隆　Lansoprazole

【商品名】兰索拉唑。

【性状】本品为白色胶囊,内容物为白色或类白色肠溶球状颗粒。

【药理毒理】本品转移到胃黏膜壁细胞的酸分泌细管后,在酸性条件下,转变为活性体结构,此种活性物与质子泵的(H^+-K^+)-ATPase 的 SH 基结合,从而抑制该酶的活性,故能抑制胃酸的分泌。

【适应证】胃溃疡、十二指肠溃疡、返流性食道炎、Zollinger-Ellison 症候群、吻合口部溃疡。

【用法用量】十二指肠溃疡:通常成人每日 1 次,口服兰索拉唑 15～30mg,连续服用 4～6 周。胃溃疡、反流性食管炎、Zollinger-Ellison 症候群、吻合口部溃疡:通常成人每日 1 次,口服兰索拉唑 30mg,连续服用 6～8 周。但用做维持治疗、高龄者、有肝功能障碍、肾功能低下的患者,每日 1 次,口服兰索拉唑 15mg。

【不良反应】(1)过敏症:偶有皮疹、瘙痒等症状,如出现上述症状时停止用药。

(2)肝脏:偶有 GOT、GPT、AL-P、LDH、γ-GTP 上升等现象,所以须细心观察,如有异常现象应采取停药等适应的处置。

(3)血液:偶有贫血、白细胞减少、嗜酸细胞增多等症状,血小板减少之症状极少发生。

(4)消化系统:偶有便秘、腹泻、口渴、腹胀等症状。

(5)精神神经系统:偶尔头痛、嗜睡等症状,失眠、头晕等症状极少发生。

(6)其他:偶有发热、总胆固醇上升、尿酸上升等症状。

【禁忌证】对本品过敏者禁用。

【药物相互作用】会延迟安定及苯妥英钠的代谢与排泄。资料已被发表于类似药物奥美拉唑的报告中。

【规格】15mg;30mg。

【包装】铝塑泡眼包装:7 粒/板;14 粒/板。

三、胃黏膜保护剂

替普瑞酮　Teprenone

【商品名】施维舒戊四烯酮,E0671。

【药理毒理】替普瑞酮为萜烯类的一种,具有广谱抗溃疡作用。本品对各种实验性溃疡及胃黏膜病变有较强的抗溃疡作用和胃黏膜病变的改善作用。本品可促进胃黏膜、胃黏液中主要的再生防御因子、高分子糖蛋白、磷脂的合成与分泌,提高胃黏液中的重碳酸盐。由于本品可以改善氢化可的松诱发溃疡中胃黏膜增生区细胞增生能力的降低,维持黏膜增生细胞区的平衡,故可促进胃黏膜损伤的治愈,提高胃黏膜中前列腺素的生物合成能力。本品可以提高正常大鼠胃体及幽门部黏膜中前列腺素 PGE_2、PGI_2 的生物合成能力,改善胃黏膜血流。

【适应证】下列疾病的胃黏膜病变(糜烂、出血、潮红、水肿)之改善。胃溃疡、急性胃炎、慢性胃炎的急性加重期。

【用法用量】通常,成人每日 3 粒胶囊。分 3 次饭后 30 分钟内口服。可根据年龄、症状酌情增减。

【不良反应】(1)消化道:有时会出现便秘、腹胀、腹泻、口渴、吐意、腹痛等症状。

(2)肝脏:有时 GOT、GTP 值会出现轻度上升。

(3)精神、神经系统:有时会出现头痛等症状。

(4)皮肤:有时会出现发疹、全身瘙痒感等症状,遇此情况,应停止用药。

(5)其他:有时会出现胆固醇值上升、眼睑发红、发烧感症状。

【孕妇用药】由于尚未确定妊娠用药的安全性,所以妊娠或有可能妊娠的妇女需服药时,仅在治疗效果超过危险性的情况下方可用药。

【小儿用药】尚未确立小儿用药的安全性(未验证过)。

【规格】胶囊:50mg×100 粒。

硫糖铝混悬液 Sucralfate Suspension

【商品名】胃溃宁。

【性状】本品为白色或类白色混悬液。

【药理毒理】胃黏膜保护剂。动物试验证明,本品不影响胃酸分泌功能,可使胃蛋白酶失活。酸性环境中与胃内渗出蛋白质结合成凝胶状覆盖于胃黏膜表面,阻止[H^+]的弥散。

【适应证】用于胃和十二指肠溃疡的治疗。

【用法用量】口服,每次1g/10ml,每日4次,疗程4~6周,或遵医嘱。

【不良反应】(1)有便秘或腹泻现象。

(2)偶有恶心、口干等。

【禁忌证】(1)肝肾功能不全者慎用或不用。

(2)甲状腺机能亢进、抗维生素营养不良性佝偻病人等血磷酸盐过少的病人,不宜长期服用本品。

【注意事项】(1)出现便秘时,可加服少量镁乳等轻泻剂。

(2)胃痛较剧的患者,可加适量抗胆碱药,待疼痛减轻后,再单独服用本品。

(3)制酸剂能影响硫糖铝疗效,服用本品前半小时勿服。

(4)虽未证明对胎儿有影响,但或能通过母乳排出,仍需注意。孕妇慎用。

(5)消化性溃疡为慢性病,受多种因素的影响易复发,在取得疗效后,应继续服用本品数月。在治疗期间亦应注意饮食和保暖。

(6)长期大剂量服用本品,可能会造成体液中磷的缺乏。

【规格】10ml:1g;200ml:20g。

枸橼酸铋钾 Colloidal Bismuth Subcitrate

【商品名】丽珠得乐,胶体次枸橼酸铋,铋诺,德诺。

【药理毒理】本品是一种水溶性的胶体大分子化合物,进入胃内后,在胃酸的影响下,水溶性的胶态铋变成不溶性的白色沉淀物,并与溃疡面或炎症部位的蛋白质结合形成一层保护膜,隔绝胃酸和胃蛋白酶对溃疡和炎症部位的侵蚀,为愈合创造有利的内环境。同时还能促进黏液的分泌和黏膜的再生,并且有杀灭幽门螺旋杆菌的作用。

【适应证】胃及十二指肠溃疡、慢性浅表性胃炎和糜烂性胃炎。

【用法用量】溃疡病或糜烂性胃炎:初始剂量为110mg,每日4次。病情好转后,逐步减为110mg,每日3~4次,4~6周为1疗程。胃炎:每次110mg,每日2次,餐前半小时服,8周为1疗程。

【不良反应】偶见恶心、呕吐。

【禁忌证】严重肾功能不全者和孕妇忌用。

【注意事项】服药期间舌苔和大便变灰黑色属于正常现象。服药前后半小时不要喝牛奶、抗酸剂和其他碱性药物及含碳酸的饮料。

【规格】颗粒剂:110mg×56袋。胶囊:110mg×40粒。片剂:110mg×40片。

胶体次枸橼酸铋 Colloidal Bismuth Subcitrate

【药理毒理】胶体次枸橼酸铋是一种络盐,是由许多氢氧化铋和枸橼酸结合而成的基本单元,它们相连接形成一个大分子,在水溶液中呈胶体状态,在胃酸的环境下,失去稳定性,以铋盐的形式沉淀于胃黏膜,形成一层保护膜,保护溃疡面免受进一步侵蚀,有利于溃疡的愈合。另外,德诺可使局部前列腺素增加,刺激碳酸氢盐和粘蛋白的产生,从而起到保护胃黏膜的作用。无论在体内还是体外,本品对导致胃炎及溃疡复发的幽门螺旋杆菌都具有杀菌活性,与羟氨苄青霉素(或四环素)和甲硝唑三联用药,根除幽门螺旋杆菌的效果更佳。

【适应证】胃及十二指肠溃疡、胃炎(特别是与幽门螺旋菌相关的胃炎)。

【用法用量】每日早餐前半小时及晚餐前半小时各服2片,或每日4次于三餐前半小时及睡前半小时各服1片。除特殊情况,疗程不得超过2个月。若需继续用药,在开始下1疗程前2个月须禁服任何含铋制剂。

【不良反应】恶心、呕吐、便秘、腹泻及大便颜色改变。偶见轻度过敏反应。

【禁忌证】肾功能不全者。

【注意事项】服药期间不得服用其他含铋制剂。服药前后半小时须禁食。

【规格】片剂:120mg×8片。片剂:120mg×24片

【孕妇及哺乳期妇女用药】孕妇和哺乳期妇女用药需慎重。

比特诺尔

【商品名】胶体酒石酸铋。

【药理毒理】理化性质稳定,不易被人体吸收,使用安全、毒副作用小。高效的胃肠黏膜保护作用与肠黏膜有更好的亲和力,在肠道碱性介质中和胃液酸性环境下均可形成稳定的胶体和铋-黏液蛋白复合物。止泄作用好,单独应用可缓解多种症状。形成适当的胶体渗透压,并有抗病毒、抑菌、保护、收敛、促进胃肠蠕动等作用;有效缓解腹泻、腹痛、腹胀等症状。杀灭幽门螺杆菌的作用,对消化性溃疡和慢性胃炎有一定的治疗作用。

【适应证】治疗慢性结肠炎、溃疡性结肠炎、肠易激综合征、与幽门螺杆菌相关性的消化性溃疡和胃炎,有效消除腹泻、腹痛、腹胀等多种症状。

【用法用量】口服,每日2~3粒,每日3次,睡前可加服1次,1疗程2~4周,请遵医嘱。

【不良反应】偶可出现便秘。

【禁忌证】肾功能不全及孕妇忌用。

【注意事项】服用本品期间,大便呈黑褐色,为正常现象。

【规格】胶囊:55mg/粒。铝塑包装:12粒/板;2板/盒或1板/盒。

四、其他治疗消化性溃疡药

麦滋林-S颗粒

【商品名】胃仙-U双层药片。

【主要成分】本品主要成分是左旋谷酰胺和天蓝烃,二者联合应用有利于溃疡组织的再生修复和保护性因子形成。

【适应证】主要用于胃、十二指肠溃疡,急性和慢性胃炎,原发性和继发性胃炎,其他疾病并发的胃炎等。

【用法用量】口服。每日1.5~2.0g,分3~4次服用。

【药理毒理】胃仙-U双层药片,其外层含有强力制酸剂,服后迅速溶解,即将过多胃酸中和,保护胃黏膜。此时,内层药片主剂之抗溃疡素立即开始发挥效能,深入溃疡部分,治疗患处。此双层药片构成为内外两层,将制酸剂与其抗溃疡素分离,使其主剂抗溃疡素不致因接解胃酸而减少其效果,故能保持耐久药力,得以发挥最大功效。此乃本品之优点。根据最近医药报告。胃仙-U主剂之抗溃疡素与甘草酸及克雨科伦酸并用,对肝脏消毒,具有优良效果。因此,医药界对胃仙-U双层药片能预防与治疗肝病一事,亦非常重视,甚为药意采用。

【适应证】胃仙-U专治胃溃疡、十二指肠溃疡、胃炎、胃酸过多、消化不良、胃痛、一切胃病、肝病、强化肝脏机能,更可解毒。

【用法用量】胃仙-U双层药片之服用份量,须视患者病状轻重而定,普通标准如下:

(1)普通胃肠不适,每日3次,每次1片(每隔4小时1次),于餐后服用,应继续服用10天,以收痊愈之效。

(2)中和胃酸过多及预防胃溃疡与十二指肠溃疡:每日3次,每次1~2片(每隔4小时1次),于餐后服用,直至病微消失时再继续服用2~3个星期则可预防胃溃疡及十二指肠溃疡复发。

(3)治疗初期胃溃疡及十二指肠溃疡:发现初期胃溃疡及十二指肠溃疡时,宜连续服用4~5周,每次服2片,每日3次,于餐后服用。

(4)小儿单服量:应按照年龄而减轻服量(10~15岁减半,6~10岁1/3片,4~6岁1/4片)。

(5)孕妇在医生指导下亦可服用,安全无忌。

(6)中年人往往应酬繁多,在宴会中酒食过量,导致胃肠不适,如服1片,可助消化,使胃部舒畅。

【注意事项】(1)在治疗开始时,宜小心饮食,但数日后即可进食如常。

(2)为求迅速痊愈,在服药期间,饮食方面尤须注意,切勿食脂肪类、荚豆类,以及一切刺激性食物,并尽量减少吸烟与饮酒。

(3)服用后,须将瓶盖栓紧,以防潮湿。

【规格】胃仙-U双层药片包装:每瓶30片;100片。

五、促胃肠动力药

甲氧氯普胺 Metoclopramide

【商品名】胃复安,灭吐灵。

【性状】为白色结晶性粉末,无臭,味苦,几乎不溶于水,溶于酸性溶液,略溶于乙醇或丙酮,溶于氯仿,极微溶于乙醚。溶点147~151℃。遇光变成黄色或黄棕色后毒性增高。

【药代动力学】口服后主要由小肠迅速吸收,有明显的首过作用，13%～22%迅速与血浆蛋白结合，半衰期一般为4～6小时，主要以游离型、结合型或代谢产物自尿中排泄，也可自乳汁排出。静注3～5分钟、口服后半小时、肌注后15分钟生效。维持时间一般为1～2小时。

【药理毒理】本品是正普鲁卡因酰胺的衍生物，是多巴胺受体拮抗剂，为一类新促胃动力药物中的第一个。

本品通过阻滞多巴胺受体而作用于中枢神经系统的延脑催吐化学感应区，具有强大的中枢性镇吐作用。通过阻断胃和上部小肠上的多巴胺受体增加食道下端括约肌的压力，增大食管、胃窦和上部小肠蠕动收缩的振幅，促进胃排空。它对胃肠道的作用主要是以胃肠道肌肉对乙酰胆碱敏感的形式起作用，所以它的作用需要有胆碱能活性为基础。本品刺激催乳素分泌，从而引起泌乳。

【适应证】(1)可用于中枢疾患、放疗、化疗等引起的恶心、呕吐。

(2)用于胃肠动力性疾病的治疗，特发性和继发性胃轻瘫、反流性疾病及功能性消化不良所致的腹胀、食欲不振、恶心、呕吐、嗳气及烧心、反酸等。

(3)可用于海空作业引起的呕吐、晕车及偏头痛引起的恶心。

(4)用于十二指肠插管前，有助于顺利插管，可缩短患者小肠X线检查时的通过时间。

(5)可用于胆道疾患、慢性胰腺炎的辅助治疗。

(6)可试用于乳量严重不足的产妇。

(7)精神分裂症，有报道可用于治疗慢性精神分裂症的症状急性加重者。

【用法用量】口服，每次5～10mg，每日3次，于餐前半小时或睡前服用。肌注，每次10～20mg，每日剂量一般不超过0.5mg/kg，根据病情可6小时1次。静滴，每次10mg；化疗病人严重恶心、呕吐者每次20～40mg，加入液体中静滴。

【不良反应】在接受本品治疗的病人中20%出现不良反应。

(1)主要不良反应为镇静作用，可有倦怠、嗜睡、头晕等，文献报道达10%；另可出现便秘、腹泻及皮疹。

(2)锥体外系反应：因本品可通过血-脑屏障，大剂量或长期应用可因阻断多巴胺受体，使胆碱能受体相对亢进。主要表现为帕金森综合征，出现肌震颤、头后倾、斜颈、阵发性双眼上视、发音困难、共济失调等，停药后24小时可消失，可用抗胆碱药物治疗。静脉缓注苯海拉明1～2mg/kg，可使副作用迅速消失。

(3)注射给药可能引起体位性低血压。

(4)本品有可能刺激儿茶酚胺分泌。

【禁忌证】禁用于嗜铬细胞瘤。禁用于进行放疗或化疗的乳癌。禁用于胃肠道活动增强后可导致危险的病例，如机械性肠梗阻、胃肠出血等。

【药物相互作用】(1)吩噻嗪类药物能增强本品的锥体外系副作用，不宜合用。

(2)抗胆碱药能减弱其止吐效应。

(3)本品可降低西咪替丁的口服生物利用度，若两药合用，服药时间应间隔1～2小时。

(4)本品能增加对乙酰氨基酚、氨苄青霉素、左旋多巴、四环素等的吸收速率，减少地高辛的吸收。

【规格】片剂：5mg；10mg。注射剂：20mg(1ml)。

【孕妇及哺乳期妇女用药】对胎儿的影响尚不清楚，故孕妇一般不宜使用，长期使用可有乳腺肿大或溢乳。

多潘立酮 Domperidone

【商品名】哌双咪酮，吗丁啉，Motilium。

【成分】本品为苯丙咪唑的一个衍生物。

【药理毒理】本品为一外周性多巴胺受体阻断剂，直接阻滞胃肠道的多巴胺受体，可提高食道下端括约肌压力，增强胃蠕动，增大幽门舒张期直径，但不影响幽门开放频率，使胃窦和十二指肠运动协调。

【药代动力学】本品口服、直肠给药、肌注、静注均可。T_{max}口服为15～30分钟、直肠给药为1小时，以胃肠局部药物浓度最高，血浆次之。本品不易透过血-脑屏障，故对脑内多巴胺受体几乎无作用。体内主要在肝脏代谢，口服后24小时约30%由尿排出，4天内约60%从粪便排泄，半衰期为7～8小时。

【适应证】其适应证与胃复安相似。

(1)胃轻瘫：吗丁啉口服或静脉给药对治疗各种原因的胃轻瘫均有效，如特发性胃轻瘫、糖尿病性胃轻瘫、术后胃轻瘫。

(2)反流性疾病及功能性消化不良所引起的反酸、嗳气、早饱、腹胀、恶心及厌食等。

(3)各种原因引起的急慢性呕吐,如化疗、手术后、饮酒及晕动症等。

【用法用量】一般成人每次 10mg,每日 3～4 次,必要时可加倍;儿童按体重每次 0.3～0.6mg/kg。

【不良反应】副作用总的发生率<7%,其中主要是口干、头痛和与高泌乳素血症有关的内分泌问题。

【禁忌证】禁用于 1 岁以下小儿,由于其血-脑屏障发育尚不完善,可能会产生中枢副作用。

【药物相互作用】抗胆碱能药物可能会减弱本品的促动力作用。

【规格】片剂:10mg。注射剂:10mg(2ml)。栓剂:60mg。

西沙必利　Cisapride

【商品名】普瑞博思,Prepulside。

【药理毒理】本品是全胃肠道动力药,通过增加肌间神经丛乙酰胆碱的生理释放而起作用,提高食道下端括约肌压力,促进食道下段的蠕动,减少胃食管反流的次数,增强胃收缩,提高胃十二指肠协调性,从而增加胃排空率,也降低十二指肠胃反流。另能显著加快小肠、结肠的通过时间,增加蠕动收缩,同时减少逆蠕动。无拟胆碱作用,也无抗多巴胺作用。

【药代动力学】口服后吸收迅速、完全,绝对生物利用率为 40%～50%,服后 15 分钟血浆浓度即可达到最佳作用水平,T_{max} 1～2 小时。口服 5～20mg 时,血浆浓度相应地成比例增加,98% 与血浆蛋白结合。西沙必利通过氧化 N-去羟基作用与芳香性去羟基作用而被代谢,主要代谢产物为 4-氟-2-羟西沙必利、3-氟-4 羟-西沙必利与去甲西沙必利等,大部分以代谢产物形式被排出,粪、尿各约 50%,排泄半衰期约 10 小时。

【适应证】一般认为,西沙必利是当前治疗胃肠动力障碍的首选药物。因此可用于:

(1)烧心、返酸等食管反流症状。

(2)胃轻瘫,包括糖尿病性、手术后及特发性胃轻瘫。

(3)硬皮病、肌强直性营养不良、神经性厌食。

(4)功能性消化不良。

(5)慢性特发性假性肠梗阻。

(6)便秘,对严重便秘者无效。

(7)儿童纤维囊性病,初步报告有效。

【用法用量】成人初始剂量为 5mg,每日 3 次,重者或老人 10mg,每日 4 次。肝功能不全者用半量。需餐前 15 分钟服药。

【不良反应】副作用少,约 4% 患者有一过性腹痛、腹鸣、腹泻,减量可消失;少数可有轻微头晕、嗜睡、舌发麻等。无中枢神经系统副作用。

【药物相互作用】抗胆碱药物可拮抗西沙必利对胃肠道的促动力作用。因西沙必利促进胃排空,故可能加速小肠对其他药物的吸收。服用西沙必利时,可使安定、酒精的镇静作用一过性轻度增强;同时抗凝治疗时,应定时检测凝血时间以调整用药剂量。西沙必利不影响地高辛、苯磺丁脲或普萘洛尔的生物利用率。本品无酶诱导作用。

【规格】片剂:5mg;10mg。

莫沙必利　Mosapride

【性状】常用其枸橼酸盐,为白色或类白色结晶性粉末,无臭,微苦。易溶于 N,N-二甲基甲酰胺、吡啶和醋酸,微溶于甲醇,难溶于乙醇,不溶于水或乙醚。

【药理毒理】本品为强效选择性 5-HT_4 受体激动剂,能激动胃肠道胆碱能中间神经元及肌间神经丛的 5-HT_4 受体,促进乙酰胆碱的释放,从而产生胃肠道的促动力作用,改善非溃疡性消化不良病人的胃肠道症状。本品与大脑突触膜上的多巴胺 D_2、$α_1$、5-HT_1 和 5-HT_2 受体无亲和力,因而没有这些受体阻滞所引起的锥体外系综合征和扭转型室性心动过速等心血管副作用。动物实验证明,静脉注射本品 0.3～3mg/kg 能显著增强犬的胃窦运动,但对犬的结肠运动无影响。采用雄性 stdddy 小鼠及 nistar 大鼠进行的胃排空实验,结果证明:单次经口给予本品,可剂量相关性地促进动物口服半固体及固体实验餐后的胃排空,作用与西沙必利相当,强于甲氧氯普胺。本品对大鼠的持续胃排空作用与同剂量西沙必利相当,而较甲氧氯普胺长。经口给予本品 0.3mg/kg 显著改善腹腔注射顺铂引起的大鼠胃排空迟缓,作用与西沙必利相当,强于甲氧氯普胺。与西沙必利不同的是,本品对结肠的亲和力低于胃肠道的其他部位,而西沙必利对动物胃肠道各个部位的促动力作用相似。在用离体豚鼠乳突肌进行的实验中,莫沙必利不延长动作电位,西沙必利则成浓度依赖性地延长。用大鼠进行的生殖毒性研究,表明本品无明显致畸作用,对母体和幼仔的无毒剂量为 30mg/kg,莫沙必利对 5 种不同菌株的回复突变实验呈阴性,证明本品不诱发基因突变。

莫沙必利口服后吸收迅速,分布以胃肠、肝肾局部浓度较高,血浆次之,脑内几乎没有分布。健康受试者服用 5mg 本品,T_{max} 为 0.8 小时,C_{max} 为 30.7ng/ml,$t_{1/2}$ 为 2 小时,AUC 为 67ng/ml,总体清除率 CL/F 为 80.0L/h,Vd 为 3.5L/kg,血浆蛋白结合率为 99.0%。分别服用 10mg、20mg 和 40mg 后,其 C_{max} 和 AUC 与剂量成比例关系。本品在肝脏中由细胞色素 P450 中的 CYP3A4 酶代谢,主要代谢产物为脱 4-氟苄基莫沙必利。本品主要经尿液和粪便排泄,原形药在尿中仅占 0.1%。健康受试者口服多剂量莫沙必利,2 天后血浆浓度达到稳态水平。与单剂量相比,它们的药时曲线和尿清除率之间无显著性变化,表明多剂量给药方案不改变人体中莫沙必利的药代动力学。

双盲交叉对照临床药理研究表明,口服本品 5~10mg 可促进正常胃排空,同时还可改善各种胃排空迟缓。莫沙必利不仅可改善糖尿病胃轻瘫病人的胃排空延迟,对部分胃切除病人的胃功能障碍也有改善作用。在 248 例有上消化道症状的慢性胃炎病人中,对本品与西沙必利进行了双盲随机对照实验,剂量为莫沙必利每日 15mg,西沙必利每日 7.5mg,结果莫沙必利组和西沙必利组的疗效无显著性差异。另一项 435 例的随机双盲临床对照试验结果显示,莫沙必利对病人烧心症状改善的百分率为 74%,恶心、呕吐等症状的改善率为 77%。在治疗胃酸返流的临床试验中,病人症状改善率达 80%以上。在 8 例糖尿病自主神经病变病人和 19 例糖尿病胃轻瘫病人中使用莫沙必利,均显示促进了胃的排空。

【适应证】慢性胃炎或功能性消化不良引起的消化道症状,如上腹部胀满感、腹胀、上腹部疼痛、嗳气、恶心、呕吐、胃烧灼感等。

【用法用量】常用剂量每次 5mg,每日 3 次,饭前或饭后服用。

【不良反应】不良反应的发生率约为 4%。主要表现为腹泻、腹痛、口干、皮疹、倦怠、头晕、不适、心悸等。另有约 3.8% 的病人出现检验指标异常变化,表现为嗜酸粒细胞增多、甘油三酯升高、ALT 升高等。

服用本品 2 周后,如消化道症状无变化,应停止服用。

【禁忌证】孕妇和哺乳期妇女、儿童及青少年、有肝肾功能障碍的老年病人慎用。

【药物相互作用】与抗胆碱药物合用,可能减弱本品的作用。

【规格】片剂,每片 5mg。

伊托必利　Itopride

【性状】本品为白色粉末,无臭,味苦。

【药理毒理】伊托必利为一种新型的消化道促动力药,其作用的双重机制一方面表现在拮抗多巴胺 D_2 受体,刺激内源性乙酰胆碱的释放;另一方面通过拮抗胆碱酯酶抑制乙酰胆碱的水解,使释放的乙酰胆碱聚集在胆碱能受体部位,增强了胃的内源性乙酰胆碱,但对循环系统却无明显影响。这种双重作用机制使本品不仅能显著增强胃和十二指肠的运动,而且还具有中等强度的镇吐作用。动物实验显示,犬经口给予伊托必利的剂量>15mg/kg 时,能够明显增加犬的胃排空,作用强度与相同剂量的吗丁啉相当。大鼠灌胃给药剂量>10mg/kg 时,能明显恢复多巴胺对大鼠胃诱发的胃排空延迟。当其剂量为 30mg/kg 时,其作用强度与吗丁啉相当,但对吗啡诱发的胃排空延迟,本品作用强于吗丁啉。对小鼠小肠推进作用的研究结果表明,当本品灌胃剂量为 30mg/kg 时,小鼠小肠运转明显提高,而相同剂量的吗丁啉对小鼠小肠的运转没有明显作用。本品对犬因阿扑吗啡所致的呕吐有明显的抑制作用,当剂量为 60mg/kg 时,可以完全抑制犬因阿扑吗啡所致的呕吐,但其作用强度稍弱于吗丁啉。伊托必利对犬胃肠道收缩的影响实验显示,本品在清醒犬消化期对胃肠道最明显的作用是对胃和十二指肠的收缩作用,当静脉注射剂量为 0.3~3mg/kg 时,剂量和收缩力呈量效关系,但对胃肠收缩的频率无明显影响。

人单剂量口服伊托必利后,T_{max} 约 0.5 小时,50mg、100mg 和 200mg 给药后的 C_{max} 分别为 0.28μg/ml、0.65μg/ml 和 1.23μg/ml,AUC0~∞ 分别为 0.75μg/ml、2.09μg/ml 和 3.41μg/ml,消除半衰期约 6 小时。多次给药后,其血药浓度与第一次比较,无明显差异,最后一次给药后的半衰期与一次性给药相比,亦无明显差异。本品主要经肝微粒体酶代谢为伊托必利二甲氨基的 N-氧化物,原形药物的 4%~5%,其他代谢物的 75% 自尿中排泄,多次给药后的排泄量情况与一次性给药无明显差异。动物口服后主要分布在肝脏、肾脏和消化系统,很少在中枢神经系统分布。

临床双盲对照研究结果表明,本品对慢性胃炎所引起的各种消化不良症状的有效率为 77.6%,副作用发生率为 2.45%。

【适应证】本品主要适用于功能性消化不良引起的各种症状,如上腹部不适、餐后饱胀、早饱、食欲不振、恶心、呕吐等。

【用法用量】口服,成人每日 3 次,每次 1 片,饭前服用。可根据年龄、症状适当增减,或遵医嘱。

【不良反应】主要不良反应有过敏症状,如皮疹、发热、瘙痒感等;消化道症状,如腹泻、腹痛、便秘、唾液增加等;神经系统症状,如头痛、刺痛感、睡眠障碍等;血液系统症状,如白细胞减少,当确认异常时应停药。偶见 BUN 或肌酸酐升高、胸背部疼痛、疲劳、手指发麻和手抖等。

【禁忌证】高龄患者用药时易出现副作用,使用时应注意。孕妇及哺乳期妇女用药安全性未确定,应慎用;儿童不宜使用。

【药物相互作用】抗胆碱药可能会对抗伊托必利的作用,故二者不宜合用;本品可能增强乙酰胆碱的作用,使用时应注意。

【规格】片剂,每片 50mg。

红霉素　Erythromycin

【药理毒理】红霉素是一种特异胃动素受体激动剂新种类的胃肠推动药,能引起胃体和胃窦的有力收缩。

【适应证】能解除糖尿病或进行性全身硬化病人的胃轻瘫,对甲氧氯普胺无反应的病人,可以有效。在出现肠停止时,小肠细菌生长过度,可加重胃肠的低运动性,用红霉素来提高胃肠运动性,同时用四环素控制细菌的生长。

【用法用量】口服,琥珀酸红霉素每次 250mg,每日 3 次。

【不良反应】少而轻微,主要为消化道症状,恶心、腹部不适、腹泻较为常见。其酯化物可致肝毒性,用药后可引起肝肿大、黄疸、发热、皮疹、转氨酶升高等症,停药后大多能于数天内自行消失。剂量偏大时,偶可引起耳鸣和暂时性耳聋。

【规格】琥珀酸红霉素。片剂:250mg;125mg。

第二节　胃肠解痉药

阿托品　Atropine Sulfate

【药理毒理】本品为阻断 M 胆碱受体的抗胆碱药,能解除平滑肌痉挛,改善微循环,抑制腺体分泌,抑制迷走神经,使心跳加快,改善窦房及房室传导,散大瞳孔,使眼压升高,兴奋呼吸中枢等。

【适应证】解除胃肠痉挛。消化性溃疡,急性胰腺炎。

【用法用量】口服阿托品每次 0.3~0.6mg,每日 3 次。静注阿托品,每次剂量 0.5mg. 有效后改为口服。

【不良反应】口干、无汗、散瞳、心动过速、便秘、急性尿潴留等。

【禁忌证】禁用于返流性食管炎。心动过速的充血性心力衰竭患者慎用。

【注意事项】阿托品的治疗量与致死量(最低致死量为 80~130mg)相差很大,安全范围大,但是儿童对阿托品特别敏感,10mg 或更低剂量可以致死。解救阿托品中毒时,可使用拟胆碱药,如毛果芸香碱、加兰他敏等,配合使用镇静药或抗惊厥药。

【规格】片剂:0.3mg。注射剂:0.5mg(1ml);

1mg(2ml);5mg(1ml)。

山莨菪碱　Anisodamine 654,654-1,654-2

【药理毒理】本品为阻断 M 胆碱受体的抗胆碱药,作用与阿托品相似或稍弱,654-1 与 654-2 的作用和用途基本相同,但 654-2 的不良反应稍大。两者都可使平滑肌明显松弛,大剂量时可解除血管痉挛,改善微循环,但其抑制唾液分泌、散瞳和中枢兴奋作用强度却仅为阿托品的 1/20～1/10。

【适应证】平滑肌痉挛,如胃、十二指肠溃疡、胆道痉挛等。用于胃肠道、胆管、胰管、输尿管痉挛引起的绞痛,血管痉挛和栓塞引起的循环障碍,如脑梗死、椎动脉供血不足、血栓闭塞性脉管炎及感染中毒性休克。有机磷中毒的解救作用较阿托品弱。

【用法用量】肌注或静滴,成人一般每次 5～10mg,每日 1～2 次,亦可稀释后静滴。

治疗腹痛:5～10mg 口服或肌内注射。治疗循环障碍:10～20mg,每日 4～6 次或每日 30～40mg 加入 500ml 液体中静滴。治疗有机磷中毒用法同阿托品。

【不良反应】有口干、无汗、散瞳、心动过速、便秘等。与"阿托品"的不良反应与防治基本相同。可见口干、皮肤潮红、心率增快、视力模糊、排尿困难。用量过大有类似阿托品样中毒症状,可用新斯的明或氢溴酸加兰他敏解除症状。

【规格】片剂:5mg;10mg。注射剂:5mg(1ml);10mg(1ml);20mg(1ml)。

溴丙胺太林　Propantheline Bromide

【商品名】普鲁本辛。

【药理毒理】溴丙胺太林有较强的阿托品样外周抗胆碱、抗毒蕈碱作用,也有较强的神经节阻断作用。其特点是对胃肠道平滑肌具有选择性抑制作用,作用较强且持久,对汗腺、唾液腺及胃液分泌也有不同程度的抑制作用,因其不通过血-脑屏障,故很少发生中枢作用。

【适应证】主要用于胃及十二指肠溃疡的辅助治疗,也可用于胃炎、胰腺炎、胆汁排泄障碍、多汗症、妊娠呕吐及遗尿等。

【用法用量】每日 3～4 次,每次 15mg,饭前服用,睡前服 30mg。治疗遗尿可于睡前口服 15～45mg。

【不良反应】不良反应主要有口干、视力模糊、尿潴留、便秘、头痛、心悸等,减量或停药可消失。

【禁忌证】手术前及青光眼病人忌用。

【药物相互作用】与胃肠激动剂的药理作用相拮抗,两者合用时药效均受到影响。由于本品延长胃排空,会影响一些药物的吸收,如红霉素可因在胃内停留时间过久受到胃酸影响而分解,降低疗效;可降低乙酰氨基酚的吸收,血浆峰值浓度降低。

【规格】片剂:15mg。

丁溴东莨菪碱　Scopolamine Butyl Bromide

【商品名】解痉灵。

【药理毒理】为外周抗胆碱药,除对平滑肌有解痉作用外,尚有阻断神经节及神经肌肉接头的作用,但对中枢的作用较弱。其抗乙酰胆碱引起的离体肠收缩的的作用为阿托品的 1/20～1/10,但对肠道平滑肌解痉作用则较阿托品为强,故能选择性地缓解胃肠道、胆道及泌尿道平滑肌的痉挛并抑制其蠕动,而对心脏、瞳孔及唾液腺的影响较小,其特点是解痉作用较阿托品、山莨菪碱为强,起效快,不良反应小。

【适应证】适用于胃、十二指肠、结肠镜检查前的术前用药,以及其他一些消化道检查前用药,可有效地减少或抑制胃肠蠕动,使检查效果满意。还适用于各种病因引起的胃肠道痉挛、胆绞痛、肾绞痛或胃肠道蠕动亢进。

【用法用量】成人每次 20～40mg 肌注或稀释后静注。

【不良反应】可出现口渴、视力调节障碍、嗜睡、心悸、面部潮红、恶心、呕吐、眩晕、头痛等反应。过敏出现时应及时停药,如需反复注射,不应在同一部位。

【禁忌证】有青光眼、前列腺肥大致排尿困难、严重心脏病、器质性幽门狭窄和麻痹性肠梗阻禁用。乳幼儿慎用。

【注意事项】过敏出现时应及时停药,如需反复注射,不应在同一部位。

【规格】片剂:10mg,20mg;注射剂:10mg,20mg。

匹维溴铵 Pinaverium Bromide

【商品名】得舒特。

【性状】本品自丁酮中结晶的溶点为181℃。

【药理毒理】本品是第一个对胃肠道有高度选择性解痉作用的钙拮抗剂。它通过抑制钙离子流入肠壁平滑肌细胞,防止肌肉过度收缩而发挥解痉作用。而对心血管平滑肌细胞的亲和力很低,也不会引起血压变化。本品能消除肠平滑肌的高反应性,并增加肠道蠕动能力。体外研究表明,本品对氯化钡、乙酰胆碱、去甲肾上腺素、卡巴胆碱及电刺激引起的平滑肌收缩有剂量依赖性的抑制作用。肠道肌电图证明,本品可减少峰电位频率并具有强力的和长时间的抗痉挛作用。由于本品是一种高极性的季铵类化合物,口服吸收差,仅不足10%剂量的药物进入血液,并几乎全部与血浆蛋白结合。口服100mg后,T_{max}为0.5~3h,$t_{1/2}$约为1.5小时。代谢迅速。主要经肝胆从粪便排出体外。小鼠静脉注射本品LD50为37~66mg/kg,口服LD50为1400mg/kg。

【适应证】本品主要用于治疗与肠易激综合征有关的腹痛、排便紊乱、肠道不适,以及与肠道功能性疾患有关的疼痛和钡灌肠前准备等。

【用法用量】口服,每次50mg,每日3次,必要时每日可增至300mg。胃肠检查前用药,每次100mg,每日2次,连服3天,以及检查当天早晨服100mg。切勿嚼碎,于进餐前整片吞服,不宜躺着和在就寝前吞咽药片。

【不良反应】本品耐受性良好,少数病人可有腹痛、腹泻或便秘。偶见皮疹、瘙痒、恶心和口干等。

【禁忌证】儿童与孕妇禁用。

【规格】片剂,每片50mg。

阿尔维林 Alverine

【药理毒理】本品为罂粟碱类解痉药,具有强力的解痉止痛作用。它选择性作用于胆道、肠道、泌尿道、子宫等处于痉挛状态的平滑肌,不影响血管平滑肌,无阿托品类抗胆碱类副作用。其对平滑肌的解痉作用约为罂粟碱的3倍。抑制由组胺引发的平滑肌收缩反应,为阿托品的5倍,但对乙酰胆碱反应的抑制仅为阿托品的万分之一。因此可适用于不宜使用抗胆碱药物的患者。

【药代动力学】本品口服吸收后,其代谢物主要由尿道排出。

【适应证】(1)缓解平滑肌痉挛,包括肠易激综合征或憩室疾病等引起的疼痛、痛经、子宫痉挛及尿道痉挛。

(2)用于治疗由于肠道功能紊乱所引起的临床症状,特别是伴有腹胀的患者。

【用法用量】口服。枸橼酸阿尔维林胶囊、复方枸橼酸阿尔维林胶囊:成人及12岁以上儿童每次1~2粒,每日3次。饭前服用,用水吞服,勿咀嚼。

【不良反应】过量服用可能会出现神经系统的兴奋性症状和低血压。对于出现低血压的患者,可行支持疗法。

【禁忌证】(1)哺乳期妇女使用本品的安全性尚未确立,避免作用。

(2)妊娠前3个月的孕妇须谨慎。

(3)麻痹性肠梗阻者禁用,对本品过敏者禁用。

【规格】枸橼酸阿尔维林胶囊:斯莫纳60mg/粒。

复方枸橼酸阿尔维林胶囊:本品由枸橼酸阿尔维林、二甲硅油组成。处方中的二甲硅油起保护黏膜和消除肠胀气的作用。

曲美布丁 Trimebutine

【性状】常用其马来酸酯,为白色结晶或结晶性粉末,无臭,味苦。极易溶于甲酸,易溶于冰醋酸和氯仿,可溶于甲醇和乙腈,难溶于水、无水乙醇和0.01mol盐酸溶液,几乎不溶于乙醚。溶点为131~135℃。

【药理毒理】本品为不同于胆碱能药物和抗多巴胺类型药物的胃肠道运动功能调节剂,具有对胃肠道平滑肌的双向调节作用。在胃肠道功能低下时,本品能作用于肾上腺素能神经受体,抑制去甲肾上腺素释放,从而增加运动节律;而在胃肠道功能亢进时,本品主要作用于κ受体,从而改善运动亢进状态。

动物实验证明,给切断胸部迷走神经的麻醉犬静脉注射本品3mg/kg,可使其胃的不规则运动趋于规律化。离体豚鼠胃前庭部环状肌标本加入本品50μg/ml,可使其自律运动的振幅减小,同时,还可增加同一标本不规则微弱运动的频率和振幅,使其趋于规则的节律性收缩；在对同一标本的实验中发现，即使在阿托品、酚妥拉明、普萘洛尔及河豚毒素等的存在下，本品仍有对消化道平滑肌的直接作用。对离体豚鼠回肠的实验发现，本品可非竞争性地抑制由于乙酰胆碱引起的收缩作用；对离体豚鼠结肠标本给药 50μg/ml 时，对肌肉紧张度低下（低负荷时）有增加紧张的作用，对肌肉紧张度亢进（高负荷时）则有降低紧张，减小振幅的作用。对犬的实验发现，对阿扑吗啡诱发的呕吐，本品抑制作用较弱，但对硫酸铜诱发的呕吐，在静脉注射 3mg/kg 或口服 60mg/kg 后，可以明显延长诱发呕吐所需的时间。对有消化系统疾病的患者静脉注射本品 1mg/kg 后，发现可抑制胃幽门机能亢进肌群的运动，同时，也发现可增进机能低下肌群的运动。人空肠内 4～6μg/kg 用药后，可诱发消化系统生理性消化道推进运动；有经常性原因不明上消化道不适感的慢性胃炎患者，口服 200mg 本品后，可使减弱的胃排空能力得到改善，同时，也能使胃排空功能亢进得到抑制。对新斯的明负荷引起的大肠运动亢进患者，静脉给药 50mg 可抑制回肠、上行结肠和 S 状结肠运动至负荷前水平。

给大鼠口服曲美布汀 30mg/kg 后，0.5～1 小时即可在几乎各脏器达到最大分布，其在各脏器中分布浓度高低顺序为肝脏、消化管壁、肾脏、肺、肾上腺、脾脏和胰腺。在血液、骨骼肌和脑中的分布浓度较低。健康成年男子口服 100mg 后，T_{max} 为 30 分钟，C_{max} 为 32.5～42.3ng/ml，$t_{1/2}$ 为 2 小时。本品在体内经水解，N 位脱甲基形成结合物后，由尿排出，24 小时尿中原形药物排泄率在 0.01% 以下。

【适应证】本品主要用于慢性胃炎引起的胃肠道症状，如腹部胀满感、腹痛和嗳气等；也用于肠道易激综合征。

【用法用量】治疗慢性胃炎，通常成人每日 3 片，分 3 次口服。可根据年龄、症状适当增减剂量。治疗肠道易激综合征，一般每日剂量为 3～6 片，分 3 次口服。

【不良反应】偶有便秘、腹泻、腹鸣、口渴、口内麻木感、心动过速、困倦、眩晕、头痛及血清氨基转移酶上升等。有时出现皮疹等过敏反应，此时应停药。

【禁忌证】由于老年人生理机能较弱，用药时需加以注意。孕妇、哺乳期妇女和儿童用药的安全性尚不明确，因此，上述人群不宜使用本品。

【规格】片剂，每片 100mg。

第三节 助消化药

得美通

【主要成分】(1) 得美通：150mg 相当于脂肪酶 10000 欧洲药典单位，淀粉酶 8000 欧洲药典单位，蛋白酶 600 欧洲药典单位。

(2) 达吉：183mg 含胃蛋白酶 25mg，木瓜蛋白酶 50mg，淀粉酶 15mg，熊去氧胆酸 25mg，纤维素酶 15mg，胰酶 50mg，胰脂酶 13mg。

(3) 消得良：370mg 相当于脂肪酶 12000 欧洲药典单位，淀粉酶 14000 欧洲药典单位，蛋白酶 660 欧洲药典单位。

(4) 多酶片：每片含淀粉酶 120mg，胰酶 12mg，胃蛋白酶 40mg。

(5) 慷彼申：每片含胰酶 220mg，脂肪酶 7400U(FIP)，蛋白酶 420U(FIP)，淀粉酶 7000U(FIP)，米曲菌中提取的酶 120mg，纤维素酶 70U(FIP)，蛋白酶 10U(FIP)，淀粉酶 170U(FIP)。

【药理毒理】本品属于胰酶替代药品，为多种酶的混合物，主要含胰蛋白酶、胰淀粉酶和胰脂肪酶等，在中性或弱碱性条件下活性较强。用于治疗胰酶分泌不足，在肠液中消化脂肪、碳水化合物及蛋白质，起促进食欲的作用。

【药代动力学】本品为胃肠道消化酶，很难吸收进入血液，主要在胃肠道发挥作用。

【制剂注释】(1) 胰酶肠溶胶囊：本品为 pH 值敏感性肠溶包衣超微粒胶囊，该微粒的大小可保证酶与食物同步排入十二指肠。胶囊中微丸对胃酸有抵抗作用，避免了胃酸对酶的破坏。

(2) 胰酶肠溶片：胰酶中酶在酸性条件下易破坏，故制成肠溶片，服用时不可嚼碎，也不宜与酸性药物同服。

【适应证】胰腺分泌不足如慢性胰腺炎、胰腺切除术或胃切除术后、肿瘤引起的胰腺或胆总管阻塞、胰腺疼痛及老年性胰腺分泌不足，以及由于胰酶缺乏所引起的消化不良、胆石症、胆囊炎、胆管炎、黄疸。

【用法用量】口服。

(1)得美通：起始剂量为每次1～2粒，进餐时服用，然后根据症状调整剂量。有效剂量一般为每日5～15粒。

(2)达吉：成人每次1～2粒，每日3次，餐后服用。

(3)消得良：胰功能不全和囊性纤维化，通常每日6～9粒，分次进餐时吞服；消化不良，通常每日3～6粒，分次进餐时吞服。

(4)胰酶片：每次1～2片，每日3次，餐前用水吞服，如未见效，剂量可增加。

(5)胰酶肠溶片：每次0.3～0.6g，每日3次，餐前服用。

(6)多酶片：为助消化药，用于肝或胰腺疾病引起的消化障碍和缺乏胃蛋白酶或病后消化功能减退引起的消化不良，每次2～3片，每日3次，饭前服用。

【注意事项】(1)妊娠和哺乳妇女慎用。

(2)婴儿可打开胶囊，把微丸与酸性饮料(如橙汁)混合后服用，胃切除患者服用时应打开胶囊。但在任何情况下，不可咀嚼胶囊内微丸。

(3)胰酶片(慷彼申片)不宜与酸性和碱性药物同服。同时服用时不可嚼碎。

(4)行胰腺外分泌功能测定前应至少停用3天。

【不良反应】极少有过敏反应，可能发生口内不快感，偶有呕吐、腹泻及软便。

【禁忌证】急性胰腺炎早期、慢性胰腺炎的急性(发作)期、急性肝炎及胆道闭锁者，已知对本品和猪蛋白制品过敏者禁用。

【药物相互作用】与等量碳酸氢钠同时服用；不宜与酸性药物同服。

第四节　止吐药和催吐药

格拉司琼　Granisetron

【商品名】古迪，格雷西龙，康泉。

【性状】白色至微黄白色的结晶性粉末，无臭。易溶于水，难溶于甲醇，极难溶于乙醇，在乙醚中几乎不溶。溶点为290～292℃。

【药理毒理】本品为一种强效高选择性外周和中枢神经系统5-HT_3受体拮抗剂，通过对上端小肠腹部向心神经纤维和孤束核或呕吐化学感受区的5-HT_3受体的阻断作用，抑制抗肿瘤药物和放疗引起的恶心、呕吐。但本品不能抑制由阿扑吗啡诱发的犬的呕吐，也不抑制由吗啡诱发的雪貂的呕吐，表明本品主要作用于5-HT_3受体。动物止吐试验结果显示，本品呈现良好的量-效关系，止吐效力较昂丹司琼强5～11倍。

健康志愿者1次快速静脉注射本品20μg/kg或40μg/kg后，平均C_{max}为13.7μg/L和42.8μg/L，C_{max}和AUC与剂量呈线性关系，但$t_{1/2}$、Vd和CL无大的改变。在癌症患者体内，本品的Vd为2.2～3.3L/kg；健康志愿者1次静脉注射本品后呈双相性消除，$t_{1/2}\beta$为2.3～5.9小时，而患者为9.2～12小时；多次重复给药4天后血浓度达稳态，此后逐渐减少，未见蓄积性；本品主要经肝脏消除，只有8%～15%以原形自尿中排泄。在一项大型对比研究中，本品可使70%的肿瘤患者在接受化疗后24小时内完全停止呕吐。临床试验中比较了本品与昂丹司琼的止吐疗效，认为对中等致吐的抗肿瘤化疗，两者的疗效相同，而对顺铂引起的高度呕吐，本品则较昂丹司琼更为有效。

【适应证】治疗化疗或放疗所致的恶心和呕吐。

【用法用量】将本品以注射用生理盐水20～50ml稀释后，于化疗或放疗前每日1次静脉滴注，成人剂量每次40μg/kg，或给予标准剂量3mg，如症状未见改善可再增补1次；对老年患者及肾功能不全患者一般不需调整剂量。1疗程可连续使用5天。

【不良反应】患者对本品耐受性较好，主要不良反应为头痛,发生率为10%~15%;其他少见的不良反应有便秘、嗜睡、腹泻、AST 和 ALT 暂时性升高等;也曾观察到血压变化,但停药即消失,一般不需处理。未发现锥体外系反应及其他严重副作用。

【禁忌证】(1)小儿用药的安全性尚未确定,故禁用本品。

(2)孕妇使用本品的安全性亦未确定,故应权衡利弊,慎重使用;哺乳妇女使用本品时应停止哺乳。

(3)对本品或有关化合物过敏者禁用。

(4)由于本品可减慢消化道运动,故消化道运动障碍患者使用本品时应严密观察。

【注意事项】(1)本品仅限于化疗药物引起强烈恶心、呕吐时作为止吐剂使用。

(2)本品宜临用时配制,稀释后贮存时间在无菌、避光和室温条件下不超过24小时。

(3)本品不应与其他药物混合于同一溶液中使用。

【规格】注射液:每支3mg(3ml)。片剂及胶囊剂:每片(粒)1mg。

【贮藏】置于30℃以下避光处贮存,不可冰冻。

盐酸托烷司琼

【商品名】欧必停托普西龙,Navoban。

【性状】结晶状,溶点为201~202℃。

【药理毒理】本品为外周神经元和中枢神经系统内 5-HT_3 受体的高选择性抑制剂。抗癌药物或放疗可激发小肠黏膜的嗜铬细胞释放 5-HT_3,诱导呕吐反射,造成恶心和呕吐。本品选择性抑制这一反射中外周神经系统的突触前 5-HT_3 受体的兴奋,并可能对中枢神经系统 5-HT_3 受体传递的迷走神经传入后区有直接影响,这种双重作用阻断了呕吐反射过程中神经介质的化学传递,从而对化疗及放疗引起的呕吐有治疗作用。

【药代动力学】健康志愿者的药代动力学结果表明,本品口服吸收迅速、完全,2.2小时内吸收口服 100mg 剂量的 95% 以上,T_{max} 为 2~3.5 小时,C_{max} 为 21.7~29.0μg/L,静脉注射 C_{max} 为 82~84μg/L,口服 $t_{1/2}$ 为 8.6~41.9 小时,静脉注射 $t_{1/2}$ 为 7.3~30.3 小时;Vd 为 554.1L;约 71% 的本品以非特异性的方式与血浆蛋白结合;代谢正常者,约 8% 的本品以原形从尿中排出,70% 以代谢物从尿中排出,粪中排出约占 15%,几乎均为代谢物;在非正常代谢中,尿中原形排出比例大于正常代谢者。

【适应证】本品主要用于治疗癌症化疗引起的恶心、呕吐。

【用法用量】每日 5mg,总疗程 6 天。静脉给药,在化疗前将本品 5mg 溶于 100ml 生理盐水、林格液或 5% 葡萄糖注射液中静脉滴注或缓慢静脉推注。口服给药,每日 1 次,每次 1 粒胶囊(5mg),于进食前至少 1 小时服用或于早上起床后立即用水送服。疗程 2~6 天,轻症者可适当缩短疗程。

【不良反应】常规剂量下的不良反应多为一过性,常见有头痛、便秘、头晕、疲劳及胃肠功能紊乱,如腹痛和腹泻。

【禁忌证】对本品过敏者及妊娠妇女禁用;哺乳期妇女不宜应用;儿童暂不推荐使用。

【注意事项】本品可能对血压有一定影响,因此高血压未控制的患者每日剂量不宜超过 10mg。

【药物相互作用】(1)本品与食物同服可使吸收略延迟。

(2)本品与利福平或其他肝酶诱导剂合用,可使本品血浆浓度减低,因此代谢正常者需增加剂量。

【规格】注射液:每支 5mg(1ml)。胶囊剂:每粒 5mg。

【贮藏】于30℃以下干燥避光处贮存。

昂丹司琼 Ondansetron

【商品名】枢复宁,奥丹西龙。

【性状】本品(自甲醇中结晶)溶点为 231~232℃;其盐酸二水合物为白色结晶性固体(自水/异丙醇中结晶),溶点为 178.5~179.5℃。

【药理毒理】本品为一种高度选择性的 5-羟色胺3(5-HT_3)受体拮抗剂,能抑制由化疗和放疗引起的恶心、呕吐,其作用机制目前尚不完全清楚。一般认为,化疗和放疗可引起小肠的嗜铬细胞释放 5-HT_3,并通过 5-HT_3 受体引起迷走传入神经兴奋从而导致呕吐反射,而昂丹司琼可阻断这一反射发生。

本品不影响行为效率,无镇静作用,且不改变血浆催乳素水平。口服吸收迅速,单剂量 8mg,T_{max}

为 1.5 小时，C_{max} 为 30ng/ml，口服生物利用度约为 60%；Vd 约为 140L，$t_{1/2}\beta$ 约 3 小时；血浆蛋白结合率为 70%～76%。主要自肝脏代谢，代谢产物主要自粪和尿排泄，50% 以内的本品以原形自尿排出。老年人由于代谢减慢，服用本品后消除半衰期延长（5 小时），同时口服生物利用度提高（65%）；严重肝功能障碍患者系统清除率可显著减少，消除半衰期可延长至 15～32 小时，同时口服生物利用度可接近 100%。

【适应证】本品适用于治疗由化疗和放疗引起的恶心、呕吐，也可用于预防和治疗手术后引起的恶心、呕吐。

【用法用量】（1）治疗由化疗和放疗引起的恶心、呕吐。

成人：给药途径和剂量应视病人情况因人而异。剂量一般为 8～32mg；对可引起中度呕吐的化疗和放疗，应在病人接受治疗前，缓慢静脉注射 8mg；或在治疗前 1～2 小时口服 8mg，之后间隔 12 小时口服 8mg。对可引起严重呕吐的化疗和放疗，可于治疗前缓慢静脉注射本品 8mg，之后间隔 2～4 小时再缓慢静脉注射 8mg，共 2 次；也可将本品加入 50～100ml 生理盐水中于化疗前静脉滴注，滴注时间为 15 分钟。对可能引起严重呕吐的化疗，也可于治疗前将本品与 20mg 地塞米松磷酸钠合用静脉滴注以增强本品的疗效。对于上述疗法，为避免治疗后 24 小时出现恶心、呕吐，均应持续让病人服药，每次 8mg，每日 2 次，连服 5 天。

儿童：化疗前按体表面积计算，静脉注射 5mg/m²，12 小时后再口服 4mg，化疗后应持续给予病儿口服 4mg，每日 2 次，连服 5 天。

老年人：可依成年人给药法给药，一般不需调整。

（2）预防或治疗手术后呕吐。

成人：一般可于麻醉诱导同时静脉滴注 4mg，或于麻醉前 1 小时口服 8mg，之后每隔 8 小时口服 8mg，共 2 次。已出现术后恶心、呕吐时，可缓慢滴注 4mg 进行治疗。

肾衰竭病人：不需调整剂量、用药次数或用药途径。

肝脏衰竭病人：由于本品主要自肝脏代谢，对中度或严重肝功能衰竭病人，每日用药剂量不应超过 8mg。

静脉滴注时，本品在下述溶液中是稳定的（在室温或冰箱中可保持稳定 1 周）：0.9% 氯化钠注射液、5% 葡萄糖注射液、复方氯化钠注射液和 10% 甘露醇注射液，但本品仍应于临用前配制。

【不良反应】常见副作用有头痛、头部和上腹部发热感、静坐不能、腹泻、皮疹、急性张力障碍性反应、便秘等；部分病人可有短暂性氨基转移酶升高；罕见副作用有支气管痉挛、心动过速、胸痛、低钾血症、心电图改变和癫痫大发作。曾有即时过敏反应的报道。

【禁忌证】本品对动物无致畸作用，但对人类无此经验，故应十分谨慎。怀孕期间（尤其前 3 个月）除非用药的益处大大超过可能引起的危险，否则不宜使用本品。由于本品可经乳汁分泌，故哺乳妇女服用本品时应停止哺乳。有过敏史或对本品过敏者不得使用。

【规格】注射液：每支 4mg(1ml)；8mg(2ml)。
片剂：每片 4mg；8mg。

【贮藏】注射液应避光贮存。

第五节　泻药及止泻药

一、泻药

比沙可啶　Bisacodyl

【商品名】便塞停。

【性状】白色或类白色结晶性粉末；无臭，无味。在氯仿中易溶，在丙酮中溶解，在乙醇或乙醚中微溶，在水中不溶。溶点为 132～136℃。

【药理毒理】本品为接触性缓泻药，系通过与肠黏膜接触刺激其神经末梢，引起直肠反射性蠕动增强而导致排便。直肠给药后，15～60 分钟可引起排便。治疗剂量下，本品只有约 5% 被吸收，主要经粪便排出，少量以葡萄糖醛酸化物的形式自尿排出。

临床研究表明,本品对急、慢性便秘均有效。本品 180 例与果导片 88 例临床试验表明,前者总有效为 96.67%,后者为 71.59%,两组相比具有显著性差异($P<0.005$)。用药后对心、肺、肝、肾、造血系统及免疫系统均无损害,治疗前后血浆中钠、钾、氯水平无异常变化。

【适应证】本品主要用于急、慢性便秘和习惯性便秘。

【用法用量】整片吞服,每次 5～10mg,每日 1 次。

【不良反应】少数病人服药后有腹痛感,排便后自行消失,未见其他副作用。

【禁忌证】急腹症患者禁用。

【注意事项】服药时不得咀嚼或压碎,服药前后 2 小时不得服牛奶或抗酸剂。

【规格】片剂:每片 5mg。

【贮藏】遮光处密闭保存。

酚酞 Phenolphthalein

【商品名】酚酞,非诺夫他林。

【性状】白色或微带黄色的结晶或粉末;无臭,无味。溶点为 260～263℃。几乎不溶于水,略溶于乙醚,溶于乙醇,其乙醇溶液遇碱呈红色,用酸中和则变为无色。

【药理毒理】口服后在肠内遇胆汁及碱性肠液形成可溶性钠盐,刺激结肠黏膜,促进其蠕动,并阻止肠液被肠壁吸收而起缓泻作用。

【药代动力学】口服后少量吸收(约 15%),吸收的药物主要经肾脏或随粪便排出。部分还通过胆汁排泄至肠进行肠-肝循环,延长作用时间,其作用可持续 3～4 天。

【适应证】适用于习惯性顽固性便秘。此外,本品是化学分析常用的指示剂。

【用法用量】每晚 0.2g 口服。

【不良反应】偶引起过敏反应、肠炎、皮炎、出血倾向及肠肌间神经丛损害。长期应用可使血糖升高、血钾降低。

【禁忌证】阑尾炎、直肠出血未确诊者、充血性心力衰竭、高血压、粪块阻塞、肠梗阻等禁用。

【药物相互作用】本品如与碳酸氢钠及氧化镁等碱性药合用,能引起变色。

【规格】片剂:50mg;100mg。

【孕妇及哺乳期妇女用药】婴儿禁用,幼儿及孕妇慎用。

蓖麻油

【药理毒理】刺激性泻药。口服后在十二指肠分解成蓖麻油酸,刺激小肠,增加蠕动促进排泄。服后 2～8 小时产生泻下。

【适应证】适用于习惯性便秘。

【用法用量】口服,每次 10～20ml。

【不良反应】常见不良反应为恶心、呕吐等。

【禁忌证】孕妇忌服。

【药物相互作用】忌与脂溶性驱肠虫药同用。

硫酸镁 Magnesium Sulfate

【商品名】硫苦,泻盐。

【性状】为无色结晶,无臭,味苦、咸,有风化性,易溶于水,几乎不溶于乙醇,水溶液呈中性。

【药理毒理】本品给药途径不同,呈现不同的药理作用。

(1) 导泻作用:口服不被吸收,在肠道内形成一定的渗透压,使肠内保留有大量水分,刺激肠道蠕动而排便。

(2) 利胆作用:口服高浓度硫酸镁或用导管直接灌入十二指肠,可刺激十二指肠黏膜,反射性地引起总胆管括约肌松弛,胆囊收缩,促进胆囊排空,产生利胆作用。

(3) 对中枢神经系统的作用:注射给药,提高细胞外液中镁离子浓度,可抑制中枢神经系统,也可减少运动神经末梢乙酰胆碱的释放量,阻断外周神经肌肉接头,从而产生镇静、解痉、松弛骨骼肌的作用,也能降低颅内压。

(4) 对心血管系统的作用:注射给药,过量镁离子可直接舒张周围血管平滑肌,引起交感神经节冲动传递障碍,从而使血管扩张,血压下降。

(5) 消炎去肿:本品 50% 溶液外用冷敷患处,有消炎去肿的功效。

【适应证】(1) 导泻:用于便秘,可与驱虫剂并用,口服药物中毒时导泻,促使存于肠道中的药物排出。

(2) 肠道准备:肠道检查及治疗前的准备,如腹部超声、腹部平片、肠道钡剂造影及镜检、内镜下治疗等。

(3) 用于阻塞性黄疸及慢性胆囊炎。

(4) 用于惊厥、子痫、破伤风、高血压脑病和高血压危象等(见有关章节)。

(5) 外用冷敷消炎去肿。

【用法用量】33% 硫酸镁每次 50ml,用于导泻及肠道准备。

【不良反应】静脉使用时,应注意呼吸及血压,如有镁中毒现象(如呼吸肌麻痹)可用 10% 葡萄糖酸钙 10ml 静注。

【禁忌证】孕妇、经期妇女、肠道出血、急腹症、肾衰竭、高镁血症病人禁用本品导泻。

【注意事项】中枢抑制药(如苯巴比妥)中毒患者不宜使用本品导泻,以防止加重中枢抑制。

【规格】溶液剂:33%;50%。注射剂:1g(10ml);2.5g(10ml)。

甘油　Glycerol

【商品名】丙三醇,Glycerin。

【性状】无色、澄明的糖浆状液体;味甜,随后有温热的感觉。有引湿性,水溶液(1→10)显中性反应。与水及乙醇均能任意混溶,在氯仿或乙醚中不溶。

【药理毒理】本品能润滑并刺激肠壁,软化大便,使易于排出,便秘时可用本品栓剂或 50% 溶液灌肠。又由于本品可提高血浆渗透压,可作为脱水剂,用于降低颅内压和眼压。外用有吸湿作用,并使局部组织软化,用于冬季皮肤干燥皲裂等。又用为溶媒,可溶解硼砂、硼酸、苯酚、鞣酸、水杨酸等,可使苯酚的腐蚀性降低,常与苯酚配成制剂。此外,还用为栓剂的赋形剂(与明胶合用)。

【适应证】治疗便秘及降眼压和降颅内压。

【用法用量】(1) 便秘:使用栓剂,每次 1 粒塞入肛门(成人用大号栓,小儿用小号栓),对小儿及年老体弱者较为适宜。也可用本品 50% 溶液灌肠。

(2) 降眼压和降颅内压:口服 50% 甘油溶液(含 0.9% 氯化钠),每次 200ml,日服 1 次,必要时日服 2 次,但要间隔 6~8 小时。

【不良反应】口服有轻微副作用,如头痛、咽部不适、口渴、恶心、呕吐、腹泻及血压轻微下降等。

空腹服用副作用较明显。

【规格】栓剂:由硬脂酸钠(肥皂)为硬化剂,吸收甘油而制成(肥皂的刺激性对泻下也有一定作用)。含甘油约 90%,大号每个约重 3g,小号每个约重 1.5g。

羧甲纤维素钠颗粒　Carboxymethyl

【药理毒理】本品为膨胀性泻药,在肠腔内,可充分吸收水分而膨胀,刺激肠道平滑肌蠕动而增强排便。

【药代动力学】本品既不被消化也不被吸收。

【适应证】用于轻、中度便秘的治疗。

【用法用量】口服。成人每次 2g,每日 3 次,以温开水一杯(约 240ml)冲服。

【不良反应】剂量过大可能引起腹部不适、胃肠胀气、厌食、恶心、呕吐及腹泻。

【禁忌证】孕妇慎用;儿童必须在成人监护下使用;阑尾炎、肠梗阻及不明原因的腹痛者禁用。

【注意事项】(1) 服药期间多饮水。

(2) 长期服用可影响营养素的吸收。

(3) 如服用过量或出现严重不良反应,请立即就医。

非比麸　Testa triticum tricum purif

【商品名】小麦纤维素。

【成分】本品是从小麦麸中提取的优质纤维素制剂,纤维素含量高达 80%,其中 90% 以上是不可溶性纤维素。本品几乎完全除去存在于传统纤维素之植酸(可妨碍人体吸收钙、铁及锌)及可能引起过敏之游离蛋白。本品不含糖分、香料和人工甜味剂,所含钠盐和钾盐可忽略不计。

【药理毒理】本品可改善因纤维素摄入不足引起的便秘。通过以下机制调节肠道功能:增加粪便体积,使粪便硬度正常化,使肠道运转时间正常化。本品是一种不能消化的纤维素制剂,所以它增加粪便体积的同时还增加其水结合能力,亦使得粪便排出更加通畅。本品长期使用可改善高脂血症患者的血脂情况。

【适应证】用于慢性便秘、急性便秘、肠易激综合征和憩室等胃肠功能紊乱,以及痔疮、肛裂的辅助治疗和结肠造瘘术、回肠切除术后恢复期的辅助治疗；还可用于应该避免大便秘结的患者如冠心病患者。

【用法用量】口服。成人每日2～3次，每次1袋；儿童每次半袋，每日1～2次，按年龄和体重增减。疗程至少1周。本品可加入食物或饮料中服用，如水、汤、粥、牛奶、果汁等，每次用200ml左右的液体溶解可达最佳效果。

【不良反应】少数患者服用本品后可能出现腹胀和肠鸣，但很快减轻，并在1～2周内消失。

【禁忌证】肠梗阻患者不宜使用。

福松 Macrogl

【商品名】聚乙二醇4000散剂。

【成分】本品的主要成分聚乙二醇4000，是一种渗透性缓泻剂，通过增加局部渗透压，使水分保留在结肠肠腔内，因而使大便软化。大便软化和含水量增加可以促进其在肠道内的推动和排泄。

【药理毒理】聚乙二醇4000是本品的主要成分。高分子量的聚乙二醇是长链聚合体，通过氢键来固定水分子并发挥作用。因为在消化道内不被吸收或吸收量极少，因此高分子量的聚乙二醇的潜在毒性极低。

【药代动力学】由于聚乙二醇具有很高的分子量，所以不会被吸收，也不会在消化道被分解代谢。本品与乳果糖类渗透性缓泻剂不同，它不在肠道内被细菌降解，也不产生有机酸或气体，不改变粪便的酸碱性，对肠道的pH值没有影响。

【适应证】用于治疗成人便秘症状。

【用法用量】口服。每日1～2袋，溶解在一杯水中服用。本品与其他药物同时服用时可能会阻碍其他药物的吸收，建议最好与其他药物间隔2小时口服。建议在治疗便秘时不要长期使用。服用过量会导致腹泻，停药后24～48小时将恢复正常。重新再服用小剂量即可。

【禁忌证】禁用于炎症性器质性肠病，如溃疡性结肠炎和肠炎、克隆病等。禁用于肠道闭塞和半闭塞综合征、未确诊的腹痛。

二、止泻药

盐酸地芬诺酯 Diphenoxylate Hydrochloride

【商品名】苯乙哌啶，氰苯哌酯，止泻宁。

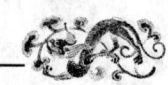

【性状】为白色或几乎白色结晶性粉末，无臭，几乎完全不溶于水或乙醚，略溶于乙醇或丙酮，溶于甲醇，易溶于氯仿。溶点为220～226℃。

【药理毒理】对肠道作用类似吗啡，可直接作用于肠道平滑肌，通过抑制肠黏膜感受器，消除局部黏膜的蠕动反射而减弱肠蠕动，同时增加肠道的节段性收缩，使肠内容物通过延迟，有利于肠内水分的吸收。

【药代动力学】在体内主要代谢物为地芬诺辛（Diphenoxylic Acid），其止泻作用比母体强5倍。半衰期为2.5小时，地芬诺辛为12～24小时。

【适应证】适用于急性或慢性功能性腹泻。

【用法用量】口服。每次2.5～5mg，每日2～4次，腹泻控制后即应减量或停药。

【不良反应】(1)偶见口干、腹部不适、恶心、呕吐、嗜睡、烦躁、失眠等。减量或停药后即消失。

(2)大剂量(每次40～60mg)可产生欣快感，长期服用可致依赖性。

【禁忌证】(1)禁止单用于感染性腹泻。

(2)慢性肝病时慎用，以防止发生肝性脑病。

【药物相互作用】(1)本品可增强巴比妥类、阿片类及其他中枢抑制药的作用，故不宜合用。

(2)肝病患者及正在服用成瘾性药物的患者慎用。

【规格】复方苯乙哌啶片：含苯乙哌啶盐酸盐2.5mg，硫酸阿托品0.025mg。

盐酸洛哌丁胺 Loperamide Hydrochloride

【商品名】易蒙停，氯苯哌酰胺，苯丁哌胺。

【性状】为白色或微黄色无定形或微晶形粉末，无臭，易溶于甲醇、氯仿、冰醋酸，略溶于水、丙酮。溶点为225℃（分解）。

【药理毒理】本品作用于肠壁的阿片受体，阻止乙酰胆碱和前列腺素的释放，从而抑制肠蠕动，延长肠内容物的滞留时间，促进水、电解质及葡萄糖的吸收；还可增加肛门括约肌的张力，因此可抑制大便失禁或便急，也用于肛门、直肠手术后的病人。

【药代动力学】口服肠壁吸收达40%，T_{max}为4～6小时，几乎全部进入肝脏代谢，代谢物主要通过胆汁经大便排泄，仅5%～10%经肾排出。由于它对肠壁的高亲和力和首过代谢作用，几乎不进入全身血液循环,原形药的血液浓度很低,清除半衰期为10.8(9~14)小时。

【适应证】用于成人及5岁以上儿童。本品用于各种病因引起的非感染性急、慢性腹泻,如慢性溃疡性结肠炎、克隆病、短肠综合征、非特异性结肠炎、肠易激综合征。对甲亢引起的腹泻也有较好疗效。用于回肠造瘘术病人可减少排便体积及次数,加大粪便稠硬度。

【用法用量】急性腹泻:成人首剂2~4mg,以后每次2mg,每日总量不超过16mg,5岁以上儿童2mg,每日2次。

慢性腹泻:成人起始剂量2~4mg,每日2~12mg,5岁以上儿童2mg,以后根据大便情况调节剂量。最大剂量:成人每日少于16mg,儿童每日少于3mg/20kg。

【不良反应】副作用轻,可出现过敏如皮疹等,消化道症状如恶心、呕吐、便秘,以及头晕、头痛等。

【禁忌证】本品禁用于2岁以下儿童。禁用于伴有高热和脓血便的急性菌痢。重度肝损害者慎用,不宜用于因抗生素所致的伪膜性肠炎。

【规格】胶囊剂:2mg。

蒙脱石散 Dioctahedral Smectite

【商品名】思密达。

【性状】本品是一种硅铝酸盐,每个颗粒由硅、铝及少量铁、镁、钙构成。

【主要成分】为双八面体蒙脱石微粒。

【药理毒理】思密达是一种具有较高消化道防御机能和固定抑制消化道内多种攻击因子双重作用的药物。其作用机制有如下几方面:

(1)思密达由其特殊的层纹结构,电荷非均匀分布,与表面带负电的黏液糖蛋白通过静电相结合,从而增强黏液凝胶的成丝性使黏液层的内聚力、黏弹性和存在时间明显增加。另外,通过对消化道黏膜的局部刺激作用,增加黏液糖蛋白的合成量。

(2)由于思密达覆盖于损伤的消化道黏膜,从而加速受损上皮细胞的修复与再生。

(3)吸附气体、固定抑制各种内生及外来的攻击因子。一些体外及体内研究证实,思密达对一些病毒、细菌及其所产生的毒素有固定抑制作用,如幽门螺杆菌(HP)、大肠杆菌等;对内源性H^+、胃蛋白酶、溶血卵磷脂酶、胆酸胆盐等通过缓冲、抵抗、聚合及螯合作用而达到抗侵袭作用。

(4)由于肠道菌群所带电荷不同,思密达通过静电作用选择性地作用于致病大肠杆菌,从而起到平衡正常菌群的作用。

(5)思密达可以使消化道内的分泌型免疫球蛋白A(SIgA)的聚集量增加,从而提高局部免疫功能。

(6)思密达可以激活凝血因子Ⅶ、Ⅷ、Ⅻ,故具有局部止血作用。

【药代动力学】思密达经口服后,仍以细小颗粒形式存在于肠道内。不被吸收,故不进入血液循环系统,对肝、肾、中枢神经系统和心血管系统均无影响。6小时左右连同所固定的攻击因子随消化道自身蠕动排出体外。思密达不影响X线检查,不改变大便颜色,常用剂量下不改变食物从口腔至结肠所运行时间,即不影响食物正常消化和吸收。

【适应证】(1)腹泻:可用于各种急性腹泻,水样便时加用补液盐;黏液脓血便加用抗生素。对急性腹泻48小时内总有效率平均达90%以上。

(2)肠易激综合征。

(3)溃疡性结肠炎,疗效可达60%~75%。

(4)胃炎、胃及十二指肠溃疡病。

(5)食管炎。

【用法用量】1岁以下,每日1袋;1~2岁,每日1~2袋;2~3岁,每日2~3袋;3岁以上及成人,每日3袋。均为每日分3次服用。保留灌肠:每次1~3袋,混于50~100ml温水中,每日1~3次。服用方法与时间:将思密达倒入约50ml温水中搅匀口服;用于急性腹泻时首剂应加倍。治疗肠易激综合征、结肠炎时亦可用灌肠疗法。用于治疗食道炎时,宜于饭后服用,且宜仰卧位30°,用20~30ml温水搅匀。治疗其他适应证时,宜于两餐之间服用。

【不良反应】长期服用者可出现便秘,可减量服用。

【禁忌证】散剂:每袋3g。

第六节　微生态药物

促菌生　Gerebiogen

【性状】为需氧芽胞杆菌DM423菌株制成的一种活菌制剂。

【药理毒理】本品进入肠道后消耗肠内过多氧气,造成厌氧环境有利于厌氧菌生长,具有扶植恢复正常菌丛中双歧杆菌的作用,从而抑制致病菌繁殖,治疗腹泻。

【适应证】可用于婴幼儿腹泻、急慢性肠炎、痢疾及肠功能紊乱等。

【用法用量】成人每次4～8片,每日3次。儿童酌减。

【注意事项】用药过程中须停用抗生素,以免降低药效。

整肠生　Live bacillus licheniformis

【通用名】地衣芽孢杆菌胶囊。

【药理毒理】为地衣芽孢杆菌,进入肠道后产生抗菌活性物质,对致病菌、条件致病菌有生物拮抗作用,有生物夺氧,造成肠道低氧,有利于有益厌氧菌生长,抑制致病菌生长。

【适应证】用于肠道菌群失调、肠炎,对肝硬化腹胀、腹泻有治疗作用。

【用法用量】口服。每次0.5g,每日3次。

【不良反应】无明显不良反应,加倍剂量时可出现便秘。

【规格】胶囊剂:每粒0.25g(含2.5亿个活菌)。

培菲康　Bifico

【通用名】双歧杆菌三联活菌胶囊。

【药理毒理】本品含双歧杆菌、嗜酸乳杆菌、粪链球菌,可直接补充正常生理菌,调整肠道菌群,促进营养物、维生素的吸收,抑制肠道中的有害菌,减少肠毒素的产生和吸收。

【适应证】主要用于肠道菌群失调引起的腹泻、腹胀,治疗轻、中型急慢性腹泻。

【用法用量】口服。成人每次3～5粒,每日2～3次。

【注意事项】不宜与抗生素合用。

【规格】胶囊剂:210mg/粒。

【有效期】低温(2～8℃):1年。室温(25℃±5℃):半年。

米雅　Clostridium butyricum tablets

【通用名】宫人菌,酪酸梭菌活菌。

【药理毒理】为厌氧菌-酪酸梭状芽孢杆菌的活菌制剂,1993年由日本宫人近治博士发现故名。宫人菌40mg含109个活菌,可抑制多种致病菌,抑制氨产生;产生维生素B和维生素K,不受胃酸胆汁的影响,可与抗生素合用,对抗生素有耐受性。

【适应证】用于感染、非感染性肠炎、伪膜性肠炎、消化不良、腹泻、便秘。

【用法用量】口服。每次40mg,每日3次。

【注意事项】防潮,无明显副反应。

丽珠肠乐　Bifidobisen

【药理毒理】屏障作用:占据肠黏膜表面,阻止致病菌、条件致病菌定植和入侵,产生乳酸和醋酸,产生B族维生素、叶酸,控制内毒素血症,增强免疫功能。

【适应证】双歧杆菌活菌制剂,用于调整肠道菌群失调、急慢性肠炎、肝病辅助治疗。

【用法用量】每次1～2粒,午晚餐后各服1次。

【不良反应】无毒副反应。

【规格】胶囊剂:每粒含双歧杆菌0.5亿个。

乐托尔　Lactel Fort

【药理毒理】抑菌:乳酸杆菌产生一些抑制细菌的物质。免疫刺激作用:增加局部IgA含量,增强免疫屏障,刺激保护性产酸菌丛的生长。

【适应证】临床用于急、慢性腹泻的治疗。

【用法用量】胶囊:第1天,2～4粒;第2天起,每日2粒。散剂:第1天,1～2袋,以后每日1袋,均可混合于水中服用。

【注意事项】无明显副作用和配伍禁忌及药物相互作用报道。

【规格】胶囊：每粒胶囊235mg；胶囊颗粒，含50亿嗜酸杆菌（乐托尔菌株，杀死后冻干的微生物体）和80mg中和冻干培养基。

散剂：袋装，160mg/袋，含冻干乳酸菌100亿个。

乳酸菌素片 Laciohac

【通用名】复方乳酸菌健肠剂，乳酸曹素。

【商品名】妈咪爱。

【药理毒理】本品对引起肠道疾病的大肠杆菌、痢疾杆菌、沙门菌有明显的抑制作用。可使肠道pH值降低，控制腐败菌生长和繁殖，可防止大肠内蓄积吲哚、酚、粪臭素等有害物质，促进肠蠕动，促进胃液分泌，有助于胃肠消化，增进食欲的功能。

【适应证】（1）用于治疗消化不良、肠内异常发酵、急慢性肠炎、腹泻、痢疾等。

（2）小儿肠道感染、消化不良、细菌性腹泻、肠道内异常发酵、营养不良、便秘、肠炎、食欲不振、使用抗生素引起的肠道黏膜损伤等。

【用法用量】（1）用于治疗消化不良、肠内异常发酵、急慢性肠炎、腹泻、痢疾等。

乳酸菌素片：口服。每日3次，每次400～800mg。根据病情可加大剂量效果更好。也可嚼服。

（2）小儿肠道感染、消化不良、细菌性腹泻、肠道内异常发酵、营养不良、便秘、肠炎、食欲不振、使用抗生素引起的肠道黏膜损伤等。

复方乳酸菌健肠剂（妈咪爱）：口服。3岁以下婴儿，每次1g，每日1～2次；3岁以上幼儿，每次1～2g，每日1～2次。

【注意事项】不宜与抗生素合用。

【规格】400mg/片，1g/袋（活菌1.5亿个）。

（亓玉琴　马晓鸥）

第三十三章　骨科伴发肝胆疾病用药

本章节所述药物包括治疗肝病（如肝性脑病、肝炎、肝硬化等）的药物和利胆药等。

肝性脑病的发病机制尚未完全阐明。临床应用的降血氨药如谷氨酸钠、精氨酸等，对治疗外源性血氨增高所致的肝性脑病有一定效果，而对血氨不增高的肝性脑病则无效。肝性脑病的发病还与脑内化学递质的异常有关，试用左旋多巴、间羟胺等药物以恢复中枢递质的正常功能。另外，新霉素、巴龙霉素、甲硝唑等能抑制肠道菌群，使肠氨产生减少，也用于治疗肝性脑病。减少氨的来源的治疗也取得一定成果，其中乳果糖的疗效已重新开始受到人们重视。

治疗肝炎辅助用药是指能改善肝脏功能、促进肝细胞再生、增强肝脏解毒能力的药物，如联苯双酯、门冬氨酸钾镁、葡糖醛内酯等。

利胆药可分为两类，一类促进胆汁分泌，如去氢胆酸、牛胆酸钠等；另一类促进胆囊排空，如硫酸镁。

一、治疗肝性脑病药

门冬氨酸鸟氨酸注射液　Omithine Aspartate Injection

【商品名】雅博司。

【成分】本品主要成分为门冬氨酸鸟氨酸。

【性状】淡黄色澄明液体。

【药理毒理】在体内，门冬氨酸鸟氨酸通过产生两种氨基酸——鸟氨酸和门冬氨酸。作用于两个主要的氨解毒途径——尿素合成和谷酰胺合成。尿素合成发生在门脉周围的肝细胞内。鸟氨酸同时作为两种酶——鸟氨酸氨基甲酰转移酶和氨基甲酰-磷酸盐合成酶的催化剂与底物，参与氨合成尿素的过程。谷酰胺的合成发生在肝静脉周围的肝细胞内，尤其是在病理状态下，门冬氨酸盐和其他二粒化物，如鸟氨酸的代谢产物，被肝静脉周围的肝细胞摄入，合成谷酰胺，并以谷酰胺的形式结合氨。在生理和病理状态下，谷酰胺都作为一种能结合氨的氨基酸，它不仅能让氨以无毒的形式排出，同时也能激活重要的尿素循环（即细胞间的谷酰胺交换）。在生理状态下，门冬氨酸鸟氨酸的作用不仅限于尿素合成。动物实验发现，谷酰胺的合成增加有降低血氨水平的作用。一些临床试验还发现它们有改善支链氨基酸和芳香氨基酸比例的作用。用鼠和犬为研究对象，静脉输液的方式给药，采用单次和连续静脉输液4周的给药方式，观察门冬氨酸鸟氨酸的毒性。在剂量<1500mg/kg体重时，未见任何毒性反应。

【适应证】因急、慢性肝病（如各型肝炎、肝硬化、脂肪肝、肝炎后综合征）引发的血氨升高及治疗肝性脑病，如伴发或继发于肝脏解毒功能受损（如肝硬化）的潜在性或发作期肝性脑病，尤其适用于治疗肝昏迷早期或肝昏迷期的意识模糊状态。

【用法用量】急性肝炎：每日1~2安瓿，静脉滴注。慢性肝炎或肝硬化：每日2~4安瓿，静脉滴注（病情严重者可酌量增加，但根据目前的临床经验，每日不超过20安瓿为宜）。对于其他情况除非医嘱特殊说明，每日用量为至少4安瓿。对于肝昏迷早期或肝昏迷期出现意识模糊状态的患者，应该根据病情的严重程度，在24小时内给予至少8安瓿该药物。每500ml溶液中不要溶解超过6安瓿该药物。输入速度最大不要超过每小时5g门冬氨酸鸟氨酸（相当于1安瓿该药物）。如果患者的肝功能已经完全受损，输液速度必须根据患者的个体情况来调整，以免引起恶心和呕吐。

【不良反应】偶尔会有恶心，少数病例出现呕吐。总的来说，上述症状都是一过性的，不需要停止治疗。减少药物使用剂量或减慢输液速度，这些不良反应就可以消失。

【禁忌证】对于门冬氨酸鸟氨酸或该药物的任何赋形剂过敏的患者禁用本品。严重肾功能不全的患者（诊断标准是血清中肌酐水平超过3mg/100ml）禁用本品。

【注意事项】当使用大剂量本品时,应该监测患者血清和大便中的药物水平。如果患者的肝功能已经完全受损,输液速度必须根据患者的个体情况来调整,以免引起恶心和呕吐。

【孕妇及哺乳期妇女用药】有关生育毒性和突变方面的研究没有发现任何不良反应。

【药物相互作用】目前尚不明确。

【规格】10ml：5g。

【贮藏】25℃以下保存,远离儿童。

【包装】5支/盒。

【有效期】3年。

乳果糖 Lactulose

【商品名】半乳糖果糖苷,半乳糖苷果糖,杜秘克。

【药理毒理】为一种人工合成的酸性双糖,不被肠内双糖酶破坏,进入结肠后在细菌参与下分解为乳酸、醋酸和少量甲酸等弱酸。由于一分子乳果糖能生成四分子的酸,故能明显降低结肠pH值,有利于易吸收的非离子化氨转变为不易吸收的离子化铵,使经肠黏膜吸收的氨减少。当结肠内pH值由7.0降至5.0时,结肠黏膜不但不再吸收氨,血液中的氨反而经肠黏膜扩散进入肠腔,从而使血氨降低。本品也能通过对细菌代谢的作用,直接减少氨的生成。因其本身不被吸收,可发挥渗透性导泻作用,减少氨的吸收。此外,本品还具有直接拮抗内毒素的作用,从而减轻实验性D-氨基半乳糖引起的动物肝脏坏死,但其作用机制尚未阐明。口服后几乎不被吸收,以原形进入结肠,在肠道内被分解代谢。在20～50g剂量时可完全被代谢,超过该剂量,部分以原形被排出。

【适应证】主要适用于肝性脑病的辅助治疗,也用于内毒素血症和治疗便秘。

【用法用量】治疗肝性脑病和内毒素血症:开始每次10～20g,每日2次,后改为每次3～5g,每日2～3次;以每日排软便2～3次为宜。治疗肝性脑病时可将本品200g加入700ml水或生理盐水中,保留灌肠30～60分钟,每4～6小时1次。本品与新霉素合用可提高对肝性脑病的疗效。治疗便秘:每次5～10g,每日1～2次,应根据个人反应调节,如48小时未见效果,可适当增加剂量。

【规格】乳果糖粉:每袋5g;100g;500g。乳果糖颗粒:每袋10g。乳果糖口服液:5g(10ml);50g(100ml)。乳果糖糖浆:60%。

谷氨酸 Glutamic Acid

【商品名】麸氨酸。

【药理毒理】肝功能损害严重时体内氨代谢紊乱,导致肝性昏迷。本品钠盐静脉滴注后,能与血中过多的氨结合而成为无害的谷氨酰胺,由尿排出。口服本品亦可防止肝性脑病。谷氨酸与氨结合需要ATP供能量,故应同时肌内注射ATP 20mg。谷氨酸还参与脑蛋白质代谢与糖代谢,促进氧化过程,改善中枢神经系统的功能,可用于癫痫小发作,能减少发作次数。还可用于胃酸不足和胃酸过少症。据动物试验,本品尚有促进红细胞生成的作用,可与硫酸亚铁配合使用。

【规格】片剂:每片0.3g;0.5g。

【用法用量】预防肝性脑病:每次2.5～5g,每日4次。用于癫痫小发作:每次2～3g,每日3～4次。治疗胃酸不足:每次0.3g,每日3次。

谷氨酸钠 Monosodium Glutamate, MSG

【药理毒理】静脉滴注后,与血中过多的氨结合成为无害的谷氨酰胺,由尿排出,因此可减轻肝性脑病症状。本品为碱性,亦可用于酸血症。与抗癫痫药合用,治疗癫痫小发作。

【用法用量】对肝性脑病:每次静脉滴注11.5g(5.75g/20ml的针剂2支),用5%葡萄糖注射液750～1000ml或10%葡萄糖注射液250～500ml稀释,于1～4小时内滴完,滴注过快可引起流涎、潮红、呕吐等。必要时可于8～12小时后重复给药,一日量不宜超过23g。

【制剂】注射液:每支5.75g(20ml)。

支链氨基酸 Branch Amino Acid

【药理毒理】肝性脑病的发生可能与血清氨基

酸平衡失调特别是支链氨基酸的减少和芳香氨基酸的增多有关,并发现在严重肝病和肝性脑病时,支/芳比值明显低于正常。本品可以纠正血浆支/芳比值的偏低,使肝性脑病患者苏醒,其中部分患者可以存活,提高存活率。此外,本品对肝功能不全所致的低蛋白血症有一定的疗效,可促进蛋白质合成,降低血浆非蛋白氮和尿素氮含量,有利于肝细胞的增生和肝功能的恢复。

【用法用量】静脉滴注:每日2次,每次250ml,与等量10%葡萄糖注射液串联后作缓慢滴注(不宜超过3ml/分钟)。如疗效显著者(完全清醒),后阶段剂量可减半。疗程一般为10~15天。中心静脉滴注:每日量以0.68~0.87g/kg计,成人剂量相当于每日500~750ml,与25%~50%高渗葡萄糖注射液等量混匀后,经中心静脉缓慢滴注,滴速不得超过40滴/分钟。

其他治疗肝性脑病药:谷氨酸钾、谷氨酸钙、精氨酸(盐酸精氨酸)、氨酪酸(γ-氨酪酸,γ-氨基丁酸,GA-BA)。

二、治疗肝炎辅助用药

多烯磷脂酰胆碱注射液 Polyene Phosphatidylcholine Injection

【商品名】易善复。

【成分】每安瓿含多烯磷脂酰胆碱232.5mg[天然多烯磷脂酰胆碱,含有大量的不饱和脂肪酸,主要为亚油酸(约占70%)、亚麻酸和油酸]。

【性状】本品为黄色澄清液体。

【药理毒理】当患肝脏疾病时,肝脏的代谢活力受到严重损伤。多烯磷脂酰胆碱注射液可提供高剂量容易吸收利用的高能多烯磷脂酰胆碱,这些多烯磷脂酰胆碱在化学结构上与重要的内源性磷脂一致,而且在功能上优于后者。它们主要进入肝细胞,并以完整的分子与肝细胞膜及细胞器膜相结合。另外,这些磷脂分子尚可分泌入胆汁。因此,多烯磷脂酰胆碱注射液具有下列生理功能:通过直接影响膜结构使受损的肝功能和酶活力恢复正常;调节肝脏的能量平衡;促进肝组织再生;将中性脂肪和胆固醇转化成容易代谢的形式;稳定胆汁。

【适应证】各种类型的肝病,如肝炎、慢性肝炎、肝坏死、肝硬化、肝昏迷(包括前驱肝昏迷)。脂肪肝(也见于糖尿病人)。胆汁阻塞。中毒。预防胆结石复发。手术前后的治疗,尤其是肝胆手术。妊娠中毒,包括呕吐。银屑病,神经性皮炎,放射综合征。

【用法用量】多烯磷脂酰胆碱注射液每安瓿5ml既可静脉注射也可静脉输注。静脉注射:除了医生处方外,成人和青少年一般每日缓慢静注1~2安瓿,严重病例每日注射2~4安瓿。一次可同时注射2安瓿的量。只可使用澄清的溶液。不可与其他任何注射液混合注射。

静脉输注:除了医生处方外,严重病例每日输注2~4安瓿。如需要,每日剂量可增加至6~8安瓿。严禁用电解质溶液(生理氯化钠溶液、林格液等)稀释。若需配制静脉输液,只能用不含电解质的葡萄糖溶液稀释(如5%或10%葡萄糖溶液、5%木糖醇溶液)。若用其他输液配制,混合液pH值不得低于7.5,配制好的溶液在输注过程中保持澄清。只可使用澄清的溶液。在进行静脉注射或静脉输注治疗时,建议尽早用口服多烯磷脂酰胆碱胶囊进行治疗。

【禁忌证】由于本品中含有苯甲醇,新生儿和早产儿禁用。

【注意事项】只可使用澄清的溶液。缓慢静脉注射。制剂中含有苯甲醇。

【孕妇及哺乳期妇女用药】参见【用法用量】。

【药物相互作用】迄今为止无药物相互作用的报道。本品严禁用电解质溶液稀释(详见【用法用量】)。

【规格】5ml:232.5mg。

【贮藏】2~8℃贮存。本品应放置在儿童不能触及的地方。

【包装】每盒5安瓿装。

【有效期】2~8℃贮存有效期为36个月。不要用过期的多烯磷脂酰胆碱注射液。

肝水解肽注射液 Heparolysate Injection

【成分】本品系由健康牛、猪的肝脏经酶水解提取制得的含有多肽类、核酸类、氨基酸类物质的无菌水溶液。辅料:无辅料。

【性状】本品为微黄色至淡黄色或淡黄棕色的澄明液体。

【药理毒理】本品能促进蛋白质合成,减少蛋白质分解,促进正常肝细胞的增殖和再生。对四氯化碳诱导的肝细胞损伤有较好的保护作用,降低谷丙转氨酶。促进病变组织恢复。

【适应证】用于慢性肝炎、肝硬化等疾病的辅助治疗。

【用法用量】肌肉注射,每次 20～40mg,每日 1 次。静脉滴注,每次 100mg,每日 1 次,用 5% 或 10% 葡萄糖注射液 250ml 稀释后缓慢滴注。

【不良反应】尚未见有关不良反应报道。

【禁忌证】对本品过敏者禁用。肝昏迷、严重氮质血症及氨基酸代谢障碍者禁用。

【注意事项】(1)本品为生物制剂,长时间高温,能使本品变浊或沉淀。应立即停止使用。

(2)当药品性状发生改变时,禁止使用。

【孕妇及哺乳期妇女用药】本品未进行该项实验且无可靠参考文献。

【药物相互作用】本品未进行该项实验且无可靠参考文献。

【规格】5ml：50mg。

【贮藏】阴凉处保存(不超过 20℃)。

【包装】安瓿:5 支/盒。

【有效期】暂定 24 个月。

注射用还原型谷胱甘肽钠 Reduced Glutathione Sodium for Injection

【商品名】古拉定。

【成分】本品主要成分为还原型谷胱甘肽钠。

【性状】本品为白色冻干块状物或粉末。

【药理毒理】还原型谷胱甘肽(GSH)是人类细胞中自然合成的一种肽,由谷氨酸、半胱氨酸和甘氨酸组成,含有巯基,广泛分布于机体各器官内。为维持细胞生物功能具有重要作用。它是甘油醛磷酸脱氢酶的辅基,又是乙二醛酶及丙糖脱氢酶的辅基,参与体内三羧酸循环及糖代谢。本品能激活多种酶,从而促进糖、脂肪及蛋白质代谢,并能影响细胞的代谢过程。它可通过巯基与体内的自由基结合,转化成容易代谢的酸类物质,从而加速自由基的排泄,有助于减轻化、放疗的毒副作用。而对化、放疗的疗效无明显影响,且对放射性肠炎治疗效果较明显。对于贫血、中毒或组织炎症造成的全身或局部低氧血症患者应用,可减轻组织损伤,促进修复,促进胆酸代谢,有利于消化道吸收脂肪及脂溶性维生素。一般药理：杂种犬静脉注射 300mg/kg 还原型谷胱甘肽钠盐,动脉压、心脏动力学和呼吸频率均无影响。大鼠腹腔注射 80mg/kg 还原型谷胱甘肽钠盐,胃肠道功能无明显影响。毒理:动物实验表明,本品无急性毒性、长期毒性,亦无生殖毒性。

【适应证】用于酒精及某些药物(化疗药、抗肿瘤药、抗结核药、精神抑郁药、抗抑郁药、扑热息痛)导致的中毒的辅助治疗。用于酒精、病毒、药物及其他化学物质导致的肝损伤的辅助治疗。用于电离射线所致治疗性损伤的辅助治疗。用于各种低氧血症的辅助治疗。

【用法用量】可用于化疗(顺铂、环磷酰胺、阿霉素、柔红霉素、博莱霉素)的辅助用药,可以减轻化疗造成的损伤而不影响疗效,从而增加化疗的剂量。首次给药剂量:1500mg/m² 溶于 100ml 生理盐水或 5% 葡萄糖液,15 分钟内静脉输注。在第 2～5 天,肌注,每日 600mg。环磷酰胺治疗后,应立即静脉 15 分钟输注以减轻化疗对泌尿系统的影响。对于顺铂治疗,还原型谷胱甘肽剂量不超过 35mg,以免影响化疗。或遵医嘱。

可用于酒精、病毒、药物及其他化学物质导致的肝损伤的辅助治疗。对于病毒性肝炎,1200mg,静脉注射,每日 1 次,30 天。重症肝炎,1200～2400mg,静脉注射,每日 1 次,30 天。活动性肝硬化,1200mg,静脉注射,每日 1 次,30 天。脂肪肝,1800mg,静脉注射,每日 1 次,30 天。酒精性肝炎,1800mg,静脉注射,每日 1 次,14～30 天。药物性肝炎,1200～1800mg,静脉注射,每日 1 次,14～30 天。用于放疗辅助用药,照射后给药,剂量 1500mg/m²,或遵医嘱。

对于低氧血症的治疗,剂量 1500mg/m²,溶于 100ml 生理盐水,静脉给药,以后每日 300～600mg 肌注维持。肌注时必须完全溶解于溶解液,溶解液需清澈无色。

静脉注射给药,药物能够被溶解液溶解然后缓慢注射,静脉滴注给药至少需要 20ml 溶解液。

【不良反应】少见恶心、呕吐和头痛,罕见皮疹发生,停药后皮疹会消失。

【禁忌证】对本品有过敏反应者禁用。

【注意事项】(1)通常在医生的监护下,在医院内使用本品。

(2)注射前必须完全溶解,外观澄清、无色,溶解后的本品在室温下可保存2小时,0~5℃保存8小时。

(3)放在儿童不易触及的地方。

【孕妇及哺乳期妇女用药】尽管试验研究没有证据表明谷胱甘肽对胚胎有毒性作用,但孕妇只有在必需情况和医疗监护下才能使用此药。

【药物相互作用】本品不得与维生素B_{12}、甲萘醌、泛酸钙、乳清酸、抗组胺制剂、磺胺药及四环素等混合使用。

【规格】0.6g。

【贮藏】密封,在阴凉(不超过20℃)干燥处保存。

【包装】抗生素玻璃瓶,1瓶/盒。

【有效期】36个月。

注射用葡醛酸钠 Sodium Glucuronic Acid for Injection

【成分】本品主要成分为葡醛酸钠。

【性状】本品为白色疏松块状物。

【药理毒理】本品进入机体后,在酶的作用下变为葡萄糖醛酸而起作用,可降低肝淀粉酶的活性,阻止糖分解,使肝糖原含量增加,脂肪贮藏量减少。本品能与肝内及肠内含有羟基或羧基的毒物结合变为低毒或无毒的葡萄醛酸结合物而由尿中排出。

【适应证】用于急、慢性肝炎和肝硬化的辅助治疗。对食物或药物中毒时的保肝及解毒有辅助作用。

【用法用量】肌内注射:每次0.133~0.266g,每日1~2次。静脉滴注:每次0.133~0.266g,每日1~2次。用少量注射用水溶解后,再稀释于0.9%氯化钠注射液或5%葡萄糖注射液中滴注。

【不良反应】尚未发现不良反应报道。

【禁忌证】对本品过敏者禁用。

【注意事项】尚不明确。

【孕妇及哺乳期妇女用药】尚不明确。

【药物相互作用】尚不明确。

【规格】0.266g。

【贮藏】遮光,阴凉处(不超过20℃)保存。

【包装】管制瓶,每盒6支。

【有效期】18个月。

联苯双酯 Bifendate

【药理毒理】药理实验证明,小鼠口服本品能减轻因四氯化碳及硫代乙酰胺引起的血清丙氨酸氨基转移酶升高。本品还能增强肝脏解毒功能,减轻肝脏的病理损伤,促进肝细胞再生并保护肝细胞,从而改善肝功能。

【规格】片剂:每片25mg。滴丸:每丸1.5mg,口服,每次7.5~15mg,每日22.5~45mg。

【用法用量】口服。每日75~150mg,每日3次,每次服25mg。

门冬氨酸钾镁

【商品名】潘南金,脉安定。

【药理毒理】门冬氨酸是体内草酰乙酸的前体,在三羧酸循环中起重要作用。同时,门冬氨酸也参与鸟氨酸循环,促进氨和二氧化碳的代谢,使之生成尿素,降低血中氨和二氧化碳的含量。门冬氨酸与细胞有很强的亲和力,可作为钾离子的载体,使钾离子重返细胞内,促进细胞除极化和细胞代谢,维持其正常功能。镁离子是生成糖原及高能磷酸酯不可缺少的物质,可增强门冬氨酸钾盐的治疗效应。

【适应证】主要用于急性黄疸型肝炎、肝细胞功能不全,也可用于其他急、慢性肝病。本品还可用于低钾血症、洋地黄中毒引起的心律失常、心肌炎后遗症、慢性心功能不全、冠心病等。

【用法用量】注射液:一般为成人10~20ml,加入5%或10%葡萄糖注射液250~500ml中缓慢静脉滴注,每日1次。儿童用量酌减。对重症黄疸患者,每日可用2次。对低血钾患者可适当加大剂量。口服:一般为每次1片,每日3次。

原卟啉钠 Protoporphrin Disodium

【商品名】保肝能。

【药理毒理】为肝脏功能改善剂,具有促进细胞组织呼吸,改善蛋白质和糖代谢,抗补体结合等作用。动物试验表明,本品对四氯化碳所致肝损伤具有明显降低氨基转移酶等作用,并能改善氨基酸代谢,增加肝脏血流量,提高肝细胞蛋白的作用。

【适应证】适用于急性肝炎、慢性迁延性肝炎、慢性活动性肝炎,对肝硬化、胆囊炎胆石症亦有效。临床应用于各型病毒性肝炎,可使症状改善,肝肿缩小,氨基转移酶、浊度试验、黄疸指数等指标改善。

【制剂】肠溶片:每片10mg;20mg。

【用法用量】成人,口服,每日3次,每次10～20mg。儿童剂量酌减。

核糖核酸

【药理毒理】能促进肝细胞蛋白质合成功能,改善氨基酸代谢,推动肝癌相关抗原甲胎蛋白转阴,调节机体免疫功能,促使病变肝细胞恢复正常,降低血清丙氨酸氨基转移酶,改善肝炎患者血清蛋白电泳。

【适应证】适用于慢性迁延性肝炎、慢性活动性肝炎及肝硬化的治疗。

【用法】肌内注射:每次6mg,注射剂以氯化钠注射液稀释,隔日1次,3个月为1疗程。静脉注射:每次30mg,每日1次;或每次50mg,隔日1次,或遵医嘱。

【规格】注射用核糖核酸:每支6mg;10mg。注射液:每支10mg(2ml)。

水飞蓟宾 Silibinin

【药理毒理】药理毒理试验结果表明,本品有明显的保护及稳定肝细胞膜的作用;对四氯化碳、硫代乙酰胺、毒草碱、鬼笔碱、猪屎豆碱等肝脏毒物引起的各种类型肝损伤具有不同程度的保护和治疗作用,并对四氯化碳所引起的丙氨酸氨基转移酶的升高有一定的阻止作用。

【适应证】适用于慢性迁延性肝炎、慢性活动性肝炎、初期肝硬化、中毒性肝损伤等病的治疗。临床试用于急、慢性肝炎患者,症状、体征、肝功能均有明显改善。

【用法用量】口服,每次70～140mg,每日3次,饭后服用。维持量可减半。

【规格】水飞蓟宾片:每片35mg;38.5mg。水飞蓟宾胶囊剂:每粒35mg;140mg。

齐墩果酸 Oleanolic Acid

【药理毒理】能明显降低试验性肝损伤动物的血清丙氨酸氨基转移酶,减轻肝细胞的变性、坏死,以及肝组织的炎性反应和纤维化过程,促进肝细胞再生,加速坏死组织的修复。

【适应证】用于治疗病毒性迁延性慢性肝炎,对症状、体征和肝功能均有明显的改善作用。此外,尚有纠正蛋白代谢障碍的作用。

【用法用量】急性黄疸型肝炎:每日3次,每次30mg。慢性肝炎:每日4次,每次50mg。

【规格】片剂:每片10mg。

牛磺酸 Taurine

【药理毒理】(1)强肝利胆作用:豚鼠实验表明,牛磺酸可解除胆汁阻塞,呈利胆作用。

(2)解热与抗炎作用:本品可能通过对中枢5-HT系统或儿茶酚胺系统的作用降低体温。

(3)降压作用:给大鼠、猫、兔的脑室注射牛磺酸,显示有降低血压、减慢心率和调节血管张力等作用。

(4)强心和抗心律失常作用:牛磺酸的强心作用可能与钙有关,已经发现牛磺酸可调节心肌细胞内钙的结合,并可逆转钙对心肌的不良影响。

(5)降血糖作用:给兔静脉注射或给犬口服牛磺酸均可出现胰岛素样降血糖作用,作用虽较弱但持续时间较长。

(6)其他药理作用:牛磺酸有松弛骨骼肌和拮抗肌强直的作用,曾有报道牛磺酸可用于运动后的抗疲劳。

【适应证】可用于急慢性肝炎、脂肪肝、胆囊炎等,也可用于支气管炎、扁桃体炎、眼炎等感染性疾病。感冒、乙醇戒断症状、关节炎、肌强直等可试用本品治疗。

【用法用量】治疗急慢性肝炎,成人每次0.5g,每日3次;儿童每次0.5g,每日2次。

【制剂】片(胶囊)剂:每片(粒)0.5g。冲剂:每袋含牛磺酸0.5g。

促肝细胞生长素

【药理毒理】能刺激正常肝细胞DNA合成,促进肝细胞再生。动物试验证明,本品对四氯化碳诱导的肝细胞损伤有较好的保护作用,能降低 ALT,促进病变细胞的恢复。

【适应证】主要用于亚急性重型肝炎(病毒性;肝功能衰竭早期或中期)的辅助治疗。

【用法用量】口服,每次 100～150mg,每日 3 次,疗程 3 个月,可连续使用 2～4 个疗程。肌内注射,每次 40mg,每日 2 次;必要时也可将本品 80～120mg 加入 10%葡萄糖注射液中静脉点滴,每日 1 次。疗程视病情而定,一般为 1 个月。

【规格】颗粒剂:每袋 50mg。注射用促肝细胞生长素:20mg。

托尼萘酸

【商品名】肝胆能,加诺。

【药理毒理】对-甲基苯甲醇烟酸酯为一种油状液体,具有促进胆汁分泌和护肝作用。动物实验表明,可抑制酒精中毒引起的肝细胞破坏。在动物实验中可使肝内脂肪经血转运到肝外脂肪库内,对酒精中毒所致的肝细胞破坏有明显的抑制作用。

【适应证】用于整个胆管系统的急性、亚急性和慢性炎症性疾病,以及各种阻断肝脏胆汁分泌的疾病,如肝炎、胆管炎、胆囊炎、胆石症、胆汁性绞痛、胆汁淤滞及黄疸等;亦可用于预防胆汁分泌功能不良患者进食大量脂肪性食物后引致的消化不良性疼痛。

【用法用量】饭前 30 分钟服用 1～2 片,每日 3 次。用于胆管造影时,在注射前、注射后 20 分钟及 50 分钟各服用 5 片;用于口服造影剂的胆管造影时,按每小时服用造影剂的间隔时间,每次同服本品 2 片,即总量为 12～14 片。

【规格】片剂:每片含对-甲基苯甲醇烟酸酯 37.5mg 及 α-萘乙酸 75mg。

双环醇

【商品名】百赛诺。

【药理毒理】本品系我国创制的抗慢性病毒性肝炎新药,具有显著的保护肝脏作用和一定的抗乙肝病毒活性。动物实验表明,本品对四氯化碳、D-氨基半乳糖、对-乙酰氨基酚引起的小鼠肝损伤,以及卡介苗加脂多糖诱导的小鼠免疫性肝炎均有明显降 ALT 和 AST 作用,并能减轻肝组织的病理性损伤。

【适应证】用于治疗慢性肝炎所致的氨基转移酶升高。

【用法用量】口服,常用剂量每次 25mg,必要时可增至 50mg,每日 3 次。疗程至少 6 个月或遵医嘱,停药应逐渐减量。

【规格】片剂:每片 25mg。

甘草酸二铵

【商品名】甘利欣。

【药理毒理】药理实验证明,本品能减轻小鼠四氯化碳、硫代乙酰胺和 D-氨基半乳糖引起的血清谷丙转氨酶升高,也能明显减轻 D-氨基半乳糖对肝脏的病理性损害并改善免疫因子对肝脏形态的慢性损伤。

【适应证】用于伴有谷丙转氨酶升高的慢性肝炎。

【规格】胶囊:每粒 50mg。注射液:每支 50mg(10ml)。

甘草酸单铵

【商品名】甘草酸铵。

【药理毒理】保护肝细胞作用。动物实验表明,甘草酸可抑制由四氯化碳所致的肝细胞损伤。

【适应证】用于急、慢性肝炎引起的肝功能异常,改善肝功能异常。

【用法用量】复方甘草酸苷(美能)片:每片含甘草酸单铵 35mg,甘氨酸 25mg;蛋氨酸 25mg。口服,每日 3 次,成人每次 2～3 片;儿童每日 1 次。

复方甘草酸苷(美能)注射液:每支 20ml 含甘草酸单铵盐 53mg,甘氨酸 400mg,盐酸半胱氨酸 20mg。静脉注射,成人每日 1 次,5～20ml。可依年龄、症状适当增减。慢性肝病可静脉注射或者静脉点滴,每日 1 次,40～60ml。可依年龄、症状适当增减,增量时用药剂量限度为每日 100ml。

复方甘草酸单铵注射液:每支 20ml(含甘草酸单铵 40mg,甘氨酸 400mg,L-半胱氨酸 15mg。成人每日 1 次,20～80ml,直接静脉注射或加入适量 5%葡萄糖或 0.9%氯化钠注射液中缓慢注射或滴注。

复方甘草酸单铵 S 氯化钠注射液(迈能):每瓶

100ml(含甘草酸单铵80mg,盐酸半胱氨酸60mg,甘氨酸800mg,氯化钠500mg。静脉滴注,每次100～200ml,每日1次,缓慢滴注。

硫普罗宁 Tiopronin

【药理毒理】为一种含巯基类化合物,在参与机体生化代谢方面具有重要作用。可使肝细胞线粒体中的ATP酶活性降低,ATP含量升高,电子传递功能恢复正常,从而改善肝细胞功能,对抗各类肝损伤负效应。对线粒体的作用可能在于保护线粒体某些特异巯基功能,亦有人认为通过增加线粒体膜小分子多肽而起作用。别外,其巯基能与某些自由基可逆性结合成二硫化物,作为一种自由基清除剂,在体内形成一个再循环的抗氧化系统。

【适应证】(1)脂肪肝、早期肝硬化、急慢性肝炎、酒精及药物引起的肝炎的治疗。

(2)重金属中毒的治疗。

(3)降低化疗和放疗的不良反应,升高白细胞,并可预防化、放疗所致二次肿瘤的发生。

【用法用量】(1)肝病治疗:饭后口服,每次1～2片,每日3次,连服12周,停药3个月后继续下1疗程;急性病毒性肝炎初期每次2～4片,每日3次,连服1～3周,以后每次1～2片,每日3次。

(2)重金属中毒:每次1～2片,每日2次。

(3)化疗及放疗引起的白细胞减少症:饭后口服,化疗及放疗前1周开始服用,每次2～4片,每日2次,连服3周。

其他治疗肝炎辅助用药:葡醛内酯(肝泰乐,葡萄糖醛酸内酯)、瓜蒂素、苦参碱、磷酸胆碱(氯磷胆碱)、马洛替酯(二噻茂酯)、辅酶A。

【规格】片剂:每片0.1g。

三、利胆药

托尼萘酸片 Totynicate and Naphthylacetic Acid Tablets

【商品名】加诺。

【成分】本品为复方制剂,其组分为:α-萘乙酸75mg;α,4-甲基苯甲醇烟酸酯37.5mg。

【性状】本品为糖衣片,除去糖衣后显白色。

【药理毒理】药理:托尼萘酸片为一复方制剂,每片含α-萘乙酸75mg及α,4-甲基苯甲醇烟酸酯37.5mg,以2∶1相配伍,可起到协同泌胆抗炎及护肝作用。甲基苯甲醇是从姜黄科植物中提取的主要活性物质,可确切促进肝细胞生成和分泌含所有活性物质的生理性胆汁;与烟酸酯化可缓解伴有炎症过程的胆道痉挛所致的疼痛,并可使对-甲基苯甲醇在水相和脂相之间分布更佳。萘乙酸为一有机弱酸,它除了能促进生理性胆汁分泌作用外,尚有极强的抗炎作用,能有效消除胆道的炎性水肿,保持胆道通畅。此外,甲基苯甲醇烟酸酯和α-萘乙酸均有明确的护肝作用,能促进肝细胞再生,因而改善肝脏功能。托尼萘酸片可明显增强胆囊造影的显影效果,促进肝脏对造影剂的清除。

毒理:动物实验显示,小鼠口服本品的LD50为:1841mg/kg,大鼠口服本品的LD50为5400mg/kg。

【适应证】胆管系统的急性、亚急性、慢性炎症性疾病,以及各种阻断肝脏胆汁分泌的疾病,如肝炎、胆囊炎、胆管炎、胆石症、胆汁性绞痛、胆汁阻滞及黄疸等。因胆汁分泌不良,进食脂肪或饱食后引起消化不良性疼痛的预防性治疗。胆道胆囊造影的X光显影增强剂。

【用法用量】口服,每次1～2片,每日3次,饭前30分钟服用;用于胆道静脉造影时,注射造影剂前服5片,注射20分钟后再服5片,注射50分钟后再服5片。用于口服造影时,按每次服用造影剂的间隔时间,同时服用托尼萘酸片2片,即总量为12～14片。

【不良反应】耐受性良好,不良反应轻微,少数敏感者可能发生轻微的胃肠道不适或皮肤过敏现象(如稀便、恶心、皮疹等),停药后可消退。

【禁忌证】对本品中某种成分过敏;胆道梗阻性疾病(如结石嵌顿);严重肝功能衰竭;肝昏迷;胆囊气肿。

【注意事项】肾功能不良者慎用。

【孕妇及哺乳期妇女用药】本品缺乏足够的孕妇用药后资料,孕妇及哺乳期妇女慎用,或遵医嘱。

【药物相互作用】人体实验发现,本品与多种抗生素合用时,可提高胆汁内抗生素的浓度。口服本品可使四环素在胆汁中的浓度提高37倍,青霉素G在胆汁中的浓度提高20倍,磺胺在胆汁中的浓度提高32%～89%,但不引起磺胺结晶的危险。

【规格】α,4-甲基苯甲醇烟酸酯 37.5mg，α-萘乙酸 75mg。

【贮藏】室温，密闭保存，置于儿童不可触及处。

【包装】铝塑包装，10片/板，2板/盒。

【有效期】60个月。

苯丙醇　Phenylpropanol

【商品名】利胆醇。

【药理毒理】有促进胆汁分泌作用。服用后可减轻腹胀、腹痛、恶心、厌油等症状。并有促进消化，增加食欲，排除结石，降低血胆固醇等作用。

【适应证】用于胆囊炎、胆道感染、胆石症、胆道手术后综合征和高胆固醇血症等。

【用法用量】每日3次，每次0.1～0.2g，饭后服用。

【规格】胶丸：每丸 0.1g；0.2g。

非布丙醇　Febuprol

【商品名】舒胆灵，苯丁氧丙醇。

【药理毒理】有明显的利胆作用。动物实验证明，对胆总管插导管的麻醉大鼠，将本品 51mg/kg 于十二指肠内给药，3小时内胆汁流出量可增加50%。大鼠经本品刺激所分泌胆汁中胆酸的质与量及胆汁中总固体浓度均无变化。此外，尚具有松弛胆管平滑肌及胆道口括约肌，降低血中胆固醇的作用。

【适应证】用于治疗胆囊炎、胆石症及其术后高脂血症、脂性消化不良、肝炎等症。临床观察证明，对胆囊炎、胆石症及其术后脂性消化不良的疗效确切。用于胆石症术后可促使胆汁和胆沙的排出，并能促进炎症消失。对急性黄疸性肝炎和慢性肝炎也有一定疗效。

【用法用量】成人每次 100～200mg，每日3次，饭后服用。

【制剂】片剂：每片 50mg。胶丸：每粒 50mg；100mg。

羟甲烟胺　Nicotinylmethylamide

【商品名】羟甲基烟酰胺。

【药理毒理】为利胆保肝药，有较强的解除胆道口括约肌痉挛的作用，并能促进胆汁分泌，增加胆汁中水分，稀释胆汁，加强胆囊收缩，对胆总管结石有一定的排石作用，也能在一定程度上防止脂肪肝变性。本品还具有抑菌作用，对胆道、肠道细菌（如肠球菌、大肠杆菌等）均有抑制作用。

【适应证】适用于胆囊炎和胆管炎、肝功能障碍、肝源性黄疸、胆石症、胃十二指肠炎、急性肠炎、结肠炎、胃溃疡等症。

【用法用量】口服，每次2片，每日3次，连服2～4天后，改为每日4片，分2～3次服用。严重病例每2小时服1次。小儿每次 1/2～1片，每日3次。严重慢性病例，可缓慢静脉注射，开始每日1～2支，以后继续隔日1支。

【规格】片剂：每片 0.5g。注射液：每支 0.4g（10ml）。

曲匹布通　Trepibutone

【商品名】舒胆通，三乙氧苯酰丙酸，胆灵。

【药理毒理】为非胆碱能作用的胆道扩张剂，能强烈地选择性地松弛胆道平滑肌，并直接抑制胆道口括约肌收缩，具有明显的解痉止痛作用，且不具有阿托品、山莨菪碱类的口干、发热和心悸，以及吗啡类所致的胆压升高等不良反应。实验证明，本品还能促进胆汁和胰液的分泌，因而有利于改善食欲，消除腹胀。此外，由于具有平滑肌松弛作用，本品可使血压轻度下降，心率增加。

【适应证】用于胆石症、胆囊炎、胆道运动障碍、胆囊术后综合征及慢性胰腺炎等。

【用法】口服。每次1片，每日3次，饭后服用。疗程为2～4周。

【规格】片剂：每片 40mg。

羟甲香豆素　Hymecromone

【商品名】胆通。

【药理毒理】本品为利胆药，对胆道口括约肌有舒张作用，并有较强的解痉、镇痛作用。在治疗过程中，无需加用其他利胆药、解痉镇痛药，炎症明显时可酌情短期加用抗生素。利胆作用明显，镇痛作用较强（强于阿托品），且具有解除胆道口括约肌痉挛、增加胆汁分泌、加强胆囊收缩和抑菌等作用，有利于结石排出，对胆总管结石有一定排石效果。此外，部分原有丙氨酸氨基转移酶升高的患者，服药后丙氨酸氨基转移酶随炎症的消除而恢复正常。

【适应证】用于胆囊炎、胆道感染、胆石症、胆囊术后综合征。

【用法用量】口服。每日3次,每次0.4g,饭前服用。

【规格】片剂:每片0.2g。胶囊剂:每粒0.2g;0.4g。

去氢胆酸 Dehydrocholic Acid

【商品名】脱氢胆酸。

【药理毒理】本品为胆酸的合成衍生物,可促进胆汁分泌,惟其固体成分并不增加,对脂肪的消化及吸收有促进作用,但不能增加口服维生素K的吸收。

【适应证】临床上用于胆囊及胆道功能失调、胆囊切除后综合征、慢性胆囊炎、胆石症及某些肝脏疾患(如慢性肝炎)。

【用法用量】口服。每次0.25～0.5g,每日3次;或用其钠盐溶液静脉注射,每日0.5g,以后可根据病情逐渐增加至每日2g。与阿托品或硫酸镁合用可试用于排出胆道小结石。

【规格】片剂:每片0.25g。注射液(钠盐):每支0.5g(10ml);1g(5ml);2g(10ml)。

熊去氧胆酸 Ursodesoxycholic Acid

【药理毒理】长期服用,可增加胆汁酸的分泌,同时导致胆汁酸成分的变化,使其在胆汁中的含量增加。服药后胆汁酸分泌均值由每小时1.8mmol增至2.24mmol,长期服用可使胆汁中UDCA含量增加,并提高磷脂含量,还能显著降低人胆汁中胆固醇及胆固醇酯的克分子数和胆固醇的饱和指数,从而有利于结石中胆固醇逐渐溶解。

【适应证】用于不宜手术治疗的胆固醇型胆结石。本品不能溶解胆色素结石、混合结石及不透过X线的结石。对中毒性肝障碍、胆囊炎、胆道炎和胆汁性消化不良等也有一定的治疗效果。

【用法用量】口服,利胆,每次50mg,每日150mg。早、晚进餐时分次给予。疗程最短为6个月,6个月后超声波检查及胆囊造影无改善者可停药;如结石已有部分溶解,则继续服药直至结石完全溶解。如治疗中有反复胆绞痛发作,症状无改善甚至加重,或出现明显结石钙化时,则宜中止治疗,并进行外科手术。溶胆石,每日450～600mg,分2次服用。

【规格】片剂:每片50mg。

亮菌甲素 Armillarisin A

【商品名】假蜜环菌素A。

【药理毒理】有促进胆汁分泌的作用,对胆道口括约肌有明显的解痉作用。此外,可能尚有促进免疫功能及增强吞噬细胞吞噬的作用。

【适应证】用于治疗急性胆道感染,但治疗有梗阻型者效果不显著。亦可用于治疗病毒性肝炎。

【用法用量】(1)治急性胆道感染:肌内注射,每次1～2mg(1mg以氯化钠注射液或苯甲醇注射液1ml溶解),每6～8小时1次。急性症状控制后改为每日2次,每次1～2mg。疗程一般为7～10天。

(2)用于病毒性肝炎:肌内注射,每次2mg,每日2次,疗程1个月。用药2周内血清丙氨酸氨基转移酶多能恢复正常,症状(如乏力、纳差、腹胀、肝区痛)一般均可消失或好转,但浊絮、锌絮的改善不理想。

【规格】片剂:每片5mg。注射液:每支1mg(2ml);2.5mg(5ml);50mg(10ml)。注射用亮菌甲素:每支1mg。

腺苷蛋氨酸 Ademetionine

【商品名】思美泰。

【药理毒理】在肝内,它能调节肝脏细胞膜的流动性并能促进解毒过程中硫化产物的合成。现已发现,由于肝硬化时腺苷蛋氨酸合成酶活性显著下降,导致蛋氨酸向腺苷蛋氨酸转化明显减少,从而削弱了防止胆汁淤积的正常生理过程。结果使肝硬化患者饮食中的蛋氨酸血浆清除率降低,并造成其代谢产物,特别是半胱氨酸、谷胱甘肽和牛磺酸的体内利用度下降。这种代谢障碍还可使发生肝性脑病的危险性增加。给肝硬化患者补充腺苷蛋氨酸,可以恢复其内源性水平,克服腺苷蛋氨酸合成酶活性降低所致的代谢障碍,重建体内防止胆汁淤积的生理机制。

【适应证】用于治疗肝硬化前和肝硬化所致肝内胆汁淤积,也用于治疗妊娠期肝内胆汁淤积。由于腺苷蛋氨酸在中间代谢中的重要性及其作用机制的广泛性,本品很可能作用于其他靶器官或具备其他治疗作用,如治疗与酗酒有关的焦虑症、退行性关节病等,但其新适应证还有待进一步的临床研究。

【用法用量】初始治疗:肌内或静脉注射,每日500～1000mg,共2周。维持治疗:口服,每日500～1000mg。

【规格】注射用腺苷蛋氨酸:每瓶500mg。片(肠溶)剂:每片500mg。

二羟基二丁醚

【商品名】保胆健素。

【药理毒理】本品能有效地促进胆汁迅速、持久地分泌,保胆健素还能有效地减轻炎性水肿及其所致的胆汁返流,从而恢复胆道的畅通,起到消炎利胆、退黄的作用,改善由此引起的一系列临床症状。它有松弛胆道 Oddi 括约肌的作用,有助于胆汁排入小肠,但没有促胆囊收缩作用。由于高效的分泌胆汁作用,胆道系统内胆汁不断更新,结石不易形成,胆酸的增加使胆固醇酯化增加,减少了胆固醇结石的产生。其利胆作用对泥沙样结石及手术后残留结石的排出有较好的效果。另外,本品还有一定的降低血清胆固醇及增强胆囊造影剂的作用。

【适应证】用于急性、亚急性、慢性胆道系统炎症性淤滞性疾病,如胆囊炎、胆管炎、胆石症、胆汁性肝硬化、肝炎、肝炎后综合征、胆道手术后综合征等;伴有胃炎的脂消化不良,饭后嗜睡,胆源性偏头痛;高胆固醇血症;自主神经性肌张力障碍所致的胆囊运动障碍和胆囊憩室、畸形等;肝源性或胆源性血清胆红素、GTP、AKP等升高。

【用法用量】每次1粒,每日3次,饭前口服。可酌情增至每日4～6粒。一般服药后6～10天即显效,总疗程根据病情确定。

【规格】复方二羟基二丁醚胶囊:每粒含二羟基二丁醚500mg,对羟基苯丙酸乙酯0.52mg,对羟基苯丙酸丙酯0.26mg。

其他利胆药:茴三硫(胆维他)、利胆酚(柳氨酚)、环烃氧醛酸(利胆通)、复方柠檬烯、胆立克胆通。

四、其他消化系统用药

醋酸奥曲肽注射液 Octreotide Acetate Injection

【商品名】力尔宁。

【成分】本品主要成分为醋酸奥曲肽。

【性状】本品为无色澄明液体。

【药理毒理】药理作用:醋酸奥曲肽是人工合成的八肽化合物,为十四肽人生长抑素类似物,醋酸奥曲肽的药理作用与天然激素相似,但其抑制生长激素、胰高血糖素、胰岛素的作用较强。与生长抑素相似,醋酸奥曲肽也可抑制 LH 对 GnRH 的反应,降低内脏血流,抑制 5-HT、胃泌素、血管活性肠肽、糜蛋白酶、胃动素、胰高血糖素的分泌。

毒理研究:遗传毒性,实验室研究中未见遗传毒性。生殖毒性,大鼠和家兔给予醋酸奥曲肽,剂量按体表面积推算相当于人用最高剂量的16倍,未见对生育能力和胎仔的影响。致癌性,小鼠皮下注射给予醋酸奥曲肽,每日剂量高达2mg/kg(按体表面积推算约为人暴露量的8倍),连续85～89周,未见致癌性。大鼠皮下注射给予醋酸奥曲肽,在最高日剂量为1.25mg/kg(按体表面积推算约为人暴露量的10倍)时可见注射部位出现肉瘤和鳞状细胞瘤,雄、雌动物的发生率分别为27%和12%,溶剂对照组的发生率为8%～10%,这些肿瘤的发生率升高很可能与皮下同一部位重复给药所致的局部刺激和大鼠的高敏感性有关,人连续使用醋酸奥曲肽5年,注射部位未见肿瘤发生。在每日125mg/kg 剂量中,雌性动物子宫腺瘤的发生为15%,而生理盐水组为7%,溶剂对照组为0%。雌性动物发生子宫腺瘤可能与老年动物中雌激素水平有关。

【适应证】(1)肝硬化所致食道-胃静脉曲张出血的紧急治疗,与特殊治疗(如内窥镜硬化剂治疗)合用。

(2)缓解与胃肠胰内分泌肿瘤有关的症状和体征。有充足证据显示,奥曲肽对下列肿瘤有效:具类癌综合征的类癌瘤、VIP 瘤等。奥曲肽对下列肿瘤的有效率约为50%:胃泌素瘤/Zollinger-Ellison 综合征(通常与选择性 H 受体拮抗剂合用,并可酌情加用抗酸剂);胰岛瘤(用于胰岛瘤术前预防低血糖血症,维持正常血糖);生长激素释放因子瘤。醋酸奥曲肽治疗仅可减轻症状和体征,而不能治愈。

(3) 预防胰腺术后并发症。

(4) 经手术、放射治疗或多巴胺受体激动剂治疗失败的肢端肥大症患者,可控制症状,降低生长激素及生长素介质C的浓度。本品亦适用于不能或不愿手术的肢端肥大症患者,以及放射治疗无效的间歇期患者。

【用法用量】(1) 食道-胃底静脉曲张出血:首先0.1mg 静脉推注(5 分钟),随后以 0.6mg 溶于 5%葡萄糖 500ml 中,通过输液泵以 50μg/小时的速度连续静脉滴注,每 12 小时 1 次。最多治疗 5 天。

(2) 胃肠胰内分泌肿瘤:初始量为 0.05mg,皮下注射,每日 1~2 次。根据耐受性和疗效(临床反应、肿瘤分泌的激素浓度)可逐渐增加剂量至0.2mg,每日 3 次。仅在某些情况下,方可采用更大剂量。维持量则应根据个体差异而定。用药后临床症状和实验室检查结果显示未改善时,醋酸奥曲肽用药不能超过 1 周。

(3) 预防胰腺术后并发症:0.1mg,皮下注射,每日3次,持续治疗7天,首次注射应在手术前至少1小时进行。

(4) 肢端肥大症:初始量加 0.05~0.1mg,皮下注射,每 8 小时 1 次,根据对循环生长激素浓度、临床反应及耐受性的每月评估而调整剂量[目标:GH(2.5ng/ml,IGF 正常范围)]。多数患者的最适剂量每日为 0.2~0.3mg。最大剂量每日不应超过1.5mg,在监测血浆生长激素水平的指导下治疗数月后可酌情减量。醋酸奥曲肽治疗 1 个月后,若生长激素浓度无下降、临床症状无改善,则应考虑停药。

【不良反应】醋酸奥曲肽的主要不良反应是给药局部和胃肠道反应。皮下注射后的局部反应包括疼痛或注射部位针刺、麻刺或烧灼感,伴红肿。这些现象极少超过 15 分钟。如注射前使药液达室温或通过减少溶剂量而提高药液浓度,则可减少局部不适。胃肠道不良反应包括食欲不振、恶心、呕吐、痉挛性腹痛、腹胀、腹痛、稀便、腹泻及脂肪泻。虽然所测得的大便脂肪排出可能增多,但无证据显示醋酸奥曲肽长期治疗可引起吸收不良而导致营养不良。在罕见的病例中,胃肠道不良反应可类似急性肠梗阻伴进行性严重上腹痛、腹部触痛、肌紧张和腹胀。给药前后应避免进食(即在两餐之间或卧床休息时注射),则可减少胃肠道不良反应的发生。长期使用醋酸奥曲肽可能导致胆石形成。

由于醋酸奥曲肽可抑制生长激素、胰高血糖素和胰岛素的分泌,故本品可能引起血糖调节紊乱。由于可降低患者餐后糖耐量,某些长期给药者可引致持续的高血糖症。曾观察到低血糖的出现。罕见情况下,患者可出现脱发和过敏。少数报道出现急性胰腺炎,但通常在开始治疗的几小时或几天内出现,停药后可逐渐消失。长期应用醋酸奥曲肽发生胆结石者也可能出现胰腺炎。个别患者发生肝功能失调,包括:无胆汁郁积的急性肝炎,停用后转氨酶恢复正常;缓慢发生的高胆红素血症伴碱性磷酸酶、γ-谷氨酰转移酶增高及转氨酶轻度增高。

【禁忌证】对本品成分过敏者禁用。

【注意事项】由于分泌生长激素的垂体肿瘤有时可能扩散而引起严重的并发症(如视野缺损),故应仔细观察所有患者,若发现有肿瘤扩散的迹象,则应考虑配合其他治疗。有报道 10%~20%长期应用醋酸奥曲肽的患者有胆结石形成。故在治疗前及用药后每隔 6~12 个月应作胆囊超声波检查。在胰岛瘤患者中,由于醋酸奥曲肽对 GH 和胰高糖素分泌的抑制大于对胰岛素分泌的抑制,故有可能增加低血糖的程度和时间。此类患者尤其在开始醋酸奥曲肽治疗或作剂量改变时,应密切观察。频繁的小剂量给予醋酸奥曲肽,可减少血糖浓度的明显波动。奥曲肽可能改变 1 型糖尿病(胰岛素依赖型)患者对胰岛素的需要量。对非糖尿病患者和具有部分胰岛素功能的 2 型糖尿病患者会造成餐后血糖升高。食管、胃底静脉曲张出血可增加胰岛素依赖型糖尿病患者的风险,并可引起胰岛素需要量的改变,所以应密切监测血糖水平。

【孕妇及哺乳期妇女用药】尚无醋酸奥曲肽用于孕妇或哺乳妇女的经验。这些患者仅在绝对必要的情况下方可使用。

【药物相互作用】有报道醋酸奥曲肽可降低肠道对环孢菌素的吸收,也可延迟对西咪替丁的吸收。

【规格】1ml∶0.1mg;1ml∶0.2mg。

【贮藏】2~8℃,暗处保存。

【包装】安瓿,5支/盒。
【有效期】暂定24个月。

注射用生长抑素[1]　Somatostatin for Injection

【商品名】思他宁(Stilamin)。
【成分】生长抑素醋酸盐。
【性状】本品为白色冻干粉。
【药理毒理】本品是人工合成的环状十四氨基酸肽,其与天然的生长抑素在化学结构和作用方面完全相同。静脉注射本品可抑制生长激素、甲状腺刺激激素、胰岛素和胰高血糖素的分泌,并抑制胃酸的分泌。它还影响胃肠道的吸收、动力、内脏血流和营养功能。生理方面,生长抑素主要存在于下丘脑和胃肠道。生长抑素可抑制胃泌素和胃酸及胃蛋白酶的分泌,从而治疗消化道出血。而且,生长抑素可以明显减少内脏器官的血流量,而又不引起体循环动脉血压的显著变化,因而在治疗食道静脉曲张出血方面有临床价值。生长抑素可减少胰腺的内分泌和外分泌,从而可有效预防和治疗胰腺手术后并发症。生长抑素可以抑制胰高血糖素的分泌,因此可有效治疗糖尿病酮症酸中毒。
【适应证】严重急性食道静脉曲张出血。严重急性胃或十二指肠溃疡出血,或并发急性糜烂性胃炎或出血性胃炎。胰、胆和肠瘘的辅助治疗。胰腺术后并发症的预防和治疗。糖尿病酮症酸中毒的辅助治疗。
【用法用量】药物冻干粉须在使用前用生理盐水溶解。本品采用静脉给药,通过慢速冲击注射(3～5分钟)250μg或以每小时250μg的速度连续滴注(约相当于每公斤体重每小时3.5μg)给药。对于连续滴注给药,须用1支3000μg的本品配制足够使用12小时的药液,溶剂既可以是生理盐水,也可以是5%的葡萄糖溶液,输液量应调节为每小时250μg,并建议使用输液注射器。

对严重急性上消化道出血(包括食道静脉曲张出血)的治疗:建议首先缓慢静脉注射250μg本品。作为负荷剂量,而后立即进行每小时250μg的静脉点滴给药。当两次输液给药间隔≥3～5分钟时,应重新静脉注射250μg本品,以确保给药的连续性。当止住大出血后(一般在12～24小时内),治疗应继续48～72小时,以防止再次出血。对于上述病例,通常的治疗时间是120小时。

对胰瘘、胆瘘、肠瘘的辅助治疗:应采用每小时250μg的速度静脉连续点滴给药,直到瘘管闭合(2～20天),这种治疗可作为全胃肠外营养的辅助措施。当瘘管闭合后,本品静脉点滴应继续进行1～3天,而后逐渐停药,以防止反跳作用。

对胰腺外科手术后并发症的预防和治疗:手术开始时,作为辅助治疗,以每小时250μg速度点滴本品;手术后,持续点滴给药5天。

对糖尿病酮症酸中毒的辅助治疗:对酮症酸中毒的患者,以每小时100～500μg的速度静脉点滴本品同时配合胰岛素治疗,3小时内可缓解酮症酸中毒,4小时内可使血糖恢复正常。
【不良反应】少数患者用药后产生恶心、眩晕、脸红等反应。当滴注本品的速度高于每分钟50μg时,患者会出现恶心和呕吐现象。
【禁忌证】已证实对于本品过敏的患者,不得使用此药。孕妇不得使用本品,除非无其他安全替代措施。
【注意事项】由于本品抑制胰岛素及胰高血糖素的分泌,在治疗初期会引起短暂的血糖水平下降。更应注意的是,胰岛素依赖型糖尿病患者使用本品后,每隔3～4小时应测试一次血糖浓度。同时,如果可能,应避免给予胰岛素所需的葡萄糖,如果必须给予,应同时给予胰岛素。
【孕妇及哺乳期妇女用药】没有证据证明在孕期使用本品对人及动物无害,因此妊娠、产后(产褥期)及哺乳期不应使用本品。
【药物相互作用】由于本品可延长环己烯巴妥引起的睡眠时间,而且加剧戊烯四唑的作用,所以,本品不应与此类药物或产生同样作用的药物同时使用。本品与其他药物的不相容性未经测试,所以在注射或点滴给药时,应单独使用。
【规格】本品有3种规格:250μg;750μg;3000μg。
【贮藏】贮存于25℃以下的避光干燥处。溶解于生理盐水后24小时内稳定。本品应置于儿童接触不到的地方。
【包装】直接接触药品的包装材料为带有切割点的无色透明玻璃安瓿。包装规格:250μg:每盒1支,并配有1安瓿1ml的生理盐水;750μg:每盒1

支,并配有 1 安瓿 1ml 的生理盐水;3000μg:每盒 1 支,单独包装。

【有效期】36 个月。

注射用生长抑素[2]　Somatostatin for Injection

【成分】本品主要成分为生长抑素。

【性状】本品为白色疏松块状物。

【药理毒理】生长抑素是人工合成的环状十四氨基酸肽,其与天然生长抑素在化学结构和作用机制上完全相同。通过静脉注射生长抑素可抑制生长激素、甲状腺刺激激素、胰岛素和胰高血糖素的分泌,并抑制胃酸的分泌。它还影响胃肠道的吸收、动力、内脏血流和营养功能。生理性生长抑素主要存在于下丘脑下部和胃肠道。生长抑素抑制胃泌素和胃酸及胃蛋白酶的分泌,从而治疗上消化道出血。可以明显减少内脏器官的血流量,而又不引起体循环动脉血压的显著变化。因而在治疗食道静脉曲张出血方面有一定的价值。生长抑素可减少胰腺的内分泌和外分泌,从而在胰腺外科手术后并发症方面起到预防和治疗作用。生长抑素还可以抑制胰高血糖素的分泌,从而有效地治疗糖尿病酮症酸中毒。

【适应证】主要用于治疗严重急性食道静脉曲张出血;严重急性胃或十二指肠溃疡出血,或并发性急性糜烂性胃炎或出血性胃炎;胰腺外科手术后并发症的预防和治疗;胰、胆和肠瘘的辅助治疗;糖尿病酮症酸中毒的辅助治疗。

【用法用量】静脉给药。通过慢速冲击注射(3~5 分钟)250μg 或以每小时 250μg 的速度连续滴注给药。一般是每小时每公斤体重用药量为 3.5μg。临使用前,每支冻干剂用 1ml 生理盐水溶液溶解。对于连续滴注给药,须用 1 支 3mg 的注射用生长抑素配备够使用 12 小时的药液,溶剂既可以是生理盐水,也可以是 5% 葡萄糖溶液输液量调节在每小时 250μg。

严重急性上消化道出血包括食道静脉曲张出血的治疗:首先缓慢静脉推注 250μg,而后立即进行以每小时 250μg 的速度持续静脉滴注。在两次输液给药间隔>3~5 分钟的情况下,应重新静脉注射 250μg 生长抑素,以确保给药的连续性。出血停止后(一般在 12~24 小时内),继续用药 48~72 小时,以防止再次出血。

胰瘘、胆瘘和肠瘘的辅助治疗:以每小时 250μg 的速度静脉连续滴注,直到瘘管闭合(2~20 天),瘘管闭合后继续用药 1~3 天,而后逐渐停药,以防止反跳作用。

胰腺外科手术后并发症的治疗:在手术开始时,以每小时 250μg 的速度静脉点滴,手术后持续静滴 5 天。糖尿病酮症酸中毒的辅助治疗:以每小时 100~500μg 的速度静脉点滴,作为胰岛素治疗(10U 冲击后每小时 1~4.8U 静滴)的辅助治疗,在 4 小时内可以使血糖恢复正常,在 3 小时内缓解酮症酸中毒。

【不良反应】少数病例用药后出现恶心、晕眩、脸红。当注射速度高于每分钟 50μg 时,病人会发生恶心和呕吐现象。

【禁忌证】对生长抑素药物过敏者禁用。

【注意事项】(1)由于生长抑素抑制胰岛素及胰高血糖素的分泌,在治疗初期会导致短暂的血糖水平下降,特别是胰岛素依赖型糖尿病患者使用本品后,每隔 3~4 小时应测一次血糖浓度。同时给药中,尽可能避免使用葡萄糖。在必要的情况下,应使用胰岛素。

(2)本品必须在医生指导下使用。

【孕妇及哺乳期妇女用药】孕妇及哺乳期妇女禁用。

【药物相互作用】由于生长抑素具有延长环己烯巴比妥导致的睡眠时间而且加剧戊烯四唑的作用,所以不应与此类药物或产生同样作用的药物同时使用。由于生长抑素与其他药物的相互作用未建立,所以建议应单独给药。

【规格】0.25mg;3.0mg(均按生长抑素计)。

【包装】西林瓶装。每盒 1 瓶。

【有效期】24 个月。

抑肽酶　Aprotinin

【商品名】赫素林,特斯乐,特血乐。

【药理毒理】本品具有广谱蛋白酶抑制作用,能抑制胰蛋白酶、糜蛋白酶,阻止胰腺中纤维蛋白原及胰蛋白酶原自身的激活;能抑制纤维蛋白溶酶和纤维蛋白溶酶原的激活因子,阻止纤维蛋白溶解所致的急性出血;能抑制激肽释放酶,从而抑制其舒张血管,增加毛细血管通透性,降低血压的作用。但本品的蛋白酶抑制作用是可逆的,并且与各种蛋白酶结合后的解离常数也是不同的。本品与胰蛋白酶的结合最牢固,与血管舒缓素结合的复合体不牢固,但仍能显示出治疗作用。

【适应证】主要用于预防和治疗急性胰腺炎、纤维蛋白溶解所引起的出血、弥散性血管内凝血。也用于抗休克治疗。腹腔手术后,直接注入腹腔可预防术后肠粘连。

【用法用量】第1~2天,每日8万~12万U,首剂用量应大些,缓慢静脉注射(每分钟不超过2ml)。维持剂量宜采用静脉滴注,每日2万~4万U。由纤维蛋白溶解引起的出血,应立即静脉注射8万~12万U,以后每2小时1万U,直至出血停止。预防剂量:手术前1天开始,每日2万U,共3天。治疗肠瘘及连续渗血也可局部应用。预防术后肠粘连,在手术切口闭合前,腹腔直接注入2万~4万U,注意勿与伤口接触。

【规格】注射抑肽酶:每支1万U;5万U;10万U;50万U。

加贝酯　Gabexate

【药理毒理】本品为一种非肽类的蛋白酶抑制剂,可抑制胰蛋白酶、激肽释放酶、纤维蛋白溶解酶、凝血酶等蛋白酶的活性,从而制止这些酶所造成的病理生理变化。在动物实验性急性胰腺炎模型中,可抑制活化的胰蛋白酶,减轻胰腺损伤,同时血清淀粉酶、脂肪酶活性和尿素氮升高情况也明显改善。

【适应证】用于急性轻型(水肿型)胰腺炎。

【用法】仅供静脉滴注。每次100mg,治疗开始3天,每日用量300mg,症状减轻后改为每日100mg,疗程6~10天。先以5ml注射用水注入冻干粉针瓶内,待溶解后注入5%葡萄糖注射液或林格液500ml中,供静脉点滴用。点滴速度不宜过快,应控制在每小时1mg/kg以内,不宜超过2.5mg/kg。

【规格】注射用加贝酯:每支0.1g。

美沙拉秦　Mesalazine

【商品名】5-氨基水杨酸,艾迪莎,安洁莎,颇得斯安。

【药理毒理】本品能直接作用于肠道炎症黏膜,抑制前列腺素及炎性介质白三烯的合成,从而对肠壁发挥显著的抗炎作用,对发炎的肠壁结缔组织效果尤佳。实验表明本品对维持溃疡性结肠炎的缓解与柳氮磺吡啶同样有效,但不发生后者通常引起的不良反应(如骨髓抑制和男性不育)。

【适应证】用于治疗溃疡性结肠炎、克罗恩病(Crohn病);栓剂用于治疗溃疡性直肠炎。

【用法用量】(1)口服:溃疡性结肠炎急性发作,每次1g,每日4次。维持治疗,每次0.5g,每日3次。克罗恩病:每次1g,每日4次。儿童及老人用量应酌减。

(2)直肠给药:溃疡性直肠炎,每次1g,每日1~2次。

【规格】美沙拉秦片:每片0.25g;0.4g;0.5g。美沙拉秦缓释片:每片0.5g。美沙拉秦缓释颗粒:每袋0.5g。美沙拉秦肠溶片:每片0.5g。美沙拉秦栓剂:每粒1g。

奥沙拉秦　Olsalazine

【商品名】奥柳氮钠,地泊坦。

【药理毒理】本品以活性成分5-氨基水杨酸替代柳氮磺胺吡啶中无活性的磺胺吡啶,即通过偶氮键连接两分子5-氨基水杨酸,提高了疗效,降低了不良反应发生率。5-氨基水杨酸是治疗溃疡性结肠炎的有效成分,但口服5-氨基水杨酸后在小肠被吸收,乙酰化后随尿排出,不能到达结肠部位。本品在胃及小肠中不被吸收也不分解,到达结肠部位后其偶氮桥在细菌作用下断裂,分解为两分子5-氨基水杨酸并作用于结肠炎症黏膜,抑制前列腺素合成,抑制炎症介质白三烯的形成,降低肠壁细胞膜的通透性,减轻肠黏膜水肿。

【适应证】用于治疗急、慢性溃疡性结肠炎与节段性回肠炎,并用于缓解期的长期维持治疗。

【用法用量】口服。治疗开始时每日1g,分次服用,根据患者反应逐渐提高剂量至每日3g,分3~4次服用。儿童为每日20~40mg/kg。长期维持治疗,成人每日1g,分2次服用;儿童每日15~30mg/kg。本品随食物同服。

【规格】胶囊剂:每粒250mg。

二甲基硅油 Dimethicone

【商品名】消胀片。

【药理毒理】本品为排气剂,由于表面张力小,能消除胃肠道中的泡沫,使被泡沫贮留的气体得以排出,从而缓解胀气。

【适应证】可用于各种原因引起的胃肠道胀气,有明显效果,多于服药后1小时左右见效。但对非气性胃肠道膨胀感(如消化不良等)无效。又能消除急性肺水肿时深呼吸道及至肺泡内的泡沫,改善患者因泡沫形成而产生的缺氧状态,用于各种原因引起的急性肺水肿的抢救。亦用于胃镜检查。

【用法用量】(1)消胀气:每次0.1～0.2g,每日3次,嚼碎服用。

(2)抢救急性肺水肿:使用气雾剂,用时将瓶倒置,距患者口鼻约15cm处,揿压瓶帽,在吸气时(或呼气终末时)连续喷入或与给氧同时进行,直至泡沫减少、症状改善为止。必要时可反复使用。

【规格】片剂:每片含二甲硅油25mg或50mg,另含氢氧化铝40mg或80mg为分散剂。

其他消化系统用药:盖胃平、维酶素、柳氮磺吡啶。

(李哲夫)

第三十四章 骨科伴发脑血管病用药

第一节 防治颈颅动脉硬化药物
参见"第十章 调节血脂药及抗动脉粥样硬化药"。

第二节 抗血小板聚集药
参见"第十二章第三节 抗血小板药"。

第三节 抗凝药物
参见"第十二章第二节 抗凝血药"。

第四节 溶栓药物
参见"第十二章第一节 溶栓药与降低纤维蛋白原药"。

第五节 降低纤维蛋白原药物
参见"第十二章第一节 溶栓药与降低纤维蛋白原药"。

第六节 促凝血药
参见"第十一章 促凝血药"。

第七节 降颅压及减轻脑水肿药物
参见"第十七章 利尿、脱水药"。

第八节 改善脑循环药物

一、哌嗪类

桂利嗪 Cinnarizine

【商品名】脑益嗪,桂益嗪,肉桂嗪,肉桂苯哌嗪。

【药理作用】(1)桂利嗪为哌嗪类钙通道阻滞剂,可抑制血管平滑肌细胞钙离子内流,对血管有直接扩张作用,增加脑血流量(增加10%~29%)。对脑血管具有一定选择性作用,解除脑血管痉挛,对冠状动脉亦有作用,并有预防血管脆化作用。

(2)具有抗组胺、抗5-羟色胺、抗肾上腺素、抗加压素、抗多巴胺、抗激肽活性及抑制补体C4活化的作用。

【适应证】(1)主要用于治疗脑动脉硬化症、脑栓塞、高血压脑病、脑血栓形成、脑出血恢复期、蛛网膜下腔出血恢复期、脑外伤后遗症、内耳眩晕症。

(2)也用于周围血管病(如雷诺病等)的治疗。

(3)用于治疗各种原因引起的耳鸣、头晕及听觉障碍等症状。

(4)因其具有抗组胺作用,可用于治疗过敏性皮肤病,如慢性荨麻疹、湿疹、神经性皮炎、结节性痒疹、老年性痒疹、遗传性血管性水肿等。

【用法用量】(1)治疗脑血管及周围血管病。口服:每日75~150mg,分3次服用。静注:每日20~40mg,缓慢注入。

(2)治疗晕动病、内耳眩晕症及其他迷路功能紊乱所致的恶心和眩晕。口服:每次25mg,每日3次;5~7岁儿童每日应用15~20mg,分3次服用;年长儿童可用至每日30mg,分3次服用,饭后服用。

【不良反应与防治】桂利嗪不良反应轻微,偶见嗜睡、风疹及胃肠道反应,一般无需处理。静注时可使血压短暂下降,宜缓慢静注。

【注意事项】颅内出血未止、脑梗死急性期患者禁用。孕妇慎用。

【制剂】片剂:25mg。注射剂:20mg(20ml)。

【包装】100片/瓶。

氟桂利嗪 Sibeliun,R14950

【商品名】脑灵,西比灵,氟脑嗪,氟苯桂嗪,氟苯桂嗪双盐酸盐。

【药代动力学】口服后易吸收，服后2～4小时血药浓度达高峰，半衰期2.4～5.5小时。主要分布于肝、肺、胰脏。并能在骨骼肌和脂肪中蓄积。绝大部分经肝代谢，主要从消化道排出，经胆汁排出的药物浓度很高，并可形成肝、肠循环。

【药理作用】（1）氟桂利嗪为Ⅳ类钙通道阻滞剂，对脑血管和冠状动脉血管平滑肌具有选择性扩张作用，能明显改善脑循环和冠状动脉循环，并能增加脑细胞对抗缺氧的能力。

（2）氟桂利嗪对各种缩血管物质（组胺、5-羟色胺、缓激肽、肾上腺素、加压素等）有拮抗作用。

（3）抑制钙离子进入红细胞，降低过高的血黏度，维持红细胞的变形能力，改善末梢循环。

【适应证】（1）用于治疗脑血管疾病，如脑动脉硬化症、脑血栓形成、脑栓塞、脑出血、蛛网膜下腔出血。高血压所致脑循环障碍、头部外伤及其后遗症。

（2）治疗脑循环障碍所致精神神经症状，如头昏、耳鸣、眩晕、注意力涣散、精神错乱、记忆力减退等。

（3）亦可用于晕动症、偏头痛、顽固性荨麻疹、支气管扩张、咯血、癫痫、尿失禁等的治疗。

【用法用量】每日5～10mg，睡前服用。

【不良反应】氟桂利嗪有时出现胃肠道反应、嗜睡、疲惫、乏力、皮疹、体重增加。偶有抑郁和锥体外系反应，肝功能异常，出现sGOT,sGPT,LDH值升高。

【药物相互作用】与口服避孕药合用时，少数妇女出现乳溢，多发生在服用本品的最初2个月。

【注意事项】（1）颅内出血未止者、脑梗死急性期患者、孕妇和哺乳期妇女禁用。

（2）肝功能不全者慎用。

（3）如用药后出现神情呆滞、锥体外系副作用时应停止用药。

【制剂】胶囊剂：5mg。

【包装】5mg/粒×20粒/板×1板/盒。

马来酸桂哌奇特吡　Vasodistal

【商品名】肉桂哌吡烷马来酸盐，克林澳，心脑通。

【药代动力学】静脉、肌内注射的血浆药物半衰期为30分钟、60分钟。主要经肝脏代谢，双通道排泄。体内分布广泛，主要以肾、肝、甲状腺等含量最高。

【药理作用】（1）作为一种钙离子通道阻滞剂，本品能阻止Ca^{2+}跨膜进入血管平滑肌细胞内而引起平滑肌松弛，使脑血管、冠状血管和外周血管扩张，血管痉挛缓解，阻力下降，血流量增加。

（2）能增强腺苷（Adenosine）和环磷酸腺苷（cAMP）的作用，进一步加强本品，增加血流量的功效，并能降低氧耗，还能抑制磷酸二酯酶，使cAMP数量增加。

（3）能提高红细胞的柔韧性和变形通过细小血管的能力，改善微循环功能，对血细胞比容无影响。

（4）还能降低血液的黏性，增加血中葡萄糖含量及组织对它的摄取，降低心脏氧耗，对缺血的器官组织有保护作用。

（5）对血压和脉搏基本上没有影响。由于眼部血管与脑血管的相似性，因此本品用于眼科同样能产生上述相应的作用。它能调节眼部的微循环，在改变视网膜血管阻塞、神经细胞缺氧、新生血管产生、毛细血管通透性过高等方面产生效果，从而使患者的视力、色觉、视觉和眼底病灶等得到改善或稳定。本品增加血流量的作用在病灶及局部缺血区表现得更明显。

【适应证】（1）主要用于治疗脑血管疾病，如脑动脉硬化症、短暂性脑缺血发作、脑血栓形成、脑出血后遗症及脑外伤后遗症。

（2）治疗心血管疾病，用于治疗冠心病、心绞痛及心肌梗死，但应配合其他心血管系统药物。

（3）外周血管病：下肢动脉粥样硬化病、血栓闭塞性脉管炎、动脉炎、雷诺病等。

（4）眼耳疾病：眼底血管硬化、阻塞、缺血所致的眼病、缺血引起的耳蜗前庭功能失常。

【用法用量】口服：每次200～400mg，每日3次，饭后服用。2～3个月为1疗程。肌内注射或静脉注射（必要时可动脉注射）：每日160mg，分1～2次注射。静脉滴注：320mg溶于500ml生理盐水或10%葡萄糖注射液中静脉滴注。连续用药10～45天，根据病情而定。也可于开始进行注射给药，病情稳定后改为口服给药，每日3次，每次200mg。

【不良反应】本品安全性好，病人能很好地耐受，可长期服用，且对其无依赖性。偶有肠胃轻微反应，饭后给药便可消除。

【注意事项】（1）如有发热、喉咙肿痛、口腔溃疡及感染，立即停药并请示医生。

（2）脑出血急性期忌用。

【临床评价】克林澳与进口同类药（法国心脑通）治疗急性脑梗死，对症状、神经功能缺损、日常生活能力方面均有改善。

【制剂与规格】片剂：200mg。注射剂：80mg。

【包装】2ml∶80mg。

二、二氢吡啶类

尼卡地平　Perdipine, YC-93

【商品名】硝苯苄啶，硝苯苄胺啶，盐酸尼卡地平。

【药代动力学】据资料报道，健康男性成年人，按0.01～0.02mg/kg盐酸尼卡地平静脉给予后，消除半衰期为50～63分钟。尿内主要代谢物为M-11结合物。本品的血浆蛋白结合率约90%。

【药理作用】尼卡地平是强效的二氢吡啶类钙通道阻滞剂，通过抑制钙离子进入血管平滑肌细胞而发挥扩张血管作用，且能抑制cAMP磷酸二酯酶。可有效地扩张脑血管和冠状动脉血管，能缓解脑血管痉挛，增加脑和冠状动脉血流量。本品还能抑制血小板活性，增强红细胞的变形能力。

【适应证】临床用于治疗脑血管疾病、脑血栓形成或脑出血后遗症、脑动脉硬化症、原发性高血压、冠心病、心绞痛、心力衰竭。

【用法用量】（1）脑血管疾病：口服每日60mg，分3次服用。

（2）心绞痛、高血压：口服每日30～90mg，分3次服用。

（3）心力衰竭：口服每日60～120mg，分3次服用。缓释剂每次20～40mg，每日2次。

【不良反应】本品不良反应有面潮红、热感、头晕、心悸、眩晕、血压低下、下肢浮肿、恶心、呕吐、厌食、便秘、腹痛、腹泻、嗜睡、皮疹等。有时出现血清胆红素、sGOT、sGPT、碱性磷酸酶值上升，BUN、肌酐值上升，罕见粒细胞减少。

【药物相互作用】与其他降压药物有协同作用。

【注意事项】（1）禁用于颅内出血未止，脑血管意外急性期，颅内压升高者。

（2）肝肾功能不全、低血压及青光眼患者慎用。

（3）孕妇禁用，哺乳妇女用药期间应避免授乳。

【规格】片剂：10mg；20mg；40mg。散剂：10%（100mg/g）。缓释胶囊剂：20mg；40mg。

【包装】40片/盒。

尼莫地平　Nimodipine

【商品名】硝苯甲氧乙基异丙啶，宝依恬，耐孚，尼达尔，尼膜通，尼立苏，特莱斯，维尔思，硝苯吡酯，易夫林，尤尼欣。

【药理作用】尼莫地平是亲脂性很强的钙拮抗剂，可有效地抑制血管平滑肌细胞外Ca^{2+}内流，调节细胞内Ca^{2+}水平，特别是对脑血管的作用尤为突出，有持久明显的脑血管扩张作用，对离体或在体的脑动脉、正常或缺血的脑动脉均有较强作用，能有效地预防和治疗因蛛网膜下腔出血所引起的脑血管痉挛造成的脑组织缺血性损害。在适宜剂量下，尼莫地平选择性扩张脑血管几乎不影响外周血管，但增大剂量时对高血压也有较好的疗效。此外，尼莫地平尚有神经和精神药理作用，最近有资料表明尼莫地平可保护或促进记忆功能的恢复。

【药代动力学】口服易吸收，服药45～60分钟后最高血药浓度达106g/L，绝大部分与蛋白结合（99%），其生物利用度为3%～12%，血浆半衰期为1.5～2小时。在肝脏和脂肪组织中分布浓度最高，其他脏器组织中的浓度大小依次为肾、血浆、肺、心脏、脑脊液。92%～95%经肝脏代谢，代谢产物主要有胆汁排出，一部分由肾脏排泄。

【适应证】（1）主要用于脑血管疾病（如蛛网膜下腔出血等），及其所致的脑供血不足、脑血管痉挛、缺血后继发神经原损伤等。

（2）也用于轻、中度原发性高血压，如合并脑血管疾病者，可优先选用本品。

（3）还可用于血管性头痛、缺血性突发性耳聋、多型痴呆症。

【用法用量】（1）口服给药。缺血性脑血管病：片剂，每日30～120mg，分3次口服，疗程1个月；缓释胶囊，每次60mg，每日2次，连用1个月。急性脑血管病恢复期：每次30～40mg，每日3次，或每4小时1次。

血管性头痛：片剂，每次40mg，每日3次，12周为1疗程；缓释胶囊，每次60mg，每日2次，12周为1疗程。

用于蛛网膜下腔出血所致脑血管痉挛：片剂，每次40～60mg，每日3～4次，3～4周为1疗程。如需手术患者，于手术当日停药，以后可继续服用；缓释胶囊，每次60mg，每日2次，3～4周为1疗程，如需手术患者，于手术当日停药，以后可继续服用。

多型痴呆症：每次30～60mg，每日3次，1个月为1疗程。

缺血性突发性耳聋：片剂，每日40～60mg，分3次口服，5天为1疗程，一般可用至3～4疗程；缓释胶囊，每次60mg，每日1次，5天为1疗程，一般可用至3～4疗程。

轻、中度原发性高血压：开始每次40mg，每日3次，最大剂量可增至每日240mg。

（2）静脉滴注。蛛网膜下腔出血所致的血管痉挛：预防性给药于出血后4天内开始，在血管痉挛最大危险期连续给药（持续到出血后10～14天）。如已出现缺血后继发神经元损伤，应尽早开始治疗，用药持续至少5天，最长14天；如经外科手术去除出血原因后，应继续静脉输注本品，至少持续至术后第5天；此后，建议改为口服给药7天，每隔4小时1次，每次60mg，每日6次。静脉具体给药如下：①体重低于70kg（或血压不稳定者），开始2小时可按0.5μg/h[约7.5μg/(kg·h)]给药。如耐受良好，2小时后，剂量可增至1μg/h[约15μg/(kg·h)]。②体重＞70kg者，开始2小时宜按1μg/h给药。如耐受良好，2小时后，剂量可增至2μg/h[约30μg/(kg·h)]。若患者发生不良反应，应减小剂量或停止给药。

急性脑供血不足：静脉滴注0.5μg/(kg·min)，同时应监测血压，以血压不降或略降为宜。病情稳定后，改为口服，每次30～60mg，每日3次。

【不良反应】常见有一过性消化道不适、头晕、嗜睡及皮肤瘙痒等。因反应轻微一般不需停药。有脑水肿或颅内压增高患者、孕妇及哺乳期妇女慎用。服用本品时尽可能避免与其他钙拮抗剂或β受体阻滞剂合用，若必须使用时，应严密观察血压等。曾有报道因使用尼莫地平而引起假性肠梗阻，但经保守治疗后缓解。

【药物相互作用】（1）与抗抑郁药氟西汀合用，可使本品的稳态血药浓度提高50%，后者血药浓度明显减少，但其活性代谢产物去甲氟西汀不受影响。

（2）与去甲替林合用，本品血药浓度稍有增加，而对后者血药浓度无影响。

（3）与西咪替丁合用，本品的血药浓度可升高，可能与后者抑制肝内细胞色素P450有关。

（4）在理论上，与地拉费定、安普那韦联用，可导致本品的代谢降低，血药浓度升高，毒性增加。因为后两者为细胞色素P450的抑制药。但目前尚无相互作用的研究资料。

（5）与奎奴普丁/达福普汀、沙奎那韦、丙戊酸、甲硫双喹脲合用，可增加本品的毒性。

（6）奎尼丁可能会使本品的代谢减慢。

（7）动物（猴）研究表明，本品注射液与叠氮胸苷输液同用，可导致后者曲线下面积显著升高，但分布容积-清除率明显降低。

（8）与降压药合用，可增强后者降压作用。

（9）与芬太尼联用能引起严重低血压。

（10）与胺碘酮合用时，可减慢窦房结的节律或加重房室传导阻滞，故病态窦房结综合征或不完全房室传导阻滞的患者应避免联用。

（11）与氨基糖苷类、头孢菌素类、速尿等合用，可引起肾功能减退，应注意监测肾功能。

（12）与β肾上腺素受体阻断药合用，可能引起低血压、心功能损害，应避免与此类药合用。

（13）与非甾体类抗炎药、口服抗凝药合用，有增加胃肠道出血的危险。

（14）与有酶诱导作用的抗癫痫药物（如苯妥英、苯巴比妥、卡马西平、扑米酮等）合用时，可导致本品的血药浓度下降，故本品不宜与此类药合用。

（15）与利福平、圣约翰草合用，本品疗效降低。

（16）麻黄可使本品的降压作用减弱。

（17）与氟哌啶醇长期定量合用，尚未观察到相互作用。

【禁忌证】对本品过敏者。严重肝功能损害者。

（1）慎用：脑水肿或颅内压显著升高者；有肝功能损害者；严重肾功能损害者；严重心血管功能损害者；严重低血压者。

(2)药物对儿童的影响:尚无18岁以下者用药的研究资料。

(3)药物对妊娠的影响:动物实验表明,本品有致畸性,但对人的生殖毒性尚无研究,故孕妇用药应权衡利弊。美国药品和食品管理局(FDA)对本品的妊娠安全性分级为C级。

(4)药物对哺乳的影响:本品能经乳汁分泌,哺乳期妇女用药应暂停哺乳。

(5)用药前后及用药时应当检查或监测血压和心电图。

【制剂】片剂:30mg/片;20mg/片;10mg。缓释(控释)片(胶囊):60mg。注射剂:4mg/20ml;10mg/50ml;25mg/50ml。

【包装】片剂:每瓶50片,每瓶100片;每盒18片×1板,每盒18片×2板,每盒10片×2板。注射剂:50ml:10mg。

三、麦角类

复方双氢麦角碱　Dihydroergotoxine

【商品名】海得琴,海得金,安得静,弟哥静,喜得镇,舒脑宁,培磊能。

【药理作用】本品是麦角碱双氢衍生物——双氢麦角柯宁(Dihydroergocornine)、双氢麦角汀(Dihydroergocristine)和α、β-双氢麦隐亭(Dihydroergocrytine)等的甲磺酸盐混合物。具有下列药理作用:

(1)能阻断α-肾上腺受体,扩张脑血管,降低脑血管阻力,增加脑血流量和对氧的利用;对周围血管亦有扩张作用,能降低血压,减慢心率,可改善心功能,明显增加射血分数。

(2)能激活中枢的多巴胺受体和5-羟色胺受体,改善脑内神经递质的水平和有效利用,改善脑细胞代谢。

(3)能抑制ATP酶和腺苷酸环化酶活性,减少ATP分解,改善脑细胞能量平衡,使神经细胞能量增加。

(4)抑制血小板和红细胞聚集的作用。

【适应证】(1)主要用于治疗脑动脉硬化、脑梗死或出血后遗症,脑外伤后遗症;老年性退行性脑循环障碍和老年性脑功能衰退等引起的头痛、头晕、记忆力减退、抑郁、不安、轻度精神错乱等。

(2)用于治疗周围血管疾病,如肢端动脉痉挛、血栓闭塞性脉管炎、动脉内膜炎、手足发绀、静脉曲张性溃疡、冻伤、偏头痛、视网膜血管痉挛等。

(3)对早期高血压、心绞痛、心力衰竭也有效。

(4)与异丙嗪、哌替啶配伍用于冬眠疗法。

(5)止痒作用。

【用法用量】(1)口服:每次1~2mg,每日3次,或每次3~5mg,每日1次。缓释片,每次2.5mg,每日1~2次,用餐时服用,疗程通常为3个月。

(2)皮下、肌内注射或动脉内注射:每次0.5~0.6mg,每日或隔日1次。

【不良反应】(1)主要有恶心、呕吐等短暂性胃肠功能障碍,尚有面部潮红、眩晕、鼻塞、皮疹等症状,但不必中断治疗,减量应用即可。

(2)严重反应有体位性低血压。

【药物相互作用】避免与吩噻嗪和降压药合用。

【禁忌证】严重动脉硬化、低血压、心搏徐缓、心肌梗死、肾功能减退患者及孕妇禁用,对本品过敏者禁用。

【注意事项】(1)注射后应卧床2小时以上,以避免体位性低血压的发生。

(2)服药期间避免开车、机械操作和高空作业。

(3)本品静滴时应缓慢。

【制剂】片剂:1mg;1.5mg;4.5mg。缓释片(培磊能,舒脑宁):2.5mg。针剂:0.3mg(1ml)。溶液剂:1mg(1ml);3mg(1ml)。

【包装】10片/盒;20片/盒。每瓶30粒缓释胶囊。

尼角麦林　Sermion, Nargoline

【商品名】脑通,麦角溴烟酯。

【药理作用】(1)尼麦角林具有α受体阻滞作用和血管扩张作用,增加脑血流量,增加脑血氧和葡萄糖的利用,能加强脑细胞能量代谢,改善智能障碍。

(2)能促进多巴胺的代谢,有效地刺激神经的传导,改善精神和情绪异常。

(3)能显著促进脑蛋白质的合成,有效地改善记忆与学习能力。

(4)能全面迅速改善慢性脑部功能不全综合征的临床症状,恢复神经系统正常功能。

(5)抑制血小板聚集和抗血栓作用。

【适应证】临床主要用于慢性脑部功能不全综合征所产生的身体、智能和精神情绪失调，对眩晕、耳鸣、头痛、视觉障碍、注意力和记忆力降低、抑郁、焦虑、感觉迟钝等症状均可得到改善，对下肢闭塞性动脉内膜炎也有效。

【用法用量】口服：每次 10～20mg，每日 3 次。肌内注射：每次 2～4mg，每日 1～2 次。静脉滴注：每次 2～4mg，溶于 100ml 灭菌生理盐水中缓慢滴注，每日 1～2 次。病情严重者，剂量每日可增加至 10mg，肌内注射或静脉滴注。

【不良反应】本品安全性高，长期服用安全性好，不良反应可有耳鸣、倦怠、食欲不振；服用 8 周以上，偶见尿频、口裂及尿素氮、ALP 和总胆固醇轻度改变。

【药物相互作用】静脉滴注时应避免与降压药物合用。

【注意事项】(1)注射给药时，偶见暂时性体位性低血压发生，注射后应平卧休息数分钟；口服无此反应。

(2)粉针剂溶解后在室温避光条件下，可保存 48 小时。

【制剂】片剂：10mg。粉针剂：4mg。

双氢麦角碱 Dihydroergotoxine

【商品名】氢化麦角胺，双氢麦角胺。

【药理作用】双氢麦角碱具有 α-肾上腺素受体阻断作用，对血管运动中枢的抑制作用比麦角胺强，对脑血管具有选择性松弛作用，能缓解脑血管痉挛。

【适应证】用于治疗偏头痛、偏头痛急性发作及血管性头痛等，也用于肢端静脉痉挛症等的治疗。

【用法用量】肌内注射：每次 0.5～2mg，每日 2 次。口服：每日 2～9mg，分 2～3 次服用。

【不良反应】不良反应可有恶心、呕吐、腹泻等消化道反应及浮肿。

【注意事项】冠心病患者不宜注射给药。

【制剂】片剂：1mg。注射剂：1mg(1ml)。

【包装】10 片/盒；20 片/盒。

四、烟酸类

烟酸、肌醇烟酸酯、烟酸生育酚酯都为血管扩张剂，其中烟酸是较强的血管扩张剂(详见本章第二节)

占替诺烟酸盐 Xantinol Nicotinate

【商品名】脑康，脉栓通，脑脉康，烟酸羟丙茶碱，烟胺羟丙茶碱。

【药理作用】(1)占替诺烟酸盐为血管扩张剂，直接作用于小动脉平滑肌及毛细血管，使血管扩张，阻力降低，心排出量增加，改善血液循环，促进组织代谢，从而改善脑、脾组织及冠状动脉循环。

(2)促进脂肪代谢，降低过高的血脂。

(3)本品可降低红细胞的聚积，促进纤维蛋白溶解。

【适应证】(1)脑部循环障碍：脑动脉硬化症、中风后遗症、脑功能不全、脑血栓形成、脑栓塞、偏头痛、内耳和视网膜循环障碍，如耳聋、眩晕等。

(2)心脏冠状动脉循环障碍：冠状动脉硬化、心肌炎等。

(3)周围血管循环障碍：血栓闭塞性脉管炎、静脉炎、冻疮、手足发绀等。

(4)代谢失常：血脂和胆固醇过高、血纤维蛋白原过高。

(5)预防血栓和栓塞的发生发展。

【用法用量】口服：每次 100～150mg，每日 3 次，可根据需要渐增至每次 200～300mg，每日 3 次。维持剂量每次 100～150mg，每日 2～3 次，饭后服用。肌内注射或静脉注射：每次 300mg，每日 1～2 次。静脉应很缓慢。静脉滴注：每次 300mg，溶于 500ml 灭菌生理盐水或葡萄糖液内，1～3 小时滴完，滴注速度为每分钟 30～40 滴。

【不良反应】不良反应有皮肤潮红、腹痛、口干、皮疹、血压下降。

【注意事项】急性出血、心肌梗死、心力衰竭者禁用。胃溃疡患者慎用。

【药物相互作用】本品不宜与具有抗交感神经作用的药物同时使用。

【制剂】片剂：150mg(尼可占替诺)；100mg(尼可占替诺)。针剂：300mg(2ml)。

五、其他脑血管扩张剂

参见"第十三章　周围血管扩张药"。

第九节 脑代谢脑保护

胞磷胆碱 Citicoline

【商品名】胞二磷胆碱,二磷酸胞嘧啶胆碱,胆碱胞嘧啶核苷二磷酸酯,胞嘧啶核苷二磷酸胆碱,尼可林。

【药理作用】本品为核苷衍生物,是磷脂类磷脂酰胆碱的前体物质,为卵磷脂合成的主要辅酶。胞磷胆碱改善脑功能的作用可能与促进卵磷脂的生物合成有关。其药理作用机制主要有以下几方面:

(1)增强脑干网状结构上行激活系统的功能,增强锥体系和抑制锥体外系的作用,促进催醒和抑制募集反应。

(2)改善脑血管张力,降低脑血管阻力,增加脑血流量,改善脑血液循环。

(3)增加脑细胞对氧的利用,改善脑组织代谢、脑能量代谢等。

(4)降低高血脂和血小板黏滞度,促进糖分解和预防黑质内多巴胺生成障碍的作用。

【适应证】(1)治疗脑血管疾病如脑血栓形成、脑栓塞、脑动脉硬化症、脑出血恢复期、多梗死性痴呆等。用法:静脉滴注,每日0.5~1.0g。

(2)治疗颅脑外伤和脑手术后昏迷。通常每次静注0.25~0.5g,用25%葡萄糖液20ml稀释,每日1次,最大剂量每日可达2g。

(3)治疗一氧化碳中毒后脑病、乙醇中毒。用法用量见"治疗脑血管疾病"。

(4)治疗流行性乙型脑炎和散发性脑炎。用法:静脉滴注,每日0.5~1.0g,每日1次;鞘内注射:每次0.25g,每周2次。

(5)治疗迟发性运动障碍、小脑与脊髓小脑共济失调、帕金森综合征,并可减少术后异常动作。用法:治疗迟发性运动障碍,口服,剂量为第1周每日0.5g,第2周每日1.0g,第3~4周增至每日1.25g;其余疾病静脉滴注,每日0.5g。

(6)治疗神经性耳聋及内耳功能障碍。用法用量见"治疗脑血管疾病"。

(7)治疗顽固性呕吐。用法:胞磷胆碱配用维生素B_6,静脉滴注,每日1次。

(8)治疗胰腺炎。其机制为胞磷胆碱能阻断磷脂酶A_2的活性,可改善因胰腺炎发生的磷脂质代谢异常,临床上可作为抗胰酶剂用于治疗胰腺炎。用法:每次0.5g加入5%葡萄糖液500ml静脉滴注,每日2次,可持续给药1~2周。

【不良反应】胞磷胆碱的不良反应少,较常见者为兴奋失眠、面部潮红,以及恶心、呕吐、胃部烧灼感等胃肠道症状。静脉注射过快可增快心率和呼吸,引起心悸、血压升高。偶可致寒战、高热、胸闷、血压降低甚至休克。

【注意事项】严重颅内损伤急性期、活动性颅内出血者因胞磷胆碱可扩张血管、增高颅内压,故而慎用或禁用。

【制剂与规格】注射剂:250mg(2ml)。

【包装】10支/盒。

三磷酸胞苷钠

【商品名】胞三磷,三磷酸胞苷二钠,三磷酸胞苷,CTP,维力安。

【药理作用】三磷酸胞苷钠在体内参与核酸和磷脂类的合成及代谢。

【适应证】可用于脑震荡、继发性癫痫、神经官能症、神经损伤所致意识障碍等,也试用于高胆固醇血症和脂肪肝等。

【用法用量】肌内注射,每次20mg,每日2次。静脉滴注:最高剂量每日不超过160mg,根据病情轻重,加入生理盐水或5%葡萄糖注射液500ml静脉滴注。儿童剂量减半。

【不良反应】静脉滴注过快可引起兴奋、呼吸加快,偶有发热、皮疹,停药后消失,极少数病人出现一过性谷丙转氨酶升高,停药后恢复正常。禁止静脉推注。严重肝、肾功能不全者慎用。

【制剂与规格】注射剂:20mg(2ml)。注射用三磷酸胞苷:20mg(粉)。

细胞色素C　Cytochromec

【商品名】细胞色素丙,施托尔-S。

【药理作用】细胞色素 C 作用机制与辅酶相似,在有酶存在的条件下,对组织中的氧化还原反应具有迅速的酶促作用,激活细胞呼吸。当组织缺氧时,细胞通透性增加,注射细胞色素 C 后可进入细胞内,起到矫正细胞呼吸与促进细胞代谢作用。

【适应证】用于各种原因引起的组织缺氧状态的急救或辅助治疗,如一氧化碳中毒、催眠药中毒、新生儿窒息、严重休克期缺氧、各种原因的呼吸困难、高山缺氧;各种脑部疾病引起的脑缺氧。

【用法用量】肌内注射:每日 15mg,重症者每日 30mg,分 2 次注射,或酌情增加。静脉注射:每日 2 次,每次 15～30mg,加 25% 葡萄糖注射液 20ml 溶解后缓慢注射。静脉滴注:每次 15～30mg,用 5%～10% 葡萄糖注射液或生理盐水 500ml 稀释后缓慢滴注。粉针(冻干)剂可先用 5% 葡萄糖注射液、生理盐水或蒸馏水 5ml 溶解,然后按上法使用。

【不良反应】可引起过敏反应,用药前应做过敏试验(划痕);停用后再用时,因有可能引起过敏性休克,仍须再做过敏试验。

【制剂】注射剂:15mg(2ml);15mg(粉)。

【包装】曲颈易折安瓿包装:2ml/支,10 支/盒。

奥拉西坦 Oxiracetam

【商品名】健朗星,倍清星,欧兰同,脑复智。

【药理作用】本品为吡拉西坦的类似物,可改善老年性痴呆和记忆障碍症患者的记忆与学习功能。机制研究结果提示,本品可促进磷酰胆碱和磷酰乙醇胺合成,提高大脑中 ATP/ADP 的比值,使大脑中蛋白质和核酸的合成增加。

【适应证】用于脑损伤及引起的神经功能缺失、记忆与智能障碍的治疗。

【用法用量】口服:每次 0.4～0.8g,每日 3 次。静脉滴注:每次 4.0g,每日 1 次,可酌情增减用量,用前加入到 100～250ml 5% 葡萄糖注射液或 0.9% 氯化钠注射液中,摇匀。对神经功能缺失的治疗通常疗程为 2 周,对记忆与智能障碍的治疗通常疗程为 3 周。

【不良反应】据国外文献报道,奥拉西坦的不良反应少见,偶见皮肤瘙痒、恶心、精神兴奋、头晕、头痛、睡眠紊乱,但症状较轻,停药后可自行恢复。

【注意事项】(1)对本品过敏者、严重肾功能损害者禁用。

(2)轻、中度肾功能不全者应慎用,必须使用本品时,须减量。

(3)患者出现精神兴奋和睡眠紊乱时,应减量。

(4)在孕妇及哺乳期妇女使用的安全性尚不明确,因此,不应使用。

(5)老年患者,若出现不良反应时,须减量。

【制剂】片剂:0.4g/片。注射剂:1.0g/5ml。

吡拉西坦 Piracetam

【商品名】脑复康,吡乙酰胺,酰吡咯酮,胺酰吡咯烷酮,乙酰胺吡咯烷酮。

【药理作用】吡拉西坦为 γ-氨基丁酸的衍生物,是一种新型促思维记忆药。

(1)吡拉西坦主要作用是可促进大脑对磷脂和氨基酸的利用,增加脑内蛋白质的合成,减慢蛋白质的降解,促进大脑多核糖体的合成,具有保护、激活和修复神经细胞作用。

(2)改善脑组织代谢,加速大脑两半球之间经由胼胝体的信息传递,有利于大脑的整合功能,提高学习与记忆能力,并能增强大脑皮层对皮层下神经结构的控制。

(3)可激活腺苷酸激酶,提高大脑 ATP/ADP 比值,对脑缺氧损伤有保护作用,促进受损伤大脑的恢复。

本品作用选择性强,无镇痛、镇静或精神兴奋作用,无精神药物副作用,无依赖性。

【适应证】(1)主要用于治疗各种原因引起的记忆和思维障碍,诸如化学物质中毒(如一氧化碳、酒精、药物等)、疾病(如脑动脉硬化症、脑血管意外、脑外伤、癫痫等)等因素引起的记忆力衰退和思维障碍。

(2)治疗轻、中度老年痴呆者的认知障碍。

(3)治疗儿童脑器质性痴呆、低智能及夜尿症。

(4)用于脑外伤手术及颅脑外伤昏迷病人意识恢复、脑炎及一氧化碳、巴比妥、农药、酒精等中毒。

【用法用量】口服:成人每日 2.4g,重症者每日 4.8g,分 3 次服用;儿童每日 1.2～2.4g,分 3 次服用。一般 3～6 周为 1 疗程,发挥疗效后可用半量维持治疗。静脉滴注:每日 1～4g,治疗脑外伤等意识障碍及中毒病人可用至每日 8g,用 10% 葡萄糖溶液 500ml 稀释后滴注。

【不良反应】本品毒性很小。个别病人服药后偶见口干、食欲减退、睡眠不佳、轻微荨麻疹和呕吐等,停药后可自行消失,一般无需处理。

【制剂】片剂:400mg。注射剂:1g(5ml);2g(10ml)。

【包装】每盒 2 板,每板 12 片。铝塑板。

盐酸吡硫醇 Pyrithioxine hydrochloride

【商品名】脑复新。

【药理作用】吡硫醇为维生素 B_6 的衍生物,具有促进脑内葡萄糖、氨基酸代谢的作用,改善全身同化作用;用药后可使颈动脉血流量增加,改善脑血流,并减少磷酸盐通过血-脑屏障,而使钠的通透性增强,使葡萄糖通过血-脑屏障增多。

【适应证】临床用于脑震荡综合征、脑外伤后遗症等的头胀痛、头晕、失眠、记忆力减退、注意力不集中、情绪变化等症状。还可用于脑动脉硬化症、老年痴呆性精神病。

【用法用量】口服:成人每日 0.3～0.6g,小儿每日 0.15～0.3g,分 3 次服用。

【不良反应】不良反应较少,偶见皮疹、恶心、眩晕、头痛等,停药后即可恢复。可使睡眠障碍加重。

【注意事项】药物毒理研究发现有引起子鼠发生唇裂倾向,故孕妇禁用。

【制剂】片剂:0.1g;0.2g。糖浆剂:10mg(1ml)。

【包装】100 片/瓶。

乙胺硫脲 Antiradon

【商品名】抗利痛,克利痛,克脑迷,溴氧乙异硫脲,AET。

【药理作用】克脑迷在体内经代谢释放出具有活性的巯基,参与脑细胞的氧化还原过程,促进脑细胞代谢,促进外伤性昏迷病人恢复脑功能。

【适应证】临床应用于脑外伤性昏迷和脑外伤后遗症;急性疾病引起的昏迷(如心脑血管病引起的昏迷、脑炎和神经系统急性传染病引起的昏迷等);脑缺氧状态(一氧化碳中毒、巴比妥及其他安定药物中毒、肺性脑病等);对放射性损伤具有保护作用,并能促进压疮的愈合。

【用法用量】静脉滴注:成人每日 1g 溶于 5%～10%葡萄糖注射液 250～500ml 中,以每分钟 40 滴的速度为宜。病人在虚脱和昏迷的情况下,开始 5 分钟可快速滴注(每分钟 100 滴),若病人脉搏过缓,呼吸过快,面部及上半身发红或者腹痛,应减慢滴注速度或立即停药。一般疗程为 9～12 天。

【不良反应】本品毒性低。静滴后可引起静脉炎、猩红热样皮疹、高热,停药后可自行消失,若配以激素类药物使用,可减轻或可消除以上症状。孕妇、产妇及冠心病患者忌用。

【药物相互作用】本品与拟交感胺类物质有协同作用。

【制剂】注射剂(粉):1g。

脑活素 Brain Protein Hydrolysate

【商品名】脑蛋白水解物。

【药理作用】脑活素是从动物脑组织中提取的一种不含蛋白质的标准化器官特异性氨基酸混合物的水溶液。内含游离氨基酸及分子量在 10000 以下的低分子多肽,其中氨基酸包括各种必需氨基酸和非必需氨基酸。

(1)脑活素可透过血-脑屏障直接进入脑细胞中,在脑神经细胞内可促进蛋白质合成并影响其呼吸链,具有抗缺氧的保护能力,改善脑能量代谢。

(2)本品含有神经递质、肽类激素及辅酶的前体物,可激活腺苷酸环化酶和其他激素系统,使氨基酸代谢恢复正常,改善学习和记忆,增强大脑对各型应激、损伤等恶性刺激的抵抗力。

(3)脑活素可使紊乱的葡萄糖转运正常化。

【适应证】(1)用于治疗脑血管代偿不足所致的功能失调;中风、颅脑手术、严重脑部感染继发的脑功能紊乱。

(2)治疗器质性大脑综合征、注意力不集中和记忆障碍。

(3)轻度婴幼儿大脑发育不全的治疗。

(4)脑外伤后遗症的治疗。

(5)作为内源性抑郁及癫痫的支持疗法。

【用法用量】皮下注射:每次 2ml。肌内注射:每次 5ml。静脉注射:每次 10ml。静脉滴注:每 10～30ml,溶于生理盐水中缓慢滴注,60～120 分钟滴完,10～20 天为 1 疗程。

【不良反应】在注射过快时有轻微发热感,极少数出现寒战、轻度发热。

【药物相互作用】(1)与抗抑郁药同时应用时,可导致不适当的精神紧张,应减少抗抑郁药的应用。

(2)与单胺氧化酶抑制剂有相加作用。

【注意事项】(1)肾功能严重障碍者慎用;过敏体质者慎用;哺乳期妇女慎用。

(2)蛋白水解物注射液不能与平衡氨基酸注射液在同一瓶中输注,当同时应用平衡氨基酸输液时,应注意可能出现氨基酸不平衡。

【制剂】注射剂:1ml;5ml;10ml。

【包装】5ml×6 支。

都可喜 Duxil

【商品名】阿米三嗪-萝巴辛。

【药理作用】本品是由阿米三嗪双甲磺酸盐和萝巴辛两种成分组成的复方制剂。阿米三嗪为主要药理活性物质,萝巴辛可增加前者的作用强度和持续时间。

(1)本品可加强肺泡-毛细血管的气体交换,增加动脉血氧分压和血氧饱和度,有抗缺氧及改善脑代谢和微循环的作用。

(2)能改善大脑皮层电活动及精神运动表现和行为,能预防脑血管意外的发生。

【适应证】(1)临床用于亚急性及慢性脑血管功能不全、脑缺血后遗症、老年精神行为障碍。

(2)亦可用于脉络膜功能障碍和缺血性耳蜗前庭功能失调等。

【用法用量】口服。每日2片,早、晚各服1片。

【不良反应】本品不良反应较少,偶见恶心、头晕。过量可出现心动过速、低血压、呼吸急促和呼吸性碱中毒,如出现上述情况,应洗胃和对症处理。孕妇及哺乳期妇女慎用。

【药物相互作用】避免与单胺氧化酶抑制剂同用。

【制剂】片剂:每片含阿米三嗪 30mg,萝巴辛 10mg。

【包装】10片/瓶;30片/瓶。

茴拉西坦 Aniracetam

【商品名】阿尼西坦,三乐喜。

【药代动力学】本品口服吸收完全,起效快,作用强,毒性低。存在明显首关效应,口服后仅0.2%能进入全身循环。血浆蛋白结合率约66%,血浆清除半衰期35分钟;84%由尿排出,0.8%经粪便,另11%以 CO_2 形式呼出。

【药理作用】茴拉西坦系合成的促智药,可通过血-脑屏障选择性地作用于中枢神经系统,促进辨别学习的记忆再现过程,能对抗缺氧引起的记忆减退,有效地改善某些原因引起的记忆障碍。

【适应证】临床用于中、老年记忆减退(健忘症)和脑血管病后的记忆减退。

【用法用量】口服:每次 0.2g,每日 3 次,每日最大剂量不超过 8g。每疗程 1～2 个月。用量和疗程可据病情酌情增减。

【不良反应】本品较安全,偶有口干、嗜睡和胃肠道反应,停药后消失。

【临床评价】本品有较强的促进记忆力功能。

【制剂】胶囊剂:0.1g。

赖氨酸 Lysine

【商品名】康脑灵。

【药理作用】赖氨酸是人体必需氨基酸之一,是肽激素和辅酶的前体物质之一,能促进体内丙酮酸的代谢,使其进一步氧化生成乙酸辅酶 A,有利于神经组织中的乙酸胆碱的合成,促进神经递质的代谢而兴奋神经中枢。赖氨酸有以下作用特点:

(1)赖氨酸能透过血-脑屏障,直接进入脑组织,帮助神经组织修复,促进神经细胞再生。

(2)能影响呼吸链,具有抗脑组织缺氧的功能,提高脑组织的生理功能,增强记忆力。

(3)能抑制纤维蛋白酶原的激活因子,使纤维蛋白酶原不能成为纤维蛋白酶,达到止血作用。

(4)具有促进人体生长发育,增强人体免疫能力的作用。

【适应证】(1)用于颅脑损伤、脑动脉硬化症、脑血管病、老年性脑萎缩、痴呆、精神病症、神经功能失调、一氧化碳中毒、记忆力减退。

(2)用于赖氨酸缺乏引起的营养不良、食欲不振、倦怠、消瘦;作为贫血、急慢性肝炎等的辅助用药。

【用法用量】口服。每次 3g,每日 3 次,300～

500g为1疗程。

【制剂】粉剂：30g。

【包装】3g×10包。

艾地苯醌 Avan

【商品名】雅伴，羟癸甲醌。

【药代动力学】口服，T_{max}为3.31小时，C_{max}为290μg/ml，消除半衰期为7.69小时，尿中均为代谢物，24小时内尿中排泄率7.32%。

【药理作用】艾地苯醌参与细胞线粒体代谢，对缺血后脑的能量代谢和脑组织功能有保护作用；能改善脑内神经递质的代谢，提高大脑的葡萄糖利用率，促进脑内ATP生成，抑制乳酸生成和脂质过氧化作用，保护血管壁细胞膜的稳定性。

【适应证】临床适用于改善脑梗死后遗症、脑出血后遗症、脑动脉硬化症等疾病伴随的情绪低落、情感障碍、语言障碍、记忆力减退。

【用法用量】口服。每次30mg，每日3次，饭后服用，可根据年龄和症状增减。

【不良反应】无严重不良反应，有时可出现下列副作用：(1)过敏性皮疹，应立即停药，对症处理。

(2)精神、神经症状：多动、痉挛、头痛、眩晕、手足麻木及步态不稳。

(3)胃肠道症状：嗳气、恶心、呕吐、食欲不振、腹痛、腹胀、腹泻、腹部不适感。

(4)红细胞、白细胞减少。

(5)肝 sGOT、sGPT、ALP 增高。

(6)肾脏BUN升高，蛋白尿。

(7)无力、倦怠、睡眠障碍、总胆固醇和甘油三酯增高。

【注意事项】孕妇、哺乳期妇女慎用。

【制剂】片剂：30mg。

【包装】每盒12片。

单唾液酸四己糖神经节苷脂 Monosialoteterahexosy ganglioside

【商品名】施捷因，GM1。

【药代动力学】外源性GM1给药后2小时在脑和脊髓测得放射活性高峰。4～8小时后减半。药物清除缓慢，主要通过肾脏排泄。

【药理作用】GM1对神经组织有较大的亲和性，能通过血脑屏障，与神经细胞膜结合，促进神经修复作用；能维护细胞膜上Na^+-K^+-ATP酶和Ca^{2+}-Mg^{2+}-ATP酶的活性，从而减轻脑水肿，维持细胞内外离子平衡，防止细胞内钙离子集聚；能促进轴突生长及突触生成，提高神经细胞的存活率，改善神经传导速度，促进脑电活动的恢复。

【适应证】(1)GM1适用于中枢神经系统病变包括脑脊髓创伤、脑血管意外、帕金森病等。每日20～40mg，一次或分次肌注或缓慢静脉滴注。急性期开始剂量可为每日100mg，2～3周后改为维持量20～40mg。

(2)帕金森病：首剂量500～1000mg，静脉滴注；第2天起，每日200mg，皮下、肌注或静脉滴注，一般用至18周。

【不良反应】少数病人可能出现皮疹样反应，建议停药。

【药物相互作用】迄今未发现本品与其他药物之间发生的相互作用。

【注意事项】对本品过敏者、遗传性糖脂代谢异常（神经节苷脂类疾病）、肝肾功能严重障碍患者禁用。

【制剂】注射剂：20mg(1ml)；100mg(5ml)。

【包装】粉针剂：5支/盒。

依达拉奉 Edaravone

【商品名】必存，易达生。

【药代动力学】体外试验结果表明，依达拉奉的人血清蛋白和人血蛋白结合率分别为92%和89%～91%。在血浆中的代谢物为硫酸络合物、葡萄糖醛酸络合物。在尿中主要代谢物为葡萄糖醛酸络合物、硫酸络合物。健康成年男性受试者和健康老年受试者使用本品每日2次，每次0.5mg/kg，30分钟内静滴，连续2天给药，每次给药至12小时排泄尿液中含0.7%～0.9%原形，71.0%～79.9%代谢物。

【药理作用】依达拉奉是一种自由基清除剂。可清除自由基，抑制脂质过氧化，从而抑制脑细胞、血管内皮细胞、神经细胞的氧化损害。

【适应证】用于改善急性脑梗死所致的神经症状、日常生活活动能力和功能障碍。

【用法用量】每次30mg，每日2次，加入适量生理盐水中稀释后静脉滴注,30分钟内滴完,1疗程为14天以内。尽可能在发病后24小时内开始给药。

【不良反应】严重的不良反应有:

(1)急性肾衰竭(程度不明)用药过程中进行多次肾功能检测并密切观察,出现肾功能低下表现或少尿等症状时,停止用药并正确处理。

(2)肝功能异常、黄疸(均程度不明)伴有AST、ALT、ALP、γ-GT、LDH上升等肝功能异常和黄疸,用药过程中需检测肝功能并密切观察,出现异常情况,停止用药并正确处理。

(3)血小板减少(程度不明)有血小板减少表现,用药过程中需密切观察,出现异常情况,停止给药并正确处理。

(4)弥漫性血管内凝血(DIC)(程度不明)可出现弥漫性血管内凝血的表现,用药过程中定期检测。出现疑为弥漫性血管内凝血的实验室表现和临床症状时,停止给药并进行正确处理。

其他不良反应(发生率)及主要表现为:

(1)过敏症(0.1%～5%):主要表现为皮疹、潮红、肿胀、疱疹、瘙痒感。

(2)血细胞系统(0.1%～5%):主要表现为红细胞减少,白细胞增多,白细胞减少,红细胞压积减少,血红蛋白减少,血小板增多,血小板减少。

(3)注射部位(0.1%～5%):主要表现为注射部位皮疹、红肿。

(4)肝脏(发生率＞5%):主要表现为AST升高、ALT升高,LDH升高,ALP升高,γ-GT升高。(发生率0.1%～5%):总胆红素升高,尿胆原阳性,胆红素尿。

(5)肾脏(0.1%～5%):主要表现为BUN升高,血清尿酸升高,血清尿酸下降,蛋白尿、血尿、肌酐升高(程度不明)。

(6)消化系统(0.1%～5%):嗳气。

(7)其他(0.1%～5%):发热、热感,血压升高,血清胆固醇升高,血清胆固醇降低,甘油三酯升高,血清总蛋白减少,CK(CPK)升高,CK降低,血清钾下降,血清钙下降。

【禁忌证】(1)重度肾衰竭的患者(有致肾衰竭加重的可能)。

(2)既往对本品有过敏史的患者。

【注意事项】(1)轻、中度肾功能损害的患者慎用(有致肾衰竭加重的可能)。

(2)肝功能损害患者慎用(有致肝功能损害加重的可能)。

(3)心脏疾病患者慎用(有致心脏病加重的可能,或可能伴见肾功能不全)。

(4)高龄患者慎用(已有多例死亡病例的报道)。

(5)孕妇或有妊娠可能的妇女禁用本品(尚不能确定关于妊娠期给药的安全性)。

(6)哺乳期的妇女禁用。必须应用时,在给予本品期间应停止哺乳(动物试验中有向乳汁中分布的报告)。

(7)儿童不宜使用本品(因没有使用经验,尚不能确定儿童用药的安全性)。

(8)因老年生理机能低下,不良反应出现时应停止给药并适当处理。一般而言,高龄患者(80岁以上)应慎用。

【药物相互作用】(1)与先锋唑啉钠、盐酸哌拉西林钠、头孢替安钠等抗生素合用时,有致肾衰竭的可能,因此合并用药时需进行多次肾功能检测等观察。

(2)本品原则上必须用生理盐水稀释(与各种含有糖分的输液混合时,可使依达拉奉的浓度降低)。

(3)不可和高能量输液、氨基酸制剂混合或由同一通道静滴(混合后可致依达拉奉的浓度降低)。

(4)勿与抗癫痫药(地西泮、苯妥英钠等)混合(产生混浊)。

(5)勿与坎利酸钾混合(产生混浊)。

【制剂】注射剂:10mg/5ml;30mg/20ml。

【包装】4支/盒。

(邢 怡 陈颜强 邢成名)

第三十五章　骨科伴发神经精神疾病用药

第一节　镇静、催眠、抗惊厥药

一、苯二氮䓬类

苯二氮䓬类应用于临床已有40余年的历史，原属于抗焦虑药，但因其临床用于镇静催眠疗效好，且安全范围大，吸收完全，不良反应小，戒断反应轻微，不易成瘾，目前已取代了巴比妥类镇静催眠药。苯二氮䓬类现有2000多种衍生物，可分为长效类、中效类及短效类，国内常用于临床的有地西泮(安定)、氯氮（利眠宁）、硝西泮（硝基安定）、艾司唑仑（舒乐安定）等。苯二氮䓬类药安全范围大，广泛应用于镇静催眠。该类药是临床上治疗失眠的首选药。

二、巴比妥类

苯巴比妥　Phenobarbital

【商品名】鲁米那，迦地那。

【药代动力学】苯巴比妥口服易从胃肠道吸收，饭后服用吸收时间显著延长，其钠盐肌注也易吸收。吸收后可分布于机体所有组织和体液，但药物进入脑组织的速度较慢，口服 T_{max} 为1~6小时，肌注 T_{max} 为0.5~6小时，但脑组织中浓度最高。一般苯巴比妥的有效范围为10~40μg/ml，成人半衰期为50~160小时，儿童为30~80小时。苯巴比妥主要经肝脏转化，经肾脏排泄。肾小管有再吸收作用，使作用持续时间延长。

【药理作用】苯巴比妥对中枢神经系统神经元有许多不同作用，可以减轻突触后神经递质反应，增强γ-氨基丁酸介导的抑制作用，减低谷氨酸能及胆碱能兴奋性，直接增加膜的氯离子传导。突触前作用表现为减少钙进入神经元及阻滞神经递质释放。非突触性作用为减低和电压有关的钠和钾的传导，并阻滞反复"点燃"。苯巴比妥为治疗全面强直阵挛发作的首选药，也可用于部分性发作，只有失神发作可被加重。苯巴比妥还可能抑制脑干网状结构上行激活系统的传导功能，减弱了传入冲动对大脑皮质的影响，有利于皮质抑制过程的扩散。另外，带负电荷的巴比妥类分子可加强钙离子同细胞膜磷脂的结合，增加膜的电稳定性，抑制神经元的去极化，抑制各组织的耗氧量、线粒体的呼吸作用和各种酶的活性。苯巴比妥大剂量时可直接抑制大脑皮质及皮质下中枢，因而可用于抗惊厥。

苯巴比妥为一有效的肝微粒体酶诱导剂，能提高肝细胞微粒体内葡萄糖醛酸转移酶的活性，促使微粒体把间接胆红素转变为直接胆红素，并促使肝细胞排泄直接胆红素，可以加强肝细胞膜上的 Na^+-K^+-ATP酶的活性，促进胆红素的代谢，另外可以增加肝血流量、胆汁流量及胆酸排泄量，促进胆汁的排出，提高肝脏对胆红素的清除作用，降低其血浓度，促进黄疸消退。

【适应证】(1)抗癫痫：用于癫痫大发作和部分性发作的治疗，也可用于癫痫持续状态。

(2)用于镇静：可用于焦虑不安、烦躁、甲状腺功能亢进、高血压、功能性恶心、小儿幽门痉挛等。

(3)抗惊厥：可用于小儿高热、破伤风、脑炎、脑膜炎、子痫等疾病，以及中枢兴奋药中毒时引起的惊厥。

(4)麻醉前给药。

(5)治疗黄疸:对急性黄疸型肝炎恢复期残留黄疸效果较好,也可用于肝病性瘙痒、某些溶血性黄疸及婴儿先天性非溶血性黄疸等的治疗。

(6)加强解热镇痛药的效果,在复方制剂的索米痛片中含有苯巴比妥。

(7)治疗脑卒中,降低颅内压。

【用法用量】(1)抗癫痫:口服:成人一般每日60～180mg,小儿开始剂量可为每日2～4mg/kg,必要时增至5mg/kg。青春期和成人每晚服1次即可,小儿可将每日量分2次口服。

(2)治疗癫痫持续状态:本品即刻作用差,常在地西泮控制后作为长效抗癫痫药物使用,其钠盐成人每次0.2g,儿童每次4～5mg/kg,然后根据病情可0.1g(儿童酌减)肌注,每隔4～6小时1次。

(3)镇静:剂量一般为每次15～30mg,每日3次口服。

(4)治疗顽固性失眠症,于睡前服30～90mg,可维持睡眠时间6～8小时。

(5)抗惊厥:肌注每次0.1～0.2g,必要时每4～6小时可重复1次。

(6)麻醉前给药:苯巴比妥可用作麻醉前给药,减少患者对手术的恐惧和紧张,术前30～60分钟,肌注0.1～0.2g。

(7)治疗黄疸:口服每次30～60mg,每日3次。用于新生儿高胆红素血症,每日4～8mg/kg,分3次口服,一般经2周治疗黄疸可消退,少数患者停药后黄疸可反跳,再次服药可使黄疸消退。

【不良反应】(1)神经系统:长期应用苯巴比妥可出现睡眠紊乱、步态不稳、共济失调、眼球震颤、眼肌麻痹、上睑下垂等慢性中毒症状,过大剂量可抑制呼吸中枢而死亡,患儿可有兴奋、激动、攻击行为、注意力不集中等表现,在有脑损害或精神发育迟缓的儿童尤为常见。有少数老年人服用可引起兴奋,表现为不安、精神错乱、谵妄、头痛。

(2)血液系统:可有粒细胞减少、再生障碍性贫血、巨幼红细胞性贫血、巨幼红细胞增多症。分娩期孕妇口服苯巴比妥,可引起新生儿凝血酶原水平降低,甚至造成新生儿出血,给予维生素K治疗有效。

(3)过敏反应:可出现皮疹、荨麻疹、剥脱性皮炎、口腔黏膜炎、结膜炎、淋巴结肿大、发热、血管神经性水肿、多形性及渗出性红斑。

(4)内分泌系统:可引起垂体激素分泌增加、甲状腺功能低下、血糖升高。

(5)成瘾:长期服用苯巴比妥可产生依赖性,突然停药可见戒断症状,包括焦虑、失眠、震颤、意识模糊、癫痫发作。如果一旦决定停用苯巴比妥治疗,必须逐渐停药以避免戒断症状出现。

(6)致畸性:癫痫母亲服苯巴比妥其胎儿的畸形危险性增加。其机制可能是本品干扰叶酸及维生素D的代谢,引起染色体突变,以及对内分泌、代谢等的影响。

(7)其他:可有佝偻病、肩手综合征、叶酸缺乏、多发性神经炎、外生殖器炎、肝功能异常、肌坏死。

(8)急性中毒:表现为中枢神经系统抑制,呼吸和心血管系统紊乱,出现昏睡,进而呼吸浅表,严重者可有发绀及潮式呼吸、血压下降甚至休克。口服未超过3小时可用大量温生理盐水或1:2000高锰酸钾溶液洗胃,继而以10～15g硫酸钠(忌用硫酸镁)导泻。静滴碳酸氢钠或乳酸钠以碱化尿液,减少药物在肾小管重吸收,加速排泄。同时可静滴甘露醇、高渗葡萄糖等利尿剂,促进药物排泄。中毒严重者,可采用血液透析疗法。保持呼吸道通畅,给氧或行人工呼吸,必要时行气管插管或气管切开。给氧的氧气浓度不宜超过40%,血压偏低者可给予升压药,必要时可适当给予呼吸兴奋药。

【药物相互作用】(1)与苯妥英钠合用,使苯妥英钠的疗效下降,且毒性增强,而苯巴比妥血浓度增加,作用增强。

(2)与扑米酮合用,可增高苯巴比妥的血浓度。

(3)与丙戊酸钠合用,增高苯巴比妥血浓度而降低丙戊酸钠血浓度。

(4)与卡马西平合用,使卡马西平的血浓度降低,疗效下降。

(5)与地西泮合用,可升高苯巴比妥的血浓度,同时增强地西泮的作用。

(6)与氯丙嗪合用,可促进氯丙嗪的代谢,作用降低,而氯丙嗪可增强苯巴比妥的中枢抑制作用。

(7)与阿司匹林合用,可使阿司匹林的代谢加强而降低疗效;而苯巴比妥的血浓度升高,作用增强。

(8)与普萘洛尔合用,使普萘洛尔代谢加快,疗效下降。

(9) 与维生素 B_{12} 合用,可减少维生素 B_{12} 的胃肠道吸收。

(10) 与维生素 K 合用,加速维生素 K 的代谢,降低其血浓度。

(11) 与糖皮质激素合用,可促进糖皮质激素的代谢,而苯巴比妥代谢减慢,作用增强。

(12) 苯巴比妥为弱酸性药物,碳酸氢钠等药物可碱化尿液,促进苯巴比妥排泄,合用会降低苯巴比妥的血浓度。

【注意事项】禁用于对本品过敏、严重肝肾功能不全、支气管哮喘、呼吸抑制和卟啉病患者。慎用于严重贫血、心脏病、糖尿病、高血压、甲状腺功能亢进、老年人、孕妇和哺乳期妇女。

【制剂】 片剂:10mg;15mg;30mg;60mg;100mg。注射剂:0.1g(1ml);0.2g(2ml)。

【包装】100 片/瓶。

司可巴比妥 Seconal

【商品名】速可眠。

【药代动力学】血浆蛋白结合率 46%～70%。主要经过肝脏代谢后由肾脏排出,半衰期为 20～28 小时。

【药理作用】机制可能是抑制脑干网状结构上行激活系统的传导功能,减弱了传入冲动对大脑皮质的影响,有利于皮质抑制过程的扩散,还可增强钙离子与细胞膜磷脂的结合,增加膜的电稳定性,抑制神经元的去极化,抑制各组织的耗氧量、线粒体的呼吸作用和各种酶的活性。

【适应证】催眠:主要适用于入睡困难的病人。也可用于抗惊厥。

【用法用量】睡前口服 0.1～0.2g,其钠盐可皮下注射,每次 0.1g。

【禁忌证】(1) 肝功能不良者慎用。

(2) 中毒解救同苯巴比妥。

【注意事项】长期应用可致药物依赖。

【制剂】胶囊剂:0.1g。注射剂(粉):0.05g。

【包装】100 粒/瓶;10 粒×1 板/盒,铝塑包装。

水合氯醛 Chloral Hydrate

【药代动力学】口服或直肠给药均能迅速吸收,其后大部分在肝和其他组织内很快被乙醇脱氧酶作用成为具有活性的三氯乙醇。三氯乙醇的蛋白结合率为 35%～40%,血浆半衰期为 7～10 小时。三氯乙醇进一步与葡萄糖醛酸结合失活,并经肾脏排出,无滞后作用与蓄积性。容易通过血-脑屏障和胎盘屏障。

【药理作用】可以抑制脑干网状结构上行激活系统,对睡眠时相及快波睡眠与慢波睡眠平衡无明显影响。

【适应证】(1) 催眠。

(2) 抗惊厥。

(3) 破伤风痉挛、士的宁中毒和癫痫持续状态的急救。

【用法用量】(1) 催眠:睡前一次口服 10% 溶液 5～15ml,以多量水稀释并添加胶浆剂后服用,或服用其合剂以减少刺激性。

(2) 抗惊厥:多用灌肠给药,将 10% 溶液 15～20ml 稀释 1～2 倍后一次灌入。

【不良反应】(1) 本品刺激性强,应用时必须稀释。对心脏病、动脉硬化症、肾炎、肝脏功能不良、消化性溃疡及胃肠炎患者应慎用或禁用。

(2) 本品有成瘾性。口服 4～5g 可引起急性中毒,致死量在 10g 左右。

(3) 撤药综合征:精神错乱、幻觉、恶心、呕吐、神经质、烦躁、发抖、异常兴奋。由于本品能通过胎盘,在妊娠期经常服用,新生儿产生撤药综合征。

(4) 用药过量的体征:持续的精神错乱、吞咽困难、严重嗜睡、体温低、顽固性恶心、呕吐、胃痛、癫痫发作、呼吸短促或困难、心率过缓、心律不齐、严重乏力,并可能有肝功损害,恢复时产生短暂的黄疸或(和)蛋白尿。口服过量应考虑洗胃,支持呼吸与循环功能,维持体温正常;并按需给氧或做人工呼吸、心电监护,保持水电解质平衡。消除血液中三氯乙醇,可考虑血液透析。

【药物相互作用】(1) 中枢神经抑制药、中枢抑制性抗高血压药、单胺氧化酶抑制剂、三环类抗抑郁药,可增强其中枢抑制作用。

(2) 与抗凝药合用,抗凝效应减弱。

【注意事项】暴露在空气中可以缓慢挥发,在水溶液中会逐渐分解,应该在阴凉避光处密闭保存。

【临床评价】目前已经较少作为催眠的常规药

物,临床上主要应用于顽固性失眠和抗惊厥,需要严格控制其药物用量。

【制剂】10%糖浆剂、水合氯醛合剂(5%水合氯醛和5%溴化钠)。

【包装】10ml/瓶;5ml/瓶。15瓶/盒。

佐匹克隆 Zopiclone

【商品名】吡嗪哌酯,忆梦返,思梦还。

【药代动力学】据资料报道,健康人口服本品生物利用度为80%,口服后吸收迅速,5~2小时达血药峰浓度,可迅速分布到全身各组织,分布容积为100L。药物吸收不受患者性别、给药时间和重复给药影响。血浆蛋白结合率低,约为45%。连续多次给药无蓄积作用。本品在体内广泛代谢(主要是经P450酶系统生物转化),主要代谢产物为N-氧化物(对动物有药理活性)和N-脱甲基物(无活性)。代谢物主要经肺脏排出(约占剂量50%),其余由尿液排出。仅剂量的4%~5%以原料随尿排出。半衰期约为5小时。老年人肝脏代谢降低,半衰期延长。肝硬化者代谢减慢,应调整其剂量。

【药理作用】本品常规剂量具有催眠、镇静、抗焦虑、肌肉松弛与抗惊厥作用。其作用于苯二氮䓬受体,但结合方式不同于苯二氮䓬类药物。其催眠作用迅速,并可延长睡眠时间,提高睡眠质量,减少夜间醒觉次数和早醒次数。

【适应证】适用于治疗各种失眠症,尤其适用于不能耐受次晨残余作用的患者。

【用法用量】口服,1片,临睡时服用;老年人最初临睡时服半片,必要时1片;肝功能不全者,服半片为宜。

【不良反应】(1)不良反应有白天嗜睡、头昏、口苦口干、肌无力、健忘、易怒、好斗或精神紊乱。

(2)长期用药后突然停药可有戒断现象出现,有轻度的激动、焦虑、肌痛、反跳性失眠、噩梦等。过量可致昏睡或昏迷,但比一般苯二氮䓬类轻,毒性亦小。

【药物相互作用】(1)与神经肌肉阻滞药(筒箭毒、肌松药)或其他中枢神经抑制药同服可增强镇静作用。

(2)与苯二氮䓬类抗焦虑药和催眠药同服,戒断综合征的出现可增加。

【注意事项】(1)对本品过敏者、呼吸功能不全者禁用。授乳期妇女,15岁以下儿童不宜用。严重肝功不良者应调整剂量。

(2)严禁同时饮酒或饮含酒精的饮料。

(3)机械操作人员与车辆司机慎用。

(4)与其他中枢抑制药(如苯二氮䓬类与巴比妥类)合用,可增强中枢抑制作用,戒断综合征也可增加。

【制剂】片剂:5mg。

【包装】6粒×1板;12粒×1板。5片/盒;20片/盒。

唑吡坦 Zolpidem

【商品名】思诺思。

【药代动力学】本品口服吸收好,食物使药物吸收降低。达峰时间为0.5~3小时,生物利用度为70%,血浆蛋白结合率为92%,平均消除半衰期为2~4小时,在肝脏代谢为无药理活性的代谢物,约56%通过肾脏排出,37%经粪便排泄。本品对肝药酶无诱导作用。老年人及肝功能不全者,清除率低,半衰期延长。

【药理作用】本品为咪唑吡啶类安眠药物,能选择性拮抗 GABA-ω(BZ1 和 BZ2)高分子受体复合体的活性,从而调节氯通道的开放,使来自大脑的兴奋得到抑制,导致睡眠。唑吡坦能缩短睡眠潜伏期,减少夜间清醒次数,能延迟睡眠的第Ⅱ、第Ⅲ期和第Ⅳ期,增加总的睡眠时间,提高睡眠质量。

【适应证】用于治疗偶发性、暂时性和慢性失眠症。

【用法用量】65岁以下患者:每日1片。65岁以上或肝功能不全的患者:推荐剂量为每日半片,极少数患者可增加至每日1片。所有患者,每日剂量皆不能超过1片。用药时间与停用方法:最短为数天,最长不超过4周。对偶发性失眠(如外出旅行),治疗应限制在2~5天之内。对于短暂性失眠(如因严重的生活事件所致),治疗时间不应超过2~3周。但在某些病例的服药时间可能需超过4周,但必须在进行严格的评价后进行。

【不良反应】不良反应与个体的敏感性有关,常发生在服药后1小时内,患者服药后未立即上床睡觉时出现。常见的不良反应包括:意识模糊、精神矛盾反应、头晕、眩晕、头痛、共济失调、嗜睡、警觉度降低、肌力减弱、复视等。少见的不良反应有虚弱、胃肠道症状、性欲改变、皮肤症状。在治疗剂量下可出现顺行性遗忘。此外，也可出现习惯性、依赖性、反跳性失眠的可能。

【药物相互作用】临床上不应与酒精合并使用，酒精可增强苯二氮䓬及其相关物质的镇静作用。与阿片类药物、巴比妥类药物联用可增加呼吸抑制的危险，过量时有致死的可能。与其他中枢神经抑制药、具有镇静作用的抗抑郁药、H_1抗组胺药、抗焦虑药、抗精神病药、可乐定及萨利多胺联用也有增加呼吸抑制的危险。与氯氮平合用，可增加循环衰竭的危险及导致呼吸/心脏骤停。

【注意事项】(1)下列情况禁(忌)用本品：对唑吡坦或其中任何一种成分过敏者；严重的呼吸功能不全者；严重的肝功能不全者；睡眠呼吸暂停综合征；15岁以下儿童；哺乳期妇女；肌无力患者；与酒精同时使用。

(2)由于缺乏相应资料，不推荐用于儿童。唑吡坦的治疗时间应尽可能短，短期服用唑吡坦的患者无需逐渐停药。长期服用唑吡坦或剂量超过推荐剂量的患者，应逐渐减量以防止反跳性失眠。

【制剂】片剂：10mg。

【包装】7片/板/盒，铝塑泡罩。

第二节 抗癫痫药

苯妥英钠 Dilantin sodium

【商品名】大仑丁，二苯乙内酰脲。

【药代动力学】口服吸收较慢，主要经小肠吸收，吸收率可达90%以上。成人单剂口服后T_{max}为3～12小时。肌内注射吸收不稳定。常以结晶形式沉积于肌肉中，有刺激性。静脉注射后T_{max}为15分钟，但随着苯妥英分布至体内其他组织而下降。吸收入血的苯妥英约90%与血浆蛋白结合，这种结合是可逆的。其药物的有效血浓度为10～20μg/ml，每日口服300mg，7～10天可达稳态浓度，血浓度超过20μg/ml易产生毒性反应，出现眼球震颤。超过30μg/ml出现共济失调。超过40μg/ml往往出现严重毒性。剂量-血药浓度关系个体差异大，即使按千克体重给药，病人的稳态血药浓度相差也很悬殊，同样由于苯妥英代谢的饱和特性，其有效的血浆半衰期随着稳态浓度的升高而逐渐延长，在很低血清浓度时有效半衰期平均约13小时；但如果稳态浓度达有效范围的顶峰，则此半衰期延长至48小时。游离的苯妥英可分布于全身，细胞外液的浓度低于细胞内液。由于其脂溶性大，易于通过血-脑屏障，口服后15分钟脑脊液中的药物浓度即可达高峰。药物主要在肝脏代谢，其代谢产物为对羟基苯妥英，并由尿缓慢排出，很少以原形由尿排出。

【药理作用】苯妥英钠能抑制细胞外钠离子的被动内流，而导致细胞膜稳定化，升高其兴奋阈值，此作用可能与其抑制了细胞膜的某些特异蛋白质的磷酸化有关。由于细胞膜电位趋向稳定，阻止了脑部异常电位的活动向周围正常脑组织扩散，从而制止癫痫发作。

【适应证】(1)治疗癫痫：是全面强直阵挛发作及部分性发作的首选药物，也可用于自主神经性发作。由于此药有可能影响容貌和致畸性，对年轻女性最好避免使用。作为首选药，在小儿不易发现其毒副反应，故不适用于新生儿和婴儿。苯妥英钠的优点对全面强直阵挛发作持续状态较好，且不影响意识，不抑制呼吸，缺点是可引起心律失常、血压降低，因此在静滴过程中需密切观察心率、血压，最好做心电监护。

(2)治疗高血压：可用于治疗轻症高血压，其疗效与利尿药、甲基多巴、利血平等相似。加之苯妥英钠有升高血清高密度脂蛋白作用，对高血压合并动脉硬化的癫痫患者尤为适用。

(3)镇痛：可用于治疗三叉神经痛、枕大神经痛、坐骨神经痛、高原性头痛等疼痛。

(4)治疗心律失常：治疗量苯妥英钠对窦房结并无影响，仅中毒量能抑制之。对浦肯野纤维则能明显抑制其自律性，提高致颤阈，抑制心房和心室的异位节律点，加速房室传导，缩短不应期。其作用机制可能与膜稳定作用有关。可用于治疗室性心动过速、室性和室上性早搏。

(5)治疗呃逆:用于治疗顽固性呃逆可获良效。

【用法用量】(1)治疗癫痫:口服,一般用量每日3～8mg/kg,成人常给予0.1g,每日3～4次,一般成人日剂量很少超过600mg,儿童1～5岁,每次25～30mg,每日3次;5岁以上,每次50～100mg,每日3次。治疗癫痫持续状态,开始必须使用大剂量(8～10mg/kg),稀释成5%溶液作静脉缓滴,每分钟不超过1ml,一般注射后10分钟可使30%的病人停止发作,为迅速控制惊厥,应同时静注地西泮,这样可防止88%患者的癫痫持续状态。

(2)治疗高血压:口服,每次0.1g,每日3次。

(3)镇痛:口服,每次0.1g,每日3次。

(4)治疗心律失常:口服,每次0.05～0.1g,每日3次;肌注,每次0.1～0.25g,每4～6小时1次;静注,每次0.25g,用注射用水20～40ml稀释后于6～10分钟注入,必要时每5～10分钟再静注0.1g,直至疗效或副作用出现为止,但每日总量不超过0.5g。

(5)治疗呃逆:先缓慢静推0.2g,以后每次口服0.1g,每日4次。

【不良反应】(1)神经系统:最常见共济失调、眼球震颤、眩晕、言语障碍等症状。少见的症状有精神障碍、智力减退、人格改变、视力模糊、周围神经病变。与血药浓度有关,超过30μg/ml(个别病人低于此水平)即可出现上述不良反应。

(2)消化系统:轻度恶心、呕吐、食欲不振、上腹疼痛等。这些症状与药物强碱性有关,饭后服用可防止或减轻。

(3)皮肤:皮疹是最常见的症状,以麻疹样或痤疮样皮疹较多,多在用药10～14天出现,停药后可消退,属于变态反应。多毛症发生率5%,一般出现于治疗2～3个月后,以四肢为著,躯干及面部也可出现,多属于不可逆的症状。

(4)造血系统:最常见白细胞减少,多在用药1～3周内出现。因此在治疗中应及时查血象。其他症状有巨细胞性贫血、粒细胞减少等,多与叶酸的代谢受影响有关。

(5)结缔组织:牙龈增生常见于儿童及青年人,多出现于用药2～3个月后,9～12个月最明显,停药3～6个月可消退。在治疗中服用维生素C、按摩牙龈、保持口腔清洁有一定预防作用。

(6)骨骼:小儿长期服用可引起软骨病、佝偻病、骨软化症等。这是由于苯妥英钠增强肝脏氧化酶的活性,加速了维生素D代谢的结果。可服用维生素D预防。

(7)致畸:癫痫母亲所生子女发生畸形很难区分是由于药物引起还是其他复杂因素包括发作本身及母亲癫痫病的遗传性危险引起。所谓"胎儿苯妥英综合征"(包括各种颜面及肢体远端异常、发育迟缓及精神障碍)仍有争议。

(8)其他:毒性反应有时可表现为面部或肢体抽搐,与癫痫发作不易区别,难以判断是剂量过小,癫痫未被控制,还是过大,出现了毒性反应。加之本品有效浓度范围窄,不易控制给药剂量,故须监测血药浓度,以制定有效的个体给药方案,减少其毒性反应。

【药物相互作用】(1)苯巴比妥为强药酶诱导剂,两药合用可显著加速苯妥英的代谢,使苯妥英的血浓度降低,疗效下降,毒性增强。但有人认为,苯巴比妥和苯妥英钠抗癫痫机制不同,两者配伍有加强抗癫痫效果。对此配伍意见不一致。

(2)苯妥英可使扑米酮向苯巴比妥转化而增强扑米酮的疗效。两药联用抗癫痫效果呈协同作用,但易致淋巴结肿大、压痛,有时甚至出现急性淋巴瘤。

(3)卡马西平可加速苯妥英的代谢,使苯妥英的血浓度降低。同时卡马西平的血浓度也降低。

(4)丙戊酸钠可加速苯妥英的代谢,而使苯妥英的血浓度降低,但两药合用3～4周后,苯妥英又可达到较低的有效血浓度,抗癫痫作用并不被这种降低所影响。但两者在血液中竞争同一蛋白结合位点,故不主张合并应用。

(5)与乙琥胺、三甲双酮两药合用,肝毒性增高。乙琥胺、三甲双酮均可抑制苯妥英的代谢,而使苯妥英的血浓度增高,毒性增大,易出现不良反应。

(6)与氯硝西泮合用,可互相加速代谢,使二药的血浓度降低。

(7)与三环类抗抑郁药丙咪嗪、氯丙咪嗪、阿米替林、多虑平等三环类抗抑郁药合用,可相互增强作用。

(8)与普萘洛尔合用,可增强心脏抑制,尤其是静注苯妥英钠时,更易发生。普萘洛尔可增强苯妥英钠的作用。

(9) 苯妥英钠可降低地高辛的血药浓度和疗效,可增加地高辛的房室传导阻滞作用,引起心动过缓。地高辛可抑制苯妥英的代谢,合用可升高苯妥英的血浓度。

(10) 与利多卡因合用,易引起心动过缓或停搏,宜慎用。苯妥英可加速利多卡因的代谢,而降低其作用。

(11) 苯妥英钠可加速维生素 D 的代谢而降效,长期服用苯妥英钠的患儿,因可使维生素 D 的代谢增强而易出现骨质软化等钙代谢障碍。

(12) 氨茶碱减少苯妥英钠的吸收,血浓度下降。氨茶碱半衰期缩短,效果降低。

(13) 与氟烷合用,有强烈的酶抑制作用,合用时肝毒性增强,甚至引起肝坏死。

(14) 与单胺氧化酶抑制剂合用,对肝酶系的抑制,苯妥英钠毒性作用增强。

(15) 与异烟肼或氯霉素或磺胺药合用,苯妥英钠的游离血浓度升高,作用增强。

(16) 与布洛芬合用,苯妥英钠血浓度增高,出现中毒。

(17) 与甲硝唑合用,苯妥英钠代谢受阻,易致中毒。

【注意事项】(1) 对乙内酰脲类中任一种药过敏者,对本品也过敏。

(2) 有酶诱导作用,可对某些诊断产生干扰,如地塞米松试验、甲状腺功能试验,使血清碱性磷酸酶、谷丙转氨酶、血糖浓度升高。

(3) 用药期间需检查血象,肝功能、血钙、口腔、脑电图、甲状腺功能并经常随访血药浓度,防止毒性反应;其妊娠期每月测定 1 次、产后每周测定 1 次血药浓度以确定是否需要调整剂量。

(4) 下列情况应慎用:嗜酒,使本品的血药浓度降低;贫血,增加严重感染的危险性;心血管病(尤其老人);糖尿病,可能升高血糖;肝肾功能损害,改变本品的代谢和排泄;甲状腺功能异常者。

(5) 本品能通过胎盘,可能致畸,但有人认为癫痫发作控制不佳致畸的危险性大于用药的危险性,应权衡利弊。凡用本品能控制发作的患者,孕期应继续服用,并保持有效血浓度,分娩后再重新调整。

产前 1 个月应补充维生素 K,产后立即给新生儿注射维生素 K 减少出血危险。本品可分泌入乳汁,一般主张服用苯妥英的母亲避免母乳喂养。

(6) 小儿由于分布容积与消除半衰期随年龄而变化,因此应经常作血药浓度测定。新生儿或婴儿对本品的药代动力学较特殊,临床对中毒症状评定有困难,一般不首先采用。学龄前儿童肝脏代谢强,需多次监测血药浓度以决定用药次数和用量。

(7) 老年人慢性低蛋白血症的发生率高,治疗上合并用药又较多,药物彼此相互作用复杂,应用本品时须慎重,用量应偏低,并经常监测血药浓度。

(8) 对乙内酰脲类药有过敏史或阿斯综合征及 Ⅱ、Ⅲ 度房室阻滞、窦房结阻滞、窦性心动过缓等心功能损害者禁用。

【制剂】 片剂:0.05g;0.1g。注射剂:0.25g(5ml);0.1(粉);0.25(粉)。

【包装】100 片/瓶×240 瓶。

卡马西平　Carbamazepine

【商品名】酰胺咪嗪,卡巴咪嗪,氨甲酰氮,痛惊宁,痛痉宁,痛可宁,得理多,叉癫宁。

【药代动力学】口服吸收慢而不稳定,成人血清 T_{max} 为 6～12 小时,儿童和新生儿吸收较快(T_{max} 分别为 4～8 小时及 3～6 小时),和食物同用可增强吸收。卡马西平为高度脂溶性且能迅速分布于组织,其血浆蛋白结合率 70%～80%。它主要被代谢成一种稳定的环氧化代谢物卡马西平 10,11-环氧化物,和卡马西平一样有抗癫痫药理活性,进一步代谢成羟基衍生物,然后从尿中排出,30% 以代谢形式从粪中排出。卡马西平的有效浓度为 8～12μg/ml,半衰期为 5～24 小时,主要经肝脏代谢。

【药理作用】卡马西平能增强细胞膜电位的稳定性,阻止脑部异常电活动向周围脑组织扩散,而阻止癫痫的发作。脑内儿茶酚胺含量升高,可引起动物的情绪高涨,从而增加情感性攻击行为,儿茶酚胺对效应细胞的作用是通过环磷腺苷来实现的,卡马西平能降低大脑皮质和小脑的环磷腺苷含量,卡马西平对精神分裂症的兴奋、激动和攻击行为的治疗作用可能与此有关。卡马西平具有奎尼丁样膜抑制作用,能延长房室传导,降低Ⅳ相自动除极化,并缩短心肌传导纤维的动作电位时程。可用于房性、交界性和室性早搏。卡马西平降低面神经核的兴奋性，从而减少其异常放电有关。卡马西平能促进抗利尿激素的分泌和增强抗利尿激素对肾小管的作用，因而具有抗利尿作用。对精神性烦渴、多尿综合征和正常人也有抗利尿作用，但对肾性尿崩症无效。卡马西平可通过抑制中脑边缘系统，继而抑制大脑皮质及皮质下中枢的传导而治疗躁狂症。

【适应证】(1)治疗癫痫：对全面强直阵挛发作、单纯部分性发作、复杂部分性发作和混合型发作疗效较好，目前为复杂部分性发作及多数全面性发作的首选药物。

(2)治疗神经痛：用于三叉神经痛、糖尿病性神经痛、舌咽神经痛、偏头痛、脊髓痨闪电样疼痛等。

(3)治疗精神分裂症。

(4)治疗心律失常：可用于房性、交界性和室性早搏。

(5)治疗面肌抽搐。

(6)治疗尿崩症：对精神性烦渴、多尿综合征和正常人也有抗利尿作用，但对肾性尿崩症无效。

(7)治疗躁狂症。

(8)治疗不安腿综合征。

【用法用量】(1)治疗癫痫：口服多由小剂量开始，第1周 5～7.5mg/kg，然后逐渐增量，至 3～4 周时可加至 20mg/kg。开始剂量在婴儿每日总量为 50～100mg，幼儿 100～200mg，学龄儿童 200～300mg，青春期 300～400mg，以后逐渐加量，最大剂量分别为每日 300mg、400mg、800mg、1000mg，成人一般维持量每日 600～1200mg。

(2)治疗神经痛：口服每次 0.1～0.2g，每日3次。

(3)治疗精神分裂症：口服，每日 0.6～1.6g，血浆浓度要求 8～12μg/ml。预防剂量为每日 0.4～0.6g。

(4)治疗心律失常：口服每次 0.1～0.2g，每日3次，1周后改维持量每日 0.1～0.2g，若用药1周仍不见效，则停药。

(5)治疗面肌抽搐：通常剂量为每次 0.2～0.3g，每日3次。长期服用(1～6个月)。

(6)治疗尿崩症：口服每次 0.1～0.2g，每日 3～4次。

(7)治疗躁狂症：为了提高疗效和减少副作用，通常多与碳酸锂合用，剂量为卡马西平 50mg、碳酸锂 0.2g，每日 3 次口服，也可采用交替给药。

(8)治疗不安腿综合征：第1周每晚服卡马西平 0.1g，第2周服 0.2g，第 3～5 周服 0.3g，有较好的疗效。

【不良反应】(1)神经系统：头晕、嗜睡、乏力、手指麻木、运动失调、意识模糊、眼球震颤、复视。

(2)血液系统：可见骨髓抑制，表现为白细胞减少、贫血及血小板减少。还有再生障碍性贫血，罕见的有嗜酸粒细胞增多症及白细胞增多症。

(3)消化系统：多见于开始用药几周内，包括食欲不振、恶心、呕吐。黄疸、中毒性肝炎、肝坏死较少见。

(4)皮肤：多发生在用药的早期，大多皮疹为斑丘疹、麻疹样、荨麻疹样或斑状疹，一般不需停药；剥脱性皮炎较少，需停药。

(5)内分泌系统：用卡马西平者曾见低钠血症及低渗透压血症，甲状腺功能降低罕见，卡马西平引起的肝代谢诱导使外源性避孕激素水平降低，造成口服避孕药失败。

(6)致畸性：可有致畸作用，使胎儿唇裂、腭裂。

【药物相互作用】(1)苯巴比妥为强药酶诱导剂，合用可加速卡马西平的代谢，使其疗效下降。

(2)与扑米酮合用，可升高扑米酮血浓度，降低卡马西平血浓度。

(3)与丙戊酸钠合用，使丙戊酸钠的血浓度降低。

(4)与氟哌啶醇合用，易产生嗜睡、精神错乱、运动失调。

(5)一般认为，与锂盐合用，可增强抗躁狂和防止精神病复发作用，对单用卡马西平或锂盐无效者，两者联用可获效。但锂盐可改变脑细胞的通透性，促进卡马西平进入细胞后而使其毒性增大，故合用时卡马西平应减量。

(6)与地尔硫䓬合用，可使卡马西平血浓度增高，毒性增加，易出现眩晕、恶心、运动失调、复视等副作用。

(7)卡马西平能使茶碱的清除率显著增加，合用时应增加茶碱剂量约 50%。

(8)卡马西平为肝药酶诱导剂，可促使可的松、地塞米松等加速代谢而降效。

（9）红霉素为药酶抑制剂，能减少卡马西平的清除率，两药合用可使卡马西平的血药浓度显著增高，一旦停用红霉素治疗，卡马西平的血浓度则急剧下降。

（10）与烟酰胺或抗抑郁药或大环内酯类抗生素或异烟肼及西咪替丁合用，卡马西平血浓度升高，易出现毒性反应。

（11）与钾盐或硫利达嗪合用，卡马西平易出现神经系统毒性反应。

（12）与华法林合用，使华法林的抗凝作用减弱。

（13）与口服避孕药合用，可发生阴道大出血及避孕失败。此与卡马西平的肝药酶诱导、加速雌激素代谢有关。

【注意事项】对本品过敏、有骨髓抑制病史、心肝肾功能不全者禁用。

【制剂与规格】片剂：0.1g；0.2g。胶囊剂：0.2g。

【包装】100片/瓶；24粒/盒。

奥卡西平 Oxcarbazepine

【商品名】奥卡西产，氧酰胺氮。

【药代动力学】本品为卡马西平的10-酮基的结构类似物，是一种前体药，在体内大部分（70%）被代谢为有活性的10-羟基代谢物（10-monohydroxy etabolite，MHD）。药理作用和临床疗效与卡马西平相似，但易于耐受。口服易吸收，一次口服本品600mg后5小时达峰，达峰浓度为31.5μmol/L。每日2次服用，MHD 2～3天达稳态血药浓度。服用剂量每日300～2400mg，MHD血浆浓度与剂量呈线性关系。MHD表观分布容积为49L，血浆蛋白结合率约为40%。本品95%以代谢物形式从肾脏排空，4%从粪便排出。本品半衰期约2小时，MHD半衰期约9小时。老年人MHD血浆峰浓度和AUC值较年轻人高30%～60%。儿童MHD消除半衰期缩短为5～9小时。

【药理作用】其作用可能在于阻断脑细胞的电压依赖性钠通道，从而稳定过度兴奋的神经细胞膜，抑制神经元重复放电，并可降低经突触传递的兴奋冲动。另外，本品和MHD能使钾离子内流增加，对钙通道也有调节作用。以上作用均有助于抗惊厥。

【适应证】可代替卡马西平，用于对后者有过敏反应者。适用于复杂性部分发作、全身强直阵挛性发作的单药治疗，以及难治性癫痫的辅助治疗。

【用法用量】口服：开始剂量为每日300mg，以后可逐渐增量至每日600～2400mg，以达到满意的疗效。剂量超过每日2400mg，神经系统副作用增加。小儿从每日8～10mg/kg开始，可逐渐增量至每日600mg。以上每日剂量均应分2次服用。

【不良反应】用药开始时可能出现轻度的不良反应，如乏力、头晕、头痛、嗜睡等，继续用药后这些不良反应可消失。其他常见的不良反应有复视、胃肠功能障碍、皮疹、共济失调、眼震、易激惹等；少见白细胞减少、荨麻疹、肝功异常等。慎用于肝功损害、孕妇和哺乳期妇女。服药期间应避免饮酒。

【药物相互作用】本品可影响其他抗癫痫药的代谢，可降低卡马西平的血药浓度，升高苯妥英钠、苯巴比妥的血药浓度；上述抗癫痫药也可降低MHD药物浓度达30%～40%。本品可使激素类避孕药的作用丧失。

【临床评价】本品在临床上主要用于对卡马西平有过敏反应者，可作为卡马西平的替代药物应用于临床。对于复杂性部分发作、全身强直阵挛性发作，单药治疗效果较好。对于难治性癫痫，需要联合应用其他抗癫痫药物进行治疗。本品的不良反应较卡马西平少，但低钠血症的发生率高于卡马西平。

【制剂与规格】片剂：0.3g；0.6g。

【包装】50片/盒。

妥吡酯 Topamax

【商品名】妥泰。

【药代动力学】口服易吸收，食物对其吸收无影响，生物利用度达95%，主要经肾脏排泄。稳态药代动力学表明，该药适合每日2次服用。24小时内血浆浓度仅有微小的变化。达稳态后，血浆半衰期为21小时，肾脏清除率约为17ml/小时。肾功能正常的患者约4天后可达稳态。每日2次给药可使最大血浆浓度随剂量增加。人种和性别差异对其血浆清除率无影响。

【药理作用】作用机制可能是多方面的,包括阻断电压依赖钠离子通道,减少痫性放电的持续时间和每次放电产生的动作电位数目;在 GABA 受体非苯二氮䓬位点增加 GABA 活性;抑制兴奋性氨基酸的激动作用,以及轻度的钙离子通道阻断和碳酸酐酶抑制作用。

【适应证】治疗癫痫。临床上主要用于部分性发作、部分性发作继发全面性强直阵挛发作、Lennox-Gastaut Syndrome、West Syndrome、青少年肌阵挛性癫痫及全面性强直阵挛发作。

【用法用量】成人第 1 周起始剂量为 25mg,每晚 1 次。以后每周或每 2 周增加剂量 25mg 或 50mg,分 2 次服用。有效目标剂量为每日 100～200mg,最大推荐剂量为每日 500mg。2 岁以上儿童第 1 周起始剂量为 1～3mg/kg,每晚 1 次。以后每周或每 2 周增加 1～2mg/kg。最大剂量为每日 6～15mg/kg,分 2 次服用。但总体上说,12 周岁或 12 周岁以下儿童应用托吡酯的经验尚显不足。

【不良反应】最常见的不良反应主要与中枢神经系统有关,包括共济失调、注意力障碍、精神错乱、头晕、疲劳、感觉异常、嗜睡和思维异常。较少见的不良反应包括焦虑、失眠、厌食、失语、抑郁、复视、情感脆弱、恶心、眼震、语言障碍、味感反常、视觉异常和体重下降。偶见肾结石形成的报道。罕见血栓栓塞性疾病。和其他抗癫痫药物相同,减少不良反应发生几率的主要方法是从小剂量开始并缓慢增加药物剂量。

【药物相互作用】(1)与其他抗癫痫药物(苯妥英钠、丙戊酸钠、苯巴比妥)合用,两者的血浓度无显著变化。有时,在苯妥英钠基础上加用托吡酯,可增加苯妥英钠血药浓度。这可能是由于它抑制了特异性多形酶(CYP2 Cmeph)的活性。

(2)苯妥英钠和卡马西平降低托吡酯血药浓度。在托吡酯基础上加用或撤用苯妥英钠或卡马西平必须调整托吡酯剂量。加用或撤用丙戊酸钠不影响托吡酯血药浓度,无需调整剂量。

(3)与中枢神经抑制剂合用,增加后者的效果,最好避免同时服用。

(4)托吡酯对炔诺酮的口服清除率无明显影响,但可增加雌激素产物的血浓度。因此,此时低剂量口服避孕药可能达不到应有效果。

(5)与其他促进肾结石的药物合用,增加肾结石发病风险,应避免同时应用。

【注意事项】(1)已知对本品过敏者禁用。

(2)有肾结石史或肾结石家族者及孕妇、哺乳期妇女慎用。

(3)本品可影响病人驾驶汽车或操纵机器的能力。

【临床评价】本品在临床上主要用于伴有或不伴有继发性全身发作的部分性癫痫发作的辅助治疗,效果较好。应用本品治疗时,不必监测血浆托吡酯浓度即可达到托吡酯治疗的最佳疗效。

【制剂与规格】片剂:25mg;50mg。

【包装】60 粒/瓶;60 片/盒。

乙琥胺　Ethosuximide

【药代动力学】乙琥胺在胃肠道吸收迅速完全,口服治疗 T_{max} 为 3 小时,成人持续用药稳态水平约在 10 天内达到,儿童在 6 天内达到。乙琥胺几乎不与血浆蛋白结合。有效血浓度为 40～100μg/ml,半衰期通常为 20～70 小时,在肝脏内代谢以原形及肝脏代谢物共同自尿排出体外。

【药理作用】乙琥胺能防止动物的戊四氮发作,尽管其已广泛用于失神发作治疗,但机制未明。实验上曾显示其能抑制反复传播,抑制皮质的兴奋性路径;有报告其能抑制皮质 Na^+-K^+-ATP 酶活力,轻度减低琥珀酸脱氢酶及醛还原酶的活力,改变脑的神经递质水平及对突触传递有某些作用。

【适应证】治疗癫痫。主要用于典型失神小发作,也可用于肌阵挛发作。

【用法用量】成人维持量为每日 500～1500mg,儿童为每日 10～15mg/kg。

【不良反应】(1)消化系统:恶心、呕吐、上腹部不适、食欲减退、肝功能损害。

(2)神经系统:眩晕、头痛、嗜睡、幻觉,乙琥胺还可激发其他各种发作类型,特别是全面强直阵挛发作。曾有报告乙琥胺可引起行为、认知及精神障碍。

(3)血液系统:偶可见粒细胞减少、白细胞减少、再生障碍性贫血。

(4)皮肤:可出现荨麻疹、多形性红斑、系统性红斑狼疮,应立即停药。

(5)致畸性:资料很少,孕妇及哺乳期妇女应慎用。

【药物相互作用】(1)与丙戊酸钠合用,可使乙琥胺的血浆药物浓度升高而导致中毒。

(2)卡马西平可降低乙琥胺的血浓度。

(3)与碳酸氢钠、氨茶碱等碱性药物合用时,可减慢乙琥胺自肾的排出,使其血药浓度增高,作用增强。

(4)与阿司匹林、吲哚美辛等酸性药物合用,可加速乙琥胺的排泄,降低疗效。

【注意事项】本品可诱发强直阵挛发作。

【制剂】胶囊剂:0.25g。糖浆剂:5%。

丙戊酸钠 Valproate Sodium

【商品名】二丙基乙酸钠,二丙乙酸钠,戊曲酯,抗癫灵。

【药代动力学】丙戊酸钠口服易从胃肠道吸收,服后 T_{max} 为 1~4 小时,大部分分布于细胞外液中,脑及脑脊液中浓度较血浆中水平为低。吸收入血后,丙戊酸大部分与血浆蛋白结合,半衰期为 9~21 小时,血浆有效浓度 50~110μg/ml,代谢主要在肝内进行,代谢产物与葡萄糖醛酸结合后由肾脏排出。

【药理作用】其作用机制可能是丙戊酸钠竞争性地抑制 γ-氨基丁酸转氨酶,提高了脑内特别是纹状体和黑质的抑制性神经递质 γ-氨基丁酸的浓度,从而控制癫痫的异常电活动。丙戊酸也可直接作用于神经元膜,降低脑内兴奋性氨基酸神经递质——天门冬氨酸的浓度。小舞蹈病是由于患者脑内 γ-氨基丁酸浓度降低导致的运动障碍性疾病,丙戊酸钠可使脑内抑制性神经递质 γ-氨基丁酸增加。丙戊酸钠能改变心肌膜对钠、钾、钙离子的转换,而影响膜的电生理特性有关,可治疗各型快速性心律失常,对冠心病所致的心律失常疗效较佳。丙戊酸钠为 γ-氨基丁酸激动剂,能提高脑中 γ-氨基丁酸水平,可控制躁狂行为。

【适应证】(1)治疗癫痫:丙戊酸钠是一种广谱抗癫痫药,首选用于治疗失神发作、肌阵挛发作,也可用于全身强直阵挛性发作。对复杂部分性发作、单纯部分性发作的效果不如其他抗癫痫药物,可作为二线药物。静脉制剂可用于治疗癫痫状态及预防脑外伤及大脑手术后的发作。

(2)治疗小舞蹈病。

(3)治疗偏头痛。

(4)治疗心律失常。

(5)治疗顽固性呃逆。

(6)治疗躁狂症。

【用法用量】(1)治疗癫痫:成人一般维持量为每日 800~1800mg,儿童为每日 20~40mg/kg,一般每日 2 次。

(2)治疗小舞蹈病:剂量为每日 15~20mg/kg,用药 3~20 周。

(3)治疗偏头痛:每日剂量 1.2g,早、晚分 2 次口服,维持 1~2 周即可显效。

(4)治疗心律失常:口服,每次 0.4g,每日 3 次,疗程 2~3 周,治疗期间针对原发病使用相应药物。

(5)治疗顽固性呃逆:开始剂量为每日 15mg/kg,分次服用,以后逐渐增量至每次 0.2g,每日 3~4 次,直至呃逆停止或出现副作用为止。

(6)治疗躁狂症:单用剂量为每日 3~4g,与锂盐合用时每日 1~2g 即可。服药生效时间为 (7.1±1.8) 天,显效时间为 (14.3±2.5) 天。

【不良反应】(1)中枢神经系统:头晕、头痛、无力、嗜睡、复视、震颤、共济失调、锥体外系反应、精神错乱、昏迷,偶有兴奋、失眠、惊厥和异常运动。

(2)消化系统:恶心、呕吐、腹痛、腹泻、胃肠不适、食欲增加或下降。多发生于用药早期,减少剂量或与食物同时服用,可减轻症状。肝损害为本品最严重的毒副反应,多见于小儿及 30 岁以下的青年人,可在服药开始的几个月内出现症状,通常有胃肠道不适、厌食、恶心、呕吐、体重减轻、共济失调及昏睡,继而出现黄疸及肝功能异常、血小板减少而致皮下出血。尽管停药,肝中毒及不可逆性致死性肝昏迷的征象仍可发生。血氨过高可见于肝功能衰竭,也可见于肝功能正常者,病人表现为厌食、恶心、呕吐,随之出现共济失调及脑病。用药期间和停药后一段时间内,应每月至少检查一次肝功能,尤其是在服药期间出现乏力、厌食、消化不良和癫痫发作不能控制时,则应及时进行肝功能检查,发现异常应及时停药。急性中毒早期采用血液透析治疗可获完全恢复。

(3)血液系统:可致凝血功能障碍,患者出现血小板减少、血小板功能障碍、凝血因子异常、出血时间延长、血肿、紫斑及纤维蛋白浓度降低等。

（4）循环系统：偶有心肌劳损、心律不齐、窦性心动过缓等，停药后即消失。

（5）致畸：本品有致畸作用。在妊娠3个月内，可引起胎儿神经管缺损、畸形耳、眼距宽、脑积水及高胆红素血症、高血糖等。

（6）其他：偶有皮肌炎、肌无力综合征、脱发、内分泌异常、低血糖、急性胰腺炎。

【药物相互作用】（1）与苯巴比妥合用，可使苯巴比妥血药浓度增高，半衰期明显延长，易致高氨血症。而苯巴比妥加速丙戊酸的代谢，降低丙戊酸的血药浓度。

（2）与扑米酮合用，可升高扑米酮的血浓度，降低丙戊酸的血浓度。

（3）与乙琥胺合用，可使乙琥胺的血浓度升高。

（4）丙戊酸钠有抑制地西泮代谢的作用，合用可增强地西泮的作用。

（5）与丙磺舒合用，能显著提高中枢神经系统中的丙戊酸浓度，而血中的游离浓度和总浓度均无显著改变。

（6）阿司匹林可使游离丙戊酸的血药浓度显著增高，半衰期延长，易致丙戊酸蓄积中毒。

【注意事项】（1）孕妇、哺乳期妇女、明显肝功能损害者禁用。

（2）儿童应用本品可蓄积在发育的骨骼内，应注意。

（3）用药期间避免饮酒，饮酒可加重镇静作用。

（4）停药应逐渐减量以防止再次出现发作；取代其他抗惊厥药物时，本品应逐渐增加用量，而被取代药应逐渐减少用量。

（5）外科系手术或其他急症治疗时应考虑可能遇到的时间延长，或中枢神经抑制药作用的增强。

（6）用药前和用药期间应定期作全血细胞（包括血小板）计数、肝肾功能检查。

（7）对诊断的干扰，尿酮试验可出现假阳性，甲状腺功能试验可能受影响。

（8）可使乳酸脱氢酶、丙氨酸氨基转移酶、门冬氨酸氨基转移酶轻度升高，并提示无症状性肝脏中毒。

【制剂】片剂：0.1g；0.2g。糖浆剂：50mg（1ml）。

【包装】铝箔包装：12片/板，2板/小盒。塑料瓶包装：30片/瓶；100ml/瓶×40瓶；300ml/瓶，20瓶/箱。

丙戊酰胺 Valpramide

【商品名】丙缬草酰胺，二丙基乙酰胺。

【药代动力学】本品吸收慢，血药浓度波动范围较小，半衰期平均为15小时。

【药理作用】丙戊酰胺是一种新型药。丙戊酰胺与丙戊酸钠同属于二丙基乙酸系的衍生物。两者在体内均以丙戊酸的形式出现，其药理作用相似。其抗癫痫作用的机制为抑制γ-氨基丁酸的降解，从而提高γ-氨基丁酸的浓度。

【适应证】抗癫痫，临床应用范围同丙戊酸钠。

【用法用量】成人常用量为400~600mg，每日3次，儿童每日每千克体重30mg。

【不良反应】丙戊酰胺的副作用与丙戊酸钠的副作用相似，但较少。有食欲不振、恶心、头晕、头痛、乏力、皮疹等反应，多数1周后自行消失。

【药物相互作用】同丙戊酸钠。

【注意事项】基本同丙戊酸钠。

【制剂】片剂：0.1g；0.2g。栓剂：400mg。

【包装】10粒/板，2板/盒，30粒/瓶；（栓剂）10枚/盒。

拉莫三嗪 Lamotrigine

【商品名】利必通，那蒙特金。

【药代动力学】本品口服吸收快而完全，不受食物影响，生物利用度为98%。达峰时间为0.5~5.0小时，平均2~3小时，血浆蛋白结合率约55%，表观分布容积为0.9~1.3/kg，半衰期为6.4~30.4小时（平均12.6小时）。与其他抗癫痫药合用时，将改变本品代谢，如与酶诱导剂卡马西平、苯妥英合用时，平均半衰期缩短约一半；与酶抑制剂丙戊酸合用，平均半衰期约增加1倍，为11.2~51.6小时（平均27小时）。本品在肝脏代谢，其消除主要以葡萄糖醛酸结合的形式由肾脏排出，尿中排出的原形药少于10%，2%通过粪便排泄。代谢产物无生物活性。

【药理作用】本品为电压敏感性钠通道阻滞剂，

通过减少钠通道的钠内流而增加神经元的稳定性。在体外培养神经元中,可抑制兴奋性神经递质谷氨酸诱发的暴发性放电;阻滞癫痫病灶快速放电和神经元去极化,但不影响正常神经兴奋传导。

【适应证】本品用于成人和 12 岁以上儿童复杂部分性发作或全身强直阵挛性癫痫发作的辅助治疗。作为辅助治疗用于难治性癫痫时,可用于 2 岁以上儿童及成人。

【用法用量】(1)单独使用:初始剂量 25mg,每日 1 次。2 周后可增至 50mg,每日 1 次,2 周后可酌情增加剂量,最大增加量为 50~100mg,此后,每隔 1~2 周可增加剂量 1 次,直至达到最佳疗效,一般需经 6~8 周。通常有效维持量为每日 100~200mg,分 1~2 次服用。

(2)与丙戊酸合用:成人和 12 岁以上儿童,初始剂量 25mg,隔日 1 次,第 3、第 4 周开始改为 25mg,每日 1 次。此后每 1~2 周可增加 25~50mg,直至达到维持剂量为每日 100~150mg。与具酶诱导作用的抗癫痫药合用:初始剂量 50mg,每日 1 次,服药 2 周后可增至每日 100mg,分 2 次服用,2 周后酌情增加剂量,最大增加量为 100mg,此后每隔 1~2 周可增加剂量 1 次,直至达到最佳疗效。通常最佳维持量为每日 200~400mg,分 2 次服用。

(3)2~12 岁儿童:与丙戊酸合用,初始剂量为 0.2mg/(kg·d),每日 1 次,2 周后增至 0.5mg/(kg·d),每日 1 次,再 2 周后酌情增加剂量,最大增加量为 0.5~1mg/kg,此后每隔 1~2 周可增加剂量 1 次,直至达到最佳疗效,通常维持量为 1~2mg/(kg·d),1 次或分 2 次服用。与具酶诱导作用的抗癫痫药合用:初始剂量为 2mg/(kg·d),分 2 次服用,2 周后增至 5mg/(kg·d),分 2 次服用。再 2 周后酌情增加剂量,最大增加量为 2~3mg/kg。此后每隔 1~2 周可增加剂量 1 次,直至达到最佳疗效。通常有效维持量为 10mg/(kg·d),分 2 次服用,最大剂量为每日 400mg。

【不良反应】常见的不良反应包括:头痛、头晕、嗜睡、视物模糊、复视、共济失调、皮疹、便秘、恶心、呕吐;较少见的不良反应有变态反应、面部皮肤水肿、肢体坏死、腹胀、光敏性皮炎、食欲不振、体重减轻和自杀企图等;罕见出现严重的有致命危险的皮肤不良反应(如 Steven-Johnson 综合征)、Lyell 综合征、弥散性血管内凝血、多器官衰竭。

【药物相互作用】(1)禁用于对本品过敏者。

(2)慎用于孕妇、哺乳期妇女,服药期间避免驾车及从事机械操作。

(3)不宜突然停药,因可能引起癫痫反弹发作,应在 2 周内逐渐减少剂量,但服药时如出现皮疹等过敏反应,应立即停药。

(4)一般不影响其他抗癫痫药的药代动力学特点,但合用时最好监测这些药物的血药浓度。

【注意事项】对拉莫三嗪过敏的患者禁用。在用本品治疗的前 8 周,如果儿童出现皮疹和发热症状,应该考虑有药物反应的可能性。发生皮疹总的危险性与下列因素有关:拉莫三嗪的初始剂量太高和随后增加的剂量超过推荐剂量,同时应用丙戊酸钠。出现皮疹的所有病人(成人和儿童)都应迅速被评估,并立即停用拉莫三嗪,除非可确诊皮疹与此药无关。

【制剂】片剂:25mg;100mg;150mg;200mg。

【包装】30 片/盒。

扑米酮　Primidone

【商品名】扑痫酮,去氧苯巴比妥,美苏林,米苏林。

【药代动力学】本品口服易吸收,其蛋白结合程度很低,用单剂量后 T_{max} 为 2~5 小时,有效血药浓度为 5~10mg/L,Css 的时间为 4~7 天,半衰期为 3~12 小时,大部分扑米酮是以原形从肾中排出。

【药理作用】本品为抗癫痫药。在体内的主要代谢产物为苯巴比妥共同发挥作用。体外电生理实验见其使神经细胞的氯离子通道开放,细胞过极化,拟似 γ-氨基丁酸(GABA)的作用。在治疗浓度时可降低谷氨酸的兴奋作用,加强 γ-氨基丁酸的抑制作用,抑制中枢神经系统单突触和多突触传递,导致整个神经细胞兴奋性降低,提高运动皮质电刺激阈,使发作阈值提高,还可以抑制致痫灶放电的传播。

【适应证】(1)治疗癫痫:主要用于全面性癫痫发作,对单纯部分性发作、复杂部分性发作也有疗效,少数自主神经发作或肌阵挛发作也可试用。

(2)治疗 Q-T 间期延长综合征。

【用法用量】(1)治疗癫痫:成人常用剂量为250～500mg,每日3次;儿童每日15～25mg/kg,分2～3次口服,开始宜小剂量,以后逐渐增加直至达最大疗效,维持量每日10～20mg/kg。

(2)治疗Q-T间期延长综合征:开始每次口服0.1g,每日3次,数日后可增至每次0.25g,每日3次,可连服3～4个月。必要时可加用普萘洛尔每次10mg,每日3次。

【不良反应】(1)神经系统:常见的有嗜睡、眩晕、震颤、共济失调,多因开始剂量过大所致,缓慢增加剂量可减少发生率。偶有锥体外系症状,长期服用可引起多发性周围神经病和全眼肌麻痹。

(2)皮肤:偶有皮疹、过敏性皮炎、剥脱性皮炎。

(3)血液系统:可有叶酸缺乏、巨红细胞性贫血、再生障碍性贫血、白细胞减少、血小板减少、淋巴腺炎。

(4)其他:可有恶心、呕吐、肝功能受损、甲状腺功能低下、血糖增高、骨质疏松、佝偻病、阳痿。

【药物相互作用】(1)与苯巴比妥合用,可增高苯巴比妥血浓度,长期合并用药,有可能导致苯巴比妥中毒。

(2)与丙戊酸钠合用,可增高扑米酮的血浓度,丙戊酸钠的血浓度降低。

(3)与地西泮合用,可相互增强作用。

(4)长期服用扑米酮可致叶酸血清浓度降低。

(5)与维生素B_{12}合用,可减少维生素B_{12}的胃肠道吸收。

(6)与抗组胺药合用,可相互增强作用。

【注意事项】(1)孕妇、血小板减少性紫癜、肝肾功能不全及对本品过敏者禁用。

(2)下列情况慎用:肝肾功能不全者(可引起本品在体内的蓄积);有卟啉病者(可引起新的发作);哮喘、肺气肿或其他可能加重呼吸困难或气道不畅等呼吸系统疾患。

(3)其他:可引起轻微脑功能障碍的疾病。

【制剂】片剂:0.05g;0.1g;0.25g。

【包装】100片/瓶。

第三节　锥体外系疾病用药

一、拟多巴胺类药物

左旋多巴　Levodopa

【商品名】3,4-二羟基苯丙氨酸,左多巴。

【药代动力学】本品口服吸收迅速,口服后约80%由小肠吸收,空腹服用后T_{max}为1～3小时,血浆半衰期为1～3小时。吸收入血的左旋多巴约98%被外周广泛存在的多巴脱羧酶转变为多巴胺,多巴胺不易透过血-脑屏障;仅1%左右的左旋多巴进入中枢神经系统转化为多巴胺而发挥作用。多巴胺在体内除少量转化为去甲肾上腺素和肾上腺素外,大部分在其发挥药理作用的同时在儿茶酚胺氧位甲基转移酶和单胺氧化酶联合作用下,被代谢成二羟苯乙酸和高香草酸,还有一部分转化为黑色素、3-甲氧基多巴。以上代谢产物均由肾脏迅速排泄。

【药理作用】左旋多巴本身缺乏显著药理作用,但其作为多巴胺、去甲肾上腺素等的前体之一,透过血-脑屏障进入中枢神经系统后,被多巴胺能神经元摄取,经多巴脱羧后转化成多巴胺,作为神经递质贮存于此,被释放后作用于多巴胺受体而发挥作用。

【适应证】(1)治疗震颤麻痹:左旋多巴是目前治疗震颤麻痹的最有效药物之一。震颤麻痹患者黑质及黑质纹状体通路变性,多巴胺合成降低从而导致纹状体中多巴胺不足,而引起本病。近年来的治疗思路多在努力补充外源性多巴胺,然而多巴胺本身不易透过血-脑屏障,所以选择其能透过血-脑屏障的前体药物左旋多巴进行治疗,左旋多巴进入脑内后脱羧而成为多巴胺发挥药理作用。左旋多巴可有效地改善震颤麻痹的各种症状,初期疗效可达80%～90%。尤其对运动减少的疗效比改善震颤或肌强直更好。运动障碍的症状明显改善,面部表情好转,步态灵活,发音改善,工作和生活质量提高;流涎、皮脂溢出、性功能低下等自主神经症状明显好转；对精神异常也有效。但对震颤疗效差。左旋多巴在治疗震颤麻痹时，由于大部分在多巴脱羧酶的作用下在脑外变成多巴胺而消耗掉，同时不良反应增多。从左旋多巴的药代动力学和临床验证来看，加用多巴脱羧酶抑制剂可使进入到中枢神经系统的左旋多巴明显增加。因此，目前多应用左旋多巴-多巴脱羧酶抑制剂混合的复方制剂。多巴脱羧酶抑制剂不易通过血-脑屏障，合并使用时，选择地抑制外周的多巴脱羧酶，使血中有更多的左旋多巴进入到中枢神经系统转变成多巴胺。因此，既可减少左旋多巴的用量(75%～80%)，同时也减少了胃肠道等外周副作用。目前临床常用的左旋多巴-多巴脱羧酶抑制剂有：①美多巴(复方左旋多巴、多巴丝肼、复方多巴、复方苄丝肼、复方色拉肼、复方羟苄丝肼、苄丝肼多巴、Madopar、Leodropa Composita、Serazidum Compositum、Benserazide Compound)：为左旋多巴与苄丝肼按 4:1 的含量混合而成，每粒 125mg 或 250mg，含左旋多巴 100mg 或 200mg 及苄丝肼 25mg 或 50mg。开始第 1 周每日 125mg，以后每隔 1 周每日增加 125mg，最大量不超过 1g，分 3～4 次服用。美多巴的疗效与左旋多巴相近，但外周副作用明显减少，不自主运动和"开关"反应减轻，恶心、呕吐很少出现。②复方卡比多巴(信尼麦、心宁美、卡比多巴肼、复方甲基多巴肼、Sinemet、Carbidopa Composita、Lodosyn、L-α-Methyldopahydrazine Compound、MK486Co)：为左旋多巴与卡比多巴按 10:1 或 4:1 的含量混合而成。每粒 275mg(250mg:25mg)、110mg(100mg:10mg)、125mg(100mg:25mg)。开始时每次口服 110mg 片剂半片，每日 2～3 次，以后每日增加 110mg 片剂 1 片；直至每日 275mg 片剂 3～4 片。达此剂量仍无效时，可改用每日 375～500mg。③帕金宁控释片：是卡比多巴和左旋多巴按 1:4 比例混合而制成的控释片，每粒 250mg(50mg:200mg)，轻、中度患者，初始剂量为帕金宁控释片 250mg，每日 2～3 次。初始剂量每日不得超过 600mg，给药间隔不能少于 6 小时。根据病情控制情况，决定每次用量。此剂型疗效与信尼麦相同，但用药次数减少，且"开关"现象改善率和日常活动能力好于信尼麦。经临床治疗观察控释剂型和普通剂型临床效果差异不大。

(2)治疗肝昏迷：不少学者认为，肝昏迷的出现是由于中枢神经递质异常(包括伪递质如羟苯乙醇胺和苯乙醇胺等的形成，或中枢神经递质不足)，影响中枢神经冲动的传导所致。左旋多巴通过血-脑屏障后，在脑内脱羧形成多巴胺，使脑内多巴胺增多，取代伪递质，使神经传导功能恢复正常，肝昏迷得到改善。

(3)治疗充血性心力衰竭。

(4)治疗消化性溃疡：溃疡病患者往往有交感神经系统张力和反应性降低，且溃疡恶化时病人尿中去甲肾上腺素、多巴胺和多巴排泄量减少。左旋多巴可加强交感神经张力和反应，用于溃疡病恢复期，可加速溃疡的愈合。

(5)治疗精神病：左旋多巴能明显改善脑梗死后的精神症状。对用抗精神病药物治疗无效的精神病患者加用左旋多巴，可改善表情迟钝、焦虑、紧张、抑郁等症状。

(6)治疗不宁腿综合征。

(7)治疗各种神经肌肉障碍性疾病：左旋多巴对各种神经肌肉障碍性疾病均有一定疗效。

(8)治疗神经痛：早期服用左旋多巴可缓解神经痛。

(9)促进小儿生长发育：左旋多巴可通过促进生长激素的分泌，加速小儿骨骼的生长发育。用左旋多巴治疗垂体功能低下患儿。

(10)治疗高泌乳素血症：左旋多巴可抑制下丘脑的促甲状腺激素释放激素，兴奋泌乳素释放抑制因子，因而减少泌乳素的分泌，用于治疗高泌乳素血症，对乳溢症有一定疗效。亦可用于溢乳闭经症，缓解乳腺癌骨转移的骨痛等。

(11)治疗脱毛症：左旋多巴对脱毛症有一定疗效。其机制可能是增加血液到组织的儿茶酚胺浓度，促进毛发生长。

【用法用量】(1)治疗震颤麻痹：开始时剂量为每次 0.25g，每日 1～2 次；以后每隔 2～4 日将每日剂量增加 0.25g，并酌情增加每日服药次数。一般成人有效维持量为每日 3～5g，分 3～5 次饭后服用。一般需连续用药 2～3 周后才开始见效。

(2)治疗肝昏迷：每日用左旋多巴 0.2～1.2g 加入 5%葡萄糖注射液 500～1000ml 中缓慢静滴；或每日 2～6g，分 2～4 次口服；或每次 2～5g 溶于生理盐水中经鼻饲灌注或保留灌肠。

（3）治疗充血性心力衰竭。

（4）治疗消化性溃疡：每次0.25g，每日2～3次。

（5）治疗精神病：口服，每次0.5～1g，每日3次，精神症状可获改善。对用抗精神病药物治疗无效的精神病患者加用左旋多巴，每次0.2g，维生素B_6 30mg，连用12周。

（6）治疗不宁腿综合征：左旋多巴50～100mg，睡前服用，1周内症状可完全缓解，有效率达85%。

（7）治疗各种神经肌肉障碍性疾病：125mg，每日2次，每3～5日增加100～125mg，最大量每日2g，有效率为75%。也可用苯海索加左旋多巴（250mg，每日3次），治疗家族性痉挛截瘫，疗效确切。

（8）治疗神经痛：治疗带状疱疹引起的神经痛，可用左旋多巴100mg，或合并服用苄丝肼25mg，每日3次，连用10天，用药后带状疱疹神经痛很快减轻，并减少疱疹后神经痛的发生。治疗血管神经性头痛、坐骨神经痛、三叉神经痛：250mg，每日3～4次。

（9）促进小儿生长发育：用左旋多巴治疗垂体功能低下患儿，15mg/kg，每日4次，半年后83%的患儿生长速度明显增加，血清生长激素水平也升高。

（10）治疗高泌乳素血症：口服左旋多巴500mg，每日4次。对乳溢症有一定疗效。亦可用于溢乳闭经症，缓解乳腺癌骨转移的骨痛等。

（11）治疗脱毛症：口服左旋多巴300mg，每日3次，连用数周至数月。

【不良反应】左旋多巴不良反应较多，多是由于多巴脱羧后转变为多巴胺而引起，其反应程度常与剂量有关。适当调节剂量可使副作用减轻。

（1）胃肠道反应：80%以上病人有胃肠道反应，如厌食、恶心等。多在开始用药数周内出现，经过一段时间治疗后，由于对其产生耐受性，上述反应可减轻或消失。长期用药后少数病人可见胃肠道出血、胃溃疡、胃肠胀气、便秘、腹泻、呕吐等。饭后服用或加用外周脱羧酶抑制剂，可减轻上述反应。

（2）运动障碍：发生率较高，欧美文献报告为70%～90%，日本文献为30%～50%。运动障碍分2型：①高龄起病患者易发生口唇、下颌宛如咀嚼样运动，伴头、颈前后摆动、左右摆动或不规则扭动，以及蹙额、皱眉、吐舌、点头等多种头面部不自主运动，也有人称之为多巴胺诱导性口舌运动障碍；②起病年龄较轻者多出现四肢剧烈的冲击样、舞蹈样或肌张力障碍样异常运动，由此而影响日常生活，称为多巴胺诱导性肢体运动障碍。这两类运动障碍大多于持续服左旋多巴后数月至数年以后发生；用药半年以上的患者约50%，2年以上者80%可发生这种反应。一般在口服左旋多巴制剂30～60分钟后出现，持续2～3小时消失；减量或停药后可改善或消失。故出现这种反应时意味着左旋多巴的最大耐受量已达到，不能再加大剂量。如左旋多巴制剂减量或更换其他药物后仍持续存在，则可考虑加服舒必利或硫必利治疗。

（3）开关现象：常见于服大剂量左旋多巴制剂后疗效显著、起病较轻的震颤麻痹患者。患者可突然短暂性少动（关状态），持续10分钟至数小时后，又突然自然恢复良好状态（开状态）。这种现象发作可数天1次或1天数次，少数病人出现开关状态时必定出现运动障碍，称Yo-Yo-Ing现象。该现象常在治疗后9～10个月出现，随着疗程延长，反应率也增加，治疗2年后其发生率可达40%。一旦出现开关现象，左旋多巴制剂应减量或停用1～2周，亦可改用多巴胺受体激动剂、抗胆碱能药等其他抗震颤麻痹药。

（4）日内波动现象：有统计发生率为持续服用3年约10%、5年约20%、8年约80%。这可能是因纹状体多巴胺受体对多巴胺敏感阈值较窄的缘故。当服左旋多巴制剂后多巴胺浓度高峰时，出现运动障碍；当多巴胺浓度降低时反转为无动状态，产生日内运动症状的显著波动。适当调整服用时间与方法，即小剂量分多次服用，可减轻日内波动现象。

（5）冻结现象：无论在走路、饮食或会话时，迈第一步、挟第一筷、讲第一句话均产生困难，宛如冻结状态。可口服去甲肾上腺素之前体L-Threo-Dops每日400～600mg。

（6）精神行为异常：较常见的为不安、失眠或噩梦、抑郁，少数可发生幻觉、妄想、谵妄、躁狂及严重抑郁。这些反应可能与药物对边缘系统的影响有关。

(7)心血管系统反应:约30%病人可出现体位性低血压,常无症状,部分病人可产生眩晕甚至晕厥。体位性低血压一般在增加左旋多巴剂量的过程中出现,治疗2~3个月后部分病人可消失。偶可致心律失常、心绞痛、心肌梗死等。加用脑外脱羧酶抑制剂或β-肾上腺素受体阻断剂如普萘洛尔等,皆可降低其心律失常发生率或纠正不良反应。高血压病人应用左旋多巴时应适当减少降压药用量。

(8)肝损害:长期应用左旋多巴对肝脏有害,可发生黄疸、转氨酶升高。

(9)眼损害:少数病人可出现瞳孔扩大,并可诱发青光眼。

(10)其他:长期应用可引起嗅、味觉改变或消失,唾液、尿液及阴道分泌物变棕色;青春期应用可使第二性征过度发育,增强性功能。

(11)高血压、糖尿病、心律失常、精神病、闭角型青光眼患者禁用。

【药物相互作用】下列药物与左旋多巴合用可增加其疗效:

(1)苯海索:因其具有抗胆碱作用,抑制纹状体的胆碱能神经元的相对亢进,故合用时可增强疗效。但苯海索可延迟胃排空,使左旋多巴更易被胃酸破坏,并阻碍其胃肠道吸收,使其减效。故两药合用给药时间应间隔2~5小时。

(2)金刚烷胺:能促进纹状体释放多巴胺,或延缓多巴胺的代谢破坏,合用可使左旋多巴较快达到最佳治疗量,增强治疗震颤麻痹的疗效。

(3)溴隐亭:两药合用对治疗震颤麻痹有协同作用,减少左旋多巴的用量,减少左旋多巴引起的"开关"现象和不自主运动。

(4)麦角乙脲:能直接兴奋纹状体多巴胺受体,合用治疗震颤麻痹效果明显。两药合用适于对单用左旋多巴疗效欠佳及重度震颤麻痹患者。

(5)多巴脱羧酶抑制剂:本品不能通过血-脑屏障,故在外周抑制左旋多巴脱羧而成为多巴胺,能增加进入到中枢神经系统的左旋多巴的量,合用可使左旋多巴的给药量减至1/5~1/3,减轻副作用。这也是临床上常用的治疗方法。

(6)普萘洛尔:可对抗多巴胺β受体兴奋作用,故可产生左旋多巴样作用,增强左旋多巴抗震颤麻痹的疗效,同时可减轻心律失常等不良反应。因对肢端肥大症病人,可增强左旋多巴促进生长激素分泌的作用,所以长期应用时应做血浆生长激素测定。

左旋多巴应避免与以下药物合用:

(1)全身麻醉药:易发生心血管意外。全麻前1天停用左旋多巴。

(2)苯妥英钠:可拮抗左旋多巴抗震颤麻痹作用。

(3)吩噻嗪类、丁酰苯类抗精神病药物:有阻断纹状体多巴胺受体作用,可诱发帕金森病或加重震颤麻痹的症状和体位性低血压。

(4)噻吨类抗精神病药物:可干扰中枢胺的作用过程,降低疗效。

(5)苯二氮䓬类药物:可使左旋多巴的作用减弱。

(6)三环抗抑郁药:此类药物可通过减慢胃排空而增加左旋多巴在胃肠道的降解灭活,降低其疗效。

(7)溴丙胺太林:可减少左旋多巴的胃肠道吸收,降低疗效。

(8)邻甲苯海明:可使左旋多巴的作用、副作用均增强。

(9)单胺氧化酶抑制剂:该类药物能抑制脑组织内的单胺氧化酶,使多巴胺等单胺物质不能被氧化破坏,合用可引起拟交感胺递质的大量释放,出现高血压、心律失常等不良反应,可用酚妥拉明治疗。

(10)拟交感胺类药物:可诱发高血压、心律失常。另外,左旋多巴可竞争性抑制拟交感胺类药物对α受体的作用。

(11)罂粟碱:可阻断多巴胺受体,合用可减弱左旋多巴的疗效。

(12)可乐定、甲基多巴:可拮抗震颤麻痹作用,甲基多巴可加重左旋多巴体位性低血压的副作用。

(13)利血平:连续服用利血平可使脑组织儿茶酚胺减少,脑内纹状体和黑质的多巴胺减少,出现震颤麻痹症状。合用相互拮抗,降低左旋多巴的疗效。

(14)胍乙啶:左旋多巴可增强胍乙啶的降压作用。

(15)铁剂:铁离子与左旋多巴中的酚羟基可产生络合效应,降低其疗效。

(16)碱性药物:左旋多巴、复方卡比多巴与碱性药物同服时,可在消化液中使相当部分左旋多巴、甲基多巴肼分子降解变成黑色素而失效。

(17)甲氧氯普胺:合用虽可加快左旋多巴的吸收,但可阻滞多巴胺受体而干扰其治疗效果。

(18)维生素 B_6:作为多巴脱羧酶的辅基,促进左旋多巴在外周转化为多巴胺,减少进入中枢神经系统的量,降低其疗效甚至完全失效。应限制食用富含维生素 B_6 的食物。当合用外周多巴脱羧剂时,可合用维生素 B_6,但在用于治疗心衰时加用维生素 B_6 可增强疗效。

(19)异丙嗪:可减弱左旋多巴的抗震颤麻痹疗效。

(20)高蛋白食物:在肠内分解时可产生大量阻碍左旋多巴吸收的氨基酸,因此使其药效降低。

【注意事项】消化性溃疡、高血压、精神病、糖尿病、心律失常及闭角型青光眼患者禁用。

【制剂】左旋多巴片剂:250mg。美多巴胶囊剂:125mg(左旋多巴100mg,苄丝肼25mg);250mg(左旋多巴200mg,苄丝肼50mg)。复方卡比多巴片剂:125/mg(左旋多巴100mg,卡比多巴25mg);275mg(左旋多巴250mg,卡比多巴25mg);110mg(左旋多巴100mg,卡比多巴10mg)。帕金宁控释片:250mg(左旋多巴200mg,卡比多巴50mg)。

【包装】每瓶100片;40片。

卡比多巴 Carbidopa

【商品名】α-甲基多巴肼,洛得新。

【药代动力学】口服后吸收 40%～70%,与血浆蛋白结合率约为 30%。有 50%～60%以原形或代谢产物由尿中排出。

【药理作用】卡比多巴为一种芳香族氨基酸脱羧酶抑制剂,其本身不能通过血-脑屏障,故可抑制外周的左旋多巴转化为多巴胺。实验已证明,卡比多巴可使外周左旋多巴含量增加 5～10 倍,因而进入到脑内的量也增多。

【适应证】常与左旋多巴合用治疗震颤麻痹和帕金森病。临床上已证明,两者合用,减少了左旋多巴的用量,不良反应发生率降低了,特别是胃肠道症状与中枢神经系统的副作用有明显改善。

【用法用量】复方制剂及用法用量见"左旋多巴"。

【不良反应】常见副作用:单用时极少,有恶心、呕吐、厌食、强直、失眠、肌痉挛及异常动作等。饭后或与食物同服,可避免恶心、呕吐等胃肠道反应。

【药物相互作用】(1)与左旋多巴合用,可减少其用量,减少副作用。合用治疗震颤麻痹时,可合用维生素 B_6,增加脑内左旋多巴转化为多巴胺的速度。

(2)卡比多巴不宜与金刚烷胺、苯托品、丙环定、苯海索合用。

【注意事项】妊娠期间、青光眼、精神病患者禁用。

【制剂】片剂:12.5mg。

【包装】60片/瓶;100片/瓶。

二、多巴胺能受体激动剂

溴隐亭 Bromocriptine

【商品名】溴麦亭,溴化麦角隐亭,溴麦角隐亭,溴克丁,麦角克碱,麦角环肽,溴麦角环肽,溴麦角克丁,抑乳停。

【药代动力学】本品口服吸收迅速,但由于肝脏的首关效应,使其吸收不完全,仅为28%。给药后 T_{max} 为 1～3 小时。与血浆蛋白结合率达 96%。血清半衰期为 3 小时左右,疗效维持约 14 小时。本品口服后个体差异较大。口服溴隐亭几乎全部由肝脏代谢或消除,约 90%经胆道排出体外,仅 2%经尿排出。

【药理作用】溴隐亭系多肽类麦角生物碱,为一特异性的中枢多巴胺受体激动剂,兴奋突触后多巴胺受体。一般剂量时激动 D_2 受体,发挥抗震颤麻痹作用;小剂量时激动突触前膜的 D_3 受体,使多巴胺释放减少,可用于治疗 Huntington 舞蹈病。它可激动垂体细胞的多巴胺受体,使垂体催乳素、生长激素释放减少。

【适应证】(1)治疗震颤麻痹:溴隐亭为中枢多巴胺受体兴奋剂,能直接兴奋锥体外系的多巴胺受体,用于治疗震颤麻痹疗效良好,具有半衰期长、疗效维持时间长、耐药性小的特点。对僵直、少动的重症患者效果明显,与左旋多巴合用还能明显减少左旋多巴引起的"开关"现象和运动障碍。

（2）治疗慢性精神分裂症和躁狂症：慢性精神分裂症，尤其是以阴性症状为主的精神病理基础，是多巴胺功能降低所致。溴隐亭为中枢多巴胺受体兴奋剂，能增强多巴胺受体的活性，故有效。

（3）治疗抑郁症：溴隐亭通过增强多巴胺能神经元的活性而对抑郁症有效。溴隐亭用于治疗抑郁性精神异常，效果良好。

（4）治疗抗精神病药恶性综合征：此综合征是抗精神病药物治疗中的严重并发症。溴隐亭对其有较好疗效。目前主张对需要抗精神病药物治疗又易发生抗精神病药物恶性综合征的患者合用溴隐亭以预防之。

（5）治疗可卡因戒断综合征：溴隐亭可有效地减轻可卡因的瘾欲和戒断的焦虑症状。

（6）治疗高泌乳素血症和泌乳素瘤：溴隐亭用于治疗泌乳素瘤的疗效极为显著，其有效率可达 80%～90%。

（7）泌乳素瘤的术前准备和术后治疗：大泌乳素瘤采用放射线治疗和手术治疗时辅以口服溴隐亭可得到更为满意的效果，可使腺瘤缩小和垂体功能改善。

（8）用于退奶：溴隐亭因能抑制产后泌乳素分泌，用于退奶效果显著。

（9）用于无功能性垂体肿瘤：对手术、放疗有禁忌证的无功能性垂体肿瘤患者可使用溴隐亭。

（10）治疗男性性腺功能减退：溴隐亭对男性乳腺发育、阳痿、精液不足等有一定疗效。

（11）治疗妇女不孕症：溴隐亭对因高泌乳素血症引起的妇女不孕症疗效显著。用药后怀孕率可达 37.5%～81%。微腺瘤用药后的怀孕率为 70.3%，大腺瘤为 37.5%，并可有效地控制妊娠期间泌乳素瘤的迅速增长。有报道用溴隐亭治疗 212 例确诊为排卵障碍所致的妇女不孕症。

（12）治疗月经紊乱：月经不调、痛经、月经稀少等常与泌乳素分泌过多有关，溴隐亭通过抑制泌乳素的分泌，对其有一定疗效。

（13）治疗经前期综合征。

（14）治疗多囊卵巢综合征：溴隐亭可以使此症患者的黄体生成素的波动明显减弱，血清睾酮水平降低，卵巢功能恢复，月经转为正常，阻止多囊卵巢的发展。

（15）治疗乳腺疾病：溴隐亭通过抑制泌乳素分泌和减少其对促卵泡成熟激素的拮抗作用，恢复卵巢功能，治疗乳腺疾病，有一定疗效，如乳腺增生症、溢乳、产后回奶、产后乳腺炎等疾病。

（16）治疗垂体生长激素瘤：溴隐亭对生长激素（GH）瘤的疗效为 50%～80%。在正常情况下，溴隐亭能刺激下丘脑-垂体分泌生长激素，但对垂体瘤伴肢端肥大症者则通过兴奋垂体激素细胞上的多巴胺受体和拮抗 5-HT 作用，抑制其分泌生长激素，使血浆生长激素水平明显下降。

（17）治疗肢端肥大症：溴隐亭能抑制垂体生长激素的分泌，降低血生长激素水平，对肢端肥大症有良好疗效，其有效率达 70%～92%。同时还可使多数病人的糖耐量改善或恢复正常，减少胰岛素或口服降糖药的剂量。

（18）治疗库欣病：大多数库欣病由促皮质素瘤引起，少数为下丘脑分泌促性腺激素释放激素（GRH）异常。溴隐亭可降低促皮质素，故可用于治疗库欣病，其有效率为 30%～40%。

（19）治疗垂体性甲状腺功能亢进：本症主要靠手术治疗。对手术有禁忌者，可长期使用抗甲状腺药物加溴隐亭进行治疗，效果满意。溴隐亭是通过抑制垂体前叶促甲状腺素的释放而生效的。

（20）治疗糖尿病：溴隐亭对 1 型、2 型糖尿病和隐性糖尿病均有一定疗效，机制不明。1 型糖尿病加用溴隐亭后，胰岛素用量下降，血糖控制平稳，自然缓解率高。

（21）治疗肝性脑病：溴隐亭能激动突触后多巴胺受体，使神经传导加强，并能增加脑血流和脑代谢的作用，可有效地改善肝性脑病的临床症状。

（22）治疗青光眼：有学者认为，多巴胺受体与眼内压的控制有关系。溴隐亭可激动多巴胺受体，降低眼内压而用于治疗青光眼。

（23）治疗特发性水肿：特发性水肿好发于生育期妇女。有人认为与周围多巴胺系统功能有关。溴隐亭可减轻每日增加的体重，迅速降低早、晚体重的区别。改善自觉症状，增加排尿量，并使直立位醛固酮分泌减少，降低醛固酮对直立位的反应。

（24）其他：溴隐亭可用于治疗 Huntington 舞蹈病、重症肌无力、肾小球肾炎、系统性红斑狼疮、多发性硬化、自身免疫性肠炎、功能性子宫出血、垂体促皮质素瘤、Nelson综合征、下丘脑性甲状腺功能减退等,但疗效不确切。

【用法用量】(1)治疗震颤麻痹:开始每次0.625mg,每日1～2次,每3～7日加0.625mg;或每日2.5mg,每周加2.5mg,直至每日7.5～30mg,至最佳疗效的最小剂量为止。

(2)治疗慢性精神分裂症和躁狂症:慢性精神分裂症,2～2.5mg,每日1次。小剂量溴隐亭(每日7.5mg)对躁狂症有一定疗效。

(3)治疗抑郁症:每日5mg,1周后渐加至每日10～25mg,治疗4周,有效率76%。

(4)治疗可卡因戒断综合征:每次0.625mg,每日4次。用药后其戒断症状可获改善。

(5)治疗高泌乳素血症和泌乳素瘤:每日1.25～2.5mg,分3次睡前和餐间服用,以后渐增至维持量,每次2.5mg,每日2～3次,一般每日不超过15mg。

(6)用于无功能性垂体肿瘤:每日30～60mg,分次口服。用药1年以上可使肿瘤缩小。

(7)治疗男性性腺功能减退:口服,每日5～10mg。

(8)治疗妇女不孕症:小剂量、间断、短期用药,于月经第5天开始,1.25mg,每日2次;或2.5mg,睡前服用;连续服药至基础体温上升3～7天停药,结果每例用药周期平均为2.7个,妊娠率100%。

(9)治疗月经紊乱:月经不调、痛经、月经稀少等,口服,每次1.25～2.5mg,每日2～3次,但停药后复发率很高,可达70%～80%。

(10)治疗经前期综合征:口服,每次1.25～2.5mg,每日2～3次,可在月经周期第14天开始服用至月经来潮。

(11)治疗乳腺疾病:治疗乳腺增生,月经来潮后第5天开始服药至下次月经来潮,中间停药4天。第1周前3天,1.25mg,每日2次,后4天1.25mg,每日3次;第2周前3天,2.5mg,每日2次,后4天2.5mg,每日3次。一直维持到该周期结束。其他疾病,每次口服1.25～2.5mg,每日2～3次。乳腺炎需与抗生素合用。

(12)治疗垂体生长激素瘤:口服,每日10～60mg。

(13)治疗肢端肥大症:通常剂量开始时每次口服1.25～2.5mg,每日4次,最大剂量可达每日60mg。一般应每隔3个月测定生长激素的血浓度,以决定适宜的用量。溴隐亭治疗本症起效较慢,其最大疗效常需8～12周才出现。

(14)治疗多囊卵巢综合征:溴隐亭可使此症患者的黄体生成素的波动明显减弱,血清睾酮水平降低,卵巢功能恢复,月经转为正常,阻止多囊卵巢的发展。

(15)治疗垂体性甲亢:常用量为每日7.5mg。

(16)治疗肝性脑病:开始口服每日2.5mg,以后每隔3日递增2.5mg,直至每日达15mg作为维持量。一般用药为8～12周以上。

(17)治疗青光眼:可用其0.01%～0.05%滴眼剂滴眼,每日数次。

【不良反应】常见的主要不良反应有恶心、呕吐、厌食、便秘、腹痛、头痛、眩晕、疲倦和体位性低血压、多动症、运动障碍和精神症状,发生率达68%。少见的不良反应有口干、视力模糊、复视、胃肠道出血、烦躁、记忆力减退、性格异常、红斑性肢痛症、雷诺现象、心律失常等。多发生于治疗初期和高剂量时。连续用药后可减轻,与食物同服时也可减轻,约3%需中止用药。另外,长期(1年以上)大剂量(每日22.5mg以上)应用溴隐亭可出现肺及胸膜纤维化,其发生率为2%～3%,多见于老年人和吸烟患者。

【药物相互作用】溴隐亭可与以下药物配伍:

(1)左旋多巴:两药合用对治疗震颤麻痹有协同作用,可减少左旋多巴用量(应用溴隐亭10mg,需减少左旋多巴用量12.5%)。可减轻左旋多巴引起的"开关"现象和不自主运动,并可防止症状的日内变动。可用于对左旋多巴疗效不佳病人。

(2)胰岛素:溴隐亭可增强胰岛素治疗糖尿病的疗效,合用可使血糖控制平稳。

(3)抗甲状腺药物:溴隐亭可抑制垂体前叶促甲状腺素的释放,与抗甲状腺药物合用可明显增强治疗垂体性甲亢的疗效。

溴隐亭应避免与以下药物合用:

(1)吩噻嗪类、噻吨类、丁酰苯类抗精神病药物:上述药物均能明显升高血清泌乳素浓度,对抗溴隐亭的抗泌乳素分泌作用。然而溴隐亭可用于治疗抗精神病药物所致的溢乳,效果良好;与氟哌啶醇合用于治疗精神分裂症时有协同作用。

(2)降压药物:合用易致低血压。利舍平、甲基多巴等降压药物可升高血清泌乳素水平,对抗溴隐亭的抗泌乳素分泌作用。

(3)H_2 受体阻断剂:可明显升高血清泌乳素浓度,使溴隐亭减效。

(4)灰黄霉素:合用可减弱溴隐亭的作用。

(5)乙醇:乙醇可增强溴隐亭的不良反应。溴隐亭也增加患者对乙醇的敏感性。因此,应用溴隐亭治疗期间应避免饮酒或使用酒精作为溶媒的药物。

【注意事项】严重精神病史和患心肌梗死者禁用,周围血管疾病和消化道溃疡患者慎用。

【制剂】片剂:2.5mg。胶囊剂:10mg。

【包装】30片/盒。

α-二氢麦角隐亭 α-Dihydroergokryptine

【商品名】克瑞帕。

【药理作用】本品为一种麦角类多巴胺受体激动剂。

【适应证】本品主要用于治疗帕金森病及其帕金森综合征。

【用法用量】每日30~50mg,分3次服用。一般从小剂量开始,渐增剂量至疗效满意。

【不良反应】参见溴隐亭。

【临床评价】本品疗效优于溴隐亭,且用量少、维持较好、疗效时间长、副作用少。可作为溴隐亭的替代治疗药物。

【制剂】片剂:2.5mg;5mg;20mg。

罗匹尼罗 Ropinirole

【商品名】罗平尼咯。

【药理作用】罗匹尼罗是一种非麦角类选择性D_2受体激动剂。还可作用于下丘脑和垂体来抑制泌乳素的分泌。

【适应证】(1)适用于治疗特发性帕金森病。

(2)单独用于治疗帕金森病。

(3)与左旋多巴合用,可控制"开关"现象,并可减少左旋多巴总量。

【用法用量】口服。每日常用有效量为3~9mg,分3次服用。如与左旋多巴合用,应将左旋多巴减量20%。停用罗匹尼罗须逐渐减量,约需1周。

【不良反应】(1)最常见的不良反应是恶心、嗜睡、下肢水肿、腹痛、呕吐和惊厥。偶见症状性低血压和心动过缓。

(2)轻至中度肾功能损害病人(肌酐清除率为30~50ml/分钟)或肝功能损害病人,无需调整剂量。

【药物相互作用】(1)神经安定药和其他具有中枢活性的多巴胺拮抗剂如舒必利或甲氧氯普胺合用,可降低罗匹尼罗的作用,应避免与此类药物合用。

(2)罗匹尼罗与细胞色素 P450 酶 CYP1A2 的底物(如茶碱)或抑制剂(如环丙沙星、氟伏沙明和西咪替丁)合用时,应减少用量;停用上述药物时,应适当增加剂量。

(3)高剂量雌激素可提高罗匹尼罗的血浆浓度,而对接受激素替代治疗(HRT)的病人,罗匹尼罗有相同的变化。因此,如罗匹尼罗治疗期间,开始或停止 HRT,均需作剂量调整。

【注意事项】禁用于严重肾功能损害(肌酐清除率<30ml/分钟)或肝功能损害病人。禁用于怀孕、哺乳和可能怀孕的女性。对罗匹尼罗过敏者禁用。

【制剂】片剂:0.25mg;1mg;2mg。

【包装】30粒/盒;20片/盒。

吡贝地尔 Piribedil

【商品名】泰舒达。

【药代动力学】该药经胃肠吸收迅速,口服后1小时达到血浆峰值浓度,然后血浓度下降成双相,半衰期为1.7~6.9小时。

【药理作用】吡贝地尔为一种选择性多巴胺D_2、D_3受体激动剂。可刺激大脑黑质纹状体突触后的D_2受体及中脑通路的D_1、D_2受体。

【适应证】本品主要用于治疗帕金森病及其综合征,可单用或与左旋多巴合用。对震颤的控制效果较好。

【用法用量】从小剂量开始,逐渐增加。单独治疗:每次50mg,每日3次,维持量每日150~250mg,分3~4次餐后服用。合并用药:从每日

50mg 开始，剂量渐增，一般维持量为每日 50～150mg。

【不良反应】偶有胃肠不适，如消化不良、恶心、呕吐、胀气等。少见血压异常（体位性低血压）或瞌睡。

【药物相互作用】避免与中枢性多巴胺能拮抗剂合用。

【注意事项】心肌梗死及其他严重心血管病病人禁用。孕妇不宜使用。药物应在进餐结束时服用，不可嚼服。

【制剂】缓释片剂：50mg。

【包装】15 片/盒。

盐酸普拉克索 Pramipexole Hydrochloride

【商品名】森福罗，米拉帕。

【药代动力学】普拉克索口服吸收迅速完全。绝对生物利用度高于 90%，最大血浆浓度在服药后 1～3 小时出现。与食物一起服用，不会降低普拉克索吸收的程度，但会降低其吸收速率。普拉克索显示出线性动力学特点，患者间血浆水平差异很小。

在人体内，普拉克索的血浆蛋白结合度很低（小于 20%），分布容积很大（400L）。可观察到药物在大鼠脑组织中的浓度很高（大约为血浆浓度的 8 倍）。普拉克索在男性体内的代谢程度很低。以原形从肾脏排泄是普拉克索的主要清除途径。^{14}C 标记的药物大约有 90% 是通过肾排泄的，粪便中的药物少于 2%。普拉克索的总清除率大约为 500ml/分钟，肾脏清除率大约为 400ml/分钟。年轻人和老年人的普拉克索清除半衰期为 8～12 小时。

【药理作用】普拉克索是一种非麦角类多巴胺激动剂。体外研究显示，普拉克索对 D_2 受体的特异性较高并具有完全的内在活性，对 D_3 受体的亲和力高于 D_2 和 D_4 受体。普拉克索治疗帕金森病的确切机制尚不清楚，目前认为与激活纹状体的多巴胺受体有关。动物电生理实验显示，普拉克索可通过激活纹状体与黑质的多巴胺受体而影响纹状体神经元的放电频率。

【适应证】本品用来治疗特发性帕金森病的症状和体征，单独（无左旋多巴）或与左旋多巴联用。例如，在疾病后期左旋多巴的疗效逐渐减弱或者出现变化和波动时（剂末现象或"开关"波动），需要应用本品。

【用法用量】口服用药，用水吞服，伴随或不伴随进食均可。每日 3 次。

初始治疗：起始剂量为每日 0.375mg，然后每 5～7 日增加 1 次剂量。如果患者可以耐受，应增加剂量以达到最大疗效。如果需要进一步增加剂量，应该以周为单位，每周加量 1 次，每次日剂量增加 0.75mg，每日最大剂量为 4.5mg。然而，应该注意的是，每日剂量高于 1.5mg 时，嗜睡发生率增加。

维持治疗：个体剂量应该在每日 0.375～4.5mg。在剂量逐渐增加的 3 项重要研究中，从每日剂量为 1.5mg 开始，可以观察到药物疗效。作进一步剂量调整应根据临床反应和耐受性进行。在临床实验中有大约 5% 的患者每日服用剂量低于 1.5mg。当计划减少左旋多巴治疗时，每日服用剂量>1.5mg 对晚期帕金森病患者可能是有效的。在本品加量和维持治疗阶段，建议根据患者的个体反应减少左旋多巴量。

治疗终止：突然终止多巴胺能治疗会导致非神经阻断性恶性综合征发生。因此，应该以每日减少 0.75mg 的速度逐渐停止应用普拉克索，直到日剂量降至 0.75mg。此后，应每日减少 0.375mg。

肾功能损害患者的用药：普拉克索的清除依靠肾功能。对于初始治疗建议应用如下剂量方案：肌酐清除率高于 50ml/分钟的患者无需降低日剂量。肌酐清除率介于 20～50ml/分钟的患者，本品的初始日剂量应分 2 次服用，每次 0.125mg，每日 2 次。肌酐清除率低于 20ml/分钟的患者，本品的日剂量应一次服用，从每日 0.125mg 开始。如果在维持治疗阶段肾功能降低，则以与肌酐清除率下降相同的百分比降低本品的日剂量。例如，当肌酐清除率下降 30%，则本品的日剂量也减少 30%。

肝功能损害患者的用药：对肝功能衰竭的患者可能不需要急性剂量调整，因为所吸收的药物中大约 90% 是通过肾脏排泄的。然而，肝功能不全对本品药代动力学的潜在影响还未被阐明。

【不良反应】基于汇总的安慰剂对照实验，其中包括 1351 例服用本品的患者和 1131 例服用安慰剂的患者，分析显示两组都经常发生不良事件。88% 服用本品的患者和 83.6% 服用安慰剂的患者至少报告过一起不良事件。当本品日剂量高于

1.5mg时,嗜睡的发生率增加。与左旋多巴联用时最常见的不良反应是运动障碍。便秘、恶心和运动障碍往往随治疗进行逐渐消失。治疗初期可能发生低血压,尤其本品药量增加过快时。

下面是安慰剂对照实验中服用本品所发生的药物不良反应(数字为高于安慰剂的发生率):

精神障碍:常见(1%～10%)如失眠、幻觉、精神错乱。

神经系统异常:常见(1%～10%)如眩晕、运动障碍、嗜睡。

血管异常:不常见(0.1%～1%)如低血压。

胃肠道异常:常见(1%～10%)如恶心、便秘。

全身异常:常见(1%～10%)如外周水肿。

本品与嗜睡有关,与偶发的白天过度嗜睡及突然睡眠发作也有关。

本品可能与性欲异常有关(增加或降低)。

【药物相互作用】普拉克索与血浆蛋白的结合程度很低(低于20%),在男性体内几乎不发生生物转化。因此,普拉克索不可能与影响血浆蛋白结合的其他药物相互作用,也不可能通过生物转化清除,由于抗胆碱能药物主要通过生物转化清除,所以尽管普拉克索与抗胆碱能药物的相互作用还未被研究,但可推测这种相互作用的可能性非常有限,普拉克索与司来吉兰和左旋多巴没有药代动力学的相互作用。

西咪替丁可以使普拉克索的肾脏清除率降低约34%,可能是通过对肾小管阳离子分泌转运系统的抑制实现的。因此,导致这种主动的肾脏清除途径或通过这种途径清除的药物,如西咪替丁和金刚烷胺,可能与普拉克索发生相互作用并导致任何一种或两种药物的清除率降低。当这些药物与本品同时应用时,应考虑降低普拉克索剂量。

当本品与左旋多巴联用时,建议在增加本品剂量时降低左旋多巴的剂量,而其他抗帕金森病治疗药物的剂量保持不变。

由于可能的累加效应,患者在服用普拉克索的同时要慎用其他镇静药物或酒精。

普拉克索应避免与抗精神病药物同时应用。

【注意事项】(1)对普拉克索或产品中任何成分过敏者。

(2)当肾功能损害的患者服用本品时,建议参照【用法用量】减少剂量。幻觉为多巴胺能受体激动剂和左旋多巴治疗的副反应。应告知患者可能会发生幻觉(多为视觉上的)。对于晚期帕金森病,联合应用左旋多巴,可能会在本品的初始加量阶段发生运动障碍。如果发生上述副反应,应该减少左旋多巴用量。

(3)本品与嗜睡和突然睡眠发作有关,尤其对于帕金森病患者。在日常生活中的突然睡眠发作,有时没有意识或预兆,但是这种情况很少被报道。必须告知患者这种副反应,建议其在应用本品治疗的过程中要谨慎驾驶车辆或操作机器。已经发生嗜睡和/或突然睡眠发作副反应的患者,必须避免驾驶或操作机器,而且应该考虑降低剂量或终止治疗。由于可能的累加效应,当患者在服用普拉克索时应慎用其他镇静类药物或酒精(将对驾驶和操作机器能力的影响)。

(4)有精神障碍的患者,如果潜在的益处大于风险,应仅用多巴胺能受体激动剂进行治疗。

(5)普拉克索应避免与抗精神病药物同时应用。

(6)应定期或在发生视觉异常时进行眼科检查。

(7)应注意伴随严重心血管疾病的患者。由于多巴胺能治疗与体位性低血压发生有关,建议监测血压,尤其在治疗初期。

(8)已报道突然终止多巴胺能治疗时会发生非神经阻断性恶性综合征的症状。

(9)对驾驶和操作机器能力的影响。

(10)可能发生幻觉或嗜睡。

(11)必须告知服用本品并出现嗜睡和/或突然睡眠发作的患者,要避免驾驶车辆或参加那些因为警觉性削弱可能会使他们自己或其他人处于遭受严重伤害或死亡危险的活动(如操作机器时),直至这种复发性的发作和嗜睡症状已经消失。

【孕妇及哺乳期妇女用药】普拉克索对人妊娠期和哺乳期的影响还未被研究。本品禁用于妊娠期,除非确实需要,如对胎儿潜在的益处大于风险时。由于本品抑制人催乳素的分泌,因此其抑制泌乳,本品是否可分泌到妇女乳汁中还未作研究。由于缺乏人体数据,应尽可能不在哺乳期内应用本品。然而,如果其应用不可避免的话,应终止哺乳。

【儿童用药】本品尚无儿童用药的安全性及有效性数据。

【老年患者用药】老年用药无特殊注意事项。

【制剂】片剂：0.125mg；0.25mg；1.0mg；1.5mg。

【包装】10片/盒；30片/盒。

三、单胺氧化酶（MAO）抑制剂

盐酸司来吉兰　Selegiline Hydrochloride

【商品名】塞利吉林，司来吉林，优麦克斯，咪多吡，丙炔苯丙胺。

【药代动力学】本品口服后迅速被吸收，并迅速通过血-脑屏障，在脑内形成高浓度。本品在体内代谢迅速。

【药理作用】本品为选择性的单胺氧化酶B（MAOB）抑制剂，能抑制多巴胺受体突触前膜对多巴胺的再吸收，增加多巴胺的储存，以加强脑中多巴胺能作用。本品生理作用是由于不可逆的抑制MAOB，因而其作用时间大大地长于其在体内从吸收到代谢及排出体外的时间，每日口服1次即可取得良好效果。

【适应证】用于治疗帕金森病及其帕金森综合征，且多与左旋多巴共同使用。

【用法用量】当已确定左旋多巴的最佳剂量时，可在早晨加服本品5mg的起始剂量，如症状严重并有"开关"反应，而每日5mg效果不显著，可在每晨增加至10mg。

【不良反应】可见口干、恶心、低血压、肝脏转氨酶暂时性增高等。偶有焦虑、幻觉、运动障碍等。与左旋多巴合用时易出现上述现象。

【药物相互作用】（1）本品可增强左旋多巴的副作用，增加哌替啶和其他阿片类药的毒性及氟西汀的作用。

（2）本品与氟西汀同时服用有报告产生严重反应，如共济失调、震颤、高热、高/低血压、惊厥、心悸、流汗、脸红、眩晕及精神变化（激越、错乱及幻觉），演变至谵妄及昏迷。

（3）本品与其他两种5-羟色胺再摄取抑制剂舍曲林及帕罗西汀同时服用也有类似报道，并且相互作用机制并不清楚，这些药物及本品应避免同时服用。

（4）要留意本品与间接拟交感神经药相互作用所引起的理论上高血压反应。

（5）本品与非选择性单胺氧化酶抑制剂合用，可能引起严重低血压。

（6）同时与单胺氧化酶A抑制剂吗氯贝胺服用并无耐药问题的报告。本品与吗氯贝胺不能同时服用。

（7）本品与三环类抗抑郁药同用时要小心，曾报道有严重中枢神经症状，出现高热、震颤及激越的死亡报告。其他报道同时服用本品及三环类抗抑郁药的不良反应有：高/低血压、眩晕、出汗增加、震颤、抽搐、行为及精神改变。由于相互作用机制尚未清楚，故同时服用这些药物时要谨慎。

【注意事项】（1）对本品过敏，非多巴胺缺乏的锥体外系综合征禁用。

（2）胃及十二指肠溃疡、高血压、心律失常、精神病患者慎用。

（3）同时服用此类药品（MAOA及MAOB抑制剂）及酪氨类物质（含酪氨食品，如发酵食品及饮料、香肠、腌肉类、野味、动物肝脏、牛肉汤、咸鱼、豆类及豌豆、德国腌菜及酵母制品），会轻度增加高血压反应。

（4）由于氟西汀及其代谢产物的半衰期较长，氟西汀停药最少5周后才可开始服用本品。本品及其代谢产物半衰期短，停药2周后即可开始服用氟西汀。

【制剂】片剂：5mg。

【包装】10片/盒；30片/盒。

四、儿茶酚氧位甲基转移酶抑制剂

托卡朋　Tolcapone

【商品名】答是美。

【药理作用】本品为选择性儿茶酚胺氧位甲基转移酶（COMT）抑制剂，在脑内、脑外均起作用，可阻止多巴转变成3-O-甲基多巴，3-O-甲基多巴能与左旋多巴竞争入脑，其含量降低可促进左旋多巴进入脑内而加强左旋多巴疗效。

【适应证】本品适用于帕金森病及其综合征，为左旋多巴的辅助用药。对左旋多巴治疗帕金森病时出现的"剂末药效减退"和"开关现象"有效。

【用法用量】口服。成人每次100～200mg，每日3次。必须与多巴胺同时服用。

【不良反应】常见的不良反应有运动障碍、失眠、恶心、呕吐及肝损害。偶见体位性低血压。

【注意事项】肝功能不良者慎用。

【制剂】片剂：100mg；200mg。

【包装】30片/瓶；100片/瓶。

恩他卡朋　Entacapone

【商品名】珂丹。

【药理作用】本品属于儿茶酚胺氧位甲基转移酶（COMT）抑制剂。它是一种可逆的、特异性的、主要作用于外周的COMT抑制剂，与左旋多巴制剂同时使用。本品通过抑制COMT酶减少左旋多巴代谢为3-氧位-甲基多巴（3-OMD）。使左旋多巴的生物利用度增加，并增加了脑内可利用的左旋多巴总量，这种作用已在临床试验中得到证实。临床试验显示，左旋多巴加用本品可延长"开"的时间达16%，缩短"关"的时间达24%。本品主要抑制周围组织中的COMT酶。红细胞内的COMT抑制作用与本品的血浆浓度密切相关，而体现了COMT抑制作用的可逆性。

【药代动力学】吸收：本品吸收的个体内与个体间差异很大。口服本品200mg，通常约1小时达到血浆峰值浓度。该药为广泛首过代谢。一次口服给药后的生物利用度约为35%。食物对本品的吸收没有显著影响。

分布：从胃肠道吸收后，本品迅速分布于外周组织，分布容积为20L。约92%的药物在β期清除，清除半衰期为30分钟。总清除率约为800ml/分钟。本品与血浆蛋白广泛结合，主要与白蛋白结合。在治疗浓度范围内，人血浆中未结合的部分约为2%。在治疗浓度，本品不置换其他与蛋白广泛结合的药物（如华法林、水杨酸、保泰松、地西泮），而这些药物中的任何一种在治疗浓度或更高浓度时亦不会对本品产生有显著意义的置换。

代谢：少量恩他卡朋的（E）异构体转变为（Z）异构体。（E）异构体占恩他卡朋 AUC 的95%。（Z）异构体和其他微量代谢产物占剩余的5%。

清除：本品的清除主要通过非肾脏代谢途径。据估计有80%～90%的药物经粪便排泄，但未在人类中证实。10%～20%本品通过尿排泄，仅微量以原形在尿中出现。尿中排出的药物大部分（95%）与葡萄糖醛酸结合。尿中发现的代谢产物仅约1%经过氧化。

【适应证】本品可作为标准药物左旋多巴/苄丝肼或左旋多巴/卡比多巴的辅助用药，用于治疗以上药物不能控制的帕金森病及剂末现象（症状波动）。

【用法用量】给药方法：本品为口服制剂，应与左旋多巴/苄丝肼或左旋多巴/卡比多巴同时服用，这些左旋多巴制剂的处方资料在与本品合并用药时同样适用。本品可与食物同时或不同时服用。

剂量：每次服用左旋多巴/多巴脱羧酶抑制剂时给予本品0.2g（1片），最大推荐剂量是0.2g，每日10次，即2g。

本品增强左旋多巴的疗效。因此，为减少与左旋多巴相关的多巴胺能不良反应如运动障碍、恶心、呕吐及幻觉，常需要在本品治疗的最初几天至几周内调整左旋多巴的剂量。根据病人的临床表现，通过延长给药间隔和/或减少左旋多巴的每次给药量使左旋多巴的日剂量减少10%～30%。如果本品治疗中断，必须调整其他抗帕金森病治疗药物的剂量，特别是左旋多巴，以达到足以控制帕金森病症状的水平。

本品增加标准左旋多巴/苄丝肼制剂的生物利用度比其增加标准左旋多巴/卡比多巴的生物利用度多5%～10%。因此，服用左旋多巴/苄丝肼制剂的病人在开始合用本品时需要较大幅度地减少左旋多巴的用量。肾功能不全不影响本品的药代动力学，因此不需要做剂量调整。但是，对正在接受透析的病人，要考虑延长用药间隔。

【不良反应】在双盲、安慰剂对照的Ⅲ期临床试验中发现，很常见的不良反应有运动障碍、恶心和尿色异常。常见的不良反应有腹泻、帕金森病症状加重、头晕、腹痛、失眠、口干、疲乏、幻觉、便秘、肌张力障碍、多汗、运动功能亢进、头痛、腿部痉挛、意识模糊、恶梦、跌倒、体位性低血压、眩晕和震颤。本品的不良反应大多数与增强多巴胺能活性有关，且最常发生在治疗开始时。减少左旋多巴剂量可降低这些不良时间的严重程度和发生率。另一类主要的不良反应为胃肠道症状，包括恶心、呕吐、腹痛、便秘及腹泻。本品可使尿液变成红棕色，但这种现象无害。通常本品的不良反应为轻到中度。导致治疗中断的最常见的不良反应为胃肠道症状（如腹泻，2.5%）及多巴胺能症状（如运动障碍，1.7%）。运动障碍（27%）、恶心（11%）、腹泻（8%）、腹痛（7%）和口干（4.2%）较安慰剂组常见。一些不良事件如运动症状、恶心和腹痛，在本品高剂量组（1.4～2g）比低剂量组常见。用本品治疗有报告血红蛋白、红细胞计数、红细胞压积轻度下降。发生机制可能与从胃肠道摄取铁减少有关。接受本品长期治疗，有的病人出现具有临床意义的血红蛋白水平下降。

罕见具有临床意义的肝酶升高的报告。

【禁忌证】已知对本品或任何其他组成成分过敏。妊娠或哺乳期妇女。肝功能不全者。本品不适用于嗜铬细胞瘤的病人，因其有增加高血压危象的危险。禁忌本品同时使用非选择性 MAO（MAOA 和 MAOB）抑制剂（如苯乙肼、反苯环丙胺）。同样，禁忌与本品同时使用选择性 MAOA 抑制剂加选择性 MAOB 抑制剂。

本品可以与司来吉兰（选择性 MAOB 抑制剂）联合使用，但是后者的日剂量不能超过 10mg。

既往有恶性神经阻滞剂综合征（NMS）和非创伤性横纹肌溶解症病史的患者禁用。

【注意事项】偶见帕金森病患者发生继发于严重的运动障碍的横纹肌溶解症或 NMS，但在本品治疗期间还没有报告。NMS，包括横纹肌溶解症和高热，以运动症状（强直、肌阵挛、震颤）、精神状况改变（易激惹、意识模糊、昏迷）、高热、自主神经功能障碍（心动过速、血压不稳），以及由于横纹肌溶解导致的血清肌酸磷酸激酶增高为特征。个别病例，只出现某些症状和/或体征。

在本品治疗的对照试验中，本品突然停药，没有发生 NMS 或横纹肌溶解症的报告。然而，因为使用其他多巴胺药物的病人突然停药却又极少病例发生 NMS，因此在停用本品时应小心。撤药应缓慢，如果缓慢撤药仍出现症状和/或体征，则需要增加左旋多巴的剂量。

由于其作用机制，本品可能干扰含儿茶酚结构药物的代谢并增强其作用。因此，对那些接受通过 COMT 代谢药物治疗的病人，如利米特罗、异丙肾上腺素、肾上腺素、去甲肾上腺素、多巴胺、多巴酚丁胺、α-甲基多巴和阿朴吗啡，给予本品要谨慎。

本品总是作为左旋多巴治疗的辅助治疗。因此，左旋多巴治疗的注意事项在本品治疗时亦应考虑在内。

本品增加标准左旋多巴/苄丝肼制剂的生物利用度比其增加标准左旋多巴/卡比多巴的生物利用度多 5%～10%，因此当左旋多巴/苄丝肼加用本品治疗时出现多巴胺能不良反应的可能性较大。为减少与左旋多巴相关的多巴胺能不良反应，通常需要根据病人的临床表现在本品治疗的最初几天至几周内调整左旋多巴的剂量。

本品可能会加重左旋多巴所致的体位性低血压。当病人还服用其他可以导致体位性低血压的药物时，使用本品应慎重。

在临床研究中，多巴胺能不良反应如运动障碍，在本品和多巴胺激动剂（如溴隐亭）、司来吉兰或金刚烷胺合用时，较安慰剂与以上药物联用时更常见。当开始使用本品时，可能需要调整其他抗帕金森病药物的剂量。

本品和左旋多巴联用可引起头晕和体位性低血压的症状。因此，在驾驶和操纵机器时应谨慎。

不推荐在妊娠期间和哺乳期使用本品。

对老年人不需要进行剂量调整。

【药物相互作用】在推荐剂量下可观察到本品和卡比多巴有相互作用。可进行本品和苄丝肼药代动力学相互作用研究。在健康志愿者的单次给药研究中，可观察到本品和丙咪嗪，以及本品和吗氯贝胺有相互作用。同样，在帕金森病病人的重复给药研究中可观察到本品和司来吉兰有相互作用。但是，本品与几种药物包括 MAOA 抑制剂、三环抗抑郁药物、去甲肾上腺素再摄取抑制剂如地昔帕明、马普替林、文拉法新及含有儿茶酚结构通过 COMT 代谢的药物同时使用的临床经验仍然有限。如果本品与以上任何一种药物联合应用，应对病人进行仔细监测。

本品在胃肠道能与铁形成螯合物，本品和铁制剂的服药间隔至少 2～3 小时。本品结合于人白蛋白结合位点Ⅱ，该位点也与其他一些药物如地西泮和布洛芬结合。未进行与安定和非甾体抗炎药之间相互作用的临床研究。体外实验表明，药物治疗浓度下无显著的置换反应。

【制剂与规格】胶囊剂：200mg。
【包装】30片/盒。

五、中枢抗胆碱药

盐酸苯海索 Benzhexol Hydrochloride

【商品名】安坦，三己芬迪。

【药理作用】苯海索具有中枢 M 受体阻断作用，能对抗中枢神经系统黑质纹状体内乙酰胆碱能系统的兴奋功能。对外周 M 受体阻断作用较弱，对迷走神经阻断作用为阿托品的 1/10，扩瞳作用为其 1/3，解痉作用为其 1/2，故对腺体及平滑肌的抑制作用较弱。乙酰胆碱为锥体外系黑质纹状体通路的兴奋性神经递质。震颤麻痹是黑质纹状体通路上的变性疾病，致使多巴胺的抑制作用减弱，而乙酰胆碱的兴奋作用相对增强而引起临床症状。因此，苯海索可通过中枢抗胆碱作用对震颤麻痹治疗有效。

【适应证】(1)治疗震颤麻痹。

(2)治疗畸形性肌张力障碍。

(3)治疗癫痫。

(4)治疗慢性精神分裂症。

(5)治疗抗精神病药物所致的静坐不能。

【用法用量】(1)治疗震颤麻痹：从每日 1～2mg 开始，每隔 1～2 日增加 0.5mg，直至获满意疗效而不引起显著副作用为度，总量每日 10～15mg，分 3～4 次服用。对药物引起的锥体外系反应：口服，开始每日 1mg，并渐增量至每日 5～15mg。

(2)治疗畸形性肌张力障碍：开始每日服 3～6mg，以后每隔 1 日增加 1mg，渐增至每日 9～48mg，均每日 3 次，至出现疗效而无明显不良反应为止。

(3)治疗癫痫：口服，每次 2～4mg(6 岁以下儿童每次 1mg)，每日 4 次，最大剂量每日 20mg。用药后能有效地控制各型癫痫的发作或减少发作频率，其有效率 70%～80%。

(4)治疗慢性精神分裂症：口服，每日 2 次，白天服 6mg，夜间服 4mg；也可睡前加服氯氮平 50～100mg，用作镇静安眠，疗程 4～8 周。

(5)治疗抗精神病药物所致的静坐不能：口服，每次 1～2mg，每日 3 次。

【不良反应】(1)口干、瞳孔散大、视力模糊、便秘、心动过速较为常见。少数病人可出现尿潴留、头昏、眩晕、精神错乱、兴奋、激动、谵妄、幻觉等。

(2)老年病人患者可产生不可逆的脑功能衰竭。因过量而中毒时，可用拟扁豆碱药等解救。

【药物相互作用】与以下药物合用可增强疗效：

(1)吩噻嗪类药物：此类药物具有弱抗胆碱作用，合用可使苯海索的抗胆碱作用增强。

(2)三环类抗抑郁药：因具有弱胆碱功能，合用可增强苯海索的抗胆碱作用。

(3)单胺氧化酶抑制剂：此类药可非特异性地抑制肝脏微粒体酶，增强苯海索的抗胆碱作用。

(4)左旋多巴：详见"左旋多巴"部分。

(5)奎尼丁：具有阻滞迷走神经作用，合用可增强苯海索的抗胆碱效应。

(6)硝酸酯类药物：合用可增强苯海索的疗效或延长其作用时间。

(7)抗组胺药：合用可增强苯海索的作用。

苯海索应避免与以下药物合用：

(1)强心苷类：因苯海索可延迟胃排空，使强心苷类药物在胃肠道停留时间延长，吸收量增加，易于中毒。必用时应选择吸收迅速的强心苷制剂。

(2)甘珀酸：合用可使甘珀酸疗效降低。

【注意事项】(1)前列腺肥大、青光眼及高龄患者慎用。

(2)对本品过敏者禁用。

【制剂】片剂：2mg。胶囊剂：5mg。

【包装】高密度聚乙烯瓶装，2mg×100 片。

丙环定 Procyclidine

【商品名】卡马特灵，普环定，开马君。

【药代动力学】口服易吸收，肌内注射后 5～10 分钟可发生作用，持续约 4 小时。

【药理作用】有中枢抗胆碱作用。药理作用与苯海索相似，尚有直接松弛平滑肌作用。

【适应证】(1)震颤麻痹。

(2)药物引起的锥体外系反应。

【用法用量】(1)震颤麻痹：开始每次 2.5mg，每日 3 次，饭后服用。然后每次 5mg，每日 3 次，必要时睡前加 5mg。每日总量 20～30mg。

(2)药物引起的锥体外系综合征：口服，开始每次 2.5mg，每日 3 次。必要时每日可增加 2.5mg。

【不良反应】不良反应与苯海索相似。

【注意事项】青光眼、心动过速、尿潴留患者禁用。

【制剂】片剂：2mg；5mg。

六、其他用药

盐酸金刚烷胺 Amantadine Hydrochloride

【商品名】金刚胺，三环葵胺。

【药代动力学】口服 T_{max} 约 4 小时，半衰期为 24 小时，大部分以原形经肾脏排泄，也经乳汁分泌。易透过生物膜脑脊液，浓度为血浆浓度的 60%。

【药理作用】当金刚烷胺吸收进入脑组织后，能增强突触前合成和释放多巴胺，减少多巴胺的重摄取，或延缓多巴胺的代谢破坏，使多巴胺维持一定水平而发挥作用。另外，尚有抗胆碱能的作用，对震颤麻痹有明显疗效，缓解震颤、僵直效果好。

【适应证】(1) 抗震颤麻痹。

(2) 抗亚洲 A-Ⅱ型流感病毒。

(3) 脑梗死所致的自发性意识低下。

【用法用量】(1) 抗震颤麻痹：成人每次 100mg，早、晚各 1 次，最大剂量每日 400mg。用药后数天即可获得最大疗效。6～8 周疗效部分减退。

(2) 抗亚洲 A-Ⅱ型流感病毒作用、退热作用：成人每日 200mg，分 1～2 次服用；小儿和老人及肾功能不良病人应遵医嘱减量。

(3) 治疗脑梗死所致的自发性意识低下：据报道应用金刚烷胺治疗脑梗死所致的自发性意识低下疗效显著。每日 100～150mg，分 2～3 次口服。药量随症状和年龄适当增减。连续服用 8 周。

【不良反应】不良反应有恶心、腹痛、食欲减退等消化道反应，头痛、眩晕、抑郁、失眠、共济失调、精神不安等中枢反应。长期用药后，常见下肢皮肤出现网状青斑、踝部水肿等。精神病、脑动脉硬化、癫痫、哺乳妇女慎用。肾功能不良者酌情减量，严重肾病者禁用。

【药物相互作用】(1) 与左旋多巴合用，详见"左旋多巴"。

(2) 与氨基比林 150mg、氯苯那敏 3mg、金刚烷胺 100mg 制成复方金刚烷胺片，用于防治流感。

(3) 与抗胆碱药合用时，可引起幻觉、精神错乱及噩梦，应避免合用。

(4) 与安定药或抗抑郁药合用，会增强中枢神经毒性。

【注意事项】服药期间应避免驾驶、高空作业等需精神集中的活动。

【制剂】片剂：0.1g。复方金刚烷胺片：每片含金刚烷胺 0.1g，氨基比林 150mg，氯苯那敏 3mg。胶囊剂：0.1g。糖浆剂：100mg(1ml)。

【包装】100 片/瓶；100ml/瓶；0.1g×8 粒×3 板。

盐酸美金刚胺 Memantine Hydrochloride

【商品名】美金刚。

【药理作用】盐酸美金刚胺系通过促进释放多巴胺，直接或间接地兴奋多巴胺受体而起作用。盐酸美金刚胺的作用与突触前儿茶酚胺无关，且对去甲肾上腺素受体无影响，因而本品无血压升高的副作用。

【适应证】用于治疗帕金森病及帕金森综合征。

【用法用量】口服或胃肠道外给药，成人和 14 岁以上青年第 1 周，每日 10mg，以后每周增加每日 10mg。维持量：每次 10mg，每日 2～3 次，需要时还可增加，剂量因人而异。14 岁以下小儿的维持剂量为每日 0.5～1.0mg/kg。

【不良反应】(1) 有轻微眩晕、不安、兴奋、疲劳、头重及口干的感觉，部分病人的反应能力如路中行走、操作机器等可能会受到损害。

(2) 有肾功能不全时必须减量。

【药物相互作用】(1) 与肌肉松弛药合用时，有协同作用，应调整剂量。

(2) 与解痉药同用时，有协同作用，应调节剂量。

(3) 本品有抗胆碱作用，因而与抗胆碱药合用能增强抗胆碱药的作用。

(4) 与左旋多巴合用治疗震颤麻痹有协同作用。

【注意事项】严重肝肾功能不全、严重意识紊乱状态、妊娠期内和授乳期禁用。

【制剂】片剂：10mg。注射剂：10mg(2ml)。滴剂：10mg。

【包装】28 片/盒；56 片/盒。

第四节 抗精神病药

一、吩噻嗪类

氯丙嗪 Chlorpromazine

【商品名】冬眠灵,氯普马嗪,可乐静。

【药代动力学】本品口服易吸收,但吸收不规则,个体差异甚大。胃内有食物或与抗胆碱药(如苯海索)同服时,将影响其吸收。口服有首关效应,可使血药浓度降低。口服 T_{max} 为 2~4 小时,持续 6 小时左右。肌注后吸收迅速。90% 与血浆蛋白结合。脑中浓度比血浓度高 10 倍。可通过胎盘屏障,进入胎儿体内。代谢产物中 7-羟基氯丙嗪仍有药理活性。主要经肾脏排出,排泄较慢。半衰期为 6~9 小时。停药 6 个月后,仍可从尿中检出氯丙嗪代谢物。当一次剂量(如 50mg)肌内注射后,完全吸收约需 2 小时,个别需 6~8 小时。血浆水平稳定值常可保持 36 小时。目前氯丙嗪血浆水平的测定,尚未能达到用以指导临床用药调整剂量的阶段。

【药理作用】本品系吩噻嗪类代表药物,为中枢多巴胺受体阻断剂,具有多种药理活性。

(1) 抗精神病作用:正常人服用治疗量后,安静,活动减少,感情淡漠,注意力降低,对周围事物不感兴趣,安静时可诱导入睡,但易被唤醒。精神病人服用后在不过分抑制情况下,迅速控制精神分裂症病人的躁狂症状,减少或消除幻觉、妄想,使思维活动及行为趋于正常。目前认为氯丙嗪的抗精神病作用主要是由于阻断了与情绪思维有关的边缘系统的多巴胺受体所致,而阻断网状结构上行激活系统的 α-肾上腺素受体,则与镇静安定有关。

(2) 镇吐作用:本品小剂量可抑制延脑催吐化学敏感区的多巴胺受体,大剂量时则直接抑制呕吐中枢,呈现强大的镇吐作用。可制止多种原因引起的呕吐。

(3) 降温作用:可抑制丘脑下体温调节中枢,使体温降低。使用本品并配合物理降温(如冰袋或用冰水浴),可出现镇静、嗜睡、体温降低至正常以下(如 34℃或更低)、基础代谢降低、器官功能活动减少、耗氧量减少而呈现"人工冬眠"状态。

(4) 增强催眠、麻醉、镇静药的作用。

(5) 可阻断外周 α-肾上腺素受体,直接扩张血管,引起血压下降,大剂量时可引起体位性低血压,应注意。血压下降可使心率反射性加快。本品的降压作用有耐受性,连续用药数周后,可恢复正常。因可解除小动脉、小静脉痉挛,改善微循环而有抗休克作用;同时由于扩张大静脉的作用大于动脉系统,可降低心脏前负荷而改善心脏功能(尤其是左心功能衰竭)。

(6) 对内分泌系统有一定影响,如使催乳素抑制因子释放减少,出现乳房肿大、乳溢。抑制促性腺激素释放,促皮质素及促生长激素分泌延迟排卵。抑制生长激素的释放而用于治疗肢端肥大症。

【适应证】(1) 各类精神病:用于控制精神分裂症或其他精神病的兴奋躁动、紧张不安、幻觉、妄想等症状,对忧郁症状及木僵症状的疗效较差。

(2) 麻醉前给药及人工冬眠。

(3) 镇吐作用:能控制各种疾病或药物引起的恶心、呕吐,如尿毒症、胃肠炎、癌症、妊娠及药物引起的呕吐均有效。但对原因不明的呕吐,在未查明原因前应慎用。对顽固性呃逆亦有疗效,对晕动病无效。

(4) 与镇痛药合用,以治疗癌症病人的剧烈疼痛。

(5) 治疗心力衰竭。

【用法用量】(1) 抗精神病:口服,开始每日 25~50mg,分 2~3 次服用,逐渐增至每日 300~600mg,其中晚上一次的剂量可稍大些。维持量每次 100~300mg,分 2~3 次服用。对急性兴奋躁动或拒绝口服药物的病人,肌注或偶尔使用静注。深部肌注,一般每次 50mg;静注,每次不超过 50mg,用 50%葡萄糖注射液 20ml 稀释,缓慢注入。

(2) 麻醉前给药及人工冬眠:多采用静滴,用量根据病情而定。人工冬眠时,由氯丙嗪、异丙嗪各 50mg,哌替啶 100mg 及 5%葡萄糖液 250ml 配成。

(3) 镇吐与镇痛作用:口服,每次 25mg,每日

3~4次,如不能控制,可改用小剂量(每次 25~50mg)肌注。

(4)治疗心力衰竭:肌注小剂量,每次 5~10mg,每日 1~2 次,也可静滴,速度每分钟 0.5mg。

【不良反应】氯丙嗪安全范围较大,但长期大剂量应用时,则不良反应多见。

(1)锥体外系反应为抗精神病药物常见的副作用,其发生率高低不一,最高可达 40% 左右。发生的机制,乃由于多巴胺能纹状体黑质传导途径阻断所致,故临床上酷似震颤麻痹,根据临床表现的不同,可分为3组症状:震颤麻痹综合征;急性肌张力障碍;静坐不能。副作用轻微者可酌减药量,若副作用严重,可口服苯海索每次 2~4mg,每日 3 次。疗效不佳时,可减低抗精神病药物的剂量,并用抗组胺类药物如苯海拉明或异丙嗪,每次 25~50mg,每日 3 次。抗震颤麻痹药物可降低某些抗精神药物的血浓度。此外,长期应用则可以促进迟发性运动障碍(不自主的舞蹈样运动)。故不主张过早应用,剂量亦不宜过大。更不能用抗震颤麻痹药来预防锥体外系副作用。对静坐不能症状,以普萘洛尔效果较好,剂量每日 30~60mg,但应注意心动过缓的发生。迟发性运动障碍(tardive dyskinesia,简称 TD)是锥体外系少见而严重的副作用,其特点为口、舌、颊不自主刻板运动,也可伴有躯干或肢体的舞蹈样运动,发生率平均为 15%~20%。TD 多发生于长期治疗的病人,尤其是应用大剂量或合并用药时较易发生,且以女性多见,治疗方面尚无良策。若骤然停用抗精神病药物或加大盐酸苯海索剂量,不但无益,反而加重症状。可试用利舍平、异丙嗪或维生素 E,近年有试用溴隐亭的报道,剂量在每日 75mg 以下。必要时可换用作用较弱的药物,如小剂量氯氮平。对 TD 重点在于预防,尤其对老年女性病人,长期用药者,选用药物要慎重。有人曾施行"药物假日"(即每周末停药 2 天)以预防发生,然而事实证明反会增加 TD 发生的危险,已放弃不用。

(2)凡具有抗胆碱能作用和抗 α-肾上腺素能作用的药物,都可出现自主神经系统副作用。所以,无论是抗精神病药物或三环类抗抑郁药常出现这类副作用,包括视力模糊、口干、心悸、便秘、尿频、排尿困难等,这些症状一般都不严重,不需特别处理。还要指出,三环类抗抑郁药可加剧青光眼的症状,应用时要慎重。临床发现,麻痹性肠梗阻往往与合用大量抗震颤麻痹药有关,若处理不当,有时会导致严重后果。

(3)可引起体位性低血压,甚至可发生直立性虚脱。用药早期及老年或体弱的病人尤易发生。一般采取平卧或头低位即可恢复,严重者可给予升压药,但禁用肾上腺素,否则会使血压进一步下降。

(4)黄疸及肝功能异常,偶尔可引起阻塞性黄疸,肝肿大,停药后可自愈。

(5)对骨髓功能可有抑制作用,严重者可产生颗粒性白细胞缺乏症。一般在用药后 1~5 个月内发生,起病迅速,白细胞常在 3~5 天内降低至危险程度,必须警惕。并常可引起皮疹,严重者为全身性,甚至可产生剥脱性皮炎。为此,在治疗期间,最初 2~3 个月内每周查血常规及白细胞分类 1 次,之后每 2~4 周查 1 次,再后为 1~2 个月查 1 次。

(6)精神矛盾反应,即精神症状加重现象。常见症状如兴奋躁动、轻度意识障碍、情绪抑郁或焦虑、幻觉等。一旦发生,要与原有的症状仔细鉴别,必要时减量或停药观察,在未弄清楚前,切忌认为剂量不足,盲目加量。

(7)恶性症状群,来势迅猛,发展很快,预后欠佳。临床特点有:高度肌僵直;意识障碍;高热及自主神经系统症状(如大汗淋漓等)为主要表现。发生率为 0.5%~1%。治疗方面为支持疗法和对症处理,下列药物可加快缓解症状:如溴隐亭,为多巴胺促效剂,对减轻锥体外系症状及降温有一定作用;硝苯呋海因钠(Dantrolene Sodium)可消除肌肉僵直症状。对衰退病人,照顾好进食情况,以减少猝死的发生。

【药物相互作用】氯丙嗪与其他药物的相互作用主要有:

(1)与三环类抗抑郁药合用时,可加重低血压和抗胆碱能的副作用。此外,还可能诱发抽搐。

(2)与锂盐合用,可出现心室纤颤,同时二药都有升高血糖倾向,应定期检查血糖。碳酸锂可降低氯丙嗪血浓度,但神经毒性增加。

(3)与卡马西平合用,可加快两种药物的代谢,从而降低疗效。

(4)与苯巴比妥合用时,本品在尿中的排泄可增加数倍。

(5)氢氧化铝可影响本品的吸收,故不应同时服用。

(6)与中枢神经抑制剂(包括酒精)及抗胆碱能药合用时,作用可相互加强;但与苯巴比妥合用时,其抗癫痫作用并不加强。

(7)与苯妥英钠合用时,可减缓苯妥英钠的代谢而提高其血浓度。

(8)静注可引起血栓静脉炎,肌注较痛,可加1%普鲁卡因做局部注射能减轻疼痛。

(9)与安坦长期并用可增加 TD 发生率,还有导致高热的危险。

【注意事项】可以通过胎盘屏障;老年对本品的耐受性差;有肝肾功能不全者慎用;可与其他吩噻嗪类抗精神病药物产生交叉过敏。

【临床评价】治疗急、慢性精神分裂症、躁狂症或其他具有兴奋、幻觉、妄想等阳性症状的精神病的效果较好,但对阴性症状如淡漠、孤僻、少语和思维贫乏等疗效差,而且坐立不安、流涎、颤抖、动作迟缓等锥体外系反应较常见,少数病人还会出现迟发性运动障碍和恶性症状群等。此药是治疗精神病老一代药物,已长久应用于临床,也是最常用的抗精神病药物,疗效肯定,价格比较低,但是容易出现副作用,临床上有被新一代药抗精神病药取代的趋势。

【制剂】片剂:12.5mg;25mg;50mg。注射剂:10mg(ml);25mg(ml);50mg(ml)。复方氯丙嗪片:每片含氯丙嗪及异丙嗪各12.5mg。复方氯丙嗪注射剂:每 2ml 含氯丙嗪、异丙嗪各 25mg。冬眠合剂:氯丙嗪、异丙嗪各 50mg,哌替啶 100mg,加入5%葡萄糖注射液配成 250ml 内(静脉点滴,用于冬眠疗法)。

【包装】25mg×100 片;10 支/盒;1ml×10 支/盒。

奋乃静 Perphenazine

【商品名】羟哌氯丙嗪。

【药代动力学】本品口服吸收后分布至全身,以脑、肺、肝、脾、肾含量最高。经胆汁排泄,能在肠道中再吸收,代谢物经尿及粪便排出,半衰期为 9 小时。

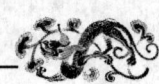

【药理作用】本品为吩噻嗪类哌嗪衍生物,药理作用与氯丙嗪相似。抗精神病作用主要与其阻断情绪思维的中脑边缘系统及中脑皮层通路的多巴胺受体(DA_2)有关;而阻断网状结构上行激活系统的 α-肾上腺素受体,则与镇静安定作用有关。

【适应证】用于治疗偏执性精神病、反应性精神病、症状性精神病、单纯型及慢性精神分裂症。也用于治疗恶心、呕吐、呃逆等症,神经症具有焦虑紧张症状者,亦可用小剂量配合其他药物治疗。

【用法用量】(1)治疗重型精神病:一般开始剂量为每日 8~12mg,渐增至每日 20~60mg,分 2~3次服用。2~3 周后如疗效不显著可调整剂量或加用、改用其他药物。如病情好转并稳定,2~3 个月后,可逐渐改用每日 10~20mg,分 2~3 次服用,维持治疗。器质性或症状性精神病治疗剂量宜小,每日 10~20mg。

(2)治疗神经官能症或止吐:每日 4~12mg,分2~3 次服用。

【不良反应】(1)锥体外系反应:由于奋乃静能阻断锥体外系多巴胺受体,使胆碱能神经传导占优势而产生震颤麻痹综合征、运动障碍、静坐不能等症状,一般可服用安坦或东莨菪碱以解除之。长期服用奋乃静,也可以发生迟发性运动障碍。

(2)少数病人有心悸、心动过速、口干、恶心、呕吐、便秘、尿频、食欲改变和体重增加等症状。有时可产生直立性虚脱。部分病人可见乳房肿胀、月经失调等内分泌障碍症状。偶可发生皮疹、过敏性皮炎、阻塞性黄疸、肝功能变化,粒细胞减少极为罕见。偶见心电图有 ST、T 波变化。

【药物相互作用】(1)本品忌与肾上腺素同用,否则可使肾上腺素的作用逆转而引起严重的低血压症。

(2)与镇静或镇痛剂合用时,能加强其作用,合用时应减量。

【注意事项】(1)有吩噻嗪类药敏史者或锥体外系疾病者应禁用或慎用。

(2)肝功不良者禁用。

【制剂】片剂:2mg;4mg。注射剂:5mg(1ml)。

【包装】铝塑泡罩包装:15 片/板;2 板/盒。塑料瓶包装:100 片/瓶;10 支/盒。

氟奋乃静 Fluphenazine

【药代动力学】在肝脏代谢,活性代谢产物为亚砜基、N-羟基衍生物,半衰期为13~24小时。本品具有高度亲脂性与高度的蛋白结合率,并可通过胎盘屏障进入胎血循环,亦可分泌入乳汁。小儿、老龄者对本品的代谢与排泄均降低。

【药理作用】本品属于哌嗪类吩噻嗪,抗精神病作用主要与其阻断脑内的多巴胺受体(DA_2)有关,抑制网状结构上行激活系统而有镇静作用,止吐和降低血压作用较弱。

【适应证】用于治疗急、慢性精神分裂症、躁狂症及退缩、痴呆和中毒性精神病,亦可用于控制恶心、呕吐。

【用法用量】每次口服量为1~10mg,每日10~30mg。用量从小剂量开始渐增,尤其适合长期服药的慢性病人。

【不良反应】锥体外系反应较为常见,其中以静坐不能、运动障碍及类震颤麻痹为多。减少剂量或加服安坦或东莨菪碱后可使症状减轻或消失。此外,偶有低血压、粒细胞减少症,对血液、肝、肾无明显损害。年老、体弱、脑器质性疾病,严重心、肝、肾疾患应慎用。

【药物相互作用】(1)与浓茶、咖啡同服可产生沉淀,降低氟奋乃静吸收。

(2)与维生素C合用,可使氟奋乃静血浓度下降。

【注意事项】(1)白细胞过低、血压过低、严重肝肾功能不全、心脑血管疾病和癫痫患者慎用。

(2)对本品过敏者、帕金森病患者和严重抑郁症患者禁用。

【制剂】片剂:2mg;5mg。注射剂:氟奋乃静癸酸酯25mg(1ml)。

【包装】5支/盒;100片/瓶。高密度(PE)塑料瓶。

二、丁酰苯类

氟哌啶醇 Haloperidol

【商品名】氟哌丁苯,氟哌醇,卤吡醇。

【药代动力学】本品口服吸收迅速,T_{max}为3~4小时,肌注T_{max}为30分钟。排泄相对较慢,半衰期为21小时。吸收入血后,90%与血浆蛋白结合,可分布至全身,以肝内含量最高。肝内代谢经氧化,N-脱烷基,由尿排出。24小时排出近50%,其代谢产物均无活性。

【药理作用】本品为丁酰苯类抗精神病药的主要代表,作用与氯丙嗪相同。在同等剂量时,其阻断多巴胺受体的作用为氯丙嗪的20~40倍。因此,本品属于强效低剂量的抗精神病药。本品对自主神经也有弱的抗胆碱能及抗α-肾上腺素能受体作用。

【适应证】(1)主要用于精神分裂症,特别适合于急性青春型和伴有敌对情绪及攻击行动的偏执型精神分裂症。注射给药,一般可在3~7天内控制急性症状,采取肌注时,每日10~30mg,分次给药,静滴时10~30mg加入葡萄糖注射液内静滴。待病人合作后,即改口服,成人开始剂量每次2~4mg,每日2~3次;逐渐增至8~12mg,每日2~3次。一般剂量每日20~30mg。维持治疗每次2~4mg,每日2~3次。儿童及老年人,剂量宜减半。本品能较好地控制急性躁狂期的情绪过高、行为过多、思维敏捷,以及由此产生的攻击破坏行为。亦可用于吩噻嗪类治疗失败的其他类型或慢性精神分裂症,有兴奋躁动症状的中毒性、感染性、躯体性和心因性精神病。

(2)对锥体外系疾病,如舞蹈症、扭转痉挛、指划运动等及左旋多巴所致的不自主运动,疗效较好,其次为风湿性脑病所致的舞蹈症;对抽动秽语综合征尤有特效,能消除不自主的运动,又能减轻和消除伴存的精神症状,口服时,一般剂量每次1~2mg,每日3次。

【不良反应】以锥体外系症状最为突出,如静坐不能、运动障碍、震颤、肌张力增高、协调动作困难、急性扭转性运动等。多在治疗第1~2周内,日量在6~30mg时发生。抗胆碱能药(安坦、甲磺酸苯扎托品或东莨菪碱等)口服或肌注,可迅速控制症状。儿童、老年及有脑病变者,较易发生上述反应。长期应用,可引起迟发性运动障碍。此外,有乏力、口干、嗜睡、食欲不振等,但多数不严重,亦不影响治疗的进行。本品对心血管系统影响比氯丙嗪轻微。曾有致畸报告,孕妇勿用。可影响肝脏功能,停药后可以逐渐恢复。

【药物相互作用】本品有加强其他抗精神病药、

中枢抑制药和镇痛药的作用。有可能使其血浓度升高。苯巴比妥具有酶诱导作用,同时使用可使氟哌啶醇血浓度下降。

【注意事项】震颤麻痹或严重中毒性中枢神经抑制患者不宜使用。

【制剂】片剂：2mg；4mg。注射剂：5mg(1ml)。

【包装】100片/瓶。1支/盒；5支/盒。

三、硫杂蒽类

氯普噻吨　Chlorprothixene

【商品名】氯丙硫蒽,氯丙硫新。

【药代动力学】本品在体内代谢过程基本同氯丙嗪,半衰期为8～12小时。有效血药浓度为 $0.04\mu g/ml$ 左右。主要在肝内代谢,大部分经肾脏排泄。

【药理作用】本品是硫杂蒽类抗精神病药,可通过阻断脑内神经突触后多巴胺受体而改善精神障碍,也可抑制脑干网状结构上行激活系统,引起镇静作用,还可抑制延脑化学感受区而发挥止吐作用。

【适应证】(1)伴有抑郁、焦虑症状的精神分裂症,更年期精神病,情感性精神病。

(2)神经官能症,对改善焦虑、紧张、抑郁、消极和睡眠障碍效果明显。

【用法用量】(1)精神病：每日200～450mg,必要时可用至每日600mg。对兴奋躁动、不合作者,开始可肌注,每日量为90～150mg,分次给予,好转后改为口服。

(2)神经官能症：每次5～25mg,每日3次。

【不良反应】不良反应与氯丙嗪相似,也可引起体位性低血压,但锥体外系反应较少见。偶有肝功能损伤、粒细胞减少及皮疹产生,大剂量时可引起癫痫全面强直阵挛发作。当出现白细胞降低,应减药或停药,并投予促白细胞增生药物(如维生素B、维生素B_6等)及其他对症处理。若发生粒细胞缺乏症,应视为严重副作用。除以上措施外,应给予抗生素、肾上腺皮质激素及少量输血等。此时,病人要隔离,以防止感染。抽搐发作的处理同一般抗癫痫治疗。休克病人和中枢抑制药如安眠药、吗啡等所致急性中毒者忌用,因其可加强以上药物的毒性。

【药物相互作用】(1)与抗高血压药合用时,可增强降压效果。

(2)与抗癫痫药合用时,氯普噻吨可降低癫痫发作阈值,并用时应加大抗癫痫药剂量。

(3)与安眠药等中枢抑制药合用时,可加强中枢抑制药的药效,故休克病人和中枢抑制药引起的急性中毒者忌用。

【注意事项】避免本品和皮肤接触,防止产生接触性皮炎。

【制剂】片剂：12.5mg；25mg；50mg。注射剂：30mg(1ml)。

四、苯酰胺类

舒必利　Sulpiride

【商品名】硫苯酰胺,舒宁,止呕灵。

【药代动力学】本品口服吸收快,口服50mg,T_{max}为2小时,C_{max}为$0.15\mu g/ml$,血浆半衰期为8小时。本品在体内代谢情况不详,主要由尿液排出体外。

【药理作用】本品化学结构与传统的抗精神病药不同,系苯酰胺类化合物。其作用部位在下丘脑、桥脑和延髓,选择性地阻断多巴胺D_1、D_2受体。

【适应证】(1)精神分裂症。

(2)内因性抑郁症、官能性抑郁症和心身疾病伴抑郁状态,伴抑郁木僵的精神病、老年期精神障碍、酒精中毒性精神病及智力发育不全伴人格障碍等。

【用法用量】(1)抗精神分裂症：从小剂量开始,口服,每日2～3次,每次100mg,逐渐增量至每次10～100mg,每日2～3次,最高剂量每日1600mg。维持量每日200～400mg。肌注或静滴,每日200～400mg。稀释于葡萄糖盐水中静滴,可逐渐增加至每日300～800mg。一般以口服为主,对拒药或治疗开始1～2周内可用注射法,以后改为口服。

(2)其他疾病：可减量1/3～1/2。维持量每日200～400mg。止吐时,口服,每日600～1200mg。小剂量可治疗胃、十二指肠溃疡等疾病。

【不良反应】(1)增量过快时,可有一过性心电图改变、血压升高或降低、胸闷、脉频等,应注意。

(2)偶有失眠、焦虑、烦躁、发热、倦怠、低血压。

(3)如出现皮疹、瘙痒等过敏反应应停药。

(4)心血管疾患、低血压者慎用。

(5)有时可见轻度锥体外系不良反应,应减少剂量或合用抗震颤麻痹药。

【药物相互作用】与抗胆碱能药物合用,可降低舒必利疗效。

【注意事项】(1)本品对孕妇、新生儿的安全性尚未肯定,应慎用。

(2)用药期间不可从事伴有机械运转的危险性操作。

(3)幼儿禁用,心血管疾患、低血压者慎用。

【制剂】片剂:10mg;100mg。注射剂:50mg(2ml);100mg(2ml)。

【包装】聚乙烯塑料瓶装:100片/瓶。安瓿瓶:2ml/支;10支/盒。

硫必利　Tiapride

【药代动力学】本品口服吸收迅速,T_{max}为1.5～2小时。口服半衰期为4小时,肌注为3小时。主要以原形随尿排出,约为给药量的31%(男性)或18%(女性)以代谢物排出。

【药理作用】与舒必利相似,主要作用于中脑边缘系统,选择性阻滞多巴胺能受体,对纹状体多巴胺能运动障碍有拮抗作用。

【适应证】(1)舞蹈病:对舞蹈样运动疗效好,即使氟哌啶醇或舒必利无效者,用本品仍能改善症状,使异常运动明显减少。

(2)抽动秽语综合征:本品不如氟哌啶醇锥体外系的副作用大。

(3)老年性精神病:对老年人精神运动不稳定(激动、震颤、过敏、多言)并伴有精神错乱、失眠、幻觉或谵妄等症状,可使其减轻或完全消失。

(4)各种疼痛:头痛、痛性痉挛、神经肌肉痛等。

(5)急、慢性酒精中毒:对大多数患者有效。急性酒精中毒应用本品后可迅速改善精神运动症状;对慢性酒精中毒所致的运动障碍、消化障碍或行为障碍等均有效,对抗戒断症状的作用显著。

【用法用量】(1)舞蹈病:口服,开始一般每日150～300mg,以后可渐增至300～600mg,分3次服用。待症状控制后2～3个月,酌减剂量。维持量每日150～300mg。肌注或静注,每日200～400mg,分次使用,然后根据病情减量,或改为口服维持。

(2)抽动秽语综合征:对7～12岁精神运动不稳定或抽动秽语综合征患儿,平均每次50mg,每日1～2次。成人见舞蹈病用法。

(3)老年性精神病:一般静注或肌注,剂量为24小时注射200～400mg,根据病情逐渐减量,然后改为口服。

(4)各种疼痛:头痛、痛性痉挛、神经肌肉痛等:开始每日200～400mg(平均300mg)连服2～3天,严重病例每日肌注200～400mg,连续3日。维持量每次50mg,每日3次。

(5)急、慢性酒精中毒:急性酒精中毒开始24小时内肌注或静注600～1200mg,每4～6小时注射1次,3～4天后减量,在给药数日后,改为口服,每日150～300mg,继续治疗。慢性酒精中毒,一般每日口服150mg;严重者可静注,平均剂量每日400mg,随后改为口服。

【不良反应】可有嗜睡、轻度头昏与乏力,偶见恶心、胸闷、兴奋、闭经、溢乳、荨麻疹等。减量或停药后均可消失。

【药物相互作用】本品能增强中枢抑制药的作用,可与镇痛药、催眠药、安定药、抗抑郁药、抗震颤麻痹药及抗癫痫药合用,但在治疗开始时,应减少合用的中枢抑制药剂量。

【制剂】片剂:100mg。注射剂:100mg(2ml)。

【包装】100片/瓶;6支/盒。

舒托必利　Barnetil

【商品名】舒多普利。

【药理作用】本品为多巴胺受体阻断剂,选择性作用于多巴胺D_2受体。

【适应证】能控制部分兴奋躁动和行为紊乱的症状。对躁狂、幻觉、妄想及精神运动性兴奋有抑制作用。

【用法用量】一般口服开始时,每日200～400mg,分2～3次服用。可渐增大剂量,最大量为每日1400mg。平均日量600～800mg。剂量与效果不呈相关。

【不良反应】主要不良反应为锥体外系反应,使用安坦可缓解锥体外系反应。

【制剂】片剂:100mg。

【包装】内:50mg×100片/瓶,1瓶/小盒。中:12小盒/中盒。

五、苯二氮䓬类

氯氮平 Clozapine

【药代动力学】本品口服吸收后,T_{max}个体差异较大,快者<1.5小时,慢者为3~6小时,口服100mg后,平均C_{max}为(157±67)ng/ml,半衰期平均9小时(3.6~14.3)。Vd为(7.27±2.86)L/kg,说明它与组织结合较多,在肝脏、膀胱、肾脏及肺的分布量较高。代谢产物主要为N-甲基及N-oxide氯氮平,80%由粪便排出,20%经尿排泄。

【药理作用】本品系苯二氮䓬类广谱抗精神病药,能选择性地阻断中脑边缘系统的多巴胺受体,对黑质纹状体的多巴胺受体影响较少,故有较强的抗精神病作用而锥体外系反应少见,也不引起僵直反应。本品能直接抑制中脑网状结构上行激活系统,具有强大的镇静催眠作用。此外,本品尚有抗胆碱作用、去甲肾上腺素能阻断作用、交感神经阻断作用、肌松作用和抗组胺作用。

【适应证】(1)治疗精神分裂症:氯氮平为广谱强效抗精神病药物,对急、慢性精神分裂均有显著疗效。尤其对顽固性重症精神分裂症患者有效。

(2)治疗躁狂症。

(3)治疗晚期抗帕金森病药物诱发的精神症状:该症状晚期的治疗相当困难。伴痴呆的帕金森病患者常产生幻觉和精神错乱状态。减少抗帕金森病药物或使用传统的神经安定剂致本病症状加重。由于氯氮平没有明显的锥体外系副作用,而且在治疗过程中还常可使有些病人的震颤减轻,因而很适合治疗晚期抗帕金森病药物产生的精神症状。

(4)治疗其他抗精神病药物引起的肌无力及迟发性运动障碍。

(5)治疗神经官能症。

【用法用量】(1)治疗精神分裂症:口服开始剂量为每日50~100mg,分2~3次,以后视病人耐受情况逐渐递增,一般有效剂量为每日0.4~0.6g,分次服用,待病情缓解后渐减至每日0.1g作为维持量。肌注每次50~100mg,每日2次。一般在用药1周后可见效。

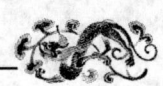

(2)治疗躁狂症:一般多采用注射给药,每次肌注50~100mg,每日3次,疗程1~2周。维持治疗可采用口服给药。

(3)治疗其他疾病的用法从小剂量开始,根据临床效果调整药量。

【药物相互作用】(1)一般认为,氯氮平与氯丙嗪合用疗效降低,副作用增加,可加重对造血系统的抑制作用,并可增加发热的发生率。

(2)氯氮平与氟奋乃静合用治疗精神分裂症时,可使病人的精神症状明显加重,并伴有情绪紧张、恐惧、思维明显不连贯、行为障碍等症状。

(3)氯氮平与碳酸锂合用治疗躁狂症可使疗效提高,副作用减少,锂盐常见的烦渴、便稀等不良反应可为氯氮平的涎流、便秘所抵消,氯氮平引起的粒细胞缺乏可为锂盐引起的白细胞增高所补偿。单用锂盐出现副作用的频率比两药合用时高4~5倍。合并用药起效时间也较两药单独应用时为快。

(4)氯氮平与阿托品等抗胆碱药及其他具有抗胆碱作用的药如丙咪嗪、阿米替林、多虑平等合用,可增强抗胆碱副作用,增加并发肠麻痹的机会。

【不良反应】(1)血液系统反应:是氯氮平最易发生的严重不良反应。主要表现为白细胞减少甚至粒细胞缺乏,偶可出现白细胞增多,部分病人可引起血小板减少。由氯氮平引起的粒细胞缺乏多发生在用药后的1~6个月内,但也有在用药后1~2天内突然发生者,早期症状与上呼吸道感染的症状相似。所以,治疗过程中及停药后4周内均应严密观察血象变化。一般应每周进行1次白细胞检测,如白细胞数低于$3×10^9$/L,或粒细胞数低于$15×10^9$/L,则应立即停药,停药后一般在2周内白细胞数可基本恢复正常。

(2)心血管系统反应:较常见的有心悸(16%)、心动过速(25%)、低血压(90%)和体位性低血压(3%~4%)、心律不齐(2%)、高血压(4%)等。氯氮平所致的低血压多在服药初期发生,多数是一过性低血压至直立性虚脱,但持续用药血压可趋稳定。服药期间,心电图异常的发生率可达7%以上,主要表现为频率改变、ST段下降、QRS及Q-T间期延长、传导阻滞等。

(3)消化系统反应:较常见的有食欲减退、恶心、呕吐、腹痛、腹胀、腹泻或便秘,偶可发生肠麻痹、胃出血和一过性肝损害。引起肠麻痹的原因可能是氯氮平对肠运动神经的作用，进而影响体液调节而致的动力性肠麻痹。

(4)自主神经系统反应：最常见为流涎(31%)和便秘(14%)，其次为出汗、视力模糊和口干，个别病人可出现神经阻滞恶性综合征(NMS)，主要表现为肌强直、意识障碍及发热、心动过速、血压异常、大汗、流涎、呼吸急促等自主神经功能紊乱。

【注意事项】长期用药后可能成瘾。用量过大（每日＞500mg）可引起癫痫发作，增量过快易致体位性低血压。每周监测1次白细胞及其分类。

【制剂】片剂：25mg；50mg。

【包装】塑料瓶装：每瓶100片。

六、其他抗精神病药物

利培酮　Risperidone

【商品名】维思通，瑞司哌酮。

【药代动力学】本品经口服后可被完全吸收，并在1~2小时内达到血药浓度峰值。食物不影响本品的吸收，因此，本品与食物同服与否均可。本品部分代谢成9-羟基-利培酮，后者与本品有相似的药理作用。二者共同构成抗精神病的活性成分。精神病患者口服本品后，该药的消除半衰期为3小时左右，9-羟基-利培酮及抗精神病的有效成分的消除半衰期为24小时。大多数病人可在1天内达到本品的稳态，而9-羟基-利培酮达到稳态要经过4~5天。在治疗剂量范围内，本品的血浆浓度与剂量成正比。本品在体内可迅速分布，分布容积为1~2L/kg。在血浆中，利培酮与球蛋白和 α_1-酸性糖蛋白结合。本品的血浆蛋白结合率为88%，9-羟基-利培酮的血浆蛋白结合率为77%。用药1周后，70%的药物经尿液排泄，14%的药物经粪便排泄。经尿液排泄的部分中，35%~45%为本品和9-羟基-利培酮，其余的为非活性代谢物。单剂量研究表明，在老年患者和肾功能不全患者中，本品血浆浓度较高，清除速度较慢，而肝功能不全患者的血药浓度是正常的。

【药理作用】本品为苯丙异唑衍生物，是新一代的抗精神病药。其活性成分利培酮是一种具有独特性质的选择性单胺能拮抗剂，它与5-羟色胺能的5-HT_2受体和多巴胺能的D_2受体有很高的亲和力。利培酮也能与α_1-肾上腺素能受体结合，并且以较低的亲和力与H_1-组胺能受体和α_2-肾上腺素能受体结合。本品不与胆碱能受体结合。本品是强有力的D_2拮抗剂，可以改善精神分裂症的阳性症状，但它引起的运动功能抑制，以及强直性昏厥都要比经典的抗精神病药少。对中枢系统的5-羟色胺和多巴胺拮抗作用的平衡可以减少发生锥体外系副作用的可能，并将其治疗作用扩展到精神分裂症的阴性症状和情感症状

【适应证】急、慢性精神分裂症及其他各种精神病性状态的阳性症状（如幻觉、妄想、思维紊乱、敌视、怀疑）和阴性症状（如反应迟钝、情绪淡漠及社交淡漠、少语）。可减轻与精神分裂症有关的情感症状（如抑郁、负罪感、焦虑）。对急性期治疗有效的患者，在维持期治疗中，本品可继续发挥其临床疗效。

【用法用量】成人：起始剂量1mg，每日1~2次。在1周内逐渐加量到每日2~4mg，第2周内可逐渐加量到每日4~6mg。此后可维持不变或根据个人情况调整。一般最适剂量每日2~6mg，每日剂量一般不超过10mg。肾病和肝病患者，起始剂量为0.5mg，每日2次，根据个体需要，剂量可加大到1~2mg，每日2次。

【不良反应】(1)常见不良反应为失眠、焦虑、激越、头痛、头晕、口干。较少见的不良反应有嗜睡、疲劳、注意力下降、便秘、消化不良、恶心、呕吐、腹痛、视物模糊、阴茎异常勃起、勃起困难、射精无力、性淡漠、尿失禁、鼻炎、皮疹及其他过敏反应。

(2)可能引起锥体外系症状，如肌紧张、震颤、僵直、流涎、运动迟缓、静坐不能、急性肌张力障碍。通过降低剂量或给予抗帕金森综合征的药物可消除。

(3)偶尔会出现低血压（体位性）、心动过速（反射性）或高血压的症状，会出现体重增加、水肿和肝酶水平升高的现象，以及由于病人烦渴或抗利尿激素分泌失调引发水中毒。

(4)偶见迟发性运动障碍、恶性症状群、体温失调及癫痫发作。可有轻度中性粒细胞和/或血小板计数下降的个别报道。

【药物相互作用】可增强抗高血压药的作用，可拮抗多巴胺类药的作用，增加奎尼丁、华法林等药

的毒性反应。吩噻嗪类药、三环抗抑郁药、β-阻滞药等可升高本品血药浓度。

【注意事项】心血管疾病、帕金森综合征、癫痫患者慎用。用药初期和加药速度过快时会发生低血压,应考虑减量。本品可能引起迟发性运动障碍或恶性症状群,如出现这些情况,应停用所有抗精神病药。

【制剂规格】薄膜衣片:1mg;2mg。

【包装】10 片/板×2 板/盒;10 片/板×3 板/盒。20 片/盒;60 片/盒。

奥氮平 Olanzapine

【商品名】再普乐。

【药代动力学】本品口服吸收良好,5～8 小时达到血浆峰值浓度。吸收不受进食影响。在研究剂量为 1～20mg 的临床研究中,本品的血浆浓度呈线性,且与剂量成比例。本品通过结合和氧化反应在肝脏代谢。主要循环代谢产物是 10-N-葡萄糖苷酸,从理论上说,它不会穿越血-脑屏障。细胞色素 P450 异体 CYP1A2 和 CYP2D6 参与 N-去甲基和 2-羟甲基代谢产物的形成。在动物研究中,这两种代谢产物的体内药理学活性均显著小于本品。主要的药理学活性来自于奥氮平本身。健康个体口服该药后,最终清除的平均半衰期为 33 小时(5%～95% 为 21～54 小时),血浆平均清除率为 26L/h(5%～95% 为 12～17L/h)。本品的药代动力学参数随吸烟状况、性别和年龄而变化。

【药理作用】本品是一种抗精神病药,对多种受体系统具有药理学作用。临床前期研究表明,本品对血清素 $5-HT_{2A/C}$、$5-HT_3$、$5-HT_6$ 及多巴胺 D_1、D_2、D_3、D_4、D_5、毒蕈碱 $M_1 \sim M_5$、肾上腺素 α_1 及组胺 H_1 受体有亲和力。动物行为研究表明,本品具有 5-HT、多巴胺和胆碱能拮抗作用,与其受体结合情况相符。本品的体外和体内血清素 $5-HT_2$ 受体亲和力大于其与多巴胺 D_2 受体的亲和力。电生理研究表明,本品选择性地减少间脑边缘系统(A10)多巴胺能神经元的放电,而对纹状体(A9)的运动功能通路影响很小,条件性回避反应是一项测试抗精神病作用的指标,本品在低于产生僵住反应的剂量水平时能减少条件性回避反应,僵住反应是运动系统副作用的一项有效指标。与其他抗精神病药不同,本品在抗焦虑测试中能增加反应。

【适应证】精神分裂症和其他有严重阳性症状(例如,妄想、幻觉、思维障碍、故意和猜疑)和/或阴性症状(例如,情感淡漠、情感和社会退缩、言语贫乏)的精神病的急性期和维持治疗。本品亦可缓解精神分裂症及相关疾病常见的继发性情感症状,对于取得初步疗效,需要继续治疗的患者,本品可有效维持其临床症状的缓解。

【用法用量】本品的推荐起始剂量为每日 10mg,服药与是否进食无关,因其吸收不受进食影响。本品的剂量范围在每日 5～20mg。每日剂量须根据临床状况而定,超过每日 10mg 的常规量用药,应先进行适当的临床评估。在临床因素许可的情况下,老年患者起始剂量为每日 5mg,严重肾功能损害或中度肝功能损害患者,起始剂量亦为每日 5mg,患者如有多种可减慢本品代谢的因素(女性、老年、非吸烟者),起始剂量亦应降低,奥氮平尚未有在 18 岁以下者中研究的数据。

【不良反应】常见嗜睡和体重增加。少见头晕、体位性低血压、急性或迟发性锥体外系运动障碍、口干、便秘等。偶见肝脏转氨酶 ALT/sGPT 和 AST/sGOT 无症状的一过性升高。

【药物相互作用】本品的代谢受细胞色素 P450 酶抑制剂或诱导剂的影响。合用卡马西平可加快本品的清除率。慎与其他作用于中枢神经系统的药物及乙醇合用。

【注意事项】禁用于已知对该药中任意一种成分过敏的患者。对糖尿病病人、有低血压倾向的心血管和脑血管病人、肝功能损害、前列腺肥大和癫痫病人、司机和高空作业者、儿童和孕妇慎用。哺乳妇女在用药期间应避免哺乳。

【制剂】糖衣片:5mg;7.5mg;10mg。

【包装】7 片/盒;28 片/盒。14 片/板×1 板/盒;14 片/板×2 板/盒。

第五节 抗焦虑抑郁症用药

地西泮 Diazepam

【商品名】安定。

【药代动力学】本品口服吸收快且较完全，吸收率为75%~100%，T_{max}为1~2小时，半衰期为20~50分钟；肌注比口服吸收慢且不规则；静注可迅速进入中枢而生效，但又迅速转移至其他组织，因而作用消失也快。地西泮在体内部分转化为有药理活性的奥沙西泮（去甲羟安定），主要由尿排泄，速度较慢。

【药理作用】抗焦虑、镇静催眠、肌松、惊厥、诱导麻醉，以及一定的抗心律失常作用。小剂量的地西泮能抑制中脑网状结构神经元的电发放，能减弱脑干网状结构对脊髓反射的易化性影响；大剂量时具有抗惊厥和抗癫痫的作用。机制不明，可能与其影响中枢某些神经递质，尤其是抑制性中枢递质γ-氨基丁酸和甘氨酸的代谢有关。

【适应证】(1)治疗各种焦虑症、失眠及神经官能症。

(2)治疗癫痫及癫痫持续状态。

(3)治疗偏头痛。

(4)治疗呃逆。

【用法用量】(1)治疗各种焦虑症、失眠及神经官能症：口服每次2.5~5mg，每日2~3次，每日总量不超过25mg。小儿6个月以下不用，6个月以上小儿每次按体重40~200μg/kg，每日3~4次；1~5岁每日1~2mg，6~12岁每日2~4mg，均分3~4次服用。肌注、缓慢静注或静滴：每次5~10mg。用于治疗失眠可于睡前口服5~10mg。

(2)治疗癫痫及癫痫持续状态：成人每次静注10mg，5分钟缓慢注入，每1~2小时注射1次，重复2~3次；或将地西泮30~50mg加于生理盐水500ml中缓慢静滴（滴速开始为每小时100ml，3~4小时后改为每小时20~40ml），以延长疗效。一般认为，成人24小时内地西泮总量不宜超过0.1g；儿童注射剂量0.25~1mg/kg，但一次注射量不超过10mg。待发作控制后，可逐步减少地西泮的用量以维持疗效。

(3)治疗偏头痛：肌注每次10~20mg，30分钟后效果不明显时可重复上述剂量；静注每次10~20mg，加入50%葡萄糖液80ml中缓慢静注，若病人出现嗜睡现象时，应立即停止推注。一般在肌注后15~30分钟，静注后3~5分钟偏头痛发作即可解除，患者可进入睡眠状态，醒后偶有轻微头痛，无其他不适感觉。

(4)治疗呃逆：口服每次5mg，每日2~3次，或肌注、静注每次10mg。

【不良反应】地西泮毒性小，安全范围大，短期小剂量应用副作用少见。

(1)久服地西泮可产生耐受性和依赖性，故不宜长期服用，且不可突然停药；否则可产生戒断症状，表现为失眠不安、烦躁、震颤，甚至引起惊厥。

(2)静注时速度宜慢，至少历时5分钟以上注完，否则可引起心血管和呼吸抑制；且剂量不宜过大，必要时可分次小剂量使用，注射液不宜与其他药物或溶液混合。

(3)地西泮可影响动作灵敏性，易导致步态不稳。故司机、高空作业人员、老年人、婴儿及体弱患者慎用。

【药物相互作用】(1)与吩噻嗪类药物合用，易引起严重的中枢神经系统抑制及呼吸和心跳停止。故一般不宜同时应用。

(2)与碳酸锂合用，可引起体温、血压、脉率均下降。

(3)与利眠宁合用，易引起遗尿。

(4)与抗抑郁药合用，可增强抗抑郁药的抗抑郁疗效，地西泮与阿米替林合用，易造成肝损害。

(5)少量饮酒，两者无明显相互作用，量大时，乙醇为药酶抑制剂，可阻碍地西泮的代谢灭活。故酗酒时，可明显增强地西泮的中枢抑制作用。

(6)茶叶、咖啡中均含有咖啡因，与地西泮同服可发生药理性拮抗作用而降效。

(7)吸烟者可使地西泮等苯二氮䓬类药物在体内的半衰期明显缩短，血药浓度降低，镇静作用减弱，吸烟越多，地西泮疗效越差。

【注意事项】同利眠宁。婴儿、有青光眼病史及重症肌无力病人禁用。肝、肾功能减退者慎用。

【制剂】片剂：2.5mg；5mg。注射剂：10mg（2ml）。

【包装】100片/瓶×240瓶；10支，塑托纸盒。

氯氮䓬 Librium

【商品名】利眠宁，甲氨二氮䓬。

【药代动力学】本品口服吸收慢但完全。T_{max}为4小时。肌注比口服吸收慢。经肝脏先后转化为具有相似药理活性的去甲氯氮和去甲氧安定。自肾排泄缓慢。半衰期为20～24小时。

【药理作用】本品具有中枢镇静、抗惊厥、骨骼肌松弛和催眠作用。本品的中枢镇静作用主要是由于降低大脑情感反应部位（脑边缘系统、丘脑和下丘脑）的兴奋，阻抑这些部位与大脑皮层之间的相互作用。

【适应证】(1)治疗焦虑性和强迫性神经官能症、癔症、神经衰弱病人的失眠及情绪烦躁、高血压头痛等。

(2)可用于酒精中毒及痉挛（如伤风和各种脑膜炎所致的抽搐发作）。

(3)与抗癫痫药合用，可抑制癫痫大发作，对小发作也有效。

【用法用量】(1)抗焦虑：口服，每次5～10mg，每日3次。严重病例可每次20mg，每日3次，如症状改善后应改为每日5～10mg，年老体弱者应减量。

(2)催眠：每次10～20mg，睡前服用。

(3)镇静：每次10mg，每日3～4次。

(4)抗癫痫：每次10～20mg，每日3次。

(5)抗惊厥或抽搐：肌注或静注，每次25～50mg，必要时可每2小时重复1次。

【不良反应】本品有嗜睡、便秘等副作用，大剂量时可发生共济失调（步态不稳）、皮疹、乏力、头痛、粒细胞减少及尿闭等症状，偶见中毒性肝炎及粒细胞减少症，故以小剂量多次服用为佳，长期大量服用可产生耐受性并成瘾，久服骤停可引起惊厥。男性患者可导致阳痿。

【注意事项】本品能加强吩噻嗪类安定剂（如氯丙嗪）和单胺氧化酶抑制剂（如优降宁）的作用。与吩噻嗪类、巴比妥类、酒精等合用时，有加强中枢抑制的危险。老年人用药后易引起精神失常，甚至昏厥，故应慎用。哺乳期妇女及孕妇应忌用，尤其是妊娠开始3个月及分娩前3个月。

【制剂】片剂：5mg；10mg。注射剂：50mg；100mg。

【包装】塑料瓶装：每瓶100片。

氯硝西泮 Rivotril

【商品名】氯硝安定。

【药代动力学】本品口服后吸收迅速，T_{max}为1～2小时，血浆蛋白结合为87%，半衰期为20～40小时。本品几乎全部在肝脏代谢成乙酰胺衍生物，并以葡萄糖醛酸及硫酸盐结合物形式从尿排出，以原形排出者不足0.5%。有效血清浓度范围在5～50ng/ml。

【药理作用】本品与地西泮及硝西泮相似。其抗癫痫的作用机制可能与氯硝西泮及GABA调控蛋白质结合有关。

【适应证】(1)癫痫失神发作、婴儿痉挛症、肌阵挛发作及运动不能性发作。

(2)癫痫持续状态。

【剂量和用法】(1)癫痫失神发作、婴儿痉挛症、肌阵挛发作及运动不能性发作：口服应以小剂量开始，根据病情逐渐增加剂量，至有效剂量为止。每日常用剂量分3～4次服用，婴儿或儿童开始每日0.01～0.05mg/kg，以后每3日增加0.25～0.5mg，维持剂量为每日0.1～0.2mg/kg；成人开始每日1mg，每2～3日增加0.5～1.0mg，一般剂量为每日4～8mg，最大剂量为每日20mg。

(2)癫痫持续状态：成人剂量1～4mg，于5～10分钟内缓慢注射完。一次给药可控制数小时到1天不等，需要时可继续静滴，将4mg溶于0.9%氯化钠注射液500ml中，以能控制发作的最小速度滴注。

【不良反应】(1)最常见的副作用为嗜睡、共济失调及行为紊乱，如激动、兴奋、不安，出现攻击行为等；有时可见焦虑、抑郁等精神症状及头昏、乏力、眩晕、言语不清等。少数患者有多涎、支气管分泌过多。偶见皮疹、复视及消化道反应。长期用药体重增加，嗜睡可在用药的过程中逐渐消失。为此使用本品,剂量必须逐渐增加,以达到最大耐受量。

(2)在治疗失神发作时,有可能加重全面强直阵挛发作,故在用于合并全面强直阵挛发作的病人时,应配合使用控制全面强直阵挛发作的药物。

(3)静注时对心脏、呼吸抑制作用较地西泮为强,需注意。

(4)动物实验表明,有致畸作用,孕妇用药是否安全尚未肯定。长期(1～3个月)服用可产生耐受性。

【药物相互作用】(1)与巴比妥类或扑米酮合用时,嗜睡反应增加,行为紊乱时应减量或停药。

(2)与巴比妥类、苯妥英钠及硝西泮合用时,开始宜小剂量。

【注意事项】应逐渐停药,突然停药可引起癫痫持续状态。

【制剂】片剂：0.5mg；2mg。注射剂：1mg(1ml)。

【包装】100片/瓶；10支/盒。

艾司唑仑 Estazolam

【商品名】舒乐安定,三唑氯安定,忧虑定。

【药代动力学】本品口服吸收后迅速分布到全身各组织,T_{max}为1～2小时。半衰期为17小时。代谢产物有生物活性。

【药理作用】作用机制和地西泮相似。

【适应证】失眠、焦虑、紧张、恐惧及癫痫的辅助治疗和麻醉前给药。

【用法用量】(1)镇静：每次1～2mg,每日3次。

(2)催眠：2～4mg,每晚睡前服用。

(3)抗癫痫：每次2～4mg,每日3次。

(4)麻醉前给药：每次2～4mg,手术前1小时服用。

【不良反应】个别患者偶有疲乏、无力、嗜睡等反应,1～2小时后可自行消失。对老、幼、体弱者视病情而减量。

【注意事项】孕妇、老年高血压患者、婴幼儿、心、肝、肾功能不全者慎用。

【制剂】片剂：1mg；2mg。

【包装】100片/瓶,高密度(PE)塑料瓶。30片/盒；12片/盒,铝塑包装。安瓿装：1mg×10支。

阿普唑仑 Alprazolam

【商品名】佳静安定。

【药代动力学】本品口服易吸收,T_{max}为1～2小时。主要代谢产物为α-羟基甲基三唑安定和3-羟基-5-阿普唑仑。前者活性为母体一半,后者无活性。80%从肾脏排泄,其消除半衰期为1小时。血浆蛋白结合率为80%。本品能通过胎盘及从乳汁中排泄。

【药理作用】作用机制和地西泮相似。

【适应证】适用于焦虑不安、恐惧、抑郁、顽固性失眠及癫痫的治疗。

【用法用量】口服,每次0.25～0.5mg,每日2～3次服用,老年人减量。治疗抑郁症可增加剂量,但每日不宜超过4mg。用于镇静催眠,每次0.4～0.8mg,睡前服用。

【不良反应】不良反应与地西泮相似,但发生率较低。主要有头晕,通常随着时间的延长而消失。其他副作用如头痛、精神紊乱、失眠、神经质、晕厥、眩晕、静坐不安、口干、便秘、恶心、呕吐、心动过速多汗、低血压等的出现率>1%。长期大剂量服药的病人,停止治疗时要在医生的指导下逐步停药。孕妇慎用。

【药物相互作用】(1)与中枢抑制药合用,可增加呼吸抑制作用。

(2)与易成瘾和其他可能成瘾药合用时,成瘾的危险性增加。

(3)与酒及全麻药、可乐定、镇痛药、吩噻嗪类、单胺氧化酶A型抑制药和三环类抗抑郁药合用时,可彼此增效,应调整用量。

(4)与抗高血压药和利尿降压药合用,可使降压作用增强。

(5)与西咪替丁、普萘洛尔合用,本品清除减慢,血浆半衰期延长。

(6)与扑米酮合用,由于减缓后者代谢,需调整扑米酮的用量。

(7)与左旋多巴合用时,可降低后者的疗效。

(8)与利福平合用,增加本品的消除,血药浓度降低。

(9)异烟肼抑制本品的消除,致血药浓度增高。

(10)与地高辛合用,可增加地高辛血药浓度而致中毒。

【注意事项】(1)中枢神经系统处于抑制状态的急性酒精中毒者慎用。

(2)肝肾功能损害者慎用。

(3)重症肌无力者慎用。

(4)急性或易发生闭角型青光眼发作者慎用。

(5)严重慢性阻塞性肺部病变者慎用。

(6)驾驶员、高空作业者、危险及精细作业者慎用。

(7)在妊娠3个月内,本品有增加胎儿致畸的危险。

(8)孕妇长期服用可引起依赖,使新生儿呈现撤药症状,妊娠后期用药影响新生儿中枢神经活动,分娩前及分娩时用药可导致新生儿肌张力较弱,孕妇应尽量避免使用。

(9)本品可以分泌入乳汁,哺乳期妇女应慎用。

【制剂】片剂:0.4mg;0.25mg;0.5mg;1mg。

【包装】100片/瓶;20片/板×1板/盒。

劳拉西泮　Lorazepam

【商品名】氯羟安定,氯羟二氮,罗拉。

【药代动力学】本品口服易吸收,2小时血药浓度达峰值。半衰期为10~20小时。在体内与葡萄糖醛酸结合而代谢灭活。主要经肾脏排泄。

【药理作用】本品为苯二氮䓬类抗焦虑药,药理作用来自边缘系统,它的效力优于其他苯二氮䓬类化合物,应用一般剂量,皮质的抑郁或抗交感神经的作用很少或没有。除有较强的抗焦虑作用外,尚有镇静、催眠、抗癫痫及产生顺行性记忆缺失作用。

【适应证】焦虑症及由焦虑、紧张引起的失眠症,情绪诱导的自主症状,如头痛、心悸、胃肠不适、失眠。亦用于手术前给药。

【用法用量】用于抗焦虑:口服常用剂量,每日1~4mg,分2~4次服用。重病例每日6~8mg。肌注或静注,每次0.025~0.03mg/kg。用于手术前给药,口服2~6mg,手术前2小时服用。肌注或静注,每次0.05mg/kg。年老或体弱者减少用量。

【不良反应】常见有疲劳、嗜睡、眩晕、运动失调。不安、激动、精神错乱、视力模糊亦有报道。本品可能会产生依赖性。长期用药后宜递减停药。

【注意事项】(1)可能引起血质不调,或损害肝或肾的功能。

(2)怀孕前3个月禁用。

(3)不能与麻醉药、巴比妥类或酒精合用。

【临床评价】临床上,本品广泛用于综合科和精神病患者,是有效、安全和耐受性好的安定类药。能对焦虑有关的失常、失眠提供有效的精神安定,其用量远较其他苯二氮䓬类化合物为少,并帮助恢复正常的睡眠。

【制剂】片剂:0.5mg;1mg;2mg。

【包装】20片/盒;30片/盒。

丁螺环酮　Buspirone

【商品名】布斯哌隆。

【药代动力学】本品口服吸收良好,T_{max}为0.5~1小时,与血浆蛋白结合率为95%。大部分在肝脏代谢,主要代谢产物为5-羟丁螺环酮和1-嘧啶基哌嗪。后者有部分活性。半衰期为2~11小时。血透不能清除体内丁螺环酮,60%由尿排出,40%由粪便排出。

【药理作用】作用于海马部位$5-HT_1A$受体及多巴胺受体,前者使5-HT功能向下调节而产生抗焦虑作用,对DA受体有亲和力,阻断突触前膜DA受体。对DA突触后膜受体的作用如何,目前有许多相互矛盾的发现。有人认为它既是DA激动剂又是DA拮抗剂,但由于对DA受体作用弱,临床上产生的副作用较轻。同时,它能减少体内5-HT受体的敏感性,故又具有抗抑郁作用。

【适应证】焦虑症。

【用法用量】成人初始每次5mg,每日3次,此后可逐渐增量;最高剂量为每日60mg。老年人一般不超过每日15mg。

【不良反应】不良反应以肠胃道不适为多见。此外,尚有头晕、头痛、激动、失眠等症状,故用药后不得驾车和操纵机器。严重肝肾功能不全、青光眼及重症肌无力患者禁用。不宜与酒精、中枢神经系统抑制药、降压药、抗凝药、避孕药及MAOI合用。

【注意事项】老人日剂量不超过15mg时,一般无特殊不良反应。

【临床评价】丁螺环酮与地西泮有相同的抗焦虑作用,不产生明显的镇静作用,亦不与其他催眠药产生协同作用,亦不加强酒精的作用,本品不能消除成瘾药的戒断反应,本身也不产生戒断反应。

【制剂】片剂:5mg;10mg。
【包装】铝塑泡罩包装:10片/板。12片/盒;24片/盒;60片/盒。

甲丙氨酯　Meprobamate
【商品名】安宁,氨甲丙二酯,安乐神,眠尔通。
【药代动力学】本品口服吸收快,30分钟即发生作用,T_{max}为2~3小时,半衰期为14小时。体内分布平均,易通过血-脑屏障。90%以羟基衍生物和葡萄糖醛酸结合,由尿排出,排泄速度较快,服药30分钟可以从尿排出,24小时在尿内消除,48小时内可以全部消除。
【药理作用】本品为丙二醇衍生物,是一种较弱的抗焦虑药,能抑制中枢神经元间的传导,减少由丘脑向大脑皮质的冲动和由中枢传出至骨骼肌的冲动,因而具有肌肉松弛、消除精神紧张和诱导睡眠作用,但不影响末梢部位神经肌接头间的传导。
【适应证】神经官能症。
【用法用量】(1)抗焦虑,每日0.4~1.2g,分次服用。
(2)镇静,每次0.2g,每日3~4次。
(3)催眠,0.2~0.4g,临睡前半小时服用。
(4)抗惊厥,肌注或静注,每次0.2~0.4g,每隔4~6小时1次,口服每日0.4~1.2g,分2~4次服用。
【不良反应】同利眠宁。
【注意事项】(1)本品有嗜睡、便秘等不良反应,大剂量时可发生共济失调(步态不稳)、皮疹、乏力、头痛、粒细胞减少及尿闭等症状,偶见中毒性肝炎及粒细胞减少症,肝肾功能减退者宜慎用。
(2)本品以小剂量多次服用为佳,长期大量服用可产生耐受性和成瘾,男性病人可导致阳痿。久服骤停可引起惊厥。
(3)本品能加强吩噻嗪类安定剂(如氯丙嗪)和单胺氧化酶抑制剂(如优降宁)的作用。与吩噻嗪类、巴比妥类、酒精等合用时,有增强中枢抑制的危险。
(4)老年人用药后易引起精神失常,甚至昏厥,故应慎用。
(5)哺乳期妇女及孕妇应忌用,尤其是妊娠开始3个月及分娩前3个月。
【临床评价】临床用于治疗神经官能症的紧张、焦虑状态,轻度失眠及破伤风所致肌肉紧张状态。治疗癫痫失神发作也有一定疗效,但对全面强直阵挛发作及精神分裂症无效。
【制剂】片剂:0.2g;0.4g。粉针剂:0.1g。
【包装】100片/瓶。

第六节　抗抑郁药

抑郁症是由各种原因引起的以抑郁为主要症状的一组以抑郁心境自我体验为中心的临床症状群或状态。抑郁是一种不愉快的心境体验。抑郁症是一种常见的疾病。近年来,其发病有所增高。

临床常用的治疗抑郁症的药物有3类:①三环类,包括丙咪嗪、阿米替林、氯丙咪嗪及多虑平等,为目前较好的抗抑郁症药,其中以阿米替林为最常用,作用原理不详,可能与本类药物能分别阻断脑内去甲肾上腺素能及5-羟色胺的再摄取,从而使受体部位的这些递质浓度提高,发挥抗抑郁作用;②四环类,临床常用的有马普替林等,其作用和应用与三环类相似;③单胺氧化酶抑制剂,包括苯乙肼、异卡波肼、反苯环丙胺等。作用机制可能与抑制单胺氧化酶,减少儿茶酚胺(去甲肾上腺素、多巴胺、5-羟色胺)的降解,使脑中儿茶酚胺含量增加有关。本类药毒性较大,现已少用。其他如氟西汀(百忧解)为最新一代有特色的抗抑郁药,它是选择性5-HT再摄取抑制剂(SSRI),已广泛应用于临床。

盐酸丙咪嗪　Tofranil
【药代动力学】本品口服后吸收迅速,90%与血浆蛋白结合。体内分布以脑、肾、肝中较多。在脑中又以基底核中最多,经肝脏代谢,代谢产物地昔帕明有药理活性。治疗血浓度为0.15~0.225μg/ml,半衰期为19~24小时。70%由尿排出,22%由粪便排出。

【药理作用】本品为三环类抗抑郁药的代表药物,具有较强的抗抑郁作用,并有抗胆碱能活性。

【适应证】适用于治疗迟缓性的内因性抑郁症。还可用于儿童遗尿症。

【用法用量】开始每日 25～75mg,分 2～3 次服用,可逐渐增量,最高可达每日 300mg;治疗小儿遗尿时 5 岁以上,每晚 12.5～25mg 服用。

【不良反应】(1)有较弱阿托品样作用。较常见的副作用为口干、心动过速、出汗、视力模糊、眩晕,有时出现便秘、失眠、精神紊乱、排尿困难、胃肠道反应、荨麻疹、震颤、心肌损害、体位性低血压,偶见白细胞减少,故用量较大或较长期用药者宜作白细胞计数及肝功能检查。尿潴留可用氯贝胆碱(Urecholine,一种外周作用胆碱能激动剂),10～25mg,每日 2～3 次口服。

(2)停药反应:近年发现长期大剂量治疗的病人突然停药可出现忧虑、失眠、恶心、呕吐、兴奋等症状,一般较轻,且仅有上述症状的 1～2 种,故不宜骤停。

【药物相互作用】(1)三环类药与 MAOIS 合用,可升高三环类药的血药浓度,引起躁狂状态。

(2)与锂盐合用,可增加锂盐对中枢神经系统的毒性,出现肌阵挛、严重震颤等症状。

(3)三环类药与苯二氮䓬药合用,可影响运动功能,有时会出现错乱状态。

(4)三环类药物与巴比妥类、非巴比妥类、抗癫痫药合用,可加快肝脏代谢,从而降低三环类药的治疗效果。

【注意事项】服药期间忌用升压药。高血压、动脉硬化、青光眼患者慎用。癫痫病人及孕妇忌用。用量较大及长期用药者宜作白细胞计数及肝功能检查。

【临床评价】镇静作用微弱,兴奋作用不明显。治疗抑郁症时疗效出现较慢,需 7～10 天。本品对精神分裂症伴发的抑郁状态无效,可使激动型和焦虑型抑郁症恶化。

【制剂】片剂:12.5mg;25mg。

【包装】铝塑包装:10 片/板,3 板/盒;48 片/盒。

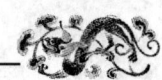

第三十五章 骨科伴发神经精神疾病用药

阿米替林 Amitriptyline

【商品名】阿密替林。

【药代动力学】本品口服吸收完全,T_{max} 为 8～12 小时。在血中约 90% 与血浆蛋白结合,部分经肝脏代谢为去甲替林,具有生物活性。由肾脏及肠道排出,排泄慢,24 小时约排出 40%,72 小时排出 60%,停药 3 周仍可在尿中检出。治疗血浆浓度为 120μg/ml,半衰期为 14～46 小时。

【药理作用】机制与丙咪嗪相似,能阻断突触前膜对去甲肾上腺素及 5-HT 的再摄取。

【适应证】适用于内因性抑郁症、更年期抑郁症、神经性抑郁症及器质性精神病的抑郁症状。与电休克联合使用于重症抑郁症,可减少电休克次数。亦可用于儿童遗尿症及儿童多动症。

【用法用量】(1)抗抑郁症,每次 25mg,每日 2 次。以后递增至每日 150～300mg。维持量每日 50～150mg。

(2)治疗遗尿症,睡前服 10～25mg。

(3)治疗儿童多动症,7 岁以上儿童每次 10～25mg,每日 2～3 次。

【不良反应】不良反应比丙咪嗪少而轻,常见有口干、便秘、视力模糊、青光眼加重、尿潴留、心动过速、体位性低血压及迟发性运动障碍等。

【药物相互作用】(1)大剂量的三环类抗抑郁药与大剂量的单胺氧化酶抑制剂合用或相继应用时,可致高血压危象,故一般不宜合用。但如难治的抑郁症,在应用阿米替林无效时,可加用单胺氧化酶抑制剂;但如先应用后者(单胺氧化酶抑郁剂)无效时,则不宜加用前者,需停药 2 周后,再改用前者。

(2)三环类抗抑郁剂可增强抗胆碱能药物的作用。

(3)可减低胍乙啶的抗高血压作用。

(4)甲状腺素可增强三环抗抑郁药的抗抑郁作用。

【注意事项】严重心脏病、高血压、青光眼、前列腺肥大及尿潴留患者禁用,癫痫病史患者慎用。

【临床评价】具有抗抑郁及较强的镇静作用。可使抑郁症患者的情绪提高,对思考缓慢、行动迟缓及食欲不振等症状可有所改善,疗效略快于丙咪嗪。因价格低,过去是临床上最常用的抗抑郁药物。现临床应用有减少趋势。

【制剂】片剂:10mg;25mg。
【包装】铝塑包装:96片/盒。

多塞平 Doxepin
【商品名】多虑平,凯舒。
【药代动力学】本品口服吸收良好,代谢迅速。治疗有效的血浆浓度>0.1μg/ml,半衰期为17小时,其代谢产物去甲多塞平半衰期为33~81小时。大部分24小时内从尿排出。
【药理作用】机制与丙咪嗪相似,具有抗焦虑、抗抑郁、抗抽搐及镇静、催眠作用。
【适应证】各种抑郁症及各类焦虑抑郁状态;慢性酒精中毒性精神病;神经官能症。
【用法用量】开始口服每日25~75mg,分2~3次,渐增至每日150~250mg,最大剂量每日300mg;肌注,每次12.5~25mg,每日2~3次。抗焦虑作用多在1周内显效,抗抑郁作用7~10天或更长时间显效。
【不良反应】副作用较轻,常见有口干、视力模糊、便秘、嗜睡等。减量或停药后均可消除。
【药物相互作用】与丙咪嗪、阿米替林等三环类药物相同。
【注意事项】青光眼患者、对三环类抗抑郁药物过敏者、心肌梗死恢复期患者禁用。排尿困难、眼压高、癫痫、肝功能不全、孕妇及12岁以下儿童慎用。
【临床评价】抗抑郁作用与丙咪嗪类相似,但效力较差。抗焦虑不安作用较强,与利眠宁同等效用。
【制剂】片剂:25mg。注射剂:25mg(1ml)。
【包装】每瓶100片。

氟西汀 Fluoxetine
【商品名】百忧解,氟苯氧丙胺。
【药代动力学】本品口服吸收良好,进食不影响药物吸收,生物利用度接近100%。血浆蛋白结合率为94%。T_{max}为6~8小时。半衰期为1~3天,代谢产物去甲氟西汀,半衰期为7~15天。80%由尿排泄,15%由粪便排出。
【药理作用】高度选择性抑制突触前膜5-羟色胺的再摄取,而对去甲肾上腺素影响很小,易通过血-脑屏障进入中枢神经系统。
【适应证】各型抑郁症,尤适于老年性抑郁症。还可用于治疗强迫症、恐惧症、神经性厌食或贪食症,以及抑郁症的焦虑症状。
【用法用量】口服,每日1次,每次20mg,最大日剂量80mg,早晨服用为宜,而不管进食与否,大多数病人每日用量不需超过20mg。每日剂量超过20mg时,最好分早晨和中午两次服用。不需调整剂量,停药时无需逐渐减量。
【不良反应】本品最多见的副作用为恶心,发生率23%,但比较轻,经常伴有呕吐,随服药时间延长而自行缓解。有3%在治疗初期发生皮疹,多在1周内自行消失;也有相当严重的,一旦发生应立即停药以防止意外。一些回顾性研究认为,本品没有诱发癫痫、流感样反应等潜在危险;其转躁狂发生率不高于MAOI类药。老年人服用氟西汀无需减量,但若肝肾损害的病人,剂量应适当减少。
【药物相互作用】(1)本品与其他抗抑郁药联用时,其他抗抑郁药原先的稳态血浆浓度升高2倍以上。
(2)本品与色氨酸联用时,可出现激动、坐立不安、胃肠不适。
(3)禁止与单胺氧化酶抑制剂并用,停用MAOI抑制剂后,至少要等待14天才能开始用本品治疗。
(4)与常用药物相伍,未发现明显相互作用。
【注意事项】有发生狂躁或轻躁症的可能,对有自杀意图的高危病人,在最初用药时应予以严密监视。孕妇及儿童慎用。
【临床评价】本品有良好的改善抑郁作用,但达到疗效时间长,通常在第2~4周出现,部分病人的症状在第1周内就开始改善。另外,本品有显著预防抑郁复发的作用。无三环类药的抗胆碱能及心血管系统的副作用。因此,本品一般需连续服用3~6个月,且价格偏高,影响了临床应用。另外,对于抑郁伴失眠的病人,用药早期可能出现轻度的烦躁、失眠加重等,因此,在用药的前1~2周每晚可给予少量的苯二氮䓬类和三环类药防治其副作用。
【制剂】胶囊剂:20mg。
【包装】7粒/盒;28粒/盒。

帕罗西汀 Paroxetine

【商品名】赛乐特。

【药代动力学】本品口服吸收完全，达峰时间 5.2 小时，与血浆蛋白结合率为 95%。本品进入体内广泛分布全身各组织，包括中枢神经系统，消除相半衰期为 24 小时。帕罗西汀经肝脏 P450 同工酶代谢，其代谢物无明显药理活性；主要由肾脏排泄，少量由粪便排出。多次给药，于 4~14 天达稳态，以后药物不再蓄积。

【药理作用】本品为一种选择性 5-羟色胺再摄取抑制剂，通过提高突触间隙 5-羟色胺浓度而发挥抗抑郁效果。本品对去甲肾上腺素、多巴胺再摄取的影响小；对毒蕈碱受体、多巴胺 D_2 受体及组胺受体几乎无亲和性，因而不具有相关的副作用。

【适应证】抑郁症，以及伴随的焦虑症状和睡眠障碍，对惊恐发作治疗有效。

【用法用量】起始量和有效量为 20mg，每日早餐时 1 次，2~3 周后，如疗效不好且副作用不明显，可以 10mg 递增至 50mg，每日 1 次。老人及肝肾疾病患者酌情用量，以每日不超过 50mg 为宜。维持量 20mg，每日 1 次。注意不宜骤然停药。

【不良反应】本品主要不良反应为口干、便秘、视力模糊、震颤、头痛、恶心、体重增加、乏力、失眠和性功能障碍等。偶见血管神经性水肿、荨麻疹、体位性低血压。罕见锥体外系统反应和少见肝功能异常及低钠血症。迅速停服帕罗西汀，可能产生停药综合征，病人表现睡眠障碍、激越、焦虑、恶心、出汗、意识模糊等停药反应。

严重心、肝、肾疾病患者及老年病人应慎用本品，剂量宜小，或不用。孕妇及哺乳妇女、癫痫病人不宜使用帕罗西汀。有躁狂病史者慎用。

超量用药：有报道顿服 1500mg 者，未见死亡病例报道。超量中毒者可出现恶心、呕吐、震颤、瞳孔散大、口干、烦躁、出汗和嗜睡，尚未见致死的报告。对超量中毒患者无特殊解救药，可按其他抗抑郁药超量中毒解救常规处理。

【药物相互作用】本品与色胺酸或单胺氧化酶抑制剂合用时，可产生"高血清综合征"，应禁用。本品与肝代谢酶（细胞色素 P450 同工酶）诱导剂或抑制剂合用时会影响其代谢动力学特点；与酶抑制剂合用时（三环类抗抑郁药与吩噻嗪类药）应调整使用药物剂量的低限；与酶诱导剂合用时无需调整剂量。本品与锂盐及其他抗痉挛药合用时应慎重，以防止增加不良反应的发生。

【注意事项】抗胆碱作用及对心脏功能影响较小。

【临床评价】具有良好的抗抑郁和抗惊恐发作的效果，副作用小，半衰期短，无活性代谢产物及用药方便等特点。

【制剂】片剂：20mg。

【包装】每盒 10 片；每盒 7 片。

氟伏沙明 Fluvoxamine

【商品名】兰释。

【药代动力学】本品口服后胃肠道吸收完全，吸收率为 91%。用药后 3~8 小时血药浓度达峰值。单剂量用药的半衰期为 13~15 小时，多次服用后半衰期为 17~22 小时。若维持剂量不变，10~14 天可达稳态血浆浓度。血浆蛋白结合率为 77%。本品主要在肝脏中代谢，代谢产物几乎无药理活性，均经肾脏排泄。

【药理作用】本品是惟一具有单环结构的选择性 5-羟色胺（5-HT）再摄取抑制剂，通过选择性抑制中枢神经突触前膜对 5-HT 的再摄取，增加突触前隙 5-HT 的浓度而发挥抗抑郁作用。本品对多巴胺及去甲肾上腺素的摄取几乎无作用，对 α 和 β 肾上腺素、M-胆碱能、组胺 H_1 等受体无亲和力。

【适应证】各种类型的抑郁症及相关症状的治疗，对抑郁症并发焦虑、老年抑郁症、重症抑郁、轻症抑郁并心境恶劣有效；亦用于强迫症、神经性贪食等。

【用法用量】起始剂量为每日 50~100mg，晚上 1 次服用，日剂量超过 150mg 可分次服用，症状缓解后，继续服用至少 6 个月；治疗强迫症，推荐起始剂量为每日 50mg，逐渐增加至有效量每日 100~200mg，分次服用。

【不良反应】最常见的不良反应为恶心，有时伴呕吐。其他有口干、便秘、腹泻、厌食、焦虑、激动、头痛、眩晕、失眠、嗜睡、无力、多汗、震颤、心动过速等。对本品过敏者禁用。本品禁止与单胺氧化酶抑制剂联合应用，若要转换应用需间隔 1~2 周。

【药物相互作用】可使经肝代谢的药物如华法

林、苯妥英钠、茶碱、普萘洛尔和卡马西平等代谢速度减慢，血浆浓度升高而引起中毒，故合用时需减小这些药物的剂量。

【注意事项】癫痫、有不正常出血史和服用影响血小板功能药物的患者及哺乳妇女、孕妇慎用。肝肾功能异常者，起始剂量应从小剂量开始，用药期间应密切监控。

【临床评价】无抗胆碱作用，耐受性较好。

【制剂】片剂：50mg。

【包装】30片/盒；60片/盒。

舍曲林　Sertraline

【商品名】郁洛复。

【药代动力学】本品口服易吸收，6~10小时后达到血药峰浓度，半衰期约为26小时，服药4~7天可达稳态血浓度。药物血浓度与剂量呈正相关。血浆蛋白结合率为97%。经肝脏代谢，主要由尿中排出。

【药理作用】本品通过抑制5-羟色胺的再摄取，使突触间隙中5-羟色胺含量升高而发挥抗抑郁作用。

【适应证】各种类型的抑郁症、强迫症、心境恶劣、性欲倒错等，预防抑郁症复发。

【用法用量】口服。开始每日50mg，每日1次。常用剂量为每日50~100mg。

【不良反应】本品抗组胺及抗胆碱能作用较小，不良反应较少。常见不良反应为嗜睡、恶心、呕吐、口干、男性性功能障碍（如射精延迟）等。

【药物相互作用】本品不能与单胺氧化酶抑制剂（MAOI）合用，必须在MAOI停药14天才可使用本品，或停用本品2周后方可使用MAOI。与华法林、地高辛等药物并用，可升高这些药物的血浓度而出现不良反应。

【注意事项】本品禁用于高敏者，慎用于癫痫病人、肝、肾功能不良者、孕妇、哺乳期妇女。

【临床评价】无镇静或兴奋作用，无抗胆碱或单胺氧化酶抑制作用，能改善顺应性作用。副作用比三环类药物少。

【制剂】片剂：50mg；100mg。

【包装】50mg×14片/盒。

文拉法辛　Venlafaxine

【商品名】博乐欣。

【药代动力学】本品自胃肠道吸收，半衰期约为5小时，每日需2~3次服药。本品在肝脏中经细胞色素P450（CYP）酶CYP2D6代谢，至少有一种活性代谢产物，即O-去甲基文拉法辛。

【药理作用】本品是3种生物源性胺类：5-羟色胺、去甲肾上腺素和多巴胺的再摄取抑制剂，其中对5-羟色胺再摄取抑制作用最强，对去甲肾上腺素再摄取抑制作用也较强。本品对毒蕈碱、烟碱、组胺和肾上腺素受体无作用，对单胺氧化酶无抑制作用。

【适应证】重性抑郁症。

【用法用量】起始剂量为每日75mg，分2~3次服用。一般2周以内即可见效。

【不良反应】常见的有恶心、嗜睡、口干、头晕、神经过敏、便秘、无力、焦虑、厌食、视力模糊、射精或性欲障碍、阳痿。在部分病人中可出现血压增高，特别是当每日剂量>300mg时，因此，高血压病人慎用。

【药物相互作用】西咪替丁可抑制肝脏首过消除作用，提高血浆中游离药物的浓度。因此，高血压及肝脏病人应避免合用这两种药物。不应与单胺氧化酶抑制剂合用，并且应停用单胺氧化酶抑制剂14天以后方可使用。可增强其他药物的中枢镇静作用。本品对CYP3A4的抑制作用最小。

【注意事项】对本品过敏及正在服用单胺氧化酶抑制剂的患者禁用本品。某些病人服用本品后会出现血压持续高，对服用本品的病人，应定期监测血压。若出现血压持续升高，应减小剂量或停药。关于孕妇和哺乳妇女的资料还未发现，但在这类人群中应避免使用。

【临床评价】抗抑郁作用较其他抗抑郁剂出现得快，副作用较丙咪嗪小，而效果优于丙咪嗪，其疗效与曲唑酮相当。较高剂量的文拉法辛（>150mg/d）疗效优于低剂量者。

【制剂】片剂：25mg；75mg；100mg。缓释剂：75mg。

【包装】14粒/盒；28粒/盒。

米安舍林 Mianserine

【商品名】甲庚吡嗪。

【药代动力学】本品口服后吸收迅速，T_{max}为3小时，有效血药浓度为15～70ng/ml。本品95%在肝脏代谢，主要代谢产物为去甲基、8-羟化和N-氧化3种产物。去甲基和8-羟化米安舍林均有生物活性，主要在尿中排出，只有1%～2%以原形药排出体外。血浆蛋白结合率为96%。半衰期青壮年为14～33小时，60岁以上为18～48小时。口服6天到达Css，以后即使口服每日1次或数次，均维持稳定的血药浓度。

【药理作用】本品与三环类抗抑郁药有显著不同，它能选择性地阻断突触前膜 $α_2$-肾上腺素能受体，使突触间隙的去甲肾上腺素浓度增高，甚少影响突触前膜对单胺类的再摄取，有人认为它能阻断中枢 5-HT_2 受体。

【适应证】适用于各种抑郁症，但对内因性双相抑郁症疗效较差。

【用法用量】一般开始每日30mg，可增至每日60～150mg，睡前1次服用。维持量每日60mg。

【不良反应】常见不良反应有口干、便秘、困倦，长期应用可逐步减少。少数老年患者可出现心电图改变，如T波改变和ST段降低。

【药物相互作用】不宜与单胺氧化酶抑制剂合用。

【注意事项】本品能加强乙醇对中枢神经的抑制作用。不能与可乐定、甲基多巴、胍乙啶、普萘洛尔合用，如需合用应严密监测血压。青光眼、排尿困难、脑部器质性病变、有癫痫史及未控制糖尿病患者慎用。躁狂者禁用。服药期间避免从事驾驶等危险工作。

【临床评价】与三环类抗抑制剂比较，本品的心血管毒性小，抗胆碱能副作用轻，起效快，具有催眠作用。

【制剂】片剂：30mg；60mg。

黛力新 Deanxit

【药代动力学】本品溶解、吸收迅速，是小剂量的二盐酸氟哌噻吨与小剂量盐酸四甲蒽丙胺的合剂。两种成分的混合并不影响各自的药代动力学特性。氟哌噻吨吸收后约4小时达血浆峰浓度，半衰期约35小时，经肝脏代谢后约60%从粪便中排出，15%～20%从尿中排泄。四甲蒽丙胺吸收后约3.5小时达血浆峰浓度，半衰期约19小时，代谢后大部分经尿排出，小部分经粪便排泄。两者均只有少部分通过胎盘及乳汁分泌。

【药理作用】氟哌噻吨根据不同剂量具有不同药理作用。大剂量主要拮抗突触后膜的多巴胺受体，降低多巴胺能活性。小剂量主要作用于突触前膜多巴胺自身调节受体（D_2受体），促进多巴胺的合成和释放，使突触间隙中多巴胺含量增加。四甲蒽丙胺抑制突触前膜对去甲肾上腺素及5-羟色胺的再摄取，提高突触间隙内单胺类递质的含量。

【适应证】用于治疗各种神经症，包括焦虑性神经症、抑郁性神经症、疑病性神经症。自主神经功能紊乱如心脏及胃肠神经症。多种焦虑抑郁状态，包括某些应激事件、疾病药物成瘾等所致的焦虑和抑郁。多种顽固性和慢性疼痛包括偏头痛、紧张性头痛、三叉神经痛等。

【用法用量】成人，每日2片，早晨顿服或早晨及中午各1片；严重病例，早晨2片，中午1片。老年患者，每日1片，早晨口服；维持剂量，每日1片，早晨口服。

【不良反应】轻微口干，夜间服用本品可能影响睡眠。较大剂量治疗时，少数病人出现不安或轻微震颤。

【药物相互作用】(1)本品可增强机体对乙醇、巴比妥类和其他中枢神经抑制剂的反应。

(2)可降低胍乙啶及其类似物的抗高血压作用。

(3)与单胺氧化酶抑制剂合用可导致高血压危象。

【临床评价】本品临床应用范围广，副作用极少，即使出现，也很轻微，且是短暂的，继续用药多可消失。

【制剂】片剂：每片含0.5mg氟哌噻吨和10mg四甲蒽丙胺。

【包装】20片/盒。

第七节 抗躁狂抑郁症药

碳酸锂　Candamide

【药代动力学】锂盐在胃肠道内吸收迅速，口服后 T_{max} 为 2～4 小时。半衰期为 12～24 小时。锂离子随体液分布至全身，并不与蛋白结合。但锂离子进入细胞内和排出细胞外均缓慢，口服后脑脊液 T_{max} 为 24 小时，而其浓度仅为血浆浓度的 1/2。锂在体内无代谢变化，最后经肾脏排出。排出速度因人而异，并与钠盐摄入量有关。摄入钠盐过多，锂盐排出增加；摄入钠盐过少，锂在肾小管的重吸收增加，血锂浓度上升。按治疗常规口服者，约于 6～7 日后，血浆浓度达稳态水平。口服 6～12 小时有 1/2 随尿排出，以后排泄速度减慢，在 10～14 天可随尿排出 95%。

【药理作用】可能是由于影响体内某些电解质（如钙、钾、镁等）和儿茶酚胺（如去甲肾上腺素）的代谢。通过锂离子影响神经和肌肉细胞内钠离子的运转，在锂离子的影响下细胞内去甲肾上腺素脱氨代谢增加，脑组织中游离去甲肾上腺素减少。

【适应证】主要用于躁狂症和其他兴奋躁狂状态，以及粒细胞减少和再生障碍性贫血、月经过多症、急性菌痢等。

【用法用量】(1)躁狂症：一般以小剂量开始，口服每日 3 次，每次 0.25g，根据病情及服药反应逐日增加 0.25～0.5g，一般每日不超过 1.5～2.0g。维持治疗时，一般每日不超过 1g，分 3～4 次服用。预防复发时，需持续用药 2～3 年。碳酸锂的治疗作用，纯系锂离子的作用，且治疗剂量与中毒剂量较接近，因此治疗期间经常进行血清锂浓度监测是十分必要的。治疗躁狂症时，血锂浓度应为 0.9～1.5mmol/L。维持治疗或预防复发时，应为 0.4～1.0mmol/L。一般在用药第 6～7 天开始好转。

(2)治疗粒细胞减少症及再生障碍性贫血：口服 10 天，每次 300mg，每日 3 次。

(3)治疗月经过多症：月经第 1 天开始服 0.6g，以后每日 0.3g，均分次服，共服 3 天，总量 1.2g 为 1 疗程，每 1 月经周期服 1 疗程。

(4)治疗急性菌痢：每次 0.1g，每日 3 次，首次加倍，总疗程为 7～10 天。

【不良反应】(1)有头昏、恶心、呕吐、腹痛、腹泻等不良反应。

(2)当血清锂的浓度达到或超过 2.0mmol/L 时，易引起锂中毒。中毒的早期征象为恶心、呕吐、腹泻、厌食等消化道症状，继则出现肌无力、四肢震颤、共济失调、嗜睡、意识模糊或昏迷。一旦发现可疑锂中毒征象时，应速停药，补充电解质和水分，并使用利尿剂加速锂排出。为预防中毒，须做血锂浓度测定。锂从细胞内排出较慢。所以，一旦中毒发生，持续时间常较长，一般需 1～2 周方能恢复，亦有因此死亡者。故抢救中不可因初步好转而放松警惕。钠盐能促进锂盐经肾排除，故用药期间保持正常食盐摄入量。

【药物相互作用】(1)与退热药、利尿药、泻药合用，可使体液及血钠减少，导致血锂浓度升高。

(2)降血压药 α-甲基多巴可使血锂浓度下降。

(3)锂盐与氯丙嗪合用，可降低氯丙嗪血浓度，这可能与碳酸锂延缓胃肠排空，而增加氯丙嗪在胃肠道降解有关。

(4)与卡马西平合用，对严重躁狂可改善症状。

(5)与氟哌啶醇合用，可发生不良反应如僵直、震颤或神经错乱，甚至发生不可逆性脑损伤，故并用时必须注意将剂量调小。

(6)与琥珀酰胆碱合用，可延长电休克引起的窒息时间。

(7)与保泰松合用，减少肾锂廓清率，使锂盐的作用及毒性增加。

【注意事项】(1)每周应停药 1 天，以保安全。

(2)血锂浓度与疗效、不良反应关系密切，治疗躁狂症时，锂浓度应为 0.9～1.2mEq/L，此时不良反应较轻，超过 1.5mEq/L，则不良反应增多，故有条件时应测定血锂浓度。

(3)老年人锂盐排泄慢，易产生蓄积中毒，注意调整剂量。

(4)心、肾病病人、电解质紊乱者忌用。

【临床评价】本品有很明显的抑制躁狂症作用，

能使躁狂患者情绪安定,使思维过速和动作过多的情况改善,使慢波睡眠期延长,快波睡眠期缩短,使情感性精神病患者肾上腺糖皮质激素分泌的昼夜节律恢复正常。治疗量时,对正常人精神活动几乎无影响。因无镇静作用,故兴奋症状很严重的患者可先与氯丙嗪或氟哌啶醇合用,待急性症状控制后,再单用碳酸锂维持治疗。对分裂情感性精神病或周期性精神病具有类似躁狂症状者,亦可加用碳酸锂治疗,疗效尚好。碳酸锂能预防内因性情感性精神病的复发,对双相型的效果更好,它既要防止躁狂也可防止抑郁的复发。

【制剂】片剂:0.25g;0.5g。

【包装】塑料瓶:100片/瓶。铝塑泡罩:12片/板,2板/盒。

卡马西平 Carbamazepine

【商品名】酰胺咪嗪,卡巴咪嗪,氨甲酰氮,痛惊宁,痛痉宁,痛可宁,得理多,叉癫宁。

【药代动力学】详见癫痫药物的合理应用。

【药理作用】本品能控制躁狂症状最早在1971年报道。对中枢神经系统的作用是多方面的,但对情感障碍的治疗机制不明。脑内儿茶酚胺含量增高时,可引起动物的情绪高涨,从而增加情感性攻击行为,儿茶酚胺对效应细胞的作用是通过环磷腺苷来实现的,本品能降低大脑皮质和小脑的环磷腺苷含量,对精神分裂症的兴奋、激动和攻击行为的治疗作用可能与此有关。本品通过影响神经元离子通道来降低高频反复电活动的激发,同时影响突触和突触后介质的传递,可通过抑制中脑边缘系统,继而抑制大脑皮质及皮质下中枢的传导而治疗躁狂症。

【适应证】对急性躁狂发作和预防复发都有较好的效果,常在锂盐无效、效果不明显、锂盐过敏、不能耐受锂盐的不良反应时应用。常用于难治性情感障碍、季节性情感障碍的治疗。

【用法用量】开始剂量一般为每次200mg,bid,以后出现胃肠道和神经系统的症状,如恶心、胃不适、嗜睡、步态不稳和眼震等,每3～5日增加200mg,直至达到治疗血药浓度。

【不良反应】详见癫痫药物的合理应用。

【注意事项】详见癫痫药物的合理应用。

【制剂】片剂:0.1g;0.2g。胶囊剂:0.2g。

【包装】塑料瓶装:60片/瓶;100片/瓶。24粒/盒。

丙戊酸钠 Valproate Sodium

【商品名】二丙基乙酸钠,二丙乙酸钠,戊曲酯,抗癫灵。

【药理作用】丙戊酸盐有稳定情绪及治疗双相情感障碍,其可能的机制为能抑制其GABA的降解代谢,增加其释放,减少其流通,增加GABAβ受体密度,加强神经元对GABA的敏感度,从而起到稳定情绪的作用。

【适应证】丙戊酸盐的治疗剂量范围为每日600～1200mg,分次服用。有效治疗浓度为50～150μg/ml,起效时间约为2周。

【不良反应】详见"癫痫药物的合理应用"。

【注意事项】详见"癫痫药物的合理应用"。

【制剂】片剂:0.1g;0.2g。糖浆剂:50mg(1ml)。

【包装】100ml/瓶×40瓶;30片/瓶,1瓶/盒;1支/盒(另附1安瓿溶剂)。

(陈颜强 邢怡 邢成名)

第三十六章 骨科伴发泌尿系统疾病的药物治疗

第一节 前列腺增生的药物治疗

良性前列腺增生（BPH）是老年男性常见病与多发病。随着对 BPH 的病因及病理生理变化了解的深入，近年来药物治疗得到很大发展。从广泛应用 $\alpha_1 AR$ 阻滞剂及 5α-还原酶抑制剂治疗 BPH 以来，BPH 的治疗发生了很大变化：从外科手术为主转变成以药物治疗为主。BPH 所引起的病理生理变化主要有膀胱流出道梗阻（BOO）及逼尿肌功能异常，这是产生下尿路症状（LUTS）的主要病理基础。目前治疗 BPH 的药物，其作用机制是纠正这些病理生理变化，主要目标是解除膀胱流出道梗阻（BOO）及改善 LUTS。

一、5α-还原酶抑制剂

BPH 患者的前列腺组织，其 5α-还原酶抑制剂的活性明显高于正常的前列腺组织，所以产生的 DHT 增多。随着人们对 5α-还原酶抑制剂和双氢睾酮对 BPH 作用认识的提高，已经研制出几种 5α-还原酶抑制剂。非那雄胺（Finasteride）是临床上使用的第一个能明显减少 DHT 的 5α-还原酶抑制剂。

非那雄胺片　Finasteride Tablets

【商品名】葆利安。

【成分】非那雄胺，其化学名为 17β-(N-叔丁基氨基甲酰)-4-氮杂-5α-雄甾-1-烯-3-酮。

【性状】本品为白色或类白色片。

【药理毒理】药理作用：本品属于 4-氮甾体激素化合物，为特异性Ⅱ型 5α-还原酶竞争抑制剂，抑制外周睾酮转化为二氢睾酮，降低血液和前列腺、皮肤等组织中二氢睾酮水平。前列腺的生长发育和良性增生依赖于二氢睾酮。非那雄胺通过降低血液和前列腺组织中的二氢睾酮水平而抑制前列腺增生、改善良性前列腺增生的相关临床症状。

遗传毒性：体外细菌、哺乳动物细胞致突变试验及体外碱性洗脱试验结果均未显示出致突变作用。体外 CHO 细胞染色体畸变研究中，非那雄胺在 $450\sim550\mu mol$ 浓度下，CHO 细胞染色体畸变率轻度增加，该浓度相当于人口服本品 5mg 后血浆峰浓度的 $4000\sim5000$ 倍。体内染色体畸变试验中，小鼠给予非那雄胺每日 250mg/kg（按 AUC 计，相当于人临床推荐日用剂量 5mg 的 228 倍，下述所有毒性研究剂量的计算方法相同），染色体畸变率没有升高。

生殖毒性：非那雄胺每日 80mg/kg（同上计算，相当于人日用剂量的 543 倍），连续给药 12 周对性成熟雄兔和雄性大鼠的生育力没有影响。当大鼠持续 24 周以上每日给予非那雄胺 80mg/kg 时，导致其精囊和前列腺的重量也显著减轻，交配时精栓形成失败从而使大鼠生育力下降；但对大鼠和兔的睾丸及交配行为没有影响。上述毒性效应在停药后 6 周内恢复。

大鼠致畸敏感期给予非那雄胺对雄性后代有明显的致畸作用，每日 $100\mu g/kg$ 至 100mg/kg（同上，相当于临床日用剂量 5mg 的 $1\sim1000$ 倍）时出现剂量依赖的尿道下裂，发生率为 $3.6\%\sim100\%$；每日剂量 $\geqslant 30\mu g/kg$（同上，相当于临床日用剂量 5mg 的 30%）时，雄性后代出现前列腺和精囊重量

减轻、包皮分离延迟及短暂的乳房发育等；当日剂量为 3μg/kg(同上,相当于人日用剂量的 3%)时,雄性后代出现泌尿生殖道间距缩短。研究认为,导致大鼠雄性后代出现上述毒性的关键时间为妊娠第 16～17 天。妊娠大鼠给予非那雄胺所产生的上述毒性系该类药物(5α-还原酶抑制剂)药理作用的结果,与先天性缺乏 5α-还原酶男婴所报道的畸形相似。恒河猴在妊娠期间每日口服非那雄胺 2mg/kg(同上,相当于人日用剂量的 20 倍),雄性胎仔出现外生殖器畸形。所有致畸研究中,本品对雌性后代没有致畸作用。

每日给予非那雄胺 80mg/kg 的雄性大鼠与未给药雌性大鼠交配所生育的子代大鼠中未观察到与药物相关的效应。大鼠妊娠末期和哺乳期每日给予非那雄胺 3mg/kg(同上,相当于人日用剂量的 30 倍)导致第一代雄性后代生育能力轻度下降,对雌性后代没有影响。

致癌性：SD 雌、雄大鼠分别连续 24 个月每日给予非那雄胺 320mg/kg 和 160mg/kg(同上,分别相当于临床推荐用剂量的 274 倍和 111 倍),没有出现致瘤效应。在为期 19 个月的致癌研究中,非那雄胺每日 250mg/kg(同上,相当于人推荐日用剂量的 228 倍)给药使 CD-1 雄性小鼠睾丸间质细胞腺瘤的发生率明显升高。小鼠每日给予非那雄胺 25mg/kg 或大鼠日剂量超过 40mg/kg 时,两种动物间质细胞增生的发生率均明显升高；睾丸间质细胞增生的发生率与血清 LH 水平呈正相关。大鼠和犬分别每日给予本品 20mg/kg 和 45mg/kg(同上,相当于人日用剂量的 30 倍和 350 倍)1 年或小鼠每日 2.5mg/kg(相当于人日用剂量的 2.3 倍)19 个月,没有出现与给药相关的睾丸间质细胞增生。

【适应证】本品适用于治疗已有症状的良性前列腺增生症(BPH),改善症状。降低发生急性尿潴留的危险性。降低需进行经尿道切除前列腺(TURP)和前列腺切除术的危险性。

【用法用量】口服。推荐剂量：每次 5mg(1 片),每日 1 次,空腹服用或与食物同时服用均可。

【不良反应】非那雄胺具有良好的耐受性,不良反应多轻微、短暂。文献报道,发生率≥1%的不良反应,主要是性功能受影响(阳痿、性欲减退、射精障碍)、乳房不适(乳房增大、乳腺疼痛)和皮疹。该品使用 1 年的不良事件发生率如下(括号内为安慰剂对照组),使用本品 2～4 年累计的发生率呈下降趋势。

阳痿：8.1%(3.7%)。性欲减退：6.4%(3.4%)。精液量减少：3.7%(0.8%)。射精障碍：0.8%(0.1%)。乳房增大：0.5%(0.1%)。乳腺疼痛：0.4%(0.1%)。皮疹：0.5%。

产品上市后报道的其他不良反应包括：瘙痒感、风疹及面唇部肿胀等过敏反应和睾丸疼痛。实验室化验结果,评价实验室检查结果时,应考虑到服用非那雄胺的患者前列腺特异抗原(PSA)水平降低的情况。服用非那雄胺或安慰剂的患者中,其他标准实验室参数没有差别。

【禁忌证】本品不适用于妇女和儿童。本品禁用于以下情况：对本品任何成分过敏者；妊娠和可能怀孕的妇女。

【注意事项】一般注意事项：

(1)使用本品前应排除与良性前列腺增生(BPH)类似的其他疾病,如感染、前列腺癌、尿道狭窄、膀胱低张力、神经源性紊乱等。

(2)非那雄胺主要在肝脏代谢,肝功能不全者慎用。

(3)肾功能不全患者不需调整给药剂量。

对前列腺特异抗原(PSA)及前列腺癌检查的影响：

(1)非那雄胺治疗前列腺癌未见临床疗效。非那雄胺不影响前列腺癌的发生率,也不影响前列腺癌的检出率。

(2)建议在接受非那雄胺治疗前及治疗一段时间后定期做前列腺检查,如直肠指诊、其他前列腺癌相关检查(包括 PSA)。

(3)非那雄胺可使前列腺增生患者(或伴有前列腺癌)血清 PSA 浓度大约降低 50%。在评价 PSA 数据且不排除伴有前列腺癌时,应考虑非那雄胺会使前列腺增生患者的血清 PSA 水平降低。

(4)应谨慎评价使用非那雄胺治疗的患者 PSA 水平持续增高,包括考虑非那雄胺治疗的非依从性。

药物/实验室检查相互作用,对 PSA 水平的影响：血清 PSA 浓度与患者年龄和前列腺体积有关,而前列腺体积又与患者年龄有关。当评价PSA实验室测定结果时,应考虑接受非那雄胺治疗的患者PSA水平降低的事实。大多数患者,在治疗的第1个月内PSA迅速降低,随后PSA水平稳定在一个新的基线上。治疗后基线值约为治疗前基线值的一半。因此,用非那雄胺治疗6个月或更长的典型患者,在与未经治疗男性的正常PSA值相比较时,PSA值应该加倍。

【孕妇及哺乳期妇女用药】本品禁用于怀孕或可能受孕的妇女。由于包括非那雄胺在内的Ⅱ型5α-还原酶抑制剂类药物具有抑制睾酮转化为二氢睾酮的作用,当怀孕妇女服用后,可引起男性胎儿外生殖器异常。怀孕或可能受孕的妇女不应触摸本品的碎片和裂片。本品不适用于哺乳期妇女。尚不知非那雄胺是否从人乳汁排泄。

【儿童用药】本品不适用于儿童。儿童用药的安全性和有效性资料还未确定。

【药物相互作用】尚未确定具有临床重要意义的药物相互作用。

【药物过量】文献资料,服用非那雄胺单次剂量高达400mg及每日服用非那雄胺多次剂量80mg共3个月的患者未见不良反应。对非那雄胺用药过量没有推荐的特异治疗。

【规格】5mg。

【贮藏】遮光,密封保存。

【包装】铝塑包装:7片/盒;10片/盒;14片/盒;20片/盒;28片/盒。

【有效期】暂定12个月。

二、α_1AR阻滞剂

应用α_1AR阻滞剂治疗BPH至今已长达25年之久,在长期的临床应用中,已经证实了它的有效性与安全性。常用的药物有非选择性α-AR阻滞剂(酚苄明)、短效选择性α_1AR阻滞剂(哌唑嗪及阿呋唑嗪)、长效α_1AR阻滞剂(特拉唑嗪及多沙唑嗪)、长效α_1AR亚型阻滞剂(坦索罗辛)等。

盐酸酚苄明片 Phenoxybenzamine Hydrochloride Tablets

【性状】本品为白色片。

【药理作用】药理作用:盐酸酚苄明片是作用时间长的受体阻滞剂。作用于节后肾上腺素受体,防止或逆转内源性或外源性儿茶酚胺作用,使周围血管扩张,血流量增加。卧位时血压稍下降,直立时可显著下降。血压下降可反射性引起心率增快。

致癌、致突变和生殖毒性:小鼠淋巴瘤体外艾姆斯(Ames,检查致癌物质)实验表明,盐酸酚苄明有致突变活性;小鼠微核实验(micronucleustest)则没有显示本品有致突变活性。大鼠或小鼠腹腔内连续注射盐酸酚苄明,能引起腹膜肉瘤。大鼠长期口服给药能引起胃肠道恶性肿瘤,绝大多数是胃非腺性恶性肿瘤。在慢性口服实验中,大鼠溃疡性或糜烂性胃炎发生率高,与药物作用有关。未见盐酸酚苄明影响生殖的研究结果。

【药代动力学】口服后约30%的盐酸酚苄明在胃肠道吸收,半衰期约24小时,作用可持续3~4天。本品在肝内代谢,多数药物24小时内从肾及胆汁排出,少量在体内保留数天。

【适应证】(1)嗜铬细胞瘤的治疗和术前准备。

(2)周围血管痉挛性疾病。

(3)前列腺增生引起的尿潴留。

【用法用量】给药须按个体化原则,根据临床反应和尿中儿茶酚胺及其代谢物含量调整剂量。开始时每日1次10mg,每日2次,隔日增加10mg,直至获得预期临床疗效,或出现轻微β受体阻断的不良反应。以20~40mg,每日2次维持。

【不良反应】常见体位性低血压、鼻塞、口干、瞳孔缩小、反射性心跳加快和胃肠刺激。少见神志模糊、倦怠、头痛、阳痿、嗜睡,偶可引起心绞痛和心肌梗死。

【禁忌证】(1)低血压。

(2)心绞痛、心肌梗死。

(3)对本品过敏者。

【注意事项】(1)动物实验证明,长期口服可引起胃肠道癌。

(2)脑供血不足时使用本品需注意血压下降,可能加重脑缺血。

(3)代偿性心力衰竭者可引起反射性心跳加快,致心功能失代偿。

(4)冠心病患者可因反射性心跳加速而致心绞痛。

(5)肾功能不全时可因降压和肾缺血导致肾功

能进一步损害。

(6) 上呼吸道感染时可因鼻塞加重症状。

(7) 用药期间需定时测血压。

(8) 开始治疗嗜铬细胞瘤时,建议定时测定尿儿茶酚胺及其代谢物,以决定用药量。

(9) 反射性心率加速可加用 β 受体阻滞剂；与食物或牛奶同服以减少胃肠道刺激。

(10) 酚苄明过量时,不能使用肾上腺素,否则会进一步加剧低血压,称为肾上腺素的反转效应。

【孕妇及哺乳期妇女用药】本品对妊娠的影响尚未作充分研究,对孕妇只有非常必要时才能使用本品。尚不知本品是否经乳汁分泌,但为慎重起见,哺乳期妇女要选择停药或者停止哺乳。

【儿童用药】口服,开始按每公斤体重 0.2mg,每日 2 次；或按体表面积 6～10mg/m^2,每日 1 次。以后每隔 4 日增量 1 次,直至取得疗效。维持量每日按每公斤体重 0.4～1.4mg 或按体表面积 12～36mg/m^2,分 3～4 次口服。

【老人用药】尚不明确。但老年人对其降压作用敏感,易发生低温,肾功能较差,应用本品时需慎重。

【药物相互作用】(1) 与拟交感胺类合用,升压效应减弱或消失。

(2) 与胍乙啶合用,易发生体位性低血压。

(3) 与二氮嗪合用时拮抗后者抑制胰岛素释放的作用。

(4) 本品可阻断左旋去甲肾上腺素引起的体温过高,亦可阻断利血平引起的体温过低症。

【药物过量】药物过量时出现体位性低血压、头晕、疲劳、心动过速、呕吐、嗜睡或休克,应立即停药,同时给予抗休克治疗。轻者置患者于头低脚高卧位,恢复脑供氧,绑腿和腹带加压有助于减轻患者的低血压反应和缩短药物反应时间；严重的低血压反应,需静脉输注去甲肾上腺素重酒石酸盐,拮抗盐酸酚苄明的 α 受体阻滞作用。

【贮藏】遮光,密封保存。

【规格】片剂：10mg。

盐酸阿夫唑嗪缓释片 Alfuzosin Hydrochloride Prolonged-release Tablets

【主要成分】盐酸阿夫唑嗪。

【性状】本品为圆形,双凸三层片剂(直径为 8mm)；内、外层为黄色,中间层为白色。

【药理作用】本品为一种经口服途径起效的喹诺啉类衍生物。它是一种选择性的突触后 α$_1$-肾上腺素受体拮抗剂。体外药理学研究证实了本品对前列腺、膀胱三角区和尿道部位的 α$_1$-肾上腺素受体有选择性作用。通过直接作用于前列腺组织的平滑肌,α 受体阻滞剂减少膀胱下流的阻力。动物的体内试验证明,本品能减少尿道压力,进而减少泌尿时尿流作用的放大效应。在有关良性前列腺增生的安慰剂对照研究中,本品具有下列作用：在那些尿液流速≤8ml/秒的患者中,本品能明显增加其尿液流速平均达 30%。这种改善在首次剂量后即可观察到。明显减少逼尿肌的压力而增加膀胱尿液容量,进而激发制成品尿感。明显减少残余尿量。这些作用可使刺激性和梗阻性尿路症状得到改善。对性功能没有危害。

【药代动力学】阿夫唑嗪、盐酸阿夫唑嗪与血浆蛋白的结合率接近 90%,其主要通过肝脏代谢,尿排泄,11%保持为原形不变。大部分代谢物为非活性物质,在粪便中排泄(75%～90%)。本品药代动力学在慢性心衰患者中没有改变。长效缓释处方,在健康中年志愿者中,服用 10mg 长效缓释片的生物利用度的平均值,与服用 7.5mg(2.5mg 片,每日 3 次)快速释放片剂比较,是后者的 104%。长效缓释片血药浓度达峰时间约为服药后 9 小时,快速释放片剂则在 1 小时达到血浆峰浓度。消除半衰期为 9.1 小时。研究显示,进食后服用本品生物利用度增加(参见【用法用量】)。与中年健康志愿者比较,老年患者中药代动力学参数(C_{max} 和 AUC)不发生改变。与肾功能健全的患者比较,中度肾衰竭(肌苷清除率＞30ml/分钟)的患者,其 C_{max} 和 AUC 平均值有所增加,清除半衰期保持不变。对肌苷清除率＞30ml/分钟的患者,不需要改变服药剂量。

【适应证】良性前列腺增生的功能性症状。

【用法用量】推荐剂量,每日 1 片(10mg)长效缓释片,晚饭后立即服用。该片剂需整片吞服,不能咀嚼。或遵医嘱。

【不良反应】使用本品治疗的患者中,最常见的不良反应是：胃肠道紊乱、恶心、胃痛、腹泻、眩晕、头昏、不适、头痛。罕有下列情况报道：体位性低血压、晕厥、心动过速、心悸、胸痛、乏力、瞌睡、水肿、潮红、口干、皮疹、瘙痒。如服用本品时，出现任何不良事件和/或不良反应，请与医生联系。

【禁忌证】本品在下列情况禁止使用：对本品成分过敏、体位性低血压、肝功能衰竭、严重肾衰竭（肌苷清除率<30ml/分钟）、肠梗阻（片剂中含蓖麻油）。一般不建议在使用本品时合用α阻滞剂类抗高血压药。

【注意事项】在某些患者中，尤其是正在使用抗高血压药物治疗的患者，在服药后数小时内可能发生体位性低血压，同时可伴有其他症状（头晕的感觉、疲劳和出汗）。建议谨慎用药，尤其是老年患者。以上这些症状通常是暂时的，发生在治疗开始时，一般不会妨碍继续治疗。应告知患者有关的症状发作情况。心脏病患者不应给予本品单药治疗。应同时对冠状动脉功能缺陷进行特殊的治疗。如果心绞痛反复发作或加剧，应停止本品治疗。由于有发生体位性低血压的危险，尤其是在使用本品的开始阶段，因此，驾驶员和机械操作者应特别注意。

【孕妇及哺乳期妇女用药】治疗适应证中不涉及妇女。在妊娠期间服用本品的安全性及本品是否分泌入乳汁中尚不清楚。

【儿童用药】治疗适应证中不涉及儿童。目前尚无有关儿童用药的资料。

【老人用药】在某些患者中，尤其是正在使用抗高血压药物治疗的患者，在服药后数小时内可能发生体位性低血压，同时可能伴有其他症状（头晕、疲劳和出汗）。老年患者建议谨慎用药。

【药物相互作用】不建议合用的药物，α阻滞剂类抗高血压药（哌唑嗪、乌拉地尔、莫尼地尔），增加低血压效应。有发生严重体位性低血压的危险需注意合用药，抗高血压药物，增加抗高血压作用和发生体位性低血压的危险（附加效应）。

【贮藏】密封保存。

【规格】10mg。

【剂型】缓释片剂。

盐酸特拉唑嗪 Terazosin Hydrochloride Tablets

【商品名】高特灵。

【主要成分】盐酸特拉唑嗪。

【性状】本品为白色片。

【药理毒理】本品为选择性α_1受体阻滞剂，能降低外周血管阻力，对收缩压和舒张压都有降低作用；具有松弛膀胱和前列腺平滑肌的作用，可缓解良性前列腺肥大而引起的排尿困难症状。

【药代动力学】本品口服吸收好，服药后1小时血浆浓度达到峰值，其血浆蛋白结合率为90%～94%，消除半衰期为12小时。本品药物原形自尿中排出约占口服剂量的10%，粪便中排出约占20%，代谢产物自尿中排出约占40%，自粪便中排出约占60%，本品的药代动力学参数与肾功能无关，食物对生物利用度无影响。

【适应证】(1)用于治疗高血压，可单独使用或与其他抗高血压药同时使用。

(2)用于改善良性前列腺增生症患者的排尿症状，如尿频、尿急、尿线变细、排尿困难、夜尿增多、排尿不尽感等。

【用法用量】口服。高血压患者：每日1次，首次睡前服用。开始剂量1mg，剂量逐渐增加直到出现满意疗效。常用剂量为每日1～10mg，最大剂量为每日20mg，停药后需重新开始治疗者，亦必须从1mg开始渐增剂量。良性前列腺增生患者：每日1次，每次2mg，每晚睡前服用。

【不良反应】本品主要不良反应有头痛、头晕、无力、心悸、恶心、体位性低血压等。这些反应通常轻微，继续治疗可自行消失，必要时可减量。

【禁忌证】对本品过敏者禁用。

【注意事项】孕妇及哺乳期妇女慎用。病人在开始治疗及增加剂量时，应避免可导致头晕或乏力的突然性姿势变化或行动。

【规格】2mg。

【贮藏】遮光，密闭保存。

甲磺酸多沙唑嗪片 Doxazosin Mesylate Tablets

【性状】本品为白色或类白色片。

【药理毒理】药理作用：多沙唑嗪片是长效受体阻滞剂。本品选择性作用于节后肾上腺素受体，使周围血管扩张，周围血管阻力降低而降低血压，对心排出量影响不大。与其他受体阻滞剂一样，多沙唑嗪对立位血压和心率影响较大。本品作用于前列腺和膀胱颈平滑肌的肾上腺素受体,使膀胱颈、前列腺、前列腺包膜平滑肌松弛,尿道和膀胱阻力减低,从而减轻前列腺增生引起的尿道阻塞症状。本品能轻度降低总胆固醇(2%~3%)、LDL-胆固醇(4%),并轻度升高 HDL-胆固醇(4%)。但这些变化的临床意义目前还不清楚。

致癌、致突变和生殖毒性:大鼠和小鼠分别长期口服(24 个月)最大耐受剂量的多沙唑嗪(每日 40mg/kg 和每日 120mg/kg),未发现有致癌活性。致突变研究没有显示本品及其代谢产物对染色体和亚染色体结构的影响。大鼠研究证实,每日口服本品 20mg/kg,可降低雄性大鼠的生殖能力;但在停服本品后 2 周内即可恢复其生殖能力。在每日口服本品 5mg/kg 及 10mg/kg 时未见其对雄鼠生育力的影响。目前尚未见任何本品对人类男性生育力影响的报告。妊娠兔和大鼠每日分别口服本品高达 41mg/kg 和 20mg/kg(相当于人每日服用本品 12mg 时 C_{max}、ACU 的 10 倍和 4 倍)时,未发现对胎崽有影响。兔在服用本品达 80mg/kg 时,可降低胎崽的存活率。放射活性研究显示本品能通过妊娠大鼠的胎盘。大鼠围产期的研究表明,每日口服本品 40mg/kg 或 50mg/kg(相当于人每日服用本品 12mg 时 ACU 的 8 倍)可延缓幼鼠产后发育。哺乳期大鼠研究发现,母鼠单剂量口服$[^{2-14}C]$标记的本品 1mg/kg 时,其乳汁中的最大浓度比母体血浆浓度高出 20 倍。

【药代动力学】本品口服后吸收迅速,达峰时间 2~3 小时,生物利用度约 65%,与蛋白结合率达 98%,终末消除半衰期为 19~22 小时。进食后服药吸收延迟约 1 小时,但临床疗效无明显降低。本品在肝内代谢广泛。虽然已确定几种活性和非活性代谢产物,但其药代动力学特性尚不清楚。本品主要由粪便排除,63%为代谢产物,4.8%为原形;肾脏排泄 9%。本品早间给药的曲线下面积比晚间给药低 11%,且达峰时间明显低于晚间约 2 小时。高血压患者的稳态血药浓度研究显示,每日口服多沙唑嗪 2~16mg,药量与药效呈线性关系。药代动力学研究表明,多沙唑嗪血浆半衰期和清除率不受年龄或肾功能受损的影响,但肝硬化的患者单剂量口服多沙唑嗪 2mg 时,上述参数增加 40%。

目前有关药物对多沙唑嗪肝代谢影响的资料尚不多。

【适应证】原发性高血压;良性前列腺增生。

【用法用量】(1)成人常用量:口服。起始剂量 1mg,每日 1 次,1~2 周后根据临床反应和耐受情况调整剂量;首剂及调整剂量时宜睡前服。维持量为 1~8mg,每日 1 次,但超过 4mg 易引起体位性低血压。国外研究资料提示本品最大使用剂量,每日 16mg。

(2)小儿剂量尚未确定。

【不良反应】(1)发生率在 10%以上的不良反应:头晕、头痛、倦怠不适。

(2)发生率在 2%~10%的不良反应:嗜睡、水肿、恶心、鼻炎、呼吸困难、体位性低血压、心悸、眩晕、口干、视觉异常、神经质、性功能障碍、腹泻、多尿、胸痛和全身疼痛。体位性低血压、水肿和呼吸困难常为剂量依赖性。

(3)发生率为 1%左右的不良反应:心律失常、低血压、皮疹、瘙痒、关节痛/关节炎、肌肉无力、肌痛、感觉异常、运动障碍、共济失调、张力过强、肌痉挛、潮红、结膜炎、耳鸣、抑郁、失眠、便秘、消化不良、胃肠胀气、鼻出血、尿失禁、虚弱和颜面浮肿。

(4)发生率为 0.3%左右的不良反应:心动过速、外周末梢缺血。

【禁忌证】(1)对喹唑啉类(如哌唑嗪、特拉唑嗪)过敏者。

(2)服用本品后发生严重低血压。

【注意事项】(1)为减少首剂效应和体位性低血压,治疗的首次剂量应为 1mg,每 1~2 周按需增加剂量,初次及每增量后第 1 剂,都宜睡前服用。

(2)病人在开始治疗及治疗中增加剂量时,应避免引起突然性体位变化和行动,并注意其可能对身体造成的伤害。

(3)本品治疗中若加用其他降压药,本品剂量宜减少;若将本品加用于已有的降压药治疗时应格外小心。

(4)如发生晕厥,应置患者于平卧位,必要时给予支持治疗。肝功能受损的患者或正使用任何影响肝代谢的药物时,应用多沙唑嗪应谨慎。

(5)阴茎痉挛是本品治疗中一种非常罕见的不良反应,可引起持续性阳痿,一旦发生需立即治疗。

(6)前列腺癌和前列腺增生的许多症状相同，且两者常合并存在，故在开始多沙唑嗪治疗良性前列腺增生症前，应先排除前列腺癌。

【孕妇及哺乳期妇女用药】目前妊娠妇女使用本品的安全性尚未确定，本品只在非常必要时方可用于孕妇。尚不知该药是否可通过人类乳汁分泌，哺乳期妇女应慎用此药。

【儿童用药】作为抗高血压药，本品在儿童中应用的安全性和有效性目前尚未明确。

【老年患者用药】本品在老年高血压者可能有明显低血压反应，须减少每日维持量。本品在良性前列腺增生治疗中，老年人和非老年人的安全性与有效性是一致的。

【药物相互作用】(1)吲哚美辛或其他非甾体抗炎药物与本品同用，可减弱降压作用。可能由于抑制肾前列腺素合成和(或)引起水、钠潴留。

(2)西咪替丁可轻度增加多沙唑嗪血药浓度和半衰期，但其临床意义不详。

(3)其他降压药与本品同用时，降压作用增强，需调整剂量。

(4)雌激素与本品合用时，由于体液潴留而增高血压。

(5)拟交感胺类与本品合用，可使前者升压作用与后者降压作用均减弱。

(6)人体外血浆研究表明，多沙唑嗪对地高辛、华法林、苯妥英、吲哚美辛的蛋白结合率无影响。

【药物过量】药物过量可因误服或自杀性行为产生。多表现为体位性低血压、头晕、头痛、疲劳、嗜睡，严重者出现休克或死亡。轻者置患者于卧位，血压低者给予补液、升压治疗；严重者应立即用活性炭洗胃，同时给予抗休克治疗。因多沙唑嗪蛋白结合率高，血液透析不能将其排出体外。

【规格】2mg。

【贮藏】遮光，密封保存。

盐酸坦索罗辛胶囊 Tamsulosin Hydrochloride Capsules

【商品名】哈乐。

【药理作用】α_1肾上腺素能受体拮抗剂是良性前列腺增生(BPH)药物治疗首选，其对α_1A受体阻断作用可有效降低前列腺及其周边组织内平滑肌张力，使后尿道压随之降低，排尿阻力降低，缓解BPH之梗阻症状；阻断α_1D受体，可缓解尿频尿急等下尿路刺激症状。盐酸坦索罗辛为高选择性α_1肾上腺素能受体拮抗剂，对主要分布于前列腺及其周边平滑肌组织中的α_1A受体作用最强，α_1D受体次之，对主要分布于血管壁的α_1B作用最弱，极少导致体位性低血压等其他α_1肾上腺素能受体拮抗剂所常见的心血管副反应。盐酸坦索罗辛为光学纯的单一异构体，半衰期长，适于每日1次服药，为α_1A受体超选择性药物。本品已在日本、欧洲及美国经大量临床评价，根据其对α_1A受体的亲和性可知，其超选择性地作用于前列腺平滑肌、膀胱颈，可减少后尿道的压力，增加尿流率，减少残尿量，对血压几乎没有影响，其最快效果可在2天后起效，一般2~4周为1疗程。其副作用发生率极低，头晕和恶心偶有发生，但均可耐受，不构成临床问题，不失为一种有发展前景的理想药物。

【适应证】用于治疗前列腺增生所致的异常排尿症状，如尿频、夜尿增多、排尿困难等。由于本品是通过改善尿道、膀胱颈及前列腺部位平滑肌功能而达到治疗目的，并非缩小增生腺体，故适用于轻、中度患者及未导致严重排尿障碍者，如已发生严重尿潴留时不应单独服用本品。

【用法用量】成人每日1次，每次0.2mg，饭后口服。根据年龄、症状不同，可适当增减。

【规格】0.2mg/粒。

三、植物药疗法

应用天然的植物提取物治疗有症状的BPH患者，在临床上应用时间已经很久，植物药被认为无毒、无害及无副作用，耐受性好，可长期服用，容易被BPH患者所接受。临床上常用的制剂有伯泌松、通尿灵、舍尼通及吾真宁、柏诺特，国产药物有前列欣胶囊、龙金通淋胶囊、癃闭舒胶囊等。

伯泌松 Permixon

【成分】本品是一种蓝棕植物的固醇脂提取物。

【药理特性】本品能对引起前列腺肥大的机制产生抑制作用。具有抗前列腺水肿的功效。

【适应证】良性前列腺增生造成的功能失调：不正常尿频，尤其在夜间；排尿困难；盆腔充血。

【用法用量】每日 2 次，每次 2 片，就餐时用少量水吞服。

【注意事项】空腹服用本品有时会引起恶心。

【规格】每盒 30 片。

普适泰片　Prostat Tablets

【商品名】舍尼通。

【成分】水溶性花粉提取物 P_5，脂溶性花粉提取物 EA_{10}。

【性状】本品为薄膜衣片，表面有细小淡黄棕色斑点，除去包衣后，呈浅黄色。

【药理毒理】本品为治疗良性前列腺增生症（BPH）和慢性、非细菌性前列腺炎用药，其作用机制可能与阻碍体内睾酮转化为二氢睾酮及抑制白三烯、前列腺素合成有关。

【适应证】良性前列腺增生，慢性、非细菌性前列腺炎。

【用法用量】口服。每次 1 片，每日 2 次，疗程 3～6 个月。或遵医嘱。6 个月可以收到最佳疗效，如有必要可以继续服用。本品可在进食时或单独服用。衰老或肾功能不全者无需改变剂量。

【不良反应】绝大多数病人对本品高度耐受，仅极少数人有轻微的腹胀、胃灼热和恶心，停药后症状即会消失。

【禁忌证】对本品过敏者禁用。

【注意事项】(1) 前列腺感染、尿道狭窄、前列腺结石、膀胱颈硬化、前列腺癌症和其他前列腺疾病都会引起类似的 BPH 症状，所以在使用本品治疗之前应对上述疾病作出正确的判断。

(2) 药品应妥善保存，避免儿童误取。

(3) 不到服用时，请勿将铝箔撕开，以免药片吸潮变质。

【孕妇及哺乳期妇女用药】尚不明确。

【儿童用药】儿童禁用。

【药物相互作用】尚不明确。

【规格】每片含 P_5 70mg，EA_{10} 4mg。

【贮藏】遮光，密封，置阴凉干燥处保存。

【包装】双面铝箔包装：10 片×1 板/盒；14 片×1 板/盒；10 片×2 板/盒；14 片×2 板/盒。

【有效期】暂定 1 年半。

前列欣胶囊

【成分】丹参 10%，赤芍 10%，桃仁 10%，红花 10%，泽兰 10%，败酱草 30%，白芷 10%，枸杞子 10%。

【性状】本品为胶囊剂，内容物为棕褐色粉末，气香味苦。

【适应证】活血化瘀，清热利湿。用于治疗瘀血凝聚、湿热下注所致的慢性前列腺炎及前列腺增生的症状改善。症见尿急、尿痛、排尿不畅、滴沥不净等。

【用法用量】口服。每次 4～6 粒，每日 3 次。或遵医嘱。

【注意事项】偶见胃脘不适者，一般不影响继续治疗。

【贮藏】密封，置阴凉干燥处。

【包装】塑料瓶：50 粒/瓶。铝塑泡罩：18 粒×3 板/盒；18 粒×2 板/盒。

【有效期】2 年。

龙金通淋胶囊

【商品名】色嘀乐。

【主要成分】龙胆、鱼腥草、白花蛇舌草、金钱草、紫丹参、地黄、栀子、竹叶柴胡、黄芪、茯苓、熊胆粉、人工牛黄。

【性状】龙金通淋胶囊为胶囊剂，内容物为棕褐色至棕黑色的粉末；味苦，微涩。

【功能主治】彝医：夫色不渣，西弗色哩哩诺奴诺，夫撒凯奴，吐土合米。中医：清热利湿，化瘀通淋。龙金通淋胶囊用于湿热瘀阻所致的淋证，证见尿急、尿频、尿痛；前列腺炎、前列腺增生症见上述症候者。

【用法用量】口服。每次 2～3 粒，每日 3 次。

【规格】每粒装 0.46g。

【包装】0.46g×12 粒×2 板/盒。

【贮藏】密封。

【有效期】18 个月。

癃闭舒胶囊

【成分】补骨脂、益母草、金钱草、海金沙、琥珀、山慈菇。

【性状】本品为胶囊剂，内容物为黄棕色粉末；

味微苦。

【药理作用】本品对丙酸睾丸素诱发的大、小鼠前列腺增生与尿生殖窦植入性小鼠前列腺增生有抑制作用。

【功能主治】温肾化气,清热通淋,活血化瘀,散结止痛。用于肾气不足,湿热瘀阻之癃闭所致尿频、尿急、尿赤、尿痛、尿细如线,小腹拘急疼痛,腰膝酸软等症。

【用法用量】口服。每次3粒,每日2次。

【不良反应】个别患者服药后有轻微的口渴感、胃部不适、轻度腹泻,不影响继续服药。

【贮藏】密封,置阴凉干燥处。

【规格】每粒装 0.45g。

(周荣祥　张宗亮)

第二节　泌尿系结石的药物治疗

泌尿系结石常常引起肾绞痛和感染。排出结石解除梗阻是治疗肾绞痛的根本方法。肾绞痛的治疗以解痉止痛为主,如注射阿托品、哌替啶,同时应用钙通道阻滞剂、消炎痛、黄体酮等。消炎痛可抑制前列腺素的合成又可直接作用于输尿管壁,近年临床应用有一定效果,但口服后被肝脏分解,不能发挥很大作用,需肛门给药或静脉输入。根据已排出的结石或经手术取出的结石所作结石成分分析,决定药物治疗的方案。尿酸结石是体内嘌呤代谢紊乱的产物,碱化尿液、口服别嘌呤及饮食调节有治疗作用,效果较好。胱氨酸结石治疗需碱化尿液,使 pH＞7.8,摄入大量液体。α-巯丙酰甘氨酸(α-MPG)和乙酰半胱氨酸有溶石作用。卡托普利有预防胱氨酸结石形成的作用。感染性结石需控制感染,取除结石;酸化尿液,应用脲酶抑制剂,有控制结石长大作用;限制食物中磷酸的摄入,应用氢氧化铝凝胶限制肠道对磷酸的吸收,有预防作用。调节尿 pH 可以增高结石的溶解度。口服枸橼酸钾、重碳酸钠等,以碱化尿液,有利于尿酸和胱氨酸结石的溶解和消失;口服氯化铵使尿酸化,有利于防止感染性结石生长。在药物治疗过程中,还需增加体液摄入量,包括大量饮水,以增加尿量;控制感染,根据细菌培养及药物敏感试验选出抗菌药物。中药和针灸对结石排出有促进作用,常用单味中药有金钱草或车前子等;排石颗粒及肾石通冲剂作为辅助用药,临床上使用也较常见。

卡托普利片　Captopril Tablets

【成分】本品主要成分为卡托普利。

【性状】本品为糖衣片,除去糖衣后显白色或类白色。

【适应证】高血压;心力衰竭;预防泌尿系胱氨酸结石形成。

【用法用量】视病情或个体差异而定。本品宜在医师指导或监护下服用,给药剂量须遵循个体化原则,按疗效而予以调整。

(1)成人常用量:高血压,口服,每次 12.5mg(1片),每日 2～3 次,按需要 1～2 周内增至 50mg(4片),每日 2～3 次,疗效仍不满意时可加用其他降压药。

心力衰竭,开始每次口服 12.5mg(1片),每日 2～3 次,必要时逐渐增至 50mg(4片),每日 2～3 次,若需进一步加量,宜观察疗效,2 周后再考虑;对近期大量服用利尿剂,处于低钠/低血容量,而血压正常或偏低的患者,初始剂量宜用 6.25mg(半片),每日 3 次,以后通过测试逐步增加至常用量。

(2)小儿常用量:降压与治疗心力衰竭,均开始按体重 0.3mg/kg,每日 3 次,必要时,每隔 8～24 小时增加 0.3mg/kg,求得最低有效量。

【不良反应】(1)较常见的有:①皮疹,可能伴有瘙痒和发热,常发生于治疗 4 周内,呈斑丘疹或荨麻疹,减量、停药或给抗组胺药后消失,7%～10%伴嗜酸粒细胞增多或抗核抗体阳性;②心悸,心动过速,胸痛;③咳嗽;④味觉迟钝。

(2)较少见的有:①蛋白尿,常发生于治疗开始 8 个月内,其中 1/4 出现肾病综合征,但蛋白尿在 6 个月内渐减少,疗程不受影响;②眩晕、头痛、昏厥,由低血压引起,尤其在缺钠或血容量不足时;

③血管性水肿，见于面部及四肢，也可引起舌、声门或喉血管性水肿，应予警惕；④心率快而不齐；⑤面部潮红或苍白。

(3) 少见的有：白细胞与粒细胞减少，有发热、寒战，白细胞减少与剂量相关，治疗开始后 3~12 周出现，以 10~30 天最显著，停药后持续 2 周。伴有肾衰者应加强警惕，同服别嘌呤醇可增加此种危险。

【禁忌证】对本品或其他血管紧张素转换酶抑制剂过敏者禁用。

【注意事项】(1) 胃中食物可使本品吸收减少 30%~40%，故宜在餐前 1 小时服药。

(2) 本品可使血尿素氮、肌酐浓度增高，常为暂时性，在有肾病或长期严重高血压而血压迅速下降后易出现，偶有血清肝脏酶增高；可能增高血钾，与保钾利尿剂合用时尤应注意检查血钾。

(3) 下列情况慎用本品：①自身免疫性疾病如严重系统性红斑狼疮，此时白细胞或粒细胞减少的机会增多；②骨髓抑制；③脑动脉或冠状动脉供血不足，可因血压降低而缺血加剧；④血钾过高；⑤肾功能障碍而致血钾增高，白细胞及粒细胞减少，并使本品潴留；⑥主动脉瓣狭窄，此时可能使冠状动脉灌注减少；⑦严格饮食限制钠盐或进行透析者，此时首剂本品可能发生突然而严重的低血压。

(4) 用本品期间随访检查：①白细胞计数及分类计数，最初 3 个月每 2 周 1 次，此后定期检查，有感染迹象时随即检查；②尿蛋白检查，每月 1 次。

(5) 肾功能差者应采用小剂量或减少给药次数，缓慢递增；若须同时用利尿药，建议用呋塞米而不用噻嗪类，血尿素氮和肌酐增高时，将本品减量或同时停用利尿剂。

(6) 用本品时蛋白尿若渐增多，暂停本品或减少用量。

(7) 用本品时若白细胞计数过低，暂停用本品，可以恢复。

(8) 用本品时出现血管神经水肿，应停用本品，迅速皮下注射 1:1000 肾上腺素 0.3~0.5ml。

(9) 本品可引起尿丙酮检查假阳性。

【孕妇及哺乳期妇女用药】(1) 本品能通过胎盘，可危害胎儿，检出怀孕应立即停用本品。

(2) 本品可排入乳汁，其浓度约为母体血药浓度的 1%，故授乳妇女应用必须权衡利弊。

【儿童用药】曾有报告本品在婴儿可引起血压过度与持久降低伴少尿与抽搐，故应用本品仅限于其他降压治疗无效者。

【老年用药】老年人对降压作用较敏感，应用本品须酌减剂量。

【药物相互作用】(1) 与利尿药同用使降压作用增强，但应避免引起严重低血压，故原用利尿药者宜停药或减量。本品开始用小剂量，逐渐调整剂量。

(2) 与其他扩血管药同用可能致低血压，如拟合用，应从小剂量开始。

(3) 与潴钾药物如螺内酯、氨苯蝶啶、阿米洛利同用，可能引起血钾过高。

(4) 与内源性前列腺素合成抑制剂如吲哚美辛同用，将使本品降压作用减弱。

(5) 与其他降压药合用，降压作用加强；与影响交感神经活性的药物（神经节阻滞剂或肾上腺能神经阻滞剂）及 β 阻滞剂合用，会引起降压作用加强，应予以警惕。

(6) 与锂剂联合，可能使血清锂水平升高而出现毒性。

【药物过量】逾量可致低血压，应立即停药，并扩容以纠正，在成人还可用血液透析清除。

【药理毒理】本品为竞争性血管紧张素转换酶抑制剂，使血管紧张素Ⅰ不能转化为血管紧张素Ⅱ，从而降低外周血管阻力，并通过抑制醛固酮分泌，减少水钠潴留。本品还可通过干扰缓激肽的降解扩张外周血管。对心力衰竭患者，本品也可降低肺毛细血管楔压及肺血管阻力，增加心输出量及运动耐受时间。

【药代动力学】本品口服后吸收迅速，吸收率在 75% 以上。口服后 15 分钟起效，1~1.5 小时达血药峰浓度。持续 6~12 小时。血循环中本品的 25%~30% 与蛋白结合。半衰期短于 3 小时，肾功能损害时会产生药物潴留。降压作用为进行性，约数周达最大治疗作用。在肝内代谢为二硫化物等。本品经肾脏排泄，40%~50% 以原形排出，其余为代谢物，可在血液透析时被清除。本品不能通过血-脑屏障。本品可通过乳汁分泌，可以通过胎盘。

【贮藏】遮光，密封保存。

【规格】12.5mg。
【包装】高密度聚乙烯瓶:100片/瓶。
【有效期】36个月。

氢氧化铝凝胶 Aluminium Hydroxide Gel
【主要成分】本品每毫升含主要成分氢氧化铝(以氧化铝计)40mg。
【性状】本品为白色黏稠的混悬液,上层呈半透明状,静置后能析出少量水分。
【类别】本品为抗酸及胃黏膜保护类非处方药药品。
【药理毒理】本品有抗酸、保护溃疡面、局部止血等作用,作用缓慢而持久,但效力较弱。
【适应证】用于缓解胃酸过多引起的胃痛、胃灼热感(烧心)、返酸。应用氢氧化铝凝胶限制肠道对磷酸的吸收,有预防泌尿系结石进一步形成的作用。
【用法用量】口服。成人每次5～8ml,每日3次。餐前1小时服用。
【不良反应】(1)老年人长期服用,可致骨质疏松。
(2)肾功能不全患者长期应用可能会有铝蓄积中毒,出现精神症状。
【禁忌证】阑尾炎或急腹症时,服用本品可使病情加重,可增加阑尾穿孔的危险,应禁用。
【药物相互作用】(1)服药后1小时内应避免服用其他药物,因氢氧化铝可与其他药物结合而降低吸收,影响疗效。
(2)本品与肠溶片同服,可使肠溶片加快溶解,不应同用。
(3)如与其他药物同时使用,可能会发生药物相互作用,详情请咨询医师或药师。
【注意事项】(1)本品连续使用不得超过7天,症状未缓解,请咨询医师或药师。
(2)儿童用量请咨询医师或药师。
(3)骨折患者不宜服用,这是由于不溶性磷酸铝复合物的形成,导致血清磷酸盐浓度降低及磷自骨内移出。
(4)本品能妨碍磷的吸收,长期服用能引起低磷血症;低磷血症(如吸收不良综合征)患者慎用。
(5)本品有便秘作用,故长期便秘者应慎用。
(6)如服用过量或出现严重不良反应,应立即就医。
(7)对本品过敏者禁用,过敏体质者慎用。
(8)本品性状发生改变时禁止使用。
(9)请将本品放在儿童不能接触的地方。
(10)儿童必须在成人监护下使用。
(11)如正在使用其他药品,使用本品前请咨询医师或药师。
【贮藏】密封,防冻保存。
【规格】100ml:4g。

枸橼酸铋钾胶囊 Bismuth Potassium Citrate Capsules
【成分】本品主要成分为枸橼酸铋钾。
【性状】本品内容物为白色颗粒。
【类别】本品为胃黏膜保护类非处方药药品。
【药理作用】本品在胃的酸性环境中形成弥散性的保护层覆盖于溃疡面上,阻止胃酸、酶及食物对溃疡的侵袭。本品还可降低胃蛋白酶活性,增加粘蛋白分泌,促进黏膜释放前列腺素,从而保护胃黏膜。另外,本品对幽门螺杆菌(HP)具有杀灭作用,因而可促进胃炎的愈合。
【适应证】用于慢性胃炎及缓解胃酸过多引起的胃痛、胃灼热感(烧心)和反酸。泌尿外科用来碱化尿液,有利于尿酸和胱氨酸结石的溶解和消失。
【用法用量】口服。成人每次1粒,每日4次,前3次于三餐前半小时服用,第4次于晚餐后2小时服用;或每日2次,早、晚各服2粒。
【不良反应】服药期间口内可能带有氨味,并可使舌苔及大便呈灰黑色,停药后即自行消失;偶见恶心、便秘。
【禁忌证】严重肾病患者及孕妇禁用。
【药物相互作用】(1)牛奶和抗酸药可干扰本品的作用,不能同时服用。
(2)与四环素同服会影响后者吸收。
(3)如与其他药物同时使用,可能会发生药物相互作用,详情请咨询医师或药师。
【注意事项】(1)本品连续使用不得超过7天,症状未缓解,请咨询医师或药师。
(2)儿童用量请咨询医师或药师。
(3)服用本品期间不得服用其他铋制剂,且不宜大剂量长期服用。

(4)如服用过量或出现严重不良反应,应立即就医。

(5)对本品过敏者禁用,过敏体质者慎用。

(6)本品性状发生改变时,禁止使用。

(7)请将本品放在儿童不能接触的地方。

(8)儿童必须在成人监护下使用。

(9)如正在使用其他药品,使用本品前请咨询医师或药师。

【贮藏】遮光,密封,在干燥处保存。

【包装】药品包装用铝箔和聚氯乙烯固体药用硬片,每板12粒,每盒1板;每板10粒,每盒2板;每板12粒,每盒2板;每板10粒,每盒3板。

【规格】0.3g(含铋110mg)。

【有效期】24个月。

碳酸氢钠 Sodium Bicarbonate Tablets

【商品名】重碳酸钠,小苏打。

【适应证】用于消化不良、食欲不振及反酸等;碱化尿液。

【用法用量】口服。每次1~3片,每日3次,饭前服用。

【禁忌证】可能发生穿孔的溃疡患者忌用。

【孕妇及哺乳期妇女用药】妊娠高血压慎用。

【儿童用药】由于小儿对症状的主诉常不准确,故除非在严密的监护下,一般不推荐给6岁以下儿童服用此药。

【注意事项】(1)碳酸氢钠口服后,在胃内与胃酸反应可产生大量二氧化碳气体,使胃内压力增高、胃扩张,常引起嗳气,并刺激溃疡面,严重胃溃疡患者有引起胃穿孔的危险。同时胃内压力和pH的升高还能反射性引起胃泌素释放,继发引起胃酸分泌增加。

(2)吸收入血后能影响体内酸碱平衡,造成碱血症。

(3)因含钠盐,对严格限钠者应慎用。

(4)肝硬化、充血性心力衰竭、肾功能不全、高血压患者慎用。

【规格】0.5g。

吲哚美辛肠溶片

【商品名】消炎痛。

【适应证】用于:①关节炎,可缓解疼痛和肿胀;②软组织损伤和炎症;③解热;④其他:用于治疗偏头痛、痛经、肾绞痛、手术后痛、创伤后痛等。

【用法用量】口服。

(1)成人常用量:抗风湿,初始剂量每次25~50mg,每日2~3次,每日最大量不应超过150mg。镇痛,首剂每次25~50mg,继之25mg,每日3次,直到疼痛缓解,可停药。退热,每次6.25~12.5mg,每日不超过3次。

(2)小儿常用量:每日按体重1.5~2.5mg/kg,分3~4次。待有效后减至最低量。

【规格】25mg。

枸橼酸(柠檬酸)氢钾钠颗粒 Potassiun Sodium Hydrogen Citrate

【商品名】友来特,Uralyt-U。

【成分】枸橼酸氢钾钠颗粒(6:6:3:5)。

【性状】淡橙色颗粒,有芳香气味,味咸。

【药理毒理】毒理学:用以克数计量的药物喂食不同种类的动物,其LD50值表明,口服友来特的急性毒性很低;尿液pH值的升高归因于枸橼酸复合物的药效学作用。动物实验显示,友来特无潜在的胚胎和致畸胎毒性。

药理学:口服友来特(枸橼酸氢钾钠颗粒剂)增加尿液pH值和枸橼酸根的排泄,减少尿液的钙离子浓度。这种由友来特诱发的变化使尿液中形式结石的盐易形成结晶,所致的钙离子浓度的减少能降低尿液中能形成结石的钙盐饱和度,pH值的升高能增加尿酸和胱氨酸结石的可溶性。

【适应证】用于溶解尿酸结石和防止新结石的形成。作为胱氨酸结石和胱氨酸尿的维持治疗。

【用法用量】除另有说明,日剂量为4标准量匙(每量匙为2.5g,共10g颗粒),分3次饭后服用:早晨、中午各1量匙,晚上服2量匙。颗粒可以用水冲服。新鲜尿液pH值必须在下列范围内:尿酸结石和促尿酸尿治疗pH 6.2~6.8;胱氨酸结石pH 7.0~8.0;如果pH值低于推荐范围,晚上剂量需增加量匙,如果pH值高于推荐范围,晚上需减少半量匙,如果服用友来特前测新鲜尿液pH值保持在推荐范围内,则病人和医生可以确信已经找到恰当的剂量。

【不良反应】偶有轻度胃肠道不适。

【禁忌证】友来特(枸橼酸氢钾钠颗粒剂)不能用于急性或慢性肾衰竭病人,或当绝对禁用氯化钠时不能使用。枸橼酸氢钾钠也禁用于严重的酸碱平衡失调(碱代谢)或慢性泌尿道尿素分解菌感染。

【注意事项】在第一次使用该药之前,应检查肾功能和血清电解质。请将药物储放在儿童接触不到的地方。

【孕妇及哺乳期妇女用药】没有证据说明在怀孕期间和哺乳期服用友来特有任何不良作用。

【药物相互作用】任何细胞外钾浓度的增高都将降低心脏的糖代谢,而任何细胞外钾浓度的降低将增加心律失常的发生率。醛固酮的拮抗剂、保钾利尿剂、ACE抑制剂、非甾体类抗炎药和外周止痛剂能够减少肾脏钾的排泄,1g枸橼酸氢钾钠含有0.172g或4.4mmol钾。如果要求低钠饮食,1g枸橼酸氢钾钠含有0.1g或4.4mmol钠(相当于0.26g氯化钠)。含有枸橼酸的药物与含铝的药物同时给药时,会增加铝的吸收。如果必须使用这两种药物,两种药物的给药时间间隔至少需要2小时。

【药物过量】如果肾功能正常,即使服用比上述剂量大的友来特,也不会出现代谢和生理指标的异常。在每次做尿液的pH值测定的时候,都能发现药物是否过量,通过减少服药剂量而进行正确的调整,如果需要可以向医疗机构寻求帮助。

【规格】97.1g/100g;280g/听,100g/听,附试纸。

【贮藏】打开药品包装后的药物保存没有特别的限制,如果药物已经溶入水,制备成溶液,应立即服用。

【有效期】5年。

肾石通冲剂

【成分】金钱草、王不留行(炒)、萹蓄、延胡索(醋制)、鸡内金(烫)、丹参、木香、瞿麦、牛膝、海金沙。

【功能主治】肾石通颗粒适应范围:肾结石、输尿管结石、膀胱结石、尿道结石;手术及超声波碎石辅助治疗,预防结石复发;酸化尿液,溶解结石;提高排尿量,增加尿动力,促使结石移行排除;增强肌张力,扩张输尿管,消炎,解痉,止痛。

【用法用量】温开水冲服,每次1包,每日2次。5天用量和4天用量两种规格。

【包装】采用250g白卡纸精装,覆亮膜;包装尺寸为长11cm,宽7cm,高8.3cm。

【不良反应】尚不明确。

【药物剂型】颗粒剂。

【规格】每袋装15g。

排石颗粒

【成分】连钱草、车前子(盐水炒)、关木通、徐长卿、石韦、瞿麦、滑石、甘草等。

【性状】本品为黄棕色的颗粒;气微,味甜、略苦。或为灰色至灰棕色的颗粒;味微甜、微苦(无糖型)。

【功能主治】清热利水,通淋排石。用于肾脏结石、输尿管结石、膀胱结石等证属下焦湿热证者。

【用法用量】开水冲服,每次1袋,每日3次。或遵医嘱。

【规格】每袋装20g;5g(无糖型)。

【贮藏】密封。

黄体酮注射液　Progesterone Injection

【性状】本品为无色或淡黄色的澄明油状液体。

【药理作用】本品为孕激素类药,具有孕激素的一般作用。在月经周期后期能使子宫内膜为分泌期改变,为孕卵着床提供有利条件,在受精卵植入后,胎盘形成,可减少妊娠子宫的兴奋性,使胎儿能安全生长。在与雌激素共同作用时,可促使乳房发育,为产乳做准备。本品可通过对下丘脑的负反馈,抑制垂体前叶促黄体生成激素的释放,使卵泡不能发育成熟,抑制卵巢的排卵过程。

【药代动力学】油注射液肌肉注射后迅速吸收。在肝内代谢,约12%代谢为孕烷二醇,代谢物与葡萄糖醛酸结合随尿排出。注射100mg,6～8小时血药浓度达68mg/kg,以后逐渐下降,可持续48小时,72小时消失。

【适应证】用于月经失调,如闭经和功能性子宫出血、黄体功能不足、先兆流产和习惯性流产(因黄体不足引起者)、经前期紧张综合征的治疗;结石引起的肾绞痛。

【用法用量】肌内注射。(1)先兆流产：一般10～20mg，用至疼痛及出血停止。

(2)习惯性流产史者：自妊娠开始，每次10～20mg，每周2～3次。

(3)功能性子宫出血：用于撤退性出血，血色素低于7mg时，每日10mg，连用5天；或每日20mg，连用3～4天。

(4)闭经：在预计月经前8～10天，每日肌注10mg，共5天；或每日肌注20mg，3～4天。

(5)经前期紧张综合征：在预计月经前12天注射10～20mg，连续10天。

(6)肾绞痛：每次肌注20mg，每日2次，用至疼痛停止。

【不良反应】偶见恶心、头晕及头痛、倦怠感、荨麻疹、乳房肿胀、长期连续应用可月经减少或闭经、肝功能异常、浮肿、体重增加等。

【禁忌证】严重肝损伤患者禁用（使症状恶化）。

【注意事项】(1)肾病、心脏病水肿、高血压患者慎用。

(2)经前紧张症是否存在黄体酮缺乏尚无定论，故使用黄体酮治疗还有争议。

(3)对早期流产以外的患者投药前应进行全面检查，确定属于黄体功能不全再使用。

山莨菪碱　Anisodamine

【药理作用】本品为抗胆碱能神经药，作用类似阿托品。用于胃肠道、胆管、胰管、输尿管痉挛引起的绞痛，血管痉挛和栓塞引起的循环障碍，如脑梗死、锥动脉供血不足、血栓闭塞性脉管炎及感染中毒性休克。有机磷中毒的解救作用较阿托品弱。

【用法用量】治疗肾绞痛或腹痛：5～10mg，口服、肌内注射或静脉应用。治疗循环障碍：10～20mg，静脉小壶，每日4～6次或每日30～40mg加入500ml液体中静滴。治疗有机磷中毒用法同阿托品。

【不良反应】可见口干、皮肤潮红、心率增快、视力模糊、排尿困难。用量过大有类似阿托品样中毒症状，可用新斯的明或氢溴酸加兰他敏解除症状。

【注意事项】同阿托品。

【规格】片剂：5mg；10mg。注射剂：5mg；10mg；20mg（氢溴酸盐）。

（张宗亮　周荣祥）

第三节　治疗尿崩症的药物

鞣酸加压素　Vasopressin Tannate

【商品名】必压生，长效尿崩停，加压素，抗利尿激素，血管加压素。

【药理毒理】本品对肾脏有直接的抗利尿作用，也能收缩周围血管，并引起肠道、胆囊及膀胱的收缩。但本品几乎无催产作用。

【药代动力学】本品注射液吸收慢，具有长效抗尿崩症的作用，可减少用药次数。一次注射本品0.3ml，可维持2～6天；注射1ml，可维持10天左右。本品在肝、肾脏内失活，以代谢产物及药物原形从尿中排出。

【适应证】用于中枢性尿崩症的治疗；用于脑外科手术或头颅创伤后多尿的初期治疗；也用于其他药物效果不佳的腹部肌肉松弛；亦用于食管、胃肠道等消化道疾病引起的急性大出血的辅助治疗（国外资料）。

【用法用量】成人常规剂量：肌内注射，每次4～10mg。初次剂量可自2～4mg开始，逐渐增加至有效量。中枢性尿崩症患者应视用药后多尿减轻情况以决定给药间隔时间。

【不良反应】(1)本品注射液经静脉或动脉给药后可出现室性心律不齐，末梢血管注射后可致皮肤坏疽。注射部位易出现血栓及局部刺激，在同一部位重复肌内注射，可引起局部严重炎症反应，故应注意更换注射部位。

(2)大剂量可引起明显的不良反应，如恶心、皮疹、痉挛、盗汗、腹泻、嗳气等，对于妇女可引起子宫痉挛。此外，还可引起高钠血症、水潴留及过敏反应,如荨麻疹、发热、支气管痉挛、神经性皮炎及休克。严重时可引起冠脉收缩、胸痛、心肌缺血或梗死等。

【禁忌证】动脉硬化患者;心力衰竭患者;冠状动脉疾病患者;高血压患者;孕妇。

【注意事项】(1)治疗尿崩症时,禁止静脉给药。静脉给药仅在紧急处理消化道出血时采用。

(2)使用本品长效制剂比其他制剂更易出现水潴留。

【制剂】鞣酸加压素注射液:5ml:100mg。

醋酸去氨加压素 Desmopressin Acetate

【商品名】的斯加压素,弥凝,依他停。

【药理毒理】本品为去氨加压素的醋酸盐,是血管升压素的衍生物。去氨加压素具有较强的抗利尿作用及较弱的加压作用,其抗利尿作用/加压作用比是加压素的2000~3000倍,作用时间也较加压素长(可达6~24小时),对神经垂体功能不足引起的中枢性尿崩症具有良好的抑制作用,可减少尿量,提高尿渗透压,降低血浆渗透压。此外本品的催产素活性明显减弱,仅为精氨酸加压素的1.3%~25%。

【适应证】主要用于中枢性尿崩症及颅外伤或手术所致暂时性尿崩症;用于尿崩症的诊断和鉴别诊断;治疗夜间遗尿症。

【禁忌证】(1)对本品过敏者。

(2)对防腐剂过敏者。

(3)2B型血管性血友病患者。

(4)习惯性或精神性烦渴证患者。

(5)心功能不全者。

(6)不稳定型心绞痛患者。

(7)因其他疾病服利尿剂者。

【用法用量】(1)口服给药。中枢性尿崩症:开始每次100μg,每日3次;以后根据疗效调整剂量。多数患者的适宜剂量为每次100~200μg,每日3次。每日总量为200μg至1.2mg。

夜间遗尿症:首次用量为睡前200μg,如疗效不显著可增至400μg,连续使用3个月后至少停用1周,以便评估是否需要继续治疗。

(2)静脉给药。中枢性尿崩症:每次1~4μg,每日1~2次。

【规格】醋酸去氨加压素片:100μg;200μg。贮法:适宜室温和干燥处。

醋酸去氨加压素注射液:1ml:4μg;1ml:15μg;2ml:30μg。

醋酸去氨加压素鼻喷雾剂:2.5ml:250μg。

醋酸去氨加压素滴鼻液:2.5ml:250μg。

氯磺丙脲 Chlorpropamide

【药理毒理】本品对下丘脑尚能合成少量加压素的中枢性尿崩症患者具有抗利尿作用。作用机制为:本品和某些降解产物,能增加肾小管上皮对加压素的敏感性,或提高肾渗透梯度,促使水分被重吸收,减少净水清除率。本品还能增加加压素的释放。

【药代动力学】本品口服吸收快,血药浓度在2~6小时达峰值,可持续作用24~48小时。由于个体差异原因,个别患者持续作用可达数周。蛋白结合率为88%~96%。药物半衰期为25~60小时,80%~90%的药物以原形或羟基化或水解代谢物经肾随尿排出。

【适应证】用于中枢性尿崩症。

【用法用量】每次100~200mg,每日1次;每2~3日按需增加50mg,最大剂量为每日500mg。

【不良反应】(1)低血糖反应,相关诱因有延时进餐,剧烈体育活动,或两者兼有,用药不当等。一般情况下,低血糖不严重,进食、饮糖水大多可缓解,但肝肾功能不全,年老、体弱者,剂量偏大(对成年患者的一般剂量对年老、体弱者即可过量),尤其服长效制剂可引起严重低血糖,甚至死亡。

(2)可见恶心、呕吐、食欲减退、上腹不适、腹泻、口中金属味,一般不严重,与剂量偏大有关。也可见食欲增强、体重增加、黄疸、肝脏损害等。

(3)可见白细胞、粒细胞、血小板减少,贫血,骨髓抑制等。

(4)可见头痛等症状。

(5)可见皮疹,剥脱性皮炎偶有发生。

【药物相互作用】(1)与下列药物合用可发生低血糖反应:①抑制磺酰脲类(SU)从尿中排泄的药物,如丙磺舒、别嘌醇;②延缓SU代谢的药物,如H_2受体阻滞药(雷尼替丁、西咪替丁)、氯霉素、咪康唑、抗凝药,本品与香豆素类抗凝药合用时,两者血药浓度都先升高后降低;③促使同血浆白蛋白结合的 SU 分离出来的药物,如水杨酸盐、贝特类降血脂药;④本身能降低血糖的药物,如水杨酸类、胍乙啶、单胺氧化酶抑制药、奎尼丁等,其他降血糖药物如胰岛素、二甲双胍、阿卡波糖、胰岛素增敏药等;⑤β-肾上腺素受体阻滞药,可干扰机体的升血糖反应,阻碍肝糖原酵解,且能掩盖低血糖症状。

(2)与下列药物同用可升高血糖:噻嗪类利尿剂、糖皮质激素、雌激素、苯妥英钠、利福平等。β-肾上腺素受体阻滞药可拮抗本品促胰岛素分泌的作用,也可发生高血糖反应。

【禁忌证】对磺胺过敏者;心力衰竭患者;1型糖尿病患者;2型糖尿病患者伴有感染、酮症酸中毒、昏迷、严重烧伤、外伤和重大手术等应激情况;肝、肾功能不全者;白细胞减少者;孕妇;哺乳期妇女。

【注意事项】(1)慎用:体虚及年老者;高热、恶心和呕吐者;甲状腺功能亢进者;肾上腺皮质功能减退或腺垂体功能减退症,尤其未经激素替代治疗者。

(2)应定期监测血常规、血糖、尿糖、尿酮体、尿蛋白、肝功、肾功和眼科检查。

(3)本品可降低尿崩症患者的空腹血糖,若减少其剂量并在治疗方案中增加一种口服抗利尿剂,可减少低血糖反应的发生。

(4)本品的吸收与排泄需 5~7 天达到稳态,长期给药不会引起过度蓄积。

(5)每日服用本品 0.25g 可减少尿量 60% 左右,如单用的效果不满意,可加用氯贝特或一种噻嗪类利尿剂,能有效地缓解病情。

(6)本品对肾原性尿崩症无效。

(7)与 β-肾上腺素受体阻断药合用,可增加低血糖的危险并掩盖低血糖的症状,但小剂量服用选择性 β-肾上腺素受体阻断药如阿替洛尔和美托洛尔可减少这种现象的发生。

【制剂】片剂:0.1g;0.25g。

第四节 急性肾衰竭的治疗

一、急性肾衰竭的成因

创伤引起急性肾衰竭(ARF)很常见,ARF 发生之前往往存在某些危险因素,具有这些危险因素者属于易致 ARF 的高危人群,重视这些危险因素,予以正确的处理,可预防 ARF 的发生。危险因素包括:

(1)低血容量:严重股骨干骨折内出血可达 500~1000ml 甚至更多,急性血容量减少时肾血流灌注减少,GFR 下降,同时交感神经兴奋和血管加压素升高引起肾内血管收缩,使 GFR 进一步下降,从而引起肾缺血,导致 ARF。

(2)循环功能不全:各种原因引起的休克、心功能衰竭等循环功能不全,造成肾脏灌注不足,GFR 下降。降压药过量使用也是一个诱发因素。

(3)严重感染及败血症:各种严重感染,特别伴败血症者可通过肾缺血和肾毒性机制诱发 ARF。

(4)严重创伤:如烧伤、挤压伤、严重骨折等,由于休克、感染和创伤组织释放的肌红蛋白等易发生 ARF。

(5)外科后:严重的原发病、麻醉和镇静药的使用、组织创伤、失液、失血等因素使外科大手术后易发生 ARF。

(6)应用肾毒性药物:使用具有肾毒性的药物如氨基糖苷类药物、造影剂及头孢菌素类抗生素,尤其在年老、幼儿、脱水、糖尿病、肝硬化、已有肾脏病者应用时特别危险,老年前列腺肥大者使用抗胆碱能药物,滥用非甾体类抗炎药物,环孢霉素过量等情况均易诱发 ARF。

(7)原有肾脏疾病:慢性肾脏疾病往往影响到肾脏的自我调节功能,在此基础上可因手术、外伤、感染、水电解质紊乱、肾毒性药物使用等而诱发 ARF。

二、急性肾衰竭的分类

急性肾衰竭按病因和解剖部位可分为 3 类。

1. 肾前性急性肾衰竭 由于血容量不足、有效循环血容量减少、循环功能不全及肾脏血液动力学调节功能紊乱等肾前因素导致肾脏血液灌注量不足,引起急性肾脏功能损害。

2. **肾性急性肾衰竭** 由于肾小管和/或肾小球疾病、肾间质疾病、肾脏血管疾病、肾毒性药物使用及肾前性或肾后性肾衰竭病情持续进展而致。

3. **肾后性急性肾衰竭** 由于各种原因所致的急性尿路梗阻使上尿路压力升高，压迫肾实质使肾功能急剧下降。

三、急性肾衰竭的治疗原则

积极纠正水、电解质、酸碱平衡紊乱，纠正低血压。ARF 发病初期多数患者伴有有效循环血容量不足，适量补充血容量既是治疗措施，也是一种诊断的手段。扩容时要严密观察血压、脉搏、呼吸，观察尿量和尿比重。中心静脉压能客观反映体内容量负荷状况。对于尚未判断血容量是否充分时，在监测中心静脉压条件下首先静脉补充 5%～10%葡萄糖液 500ml，根据病情调整输液速度。如果补液后尿量增加，中心静脉压不高可以继续适量补液。如果中心静脉压≥12cmH$_2$O(1.177kPa)需减慢补液速度或停止补液。扩容后若尿量仍少于 30ml/分钟，可用 20%甘露醇 250ml 静脉注射，以降低肾小球入球小动脉的阻力，增加肾小球有效率过压，减轻肾小管和肾间质水肿。甘露醇不主张重复使用，以避免导致肺水肿和加重肾功能恶化。

ARF 早期应用呋塞米治疗可延缓或减轻疾病程度，呋塞米能扩张肾内血管，使前列腺素合成增加，肾脏血流重新分配。也可通过排钠利尿作用减轻肾小管肿胀，解除肾小管阻塞。通常静脉注射首剂量 80mg，2～4 小时后追加剂量 200～400mg，用药后若尿量无明显增加，重复用药效果不佳。

多巴胺在 ARF 早期也有一定的治疗效果，多巴胺可使肾血管扩张，增加致密斑部位的呋塞米浓度，阻断球-管反射效应，与呋塞米同用效果较好。

早期使用 RAS 系统拮抗剂如 ACEI 和/或 ARB 类药物、钙通道阻断剂及 β 受体阻断剂，可减轻肾动脉收缩，减轻肾脏缺血，能延缓疾病的进展。

ARF 中晚期无尿病人应严格控制液体量，通常病人的总入量为总出量+500ml 为宜。积极处理和控制高钾血症，纠正酸中毒，控制感染，清除病因和诱发因素，治疗并发病及营养治疗等也是治疗的关键措施。

ARF 早期进行血液净化治疗，对于延缓病情进展，降低死亡率，提高治愈率具有明显的临床意义。血液净化治疗指征为：①利尿剂难以控制的水负荷过重；②药物难以控制的高钾血症、高钠或低钠血症；③严重的酸碱平衡紊乱；④严重的高分解代谢；⑤出现严重的并发病，如肺水肿、脑病、心包炎及神经系统或肌肉病变。

常用的血液净化方法有血液透析、腹膜透析、血液滤过及连续性血液净化治疗等。

第五节 肾性骨病的治疗

肾脏是骨代谢的重要器官，在 CKD 早期即可发生骨代谢异常，随肾功能恶化身形骨病逐渐加重，在 CKD5 期病人几乎 100%存在不同程度、不同类型的肾性骨病。

一、肾性骨病的分类

肾性骨病按组织学特征分为高转运型骨病、低转运型骨病和混合型骨病 3 种类型。

1. **高转运型骨病** 主要是由继发性甲状旁腺机能亢进所致，主要病理改变是破骨细胞增生、活跃，骨小梁表面骨质吸收形成陷窝或囊腔，同时伴有成骨细胞增生。骨的破坏、旧骨吸收和新骨形成非常活跃，破骨与成骨之间处于高速运转的动态平衡，故称为高转运型骨病，也称为纤维囊性骨炎。

高转运型骨病中若以骨的纤维化表现突出者，称为骨硬化。若以骨吸收大于骨生成，新生成的骨样组织多数为被矿化者，称为骨质疏松。

2. **低转运型骨病**（又称为无力型骨病） 以无细胞性骨样组织大量沉积为特征，组织学上又分为骨软化和骨再生不良两种亚型。主要病理改变是破骨细胞数、成骨细胞数、骨矿化率及骨形成率均呈低下状态，矿化时间延长。骨软化者骨样组织增加、骨矿化面积减少，两者比例失调。骨再生不良者骨样组织形成和骨矿化均受抑制，两者比例尚属正常。铝中毒、不正确使用活性维生素D和钙剂等使甲状旁腺功能过度抑制与本病发生有关。

3. 混合性骨病　病理改变有高转运型骨病和低转运型骨病的双重特点，大多数为纤维性骨炎和骨软化并存。

二、肾性骨病的治疗

目前对肾性骨病的治疗措施包括：控制高磷血症；纠正低钙血症；活性维生素D或其活性衍生物的应用；防治铝中毒；防治高镁血症；调整透析液成分；甲状旁腺全切加部分自体移植；肾移植等。

1. 控制高磷血症　降低血磷可升高血钙，使PTH分泌下降，钙磷乘积减少，减轻骨外钙化。CKD 3～4期病人血磷＞1.49mmol/L（4.6mg/dl），PTH＞12.1pmol/L（110pg/ml），或CKD 5期病人血磷＞1.78mmol/L（5.5mg/dl），PTH＞33pmol/L（300pg/ml）时，应控制每日磷摄入量800～1000mg。如果控制磷摄入后血磷和PTH水平仍高于靶目标范围，应该使用磷结合剂。

含钙磷结合剂（如碳酸钙、醋酸钙等）能有效减少磷的吸收，餐中服用效果最佳，每日元素钙（包括食物钙）摄入量不应超过2000mg。含钙和不含钙、铝、镁的磷结合剂都可以用于初始治疗。单种磷结合剂仍不能控制高磷的患者，需联合使用磷结合剂。

血磷＞2.26mmol/L（7.0mg/dl）的患者，应短期（4周）使用含铝的磷结合剂，然后改用其他磷结合剂

血钙＞2.54mmol/L（10.2mg/dl）或有严重血管钙化或软组织钙化的患者，不能使用含钙的磷结合剂。

新型磷结合剂：①碳酸镧，作用比碳酸钙强，与氢氧铝相同，以金属与磷结合，具有高效、安全的特点；②稳态多核氢氧化铁，铁与磷结合形成铁磷复合物由肠道排出，无钙滞留缺点，且可提高血清铁（1g铁可结合1.33mmol/L的磷）；③柠檬酸铁，与稳态多核氢氧化铁相同；④磷解能，是一种含阳离子的多聚体（盐酸多聚丙烯酰胺），以电子键结合方式吸附胃肠道中的磷，由粪便排出体外，具有不吸收、安全性高的特点；⑤烟酸前体，降脂为主，能增加肠道对磷的排泄。

2. 控制血钙和钙磷乘积　CKD各期病人校正的血清总钙水平应控制在2.1～2.37mmol/L（8.4～9.5mg/dl），当校正的血清总钙超过正常范围时，应及时进行调整。

高钙血症：如果病人使用含钙磷结合剂治疗，应减少剂量或改用不含钙、铝、镁的磷结合剂。如果病人使用活性维生素D治疗，应减少剂量或停用直到血清钙水平恢复到目标范围。可使用低钙透析液透析治疗。

低钙血症：使用钙盐（如碳酸钙）补钙治疗，和/或使用活性维生素D治疗。补钙治疗时应注意总元素钙量应少于每日2000mg。

维持血清钙磷乘积＜4.52mmol^2/L^2（55mg^2/dl^2），达到该目标较好的方法是将血磷控制在靶目标范围内。

3. 控制继发性甲状旁腺机能亢进　CKD3～5期病人应控制PTH在相应的靶目标范围内，3期3.85～7.7pmol/L（35～70pg/ml），4期7.7～12.1pmol/L（70～110pg/ml），5期16.5～33pmol/L（150～300pg/ml）。

如果PTH高于目标范围，应测定血液25-(OH)维生素D水平，25-(OH)维生素D＜30ng/ml应给予补充维生素D治疗，25-(OH)维生素D＞30ng/ml应给予活性维生素D治疗。

4. 活性维生素D应用　持续性小剂量治疗，0.25μg，每日1次，口服，对部分高转运型肾性骨病有改善作用，但对较严重者治疗效果不佳。大剂量冲击治疗，每次1～6μg，每周2～3次，口服或静脉注射，可显著降低PTH和AKP水平。建议剂量：PTH300～600pg/ml，每次1～2μg，每周2次；PTH600～1000pg/ml，每次2～4μg，每周2次；PTH＞1000pg/ml，4～6μg，每周2次。治疗时需要严密观察钙磷浓度和PTH，不可过度抑制PTH水平。

如果血清PTH低于目标范围，应停止维生素D治疗。

如果校正的血清总钙＞2.37mmol/L（9.5mg/dl）或血磷＞1.49mmol/L（4.6mg/dl）时应停止维生素D治疗，直至恢复到各期的目标范围后可重新开始治疗。

对肾功能快速恶化的病人和依从性较差及不

能定期随访的病人,不宜给予活性维生素D治疗。

5. 甲状旁腺全切术加自体移植　适用于药物治疗仍不能控制,有严重进展的纤维性骨炎或甲旁亢(PTH>800pg/ml)或用药治疗中出现顽固高钙和/或高磷血症患者。

6. 充分透析　能有效降低血磷,改善骨组织对PTH的反应。

（李　垟　邹作君）

第三十七章 骨科外用药

第一节 贴 剂

奇正消痛贴膏

【商品名】消痛贴膏。

【成分】独一味、棘豆、姜黄、花椒、水牛角(炙)、水柏枝。

【性状】本品为湿敷药贴;药粉为黄色至黄褐色粉末,附在胶布上,有特殊香气。

【适应证】活血化瘀,消肿止痛。用于急慢性扭挫伤、跌打瘀痛、骨质增生、风湿及类风湿疼痛。亦适用于落枕、肩周炎、腰肌劳损和陈旧性伤痛等。

【用法用量】外用。清洁患部皮肤,将药贴的塑料薄膜揭除,将小袋内的润湿剂均匀涂在中间药垫表面,敷于患处或穴位,轻压周边使胶布贴实,每贴敷24小时,急性期1贴1疗程,慢性期5贴1疗程。

【不良反应】过敏型体质患者可能有胶布过敏或药物接触性瘙痒反应,甚至出现红肿、水疱等。

【禁忌证】孕妇慎用,开放性创伤忌用。

【注意事项】若出现过敏反应,应立即停药,并在医生指导下处理。

【贮藏】密封,置阴凉干燥处。

【规格】9cm×12cm,铝塑复合袋,1贴/袋,5袋/盒。

【有效期】36个月。

【生产企业】西藏林芝奇正藏药厂,甘肃奇正藏药有限公司。

复方南星止痛膏

【作用类别】本品为骨伤科腰腿痛类非处方药药品。

【性状】本品为褐色或棕褐色的片状橡胶膏;厚薄均匀,气芳香。

【成分】生天南星、生川乌、丁香、肉桂、白芷、细辛、川芎、徐长卿、乳香、没药、樟脑、冰片等十几味中药。

【功能主治】散寒除湿,活血止痛。本产品具有明显的局部麻醉、镇痛、抗炎、改善微循环的作用。用于寒湿瘀阻所致的关节疼痛,肿胀,活动不利,遇寒加重。临床上对于骨质增生、风湿性关节炎、落枕、肩周炎、颈椎病、腰椎间盘突出、寒性痛经等有很好的治疗效果。

【包装】2贴/袋×2袋/盒,铝箔袋装。

【贮藏】密封,置阴凉干燥处。

【规格】10cm×13cm。

【有效期】2年。

【用法用量】外贴。选最痛部位,最多贴3个部位,贴24小时,隔日1次,共贴3次。

【不良反应】个别患者贴药处局部皮肤发红、发痒,小水疱。

【禁忌证】皮肤病者、孕妇禁用。

【注意事项】(1)本品为外用药,禁止内服。

(2)忌食生冷、油腻食物。

(3)皮肤破溃或者感染处禁用,有出血倾向者慎用。

(4)经期及哺乳期妇女慎用。儿童、年老体弱者应在医师指导下使用。

(5)本品含有毒性成分,不宜长期或大面积使用,用药后皮肤过敏(皮肤瘙痒明显)者应及时自行揭除、停止使用;症状严重者应去医院就诊。

(6)用药3天症状无缓解,应去医院就诊。

(7) 对本品过敏者禁用,过敏体质者慎用。
(8) 药品性状发生改变时禁止使用。
(9) 儿童必须在成人监护下使用。
(10) 请将此药品放在儿童不能接触的地方。
(11) 如正在使用其他药品,使用本品前请咨询医师或药师。

【生产企业】江苏南中医大药业有限责任公司。

骨通贴膏

【性状】本品为浅棕黄色至黄棕色的弹性片状橡胶膏,膏布面具小圆孔;气芳香。

【成分】丁公藤、麻黄、当归、干姜、白芷、海风藤、乳香、三七、姜黄、辣椒、樟脑、肉桂油、金不换、薄荷脑。辅料为橡胶、氧化锌、松香、羊毛脂、黄凡士林、月桂氮䓬酮等。

【功能主治】祛风散寒,活血通络,消肿止痛。用于寒湿阻络兼血瘀证之局部关节疼痛、肿胀、麻木重着、屈伸不利或活动受限。

【用法用量】外用,贴于患处。贴用前,将患处皮肤洗净;贴用时,将膏布的弹力方向与关节活动方向一致。

【不良反应】有时出现皮疹、瘙痒;罕见水疱。

【注意事项】(1) 皮肤过敏者慎用。
(2) 患处皮肤溃破者及孕妇慎用。
(3) 使用过程中如出现皮肤发红、瘙痒等症状,可适当减少贴用时间。
(4) 每次贴用的时间不宜超过12小时。
(5) 本品不宜长期或大面积使用,用药后皮肤过敏如出现瘙痒、皮疹等现象时,应停止使用;症状严重者应去医院就诊。
(6) 对本品过敏者禁用,过敏体质者慎用。
(7) 本品性状发生改变时禁止使用。
(8) 儿童必须在成人监护下使用。
(9) 请将本品放在儿童不能接触的地方。
(10) 如正在使用其他药品,使用本品前请咨询医师或药师。

【规格】7cm×10cm。

【贮藏】密闭,置室内干燥处。

一贴灵

【用法用量】外贴患处,每日更换1次,每次贴12～24小时。换药间隔12小时,15～20天为1疗程。

【药理作用】具有改善局部血循环、抗炎、消肿、止痛、软化增生骨质等功效。

【适应证】用于骨质增生引起的各种疼痛、肢体沉麻、颈项强直等以及类风湿关节炎、肩周炎、坐骨神经痛等。

消痛贴膏

【作用类别】本品为慢性软组织扭挫伤类非处方药药品。

【成分】独一味、棘豆、姜黄、花椒、水牛角、水柏枝。

【性状】本品为湿敷药贴;药粉为黄色粉末,有特殊香气。

【功能主治】活血化瘀,消肿止痛。用于急慢性扭挫伤、跌打瘀痛、骨质增生、风湿及类风湿疼痛。亦适用于落枕、肩周炎、腰肌劳损和陈旧性伤痛等。

【规格】90mm×120mm;1贴/袋。

【用法用量】外用,直接贴于患处或穴位,每贴敷1天为宜。急性期1贴1疗程,慢性期5贴1疗程。

【不良反应】过敏型体质患者可能有胶布过敏或药物接触性瘙痒反应,甚至出现红肿、水疱等。

【禁忌证】孕妇慎用,开放性创伤忌用。

【注意事项】(1) 皮肤破伤处不宜使用。
(2) 皮肤过敏者停用。
(3) 孕妇慎用。
(4) 对本品过敏者禁用,过敏体质者慎用。

特制狗皮膏

【作用类别】本品为骨伤科腰腿痛类非处方药药品。

【成分】生川乌、生草乌、羌活、威灵仙、附子、肉桂、血竭、乳香、没药、青风藤、樟脑、颠茄流浸膏等48味。

【性状】本品为淡黄棕色至红棕色的片状橡胶膏;气芳香。

【功能主治】祛风散寒,舒筋活血,和络止痛。用于风寒湿痹,肩臂腰腿疼痛,肢体麻木,跌打损伤。

【规格】7cm×10cm。

【用法用量】外用,贴于患处。

【不良反应】未见明显毒副作用。

【禁忌证】孕妇禁用。

【注意事项】(1)皮肤破溃或感染处禁用。

(2)本品含盐酸苯海拉明,哺乳期妇女慎用。

(3)青光眼、前列腺肥大患者应在医师指导下使用。

(4)本品不宜长期或大面积使用,用药后若出现皮肤发红、瘙痒或其他不适等过敏反应时,应停用。

麝香壮骨膏

【作用类别】本品为骨伤科腰腿痛软组织扭挫伤类非处方药药品。

【成分】麝香、豹骨、生川乌、生草乌、麻黄、白芷、当归、八角茴香、山柰、冰片、樟脑、薄荷脑等18味。

【性状】本品为淡黄色至淡棕灰色的片状橡胶膏;气香。

【功能主治】镇痛,消炎。用于风湿痛、关节痛、腰痛、神经痛、肌肉酸痛、扭伤、挫伤。

【规格】各厂家规格不一。

【用法用量】外用,贴患处。将患处皮肤表面洗净,擦干,撕去覆盖在膏布上的隔离层,将膏面贴于患处的皮肤上。天冷时,可辅以按摩与热敷。

【不良反应】偶见皮肤红痒。

【禁忌证】孕妇禁用。开放性伤口忌用。有皮肤病者慎用。

【注意事项】(1)有皮肤病者慎用;皮肤破溃或感染处禁用。

(2)本品含盐酸苯海拉明、硫酸软骨素,哺乳期妇女慎用。

(3)本品不宜长期大面积使用,使用中如有皮肤发痒、变红或其他不适等过敏现象时,应立即停用。

神农镇痛膏

【作用类别】本品为骨伤科软组织扭挫伤类非处方药药品。

【成分】三七、土鳖虫、胆南星、羌活、马钱子、川芎、重楼、红花、当归、白芷、乳香、樟脑等25味。

【性状】本品为棕黑色的片状橡胶膏;气芳香。

【功能主治】活血散瘀,消肿止痛。用于跌打损伤,风湿关节痛,腰背酸痛。

【规格】7cm×10cm,5片/盒。

【用法用量】外用,贴患处。

【不良反应】偶见皮肤瘙痒、皮疹等过敏反应。

【禁忌证】孕妇禁用。

【注意事项】(1)本品为外用药。

(2)皮肤破溃或感染处禁用,有出血倾向者慎用。

(3)青光眼、前列腺肥大患者应在医师指导下使用。

(4)经期及哺乳期妇女慎用。

(5)本品不宜长期或大面积使用,用药后皮肤过敏者,应停止使用。

伤痛宁膏

【作用类别】本品为急性软组织扭挫伤类非处方药药品。

【成分】红花、延胡索、黄柏、儿茶、白芷、薄荷脑、冰片、樟脑、水杨酸甲酯。

【性状】本品为暗黄色的片状橡胶膏;气芳香。

【功能主治】活血散瘀,消肿止痛。用于关节扭伤、肌肉拉伤、韧带拉伤等急性软组织损伤。

【规格】6.5cm×10cm/贴,2贴/袋,2袋/盒。

【用法用量】贴患处。

【不良反应】未见明显毒副作用。

【禁忌证】孕妇禁用。

【注意事项】(1)皮肤破伤处不宜使用。

(2)皮肤过敏者停用。

(3)禁止内服。

(4)凡对橡胶膏过敏或皮肤糜烂、破裂者不宜贴用。

(5)使用中如有皮肤发痒或变红,应立即取下。

活血止痛膏

【作用类别】本品为骨伤科软组织扭挫伤类非处方药药品。

【成分】干姜、山柰、白芷、甘松、大黄、生天南星、生半夏、没药、乳香、冰片、薄荷脑等28味。

【性状】本品为淡棕黄色至橙黄色的片状橡胶

膏;气芳香。

【功能主治】活血止痛,舒筋通络。用于筋骨疼痛,肌肉麻痹,痰核流注,关节酸痛。

【规格】6.5cm×5cm。

【用法用量】贴患处。

【不良反应】偶见局部皮肤潮红、瘙痒或丘疹。

【禁忌证】孕妇禁用。

【注意事项】(1)皮肤破溃或感染处禁用。

(2)青光眼、前列腺肥大患者应在医师指导下使用。

(3)经期及哺乳期妇女慎用。

(4)本品不宜长期或大面积使用,用药后皮肤过敏如出现瘙痒、皮疹等现象时,应停止使用。

复方紫荆消伤巴布膏

【剂型】贴膏剂。

【成分】紫荆皮、黄荆子、大黄、川芎、生天南星、生马钱子等。

【功能主治】活血化瘀,消肿止痛,舒筋活络。用于气滞血瘀之急慢性软组织损伤。

【用法用量】外用,贴于患处。每次1贴,每日1次。疗程7天,急性者用1疗程,慢性者用2疗程。

【不良反应】未见明显毒副作用。

【规格】8cm×12cm/片。

【包装】2片/袋,3袋/盒。

东方活血膏

【作用类别】本品为骨伤科腰腿痛类非处方药药品。

【成分】生川乌、生草乌、红花、乳香(制)、没药(制)、羌活、独活、当归、木鳖子、天麻、雄黄、全蝎等27味。

【性状】本品为摊于布上的黑膏药。

【功能主治】祛风散寒,活血化瘀,舒筋活络。用于风寒湿痹所致的肩臂腰腿疼痛、肢体麻木。

【规格】每张净重10g。

【用法用量】外用。用少许白酒或酒精搓擦患处至局部有微热感,将膏药加温软化后贴于患处,1贴膏药贴7天。

【不良反应】未见明显毒副作用。

【禁忌证】孕妇、患丹毒者禁用。

【注意事项】(1)本品为外用药,禁止内服。

(2)使用本品时切勿接触眼睛、口腔、鼻等黏膜处。

(3)本品不宜长期或大面积使用,皮肤破溃或感染处禁用。

(4)糖尿病患者、经期及哺乳期妇女慎用。

(5)用药7天症状无缓解,或使用过程中出现皮肤过敏,如红肿、皮疹等,应暂停使用。

(6)对本品过敏者禁用,过敏体质者慎用。

第二节 膏 剂

青鹏膏剂

【商品名】奇正青鹏膏剂。

【成分】棘豆、亚大黄、铁棒槌、诃子(去核)、毛诃子、余甘子、安息香、宽筋藤、人工麝香。

【性状】本品为浅黄色软膏;气微、味苦、甘。

【药理作用】具有抗炎、镇痛、消肿、活血化瘀、改善微循环和抗菌等作用;安全性好。

【功能主治】止痛消肿。用于痛风、湿痹、"冈巴"、"黄水"病等引起的肿痛发烧,疱疹,瘟疬发烧等。

【注释】据藏医文献《四部医典》、《医药精华》等记载,"冈巴"是寒湿凝滞筋脉所致的一种疾病,症状为足部疼痛肿大,然后膝盖、腘窝、大腿、小腿肿胀疼痛,屈伸艰难;"黄水"病症状为浮肿、水肿、肌肉抽搐肿胀、骨骼疼痛、关节肿胀、伸屈行坐困难等,可见于中医的湿痹,西医的风湿类关节炎、痛风性关节炎、骨性关节炎、下肢脉管炎、肩周炎及急慢性扭挫伤等引起的关节和肌肉疼痛肿胀。

【规格】每支装20g。

【用法用量】外用。取本品适量涂于患处,每日2次。

【不良反应】尚不明确。

【禁忌证】尚不明确。

【注意事项】请勿口服;放在儿童不能接触的地

方;破损皮肤禁用;孕妇慎用。

【贮藏】密封,置阴凉处。

【包装】铝塑复合管,20g/支,1支/盒。

【有效期】48个月。

酮洛芬凝胶　Ketoprpfen Gel

【商品名】法斯通。

【性状】本品为无色几乎透明的凝胶;有芳香味。

【成分】酮洛芬。

【适应证】局部治疗由风湿或外伤引起的关节、腱、韧带和肌肉的疼痛、炎症和创伤。包括关节炎、关节周炎、关节滑膜炎、腱炎、腱鞘滑膜炎、黏膜囊炎、挫伤、扭伤、拉伤、脱位、膝半月板损伤、斜颈、腰疼。法斯通也成功地用于治疗由静脉炎、静脉周炎、淋巴管炎、红斑和皮炎引起的疼痛和炎症。

【用法用量】每日在皮肤上擦涂1～2次(或根据需要适当增加次数),每次3～5cm(或更多,取决于所涉及区域的大小)。轻轻按摩,以帮助吸收。法斯通可用于物理治疗的离子电渗疗法。开启铝管:拧开盖子,用盖子反面的尖穿透铝膜。

【不良反应】有报道皮肤过敏反应,如皮炎、湿疹、日光性皮炎、荨麻疹。有报道,使用法斯通有可能会引起系统不良反应,如肾功能紊乱。

【禁忌证】法斯通不能用于对下列成分产品过敏的患者:卡波姆、乙醇、橙花油、熏衣草油、三乙醇胺、纯净水或其他化学结构相似物质。已知对本品有过敏的病人。

【注意事项】局部应用产品可能导致过敏或刺激,特别是延长治疗时间。为避免或光过敏反应建议在治疗期和治疗后2周内避免直接暴露在阳光下,包括日光浴。法斯通不能用于开放性伤口或皮肤损伤。法斯通没有成瘾性。

【孕妇及哺乳期妇女用药】孕妇和哺乳妇女在必要情况下遵医嘱使用。

【儿童用药】无在婴幼儿使用的临床经验。避免儿童误取。

【贮藏】密封,25℃下保存。

【包装】铝管,20g/支或50g/支,1支/盒。

【有效期】36个月。

肿痛凝胶

【性状】本品为棕色黏稠液体。

【成分】七叶莲、三七、雪上一枝蒿、滇草乌、金铁锁、玉葡萄根等19味。

【功能主治】消肿镇痛,活血化瘀,舒筋活络,化痞散结。用于跌打损伤,风湿关节痛,肩周炎,痛风,乳腺小叶增生。

【用法用量】取本品适量,涂一薄层于患处,待药形成一层薄膜,约12小时后将药膜揭下,次日再涂上新药膜即可。

【禁忌证】黏膜部位、创伤破皮或溃疡者忌用。孕妇忌用。

【注意事项】(1)严禁内服,放置于儿童拿不到的地方。

(2)用药过程中如有瘙痒起疹,暂停使用。

(3)乙醇过敏者慎用。

【贮藏】密封,置阴凉处。

【规格】每瓶装30g。

【有效期】1.5年。

多磺酸粘多糖乳膏　Mucopolysaccharide Polysulfate Cream

【商品名】喜疗妥乳膏。

【成分】多磺酸粘多糖。

【性状】本品为乳剂型基质的白色软膏;有麝香草酚的气味。

【药理作用】喜疗妥乳膏的有效成分能迅速透过皮肤,在患处发挥作用。具有抗炎、促进水肿和血肿吸收、抑制血栓形成和生长、促进局部血液循环、刺激受损组织再生的功能。可迅速缓解疼痛和压迫感,减轻水肿和血肿,使腿部沉重感迅速消失。对皮肤无刺激性,耐受性良好。使用喜疗妥乳膏可缩短病程。

【适应证】浅表静脉、静脉曲张性静脉炎;静脉曲张和硬化术后的辅助治疗;血肿、挫伤、肿胀和水肿;血栓性静脉炎,由静脉输液和注射引起的渗出;抑制瘢痕的形成和软化瘢痕。

【用法用量】将3～5cm的乳膏涂在患处并轻轻按摩,每日1～2次。如有需要,可在医生指导下增加剂量。喜疗妥乳膏也适用于作为药膏敷料。治疗非常疼痛的炎症时,应把乳膏仔细地涂在患处及其周围,并用纱布或相似的材料覆盖。在用于软化瘢痕时,需用力按摩,使药物充争渗透入皮肤。喜疗妥乳膏还可用于声波和电离子渗透疗法。在应用于电离子渗透疗法时,将乳膏涂于阴极。

【不良反应】偶见局部皮肤反应或接触性皮炎。

【禁忌证】对乳膏任何成分或肝素高度过敏者禁用。开放性伤口和破损的皮肤禁用。

【注意事项】喜疗妥乳膏不能直接涂抹于破损的皮肤和开放性伤口,避免接触眼睛或黏膜。

【贮藏】贮藏于30℃以下,但不能冷冻。

【规格】14g/支。

复方地塞米松软膏 Compound Dexamethasone Acetate Cream

【商品名】皮炎平软膏。

【成分】本品为复方制剂,其组份为每10g含醋酸地塞米松0.075%,樟脑1%,薄荷脑1%,辅料为余量。

【性状】本品为乳剂型基质的白色软膏;有樟脑的特异芳香。

【药理作用】肾上腺皮质激素类药。本品具有抗炎、抗过敏作用,能抑制结缔组织的增生,降低毛细血管和细胞膜的通透性,减少炎性渗出量,抑制组胺及其他毒性物质的形成和释放。

【适应证】主要用于过敏性和自身免疫性炎症性疾病。如局限性瘙痒症、神经性皮炎、接触性皮炎、脂溢性皮炎、慢性湿疹等。

【用法用量】外用。直接涂于患处,每日2～3次;病情较重或慢性炎症患者,每日5～8次或遵医嘱。

【不良反应】长期大量使用可继发细菌、真菌感染,局部可发生痤疮、酒渣样皮炎、皮肤萎缩及毛细血管扩张,并可有瘙痒、色素沉着、颜面红斑、创伤愈合障碍等反应。

【禁忌证】对本品成分过敏者禁用。皮炎、湿疹部位已发生溃烂、化脓等细菌感染时禁用。皮炎、湿疹部位有明显渗出或皮肤破溃时禁用。

【注意事项】(1)不宜大面积、长期使用。

(2)已确诊为真菌感染(癣)时不能使用本品单独治疗,但在使用抗真菌药物时可用本品止痒消炎。

(3)当药物形状发生改变时禁止使用。

【孕妇及哺乳期妇女用药】应权衡利弊后慎用。孕妇不能长期大面积或大量使用。

【儿童用药】小儿避免使用。

【药物相互作用】非甾体消炎镇痛药可加强糖皮质激素的致溃疡作用。

【规格】每20g含醋酸地塞米松0.015g。

【贮藏】密闭,在凉、暗处保存。

【规格】每只装20g。

地塞米松尿素乳膏 Dexamethasone Acetate Urea Ointment

【性状】本品为乳剂型基质的白色软膏。

【药理作用】地塞米松为肾上腺糖皮质激素类药物。外用具有抗炎、抗过敏及止痒作用,能消除局部非感染性炎症引起的发热、发红及肿胀。尿素可溶解角蛋白,增加蛋白质的水合作用,兼有止痒、抗菌等作用,并能增加药物经皮肤的穿透性。

【适应证】用于过敏性皮炎、湿疹、神经性皮炎、脂溢性皮炎及瘙痒症,亦用于手足皲裂。

【用法用量】外用。每日2～3次,涂患处,并轻揉片刻。或遵医嘱。

【不良反应】长期使用可引起局部皮肤萎缩、毛细血管扩张、色素沉着,以及继发感染。

【禁忌证】禁用于感染性皮肤病如脓疱、体癣、股癣等。对本品过敏者禁用。

【注意事项】不宜长期使用,并避免全身大面积使用。用药1周后症状未缓解,应向医师咨询。涂布部位如有灼烧感、瘙痒、红肿等,应停止用药,洗净。必要时向医师咨询。当药品性状发生改变时禁止使用。请将此药品放在儿童不能接触的地方。

【孕妇及哺乳期妇女用药】孕妇和哺乳期妇女在权衡利弊情况下,尽可能避免长期、大量使用。

【儿童用药】小儿如长期使用肾上腺皮质激素,须十分慎重。

【老年患者用药】避免长期、大量使用。

【药物相互作用】尚不明确。

【规格】每只装25g。

第三节 气雾剂

利多卡因氯己定气雾剂 Lidocaine and Chlorhexine Acetate Aerosol

【商品名】好得快气雾剂。

【成分】本品为复方制剂,其组份为每克含利多卡因20g,醋酸氯己定5g,苯扎溴铵1g。

【性状】本品为无色或微黄色的澄清液体;贮存于密闭的耐压容器中,揿压阀门,药液即呈雾粒喷出。

【药理作用】本品有止痛、止痒、消炎作用。利多卡因有局麻作用。氯己定为广谱杀菌剂,对金黄色葡萄球菌、变异链球菌、大肠杆菌有迅速杀灭能力,对嗜血链球菌中度敏感,低浓度抑菌,高浓度杀菌,对革兰阳性菌和革兰阴性菌有效,通过改变细菌胞浆膜的通透性使细胞内容物漏出而起到杀菌作用;即使在有血和血清存在的环境中仍有效。苯扎溴铵为阳离子表面活性剂广谱杀菌剂,对革兰阳性菌作用强,对铜绿假单胞菌、抗酸杆菌、细菌芽孢无效,遇有血、棉花纤维素和有机物存在,作用显著降低。

【适应证】用于一般割伤、擦伤、软组织损伤、蚊虫叮咬、热痱瘙痒、灼伤、晒伤等。

【用法用量】外用。距离患处10~20cm喷至患处,每日喷1~3次或视需要喷数次。

【不良反应】有引起变态反应性结膜炎、接触性皮炎的报道。

【禁忌证】禁止与肥皂及盐类消毒药合用。对本品成分过敏者禁用。

【注意事项】避免撞击与受热。避免吸入。放于儿童不能接触到的地方。

【孕妇及哺乳期妇女用药】尚不明确。

【儿童用药】应在成人监护下用药。

【老年患者用药】请遵医嘱。

【药物相互作用】本品与肥皂、高锰酸钾及磺胺药配伍禁忌。

【贮藏】密闭,在阴凉处保存。

【包装】60g,12支。

【有效期】暂定2年。

云南白药气雾剂

【性状】云南白药气雾剂为淡黄色至黄棕色的液体;喷射时,有特异香气。云南白药气雾剂保险液为黄色至黄棕色的液体;喷射时,有特异香气。

【成分】略(保密方)。

【作用类别】本品为急性软组织挫伤类非处方药药品。

【药理作用】镇痛,云南白药气雾剂保险液能显著提高小鼠的痛阈值,减少小鼠扭体疼痛次数,具有显著的镇痛作用;抗炎消肿,云南白药气雾剂可以明显缓解和抑制甲醛所致大鼠踝关节慢性关节炎症、蛋清性足跖肿胀,具有显著的抗炎消肿作用;止血,云南白药气雾剂可明显促进血小板聚集和缩短凝血时间,显著引起动脉血管条收缩,而达到迅速止血效果。

【功能主治】活血散瘀,消肿止痛。用于跌打损伤,瘀血肿痛,肌肉酸痛及风湿疼痛。

【用法用量】外用,喷于伤患处。使用云南白药气雾剂,每日3~5次。凡遇较重闭合性跌打损伤者,先喷云南白药气雾剂,每日3~5次;若剧烈疼痛仍不缓解,间隔1~2分钟重复给药,每日使用不得超过3次。喷云南白药气雾剂保险液间隔3分钟后,再喷云南白药气雾剂。

【不良反应】偶有过敏反应,停药即消失。

【规格】云南白药气雾剂每瓶重50g。云南白药气雾剂保险液每瓶重60g。

【包装】铝罐包装。

【贮藏】密封,置阴凉处。

【有效期】3年。

【禁忌证】孕妇忌用。对云南白药过敏者忌用。

【注意事项】(1)本品只限外用,禁止口服;切勿喷入口、眼、鼻,如不慎喷入眼内,请及时用大量清水冲洗。

(2)皮肤过敏者停用。

(3)小儿、年老患者应在医师指导下使用。

(4)使用云南白药气雾剂保险液时先振摇,喷嘴离皮肤5~10cm,喷射时间应限制在3~5秒,以防止局部冻伤。皮肤受损者勿用。

(5)使用时勿近明火,切勿受热,应置于阴凉处保存。

(6)酒精过敏者禁用。

(7)药品性状发生改变时禁止使用。

(8)儿童必须在成人监护下使用。

(9)请将此药品放在儿童不能接触的地方。

(10)如正在服用其他药物,使用本品前请咨询医师或药师。

【生产企业】云南白药集团股份有限公司。

红药气雾剂

【作用类别】本品为颈肩痛类非处方药药品。

【成分】三七、白芷、土鳖虫、川芎、当归、红花、冰片、薄荷脑。

【性状】本品在耐压容器中,药液为棕色至棕红色液体;喷射时有芳香气味。

【功能主治】活血逐瘀,消肿止痛。用于跌打损伤,局部瘀血肿胀,筋骨疼痛。

【规格】每瓶装 60g。

【用法用量】外用,喷于患处,每日 4～6 次。

【不良反应】未见明显毒副作用。

【禁忌证】孕妇禁用。

【注意事项】(1)皮肤破伤处不宜使用。

(2)皮肤过敏者停用。

(3)禁止内服。

(4)对本品过敏者禁用,过敏体质者慎用。

【药物相互作用】如与其他药物同时使用可能会发生药物相互作用,详情请咨询医师或药师。

第四节 擦 剂

骨质宁搽剂

【成分】云母石、黄连、枯矾。

【性状】本品为黄色液体,手捻有滑腻感。

【功能主治】活血化瘀,消肿止痛。用于骨质增生引起的功能性障碍,软组织损伤及各种肿胀,酸胀,麻木疼痛等。

【用法用量】外用。适量,涂于患处,每日 3～5 次。

【注意事项】如有擦破伤或溃疡不宜使用。

【贮藏】密闭,置阴凉处。

【规格】每瓶装 100ml。

克伤痛搽剂

【作用类别】本品为急性软组织扭挫伤类非处方药药品。

【成分】当归、川芎、红花、丁香、生姜、樟脑、松节油。

【性状】本品为红棕色的澄清液体;气香。

【功能主治】活血化瘀,消肿止痛。用于急性软组织扭挫伤,症见皮肤青紫瘀斑,血肿疼痛。

【规格】每瓶装 40ml。

【用法用量】外用。适量,涂擦患处并按摩至局部发热,每日 2～3 次。

【不良反应】未见明显毒副作用。

【禁忌证】皮肤破溃处禁用。

【注意事项】(1)本品为外用药,禁止内服。

(2)用毕洗手,切勿接触眼睛、口腔等黏膜处。皮肤破溃处禁用。

(3)本品不宜长期或大面积使用,用药后皮肤过敏者应停止使用。

(4)对本品及酒精过敏者禁用,过敏体质者慎用。

息伤乐酊

【作用类别】本品为骨伤科软组织扭挫伤类非处方药药品。

【成分】草乌(银花甘草炙)、三七、血竭、透骨草、鸡血藤、红花、大黄、辣椒、白芷、冰片、雄黄、樟脑等18味。

【性状】本品为棕红色的澄清液体;气芳香。

【功能主治】活血化瘀,消肿止痛。用于急慢性扭挫伤、跌仆筋伤引起的皮肤青紫,瘀血不散,红肿疼痛,活动不利;亦可用于风湿痹痛。

【规格】40ml/瓶。

【用法用量】将患处洗净,涂擦,每次 2~5ml,每日 3~5 次;皮下瘀血肿胀严重者可用纱布浸药液,湿敷患处。

【不良反应】未见明显毒副作用。

【禁忌证】孕妇禁用。关节炎急性期者禁用。

【注意事项】(1)本品为外用药,禁止内服。

(2)切勿接触眼睛、口腔等黏膜处。皮肤破溃处禁用,有出血倾向者慎用。

(3)经期及哺乳期妇女慎用。

(4)本品不宜长期或大面积使用,用药后皮肤过敏者应停止使用。

麝香舒活精

【作用类别】本品为骨伤科软组织扭挫伤类非处方药药品。

【成分】麝香酊、樟脑、红花酊、血竭酊、冰片、三七酊、薄荷脑、地黄酊。

【性状】本品为橙黄色至棕黄色的澄清液体;气香。

【功能主治】活血散瘀,消肿止痛。用于运动损伤,急慢性软组织损伤,风湿痛。

【用法用量】外用。适量,局部按摩或涂搽患处。

【不良反应】未见明显毒副作用。

【禁忌证】对本品过敏者禁用。对酒精过敏者禁用。

【注意事项】(1)本品为外用药,禁止内服。

(2)切勿接触眼睛、口腔等黏膜处。皮肤破溃处禁用。

(3)孕妇慎用。

(4)本品不宜长期或大面积使用,用药后皮肤过敏者应停止使用。

(5)对本品过敏者禁用,过敏体质者慎用。

【规格】30ml,70ml,80ml。

消肿止痛酊

【作用类别】本品为骨伤科软组织扭伤类非处方药药品。

【成分】桂枝、红杜仲、白芷、黄藤、细辛、五加皮、三棱、莪术、两面针、牛膝、木香、樟脑等 21 味。

【性状】本品为黄褐色的澄清液体;气芳香,味辛、苦。

【功能主治】舒筋活络,消肿止痛。用于跌打扭伤,风湿骨痛。

【用法用量】外用。擦患处。

【规格】45ml,33ml,30ml,12ml。

【禁忌证】(1)切勿接触眼睛,皮肤破溃处禁用。

(2)孕妇忌服且孕妇外用时不宜擦腹部,经期及哺乳期妇女慎用,儿童、年老体弱者应在医师指导下使用。

(3)本品不宜长期或大面积使用,用药后皮肤过敏者应停止使用。

(4)用药 3 天症状无缓解,或出现局部红肿、疼痛、活动受限等不适症状时停用。

(5)对本品及酒精过敏者禁用,过敏体质者慎用。

第五节 涂膜剂

雪山金罗汉止痛涂膜剂

【作用类别】本品为骨伤科软组织扭挫伤类非处方药药品。

【成分】铁棒槌、延胡索、五灵脂、雪莲花、川芎、红景天、秦艽、桃仁、西红花、冰片、麝香。

【功能主治】活血,消肿,止痛。用于急慢性扭挫伤,风湿性关节炎,类风湿性关节炎,痛风,肩周炎,骨质增生所致的肢体关节疼痛肿胀,以及神经性头痛。

【规格】45ml/瓶。

【用法用量】涂在患处,每日 3 次。

【禁忌证】皮肤破损处禁用。孕妇禁用。

【注意事项】(1)本品为外用药,禁止内服。

(2)切勿接触眼睛、口腔等黏膜处。本品不宜长期或大面积使用。

(3)用药 3 天症状无缓解,应去医院就诊。

(4)对本品过敏者禁用,过敏体质者慎用。

(丁跃华 隋成江 赵延旭)

附 药物不良反应及其处理

药物的创新和应用是人类不断战胜疾病的主要手段。同时，药物的应用也给人们带来了不利影响。皮疹、药物热、过敏性休克及肝肾损害甚至死亡等在临床上常有所见或报道，这也使人们用药时心存恐惧。对此，除了合理用药以外，有必要专门研究药物的不利影响，以尽可能避免，并正确处理。

一、药源性疾病与药物不良反应、过敏反应的概念

(一) 药源性疾病

药源性疾病是指在用药物进行疾病的预防、诊断、治疗或调节生理功能过程中，出现的与用药有关的人体功能异常或组织损伤的临床症状。与药品不良反应不同的是，引起药源性疾病并不限于正常用法用量，还包括过量、误用药物所造成的损害。

(二) 药物不良反应

药物不良反应是指合格药品在正常用法用量下出现的与用药目的无关的或意外的有害反应。药物不良反应主要包括副作用、毒性作用、后遗效应、过敏反应、变态反应、继发反应、特异质反应、药物依赖性、致癌、致突变、致畸作用等。

(三) 药物严重不良反应

药物严重不良反应，是指用药后引起死亡；致癌、致畸、导致出生缺陷；对生命有危险并能够导致人体永久的或显著的伤残；对器官功能产生永久性损伤；导致住院或住院时间延长。

(四) 药物不良反应分类

药物不良反应可分两类：第一类是"可预见的、与药物剂量多少和药理作用相关"的不良反应；第二类是"不可预见的、与剂量无关的、而与个体免疫反应相关或和易感人群遗传变异相关"的不良反应。输液反应为医源性不良反应。晕针属于用药过程中机体的一种应急反应。

(五) 药物过敏反应

药物过敏反应，或药物变态反应，属于药物不良反应的第二类，即不可预见的、由免疫介导的药物不良反应。

二、药物过敏的易感因素及发病机制

(一) 易感因素

1. 年龄性别　儿童过敏性较成人低。女性皮肤过敏发生率比男性高35%。

2. 遗传因素　一个人的基因排序影响药物代谢酶从而决定着其药物代谢能力，就像每个人的酒量不同。

3. 疾病本身因素　伴有EB病毒感染者、淋巴细胞白血病、痛风、艾滋病等患者容易出现皮疹。

4. 既往用药史　以前过敏的药物或其免疫化学相似的药物，是导致发展成为变态反应最危险的因素。如青霉素过敏者应避免使用任何结构与青霉素相关的药物，β内酰胺类抗生素也会过敏。

5. 药物因素　药物剂量、暴露次数、给药途径影响变态反应的发生率。局部给药致敏性最高，其次是肌肉注射，静脉注射较低，而口服给药致敏性最小。常用的抗过敏药，包括传统的非那根、扑尔敏、苯海拉明，以及新一代的息斯敏、特非那定、赛特赞等，均有可能引起过敏反应。

(二) 发病机制

分早期致敏和后期诱发两个阶段。早期致敏：一种药物或其代谢产物与其运转蛋白结合即发生致敏，结合产物称为半抗原。半抗原介导药物特异性T淋巴细胞或B淋巴细胞或IgM、IgG和IgE的产生。

后期诱发:再次接触此药物时,患者就很容易诱发出变态反应症状即过敏反应。

三、药物变态反应的分型与分类

(一)药物变态反应分型

Ⅰ型:过敏性反应。药物半抗原与肥大细胞或嗜碱粒细胞表面上的 IgE 抗体结合,导致免疫介质释放,产生过敏反应,出现皮肤瘙痒、荨麻疹、支气管痉挛、呼吸窘迫、喉头水肿、休克甚至死亡。

Ⅱ型:细胞毒性反应。涉及 IgM、IgG 的相互作用,常导致溶血性贫血、粒细胞缺乏、血小板减少。

Ⅲ型:免疫复合物介导的反应。药物与抗体形成免疫抗体复合物,沉积于血管壁,导致补体激活和内皮细胞损伤。也称血清病。表现为发热、荨麻疹、关节痛和淋巴结肿大。

Ⅳ型:细胞介导(迟发型)反应。抗原与致敏的 T 淋巴细胞结合,多表现为接触性皮炎。

(二)药物变态反应分类

药物变态反应分为全身反应、特异性器官反应、假性过敏反应。全身反应包括过敏反应、血清病、药物热、药物性血管炎、自身免疫性药物反应。

四、药物过敏反应的机制

药物过敏反应,是一种组织肥大细胞和外周血嗜碱粒细胞迅速释放免疫介质所引起的急性临床症候群。涉及频率最高的依次为皮肤、胃肠道、呼吸系统、心血管系统等。含有肥大细胞多的器官也最易受影响。最早出现的症状是皮肤红斑、瘙痒。血管神经性水肿导致咽喉堵塞感、肺水肿。低血压休克,常是由于外周血管扩张、血管渗透性增高、血浆外渗、心输出量降低、循环血量衰竭所致。胃肠道症状包括腹痛、腹泻、恶心、呕吐。

过敏反应可通过以下三种机制中的一种发生:IgE 抗体机制;补体机制;直接刺激机制。

IgE 抗体机制:外源性蛋白与转运蛋白结合导致产生 IgE 抗体,抗体与肥大细胞和嗜碱粒细胞表面受体结合;当再一次暴露于抗原时,抗原抗体刺激细胞脱颗粒,释放大量的免疫介质,如组胺、白三烯、血小板活化因子和前列腺素、胰蛋白酶、胃促胰酶、肝素、硫酸软骨素等。这些介质导致血管通透性增加,血管扩张,出现荨麻疹、血管性水肿、呕吐、腹痛等。

补体机制与直接刺激机制最终也是通过免疫介质释放而导致过敏症状。

五、药物过敏反应的处理

1. 确定最有可能诱发过敏反应的药物。
2. 立即停止应用该药物。加强排泄,酌情采用泻剂、利尿剂。
3. 清除该药物至最小量。
4. 监测生命体征。
5. 迅速建立一条静脉通道。
6. 注射肾上腺素,无休克者可 0.1% 肾上腺素 0.3~0.5ml 皮下或肌肉注射,10~20 分钟可重复。休克者经静脉注射 0.01% 肾上腺素 3~5ml(大于 5 分钟)。用以抢救休克、治疗低血压、支气管痉挛、喉头水肿、荨麻疹、血管性水肿。
7. 同时建立第二条静脉通道,以足以维持重要器官灌注的速度输注生理盐水等晶体液及或胶体液,直至血压稳定。观察反映脑灌注的神志情况比血压读数更重要。
8. 吸氧,以治疗低氧血症,吸氧浓度 40%~100%。
9. β 受体兴奋剂雾化吸入,以缓解支气管痉挛。1% 乙基异丙肾上腺素 0.5ml 加入生理盐水 2ml 混合雾化吸入。或间羟异丙肾上腺素、沙丁胺醇雾化吸入。
10. 抗组胺药 H_1 受体拮抗剂 苯海拉明或安泰乐 25~50mg 静脉注射或肌内注射或口服。必要时 6~8 小时可重复应用。治疗荨麻疹、低血压。
11. 抗组胺药 H_2 受体拮抗剂 雷尼替丁 50mg 或西咪替丁 300mg 在 3~5 分钟内静脉注射。也可口服。治疗荨麻疹、低血压。
12. 糖皮质激素 氢化可的松琥珀酸酯 100mg,每 3~6 小时静脉或肌内注射,共 2~4 次。或甲泼尼龙琥珀酸酯 40~125mg,静脉注射。
13. 氨茶碱,以 6mg/kg 负荷剂量静脉注射 30 分钟以上,然后 0.3~0.9mg/(kg·h) 维持剂量。
14. 去甲肾上腺素 4mg 加入 5% 右旋糖酐 1000ml 中,以每分钟 2~12μg 静脉滴注。以治疗低血压。

15. 经上述处理后血压仍低者,给予多巴胺 20～40mg,或间羟胺 10～20mg 静滴直至血压稳定;明显焦躁不安、抽搐者给安定针 10mg 肌注或 5mg 静注。

16. 胰高血糖素静脉注射,它能刺激心脏提高心率和增强心肌收缩力,而不受β肾上腺素能受体阻断剂影响。在给予初始剂量的肾上腺素后,血压和心率没有短暂提升时,给予1mg胰高血糖素加入5%右旋糖酐 1000ml 中,以每分钟 5～15μg 静脉注射。

17. 10%葡萄糖酸钙 10ml,或 10%硫代硫酸钠 10ml,静脉注射,每日 1～2 次。输新鲜血液、输血浆:每次 200～400ml,每周 2～3 次,一般 4～5 次即可。

18. 当呼吸受抑制时,应立即进行口对口人工呼吸,并肌内注射尼克刹米或洛贝林等呼吸兴奋剂。喉头水肿影响呼吸时,应立即行气管插管或气管切开术。注意水与电解质平衡,酌情给予三磷酸腺苷、辅酶、肌苷及维生素等药物。

六、药物热、药物疹、血清病、过敏性血管炎、药物性狼疮

(一)药物热

药物热通常被认为是药物过敏的一种,但是它可由不同的发病机制引起。这些机制包括:药物的药理作用;抗肿瘤药致细胞坏死释放内源性致热因子;改变体温的调节功能,如甲状腺激素增加代谢率;特异体质反应,如吸入麻醉药后恶性高热。

首次使用致敏药物,发热现象可能会延迟10天左右发生;如果是再次使用同种药物,发热可迅速发生。再次用药发生的药物热因为发生得快,容易联想到与用药有关;而首次用药发生的药物热由于间隔时间长,往往认识不到这与前次用药有关,或者根本想不起用药史,使诊断困难,而且还可能被误认为是一种新的感染或对现存感染治疗失败的反应,从而更加过度治疗。药物热一般体温等于或高于38℃而且热型不一。可伴有高热寒战,但很少有症状,可合并皮疹、头痛、肌痛、心动过缓等。应用各种退热措施(如服用退热药)效果不明显,停用致敏药物 2～3 天恢复,停药是退热的惟一方法。常易致热的药物有青霉素、头孢菌素、β内酰胺类、万古霉素、利福平等抗生素,以及布洛芬、肝素、舒林酸、维生素、抗肿瘤药及一些生物或中药制剂等。

(二)药物疹

一般紧跟药物热发生或先于药物热发生。可有多种形态,最常见的发疹型药疹如麻疹、猩红热、湿疹、荨麻疹、紫癜及疱疹等。固定性药物疹是由同一药物引起的皮疹,每次发作都发生在同一固定部位。初起为红色,以后逐渐转为黑褐色,很难消退,甚至终生不退。药疹常模拟其他类型的皮炎,要对模拟的疾病有充分的认识,正确评估皮损,才能做出恰当的诊断。治疗可用醋酸铝液、氢化可的松等。

出现重症多形红斑、大疱性表皮坏死松解型和全身剥脱性皮炎型药疹的严重病例,应立即采取下列措施。

(1)皮质类固醇用药:氢化可的松 300～500mg,10%氯化钾 20～30ml 加入 5%～10%葡萄糖液 1000～2000ml 缓慢滴注,每日 1 次,保持 24 小时连续滴注,待体温恢复正常,皮疹大部分消退及血象正常时,可逐渐递减激素用量,直至改用相当量的泼尼松或地塞米松口服。如皮疹消退,全身情况进一步好转,再逐步减少激素口服量,原则是每次减量为当时日量的 1/6～1/10,每减 1 次,需观察 3～5 天,随时注意减量中的反跳现象。

(2)如有渗液,可用生理盐水或 3%硼酸溶液湿敷,每日更换 4～6 次,待干燥后改用 0.5%新霉素,3%糖馏油糊剂,每日 1～2 次。

(3)眼结膜及角膜受累者须及时处理,可用生理盐水或 3%硼酸水冲洗,清除分泌物,滴醋酸去炎松或氢化可的松眼液,每 3～4 小时 1 次。每晚擦硼酸或氢化可的松眼膏,以防止角膜剥脱导致失明及结膜粘连。

(4)口腔及唇部黏膜损害者常妨碍进食,可用复方硼砂液含漱,每日数次,或外搽黏膜溃疡可用珠黄散、锡类散等。

瘙痒症:药疹可以引起瘙痒,但更与许多系统性疾病有关,如糖尿病、高血压、痛风等。止痒可用局部麻醉剂、冷水或冰试管醋酸铝、鞣酸、增加水分的混合物如克瑞洗剂、局部使用皮质类固醇、抗组胺药羟嗪 25mg,每日 3～4 次。或局部外搽含有樟脑或薄荷的炉甘石洗剂、振荡洗剂或扑粉,每日多次,以止痒、散热、消炎。

（三）血清病

血清病属于Ⅲ型超敏反应，是由异种蛋白质（如马血清）或药物半抗原导致产生相应的抗体，而后免疫复合物沉积于组织。通常用药后1~2周出现症状，表现为发热、皮疹、淋巴结肿大、关节肿痛及肝脾肿大等。一般临床表现较轻。通常在3~5天后急性症状就会消失或缓解。非血清类制剂也可通过类似的机制引起这些症状，特别是合成药物如吲哚美辛、头孢克洛，因此也称为血清病样反应。

（四）过敏性血管炎

过敏性血管炎是免疫性复合物沉积在小静脉、小动脉，导致补体激活并释放趋化因子吸引多形核白细胞造成血管损伤的结果。表现为紫癜和斑丘疹。

（五）自身免疫药物反应

也称药物性狼疮。一些药物可使机体产生自身免疫状态，自身抗体形成，表现为关节痛、肌痛、发热、发力、胸膜炎等，抗核抗体滴度阳性，血沉增快。可用阿司匹林、非甾体抗炎药、激素等治疗。

七、输液反应

输液反应是临床采用输液疗法治疗疾病的各种非治疗效应，为医源性不良反应。临床输液反应包括热原反应、变态反应和局部反应。输液反应发生早晚视致热原进入体内的量、性质及患者的耐受性而异。

（一）原因

1. 临床发生输液反应的液体中所加药物主要以能量制剂、抗菌药物和中药注射剂最为多见。输液环境空气不洁、配伍操作时的污染、输注用具携带等会增加热原的量，也会引起输液反应。

2. 药物间配伍禁忌易发生输液反应。如红霉素在pH=6左右较为稳定，在酸性液体中易发生输液反应。青霉素类药物水溶液不稳定，加药后放置时间过长易降解生成青霉烯酸等，导致输液反应或过敏。头孢哌酮钠与0.15%甲硝唑配伍4小时后变色沉淀，乳酸环丙沙星与青霉素配伍1小时发生沉淀。氨苄青霉素在不同浓度的葡萄糖注射液中会产生不同程度的水解或脱水缩合反应，形成schiff碱式结构的产物，此物可引起输液不良反应

的发生。

3. 有些药物因刺激性大、输液过快，导致患者出现胸闷、气短、心率加快等热原样反应。静脉滴注时均要求缓慢滴注，如环丙沙星和氧氟沙星。

4. 中草药注射剂成分复杂，有效成分提取困难，杂质不易去除，易引起输液反应。

5. 输液反应有明显的季节性，每年的7、8、9月份，因气温高，空气湿度大，有利于细菌繁殖，是输液反应的高峰期。

（二）预防

严格执行消毒制度，遵守无菌技术操作规程。合理用药，注意配伍。严格掌握输液的速度。一旦发生了临床输液反应，应立即停药，及时进行对症处理，并对残液、空白药液进行热原检查。

八、晕针

晕针是患者在接受肌内注射过程中，由于心情紧张、疼痛刺激致使病人发生虚脱的现象。晕针在临床上多表现为心慌、头昏眼花、恶心、呕吐等症状；严重者意识恍惚，面色苍白，血压轻微下降，心率减慢，脉搏细弱。晕针多在注射后立即出现，仅持续5~10分钟便逐渐恢复正常，一般无需药物解救，必要时可给予吸氧、葡萄糖注射液静脉滴注等。

九、辨证认识药物的副作用

一种药物常见有多种作用，在正常剂量情况下出现与用药目的无关的反应称为副作用。一般来说，副作用比较轻微，多为可逆性功能变化，停药后通常很快消退。

副作用随用药目的不同而改变，如阿托品作为麻醉前给药抑制腺体分泌，则术后肠胀气、尿潴留为副作用；而当阿托品用于解除胆道痉挛时，心悸、口干成为副作用。

副作用不一定是不良反应。副作用与治疗之间也不存在一条不可逾越的鸿沟。关键在于医生不仅要了解药物的治疗作用，还要了解药物的毒副作用。例如，阿司匹林过去主要用于解热、镇痛、抗风湿作用，长期以来一致认为，该药物的主要副作用之一是抑制血小板聚集、竞争性拮抗维生素K、抑制凝血酶原合成而引起出血。当初认定的副作用现已被公认为防治心脑血管疾病的有利作用，用

以预防心脑血管的血栓形成。

消除副作用通常采取加用其他药物进行针对性的对抗措施。如服用复方新诺明，易形成结晶尿、血尿、尿闭等肾脏损害，可以加服等量的碳酸氢钠，多喝水。长期服用排钾利尿剂，如速尿、双氢克尿噻等可引起低钾血症，可以同时服用适量的氯化钾，或与保钾排钠利尿剂螺内酯联合应用。长期服用雷米封，可引起维生素 B_6 缺乏，可以适当加用维生素 B_6，但用量不宜大，因维生素 B_6 可对抗雷米封的抗菌作用。长期服用氢氧化铝凝胶，易引起磷质缺乏，可以同时加用 AD 丸，以促进肠道磷吸收，等等。

（宋修军　张云峰　刘华强）

主要参考文献

1. Golan DE, Tashjian AH, Armstrong EJ, et al. 药理学原理·药物治疗学的病理生理. 杜冠华主译. 北京:人民卫生出版社,2009
2. Koda-Kimble MA, Young LY, Kradjan WA, et al. 临床药物治疗学. 王秀兰,张淑文主译. 北京:人民卫生出版社,2007
3. Fitzgerald RH, Kaufer H, Malkani AL. 骨科学. 邱贵兴主译. 北京:人民卫生出版社,2006
4. 国家药典委员会. 中华人民共和国药典. 北京:人民卫生出版社,2009
5. 傅宏义. 新编药物大全. 第3版. 北京:中国医药科技出版社,2010
6. 肖激文. 实用护理药物学. 第2版. 北京:人民军医出版社,2007
7. 徐康清,冯霞. 手术期麻醉药物治疗学. 北京:人民卫生出版社,2009
8. 中国国家处方集编委会. 中国国家处方集·化学品与生物制品卷. 北京:人民军医出版社,2010
9. 中华人民共和国卫生部发布. 国家基本药物目录. 2009版. 北京:中国法制出版社,2009
10. 肖平田. 临床合理用药指南. 第2版. 北京:人民卫生出版社,2009
11. 李焕德,赵绪元,张超. 临床实用新药. 第2版. 北京:人民卫生出版社,2007
12. 国家基本药物处方集编委会. 国家基本药物处方集. 北京:人民卫生出版社,2009
13. 国家基本药物临床应用指南编委会. 国家基本药物临床应用指南. 北京:人民卫生出版社,2009
14. Vogenberg FR. 应用药物经济学. 俞雄,周琦奕,陈扬,等主译. 北京:化学工业出版社,2009
15. 杨新波,黄正明. 药物不良反应与药源性疾病的防治. 北京:军事医学科学出版社,2009
16. Laurence L Brunton, Keith L Parker. Goodman & Gilman 药理学和治疗学手册. 刘惠,金满文主译. 北京:科学出版社,2009
17. 刘国强,王宪英. 骨科合理用药. 北京:中国医药科技出版社,2009
18. 中华医学会. 临床诊疗指南·骨质疏松和骨矿盐疾病分册. 北京:人民卫生出版社,2007
19. 中华医学会. 临床诊疗指南·风湿病分册. 北京:人民卫生出版社,2007
20. Anthony S Fauci, Carol A Langford. 哈里森风湿病学. 田新平,曾小峰主译. 北京:人民卫生出版社,2009
21. 杨宝峰. 药理学. 第7版. 北京:人民卫生出版社,2010
22. Denyer SP, Gorman SP. 药物微生物学. 第7版. 司书毅,洪斌,余利岩主译. 北京:化学工业出版社,2007
23. 谢斌,董震海,王建忠,等. 实用新药学. 北京:中国医药科技出版社,2007
24. Moskowitz RW, Altman RD, Hochberg MC, et al. 骨关节炎诊断与治疗. 谢利民主译. 北京:人民卫生出版社,2008
25. 杨述华. 骨科并发症防治. 北京:人民卫生出版社,2008
26. 栗占国,张奉春,鲍春德. 类风湿关节炎. 北京:人民卫生出版社,2009
27. 王洪复. 骨质疏松症药效研究方法与技术. 北京:人民卫生出版社,2009
28. 裴福兴. 骨科疾病临床诊疗思维. 北京:人民卫生出版社,2009
29. Weinstein SL, Buckwalter JA. Turek 骨科学原理与实践. 郭万首主译. 北京:人民卫生出版社,2008
30. 陈新谦,金有豫,汤光. 新编药物学. 第16版. 北京:人民卫生出版社,2007
31. 耿洪业,王少华. 实用治疗药物学. 第2版. 北京:人民卫生出版社,2003
32. 顾伟程,刘彤. 新编皮肤科用药手册. 北京:北京医科大学、中国协和医科大学联合出版社,1997
33. 陆再英,钟南山. 内科学. 第7版. 北京:人民卫生出版社,2008
34. 中华医学会. 临床诊疗指南·血液学分册. 北京:人民卫生出版社,2006
35. Silverman, RB. 有机药物化学(原著第2版). 郭宗儒主译. 北京:化学工业出版社,2008
36. 邓家栋. 临床血液学. 上海:上海科学技术出版社,2001
37. 史可任. 颈腰关节疼痛及注射疗法. 第4版. 北京:人民军医出版社,2009
38. 谭毓治. 药物毒理学. 北京:科学出版社,2010
39. 陈灏珠. 实用内科学. 第12版. 北京:人民卫生出版社,2005
40. 卫生部. 临床输血技术规范[S]. 卫医发[2000]184号

41 中华医学会糖尿病学会. 中国 2 型糖尿病防治指南. 2007 年版. 中华内分泌代谢杂志, 2008, 24(2): 增录 2a-1-2a-22

42 王乐民, 魏林. 肺栓塞与深静脉血栓形成. 北京: 人民卫生出版社, 2001

43 李克江, 贾勋超, 朱同舜. 近几年开发的类风湿性关节炎治疗药物. 国外医药·抗生素分册, 2003, 01

44 许大庆. 低分子肝素的临床应用进展[J]. 食品与药品, 2005, 7(8): 51-55

45 许大庆, 袁家瑜, 李燕萍. 注射用单硝酸异山梨酯治疗冠心病心绞痛的临床疗效[J]. 中国临床药学杂志, 2002, 11(3): 140-141

46 宋修军, 张宁埠. 断指再植中的不复流现象. 实用手外科杂志, 1999, 13(2): 84

47 施桂英, 栗占国. 关节炎诊断与治疗. 北京: 人民卫生出版社, 2009

48 邓硕曾, 宋海波, 刘进. 循证输血与输血指南. 中国输血杂志, 2006, 19: 263-264

49 Fitzgerald RH Jr, Spiro TE, Trowbridge AA, et al. Prevention of venous thromboembolic disease following primary total knee arthroplasty. J Bone Joint Surg(Am), 2001, 83: 900-906

50 Dahl OE, Bergqvist D. Current controversies in deep vein thrombosis prophylaxis after orthopaedic surgery. Curr Opin Pulm Med, 2002, 8: 394-397

51 Crofton J. Drug treatment of tuberculosis: Standard chemotherapy. Br Med J, 1960, 370-373

52 American Thoracic Society. Treatment of tuberculosis and tuberculosis infection in adults and children. Am J Respir Crit Care Med, 1994, 149: 1359

53 Foley KM, Posner JB. Pain and its management. In: Wyngaarden JB, Smith LH. Cecil textbook of medicine. 18th ed. WB Saunders Company, 1988, 104-112

54 Ong CK, Lirk P, Tan CH, et al. An evidence-based update on nonsteroidal anti-inflammatory drugs. Clin Med Res, 2007, 5: 19-34

55 Gordon DB, Dahl JL, Miaskowski C, et al. American pain society recommendations for improving the quality of acute and cancer pain management: American Pain Society Quality of Care Task Force. Arch Intern Med, 2005, 165: 1574-1580

56 Liew NC, Moissinac K, Gul Y. Postoperative venous thromboembolism in Asia: a critical appraisal of its incidence. Asian J Surg, 2003, 26: 154-158

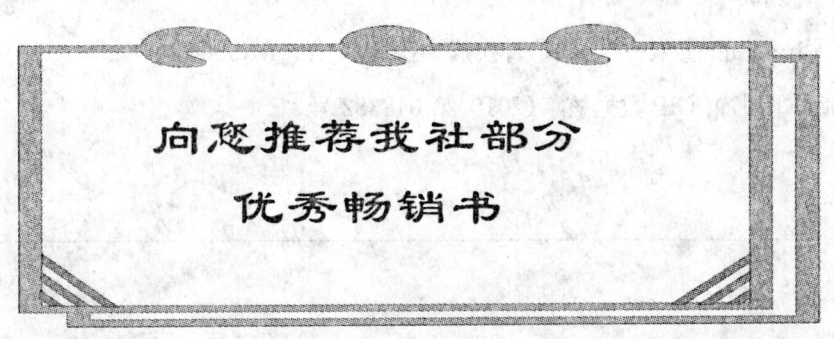

临床用药技巧

肿瘤内科临床治疗与合理用药	62.00
神经内科疾病临床治疗与合理用药	38.00
精神科疾病临床治疗与合理用药	32.00
内分泌科疾病临床治疗与合理用药	22.00
血液科疾病临床治疗与合理用药	32.00
小儿内科疾病临床治疗与合理用药	59.00
耳鼻咽喉科疾病临床治疗与合理用药	65.00

注：邮费按书款总价另加 20%

图书在版编目(CIP)数据

临床骨科药物学/宋修军等主编.-北京:科学技术文献出版社,2010.5
ISBN 978-7-5023-6628-5

Ⅰ.①临… Ⅱ.①宋… Ⅲ.①骨疾病-用药法 Ⅳ.①R680.5

中国版本图书馆 CIP 数据核字(2010)第 048382 号

出 版 者	科学技术文献出版社
地 址	北京市复兴路 15 号(中央电视台西侧)/100038
图书编务部电话	(010)58882938,58882087(传真)
图书发行部电话	(010)58882866(传真)
邮 购 部 电 话	(010)58882873
网 址	http://www.stdph.com
E-mail:stdph@istic.ac.cn	
策 划 编 辑	袁其兴
责 任 编 辑	马永红
责 任 校 对	赵文珍
责 任 出 版	王杰馨
发 行 者	科学技术文献出版社发行 全国各地新华书店经销
印 刷 者	富华印刷包装有限公司
版 (印) 次	2010 年 5 月第 1 版第 1 次印刷
开 本	889×1196 16 开
字 数	1767 千
印 张	66
印 数	1~3000 册
定 价	158.00 元

© 版权所有 违法必究

购买本社图书,凡字迹不清、缺页、倒页、脱页者,本社发行部负责调换。